Verlag Hans Huber,
Programmbereich Pflege

Beirat Wissenschaft:
Angelika Abt-Zegelin, Dortmund
Christel Bienstein, Schermbeck
Silvia Käppeli, Zürich
Doris Schaeffer, Bielefeld

Beirat Ausbildung und Praxis:
Barbara Knigge-Demal, Bielefeld
Jürgen Osterbrink, Nürnberg
Christine Sowinski, Köln
Franz Wagner, Eschborn

Bücher aus verwandten Sachgebieten

Pflege-Grundausbildung

Arets/Obex/Vaessen/Wagner
Professionelle Pflege 1
Theoretische und praktische Grundlagen
3. Auflage
1999. ISBN 3-456-83292-3

Arets/Obex/Ortmans/Wagner
Professionelle Pflege 2
Fähigkeiten und Fertigkeiten
1999. ISBN 3-456-83075-0

Holoch/Gehrke/Knigge-Demal/Zoller (Hrsg.)
Lehrbuch Kinderkrankenpflege
1999. ISBN 3-456-83179-X

Pflegepraxis

Aguilera
Krisenintervention
2000. ISBN 3-456-83255-9

Duxbury
Umgang mit «schwierigen» Klienten – leicht gemacht
2002. ISBN 3-456-83595-7

Gehring/Kean/Hackmann/Büscher (Hrsg.)
Familienbezogene Pflege
2002. ISBN 3-456-83590-6

Käppeli/Mäder/Zeller-Forster (Hrsg.)
Pflegekonzepte 1
1998. ISBN 3-456-82963-9

Käppeli (Hrsg.)
Pflegekonzepte 2
1999. ISBN 3-456-83050-5

Käppeli (Hrsg.)
Pflegekonzepte 3
2000. ISBN 3-456-83352-0

Kitwood
Demenz
Der person-zentrierte Ansatz im Umgang mit verwirrten Menschen
2000. ISBN 3-456-83435-7

Loth et al. (Hrsg.)
Professionelle Suchtkrankenpflege
2002. ISBN 3-456-83585-X

Morgan/Closs
Schlaf – Schlafstörungen – Schlafförderung
2000. ISBN 3-456-83405-5

Phillips
Dekubitus und Dekubitusprophylaxe
2001. ISBN 3-456-83324-5

Salter
Körperbild und Körperbildstörungen
1998. ISBN 3-456-83274-5

Sachweh
«Noch ein Löffelchen?»
Effektive Kommunikation in der Altenpflege
2001. ISBN 3-456-83588-4

Tideiksaar
Stürze und Sturzprävention
2000. ISBN 3-456-83269-9

van der Weide
Inkontinenz
Pflegediagnosen und Pflegeinterventionen
2001. ISBN 3-456-83351-2

Pflegeprozess

Brobst et al.
Der Pflegeprozess in der Praxis
2., vollst. überarb. Auflage
2002. ISBN 3-456-83553-1

Dykes/Wheeler (Hrsg.)
Critical Pathways – Interdisziplinäre Versorgungspfade
2002. ISBN 3-456-83258-3

Johnson (Hrsg.)
Interdisziplinäre Versorgungspfade
Pathways of Care
2002. ISBN 3-456-83315-6

Pflegeassessment

Garms-Homolová/Gilgen (Hrsg.)
RAI 2.0 – Resident Assessment Instrument
2., vollst. überarb. u. erw. Auflage
2000. ISBN 3-456-83260-5

Garms-Homolová/InterRAI (Hrsg.)
Assessment in der häuslichen Versorgung und Pflege – RAI-HC 2.0
2002. ISBN 3-456-83593-0

Pflegediagnosen, -interventionen u. -ergebnisse

Bulecheck/McCloskey
Pflegeinterventionsklassifikation (NIC)
2002. ISBN 3-456-83298-2

Doenges/Moorhouse
Pflegediagnosen und Maßnahmen
3., vollst. überarb. und erw. Auflage
2002. ISBN 3-456-82960-4

Jaffe/Skidmore-Roth
Pflegeassessment, Pflegediagnosen und Pflegeinterventionen in der ambulanten Pflege
2000. ISBN 3-456-83313-X

Nordamerikanische Pflegediagnosenvereinigung (NANDA)
NANDA-Pflegediagnosen
Klassifikation und Definitionen 2001–2002
2002. ISBN 3-456-83322-9

Townsend
Pflegediagnosen und Maßnahmen für die psychiatrische Pflege
2. Auflage
2000. ISBN 3-456-83411-X

Pflegestandards

Abraham et al. (Hrsg.)
Pflegestandards für die Versorgung alter Menschen
2001. ISBN 3-456-83424-1

Snowley/Nicklin/Birch
Pflegestandards und Pflegeprozess
2. Auflage
1998. ISBN 3-456-83270-2

Neurologische Pflege

Fiersching/Synowitz/Wolf
Professionelle neurologische und neurochirurgische Pflege
2002. ISBN 3-456-83303-2

Laag/Meyer
Stroke Unit
2000. ISBN 3-456-83376-8

van Keeken/Kaemingk
Neurorehabilitation von Schlaganfallpatienten – Das NDT–Konzept
2001. ISBN 3-456-83350-4

van Seggelen
Parkinson
Professionelle Pflege und Therapie
2001. ISBN 3-456-83621-X

Transkulturelle Pflege

Domenig (Hrsg.)
Professionelle Transkulturelle Pflege
2001. ISBN 3-456-83525-6

Pflegeberatung

Koch-Straube
Beratung in der Pflege
2002. ISBN 3-456-83626-0

Lamparter-Lang (Hrsg.)
Patientenschulung bei chronischen Erkrankungen
1997. ISBN 3-456-82831-4

Norwood
Pflege-Consulting
Handbuch zur Organisations- und Gruppenberatung in der Pflege
2001. ISBN 3-456-83452-7

Pflegemanagement

Broome
Change Management in der Pflege
2., überarb. und erw. Auflage
2000. ISBN 3-456-83402-0

Ersser/Tutton (Hrsg.)
Primary Nursing
2000. ISBN 3-456-83259-1

Ewers/Schaeffer
Case Management in Theorie und Praxis
2000. ISBN 3-456-83467-3

Fischer
Diagnoses Related Goups (DRG) in der Pflege
2002. ISBN 3-456-83576-0

Gebert/Kneubühler
Qualitätsbeurteilung und Evaluation der Qualitätssicherung in Pflegeheimen
2001. ISBN 3-456-83596-5

Jendrosch
Projektmanagement
1998. ISBN 3-456-83283-4

Weitere Informationen über unsere Neuerscheinungen finden Sie im Internet unter: http://verlag.hanshuber.com oder per E-Mail an: verlag@hanshuber.com

Ilene Morof Lubkin

Chronisch Kranksein

Implikationen und Interventionen für
Pflege- und Gesundheitsberufe

Unter Mitarbeit von Pamala D. Larsen

Aus dem Amerikanischen von Silvia Mecke
Bearbeitet von Rudolf Müller

Deutschsprachige Ausgabe herausgegeben von
Prof. Dr. Regina Lorenz-Krause und Hanne Niemann

Verlag Hans Huber
Bern · Göttingen · Toronto · Seattle

Ilene Morof Lubkin. RN, MS, GNP. Prof. em. California State University, Hayward, California
Pamala D. Larsen. RN, PhD, CRRN. Leiterin des Undergraduate Programms an der Wichita State University, Wichita, Kansas

Prof. Dr. Regina Lorenz-Krause. Professorin für Pflegewissenschaften an der Fachhochschule Münster
Hanne Niemann. Krankenschwester, Dipl. Pflegewirtin (FH), Lehrbeauftragte an der Fachhochschule Münster, Fachbereich Pflege, Studiengang Pflegemanagement

Die Deutsche Bibliothek – CIP Einheitsaufnahme

Lubkin, Ilene Morof:
Chronisch Kranksein : Implikationen und Interventionen für Pflege- und Gesundheitsberufe / Ilene Morof Lubkin. Unter Mitarb. von Pamala D. Larsen. Aus dem Amerikan. von Silvia Mecke. Bearb. von Rudolf Müller. Dt.-sprachige Ausg. hrsg. von Regina Lorenz-Krause und Hanne Niemann. – 1. Aufl. – Bern ; Göttingen ; Toronto ; Seattle : Huber 2002
Einheitssacht.: Chronic illness <dt.>
ISBN 3-456-83349-0

Das vorliegende Buch ist eine Übersetzung aus dem Amerikanischen. Der Originaltitel lautet «Chronic Illness» von Ilene Morof Lubkin.
© 1998. Jones & Bartlett Publishers, Inc., Sudbury, Massachusetts

1. Auflage 2002.
© 2002 der deutschsprachigen Ausgabe
by Verlag Hans Huber, Bern

Anregungen und Zuschriften an:
Verlag Hans Huber
Lektorat: Pflege
z.Hd.: Jürgen Georg
Länggass-Strasse 76
CH-3000 Bern 9
Tel: 0041 (0)31 300 45 00
Fax: 0041 (0)31 300 45 93
E-Mail: georg@hanshuber.com

Lektorat: Jürgen Georg, Gaby Burgermeister
Bearbeitung: Rudolf Müller
Herstellung: Daniel Berger
Titelillustration: pinx. Winterwerb und Partner, Design-Büro, Wiesbaden
Satz: Sbicca & Raach sagl, Lugano
Druck und buchbinderische Verarbeitung: Druckhaus Beltz, Hemsbach
Printed in Germany

Die Verfasser haben größte Mühe darauf verwandt, dass die therapeutischen Angaben insbesondere von Medikamenten, ihre Dosierungen und Applikationen dem jeweiligen Wissensstand bei der Fertigstellung des Werkes entsprechen.
Da jedoch die Pflege und Medizin als Wissenschaft ständig im Fluss sind, da menschliche Irrtümer und Druckfehler nie völlig auszuschließen sind, übernimmt der Verlag für derartige Angaben keine Gewähr. Jeder Anwender ist daher dringend aufgefordert, alle Angaben in eigener Verantwortung auf ihre Richtigkeit zu überprüfen.

Die Wiedergabe von Gebrauchsnamen, Handelsnamen oder Warenbezeichnungen in diesem Werk berechtigt auch ohne besondere Kennzeichnung nicht zu der Annahme, dass solche Namen im Sinne der Warenzeichen-Markenschutz-Gesetzgebung als frei zu betrachten wären und daher von jedermann benutzt werden dürfen.

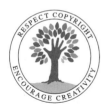

Dieses Werk, einschließlich aller seiner Teile, ist urheberrechtlich geschützt. Jede Verwertung außerhalb der engen Grenzen des Urheberrechtes ist ohne Zustimmung des Verlages unzulässig und strafbar. Das gilt insbesondere für Vervielfältigungen, Übersetzungen, Mikroverfilmungen sowie die Einspeicherung und Verarbeitung in elektronischen Systemen.

Inhaltsverzeichnis

Geleitwort der deutschen Herausgeberinnen und Bearbeiterinnen 11

Teil 1 Bedeutung der Erkrankung 17

1. Was versteht man unter Chronizität? 19
1.1 Einleitung............................. 19
1.1.1 Historische Perspektive.................. 20
1.1.2 Ursachen der zunehmenden Chronizität 21
1.1.3 Subjektive Wahrnehmung von chronischer Krankheit............................. 22
1.1.4 Das Problem der Definition von Chronizität........................... 23
1.2 Auswirkungen chronischer Krankheit 28
1.2.1 Fragen der Lebensqualität und Lebensdauer............................. 28
1.2.2 Auswirkungen auf den Klienten 29
1.2.3 Soziokulturelle Auswirkungen............ 35
1.2.4 Gesundheitspolitische Auswirkungen....... 37
1.2.5 Volkswirtschaftliche Auswirkungen 38
1.3 Interventionen....................... 39
1.3.1 Akzeptanz der Chronizität 39
1.3.2 Umgang mit Klienten 40
1.3.3 Aufgaben der Gesundheitsberufe und der Gemeinde............................ 41
1.3.4 Forschung: der Schlüssel zur Veränderung 44
1.3.5 Neue Modelle der Gesundheitsversorgung............................ 44
1.3.6 Perspektivenwechsel in der Gesetzgebung............................... 47
1.4 Zusammenfassung und Schlussfolgerungen.. 48

2. Der chronisch Kranke und seine Familie: Wachstum und Entwicklung............................ 55
2.1 Einleitung............................. 55
2.1.1 Entwicklungsaufgaben des Kranken und seiner Familie.......................... 55
2.1.2 Lebenszyklus bei Krankheit 57
2.2 Wachstum und Entwicklung: Probleme und Fragen.......................... 62
2.2.1 Familiendynamik...................... 62
2.2.2 Einschränkung der Mobilität 63
2.2.3 Sexualität............................. 66
2.2.4 Psychische Adaption 66
2.2.5 Kulturelle Unterschiede................. 68
2.2.6 Sozioökonomische Faktoren............. 71
2.2.7 Schmerz und Furcht 71
2.2.8 Umgang mit dem Tod.................. 73
2.3 Interventionen........................ 76
2.3.1 Kulturelles Assessment 76
2.3.2 Wissensvermittlung und Anleitung 79
2.3.3 Beratung............................. 80
2.3.4 Selbsthilfegruppen 81
2.3.5 Förderung des Gleichgewichts 83
2.3.6 Familienentlastung.................... 84
2.4 Zusammenfassung und Schlussfolgerungen.. 85

3. Pflege- und Krankheitsverlaufskurve 93
3.1 Einleitung............................ 93
3.1.1 Terminologie zur Pflege- und Krankheitsverlaufskurve.................. 96
3.2 Probleme und Aspekte aus der Perspektive der Verlaufskurve 102
3.2.1 Wahrnehmung von Erkrankung und Krankheit............................ 102
3.2.2 Technik als Ursache für Kontingenzen 103
3.2.3 Psychische Auswirkungen 104
3.2.4 Körperliche Auswirkungen............... 104
3.2.5 Erkennen und Kontrollieren von Symptomen 107
3.2.6 Vorhersagbare und unvorhersagbare Verlaufskurven 107
3.2.7 Probleme bei der Arbeit an der Verlaufskurve......................... 109
3.2.8 Sterbeverlaufskurven................... 114
3.3 Interventionen aus der Sicht des Verlaufskurvenkonzepts 118
3.3.1 Rechenschaft und Verantwortungsübernahme.......................... 118
3.3.2 Biographie: Ganzheitliche Sicht des Klienten............................. 119
3.3.3 Umgang mit Ungewissheit............... 120

3.3.4	Verbesserung der Versorgung Sterbender	120
3.3.5	Anwendung des Verlaufskurvenkonzepts auf die Pflegepraxis	121
3.4	**Zusammenfassung und Schlussfolgerungen**	**123**

4. Krankheitsspezifische Rollen 131

4.1	**Einleitung**	**131**
4.2	**Krankheitsverhalten**	**133**
4.2.1	Die Krankenrolle	134
4.2.2	Die Behindertenrolle	134
4.3	**Probleme und Fragen im Zusammenhang mit Krankenrollen**	**138**
4.3.1	Kritik an Parsons' Modell	138
4.3.2	Verzögerungen beim Aufsuchen von professioneller Hilfe	142
4.3.3	Wer nimmt die Krankenrolle an?	144
4.3.4	Rollenveränderungen	145
4.3.5	Sekundärer Krankheitsgewinn	146
4.3.6	Unterschiede im Lebenszyklus	147
4.3.7	Reaktionen von Fachkräften auf Krankenrollen	149
4.3.8	Fehlende Rollennormen für chronisch Kranke	152
4.4	**Interventionen auf der Grundlage der krankheitsspezifischen Rollentheorie**	**154**
4.4.1	Umgang mit Abhängigkeit	154
4.4.2	Rollenstrukturierung	155
4.4.3	Normen für die Behindertenrolle	156
4.4.4	Beistand für Menschen in der Behindertenrolle	157
4.4.5	Umgang mit persönlichen Voreingenommenheiten	159
4.4.6	Forschungsbedarf	159
4.5	**Zusammenfassung und Schlussfolgerungen**	**161**

5. Stigma 171

5.1	**Einleitung**	**171**
5.1.1	Soziale Identität	172
5.1.2	Stigma als Diskrepanz	172
5.1.3	Arten von Stigma	175
5.1.4	Chronische Erkrankung als Stigma	176
5.2	**Auswirkungen von Stigmata**	**177**
5.2.1	Reaktionen von Stigmatisierten auf Nicht-Stigmatisierte	177
5.2.2	Reaktionen Stigmatisierter gegenüber sich selbst: Einstellungsänderungen	180
5.2.3	Reaktionen von Nicht-Stigmatisierten auf Stigmatisierte	181
5.2.4	Reaktionen von Pflegefachkräften: Einstellungen gegenüber Stigmatisierten	182
5.3	**Interventionen: Umgang mit Stigmatisierten**	**184**
5.3.1	Heranführen an eine Unterstützungsgruppe	184
5.3.2	Heranziehen von Bezugspersonen	184
5.3.3	Fürsprache	186
5.3.4	Abändern des Selbstverständnisses von Behinderung	186
5.3.5	Beteiligungsablehnung und Akzeptanzverweigerung	187
5.3.6	Einstellungen der Pflegefachkraft: Fürsorge oder Heilung?	188
5.3.7	Edukative Maßnahmen in der Gemeinde	191
5.4	**Zusammenfassung und Schlussfolgerungen**	**194**

6. Eingeschränkte Mobilität 201

6.1	**Einleitung**	**201**
6.2	**Probleme bei eingeschränkter Mobilität**	**202**
6.2.1	Bettruhe	202
6.2.2	Muster der Mobilitätseinschränkung	205
6.2.3	Sensorische Verluste	208
6.2.4	Schmerzen und Kräfteabbau	209
6.2.5	Psychosoziale Aspekte	211
6.2.6	Gesellschaftliche und architektonische Barrieren	216
6.3	**Interventionen für Klienten mit eingeschränkter Mobilität**	**221**
6.3.1	Physiologische Aspekte	221
6.3.2	Hilfen bei sensorischen Defiziten	224
6.3.3	Interventionen bei Schmerzen und Energieverlust	226
6.3.4	Überwinden von Barrieren	228
6.3.5	Psychosoziale Interventionen	230
6.3.6	Sonstige Interventionen	232
6.4	**Zusammenfassung und Schlussfolgerungen**	**233**

7. Chronische Schmerzen 245

7.1	**Einleitung**	**245**
7.1.1	Schmerztheorien	245
7.2	**Probleme und Fragen der Schmerzbehandlung**	**247**
7.2.1	Unterversorgung mit Schmerzmedikamenten	248
7.2.2	Auswirkungen mangelnder Schmerzbekämpfung	251
7.2.3	Umgang mit Schmerzen im Verlauf des Lebenszyklus	252
7.3	**Interventionen bei chronischen Schmerzen**	**255**
7.3.1	Problemlösungsprozess	255
7.3.2	Medikamentöses Schmerzmanagement	258
7.3.3	Nicht-invasive Methoden der Schmerzkontrolle	263
7.3.4	Schmerzmanagementprogramme	275
7.4	**Zusammenfassung und Schlussfolgerungen**	**277**

8. Soziale Isolation 289

8.1	**Einleitung**	**289**
8.1.1	Wann ist soziale Isolation ein Problem?	289
8.1.2	Soziale Isolation: einige Differenzierungen	290
8.1.3	Merkmale sozialer Isolation	291
8.1.4	Soziale Isolation als Pflegediagnose	293
8.2	**Probleme und Fragen sozialer Isolation**	**295**
8.2.1	Soziale Isolation und soziale Rollen	295

8.2.2	Soziale Komponenten der sozialen Isolation	296	10.2.2 Variablen der Noncompliance	362
8.2.3	Demographische Aspekte und soziale Isolation	297	10.2.3 Merkmale von Behandlungsempfehlungen	365

8.2.2 Soziale Komponenten der sozialen Isolation 296
8.2.3 Demographische Aspekte und soziale Isolation 297
8.2.4 Beschaffenheit der Krankheit und soziale Isolation 300
8.2.5 Der Isolationsprozess. 301
8.2.6 Perspektiven der Gesundheitsversorgung ... 302
8.3 Interventionen: sozialer Isolation entgegenwirken 305
8.3.1 Assessment 305
8.3.2 Neustrukturierung der Identität 306
8.3.3 Familienentlastung 310
8.3.4 Unterstützungsgruppen und andere Formen gegenseitiger Unterstützung (Selbsthilfe) ... 311
8.3.5 Spirituelles Wohlbefinden. 312
8.3.6 Wiederaufbau familiärer Netzwerke 312
8.3.7 Verhaltensmodifikation 315
8.3.8 Telefon 315
8.4 Zusammenfassung und Schlussfolgerungen . 316

Teil 2 Folgen chronischer Krankheit für Klient und Familie 323

9. Lebensqualität 325
9.1 Einleitung 325
9.1.1 Lebensqualität: Begriffsbestimmungen 327
9.1.2 Theoretische Bezugssysteme 328
9.2 Probleme und Aspekte bezüglich der Lebensqualität chronisch Kranker 332
9.2.1 Körperliche Aspekte 332
9.2.2 Psychische Aspekte 333
9.2.3 Soziokulturelle Aspekte................ 334
9.2.4 Spirituelle Aspekte 337
9.2.5 Ökonomische Aspekte................. 338
9.2.6 Ethische Aspekte 339
9.3 Interventionen zur Verbesserung der Lebensqualität 340
9.3.1 Festlegen von Zielen 340
9.3.2 Physische Interventionen 340
9.3.3 Psychologische Interventionen........... 341
9.3.4 Soziale Unterstützung 344
9.3.5 Spirituelle Interventionen............... 345
9.3.6 Ökonomische Interventionen............ 345
9.3.7 Forschung und Ausbildung 346
9.4 Zusammenfassung und Schlussfolgerungen . 347

10. Compliance........................ 357
10.1 Einleitung 357
10.1.1 Compliance und chronische Krankheit..... 357
10.1.2 Begriffsbestimmungen................. 358
10.1.3 Komponenten der Compliance 358
10.1.4 Häufigkeit von Noncompliance 359
10.2 Probleme und Aspekte der Kooperationsbereitschaft 360
10.2.1 Hemmnisse in der Compliance-Forschung.. 360

10.2.2 Variablen der Noncompliance 362
10.2.3 Merkmale von Behandlungsempfehlungen.. 365
10.2.4 Ökonomische und soziokulturelle Faktoren 365
10.2.5 Fachkraft-Klienten-Interaktion 367
10.2.6 Motivation 370
10.2.7 Ethische Fragen 375
10.2.8 Pflegediagnose 377
10.3 Interventionen zur Herstellung von Compliance 378
10.3.1 Assessment 378
10.3.2 Edukative Maßnahmen................ 383
10.3.3 Ermutigung zur Mitwirkung 385
10.3.4 Soziale Unterstützung 386
10.4 Zusammenfassung und Schlussfolgerungen . 389

11. Pflegende Angehörige 399
11.1 Einleitung 399
11.1.1 Vorteile der häuslichen Versorgung........ 400
11.1.2 Kosten der Pflege und Betreuung.......... 400
11.1.3 Funktionen pflegender Angehöriger 401
11.1.4 Besonderheiten innerfamiliärer Pflege und Betreuung 401
11.2 Probleme und Fragen der häuslichen Pflege 405
11.2.1 Auswirkungen chronischer Krankheit auf die Familie 405
11.2.2 Rollenveränderungen 411
11.2.3 Finanzielle Auswirkungen.............. 413
11.3 Interventionen 415
11.3.1 Berücksichtigung von Wachstum und Entwicklung 415
11.3.2 Bewältigung von Rollenproblemen 416
11.3.3 Einflussnahme auf krankheitsbezogene Erwartungen....................... 416
11.3.4 Lernen, auf sich selbst zu achten 418
11.3.5 Entlastung.......................... 419
11.3.6 Selbsthilfegruppen..................... 421
11.3.7 Weitere Aufgaben der Pflegefachkraft...... 421
11.4 Zusammenfassung und Schlussfolgerungen 424

12. Körperbild........................ 435
12.1 Einleitung 436
12.1.1 Historischer Hintergrund 436
12.1.2 Definitionen 436
12.1.3 Entwicklung des Körperbildes 437
12.1.4 Einflüsse auf das Körperbild.............. 439
12.1.5 Chronizität und Körperbild 441
12.2 Körperbildprobleme als Folge von Chronizität 442
12.2.1 Äußerliche Veränderungen 442
12.2.2 Funktionseinschränkungen 443
12.2.3 Temporäre Einflüsse 444
12.2.4 Einflüsse einiger Elemente des Selbst 444
12.2.5 Kulturelle und soziale Einflüsse 444
12.2.6 Beeinflussung durch das Gesundheitsteam .. 445

12.2.7 Auswirkungen mangelhafter Anpassung.... 445	15.1.5 Weitverbreitete Lernprobleme 524
12.2.8 Sonstige Einflüsse auf die Adaption........ 446	15.1.6 Einflüsse von Entwicklungsstadium und Lebenszyklus................................ 527
12.3 Interventionen........................ 448	15.1.7 Mangelnde Kooperationsbereitschaft...... 529
12.3.1 Stadien der Körperbild-Restrukturierung... 448	15.1.8 «Locus of control»........................ 530
12.3.2 Assessment............................ 449	15.1.9 Sozioökonomische Einflüsse.............. 530
12.3.3 Spezifische Interventionen 450	15.1.10 Abhängigkeits-Unabhängigkeits-Konflikte und Rollenverlust...................... 531
12.4 Zusammenfassung und Schlussfolgerungen................................. 453	15.1.11 Familiäre Einflüsse auf das Lernen 531
	15.1.12 Mängel in der Unterweisung.............. 532
13. Sexualität 459	15.2 Interventionen zur Verbesserung der Unterweisung 536
13.1 Einleitung............................ 459	
13.1.1 Begriffsbestimmungen................... 459	15.2.1 Verbesserung von Assessment und Evaluation............................. 536
13.1.2 Entwicklungsbezogene Aspekte 461	
13.1.3 Die Physiologie der sexuellen Reaktion..... 466	15.2.2 Verhaltensmodifikation................... 538
13.2 Auswirkungen von chronischer Krankheit auf die Sexualität 467	15.2.3 Lernen durch Vereinbarung 541
	15.2.4 Sonstige Vermittlungstechniken........... 542
13.2.1 Psychosoziale Auswirkungen 467	15.3 Zusammenfassung..................... 545
13.2.2 Physiologische Auswirkungen 468	
13.2.3 Unerwünschte Arzneimittelwirkungen auf die Sexualfunktion....................... 474	**16. Patientenfürsprache**................. 551
	16.1 Einleitung............................ 551
13.2.4 Krankheitsbedingte Folgen für den Sexualpartner 478	16.1.1 Entwicklung der Rolle des Fürsprechers in der Krankenpflege 551
13.2.5 Gesellschaftliche Einflüsse auf die Sexualität 479	16.1.2 Definition des Terminus «Fürsprache» 553
	16.1.3 Selbstpflege-Modell...................... 553
13.3 Gesundheitsversorgung bei sexuellen Problemen........................... 482	16.1.4 Formen der pflegerischen Fürsprache 554
	16.1.5 Notwendigkeit der Fürsprache 557
13.3.1 Das PLISSIT-Modell 484	16.1.6 Komponenten der Fürsprecherrolle....... 558
13.4 Zusammenfassung und Schlussfolgerungen............................. 487	16.2 Fragen und Probleme der Patientenfürsprache............................. 562
	16.2.1 Hemmnisse auf Seiten des Patienten 562
Teil 3 Bedeutung chronischer Krankheit für Pflegefachleute 495	16.2.2 Hemmnisse auf Seiten der Pflegefachkraft und der Pflegeprofession insgesamt....... 564
	16.2.3 Soziale und sozialpolitische Hemmnisse ... 566
14. Die Pflegekraft als Change Agent... 497	16.3 Interventionen 570
14.1 Einleitung............................ 497	16.3.1 Fürsprachemodelle...................... 571
14.1.1 Der Veränderungsprozess................ 498	16.4 Zusammenfassung und Schlussfolgerungen 576
14.2 Aspekte der Veränderung 504	
14.2.1 Das klinische Gesundheitsmodell.......... 504	**17. Forschung** 583
14.2.2 Soziale Werte 504	17.1 Einleitung............................ 583
14.2.3 Widerstand gegen Veränderungen......... 505	17.1.1 Forschungsgestützte Pflegepraxis 583
14.2.4 Ethische Implikationen und Macht........ 508	17.1.2 Historischer Abriss der Gesundheitsforschung............................... 585
14.3 Interventionen auf veränderungstheoretischer Grundlage 510	
	17.1.3 Entwicklung der Pflegeforschung......... 586
14.3.1 Die sieben Schritte der geplanten Veränderung........................... 510	17.1.4 Hauptgebiete der Forschung über Chronizität............................ 591
14.3.2 Murphys Gesetz........................ 516	17.1.5 Forschungsansätze und -methoden 593
14.4 Zusammenfassung und Schlussfolgerungen............................. 517	17.2 Forschungshindernisse................. 598
	17.2.1 Mangelnde Beteiligung an Forschungsprojekten............................... 598
15. Patientenedukation 521	
15.1 Einleitung............................ 521	17.2.2 Hemmnisse bei der Umsetzung von Forschungsergebnissen................ 599
15.1.1 Abriss des Lehr-Lern-Prozesses........... 521	
15.1.2 Gesetzmäßigkeiten des Lehrens und Lernens............................... 522	17.3 Interventionen 602
	17.3.1 Vorteile der Beteiligung an Forschungsvorhaben............................. 602
15.1.3 Pädagogik und Andragogik............... 522	
15.1.4 Probleme und Fragen der Patientenedukation 523	17.3.2 Förderung der Umsetzung von Ergebnissen............................ 602

17.3.3 Anwendung von Forschungsergebnissen in der Praxis	605
17.3.4 Überwinden persönlicher Hemmnisse	607
17.3.5 Entwicklung forschungsspezifischer Schulungsprogramme	607
17.3.6 Finanzierung der Pflegeforschung	609
17.4 Zusammenfassung und Schlussfolgerungen	611
18. Alternative Heilverfahren	617
18.1 Einleitung	617
18.1.1 Holismus und Pflege	618
18.1.2 Was ist unter alternativen Heilverfahren zu verstehen?	619
18.1.3 Warum wird auf alternative Heilverfahren ausgewichen?	619
18.2 Probleme und Fragen in Zusammenhang mit alternativen Heilverfahren	621
18.2.1 Quacksalberei	621
18.2.2 Alternative statt konventionelle Behandlungsmethoden?	622
18.2.3 Kulturelle Konflikte	622
18.2.4 Finanzieller Aufwand	622
18.2.5 Kostendeckung	623
18.2.6 Unterscheidung zwischen seriösen und unseriösen Verfahren	623
18.2.7 Wissenschaftliche Fundierung	624
18.2.8 Die Suche nach kompetenten Therapeuten	625
18.3 Weitverbreitete oder populäre alternative Heilverfahren	626
18.3.1 Diäten und Änderungen im Ernährungsverhalten	626
18.3.2 Nicht zugelassene Arzneimittel	629
18.3.3 Alternative Medizinsysteme	629
18.3.4 Behandlung durch Bewusstseinskontrolle . . .	632
18.3.5 Körperstimulation	638
18.4 Zusammenfassung und Schlussfolgerungen .	642
19. Pflegeethik bei chronischer Krankheit	649
19.1 Einleitung	649
19.1.1 Schlüsselbegriffe der Pflegeethik	650
19.2 Pflegeethische Probleme bei chronischer Krankheit	656
19.2.1 Umgang mit chronisch Kranken unter ethischen Gesichtspunkten	656
19.2.2 Sozialethik und Krankenpflege	664
19.3 Interventionen zur Schaffung eines ethischen Klimas	667
19.3.1 Der Begriff der moralischen Gemeinschaft . .	667
19.3.2 Institutionelle Mechanismen zur Erleichterung einer ethisch orientierten Entscheidungsfindung	668
19.3.3 Ethische Führung	670
19.3.4 Moralisches Umfeld in Institutionen	671
19.3.5 Sozialpolitische Ansätze	672
19.3.6 Pflegeethik und Pflegeausbildung	673
19.3.7 Pflegekräfte als Arbeitnehmer	673
19.4 Schlussfolgerungen	675
20. Case Management in der Pflege	681
20.1 Einleitung	681
20.1.1 Managed Care und Case Management	682
20.1.2 Qualifikationsmerkmale des pflegerischen Fallmanagers	688
20.2 Pflegerische Case Management-Modelle . . .	690
20.2.1 Gemeindegestütztes Case Management	690
20.2.2 Versicherungsgestütztes Case Management	691
20.2.3 Krankenhausinternes (krankenhausgestütztes) pflegerisches Case Management	693
20.2.4 Kontinuumorientiertes pflegerisches Case Management für chronisch kranke Hochrisiko-Patienten	694
20.2.5 Leitgedanken des PNCM-Modells	694
20.2.6 Organisationsstruktur des PNCM-Modells	695
20.2.7 Forschung über das PNCM-Modell	696
20.3 Interventionen: Der Carondelet-Ansatz . . .	700
20.3.1 Leistungen im Rahmen des PNCM-Modells .	701
20.4 Zusammenfassung und Schlussfolgerungen	707
Teil 4 Auswirkungen des Gesundheitssystems	713
21. Behördendschungel	715
21.1 Einleitung	715
21.2 Probleme, offene Fragen und nachteilige Auswirkungen	718
21.2.1 Der Klient	718
21.2.2 Aufsplitterung der Leistungen	723
21.2.3 Unzureichende Abstimmung	723
21.2.4 Kosten der Leistungen	724
21.2.5 Politik und Macht	724
21.2.6 Auswirkungen des Behördendschungels auf die Pflegefachkraft	725
21.2.7 Verfügbarkeit von Gemeinderessourcen	726
21.3 Interventionen	729
21.3.1 Positive Auswirkungen auf Klient und Pflegefachkraft	729
21.3.2 Umgang mit dem Behördendschungel	731
21.3.3 Erkennen der Klientenbedürfnisse	732
21.3.4 Suche nach Ressourcen	733
21.3.5 Auswahl der geeignetsten Ressourcen	740
21.3.6 Einleitung der Überweisung	741
21.3.7 Unterstützung des Klienten bei der Inanspruchnahme von Ressourcen	742
21.3.8 Nachbetreuung nach der Überweisung	744
21.3.9 Evaluation der Ergebnisse	744
21.4 Zusammenfassung und Schlussfolgerungen	747

22. Rehabilitation 751	22.3.3 Klientenbegutachtung 770
22.1 Einleitung 751	22.3.4 Geriatrische Rehabilitation 771
22.1.1 Leitgedanken der Rehabilitation.......... 751	22.3.5 Selbsthilfegruppen 773
22.1.2 Rehabilitation und berufliche Rehabilitation 752	22.3.6 Deckung des Rehabilitationsbedarfs bei
22.1.3 Begriffsbestimmungen.................. 753	spezifischen Klientengruppen............ 774
22.1.4 Historischer Hintergrund 756	22.3.7 Rehabilitationsfachpersonal 774
22.1.5 Gesundheitspolitik und Rehabilitation 757	22.3.8 Forschung.......................... 775
22.2 Probleme der rehabilitativen Versorgung ... 762	**22.4** Zusammenfassung und Schlussfolgerungen . 776
22.2.1 Kostendämpfung 762	
22.2.2 Fehlendes Interesse 763	**Herausgeberinnenverzeichnis**............. 779
22.2.3 Unzureichender Erfolgsnachweis.......... 763	
22.2.4 Sonstige Aspekte 764	**Selbsthilfegruppe**........................ 780
22.3 Lösungen 768	
22.3.1 Teamansatz.......................... 769	**Sachwortverzeichnis**..................... 781
22.3.2 Formen der rehabilitativen Versorgung 769	

Geleitwort der deutschen Herausgeberinnen und Bearbeiterinnen

Einleitung

In unserer modernen Welt und so auch in der Gesundheitsversorgung vollzieht sich heutzutage ein rasanter sozialer Wandel. Zur Zeit sind die menschlichen, ethischen sowie gesundheitlichen Auswirkungen neuer Technologien, Informationstechniken und die Optionen der vermeintlich fortschrittbringenden Gerätemedizin, Gentechnologie, Diagnostik und Therapien kaum noch für den Einzelnen von uns überschaubar oder gar von den sogenannten «Health Professionals» (1) kontrollierbar. Obgleich fast alle gesellschaftlichen Bereiche sich diesem umfassenden Strukturwandel unterziehen, ist ein Phänomen relativ konstant geblieben – die Existenz chronischer Erkrankungen.

Wenn diese – insbesondere aus dem subjektiven Blickwinkel der Betroffenen heraus betrachtet – auch sehr unterschiedlich hinsichtlich ihrer Dauer, Phasen, Intensität, auch hinsichtlich ihrer Prognosen verlaufen können, so versteht man heute doch in der internationalen Literatur unter einer chronischen Erkrankung allgemein folgendes:

Eine chronische Erkrankung ist ein Zustand, der anhaltend und dauerhaft ist und mit körperlichen, sozialen und psychischen Beeinträchtigungen oder Behinderungen einhergeht, die das Ergebnis eines langandauernden Prozesses degenerativer Veränderungen, somatischer und/oder psychischer Störungen sind und in der Regel eine langanhaltende medizinische Überwachung, Beobachtung und pflegerische Betreuung sowie eine gezielte Symptombewältigung von Seiten der Betroffenen und der «Health Professionals» erforderlich machen (vgl. Maria Mischo-Kelling 1989 (1), 92), Juliet M. Corbin, 2001, 1).

Vor dem Hintergrund immer knapper werdender Ressourcen im Gesundheitswesen stellt eine qualitativ hochwertige Versorgung chronisch kranker Menschen (z. B. mit Herz- und Gefäßerkrankungen, chronische Erkrankungen der Atmungsorgane, vielfältige bösartige Krebserkrankungen, neurologische Erkrankungen und andere diverse Zivilisationserkrankungen die eine starke Tendenz zur Chronifizierung aufweisen) besonders hohe Anforderungen an professionell Pflegende (2), inhaltlich neue Konzepte so zu entwickeln und umzusetzen, dass die krankheitsbedingten Erfordernisse dieser Population auch in der Zukunft weitestgehend erfüllt werden.

In Deutschland werden gegenwärtig noch ca. dreiviertel (70 %) der Pflegebedürftigen von deren Angehörigen Zuhause pflegerisch versorgt. Das Krankheitsmanagement und die Integration der chronischen Erkrankung in den Lebensalltag aller Beteiligten gewinnt eine hohe Priorität. Diese Situation, die sich aller Voraussicht nach in der Zukunft nicht rasch ändern wird, bedeutet für die professionell Pflegenden im ambulanten Sektor eine notwendige Erweiterung ihrer professionellen Fertigkeiten. Sie sind zunehmend gefordert, Prozesse in Gang zu bringen, zu begleiten und zu evaluieren, welche die Erkrankten und deren Familien bzw. andere nahe Bezugspersonen dazu befähigen, eine krankheitsbedingte veränderte Situation selbst zu managen und ein hohes Maß an Lebensqualität zu erreichen. Demgegenüber steht die Tatsache, dass in Deutschland die pflege- und weitere gesundheitsbezogene Ausbildungsgänge immer noch hauptsächlich auf die Erfordernisse der gesundheitlichen Akutversorgung hin ausgerichtet sind.

Seit wichtigen sozial- und pflegewissenschaftlichen Veröffentlichungen von z. B. Corbin und Strauss (1992) zur Pflege chronisch Kranker sowie seit den Veröffentlichungen von Fritz Schütz in Deutschland zum Verlaufskurvenkonzept werden die Relevanzsetzungen und Erleidensprozesse der Betroffenen (vgl. dazu Schütze 1977, Prozessstrukturen des Lebensablaufs, Erleidensprozesse im Rahmen des Verlaufskurvenkonzeptes) betont. Ebenso wird aus sozialwissenschaftlich fundierter Betrachtung der chronischen Erkrankung genau die Innenansicht der Betroffenen, d. h. ihre Identitätsentwicklung, die Auswirkung ihrer Erkrankung auf ihr «Self» und die Bedeutung des zeitlichen Verlaufs, ihr Zeitempfinden im alltagsweltlichen Kontext sowie die Steuerung des Pflege- und Krankheitsverlaufs, zur besonders interessanten Thematik (vgl. hierzu, Charmaz 1939, 1997, 2).

Nicht nur der biografische Kontext ist zum Verständnis eines chronischen Krankheitsverlaufs relevant, sondern auch die Empfindungen und Projektionen des Einzelnen und seiner Familie bzw. anderer naher Bezugspersonen. Auch werden zunehmend dessen soziale und ökonomische Ressourcen fokussiert. So wird «Chronisch krank sein» zu einem begreifbaren Phänomen, das u. a. durch lebensweltorientierte Ansätze verstehbar wird.

Es zeichnet sich im Zusammenhang mit chronischen Erkrankungen ab, dass es nicht ausreicht, epidemiologische und demografische Daten zu sammeln, die etwas über die Entwicklung einer Bevölkerung, Inzidenzen bestimmter Todesursachen von chronischen Erkrankungen, über die Altersstruktur der älteren Bevölkerung (ab 60 Jahre aufwärts) und deren Potential zur Chronifizierung und Multimorbidität in Korrelation zum wachsenden Alter aussagen. Zudem scheint es auch nicht ausreichend effizient zu sein, sich mit Instrumenten des Qualitätsmanagements zu beschäftigen, mit neuen Ansätzen des TQM, KTQ, «Evidence Based Nursing» und Parametern, die in erster Linie am ökonomisch orientierten output oder «standardisierten Erfolg» ausgerichtet sind. Bei chronischen Erkrankungen geht es um eine umfassende Betrachtungsweise, die notwendigerweise die individuellen, sozialen, physischen und psychischen Dimensionen des Erlebens chronischer Krankheit miteinander vereint und dabei die Zufriedenheit und Lebensqualität des chronisch Kranken (z. B. eines Diabetikers, Herzkranken, Rheuma- oder Multiple Sklerose Kranken, Krebskranken oder jungen Aidspatienten – um nur einige Beispiele aufzuzeigen) in den Mittelpunkt stellt.

Zur Besonderheit und zum Aufbau des Buches

Die Besonderheit des vorliegenden Buches besteht darin, dass es zum einen die chronische Erkrankung in ihrer Komplexität und mit Hilfe verschiedener wissenschaftlicher Ansätze, unterstützt durch Pflegetheorien/-modelle, umfassend erklärt. Der Aspekt der chronischen Erkrankung wird in sehr differenzierter Weise praxisnah erläutert. Die durch die Erkrankung veränderten Lebenswelten chronisch Kranker werden in die Pflegewelten integriert! Zum anderen kann es als ein Lehrbuch zur Entwicklung von Pflegeexperten (vgl. Benner, «From Novice to Expert» 1984) für den Umgang mit den verschiedenen Formen und Gestalten chronischer Erkrankung sowie als ein «Lernbuch» und praktischer Ratgeber für Pflegende bezeichnet werden.

Das Verständnis für die Lebenssituation chronisch Kranker und deren Familien bzw. nahen Bezugspersonen wird erweitert, indem beispielsweise bisher in der Fachöffentlichkeit wenig diskutierte, für die Betroffenen jedoch wichtige Themen (wie beispielsweise der Umgang mit Stigmatisierungen, Schmerzbewältigung, oder Sexualität) angesprochen werden.

Darüber hinaus illustriert Lubkin gemeinsam mit einer Vielzahl anderer Pflegeforscher sehr anschaulich die Komplexität des Phänomens chronischer Erkrankung auf soziologischer, psychologischer und pflegewissenschaftlicher Ebene. Dies geschieht in einer Weise, in der die Breite und Intensität der Probleme chronisch Kranker, die sich eben «lebenslänglich» hiermit auseinandersetzen müssen, nachvollziehbar werden. Mehr noch, das Buch spricht alle damit verbundenen Folgeprobleme für die Betroffenen mit den entsprechenden individuellen, sozialen, physischen und psychischen Dimensionen an.

Bemerkenswert ist die Berücksichtigung der Entwicklungs- und Lebensphasen des chronisch kranken Menschen, in der Form, dass sowohl ein Säugling, ein Kind oder Jugendlicher sowie ein Erwachsener bis ins hohe Lebensalter mit seinen Bedürfnissen näher fokussiert werden kann.

Im Mittelpunkt von Analysen der in diesem Buch aufgeführten Fallstudien steht die Lebensqualität der Betroffenen und deren Angehörigen bzw. anderen nahen Bezugspersonen. Dies wird demonstriert, indem beispielsweise zuerst wichtige Symptome und Diagnosestellungen beschrieben und dann die Relevanzen und Erfahrungen der Betroffenen miteinbezogen werden. In einer so aufgebauten Fallstudie können zum einen die fachwissenschaftlichen Kenntnisse überprüft, zum anderen ein klienten- bzw. patientenbezogener Perspektivenwechsel vorgenommen werden.

Die in den einzelnen Kapiteln durchgehend verfolgte inhaltliche Struktur ermöglicht dem Leser dieses Buches jedes Kapitel für sich zu verstehen, ohne die jeweils vorausgegangenen Themenkomplexe zur Bearbeitung chronischer Erkrankung und deren Erleben unbedingt gelesen haben zu müssen. Zugleich werden durch den inhaltlichen Aufbau dieses Buches gleichzeitig ein Einstieg und eine Vertiefung in die Thematik chronischer Erkrankungen ermöglicht. Hervorzuheben ist, dass jedes Kapitel mit Vorschlägen zur Erstellung von Pflegediagnosen bzw. mit dem Verweis auf bereits bestehende und international klassifizierte Pflegediagnosen endet.

Den Autoren dieses Buches ist es u. E. gelungen ein Standardwerk zum Thema «Chronisch krank sein» zu schaffen, welches sowohl ein Lehrbuch für den Anfänger darstellt und zugleich dem Erfahrenen, der sich bereits mit dieser Thematik beschäftigt hat, in hohem Maße der weiteren Professionalisierung dient.

Zu den Professionalisierungspotenzialen

Das vorliegende Werk demonstriert die hohen Leistungsanforderungen sowie die sich verändernden Anforderungsprofile an Pflegende, die eben mehr tun als z. B. technische und behandlungsspezifische Aufgaben zu lösen. Mit Blick auf eine chronische Erkrankung haben sie im Verlauf einer Klientenberatung bzw. in einem Gespräch hoch komplexe und vielschichtige Probleme für den und gemeinsam mit dem Betroffenen zu lösen. Pflegende müssen heute verschiedene Lösungsvorschläge machen (z. B. in Anlehnung an ein Gesundheitsversorgungsangebot im ambulanten Sektor) und zur Bewältigung der Erkrankung beitragen, indem sie bestimmte Copingstrategien mit entwickeln helfen. Darüber hinaus treten professionell Pflegende heute bei der Pflege chronisch Kranker als deren Fürsprecher auf (advocate), als Gesundheitserzieher und -berater, in der kontinuierlichen Überwachung und familiären Beratung oder als «Promoter» notwendiger, früher Interventionen. Immer bezugnehmend auf die Ressourcen des Klienten geht es darum, ihm und seinen Angehörigen bzw. anderen nahen Bezugspersonen dabei zu helfen, die Kontrolle über den Verlauf der Erkrankung und über das Leben – im Sinne von Selbstbestimmung – zu bekommen bzw. zurückzugewinnen.

Um den Klienten dabei unterstützen zu können, nutzt uns jedoch nicht nur klinisches Pflegewissen und behandlungsspezifisches Wissen. Um einen chronisch Kranken «führen» und anleiten zu können und ihm hierbei in seinen Bedürfnissen und seiner Persönlichkeit ernst zu nehmen, ist es wichtig einen Perspektivenwechsel vorzunehmen. Zur Illustration dieses erforderlichen Perspektivenwechsels, der übrigens zur Reflexion der erfahrenen beruflichen Praxis im Umgang mit chronisch Kranken anregt, regen immer neue Fallbeispiele und deren Bearbeitung an.

In diesem Zusammenhang ist Lubkins Konzept von «Team Management» zur Bewältigung einer chronischen Erkrankung gemeinsam in einem Team hervorzuheben, zu dem der Klient, seine Angehörigen und Freunde sowie das Gesundheitsteam gehört.

Entsprechend der praktischen Professionalisierungspotenziale können nach Beendigung eines jeden Kapitels pflegeforschungsrelevante offene Fragen aufgeworfen und somit einer wissenschaftlichen und/oder projektförmigen Arbeit zugeführt werden.

Botschaft

Wenn Pflegende dieses Buch lesen, sollten sie dies nicht nur als bloßes Lehrbuch zur Stabilisierung des Faktenwissens nutzen. Sie sollten ausgehend vom chronisch krank sein und dem Erleben chronischer Krankheit die hierfür notwendige professionelle Pflege fokussieren. Die anstehende Ausweitung des ambulanten Sektors, die massive Inzidenz chronischer Erkrankungen und die steigende Nachfrage nach angemessener pflegerischer und medizinischer Versorgung erfordern eine solche Professionalität.

Die Umsetzung der Kenntnisse dieses Buches und ein persönliches Engagement für chronisch Kranke führen die Pflege aus den Zusammenhängen ihres «unsichtbaren Tuns» heraus und hin zu einer neuen Wertschätzung sowie aus dem Schattendasein des aktuellen Gesundheitsversorgungssystems hinein in den Brennpunkt neuer Versorgungsbedarfe.

Sich über Monate oder Jahre mit chronischen Phänomenen (wie z. B. chronischem Schmerz, der u.a. das Selbst und die Persönlichkeit eines Menschen zermürbt) auseinander zu setzen, erfordert mehr Ausdauer und Kontinuität in der Beziehungsgestaltung als z. B. die Interpretation von Parametern der Vitalzeichen auf einer Intensivpflegeabteilung. Es geht hier nicht um eine «reaktive» Pflege im «Emergency Room», sondern um die kontinuierliche professionelle Pflege chronisch Kranker. Der Klient wird aktiviert, motiviert, in seiner Verantwortung und in seinen eigenen Bedürfnissen, seiner Autonomie sowie seinen Rechten ernstgenommen. Die Selbstpflegepotenziale und die «Eigenverantwortung» des Klienten und seines Familiensystems stehen im Mittelpunkt, was natürlich auch mit Blick auf finanzielle Entlastungspotenziale der westlichen Industrienationen mit ihren fast zusammenbrechenden Krankenversicherungssystemen ein interessanter Aspekt ist.

Jedoch bedeutet mehr Selbstverantwortung (Pflichten) auch folgerichtig für den Betroffenen mehr Selbstbestimmung (Rechte). Der chronisch kranke Krebspatient, um ein Beispiel auszuwählen, möchte aufgeklärt werden über mögliche Ursachen seines Leidens, über die Optionen der Diagnostik und Therapie, die für ihn in Frage kommen und er möchte sich vor dem Hintergrund seiner Biografie, seiner Bedürfnisse und unter Abwägung aller Vor- und Nachteile für den Lebensweg mit der chronischen Erkrankung, entscheiden können, den er mit seinen Angehörigen bzw. anderen nahen Bezugspersonen gehen möchte. Hierbei können Pflegende sehr viel Unterstützung bieten.

Pflegepraktiker und Pflegewissenschaftler sind herausgefordert, in der professionellen Begleitung chronisch Kranker eine große Chance zu sehen und den Klienten in seiner Selbstpflegevermögen zu unterstützen. In dem Segment der Pflege chronisch Kranker liegt die Chance für die Pflegenden in Deutschland, das Gesundheitssystem mit umzustrukturieren und mitzugestalten mit Schwerpunkt auf dem ambulanten Sektor! Hier liegt auch eine Option für die deutsche Pflege die damit verbundene gesundheitspolitische Verantwortung zu übernehmen.

Münster, den 10.07.01
Prof. Dr. Regina Lorenz-Krause
Hanne Niemann
(Dipl. Pflegewirtin, Krankenschwester)

Anmerkungen

(1) Unter «Health Professionals» wird, wie in dem vorliegenden Werk, übergreifend die Gruppe der medizinisch-pflegerischen Fachleute verstanden

(2) Im gesamten Text wird die männliche Verlaufsform aus Gründen der Einfachheit verwendet. Die weibliche Verlaufsform ist jedoch immer als miteingeschlossen zu betrachten.

Literatur

Charmaz, Kathy, Good Days, Bad Days, The Self in Chronic Illness and Time, Rutgers University Press, New Brunswick, New Jersey, 1939 (1), 1997 (2)

Schütze, Fritz, Die Technik des narrativen Interviews in Interaktionsstudien – dargestellt an einem Projekt zur Erforschung von kommunalen Machtstrukturen. Arbeitsberichte und Materialien, s. Prozessstrukturen des Lebenslaufs, Bielefeld, Fakultät für Soziologie, o. J.

Pierre Woog (ed.), The Chronic Illness Trajectory Framework, Springer, New York, 1992, Dt. Ausgabe hrsg. v: Regina Lorenz-Krause, Chronisch Kranke Pflegen, Wiesbaden, Ullstein Medical, 1998

Mischo-Kelling, Maria, Innere Medizin und Pflege, Urban & Schwarzenberg, München, 1989 (1), 92

Teil 1
Bedeutung der Erkrankung

Kapitel 1

Was versteht man unter Chronizität?

Mary Curtin • Ilene Lubkin

1.1 Einleitung

Mit zunehmender Effektivität unseres Gesundheitssystems werden immer mehr Menschenleben gerettet. Die Folge davon ist eine ständig steigende Anzahl chronischer gesundheitlicher Beeinträchtigungen. Doch dieses Gesundheitssystem war von vornherein weder auf die Prävention chronischer Leiden ausgerichtet noch darauf, wenigstens den Status quo aufrechtzuerhalten. Der Zweck bestand vielmehr im Bestimmen von Krankheiten, in der Behandlung von Symptomen und mitunter auch in der Entwicklung von Heilverfahren. Da die meisten der im Gesundheitswesen Tätigen mit chronischen Gesundheitsstörungen noch immer so umgehen, als handle es sich um akut und episodisch auftretende, entsteht ein Missverhältnis zwischen den tatsächlichen gesundheitlichen Bedürfnissen vieler chronisch Kranker und den Kosten, die ihre Behandlung verursacht. Infolgedessen bleiben sie häufig sich selbst überlassen, leiden unter der vorzeitigen Verschlechterung ihres Zustands oder nehmen kostenintensive institutionelle Versorgung in Anspruch, noch bevor dies wirklich notwendig wäre (Little Hoover Commission, 1996).

Um diese Entwicklung nachvollziehen zu können, gewinnt die terminologische Unterscheidung zwischen den Begriffen Erkrankung (*disease*) und Krankheit (*illness*) immer mehr an Bedeutung, obwohl sie gewöhnlich synonym verwendet werden. Der Terminus *Erkrankung* bezeichnet ein gesundheitliches Problem, das vom Standpunkt eines biomedizinischen Modells aus betrachtet wird. So gesehen ist Erkrankung eine strukturelle oder funktionale Veränderung. Der Terminus *Krankheit* hingegen bezieht sich darauf, wie gesundheitliche Beeinträchtigung und Leiden erfahren werden. Es geht um die subjektive Wahrnehmung der Erkrankung, das Leben mit ihr und um die Frage, wie Patienten und Familienangehörige darauf reagieren (Kleinman, 1988).

In den Vereinigten Staaten und auch in anderen Ländern steigt die Häufigkeit chronischer Krankheiten und Behinderungen ständig an. Diese Leiden sind dabei, die akuten Erkrankungen als wichtigstes Gesundheitsproblem in den Schatten zu stellen. Trotzdem konzentriert sich ein Großteil der Forschung in Medizin und Pflege auch weiterhin auf die Aufdeckung von Krankheitsursachen und die Entwicklung ausgefeilter Behandlungsmodalitäten. In den USA hatten sowohl die bundes- als auch die einzelstaatlichen regierungsamtlichen Bemühungen, das Problem der wachsenden Chronizität in den Griff zu bekommen, bislang nur gemischten Erfolg.

Kennzeichnend für eine akute Krankheit ist im allgemeinen ihr plötzliches und dynamisches Auftreten. Die Krankheitsanzeichen und Symptome stehen in der Regel in Zusammenhang mit dem eigentlichen Krankheitsverlauf. Die Akuterkrankung ist zeitlich begrenzt und endet entweder mit der vollständigen Genesung und der

Wiederaufnahme früherer Aktivitäten oder mit dem Tod. Man kann sie mit einem unerwarteten und unerwünschten Besucher vergleichen, der aber nach kurzem Aufenthalt das Haus wieder verlässt.

Im Gegensatz dazu handelt es sich bei chronischen Erkrankungen um einen angekündigten Besuch über einen unbestimmten Zeitraum, wobei der Besucher allmählich zu einem Teil des Haushaltes wird. Zwar ist dieser «Gast» eine durchaus willkommene Alternative zum Tod, doch ist dahingestellt, ob er wirklich einen Segen für den Haushalt des Gastgebers und für die Gesellschaft im weiteren Sinn darstellt. Mit der Zeit wird häufig auch die Identität der Erkrankten über ihre Krankheit definiert. So erwirbt sich beispielsweise ein Leukämiepatient, selbst wenn die Krankheitssymptome nach der Chemotherapie in Remission sind, das Etikett «der mit Leukämie» (siehe Kapitel 5 über Stigma).

Chronische Krankheiten nehmen viele Formen an. Sie können plötzlich auftreten oder sich als heimtückische Prozesse entwickeln, episodisch in Form von Schüben aufflackern oder sich verschlimmern, oder aber über längere Zeit symptomfrei in Remission bleiben. Um ein bestimmtes Maß an Wohlbefinden oder das Remissionsstadium aufrechtzuerhalten, ist es oft erforderlich, die medizinische Behandlung mit den Begleitumständen abzustimmen. So kann der eine Patient mit Herzinsuffizienz ein bettlägeriger Pflegefall sein, ein anderer mit der gleichen Erkrankung vergleichbaren Schweregrads mag hingegen ein zufriedenstellendes soziales Leben beibehalten können, weil in diesem Fall eine verständnisvolle Betreuung durch Angehörige erfolgt und die Medikation geschickt darauf abgestellt wurde. Bei anderen chronischen Krankheitszuständen, beispielsweise bei solchen aufgrund von Halswirbelsäulenverletzungen, sind die Patienten zwar auf umfassende Pflege und Betreuung angewiesen, aber es ist ihnen heute möglich zu überleben. Ähnlich steht es mit Krebskranken, die früher innerhalb kurzer Zeit ihrem Leiden erlegen wären, heute aber über längere Zeiträume mit Hilfe medikamentöser und chirurgischer Behandlung am Leben erhalten werden können.

1.1.1 Historische Perspektive

Über seine ganze Entwicklungsgeschichte hinweg war sich der Mensch über die Präsenz von Krankheiten im Klaren und hat stets den Versuch unternommen, sie zu heilen oder ihre Auswirkungen so weit wie möglich zu begrenzen. Frühgeschichtliche Beweise für Heilungsversuche liefern Darstellungen auf einer sumerischen Tontafel, die etwa aus dem Jahr 2100 v. Chr. stammt. Sie zeigt die Behandlung mit Hilfe von Umschlägen. Auf einer mesopotamischen Tafel aus der Zeit um 1600 v. Chr. findet sich das «Treatise of Medical Diagnosis and Prognosis», eine wissenschaftliche Abhandlung über medizinische Diagnose und Prognose. Es besteht aus einer Auflistung von Erkrankungen und Behandlungsergebnissen, die sich auf eine Vielzahl von Krankheitszeichen gründet (Majno, 1975). Häufig wurden die greifbaren und nicht greifbaren Aspekte einer Erkrankung durch Interventionen behandelt, die Medizin und Mystizismus in sich vereinigten. So ließen – gemäß der damals üblichen Auffassung von Ursache und Wirkung – die für Gesundheit zuständigen staatlichen Stellen im 16. Jahrhundert die engen Gassen der Städte belüften und regelten per Gesetz die Lagerung von Mist. Diese Maßnahmen dienten dem Kampf gegen üble Gerüche und verdorbene Körpersäfte, worin man die Ursache der Pest sah (Cipolla, 1992).

Angespornt von den Erkenntnisdurchbrüchen in Bezug auf Krankheitsursachen und -verläufe begann man zu Beginn des 19. Jahrhunderts, wissenschaftliche Methoden auf die Gesundheitsfürsorge anzuwenden. Heutzutage beschäftigen sich bestimmte Sparten des Gesundheitswesens, wie etwa Medizin und Pflege, nicht nur mit einer zunehmenden Vielfalt von gesundheitlichen Beeinträchtigungen, die sich vom akuten zum chronischen Status entwickeln, sondern auch mit den iatrogenen Effekten von erfolgreichen und umfassenden Interventionen. Wer gegenwärtig im Gesundheitswesen tätig ist, wird mit der Aussicht konfrontiert, dass sich unter den Klienten von morgen auch solche mit bisher unbekannten Gesundheitsproblemen befinden, wobei die geeigneten Maßnahmen für deren medizinisch-pflegerische Versorgung ebenfalls noch gar nicht bekannt sind. Blickt man auf das 21. Jahrhundert, so werden Politiker und Wissenschaftler mehr denn je gefordert sein, die sich abzeichnende höhere Lebensdauer in Einklang mit den wirtschaftlichen, gesellschaftlichen und umweltbezogenen Ressourcen zu bringen, die während dieser zusätzlichen Lebensjahre benötigt werden (Lowenstein, 1992).

1.1.2 Ursachen der zunehmenden Chronizität

Jede Erkrankung folgt in gewisser Hinsicht einem allgemeinen Trend bzw. einer Verlaufskurve (siehe Kapitel 3 über die Krankheitsverlaufskurve). Diese ist abhängig von der spezifischen Diagnose, der Schwere der Krankheit und der Geschwindigkeit ihres Fortschreitens, sowie vom psychologischen Profil und den Erwartungshaltungen der betroffenen Person. In der Vergangenheit waren Verlaufskurven leicht vorhersehbar, doch mit dem Aufkommen neuer Technologien wie etwa der Organtransplantation oder künstlichen Implantaten haben sich solche Verläufe drastisch geändert. Außerdem trägt das gleichzeitige Vorliegen mehrerer Erkrankungen bei derselben Person zu weiteren Abänderungen von Verlaufskurven bei, was nicht nur Vorhersagen über die Krankheitsentwicklung erschwert, sondern auch die Zukunftsplanung für die Klienten und deren Familien unsicher macht.

Dank der Errungenschaften im Bereich der allgemeinen Gesundheitsfürsorge sowie auf den Gebieten der Bakteriologie, Immunologie und Pharmakologie ist die Mortalität bei weitverbreiteten, ansteckenden und anderen akuten Erkrankungen rapide zurückgegangen. Seit den siebziger Jahren zeigen sich jedoch neuartige Krankheiten und Syndrome. So trat beispielsweise Anfang der neunziger Jahre in den USA das Bakterium *E. coli* in Hamburgern auf, verursachte eine Reihe schwerer Infektionen und forderte vier Todesopfer. Die Virulenz von *E. coli* und ihre potenziellen Folgen für die öffentliche Gesundheit hat Gesetzgeber und Aufsichtsbehörden veranlasst, verschärfte Maßnahmen zur Kontrolle des bis zu diesem Zeitpunkt als eher harmlos betrachteten Erregers zu ergreifen (Centers for Disease Control and Prevention, CDC, 1993).

Wie bereits erwähnt hat auch der medizinische Erfolg zum numerischen Anstieg bei chronischen Krankheiten beigetragen. Mit der Senkung der Sterblichkeitsrate bei akuten Erkrankungen verlängert sich die Lebenserwartung. Die Errungenschaften der Biotechnologie und Nuklearmedizin beispielsweise ermöglichen die Entwicklung lebensrettender und lebenserhaltender Maschinen, führen aber auch zu dauerhafter Abhängigkeit davon. Ein längeres Leben bedeutet weiter ein höheres Unfallrisiko und größere Anfälligkeit für Krankheiten, die in chronische Zustände übergehen können.

Angesichts dieser Umstände können wir schon heute mit Sicherheit sagen, dass die Prävalenz von chronischen Erkrankungen noch weiter drastisch zunehmen wird. So hat sich beispielsweise durch die Pharmakotherapie der Charakter von AIDS von einer akuten und terminalen zu einer chronischen Krankheit gewandelt. Auch mit einer HIV-Infektion wird zunehmend so umzugehen sein wie mit einer chronischen Krankheit (Fee & Fox, 1992). Nach Schätzungen der Weltgesundheitsorganisation (WHO) sind bereits zwischen 8 und 10 Millionen Menschen mit HIV infiziert. Wie es für jedes chronische Gesundheitsproblem im Frühstadium typisch ist, spiegelt die derzeitige Zahl an HIV-Infektionen zweifellos die der zukünftigen AIDS-Fälle wider (WHO, 1992).

Schätzungen der *Little Hoover Commission* (1996) zufolge leiden nahezu 13 Millionen Amerikaner unter chronischen Gesundheitsproblemen, die eine Langzeitversorgung erforderlich machen. Da nun allmählich die Baby-Boom-Generation die Bevölkerungsgruppe der Älteren ausmacht, wird auch der Bedarf an langfristiger Pflege und Betreuung steigen. Kritiker der derzeit in den USA gängigen Langzeitversorgung weisen darauf hin, dass sie unter einem funktionierenden System ein verbraucherorientiertes, gemeindenahes soziales Modell verstehen, das Auswahlmöglichkeiten zwischen den am wenigsten einschränkenden Optionen bietet. Außerdem fordern sie, dass die Versorgungsleistungen finanziell tragbar und für alle gleichermaßen zugänglich sein sollten.

Es wird vorhergesagt, dass das Rauchen zu chronischen Krankheiten führt, die weltweit jährlich 10 Millionen Menschen das Leben kosten werden. Wenn Gesundheitsstörungen wie Hepatitis-B-Infektionen, Bluthochdruck und erhöhtes Blutcholesterin unter Kontrolle gebracht werden, ist global gesehen eine erhebliche Abnahme chronischer Erkrankungen zu erwarten (Petro, 1992). Laut Statistik weist etwa jede siebte Person ein Leiden auf, das eine dauerhafte Einschränkung der Lebensaktivitäten zur Folge hat. Ferner sei angemerkt, dass chronische Behinderungen unverhältnismäßig häufig bei Minderheiten, Bevölkerungsschichten mit niedrigem sozioökomischem Status und älteren Menschen anzutreffen sind (Institute of Medicine, 1991).

1.1.3 Subjektive Wahrnehmung von chronischer Krankheit

Pflegende und andere Fachleute im Gesundheitswesen können Chronizität auf zweierlei Weise betrachten:

- positiv – und damit als einen Zustand, der zur Weiterentwicklung eines Klienten, seiner Familie oder der Gesellschaft beitragen kann, oder aber
- negativ – und damit als einen Zustand, der das Versagen bei der vollständigen Wiederherstellung zum Ausdruck bringt.

In gewisser Hinsicht lässt sich die negative Haltung von der Tatsache ableiten, dass die Mehrheit der im Gesundheitswesen Tätigen lediglich während der Krisenzeiten an der Pflege und Betreuung von Klienten teilhaben. Denn die meisten Krankenhäuser sind auf eine episodische Versorgung ausgerichtet, die sich auf eine aktuelle Verschlechterung des Gesundheitszustandes gründet. Wird allein dieser Ausschnitt aus dem Patientendasein wahrgenommen, fördert dies die Auffassung, dass die Patienten nach der Entlassung ihr früheres Leben wieder aufnehmen, während ihre Zukunft vielleicht in Wirklichkeit nur aus zunehmender funktioneller Einschränkung, Schmerzen und Verfall besteht.

Ein unschätzbares Hilfsmittel, um die gesellschaftliche Bedeutung einer bestimmten Krankheit erfassen zu können, ist die Statistik. Sie ermöglicht die Analyse ihrer Merkmale, ihrer Auswirkungen, ihrer Prävalenz sowie der damit verbundenen Kosten usw. und hat damit ebenfalls Einfluss auf die Einstellung gegenüber chronischen Gesundheitsproblemen. Die Statistik liefert nicht nur Informationen über die wahrscheinliche Ursache und den vermutlichen Verlauf einer Krankheit, sondern auch über den Einfluss präventiver Maßnahmen. So steht die Mortalität bei der chronisch-obstruktiven Lungenerkrankung (COLE) bereits an zweiter Stelle hinter der koronaren Herzkrankheit; die Morbiditätsrate allein bei COLE liegt in der Altersgruppe der über 55-Jährigen bei etwa 10 bis 15 % (Department of Commerce, 1992). Es wird jedoch erwartet, dass die Anzahl der Erkrankungen parallel zum Rückgang des Tabakkonsums sinkt. Da sich COLE lange vor dem Auftreten feststellbarer Schädigungen entwickelt, liefert die Statistik noch keine Hinweise über die Auswirkung des Tabakverzichts. Weil aber mittlerweile 80 bis 90 % der Menschen mit COLE das Zigarettenrauchen einstellen, während sich die Erkrankung noch im Frühstadium befindet, sollte die Anzahl schwerer Fälle in Zukunft abnehmen (Ries, 1993).

Trotz solcher positiven Feststellungen neigt die Statistik eher zur Hervorhebung negativer Aspekte. So weisen statistische Daten in den Vereinigten Staaten zwar einen Rückgang der Herzkrankheiten aus, nähere Informationen beziehen sich aber in erster Linie auf körperliche Behinderung, Kostenfaktoren und Todesfallziffern. Selten werden im Zusammenhang mit der Zahl derjenigen, die von der Gesellschaft abhängig bleiben, auch Wiederbeschäftigungsraten genannt. Außerdem wird Forschern, die sich differenziert mit den Auswirkungen chronischer Krankheiten beschäftigen, häufig die Arbeit schwer gemacht, weil die vorherrschenden Erfassungsmethoden zur Beurteilung des Gesundheitszustandes die Bewältigung der Aktivitäten des täglichen Lebens in den Vordergrund stellen, das Gesamtspektrum an berufsbezogenen und sozialen Aktivitäten aber weniger berücksichtigen (Lubeck & Yelin, 1988). Im Rahmen eines derart erweiterten Forschungsansatzes führten Lubeck und Yelin (1988) eine Telefonbefragung zur subjektiven Wertschätzung früherer und gegenwärtiger Aktivitäten durch, um die indirekten Belastungen gesundheitlicher Einschränkungen abzuschätzen. Für Befragte über 40 Jahre mit mindestens einer Einschränkung hatte die berufliche Tätigkeit einen geringeren Stellenwert als die Erhaltung der Fähigkeit, Sozialkontakte aufzunehmen oder persönlichen Dingen wie Einkaufen und der Erledigung häuslicher Pflichten nachgehen zu können. Die Ergebnisse bei dieser Kohorte betonen zwar die Bedeutung alltäglicher Lebensaktivitäten, doch die Studienleiter hegten trotzdem die Vermutung, dass die Fähigkeit zur Berufsausübung von einer jüngeren Stichprobe als sehr wichtig erachtet werden würde.

1.1.4. Das Problem der Definition von Chronizität

Die Beantwortung der Frage, was Chronizität eigentlich sei, erweist sich als sehr komplex. Nicht wenige haben bereits den Versuch unternommen, diesen Begriff umfassend und dennoch eindeutig zu definieren (siehe **Tabelle 1-1** auf S. 20). Interessanterweise ist dabei festzustellen, dass es keine Definitionen aus der Sicht der Pflege gibt. Ursprünglich wurden die Kennzeichen chronischer Erkrankungen von der «Commission of Chronic Illness» festgelegt. Gemäß den Ausführungen dieses Gremiums sind darunter alle Schädigungen oder Abweichungen vom Normalzustand zu verstehen, die eines oder mehrere der folgenden Merkmale aufweisen: Dauerhaftigkeit, zurückbleibende Behinderung, irreversible pathologische Veränderung, Notwendigkeit der Rehabilitation oder langfristigen Überwachung, Beobachtung oder Pflege (Roberts, 1954).

Diese Aufzählung wurde von der «National Conference on Care of the Long-Term Patient» im Hinblick auf die zeitliche Dimension präzisiert. Die entsprechende Definition lautet:

«Chronizität liegt vor, wenn eine Erkrankung oder Schädigung eine Versorgung von mehr als 30 Tagen in einem Akutkrankenhaus oder eine ärztliche Überwachung bzw. Rehabilitation von mindestens drei Monaten in einer anderen Versorgungseinrichtung erfordert» (Roberts, 1954).

Die regenschirmartig aufgefächerte Klassifikation von chronischer Krankheit in den beiden Definitionen schließt auch Beeinträchtigungen wie Geburtsschäden oder verletzungsbedingte dauerhafte Schädigungen mit ein.

Das Erarbeiten einer Definition für eine spezifische chronische Erkrankung bereitet dann größere Schwierigkeiten, wenn man versucht, den Ursprung einer bestimmten Beeinträchtigung zu ergründen. Viele chronische Erkrankungen weisen multiple Bedingungsfaktoren auf, die sich erst über viele Jahre hinweg anhäufen müssen, um zu augenscheinlichen Symptomen zu führen. In diesem Zusammenhang ergeben sich unweigerlich folgende Fragen: Können wir behaupten, dass eine Darmkrebserkrankung, die sich im Alter von 50 Jahren manifestiert, dann entstand, als sich die erste mutierte Zelle vor 30 Jahren teilte? Oder ist das Leiden die Folge einer bestimmten Ernährungsweise oder eines besonderen Lebensstils? Oder können wir sagen, dass der Krebs entstand, als die Biopsie durchgeführt wurde? Die Frage nach dem Zeitpunkt der Entstehung des Krebses ist ebenso strittig wie die Frage nach dem Zeitpunkt der Entstehung des Lebens selbst; dennoch ist sie in Bezug auf chronische Leiden von entscheidender Bedeutung, wenn es darum geht, nach Vorkehrungen zu suchen, mit deren Hilfe die spätere manifeste Erkrankung verhindert oder abgeschwächt werden kann.

Tabelle 1-1: Definitionen und Kennzeichen chronischer Krankheit.

Autor/Herkunft	Definition	Vorteile	Nachteile
Commission of Chronic Diseases (1949)	Alle Schädigungen oder Abweichungen vom Normalzustand mit folgenden Merkmalen: Dauerhaftigkeit, zurückbleibende funktionelle Einschränkung aufgrund irreversibler pathologischer Veränderungen, Notwendigkeit von Rehabilitation und ggf. Überwachung, Beobachtung oder Pflege über einen längeren Zeitraum	prägnant allgemein anwendbar	patriarchalisch Interventionen auf medizinischer Basis unflexibel einseitiger Ansatz
National Conference on Care of the Long-Term Patient (1954)	Erfordert eine kontinuierliche oder wiederholte Versorgung von mindestens 30 Tagen Dauer in einem Akutkrankenhaus oder die ärztliche Überwachung und/oder Rehabilitation in einer anderen Einrichtung über einen Zeitraum von mindestens 3 Monaten. [zusammengefasst]	Gibt eindeutig bestimmte Zeiträume vor.	Gilt in erster Linie für Klinikbedingungen. Im Hinblick auf Interventionen liegt der Schwerpunkt auf der Verkürzung des Klinikaufenthaltes und der Vorbeugung von Verschlechterungen.
Abram (1972)	Jede zeitlich überdauernde Schädigung der körperlichen Funktionsfähigkeit, die eine allgemeine Adaptation erfordert. [zusammengefasst]	verhaltensorientiert prägnant	zu kurz
Feldman (1974)	Andauernder medizinisch relevanter Zustand, verbunden mit einem Spektrum an sozialen, ökonomischen und verhaltensbezogenen Komplikationen, die ein kontinuierliches persönliches und professionelles Engagement in bedeutsamem Ausmaß erfordern. [zusammengefasst]	Lenkt die Aufmerksamkeit auf die soziale Problematik. Stellt eine fundierte Basis für Interventionen aus allen medizinisch-pflegerischen Disziplinen dar.	komplex Gibt mehr Auskunft über die Rolle der Betreuungspersonen als über die des Klienten.

Autor/Herkunft	Definition	Vorteile	Nachteile
Buergin et al. (1979)	Über einen variablen, längeren Zeitraum hinweg auftretende Krankheitszeichen und -symptome, die durch eine Erkrankung verursacht wurden, wobei eine Wiederherstellung nur teilweise möglich ist.	präzise traditionell	krankheitsorientiert
Cluff (1981)	Ein Zustand der Beeinträchtigung, der durch medizinische Intervention nicht zu heilen ist und periodische Überwachung sowie unterstützende Fürsorge erfordert, um die Schwere der Krankheit zu verringern und die Funktionsfähigkeit des Betroffenen sowie seine Verantwortung und Kompetenz für die Selbstversorgung zu maximieren. [zusammengefasst]	Versetzt den chronisch Kranken in eine Rolle, die mehr Selbstversorgung vorsieht. flexibel Berücksichtigt auf geschickte Weise andere Disziplinen. Definiert die Funktion der medizinischen Intervention.	In gewisser Hinsicht medizinisch orientiert
Mazzuca (1982)	Ein Zustand der Beeinträchtigung, bei dem das erfolgreiche alltägliche Management ein hohes Maß an Eigenverantwortung erfordert. [zusammengefasst]	Erkennt die Bedeutung der Selbstversorgung an. futuristisch-visionär	zu kurz
Verbrugge (1982)	eine degenerative Krankheit	–	zu stark vereinfacht
Bachrach (1992)	Betrifft Personen, die ihre Krankheit als gravierendes psychisches Leiden erleben und als Folge davon über längere Zeit oder lebenslang in hohem Maß behindert sind.	Vereinheitlichung vielfältiger Faktoren, was die Entwicklung von Richtlinien und die Planung zu leistender Dienste erleichtert.	An der psychischen Gesundheit orientiert. Die Wortwahl impliziert möglicherweise Hoffnungslosigkeit und Stigmatisierung.

Weiter werden Bemühungen, eine tragfähige Definition von Chronizität zu finden, durch Umfang und Verlaufsrichtung der Erkrankung erschwert. Der fassbare Grad an Behinderung wird nicht nur von Art und Schwere des Leidens selbst bestimmt, sondern auch von den Implikationen für die betroffene Person. So verlangt Knochenkrebs von einem Teenager sicherlich eine größeres Maß an Anpassung an die krebsbedingten Restriktionen, als dies bei einem alten Menschen der Fall ist. Werden, wie es herkömmlicherweise bei Chronizitätsdefinitionen üblich ist, Behinderungsgrad und Ausmaß der Änderungen in der Lebensweise mitberücksichtigt, so kann sich dies genauso auf die subjektiven Auswirkungen der Krankheit auf das Selbst des Klienten beziehen, wie auf die eigentliche Erkrankung.

Möglicherweise tragen Langzeitauswirkungen und iatrogene Effekte einiger Behandlungsmethoden zum Auftreten chronischer Krankheitszustände bei und müssten damit in eine Definition aufgenommen werden. Ein gutes Beispiel hierfür sind die bei Dialysepatienten mit terminaler Niereninsuffizienz erforderlichen Änderungen des Lebensmusters. Lebensrettende Maßnahmen können eben auch zusätzliche Probleme schaffen. Eine abdominelle Bestrahlung, die den metastasierenden Darmkrebs eines 30-Jährigen zum Stillstand brachte, kann mitunter die Ursache für eine Jahre später auftretende Malabsorption sein, so dass die nun wegen des beinahe ständigen Durchfalls geschwächte und kachektische Person gezwungen ist, sich stets in der Nähe einer Toilette aufzuhalten. Glücklicherweise sind dies extreme Beispiele für Veränderungen in der Lebensweise, die durch bestimmte Behandlungstechniken verursacht oder erzwungen werden können.

Chronische Krankheiten können schon von ihrer Natur her niemals völlig geheilt oder vollständig vermieden werden. Aus biologischen Gründen unterliegt der menschliche Körper einem sich auf ungleichmäßige Weise vollziehenden Verschleiß. Die zwangsläufig mit chronischer Krankheit verbundenen Einbußen in kultureller, ökonomischer, emotionaler und sozialer Hinsicht wirken sich ausnahmslos auf die körperliche Integrität aus. Durch die Fortschritte der Medizin werden ältere Menschen dazu veranlasst, für immer kompliziertere körperliche Probleme eine immer breitere Palette spezialisierter medizinisch-pflegerischer Dienstleistungen in Anspruch zu nehmen. In diesem Zusammenhang schreibt Emanuel (1982): «Life is the accumulation of chronic illness beneath the load of which we eventually succumb.» [Das Leben ist eine Anhäufung chronischer Krankheiten, deren Last wir letztendlich erliegen.]

Was eine Definition von Chronizität aus pflegerischer Sicht angeht, so hat sich dieses Problem noch nicht gelöst. Sicherlich hat jeder von uns seine eigenen mehr oder weniger präzisen Vorstellungen, aber dennoch bleibt die Forderung nach einer umfassenderen und flexibleren Begriffsbestimmung bestehen. In der Hoffnung, dieser Forderung nachzukommen, bietet die Hauptautorin des vorliegenden Buches folgende Definition an:

> Unter Chronischer Krankheit versteht man das irreversible Vorhandensein bzw. die Akkumulation oder dauerhafte Latenz von Krankheitszuständen oder Schädigungen, wobei im Hinblick auf unterstützende Pflege, Förderung der Selbstversorgungskompetenz, Aufrechterhaltung der Funktionsfähigkeit und Prävention weiterer Behinderung das gesamte Umfeld des Patienten gefordert ist.

> **Fallstudie**
> # Problemverknüpfungen bei chronischer Krankheit
>
> Vor sieben Jahren verlor Herr O., damals 30 Jahre alt, plötzlich die Kraft in den Händen und konnte nicht mehr zugreifen. Unerklärlicherweise entfielen ihm Werkzeuge, er bemerkte Taubheit in den Händen und war immer weniger in der Lage, Gegenstände zu erkennen, die er umfasste. Mehrere Monate lang führte er die Sensibilitätsstörung auf andere Ursachen zurück, bis ihn zeitweiliges Doppelsehen veranlasste, den Hausarzt aufzusuchen, der die Diagnose Multiple Sklerose stellte. Der Arzt vermittelte Herrn O. seiner Empfindung nach die düstere Beschreibung einer fortschreitenden Verschlechterung des Zustands. Außerdem beunruhigte ihn die Aussage des Arztes, dass «nur 90% der Ehen die ersten fünf Jahre der Krankheit überstehen». Aufgrund wiederkehrender und progressiver Symptome entschied sich Herr O., seine Arbeit aufzugeben und zu Hause zu bleiben.
>
> Wenn ihn Freunde oder Bekannte besuchten, waren sie beim Anblick dieses robust aussehenden Mannes, der einmal körperlich so stark gewesen war, verwundert und besorgt. Gewöhnlich vermieden sie es, ihn auf die Krankheit anzusprechen und führten lieber eine lockere Unterhaltung. Besuche dieser Art nützten Herrn O. nichts. Vielmehr verspürte er Müdigkeit, Unterlegenheit und Ärger und litt unter den durch die Spastik verursachten Muskelschmerzen. Außerdem misstraute er seinen Bekannten, was deren Absichten gegenüber seiner Frau betraf. Aktivitäten, denen er früher gerne nachgegangen war, wies er störrisch von sich und verharrte in einer schroffen Haltung gegenüber allem. Aus Furcht, er könne in eine Situation geraten, in der ihn sein unbeholfener Gang oder das Sitzen im Rollstuhl als geistesgestört oder bemitleidenswert erscheinen ließe, hielt er sich nur selten außer Haus auf.
>
> Unter der gesamten Situation litt auch Herrn O.'s Ehe. Er glaubte, dass seine Frau einen Partner mit besseren sexuellen Fähigkeiten verdiene und ihre kleinen Kinder einen Vater, der sich mehr um sie kümmern könne. Die Kinder wussten, dass ihr Vater krank war und die Beine nicht mehr gebrauchen konnte, aber sie konnten seine häufig auftretende Gereiztheit nicht verstehen. Scheinbar machten sie sich ein besonderes Vergnügen daraus, seine durch die Funktionsstörungen hervorgerufenen Maniertheiten nachzuahmen. Er trug sich mit dem Gedanken, Selbstmord zu begehen, um den ultimativen Ausgang der Krankheit zu beschleunigen. Die drohende Ausführung dieser Idee machte das Hinzuziehen eines Psychiaters und eine psychiatrische Behandlung erforderlich sowie die spätere Überweisung zur beruflichen Rehabilitation.
>
> Mittlerweile versuchen Herr O. und seine Familie, ihre Wünsche an das Leben mit den nötigen Zugeständnissen in Einklang zu bringen. Herr O. arbeitet zu Hause als Studienleiter bei telefonischen Erhebungen, seine Frau fand in der Nähe eine Vollzeitstelle. Die Kinderbetreuung wird mit Hilfe eines Kinderbetreuungsdienstes organisiert. Monatliche Besuche bei einem Neurologen bringen eine konsistente ärztliche Behandlung und Betreuung mit sich, führen zu etwas Schmerzlinderung und fördern den Optimismus hinsichtlich des Verlaufs der Krankheit und der Remission der Symptome. Gelegentlich kommen Angehörige oder Freunde zu Besuch, und einige davon laden Herrn O. zu sich nach Hause oder zu verschiedenen kommunalen Ereignissen ein. Soweit sie ihm zugänglich ist, fühlt sich Herr O. mittlerweile auch in der Öffentlichkeit entspannter. Seinen Rollstuhl betrachtet er als guten Freund, der ihm Bequemlichkeit und Sicherheit bietet. Die Konversation wurde insgesamt optimistischer, und häufig kommt man nun auf neue Medikamente oder Heilverfahren zu sprechen, oder zumindest auf die Möglichkeit einer längerfristigen Remission. Die Pläne der Familie beziehen sich mittlerweile auch auf Ereignisse, die mehrere Jahre in der Zukunft liegen.
>
> «Es ist nicht besonders erfreulich, unter dieser Krankheit zu leiden», meint Herr O., «aber ich habe sie nun mal, und ich werde mit ihr leben.» Wie es scheint, hat das Paar akzeptiert, dass das Leben nun komplizierter und unsicherer ist. Frau O. beschreibt die Bemühungen ihres Mannes mit den Worten: «Jeder Tag, an dem du aufstehst um zu arbeiten, ist ein Kampf und eine Herausforderung.» Die Kommunikation zwischen den beiden ist so offen wie noch nie zuvor. Im Hinblick auf den Lauf des Lebens, auf sich selbst und auf die Menschen in ihrem Umfeld haben die beiden eine eher globale Sichtweise entwickelt.

Quelle: Aus «Parenting the Child with Chronic Illness, a Balancing Act», erarbeitet vom «Community Resource Committee of the Infant-Toddler Interagency Collaboration Project of San Diego and Imperial counties.»

1.2 Auswirkungen chronischer Krankheit

Die Gewissheit, dass ein chronisches Gesundheitsproblem vorliegt, wirkt sich immer wieder von Neuem zumeist auf zyklische Weise auf soziale, psychische, physische und ökonomische Aspekte im Leben der Betroffenen aus. Die aus der körperlichen Behinderung resultierenden Folgen führen zu einer Veränderung des psychologischen Status, was sich wiederum auf die Lebensbewältigung auswirkt und umgekehrt. Jeder Aspekt fungiert dabei aber auch als eigener Stressor. Zu den unvermeidbaren Problemen zählen Stresssituationen innerhalb der Familie, Belastungen in sexueller Hinsicht und soziale Isolation. Weiterhin unvermeidbar sind Konflikte, die sich einerseits aus dem Unabhängigkeitsstreben und andererseits aus der erzwungenen Abhängigkeit ergeben; hinzu kommen noch verstärkte Erschütterungen und Veränderungen des Selbstbildes, finanzielle Belastungen und drohende Todesgefahr (Levy, 1979). Zahlreiche der genannten Probleme werden im vorliegenden Buch behandelt. Wie der einzelne Klient auf die Diagnose reagiert und mit der Chronizität umgeht, hängt gewöhnlich mit den Vorerfahrungen aus anderen Krisensituationen und den vorhandenen Stärken und Schwächen zusammen (Feldman, 1974).

Die Fallgeschichte von Herrn O. veranschaulicht die Folgen der fortschreitenden Behinderung für das Individuum, die Familie und die Gemeinschaft und macht die enge Beziehung zwischen den einzelnen Aspekten der Krankheit und dem Leben eines Klienten deutlich. Zunächst leugnete Herr O. das Vorhandensein eines Problems. Als er dann mit der Diagnose konfrontiert wurde, hörte er vom drohenden Scheitern seiner Ehe und von seinem nahen Tod. Während er mit seiner erzwungenen Rolle als Kranker rang und sich mit seinem veränderten Körperbild auseinandersetzen musste, reagierte er mit Rückzug (siehe Kapitel 4 und 12 über krankheitsspezifische Rollen bzw. Körperbild). Zum ersten Mal war er als Erwachsener von anderen abhängig, um seine Bedürfnisse befriedigen zu können.

Die selbstauferlegte Isolation führte zu Eifersucht, Verlustwahrnehmungen, Hoffnungslosigkeit, Machtlosigkeit und letzten Endes zu Depressionen. Familienangehörige und Freunde waren nicht in der Lage, das für sein Selbstwertgefühl und die Wertschätzung seiner selbst erforderliche Maß an Unterstützung aufrechtzuerhalten. Der drohende Selbstmord führte zur wirksamen Krisenintervention und zur Unterbrechung dieses Kreislaufs. Wegen des Verlustes von Leistungsfähigkeit und Unabhängigkeit verfiel Herr O. in Trauer, doch schließlich beschloss er, dass er «mit der Krankheit weiterleben wolle». Es ist ihm gelungen, unterschiedliche Ebenen der Normalität aufeinander abzustimmen, was ihm wiederum erlaubt, den Tag für Tag auftretenden Problemen zu begegnen und seinen Teil zu deren Lösung beizutragen. Das Leben ist weiterhin lebenswert für ihn (Strauss, 1975).

1.2.1 Fragen der Lebensqualität und Lebensdauer

Die erfolgreiche Anpassung an eine chronische Krankheit setzt die Überzeugung voraus, dass es sich lohnt, für ein sinnerfülltes Leben zu kämpfen. Damit wird die Erkrankung lediglich zu einem von unzähligen Faktoren, die die Gesamtheit der Lebensqualität ausmachen. So kann eine bestimmte gesundheitliche Beeinträchtigung für die eine Person erträglich, für eine andere indes erdrückend und völlig unerträglich sein. Als Standard, an dem die erbrachte Leistung der medizinisch-pflegerischen Versorgung gemessen werden kann, erweist sich möglicherweise die Beschaffenheit der Lebensziele eines Betroffenen (Institute of Medicine, 1991). Das ist deswegen der Fall, weil gerade sie das funktionale Leistungsvermögen und die Unabhängigkeit eines Patienten mit umfasst und damit einen Maßstab darstellt, an dem überprüft werden kann, inwieweit er seine Ziele erreicht hat. Die charakteristischen Merkmale der Erkrankung, das Alter des Erkrankten, der Grad an funktioneller Einschränkung, der zum Leben mit dem Leiden notwendige Umfang an medizinischen Interventionen – all diese Faktoren wirken sich auf die Entscheidungen des Kranken und auch auf die Gemeinschaft aus (siehe Kapitel 9 über Lebensqualität).

In dem Maße, wie die Medizintechnik immer neue lebenserhaltende und lebensverlängernde Methoden hervorbringt, geraten die Fachleute im Gesundheitswesen immer wieder von neuem in Entscheidungskonflikte. Die Ärzteschaft muss sich schon lange die Frage stellen, wer in den Genus welcher lebensspendender Maßnahme kommen soll und wer die Finanzierung dafür übernehmen sollte. Immer komplexere Behandlungsmethoden und künstliche Organtransplantate kommen auf, und deswegen müssen die Richtlinien für die Auswahl der Empfänger auf der Basis einer breit angelegten Planung festgelegt werden. Heutzutage gibt es in den meisten Krankenhäusern in den USA Ethikkommissionen, die diese Aufgabe übernehmen und sich damit auseinandersetzen, wem lebensrettende Maßnahmen zukommen sollen. Selbst der Sterbeprozess und der eigentliche Todeszeitpunkt können mit Hilfe von Maschinen kontrolliert werden, die in der Lage sind, die Körperfunktionen zu steuern. Mit dem 1990 in den Vereinigten Staaten erlassenen «Patient Self-Determination Act» [Gesetz über das Recht zur Selbstbestimmung des Patienten] wurde die Verantwortung des medizinischen Personals als Entscheidungsträger in eine Verantwortung als Informationsvermittler und Anleitende umgewandelt. Den Patienten wird nunmehr die Rolle des mitwirkenden Klienten übertragen, der aufgefordert ist, frühzeitig Entscheidungen in Bezug auf sein Lebensende zu treffen, die dann in so genannten «Vorsorglichen Verfügungen» schriftlich dokumentiert werden (Meyer, 1993) (vgl. Tab. 19-4 in Kapitel 19 über Pflegeethik).

Immer heftiger werden auch außerhalb der klassischen medizinischen Schauplätze Fragen der Beihilfe zur Selbsttötung und Euthanasie mit ihren jeweiligen Implikationen diskutiert. Die Mehrheit der Bürger spricht sich gegenwärtig für die Freiheit des einzelnen zur selbstbestimmten Beendigung des eigenen Lebens aus, doch nach wie vor herrscht Entsetzen, wenn an die Öffentlichkeit dringt, dass ein Arzt wissentlich und vorsätzlich aktive Unterstützung dabei geleistet hat. In der Tat ist noch ungeklärt, wie die Selbstbestimmung des Todeszeitpunktes medizinisch und juristisch zu bewerten ist. Von entscheidender Bedeutung für die Gesellschaft ist die Antwort auf folgende Frage: «Wann ist der Wunsch eines Klienten nach Behandlungsabbruch ein würdevoller Tod, und wann ist es Selbstmord?»

1.2.2 Auswirkungen auf den Klienten

Es liegt im Schicksal eines jeden Menschen, zu altern und sich allmählich auf das Altsein zuzubewegen. Auch das Alter einer Person und das Lebensstadium, in dem sie sich momentan befindet, haben Einfluss auf die Art der Probleme einschließlich deren Folgen, die auf einen chronisch Kranken einwirken. Trotz Behinderung muss das Individuum Entwicklungsaufgaben erfüllen, die den psychischen und kognitiven Übergang von einem Stadium zum nächsten ermöglichen. Jede Altersgruppe – ob Kind, Jugendlicher, Erwachsener mittleren Alters oder alter Mensch – weist bestimmte charakteristische Entwicklungsmerkmale auf (siehe Kapitel 2 über Wachstum und Entwicklung).

Säuglings- bis Jugendalter

Bei Kindern hat die chronische Krankheit bereits die akute Erkrankung als das führende Gesundheitsproblem abgelöst. Nach Schätzungen von Jackson und Vessy (1992) leiden 10 bis 20 % der pädiatrischen Bevölkerung an einem chronischen Gesundheitsproblem. Bei einer 1988 in über 17 000 Haushalten durchgeführten Umfrage über gesundheitliche Störungen bei Kindern wurde festgestellt, dass schätzungsweise 31 % der Kinder unter 18 Jahren an einem oder mehreren chronischen Problemen leiden. Allerdings wurden lediglich 2 % der Fälle als so schwerwiegend eingestuft, dass sie ein erhebliches Maß an ärztlicher, institutioneller und medikamentöser Intervention erforderlich machten (Newacheck & Taylor, 1992). Zu den vier am weitesten verbreiteten chronischen Störungen zwischen dem Säuglingsalter und dem 18. Lebensjahr gehören Heuschnupfen, chronische Sinusitis, chronische Bronchitis und Asthma (National Health Survey, 1993). Werden diese Gesundheitsstörungen nicht entsprechend behandelt, können sie den Grundstein für Atemwegserkrankungen in späteren Jahren legen.

Für Stein (1989) ist die hohe Anzahl chronisch kranker Kinder Anlass für eine Reihe von Überlegungen zur langfristigen Gesundheitsplanung und -versorgung. Möglicherweise spiegeln sich in dieser Population ökonomische Belastungen ebenso wider wie soziale und psychische Anforderungen, denen Familie und Gemeinschaft ausgesetzt sind. Da die Kindheit eine einzigartige Zeit ist, erfordern die Wachstums- und Entwicklungsbedürfnisse chronisch kranker Kinder einen Ablauf von Pflege und Betreuung, der sich von dem bei anderen Altersgruppen unterscheidet.

Die Eltern stehen vor einer Gratwanderung zwischen der Bewältigung der üblichen wachstums- und entwicklungsbezogenen Anforderungen einerseits und den krankheitsbedingten Komplikationen andererseits. Dabei kann es zu folgenden Gegensätzlichkeiten kommen:

- das Bedürfnis des Kindes nach Sozialisation und Entdeckung der Umgebung – im Gegensatz zu Gesundheitsrisiken und deren Folgen
- die Notwendigkeit, dem Kind angemessene Grenzen zu setzen – im Gegensatz zum Wunsch nach «Sonderrechten» aufgrund der Krankheit
- die Bedürfnisse anderer Familienmitglieder – im Gegensatz zur krankheitsbedingten Beanspruchung von Zeit und finanziellen Ressourcen
- das naturgegebene Unabhängigkeitsstreben des Kindes – im Gegensatz zur notwendigen Beaufsichtigung
- der natürliche kindliche Experimentierdrang – im Gegensatz zu krankheitsbedingten Einschränkungen und körperlicher Anfälligkeit

- die Rolle des Ehepartners – im Gegensatz zur Elternrolle
- die Eltern in ihrer Rolle als «Überwacher» des gesundheitlichen Zustands, als diejenigen, die um Dienstleistungen nachsuchen und Medikamente verabreichen – im Gegensatz zum Einholen und Umsetzen fachmännischer Ratschläge
- das Bedürfnis des Kindes, Verantwortung zu übernehmen – im Gegensatz zur krankheitsbedingten zusätzlichen Aufmerksamkeit und einer herabgesetzten Erwartungshaltung dem Kind gegenüber.

Bei der Festlegung des nötigen Maßes an Fürsorge empfiehlt sich eine überlegte Handhabung der Situation. Beispielsweise können verschiedene kommunale oder staatliche Hilfsangebote in Anspruch genommen werden, wie etwa medizinische und pflegerische Dienste, Rechtsschutz, finanzielle Unterstützung, Sprachtherapeuten, Transportdienste oder Entlastungs- und Tagespflege. Es gehören aber auch Gedanken über Lebensplanung und Erholungszeiträume dazu, sowie das Kundigmachen über die Krankheit und die Beschäftigung mit vergleichbaren Fällen (siehe Kapitel 20 und 21 über pflegerisches Fallmanagement bzw. Behördendschungel) (Marcenko & Smith, 1992).

In vielfacher Hinsicht spielen Geschwister bei der gegenseitigen aktiven Gestaltung des Lebens und der Vorbereitung auf das Erwachsenendasein eine Rolle. Leidet ein Kind an einer chronischen Krankheit, durchlaufen die gesunden Geschwister die ganze Palette der emotionalen Reaktionen, die damit verbunden sind, einen Bruder oder eine Schwester zu haben, der oder die «anders» ist. In vielen Fällen spiegeln diese Reaktionen Routineabläufe wider, die aufgrund der Krankheit oder Behinderung des betroffenen Kindes notwendig geworden sind. Auch wenn Studien über Geschwister nahe legen, dass Behinderung oder chronische Krankheit eines Kindes kaum, wenn überhaupt, Einfluss auf die psychische Entwicklung der gesunden Geschwister haben (Lobato, 1990), gibt es Vorschläge für weitere Studien zur Klärung der Frage, ob nicht doch fassbare, vielleicht sogar positive Auswirkungen auf die Familienmitglieder vorhanden sind (Cadman et al., 1991).

Jugendliche mit einer chronischen Krankheit sind vor die Aufgabe gestellt, gleich zwei Rollen zu übernehmen: zum einen die Rolle des Heranwachsenden mit normaler Entwicklung und zum anderen die Rolle eines Menschen, der das Leben mit einer Einschränkung akzeptiert. Die wichtigste Aufgabe, die diese Jugendlichen zu bewältigen haben, ist das Hineinwachsen in ein Leben mit dem «was ist und möglich ist» – und nicht in ein Leben mit dem «was hätte sein können». Im folgenden werden die von Stein (1989) beschriebenen acht wichtigen sozialen Erfahrungen für den Übergang vom Kind zum Erwachsenen aufgeführt:

1. Verlagerung des Schwerpunktes in den sozialen Beziehungen von den Eltern weg und hin zum Selbst und zu Gleichaltrigen
2. Streben nach Akzeptanz in der Gleichaltrigengruppe durch Assimilation von gruppenspezifischen Informationen und der Kultur dieser Gruppe
3. Übernahme von Verantwortung für die eigenen Angelegenheiten, wozu auch der Erhalt von Taschengeld und der kontrollierte Umgang damit gehören
4. Erlernen von Verhaltensweisen, die einem erwachsenengerechten Verantwortungsgefühl und den Aktivitäten eines Erwachsenen angemessen sind
5. Entwicklung von Geschick im sozialen Umgang, einschließlich Unbefangenheit im Gespräch und bei der Begegnung mit anderen
6. Selbstregulation hinsichtlich routinemäßiger Pflichten, wie sie im Zusammenhang mit der Berufstätigkeit oder beim Verreisen auftreten
7. Toleranz gegenüber notwendigen Abweichungen vom autonomen Erwachsenenverhalten, insbesondere als Berufsanfänger
8. Ausrichtung von äußerer Erscheinung, Kleidung und Benehmen nach der Gleichaltrigengruppe, um dazu zu gehören.

In Anbetracht der Schritte, die von gesunden Jugendlichen im Rahmen des Sozialisationsprozesses unternommen werden, ist es für die Anpassung an spätere Anforderungen als Erwachsener und deren Bewältigung außerordentlich wichtig, dem chronisch kranken Jugendlichen Gelegenheiten zu bieten, in all diese Bereiche einbezogen zu werden. In der Fallgeschichte von Jenny zeigt sich der offensichtliche Drang des Mädchens, ungeachtet der durch die Mukoviszidose auferlegten Einschränkungen vom Kind zum Erwachsenen heranreifen zu wollen.

Junge bis mittelaltrige Erwachsene

Der Zeitraum, in dem ein Jugendlicher zum reifen Erwachsenen wird, ist von Aktivität und Produktivität erfüllt. In diesem Lebensabschnitt beginnen die Menschen ihre berufliche Laufbahn, heiraten, gründen Familien und erziehen Kinder, erfahren Veränderungen im eigenen Status und bereiten sich auf den beruflichen Ruhestand vor.

Eine 1989 durchgeführte Erhebung zur nationalen Gesundheit ergab, dass chronische Sinusitis sowie orthopädische Deformationen oder Schädigungen die häufigsten chronischen Krankheiten bei Erwachsenen in jungen und mittleren Jahren sind (National Health Survey, 1993).

Derzeit stehen wir vor der beunruhigenden Beobachtung, dass sich die Hälfte der weltweit 14 Millionen HIV-infizierten Menschen im Alter zwischen 15 und 24 Jahren mit dem Virus ansteckten. In den Vereinigten Staaten war 1990 AIDS die Todesursache bei 16,5 % aller Männer und 4,8 % aller Frauen in der Altersgruppe 25 bis 44 Jahre (Hein, 1993). Auch die Anzahl der HIV-positiven Neugeborenen ist alarmierend.

Liegt ein chronisches Gesundheitsproblem vor, kann dies der Planung und Verwirklichung von Zielen und der Entstehung und Erfüllung von Träumen Steine in den Weg legen. Gerade in einem Lebensabschnitt, in dem die kreative Energie sich eigentlich nach außen richten sollte, ist der betroffene junge Mensch vielleicht gezwungen, den Großteil seiner Ressourcen nach innen zu wenden und sie für die Bewältigung seines Leidens einzusetzen. In der Fallgeschichte von Frau Y. werden die Auswirkungen einer diffusen Krankheit erläutert, die ausge-

Fallstudie
Auswirkungen chronischer Krankheit auf den Klienten und die Familie

Jenny kam als zweites Kind auf die Welt und schien ein völlig normales Baby zu sein, bis im Alter von 14 Monaten aufgrund wiederholter Infektionen der oberen Atemwege und anhaltendem Untergewicht die Überweisung in ein regionales medizinisches Zentrum angezeigt war. Ein positiver Schweißtest sicherte die Diagnose «Mukoviszidose». Diese Diagnose konnte zu keinem schlechteren Zeitpunkt kommen, denn die Mutter war im zweiten Trimenon schwanger, und mit den finanziellen Mitteln der Familie konnten noch nicht einmal die anfallenden Arzt- und Behandlungskosten abgedeckt werden.

Um die Lungenfunktion von Jenny aufrechtzuerhalten, erlernten die Eltern die mehrmals täglich erforderliche Lagerungsdrainage und die Abklopfübungen. Auf Drängen nahmen sie an Gruppentreffen im medizinischen Zentrum teil. Der Inhalt dieser Treffen bestand in Erfahrungsaustausch und emotionaler Unterstützung. Nach dem zweiten Mal blieb der Vater den Treffen fern. Er meinte: «Die Gespräche haben mir nicht weitergeholfen. Meine Frau wurde zur Expertin und übernahm die Führung bei den Sitzungen. Selbst die Therapeuten konnten kaum mehr mitreden.»

Als Jenny älter wurde, hielt die Mutter geradezu obsessiv am häuslichen Behandlungsablauf fest und meinte, sie von krankheitsverursachenden Menschen oder Dingen fernhalten zu müssen. Es gab keine Einladungen ins Haus, und Jenny durfte nicht unter Menschen gehen. Der Vater hielt sich bei Entscheidungen bezüglich der Krankheit immer mehr zurück. Weil er sich aber Sorgen wegen der übermäßigen Beschäftigung seiner Frau mit der Krankheit machte, schlug er ihr vor, sie solle einen Psychiater konsultieren. Natürlich stieß dieser Vorschlag auf Ablehnung. Als die Mitarbeiterin eines Betreuungsdienstes für behinderte Kinder Jennys Mutter während eines Besuchs andeutete, es bestehe die Möglichkeit der Beratung in Bezug auf psychische Gesundheit, gab diese zur Antwort, dass sich die Betreuerin um ihre eigenen Angelegenheiten kümmern solle und sie doch nicht verrückt sei.

Von Jennys 5 Jahre älterer Schwester wurde stets konformes Verhalten mit den Ansprüchen, die die Krankheit der Jüngeren an den Haushalt stellte, erwartet. Sie war ein ernstes Kind, hatte eine enge Beziehung zu ihrem Vater und war bis zum 16. Lebensjahr die wichtigste Betreuungsperson ihrer jüngsten Schwester. Etwa zu dieser Zeit lief sie von zu Hause weg. Das Verhalten der jüngsten Schwester, bei der schon kurz nach der Geburt eine Mukoviszidose ausgeschlossen werden konnte, schwankte zwischen übermäßiger Anhänglichkeit und eigensinnigem Drang nach Unabhängigkeit. Obgleich sie und Jenny altersmäßig nahe beieinander lagen, blieb sie im Allgemeinen auf emotionaler Distanz zu ihrer kranken Schwester. Da die Geschwister ihre Freunde lieber nicht im Beisein von Jenny empfangen wollten, verlagerten sie ihre Aktivitäten außer Haus.

Als Jenny ins Schulalter kam, musste sie eineinhalb Stunden früher aufstehen als ihre Schwestern, um Atemübungen durchzuführen. Eine spezielle Ernährung und die gelegentliche zusätzliche Drainage um die Mittagszeit machten es erforderlich, dass ihre Mutter sie täglich von der Schule nach Hause holte und wieder zurückbrachte. Nach der Schule folgten auf die Atemübungen die Hausaufgaben, eine Ruhepause und dann das Abendessen. Jenny musste früh zu Bett gehen. Sie schlief während der Nacht in einem Zelt mit Luftvernebelung.

Trotz der einschränkenden Lebensumstände entwickelte sich Jenny zu einem intelligenten und lebhaften Mädchen. Sie ging aus sich heraus und war allgemein beliebt. Wegen der häuslichen Routine und des unangenehmen, aber notwendigen Abhustens von Sputum erhielt sie von ihren Freunden keinen Besuch zu Hause. Bis zum 10. Lebensjahr befolgte sie die Anweisungen ihrer Mutter ohne Widerspruch.

Während der fünften Klasse versäumte Jenny wegen ihrer Krankheit einen großen Teil des Unterrichts. Sie war daher gezwungen, ihre gesamte Freizeit mit Lernen zu verbringen. Eines Tages eröffnete sie ihrer Mutter, dass sie nun den Pfadfindern beitreten möchte, um, wie sie sagte, «mit ihren Freunden ein wenig Spaß zu haben». Die Mutter wies darauf hin, dass sie die Aktivitäten in einer Gruppe erschöpfen könnten und sie Keimen ausgesetzt sein würde. Zudem sei es nicht mehr möglich, die tägliche Routine einzuhalten. Doch das Kind wollte um keinen Preis nachgeben. Von diesem Zeitpunkt an bestimmte Jenny, ungeachtet der Wünsche der Mutter, ihr Leben selbst.

> **Fallstudie**
> ## Ausgelaugt vom chronischen Erschöpfungssyndrom
>
> Frau Y., 33 Jahre alt, ehemals Leiterin eines vornehmen Restaurants und allabendlich verantwortlich für 300 Essen, misst heute einen «guten Tag» daran, ob sie in der Lage ist, zwei Mahlzeiten aus Naturkost für sich selbst zuzubereiten. Als einen «schlechten Tag» erachtet sie es, wenn alle ihre Symptome gleichzeitig auftreten und sie letzten Endes den ganzen Tag im Bett verbringt.
>
> Es begann mit einer normalen «Grippe», die sich zu einem chronischen Zustand entwickelte und über drei Monate hinzog. Eine Reihe von Diagnosen führte zu diversen und erfolglosen Behandlungen. Schließlich wurde bei Frau Y. die Diagnose «chronisches Erschöpfungssyndrom» gestellt, und sie wurde angehalten, Multivitaminpräparate einzunehmen und sich Ruhe zu gönnen. Da sie mit einem Wiederherstellungszeitraum von mindestens sechs Monaten rechnete, stellte sie jemanden für die Leitung des Restaurants ein und kehrte zur Erholung in das elterliche Haus zurück. Zur Diagnose meinte sie: «Es war vernichtend, aber ich war froh, dass es sich um kein lebensbedrohliches Problem handelte.»
>
> Zweieinhalb Jahre später lebt sie in abgedunkelten Räumen und meidet plötzlichen Lichteinfall. Selbst das Licht beim Öffnen des Kühlschrankes kann einen Anfall von zerschmetternden Kopfschmerzen mit verschwommenem Sehen und grünen «zickzackförmigen Streifen» in ihrem Gesichtsfeld auslösen. Lesen und Fernsehen sind völlig unmöglich. Hinzu kommen neben der allgegenwärtigen Müdigkeit auch multiple Schmerzempfindungen an Armen, Füßen und im Magenbereich. Frau Y. räumt ein, mittlerweile eine «Gegnerin von Medikamenten und Ärzten» zu sein. Sie begegnet den Ärzten mit der Forderung, dass sie keinesfalls weitere Medikamente möchte, sondern einfach nur Antworten.
>
> Für Anregungen und die Beantwortung ihrer Fragen wendet sich Frau Y. mittlerweile an Freunde und an Leidensgenossen mit chronischem Erschöpfungssyndrom. Naturkost, insbesondere Rohkostsäfte, scheinen ihr Kraft zu geben und die Magensymptome abzuschwächen. Ihr soziales Leben kam völlig zum Erliegen. Besucher sind zwar willkommen, erweisen sich aber als ermüdend. In bester Absicht empfehlen ihr viele davon, bestimmte Spezialisten aufzusuchen und dieses oder jenes Medikament einzunehmen, oder sie drängen sie auf sanfte Weise «doch einfach mal auszugehen und unter Leute zu kommen». In den letzten zwei Jahren ist Frau Y. nicht ein einziges Mal Auto gefahren. «Ich bin ziemlich davon überzeugt», sagt sie, «dass dieses Virus in meinem Körper steckt, und egal, was es auch ist, es wird dort bleiben. Aber ich habe ganz stark das Gefühl, dass ich es mit meiner Diät in den Griff kriegen kann. Ich dachte wirklich einmal, ich würde die ganze Sache endgültig überwinden, aber das ist schon lange her».

rechnet in einem Lebensabschnitt auftritt, in dem normalerweise ein besonders hohes Maß an Energie vorhanden ist und in dem die berufliche Laufbahn im Mittelpunkt stehen. Eine Studie von Cohen (1993) zeigt die Auswirkungen auf das Familienleben, wenn Kinder unter anhaltender Unsicherheit leben. Diese Untersuchung beschäftigt sich mit der anhaltenden Unsicherheit, die aufkommen kann, wenn die Gesellschaft im Hinblick auf Ursache, Verlauf und Ende einer Krankheit absolute Wahrheiten erwartet. Die Ergebnisse treffen auch auf Frau Y. oder andere Personen zu, die an einer Krankheit leiden, die sie verwirrt.

Ältere Erwachsene

Die Bevölkerungsgruppe der Älteren weist den größten Anteil an chronischen Gesundheitsstörungen auf. Zunehmend lassen sich an den Forschungsergebnissen über Krankheitsursachen und Debilität bei älteren Menschen die Auswirkungen von lebensstilbedingten Verhaltensweisen und Gewohnheiten in den frühen und mittleren Lebensjahren nachweisen. Die Diagnosen von chronischen Störungen sind häufig sehr vielschichtig. Für den älteren chronisch kranken Menschen bedeutet eine höhere Lebenserwartung auch, dass Phasen der Behinderung auftreten, die Anfälligkeit für andere gesundheitliche Probleme steigt, mit erhöhten finanziellen Aufwendungen zu rechnen ist und die Sorge um die eigene Betreuung und Pflege zunehmend anwächst.

Aus einer demographischen Untersuchung von 1991 in den USA geht hervor, dass die Anzahl älterer Frauen die der älteren Männer eindeutig überwiegt. In der Altersgruppe 65 Jahre und älter kommen dabei auf 1000 Frauen 674 Männer. Bei den über 75-Jährigen steigt der Anteil der Frauen auf 1000 gegenüber 548 Männern (Department of Commerce, 1992). In den Altersgruppen 45 bis 75 und älter als 75 sind Arthritis und Bluthochdruck die chronischen Gesundheitsprobleme mit der höchsten Prävalenz. Hörschädigungen und Herzprobleme folgen in der Häufigkeit bei den 65-Jährigen und Älteren (Department of Commerce, 1992). Alleinstehende ältere Frauen müssen mit den Anforderungen, die Finanzierung und Führung eines Haushaltes in der Regel mit sich bringen, zurechtkommen. Die Qualität ihres Unterstützungssystems hängt oft vom Vorhandensein von Kindern und Freunden und deren Fähigkeit zur Hilfestellung ab. Diese Frauen sind tendenziell weniger selbstbewusst und haben eine niedrigeres Bildungsniveau als jüngere alleinstehende Frauen.

Von der Gesellschaft werden sowohl die Alten als auch die chronisch Kranken im allgemeinen in einem negativen Licht gesehen. Es besteht die Tendenz, Alter und Behinderung hinsichtlich ihrer Auswirkungen auf die Nationalökonomie zu betrachten. In den USA entfiel 1988 auf die Altersgruppe der 65-Jährigen und Älteren tatsächlich ein Drittel der Gesamtkosten für die Gesundheitsversorgung (Binstock & Post, 1991). Voraussagen über die zukünftige demographische Entwicklung lassen vermuten, dass sich sowohl der Betrag als auch der Prozentsatz an Geldern, die für Pflege und Betreuung der älteren Generation aufgewendet werden müssen, erhöhen werden. Im Gegensatz zur Investition in Kinder bringt die Investition in Ältere jedoch nicht die Aussicht auf ökonomischen Rückfluss mit sich.

Wenn alte, chronisch kranke Menschen stationäre Versorgung benötigen, sind sie in zweifacher Hinsicht unerwünscht. Zum einen, weil in der Pflege in Bezug auf Genesung und Verbesserung des Gesundheitszustandes oft wenig Erfolge erzielt werden, und zum anderen aus Gründen der Wirtschaftlichkeit. Das 1983 im Zuge der nationalen gesundheitspolitischen Reform eingeführte prospektive Kostenerstattungssystem und dessen Auswirkungen auf die Bereitstellung von Gesundheitsleistungen für ältere Amerikaner lassen eine äußerst bedenkliche Versorgungslücke bei der gemeindenahen Langzeitversorgung und insbesondere beim Zugang zu nicht-medizinischen Dienstleistungen erkennen (Estes et al., 1993). Bortz (1990) überprüfte Krankenakten von 97 geriatrischen Patienten, die 1987 gestorben waren, und fand heraus, dass mehr als die Hälfte dieser Patienten, ungeachtet ihres tatsächlichen Alters, nur geringfügige Funktionsstörungen aufwiesen. Eine andere Studie kam zu dem Ergebnis, dass sich mit zunehmendem Alter nicht die Anzahl der Krankheiten drastisch erhöht, an denen die Menschen leiden, sondern der Grad der Behinderung. Beide Studien legen nahe, dass bei der Festlegung von gesundheitspolitischen Richtlinien für die Bevölkerungsgruppe der Senioren nicht das Alter, sondern der Funktionalitätsgrad zugrunde gelegt werden sollte. Nach Meinung von Bortz (1988) sollten Krankheitsprävention, das Assessment der funktionellen Fähigkeiten und rehabilitative therapeutische Interventionen Vorrang vor heilungsorientierten Maßnahmen haben (siehe Kapitel 22 über Rehabilitation). Angesichts der heute immer stärker in den Blickpunkt rückenden finanziellen Aspekte und der Budgetierung der verfügbaren Geldmittel müssen die in der Gesundheitsversorgung Tätigen, bevor sie Entscheidungen aus der Sicht der Wirtschaftlichkeit treffen, zuerst die ethischen Aspekte des Alters, der Funktionsfähigkeit und der Lebensqualität in Betracht ziehen (Binstock & Post, 1991).

Obgleich ein älterer Mensch vor der akuten Verschlechterung seines Gesundheitszustands vielleicht noch selbständig war, kann die Weigerung anderer Personen, von ihrer momentanen Helferrolle abzulassen, ein Hindernis für den Betroffenen bei der Wiedererlangung der Selbständigkeit sein. Eine solche Situation, in der ein

Mensch seine Unabhängigkeit einbüßt, wird in der nachfolgenden Fallstudie von Frau C. dargestellt.

1.2.3 Soziokulturelle Auswirkungen

Gegenwärtig wird Krankheit von der Gesellschaft weitgehend unter dem Gesichtspunkt der Wiederherstellung betrachtet. Diese Sichtweise hat für den chronisch Kranken unweigerlich Nachteile zur Folge. Statt ihn als Person zu sehen, die nach völliger Heilung strebt, ist es vielmehr erforderlich, ihn als einen veränderten, aber nicht unproduktiven Menschen zu akzeptieren. Dieser Denkansatz führt zum höchstmöglichen Maß an Wohlbefinden, Kreativität und Produktivität. Interessanterweise stellte der Künstler Joe Dauely in diesem Zusammenhang fest, dass seine Parkinson-Krankheit zur Verbesserung seiner Marktchancen beitrug. Der Tremor seiner Hände veränderte seine Malweise vom realistischen zum impressionistischen Stil, der sich wiederum durch eine Renaissance der Farben und Motive auszeichnete. Dauely hat heute zahlreiche und großzügige Förderer. Er selbst äußerte, dass die Parkinson-Krankheit eigenartigerweise ein Segen für ihn sei; sie habe ihm dazu verholfen, ein viel besserer Maler zu werden (Dowling & Hollister, 1993).

Hamera und Shontz (1978) untersuchten die Einstellungen von Klienten, Familienangehörigen und Pflegepersonal gegenüber positiven und negativen Aspekten von chronischer Krankheit. Sie kamen zu dem Ergebnis, dass Befragte mit engem Kontakt zu einer kranken Person eine weitaus positivere Sichtweise hatten als solche, bei denen dies nicht der Fall war. Vielleicht kann man aus diesem Sachverhalt auch auf das Verhalten der Gesellschaft schließen, indem man ihr die Rolle eines Außenstehenden zuschreibt, der die Situation chronisch Kranker als düster wahrnimmt und deswegen die Betonung auf die negativen Aspekte legt.

Erst kürzlich haben sich landesweit geachtete Personen des öffentlichen Lebens dazu bekannt, dass sie als aktive Menschen zufälligerweise auch einschränkende oder gar terminale Krankheiten haben. Zu ihren Gesundheitsproblemen zählten Alkoholismus, Krebs, neurologische Erkrankungen und koronare Herzkrankheiten. Die Beherztheit und die Weitsichtigkeit dieser Menschen sollte die Gesetzgeber zu einer objektiveren und eingehenderen Bewertung der Gesetzeslage und der zur Verfügung gestellten finanziellen Mittel bewegen.

Inanspruchnahme von Gesundheitsleistungen

Schon immer waren chronische Krankheiten mit die Folge einer fortgeschrittenen und effektiven medizinischen Behandlungstechnik bei akuten Erkrankungen. Daher werden die Methoden der Akutbehandlung auch weiterhin bei chronischen Krankheiten zum Einsatz kommen. Schon alleine die Konzeption von Krankenhäusern gibt diese Form der Behandlung vor, zumindest wenn diese Einrichtungen im Hinblick auf effiziente Diagnostik, Behandlung und Heilung ausgestattet und geplant wurden.

Die enorme Unsicherheit, von der die Zukunft eines chronisch Kranken überschattet wird, rührt wohl nicht in erster Linie von den Anforderungen her, die sein Zustand an ihn stellt, sondern von der Kompliziertheit des medizinischen Systems. Der Umgang mit den verschiedenen Gesundheitsdiensten oder anderen Anbietern medizinischer und pflegerischer Leistungen kann für Laien ohne entsprechendes Wissen oder Durchsetzungsvermögen zum Problem werden. Bei den Arztpraxen sind tendenziell Bemühungen erkennbar, die Wirtschaftlichkeit zu erhalten und die Verhaltensweisen der Klienten zu kontrollieren. Wenn es darum geht, die bestmögliche Unterstützung zu gewähren und optimale Interventionsmaßnahmen zu ergreifen, muss das Fachpersonal bei chronischen Krankheiten mehr als nur den pathologischen Befund sehen.

Die Inanspruchnahme gesundheitsbezogener Dienstleistungen variiert mit Geschlecht und Alter. Sowohl ältere Menschen (65 Jahre und älter) als auch Frauen nehmen sie häufiger

> **Fallstudie**
> ## Verlust der Selbständigkeit
>
> Bis auf eine Vorgeschichte mit peptischem Ulkus und Katarakt des linken Auges war Frau C., 72 Jahre alt, Rentnerin, ehemals Geschäftsfrau und seit sechs Jahren Witwe, eigentlich bei guter Gesundheit. Eines Tages stolperte und stürzte sie und zog sich dabei eine Femurfraktur zu, die aber komplikationslos chirurgisch versorgt wurde. Zur weiteren physiotherapeutischen Behandlung und zur Erholung wurde sie in eine Nachsorgeklinik verlegt. Als sie einmal von ihrem Rollstuhl zur Toilette wollte, stürzte sie erneut, verletzte sich dabei aber nicht.
>
> Dennoch war ihr Selbstvertrauen erheblich erschüttert. Nach diesem Ereignis unterstützten sie fortan zwei Pflegehelferinnen beim Gehen und bei den Toilettengängen. Ihre Tochter, die außerhalb der Stadt lebte, bemerkte die zunehmende Hilfsbedürftigkeit ihrer Mutter und riet ihr, solange in der Klinik zu bleiben bis sie sich wieder wie bisher selbst versorgen könne.
>
> Eine Blaseninfektion führte zu Kontinenzproblemen. Frau C. begann Verwirrtheitserscheinungen zu zeigen und versuchte mehrmals, das Bett zu verlassen, ohne zu diesem Zweck nach dem Personal zu klingeln. Nachdem sie zweimal aus dem Bett gefallen war, entschied man sich zur Vorbeugung weiterer Stürze für die Anwendung freiheitsbeschränkender Maßnahmen während der Nacht. Die Mitarbeiterin eines ambulanten Pflegedienstes versuchte, die Entlassung zu organisieren und einen Plan für Hausbesuche zu vereinbaren. Doch Frau C. fürchtete sich davor, alleine zu Hause zu sein. Daraufhin übernahmen ihre Familienangehörigen und das Personal den größten Teil ihrer alltäglichen Aufgaben und auch geschäftliche Transaktionen. Alternative Wohnmöglichkeiten wurden in Betracht gezogen. Frau C. ist sich nicht sicher, ob sie überhaupt wieder nach Hause zurückkehren möchte.

in Anspruch als jüngere Bevölkerungsgruppen oder Männer (Department of Commerce, 1992). Den Frauen, die Schwangerschaftsvorsorge- und Früherkennungsuntersuchungen bei Kindern wahrnehmen, können leichter Informationen über die Bedeutung von Prävention und Gesundheitsförderung vermittelt werden, worauf teilweise wohl auch die stärkere Nutzung solcher Angebote zurückzuführen ist. In den USA sind die durch Bildungsstand, Einkommen und Familienstand verursachten Unterschiede in der Gesundheitsversorgung besonders extrem. Nach wie vor gibt es mehr Studien über die Existenz und den Umfang solcher Ungerechtigkeiten als Untersuchungen darüber, warum sie immer noch fortbestehen. Feinstein (1993) kommt in seiner ausführlichen und kritischen Arbeit über die Beziehung zwischen sozioökonomischem Status und Gesundheit zu dem Schluss, dass vor allem Kranke mit geringem Einkommen und statusniedriger Beschäftigung im amerikanischen Gesundheitssystem eindeutig das Nachsehen haben.

Das Lebensumfeld des Klienten wird von gesellschaftlichen Gesetzmäßigkeiten und einem Sittenkodex geprägt, die den Status von Krankheit und Behinderung als akute Prozesse untermauern. Eine solche Sichtweise wird besonders gut deutlich am Beispiel des Pflegeheimsektors. Diese Einrichtungen offerieren ein alles durchdringendes Krankheitsmodell, das sich in kahlen Wänden und weißer Einheitskleidung für die Betreuten ausdrückt und somit dazu dient, diesen täglich ihren Bedarf an fortwährender Pflege und Fürsorge in Erinnerung zu rufen. Dass das Arbeitsumfeld der dort Beschäftigen einen Einfluss auf deren Einstellung gegenüber chronischer Krankheit und chronisch Kranken ausübt, ist unbestritten.

Neue Aspekte, die in die Gesundheitsversorgung chronisch Kranker eingebracht werden, sind die Neugestaltung der Umgebung und der Dienstleistungen. Viele Pflegeheime besitzen mittlerweile eine Innenausstattung, die belebend wirkt und gleichzeitig als Orientierungshilfe für die Bewohner dient. Auch der Zugang zu kommunalen Angeboten hat sich für Pflegeheimbewohner verbessert, was das Leben abwechslungsreicher macht und die Erwartungen an die Zukunft bereichert. Zunehmend werden von medizinischen Zentren Transportdienste eingerichtet, um Arztpraxen bequemer erreichen zu können oder die Wahrnehmung sonstiger Termine zu erleichtern. Da sich die medizinische Grundversorgung wieder verstärkt an den Bedürfnissen des einzelnen Kranken ausrichtet, machen einige Ärzte und auch Angehörige von Medizinalfachberufen Hausbesuche, um den Gesundheitszustand zu überprüfen und einzuschätzen. Zugangsmöglichkeiten zu haben geht Hand in Hand mit der Verfügungsgewalt über Ressourcen.

Rehabilitation

Die medizinische Rehabilitation gilt als dritte Phase der medizinischen Versorgung, wobei Prävention und Heilung die ersten beiden darstellen (Directory of Medical Rehabilitation Programs, 1990). Für den chronisch Kranken kann die Rehabilitation eine wesentliche Rolle bei der Wiederherstellung oder Erhaltung körperlicher Funktionen spielen. Wie bei der akuten Krankheit muss bald nach der Diagnoseerhebung die Planung und Durchführung der restaurativen Interventionen erfolgen. Wichtige Körperfunktionen wie beispielsweise die Beweglichkeit der Hand oder Harnkontinenz müssen daraufhin eingeschätzt werden, inwieweit sie beherrscht werden. Die Bemühungen in der Rehabilitation sollten sich auf Bereiche konzentrieren, in denen eine Verringerung der Abhängigkeit möglich erscheint. Als Reaktion auf die enorme finanzielle Belastung nimmt der Staat in der Gesundheitspolitik und -planung eine eher ablehnende Haltung gegenüber den Zugangsmöglichkeiten zur medizinischen und psychosozialen Rehabilitation für chronisch Kranke ein (siehe Kapitel 22 über Rehabilitation).

Kulturabhängige Sichtweise von Krankheit

Durch krankheitsbezogene Überzeugungssysteme wird das kulturelle Milieu geformt, das die Einstellungen sowohl der Betreuer als auch der Kranken gegenüber der Krankheit festlegt. Vorstellungen über die Krankheitsursache und die daraus abzuleitende Behandlung wirken sich auf das Therapieangebot ebenso aus wie auf das Ergebnis, das der Klient erwartet. Im Hinblick auf eine effektive, kulturgerechte Gesundheitsversorgung und -planung sind in den USA Ansätze von besonderem Interesse, die sich auf Bürger aus dem spanischsprachigen Kulturkreis beziehen, denn diese Bevölkerungsgruppe stellt die größte und altersmäßig die jüngste Minderheit dar.

Im Rahmen eines Seminars über die Gesundheit der hispanoamerikanischen Bevölkerung kam deren fatalistische Erwartungshaltung zur Sprache, gemäß der das Leben unvermeidlich mit Leiden und Tod verbunden ist. Für viele Menschen hispanischer, aber auch anderer kultureller Herkunft ist die Idee der präventiven Gesundheitsfürsorge völlig neu (Branch & Malik, 1993). Weil die verschiedenen ethnischen Minderheiten unterschiedliche Gesundheitsprobleme und -bedürfnisse aufweisen, müssen folglich auch bei der Planung gesundheitsfördernder Maßnahmen entsprechende spezifische und individuelle Richtlinien erarbeitet werden (Centers for Disease Control and Prevention, CDC, 1992).

1.2.4 Gesundheitspolitische Auswirkungen

Das Leben sollte idealerweise voller Aktivität, Erfüllung und von langer Dauer sein, um schließlich mit einem schnellen körperlichen Verfall und dem raschen Tod zu enden. Doch den größten Beitrag zur nationalen Besorgnis hinsichtlich der Sterbeziffern leisten Atherosklerose, Lungenkrebs und Verkehrsunfälle. All dies aber führt zu langwierigen Leiden und einer Umstellung der Lebensweise.

Eine entsprechende Gesundheitspolitik und die Finanzierung einer Prävention von Anfang an könnten sich auszahlen. Mehr denn je besteht auf gesetzgeberischer Seite Handlungsbedarf für gesundheitspolitische Maßnahmen, bei denen demographische Aspekte berücksichtigt werden. Da die Bevölkerung insgesamt zunehmend älter wird, müssen die Interventionen darauf ausgerichtet werden, die Ursachen zu bekämpfen und die Häufigkeit funktioneller Einschränkungen und Behinderungen zu verringern. So wird beispielsweise Osteoarthritis, früher als zwangsläufiges Übel des höheren Alters betrachtet, heute als multifaktoriell bedingte Krankheit gesehen, die unter anderem durch Abnutzung und Überbeanspruchung des Körpers, Übergewicht und Bewegungsmangel entsteht. (Fries, 1989). In den Vereinigten Staaten liegt die derzeitige Lebenserwartung bei 75,5 Jahren – die höchste in der amerikanischen Geschichte (Connell, 1993). Setzt sich dieser Trend fort, erhöht sich unweigerlich auch der Anteil an Menschen, die erst in sehr hohem Alter sterben (Guralnick et al., 1991).

1.2.5 Volkswirtschaftliche Auswirkungen

Kranksein ist mit hohen Kosten verbunden. Im Steuerjahr 1989 beliefen sich in den USA die Gesamtausgaben für Maßnahmen zur Kontrolle chronischer Erkrankungen auf über 245 Millionen Dollar (Centers for Disease Control and Prevention, CDC, 1991a), wobei die Kosten in der älteren Bevölkerungsgruppe den Löwenanteil ausmachten. In den USA werden 71 % aller Todesfälle in der Altersgruppe der 65-Jährigen und Älteren verzeichnet. Auf diejenigen 6 % der Mitglieder von Medicare – der obligatorischen staatlichen Krankenversicherung für Bürger ab 65 Jahren – die innerhalb des Folgejahres verstarben, fielen 28 % der Gesamtausgaben (Guralnick et al., 1991). Während die volkswirtschaftlichen Auswirkungen chronischer Krankheiten bei den Gesetzgebern auf nationaler Ebene für Aufruhr sorgen, besteht das Problem auf lokaler Ebene in den Gemeinden weiterhin fort, ebenso wie die Verzweiflung der betroffenen Familien. Zusätzlich zu den Belastungen durch die chronische Krankheit werden viele davon mit der Verringerung des Einkommens, dem Absinken des Lebensstandards, dem Umzug in eine schlechtere Wohnung, Eheproblemen und verminderten Bildungschancen für ihre Kinder konfrontiert.

1.3. Interventionen[1]

Interventionen, die im Interesse des chronisch Kranken veranlasst werden, erfordern eine verantwortungsbewusste Handhabung seitens der Durchführenden, aber auch die verantwortungsvolle Mitarbeit des Betroffenen. Eine in diesem Zusammenhang an Bedeutung zunehmende Vorgehensweise ist die so genannte proaktive Intervention. Dabei geht es darum, dass der Patient die Behandlung nicht bloß reaktiv erduldet, sondern vorwärtsgewandt im Sinne einer Erhöhung der Selbstpflegekompetenz nach Präventionsmethoden sucht. Diese Paradigmaverlagerung hat dazu geführt, dass Bücher, Kassetten, Videos, CDs und eine Vielzahl von Bildungsveranstaltungen (über Ernährung, Bewegung, Stressmanagement, angeleitete Entspannung usw.) den Markt überschwemmen, wobei die Angesprochenen zunehmend erkennen, dass Vorbeugung wesentlich leichter fällt als herauszufinden, inwieweit die Behandlung von ihrer Versicherung abgedeckt wird. Temple und Burkitt (1993) bezeichnen diese Entwicklung als den «Übergang vom Nachhutgeplänkel zur Großoffensive».

Die Amerikaner werden sich allmählich bewusst, dass die mit dem Lebensstil verbundenen Gesundheitsstörungen wie beispielsweise verkalkte Arterien und tabakgeschwärzte Lungen das Ergebnis von Gewohnheiten und eigenen Entscheidungen sind. In unserer Kultur wurde einmal die Auffassung, die Wissenschaft sei das Allheilmittel, besonders hoch geschätzt; doch die Menschen erkennen mittlerweile, dass sie die Folgen des persönlichen Verhaltens nicht immer umkehren kann. Laut einer Umfrage ziehen mittlerweile ein Drittel der Befragten die alternative Medizin der konventionellen vor (Eisenberg et al., 1993).

Ein weiterer Bereich, in dem proaktive Interventionen wirksam sein könnten, ist der Einsatz bei vorliegenden oder potenziell auftretenden psychischen Störungen (Gortmaker et al., 1990). Kinder mit «schwerwiegenden» chronischen Krankheiten neigen eher dazu, Verhaltensauffälligkeiten oder emotionale Probleme zu entwickeln, als Kinder mit «geringfügigen» chronischen Beeinträchtigungen. Am meisten gefährdet sind Kinder mit gravierenden gesundheitlichen Störungen unter Beteiligung des Zentralnervensystems (Weiland et al., 1992). Umfassende Interventionen sollten stets vom fortwährenden Assessment der Klientenbedürfnisse begleitet sein und sich auf Kenntnisse über den individuellen Krankheitsverlauf und die Vulnerabilität für damit verbundene Risiken gründen.

1.3.1 Akzeptanz der Chronizität

Für die erfolgreiche Bewältigung einer chronischen Krankheit ist ein hohes Maß an Verantwortungsgefühl beim Klienten und seiner Familie erforderlich. Die Einstellung des Einzelnen zu einer Therapie kann tiefgreifende Auswirkungen auf das Therapieresultat haben. Ein sehr persönlicher Aspekt, mit dem sich der Klient auseinandersetzen muss, ist die Entscheidung für eine Behandlung, die bei einem akzeptablen Maß an Risiko den gewünschten Nutzen in Aussicht stellt (Pearlman & Speer, 1983).

Zwar sind professionell Pflegende und andere Fachleute durchaus in der Lage, die Lebenssituation und die Entwicklungsmöglichkeiten eines Klienten zutreffend zu beurteilen, doch letzten Endes liegt die Verantwortung für die Entscheidung über die eigene Lebensführung doch bei diesem selbst. Die Fähigkeit, «im Leben zurechtzukommen» ist ein Aspekt davon. Um den «Empowerment»-Prozess, d. h. die Wiedergewinnung von Kontrollbewusstsein und Kontrolle aufseiten des Klienten zu fördern, empfiehlt Johnson (1982) in Bezug auf die

---

1 An dieser Stelle möchten die Autorinnen Frau Monica Roseberry, B. S., ihren Dank aussprechen. Sie leistete sowohl im Abschnitt über Interventionen als auch in der Zusammenfassung dieses Kapitels einen wesentlichen Beitrag zum Thema Paradigmaverlagerung im Gesundheitswesen. Frau Roseberry praktiziert eine ganzheitliche Gesundheitsversorgung, ist Ausbilderin und staatlich anerkannte Massagetherapeutin.

Krebserkrankung – einer chronischen Krankheit – verschiedene Methoden, die es den Betroffenen erleichtern sollen, ihr Leiden zu akzeptieren. Dazu gehören Begriffsdesensibilisierung, Stärkung des Glaubens an sich selbst, Edukation und Aufklärung sowie die Hinführung zur Anerkennung des möglicherweise terminalen Krankheitsverlaufes. Die Autorin führt außerdem Verhaltens- und Denkmuster auf, die dem Widerstand gegen die Auswirkungen der Krankheit dienen. So schlägt sie vor, sich selbst treu zu bleiben, sich gegen Depressionen zu wappnen, Einschränkungen nicht einfach hinzunehmen und sich der Isolation zu widersetzen. Diese Empfehlungen gelten nicht nur bei Krebserkrankungen, sondern auch für sonstige chronische Krankheiten.

1.3.2 Umgang mit Klienten

Um eine Langzeitversorgung verantwortungsbewusst durchführen zu können, müssen die einzelnen Professionen im Gesundheitswesen ihr jeweiliges Fachwissen an die Klienten herantragen können. Die Kunst aber, sich im Gesundheitssystem zurechtzufinden und in den Genuss der entsprechenden Leistungen zu kommen, erfordert einen ständigen Lernprozess. Deswegen haben die einzelnen chronisch Kranken und ihre Familien ein Anrecht auf Information und Beratung bezüglich der Schritte, die notwendig sind, um Versorgungsleistungen zu beziehen. Es muss ihnen darüber hinaus die Möglichkeit eingeräumt werden, Rückmeldung über die Qualität der Leistungen zu geben und sich zu Problemen mit dem System zu äußern.

Die Gemeinschaft der Fachleute im Gesundheitswesen und die Gesellschaft insgesamt haben die Verpflichtung, den chronisch Kranken dabei zu unterstützen, ein Maximum an Funktionsfähigkeit zu erreichen und weitere Schädigungen einzudämmen oder zu verhindern. Aus Gründen der Kosteneinsparung tendieren Ärzte und andere, die mit der Behandlung befasst sind, dazu, die Gespräche mit den Klienten über Gesundheitsprobleme und die Notwendigkeit bestimmter therapeutische Maßnahmen so zu führen, als ob es sich um Verhandlungen über Wirtschaftlichkeit und Effektivität handle. In jüngster Zeit durchgeführte Studien über die gegenwärtige Struktur von Patientengesprächen lassen es dringend erforderlich erscheinen, dass der umfassenden Anamneseerhebung und der Herbeiführung von Optionsvielfalt für den Klienten mehr Bedeutung beigemessen wird (Branch & Malik, 1993). Außerdem sollten Anstrengungen unternommen werden, den «Empowerment»-Prozess bei Patienten und ihren Familienangehörigen zu fördern und ihnen damit mehr Kontrollmöglichkeiten zu verschaffen (siehe Kapitel 16 über Fürsprache).

Immer mehr rückt die Frage in den Mittelpunkt, inwieweit sich die Gesellschaft aus der tief verwurzelten Abhängigkeit von den traditionellerweise vorhandenen Fachleuten für Gesundheit lösen sollte. So werden von Krankenhäusern, privaten Krankenkassen, öffentlichen Medien, Behörden und kommunalen Trägern mittlerweile Seminare und Zusammenkünfte mit Selbsthilfecharakter organisiert und gefördert, die sich häufig mit einem bestimmten chronischen Gesundheitsproblem auseinander setzen. Bibliotheken, Buchläden und Kioske bieten Bücher und Magazine zur Selbstschulung und Förderung der Bewusstheit über sich selbst und den eigenen Körper an. Im Rahmen interaktiver Versorgungsmodelle kann Klienten geholfen werden, sich über ihre Rolle und ihre Verpflichtungen innerhalb der Beziehung zwischen ihnen und ihren Betreuern klar zu werden. So wird beispielsweise mit Hilfe des «Participation Medical Management»-Modells ([Modell zur Beteiligung an der medizinischen Behandlung] Doiron, 1993) sowohl beim Klienten als auch beim Erbringer der gesundheitsbezogenen Dienstleitung eine Haltung erzeugt, deren Maxime darin besteht, durch Zusammenarbeit bei der Informationssammlung, der Auswahl von Behandlungsoptionen und der Entscheidungsfindung einen gemeinsam erarbeiteten Fortschritt zu erzielen. Mit anderen Worten: Der Klient hilft mit bei der Hilfe, die ihm zuteil wird.

Für die Langzeitversorgung erweisen sich Modelle mit einem krankheitsspezifischen Fokus traditioneller Provenienz oder rein heilungsorientierte Modelle als ungeeignet. Das vorherrschende Problem bei chronischen Krankheiten ist weniger das Streben nach Genesung, sondern vielmehr die Handhabung der Krankheit. In der Regel können auch ohne Heilung der Grunderkrankung Verbesserungen der funktionellen Fähigkeiten und des Wohlbefindens erzielt werden. Zu diesem Zweck müssen medizinische und pflegerische Fachkräfte ihre Reaktionen auf chronisch Kranke eingehend prüfen. Sie müssen Frustration und im Vorfeld aufkommende Enttäuschung über die Unmöglichkeit, eine völlige Heilung herbeizuführen, erkennen und anerkennen. Werden jedoch auch kleine Erfolge bei der Linderung von Beschwerden und Behinderungen ins rechte Licht gerückt, ergibt sich die Möglichkeit, den Behandlungsverlauf positiver und objektiver zu betrachten als vorher. Die Genugtuung über die gelungene Krisen*prävention* kann dann das Drama der Krisen*intervention* ersetzen.

1.3.3 Aufgaben der Gesundheitsberufe und der Gemeinde

Engagierte Fachleute im Gesundheitswesen sollten unbedingt für eine präventive Gesundheitsplanung plädieren, die den gesundem Menschenverstand mit einbezieht. Die in den Vereinigten Staaten gesetzlich verankerte Leitlinie «Healthy People 2000» soll der Verbesserung der Gesundheit der Nation dienen und gibt für 22 vorrangige Gesundheitsbereiche drei weit gefasste Zielsetzungen vor:

1. Verlängerung der Lebensspanne
2. Verringerung der gesundheitlichen Unterschiede in der Bevölkerung
3. Zugang zu präventiven Diensten für die gesamte Bevölkerung (Department of Health and Human Services, DHHS, 1991).

Zu den noch immer hinterherhinkenden Bereichen in der Gesundheitsförderung und Krankheitsvorbeugung gehören: Gesundheit von Schwangeren und Säuglingen, Ernährung, körperliche Fitness und Sport, Familienplanung, Geschlechtskrankheiten sowie Sicherheit und Gesundheit am Arbeitsplatz. Gebiete, auf denen beträchtliche Fortschritte erzielt wurden, sind: Bluthochdruckkontrolle, Immunisierung, Kontrolle der Infektionskrankheiten, Prävention und Kontrolle von Verletzungen durch Unfälle sowie Drogen- und Medikamentenmissbrauch. Um die staatlichen Vorgaben erreichen zu können, müssen kommunale Stellen und die Angehörigen der einzelnen Gesundheitsberufe die Führung bei den Anstrengungen auf lokaler Ebene übernehmen. Dabei können die Gemeinden auf vielfältige Art und Weise die Initiative ergreifen. Beispielsweise besteht die Möglichkeit, Wanderklubs oder von ehrenamtlichen Helfern unterhaltene Telefonkontaktdienste einzurichten, lokale «Gesundheitsjahrmärkte» zu organisieren, Anzeigen und Werbespots in der Presse und im Radio zu schalten oder die Lautsprecherdurchsagen in Supermärkten zur Gesundheitspropaganda zu nutzen.

Klientenedukation

Als eines der grundlegenden Elemente zur Sicherstellung einer selbstbestimmten Gesundheitsversorgung wird die Edukation der Klienten betrachtet. Edukationsprogramme vermitteln Informationen über präventive Maßnahmen zur Funktionserhaltung oder über Vorbeugung weiterer Behinderung als Folge anderer Gesundheitsprobleme. Da gerade die Edukation dem einzelnen Klienten den Weg ebnen kann, eine bedeutendere Rolle im Umgang mit seiner chronischen Krankheit zu übernehmen, müssen die Betroffenen und ihre Familien als Partizipierende in den Prozess der therapeutischen Entscheidungsfindung einbezogen werden. Außerdem vermindern gegenseitiges Vertrauen und Respekt die Gefahr der Stigmatisierung, die mit langwieriger Erkrankung und Langzeitversorgung verbunden sind.

Edukation der Klienten über präventive Maßnahmen

Im Vordergrund der Klientenedukation steht die Einstellungsveränderung beim Klienten hinsichtlich des Stellenwerts der Prävention. Dafür ist es erforderlich, die Versuche, einen gesünderen Lebensstil zu praktizieren, mit positiven Anreizen zu verbinden. So könnte beispielsweise mit anderen zusammen ein Abendessen veranstaltet werden, das aus verschiedenen, frisch zubereiteten, schmackhaften und gleichzeitig gesunden Speisen aus Vollkornprodukten besteht. In Zusammenhang mit chronischen Krankheiten müssen Medikamente vom Klienten in erster Linie als Möglichkeit zur Linderung der Beschwerden angesehen werden, und nicht als Mittel zur Genesung. Das ist nötig, weil bei der chronischen Krankheit – hat sie sich einmal als solche manifestiert – weder durch Medikamente und erst recht nicht durch hochentwickelte moderne Technik eine vollständige Wiederherstellung herbeizuführen ist. Prävention ist weitaus wünschenswerter (Temple & Burkitt, 1993).

Der maßgeblichste Faktor, der den Gesundheitszustand eines Menschen bestimmt, ist sein Verhalten. Mindestens die Hälfte aller Todesfälle sind auf bestimmte Verhaltenspräferenzen und Eigenheiten im Lebensstil, auf Missbrauch von Nahrungsmitteln und Medikamenten, rücksichtsloses Fahrverhalten und Nicht-Einhaltung medizinischer Weisungen zurückzuführen (Weiland et al., 1992). Bortz, ein Geriater, der kein Blatt vor den Mund nimmt, vertritt unverblümt die Ansicht, dass ein Großteil aller mit dem Alterungsprozess verbundenen funktionellen Einschränkungen durch Bewegungsmangel verursacht wird. Seiner Auffassung nach könnte schon alleine mehr Bewegung zu einem höheren Aktivitätsniveau und zu erhöhtem Wohlbefinden bei Tausenden älterer Amerikanern führen (Bortz, 1992). Um volle Wirksamkeit für den Klienten zu entfalten, muss eine Präventionskampagne schließlich allen Aspekten der Gesellschaft – Familie, Gemeinde, Industrie, Regierung und Forschung – Rechnung tragen. Jeder Einzelne sollte seinen Beitrag zur Prävention chronischer Krankheiten leisten und gleichzeitig die Vorzüge eines selbstbestimmten gesunden Lebensstils genießen.

Präventionsspezifische Schulung von medizinisch-pflegerischen Fachleuten

Zur Behandlung von eventuell vermeidbaren Gesundheitsproblemen setzt die Medizin in immer stärkerem Maße auf den technischen Fortschritt. Doch schon im Nei Ching, einem etwa 350 v. Chr. verfassten chinesischen Buch über Medizin, findet sich folgende Aussage (Majno, 1975):

> Der bessere Arzt greift ein, noch bevor sich die ersten Knospen der Krankheit bilden ... Der schlechtere Arzt beginnt zu helfen, wenn sich [die Krankheit] bereits entwickelt hat; er hilft, wenn die Zerstörung bereits ihren Lauf genommen hat.

Die Krankheitsvorbeugung wurde lange Zeit als edle Aufgabe der Medizin angesehen. In der Praxis eines Allgemeinarztes in Wales wurde über den Zeitraum von 25 Jahren eine Langzeitstudie über das Auftreten von Bluthochdruck im Zusammenhang mit ungünstigen Lebensgewohnheiten innerhalb der Arbeiterschicht durchgeführt. Das Ziel der Untersuchung war die Verbesserung der Gesundheit der Einwohner im Einzugsgebiet durch das frühzeitige Erkennen eigentlich behandelbarer Probleme bereits im präsymptomatischen Stadium. Es fiel relativ leicht, entsprechende Fälle zu finden, die Herausforderung bestand jedoch in der Nachsorge und der Aufrechterhaltung einer ausreichenden Kooperationsbereitschaft für die nachfolgende Behandlung (siehe Kapitel 10 über Compliance). Zusammenfassend wird im Abschlußbericht vorgeschlagen, die Ergebnisse offiziell überprüfen und bestätigen zu lassen und anschließend allen Gemeinden in der Umgebung zur Verfügung zu stellen. Das könne anhand jährlicher Berichte erfolgen, die dann von den Kommunalpolitikern genutzt werden könnten, anstatt sie zu den Akten zu legen. Außerdem wird in dem Bericht angeregt, dem Arzt im Rahmen seiner vertraglichen Verpflichtungen gegenüber der Krankenkasse zu gestatten, sich mindestens 10 Minuten Zeit für einen Patienten zu nehmen (Hart et al., 1991).

Für Pflegekräfte und andere Fachleute im Gesundheitswesen besteht dringender Bedarf an der Entwicklung und Erforschung neuer Schulungsmodelle zum Thema Prävention, wobei die Gesamtheit aller präventiven Maßnahmen berücksichtigt werden sollte, einschließlich der gesunden Ernährung als Form der Präventivmedizin (WHO, 1992). Außerdem sollten Kenntnisse über körperliche Fitness (Bortz, 1992) und Raucherentwöhnung (Centers for Disease Control and Prevention, CDC, 1991a) vermittelt werden. Bei neu eingeführten Schulungsmodellen kommen Computerprogramme zur Anwendung, mit deren Hilfe man sich mit Überlegungen zur präventiven Gesundheitsversor- gung auseinandersetzen und Maßnahmen der Gesundheitsförderung erlernen kann. Die Leistungsfähigkeit der Computer bringt Entlastung beim Umgang mit der erdrückenden Menge an Daten, bei der Klientenedukationsschulung und bei der Kommunikation im Rahmen einer präventiv orientierten Praxis. Darüber hinaus unterstützt sie den Informationsaustausch der verschiedenen beteiligten Stellen untereinander.

Zum Zweck der Teilnahme an laufenden Schulungsprogrammen beteiligen sich immer mehr Personen an Netzwerken und nationalen Konferenzen. 1992 versammelten sich Krankenschwestern und -pfleger aus zahlreichen Fachgebieten, in denen chronische Krankheiten eine Rolle spielen, zur «National Nursing Conference on Chronic Illness», einer nationalen Pflegekonferenz über chronische Krankheiten. Zu den Themen zählten Forschung, Modalitäten der Praxisbewältigung, Edukation sowie Wege zur Verbesserung der Kontrolle durch den Patienten. Von Seiten des Gesetzgebers macht das «Committee on a National Agenda for the Prevention of Disabilities» (Ausschuss für eine Nationale Agenda zur Prävention von Behinderungen) darauf aufmerksam, dass es der Langzeitversorgung, obwohl sie auf viele eine besondere Anziehungskraft ausübt, in anderen Fachgebieten an Ansehen und Anerkennung mangelt (Institute of Medicine, 1991). Sämtliche auf lange Sicht angelegten Strategien zur Prävention von funktionellen Einschränkungen müssen sich am Ausbildungsbedarf der Ärzte, des Pflegepersonals und der sonstigen Gesundheitsberufe orientieren.

Präventionsspezifische Schulung für angehende Fachkräfte
Dozenten und Lehrkräfte im Gesundheitswesen klagen über den Mangel an umfassenden, chronizitätsbezogenen Programmen innerhalb der pflegerischen und medizinischen Ausbildung. Sie schlagen daher vor, die Vermittlung von Kenntnissen über chronische Krankheiten zu einem wesentlichen Bestandteil des Lehrplanes zu machen. Darüber hinaus sollten klinische Erfahrungen in der Versorgung von Klienten mit langwierigen Krankheiten und Behinderungen in allen Altersgruppen erworben werden. Im Studienplan, so die Vorschläge der Ausbildenden, müssten Techniken zur Verbesserung der Kommunikation mit Klienten und Familien sowie mit dem Personal anderer Gesundheitsberufe enthalten sein. Ferner müssten Studenten und Auszubildende Techniken zur Stärkung der Selbstbehauptungskraft sowie Fertigkeiten der Selbstpflege erlernen. Erst dann könne der Schwerpunkt in der Partnerschaft zwischen Klient und Betreuer auf die Selbstbestimmung des Klienten gelegt werden.

Veränderung der Einstellung

Die Einstellungen der Gesellschaft gegenüber Chronizität lassen sich nur nach und nach ändern. Fernsehdokumentationen, Zeitungsartikel und von Gemeindekrankenhäusern und Colleges organisierte Kurse schaffen zunehmend eine Wissensgrundlage über die Auswirkungen der chronischen Krankheit auf die Lebensumstände der Betroffenen. Vielleicht ist der Mangel an Empathie und Interesse seitens der Gesellschaft in der Vergangenheit auf fehlende Interaktionen mit den Betroffenen zurückzuführen. Eingeschränkte Mobilität, eine nicht-behindertengerechte Umgebung und fehlende Arbeitsplätze waren bislang der Grund dafür, weshalb chronisch Kranke nicht in den Mainstream der Gesellschaft integriert worden sind. Auch heute noch werden chronisch

Kranke eher über ihre Schwächen und weniger über ihre Fähigkeiten definiert.

Mit der höchste Lohn, den eine selbstbestimmte Gesundheitsversorgung bringen kann, ist die gesellschaftliche Anerkennung und der Respekt der Gesellschaft vor dem Wissen des einzelnen über seinen Krankheitszustand. Diese chronisch Kranken, die durch ihren täglichen Kampf ums Überleben die Fähigkeit unter Beweis stellen, negative und positive Aspekte des Lebens im Gleichgewicht zu halten, könnten wertvolle Ressourcen auf allen Ebenen des Bildungswesens und der Gesetzgebung sein, um zum Verschwinden von Vorurteilen und Unkenntnis beizutragen.

1.3.4 Forschung: der Schlüssel zur Veränderung

Die Forschung auf dem Gebiet der chronischen Krankheit ist der Schlüssel zur Erschließung von Informationen, die zur Klärung von Problemen der Ätiologie, Behandlung und Prävention beitragen. Mit Hilfe der Technik sind Studien möglich, die sowohl ein multifaktorielles Design aufweisen als auch interdisziplinären Charakter besitzen; die daraus gewonnenen Erkenntnisse geben unter Umständen Anlass zu noch komplexeren Fragestellungen. Pflegefachkräfte, die Forschung auf dem Gebiet der chronischen Krankheiten betreiben, stehen an einer spannenden und gleichzeitig maßgeblichen Schnittstelle: Es steht eine unendliche Fülle von Wissen zur Verfügung, doch das, was durch Forschung noch erschlossen werden kann, verändert die Wahrnehmung von Chronizität unter Umständen vollkommen. Aus diesem Grund muss die Erforschung von Fragen über chronische Krankheiten, über deren Ursachen und Auswirkungen ein integraler Bestandteil der medizinisch-pflegerischen Praxis sein (siehe Kapitel 17 über Forschung).

1.3.5 Neue Modelle der Gesundheitsversorgung

Versorgungsmodelle, die sich vom vorherrschenden Krankheitsmodell in der Akutversorgung unterscheiden, eröffnen eine neue Perspektive für die Beurteilung von Chronizität. Statt der Konzentration auf die Darstellung der allgegenwärtigen Erkrankung liegt der Fokus bei diesen Modellen auf der Gesamtheit der Lebensäußerungen. Als Beispiele hierzu sind zwei interessante Modelle mit familienzentrierten Ansätzen anzuführen. Im ersten Modell steht die intensive Einbeziehung von Fachpersonal im Vordergrund; im zweiten werden zwar therapeutische Fertigkeiten berücksichtigt, doch der Schwerpunkt liegt auf der Stärkung der Selbstbestimmung des Klienten.

Das erste Modell, das «Service Management-Modell», beschreibt einen lebenslangen, zielorientierten Prozess, der darauf ausgerichtet ist, den Bedürfnissen der Familie gerecht zu werden, was zumeist über die aktive Beteiligung eines Sozialarbeiters erfolgt. Im Rahmen einer Forschungsstudie über dieses Modell erhielten die Familien entlastende Versorgung, es wurden ihnen Pflegedienste, Anleitung in der Kinderversorgung, Hilfe bei der Erziehung und Fahr- oder Begleitdienste zur Schule zur Verfügung gestellt. Nicht berücksichtigte Familienbedürfnisse umfassten Freizeitaktivitäten, Lebensplanung, regelmäßige Körperpflege, juristische Unterstützung und Sprachtherapie (Marcenko & Smith, 1992).

Das zweite Modell, das «Social Constructivism Interventions-Modell», konzentriert sich darauf, gemeinsame und tragfähige Auffassungen über das Gesundheitsproblem des Klienten hervorzubringen, indem mit ihm und seiner Familie intensive Beratungsgespräche geführt werden. In einer Studie wurden diese Gespräche dazu genutzt, den Familien Hilfestellung beim Herausarbeiten und Lösen ihrer Probleme zu geben (Cox & Davis, 1993).

Andere Versorgungsmodelle unterstreichen die Entwicklung und den Einsatz spezieller Dienstleistungen. Ein Beispiel hierfür ist das Projekt «School Care». Es bietet Beratung über integrative Schulsysteme für behinderte Kinder, die auf die medizinische Technik angewiesen sind. Aufgrund der Komplexität der Maschinen und der mit ihnen verbundenen Prozeduren liegt die Betonung bei diesem Modell besonders auf der Verbesserung der Geschicklichkeit im Umgang mit moderner Medizintechnik und auf einer qualitativ hochstehenden Ausbildung (Palfrey et al., 1992)

Die Zusammenarbeit von Klienten und medizinisch-pflegerischen Fachkräften ermöglicht die Definition der Gesundheitsbedürfnisse und die Entwicklung von Methoden, um auf sie einzugehen. An einem amerikanischen Krankenhaus wurde ein Pflege-HMO-Modell (siehe Kapitel 20 über Fallmanagement in der Krankenpflege) entwickelt. Im Rahmen dieses Modells werden erwachsene Klienten und ihre Familien unter Anwendung der Methode des Fallmanagements dazu angeleitet, ihren Gesundheitszustand zu verbessern und zu lernen, mit jedweder Behinderung zu leben (Ethridge & Michaels, 1993).

Klientenzentrierte Alternativmodelle

Heutzutage bieten pflegerische und andere Fachkräfte eine Versorgung mit großer Reichweite an, was im Vergleich zu herkömmlichen Vorgehensweisen im Gesundheitssystem einen Unterschied in den Zugangsmöglichkeiten zu den Versorgungsleistungen und bei der Kooperationsbereitschaft des Klienten mit sich bringt. Beispielsweise übernehmen pflegerische Fachkräfte in den Gesundheitszentren die Funktion von Fallmanagern. Damit wird nicht nur Auszubildenden und Studenten die Möglichkeit geboten, klinische Erfahrungen zu sammeln, sondern es werden auch Vorgaben des Medicaid- Programms (der staatlichen Krankenversicherung für Arme) erfüllt, nämlich solche in Bezug auf Reihenuntersuchungen sowie Diagnosestellung und Behandlung bei Personen unter 21 Jahren. Das Gesundheitszentrum in Clemson, South Carolina, praktiziert ein weiteres Modell. Das Zentrum liegt in einem Gebiet, dessen Bevölkerung einen außerordentlich hohen Bedarf an Gesundheitsfürsorge aufweist und bringt das Angebot an medizinisch-pflegerischen Dienstleistungen den Klienten mit Hilfe von Fahrdiensten, verlängerten Sprechstundenzeiten und dem Einsatz einer «mobilen» Klinik buchstäblich näher, wodurch der Grad der Inanspruchnahme steigt (Barger, 1993). In dem Maße, wie medizinische und pflegerische Fachkräfte in ihren Ansätzen flexibler werden, wie sie Beziehungen zu Kollegen der eigenen und anderer Professionen fördern und wie sie bundesstaatliche Richtlinien auf staatlicher und kommunaler Ebene umsetzen, in dem Grad wird sich das, was einmal als alternatives Versorgungsmodell galt, zum vorherrschenden Modell in der Gesundheitsversorgung entwickeln.

Ungeachtet der Komplexität der chronischen Krankheit gewinnt die pflegerische Versorgung zu Hause immer mehr Bedeutung für Klienten und Angehörige, aber ebenso auch an Attraktivität für die Kostenträger der Gesundheitsleistungen. Mittlerweile werden von Laien Maßnahmen wie parenterale Ernährung, Dialyse, Pflege bei Abhängigkeit vom Beatmungsgerät, Aufrechterhaltung einer aseptischen Lebensumgebung und unzählige andere komplizierte Prozeduren ausgeführt. Zunehmend erleichtert werden diese Behandlungsmaßnahmen zum einen durch ein gut koordiniertes System von Unterstützungsdiensten und zum andern durch die stetigen Bemühungen, die Handhabung der häuslichen Versorgung zu verbessern.

Durch Mitwirkung in der Gesundheitsplanung auf kommunaler und regionaler Ebene können professionelle Versorger und chronisch Kranke zusammenarbeiten, um den sozialen und persönlichen Bedürfnissen des einzelnen gerecht zu werden. Auf diese Weise wird es auch möglich, die Verantwortlichen für Politik und Gesetzgebung auf Versorgungsdefizite und Ineffektivität bei bestimmten Formen der Gesundheitsfürsorge aufmerksam zu machen.

Auswirkungen der Computertechnik

In zunehmendem Maße werden Computer in allen Bereichen der medizinisch-pflegerischen Versorgung wie Verwaltung, Forschung, Edukation und Praxis eingesetzt. Mit Hilfe der auto-

> **Fallstudie**
> **Klient und Computer**
>
> Herr R., 36 Jahre alt, wurde durch einen Verkehrsunfall querschnittsgelähmt. Mitverursacht wurde der Unfall durch seinen schlecht eingestellten Typ-I-Diabetes und eine wahrscheinliche Insulinreaktion. Nach der Stabilisierung des Querschnitts und der Teilnahme an einem Rehabilitationsprogramm war Herr R. nach eigener Ansicht und nach Meinung des Betreuungspersonals in der Lage, die Versorgung zu Hause fortzusetzen. In Zusammenarbeit mit Herrn R. war es dem Arzt möglich, eine Computeranalyse durchzuführen, wobei Bildungsniveau, Kulturkreis und bevorzugte Lebensgewohnheiten, medizinische Vorgeschichte und Informationen über Laboruntersuchungen und Behandlungsmaßnahmen berücksichtigt wurden. Der Computer erstellte ein Versorgungsprogramm, das folgende Punkte umfasste: grundlegende Instruktionen für die weiteren ärztlichen Verordnungen, Informationen über das Auftreten erwarteter, aber auch möglicherweise gegenläufiger Reaktionen auf Behandlung und Medikation sowie geeignete Maßnahmen in Bezug auf die Ernährung. Außerdem listete er sämtliche für die Versorgung des Klienten relevanten Ressourcen auf.
>
> Vor dem Unfall hatte Herr R. als Fernmeldetechniker gearbeitet; diese Tätigkeit konnte er nun nicht mehr ausüben. Im Rahmen eines Programms für Telearbeit konnte er über das Terminal bei sich zu Hause Kontakt mit der Kanzlei eines Wirtschaftsprüfers aufnehmen. Seine berufliche Eignung wurde getestet, und er erhielt eine Umschulung. Darüber hinaus hatte er die Möglichkeit, seine seltenen Aufenthalte im Büro mit Hilfe des Computers genau zu planen. Bis zur stabilen Einstellung des Diabetes war Herr R. über Computer in ein ambulantes Programm für Diabetiker eingebunden. Täglich passte er die Insulindosis an den Blutglukosespiegel an, und sein Zustand blieb stabil. Aus eigener Initiative suchte er eine examinierte Ernährungsberaterin und Fußpflegerin auf. Alle Überweisungen sowie die Berichte über seine Besuche druckte er für die monatliche Zusammenkunft mit seinem Gesundheitsteam aus.

matisierten Datenverarbeitung können komplexe und detaillierte Informationen gespeichert werden, was sich vorteilhaft auf eine Gesundheitsplanung auswirkt, die fortschrittliche Medizintechnik erfordert. Der Einsatz computergestützter Dokumentationssysteme ermöglicht die präzisere Begutachtung von Klienten, so dass die Gesundheitsplanung und -förderung verbessert und individuell abgestimmt werden kann. Die Fallgeschichte von Herrn R. und die Rolle des Computers dabei verdeutlichen die Anwendungsmöglichkeiten dieser Technologie.

Sozialwissenschaftler beschäftigen sich noch immer mit der Frage, ob Computer nun vielversprechende Werkzeuge für die soziale Reorganisation oder eher entmenschlichende Maschinen sind, die zur sozialen Desorganisation der Menschen führen. In der heutigen Zeit bietet der Computer jedoch mehr als jedes andere moderne Arbeitsgerät die Möglichkeit zur Kreativität, zum Aufbau von Netzwerken und, was früher nicht möglich war, zur laufenden Evaluation herkömmlicher Methoden des Gesundheitsmanagements. Bereits in dem Buch «The Post-Physician Era» (Maxmen, 1976) wird für das 21. Jahrhundert das Vorherrschen eines Medi-Computer-Modells der Klientenversorgung vorhergesagt, wobei die Gesundheitsberufe an Bedeutung verlieren und die technische Diagnostik ebenso wie «Entscheidungen» in Behandlungsfragen größtenteils vom Computer übernommen werden. Gegenwärtig gibt es Computerprogramme für alle Formen der ärztlichen Tätigkeit und der Unterstützungsleistungen. Jede Arztpraxis wird mit Computerunterstützung geführt, beispielsweise findet die EDV Anwendung in der Dokumentation, Terminplanung und Literaturrecherche. Die gemeinsame computergestützte Verwaltung mehrerer Praxen führt zu Kostensenkung und erhöhter Effizienz. Über interaktive Computersysteme, die «virtuelle Hausbesuche» beim Klienten ermöglichen, können Ärzte sogar von ihrer Praxis aus Assessments von Klienten in deren häuslicher Umgebung vornehmen.

Im Zuge der amerikanischen Gesundheitsreform werden wahrscheinlich größere Teile der Gesundheitsversorgung immer mehr von paramedizinischen Gesundheitsberufen oder Ärzten mit mittlerem Hochschulabschluss erbracht, wobei dem Allgemeinarzt die Rolle des Führenden oder Beraters zukommt (Goldberg & Bonacini, 1993). Der fachärztliche Rat wird in Form von Software für Experten ebenfalls in Computerprogrammen enthalten sein. Hausärzte können heute schon auf elektronische klinische «Berater» für Fragen der Diagnostik und Behandlung zurückgreifen, wie es beispielsweise beim «Antibiotic Assistant Program» der Fall ist (Schaal, 1993).

Von größtem Interesse ist die Auswirkung der Computerisierung auf die Versorgung von chronisch Kranken. Zwar sorgt die heutige Gesetzgebung für einen humanen und ethisch orientierten Umgang mit den Klienten, in dem Maße aber, wie der Zugang zu Informationen mittels Computer einen fortschreitenden Wandel bei den Behandlungsmöglichkeiten und den Grundvoraussetzungen der Intervention herbeiführt, müssen ethische Belange ständig neu überdacht werden. Pflegerische und andere Fachkräfte müssen daran arbeiten, einen gesunden Mittelweg zu gehen, der die Einzigartigkeit des Menschen allem anderen voranstellt, gleichzeitig aber die Vorteile der Maschine ausnutzt.

1.3.6 Perspektivenwechsel in der Gesetzgebung

Der amerikanische «way of medicine» ist noch immer geprägt von freiem Unternehmertum, privaten Krankenversicherungen und arbeitsplatzgebundenen Versicherungen. Folglich wird das Gesundheitssystem unter der Last des stetigen Kostenanstiegs und der wachsenden Bürokratie auf eine harte Probe gestellt werden. Weiterhin suchen die nationalen Gesetzgeber nach kosteneffektiven Versorgungsplänen; dazu gehören auch Reformen bei den staatlichen Versicherungen Medicare und Medicaid und die Umstrukturierung der herkömmlichen Gesundheitsdienste. Um sicherzustellen, dass im Fokus der Gesetzgebung eher Fürsorge und Präventivmaßnahmen stehen und weniger die Heilung, sind die Pflegefachkräfte dringend aufgefordert, als Fürsprecher für die chronisch Kranken aufzutreten.

In zunehmendem Maße wirken sich der Wettbewerb auf dem Gesundheitsmarkt und die Abnahme der stationären Verweildauer auf Leistungserbringer und Institutionen aus. So werden Ärzten mit der Forderung nach Daten über Wirtschaftlichkeit und Heilerfolg konfrontiert, um die Effizienz ihres Tuns überprüfen zu können (Stevens, 1993).

Das Prestige des Hausarztes, der früher bezüglich Einkommen und Anzahl der Überweisungen hinter dem Facharzt lag, nimmt wieder zu, und das Ansehen der durch ihn geleisteten medizinischen Grundversorgung wächst ebenfalls. Als Voraussetzung für die weitere Zuweisung finanzieller Mittel seitens des Bundes besteht an medizinischen Fakultäten mittlerweile die Pflicht zur Ausbildung eines bestimmten Prozentsatzes der Studenten in der medizinischen Grundversorgung. Diese Fakultäten legen besonderen Wert auf die Vermittlung von Kenntnissen in den Bereichen Prävention und Langzeitversorgung. Seitens der HMOs[2] wird zunehmend die Ansicht vertreten, dass es zur Kosteneinsparung beitragen würde, wenn Ärzte und Angehörige paramedizinischer Berufe dazu herangezogen werden würden, eine umfassende Primär- und Präventivversorgung zu erbringen.

---

2 HMO steht für «Healt Maintenance Organization». Dabei handelt es sich um eine Form der Krankenversicherung, die ihre Mitglieder an bestimmte Ärzte oder Krankenhäuser bindet. Die HMOs sind gleichzeitig Versicherer und Anbieter von gesundheitsbezogenen Leistungen. [Anm. des Bearbeiters]

1.4 Zusammenfassung und Schlussfolgerungen

Unter *Chronizität* versteht man einen Zustand von lang anhaltendem Unwohlsein, bedingt durch Krankheit oder Behinderung, der über einen längeren Zeitraum medizinisch-soziale Interventionen erfordert; Chronizität beeinträchtigt viele Aspekte im Leben eines Individuums. Die Gesellschaft ist sich oft über die Anstrengungen nicht im klaren, die einem chronisch kranken Menschen abverlangt werden, damit er am Leben bleibt. Eine der dringlichsten Verpflichtungen von Pflegefachkräften gegenüber chronisch kranken Menschen ist es, die Gesellschaft auf den Weg zu bringen, die Selbstbestimmung dieser Menschen und ihr Engagement für Lebensqualität anzuerkennen.

Das Maß an Gesundheit des einzelnen Kranken wird von den Interventionen auf der Ebene der medizinischen und pflegerischen Grundversorgung mitbestimmt. Ebenso wie förderliche Veränderungen im Lebensstil verringern Unfallverhütung und Krankheitsvorbeugung das künftige Auftreten chronischer Gesundheitsprobleme. Vermeidung von Stress und Einschränkungen beim Rauchen spielen beispielsweise eine wesentliche Rolle bei der Verringerung der Inzidenz von Herzkrankheiten. Eine gesunde, nährstoffreiche Ernährung kann dem körperlichen Verfall in gewissem Maße entgegenwirken, was möglicherweise auf lange Sicht zu einem Umdenken in der Gesundheitsfürsorge führt. In der Welt der Prävention liegt ein enormes Potenzial zur Eliminierung einer ganzen Reihe von Krankheiten und zur Eindämmung ihrer Auswirkungen auf andere.

Darüber hinaus hat der verantwortungsbewusste Empfänger gesundheitsbezogener Leistungen von heute das Bestreben, den Beginn eines chronischen Gesundheitsproblems hinauszuzögern. Zu diesem Zweck konsultiert er sowohl Ärzte für herkömmliche Medizin als auch solche für Alternativmedizin, damit sie gesundheitsbeeinträchtigende Faktoren aufspüren und behandeln (Goldberg, 1995). Galt bis vor einiger Zeit der Kampf gegen das Eindringen tödlicher, unserem Abwehrsystem trotzender Keime als das vorherrschende Paradigma der Medizin, so findet gegenwärtig ein Wandel hin zu Konzeptionen wie Harmonie, Ganzheitlichkeit und Prävention statt (Knaster, 1996).

Das Ansinnen, durch direkte Einbeziehung des Klienten in die Versorgung mehr Empathie für chronisch kranke Menschen zu entwickeln, stellt für alle, die im Gesundheitswesen tätig sind, eine Herausforderung dar. Es mag wohl die Tendenz geben, sich in dieser Hinsicht zurückzuhalten und mit chronisch Kranken und deren Bedürfnissen schematisch umzugehen, gerade so, wie einst Schüler den Aufbau von Aufsätzen schematisiert haben. Um jedoch die erwünschte Wirkung erzielen zu können, müssen Pflegende selbst Teil eines solchen Schemas sein. Eine von Fürsorge geprägte Partnerschaft erfordert Informationsaustausch und gemeinsame Entscheidungsfindung und bietet die Chance, den chronisch Kranken auf einem Abschnitt seines von Mut und Kreativität gekennzeichneten Lebensweges zu begleiten.

Aufgrund der aufwühlenden Auswirkungen der Technologie, der ständigen Veränderungen des Status von Krankheit und Behinderung sowie der Bemühungen, den daraus hervorgehenden Bedürfnissen gerecht zu werden, ist die Nutzung von Computern unerlässlich und wünschenswert geworden. Computer entlasten die Fachleute im Gesundheitswesen von profanen, aber auch von hochkomplexen Arbeiten, damit sie sich dem einzigartigen und zutiefst menschlichen Tätigkeitsfeld der Pflege und Betreuung von Kranken besser widmen können.

Partnerschaftliches Denken in der Gesundheitsversorgung verändert zudem die der Gesellschaft immanente Sichtweise, chronisch Kranke nur als abhängige Opfer zu betrachten. Es führt dazu, sie als Personen wahrzunehmen, die es zwar schwer haben, ihr Leben aber eigenverantwortlich führen wollen. Chronisch kranke oder behinderte Menschen profitieren von erweiterten rehabilitativen Möglichkeiten, fundierten edukativen Maßnahmen, günstigeren Beschäftigungsmöglichkeiten und besseren

Gelegenheiten zur Freizeitgestaltung. Angehörige des Gesundheitswesens fördern die Entwicklung zur vollständigen gesellschaftlichen Akzeptanz chronisch Kranker durch Unterstützung der Forschung, Einwirkung auf die Gesetzgebung, Anwendung der modernen Technik und Kommunikation über Netzwerke.

Pflegediagnosen [2]

Eine Taxonomie bietet erstens die Sprache zur Klassifizierung von Phänomenen innerhalb einer Disziplin, zweitens neue Wege der Betrachtung einer Disziplin und drittens gibt sie eine Richtung für die Herleitung von Begriffen vor. Über viele Jahre hinweg habe ich an der Entwicklung der Taxonomie der Nordamerikanischen Pflegediagnosenvereinigung (NANDA) gearbeitet, und noch immer ist diese Entwicklung nicht abgeschlossen. Eine modifizierte Version dieser Taxonomie ist Teil der von der Weltgesundheitsorganisation (WHO) festgelegten internationalen Klassifikation für Erkrankungen (ICD).

Die erste nationale Konferenz zur Feststellung, Erarbeitung und Klassifizierung von Pflegediagnosen wurde 1973 in St. Louis im Bundesstaat Missouri abgehalten. Von den an der Konferenz teilnehmenden Krankenschwestern und Krankenpflegern wurde eine Reihe von Pflegediagnosen festgelegt. Es wurde keine Struktur für die Anordnung der Diagnosen vereinbart, und so entschied man sich für eine alphabetische Auflistung. Als strukturelle Grundlage wurde ein konzeptueller Rahmen vorgeschlagen. Dieser schließt neun weitgefasste «Verhaltensmuster» ein, die insbesondere die Einzigartigkeit des Menschen berücksichtigen.

Es fand sich eine Taxonomie-Arbeitsgruppe ein, und diese wurde mit der Aufgabe der Erstellung einer ersten Taxonomie beauftragt. Die Gruppe unterteilte die bestehende Liste von Pflegediagnosen unter Berücksichtigung der «Verhaltensmuster des einzigartigen Menschen» (*patterns of unitary man*) in verschiedene Abstraktionsebenen, wobei auf Ebene I die anderen drei zusammengefasst wurden. Ebene IV ist die am wenigsten abstrakte und eher praxisspezifische Ebene und wird als die nützlichste für die in der Praxis tätigen Pflegefachkräfte angesehen.

Im Jahre 1982 erhielt die allgemeine Pflegefachwelt Zugang zur Konferenz. Von den Mitgliedern der NANDA wurde 1986 die erste Taxonomie zur weiteren Entwicklung und Erprobung angenommen. Folglich unterliegen diese Diagnosen Veränderungen. Die Bezeichnung «Menschliche Reaktionsmuster» (*human response patterns*) löste die weniger gängige Bezeichnung «Verhaltensmuster des einzigartigen Menschen» ab.

Bei den gegenwärtig verwendeten neun Verhaltens- u. Reaktionsmustern handelt es sich um Begriffe der Abstraktionsebene I. Sie liefern den organisatorischen Rahmen für die übrige Taxonomie. Ein Entwurf der Taxonomie II wurde auf der Konferenz von 1990 vorgestellt.

Die neun menschlichen Reaktionsmuster der Taxonomie I werden jeweils als gleichrangig betrachtet, und die Nummerierung wurde nach der Reihenfolge, nach der sie entwickelt wurden, festgelegt. Jede einzelne Diagnose ist entsprechend ihrer Abstraktionsebene (von allgemein bis konkret) nummeriert, womit die Einordnung innerhalb der Taxonomie festgelegt wird. Die Diagnosen, die in vielen Kapiteln des vorliegenden Buches genannt werden, sind mit Kodierungen, Definitionen, Kennzeichen/Merkmalen und beeinflussenden Faktoren versehen und in dem Titel *NANDA Nursing Diagnoses: Definitions and Classification 1998* aufgeführt.

Die neun menschlichen Reaktions- und Verhaltensmuster sind:[3]

1. Austauschen: gegenseitiges Geben und Nehmen
2. Kommunizieren: Botschaften vermitteln
3. In Beziehungen treten: Schaffen von Bindungen

---

2 Die in diesem Buch verwendeten Pflegediagnosen stammen aus *NANDA Nursing Diagnoses: Definitions and Classification 1998*.
3 Aus der NANDA-Taxonomie I, 1987

4. Bewerten: das Zuschreiben von relativem Wert
5. Wählen: die Auswahl von Alternativen
6. Bewegen: Aktivität
7. Wahrnehmen: die Aufnahme von Informationen
8. Wissen: die mit der Information verbundene Bedeutung
9. Fühlen: die subjektive Bewusstheit von den Informationen

Im Rahmen der NANDA-Konferenz im Jahr 2000 wurde eine veränderte Taxonomie der Pflegediagnosen (Taxonomy II) vorgestellt (NANDA, 2001). Diese Taxonomie lehnt sich inhaltlich an Marjory Gordons Funktionelle Verhaltensmuster an. Sie umfasst 13 Bereiche (domains), 106 Klassen und 155 Pflegediagnosen. Die Taxonomie II ist multiaxial aufgebaut und umfasst die 7 Achsen:

Achse 1: Der diagnostische Begriff
Achse 2: Zeit (akut bis chronisch, kurzfristig, langfristig)
Achse 3: Pflegeeinheit/-empfänger (Individuum, Familie, soziale Gemeinschaft/Gemeinde, Zielgruppe)
Achse 4: Alter (Fötus bis alter Mensch)
Achse 5: Potenzialität (aktuell, Gefahr, Möglichkeit für Wachstum/Entwicklung/Förderung)
Achse 6: Deskriptor (begrenzt oder spezifiziert die Bedeutung des diagnostischen Begriffs)
Achse 7: Topologie (Teile/Bereiche des Körpers)

Die 13 Bereiche (und Klassen) der Taxonomie II wurden wie folgt zusammengefasst:

1. Gesundheitsförderung (Gesundheitsbewusstsein, Gesundheitsmanagement)
2. Ernährung (Nahrungsaufnahme [Ingestion], Verdauung [Digestion], Absorption, Verstoffwechslung [Metabilism], Hydratation)
3. Ausscheidung (Harnwegssystem, gastrointestinales System, Haut, pulmonäres System)
4. Aktivität/Ruhe (Schlaf/Ruhe, Aktivität/Bewegung, Energiegleichgewicht, kardiovaskuläre und pulmonäre Reaktionen)
5. Perzeption/Kognition Aufmerksamkeit, Orientierung, Wahrnehmung/Perzeption, Kognition, Kommunikation)
6. Selbstwahrnehmung (Selbstkonzept, Selbstwertgefühl, Körperbild)
7. Rolle/Beziehungen (Laienpflege-Rolle, Familienbeziehungen, Rollenausübung)
8. Sexualität (sexuelle Identität, sexuelle Funktionen, Reproduktion)
9. Coping/Stresstoleranz (postraumatische Reaktionen, Coping-Reaktionen, neurobehavioraler Stress)
10. Lebensprinzipien (Werte, Glaubenseinstellungen, Werte-/Glaubens-/Handlungs-Kongruenz)
11. Sicherheit/Schutz (Infektion, körperliche Verletzung, Gewalt, Umweltgefahren, defensive Prozesse, Thermoregulation)
12. Komfort/Wohlsein [Comfort] (physisches Wohlsein, umgebungsbezogenes Wohlsein, soziales Wohlsein)
13. Wachstum/Entwicklung (Wachstum/Entwicklung)

Studienfragen

1. Auf welche Weise führen die vielen Faktoren und Bedingungen (technischer, historischer Art usw.) zu dem heute zu verzeichnenden numerischen Anstieg bei chronischen Krankheiten?
2. In welcher Hinsicht hat die Statistik einen positiven bzw. negativen Einfluss auf unsere Wahrnehmung von chronischer Krankheit?
3. Welche Faktoren sollten in der Definition von Chronizität berücksichtigt werden?
4. Auf welche Weise beeinflussen Alter und Entwicklungsstadium die Reaktion eines Menschen auf die eigene chronische Krankheit?
5. Wie reagiert aus soziokultureller und politischer Sicht die Gesellschaft im Allgemeinen auf einen chronisch Kranken, und wie geht sie mit diesem Menschen um? Inwiefern unterscheidet sich dieser Ansatz vom Umgang mit akut kranken Menschen?
6. Wie kann es einem Menschen gelingen, mit der Chronizität der Erkrankung zurechtzukommen?
7. Was können Pflegende und andere Fachleute im Gesundheitswesen tun, um Einfluss auf die kommunale, staatliche und nationale Gesundheitspolitik zu gewinnen und präventiven Gesichtspunkten ihr Recht zu verschaffen?
8. Wie können neue Versorgungsmodelle oder Computer zur Unterstützung oder Verbesserung der Versorgung von chronisch Kranken beitragen?
9. Welche Rolle spielt die Forschung bei der Antwort auf Fragen der Chronizität?
10. Auf welche Weise kann die Pflegefachkraft als Fürsprecher tätig werden, um Schwerpunktveränderungen in der Gesetzgebung abzusichern?

Literatur

Abram, H. (1972). The psychology of chronic illness, Editorial. Journal of Chronic Diseases, 25, 659–664.

Bachrach, L. (1972). «The chronic patient»: In search of a title. Hospital and Community Psychiatry, 43, 867–868.

Barger, S. (1993). The delivery of early and periodic screening, diagnosis, and treatment program services by NPs in a nursing center. Nurs Practitioner, 18, 65–68.

Binstock, R., Post, S. (eds) (1991). Too old for health care: Controversies in medicine, law, economics and ethics. Baltimore: John Hopkins University Press.

Bortz, W. (1988). Geriatrics: Through the looking glass, Commentary. Medical Times, 117, 85–92.

Bortz, W. (1990). The trajectory of dying: Functional status in the last year of life. Journal of American Geriatrics Society, 38, 146–150.

Bortz, W. (Nov./Dec. 1992). Use it or lose it. Saturday Evening Post, pp. 62, 64, 84.

Branch, W., Malik, T. (1993). Using «Windows of Opportunities in brief interviews to understand patients» concerns, Brief report. Journal of the American Medical Association, 269, 1667–1668.

Buergin, P. (1979). Chapter 29 in W. Phipps, B. Long & N. Woods, Medical-surgical nursing. St. Louis: C. V. Mosby.

Cadman, D., Rosenbaum, P., Boyle, M., Offord, D. (1991). Children with chronic illness: Family and parent demographic characteristics and psychosocial adjustment. Pediatrics, 87, 884–889.

Center of Disease Control and Prevention (1991 a). Chronic Disease prevention and control activities – U.S. 1989. MMWR, 40, 697–700.

Center of Disease Control and Prevention (1991 b). Consensus set of health status indicators for the general assessment of community health status – U.S. MMWR, 40, 449–451.

Center of Disease Control and Prevention (1992). Years of potential life lost before age 65, by race, Hispanic origin and sex – United States, 1986–1988. MMWR, 41, 13–23.

Center of Disease Control and Prevention (1993). Emerging infectious diseases. MMWR, 42, 257–263.

Cipolla, C. (1992). Miasmas and disease: Public health and the environment in the pre-industrial age. New Haven: Yale University Press.

Cluff, L. (1981). Chronic disease, function and the quality of care, Editorial. Journal of Chronic Diseases, 34, 299–304.

Cohen, M. (1993). The unknown and the unknowable: Managing sustained uncertainty. Western Journal of Nursing Research, 15, 77–96.

Community Resource Committee of the Infant-Toddler Interagency Collaboration Project of San Diego and Imperial Counties (1992). Pamphlet *15: «Parenting the child with chronic illness, a balancing act.»

Connell, C. (September 1993). National center for health statistics. Associated Press.

Cox, R., Davis, L. (1993). Social constructivist approaches for brief, episodic, problem-focused family encounters. Nurse Practitioner, 18, 45–49.

Department of Commerce (1992). Statistical abstract of the Unites States, 1992 (112 ed.). Washington, D.C.

Department of Health and Human Services (DHHS) (1991). Healthy people 2000: National health promotion and disease prevention objectives (DHHS Pub. No. (PHS) 91–50212). Washington, D.C.: Government Printing Office.

Directory of Medical Rehabilitation Programs (1990). Phoenix: Orynx Press.

Doiron, R. (April 1993). Teach your patients to better use the healthcare system. Physician's Management, pp. 66–70, 76–78, 83.

Dowling, C., Hollister, A. (June 1993). The rebirth of an artist. Life, pp. 77–80.

Eisenberg, D. M., et al. (January 1993). Unconventional medicine in the United States: Prevalence, costs, and patterns of use. New England Journal of Medicine, 328, 246–252.

Emanuel, E. (1982). We are all cronic patients. Journal of Chronic Diseases, 35, 501–502.

Estes, C., Swan, J., et al. (1993). The long-term care crisis: Elders trapped in the no-care zone. Newbury Park, CA: Sage.

Ethridge, P., Michaels, C. (1993). Community nursing network: Bridging the gap in long-term care; Long-term care currents. Ross, 16, 5–8.

Fee, E., Fox, D. (1992). AIDS: The making of a chronic disease. Berkeley: University of California Press.

Feinstein, J. (1993). The relationship between socioeconomic status and health: A review of the literature. Milbank Quarterly, 71, 279–322.

Feldman, D. (1974). Chronic disabling illness: A holistic view. Journal of Chronic Diseases, 27, 287–291.

Fries, J. (1989). The compression and morbidity: Near of far? Milbank Quarterly, 67, 208–232.

Goldberg, B., et al. (1995). Alternative medicine: The definitive guide. Washington, D.C.: Future Medicine Publishing, Inc., p. 3.

Goldberg, M., Bonacini, M. (August 1993): The computer age: Impact on medicine and physicians. Medical Tribune, p. 17.

Gortmaker, S., Walker, D., Weitzman, M., Sobol, A. (1990). Chronic conditions, socioeconomics risks, and behavioral problems in children and adolescents. Pediatrics, 85, 267–276.

Guralnick, J., LaCroix, A., Branch, L., Kasl, S., Wallace, R. (1991). Morbidity and disability in older persons in the years prior to death. American Journal of Public Health, 81, 443–447.

Hamera, E., Shontz, E. (1978). Perceived positive and negative effects of life-threatening illness. Journal of Psychosomatic Research, 22, 419–424.

Hart, J., Thomas, C., Gibbons, B., et al. (1991). Twenty-five years of case finding and audit in a socially deprived community. British Medical Journal, 302, 1509–1513.

Hein, K. (July 1993). HIV in teens exploding: We need rapport badly, Editorial. Medical Tribune, pp.8, 12.

Institute of Medicine (1991). Disability in America: Toward a national agenda for prevention. Washington, D.C.: National Academy Press.

Jackson, P., Vessey, J. (1992). Primary care of the child with a chronic condition. St. Louis: Mosby Year Book.

Johnson, J. (1982). Call me healthy. Oncology Nursing Forum, 9, 73–76.

Kelley, M., Alexander, C., Morris, N. (1991). Maternal satisfaction with primary care for children with selected chronic conditions. Journal of Community Health, 16, 213–224.

Kleinman, A. (1998). The illness narratives. New York: Basic Books.

Knaster, M. (1996). Discovering the body's wisdom. New York: Bantam New Age Books.

Levy, N. (1979). The chronically ill patient. Psychiatric Quarterly, 51, 189–197.

Little Hoover Commission (1996). Long term care: Providing compassion without confusion. Sacramento, CA: Commission on California Government Organization and Economy.

Lobato, D. (1990). Brothers, sisters, and special needs: Information and activities for helping young siblings of children with chronic illness and developmental disabilities. Baltimore: Paul H. Brookes.

Lowenstein, J. (November 1992). Can we wipe out disease? Discover, pp. 120–125.

Lubeck, D., Yelin, E. (1988). A question of value: Measuring the impact of chronic disease. Milbank Quarterly, 66, 444–464.

Majno, G. (1975). The healing hand. Cambridge: Harvard University Press.

Marcenko, M., Smith, L. (1992). The impact of a family-centered case management approach. Social work in Health Care, 17, 87–100.

Maxmen, J. (1976). The post-physician era: Medicine in the 21st century. New York: John Wiley and Sons.

Mazzuca, S. (1982). Does patient education in chronic disease have therapeutiv value? Journal of Chronic Diseases, 35, 521–529.

Meyer, C. (February 1993). End-of-life care: Patients' choices, nurses' challenges. American Journal of Nursing, 40–47.

Nanda: Nanda Pflegediagnosen. Huber, Bern 2002

National Nursing Conference on Chronic Illness (1992). Unpublished workshop notes. National Institutes of Health, Clinical Center, Nursing Department. Bethesda, Maryland.

National Health Survey (1993).Vital and health statistics: Health promotion and disease prevention United States, 1990. (DHHS Pub. No. (PHS) 93–1513). Washington, D.C.: Department of Health and Human Services.

Newacheck, P., Taylor, W. (1992). Childhood chronic illness: Prevalence, severity and impact. American Journal of Public Health, 82, 364–371.

Palfrey, J., Haynie, M., Porter, S. et al. (1992). Project school care: integrating children assisted by medical technology into educational settings. Journal of School Health, 62, 50–54.

Pearlman, R., Speer, J. (1983). Clinical conferences: Quality of life conciderations in geriatric care. Journal of the American Geriatrics Society, 31, 113–120.

Peto, R. (1992). Statistics of chronic disease control. Nature, 356, 557–558.

Ries, A. (1993). Preventing COPD: You can make a difference. Journal of Respiratory Diseases, 14, 739–749.

Roberts, D. (1954). The overall picture of long-term illness. Address given at a conference on problems of aging, School of Public Health, Harvard University, Massachusetts, June 1954. Subsequently published in Journal of Chronic Diseases, February 1955, 149–159.

Schaal, D. (August 1993). Program pulls patient's profile, picks antibiotic. Medical Tribune, p. 17.

Stein, R. (ed.). (1989). Caring for children with chronic illness. Issues and strategies. New York: Springer.

Stevens, S. (1993). Managed-care plans seem more selective in choosing doctors. Physicians Financial News, 11, 1, 29.

Strauss, A. (1975). Chronic illness and the quality of life. St. Louis: C. V. Mosby.

Temple, N., Burkitt, D. (1993). Toward a new system of health: The challenge of Western disease. Journal of Community Health, 18, 37–46.

Verbrugge, L. (1982). Sex differentials in health. Public Health Reports, 97, 417–437.

Weiland, S., Pless, I., Roghmann, K. (1992). Chronic illness and mental health problems in pediatric practice: Results from a survey of primary care providers. Pediatrics, 89(3), 445–449.

WHO (1992). World health statistics annual 1991. Geneva: World Health Organization.

Weiterführende Literatur:

Blancquaert, I., Zvagulis, I., Gray-Donald, K., Pless, I. L. (1992). Referral patterns for children with chronic diseases. Pediatrics, 90, 71–74.

Cassetta, R. (July/Aug. 1993). Opportunities on the rise in long-term care. American Nurse, 13–14.

Conant, S. (Ed.) (1990). Living with chronic fatigue: New strategies for coping with and conquering CFS. Dallas: Taylor Publishing Company.

Johnson, J. (1993). Medical news and perspectives report: Hispanic/Latino health issues explored. Journal of the American Association, 269, 1603.

Weiland, S., Pless, I., Roghmann, K. (1991). Diet, nutrition, and the prevention of chronic diseases: A report of the WHO study group on diet, nutrition and prevention of noncommunicable

Kapitel 2

Der chronisch Kranke und seine Familie: Wachstum und Entwicklung

Diane Peters

2.1 Einleitung

Die Wechselwirkung von Wachstum und Entwicklung im Verlauf einer chronischen Erkrankung ist komplex und sollte keinesfalls unterschätzt werden. Verfolgt man einen umfassenden Ansatz in der Gesundheitsversorgung, ist es auch gar nicht möglich, sich einem bestimmten Aspekt zu widmen, ohne die anderen dabei unberücksichtigt zu lassen.

Die technischen Errungenschaften der vergangenen Jahre haben zu einer höheren Lebenserwartung chronisch Kranker geführt – vom Frühgeborenen bis hin zum Greis. Der Anspruch, für diese stark angewachsene Bevölkerungsgruppe die Versorgung sicherzustellen, stellt auf allen Gebieten des Gesundheitswesens eine Herausforderung dar, angefangen bei der Diagnostik bis hin zum langfristigen Krankheitsmanagement.

2.1.1 Entwicklungsaufgaben des Kranken und seiner Familie

Eriksons Theorie der psychosozialen Entwicklung (1963) beschreibt aufeinander folgende Schritte zur Erlangung der Unabhängigkeit und eines über die gesamte Lebensspanne anhaltenden Gefühls, mit sich selbst im Einklang zu sein (vgl. **Tabelle 2-1** auf S. 52). Sobald die Aufgaben einer Entwicklungsstufe erfüllt sind, erreicht das Individuum eine höhere Stufe der Unabhängigkeit und des Selbstwertgefühls. Diese Theorie beinhaltet unweigerlich die Vorstellung, dass die Bewältigung der Aufgaben kumulativen Charakter hat, d. h., die Anforderungen einer höheren Stufe können nicht zufriedenstellend erfüllt werden, bevor die der vorangegangenen Stufe gemeistert wurden. Die Entwicklungsaufgaben sind insofern kulturabhängig, als sie über gesellschaftliche Normen festgelegt werden (Hymovich & Hagopian, 1992).

Die Entwicklungsaufgaben der Familie, auch als Stadien des familiären Lebenszyklus bezeichnet, sind in **Tabelle 2-2** (auf S. 54) zusammengefasst. Am Anfang des Zyklus steht ein jungverheiratetes Paar. Zu den Aufgaben, die von einer Familie zu bewältigen sind, gehören:

- Befriedigung der grundlegenden körperlichen Bedürfnisse
- Weiterentwicklung des Potenzials der einzelnen Mitglieder
- emotionale Unterstützung und effektive Kommunikation
- Anpassung an sich verändernde Bedürfnisse und
- Funktionsfähigkeit innerhalb der weiteren Gemeinschaft. (Hymovich & Hagopian, 1992)

Auf alternative Formen des familiären Zusammenlebens trifft diese allgemeine und nach Priorität geordnete Auflistung dann zu, wenn Kinder vorhanden sind. Bei verheirateten kin-

Tabelle 2-1: Entwicklungsstufen nach Erikson

Stufe	Konflikt	Entwicklungsaufgabe (zu erlangendes Gefühl)	ungefähres Alter in Jahren	Anzeichen für die Bewältigung
I	Vertrauen versus Misstrauen	Vertrauen	1	Separiert sich von der Mutter; entdeckt die Umgebung; zeigt keine übermäßige Ängstlichkeit oder Beunruhigung.
II	Autonomie versus Scham und Zweifel	Autonomie	2–4	Isst selbstständig; hat Kontrolle über die Ausscheidungen; hat gute Kontrolle über die Grobmotorik.
III	Initiative versus Schuldgefühl	Initiative	4–8	Passt sich der Welt der Schule und der Gemeinschaft außerhalb der häuslichen Umgebung an; spielt zusammen mit Gleichaltrigen.
IV	Werksinn versus Minderwertigkeit	Werksinn	8–12	Zeigt altersgerechte Schulleistungen; befolgt Anweisungen zur Erfüllung von Aufgaben; nimmt an organisierten Aktivitäten mit Gleichaltrigen teil; trägt selbst die Verantwortung für die Körperpflege.
V	Identität versus Rollenkonfusion	Identität	13–20	Entwickelt Beziehungen zu Gleichaltrigen beiderlei Geschlechts; legt Lebensziele fest; wählt den Beruf und bereitet sich darauf vor; erlangt Unabhängigkeit von der Familie.
VI	Intimität und Solidarität versus Isolation	Intimität	20–30	Schließt die Ausbildung ab; erlangt über den Beruf die finanzielle Unabhängigkeit; entscheidet sich für einen Lebenspartner und einen Lebensstil; leistet einen Beitrag zur Gesellschaft; zeigt soziales Verantwortungsbewusstsein.
VII	Generativität versus Selbstversunkenheit und Stagnation	Generativität	30–60	Stabilisiert die Karriere; sorgt für die Familie und die nächste Generation; nimmt an Aktivitäten des Gemeinwesens teil.
VIII	Lebenserfülltheit (Integrität) versus Verzweiflung	Integrität	60–Tod	Fungiert als Berater für die jüngere Generation; entwickelt Interessen und Fähigkeiten entsprechend dem körperlichen Zustand; zeigt Freude über das im Leben Erreichte.

Quelle: Mit freundlicher Genehmigung entnommen aus: Potter, P. & Perry, A. (1993) *Fundamentals of nursing*, St. Louis: C.V. Mosby Co.

derlosen Paaren oder alternativen Familienstrukturen ohne Kinder eignet sich eher die Aufgabenfolge, wie sie Erikson im Konzept des vollständigen Lebenszyklus aus einer retrospektiven Sicht des Reifungsprozesses vorlegt (**Tabelle 2-3** auf S. 56).

2.1.2 Lebenszyklus bei Krankheit

Zur Erforschung der chronischen Krankheit sowohl aus der Sicht des Kranken als auch unter Berücksichtigung familiärer Entwicklungsprozesse schlägt Rolland (1987) ein topologisches Bezugssystem vor, das vier Kategorien enthält: Beginn, Verlauf, Ausgang und Beeinträchtigungsgrad. Erst wenn man diese Bereiche näher beleuchtet, ist es möglich, sich Gedanken über die wesentlichen entwicklungsbedingten und familiären Probleme zu machen. Auf diese Weise rücken die Auswirkungen auf den Kranken und die Funktionsfähigkeit der Familie in den Mittelpunkt – und eben nicht die jeweilige Krankheit, wozu die traditionelle medizinische Sichtweise neigt.

Im Hinblick auf den *Beginn* der Krankheit wird zwischen akutem und graduellem Beginn unterschieden. Der akute Beginn, wie er beispielsweise bei Kopfverletzungen auftritt, erfordert eine sofortige Reaktion seitens des Betroffenen und der Familie. Familien mit eindeutig definierter Rollenverteilung und brauchbaren Erfahrungen in der Problemlösung haben es zweifellos leichter, sich an die plötzlich aufgetretene neue Situation anzupassen. Erkrankungen mit graduellem Beginn, beispielsweise Lebererkrankungen, treten schleichend in Erscheinung und gestatten daher die Anpassung über einen längeren Zeitraum. Der akute Krankheitsbeginn wird wegen des jähen Auftretens der Krisensituation als belastender empfunden.

Der *Verlauf* einer Krankheit kann progressiv, konstant oder rezidivierend/episodisch sein. Ein typisches Merkmal für den progressiven Verlauf, wie er etwa bei der Alzheimer'schen Krankheit oder bei Multipler Sklerose auftritt, ist die allmähliche Verschlimmerung der Symptome, so dass eine fortwährende Pflege und Betreuung erforderlich wird. Ein konstanter Verlauf, etwa bei Schlaganfall, lässt sich besser vorhersagen, da er sich durch ein akutes Ereignis manifestiert, auf das eine Phase der Stabilisierung folgt. Liegt eine dauerhafte Einschränkung vor, ist ein Leben wie vor dem Eintritt der Krankheit in der Regel nicht mehr möglich. Erkrankungen mit rezidivierendem bzw. episodischem Verlauf, wie beispielsweise Asthma, sind in ihrer Entwicklung im wesentlichen unvorhersehbar und verursachen häufig extreme emotionale Schwankungen. Denn der Betroffene und seine Familie versuchen, ein normales Leben zu führen, obwohl sie sich gewiss sind, dass schließlich doch eine Krise eintreten wird.

Der *Ausgang* der Krankheit steht in Zusammenhang mit der Wahrscheinlichkeit des Todes oder einer Verkürzung der Lebensspanne. Rolland (1987) führt aus, dass der entscheidende Faktor beim Krankheitsausgang die anfängliche Erwartungshaltung hinsichtlich des lebensbedrohlichen Charakters der Erkrankung sei. Das zentrale Merkmal ist dabei der Grad, in dem die Familie immer wieder den schlechtest möglichen Ausgang antizipiert, bevor dieser tatsächlich eingetreten ist.

Der *Beeinträchtigungsgrad* schließlich bezeichnet das Ausmaß des krankheitsbedingten kognitiven, sensorischen oder motorischen Unvermögens. Es können sich unterschiedliche Anpassungsreaktionen seitens der Familie daraus ergeben. Ein kumulativer Effekt ist zu beobachten, wenn beim Klienten mehr als eine Fähigkeit oder Sinnesmodalität eingeschränkt ist. Die mit einigen Schädigungen verbundene gesellschaftliche Stigmatisierung verstärkt noch die Auswirkungen der Behinderung. Einen Einfluss auf alle vier Kategorien übt zweifellos der Grad an Ungewissheit bzw. Vorhersehbarkeit aus, mit dem die Krankheit verbunden ist. Dieser Faktor steht insbesondere mit der Natur des Leidens und der Geschwindigkeit der Veränderung in Zusammenhang (Collier, 1990).

Zeitabschnitte und Übergangsperioden

Als weiteren Bestandteil seines Bezugssystems nennt Rolland (1987) die Dimension *Zeitab-*

Tabelle 2-2: Stadien im Lebenszyklus der Familie

Stadium	Allgemeine Aufgaben				
	Befriedigung der primären physischen Bedürfnisse der Familie	Weiterentwicklung des Potenzials der einzelnen Mitglieder	emotionale Unterstützung und effektive Kommunikation	Aufrechterhaltung und Organisation des Familienlebens	Funktionsfähigkeit in der Gemeinschaft
Verheiratetes Paar	Eigene Wohnung suchen, einrichten und unterhalten; für beide zufriedenstellende Wege der gegenseitigen Unterstützung einschlagen	berufliche Etablierung; Nachwuchs planen	Akzeptable emotionale und sexuelle Rollen füreinander festlegen; Motivation und Moral erhalten	Pflichten zuteilen	Interaktion mit Schwiegereltern und Verwandten sowie innerhalb der Gemeinde/Gemeinschaft
Schwangerschaft und Geburt	Regelung des Haushalts übernehmen; Gegenwärtige und zukünftige Kosten für Kindererziehung aufbringen	Unterstützen der Mitglieder beim Erlernen der jeweiligen Rollen	Miteinander kommunizieren; Motivation und Zuversicht erhalten	Übernahme von Verantwortung füreinander; Familienrituale und -routinen entwickeln	Beziehungen zu Verwandten und anderen aufbauen
Vorschulalter	Kindern ausreichend Platz bieten; kindgerechte und anregende Umgebung schaffen	Kinder großziehen, Planung für die Kinder; Motivation der Familienmitglieder	Wechselseitig zufriedenstellende vertraute Kommunikation aufrechterhalten	Mehr Rollen mit Verantwortung übernehmen	Beziehungen zu Verwandten aufbauen; Ressourcen außerhalb der Familie erschließen
Schulalter	Kinder in ihren Aktivitäten unterstützen und gleichzeitig für eine elterliche Privatsphäre sorgen	Weitere Sozialisation der Familienmitglieder	Gehobene Kommunikation in der Familie; Moralische Entwicklung fördern, Familienmoral aufbauen	Rollenverpflichtungen neu zuteilen	Verbindungen zum Leben außerhalb der Familie aufbauen

Teenager	Für Möglichkeiten zur Deckung völlig anderer Bedürfnisse sorgen; vielerlei finanzielle Probleme überwinden	Horizont von Kindern und Eltern erweitern	Weiterhin die eheliche Beziehung in den Mittelpunkt stellen; Generationskonflikte überwinden; ethische und moralische Einstellung beibehalten	Rollenverpflichtungen gemäß den Anforderungen neu zuteilen	Beziehungen zur Verwandtschaft pflegen
Vorwärtsstrebende junge Erwachsene	Materielle Angelegenheiten und Ressourcen zur Deckung von Ausgaben neu ordnen	Mit sich als Ehemann oder Ehefrau ins Reine kommen	Kommunikation innerhalb der Familie, zwischen Familien und mit anderen aufrechterhalten; widersprüchliche Loyalitäten und Lebensphilosophien in Einklang bringen	Pflichten der herangewachsenen und heranwachsenden Kinder neu verteilen	Auflockerung des Familienkreises durch Lösung von erwachsenen Kindern; neue Bekanntschaften eingehen
Eltern mittleren Alters «leeres Nest»	Für ein angenehmes und gesundes Leben sorgen; Ressourcen für gegenwärtige und zukünftige Bedürfnisse bereitstellen	Verhaltensmuster gegenseitiger Ergänzung entwickeln; situationsgerechte soziale Rollen übernehmen	Eheliche Zufriedenheit sicherstellen; zentrale eigene Lebenswerte bestätigen	Neue Routinen festlegen	Familienkreis im ausweiten; am Leben über die häusliche Umgebung hinaus teilhaben
Alternde Familienmitglieder	Mit zunehmendem Alter zufriedenstellende Regelungen für das Leben treffen; Ausgaben an das Renteneinkommen anpassen; körperliche und psychische Gesundheit bewahren	Aktiv bleiben, am Leben teilhaben	Liebe, Sexualität, eheliche Beziehungen aufrechterhalten; Lebenssinn finden	Lebenserleichternde Routinen festlegen	Verbindung zu anderen Familienmitgliedern aufrechterhalten

Quelle: Mit freundlicher Genehmigung entnommen aus: Hymovich, D. & Hagopian G. (1992) *Chronic illness in children and adults*, Philadelphia: W. B. Saunders Co.

Tabelle 2-3: Der in sich geschlossene Lebenszyklus

Wie Erikson darlegt, ist an jeden Lebensabschnitt ein spezifischer psychischer Konflikt geknüpft, der eine spezifische Lösung erfordert. Führt man diesen Gedanken weiter, reifen die aus den vorhergehenden Stufen gezogenen Lehren mit zunehmendem Alter zur profunden Weisheit des Betagten heran (rechte Spalte).

Konflikt und Lösung	Kulmination im Alter
Reifes Erwachsenenalter Integrität vs. Verzweiflung: Weisheit	Existenzielle Identität; ein Gefühl der Integrität, das stark genug ist, um körperlichen Verfallserscheinungen zu widerstehen
Erwachsenenalter Generativität vs. Stagnation: Fürsorge	Caritas (Sorge für andere) und Agape (Empathie und Anteilnahme)
Frühes Erwachsenenalter Intimität vs. Isolierung: Liebe	Gefühl für die Komplexität von Beziehungen; Wertschätzung von Zärtlichkeit und freimütiger Liebe
Adoleszenz Identität vs. Rollenkonfusion: Treue	Gefühl für die Komplexität des Lebens; Verschmelzung der sensorischen, verstandesgesteuerten und ästhetischen Wahrnehmung
Schulalter Werksinn vs. Minderwertigkeit: Kompetenz	Demut; Akzeptanz des Verlaufs des eigenen Lebens und der Existenz unerfüllter Hoffnungen
Spielalter Initiative vs. Schuldgefühl: Sinn	Humor; Empathie; Ausdauer
Kleinkindalter Autonomie vs. Scham: Wille	Akzeptanz eines zyklischen Lebensverlaufes: von Integration hin zu Desintegration und Verfall
Säuglingsalter Urvertrauen vs. Misstrauen: Hoffnung	Anerkennung gegenseitiger Abhängigkeit und Verbundenheit

Quelle: Zusammengestellt auf der Grundlage von Gedanken in Erikson (1986) und Goleman (1988).

schnitte. Sie beinhaltet die Krise, das chronische und das Endstadium der Krankheit (siehe Kapitel 4 über krankheitsspezifische Rollen).

Die Reaktionen der einzelnen Kranken und ihrer Familienangehörigen auf diese Abschnitte unterscheiden sich je nach den Bewältigungsfähigkeiten und dem Zusammenhalt der Familie vor der Diagnose.

Als *Übergangsperiode* wird ein Zeitraum bezeichnet, in dem die Bewertung der gegenwärtigen Situation und eine möglichst umfassende Zukunftsplanung vorgenommen wird (Rolland, 1987). Ebenso wie es zwischen den einzelnen Krankheitsstadien Übergangsperioden gibt, sind sie auch zwischen den einzelnen Entwicklungsabschnitten vorhanden. Fällt die Krise oder der Beginn einer chronischen Krankheit in eine entwicklungsspezifische Übergangsperiode, kann sich dies sowohl auf die Krankheit selbst nachteilig auswirken, wie auch auf die Anpassung von Klient und Familie an die nächsten Entwicklungsabschnitte.

Krankheit übt eine *zentripetale*, d. h. bindende Wirkung auf die Familienmitglieder aus. Normalerweise ist der Entwicklungsprozess aber durch *zentrifugale* oder loslösende Tendenzen gekennzeichnet. Eine Krankheit, die während eines zentrifugal geprägten Zeitraums

> **Fallstudie**
> ## Verletzung während einer Übergangsperiode
>
> Als Folge einer selbst zugefügten Schusswunde erlitt Wilma S., 15 Jahre alt, eine Rückenmarksverletzung in Höhe des 5. Halswirbels (C_5). Sie unternahm den Selbsttötungsversuch, nachdem ihre Gesetzesverstöße aufgedeckt worden waren und sie mit polizeilichen Maßnahmen rechnen musste. Dabei kam ein Verhaltensmuster zum Vorschein, das durch mangelhafte Problemlösungsfähigkeiten und negative Bewältigungsformen gekennzeichnet war. Die Familie reagierte mit Vorwürfen und zog während der Rehabilitation ihre Unterstützung zurück. Obwohl Wilma insbesondere gegenüber Freunden, die sie besuchten, fröhlich und aufgeschlossen war, widersetzte sie sich allen Anleitungsversuchen, die sie dazu befähigen sollten, die Aktivitäten des täglichen Lebens wahrnehmen zu können, um mehr Selbständigkeit zu gewinnen.
>
> Zu der Zeit, als sich Wilma die Verletzung zuzog, war ihre Familie damit beschäftigt, für einen Angehörigen einen Platz in einem Pflegeheim zu finden. Wilma versuchte gerade, Unabhängigkeit zu gewinnen, erste Erfahrungen mit Sexualität zu sammeln und ihr Selbstwertgefühl als selbstbestimmtes junges Individuum in der Übergangsperiode zum Erwachsenen zu festigen. Wegen ihres aktiven, natürlichen Lebensstils vor der Verletzung hatte sie Freundschaften knüpfen, Verabredungen treffen und ein positives Körperbild entwickeln können. Nun war sie in völlige Abhängigkeit geraten, wobei die Hoffnung, den früheren Gesundheitszustand jemals wieder zu erreichen, verschwindend gering war. Die Bestrebungen in Richtung Unabhängigkeit waren jäh zunichte gemacht worden.
>
> Während der Rehabilitation entwickelte Wilma einen ungewöhnlich starken Widerstand gegen alle Interventionen, die auf das Erlernen neuer Fertigkeiten abzielten. Zu den erwartungsgemäß eintretenden Reaktionen von Jugendlichen auf diese Art von Verletzung gehört das Herausfordern der Autorität und das Austesten der Grenzen. Wilmas Widerstand dauerte solange an, bis die Betreuer die Entscheidung fällten, ihr bzw. ihrer Familie vor der Entlassung lediglich einige wenige Fertigkeiten zu vermitteln, die unerlässlich waren, um eine weitere Verschlechterung ihres Gesundheitszustandes zu verhindern.
>
> Obwohl Wilmas Familienangehörige anfangs kaum an den planmäßig durchgeführten Unterweisungen zur Vorbereitung der Entlassung teilnahmen, beteiligten sie sich doch mit der Zeit häufiger daran. Sobald sie das belastende Problem zu Hause (Aufnahme eines Angehörigen in ein Pflegeheim) gelöst hatten, waren sie in der Lage, stärker als Unterstützungssystem für Wilma in Erscheinung zu treten. Wegen des Umstands, dass ein kritisches Entwicklungsstadium im Leben Wilmas mit einem belastenden Ereignis in der Familie und der ungünstigen Prognose dieser Art von Verletzungen (akute, irreversible, schwerwiegende Behinderung) zusammentraf, wurde die Anpassung ein Weg mit vielen Hindernissen für alle.
>
> Schließlich wurde Wilma nach Hause entlassen, aber erst, nachdem sowohl im Hinblick auf sie als auch ihre Familie die Erwartungen des Personals auf ein Minimum reduziert worden waren. Im Mittelpunkt der Betrachtung des Falles stand nicht mehr der Widerstand, sondern die Belohnung erwünschter Verhaltensweisen bei Wilma und ihrer Familie.

Quelle: Kurtz (1993)

auftritt (etwa in der ersten Woche nach der Einschulung) führt zu Unvereinbarkeiten, und somit ergeben sich ineinander verstrickte Probleme (Rolland, 1987). Bricht die Krankheit beispielsweise während einer Zeit aus, in der die physische oder emotionale Unabhängigkeit angestrebt wird, ist die Familie gezwungen, auf die Krise zu reagieren, und diese Reaktion kann entweder zur Folge haben, dass die Familie recht schnell wieder in die gewohnten Geleise zurückfindet, oder aber dass sie über einen längeren Zeitraum aus der Bahn geworfen wird und sich möglicherweise nie mehr vollständig erholt. Die oben dargestellte Fallstudie von Wilma S. zeigt, wie sich eine chronische Erkrankung während eines zentrifugal geprägten Zeitraums auf die Familie auswirken kann.

2.2 Wachstum und Entwicklung: Probleme und Fragen

Wird bei einer Person eine chronische Krankheit festgestellt, hat dies Einfluss auf jedes einzelne Mitglied des Familiensystems. Familiendynamik, körperliche Veränderungen und psychosoziale Anpassung müssen vor allem im Zusammenhang mit den jeweiligen Entwicklungsstadien und kulturellen Erwartungen betrachtet werden. Das Ausmaß, mit dem jedwede Einwirkung zum Tragen kommt, wird von den Entwicklungsstadien, den vorhandenen Bewältigungsfähigkeiten und dem Durchhaltevermögen der Familie insgesamt bestimmt.

2.2.1 Familiendynamik

Jedes Familienmitglied bringt Stärken, Schwächen und ungelöste persönliche Probleme in das System ein. Ob die Familie nur aus zwei Erwachsenen besteht, oder ob es sich um eine umfangreiche erweiterte Familie mit Erwachsenen und Kindern unterschiedlichen Alters handelt, spielt dabei keine Rolle. Die beteiligten Fachkräfte im Gesundheitswesen müssen grundsätzlich davon ausgehen, dass jedem Familienmitglied an bestmöglichen zwischenmenschlichen Beziehungen innerhalb des Familienverbandes gelegen ist. Hätten Familien in dieser Hinsicht die Wahl, würden alle auf ideale Weise miteinander auskommen und sich gegenseitig unterstützen. In der Realität sieht es allerdings anders aus. Menschen reagieren auf äußerliche Gegebenheiten und untereinander mit Verhaltensweisen, die sie in früheren Jahren erlernt haben, egal ob diese damals ihren Zweck erfüllten oder nicht. Aus diesem Grund verlaufen Beziehungen oft nicht für jedes Familienmitglied in jeder Situation optimal. Je größer die mit einem Ereignis verbundene Belastung ist, desto weniger ist jedes Familienmitglied in der Lage, auf ideale Weise zu reagieren (Rolland, 1987).

Die meisten Familien passen sich ziemlich gut an eine Krise an. Sie gehen auf organisierte Art und Weise an das Problem heran, wobei sich die Mitglieder gegenseitig unterstützen und aufeinander verlassen, wenn sie gemeinsam auf eine Lösung und die mögliche Rückkehr zur Normalität hinarbeiten. In welchem Ausmaß das Durchlaufen dieses Prozesses als schwierig erlebt wird, hängt von den Stärken und Schwächen ab, die von der Familie in die Situation eingebracht werden, und auch vom Grad, in dem sie die Krise als intensiv empfindet. Sehr großen Einfluss darauf, wie die Familie auf die Konfrontation mit einer chronischen Krankheit reagiert, haben die Art des Beginns und der Verlauf der Krankheit sowie ihr zu erwartender Ausgang (Rolland, 1987).

Die Verhaltensdynamik des einzelnen Kranken und der Familie wird vom Entwicklungsabschnitt bestimmt, den jede der beteiligten Personen erreicht hat. In der Regel vollzieht sich die emotionale, kognitive und soziale Entwicklung nicht zur gleichen Zeit. Der Reifungsprozess verläuft unterschiedlich schnell, je nachdem, welche Möglichkeiten das soziale Umfeld bietet. Somit sind die einzelnen Familienmitglieder mit eigenen Problemen beschäftigt, und gleichzeitig unternimmt die Familie als Gruppe den Versuch, kollektive Aufgaben zu bewältigen. Selbst bei den höchst entwickelten Familien verläuft dieser Weg nicht ganz ohne Auseinandersetzungen (Eisenberg et al., 1984).

Rollenverteilung

Während die Familie das Zusammenleben erlernt, kristallisieren sich mit der Zeit die sozialen Rollen der einzelnen Mitglieder heraus. In den traditionellen Familien der Vergangenheit ging der Ehemann einer Arbeit außer Haus nach, die Ehefrau übernahm den Haushalt, und von Kindern und Alten wurde erwartet, dass sie verschiedenste, auf ihre Arbeitsfähigkeit zugeschnittene Hilfstätigkeiten erledigten, um ihren Beitrag zum Haushalt zu leisten. Neuartige Formen der Familie, wie sie heute zu finden sind, führen zu Abweichungen von der traditionellen Rollenverteilung. Heutzutage kann sich eine

Familie aus zwei oder mehreren Personen (Erwachsene mit oder ohne Kind) zusammensetzen, die zusammenleben, Sorge füreinander tragen und gemeinsame Ziele verfolgen (Giger & Davidhizar, 1991).

Liegt bei einem Familienmitglied eine chronische Krankheit vor, führt dies notwendigerweise zu Rollenveränderungen. Williams, Lorenzo und Borja (1993) fanden heraus, dass Mütter von chronisch kranken Kindern weniger Zeit für die Beschäftigung mit ihren gesunden Kindern, für Haushaltsführung, berufliche Tätigkeit und soziale Aktivitäten aufwenden. Die Folge ist eine deutliche Zunahme der häuslichen Pflichten bei den gesunden Geschwistern.

Da in einem Haushalt mit einem allein erziehenden Elternteil kein anderer helfender Erwachsener zur Verfügung steht, muss der verbleibende Elternteil sowohl die Rolle des Vaters als auch die der Mutter übernehmen. Ein geeigneter Ausweg aus diesem Dilemma mag die Einbeziehung von Freunden sein, die bereit sind, sich durch die Übernahme geeigneter Aufgaben am Haushalt zu beteiligen. Eine weitere Lösungsmöglichkeit besteht darin, sich an formelle Unterstützungsgruppen zu wenden wie beispielsweise die US-amerikanische Organisation «Big Brother/Big Sister». Sie verfolgt das Ziel, Kindern von Alleinerziehenden und solchen aus dysfunktionalen Familien Rollenmodelle von Erwachsenen zu bieten.

Zielorientierte Bewältigung («mastery»)

Dysfunktionale Familien sind solche, die aus irgendwelchen Gründen nicht in der Lage sind, ihren Mitgliedern die erforderliche Hilfestellung bei der Entwicklung zukommen zu lassen (Falvo, 1991). Dabei handelt es sich keineswegs um ein Problem des Wollens, sondern vielmehr um einen Mangel an Bewältigungsfähigkeiten, die für die physische und emotionale Entwicklung der Familienmitglieder notwendig sind. In diesem Fall überwiegen die von der Familie in die Situation eingebrachten Schwächen und nicht die Stärken.

Das unzureichende Meistern individueller Entwicklungsaufgaben führt mit fortschreitendem Alter zu miteinander verwobenen Unzulänglichkeiten, und das Ausmaß derartiger Probleme hat unweigerlich Auswirkungen auf die familiäre Entwicklung. Wenn die Familie vor der Diagnose einer chronischen Krankheit bei einem Mitglied wenig intakt war, dann wird sie bei dem Versuch, auf die Krisensituation zu reagieren, noch weniger zielorientierte Bewältigungsfähigkeiten an den Tag legen (Falvo, 1991).

2.2.2 Einschränkung der Mobilität

Die häufigsten Ursachen von Wachstums- und Entwicklungsschwierigkeiten bei chronisch Kranken sind körperliche Einschränkungen. Sie können sich auf allen Entwicklungsstadien auswirken (siehe Kapitel 6 über eingeschränkte Mobilität). Das gilt insbesondere dann, wenn sichtbare Abweichungen von der Normalität vorhanden sind (Anderson & Bury, 1988). Der Umfang, in dem die körperliche Leistungsfähigkeit eine erfolgreiche Entwicklung anzeigt, bestimmt die Wahrscheinlichkeit, mit der Probleme auftreten.

Säuglingsalter

Schon wenn beim Säugling das Bedürfnis entsteht, seine Umgebung zu entdecken, wird Mobilität zum zentralen Faktor sowohl für die physische als auch für die psychosoziale Entwicklung und beeinflusst alle weiteren Entwicklungsschritte. Der Säugling experimentiert mit Distanzierung und Trennung von der Betreuungsperson, ein Verhalten, das Teil der psychosozialen Fähigkeit wird, Unabhängigkeit zu erlangen. Die Ausbildung eines elementaren Vertrauens gibt später den Anstoß für eine gesunde Risikobereitschaft und sogar für die Freude an körperlichen Leistungen (Miller, 1992). Außerdem kann bei einer langfristigen Trennung des Säuglings von den Eltern weder bei diesen noch beim Kind der natürliche Aufbau von Vertrauen und ein entwicklungsförderliches Experimentieren mit Kontrolle und Distanz stattfinden.

Kleinkind

Das Kleinkind arbeitet an der weiteren Ausdifferenzierung des sich entwickelnden Gefühls von Getrenntsein und Autonomie, indem es bei jeder Gelegenheit versucht, Kontrolle zu gewinnen. Das wichtigste Werkzeug beim Experimentieren mit Kontrolle ist wahrscheinlich die physische Mobilität. Ist ein Kind aufgrund einer körperlichen Einschränkung nicht in der Lage dazu, entsteht ein Gefühl der Hilflosigkeit, das später nur schwerlich überwunden werden kann. Weil sie das Bedürfnis haben, Abenteuer zu erleben, entwickeln Kleinkinder, aber auch Kinder im frühen Jugendalter, in Zusammenhang mit Immobilität die stärksten Ängste (Miller, 1992).

Schulalter

In der Schule sind Kinder in erster Linie damit beschäftigt zu lernen, die Initiative zu ergreifen. Sie sind wissbegierig, treten mit anderen in Kontakt und sind beinahe ständig in Bewegung. Werden sie durch körperliche Einschränkungen in ihrer Bewegungsfreiheit gehemmt, reduzieren sich auch Anzahl und Vielfalt der zwischenmenschlichen Kontakte, die für ihr Alter üblich sind. Streben sie danach, ein gutes Gefühl hinsichtlich ihrer körperlichen Leistungsfähigkeit zu entwickeln, werden sie daran gehindert, sich im Wettstreit mit anderen zu messen. Deswegen haben Schulkinder mit Mobilitätseinschränkungen unter Umständen fortwährend das Gefühl, den anderen nachzustehen und versuchen ständig aufzuholen (Eisenberg et al., 1984).

Das Schulkind übernimmt zunehmd Eigenverantwortung für Selbstversorgungsaktivitäten wie etwa Körperpflege oder Toilettengang und häufig auch für die Wahl der Kleidung. Von grundlegender Bedeutung sind nunmehr festgelegte, regelmäßige Aktivitäten mit Gleichaltrigen. In diesem Alter gehören zur Ausbildung des Selbstwertgefühls Mobilität, Wettstreit, Beherrschen bestimmter physischer und kognitiver Fertigkeiten und insgesamt ein Gefühl von Kompetenz. Für ein Kind mit schwerwiegenden Mobilitätseinschränkungen mag dies bedeuten, dass es in einem anderen erfolgversprechenden Bereich herausragende Fähigkeiten entwickeln muss, oder dass es seine Versuche, mit Gleichaltrigen zusammenzusein einstellt und statt dessen den Rückzug in die Sicherheit der Familie antritt (Eisenberg et al., 1984).

Jugendalter

In diesem Lebensabschnitt konzentriert der Mensch seine Bemühungen darauf, von Gleichaltrigen akzeptiert zu werden und Identität zu entwickeln. Wenn die Mobilität so stark eingeschränkt ist, dass Abhängigkeit von einer Versorgungsperson besteht, um die Grundbedürfnisse befriedigen zu können, kommt es wahrscheinlich zur Unterbrechung der für andere üblichen Mitgliedschaft in einer Gleichaltrigengruppe und einer Störung bei der Identitätsbildung. Mobilitätseinschränkungen können sich auch nachteilig auf die Möglichkeit auswirken, Erfahrungen romantischer Art zu sammeln, was dauerhaft die Fähigkeit beeinträchtigen kann, im Erwachsenenalter Vertrauen zu anderen Erwachsenen zu fassen und Beziehungen intimen Charakters zu ihnen aufzunehmen (Rankin & Weekes, 1989).

Chronisch kranke Jugendliche sind stärker gefährdet, psychische Probleme zu entwickeln als ihre gesunden Altersgenossen. Zu diesem erhöhten Risiko tragen bei:

- die Prognose der Krankheit
- Aktivitätseinschränkungen
- Sprachschwierigkeiten oder Hördefizite
- die Erfahrung, dass das Auftreten der Symptome nicht vorhersagbar ist. (Ireys et al., 1994)

Sind zusätzlich Mobilitätseinschränkungen gegeben, treten weitere Komplikationen dann auf, wenn im Verlauf der Entwicklung neue Stufen der Unabhängigkeit erprobt werden.

Erwachsenenalter

Erwachsene werden durch Mobilitätseinschränkungen dann am wenigsten beeinträchtigt, wenn ihre Fähigkeit zur Produktivität nicht ebenfalls eingeschränkt ist. Im frühen Erwachsenenalter werden Beziehungen geprüft, Lebensziele gewählt und die Unabhängigkeit von der Kernfamilie realisiert. Das erforderliche Maß an Mobilität für diese Aktivitäten und der sich daraus ergebende Grad an Unabhängigkeit und Produktivität können beträchtlich variieren. Ein Erwachsener, der an einer schleichenden, progressiv verlaufenden Erkrankung wie etwa Multipler Sklerose leidet, kann durchaus weiterhin in der Elternrolle, als Berufstätiger oder als Ehegatte funktionsfähig sein, wenn auch mit einigen Verantwortlichkeits- und Rollenanpassungen. Selbst wenn die Mobilität auf den Rollstuhl beschränkt ist, macht dies nicht unbedingt eine völlige Neuverteilung der Rollen innerhalb der Familie erforderlich (Foxall et al., 1985).

In der Regel erwarten ältere Erwachsene eine Minderung ihres körperlichen Aktivitätspotenzials. Die Anpassung an Mobilitätseinschränkungen gehört zu den Entwicklungsaufgaben, die Menschen im fortgeschrittenen Alter auf sich zukommen sehen. In dem Maße, wie das körperliche Leistungsvermögen abnimmt, müssen die Aktivitäten neu überprüft werden, um sie an die Veränderungen anzugleichen. Mobilität wird nur dann zum Thema, wenn die Person nicht mehr in der Lage ist, sich selbst oder einen von ihr abhängigen nahestehenden Menschen zu versorgen. Jüngere Menschen sehen in der Mobilität kein zentrales Thema der Rolle des Beraters oder Ratgebers. Tritt bei einem Älteren eine chronische Krankheit auf, wird ihr in der Regel mit Akzeptanz und zufriedenstellender Anpassung begegnet. Ist die Mobilitätseinschränkung jedoch so schwerwiegend, dass der Betreffende in zunehmende Abhängigkeit gerät und beispielsweise in eine fachpflegerische Einrichtung umziehen oder künftig bei einem Kind leben muss, wird die Anpassung voraussichtlich weniger optimal verlaufen (Corbin & Strauss, 1984).

Körperbild

Unter Körperbild wird die mentale Wahrnehmung der äußeren Erscheinung und der Funktionsfähigkeit des Körpers im Vergleich zu anderen verstanden (siehe Kapitel 12 über Körperbild). Es entwickelt sich zwar bereits während der Kindheit, unterliegt jedoch auch noch bei Erwachsenen einer ständigen Veränderung.

Säuglinge und Kinder

Ein Säugling entwickelt erst dann eine Vorstellung vom eigenen Körper, wenn er sich der Existenz anderer bewusst wird. Die Ausbildung des Körperbilds beginnt etwa um den neunten Lebensmonat, wenn der Säugling erkennt, dass er und seine Hauptbetreuungsperson keine Einheit darstellen (Hymovich & Hagopian, 1992). Kleinkinder sind sich zwar bewusst, dass sie ein eigenständiges Wesen sind, sehen den eigenen Körper im Vergleich zu anderen aber noch nicht unter Gesichtspunkten wie richtig oder falsch und haben, wenn sie anders aussehen als die anderen, noch keine Probleme mit dem Körperbild.

Kleinkinder experimentieren mit der Kontrolle über ihre Körperfunktionen, indem sie sich weigern, das zu tun, was man ihnen sagt und beginnen, ihre körperlichen Fähigkeiten auszutesten. Sobald das Schulalter erreicht wird, vergleichen Kinder ihren Körper mit dem von Gleichaltrigen und nehmen ihn stärker wahr. Sie treten in Wettstreit um den besten Weitspringer, den besten Läufer, den Stärksten usw. Die Rückmeldung von Schulkameraden, ebenso wie die von Erwachsenen, führt zur Ausbildung eines «guten» oder eben eines «schlechten» Körperbildes (Hymovich & Hagopian, 1992).

Jugendliche und junge Erwachsene

Jugendliche und junge Erwachsene, die der Meinung sind, dass ein Körper wie der ihre nicht erstrebenswert sei, werden in ihren Möglichkeiten, mit intimen Beziehungen zu experimentieren, eingeschränkt. Körperliche Veränderungen, die als Begleiterscheinung chronischer

Krankheit auftreten, können von ihnen oder von Gleichaltrigen als abstoßend angesehen werden und bleibende schädigende Auswirkungen auf die Fähigkeit zur zwischenmenschlichen Intimität haben. Krebskranke Jugendliche zum Beispiel betrachten körperliche Veränderungen wie Haarverlust möglicherweise als ebenso schlimm wie die Erkrankung selbst (Eisenberg et al., 1984).

Ältere Erwachsene

Erwachsene mittleren und höheren Alters fühlen sich in der Regel mit ihrem Körper wohl, so dass das Körperbild durch Krankheit nicht wesentlich beeinträchtigt wird. Die Anforderungen, die durch Partnersuche, Familiengründung und Etablierung in einer produktiven Rolle an sie gestellt wurden, sind erfüllt. Überdies zwingen die physiologischen Veränderungen, die den üblichen Alterungsprozess begleiten, auch zu Umstellungen in der Lebensweise, so dass eine Fähigkeitsabnahme so lange weniger Einfluss auf das Selbstbild hat, wie das Leben weiterhin als sinnvoll erachtet wird (Putnam, 1987).

2.2.3 Sexualität

In Kapitel 13 (Sexualität) wird die sexuelle Entwicklung über den gesamten Lebenszyklus hinweg dargestellt. Selbst unter idealen Bedingungen ist es nicht einfach, auf diesem Gebiet gesunde Einstellungen einschließlich Selbstvertrauen zu entwickeln. Wahrnehmungsformung und Erlebnisreichtum im Hinblick auf Sexualität sowie die Qualität sexueller Beziehungen können durch physische Veränderungen, Nebenwirkungen verordneter Medikamente, Veränderungen des Körperbilds oder einen Wechsel im sozialen Umfeld beeinflusst und beeinträchtigt werden (Eisenberg et al., 1984). Falsche Vorstellungen über behinderte Menschen und ihre Fähigkeit zur sexuellen Entfaltung führen im sozialen Bereich häufig dazu, dass weniger Partner für diese Menschen zur Verfügung stehen.

Chronische Krankheiten mit Auswirkungen auf die reproduktiven Organe, wie beispielsweise Hypospadie (eine schwere Harnröhrenmissbildung) oder Hodenkrebs, erhöhen die Gefahr des Auftretens sexueller Entwicklungsprobleme, ungeachtet ob Kind oder Erwachsener. Bei jüngeren Kindern kommt es unter Umständen zu einer Verzögerung der sexuellen Entwicklung, wenn es ihnen nicht möglich ist, mit ansteigenden Intimitätsgraden zu experimentieren. Ältere Erwachsene stellen häufig nur ungern Fragen oder suchen nur zögernd Hilfe im Zusammenhang mit Sexualität, weil sie fürchten, die Entfremdung zwischen ihnen und den jüngeren Mitgliedern der Gesellschaft dadurch zu verstärken – denn diese vertreten im Allgemeinen den Standpunkt, Ältere sollten eigentlich kein Interesse mehr an sexueller Aktivität haben (Eisenberg et al., 1984).

2.2.4 Psychische Adaptation

Die psychische Adaptation an chronische Krankheit wird am ehesten erreicht, wenn es gelingt, den Betroffenen einen optimalen Grad an Unabhängigkeit und Selbstkontrolle zu verschaffen. Eine verstärkte Abhängigkeit von anderen mag bei Krisen erforderlich sein, doch ist es von grundlegender Bedeutung, die funktionellen Fähigkeiten so bald und so weit wie irgend möglich wiederherzustellen.

Verlust der Unabhängigkeit

Ungeachtet des Alters kann der Verlust der Unabhängigkeit und somit der Selbständigkeit für jede Person mit einer chronischen Krankheit verheerende Folgen haben. Jüngere Kinder experimentieren für gewöhnlich hingebungsvoll mit ihrer Eigenständigkeit, wodurch die Grundlage für jenes Selbstvertrauen geschaffen wird, das für ein erfolgreiches Angehen späterer Entwicklungsaufgaben erforderlich ist. Auf ihrem Entwicklungsweg lassen ältere Kinder physische und psychische Meilensteine hinter sich, was unerlässlich ist, um später als unabhängige Erwachsene einen Beitrag für die Gesellschaft leisten zu können. Bestimmte therapeutische Notwendigkeiten, körperliche Einschränkungen oder schulische Absenzen erweisen sich als Hindernisse auf diesem Weg (Jackson & Vessey, 1992).

Beginnt die Krankheit im Erwachsenenalter, wird die Reaktion darauf unmittelbar davon beeinflusst, inwieweit die Unabhängigkeit einer Person eingeschränkt ist. Ältere Erwachsene, die sich wegen ihres Alters und einer eventuell auftretenden chronischen Krankheit bereits Sorgen um die Erhaltung ihrer Unabhängigkeit machen, sehen sich zusätzlichen Anpassungsschwierigkeiten gegenüber, wenn sie außerdem noch mit der Notwendigkeit eines Umgebungswechsels belastet werden. Dadurch wird der Verlust der Unabhängigkeit auf unübersehbare Weise signalisiert, was möglicherweise verheerende Auswirkungen auf den Betroffenen hat. Nicht selten sind Verwirrtheitserscheinungen, Rückzug und Desorientierung die Folge. Handelt es sich um die Aufnahme in eine Einrichtung ohne Rehabilitationsangebote, kann die bevormundende Betreuungsgsphilosophie des Hauses dazu beitragen, dass Klient und Familie innerlich kapitulieren (Eisenberg et al., 1984).

Compliance und Kontrolle

Die Kooperations- und Mitarbeitsbereitschaft auf Seiten des Klienten in Bezug auf medizinisch-pflegerische Verordnungen wird in vielen Fällen zu einem Problem der Kontrolle (siehe Kapitel 10 über Compliance). Der Grad an Compliance variiert mit dem Entwicklungsstadium.

Jüngere Kinder
Es ist Teil der normalen Entwicklung, dass ein Kind immer mehr an Macht und Kontrolle über seine Umgebung gewinnt. Hat das Kind wenig Gelegenheit, in dieser Hinsicht zu experimentieren, wird es versuchen, die Kontrolle über alles Mögliche, was in seiner unmittelbaren Umgebung geschieht, zu übernehmen (Miller, 1992). Dieses Bedürfnis nach Ausübung von Kontrolle kann sich auch in Verhaltensweisen äußern, die sich direkt auf den Behandlungsplan auswirken, indem beispielsweise die Einhaltung von Ernährungsregeln, die Medikamenteneinnahme oder die Kooperation bei Therapiesitzungen verweigert wird.

Das gleiche Problem kann bei kleinen Geschwistern der erkrankten Person auftreten, die wegen der familiären Krise vermehrtem Stress ausgesetzt sind. Es macht sich besonders dann bemerkbar, wenn die Geschwister selbst noch damit beschäftigt sind, die mit der Ausübung von Kontrolle verbundenen Schwierigkeiten zu meistern. Unter diesen Bedingungen mag es vorkommen, dass die Geschwister extreme Verhaltensweisen an den Tag legen, um ihre Grenzen auszutesten. Tatsächlich können Gefühle des Kontrollverlusts sowohl beim kranken Kind als auch bei seinen Geschwistern zu regressiven Verhaltensweisen wie etwa Bettnässen führen (Miller, 1992).

Jugendliche
Jugendliche unterliegen extremen Gefühlsschwankungen und sind deswegen für gewöhnlich emotional labil. Sind sie nicht in der Lage, die physische Kontrolle über ihren Körper auszuüben, versuchen sie vermutlich vermehrt, Menschen und Situationen zu kontrollieren. Ihre Reaktionen können eine Kombination folgender Merkmale aufweisen:

- lenkendes Verhalten, d. h. das Kontrollieren sämtlicher Aspekte dessen, was mit ihnen geschieht oder an ihnen getan wird
- widersetzliches Verhalten wie beispielsweise fehlende Compliance und
- willfähriges Verhalten, das durch ständiges Nachgeben sowie umfassende Zustimmung und Konformität zum Ausdruck kommt. (Miller, 1992)

Jugendliche kommen den an sie gestellten Anforderungen wahrscheinlich eher nach, wenn es ihnen möglich ist, weiterhin Kontakt zu Gleichaltrigen zu halten und wenn sie in Entscheidungen hinsichtlich ihrer medizinischen und pflegerischen Versorgung einbezogen werden.

Erwachsene
Auch junge Erwachsene und Erwachsene mittleren Alters erfahren einen Verlust an Kontrolle, wenn sie sich eine dauerhafte Krankheit oder Behinderung zuziehen und dazu neigen, verpassten Gelegenheiten nachzutrauern. Nicht selten bringen die notwendig gewordenen Rollenveränderungen ein Gefühl von Unproduktivität und Versagen bezüglich der Aufgabe mit sich, die familiäre Entwicklung voranzubringen. Hinzu kommt, dass auch Veränderungen, die sich im intimen Eheleben ergeben, zum vorherrschenden Problem bei der Ausübung von Kontrolle werden können (Miller, 1992).

Ältere Erwachsene sind besonders anfällig für das Gefühl von Machtlosigkeit, da sie bereits einer Reihe von Kontrollverlusten erlebt haben, was zu einer Einbuße an intakten Ressourcen bei ihnen selbst geführt hat (Miller, 1992). Erleiden sie einen situationsbedingten oder andauernden Kontrollverlust, verfallen sie möglicherweise in Depressionen und Hoffnungslosigkeit.

Isolation

Chronisch Kranken, egal ob Kinder oder Erwachsene, die keinen Kontakt zu Gleichaltrigengruppen haben, wird die Erfahrung des üblichen Gebens und Nehmens vorenthalten, und deswegen sind sie unter Umständen nicht in der Lage, die in der entsprechenden Altersgruppe erwarteten sozialen Fertigkeiten zu erwerben. Bei Kindern stärken die gesunden Geschwister und die Nachbarschaft den sozialen Rückhalt und damit letzten Endes auch den Selbstwert (Stein & Jessop, 1989). Bei Erwachsenen bieten soziale Interaktionen am Arbeitsplatz und in der Gemeinde Gelegenheit zum Austausch von Erfahrungen aus dem Familienleben. Diese Kommunikation mit anderen Erwachsenen kann bestätigend wirken und Optimismus bei der Handhabung alltäglicher Probleme hervorrufen. Der soziale Umgang mit Menschen gleichen Alters sollte, wann immer dies möglich ist, als vorrangig in den Tagesablauf integriert werden.

Treten Krisen auf oder ist ein Krankenhausaufenthalt nötig, sind viele Familien der Ansicht, es gebe wichtigeres zu tun, als sich um die Sozialkontakte des Kindes zu kümmern. Neigen die Eltern zum Schutz vor weiterem Schaden zu Überbehütung und Abschirmung, ist es nicht ausgeschlossen, dass das Kind während dieser Zeiten in soziale Isolation gerät (siehe Kapitel 8 über soziale Isolation). Der Wunsch der Eltern nach einem schützenden Umfeld für das Kind ist gewiss verständlich. Manchen Familien mangelt es jedoch an Kenntnissen über die Wichtigkeit der sozialen Komponente bei der Entwicklung und die Bedeutung der Einbeziehung von Gleichaltrigen. In solchen Fällen kann Schulung und Aufklärung neue Impulse bei der Suche nach Gelegenheiten vermitteln, soziale Kontakte über den unmittelbaren Haushalt hinaus herzustellen (Stein & Jessop 1989).

2.2.5 Kulturelle Unterschiede

Die Kultur ist der Mechanismus, durch den gemeinsame Ideen, Überzeugungen und Traditionen über Generationen hinweg aufrechterhalten werden. Der Begriff Kultur bezieht sich dabei nicht nur auf den ethnischen Hintergrund, sondern auch auf Geschlecht, Formen der Zusammenarbeit, Religion, Schichtzugehörigkeit, soziale Gruppen und sogar auf jede Gruppierung von Menschen mit gemeinsamen Überzeugungen, wozu auch Familien oder Gruppen von behinderten Menschen zählen. In den letzten Jahren hat sich immer wieder gezeigt, dass das Wesen der menschlichen Aktivität eine Funktion kultureller und biologischer Ressourcen ist, die dem einzelnen die Mittel an die Hand geben, auf die Herausforderungen des Daseins reagieren und somit überleben zu können (Brookins, 1993). Eine Pflege, die kulturelle Vielfalt berücksichtigen will, muss auf den einzelnen Kranken im Kontext seiner Kultur ausgerichtet sein. Brookins (1993) fordert eine solche Sichtweise, damit das Augenmerk nicht auf Defiziten oder Abweichungen liegt, sondern vielmehr auf den Stärken, die von der betroffenen Person in die Situation eingebracht werden können.

Wachstums- und Entwicklungserfolge lassen sich am ehesten durch den Aufbau interkultureller Kompetenz erreichen (Patterson & Blum, 1993). Das heißt natürlich nicht, dass Erfahrungen aus der eigenen Kultur verworfen werden sollten, vielmehr gilt es, die Menschen zu ermutigen, bestehende kulturelle Bindungen beizubehalten und gleichzeitig eine gewisse Fähigkeit zu erlangen, andere Kulturen zu verstehen und innerhalb dieser Kulturen zu bestehen. Eine harmonische kulturelle Verschmelzung dieser Art setzt voraus, das Normengefüge der eigenen, aber auch das anderer Kulturen zu akzeptieren, denn nur so ist es möglich, sich in der jeweiligen kulturellen Umgebung zurechtzufinden. Sobald diese Ebene der Integration erreicht ist, kommt es zu sozialer Entwicklung in Form von Identitätsbildung, was das Individuum wiederum befähigt, den nächsten Meilenstein in der persönlichen und familiären Entwicklung ins Auge zu fassen.

Die Auswirkungen einer chronischen Krankheit auf den Einzelnen und die Familienangehörigen wurden allzu lange ausschließlich aus der Perspektive eines biologischen Modells betrachtet. Für eine effektive Pflegepraxis unverzichtbar sind jedoch revidierte konzeptuelle Bezugssysteme, die soziale, verhaltensbezogene und kulturelle Gesichtspunkte berücksichtigen. Manche der größten Herausforderungen in der Pflege kommen dann zustande, wenn dem Klienten geholfen werden soll, dauerhafte Veränderungen in Bereichen wie Ernährung, körperliche Betätigung oder Medikation vorzunehmen, durch kulturelle Einflüsse aber widersprüchliche Anforderungen an die Betreuung entstehen (Andrews & Boyle, 1995).

Kulturspezifische Probleme

In allen kulturübergreifenden Studien über chronisch Kranke und deren Familien treten immer wieder drei Themenbereiche hervor (Grace & Zola, 1993). An erster Stelle steht die Ursache der Krankheit oder Behinderung aus kultureller Sicht. Als Zweites folgen die an das Weiterleben geknüpften Erwartungen, die den Umfang der Bemühungen seitens der Familie zur Erzielung optimaler Ergebnisse bestimmen, und an dritter Stelle schließlich steht die soziale Funktion, die als angemessen für die Betroffenen erachtet wird.

Ursache von Krankheit und Behinderung aus kultureller Sicht
Von einigen Kulturen wird chronische Krankheit als eine Form der Bestrafung für ein Vergehen angesehen. Diese Einstellung beeinflusst die Reaktion der Familie und der Gemeinschaft auf den einzelnen Kranken. Die betroffene Person wird vielleicht als greifbarer Beweis dafür betrachtet, dass entweder sie selbst oder die Familie moralisch verwerflich gehandelt hat. In anderen Kulturen wird Behinderung mit Hexerei in Verbindung gebracht, vor allem dann, wenn die Krankheit unvermittelt ausbricht (Grace & Zola, 1993).

Der rote Faden, der sich durch all diese Überzeugungssysteme zieht, ist die tief verwurzelte Annahme, dass der Einzelne oder die Familie selbst verantwortlich für das Auftreten der Krankheit ist. Die Kontaktaufnahme mit den Betreffenden wird von anderen Mitgliedern der Gemeinschaft möglicherweise als Risiko betrachtet (Grace & Zola, 1993). Dass sich derartige Überzeugungen nachteilig auf die Hilfsbereitschaft gegenüber den betroffenen Familien auswirken, selbst wenn diese dem gleichen kulturellen Verband angehören, ist verständlich. Von den Familien wird Behinderung oft als Schande empfunden, und sie versuchen, die betroffene Person zu verstecken. Das ist besonders dann der Fall, wenn sich die Krankheit in Verunstaltung oder körperlicher Deformation äußert. Es kann auch vorkommen, dass behinderte Kinder von der Schule ferngehalten werden und somit keinen Zugang zu irgendeiner Form von Frühdiagnose oder zu bestimmten Behandlungsprogrammen haben, was sie an der Bewältigung ihrer Entwicklungsaufgaben hindert (Grace & Zola).

Doch nicht in allen Kulturen betrachtet man die Ursache von chronischer Krankheit in einem negativen Licht. So stellte Madiros (1989) im Rahmen einer Studie über mexikanisch-amerikanische Eltern von chronisch kranken Kindern fest, dass bei diesen die Überzeugung weit verbreitet war, sie seien aufgrund einer vor der Geburt des Kindes bewiesenen Fähigkeit zum Mitgefühl eigens dazu bestimmt worden, für ein Kind mit besonderen Bedürfnissen sorgen zu dürfen. Ein solches Kind zu haben wurde, so die Studie, eher als Ehre und nicht als Fluch angesehen.

Erwartungen hinsichtlich des Weiterlebens
In Kulturen mit seit jeher begrenzten Ressourcen mag es vernünftig erscheinen, chronisch kranken Familienmitgliedern die nötigen Mittel zu entziehen, um das Überleben der stärkeren sicherzustellen. Diese Auffassung trägt letzten Endes entweder zum früheren Tod des Kranken bei, oder sie hat katastrophale Auswirkungen auf seine physische und psychische Entwicklung (Grace & Zola, 1993).

Auch die in der Kultur herrschende Überzeugung über die Art und Weise, wie die Gesundheit wiederhergestellt werden sollte, hat Auswirkungen, insbesondere auf die langfristige Planung und den Umgang mit Informationsangeboten. Die Hoffnung auf Wunder oder göttliches Einwirken kann die Familie – ganz besonders bei starken religiösen Bindungen – davon abhalten, die Behandlung einzuleiten, sich daran zu beteiligen oder bei der Planung des weiteren Vorgehens mitzuwirken (Grace & Zola, 1993).

Soziale Funktion
Wie viel Zeit, Energie und sonstige Ressourcen auf Ausbildung oder berufliches Fortkommen eines chronisch Kranken verwendet werden, hängt häufig davon ab, inwieweit von ihm erwartet werden kann, seinen gesellschaftlichen Beitrag zu leisten. In einigen Kulturen gilt dies insbesondere für Mädchen und Frauen. Andererseits wird von einem behinderten Familienmitglied, selbst wenn es das Haus nicht verlassen kann, in der Regel erwartet, etwas zum Wohlergehen der Familie beizutragen, gleichgültig in welcher Funktion. Interessanterweise kann die in Nordamerika vorherrschende Kultur oft nicht begreifen, dass Angehörige anderer Kulturen häufig nicht willens sind, einen bedeutenden Teil der Familienressourcen auch dann aufzuwenden, wenn voraussichtlich kein finanzieller Rückfluss zustande kommt (Grace & Zola, 1993).

Stigmatisierung

Ursachen und Auswirkungen einer Stigmatisierung werden in Kapitel 5 eingehend erläutert. Auch der Zusammenhang zwischen Stigma und Kultur wird dort dargelegt. Mit chronischer Krankheit verbundene Stigmata finden sich in allen Kulturen, wobei die stigmatisierenden Merkmale in Abhängigkeit von den Normen der jeweiligen Kultur variieren. Daher ist es wichtig, Informationen über kulturspezifische Anschauungen und Überzeugungen zusammenzutragen, die sich auf chronische Krankheiten beziehen (Giger & Davidhizar, 1991). McCubbin et al. (1993) konnten beispielsweise zeigen, dass sich die familiären Überzeugungssysteme bezüglich einer Behinderung bei angloamerikanischen, indianischen und hawaiianischen Familien voneinander unterscheiden.

Angloamerikaner
Die Angloamerikaner verwenden zur Beschreibung von Behinderung stigmatisierende Etiketten und führen das Auftreten einer Krankheit auf wissenschaftlich fassbare Ursachen außerhalb der Familie zurück. Die Funktionsfähigkeit des Behinderten wird wegen der Krankheit als eingeschränkt betrachtet, ob dies der Realität entspricht oder nicht. Die betroffene Person gilt als abweichend von der gesellschaftlichen Norm und als stigmatisiert. Als Folge gesellschaftlicher Reaktionsweisen, die ihre Andersartigkeit mit negativen Konnotationen besetzen, erfahren chronisch kranke Menschen, die unter Angloamerikanern leben, wahrscheinlich am nachhaltigsten und am häufigsten Entwicklungsabrisse. Dieser Effekt hat die stärksten Auswirkungen auf solche Entwicklungsstadien, in denen zwischenmenschliche Beziehungen und die Akzeptanz durch Gleichaltrige von entscheidender Bedeutung sind.

Naturvölker
Bei Naturvölkern wird die Krankheitsursache auf ein Ungleichgewicht innerhalb der Familie

bzw. ein Fehlverhalten eines Mitglieds oder mehrerer davon zurückgeführt. Es gibt keine herabsetzenden Bezeichnungen, um Familienmitglieder mit einer Behinderung zu beschreiben. Vielmehr sind sie weiterhin geschätzte Mitglieder des Familienverbandes, die entsprechend ihren Möglichkeiten ihren Beitrag leisten. Krankheit gehört mit zum Wohlbefinden oder wird als eine der im Leben auftretenden normalen Schwankungen angesehen. Die Schuld an der Behinderung wird nicht auf die kranke Person übertragen.

2.2.6 Sozioökonomische Faktoren

Familiensysteme werden nach der sozioökonomischen Schichtzugehörigkeit und weniger nach Rasse oder ethnischem Hintergrund eingeteilt. Die soziale Organisation wird durch Beobachtung erlernt, wobei die Familie als Gruppe den entscheidenden Einfluss auf das Sozialverhalten der einzelnen Mitglieder ausübt, und zwar unabhängig davon, um welche Kultur es sich handelt (Giger & Davidhizar, 1991). Aus wirtschaftlichen Gründen existieren verschiedene Arten von Familienstrukturen. So gibt es beispielsweise Unterschiede hinsichtlich der Zahl der außer Haus arbeitenden Erwachsenen eines Haushalts. Gehen alle Erwachsenen in einer Familie einer Arbeit nach, kann das zu einem höheren Einkommen führen und eine bessere Anpassung an eine chronische Krankheit bewirken, da weniger Energie aufgewendet werden muss, um den Grundbedürfnissen der Familie gerecht zu werden (Eisenberg et al., 1984). In der Tat lassen erweiterte oder alternative Familienstrukturen einen weitaus größeren Spielraum für die Entwicklung von Rollen und das Delegieren häuslicher Aufgaben zu.

Das Einzel- und Gruppenverhalten erwächst aus dem sozioökonomischen Status. Familien aus sozioökonomisch niedrigen Schichten sind häufig weniger organisiert, verfügen über schlechtere Problemlösungsstrategien oder sind in geringerem Maße zukunftsorientiert. Das Überleben wird in vielen Fällen von einem Tag auf den anderen sichergestellt, weshalb eine langfristige Planung nicht durchführbar ist. Verlassen Familienmitglieder das System oder kommen welche hinzu, kann die Rollenverteilung durcheinander geraten. Familien mit niedrigem sozioökonomischen Status haben häufig das Gefühl, dass der Kontrollort («locus of control») bezüglich ihrer Lebensumstände außerhalb der Familie liegt – d.h., sie entwickeln die Empfindung, von Kräften beeinflusst zu werden, die von außen auf sie einwirken. Ist eine chronische Krankheit vorhanden, verstärkt diese oftmals die Desorganisation. Armut bedeutet jedoch nicht zwangsläufig, dass Menschen Veränderungen nicht wollen oder nicht in der Lage sind, damit zurechtzukommen (Giger & Davidhizar, 1991). Allerdings führt sie zu einem erhöhten Risiko in Bezug auf chronische Gesundheitsprobleme und schafft mehr Hindernisse für die Behandlung (Newacheck, 1994).

Familien mit mittlerem und höherem Einkommen haben wegen ihrer stabilen finanziellen Situation Vorteile in vielerlei Hinsicht. Weil sie bei der Befriedigung der familiären Grundbedürfnisse von anderen unabhängig sind, entwickeln sie ein höheres Selbstwertgefühl. Diese Familien sind eher gut organisiert, mit festgelegten Rollen und Aufgaben für jedes Familienmitglied. Steht die Familie vor einer Krise wie beispielsweise der Diagnose einer chronischen Krankheit oder einer solchen, die mit einer Behinderung einhergeht, zeigt sich zumindest anfänglich die Tendenz, durchdacht und angemessen zu reagieren (Eisenberg et al., 1984).

2.2.7 Schmerz und Furcht

Vielen Menschen fällt es schwer, Schmerz oder Furcht zum Ausdruck zu bringen. Das gilt insbesondere für Personen, die in ihrem bisherigen Leben nur wenig Kontakt mit einer Umgebung hatten, in der ihnen Pflege zuteil wurde. Weiteren Einfluss auf die Bereitschaft, anderen Gefühle mitzuteilen, die sich auf derart persönliche und sensible Dinge beziehen, hat außerdem das Entwicklungsstadium sowie die kulturelle Nähe des Gesundheitswesens und die Vertrautheit damit. Von Pflegekräften und anderen Betreuern wird in diesem Zusammenhang gefordert, sich um ein kommunikationserleichterndes Verhalten zu bemühen und sich Zeit zum Zuhören zu nehmen.

Schmerz

Wer im Gesundheitswesen tätig ist, muss sich darüber im Klaren sein, dass der Mensch im Laufe des gesamten Lebenszyklus Schmerzerfahrungen ausgesetzt ist, wobei es allerdings von Altersgruppe und Entwicklungsabschnitt abhängt, wie sich der Schmerz manifestiert. Eine eingehende Auseinandersetzung mit dem Thema Schmerz, Schmerzmanagement und den vielen Mythen, die bei Kindern und Älteren mit Schmerzen verbunden sind, findet sich in Kapitel 7.

Säuglinge

Es wird angenommen, dass Kinder zwischen dem dritten und zehnten Lebensmonat lernen, Schmerzen zu lokalisieren und nach sechs Monaten allmählich ein Schmerzgedächtnis aufbauen (Garrison & McQuiston, 1989).

Die Gefahr, im späteren Leben Probleme beim Aufbau vertrauensvoller Beziehungen zu entwickeln, besteht, wenn Säuglinge wiederholt hospitalisiert und dadurch von ihren primären Bezugspersonen getrennt wurden, dabei in unvorhersehbarer Weise der Fürsorge zahlreicher anderer Personen anvertraut waren und darüber hinaus wiederholt schmerzhafte Prozeduren erdulden mussten (Jackson & Vessey, 1992).

Kinder

Kleinkinder erlernen die Sprache leicht und entwickeln allmählich auch Verständnis für das «Mittel-zum-Zweck-Konzept». Wenn man Kindern in einfachen Worten die zu erwartenden Ereignisse darlegt, können sie auch begreifen, dass die Schmerzen während der an ihnen durchgeführten Prozeduren oder Behandlungsmaßnahmen nur notgedrungen vorhanden sind. Obgleich Kleinkinder vom Intellekt her durchaus fähig sind, eine Erläuterung des «Mittel-zum-Zweck-Konzepts» zu verstehen, sind sie noch nicht in der Lage, sich unter Kontrolle zu halten, wenn Schmerzen bevorstehen. Hinzu kommt, dass sie Krankheit nur insofern verstehen, als sie ihren Lebensablauf beeinträchtigt und deswegen beginnen, den Verdacht zu hegen, sie seien selbst dafür verantwortlich (Garrison & McQuiston, 1989).

Vorschulkinder sind leicht bereit, sich die Schuld für ihre Krankheit selbst zuzuschieben. Sie denken magisch und interpretieren die Welt aus egozentrischer Sicht. Dabei nehmen sie an, dass sie alle Dinge verursachen oder dass diese zumindest von Bedeutung für sie sind. Sie interpretieren das Auftreten von Schmerz eher als Bestrafung für schlechte Taten. Ältere Vorschulkinder beginnen, diese Selbstbeschuldigung von sich zu weisen und betrachten Krankheit als etwas, das aus der Umgebung auf sie einwirkt, beispielsweise in Form von Keimen. Im Allgemeinen teilen Vorschulkinder ihr Schmerzerlebnis über Körperbewegungen und vorwiegend über lautstarke Protestäußerungen mit (Garrison & McQuiston, 1989).

Schulkinder sind in der Lage, ihre sich zusehends verbessernden sprachlichen Fertigkeiten zur Beschreibung des Schmerzerlebnisses einzusetzen. Ab dem achten oder neunten Lebensjahr können sie mehrere Aspekte einer Situation gleichzeitig erfassen. In dem Maß, wie sie zunehmend versuchen, durch Stillhalten kooperativ zu sein, gewinnen sie an physischer Kontrolle. Schulkinder können den Zweck von therapeutischen Maßnahmen verstehen und zeigen in der Regel mehr Kooperation, wenn man sie in gewisser Weise an der Behandlungsmaßnahme teilhaben lässt. Aus kognitiver Sicht erfassen sie die mit der Krankheitsprävention verbundenen Gedankengänge jedoch keineswegs vollständig (Garrison & McQuiston, 1989).

Jugendliche

Mit dem Erreichen des Jugendalters können die Kinder die Gründe für schmerzvolle oder invasive Behandlungsmaßnahmen verstehen. Ihre Kooperationsversuche drücken sich in der Regel durch Gelassenheit aus, da sie es als notwendig erachten, Emotionen zu verstecken, um so als reifer betrachtet zu werden. Aggression gegenüber Eltern oder Betreuern dient eventuell als Mechanismus, den unterdrückten Emotionen zu einem späteren Zeitpunkt freien Lauf zu lassen (Garrison & McQuiston, 1989).

Erwachsene
Erwachsene haben die Einstellungen zu Schmerzen und ein entsprechendes Antwortverhalten im Rahmen der Mitgliedschaft in ihrer soziokulturellen Gruppe erlernt. Als Kinder haben sie sich angemessene Reaktionen auf Schmerzen und zweckmäßige Interventionen zur Schmerzlinderung angeeignet sowie akzeptierte Möglichkeiten gefunden, dem Schmerz Ausdruck zu verleihen. Diese Werte prägen nicht nur Wahrnehmung und Ausdrucksform von Schmerz, sondern auch die dem Schmerz zugeschriebene Bedeutung und die Einstellung dazu (Villaruel & deMontellano, 1992). Derartige Erfahrungen aus der Vergangenheit tragen dazu bei, die Reaktionen auf schmerzhafte Reize zu determinieren.

Ältere Klienten gehen davon aus, dass sie degenerativen physiologischen Veränderungen ausgesetzt sind, die mit Schmerzen einhergehen. Weil die Veränderungen als unvermeidbar betrachtet werden, sieht sich die ältere Person der Erwartung gegenüber, diese Schmerzen und die damit verbundenen Behinderungen stillschweigend zu ertragen. Wenn auch die physischen Veränderungen unumgänglich sind, kann dem älteren Menschen geholfen werden, sein Leben so angenehm und aktiv wie möglich zu gestalten. (Eisenberg et al., 1984).

Furcht

Furcht ist eine gängige Erscheinung während eines Krankenhausaufenthaltes. Obwohl sie häufig anzutreffen ist, unterscheiden sich ihre Quellen jedoch im Hinblick auf die Entwicklungsgruppe.

Kinder
Bei Kindern ist es wichtig, die kognitive Ebene und das Alter zu berücksichtigen, um geeignete Erklärungen, Sicherheitsmaßnahmen und Beruhigungstechniken anbieten zu können. Bei Säuglingen und Kleinkindern löst die Trennung von der primären Bezugsperson am meisten Furcht aus. Vorschulkinder neigen dazu, sich genaue Vorstellungen von dem zu machen, was mit ihnen geschehen wird, weshalb sie besonders anfällig für nebulöse Phantasien über Verstümmelungen sind. Es kann jedoch davon ausgegangen werden, dass im Laufe der Schulzeit die Zahl der diffus-allgemeinen wie auch der konkret auf die Medizin bezogenen Furchtgefühle abnimmt (Dolgin et al., 1990). Sowohl Schulkinder als auch Jugendliche fürchten sich davor, nicht so zu sein wie ihre gleichaltrigen Kameraden und nicht mit ihnen mithalten zu können. Jugendliche entwickeln auch Furcht davor, eine dauerhafte Behinderung zu erleiden, während sie danach streben, eigenständige Erwachsene zu werden (Miller, 1992).

Erwachsene
Erwachsene, ob jung oder alt, fürchten nicht selten den Verlust der Fähigkeit, Selbstpflegeaktivitäten durchführen oder mit der Familie etwas unternehmen zu können (Miller, 1992). Junge Erwachsene verbringen die meiste Zeit mit der Sicherstellung des Einkommens und mit Aktivitäten in Zusammenhang mit der Aufzucht einer gesunden und eigenständigen Nachkommenschaft. Erwachsene im höheren Lebensalter konzentrieren sich auf die Selbstpflege und möglicherweise auf die Versorgung eines abhängigen Ehegatten. Durch die Zusammenarbeit mit einem Ehegatten oder anderen wichtigen Bezugspersonen können viele der in dieser Altersgruppe auftretenden Furchtgefühle aufgefangen werden.

2.2.8 Umgang mit dem Tod

Der Umgang mit dem Tod zeigt viele Formen. Er hängt ab von individuellen und familiären Entwicklungsverläufen, die über eine Vielzahl aufeinanderfolgender Bemühungen, mit erklärbaren und unerklärbaren Lebensereignissen zurechtzukommen, zustande gekommen sind.

Kinder

Das kindliche Verständnis vom Tod wird beeinflusst von der psychischen Entwicklung, der emotionalen Reife, von Bewältigungsfähigkeiten, Vorerfahrungen, sozialem Umfeld, Kultur und elterlichen Einstellungsmustern (Huntely, 1991). Die Wirkung, die der Tod eines Familienmitgliedes auf ein Kind ausübt, hängt vom Grad der kognitiven Reife ab, den es auf dem Wachstums- und Entwicklungskontinuum erreicht hat. **Tabelle 2-4** zeigt eine Zusammenfassung der kindlichen Begriffsbildung in Bezug auf Zeit, Körper und Tod innerhalb der einzelnen Entwicklungsstadien.

Erwachsene

Wie Kranke im Endstadium ihr Leben betrachten, hängt davon ab, inwieweit sie die vorausgegangenen Entwicklungsaufgaben erfolgreich bewältigt haben.

Erwachsene können angesichts des Todes einerseits ein Gefühl der Zufriedenheit mit ihrer Lebensleistung entwickeln, andererseits aber auch Verzweiflung darüber empfinden, dass ihnen ein erfülltes Leben versagt blieb. Sind religiöse Überzeugungen mit dem Tod verbunden, haben die Betreffenden vielleicht ungeachtet ihrer Sicht des Lebenserfolges Vorstellungen von einem lohnenswerten Leben nach dem Tod. Für den Sterbenden und seine Familie sind solche Überzeugungen trostspendend (Dimond & Jones, 1983).

Familien

Wenn ein produktives erwachsenes Familienmitglied stirbt, hat dies Auswirkungen auf die gesamte Familie. Es wird nicht nur eine Reorganisation der Aufgabenverteilung und der Beziehungen untereinander erforderlich, vielmehr leiden die anderen Mitglieder auch unter dem Verlust der emotionalen Unterstützung, die normalerweise von der verstorbenen Person ausging. Dadurch entsteht eine Leere, die den Rückzug aus sozialen Interaktionen zur Folge haben kann (Dimond & Jones, 1983).

Selbst wenn ein älteres Familienmitglied stirbt und der Tod erwartet kam, kann dies ein traumatisierendes Ereignis sein. In vielen Fällen, insbesondere wenn eine enge familiäre Bindung besteht, sind ältere Erwachsene in zahlreiche alltägliche Vorgänge innerhalb der Familie eingebunden. Sie sind beispielsweise an der Versorgung der Kinder beteiligt oder bieten ihren Nachkommen Rat und Hilfe an, wenn diese sich bei Entscheidungen bezüglich der eigenen Kinder an sie wenden. Der Verlust dieser informellen Unterstützung kann bei den Angehörigen zusätzlich zur Verdeutlichung der eigenen Sterblichkeit auch ein Gefühl der Isolation auslösen (Dimond & Jones, 1983).

Tabelle 2-4: Elemente des kindlichen Todesverständnisses

Alter	Zeitgefühl	Begreifen des Körpers	Tod
Geburt bis 18 Monate: vorsprachliche Periode	fehlt	Entdeckt die Körpergrenzen; Versucht sich von anderen zu separieren	Erlebt den Tod als Trennung.
18 Monate bis 5. Lebensjahr: Vorschulalter	Zeit wird an konkrete Ereignisse geknüpft. Entwickelt Verständnis für die Tageszeiten Morgen und Nacht. Differenziert allmählich zwischen gestern, heute und morgen. Hat noch keine Vorstellung von der Zukunft. Kennt die Uhrzeit nicht.	Erlernt zuerst die Bezeichnungen für die wichtigen und danach die für die weniger bedeutenden Körperteile. Kennt meistens die Lage von Herz und Magen; hat keine sonstigen Vorstellungen vom Körperinneren. Krankheit wird durch äußere Ereignisse verursacht, vor allem durch Unfälle.	Erlebt den Tod als Trennung und als das Fehlen von Mobilität. Bemerkt, dass tote Dinge verschwinden. Empfindet den Tod als vorübergehend und als von bestimmten äußeren Einwirkungen herbeigeführt, (Unfälle, der «Schwarze Mann»), wobei eine Rettung möglich ist. Geht davon aus, dass tote Menschen essen, trinken und umhergehen.
5. bis 9. Lebensjahr: Schulalter	Beginnt um das 7. Lebensjahr die Uhrzeit zu erfassen. Versteht unter Zukunft einen langen Zeitraum. Hat ein klares Verständnis von gestern, heute und morgen.	Kennt die Lage der wichtigsten inneren Organe. Beginnt bestimmte Körperfunktionen mit bestimmten Organen zu verbinden. Krankheit wird durch Keime oder andere äußere Einwirkungen verursacht. Beginnt, innere Ursachen für Krankheit zu begreifen.	Glaubt, dass der Tod selektiv ist, dass also nur alte Menschen sterben. Versteht die Auswirkungen des Todes auf den Körper. Betrachtet den Tod eventuell als Geist oder Engel.
10. Lebensjahr und älter	Kann sich die fernere Zukunft vorstellen, denkt aber eher an die nahe Zukunft	Erlangt die Vorstellungen eines Erwachsenen von Körperteilen und -funktionen. Beschreibt die Rolle äußerer und innerer Ursachen von Krankheit. Erkennt, dass es unbekannte Krankheitsauslöser gibt.	Der Tod ist das Ende des Lebens; er ist endgültig und unabänderlich. Jugendliche handeln weiterhin nach der Prämisse, dass der eigene Tod unwahrscheinlich ist.

Quelle: Mit freundlicher Genehmigung entnommen aus Foley G. & Whittam E. (1990). Care of the child dying of cancer. Ca – A Cancer Journal for Clinicians, 40 (6), 327–354.

2.3 Interventionen

Effektive, die Entwicklung positiv beeinflussende Interventionen können an beinahe jedem beliebigen Punkt des Krankheitsprozesses erfolgen. Um den Nutzen, der aus einer Intervention erwächst, zu optimieren, muss das Entwicklungsstadium jedes Beteiligten und das der Familie insgesamt eingeschätzt werden (siehe hierzu noch einmal Tabellen 2-1 und 2-2). Unter **Tabelle 2-5** wird ein Fragebogen für das Familien-Assessment vorgeschlagen, der zur Datensammlung über die spezifischen Entwicklungsbedürfnisse der Familie verwendet werden kann.

Der Zeitpunkt einer Intervention kann ihre Ergebnisse maßgeblich beeinflussen, und aus diesem Grunde ist es erforderlich, die Übergangsperiode zwischen der Krise und den chronischen Krankheitsphasen ebenfalls einzuschätzen. Rolland (1987) bezeichnet diese Übergangsperiode als «Spielraum», der es ermöglicht, sich abzeichnende Fehlentwicklungen eines chronisch Kranken oder der Familie zu korrigieren. Fällt beispielsweise bei einem jüngeren Kind die Diagnose einer chronischen Krankheit in eine Übergangsperiode des familiären Entwicklungsprozesses, ist nicht auszuschließen, dass sich der Vater während des ersten Klinikaufenthaltes des Kindes von diesem und von seiner Frau zurückzieht. Damit würde der Mutter die Rolle eines Elternteils aufgezwungen, der als einziger Wissen über die Krankheit besitzt und dem allein die Aufgabe zufällt, das Kind im Krankenhaus zu trösten und zu beruhigen. Das Verhalten des Vaters könnte sich in diesem Fall nachteilig auf die weitere familiäre Entwicklung auswirken. Wenn derartige Verhaltensweisen erkannt und schon während der Krisenphase angegangen werden, besteht die Chance für frühzeitige Interventionen.

2.3.1 Kulturelles Assessment

Pflegerischen und auch anderen Fachkräften im Gesundheitswesen obliegt es, sich Wissen über die kulturellen Überzeugungen und sozialen Erwartungen der Individuen und Familien, mit denen sie zusammenarbeiten, anzueignen. Unterlassen sie dies, wird ein großer Teil der pflegerischen, fürsorgerischen und sonstigen Ressourcen nicht maximal ausgeschöpft. Leider widmen die professionellen Betreuer dem sozialen und kulturellen Kontext, in dem die Familien leben, oft keinerlei Aufmerksamkeit (Ridley, 1989). Eine Einschätzung des ethischen Hintergrunds und der sozialen Schicht des Klienten ist aber unbedingt nötig, und bei Ausländern muss sogar der Frage, auf welcher rechtlichen Grundlage sich der Betreffende im Land aufhält, nachgegangen werden. Denn all diese Faktoren üben Einfluss auf die gesundheitsbezogenen Überzeugungen aus. Häufig weisen dominante Inhalte dieser Überzeugungssysteme auf bedeutende kulturelle Unterschiede hin und müssen in diesem Fall auf einfühlsame Weise näher untersucht werden (Kleinman, 1988). Sollen Wachstums- und Entwicklungsleistungen eines Klienten beurteilt werden, kann dies nur im Vergleich mit den kulturellen Normen seiner Bezugsgruppe geschehen.

Bald nach der Einweisung ins Krankenhaus sollte eine gründliche psychosoziale Anamnese unter Einbeziehung kultureller Faktoren erhoben werden. **Tabelle 2-6** auf S. 78 enthält Vorschläge zur Sammlung relevanter Informationen bei einem kulturellen Assessment dieser Art. Werden die kulturellen Unterschiede erkannt und Versuche unternommen, sie in nicht-wertender Weise mit der Behandlung in Einklang zu bringen, kommt es zu stärkerer Partizipation seitens des Klienten und der Familie (Guendelman, 1983). Grundsätzlich sollte davon ausgegangen werden, dass die Familien für ihr chronisch krankes Mitglied sorgen wollen und alles, was ihnen möglich ist, zu dessen Wohlergehen beitragen möchten.

Wenn eine Fachkraft im Gesundheitswesen mit Klienten aus einem fremden Kulturkreis zu tun hat, sollte sie mit ihnen über die dort ver-

Tabelle 2-5: Leitfaden für das familiäre Assessment

I. Familienstruktur

A. Struktur und Zusammensetzung der Familie
  1. In welchem Stadium des familiären Lebenszyklus befindet sich die Familie?
  2. Wie sieht die Zusammensetzung der Familie aus?
  3. Welcher sozialen Schicht kann die Familie zugeordnet werden, und welche Auswirkungen hat die Schichtzugehörigkeit auf die Gesundheitsversorgung der Familie?
  4. Welcher Religion gehört die Familie an? Wie stark sind die einzelnen Mitglieder religiös engagiert?
  5. Welches ethnische und kulturelle Erbe bringt die Familie mit? In welchem Maß wird dieses Erbe erhalten? In welcher Beziehung steht es zum Gesundheitsstatus?

B. Entwicklungsgeschichte
  1. Wie sieht die Entwicklungsgeschichte der Familie aus, und wie ist sie an die Wertvorstellungen der Familie bezüglich Gesundheit und Krankheit geknüpft?
  2. In welchem Ausmaß war die Familie in der Vergangenheit anfällig für Krisen?
  3. Auf welche Stresssituationen muss die Familie zur Zeit reagieren?

II. Sozialisation

A. Rollenmodelle
  1. In welchem Umfang werden kulturelle Werte auf jede nachfolgende Generation übertragen?
  2. Welche Rollenmodelle stehen den einzelnen Familienmitgliedern zur Verfügung?

B. Einstellungen der Familie bezüglich Gesundheit und Krankheit
  1. Wie werden Gesundheit und Krankheit in der Familie definiert?
  1. a. Welche Praktiken der Gesundheitsfürsorge sind in der Familie üblich?
  2. Für welche Arten von Krankheiten erachtet die Familie eine professionelle Versorgung als notwendig?
  3. Welche Gewohnheiten herrschen in der Familie bezüglich Drogen, Alkohol, Ernährung, Hygiene und Sauberkeit, körperlicher Bewegung, Erholung und kultureller Werte?

C. Welche Praktiken verfolgt die Familie beim Großziehen der Kinder?
  1. Wer übernimmt die Verantwortung für die Kinderversorgung?
  2. Wie ist der Status der Kinder in der Familie?

III. Rollenverteilung in Ehe und Familie

A. Rollenverteilung in der Familie
  1. Inwiefern sind die Rollen von Ehemann und Ehefrau traditionell oder modern?
  2. Welche Rolle nimmt jedes einzelne Familienmitglied ein?
  3. Wie flexibel sind die Rollen in der Familie?
  4. Wie werden innerhalb der Familie Entscheidungen getroffen?
  5. Wer hat die Machtstellung in der Familie?

B. Wirtschaftliche Lage
  1. Wer ist für die wirtschaftliche Versorgung in der Familie verantwortlich? Wie werden Entscheidungen über Ausgaben getroffen?
  2. In welcher Form ist die Familie krankenversichert?

C. Gesundheit und Krankheit
  1. Welches Familienmitglied trifft in erster Linie Entscheidungen bezüglich der Gesundheitsversorgung?
  2. Wer übernimmt die Pflege bei Krankheit von Familienmitgliedern?
  3. Wie ist in der Familie die Ehefrau/Mutter-Rolle in Bezug auf Gesundheit und Krankheit definiert?
  4. Hat sich die Rollenverteilung in der Familie in der Vergangenheit aufgrund von Krankheit verändert?

IV. Interaktion mit Institutionen

A. Gesundheitsdienste
   1. In welchem Umfang nimmt die Familie Gesundheitsdienste in Anspruch?
   2. Wie gestaltet sich der Zugang zu Gesundheitsdiensten für die Familie?
B. Pflege von kranken Familienmitgliedern in der häuslichen Umgebung
   1. Welche Arten von Hausmitteln kommen zum Einsatz?
   2. Wurden in der Vergangenheit kranke Familienmitglieder zu Hause gepflegt?
   3. Welche Medikamente werden von den einzelnen Familienmitgliedern eingenommen?
C. Gemeinderessourcen
   1. Welche Ansicht vertritt die Familie im Hinblick auf Gemeinderessourcen?
   2. In welchem Umfang nutzt die Familie Gemeinderessourcen?
   3. Auf welche sozialen Unterstützungssysteme kann die Familie innerhalb der weiteren Gemeinschaft zurückgreifen?

V. Interpersonale Beziehungen

A. Individuum versus Familienverband
   1. Haben in der Familie individuelle Bedürfnisse Vorrang vor den Bedürfnissen der Familie insgesamt?
   2. Werden die Bedürfnisse eines jeden Familienmitglieds von den anderen Familienmitgliedern respektiert?
B. Enge der familiären Beziehungen
   1. Wie eng sind die familiären Bindungen zwischen den Familienmitgliedern?
   2. In welchem Maße sind die Familienmitglieder voneinander abhängig, wenn sie in Krisenzeiten Unterstützung benötigen?
   3. Welche Kommunikationsmuster wenden die Familienmitglieder untereinander an?

Quelle: Bearbeitet nach Dimond und Jones (1983).

Tabelle 2-6: Leitfaden für das psychosoziale Assessment

1. Herkunftsland und -region; Zahl der bisher im Lande zugebrachten Jahre
2. Grad der kulturellen Anpassung an die hiesige Kultur
3. Familienstruktur und Rollenverteilung
4. Leichtigkeit des Zugangs zum Krankenhaus im Hinblick auf Kinderbetreuung, Unterbringung, Anfahrt und finanzielle Ressourcen.
5. Verfügbarkeit und Qualität von Unterstützungsleistungen sowohl innerhalb der Familie als auch in der Gemeinschaft; Verbindungen zu Gesundheitsdiensten, sozialen Organisationen und Behörden.
6. Beherrschung der Landessprache
7. Verständnis für die Lage und den Zustand des Klienten und für die damit verbundenen kulturellen Überzeugungen
8. Fähigkeit, sich an komplexe Klinikbedingungen anzupassen
9. Rechtliche Stellung
10. Probleme, mit denen sich die Familie momentan ebenfalls auseinandersetzen muss

Quelle: Entnommen aus Guendelman (1983).

breiteten traditionellen Überzeugungen und Praktiken sprechen. So kann sie erkennen, inwieweit diese geeignet sind, die Behandlung zu fördern. Ein wichtiger Aspekt, den es dabei zu berücksichtigen gilt, ist die Tatsache, dass die meisten Hausmittel aus der Volksmedizin keineswegs schädlich sind und in der Regel darauf abzielen, Harmonie und Gleichgewicht in physischer und emotionaler Hinsicht aufrechtzuerhalten (Pachter et al., 1995).

Ferner sollten auch individuelle Vorlieben der Klienten – natürlich nur, wenn sie nicht schädlich sind – in Einklang mit der Behandlung gebracht werden. Besteht ernsthaft die Gefahr einer nachteiligen Auswirkung, macht das Aushandeln eines Kompromisses ein positives Ergebnis wahrscheinlicher. Ein Beispiel: Sich in bestimmter Weise zu kleiden und herauszuputzen ist in der Subkultur von Jugendlichen ein wesentlicher Bestandteil der Identitätsentwicklung. Im Krankenhaus sollte Jugendlichen wenn möglich erlaubt werden, die gewohnte Kleidung zu tragen, solange dem keine Bedenken in Bezug auf Hygiene oder Sicherheit entgegenstehen. Eine derartige Übereinkunft wird bei Jugendlichen das Gefühl der Identität stärken (Andres & Boyle, 1995) und eine kooperationsfördernde Situation schaffen – insbesondere dann, wenn es ihnen außerdem gestattet ist, Besuch von ihrer Gleichaltrigengruppe zu empfangen.

2.3.2 Wissensvermittlung und Anleitung

Beim lebenslangen Streben nach Unabhängigkeit, Wohlbefinden und Selbstwert ist die Fortentwicklung der eigenen Wissensgrundlage unentbehrlich. Dies gilt sowohl für Individuen als auch für Familien. Nur wenige Familien verfügen über interne Ressourcen, die es ihnen ermöglichen, bei chronischen Krankheiten oder Behinderungen ohne Hilfestellung von außen einer Erkrankung auf den Grund zu gehen, wirksame Bewältigungsmethoden zu entwickeln oder an die Unterstützungssysteme der Gemeinde heranzukommen.

Wissensvermittlung unter Berücksichtigung des Entwicklungstandes

In welchem Umfang und auf welcher Komplexitätsebene der Einzelne in der Lage ist, Informationen zu erfassen und zu verarbeiten, hängt von der funktionellen Entwicklungsstufe ab, auf der er sich befindet, wobei der kulturelle Hintergrund als eine Art Objektiv dient, durch das neue Informationen gefiltert werden. Daher sollten Informationen auf einem kognitiven Niveau vermittelt werden, das für die jeweilige Altersgruppe verständlich ist. Neue Lerninhalte können nur erfasst werden, wenn der Lernende daran interessiert ist und sich am Lernprozess beteiligt (siehe Kapitel 15 über Wissensvermittlung).

Bei der Einschätzung der Informationsbedürfnisse von Familien werden jüngere Kinder oftmals übersehen. Es wird einfach angenommen, dass sie entweder zu jung sind, um die Informationen zu verstehen, oder dass ihnen andere Familienmitglieder das Nötige schon weitervermitteln werden. Für Kinder ist es wichtig, ihrem Entwicklungsstand entsprechend Informationen über das, was um sie herum vorgeht, zu erhalten. Sie sind in der Lage, emotionale Veränderungen innerhalb des Familiensystems zu spüren, und es ist wichtig für sie, erklärt zu bekommen, warum die Leute um sie herum mehr Zeit mit der kranken Person verbringen. Bei Vorschulkindern ist es beispielsweise notwendig, Erklärungen für das Auftreten der Krankheit und die sich daraus ergebenden Umstellungen zu liefern, damit ihre Neigung abgeschwächt wird, die Verantwortung für die Situation zu übernehmen und sie als Bestrafung für Taten anzusehen, deren sie sich schuldig fühlen (Garison & McQuiston, 1989).

Die an jüngere Kinder weitergegebenen Informationen sollten einfach, konkret und ehrlich sein, auch wenn die Neuigkeiten unangenehm sind. Kindliche Fragen sollten offen beantwortet werden, da es gerade für Kinder wichtig ist, Antworten auf Fragen zu erhalten, die sie selbst formulieren. Werden ihre Fragen ignoriert oder zweifeln sie an der Wahrheit der Antwort, bleibt ihnen nichts anderes übrig, als die Geschehnisse in ihrer Umgebung mit Dingen in Zusammenhang zu bringen, die sie im Fernsehen gesehen oder sich in ihrer Phantasie ausgemalt haben. Wenn jüngere Kinder deutlich machen, dass ihnen die erhaltenen Auskünfte genügen, sollte man diesen Wunsch respektieren und abwarten, bis sie von sich aus nach mehr Informationen verlangen (Craft & Craft, 1989). Werden jüngere Kinder als Teil der Familie in das Geschehen einbezogen, versichert sie dies ihres hohen Wertes innerhalb des Systems.

Antizipatorische Beratung: eine Vermittlungstechnik

Die antizipatorische Beratung beruht auf der Vermittlung von Informationen im Vorfeld eines potenziell belastenden Ereignisses. Ziel dieser Beratungsform ist es, das Ereignis besser vorhersehbar zu machen und die Adaptation an die Folgen zu erleichtern (Hymovich & Hagopian, 1992). Diese Methode hat sich als die hilfreichste Intervention bei der Zusammenarbeit mit Familien erwiesen, die sich mit der Bewältigung einer chronischen Krankheit auseinandersetzen müssen (Rankin & Weekes, 1989). Bei der Konfrontation mit unbekannten Situationen, die die Zukunftsplanung unsicher machen, suchen die Menschen nach praktikablen Empfehlungen. Häufig äußert die Familie, dass sie durchaus glaube, lernen zu können, mit unverhofften Veränderungen zu leben, wenn sie nur wüsste, was normalerweise zu erwarten sei. Selbst wenn ihre Fragen nicht immer eindeutig beantwortet werden können, ist es doch nützlich für sie, wenigstens eine gewisse Vorstellung von der Bandbreite der möglichen Konsequenzen entwickeln zu können.

Es empfiehlt sich jedoch, mit allgemein gehaltenen Beschreibungen vorsichtig zu sein, auch wenn sie den Zweck haben, Spielraum für häufig auftretende Variationen zu lassen.

Kindern sollten keine Versprechungen im voraus gemacht werden, da individuelle Unterschiede vielleicht doch noch Abänderungen erforderlich machen. Vielmehr sollte man ihnen nach einer komplizierten oder unangenehmen therapeutischen Prozedur Lob und Anerkennung dafür aussprechen, dass sie die Situation gemeistert haben. Das trägt zu der Überzeugung des Kindes bei, dass die nächste Behandlungsmaßnahme ebenfalls gemeistert werden kann (Mescon & Honig, 1995).

2.3.3 Beratung

Für eine Beratung eignen sich alle Mitglieder einer betroffenen Familie. Ganz besonders wichtig ist sie bei Familien mit chronisch kranken Kindern, denn diese machen sich meistens Sorgen über genetische Faktoren, Wachstum und Entwicklung usw. Kinder mit chronischen Krankheiten und deren Familien sind im Hinblick auf psychosoziale Probleme stärker gefährdet als Familien, bei denen diese Bedingungen nicht vorhanden sind (Jackson & Vessey, 1992). Der tatsächliche Belastungsgrad, dem die Familie ausgesetzt ist, hängt von der Art der Krankheit und der Rollenverteilung vor der Krankheit ab (Rolland, 1987). Schwere der Krankheit, individuelle Persönlichkeitszüge, Verfügbarkeit sozialer Unterstützung – all diese Faktoren wirken sich auf die Wahrscheinlichkeit aus, mit der bei den Betroffenen Entwicklungsstörungen auftreten. Beratungsdienste für diesen Personenkreis können neben der Informationsvermittlung auch den nötigen sozialen Rückhalt bieten, der für eine optimale Funktionsfähigkeit innerhalb der krankheitsbedingten Grenzen nötig ist.

Einzelberatung

Einige Stellen bieten eine Einzelberatung chronisch kranker Menschen durch interdisziplinäre Teams an. In diesen Teams stehen oftmals speziell ausgebildete Fachleute zur Verfügung, die in der Lage sind, potenzielle Probleme in Zusammenhang mit dem Fortschreiten der Erkrankung sowie dem Funktionsstatus und den sozialen Interaktionsmöglichkeiten des Klienten zu erkennen. Eine individuell orientierte Beratung umfasst therapeutische Betreuung, Aufklärung und Fürsprache – kurzum all jene Interventionen, die darauf abzielen, chronisch Kranken bei der Entfaltung ihres Entwicklungspotenzials zu helfen (Jackson & Vessey, 1992). Eine Einzeltherapie kann je nach bisherigem Entwicklungsstand unterschiedliche Zeiträume in Anspruch nehmen; sie kann sich aber auch im Energieaufwand unterscheiden, der nötig ist, um den fortwährenden körperlichen Anforderungen gerecht zu werden,.

Steht eine geeignete Beratungsmöglichkeit durch ein Team nicht zu Verfügung, sollten andere Stellen in Anspruch genommen werden. Es gibt Therapeuten, die sich auf bestimmte Bereiche spezialisiert haben, zum Beispiel solche, die nur Frauen beraten. So kann die Einzelberatung bei Frauen mit Behinderungen die Intervention der Wahl sein, wenn andere Familienmitglieder nicht bereit sind, an der Beratung teilzunehmen. Da in den USA noch immer manche behinderte Frau unter eingeschränkten Lebensbedingungen existieren muss, ist es noch längere Zeit erforderlich, diesem Personenkreis Informationen über grundlegende Fragen wie Beziehungsgestaltung oder Rechte und Pflichten Behinderter näher zu bringen. (Power et al. 1988).

Ältere Erwachsene werden als mögliche Zielgruppe für eine nutzbringende Einzelberatung häufig vernachlässigt. Nur wenige Therapeuten verfügen über eine anerkannte Ausbildung in Gerontologie, was die Tendenz noch mehr verstärkt, ältere Klienten als armselige Kandidaten anzusehen, von denen kaum eine positive Veränderung zu erwarten ist (Eisenberg et al., 1984). Einige Klienten haben diese kultureigenen negativen Ansichten über ihre Altersgruppe verinnerlicht. Die Folge davon sind eine Einbuße an Selbstwert und die Entmutigung im Hinblick auf die Erfolgsaussichten einer therapeutischen Unterstützung. Viele dieser Klienten sind jedoch fähig, neue Fertigkeiten zu erlernen und in eigener Sache erfolgreich tätig zu werden. In vielen Fällen sind Therapeuten mit gerontologischem Fachwissen in der Lage, diesen Menschen zu helfen, sich erreichbare Ziele zu setzen und ein höchstmögliches Funktionsniveau zu erlangen.

Familienberatung

Sofern alle Familienmitglieder bereit sind, an der Familienberatung teilzunehmen, stellt diese Form der Beratung einen bevorzugten Ansatz dar. Wenn die Familie über Bewältigungsstrategien verfügt, die zumindest in der Vergangenheit wirksam waren, bestehen gute Aussichten, dass sie zusammenarbeitet, um neu auftauchende Hindernisse zu überwinden. Ist die Problemsituation da, müssen vielleicht neue Problemlösungsfähigkeiten entwickelt werden. Muss wegen der Einschränkungen auf die Wiederaufnahme einiger oder sogar sämtlicher früherer Rollen verzichtet werden, kann die Familie im Rahmen der Beratung eine Neuverteilung der Verantwortlichkeiten diskutieren. Andererseits kann das behinderte Familienmitglied auch freiwillig neue Pflichten übernehmen, die früher von einem anderen Angehörigen wahrgenommen wurden. Dabei hat selbstverständlich das Ausmaß der Behinderung großen Einfluss darauf, inwieweit der Rollentausch tatsächlich verwirklicht werden kann (Collier, 1990).

Kinder, aber auch Mitglieder der erweiterten Familie, wie zum Beispiel die Großeltern, sollten die Gelegenheit haben, an der Beratung teilzunehmen, sofern sie in die Bewältigung von Langzeitauswirkungen der Krankheit einbezogen sein werden. Ist dies nicht der Fall, können unausgesprochene Vorwürfe oder sonstige ungeklärte Gefühle nach und nach zur Erosion der innerfamiliären Beziehungen führen und letztlich die Adaptation aller Familienmitglieder erschweren (Collier, 1990). Wenn alle, die dies wollen, an der Beratung teilnehmen, kann diese ungeachtet der gewählten Beratungsart die Wahrscheinlichkeit einer positiven Anpassung nur erhöhen.

2.3.4 Selbsthilfegruppen

Tritt wegen der Anforderungen, die eine chronische Krankheit naturgemäß mit sich bringt, vermehrter Stress auf, kann sich eine Belastungsminderung ergeben, wenn persönliche Erfahrungen ausgetauscht und mit denen anderer verglichen werden (Philips, 1990). Selbsthilfegruppen sind aus dem Bedürfnis heraus entstanden, sich anderen, die die gleichen Prozesse durchlaufen haben, mitzuteilen, wobei die Ähnlichkeit der Erfahrungen den Kontext für emotionale Unterstützung und gegenseitiges Verständnis bildet. Das Ausdrücken von Emotionen wird innerhalb einer Gruppe eher gefördert als unterdrückt, wie es in der Öffentlichkeit der Fall ist (Strauss et al., 1984). Das Enthüllen von Emotionen im Beisein der Gruppenmitglieder und der Erfahrungsaustausch mit ihnen ersetzt Interaktionen innerhalb der Familie (Anderson, 1990).

Man unterscheidet mehrere Formen von Selbsthilfegruppen. *Selbsthilfegruppen,* wie beispielsweise Gruppen für Kinder von behinderten Erwachsenen, werden von Fachleuten geleitet, die Experten auf dem Gebiet der Behindertenproblematik sind. In diesen Gruppen kommen Klienten und deren Bezugspersonen zusammen und unterstützen sich gegenseitig, indem sie sich hinsichtlich der Krankheit kundig machen. Selbsthilfegruppen haben üblicherweise eine vorher festgelegte Anzahl von Sitzungen mit geregeltem Beginn und Ende (Power et al., 1988).

An *Familienunterstützungsgruppen* nehmen zwei oder mehr Familien teil und erörtern die persönlichen Bedürfnisse und Sorgen der Gruppenmitglieder. Solche Gruppen können sich in Verbindung mit einer sozialen Aktivität zusammenfinden, wobei keine Tagesordnung vorhanden ist, außer dass Gelegenheit gegeben wird, über Bedürfnisse und Frustrationen zu sprechen (Power et al., 1988). Es existieren aber auch andere Formen mit festgelegter Tagesordnung und stärkerer Struktur entsprechend dem Zweck der jeweiligen Gruppe. Für Eltern von Kindern mit genetisch bedingten Störungen ist es für den Abbau von Schuldgefühlen, die sie mit der Weitergabe der Erkrankung an ihr Kind verbinden, eine große Hilfe, wenn sie sich mit Familien in der gleichen oder einer ähnlichen Situation austauschen können (Gagliardi, 1991).

Zu einem ähnlichen Typ Gruppe zählen die *informellen Selbsthilfegruppen,* deren Zahl in den letzten Jahren stark gestiegen ist. Viele dieser Gruppen haben sich aus Familien gebildet, die mit gleichartigen Problemen konfrontiert sind und im Rahmen eines informellen Netzwerkes Treffen veranstalten. An diesen Gruppen sind nicht zwingend professionelle Vertreter von Gesundheitsberufen beteiligt. Ist dies dennoch der Fall, kommt ihnen gewöhnlich die Aufgabe zu, Informationen über Gruppenprozesse zu geben. Von den Eltern chronisch kranker Kinder, die an derartigen Treffen teilnehmen, wurden verschiedene Vorteile solcher Gruppen hervorgehoben (Phillips, 1990): So stellten die Eltern fest, dass das Gefühl der Isolation nachließ und Stress abgebaut wurde, da sie jemanden hatten, dem sie sich mitteilen konnten. Die Empfindung, die Einzigen mit dem Problem zu sein, ließ nach, und sie waren in der Lage, ein gewisses Gefühl der Normalität zu entwickeln, indem sie Vergleiche zogen. Ferner waren die Eltern der Meinung, dass sie von den anderen Gruppenmitgliedern präzise Informationen erhielten, die ihnen halfen, ihrem eigenen Kind eine bessere Versorgung zu bieten. Als ebenfalls wichtige Vorteile wurden der soziale Umgang miteinander und die Unterstützung bei voraussichtlichen Veränderungen genannt. Darüber hinaus stellten die an diesen Gruppen beteiligten Eltern als eines ihrer größten Bedürfnisse den Wunsch heraus, die Auswirkung der chronischen Krankheit auf Wachstum und Entwicklung zu verstehen (Phillips, 1990).

Leider kommt es bei vielen informellen Unterstützungsgruppen nicht zu einer Evaluation, was es schwierig macht, eine teilnahmebedingte Auswirkung auf die Anpassung genau zu erfassen. Trotzdem sollten Familien ermutigt werden, an solchen Gruppen teilzunehmen und sie als Möglichkeit zu sehen, mit Menschen Kontakt aufzunehmen, die ähnliche Probleme haben und vielleicht Hilfe anbieten können, wenn diese benötigt wird. Mündliche Berichte über den Nutzen der dort gewonnenen Erfahrungen stellen die Vorteile dieser Gruppen unter Beweis. Falls sie doch nicht als hilfreich empfunden werden, besteht immer noch die Möglichkeit, nicht weiter teilzunehmen.

Manchmal kommt es auch vor, dass der Zugang zu Unterstützungsgruppen nur bedingt oder überhaupt nicht gegeben ist. In diesem Fall können sich chronisch Kranke oder betroffene Familien in vielen Fällen bemühen, Netzwerke von Menschen ausfindig machen, die auf andere Weise miteinander in Kontakt treten, etwa über Rundbriefe oder das Internet. Diese Informationsquellen können sich durchaus als effektiv herausstellen und vermitteln oftmals praktische Fertigkeiten zur Überwindung der Tag für Tag auftretenden Schwierigkeiten, denen sich Familien gegenübersehen, die mit den ständig wechselnden Problemen bei chronischen Krankheiten zurechtkommen wollen (Thompson & Gustafson, 1996).

2.3.5 Förderung des Gleichgewichts

Diejenige Familie, die am ehesten in der Lage ist, ein Gleichgewicht zwischen den anpassungsbedingten Veränderungen und den Bedürfnissen der einzelnen Familienmitglieder herzustellen, wird voraussichtlich auch am wenigsten mit langfristigen Schwierigkeiten in der Entwicklung konfrontiert (Stein & Jessop, 1989). Im Allgemeinen bewältigen die Familien diese Anforderung durch eine bedarfsorientierte Mobilisierung von Ressourcen und das Setzen neuer Prioritäten. Allerdings können sie von fachkompetenter Hilfe profitieren, wenn es darum geht, mit familienexternen Ressourcen wie Gesundheitsdiensten über notwendige Leistungen zu verhandeln.

Teilen der Kontrolle

Wenn ein Familienmitglied von einer chronischen Krankheit betroffen ist, kann Kontrolle zu einem Thema im Familienleben werden. Zur Förderung einer optimalen Entwicklung sollten alle Familienmitglieder von Anfang an in den Entscheidungsprozess einbezogen werden und Verantwortung übernehmen (Eisenberg et al. 1984). Selbst jüngere Kinder können bei Entscheidungen über unumgängliche Veränderungen mitwirken, sofern altersgerecht mit ihnen argumentiert wird. Von Vorteil für Kinder ist es auch, wenn ihnen Aufgaben im Haushalt oder Pflichten sonstiger Art innerhalb des Hauses übertragen werden.

Die kranke Person kann ihren Beitrag durch Anerkennung der Bedürfnisse anderer leisten. Wie ein solcher Beitrag bei Kindern aussehen könnte, wird an folgendem Beispiel deutlich: Hospitalisierte Schulkinder sollten angehalten werden, die Bedürfnisse sowohl der Geschwister als auch der Eltern zu berücksichtigen (Jackson & Vessey 1992). Für ein solches Kind ist es wichtig zu begreifen, dass die Eltern nicht ständig an seiner Seite sein können, dass sie sich auch um sich selbst kümmern müssen, und dass sie auch Pflichten gegenüber den Geschwistern des Kindes haben. Wenn das Kind einsieht, dass bei anderen ebenfalls Bedürfnisse vorhanden sind, brauchen die Eltern keine Schuldgefühle zu entwickeln, und die Familie hat die besten Aussichten, das Gleichgewicht aufrechtzuerhalten.

Wird die Familie als eine soziale Einheit betrachtet, die in erster Linie für die gesundheitliche Fürsorge zuständig ist, hat das zwar Vorteile, doch wir müssen auch die Unterschiedlichkeiten anerkennen, die jeder Einzelne in den Familienverband einbringt. Aus diesem Grunde ist es wichtig, die krankheitsbezogenen Überzeugungen eines jeden Familienmitglieds zu erfragen, damit ein wirklich umfassender Plan für die Unterstützung der Familie bei ihren Bemühungen um ein optimales Gleichgewicht ausgearbeitet werden kann (Whyte, 1992). Beispielsweise können die Eltern die Krankheit ihres Kindes unter verschiedenen Gesichtspunkten betrachten und unterschiedliche Auffassungen darüber haben, inwieweit es von der Normalität abweicht oder nicht. Nach einer Studie von Knafl und Mitarbeitern (1993) erreichten Kinder, die von beiden Elternteilen als nicht-normal betrachtet wurden, einen niedrigeren Wert auf der Selbstwert-Skala als solche, deren Eltern sie als normal ansahen bzw. widersprüchliche Ansichten vertraten.

Sinnfindung

Familien, die wegen der chronischen Krankheit eines ihrer Mitglieder besonders gefordert sind, haben nicht zwangsläufig eine düstere Zukunft vor sich, auch wenn sie sich mit den vielen Aspekten einer Langzeiterkrankung wie Art der Krankheit, Persönlichkeit des Klienten, Charakteristiken der Familie und soziales Umfeld auseinandersetzen müssen (Midence, 1994). Die Pflegefachkraft kann die Familien im Streben nach einem effektiven Gleichgewicht unterstützen, indem sie ihnen hilft zu erkennen, dass die Krankheit auch positive Auswirkungen haben kann. Die Suche nach dem Sinn der Erfahrung von Krankheit kann in der Tat positive Entwicklungsergebnisse für die Familie mit sich bringen. Um an die nötigen Informationen für die Unterstützung der Familie bei einem solchen Perspektivenwechsel zu gelangen, ist eine positive Beziehung zwischen dem Fachpersonal und der Familie sowie ein gründliches Familien-Assessment erforderlich. Eine Studie von Semmens und Peric (1995) hat gezeigt, dass Familien nach dem Tod eines chronisch kranken Angehörigen dann in dem Erlebnis Sinn finden konnten, wenn sie früher vorhandene Gefühle von Machtlosigkeit oder Isolation verarbeitet hatten.

2.3.6 Familienentlastung

Unter dem Begriff Familienentlastung wird eine Dienstleistung verstanden, durch die eine Betreuung chronisch Kranker, die zu Hause leben, sichergestellt wird. Auf diese Weise bekommen pflegende Angehörige die Möglichkeit, sich fern von ihren Verpflichtungen freie Zeit zu nehmen (Stein & Jessop, 1989). Selbst wenn die Betreuungsaufgaben ideal verteilt sind, brauchen Eltern und Geschwister derartige Gelegenheiten, um Spielraum für das Wachstum und die Entwicklung der eigenen Persönlichkeit zu gewinnen (Gagliardi, 1991). Familienentlastende Leistungen können mit einem Pflegedienst oder anderen Organisationen formell vereinbart oder durch ausgebildete ehrenamtlichen Helfer aus der Gemeinde erbracht werden.

Über die Entlastung pflegender Angehöriger hinaus können die entsprechenden Dienste auch Entlastung für Klienten bieten, die wegen der Auswirkung ihrer Krankheit auf die Familienmitglieder besorgt sind (Capelli et al., 1989). Von solchen Klienten wird begrüßt, dass den Familienmitgliedern die Gelegenheit geboten wird, sich Aktivitäten zuzuwenden, denen nachzugehen ansonsten nicht möglich wäre.

Eine Form der Familienentlastung sind in den USA nach Krankheiten spezifizierte Sommerlager für Kinder. Der Aufenthalt dort hilft den Kindern, mit dem Gefühl des Andersseins und auch mit Gleichaltrigen besser umgehen zu können (Gagliardi, 1991). In einem Sommerlager für krebskranke Jugendliche beispielsweise haben alle Teilnehmer ähnliche behandlungsbedingte physische Veränderungen erfahren. Das Lager bietet ein Umfeld, in dem sich jeder – wenn auch nur für kurze Zeit – wie ein «Normaler» fühlen kann, und die Teilnehmer können sich mit wahrhaft Gleichen auf eine Weise messen, die ihnen im Alltag nicht möglich ist. Sommerlager wie die erwähnten gibt es für Erwachsene normalerweise nicht, doch vielleicht sollte man sie einführen.

2.4 Zusammenfassung und Schlussfolgerungen

Die Reaktionen auf den Beginn einer chronischen Krankheit sind entsprechend dem Entwicklungsstadium des chronisch Kranken und seiner Familie recht unterschiedlich. Die normale Entwicklung verläuft als ein kontinuierlicher Prozess, wobei jedes Stadium seine eigenen zu bewältigenden Stressoren aufweist. In dem Maße, wie eine Krankheit dem Meistern der wesentlichen Entwicklungsaufgaben Hindernisse entgegensetzt, tritt eine Unterbrechung ein. Für gewöhnlich passen sich Familienmitglieder an Veränderungen in der Entwicklung an, wenn sie auftreten. Eine chronische Krankheit jedoch veranlasst sie manchmal dazu, die Erwartungen an den Entwicklungsverlauf zu modifizieren, wodurch das Erreichen der Entwicklungsziele zusätzlich erschwert wird.

Wenn der Beginn einer Krankheit in die frühe Kindheit fällt, sind die stärksten Gefahren für die Entwicklung die Trennung von einer ständigen Betreuungsperson, körperliche Einschränkungen bei der Entdeckung der Umgebung und die Neigung der Eltern zur Überbehütung. Beim chronisch kranken Schulkind liegen die Gefahren in der verringerten Interaktion mit Gleichaltrigen, was einen Mangel an Akzeptanz seitens dieser Personen zur Folge haben kann. Bei Jugendlichen ist die Entwicklung besonders dann gefährdet, wenn die Krankheit zu einer Veränderung des äußeren Erscheinungsbildes führt; eine Abwertung des bisher positiven Körperbilds kann zu Problemen bei Geschlechtsidentität und Selbstkonzept führen.

Die Entwicklung junger Erwachsener ist am stärksten beeinträchtigt durch Einschränkungen bei der Realisierung beruflicher Ziele und eine Reduktion der Fähigkeit, etwas zum Wohlergehen der Familie beitragen zu können. Erwachsene mittleren Alters stehen möglicherweise vor ökonomischen Veränderungen und den sich daraus ergebenden Implikationen bezüglich Identität und Selbstwertgefühl. Ältere Erwachsene werden zusätzlich zu den normalen altersbedingten Veränderungen mit physischen oder kognitiven Einschränkungen konfrontiert; durch die krankheitsbedingten wirtschaftlichen Belastungen können die Ersparnisse rasch erschöpft sein.

Die Familie als soziale Einheit wird den Grundbedürfnissen ihrer Mitglieder normalerweise gerecht, so dass jeder Einzelne sein Potenzial voll entwickeln kann. Darüber hinaus bietet der Familienverband emotionale Unterstützung, eine organisatorische Struktur und den Rahmen zur Teilhabe an der Gemeinschaft. Der Umfang, in dem diesen Aufgaben nicht nachgekommen wird, sei es vorübergehend oder auf Dauer, wirkt sich unweigerlich auf die Bewältigung der Aufgaben des familiären Lebenszyklus aus.

Der Lebenszyklus bei Krankheit, wie er von Rolland (1987) beschrieben wird, bietet ein Bezugssystem, um die Schwere der Krankheit abschätzen zu können. Dabei wird auf die Art des Beginns, den Krankheitsverlauf, den wahrscheinlichen Ausgang und den zu erwartenden Beeinträchtigungsgrad Bezug genommen. Wenn der Krankheitsbeginn in eine Übergangsperiode bei der familiären Entwicklung in Richtung Unabhängigkeit fällt, ist der Familienverband am wenigsten darauf vorbereitet, die zu einer wirksamen Bewältigung erforderliche Anpassungsleitung zu erbringen.

Kulturelle Unterschiede stellen besondere Anforderungen an Pflegekräfte und andere Fachleute im Gesundheitswesen. Durch ein psychosoziales und kulturelles Assessment können Informationen über Stärken und Bedürfnisse erfasst werden, die eine Familie in die von Krankheit geprägte Situation einbringt. Es liegt in der Verantwortung des medizinisch-pflegerischen Fachpersonals, sich Klarheit über die soziokulturellen Überzeugungen und Erwartungen des Klienten in Bezug auf sich selbst, seine Krankheit und den Ausgang der Krankheit zu verschaffen. Eine gute Kommunikation mit verständnisfördernder Rückmeldung macht es möglich, einen Rückzug des Klienten oder Widerstand gegen gesundheitlich angebrachte Verhaltensweisen zu vermeiden.

Zu den Interventionen, die für ein kontinuierliches Wachstum und eine unterbrechungsfreie Entwicklung während der Krankheit förderlich sind, gehören zum einen antizipatorische Beratung, Einzelberatung, Familienberatung, Inanspruchnahme von Unterstützungsgruppen oder Familienentlastung, und zum anderen die Förderung des Gleichgewichts innerhalb der Familie.

Pflegediagnosen

Anmerkung des Herausgebers: Die nachstehenden Pflegediagnosen wurden von der Autorin dieses Kapitels als zum Inhalt passend ausgewählt. Das hierzu von der Autorin bevorzugte Referenzmaterial von McFarland & McFarland (1993) enthält Definitionen und Kennzeichen, die von denen in der Taxonomie der Nordamerikanischen Pflegediagnosenvereinigung (NANDA), an der sich das vorliegende Buch orientiert, abweichen. Diese Quelle kann nach Bedarf hinzugezogen werden. Zusätze in eckigen Klammern [...] wurden nachträglich eingefügt.

Wachstum und Entwicklung verändert (zu spezifizieren)

Taxonomie 1R: Sich bewegen (6.6/1986)
NANDA-Originalbezeichnung: «Altered Growth and Development»
[Thematische Gliederung: Lehren/Lernen]

Definition: Ein Zustand, bei dem ein Mensch Abweichungen von den Normen seiner Altersgruppe aufweist.

Mögliche ursächliche oder beeinflussende Faktoren
- Unzulängliche Fürsorge [körperliche/seelische Vernachlässigung/Missbrauch]
- Gleichgültigkeit, inkonsequente Reaktionsweise, mehrere Betreuungspersonen
- Trennung von Bezugspersonen
- Unzulängliche Umgebung/Stimulation
- Auswirkungen körperlicher Behinderung [behindernde Situation]
- Erzwungene Abhängigkeit [ungenügende Erwartungen an die persönliche Pflege]
- [Körperliche/emotionale Krankheit (chronisch, traumatisch); langdauernde/schmerzhafte Behandlungen; langdauernde/wiederholte Hospitalisationen]

Bestimmende Merkmale oder Kennzeichen

subjektive
- Unfähigkeit, dem Alter entsprechende Aktivitäten in Bezug auf persönliche Pflege oder Selbstkontrolle auszuüben
  [Verlust bereits erworbener Fähigkeiten; verfrühtes oder beschleunigtes Aneignen von Fähigkeiten]

objektive
- Verzögerung oder Schwierigkeiten (motorisch, sozial oder expressiv) bei der Ausübung von Tätigkeiten, die für die Altersgruppe typisch sind
- Verändertes körperliches Wachstum
  Flache Affektivität, Lustlosigkeit, verminderte Reaktionen
  [Schlafstörungen, negative Stimmung/Reaktion]

Veränderte elterliche Fürsorge

Taxonomie 1R: In Beziehung treten (3.2.1.1.1/1978; R1998)
NANDA-Originalbezeichnung: «Altered Parenting»
[Thematische Gliederung: Soziale Interaktion]

Definition: Ein Zustand, bei dem die erziehenden Personen, sich unfähig fühlen, eine Umwelt zu schaffen, in der ein Kind optimal wachsen und sich entwickeln kann.

(Als Einleitung zu dieser Diagnose ist es wichtig zu erwähnen, dass die Anpassung an die Elternrolle im allgemeinen ein normaler Reifeprozess ist. Er erfordert allenfalls präventive Maßnahmen zur Verhinderung von potentiellen Problemen).

Mögliche ursächliche oder beeinflussende Faktoren
- Fehlende Identifikation mit der Rolle; Fehlen eines Vorbildes/unwirksames Vorbild
- Mangelnde Unterstützung zwischen oder von Bezugsperson(en)
- Störung beim Aufbau der Beziehung (z. B. von seiten der Mutter, der Eltern, oder anderer Personen)
- Psychische oder physische Krankheit
- Wissensdefizit; Kognitive Einschränkungen
- Unrealistische Erwartungen an sich selbst, an das Kleinkind, den Partner
- Nicht erfüllte soziale/psychische Bedürfnisse der erziehenden Personen in Bezug auf den Reifeprozess; Körperlicher und psychosozialer Missbrauch der erziehenden Person/en
- Wahrgenommene physische/psychische Bedrohung des eigenen Lebens
- Bestehender Stresszustand (finanzielle, rechtliche, kürzlich erlebte Krise, kulturelle Veränderung [z. B.]
- Umzug aus einem anderen Land/in eine andere kulturelle Umgebung]); Mehrfachschwangerschaften
- Fehlende oder unangemessene Reaktion des Kindes in der Beziehung

Bestimmende Merkmale oder Kennzeichen

subjektive
- Äußerungen über fehlende Kontrolle über das Kind
- Ständig geäußerte Enttäuschung über das Geschlecht oder die körperlichen Merkmale des Säuglings/Kindes
- Äußerungen über Ressentiments gegenüber dem Säugling/Kind
- Äußerungen über Unzulänglichkeitsgefühle in der Rolle [Unfähigkeit, für das Kind zu sorgen/es zu erziehen]
- Verbaler Ekel über die körperlichen Funktionen des Säuglings/Kindes
- Geäußerter Wunsch eines Elternteiles, sich vom Kind beim Vornamen nennen zu lassen, entgegen traditionellen kulturellen Gepflogenheiten

objektive
- Fehlende Aufmerksamkeit für das Kind/die Bedürfnisse des Kindes
- Unangebrachte Verhaltensweisen bei der Fürsorge (Toilettentraining, Ruhe und Schlaf, Essen eingeben)
- Kindesmisshandlungen oder Verlassen des Kindes in der Vorgeschichte der Hauptfürsorgeperson
- Vorkommen körperlicher und psychischer Traumata; Verlassen des Kindes; Weglaufen
- Fehlen von Verhaltensweisen, die Ausdruck einer elterlichen Bindung sind.
- Unangemessene visuelle, taktile, auditive Stimulation
- Negative Identifikation mit den Persönlichkeitsmerkmalen des Säuglings/Kindes; Negative Deutung der Persönlichkeitsmerkmale des Säuglings/Kindes
- Nichteinhalten von Terminen für die Gesundheitsfürsorge für sich selbst und/oder den Säugling/das Kind
- Unangebrachte oder inkonsequente erzieherische Maßnahmen
- Häufige Unfälle/Krankheiten
- Wachstums- und Entwicklungsverzögerung beim Kind
- Kind wird von mehreren Personen betreut, ohne Rücksichtnahme auf seine Bedürfnisse
- Zwanghaftes Bemühen um Rollenanerkennung durch andere Personen

Unwirksames familiäres Coping: mangelhafte Unterstützung

Taxonomie 1R: Wählen (5.1.2.1.2/1980; R1996)
NANDA-Originalbezeichnung: «Ineffective Familiy Coping: Compromised»
[Thematische Gliederung: Soziale Interaktion]

Definition: Eine normalerweise wichtige Bezugsperson (Familienmitglied oder naher Freund) bietet ungenügende, unwirksame oder gefährdende Unterstützung, Trost, Beistand oder Ermutigung, die der Klient brauchen könnte, um die Anpassungsarbeit zu leisten, die sich aus der gesundheitlichen Herausforderung ergibt.

Mögliche ursächliche oder beeinflussende Faktoren

- Unangemessene oder falsche Information oder mangelndes Verständnis einer Hauptperson
- Bezugsperson, die vorübergehend eigene emotionale Konflikte und Leiden zu meistern versucht und dadurch unfähig ist, die Bedürfnisse [des Klienten] wahrzunehmen und sich entsprechend zu verhalten. Vorübergehend gestörtes Gleichgewicht in der Familienorganisation und Rollenwechsel
- Andere situations- und entwicklungsbedingte Krisen oder Situationen, in denen sich die Bezugsperson befindet
- Der Klient gibt seinerseits der Hauptperson wenig Unterstützung
- Langdauernde Krankheit oder fortschreitende Behinderung, welche die Kräfte der Bezugspersonen erschöpfen
- [Unrealistische Erwartungen von Patient/Bezugsperson, oder gegenseitig]
- [Fehlen von Fähigkeiten zur gemeinsamen Entscheidungsfindung]
- [Verschiedene Koalitionen innerhalb der Familie]

Bestimmende Merkmale oder Kennzeichen

subjektive
- Der Klient drückt aus oder bestätigt die Sorge oder Klage über die Reaktion der Bezugsperson auf sein Gesundheitsproblem
- Die Bezugsperson beschreibt, dass sie völlig mit ihrer eigenen Reaktion beschäftigt ist (z. B. Furcht, vorwegnehmende Trauer, schlechtes Gewissen, Angst bezüglich der Krankheit oder Behinderungen des Klienten oder in Bezug auf andere situations- oder entwicklungsbedingte Krisen)
- Die Bezugsperson gibt ungenügendes Verständnis oder Wissen an, das wirksam helfendem und unterstützendem Verhalten im Wege steht

objektive
- Die Bezugsperson unternimmt den Versuch, sich hilfreich und unterstützend zu verhalten, jedoch mit unbefriedigender Wirkung
- Zu einem Zeitpunkt, da der Klient sie nötig hätte, zieht sich die Bezugsperson zurück oder schränkt die Kommunikation ein
- Die Bezugsperson zeigt zuviel oder zuwenig beschützendes Verhalten, was den Fähigkeiten oder den Bedürfnissen des Klienten nach Autonomie nicht entspricht
- [Die Bezugsperson hat plötzliche Gefühlsausbrüche/zeigt emotionale Labilität oder behindert nötige pflegerische/medizinische Interventionen]

Studienfragen

1. Beschreiben Sie den Bezugsrahmen des Lebenszyklus bei Krankheit, wie er von Rolland vorgelegt wurde. Wie kann dieser Vorschlag angewendet werden, um eine chronische Krankheit aus der Perspektive von Wachstum und Entwicklung und nicht bloß aus der Perspektive der Erkrankung zu betrachten?
2. Erörtern sie den kumulativen Effekt beim Meistern von Entwicklungsaufgaben in den einzelnen Entwicklungsstadien.
3. Inwiefern beeinflusst die Familiendynamik die Anpassung eines jeden Familienmitglieds an die chronische Krankheit? Welche Informationen über die Familie sollten für die Planung der Pflege und Betreuung eines chronisch kranken Klienten gesammelt und eingeschätzt werden?
4. Welchen negativen Einfluss kann eine chronische Krankheit auf das psychische Wohlbefinden und die Compliance von chronisch Kranken in den verschiedenen Stadien des Lebenszyklus ausüben?
5. Auf welche Weise beeinflusst der kulturelle Hintergrund die entwicklungsbezogenen Erwartungen innerhalb der Familie? Welche Implikationen ergeben sich daraus für die Planung der Versorgung?
6. Vergleichen Sie die Faktoren, die beim kindlichen Umgang mit dem Tod eine Rolle spielen, ausgehend vom Säuglingsalter bis hin zum Schulalter. Wie kann man mit den Angehörigen der jeweiligen Altersgruppen über den Tod sprechen?
7. Welchen Einfluss hat eine eingeschränkte Mobilität auf das psychische Wachstum und die Entwicklung von Menschen mit einer chronischen oder behindernden Gesundheitsstörung?
8. Inwiefern übt die chronische Krankheit in den verschiedenen Abschnitten des Lebenszyklus einen Einfluss auf das Körperbild aus? Inwiefern auf die Sexualität?
9. Auf welche Weise hilft Wissensvermittlung und Anleitung chronisch Kranken oder Familien in den verschiedenen Entwicklungsabschnitten bei der Anpassung an die Krankheit?
10. Auf welche Weise kann Beratung als Hilfe für Familienmitglieder eingesetzt werden, die mit chronisch Kranken zu tun haben? Inwiefern ist dies bei Unterstützungsgruppen der Fall?
11. Beschreiben Sie die Vorteile der Familienentlastung für Familien mit einem chronisch kranken Mitglied.

Literatur:

Anderson, G. R. (ed.) (1990). Courage to care: Responding to the crisis of children with AIDS. Washington, D. C.: Child Welfare League of America.

Anderson, R., Bury, M. (eds.) (1988). Living with chronic illness: The experience of patients and their families. London: University in Hyman Ltd.

Andrews, M., Boyle, J. (1995). Transcultural concepts in nursing care. Philadelphia: Lippincott.

Brookins, G. K. (1993). Culture, ethnicity, and bicultural competence: Implications for children with chronic illness and disability. Pediatrics, 91 (4), 1056–1062.

Capelli, M., McGarth, P. J., Heick, C. E. (1989). Chronic disease and its impact: The adolescent's perspective. Journal of Adolescent Health Care, 10, 283–288.

Collier, J. H. (1990). Developmental and systems perspectives on chronic illness. Holistic Nursing Practice, 5 (1), 1–9.

Corbin, J. M., Strauss, A. L. (1984). Collaboration: Couples working together to manage chronic illness. Image: The Journal of Nursing Scholarship, 16 (4), 109–115.

Craft, M. J., Craft, J. L. (1989). Perceived changes in siblings of hospitalized children: A comparison of sibling and parent reports. Child Health Care, 18 (1), 42–48.

Dimond, M., Jones, S. L. (1983). Chronic illness across the life span. Norwalk, CT: Appleton-Century-Crofts.

Dolgin, H. J., Phipps, S., Harow, E., Zelter, L. K. (1990). Parental management of fear in chronically ill and healthy children. Journal of Pediatrics Psychology, 12 (6), 733–744.

Edwards, A., Polite, C. K. (1992). Children of the dream: The psychology of black success. New York: Doubleday.

Eisenberg, M. G., Sutkin, L. C., Jansen, M. A. (eds.) (1984). Chronic illness and disability through the life span: Effects on self and family. New York: Springer.

Erikson, E. H. (1963). Childhood and society. New York: Norton.

Erikson, E. H. (1986). Vital envolvement in old age. New York: Macmillan.

Falvo, D. R. (1991). Medical and psychological aspects of chronic illness and disability. Gaithersburg, MD: Aspen Publishing.

Foley, G. V., Whittam, E. H. (1990). Care of the child dying of cancer. Ca – A Cancer Journal for Clinicians, 40 (6), 327-354.

Foxall, M. J., Ekberg, J. Y., Griffith, N. (1985). Adjustment patterns of chronically ill middle-aged persons and spouses. Western Journal of Nursing Research, 7 (4), 425–444.

Gagliardi, B. A. (1991). The family's experience of living with a child with Duchenne Muscular Dystrophy. Applied Nursing Research, 4 (4), 159–164.

Garrison, W. T., McQuiston, S. (1989). Chronic illness during childhood and adolescence: Psychological aspects. Newbury Park, CA: Sage.

Giger, J. N., Davidhizar, R. E. (1991). Transcultural nursing: assessment and intervention. St. Louis: Mosby Year Book.

Goleman, D. (June 14, 1988). Erikson, In his own old age, expands his view of life. New York Times, pp. 13, 16.

Grace, N. E., Zola, I. K. (1993). Multiculturalism, chronic illness and disability. Pediatrics, 91 (5), 1048–1055.

Guendelman, S. (1983). Developing respnsiveness to health needs of Hispanic children and families. Social Work in Health Care, 8 (4), 1–15.

Huntley, T. (1991). Helping children grieve. Minneapolis: Augsburg Portress.

Hymovich, D. P., Hagopian, G. A. (1992). Chronic illness in children and adults: A psychological approach. Philadelphia: W.B. Saunders.

Ireys, H. T., Werthamer-Larson, L. A., Kolodner, K. B., Gross, S. S. (1994). Mental health of young adults with chronic illness: The mediating effect of perceived impact. Journal of Pediatric Psychology, 19 (2), 205–222.

Jackson, P. L., Vessey, J. A. (1992). Primary care of the child with a chronic condition. St. Louis: Mosby Year Book.

Kleinman, A. (1988). The illness narratives: Suffering, healing and the human condition. New York: Basic Books.

Knafl, K., Gallo, A., Breitmayr, B., Zoeller, L., Ayres, L. (1993). Family response to a child's chronic illness: A description of major defining themes. In S. Funk, M. Tornquist, M. Champayne, R. Wiese (eds.), Key aspects of caring for the chronically ill. New York: Springer.

Kurtz, M. J. (1993). Case study of an adolescent spinal cord injured patient. Rehabilitation Nursing, 18 (4), 237–239.

Madiros, M. (1989). Conception of childhood disability among Mexican-American parents. Medical Anthropology, 12, 55–68.

McCubbin, H. I., Thompson, E. A., Thompson, A. I., McCubbin, M. A., Kaston, A. J. (1993). Culture, ethnicity and the family: Critical factors in childhood chronic illness and disabilities. Pediatrics, 91 (5), 1063–1070.

McCubbin, M. A. (1989). Family stress and family strengths: A comparison of single and two-parent families with handicapped children. Research in Nursing and Health, 12, 101–110.

McFarland, C. R., McFarlane, Z. H. (1993). Nursing diagnosis and intervention: Planning for patient care. St. Louis: Mosby Year Book.

Mescon, J., Honig, A. (1995). Parents, teachers and medical personnel: Helping children with chronic illness. Early Child Development and Care, Vol III, 107–129.

Midence, K. (1994). The effects of chronic illness on children and their families: An overview, genetic, social, and general. Psychology Monographs, 120(3), 311–326.

Miller, J. E. (1992). Coping with chronic illness: Overcoming powerlessness: Philadelphia: F. A. Davis.

Newacheck, P. W. (1994). Poverty and childhood chronic illness. Archives of Pediatrics and Adolescent Medicine, 148 (11), 1143–1149.

Newacheck, P. W., Stoddard, J. J., McManus, M. (1993). Ethnocultural variations in the prevalence and impact of childhood chronic conditions. Pediatrics, 91 (5), 1031–1039.

Newacheck, P., Taylor, W. I. (1992). Childhood chronic illness: Prevalence, severity, and impact. American Journal of Public Health, 82, 364–371.

Pachter, L. M., Cloutier, M. M., Bernstein, B. A. (1995). Ethnomedical (folk) remedies for childhood asthma in a mainland Puerto Rican Community. Archives of Pediatrics and Adolescent Medicine 149 (9), 982–988.

Patterson, J. M., Blum, R. W. (1993). A conference on culture and chronic illness in childhood: Conference summary. Pediatrics, 91 (5), 1025–1030.

Perrin, J. M. (1985). Introduction. In N. Hobbs & J. M. Perrin (eds.), Issues in the care of children with chronic disease, pp. 1–10. San Francisco: Jossey-Bass.

Pfefferbaum, B., Adams, J., Aceves, J. (1990). The influence of culture on pain in Anglo and Hispanic children with cancer. Journal of the American Academy of Child and Adolescent Psychiatry, 29 (4), 642–647.

Phillips, M. (1990). Support groups for parents of chronically ill children. Pediatric Nursing 16 (4), 404–406.

Power, P. W., Dell Orto, A. E., Gibbons, M. B. (eds.) (1988). Family interventions throughbout chronic illness and disability. New York: Springer.

Putnam, P. A. (1987). Coping in later years: The reconciliation of opposites. Image: The Journal of Nursing Scholarship, 19 (2), 67–69.

Rankin, S. H., Weekes, D. P. (1989). Life-span and development: A review of theory and practice for families with chronically ill members. Scholarly Inquiry for Nursing Practice: An International Journal, 3 (1), 3–22.

Ridley, B. (1989). Family response in head injury: Denial.., ..or hope for the future? Social Science Medicine, 29 (4), 555–561.

Rolland, J. S. (June 1987). Chronic illness and the life cycle: A conceptual framework. Family Process, 26, 203–221.

Semmens, J., Peric, J. (1995). Children's experience of a parent's chronic illness and death. Australian Journal of Advanced Nursing, 13 (2), 30–38.

Stein, R. E. K., Jessop, D. J. (1989). Meeting the needs of individuals and families in caring for children with chronic illness. In R. E. K. Stein (ed.), Caring for children with chronic illness.: Issues and strategies, pp. 63– 74. New York: Springer.

Strauss, A. L., Corbin, J., Fagerhaugh, S., Glaser, B., Maines, D., Suczek, B., Wiener, C. L. (1984). Chronic illness and the quality of life. St. Louis: C. V. Mosby.

Thompson, R. J., Gustafson, K. E. (1996). Adaptation to chronic childhood illness. Washington, D.C.: American Psychological Association.

Villaruel, A. M., deMontellano, B. O. (1992). Culture and pain: A Mesoamerican perspective. Advances in Nursing Science, 15 (1), 21–32.

Whyte, D. A. (1992). A family nursing approach to the care of a child with a chronic illness. Journal of Advanced Nursing, 17, 317–327.

Williams, P. D., Forenzo, F. D., Borja, J. (1993). Pediatric chronic illness: Effects on siblings and mothers. Maternal-Child Nursing Journal, 21 (4), 111–121.

Weiterführende Literatur:

Alderman, E. M., Lauby, J. L., Coupey, S. M.: Problem behaviors in inner-city adolescents with chronic illness. Journal of Developmental and Behavioral Pediatrics, 16 (5), 339–344.

Anderson, S. V., Bauwens, E. E. (1981). Chronic health problems: Concepts and application. St. Louis: C. V. Mosby.

Baker, C., Stern, P. N. (1993). Finding meaning in chronic illness as the key to self-care. Canadian Journal of Nursing Research, 25 (2), 23–36.

Baldaia, L. (1996). An educational approach to successful management of childhood asthma as a chronic illness. Journal of Pediatric Nursing, 11 (5j), 335–336.

Fowler, M. G., Simpson, G. A., Schoendorg, K. C. (1993). Families on the move and children's health care. Pediatrics, 91 (5), 934–940.

Gallo, A., Breitmayr, B., Knafl, K., Zoeller, L. (1992). Well siblings of children with chronic illness: Parent's reports of their psychologic adjustment. Pediatric Nursing, 18 (1), 23–27.

Geber, G., Latts, E. (1993). Race and ehtnicity: Issues for adolescents with chronic illness and disabilities. An annotated bibliography. Pediatrics, 91 (5), 1071–1081.

Maijer, A. M., Oppenheimer, L. (1995). The excitation-adaptation model of pediatric chronic illness. Family Process, 34 (4), 441–454.

Nehring, W. M., Cohen, F. L. (1995). The development of an instrument to measure the effects of a parent's chronic illness on parenting tasks. Issues in Comprehensive Pediatric Nursing, 18 (2), 111–123.

Reinert, B. R. (1986). The health care beliefs and values of Mexican_Americans. Home Healthcare Nurse, 4 (5), 23–31.

Richardson, S. A. (1989). Transition to adulthood. In R. E. K. Stein (ed.), Caring for children with chronic illness: Issues and strategies. New York: Springer.

Rodriguez, T. (February 1983). Mexican Americans: Factors influencing health practices. Journal of School Health, 136–139.

Simon, N., Smith, D. (1992). Living with chronic pediatric liver disease: The parent's experience. Pediatric Nursing, 18 (5), 453–458.

Taanila, A., Kokkonen, J., Jarvelin, M. R. (1996). The long-term effects of children's early-onset disability on marital relationship. Developmental Medicine and Child Neurology, 38 (7), 567–577.

Wilson, H. S. (1989). Family caregiving for a relative with Alzheimer's dementia: Coping with negative choices. Nursing Research, 38 (2), 94–98.

Kapitel 3
Pflege- und Krankheitsverlaufskurve

Nancy White • Ilene Lubkin

3.1 Einleitung

Der Begriff *Verlaufskurve*[1] weckt die Vorstellung von Richtung, Bewegung, Gestalt und Vorhersagbarkeit, und man kann ihn gut auf Krankheit übertragen.

Insbesondere chronische Krankheit kann als Prozess betrachtet werden, der mit einigen physiologischen Veränderungen und einem leichten Wandel im Gesundheitszustand beginnt, sich daraufhin über das gesamte Leben hinweg fortsetzt und schließlich einen positiven oder negativen Ausgang nimmt. Wenn man die charakteristischen Symptome einer Erkrankung sowie ihre Stadien und die Auswirkungen therapeutischer Maßnahmen vor dem Hintergrund einer zeitlichen Dimension betrachtet, kann über den möglichen oder wahrscheinlichen Ausgang der Erkrankung eine Vorhersage getroffen werden. Ärzte wissen um diesen Sachverhalt und nutzen ihn zur Planung einer geeigneten Therapie, mit deren Hilfe die physiologischen Veränderungen korrigiert, der Verlauf der Erkrankung umgekehrt oder ihr Fortschreiten hinausgezögert werden kann. Das Pflegepersonal tut das Gleiche bei Planung und Durchführung der Betreuung von Klienten und Familien, die von akuter bzw. chronischer Krankheit betroffen sind.

Im Rahmen einer Studie über Klienten, die im Krankenhaus starben, führten Glaser und Strauss (1968) die Bezeichnung Verlaufskurve als einen auf Krankheit anwendbaren Begriff ein. Sie stellten fest, dass sich der Sterbeprozess in vielen Fällen über einen beachtlichen Zeitraum hinzieht und sich auch auf die Familie und das Betreuungspersonal auswirkt. Ihre Bemühungen, die «Distanzierung» besser zu verstehen, die sich manchmal zwischen dem Personal und dem Klienten im Endstadium entwickelt (ohne jemanden für diese unglückliche Situation verantwortlich zu machen), führten die Autoren zu der Erkenntnis, dass das Sterben etwas ist, das von den Menschen unterschiedlich wahrgenommen wird. Außerdem, so Glaser und Strauss, wenden alle Beteiligten eine Reihe verschiedener Strategien im Umgang mit dem Sterbevorgang an. Pakenham und Dadds (1996) kamen zu dem Ergebnis, dass sich auch die Klienten unterschiedlicher Gesichtspunkte und Probleme gewärtig waren, je nachdem, an welcher Stelle sie sich auf der Krankheits- bzw. Sterbeverlaufskurve befanden. So wurden beispielsweise von homosexuellen, HIV-positiven

---

1 Im amerikanischen Originaltext wird der Terminus «illness trajectory» verwendet. Dem Wortsinn nach bezeichnet «trajectory» die Bahn eines Himmelskörpers oder einer Rakete. Im deutschen Sprachraum hat sich die Übertragung mit *Krankheitsverlaufskurve* eingebürgert. Leider kommt damit die dem Begriff «trajectory» innewohnende Dynamik nur bedingt zur Geltung. Im vorliegenden Buch wird «illness trajectory» auch mit *Pflege- und Krankheitsverlaufskurve* übersetzt, um den pflegerischen Bezug zu verdeutlichen. [Anm. des Bearbeiters]

Männern mit Krankheitssymptomen mehr Probleme hinsichtlich Isolation, Alltagsbewältigung, Behandlung und Denkvermögen berichtet, als dies bei symptomfreien Probanden der Fall war. In Bezug auf Depressionen, belastende Emotionen und Beziehungsschwierigkeiten unterschieden sich die beiden Gruppen jedoch nicht.

Strauss ist Soziologe und hielt über mehrere Jahre hinweg Vorlesungen über den Verlauf von chronischen Krankheiten. Auf der Basis eigener Fallstudien und solcher seiner Studenten trug er eine beeindruckende Menge an Informationen über das Leben mit chronischer Krankheit zusammen (Corbin & Strauss, 1993). Das diesen Studien zugrunde liegende Konzept der Verlaufskurve diente dazu, die Erfahrungen, die mit der Handhabung aller chronischen Krankheiten verbunden sind, aus soziologischer Perspektive betrachten zu können. Verlaufskurven wurden als etwas verstanden, das die Biographien, Vorgeschichten und Einstellungen von *allen* Personen in sich vereinigt, die mit einer bestimmten Krankheit zu tun haben (Wiener, 1989). Die Krankheitsverlaufskurve bringt nicht nur die mit der Erkrankung verbundenen physiologischen Prozesse zum Ausdruck, sondern umfasst darüber hinaus sämtliche von ihr betroffenen Einzelpersonen sowie die Organisation und Durchführung der über die gesamte Dauer der Krankheit erforderlichen Arbeit (Strauss et al., 1985).

Im Allgemeinen sind Pflegefachleute mit dem psychosozialen Konzept der Pflege- und Krankheitsverlaufskurve relativ wenig vertraut. Im Blickpunkt dieses Konzepts stehen die Unterschiede, mit denen chronische Krankheit von den betroffenen Personen (z. B. medizinischem und pflegerischem Fachpersonal, Klienten und Familien) wahrgenommen wird. Es werden die Auswirkungen auf diese Menschen sowie die daraus folgenden Reaktionen betrachtet (Strauss et al., 1985). Unterschiedliche Erkrankungen besitzen unterschiedliche Verlaufskurven, genauso, wie sie sich in der Symptomatik unterscheiden. Wie die Krankheitssymptome auch, werden Verlaufskurven von zahlreichen Faktoren beeinflusst: dem medizinischen Behandlungsplan, dem Hintergrund jeder einzelnen Person, auftretenden Problemen oder Komplikationen sowie von den Interaktionen zwischen den an der Verlaufskurve Beteiligten.

Wegen des dynamischen Charakters von Krankheit kann zu keiner Zeit eine wirklich sichere Vorhersage über die Entwicklung und den Ausgang von Krankheitsverlaufskurven getroffen werden. Vielmehr sind sie aufgrund der physiologischen Veränderungen und der wechselnden Reaktionen der Beteiligten einem immerwährenden Wandel und ständiger Reorganisation unterworfen. Dennoch besitzen Krankheitsverlaufskurven kennzeichnende Formen und Muster, die mit ihrer vermutlichen Weiterentwicklung in Zusammenhang stehen. Manche sind in typischer Weise stetig und fallen stufenweise ab, wie es für eine zunehmende Verschlechterung des Gesundheitszustandes charakteristisch ist. Bei anderen Kurven folgt auf einen anfänglichen plötzlichen Abfall eine Stabilisierung und vielleicht eine Verbesserung des Gesundheitszustandes, zum Beispiel bei einem Schlaganfall mit nachfolgender Rehabilitation. Bei den meisten Erkrankungen gibt es einen Unterschied zwischen dem tatsächlichen und dem wahrgenommenen Verlauf oder – im Hinblick auf die zukünftige Entwicklung – zwischen der Sichtweise der Betreuer und jener der Klienten. So sehen beispielsweise Ärzte die Krankheitsverlaufskurve als Ausdruck der mit der Erkrankung verbundenen physiologischen Prozesse. Wie eine Studie von Becker und Kaufman (1995) ergab, sind Ärzte bei der Betrachtung der Krankheitsverlaufskurve älterer Schlaganfallpatienten eingezwängt in die biomedizinische Ideologie und die eigenen Überzeugungen bezüglich Alter und körperlichen Schädigungen. Andererseits waren die Klienten der Auffassung, dass es möglich sei, die Verlaufskurve zu beeinflussen, wenn sie nur hart genug daran arbeiteten.

Wahrnehmungsinhalte hängen vom Kenntnisstand sowie den Erfahrungen und Fähigkeiten der Menschen ab (Strauss et al., 1984). Gerade so, wie verschiedene Zeugen verschiedene Versionen eines Unfallhergangs liefern, sieht das medizinisch-pflegerische Fachpersonal das Fortschreiten einer Erkrankung untereinander und im Vergleich zum Patienten jeweils etwas anders. Ist erst einmal eine Diagnose gestellt, sind sich Ärzte, Pflegekräfte oder andere Fachleute im Gesundheitswesen im Klaren über die physiologische Ausgangssituation. Sie wissen, was gerade geschieht, was durch die Behandlung erreicht werden und was ohne Behandlung geschehen könnte. Sie kennen die Bandbreite möglicher Komplikationen und die für einen positiven Ausgang notwendigen Maßnahmen. Davon ausgehend macht sich das Fachpersonal ein Bild von der Erkrankung und trifft Voraussagen hinsichtlich der möglicherweise oder tatsächlich eintretenden Geschehnisse. Würde man auf einer Overhead-Folie graphisch darstellen, wie die Verlaufskurve von jedem Mitglied eines Gesundheitsteams wahrgenommen wird, könnte man die Unterschiede – auch wenn sie geringfügig sind – ebenso sichtbar machen wie die Übereinstimmungen. Geringe Differenzen in der Wahrnehmung der Krankheitsverlaufskurve beeinträchtigen aber keineswegs die Qualität der Versorgung.

Es ist durchaus möglich, dass die Wahrnehmung des Klienten völlig anders ausfällt als die seiner professionellen Betreuer. Denn der Klient orientiert sich nicht in erster Linie an den physiologischen Befunden, sondern an den Auswirkungen der Krankheitssymptome, an der Angst und Sorge hinsichtlich der langfristigen Folgen oder an einem Gefühl von Unsicherheit, weil er nur in begrenztem Maße versteht, was gerade geschieht und noch geschehen wird. Bei akuten Krankheiten neigen die Klienten rasch dazu, in die Krankenrolle zu schlüpfen und somit die Verantwortung für das Krankheitsmanagement dem Personal zu überlassen (siehe Kapitel 4 über krankheitsspezifische Rollen). Chronisch Kranke haben andererseits ein umfassenderes Gefühl für die Erkrankung, deren Fortschreiten und den Umgang damit, und sie sind sich darüber im Klaren, welche Maßnahmen ihnen etwas bringen und welche nicht. Zwar kann der tatsächliche Verlauf der Erkrankung nur retrospektiv erfasst werden, doch diejenigen, die mit der chronischen Krankheit zu tun haben, machen sich ausgehend von ihren Wahrnehmungen ein Bild über das zukünftige Geschehen. Aus diesem Grunde sind Wahrnehmungen ein wesentlicher Bestandteil der Krankheitsverlaufskurve. Während im Krankenhaus tätige Pflegefachleute und Ärzte dazu neigen, das episodische Wesen von Erkrankung zur Grundlage ihrer Wahrnehmungen zu machen, haben chronisch Kranke nicht nur ihr Hauptgesundheitsproblem im Blick, sondern beschäftigen sich zusätzlich noch mit der Frage, wie sie mit Sekundärkrankheiten umgehen sollen, die gegenwärtig noch nicht akut sind (Fagerhaugh & Strauss, 1977).

Eine von Reif (1975) durchgeführte Studie legt nahe, dass die individuellen Wahrnehmungen zu Reaktionen führen, die für ebendiese Wahrnehmungen opportun sind. Zum Beispiel kann ein Mann, der sich gerade von einem Herzinfarkt erholt, mit zu viel oder zu wenig Aktivität reagieren, je nachdem, wie er den Zustand seines Herzens wahrnimmt. Hält er es für extrem geschädigt statt auf dem Weg der Heilung, ist es durchaus möglich, dass er sich als «Herzinvaliden» betrachtet und seine Aktivitäten deutlich einschränkt. Seine Frau hingegen ist vielleicht der Überzeugung, dass er nun gesund und sein Herz geheilt sei und drängt ihn zur Wiederaufnahme der Arbeit. Der behandelnde Arzt, sollte seine Herangehensweise konservativer Art sein, wird den Klienten aus Sorge vor einem Reinfarkt dazu ermutigen, die Dinge gemächlich anzugehen und damit den Status des Herzinvaliden unterstützten. Vertritt der Arzt jedoch die Ansicht, dass Aktivität das beste Heilmittel ist, kann zwischen Klient und Arzt ein Konflikt über die Frage entstehen, wie viel Aktivität wohl vonnöten sei.

Und was geschieht, wenn sich Arzt, Klient und Familie einig sind, dass die Rückkehr in die Erwerbstätigkeit in nächster Zukunft vernünftig wäre, andere Beteiligte jedoch eine gegenteilige Auffassung vertreten? So kann beispielsweise ein Arbeitgeber den Betreffenden als dauerhaft in seiner Leistungsfähigkeit eingeschränkt ansehen oder Bedenken hinsichtlich der Möglichkeit eines Reinfarktes anmelden, was dann wiederum Auswirkungen auf Produktivität, Sicherheit und die Höhe der Versicherungsbeiträge haben würde. In beiden Fällen ist trotz des eigenen Wunsches bzw. des Wunsches anderer, die Erwerbstätigkeit wieder aufzunehmen, eine zwangsweise Frühpensionierung zu erwarten.

Wenn eine Pflegefachkraft das Konzept der Pflege- und Krankheitsverlaufskurve erst einmal verstanden hat, kann sie eine Vielzahl auftretender Ereignisse auf analytische Weise einordnen und die nötige Distanz gewinnen. Das wiederum befähigt sie, die Gründe für so manches Problem zwischen den beteiligten Fachkräften, zwischen Betreuern und Klient/Familie oder zwischen Klient und Familie zu erkennen (Strauss et al., 1985). Außerdem erleichtert es ihr den Einblick in die Problematik von Compliance bzw. Noncompliance. Hinzu kommt, dass das Pflegefachpersonal erhöhte Sensibilität für die Gesundheitsbedürfnisse des chronisch Kranken entwickelt und die Klienten mit mehr Geschick durch ein aufgesplittertes Gesundheitssystem führen kann. Außerdem erhalten sie Hilfestellung, wenn es darum geht, überlegte und sachkundige Entscheidungen bezüglich verschiedener Behandlungsoptionen zu treffen, den Anforderungen der Krankheit besser gerecht zu werden und mit der Krankheit zu leben.

3.1.1 Terminologie zur Pflege- und Krankheitsverlaufskurve

Damit das Konzept der Verlaufskurve hinreichend verstanden wird, ist es unerlässlich, sich über die in diesem Zusammenhang auftretenden Begriffe und Kennzeichnungen im Klaren zu sein (**Tabelle 3-1**). Sämtliche Verlaufskurven bewegen sich in der Zeit und besitzen eine Richtung. Ihre Merkmale können unterschiedlich wahrgenommen werden, weil sie durch die Handlungen der beteiligten Personen und die in der vorliegenden Situation auftretenden Kontingenzen beeinflusst werden. Es bedarf der vereinten Anstrengungen des Klienten, der Familie und des zuständigen Personals, um den möglichen Endpunkt einer Pflege- und Krankheitsverlaufskurve zu bestimmen, Symptome jeglicher Art zu behandeln und mit den damit verbundenen Behinderungen umzugehen (Corbin & Strauss, 1993).

Stadien

Die einzelnen Stadien der Pflege- und Krankheitsverlaufskurve sind Akutstadium, Erholungsstadium sowie stabiles, instabiles und Verfallsstadium. Durch diese Einteilung werden Zustandsveränderungen abgebildet, die eine chronische Krankheit durchlaufen kann. Jedes Stadium kann vorhersagbare und nicht vorhersagbare Abschnitte und Sequenzen besitzen (Corbin & Strauss, 1988). Im *akuten* Stadium ist das erkrankte Individuum körperlich oder mental durch eine Krankheit so sehr beeinträchtigt, dass sofortiges ärztliches Eingreifen und eine Hospitalisierung notwendig sind, um eine Verschlechterung oder den Tod zu verhindern. Das Stadium der *Erholung* umfasst den gesamten Aufwärtsverlauf der Kurve, wobei das Individuum ein zufriedenstellendes Leben innerhalb der krankheitsbedingten Grenzen führen kann. Ziel der Behandlung in diesem Stadium ist es, so viele Fähigkeiten und Fertigkeiten wie möglich zurückzugewinnen. Im *stabilen* Stadium befindet sich die Krankheit in Remission, zeigt einen stillen Verlauf oder verändert sich so langsam, dass nur wenige Anhaltspunkte auf ihre Existenz hinweisen. Während eines *instabilen* Stadiums ist die Krankheit dauerhaft außer Kontrolle geraten. Das Stadium des *Verfalls* ist durch eine progressive Verschlimmerung des Leidens und den Sterbeprozess gekennzeichnet. Das Lebenswerk eines Menschen muss abgeschlossen und das Ende vollzogen werden (Corbin & Strauss, 1988).

Auch die von Rolland (1987) beschriebenen Zeitabschnitte (Krise, chronisches Stadium und Endstadium; siehe Kapitel 2, Punkt 2.1.2) können aus dem Blickwinkel einer Verlaufskurve betrachtet werden und so zu einem entwicklungsbetonenden Verständnis vom Wesen chronischer Erkrankungen führen. Der Abschnitt *Krise* umfasst den Zeitraum nach dem Auftreten von Symptomen und vor der Diagnosestellung,

Tabelle 3-1: Terminologie zur Krankheitsverlaufskurve

Krankheitsverlaufskurve	Konzept über den Fortgang einer Erkrankung. Das Konzept beschäftigt sich damit, wie der Fortgang einer Erkrankung von den beteiligten Personen in der Zeit wahrgenommen wird, welche Reaktionen aus diesen Wahrnehmungen resultieren und in welcher Beziehung diese Faktoren zu Organisation und Durchführung der erforderlichen Arbeit stehen.
Beteiligte Personen	Jeder von der Existenz der Krankheit Betroffene. Zu den beteiligten Personen zählen Klient, Familie, Pflegepersonal und Ärzte, aber auch Freunde, Nachbarn und Arbeitgeber, sofern sie einen Einfluss auf die Krankheitsverlaufskurve ausüben.
Dauer	Zeitspanne, über die sich die Verlaufskurve erstreckt. Die Dauer schwankt. Sie kann sehr kurz sein (z. B. bei einem tödlichen Unfall), aber auch einen größeren Zeitraum einnehmen, in dem ein langsamer und progressiver Niedergang stattfindet. Die Dauer ist kein objektiver physiologischer Kennwert, da sie je nach Situation variiert und von jeder Person unterschiedlich wahrgenommen wird.
Richtung und Bewegung	Fortgang einer Krankheit von Punkt A zu Punkt B und weiter zu Punkt C etc. Richtung und Bewegung ergeben sich in der Zeit und stehen unter dem Einfluss der Maßnahmen, die zur Gestaltung der Verlaufskurve ergriffen werden.
Wahrnehmung/Projektion	Gesamtheit dessen, was die beteiligten Personen aufgrund ihres Wissens und ihrer Erfahrung als gerade stattfindend betrachten oder in Zukunft erwarten. Die Wahrnehmungen des Geschehens seitens der beteiligten Personen weichen auch dann voneinander ab, wenn sie ähnlichen Wissensstand und gleichartige Erfahrungen aufweisen. Die «Wahrnehmung» dessen, was geschieht, unterscheidet sich von der «tatsächlichen« Entfaltung einer Erkrankung.
Vorhersagbarkeit	Grad, in dem vorhersehbar ist, wie sich eine Verlaufskurve fortentwickelt, wozu auch die Häufigkeit gehört, mit der Veränderungen eintreten. Manche Krankheiten besitzen eine sehr hohe Vorhersagbarkeit, andere überhaupt keine.
Gestalt	Vorstellungsbild vom Verlauf einer Krankheit. Da die Gestalt Richtung und Bewegung in der Zeit aufweist, kann sie graphisch dargestellt werden. Wie die Dauer ist auch die Gestalt wahrnehmungsabhängig, und somit hat jede beteiligte Person eine etwas anderes Vorstellung davon.
Gestaltung	Gesamtheit der Maßnahmen, die den Verlauf einer Erkrankung beeinflussen. Der Terminus Gestaltung hat ähnliche Bedeutung wie der Begriff Krankheitsmanagement. Beim Krankheitsmanagement ist jedoch der Erfolg impliziert, die Gestaltung einer Verlaufskurve hingegen besteht darin, mit unerwarteten Problemen in bestmöglicher Weise umzugehen, auch wenn die Kurve nicht vollständig unter Kontrolle ist. Die Gestaltung wird der Komplexität der Arbeit an der Verlaufskurve, dem medizinischen Ergebnis und den Auswirkungen gerecht, die sich für die an der Verlaufskurve Arbeitenden ergeben.
Arbeit	Auf die Erreichung eines Zieles ausgerichtete Anstrengung. Die Arbeit ergibt sich über die Zeit hinweg und ist gekennzeichnet durch die Verschiedenartigkeit und Komplexität der anfallenden Aufgaben. Zur Arbeit an der Verlaufskurve gehören außerdem die Bewältigung hoher Anforderungen pflegetechnischer Art, die Gewährleistung von

	psychischer Unterstützung und klinischer Sicherheit für den Klienten, die Bedienung bzw. Überwachung von Maschinen, die Koordination der Anstrengungen usw. Im Krankenhaus wirken die Patienten und deren Angehörige bei der Arbeit an der Verlaufskurve ebenso mit wie das Personal. Zu Hause wird die Arbeit überwiegend vom Klienten und seinen Angehörigen geleistet.
Stadien	Aus Substadien bestehende Hauptabschnitte der Verlaufskurve. In jedem Stadium ist ein Bündel unverzichtbarer und miteinander verwobener Aufgaben zu bewältigen. Beispiele für Stadien sind Diagnosestellung, verschiedene Behandlungsschritte oder Genesung. In jedem Stadium gibt es Knotenpunkte, an denen Entscheidungen getroffen werden müssen, die das Aufgabenbündel selbst sowie die Reihenfolge und die Organisation der in dieser Phase zu bewältigen den Aufgaben betreffen. Genau wie Verlaufskurven insgesamt können auch Phasen durch Sicherheit oder Unsicherheit gekennzeichnet sein. Wenn die Bewältigung der stadienspezifischen Aufgaben misslingt oder diese mit Aufgaben aus einer anderen Verlaufskurve konfligieren, können sich die daraus resultierenden Probleme auf die Gestalt der Kurve auswirken.
Biographie	Herkunft oder Lebensgeschichte, in der sich jedes Individuum von anderen unterscheidet und die es einzigartig macht; auch soziale Verlaufskurve genannt. Zur Biographie gehören soziale Identität, Familie und soziale Beziehungen, Berufstätigkeit, Lebensstil usw. Wie alle Verlaufskurven unterliegen auch Biographien der subjektiven Wahrnehmung; sie weisen Dauer, Gestalt und Vorhersagbarkeit auf und bringen Arbeit mit sich. Alle beteiligten Personen (Personal, Klient, Familie etc.) bringen Aspekte ihrer eigenen Biographie mit ein (wie etwa Einstellungen, Eindrücke und Stimmungen), die einen Einfluss auf die Interpretation von Ereignissen und die Reaktionen darauf ausüben.
Kontingenzen	Probleme medizinischer, interaktionsbedingter, organisatorischer oder biographischer Natur. Man unterscheidet zwischen erwarteten (z. B. Nebenwirkungen von Medikamenten) und unerwarteten Kontingenzen (z. B. unbekannte Auswirkungen der Technologie). Die erstgenannten ermöglichen die Planung des Problemmanagements im Voraus; bei letzteren ist dies nicht möglich. Kontingenzen beeinflussen die Gestalt der Krankheitsverlaufskurve; aus der Wechselwirkung zwischen den Kontingenzen und den zur Kontrolle der Krankheit unternommenen Anstrengungen entstehen die spezifischen Details von Verlaufskurven.
Ausbalancieren	Entscheidungsprozess bei der Auswahl von Optionen. Das Ausbalancieren ist oft eine Frage der Prioritätensetzung und besteht im Allgemeinen darin, bestimmte Erwägungen zugunsten anderer zu verwerfen. Besonders Familien balancieren häufig verschiedene Möglichkeiten aus, um widrige physiologische Nachwirkungen zu vermeiden oder eine einigermaßen akzeptable Lebensweise aufrechterhalten zu können. Auch das Krankenhauspersonal führt Aufgaben durch, die ein Ausbalancieren von Optionen erfordern.

Quelle: Lubkin (1990)

das Stadium der Diagnostik sowie die erste Anpassungsphase. Während dieses Zeitraums lernen Klient und Familienangehörige, das Auftreten der Krankheit mit Bedeutung auszustatten und ein Gefühl der Kompetenz im Umgang mit der Situation zu entwickeln. Sie trauern wegen der krankheitsbedingten Verluste, sind aber auch um die Akzeptanz einer neuen Identität bzw. Biographie bemüht, in der die Krankheit integriert ist. Menschen, bei denen eine Krebserkrankung festgestellt wurde, sind im Krisenstadium enormen Belastungen ausgesetzt, und das Familienleben wird vom möglicherweise nahe bevorstehenden Tod geprägt (Kristjanson & Ashcroft, 1994).

Das *chronische* Stadium umschreibt die Zeit zwischen der Krise und dem Endstadium, in dem Themen zum Tod vorherrschen. Rolland (1987) nennt das chronische Stadium den «langen Atem» oder die Zeit, in der tagaus tagein mit der chronischen Krankheit gelebt werden muss. (S. 207). Die Entwicklung der Fähigkeit, angesichts der Ungewissheit zumindest annähernd den Anschein von Normalität zu bewahren, stellt die vorrangige Aufgabe der Familie in diesem Zeitraum dar. In Fällen, in denen chronisch Kranke aufwändige Betreuung durch Familienmitglieder benötigen, wird die Situation vielleicht als hoffnungslos oder auch als niemals endend angesehen. Paradoxerweise mischen sich unter die Gefühle von Verlust und Trauer auch Schuldgefühle und Gewissensbisse, und zwar dann, wenn die gesunden Familienmitglieder erkennen, dass sie nur nach dem Tod des Kranken ihr früheres Leben wieder aufnehmen können (Kristjanson & Ashcroft 1994).

Das *Endstadium* umfasst präfinales Stadium, Tod, Trauerprozess und Überwindung des Verlustes. Im Laufe des präfinalen Stadiums tritt die Unvermeidbarkeit des Todes in das Bewusstsein und prägt das Leben des chronisch Kranken und der Familien. Die Familienangehörigen sind in Sorge um das Wohlergehen des Klienten und beunruhigt wegen der auftretenden physischen Probleme und pflegerischen Schwierigkeiten (Kristjanson & Ashcroft, 1994). Wenn sie beginnen, sich das Leben ohne den nahestehenden Angehörigen vorzustellen, stellt sich vielleicht eine «antizipatorische Trauer» ein. Nach dem Tod der kranken Person ist die Familie mit Angelegenheiten und Aufgaben beschäftigt, die sich auf Verlust, Kummer, Trauer und auf die schließliche Wiederaufnahme des Familienlebens beziehen (Rolland, 1987).

Projektion

Unter dem Begriff Projektion wird das Bild verstanden, das sich die am Krankheitsprozess Beteiligten von der zukünftigen Entwicklung der Pflege- und Krankheitsverlaufskurve machen. Es handelt sich um deren mentale Fortsetzung. Die Projektion beinhaltet den Versuch, für sich selbst in Erfahrung zu bringen, was in nächster Zukunft geschehen wird, über welchen Zeitraum diese Geschehnisse andauern werden und welche Maßnahmen aus der projizierten Verlaufskurve resultieren. Die Menschen, die mit der Krankheit zu tun haben, entwickeln unterschiedliche Projektionen und verbinden Vorstellungen damit, welchen Weg die Krankheit nach ihren Kenntnissen und Erfahrungswerten nehmen sollte. (Corbin & Strauss, 1993). Die *Vorhersagbarkeit*, eine Komponente der Projektion, bezieht sich auf die Fortentwicklung der Krankheitsverlaufskurve und beinhaltet das Maß an Übereinstimmung der Projektion mit dem tatsächlichen Gang der Erkrankung.

Form oder Verlaufstypus und Gestaltung

Die Form, der Typus einer Verlaufskurve ergibt sich aus den Veränderungen während des Krankheitsprozesses. Die Kurve kann gerade nach unten verlaufen, Schwankungen erkennen lassen, ein Plateau aufweisen und sich dann rasch oder langsam in die eine oder andere Richtung bewegen (Glaser & Strauss, 1968). Eine vollständige graphische Darstellung der Kurve ist zwar möglich, doch kann dies nur retrospektiv geschehen. Sobald eine Diagnose vorliegt, tendieren medizinisch-pflegerische Fachkräfte allerdings dazu, sich ein Vorstellungsbild von dem zu machen, was ihrer Meinung nach wohl eintreten wird.

Im Zusammenhang mit Verlaufskurven wird anstatt des Begriffes *Behandlung* eher der Begriff *Gestaltung* benutzt, weil ersterer nicht in angemessener Weise die Komplexität der Arbeit an der Verlaufskurve, der medizinischen Resultate und der Konsequenzen für die an der Verlaufskurve Arbeitenden abdeckt. Im Allgemeinen ist es für das Fachpersonal angenehmer, von *Behandlung* zu sprechen, doch spiegelt der Terminus *Gestaltung* die gewissenhaften, wenn auch nicht immer wirksamen Anstrengungen präziser wider, die unternommen werden, um der Komplexität von Verlaufskurven gerecht zu werden oder die iatrogenen Auswirkungen neuer Technologien in den Griff zu bekommen. Man kann also sagen, dass durch die Gestaltung der Pflege- und Krankheitsverlaufskurve dem Gang einer Krankheit Gestalt verliehen wird. Nur wenn mit Krankheiten wirklich routinemäßig umgegangen werden kann und die dazugehörigen Kurven unproblematisch sind, eignen sich Begriffe wie *Behandlung oder Management*.

Arbeit an der Verlaufskurve

Die Arbeit an der Gestaltung von Verlaufskurven ist sehr vielschichtig und umfasst zeitbezogene Gesichtspunkte wie Ablaufplanung, Steuerung der Geschwindigkeit und Festlegung der Reihenfolge von Interventionen. Sie ist räumlich gebunden, breit gefächert und in Bezug auf die anfallenden Aufgaben hochkomplex strukturiert. Erledigt wird diese Arbeit sowohl von Pflegekräften als auch von Klienten und Familienangehörigen, und sie erstreckt sich nicht nur auf die notwendigen Maßnahmen zur Kontrolle von Krankheit, Symptomen oder Komplikationen, sondern auch auf die Bewältigung der Aufgaben im Haushalt und die Befriedigung der familiären Bedürfnisse (Corbin & Strauss, 1989).

Kontingenzen[2]

Mit Kontingenzen werden in der Terminologie der Verlaufskurve erwartete oder unerwartete Probleme bezeichnet, die in Abhängigkeit vom Wesen der Krankheit und der Art der eingesetzten Technik auftreten können. Bei einer ganzen Reihe von Erkrankungen sind die eventuell auftretenden Probleme bekannt und können daher schon von vornherein eingeplant werden. Bei anderen hingegen, besonders wenn moderne Technik integriert ist, sind die Kontingenzen unbekannt, und eine Vorhersagbarkeit ist nicht gegeben.

Biographien

Biographien sind insofern Verlaufskurven, als sie subjektiv wahrgenommen werden. Zudem weisen sie Dauer, Gestalt und Vorhersagbarkeit auf – und sie haben mit Arbeit zu tun. Bestandteil der Biographien von Klienten sind frühere Krankenhauserfahrungen, gewohnte Methoden im Umgang mit der Symptomatik, Gefühl für physiologische Spannungszustände und andere Faktoren. Das Pflegepersonal bringt ebenfalls Biographien mit, die sich auf die Situation auswirken. Die Biographie eines jeden Mitglieds des Pflegeteams birgt «eine Menge individueller Einstellungen, Eindrücke, Vorstellungen [und] Stimmungsschwankungen» in sich, die einen nicht unwesentlichen Einfluss auf die Ereignisse ausüben (Wiener et al., 1979). Biographien sollten eher als subjektive Wahrnehmungen betrachtet werden und weniger als objektive Wiedergabe von Fakten der persönlichen Lebensgeschichte, denn jedes Individuum verinnerlicht bestimmte Komponenten von Ereignissen und grenzt andere aus. Dieses Phänomen wird beispielsweise deutlich, wenn sich bei der sozialen Anamnese die Angaben der Familienmitglieder von denen des Klienten unterscheiden.

---

2 Ähnlich wie der Begriff «trajectory» entstammt auch der Terminus *Kontingenz* («contingency») einem mathematisch-physikalischen Bezugsrahmen. In der Chaos-Theorie wird er in der Bedeutung *Zufälligkeit* verwendet, um das individuell Einzigartige, Unvorhersehbare im Rahmen einer abstrakten Gesetzlichkeit zu bezeichnen. [Anm. des Bearbeiters]

Ausbalancieren («balancing»)

Mit Ausbalancieren wird ein Prozess bezeichnet, der notwendig ist, um Symptome und Erkrankung unter Kontrolle zu halten, insbesondere dann, wenn es sich um multiple chronische Krankheiten handelt, bei denen therapeutische Anweisungen in sich widersprüchliche Maßnahmen erfordern (Strauss et al., 1985). Das Ausbalancieren von Optionen in der häuslichen Umgebung macht es Klienten und Familien leichter, die Krankheit mit anderen Bedürfnissen in Einklang zu bringen. Sie erreichen dies, indem sie therapeutisch notwendige Maßnahmen mit dem Lebensstil der Familie oder der zeitlichen Planung bestimmter Aktivitäten abstimmen. In vielen Fällen erfolgt ein Ausbalancieren ohne Kenntnis oder Zustimmung des Hausarztes oder eines ambulanten Betreuers. Ein Beispiel hierfür wäre ein Klient, der vor geplanten Ausflügen ein Diuretikum absichtlich nicht einnimmt.

Während des Krankenhausaufenthalts fahren Klienten und Familienangehörige dort, wo sie es für nötig erachten, mit dem Ausbalancieren fort. Möglicherweise haben sie andere Anschauungen darüber, was und wie ausbalanciert werden sollte, als das Fachpersonal, oder sie messen bestimmten Optionen mehr oder weniger Gewicht bei, als dies bei den Betreuern der Fall ist (Strauss et al., 1985), was dann im Wettstreit um die Kontrolle endet (Fagerhaugh & Strauss, 1977).

Auch das Pflegepersonal wägt Optionen gegeneinander ab. Unter Klinikbedingungen kann das Ausbalancieren von Faktoren wie den folgenden nachteilig beeinflusst werden:

- lückenhafte Kenntnisse, z. B. über Nebenwirkungen neuer Medikamente oder anderer innovativer Behandlungsmethoden
- Tendenz des Personals, die Verlaufskurve der primären Erkrankung in den Vordergrund zu stellen und andere im Moment stabilisierte Störungen außer acht zu lassen
- Informationsdefizit des Personals über weitere Diagnosen bzw. Krankheiten (Strauss et al., 1985).

So erfordert beispielsweise der kritische Zustand von Frühgeborenen auf einer Säuglingsintensivstation ein Ausbalancieren bei der Sauerstoffversorgung: Die zugeführte Menge muss zwar zur Aufrechterhaltung der Lungenfunktion ausreichen, darf aber nicht so hoch sein, dass eine Erblindung verursacht wird (Wiener et al., 1979).

3.2 Probleme und Aspekte aus der Perspektive der Verlaufskurve

Die Anzahl an chronisch Kranken steigt nicht nur deswegen an, weil es mehr chronisch kranke ältere Menschen gibt. Auch junge Erwachsene, solche mittleren Alters und Kinder überleben in ständig steigender Zahl Erkrankungen und Verletzungen, an denen sie früher gestorben wären. Wiener et al. (1979) weisen in diesem Zusammenhang darauf hin, dass die Menge der chronisch Kranken noch um die Frühgeborenen zunehmen wird, die derzeit auf den Säuglingsintensivstationen behandelt werden, und von denen nicht wenige eine Langzeitversorgung und -behandlung benötigen werden. Viele Krankheiten entwickeln sich erwartungsgemäß. Die Behandlung verläuft routinemäßig, die Arbeitsabläufe sind vorhersehbar und planbar, und alles geht ohne jegliche Schwierigkeit oder Komplikation seinen gewohnten Gang. Andere Krankheiten jedoch – und ihre Zahl steigt ständig an – sind mit vielfältigen Problemen verbunden, die einen nachteiligen Einfluss auf die subjektive Wahrnehmung der Krankheit ausüben, die Anzahl der möglichen Behandlungsergebnisse erhöhen und ihrerseits wiederum die Verlaufskurve beeinflussen.

3.2.1 Wahrnehmung von Erkrankung und Krankheit

Ebenso viel Gewicht wie auf die Unterscheidung zwischen Krankheitsverlauf und Krankheitsverlaufskurve sollte auch auf die Unterscheidung zwischen Erkrankung («disease») und Krankheit («illness») gelegt werden. *Erkrankung* steht für einen Zustand nicht-intakter Gesundheit, bei dem eine physiologische Funktionsstörung vorliegt und als Ausgangspunkt der Beurteilung hauptsächlich das medizinische Behandlungsmodell dient. *Krankheit* bezeichnet die persönliche Sichtweise des Klienten im Kontext der psychosozialen Auswirkungen der Erkrankung auf das kranke Individuum selbst (Hymovich & Hagopian, 1992). Der Arzt kann das Vorhandensein einer Erkrankung sozusagen amtlich feststellen, doch erlebt wird sie als Krankheit und aus einer ganz persönlichen Sicht, die wiederum nicht immer mit dem objektiven Krankheitsstatus übereinstimmt. Von einer Person mit Leukämie kann man beispielsweise behaupten, dass sie eine Erkrankung hat; befindet sich die Erkrankung allerdings in Remission und leidet die Person nicht unter funktionellen Beeinträchtigungen oder der Symptomatik, kann sie leugnen, überhaupt krank zu sein.

In ähnlicher Weise beginnt der Verlauf einer chronischen Erkrankung auf pathophysiologischer Ebene, gefolgt von der Verschlimmerung der Erkrankung, um entweder mit der physiologischen Stabilisierung oder dem Tod zu enden. Der Begriff *Erkrankungsverlauf* wird vom medizinisch-pflegerischen Personal verwendet, um den vorliegenden Gang der Erkrankung zu erfassen und jegliche Art von Erkrankung mit ihren Merkmalen, Stadien und Symptomen klassifizieren zu können (Strauss et al., 1985). Bei der *Pflege- und Krankheitsverlaufskurve* hingegen sind persönliche Aspekte eingeschlossen, wie z. B. die Handhabung der ärztlichen Vorschriften, die Anpassung an die notwendigen Restriktionen im Lebensstil und vielleicht auch das Zurechtkommen mit der krankheitsbedingten sozialen Isolation.

Nach Ansicht von Rolland (1987) gilt es, diese Kluft zwischen der biologisch-medizinischen und der persönlich-psychosozialen Sichtweise chronischer Leiden zu überwinden, damit die Fachleute im Gesundheitswesen allmählich die Tragweite der Krankheitserfahrung für den chronisch Kranken *und* seine Familie erfassen können. Denn beides ist unumgänglich, soll ein erfolgreicher Plan zum Umgang mit der Krankheit erarbeitet werden (White & Richter, 1993). Rollands (1987) psychosoziale Typologie von Krankheit ermöglicht einen Vergleich zwischen ähnlichen psychosozialen Problemstellungen und Anforderungen, denen sich Menschen mit unterschiedlichen chronischen Erkrankungen gegenübersehen. Gleichermaßen ist die Erforschung unterschiedlicher Probleme bei Menschen mit der gleichen Erkrankung möglich. Die Typologie berücksichtigt Informationen über Beginn, Verlauf, Ausgang und krankheitsbedingten Beeinträchtigungsgrad (siehe Kapitel 2, Punkt 2.1.2). Im Hinblick auf den Krankheitsbeginn kann man zwischen akutem (z. B. bei einem Schlaganfall) oder allmählichem Beginn (z. B. bei Morbus Parkinson) unterscheiden. Der Krankheitsverlauf kann progressiv, konstant oder rezidivierend/episodisch sein. Der Ausgang bezieht sich auf das Ausmaß, in dem eine chronische Erkrankung die Lebensspanne verkürzt, der Beeinträchtigungsgrad auf die Stärke der funktionelle Einschränkungen. Werden Informationen über diese Gesichtspunkte verwendet, um chronische Krankheiten zu verstehen und zu kategorisieren, wird es möglich, Gemeinsamkeiten und Unterschiede bei den Problemen und krankheitsbedingten Anforderungen, denen chronisch Kranke ausgesetzt sind, über ein breites Spektrum von Leiden hinweg zu erkennen.

3.2.2 Technik als Ursache für Kontingenzen

Mit dem Fortschritt in der Medizintechnik werden neue Kontingenzen geschaffen, die häufig unerwartet eintreten, schwierig zu beurteilen sind und die Vorhersage von Resultaten erschweren. Die technischen Errungenschaften schaffen darüber hinaus die Grundlage für alternative Handlungsstränge, was bedeutet, dass oftmals eine Auswahl zwischen verschiedenen Optionen getroffen werden muss, um die Pflege- und Krankheitsverlaufskurve so effektiv wie möglich zu gestalten (Strauss et al., 1985). In medizinischen Zentren, die neue und vielfach auch innovative Diagnosemethoden, Geräte, Medikationen und Behandlungstechniken entwickeln und testen, wird der Faktor Ungewissheit antizipiert, akzeptiert und in die medizinisch-pflegerische Betreuung integriert. Die Beteiligten erkennen an, dass bestimmte Details des Krankheitsverlaufes oder der Behandlung nicht im Bereich des Wissens oder der Erfahrung liegen. Dies wird zum Beispiel an der Transplantation des ersten künstlichen Herzens deutlich. In diesem Fall war die Gestaltung der Verlaufskurve schwierig, denn es traten erwartete wie auch unerwartete Kontingenzen ein, und oft war keine Vorhersage möglich. Mit zunehmendem Wissen bleibt der Einfluss der Technik auch nicht mehr ausschließlich auf größere medizinische Zentren begrenzt, sondern weitet sich immer mehr auf Gemeindekrankenhäuser und sogar auf die häusliche Umgebung aus. Diese Entwicklung ist auf die zunehmende Verfügbarkeit von immer ausgefeilteren Hilfsmitteln und immer weiter ausdifferenzierten Behandlungsmethoden zurückzuführen (Morris, 1984). Allerdings hat dies auch zur Folge, dass weniger mit Kontingenzen zu rechnen ist und die Vorhersagbarkeit steigt.

Eine weitere Folge der Technik besteht in der Verlängerung vorhandener oder im Hervorbringen neuartiger Pflege- und Krankheitsverlaufskurven. Das gilt insbesondere für Menschen, die durch Maschinen, bestimmte therapeutische Verfahren oder Medikamente am Leben erhalten werden. Klienten, die in der Vergangenheit gestorben wären, werden nun mit einer unsicheren Zukunft konfrontiert – häufig als Folge von iatrogenen Effekten, die sich nicht nur auf ursprünglich erkrankte Körpersysteme, sondern auch auf andere auswirken. Für viele dieser Menschen bleibt es ungewiss, ob langfristig gesehen Komplikationen oder Kontingenzen eintreten, und die Auswirkungen dieses Umstandes auf die Lebensweise und die Organisation der stationären bzw. häuslichen Betreuung sind oft sehr einschneidend (Strauss et al., 1985). So begegnen wir heute immer mehr HIV-infizierten Kindern, die nicht nach kurzer Zeit sterben. Deswegen muss sich das Personal, das diese Kinder momentan pflegt, über das bloße Krankheitsmanagement hinaus schon jetzt Gedanken über die verhaltensbezogenen und körperlichen Probleme in der Adoleszenz machen und die Auswirkungen der Erkrankung auf die Entwicklung berücksichtigen (siehe Kapitel 2 über Wachstum und Entwicklung) (Riddle & Moon, 1996).

Ein Beispiel für einen iatrogenen Zustand, der durch die technische Entwicklung verursacht wurde, ist die terminale Niereninsuffizienz. Die Existenz dieses Leidens hat die Verlaufskurven hinsichtlich Krankheit und sozialer Entwicklung bei Nierenversagen grundlegend verändert (Plough, 1981). In den USA war die Nierendialyse und -transplantation vor der Förderung durch bundesstaatliche Gelder ein experimenteller Randbereich in der Gesundheitsversorgung. Nachdem die finanziellen Mittel zur Verfügung standen, wurden diese kostenintensiven Behandlungen allen chronisch Nierenkranken zugänglich gemacht. Da die Klienten mit terminaler Niereninsuffizienz mittels Dialyse und Transplantaten zwar am Leben erhalten, aber nicht geheilt werden, sind sie vor die schwierige Entscheidung zwischen Dialyse, Transplantation und Tod gestellt. Die Behandlung konzentriert sich hauptsächlich auf die pathophysiologischen Funktionsstörungen der Niere und die physiologischen Komplikationen. In **Abbildung 3-1** wird graphisch veranschaulicht, welche Faktoren zu berücksichtigen sind, wenn das betreuende Personal die terminale Niereninsuffizienz aus dem Blickwinkel einer Verlaufskurve betrachtet.

3.2.3 Psychische Auswirkungen

In zunehmendem Maße wird den Aspekten Lebensqualität und psychosoziale Auswirkungen chronischer Erkrankung auch in der Literatur Aufmerksamkeit geschenkt. Der Arzt C. H. Calland, selbst von Niereninsuffizienz im Endstadium betroffen, warf in diesem Zusammenhang eine Reihe von Fragen auf, die auf real vorhandenen Klientenproblemen und eigenen Erfahrungen beruhen (Calland, 1972). Dazu gehören: Wie geht man mit den Einschränkungen bei Flüssigkeits- und Elektrolytaufnahme um, damit die Mahlzeiten zum Genuss werden? Sollte man eine Heirat überhaupt in Betracht ziehen bzw. kann eine Ehe trotz Dialyse funktionieren? Kann oder sollte die betroffene Person eine Familie gründen? Lohnt es sich überhaupt, für den Rest seines Lebens mit den dialysebedingten Problemen zu kämpfen?

Plough (1981) hat die wichtigsten Gründe für die Arbeitsunfähigkeit dialysepflichtiger Klienten zusammengefasst. Er nennt das Unvermögen der Klienten, den zusätzlich zur Dialyse vorhandenen Stress zu bewältigen, die an den Maschinen zugebrachte Zeit sowie den Aufwand für Hin- und Rückfahrten. Als Folge können sich Rollenveränderungen und Rollenumkehrungen ergeben. Nicht immer werden Betroffene vom medizinischen und pflegerischen Personal ermutigt, ihre Probleme zur Sprache zu bringen. Viele Klienten verheimlichen sie, und so ist das Personal oft über ihre Schwierigkeiten nicht wirklich informiert (Calland, 1972). In **Abbildung 3-2** auf S. 106 wird die Verlaufskurve der terminalen Niereninsuffizienz ergänzend zur Betrachtungsweise des Personals auch aus der möglichen Sicht des Kranken selbst dargestellt.

Wie der Anstieg der Scheidungsraten in der Zeit kurz nach Behandlungsbeginn belegt, sind auch die Familien einer immensen Belastung ausgesetzt (Plough, 1981). Es hat sich herausgestellt, dass die soziale Unterstützung mit zunehmender Verschlechterung des Gesundheitszustandes abnimmt, was sich vielleicht dadurch erklären lässt, dass die Möglichkeit, unterstützende Netzwerke aufzubauen und zu erhalten, eingeschränkt ist (White et al., 1992). Das Personal kann derart vom technischen Management der Erkrankung eingenommen sein, dass es davon ausgeht, die aktuellen Schwierigkeiten des Klienten seien auf die vorherigen Gesundheitsprobleme zurückzuführen und deswegen die Dialyse für ein Ereignis hält, das lediglich eines von vielen in seinem Leben darstellt (Plough, 1981).

3.2.4 Körperliche Auswirkungen

Klienten und medizinisch-pflegerisches Fachpersonal nehmen physiologische Reaktionen auf chronische Erkrankungen unterschiedlich wahr. Bei terminaler Niereninsuffizienz zum Beispiel wird die Homöostase gemäß dem medizinischen Gesundheitsmodell nach den Laborwerten beurteilt. Doch die Betroffenen haben

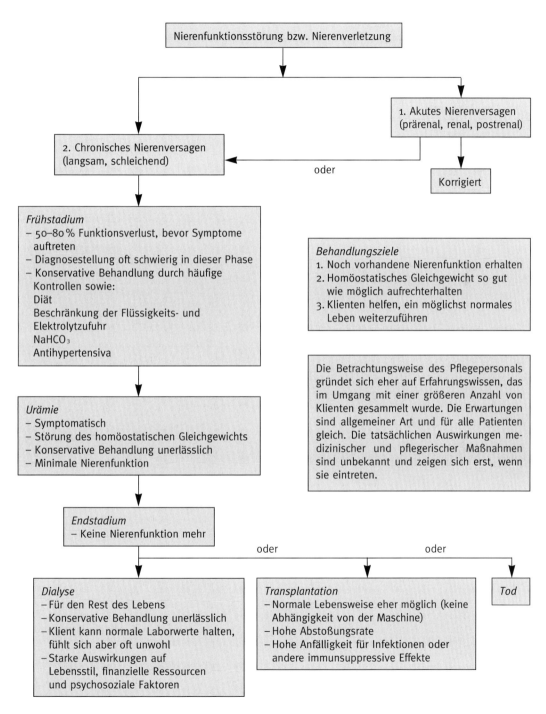

Abbildung 3-1: Krankheitsverlaufskurve: Wahrnehmung einer terminalen Niereninsuffizienz aus der Sicht vom Fachpersonal

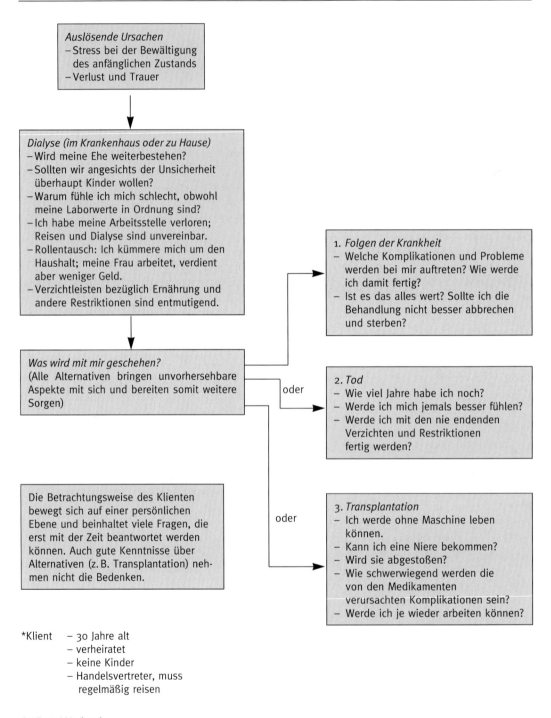

Abbildung 3-2: Krankheitsverlaufskurve: Wahrnehmung einer terminalen Niereninsuffizienz aus der Sicht eines Klienten

nicht immer das Gefühl, dass die Laborberichte ihrem Befinden oder ihrer Funktionsfähigkeit entsprechen (Calland, 1972), da gerade Ödeme, Metaboliten und Stoffwechselendprodukte Beschwerden verursachen (Plough, 1981). Des Weiteren ist die Dialyse Ursache sekundärer Krankheitsverlaufskurven, die sich auf Herz-Kreislauf-Störungen, Neuropathien oder Atherosklerose beziehen – Erkrankungen, die von den Nephrologen als «nicht von den Nieren ausgehende Komplikationen» betrachtet werden. Folglich sehen viele Klienten in der Transplantation eine gute Alternative zur Dialyse. Doch wenn es soweit ist, bleiben sie nicht unbedingt von Ängsten oder unerwartet eintretenden Kontingenzen verschont. Die Möglichkeit der Abstoßung oder des Auftretens von Komplikationen infolge der immunsuppressiven Therapie besteht nach wie vor, und die Verlaufskurve weist weiterhin Ungewissheit auf. Die Probleme werden möglicherweise so schwerwiegend, dass der Klient den Wunsch oder Willen, am Leben zu bleiben, verliert und jede weitere Behandlung ablehnt.

3.2.5 Erkennen und Kontrollieren von Symptomen

In den frühen Stadien einer Krankheit treten die Symptome vielleicht für das Individuum deutlicher zu Tage, doch die Betroffenen können ihre Bedeutung nicht unbedingt erkennen, und in vielen Fällen werden sie als übliche belanglose Unpässlichkeiten angesehen. Nach einer Weile, sofern sie anhalten und eventuell sogar an Intensität zunehmen, erregen sie Besorgnis, und der Betroffene wird Hilfe suchen (siehe Kapitel 4 über krankheitsspezifische Rollen).

Allerdings sind nicht alle Erkrankungen von klaren Symptomen begleitet oder leicht zu diagnostizieren. Multiple Sklerose ist ein Beispiel dafür. Die Symptome sind oftmals diffus und werden nicht selten von Arzt oder Familie aus den Gedanken verbannt. Manchmal sehen sich Klienten nach einem Arzt um, der sie wirklich ernst nimmt und nach einer Diagnose sucht. Im Durchschnitt dauert es über fünf Jahre, und es müssen mindestens sechs verschiedene Ärzte konsultiert und unzählige Arztbesuche absolviert werden, bevor bei Multipler Sklerose eine endgültige Diagnose gestellt wird (Steward, 1982).

Die Symptomkontrolle wird zu einer maßgeblichen Aufgabe bei der Gestaltung einer Krankheitsverlaufskurve. Das Wiederauftreten früherer oder das Auftreten neuer Symptome signalisiert oftmals den Beginn eines Schubes oder einer Verschlechterung des Gesundheitszustands. Einige chronische Erkrankungen wie z. B. Krebs entwickeln sich so lange ohne spürbare Symptome, bis die Erkrankung ein fortgeschrittenes Stadium erreicht hat. Andere hingegen, wie etwa chronische Hauterkrankungen, gehen mit gravierenden oder unangenehmen Symptomen wie Schmerzen, Wundsein, Juckreiz, Müdigkeit und Schlafstörungen einher und müssen häufig über lange Zeiträume ertragen werden, ohne dass eine nennenswerte Linderung möglich ist (Kirkevold, 1993). Beispielsweise ist der durch einen Neurodermitis-Schub verursachte Juckreiz deswegen so besonders störend, weil er unvermindert anhält. Die Schuppenbildung bei Psoriasis hingegen beeinträchtigt zwar das Wohlbefinden nicht unmittelbar, erzeugt aber ein auffälliges Stigma, das die Patienten zu verbergen suchen (siehe Kapitel 5 über Stigma).

3.2.6 Vorhersagbare und unvorhersagbare Verlaufskurven

Obwohl es unmöglich ist, den Gang einer Krankheitsverlaufskurve von vornherein zu kennen, und obwohl keinerlei Gewissheit vorliegt, projizieren die an der Behandlung und Betreuung beteiligten Personen auf der Grundlage ihrer bisherigen Erfahrungen zukünftige Stadien und Gestalten der Kurve. Manche Krankheitsprozesse mögen einfacher vorhersehbar sein als andere, doch bei chronischen Krankheiten ist das, was in der Zukunft liegt, von extremer Ungewissheit. Dabei ist unter Ungewissheit ist die Unmöglichkeit zu verstehen, genau festzulegen, welche Bedeutung bestimmte mit der Krankheit zusammenhängende Ereignisse besitzen. Sie tritt auf, wenn die Entscheidungsträger nicht in der Lage sind, präzise Voraussagen zu machen, weil entsprechende Hinweise fehlen (Mishel 1990). Ungewissheit wird als «emotional schmerzvoll» beschrieben und bringt Ängste und Depressionen mit sich (Mishel 1993, S. 47). Begegnungen oder Gespräche mit chronisch Kranken, die sich in einem fortgeschrittenen Stadium ihrer Krankheitsverlaufskurve befinden, bieten Gelegenheit, den zukünftigen Gang der Kurve in Gedanken «durchzuspielen» (Strauss et al., 1985).

In einer Studie über die Pflege von Klienten mit chronischen Hautkrankheiten hat Kirkevold (1993) festgestellt, dass die Unvorhersagbarkeit der Verlaufskurve bei Psoriasis besonders unangenehm für Patienten und Personal ist. Der einzige Faktor, der den Krankheitsverlauf bekanntermaßen beeinflusst, ist Stress, und diesen völlig unter Kontrolle zu bringen, wurde als beinahe unmöglich erachtet. Beobachtungen zufolge konnte selbst bei geringem Stress ein neuer Schub auftreten und einen Teufelskreis in Gang bringen: Stress führt zur Verschlechterung des Krankheitszustands, was wiederum vermehrten Stress mit sich bringt. Ungewissheit ist auch mit dem Gefühl verbunden, die Kontrolle über die Krankheit zu verlieren sowie mit der Unfähigkeit, einen stabilen Verlauf vorherzusagen.

Anhand der Arbeit mit Krebspatienten erkannten Wiener und Dodd (1993) mehrere Aspekte der Ungewissheit. Ihren Feststellungen zufolge richtet sich die *temporäre Ungewissheit* auf die nicht mehr haltbaren Zukunftserwartungen. Darüber hinaus zieht der Kranke folgende Aspekte in Erwägung: Dauer (Wie lange dauert die Krankheit an, und wann wird es mir besser gehen?), *Geschwindigkeit des Fortschreitens* (Wie lange habe ich noch zu leben? Wie schnell tritt der Krebs an anderer Stelle wieder auf?) und *Häufigkeit* (Wie oft muss ich zur Behandlung?). Meistens können diese Fragen, wenn überhaupt, nur tentativ beantwortet werden.

Die *Ungewissheit über die körperliche Funktionsfähigkeit* bezieht sich auf die Fähigkeit des Körpers zur Ausführung einer Aktivität, auf das Aussehen des Körpers aus eigener Sicht und der Sicht von anderen sowie auf die physiologische Funktionsfähigkeit in Verbindung mit der Reaktion des Körpers auf die Behandlung (Wiener & Dodd, 1993). Die Ungewissheit ist hoch, wenn neue Anzeichen der Krankheit auftreten. Häufig stehen Fragen im Vordergrund wie: Welche Symptome können getrost ignoriert und welche sollten dem Arzt berichtet werden? Welche Symptome sind normale Nebenwirkungen der Behandlung und welche machen deutlich, dass die Krankheit in ein neues Stadium übergegangen ist?

Der ungewisse zeitliche Verlauf und das Nachlassen der körperlichen Leistungsfähigkeit bei vielen chronischen Krankheiten wirken sich schließlich nachteilig auf die Selbstsicht aus und führen zu *Unsicherheit über die Identität*. Möglicherweise nehmen die Patienten als Reaktion auf einen sich ändernden Krankheitsverlauf neue Identitäten an, die ihren sich ändernden Lebensweg widerspiegeln. Vielleicht müssen sie alte Denkmuster bezüglich des Zutrauens zu sich selbst und der Weigerung zu klagen überwinden und künftig das Akzeptieren von Unterstützung und Fremdhilfe in ihre Identität integrieren. Der Bezugsrahmen der Pflege- und Krankheitsverlaufskurve berücksichtigt in starkem Maße die ständigen Schwankungen, denen das Zusammenspiel von Geist, Körper, Arbeit und Verhalten bei chronisch Kranken unterworfen ist. Besonders betont wird dabei die Ungewissheit über Krankheitsverlauf und Krankheitserfahrung (Wiener & Dodd, 1993).

Mishel (1990) hat sich besonders mit der Frage auseinandergesetzt, wie chronisch Kranke das Leben unter ständiger und gleich bleibender Ungewissheit erfahren. Wenn die Ungewissheit im Leben eines Menschen nicht behoben werden kann, verstärkt dies zwar gewöhnlich das Gefühl von Desorganisation und Instabilität, doch gerade deshalb sieht sich eine Person mit chronischer Krankheit unter Umständen veranlasst, eine neue Qualität der Anpassung anzustreben. Wird dies erreicht, hat sie gelernt,

Ungewissheit als «natürlichen Bestandteil des Lebensrhythmus» zu akzeptieren und kann sie nach und nach eher als Chance und weniger als Gefahr ansehen (Mishel, 1990).

Auch für Ärzte, die damit befasst sind, die Entwicklung von Krankheitsverlaufskurven zu steuern, ist der Faktor Ungewissheit problematisch. Sie erleben Ungewissheit bei der Diagnosestellung, der Auswahl von Behandlungsalternativen und bei der Antizipation der Reaktionen des Patienten auf Erkrankung und Therapie. Hardesty und Geist (1990) stellten fest, dass Ärzte versuchen, ihrer Ungewissheit durch «selbstreferenzielle Kommunikation» mit Fachärzten, Patienten und Familienmitgliedern zu begegnen. Sie streben danach, von anderen positive Bewertungen zu erhalten, durch die sie so viel Vertrauen gewinnen, dass sie in der Lage sind, schwierige Entscheidungen in der Patientenversorgung auch bei ungewissen Krankheitsverlaufskurven zu treffen. Wie man sieht, kann Ungewissheit ein bedeutender und problematischer Faktor für alle sein, die bei chronischen Krankheiten an der Gestaltung von Verlaufskurven beteiligt sind.

3.2.7 Probleme bei der Arbeit an der Verlaufskurve

Die Arbeit an der Verlaufskurve umfasst die Organisation und Durchführung der zu ihrer Gestaltung notwendigen Aufgaben und Handlungen. Bei chronischer Krankheit verlagert sich diese Arbeit von zu Hause ins Krankenhaus und wieder zurück – je nachdem, welche Stadien gerade durchlaufen werden oder welche Kontingenzen eingetreten sind. Dieser Sachverhalt macht deutlich, dass sich Klienten, Familienangehörige und medizinisch-pflegerisches Personal die Arbeit an der Gestaltung der Verlaufskurve teilen (Strauss et al., 1982).

Arbeit von Klient und Familie

Pflegerische und medizinische Fachkräfte mögen zwar das für das Management chronischer Krankheiten erforderliche Wissen und Mitgefühl besitzen, dennoch stehen der Klient und seine Familie im Mittelpunkt der Gesundheitsfürsorge. Über den täglichen Kampf mit der Krankheit und ihren Symptomen hinaus müssen Klient und Familie versuchen, ein Gefühl von Kontrolle und Normalität in ihrem Leben zu entwickeln. Anfangs sind Klient und Familie noch ungeübt, doch die Praxis lehrt sie schnell, ihren Beitrag zur Gestaltung der Krankheitsverlaufskurve zu leisten.

Chronische Krankheit bedeutet eine Unterbrechung der Biographie eines Menschen oder einen Einschnitt in sein Selbstkonzept. Aus diesem Grund müssen neue Vorstellungen darüber, was man ist und wo man steht, entwickelt und immer wieder an Veränderungen angepasst werden. Die Arbeit an der Biographie und auch, welche Arbeiten in Bezug auf die Krankheit und das tägliche Leben anfallen, hat sich der chronisch Kranke im Wesentlichen selbst beigebracht, wobei er mehr oder weniger erfolgreich ist (Wiener, 1989).

Die vom Patienten selbst geleistete Arbeit (Befolgen von Behandlungsverordnungen, Ausbalancieren von Behandlungsoptionen, Zeiteinteilung und Überwinden von Behinderungen) wird abgewertet, ist unsichtbar und findet keine Anerkennung durch die Gesellschaft. In manchen Situationen mag die Arbeit auch bewusst so ausgeführt werden, dass sie für andere unsichtbar bleibt, was beispielsweise der Fall ist, wenn der Klient annimmt, das Personal missbillige seine Handlungen. Der Umstand aber, dass die vom Klienten übernommene Arbeit unsichtbar bleibt und keine Anerkennung und Wertschätzung erfährt, stellt für den Klienten eine Belastung dar, die zu der Bürde, mit einer chronischen Krankheit leben zu müssen, hinzukommt (Wiener, 1989).

Explizite Arbeit
Zur expliziten, d.h. unmittelbar ersichtlichen Arbeit, die zur normalen Arbeit des Personals hinzukommt, gehören Aufgaben wie Überwachung von Maschinen, Durchführung von schmerzhaften Rehabilitationsmaßnahmen und Rückmeldung im Hinblick auf Schulungen, die

der Klient für den häuslichen Umgang mit der Krankheit erhalten hat. Im Allgemeinen ist sich das Personal darüber im Klaren, dass der Klient an der Pflege beteiligt ist und betrachtet seine Mitarbeit zumeist als Kooperation und weniger als Arbeit. Manche Klienten sehen die eigenen Aktivitäten nicht als Arbeit an, weil sie sich von der Arbeit unterscheiden, die offiziell dem Personal obliegt (Strauss et al., 1982).

Implizite Arbeit
Die implizite, d.h. nicht direkt ersichtliche Arbeit bleibt eher unbemerkt; sie umfasst also Aktivitäten, die nicht als Arbeit angesehen werden. Dazu gehören die zahlreichen Aktivitäten, die im Krankheitsalltag des Klienten erledigt werden müssen: Darlegung relevanter Informationen bei der Aufnahme ins Krankenhaus, Mitteilen der Reaktionen auf die Therapie usw. Außerdem zählen dazu auch Kooperation und die Bereitschaft zur höchstmöglichen Anstrengung, wie sie bei bestimmten Untersuchungen, Behandlungsmaßnahmen oder Interventionen erforderlich ist. Fehlt es in dieser Hinsicht an Kooperationsbereitschaft, und hält sie das Personal für wichtig, so wird dies als Verweigerung der Compliance oder als aufsässig angesehen (Strauss et al., 1982) (siehe Kapitel 10 über Compliance).

Arbeit der Familie im Krankenhaus
Auch Familienangehörige übernehmen im Krankenhaus eine Reihe von Aufgaben. Hierzu gehören: Stützen des Klienten beim Umgang mit Reaktionen, Aufrechterhaltung der erforderlichen Gelassenheit bei technisch notwendigen, manchmal schmerzhaften Behandlungsmaßnahmen, Sorge für die Bequemlichkeit (Lagerung, Bitte um Medikamente), Achtgeben auf Sicherheit (Hochstellen von Bettgittern, Überprüfen von Behandlungsmaßnahmen) sowie die Erledigung eines großen Teils unerlässlicher Arbeit bei rechtlichen Fragen und Verwaltungsangelegenheiten, wozu auch das Ausfüllen von Formularen, Unterschreiben von Dokumenten usw. zählt (Strauss et al., 1984).

In vielen Fällen tragen die Angehörigen die Verantwortung für maßgebliche Entscheidungen und für die im Vorfeld dieser Entscheidungen zu leistende Arbeit, wozu auch die Wahl zwischen weniger idealen Optionen gehören kann. Eventuell ist es nicht leicht, an relevante Informationen zu gelangen, und es stellt sich als schwierig heraus, kluge Entscheidungen zu treffen. So sind Ärzte vielleicht kaum erreichbar, oder Fachärzte und Hausärzte gehen davon aus, dass jeweils der andere für die Aufklärung der Angehörigen zuständig ist. Ferner sind sich Fachärzte auch untereinander nicht immer einig über die medizinischen Konsequenzen bestimmter Maßnahmen. Sind all diese Ungewissheiten zudem noch mit neuen oder wenig erprobten Interventionen verbunden, wie es in großen medizinischen Zentren häufig der Fall ist, so überrascht es kaum, dass die Arbeit der Angehörigen in Zusammenhang mit der Entscheidungsfindung problematisch und verwirrend ist (Strauss et al., 1984).

Arbeit des Klienten und der Familie zu Hause
In der häuslichen Umgebung muss jemand die Verantwortung für das gesamte Management der Pflege- und Krankheitsverlaufskurve übernehmen, ebenso wie für die Haushaltsführung, die ja trotz des kranken Familienmitglieds zu bewältigen ist. Die häusliche Arbeit an der Verlaufskurve beinhaltet einen Großteil der auch im Krankenhaus anstehenden Aufgaben, es kommen aber noch andere hinzu, wie beispielsweise Krisenmanagement (Vorbeugung von und Umgang mit Krisen), Kontrolle von Krankheitssymptomen und therapeutischen Vorschriften, Zeitmanagement und psychische Unterstützung (Strauss et al., 1984).

Bei chronischer Krankheit dauert die äußerst vielfältige und komplexe Arbeit rund um die Uhr und sieben Tage in der Woche an – und das nicht selten in einer Umgebung, die nicht dafür konzipiert wurde (Corbin & Strauss, 1988). In der Regel verfügen Familien nur in geringem Maß über die entsprechende Ausstattung, erfahren keine Entlastung durch Einteilung der Arbeit in Schichten und besitzen wenig betreuungsrelevante Erfahrung, wobei diese jedoch auf Dauer gesehen durch das nebenbei und mit der Zeit Erlernte vervollständigt wird. Wie die Aufgaben aufgeteilt werden, hängt von Schwere und Art der Schädigung, den finanziellen Ressourcen und den zwischenmenschlichen Beziehungen und Kommunikationsmustern innerhalb der Familie ab. Bei jeder Veränderung in der Krankheitsverlaufskurve muss die Familie das momentane soziale Arrangement, das tägliche Leben und die zukünftige Entwicklung neu einschätzen. Änderungen der Verlaufskurve können zu vermehrter körperlicher Anstrengung und einem Identitätswandel bei den involvierten Personen führen (Strauss et al., 1984; Corbin & Strauss, 1988).

Sind Kinder erkrankt, wirken sich die damit verbundenen körperlichen und psychischen Belastungen im Allgemeinen besonders stark auf die Eltern aus, wobei der größte Teil der Arbeitslast auf einen Elternteil fällt, für gewöhnlich auf die Mutter. In Familien mit einem an Mukoviszidose erkrankten Kind besteht die «Last der Pflege» beispielsweise in der Durchführung physiotherapeutischer Sitzungen von vier oder mehr Stunden täglich, in der Verabreichung von Medikamenten sowie in der Überwachung von Ernährungsvorschriften und Krankheitsentwicklung. Die ungleiche Verteilung dieser Aufgaben ist die Hauptursache für Konflikte innerhalb der Familie (Whyte, 1992).

Bei erwachsenen Klienten fällt die Hauptlast der Arbeit in der Regel auf den Partner, insbesondere wenn die Kinder zur Hilfeleistung noch zu jung oder bereits aus dem Haus sind. Das häusliche Management umfasst all jene Pflichten und Aktivitäten, die von der kranken Person nicht selbst bewältigt werden können, auf die aber sowohl wegen pflegerischer Notwendigkeiten als auch aus Gründen der Haushaltsführung nicht verzichtet werden kann.

Kollaboration und Koordination
Der Begriff Kollaboration zielt darauf ab, inwieweit es Paaren gelingt, bei der Bewältigung einer chronischen Krankheit effektiv zusammenzuarbeiten (Corbin & Strauss, 1988). Die zum Umgang mit einer Pflege- und Krankheitsverlaufskurve nötige Arbeit weist je nach Ausmaß, Art, Schwierigkeitsgrad, Zeitaufwand und Intensität Unterschiede auf. Welche Aufgaben dabei zu erfüllen sind und wer diese übernimmt, sind Fragen, für die das Paar Lösungen aushandeln muss. Dabei ist von Bedeutung, inwieweit ein Partner bereit ist, bestimmte Aufgaben abzugeben und der andere, sie zu übernehmen.

Nicht weniger wichtig ist die Koordination der Arbeit, d. h. sie muss korrekt, zum richtigen Zeitpunkt und ohne Unterbrechung oder Verdoppelungen durchgeführt werden (Corbin & Strauss, 1988). Zur Koordination gehören auch die Festlegung der Reihenfolge bei der Ausführung von Aufgaben entsprechend den gesetzten Prioritäten und die Zuteilung von Aufgaben an bestimmte Einzelpersonen. Wird die Krankheitsverlaufskurve von den Beteiligten unterschiedlich wahrgenommen oder weichen die Projektionen voneinander ab, können sich bei der Koordination der Arbeit Probleme ergeben. Auch der Mangel an Bereitschaft, Verantwortung für die Planung der Arbeit zu übernehmen oder das Fehlen notwendiger Ressourcen, um den Anforderungen gerecht werden zu können, kann sich hinderlich auf die Koordination auswirken.

Arbeitsüberlastung
Die zu erledigende Arbeit ist oft nicht ausbalanciert, und ihr Ausmaß wird von Faktoren bestimmt wie dem Krankheitsstatus, der Verfügbarkeit familienexterner Ressourcen und dem Auftreten von Kontingenzen. Veränderungen in diesen Bereichen können eine Erhöhung der Arbeitsbelastung nach sich ziehen. Ausschlaggebend für das Ausbalancieren ist nicht die tatsächlich zu bewältigende Quantität an Arbeit, sondern die Frage, wie diese Last wahrgenommen wird und unter welchen Bedingungen die Arbeit zu erledigen ist. Bei angemessener Unterstützung oder Hilfe, bei Verbesserung des Krankheitszustands usw. kann den Beteiligten die Arbeitsmenge geringer erscheinen, als sie es tatsächlich ist (Corbin & Strauss, 1988).

Das gleichzeitige Management von Krankheit und Haushalt kann pflegende Angehörige erdrücken und ihnen das Gefühl geben, an den Grenzen der Kraft und Belastbarkeit angekommen zu sein (Strauss et al., 1984). Verärgerung, Wut oder andere negative Reaktionen bleiben nicht aus. Erfolgt in solchen Situationen keine Entlastung, können die Folgen für den Familienverband verheerend sein. Der einzig mögliche Ausweg scheint dann die Scheidung oder die Einweisung des Klienten in ein Pflegeheim zu sein (Corbin & Strauss, 1988; Strauss et al., 1984). Eine Entlastung bei den ständigen Pflichten kann das Durchhaltevermögen eines pflegenden Angehörigen entscheidend beeinflussen. Sie kann verschiedene Formen annehmen und von unterschiedlicher Dauer sein. Beispielsweise kann versucht werden, einer befreundeten Person oder einem Familienmitglied für kurze Zeit bestimmte Pflichten zu übertragen, Hilfe von familienexternen Ressourcen zu erhalten oder den Haushalt zu gewissen Zeiten bzw. für einige Tage zu verlassen. Die letzte Alternative kann mitunter realisiert werden, indem der Klient für einige Tage in einer Pflegeeinrichtung untergebracht wird (Corbin & Strauss, 1988; Strauss et al., 1984) (siehe Kapitel 11 über pflegende Angehörige).

Arbeit des Klienten und der Familie im Krankenhaus
In der häuslichen Umgebung wird die gesamte Arbeit bei der Gestaltung der Pflege- und Krankheitsverlaufskurve durch das Ausbalancieren der Wechselwirkung von Technik und körperlichen Reaktionen geleistet (Strauss et al., 1982). Der Klient ist zum Experten für das Management seiner Krankheit geworden, und ist dabei meistens recht erfolgreich. Im Falle einer Hospitalisierung bringt er dieses Wissen mit, doch vom Personal wird nicht immer versucht, an solche Informationen zu gelangen. Im Krankenhaus wird von den Klienten erwartet, die Verantwortung für ihre Versorgung an das Personal abzugeben und gemäß dem medizinischen Modell der klassischen Krankenrolle zu entsprechen (siehe Kapitel 4 über krankheitsspezifische Rollen). Eine solche Erwartung kann unterschiedlicher Reaktionen bei Klient und Familie hervorrufen:

So gibt es Klienten, die verärgert darüber sind, dass sie nun einen Teil der Kontrolle, die sie sich im Umgang mit ihrem Krankheitsverlauf erarbeitet haben, an andere abtreten müssen. Weil die Krankenhausroutine häufig nicht mit den Abläufen zu Hause übereinstimmt, tun sie sich mit der Anpassung nicht selten schwer. Für die Familienmitglieder mag es nicht leicht sein, ihre Pflegerolle an das Personal abzugeben. Möglicherweise betrachten sie die notwendig gewordene Einweisung ins Krankenhaus auch als eine Art eigenes Versagen bei der Befriedigung der Bedürfnisse der kranken Person.

Andererseits gibt es auch chronisch Kranke, die in der Hospitalisierung eine Chance zum Auftanken, zur erneuten Stabilisierung oder zur Erprobung einer neuen Behandlung sehen (Forsyth et al., 1984), insbesondere wenn die Einweisung aufgrund einer Instabilität der Krankheitsverlaufskurve erfolgt ist. Die Arbeit im Krankenhaus kostet Zeit – sie besteht darin abzuwarten, ob ein Medikament anschlägt oder welche Ergebnisse weitere Untersuchungen erbringen und dabei gleichzeitig zu versuchen, ein funktionelles Plateau zu erreichen (Forsyth et al., 1984). In solchen Situationen geben Klient und Familie ihre Arbeit wahrscheinlich gern an das Personal ab und sehen den Krankenhausaufenthalt als Gelegenheit zur Entlastung.

Arbeit des Personals an der Verlaufskurve

Das Stadium der Diagnosestellung markiert für medizinisch-pflegerische Fachkräfte den Beginn der Arbeit an der Verlaufskurve. Untersuchungen und Behandlungsmaßnahmen erfordern Zeit, Organisation, Vorbereitung und Begleitung durch das Personal. Nachdem die Erkrankung diagnostiziert ist, ermöglicht das Vorstellungsbild des potenziellen Krankheitsverlaufes dem Arzt eine Vorausplanung der Interventionen und dem Pflegepersonal eine entsprechende Pflegeplanung. Das Auftreten neuer Symptome bedeutet eine Veränderung der Krankheitsverlaufskurve, was es gegebenenfalls erforderlich macht, Diagnose und Planung in bestimmten Zeitabständen neu zu erstellen (Strauss et al., 1985).

Oft sieht das Krankenhauspersonal die Klienten unter dem Aspekt des Arbeitsaufwands, den diese im Hinblick auf die erwartete Verlaufskurve verursachen. Demnach werden als «gute»

Klienten jene eingestuft, die keine Probleme verursachen oder nicht klagen, bzw. solche, die zwar multiple Probleme haben, aber kooperativ sind. Als «Problem»-Patienten gelten Klienten, die keine Kooperationsbereitschaft zeigen, sich beklagen oder übermäßig emotional reagieren, genauso wie solche, die auf die Therapie schlecht ansprechen und deshalb mehr Zeitaufwand erfordern (Lorber, 1981).

Noncompliance
Mangelnde Kooperationsbereitschaft und unkooperative Verhaltensweisen sind Aspekte der Arbeit (bzw. Nicht-Arbeit) des Klienten, mit denen das Personal rechnen muss. Pflegekräfte und Ärzte gehen oft davon aus, dass der Grund für die Verschlimmerung einer Erkrankung in der Noncompliance des Klienten liegt, und dass zusätzliche Unterweisung und Zuspruch das Problem beheben werden. Wenn Klienten danach weiterhin unkooperativ sind, werden sie als «schwierig» angesehen und unter Umständen vom Personal schikaniert oder vernachlässigt (siehe Kapitel 10 über Compliance).

Befragungen von chronisch Kranken und deren Familien ergaben, dass unkooperatives Verhalten der Ausdruck mangelnden Vertrauens in die fachliche Kompetenz des medizinisch-pflegerischen Personals sowie vermehrten Vertrauens in die eigene Entscheidungsfähigkeit hinsichtlich der Gesundheitsversorgung war (Thorne, 1990). Unkooperatives Verhalten umfasste dabei folgende Punkte:

- Behandlungsempfehlungen werden ohne Rücksprache mit dem Fachpersonal abgeändert (in der Regel als Reaktion auf unvorhergesehene Nebenwirkungen).
- Nur in Bezug auf gewisse Inhalte der Verordnung liegt Compliance vor (weil erkannt wird, dass nicht alle Aspekte der Verordnung gleichermaßen von Wert sind).
- Es wird mit Empfehlungen von vielen verschiedenen Fachleuten jongliert (wobei häufig das ausgewählt wird, was man für sich als am besten erachtet).

Thorne (1990) bezeichnet derartige Verhaltensweisen als «konstruktive Noncompliance», weil sie den Betreffenden zum Selbstschutz und zur Aufrechterhaltung der für die Gesundheitsversorgung wichtigen Beziehungen dienen. Das Auftreten von Selbstschutztendenzen bestätigt, dass sich die Klienten Fachwissen angeeignet und zunehmend Bewusstheit für die Einzigartigkeit ihrer psychischen und physiologischen Reaktionen auf den Krankheitsprozess entwickelt haben. Mit dem Aufkommen der Erkenntnis, dass es beim Umgang mit chronischen Krankheiten keine unfehlbaren Autoritäten gibt, begannen Klienten, Entscheidungen der Fachleute in Frage zu stellen, obwohl sie wussten, dass es notwendig war, eine Arbeitsbeziehung zu diesen aufrechtzuerhalten. Noncompliance schützt den Klienten vor subjektiv wahrgenommenen behandlungsbedingten Problemen, ohne die pflegerisch-medizinische Beziehung, auf die er angewiesen ist, aufs Spiel zu setzen (Thorne, 1990). Für viele Patienten besteht die Hauptfunktion des Arztes darin, Krankheitssymptome unter Kontrolle zu bringen, kompetent zu sein und die bestmögliche Versorgung zu bieten. Meistens halten sie sich an Ärzte, die Experten auf dem Gebiet der Symptomkontrolle sind und ihnen einfach und ehrlich Auskunft über die Erkrankung geben (Forsyth et al., 1984).

Häufig betrachten chronisch Kranke im Krankenhaus ihre Probleme als nicht so schwerwiegend, dass es nötig wäre, vermehrt die Aufmerksamkeit des Pflegepersonals in Anspruch zu nehmen. Dies ist vor allem dann der Fall, wenn sie der Ansicht sind, es gehe anderen Patienten schlechter und diese benötigten wirklich eine intensivere Pflege. In einer Untersuchung zu diesem Thema stellten Forsyth und Mitarbeiter (1984) fest, dass unter den befragten Patienten die Meinung herrschte, Pflegefachkräfte seien mit vielerlei Aufgaben beschäftigt und sollten nur dann gerufen werden, wenn es dem Patienten wirklich schlecht ginge oder er Schmerzen hätte. Pflegekräfte wurden als feinsinnige Unterstützungsgruppe angesehen, jedoch nicht als unmittelbar an der Betreuung Beteiligte oder als Informationsquelle – eine Sicht, die Pflegepersonal von sich selbst hat.

In Bezug auf Patienten mit chronischen Hautkrankheiten konnte Kirkevold (1993) zwei grundlegende Werthaltungen identifizieren, die der Versorgung durch Pflegefachkräfte anscheinend zugrunde liegen. Dabei handelt es sich zum einen um die *Verminderung* von krankheitsbedingten Belastungen und zum anderen um die über Schulung und Unterstützung vermittelte *Befähigung* des Patienten, mit seiner Erkrankung und ihren Auswirkungen umgehen zu können. Die Schulung bezieht sich dabei z. B. auf das Erkennen von Symptomen und das Erlernen von Behandlungsmaßnahmen, die Unterstützung auf Hilfe beim eigenständigen Austesten von Therapieempfehlungen oder auf die Annahme einer neuer Identität. Die Pflegekräfte zeigten Verständnis dafür, dass die Patienten mit der pflegerischen Selbstversorgung manchmal überfordert waren. Deswegen übernahmen sie zeitweise die Verantwortung für die Eindämmung der quälenden Symptome und das Krankheitsmanagement.

3.2.8 Sterbeverlaufskurven

Viele chronische Krankheiten gleichen einer abwärts verlaufenden Spirale; der bekannte Ausgang ist der Tod. Wiederholte Klinikaufenthalte sind bei diesen Krankheiten nichts Ungewöhnliches. Oft kommt der Tod während einer dieser Hospitalisierungen, doch mit dem Aufkommen der häuslichen Hospizversorgung treten chronisch Kranke immer häufiger zu Hause in das Endstadium der Krankheit ein. Die Pflegeplanung für den sterbenden Patienten war, wie Glaser und Strauss (1968) feststellten, weniger vom tatsächlichen Verlauf des Sterbeprozesses abhängig, sondern vielmehr davon, wie er subjektiv wahrgenommen wurde. Die Beteiligten waren sich in unterschiedlichem Maße des Sterbens des Klienten bewusst und begegneten diesem Vorgang mit mehr oder weniger Akzeptanz. Auch ihre Erwartungen hinsichtlich der Entwicklung des Sterbeprozesses unterschieden sich voneinander. Die Gestaltung der Sterbeverlaufskurve durch die beteiligten Fachleute konzentrierte sich in traditioneller Weise eher auf die medizinischen Aspekte des Sterbens (Handhabung des physischen Sterbens), da sie eher in der Lage waren, den körperlichen Bedürfnissen Sterbender nachzukommen als den psychischen (Strauss & Glaser, 1970). Heutzutage sind Pflegefachleute besser gerüstet, allen Aspekten der terminalen Versorgung in der gesamten Familie gerecht zu werden.

Arten von Sterbeverlaufskurven

Sterbeverlaufskurven können in zwei Kategorien eingeteilt werden: die rasch fortschreitenden und die schleppend verlaufenden. Rasch fortschreitende Verlaufskurven ziehen sich über relativ kurze Zeiträume hin und können erwartet, aber auch unerwartet eintreten. In manchen Fällen ist es offensichtlich, dass der Tod rasch und nicht unerwartet innerhalb weniger Stunden oder höchstens Tagen eintreten wird (beispielsweise bei einem Klienten mit Kopfverletzung, der durch lebensunterstützende Systeme am Leben erhalten wird). Ein schneller Tod kann aber auch eintreten, wenn eine Person, mit deren Tod man zwar letzten Endes gerechnet hat, aufgrund einer plötzlichen Verschlechterung unerwartet stirbt (beispielsweise ein Klient im Endstadium einer Krebserkrankung, bei dem ein schwerer Myokardinfarkt auftritt). Sterbeverlaufskurven mit dem höchsten Traumatisierungsgrad für das Personal sind solche, die rasch fortschreiten und sich unverhofft bei Personen entwickeln, mit deren plötzlichem Sterben ganz und gar nicht gerechnet wurde. Das ist beispielsweise der Fall, wenn nach einem chirurgischen Eingriff die Genesung erwartet wird, infolge einer massiven Lungenembolie aber der Tod eintritt).

Schleppend sich entwickelnde Sterbeverlaufskurven besitzen zwei wesentliche Merkmale: lange Dauer und langsame, aber stetige Abwärtsbewegung. Im Hinblick auf biologische, menschliche oder psychologische Faktoren sind sie schlechter voraussagbar als Sterbeverlaufskurven, die rasch fortschreiten. Wenn der schleppende Verlauf relativ kurze Zeit andauert (Tage bis Wochen), keine starken Schmerzen und ein angemessen hohes Maß an Akzeptanz seitens der Familie vorhanden sind, erweisen sich diese Verlaufskurven als weniger erschütternd (Glaser & Strauss, 1968). Übersteigt die Dauer hingegen die als zumutbar empfundenen Grenzen der Belastbarkeit, sind sie für Familie und Personal eine enorme Belastung.

Das Sterben im Krankenhaus

Ein schneller Tod mag das medizinische und pflegerische Personal im Krankenhaus traurig stimmen, doch die Traurigkeit vergeht ziemlich rasch, und die Arbeit wird wieder aufgenommen. Bei einem langsam und schleppend eintretenden Tod verhält sich dies anders, da das Sterben einen Prozess darstellt, der ständigen Veränderungen unterworfen ist. In diesem Fall muss das Personal die Verlaufskurve immer wieder neu zu definieren, um für jedes Stadium eine angemessene medizinische und pflegerische Versorgung sicherzustellen (Strauss & Glaser, 1970; Glaser & Strauss, 1968). Obwohl in vielen Fällen bis zu einem gewissen Grad sichere Aussagen über den Sterbeverlauf getroffen werden können, sind sich Personal oder Familie nicht immer schlüssig über die Gesamtdauer des Prozesses. Zeitliche Fehlkalkulationen können zu einer Krise innerhalb der Station führen und dadurch eine Umverteilung der Arbeitslast erforderlich machen (Strauss & Glaser, 1970). So nimmt beispielsweise die Aidserkrankung eines HIV-positiven Kindes oftmals einen unvorhersehbaren Verlauf, was es dem Arzt schwer macht, eine Aussage über den Zeitpunkt des Eintretens in das Endstadium zu treffen. Vielleicht wird die aggressive Behandlung fortgesetzt, trotz der Wahrscheinlichkeit, dass sie sich als ineffektiv herausstellt (Czarniecki, 1996).

Unterschiede in der Projektion von Sterbeprozessen können ebenfalls zu Inkonsistenzen in der Versorgung führen. Ein Pflegefachkraft, die das Gefühl hat, dass der Klient nun das Endstadium seiner Krankheit erreicht hat, wird sicherlich großzügiger mit Schmerzmedikamenten umgehen als eine, die davon ausgeht, dass der Tod noch lange nicht eintritt, und sich Sorgen um eine mögliche Abhängigkeit des Klienten macht (siehe Kapitel 7 über chronische Schmerzen). Meistens verursacht das Sterben eines jungen Klienten eine stärkere Betroffenheit beim Personal als dies bei einem älteren der Fall ist, insbesondere wenn die Teammitglieder selbst noch jung sind (Strauss & Glaser, 1970).

Wenn der Zeitpunkt des Todes ungefähr vorhergesagt werden kann, wird es möglich, Vorkehrungen für eine angemessene Personalbesetzung zu treffen, um die Durchführung der anstehenden Aufgaben zu gewährleisten. Sobald der Sterbeprozess in das terminale Stadium übergeht, verändern sich die Aufgabenstellungen und Beziehungen (Glaser & Strauss, 1968). Therapeutische Maßnahmen werden eventuell eingestellt, und Pflegemaßnahmen umfassen zunehmend nur das, was dem Klienten Erleichterung bringt. Der Sterbende kann gleichzeitig eine Schmerzverlaufskurve durchleben, die ebenfalls zu berücksichtigen ist (Fagerhaugh & Strauss, 1977). In diesem Zusammenhang kommen oft Fragen im Hinblick auf das Ausbalancieren von Optionen auf:

- Sollen die Schmerzmedikamente zeitweise abgesetzt werden, weil sie diagnostisch wichtige Krankheitssymptome verschleiern könnten?

- Sollen Opiumpräparate gegeben werden, obwohl bekannt ist, dass sie das Eintreten des Todes beschleunigen könnten?

- Ist es wichtiger, den Klienten von Schmerzen zu befreien oder seine geistige Gegenwart ungemindert zu erhalten – allerdings bei einem gewissen Maß an Schmerzen?

- Welche Wünsche bzw. Vorlieben hat der Klient bezüglich all dem?

Schwierigkeiten und Konflikte entstehen dann, wenn das Personal und die pflegenden Angehörigen geteilter Meinung darüber sind, ob der Tod nahe bevorsteht. Einige Pflegekräfte mögen «stolz über die Verlängerung des Lebens» sein und nicht erkennen, dass «es viele Dinge gibt, die schlimmer sind als der Tod» (Bonnel, 1996).

> **Fallstudie**
> ## Das Sterben zu Hause
>
> Lange bevor sich irgendjemand anderes darüber im Klaren war, wusste Herr M., dass er sterben würde. Trotz eines insulinunabhängigen Diabetes, leichter Hypertonie und chronischer Obstipation hatte er sich vor seinem 75. Geburtstag stets gesund gefühlt. In jedem Jahr danach aber entwickelte er andere Gesundheitsprobleme. Im einen Jahr hatte er ein Problem mit einem Ohr, im nächsten war es eine Prostatektomie und das Jahr darauf eine Kataraktoperation. Dann trat eine schmerzlose Blutung auf, doch eine endgültige Diagnose dafür konnte nicht gestellt werden. Ab dem 79. Lebensjahr fühlte er sich «schlecht», und man stellte eine Panzytopenie mit unbekannter Ursache fest.
>
> Als sein Zustand sich so stark verschlechterte, dass der Zeitpunkt seines Todes nur noch eine Frage von Wochen war, stimmte er schließlich einer Splenektomie zu. Herr M. wurde sich bewusst, dass er sehr wohl auf dem Operationstisch sterben konnte, entschied sich aber trotzdem dafür, das Risiko einzugehen und eventuell relativ angenehme eineinhalb Jahre zu gewinnen, wie der Arzt ihm in Aussicht gestellt hatte. Er überlebte die Operation komplikationslos, erholte sich aber nie mehr vollständig davon. In den nachfolgenden sechs Monaten verlor er stetig an Gewicht. Kurz nach seinem 81. Geburtstag bekam er sehr starke Rückenschmerzen, die vom Arzt telefonisch als Lumbalgie oder Hexenschuss diagnostiziert wurden.
>
> Doch er wusste, dass er sterben würde. Schließlich überzeugte er den Arzt und seine Frau davon, dass ein Ausflug zu seiner Tochter sich günstig für ihn auswirken würde. In Wahrheit aber wollte er lieber im Haus seiner Tochter sterben als im Krankenhaus. Kurz nach der Ankunft bekam er eine Lungenembolie und musste erneut ins Krankenhaus. Eine gründliche Diagnosestellung brachte eine pathologische Fraktur der Lendenwirbelsäule und weitere Knochenbeteiligungen eines metastasierenden Prostatakarzinoms zu Tage. Seiner Bitte, im Haus seiner Tochter sterben zu können, wurde entsprochen, und so entließ man ihn kurze Zeit danach. Ein ambulanter Pflegedienst und ein lokales Hospizprogramm ermöglichten die Erfüllung seines Wunsches. Das größte Problem für die Familie war die Schmerzkontrolle. Drei Wochen nach der Entlassung aus dem Krankenhaus verstarb Herr M. im Beisein seiner Frau, seiner Tochter und deren Familie. Obwohl sich sein Sterben über mehrere Monate hingezogen hatte, waren Familienangehörige und professionelle Betreuer nur wenige Wochen mit dem Sterbeprozess konfrontiert.

Quelle: Lubkin (1995)

Das Sterben zu Hause

Vielleicht möchten Klienten lieber zu Hause sterben, wo die für Pflege und Betreuung aufgewendete Zeit und Arbeit der Familie und dem Klienten die Möglichkeit geben, die Verlaufskurve selbst zu gestalten und ein Gefühl von Kontrolle über die Ereignisse zu bekommen (Glaser & Strauss, 1968). Stirbt der Klient im eigenen Zuhause, gibt dies der Familie die Befriedigung zu wissen, dass sie in der Lage ist, bis in den Tod solidarisch mit dem Sterbenden zu bleiben und den Verpflichtungen nachzukommen, die sie ihrer Ansicht nach ihm gegenüber hat. Ein Problem in solchen Situationen besteht darin, dass die pflegenden Angehörigen nicht die Fähigkeit besitzen, den physischen Erfordernissen des Klienten auf Dauer nachzukommen, ohne die eigenen Kräfte zu erschöpfen und selbst krank zu werden. Die Unterstützung durch Pflegefachkräfte kann schwerpunktmäßig auf die Betreuung der pflegenden Angehörigen gerichtet sein. Die Fallstudie von Herrn M. zeigt, wie jemand sein Sterben in die Hand nahm, um den Tod in einer Umgebung zu erwarten, die seinen Bedürfnissen entsprach.

Mit der Entwicklung der Hospizbewegung haben sich für Klienten und Familienangehörige drastische Veränderungen bei der Handhabung der Sterbeverlaufskurve ergeben. Der Schwerpunkt hat sich von «Heilung» auf «Fürsorge» verlagert (Caruso-Herman, 1989). In dem Maß, wie die Sorge um Familien und Klienten in den Mittelpunkt rückt, müssen auch Fragen der vorwegnehmenden Trauer und der therapeutischen

Trauerarbeit Berücksichtigung finden. Angehörige von hospitalisierten Krebspatienten, die sich im Endstadium befanden und palliativunterstützend betreut wurden, äußerten in einer Befragung, dass auch ihren eigenen Bedürfnissen nachgekommen werde, wenn man dem Sterbenden eine gute Pflege zukommen lasse und sie in die Versorgung einbezogen würden. Ferner baten die Familienmitglieder das Personal um die Erläuterung der vorgenommenen Maßnahmen und darum, sie offen und ehrlich zu informieren (Dyck & Wright, 1985). Heutzutage werden die meisten an einer terminalen Krankheit leidenden Patienten über ihre Prognose in Kenntnis gesetzt, und sie sind aktiv an Entscheidungen über Behandlungsmaßnahmen und der Bestimmung des Zeitpunktes beteiligt, an dem diese abgebrochen werden sollten. Fragen, die Menschen im Endstadium einer Krankheit wohl besonders beschäftigen, sind Kontrollverlust, Schmerzmanagement, Sexualität und Umgang mit Trauer (Caruso-Herman, 1998).

3.3 Interventionen aus der Sicht des Verlaufskurvenkonzepts

Das Konzept der Pflege- und Krankheitsverlaufskurve gestattet eine alternative Sicht von Problemen oder Konflikten; es bietet die Möglichkeit, das Augenmerk verstärkt auf das gesamte Umfeld des Klienten und der an der Gestaltung der Verlaufskurve Beteiligten zu lenken. Dieses Konzept ermöglicht es, unabhängig vom jeweiligen Umfeld zu einem tieferen Verständnis für Krankheitsprozesse zu gelangen – sowohl in Bezug auf den Klienten als auch auf die Arbeit, die zur Betreuung nötig ist. Diese Betrachtungsweise kann die Bereitschaft fördern, Verantwortlichkeit über das eigene Tun zu übernehmen und zur Entwicklung humanerer Interventionsmöglichkeiten führen, mit deren Hilfe die Lebensqualität der Klienten verbessert wird. Außerdem trägt sie dazu bei, dass sich pflegerische und medizinische Fachkräfte in einer vorteilhafteren und effektiveren Arbeitsumgebung wiederfinden. Strauss und Mitarbeiter (1984) sind ferner der Ansicht, dass eine breiter angelegte nationale Sozialpolitik die Folge wäre, wenn der Einfluss der Krankheitswahrnehmung auf krankheitsbezogene Handlungen stärker ins Bewusstsein der Beteiligten gerückt würde. Die Festlegung nationaler Richtlinien für eine konsistente Gesundheitsversorgung und eine damit verbundene Aufteilung der Verantwortung würde die einzelnen Fachkräfte von ihrer alleinigen Verantwortung für einzelne Komponenten der Gesundheitsfürsorge entbinden. Das wäre z.B. beim Einsatz von lebenserhaltenden Maschinen bei Kranken im Endstadium der Fall.

3.3.1 Rechenschaft und Verantwortungsübernahme

Der Krankenhausbetrieb verlangt über das persönliche Verantwortungsgefühl der Ärzte und Pflegefachkräfte hinaus, dass Rechenschaft über die Handlungen abgelegt wird, die im Rahmen der jeweiligen Profession durchgeführt werden. Das gilt insbesondere für Diagnosestellung, Befolgung ärztlicher Anweisungen und Durchführung ärztlich gestützter Aufgaben (Strauss & Glaser, 1979). Allerdings wird wenig Rechenschaft verlangt, wenn es darum geht sicherzustellen, dass klientenspezifische Biographiedaten oder Erfahrungen im Umgang mit der Erkrankung und den dadurch bedingten Schmerzen erhoben und dokumentiert werden (Strauss et al., 1984). Psychosoziale Informationen über Klienten werden in der Regel nur in begrenztem Umfang systematisch erfasst.

Die Ausrichtung der meisten Krankenhäuser auf die Versorgung von Akutkrankheiten ist ein Hemmnis für die Forderung nach Rechenschaftslegung bei der Erfassung von Aspekten nicht-medizinischer Natur (Fagerhaugh & Strauss, 1977) – und das trotz der Tatsache, dass chronisch Kranke oft schon mit vielen verschiedenen Krankheitsverlaufskurven ins Krankenhaus aufgenommen werden, die alle zu berücksichtigen sind. Ein lang währendes Management der Krankheit durch den Klienten ist außerordentlich vielschichtig. In Verbindung mit seinen Krankenhauserfahrungen können die Reaktionen des Klienten auf den Umgang des Personals mit dem momentanen, akuten Problem sehr unterschiedlich sein. Gilt ein Klient als «schwierig», unternimmt das Personal eher Anstrengungen, Daten zusammenzutragen, die für die Lösung der unmittelbar vorliegenden Problematik hilfreich sind. Treten jedoch gleiche Probleme wiederholt auf, wird das Personal nach dauerhaft geeigneten Lösungen oder Interventionen suchen, die mehr Erfolg versprechen, als zum wiederholten Mal Informationen zu sammeln, sie zu analysieren und erneut geeignete Wege auszuwählen. Wenn es immer wieder notwendig ist, für dieselbe Art von Problem erneut nach Lösungen zu suchen, deutet dies darauf hin, dass die Tendenz gering ist, auch nichtmedizinische Aspekte der Versorgung dem eigenen Verantwortlichkeitsbereich zuzuordnen und Rechenschaft darüber abzulegen (Strauss et al., 1984).

Das Personal neigt dazu, das Hauptaugenmerk auf den Grund der Einweisung zu legen und andere ebenfalls vorhandene Krankheiten, die sich durchaus auf die Gestaltung der Verlaufskurve auswirken können, zu vernachlässigen (Strauss et al., 1985; Fagerhaugh & Strauss, 1977). Mit der Einführung der diagnosebezo-genen Abrechnungspauschalen («Diagnostic Related Groups», DRGs) im amerikanischen Gesundheitssystem entwickelte sich bei Primärerkrankungen eine stärkere Tendenz zur Rechenschaftslegung. Sobald allerdings die Symptome von still verlaufenden Krankheiten wieder aufflackern oder Komplikationen verursachen, räumt das Personal diesen Krankheiten paradoxerweise einen größeren Stellenwert ein, so dass die primäre Erkrankung, die eigentlich der Grund für die Einweisung war, sogar als zweitrangig angesehen wird. Beispielsweise weist ein älterer Patient, der mit einer Hüftfraktur eingewiesen wurde und dessen chronisches Lungenproblem sich akut verschlechtert, zwei Pflege- und Verlaufskurven auf, die vom Personal gleichermaßen in Betracht gezogen werden müssen.

3.3.2 Biographie: Ganzheitliche Sicht des Klienten

Chronisch kranke Menschen, die ihre gesundheitliche Versorgung zu Hause selbst in die Hand nehmen, empfinden es häufig als schwierig, die Verantwortung vollständig an das medizinische und pflegerische Personal im Krankenhaus abzutreten. Dies ist vor allem dann der Fall, wenn das Personal zu wenig über die Kompliziertheit der zu Hause durchgeführten Behandlungsanweisungen weiß. Ein vernünftiger Ansatz, den Übergang zu erleichtern, besteht darin, den Klienten während seines Aufenthalts in Einrichtungen des Gesundheitswesens stärker an Entscheidungen zu beteiligen. Eine zweite Möglichkeit wäre, die Zuständigkeiten im Gesundheitssystem auszuweiten, so dass das Personal eine größere Rolle bei der Unterstützung des chronisch Kranken und seiner Familie innerhalb *und* außerhalb des Krankenhauses spielen kann (Strauss et al., 1984). Beide Vorgehensweisen erfordern die Einbeziehung der Biographie des Klienten, und zwar mit größerer Ausführlichkeit, als es üblicherweise der Fall ist.

Bedeutung der Biographie

Das vom Krankenhauspersonal erfasste biographische Material bezieht sich gewöhnlich auf Informationen, die für die aktuelle Arbeit wichtig sind und umfasst nicht das gesamte Leben des Klienten. In dieser Hinsicht sollte die Datenerhebung jedoch sorgfältig erfolgen. Ein Beispiel: Einem Klienten, der über lange Zeit seine chronischen Schmerzen selbst unter Kontrolle brachte, wird es wahrscheinlich schwer fallen, dem Personal Vertrauen entgegenzubringen, wenn ohne Rücksprache mit ihm Änderungen vorgenommen werden. Insbesondere ist dies der Fall, wenn die Häufigkeit der Medikamenteneinnahme, die Dosis oder sogar die gesamte Medikation abgeändert wird, ohne dass Informationen über frühere Erfahrungen mit der Wirksamkeit, über Unverträglichkeiten oder alternative Methoden der Schmerzlinderung eingeholt wurden. Wie Strauss et al. (1984) ausführen, gehen viele Kranke mit chronischen Schmerzen aufgrund ihrer Vorerfahrungen automatisch davon aus, dass sich das Personal um ihre langfristigen Bedürfnisse sowieso nicht kümmert und ihrer Bitte um Medikamente verspätet oder gar nicht nachkommt. Unter solchen Umständen ist es nur natürlich, wenn die Klienten etwas schwierig werden.

Eine effektive Methode zur Sammlung biographischer Informationen sind Gespräche während des Pflegevorgangs. Es können auch Interviews durchgeführt werden, wobei kurze Sitzungen für den Klienten weniger ermüdend sind. Auch die Familienmitglieder sollten befragt werden, da sie oftmals zusätzliche Informationen liefern können oder eine andere Sichtweise haben, die vielleicht Aufschluss über die Familiendynamik gibt (Strauss et al., 1984).

Biographische Informationen lassen sich auf verschiedene Weise nutzen. Erstens können sie die Möglichkeit eröffnen, die Arbeit insgesamt und auch bestimmte pflegerische Maßnahmen in spezifischer Weise auf den Klienten auszurichten. Zweitens können die langfristig gesammelten Informationen über verschiedene Klienten dazu verwendet werden, die Pflege für jene Patientengruppe zu planen, die üblicherweise auf der betreffenden Station betreut wird. Und schließlich erleichtern biographische Informationen die Festlegung, wie viel Verantwortung der Klient weiterhin selbst übernehmen sollte und wie viel auf das Personal übertragen werden muss. Diese Vorgehensweisen erhöhen den Individualitätsgrad der Pflege und unterstützen den Klienten dabei, mit der Erkrankung und den damit verbundenen Kontingenzen besser fertig zu werden.

3.3.3 Umgang mit Ungewissheit

Ungewissheit ist ein bedeutender und manchmal sehr schwierig zu handhabender Faktor bei der Gestaltung von chronischen Krankheitsverlaufskurven. Es ist sehr wichtig, Mittel und Wege zu finden, um die Ungewissheit in den Griff zu bekommen, damit Kranke, Familienangehörige oder Betreuungskräfte nicht davon überwältigt werden.

Wiener und Dodd (1993) stellten fest, dass Krebspatienten mehrere Strategien zur Eindämmung von Ungewissheit und zur Bewahrung einer gewissen Kontrolle über ihr Leben einsetzen. Dazu gehören:

- Steuerung des Zeitablaufes (Modifikation von oder Kürzertreten bei Aktivitäten)
- Entwicklung zum professionellen Patienten (Aneignung der betreffenden medizinischen Fachsprache)
- Streben nach ermutigenden Vergleichen (Betrachten von «Fällen in schlechterem Zustand») und

- retrospektives Engagement (Zurückblicken auf das erste Auftreten von Symptomen, verbunden mit ihrer Interpretation im Licht des momentanen Wissensstandes).

Nach Ansicht von Mishel (1990) sollten pflegerische Aktivitäten dem chronisch Kranken dazu verhelfen, den Faktor Ungewissheit zu akzeptieren. Erreicht wird dies, indem Klient und Familie dabei unterstützt werden, neue Wege in Betracht zu ziehen, um ihnen wichtige Dinge zu erreichen und dabei verschiedene Anpassungsmöglichkeiten an das sich ändernde Wesen der Krankheit zu berücksichtigen.

3.3.4 Verbesserung der Versorgung Sterbender

Die derzeit bestehende Rechenschaftspflicht bei der Versorgung Sterbender erstreckt sich auf die Aufrechterhaltung eines angemessenen Grades an Schmerzfreiheit, die Information der Angehörigen vom bevorstehenden Tod, die Feststellung des Todes sowie die Benachrichtigung der Familie – Aufgaben, die nicht selten so nebenbei erledigt werden. In weniger hohem Maße ist das Personal dafür verantwortlich, ob der Klient über seinen Zustand aufgeklärt wurde oder in welcher Weise die mit dem Sterben zusammenhängenden Arbeiten ausgeführt wurden. Einfluss auf die Bereitschaft, Verantwortung zu übernehmen, hat auch die Distanzerhöhung zwischen Personal und Sterbendem, ein Phänomen, das aus dem Bewusstsein über die eigene Sterblichkeit erwachsen kann (Strauss & Glaser, 1970).

Wenn die Mitglieder des Krankenhauspersonals mit unerwarteten Reaktionen des Klienten oder seiner Familie konfrontiert werden, können sie bei ihren Besprechungen auf ähnliche Situationen in der Vergangenheit zurückgreifen und auf diese Weise Möglichkeiten finden, anfallende Probleme zu lösen und eine Verbesserung der Lage von Klient und Familie und sogar des Personals zu erreichen. Sind jedoch die Versorgung des Toten und die nachfolgende Betreuung der Angehörigen abgeschlossen, führen die derart gewonnenen Erkenntnisse unglücklicherweise keineswegs zu einem Bündel dauerhaft geeigneter Maßnahmen, sondern scheinen bis zur nächsten Krise oder zur nächsten unbequemen Situation in Vergessenheit zu geraten (Strauss & Glaser, 1979).

Die finale Pflege sollte in eine Richtung gelenkt werden, in der die Interaktionen frei von Widersprüchlichkeit sind und erhöhte Verantwortung für den sterbenden Klienten auf einer persönlichen Ebene übernommen wird. Möglich erscheint dies zum einen durch die Steigerung der Sensibilität für den Sterbeprozess und zum anderen dadurch, dass die eigenen Wahrnehmungen und Empfindungen im Hinblick auf das Sterben verstärkt ins Bewusstsein gerückt werden. Im Krankenhaus müssen alle Beteiligten in der Versorgung von Sterbenden geschult werden, damit sie ihr Wissen über die sozialen Beziehungen, die mit einem Kranken geknüpft werden, dessen Sterben sich über längere Zeit hinzieht, vertiefen können. Schulungen auf diesem Gebiet sollten nicht auf Krankenhäuser begrenzt sein, sondern wesentlicher Bestandteil der Ausbildung von Ärzten und Pflegepersonal sein (Glaser & Strauss, 1968; Strauss & Glaser, 1970).

Soll Rechenschaft abgelegt werden, setzt dies die Vertrautheit mit den psychosozialen Bedürfnissen des Klienten und seiner Familie voraus. Krankenhäuser können die Verantwortungsübernahme im Hinblick auf Sterbende stärken, indem sie das Augenmerk auf die explizite Beschäftigung mit sozialen, psychologischen und organisatorischen Aspekten der finalen Versorgung richten, genauso wie sie es auf medizinischem und klassisch-pflegerischem Gebiet tun (Strauss & Glaser, 1970). Damit wird vom Krankenhaus auch verlangt, dass es für Handlungen geradesteht, die derzeit noch im Ermessen des Personals liegen und daher nicht dokumentiert werden.

Der Sterbeprozess von Menschen mit einer schleppend fortschreitenden Krankheitsverlaufskurve macht es häufig erforderlich, das Leben zu Hause mehrmals durch Einweisungen ins Krankenhaus zu unterbrechen. Eine häusliche Hospizversorgung wurde noch nicht einheitlich in allen amerikanischen Bundesstaaten eingeführt. Die mangelnde finanzielle Unterstützung durch die Regierung schränkt die landesweite Verfügbarkeit auf längere Sicht ein. Doch der politische Druck der Anbieter entsprechender Dienstleistungen kann eine nationale Politik schaffen, die Gelder zur Schulung von Personal bereitstellt und für die Verfügbarkeit der Hospizversorgung in allen Teilen des Landes sorgt. Der Gesamtaufwand an Geldmitteln, Zeit und Personal wäre in der häuslichen Umgebung geringer, und schon alleine die Möglichkeit der Unterstützung würde den Beteiligten einen Teil ihrer Ängste nehmen (Strauss & Glaser, 1970).

Außerdem bedarf es eines gesamtgesellschaftlichen Vorgehens zur Regelung von Fragen der finalen Versorgung über die professionelle Verantwortung hinaus – wie etwa Zurückhaltung bei der Verabreichung von abhängigkeitsverursachenden Medikamenten oder bei lebensverlängernden Maßnahmen, sofern diese zunehmende Agonie oder den finanziellen Ruin nach sich ziehen (Strauss & Glaser, 1970). Vom medizinischen und pflegerischen Fachpersonal sollte die öffentliche Diskussionen dieser Themen angeregt werden.

3.3.5 Anwendung des Verlaufskurvenkonzepts auf die Pflegepraxis

Die Pflege- und Krankheitsverlaufskurve bietet wichtige Aspekte zum Verständnis von und zum Umgang mit chronischen Krankheiten, bei denen nur begrenzte Ressourcen zur Verfügung stehen. Die Grundlage für die Konkretisierung der anstehenden Arbeit bilden Erhebung und Anwendung umfassender Informationen sowie der Respekt vor dem krankheitsspezifischen Wissen von Klienten und Angehörigen. Durch die Berücksichtigung biographischer Daten kommt es zu einer Verbesserung der Versorgungsqualität, weil die Person als Ganzes stärker ins Bewusstsein gerückt wird. Die beteiligten medizinisch-pflegerischen Fachleute werden für die Komplexität der Gestaltung von Krankheitsverlaufskurven sensibilisiert, weil sie in der Lage sind, die Wechselwirkungen zwischen Krankheit, Biographie und täglichem Leben zu verstehen (Corbin & Strauss, 1993).

Die Handhabung einer Verlaufskurve umfasst das gesamte Geschehen bei der Gestaltung des Krankheitsverlaufes über alle seine Stadien hinweg. Dazu gehören Symptomkontrolle und Behandlung von Nebenwirkungen, Bewältigung von Krisen, Vorbeugung gegen Komplikationen und Umgang mit Einschränkungen und Behinderungen (Corbin & Strauss, 1993). Vorrangiges Ziel während des gesamten Gestaltungsprozesses ist die Erhaltung der Lebensqualität. Von allen beteiligten Fachkräften besitzt allein das Pflegepersonal die Fertigkeiten, das Wissen und den Weitblick, die für chronisch Kranke unverzichtbare umfassende und technisch komplexe Versorgung zu organisieren und durchzuführen (Corbin & Strauss, 1988).

Bei chronisch Kranken, die nicht institutionell versorgt werden, findet die Gestaltung der Pflege- und Krankheitsverlaufskurve zu Hause statt. Folglich sollte die häusliche Umgebung auch als Zentrum der Pflege aufgefasst werden (Corbin & Strauss, 1988). Das Krankenhaus sollte als Hintergrundressource dienen, die die häusliche Pflege während instabiler Krankheitsphasen ergänzt oder bei Bedarf für gewisse Zeit Entlastung bietet, damit sich Klient oder Familie erholen können.

Die mit der Arbeit an einer chronischen Verlaufskurve befassten Personen (Klient, Familie, Fachpersonal) müssen die anstehenden Aufgaben erkennen und dafür Sorge tragen, dass festgelegt wird, wer welche davon übernimmt, ob sie zu Hause oder in der Klinik durchgeführt werden und welche Ressourcen in Anspruch zu nehmen sind. In der Regel wird all dies nach und nach zur Routine, und die Beteiligten werden recht erfahren darin, den Umgang mit der Verlaufskurve in ihr tägliches Leben zu integrieren (Corbin & Strauss, 1993).

Pflegefachkräfte leisten «supportive Assistenz». Dazu gehören Tätigkeiten wie Direktpflege am Patienten, Anleitung, Beratung, Terminplanung bezüglich weiterführender Therapien sowie die Überwachung der Verlaufskurve und der Reaktionen des Klienten auf die medizinische Behandlung. Die pflegerische Versorgung sollte auf die krankheitsbedingten Veränderungen und den Wandel in den Lebensbedingungen der Familie ausgerichtet sein, wobei die früheren Erfahrungen des Klienten und zukünftige Verlaufskurven nicht außer Acht gelassen werden dürfen (Corbin & Strauss, 1993).

3.4 Zusammenfassung und Schlussfolgerungen

Der Begriff *Verlaufskurve* umreißt ein soziologisches Konzept, das ein erweitertes Verständnis der Klientenprobleme und -bedürfnisse über das Modell der Akutmedizin hinaus vermittelt. Es bezieht sich darauf, wie eine versorgungsrelevante Situation von den Beteiligten wahrgenommen wird, welche Reaktionen diese Wahrnehmung erzeugt und welche Konsequenzen dies für die Organisation der damit verbundenen Arbeit hat. Die verschiedenen Arten von Verlaufskurven – Pflege- und Krankheitsverlaufskurven, Sterbeverlaufskurven und die Biographie eines Menschen – besitzen ausnahmslos die Eigenschaften der Dauer, Bewegung, Vorhersagbarkeit und Gestalt. Die zur Gestaltung oder zum Management der Verlaufskurve erforderliche Arbeit wird vom Personal sowie den Klienten und ihren Familienangehörigen geleistet.

Die Probleme beim Management chronischer Krankheit haben in dem Maße zugenommen, wie Komplexität und Vielschichtigkeit der Verlaufskurven angewachsen sind. Die Folge davon sind ein Absinken der Vorhersagbarkeit und Veränderungen bei der notwendigen Arbeit und ihrer Organisation. Die technischen Fortschritte wirken sich deshalb auf Verlaufskurven aus, weil sie die Anzahl chronisch Kranker erhöhen und immer neue chronische Krankheiten hervorbringen.

Die episodische Natur einiger Krankheiten macht die Einweisung in Kliniken notwendig, die der Akutversorgung dienen. Das kann zu Konflikten zwischen dem Krankenhauspersonal und einzelnen chronisch Kranken führen, die bereits Erfahrungen in der Handhabung der eigenen Krankheit erworben haben. Wenn das Pflegepersonal das Krankheitsmanagement übernimmt, ohne sich über Biographie und Erfahrungen der Klienten in angemessener Weise informiert zu haben, kann dies eine Pflege zur Folge haben, die bei weitem nicht zufriedenstellend ist. Obwohl das Personal unter Umständen andere Ziele verfolgt als Klienten und Familienangehörige, sind sie doch alle, sowohl im Krankenhaus als auch zu Hause, an der Arbeit beteiligt. Ein heikler Aspekt ist die Bereitschaft seitens der Pflegenden, ein gewisses Maß an Kontrolle und damit Verantwortung für das Krankheitsmanagement abzugeben.

Klienten und Familienangehörige müssen ebenso mit den physiologischen Aspekten von Krankheit zurechtkommen wie mit einer Vielzahl gesundheitsbezogener sozialer Probleme, die sich auf Rollenfunktionen, Beziehungsgestaltung und Anpassungsverhalten auswirken. Es obliegt dem chronisch Kranken, trotz der vorliegenden Symptome und der Erkrankung sein Leben so normal wie möglich zu führen. Aus diesem Grund muss die chronische Krankheit in Lebensweise und Bedürfnisprofil des Klienten und seiner Familie integriert werden – und nicht umgekehrt (Strauss, 1981).

Pflegefachleute müssen über die medizinisch-physiologische Sichtweise von Krankheit hinaus das Lebensgefühl und die Erwartungen von Klient und Familienangehörigen berücksichtigen. Mitgefühl und medizinische oder pflegerische Kompetenz allein reichen nicht aus. Mit Konzepten wie dem der Verlaufskurve vor Augen können professionell Pflegende Wissen und Sensibilität im Hinblick auf soziale Aspekte vertiefen und erhöhen. Das gilt für Symptomkontrolle, Handhabung von Behandlungsempfehlungen und Krisenprävention ebenso wie für den Umgang mit dem Sterben (Strauss, 1981). Wenn Pflegefachkräfte soziale Faktoren in ihre Arbeit integrieren, haben sie nicht nur die Möglichkeit, Strategien und Vorgehensweisen zum Vorteil des Klienten zu entwickeln, sondern darüber hinaus an nationalen Leitlinien mitzuarbeiten, die ein humaneres Herantreten an alle von chronischer Krankheit Betroffenen widerspiegeln.

Pflegediagnosen

Anmerkung des Herausgebers: Auch wenn es keine spezifischen Pflegediagnosen gibt, die auf dem Konzept der Pflege- und Krankheitsverlaufskurve beruhen, sollten voreilige pflegediagnostische Entscheidungen vermieden werden. Um sicherzustellen, dass die Unterschiede in der Sichtweise des Klienten/der Angehörigen und der Pflegefachkräfte eindeutig erfasst und verstanden wurden, ist es angezeigt, ein entsprechendes Assessment vorzunehmen. Eine mögliche, aus den Inhalten dieses Kapitels abgeleitete diagnostische Kategorie wird im Folgenden dargestellt. Zusätze in eckigen Klammern [...] wurden nachträglich hinzugefügt.

Entscheidungskonflikt (zu spezifizieren)

Taxonomie 1R: Wählen (5.3.1.1/1998)
NANDA-Originalbezeichnung: «Decisional Conflict»
[Thematische Gliederung: Integrität der Person]

Definition: Ein Zustand, bei dem ein Mensch unsicher ist, welchen Weg er wählen soll, wenn die Wahlmöglichkeiten Risiken, Verluste oder Infragestellung persönlicher Wertvorstellungen enthalten.

Mögliche ursächliche oder beeinflussende Faktoren

- Unklare Wertvorstellungen/Überzeugungen; wahrgenommene Bedrohung des persönlichen Wertsystems
- Mangelnde Erfahrung im Treffen von Entscheidungen oder Störung im Entscheidungsprozess
- Fehlen relevanter Informationen; mehrere oder widersprüchliche Informationsquellen
- Ungenügendes Unterstützungssystem
- [Alter, Entwicklungsstand]
- [Familiensystem, soziokulturelle Faktoren]
- [Kognitiver, emotionaler, verhaltensmässiger funktionaler Status]

Bestimmende Merkmale oder Kennzeichen

subjektive

- Aussagen über Unsicherheit bezüglich Wahl oder unerwünschter Konsequenzen von Alternativen, die erwogen werden.
- Geäußerte Gefühle der Verzweiflung oder Infragestellung persönlicher Wertvorstellungen/Überzeugungen während der Entscheidungsfindung

objektive

- Unschlüssigkeit zwischen mehreren Entscheidungsmöglichkeiten; verzögerter Entscheidungsprozess
- Selbstbezogenheit
- Körperliche Zeichen von Stress oder Anspannung (erhöhter Puls, erhöhte Muskelspannung, Unruhe usw.)

Unwirksames Coping (Unwirksames Problembewältigungsverhalten)

Taxonomie 1 R: Wählen (5.1.1.1/1978; R1998)
NANDA-Originalbezeichnung: «Ineffective Individual Coping»
[Thematische Gliederung: Integrität der Person]

Definition: Eine Störung der Anpassungs- und der Problemlösungsfähigkeiten eines Menschen in der Erfüllung täglicher Anforderungen und Rollen.

*Umgangssprachliche Umschreibung der Übersetzergruppe, die dem besseren Verständnis dienen soll.

Diagnostischer Hinweis der Übersetzergruppe: Taxonomisch ist diese Diagnose eine übergeordnete, breite Kategorie, die verschiedene genauere/detailliertere Diagnosen umfasst. Wenn die Ersteinschätzung zu dieser Diagnose führt, sind weitere Abklärungen nötig, um die spezifischen Bedürfnisse des Patienten festzustellen und wenn möglich sollte eine genauere Diagnose gestellt werden (hier z. B.: Beeinträchtigte Anpassung, Defensives Coping oder Unwirksames Verleugnen)

Mögliche ursächliche oder beeinflussende Faktoren
- Situations-/entwicklungsbedingte Krisen
- [Persönliche] Verletzlichkeit
- [Ungenügende Unterstützungssysteme/Beziehungsnetz]
- [Mangelernährung]
- [Überarbeitung; keine Ferien; zu viele Abgabetermine, ungenügende Entspannung, kaum sportliche Betätigung]
- [Unrealistische Wahrnehmung]
- [Mehrfache Stressoren, wiederholt über längere Zeit]
- [Mehrfache Änderungen der Lebensumstände; Konflikt]
- [Unerfüllte Erwartungen]
- [Unangemessene Methoden der Problembewältigung]
- [Störung des Nervensystems]
- [Gedächnisverlust]
- [Starke Schmerzen, überwältigende persönliche Bedrohung]

Bestimmende Merkmale oder Kennzeichen

subjektive
- Verbale Äusserungen über die Unfähigkeit, mit den Problemen zurechtzukommen oder Unfähigkeit, um Hilfe nachzusuchen
- [Berichte über chronische Sorgen/Angst/Depression, geringes Selbstwertgefühl]
- [Klagen über muskuläre/emotionale Anspannung, Appetitlosigkeit, chronische Müdigkeit, Schlaflosigkeit, generelle Reizbarkeit]

objektive
- Unfähigkeit, Probleme zu lösen
- Unfähigkeit, Rollenerwartungen zu entsprechen/Grundbedürfnisse zu erfüllen
- Änderung der sozialen Teilnahme
- Unangemessene Anwendung von Abwehrmechanismen [z. B. ausgeprägtes Vorkommen von Verleugnung, sozialem Rückzug]
- Änderung der gewohnten Kommunikationsmuster
- Verbale Manipulation
- Häufiges Kranksein [einschliesslich Hypertonie, Ulzera, Colon irritabile, häufige Kopf-/Nackenschmerzen]
- Hohe Unfallrate
- Destruktives Verhalten gegen sich selbst und andere [einschliesslich Überessen, übermässiges Rauchen/Trinken/Alkohol, Missbrauch von verordneten/rezeptfreien Medikamenten; Gebrauch illegaler Drogen]
- [Mangel an selbstbewusstem Verhalten/Selbstbehauptung]

Fehlende Kooperationsbereitschaft (*Noncompliance; bewusste Ablehnung von Behandlungsempfehlungen*)*

Taxonomie 1R: Wählen (5.2.1.1/1973; R1998)
NANDA-Originalbezeichnung: «Noncompliance»
[Thematische Gliederung: Lehren/Lernen]

---

*Umgangssprachliche Umschreibung der Übersetzergruppe, die dem besseren Verständnis dienen soll.

Definition: Fehlende Kooperation ist die bewusste Entscheidung einer Person, sich nicht an eine therapeutische Empfehlung zu halten.

[Anmerkung: Das Urteil «fehlende Kooperation» kann bei Patienten/Personal negative Reaktionen hervorrufen, welche die Problemlösung behindern. Da Patienten das Recht haben, Therapien abzulehnen, sind Berufsangehörige aufgefordert, den Standpunkt des Patienten/sein Verhalten/seine Entscheidung(en) zu akzeptieren und gemeinsam daran zu arbeiten, alternative Lösungen zu finden, um ursprüngliche und/oder revidierte Ziele zu erreichen].

Mögliche ursächliche oder beeinflussende Faktoren
- Wertvorstellungen des Patienten: Einstellung/Überzeugungen zur Gesundheit, kulturelle Einflüsse, geistige Werte
- Beziehung zwischen Patient und Medizinal-/Betreuungspersonen
- [Furcht/Angst]
- [Veränderte Denkprozesse wie Depression, Verfolgungsideen]
- [Schwierigkeiten bei der Verhaltensänderung wie bei Sucht]
- [Ungenügende Ressourcen, Unterstützungssysteme]
- [Sekundärer Gewinn aus dem Verhalten]

Bestimmende Merkmale oder Kennzeichen

subjektive
- Aussagen des Patienten oder der Bezugspersonen [z. B. Krankheit/Risiko wird als harmlos eingeschätzt, fehlender Glaube an die Wirksamkeit der Therapie, keine Bereitschaft, die Therapie einzuhalten oder Nebenwirkungen in Kauf zu nehmen]

objektive
- Verhaltensweisen, die mangelnde Kooperation aufzeigen (direkt beobachtet)
- Objektive Tests (physiologische Messwerte, Aufdeckung von Hinweisen)
- Kein nachweisbarer Fortschritt
- Nachweis von Komplikationen/Wiederauftreten und/oder Verstärkung der Symptome
- Nichteinhaltung von Terminen
- [Unmöglichkeit, gemeinsame Ziele festzulegen oder zu erreichen]
- [Verleugnung]

Studienfragen

1. Wie würden Sie den Begriff Verlaufskurve im Kontext mit Krankheit definieren?
2. Worin liegt der Unterschied zwischen dem tatsächlichen Verlauf einer chronischen Krankheit und ihrem wahrgenommenen Verlauf? Inwiefern bezieht sich der letztere auf die Verlaufskurve?
3. Erstellen Sie für die folgenden Begriffe zur Verlaufskurve eine Definition: Beteiligte Personen, Dauer, Wahrnehmung, Vorhersagbarkeit, Gestalt, Gestaltung, Arbeit, Stadien, Biographien, Kontingenzen und Ausbalancieren.
4. Inwiefern beeinflusst die Technik die Krankheitsverlaufskurve? Auf welche Weise wirkt sich dieser Einfluss auf das Personal und den Klienten aus?
5. Wie unterscheidet sich im Krankenhaus die Arbeit von Personal und Klient? Welche Arbeit kommt einer Familie im Krankenhaus zu? Welchen Einflüssen unterliegt die Vorstellung des Personals von der Arbeit der Klienten?
6. Welche Arten von Arbeit führen Klient und Familie zu Hause aus, wenn es darum geht, Behandlungsanweisungen Folge zu leisten?
7. Welche Kontingenzen können auftreten, die die Effektivität, mit der Klient und Familie die Situation zu Hause meistern, beeinträchtigen? Wie können diese zur Arbeitsüberlastung führen?
8. Welche Schwierigkeiten können sich aufgrund der «diffusen Natur» der Symptome einer chronischen Krankheit oder der erschwerten Erhebung einer spezifischen Diagnose ergeben?
9. Erörtern Sie die Bedeutung von *Ungewissheit* in Bezug auf Krankheitsverläufe und in welchem Ausmaß sich diese Ungewissheit auf den chronisch Kranken und seine Angehörigen ebenso wie auf das pflegerische Fachpersonal auswirkt.
10. Welche beiden Kategorien von Sterbeverlaufskurven wurden von Glaser und Strauss festgelegt? Nennen Sie ihre charakteristischen Merkmale.
11. Aus welchem Grund weisen schleichende Sterbeverlaufskurven eine stärkere Anfälligkeit für das Eintreten von Kontingenzen auf? Um welche handelt es sich hierbei?
12. Wie kann beim Fachpersonal im Gesundheitswesen die Verantwortlichkeit für Klienten im Krankenhaus erhöht werden? Inwieweit wird diese Verantwortlichkeit von biographischen Daten beeinflusst?
13. Wie kann die Versorgung für den sterbenden Klienten im Krankenhaus verbessert werden?
14. Welche Gründe würden Pflegefachkräfte Ihrer Meinung nach ermutigen, sich bereitwilliger als Klientenfürsprecher einzusetzen? Welche Themenbereiche sind hierbei besonders hervorzuheben?
15. Wenn Sie eine Station einrichten könnten, auf der Klienten stärker in die eigene Versorgung einbezogen werden sollen, wie würden Sie dabei vorgehen?

Literatur

Becker, G., Kaufmann, S. R. (1995). Managing an uncertain trajectory in old age: Patient's and physician' view of stroke.. Medical Anthropology Quarterly. 9 (2), 165–187.

Bonnel, W. B. (1996). Not gone and not forgotten: A spouse's experience of late-stage Alzheimer's disease, Journal of Psychosocial Nursing & Mental Health Services, 34 (8), 23–27, 39–40.

Calland, C. H. (August 17, 1972). Iatrogenic problems in end-stage renal failure. New England Journal of Medicine, 287, 334–336.

Caruso-Herman, D. (1989). Concerns for the dying patient and family. Seminars in Oncology Nursing, 5 (2), 120–123.

Corbin, J., Strauss, A. (1988). Unending work and care: Managing chronic illness at home. San Francisco: Jossey-Bass.

Corbin, J., Strauss, A. (1993). A nursing model for chronic illness management based upon the trajectory framework. In P. Woog (ed.). The chronic illness trajectory framework. New York: Springer.

Czarniecki, L. (1996). Advanced HIV disease in children. Nursing Clinics of North America, 31 (1), 207–219.

Dyck, S., Wright, K. (1985). Family perceptions: The role of the nurse throughout an adult's cancer experience. Oncology Nursing Forum, 12 (5), 53–56.

Fagerhaugh, S. Y., Strauss, A. L. (1977). Politics of pain management: Staff-patient interaction. Menlo Park, CA: Addison-Wesley.

Forsyth, G., Delaney, K., Gresham, M. (1984). Vying for a winning position: Management style of the chronically ill. Research in Nursing and Health, 7, 181–188.

Glaser, B., Strauss, A. (1968). Time for dying. Chicago: Aldine.

Gulick, E. E. (1994). Social support among persons with multiple sclerosis. Research in Nursing & Health, 17 (3), 195–206.

Hardesty, M., Geist, P. I. (1990). Physicians' selfreferent communication as management of uncertainty along the illness trajectory. Advances in Medical Sociology, 1, 27–55.

Hymovich, D. P., Hagopian, G. A. (1992). Chronic illness in children and adults. Philadelphia: W. B. Saunders.

Kirkevold, M. (1993). Toward a practice theory of caring for patients with chronic skin disease. Scholarly Inquiry for Nursing Practice, 6 (1), 37–52.

Kristjanson, I. J., Ashcroft, T. (1994). The family's cancer journey: A literature review. Cancer Nursing, 17 (1), 1–17.

Lorber, J. (1981). Good patients and problem patients: Conformity and deviance in a general hospital. In P. Conrad & R. Kern (eds.), The sociology of health and illness: Critical perspectives. New York: St. Martin's.

Lubkin, I. (ed.) (1995). Chronic illness (3rd ed.). Boston: Jones and Barlett.

Mishel, M. (1993). Living with chronic illness: Living with uncertainty. In S. G. Funk, E. M. Tornquist, M. T. Champagne, R. A. Wiese (eds.). Key aspects of caring for the chronically ill. New York: Springer.

Mishel, M. (1990). Reconceptualization of the uncertainty in illness theory. Image: The Journal of Nursing Scholarship, 22 (45), 256–262.

Morris, E. M. (1984). Home care today. American Journal of Nursing, 84 (3), 340–347.

Pakenham, K. I., Dadds, M. R. (1996). Adaptive demands along the HIV disease continuum. Social Science & Medicine, 42 (2), 245–256.

Plough, A. (1981). Medical technology and the crisis of experience: The costs of clinical legitimation. Social Science and Medicine, 15F, 89–101.

Reif, I. (1975). Cardiacs and normals: The social construction of a disability (unpublished). Abstracts, UCSE.

Riddle, J., Moon, M. W. (1996). Children with HIV becoming adolescents: Caring for long-term survivors. Pediatric Nursing, 22 (3), 220–223, 227, 255.

Rolland, J. S. (1987). Family illness and the life cycle: A conceptual framework. Family Process, 26, 203–221.

Strauss, A. L. (1981). Chronic illness. In P. Conrad & R. Kern (eds.), The sociology of health and illness: Critical perspectives. New York: St. Martin's.

Strauss, A., Corbin, J., Fagerhaugh, S., Glaser, B., Maines, D., Suczek, B., Wiener, C. (1984). Chronic illness and the quality of life. St. Louis: C. V. Mosby.

Strauss, A., Fagerhaugh, S. Suczek, B., Wiener, C. (1982). The work of hospitalized patients. Social Science and Medicine, 16, 977–986.

Strauss, A., Fagerhaugh, S. Suczek, B., Wiener, C. (1985). Illness trajectories. Chapter 2 in Social organization of medical work. Chicago: University of Chicago Press.

Strauss, A., Glaser, B. (1970). Anguish: A case history of a dying trajectory. Mill Valley, CA: The Sociology Press.

Stewart, D. R., Sullivan, T. J. (1982). Illness behavior and the sick role in chronic disease: The case of multiple sclerosis. Social Science Medicine, 16, 1397–1404.

Thorne, S. (1990). Constructive noncompliance in chronic illness. Holistic Nursing Practice, 5 (1), 62–69.

White, N., Richter, J. (1993). Response. Scholary Inquiry for Nursing Practice, 7 (1), 53–57.

White, N., Richter, J., Fry, C. (1992). Coping, social support, and adaptation to chronic illness. Western Journal of Nursing Research, 14 (2), 211–224.

Whyte, D. A. (1992). A family nursing approach to the care of a child with a chronic illness. Journal of Advanced Nursing, 17 (3), 317–327.

Wiener, C. (1989). Untrained, unpaid, and unacknowledged: The patient as worker. Arthritis Care and Research, 2 (1), 16–21.

Wiener, C., Dodd, M. (1993). Coping amid uncertainty: An illness trajectory perspective. Inquiry for Nursing Practice, 7 (1), 17–31.

Wiener, C., Strauss, A., Fagerhaugh, S., Suczek, B. (1979). Trajectories, biographies and the evolving medical scene: Labor and delivery and the intensive care nursery. Sociology of Health and Illness, 1 (3), 263–283.

Weiterführende Literatur:

Davis, M. A. (1980). The organizational interactional and care oriented conditions for patient participation in continuity of care: A framework for staff intervention. Social Science and Medicine, 14A, 39–47.

Strauss, A. (1980). Editorial comment. Social Science and Medicine, 14D, 351–353.

Kapitel 4
Krankheitsspezifische Rollen

Patricia Lewis · Ilene Lubkin

4.1 Einleitung

Das Zusammenleben in sozialen Gruppen, wie es die meisten von uns tun, erfordert Orientierung und Führung, damit soziale Interaktionen nicht im Chaos enden. Von der Gesellschaft werden Richtlinien festgelegt, die wiederum die Reaktionen und Verhaltensweisen der Gruppenmitglieder bestimmen. Einen Zugang zum Verständnis dieser Richtlinien bietet die *Rollentheorie*. Sie beruht auf der Prämisse, dass die meisten Menschen wichtige Situationen normalerweise annähernd gleichartig definieren (Berger, 1963). Gemäß der Rollentheorie definiert die Gesellschaft vorliegende Positionen und weist ihnen soziale Rollen zu, die ein Bündel gesellschaftlich akzeptierter *Normen* bzw. Verhaltensregeln beinhalten (Wu, 1973; Berger, 1963).

Soziale Rollen umfassen nicht nur Normen für Verhaltensweisen, Handlungen, Emotionen und Überzeugungen, sondern haben außerdem die Funktion, Identitäten hervorzubringen, die bei anderen Anerkennung finden und für die Aufrechterhaltung des Selbstbildes sorgen (Berger, 1963). Den Mechanismus, über den soziale Identitäten erlernt werden, bezeichnet man als *Sozialisation*. Mead (1934) beschreibt Sozialisation als einen Prozess, bei dem das Individuum sich selbst und gleichzeitig die Gesellschaft entdeckt. In den Interaktionen mit wichtigen Bezugspersonen wie Eltern, Lehrern oder Freunden und in deren Lenkungsverhalten spiegeln sich Erwartungen und Anerkennung der Gesamtgesellschaft wider. Jede soziale Rolle existiert in Beziehung zu einer anderen. So setzt beispielsweise die Elternrolle das Vorhandensein eines Kindes voraus, die Rolle der Krankenschwester das Vorhandensein eines Patienten. Eng verbunden mit dem Erlernen jeder sozialen Rolle ist ein Bündel von Erwartungen hinsichtlich des Verhaltens der Person in der komplementären Rolle (Andrews, 1991).

Kinder übernehmen während des Spielens unterschiedliche soziale Rollen und üben das Verhalten, das die jeweilige Rolle impliziert. Ähnlich wie ein Theaterschauspieler eignet sich das Individuum im Laufe der Zeit ein Rollenrepertoire an, verbunden mit der Fähigkeit, das Augenmerk auf Verhaltensweisen zu richten, die in der gegebenen Situation für die jeweilige Rolle angemessen sind. So nimmt zum Beispiel eine junge Mutter, die gleichzeitig Krankenpflegeschülerin ist, in Abhängigkeit von der jeweiligen Rolle unterschiedliche Verhaltensweisen an.

Die Sozialisation in die einzelnen Rollen hinein ist ein unaufhörlicher und kumulativer Prozess über den gesamten Lebenszyklus hinweg. Sowohl der normale Gang des Lebens als auch bestimmte Ereignisse können *Rollenübergänge* oder Rollenveränderungen mit sich bringen (Hurlex-Wilson, 1988). Übernimmt ein Individuum neue Rollen, werden sie mit denen wichtiger Bezugspersonen verglichen und anhand der Akzeptanz seitens dieser Bezugspersonen auf Tauglichkeit überprüft.

Bei Krankheit müssen die Rollenerwartungen abgeändert werden, so dass sich die Betroffenen von ihren alltäglichen Verpflichtungen lösen und Verhaltensweisen annehmen können, die dem veränderten Gesundheitszustand entsprechen. Normalerweise knüpft ein Kranker nach völliger Genesung wieder an seine früheren Verhaltensweisen und Rollen an. Wird jedoch nur eine teilweise Wiederherstellung erreicht oder bleibt eine pathologische Veränderung zurück, muss der Betroffene eine Modifikation oder Anpassung der früheren Rollen vornehmen und diese sowohl mit den gesellschaftlichen Erwartungen als auch mit der Krankheit in Einklang bringen. Eine Pflegefachkraft ist dann in der Lage, ihrem Klienten und dessen Bezugspersonen Hilfestellung bei diesen Rollenübergängen zu geben, wenn sie sich über die krankheitsbedingten Rollen im Klaren ist, das entsprechende Rollenverhalten versteht und Interventionen kennt, die den Klienten während der Rollenübergänge und auch danach unterstützen können.

4.2 Krankheitsverhalten

Das Auftreten von Krankheitssymptomen hat eine Reaktion zur Folge, die man als *Krankheitsverhalten* bezeichnet, und mit deren Hilfe das Individuum seinen Gesundheitszustand und den Grad der Behandlungsbedürftigkeit bestimmt (Wu, 1973). Krankheitsverhalten wird definiert als die «Art und Weise, wie Symptome von verschiedenen Kranken unterschiedlich wahrgenommen, beurteilt und angegangen (bzw. nicht angegangen) werden» (Mechanic, 1961).

Betrachtet man Krankheitsverhalten aus dieser Perspektive, wird es allein auf hilfesuchendes Verhalten beschränkt, das entweder zum Zweck der Feststellung und Einschätzung von Veränderungen auftritt oder der Suche nach Lösungen dient. Da Krankheitsverhalten Ausdruck des Strebens nach Gesundheit ist, kann es immer dann ausgelöst werden, wenn eine Person der Meinung ist, dass ein Symptom der Aufklärung bedarf, der Wunsch besteht, eine Methode zur Handhabung der zugrunde liegenden Störung zu finden, oder wenn kein Einverständnis mit der gegenwärtigen Behandlung besteht. Es ist durchaus möglich, dass ein Klient mit immer wieder auftretenden unspezifischen neurologischen Symptomen eine Reihe von Ärzten konsultiert und mehrere diagnostische Meinungen und Therapievorschläge einholt, bevor ihm schließlich die Diagnose Multiple Sklerose bestätigt wird. Ein anderes Beispiel wäre eine Familie, die davon überzeugt ist, dass ihrem sterbenden Kind mit den derzeitigen Möglichkeiten der Medizin nicht geholfen werden kann, und die deswegen einen Wunderheiler in einem anderen Land aufsucht.

Um erklären zu können, in welcher Weise gesundheitsbezogene Überzeugungen die Inanspruchnahme von Gesundheitsleistungen bestimmen, formulierte Rosenstock 1966 das sog. «Health Belief»-Modell (HBM). Das Modell hat gezeigt, dass sich Einstellungen, persönliche Werte, Überzeugungen, frühere Lebenserfahrungen und gegenwärtig belastende Lebensereignisse verändernd auf Handlungsweisen, Entscheidungen und Reaktionen im Hinblick auf Krankheit auswirken (Rankin & Duffy, 1983). Obwohl Rosenstocks Modell eher für die Evaluation präventiver Gesundheitsaufklärung und für die Einschätzung der Compliance von Nutzen ist, leistet es dennoch einen wertvollen Beitrag zur Klärung des Krankheitsverhaltens. Dem Modell zufolge entscheiden sich die Betreffenden wahrscheinlich erst dann für eine gesundheitsfördernde Handlungsweise, wenn sie davon überzeugt sind, dass:

- die fragliche Krankheit sie bedroht
- die Krankheit gefährlich ist und schwerwiegende Auswirkungen auf ihr Leben haben wird
- die Wahrscheinlichkeit des eigenen Erkrankens bzw. der Schweregrad der Erkrankung durch bestimmte Maßnahmen reduziert werden kann und
- bestimmte Maßnahmen weniger bedrohlich sind als die Krankheit selbst. (Rankin & Duffy, 1983; Redman, 1993)

Auch soziokulturelle Faktoren haben einen Einfluss auf die gesundheitsbezogenen Überzeugungen und das Krankheitsverhalten. Der Mensch neigt dazu, dem eigenen kulturellen System gegenüber eine konforme Haltung einzunehmen, und diese Tendenz kann eine Kluft zwischen den Werten und Überzeugungen bestimmter Patientenpopulationen und denen der professionellen Betreuer schaffen (Redman, 1993). Dies wird am Beispiel von US-Amerikanern mexikanischer Herkunft deutlich: Nach deren Überzeugung ist die Lebensweise sowie ein Ungleichgewicht im Körper zwischen «warm» und «kalt» für das Auftreten von Krankheit verantwortlich. Als Folge davon wird häufig zunächst eine Selbstbehandlung durchgeführt und erst dann Fremdhilfe gesucht, wenn sich die entsprechenden Maßnahmen als wirkungslos erweisen (Gonzalez-Swafford, 1983). Nach Germain (1992) sind Pflegende und andere Fachleute im Gesundheitswesen dringend gefordert, die Unterschiede zwischen ihren eigenen Erklärungsmodellen und denen ihrer Patienten zu ergründen, um einen für beide Seiten akzeptablen Behandlungsplan aushandeln zu können.

Ein weiterer das Krankheitsverhalten beeinflussender Faktor ist der ökonomische Status mit seinen Auswirkungen auf Bildungsniveau, wirtschaftliche Situation und Familienstruktur. Menschen, die unter Armut leiden, haben oft viel zu geringe Kenntnisse über präventive Maßnahmen und wissen kaum darüber Bescheid, wie sie an die wenigen für sie verfügbaren Ressourcen herankommen können. Deshalb neigen sie dazu, die Inanspruchnahme von medizinischer Hilfe so lange hinauszuzögern, bis die Beschwerden ihre Selbständigkeit oder ihre Funktionsfähigkeit im Alltag beeinträchtigen (Helman, 1990). In **Tabelle 4-1** werden einige Determinanten aufgeführt, die das Krankheitsverhalten bestimmen.

4.2.1 Die Krankenrolle

Als Gegenstück zur Arztrolle wurde von Talcott Parsons (1951) die Krankenrolle eingeführt. Diese beiden Rollen wurden nicht als gleichberechtigt angesehen, da ja der Arzt bei der Verbesserung des Gesundheitszustandes am längeren Hebel sitzt (Cockerham, 1989). Dabei zeigt sich eindeutig, dass die von Parsons vorgestellte Arzt-Klienten-Dyade einige charakteristische Elemente der Eltern-Kind-Beziehung aufweist, obwohl die Beziehung zwischen Arzt und Klient nicht die gleiche Intensität besitzt. (Parsons & Fox, 1952).

Aus der Sicht von Parsons ist Krankheit eine Reaktion auf soziale Belastungen (z. B. um sich Pflichten zu entziehen) und wird deshalb sowohl von biologischen als auch von soziologischen Faktoren beeinflusst. Seiner Meinung nach kann man jede Rolle annehmen, mit der man sich identifiziert; daher sei die Krankenrolle kontingent – d. h. durch das Versagen, gesund zu bleiben, auf negative Weise angeeignet. Überdies trägt die Krankenrolle auch die Konnotation, dass Kranke nicht fähig seien, sich selbst zu helfen (Parsons, 1951). **Tabelle 4-2** auf S. 132 führt die vier Hauptkomponenten oder wesentlichen Merkmale der Krankenrolle auf.

Wie alle Rollen wird auch die Krankenrolle erlernt und unterliegt der Bewertung und Legitimierung durch andere (Alonzo, 1980). Man übernimmt die Krankenrolle, wenn man das Kranksein akzeptiert hat, irgendeine Form von Maßnahmen ergriffen hat und den Wunsch demonstriert, wieder gesund zu sein. Sollte der einzelne Kranke weiterhin nach einer akzeptableren Diagnose oder besseren Behandlung suchen, wird er auch das Krankheitsverhalten beibehalten.

4.2.2 Die Behindertenrolle

Unter medizinsoziologischen Gesichtspunkten ist die Krankenrolle in hohem Maß erwünscht, vorausgesetzt sie steht in angemessener Beziehung zur akuten Krankheit und bringt auf Genesung ausgerichtetes Verhalten mit sich. Eine Übertragung dieser Sichtweise auf chronische Krankheit erweist sich allerdings als nur begrenzt möglich.

Eine erste Studie zu diesem Problem wurde von Gordon (1966) durchgeführt.

Er untersuchte die krankheitsbezogenen Reaktionen und Erwartungen bei mehreren Probandengruppen aus verschiedenen sozioökonomischen Schichten, die an Krankheiten unterschiedlicher Schwere und Dauer litten. Dabei entdeckte er gemeinsame Verhaltensweisen, die durchaus auf chronisch Kranke zutreffen. Gordon stellte fest, dass unabhängig von der Schicht die Prognose der ausschlaggebende Faktor war, um jemanden als «krank» zu definieren. War die Definition einmal vollzogen, erfolgten die entsprechenden, mit dem Modell von Parsons in Einklang stehenden Verhaltensweisen. Bei schlechterer Prognose wurde von allen Gruppen eine verstärkte Befreiung von der sozialen Verantwortung gefordert. Unterschiedliche Meinungen hatten die einzelnen Gruppen oder Schichten hinsichtlich der Frage «wer» als krank definiert werden sollte, wobei für Angehörige der unteren Schichten Krankheit gleichbedeutend mit funktioneller Behinderung war. Überdies kam Gordon zu dem Ergebnis, dass Kranke und ihre Familienangehörigen krankheitsbezogene Entscheidungen in erster Linie entweder im frühen, noch nicht von

Tabelle 4-1: Determinanten des Krankheitsverhaltens

Erneute Abweichung vom Normalzustand	Je häufiger ein Krankheitssymptom in Erscheinung tritt, desto stärker tritt beim chronisch Kranken das Gefühl auf, Hilfe zu benötigen. Wenn mit Hilfe von Hausmitteln eine Linderung erzielt werden kann, wird in der Regel weniger Fremdhilfe beansprucht.
Sichtbarkeit und Folgen	Je offensichtlicher die Symptome, desto intensiver das Krankheitsverhalten. Falls jedoch davon ausgegangen wird, dass die Störung ein Stigma hinterlassen wird, sinkt die Tendenz, Hilfe zu suchen. Steht die Gemeinschaft einer bestimmten Symptomatik tolerant gegenüber, veranlasst das Betroffene, weniger stark Hilfe in Anspruch zu nehmen. Hingegen treibt sie Voreingenommenheit gegen ein Symptom oder eine Krankheit zu hilfesuchendem Verhalten. Wird ein Symptom als lebensbedrohlich angesehen, so wird in der Regel ungeachtet anderer Faktoren Hilfe gesucht. Weiteren Einfluss auf die Bereitschaft, Fremdhilfe in Anspruch zu nehmen, üben die Konsequenzen für andere Rollen oder wichtige Bezugspersonen aus.
Subjektiv wahrgenommene Ernsthaftigkeit und Schwere der Symptome	In welchem Maße sind die Krankheitszeichen offenkundig oder lebensbedrohlich? Welche Auswirkungen haben sie auf soziale oder Arbeitsbeziehungen? Sind sie mit Stigmatisierung oder Schuldgefühlen verbunden? Welche Organe sind beteiligt? Wie sieht die Prognose oder Genesungsrate aus? Werden Störungen als schwerwiegend betrachtet, setzt das Krankheitsverhalten früher ein. Die Einschätzung der Ernsthaftigkeit oder Schwere eine Krankheit hängt von der sozialen Schicht und dem gesundheitsbezogenen Überzeugungssystem ab. Außerdem werden Symptome weniger im Zusammenhang mit Konsequenzen bewertet, wenn der Aspekt der Ernsthaftigkeit in einer Hierarchie mit anderen Bedürfnissen und Wünschen betrachtet wird.
Einfluss der Verfügbarkeit von Behandlung und des Gesundheitssystems	Räumliche Entfernung, Kosten, Bequemlichkeit, Anstrengung und Furcht vor Diagnosen sind alles Faktoren, welche die Bereitschaft für hilfesuchendes Verhalten beeinflussen. Hinzu kommt, dass das Gesundheitssystem tendenziell die Bedürfnisse eines Indviduums zurückstellt, konformes Verhalten fordert, die persönliche Identität und Privatsphäre auflöst und den Klienten in eine der Eltern- Kind-Beziehung ähnliche Situation bringt. Ein solcher Druck zur Unterordnung kann sich ebenfalls auf die Bereitschaft auswirken, Krankheitsverhalten zu zeigen.
Wissen über Krankheitssymptome und deren Bedeutung	Mangelnde Kenntnisse über die Bedeutung der Symptome können Einfluss auf hilfesuchendes Verhalten haben. So ist es möglich, dass und ältere Personen auftretende Krankheitssymptome entweder als Krankheit wahrnehmen oder aber dem natürlichen Alterungsprozess zurechnen.
Kulturelle und soziale Erwartungen	Kulturelle und ethnische Unterschiede in der Symptominterpretation sowie Vorstellungen, welche Maßnahmen der Gesundheitsversorgung akzeptabel sind, dienen zur Orientierung des einzelnen, ob ein Arzt aufgesucht werden sollte oder nicht. Sozioökonomische Schicht, Alter und Geschlecht beeinflussen die Interpretation von Symptomen. Angehörige unterer Schichten nehmen eher solche Symptome ernst, die sie in der Ausübung wichtiger Rollen beeinträchtigen; Ältere nehmen mehr Gesundheitsleistungen in Anspruch als Jüngere, und Frauen suchen häufiger den Arzt auf als Männer.

Quelle: Zusammengestellt aus Wu (1973) und Alonzo (1980)

Tabelle 4-2: Merkmale der Krankenrolle

Rollenkomponenten	Erwartungen und Verhaltensweisen
Rechte Befreiung von normalen Verpflichtungen	Abhängig von Art und Schwere der Krankheit; erfordert Legitimierung (Bestätigung) durch andere und den Arzt, wodurch Simulanten abgeschreckt werden. Sobald die Krankenrolle erst einmal legitimiert ist, hat der Kranke die Pflicht seine Verpflichtungen abzugeben.
Recht auf Versorgung	An das Individuum wird nicht die Erwartung gestellt, durch einen Willens- oder Entscheidungsakt gesund zu werden. Der Einzelne trägt nicht die Verantwortung für sein Kranksein und hat daher ein Recht auf Versorgung. Deshalb werden physische Abhängigkeit und das Recht auf emotionale Unterstützung akzeptiert.
Verpflichtungen Verpflichtung, gesund werden zu wollen	Kranksein wird als unerwünscht angesehen. Da sich die mit der Krankenrolle verknüpften Privilegien und Entbindungen von Rollenverpflichtungen zu sekundärem Krankheitsgewinn wandeln können, steht die Motivation, gesund werden zu wollen, an erster Stelle.
Verpflichtung, fachkompetente Hilfe	aufzusuchen und sich kooperativ zu verhalten Der Patient bedarf der Fachkenntnis, die der Arzt oder Fachkräfte aus anderen Gesundheitsberufen besitzen. Die Kooperation mit den jeweiligen Fachleuten zur Erreichung des gemeinsamen Ziels, nämlich der Gesundung, ist obligatorisch.

Quelle: Mit freundlicher Genehmigung entnommen aus: Parsons, Talcott (1951). *The social system,* New York: The Free Press, a Division of Macmillan, Inc.

Hilflosigkeit gekennzeichneten Krankheitsstadium oder aber in den Erholungsphasen fällten. Während eines Stadiums vermehrter Abhängigkeit wurden kaum Entscheidungen getroffen.

Gordon leitete aus seinen Untersuchungen zwei Zustände des Rollenverhaltens bei Krankheit ab. Der erste ist die *Krankenrolle* im Sinne von Parsons, die bei schlechter und unsicherer Prognose als legitimiert gilt. Wurde diese Rolle als angemessen erachtet, waren sich alle Probandengruppen darin einig, dass Druck ausgeübt werden sollte, um den Klienten von seinen normalen Rollenverpflichtungen zu isolieren. Der zweite Zustand, den Gordon als *Behindertenrolle* bezeichnete, war in den Augen der Probanden für jene Gesundheitsstörungen geeignet, deren Prognose bekannt und nicht bedenklich war. Wurden die Betroffenen in der Behindertenrolle gesehen, stützten die sozialen Erwartungen ein normales Verhalten und die Übernahme der üblichen Rollen (Gordon, 1966). Mit anderen Worten: Gilt jemand als krank, wird er durch sozialen Druck entmutigt, ein normales Verhalten an den Tag zu legen; gilt er jedoch als behindert, aber nicht als leidend, wirkt sich der soziale Druck ermutigend darauf aus, innerhalb der Grenzen der Behinderung ein normales Verhalten zu zeigen.

Der *Behindertenrolle* werden die folgenden Merkmale zugeschrieben:

- Die betroffene Person hat eine dauerhafte Schädigung.
- Die betroffene Person gibt ihre üblichen Rollenverpflichtungen nicht auf, sondern behält gemäß den an sie gerichteten Erwartungen ein normales Verhalten innerhalb der durch den Gesundheitszustand gesetzten Grenzen bei. Die Behinderung macht unter Umständen eine Modifikation der Lebenssituation erforderlich.

- Die betroffene Person muss nicht «gesund werden wollen» sondern wird vielmehr ermutigt, das beste aus den verbleibenden Fähigkeiten zu machen. Sie muss ihr Potenzial erkennen, gleichzeitig aber die Behinderung und die damit verbundenen Grenzen akzeptieren und ihr Leistungsverhalten danach ausrichten.

Die Behindertenrolle impliziert die Auffassung, dass die Bewahrung spezifischer Verhaltensweisen der Krankenrolle den Behinderten davon abhält, den Umgang mit seiner Behinderung selbst in die Hand zu nehmen. Wird diese Rolle jedoch erst einmal als berechtigt angesehen, gelten alle Aktivitäten als akzeptabel, die zur Kontrolle über den Zustand beitragen, Komplikationen vorbeugen, eine Übernahme von Rollenverpflichtungen nach sich ziehen oder es dem Betroffenen im Endeffekt ermöglichen, sein Potenzial voll zu entfalten (Wu, 1973). Die Behindertenrolle schließt sowohl Rehabilitation als auch das Streben nach einem höchstmöglichen Grad an Wohlbefinden ein. Gelingt es dem Betroffenen während der Rehabilitation nicht, die mit der Krankenrolle verbundenen Verhaltensweisen abzulegen, wird dies als deviant und inkonsistent gegenüber dem tatsächlichen Gesundheitszustand betrachtet (Wu, 1973).

Zur Beschreibung der Rolle, die ein chronisch Kranker annimmt, wurde auch der Begriff *Gefährdetenrolle* vorgeschlagen (Loveys, 1990; Meleis, 1988). Diese Bezeichnung betont die noch vorhandene Gesundheit bzw. die momentan optimale Funktionsfähigkeit einer Person, die einem erhöhten Risiko ausgesetzt ist, sich eine Behinderung zuzuziehen. Ein chronisch Kranker legt Verhaltensweisen an den Tag, die einem Kranken entsprechen, aber auch solche, die für einen Gesunden typisch sind. Als ein Faktor für die Voraussage von präventivem Verhalten hat sich die Risikoeinschätzung (die subjektiv wahrgenommene Gefährdung) erwiesen (Janz & Becker, 1984). Die Gefährdetenrolle ist von Ungewissheit durchdrungen. In Abhängigkeit von der relativen Wirksamkeit der empfohlenen Behandlungsmaßnahmen schreitet die Krankheit fort bzw. tritt erneut auf. Damit wird eine Beziehung zu den Annahmen bezüglich subjektiv wahrgenommener Gefährdung und subjektiv empfundenem Nutzen in Rosenstocks Health Belief-Modell hergestellt.

Der Betroffene wägt die Wahrscheinlichkeiten in Bezug auf Krankwerden und Gesundbleiben ab. Die Gefährdetenrolle wird als Übergangsphase angesehen, in der verschiedene Rollen, die vor Krankheit eingenommen wurden, abgeändert werden. Sie bringt eine Reihe von Verpflichtungen mit sich, z. B. die Einhaltung eines Behandlungsplanes oder einer Diät usw. Im Vergleich zur Krankenrolle erfordert sie viel weniger Zurücknahme bei anderen Rollen, ist aber von größerer Ungewissheit geprägt; es fehlen auch eindeutige Krankheitszeichen, Symptome und zeitliche Begrenzungen (Meleis, 1988).

4.3 Probleme und Fragen im Zusammenhang mit Krankenrollen

Das Parson'sche Modell der Krankenrolle wurde als idealtypisches Konstrukt vorgelegt (Segall, 1976) und wegen seiner Plausibilität und Schlüssigkeit allgemein akzeptiert (Cockerham, 1989). Die meisten Studien, die sich mit den verschiedenen Komponenten des Modells in Bezug auf den Akutkranken befassten, haben die Grundannahmen von Parsons bestätigt (Steward & Sullivan, 1982). Doch bei einigen Arten von Krankheiten gibt es keinen klaren gesellschaftlichen Konsens, ab welchem Zeitpunkt einer Person die Krankenrolle zugeschrieben werden soll (Segall, 1976). Die von Parsons beschriebenen Verhaltensweisen bieten nur einen begrenzten Einblick in den Prozess der Übernahme von Krankenrollen bzw. in die Gründe für Abweichungen, die im Laufe dieses Prozesses beobachtet werden können. Außerdem wurden die Konzepte Krankenrolle und Krankheitsverhalten mit den Argumenten kritisiert, sie seien zu stark krankheitsorientiert und in zu hohem Maße auf kurzfristige Rollenveränderungen ausgerichtet (Kasl & Cobb, 1966; Meleis, 1988).

4.3.1 Kritik an Parsons' Modell

Das größte Defizit des Modells der Krankenrolle besteht darin, dass es von der akuten, episodisch auftretenden Krankheit ausgeht. Infolgedessen werden kennzeichnende Merkmale der chronischen Krankheit ignoriert: der eher langfristige statt kurzzeitige Charakter, die Tatsache, dass eine vollständige Genesung vernünftigerweise nicht erwartet werden kann, die Anerkennung des Umstands, dass die Verantwortung für das Management in der Regel von Klienten oder Angehörigen zu übernehmen ist und die Erkenntnis, dass sich chronisch Kranke an ständige Veränderungen anpassen müssen. Chronisch Kranke sind oft nicht in der Lage, die vor der Krankheit ausgeübten Rollen wieder uneingeschränkt zu übernehmen. Daher müssen sie sich darauf konzentrieren, diese Rollen soweit wie möglich beizubehalten (nicht neu zu erlangen), wobei sie lediglich durch die krankheitsbedingten Restriktionen eingeschränkt sind (Kassenbaum & Baumann, 1965). Noch kann die Gesellschaft dieser Gruppe von Menschen keine eindeutig definierte und allgemein akzeptierte soziale Rolle bieten (Segall, 1976).

Soziokulturelle Einschränkungen

Die Anwendung des Modells der Krankenrolle weist auch Einschränkungen im Hinblick auf unterschiedliche soziokulturelle Gruppen und deren jeweilige Einstellungen gegenüber Krankheit auf. Viele Bevölkerungsgruppen haben ein spezifisches Verständnis von Krankheit und von den soziokulturellen Verhaltensweisen, die im Hinblick auf Krankheit für sie bzw. andere tauglich sind (Helman, 1990). Dass die Krankenrolle unerwünscht ist, scheint wohl die einzige universelle Übereinstimmung zu sein (Segall, 1976). Die in Parsons' Modell beschriebenen Verhaltensweisen orientieren sich an der sozialen Mittelschicht; die Auswirkungen von Armut auf die Reaktionen der Menschen werden ignoriert. Angehörige der finanziell schlecht gestellten Bevölkerungsgruppen – Arbeiten bedeutet für sie das Überleben – leugnen die Krankheit, sofern nicht funktionelle Einschränkungen auftreten (Helman, 1990). Trotz des Vorliegens von Krankheitssymptomen werden arme Menschen die Krankenrolle nur zögernd annehmen.

Zwar hat man bei den Reaktionen auf Krankheit soziokulturelle Unterschiede festgestellt (Helman, 1990), sehr häufig stand bei diesen Studien aber das Krankheitsverhalten im Mittelpunkt des Interesses und nicht die eigentliche Krankenrolle. Außerdem lag der Schwerpunkt dieser Studien meistens darauf, welche der mit den Kranken interagierenden Personen welche Rollenerwartungen an sie stellen. Ein kürzlich vorgeschlagenes Modell, das zu mehr kultureller Sensibilität bei Untersuchungen über das Verhalten bei Gesundheit und Krankheit verhelfen soll, beinhaltet Komponenten wie Überzeugungen bezüglich der Konsequenzen, soziale Einflüsse und umgebungsbezogene Ressourcen (Facione, 1993). Diese Art von Modell gilt nicht nur als vielversprechender Erklärungsansatz für Unterschiede, die aufgrund der ethnischen Herkunft zustande kommen, sondern auch für solche, die sich aus Geschlechts- und Schichtzugehörigkeit ergeben.

Aufsuchen von fachkompetenter Hilfe und Kooperationsbereitschaft

Die vier in Tabelle 4-2 dargestellten Komponenten der Krankenrolle wurden bisher recht eingehend untersucht. Das gilt insbesondere für die Verpflichtung, Hilfe aufzusuchen und sich gegenüber den fachkompetenten Helfern kooperativ zu verhalten. Der Gedanke jedoch, dass es sich bei der Selbstdefinition als «krank» um einen sozialen Prozess handelt, blieb bei der Diskussion dieser Komponente oft unberücksichtigt. Dieser Prozess umfasst nämlich zwei Vorgänge: das subjektive Erleben der körperlichen bzw. emotionalen Veränderungen und die Bestätigung dieser Veränderungen durch andere (Helman, 1990). Kulturelle Faktoren bestimmten, welche Krankheitssymptome oder -anzeichen als abnorm wahrgenommen werden und legen die situationsgerechte erwartete Reaktion fest (Buchwald et al., 1994; Mechanic, 1992). Weitere Kritikpunkte betreffen die zu stark vereinfachte Sicht der betreffenden Verhaltensweisen und das Versagen des Modells hinsichtlich der Berücksichtigung von Persönlichkeit und individueller Orientierung – Aspekte, die Einfluss auf Abhängigkeitsgrad, Wissen über die Krankheit, psychische Bedürfnisse usw. ausüben (Helman, 1990).

Außerdem berücksichtigt diese Komponente der Krankenrolle nicht die Möglichkeit, dass jemand bei «voller Gesundheit» ist und aus einem anderen Grund als dem, sich behandeln zu lassen, in Kontakt mit dem Gesundheitssystem tritt (Hover & Juelsgaard, 1978). Viele Menschen sind gar nicht so sehr abhängig, wie es das Modell von Parsons nahe legt (Hover & Juelsgaard, 1978). Mechanic stellt die Annahme in Frage, dass das Aufsuchen professioneller Hilfe und die Legitimierung der Krankheit stets Voraussetzungen für die Übernahme der Krankenrolle seien. Er zeigte, dass die Krankenrolle auch dann eingenommen werden kann, wenn keine medizinische Behandlung erfolgt.

Entbindung von Rollenverpflichtungen

Verschiedene Studien über Rollenverpflichtungen und Rollenwahrnehmung lassen vermuten, dass eine Person, die den Arzt konsultiert, auch bereit ist, die Krankenrolle anzunehmen (Segall, 1976). Allerdings war die Bereitschaft, übliche Arbeitsverpflichtungen abzugeben oder von anderen abhängig zu werden, nicht Gegenstand dieser Untersuchungen.

Eine Entbindung von Rollenverpflichtungen erfordert zudem die Legitimierung oder Bestätigung durch andere, um das Simulieren zu vermeiden (Cockerham, 1989). Das Modell von Parsons scheint die Kranken als hilfloses Opfer der Krankheit zu betrachten, die nichts anderes tun müssen, als nach medizinisch-pflegerischer Versorgung zu streben und sich dann kooperativ zu zeigen. Der Wertewandel in Bezug auf die Gesundheitsversorgung hat jedoch bei vielen Amerikanern zur der Auffassung geführt, dass ein großer Teil der Verantwortung für die Gesundheit beim Individuum selbst liegt. Auch wie es um die Legitimierung der Krankenrolle steht, wenn die Eigenverantwortlichkeit für die Verursachung der Krankheit mit sozialen Problemen gekoppelt ist, wurde bei den erwähnten Studien nicht eingehender erforscht.

Alkoholismus und psychische Krankheiten sind beides Störungen, bei denen sich die Befreiung von Rollenverpflichtungen als schwierig erweisen kann (Segall, 1976). Auch wenn die Alkoholabhängigkeit mittlerweile als behandlungsbedürftige Erkrankung angesehen wird, sind doch die meisten Menschen – und das gilt auch für das medizinisch-pflegerische Personal – noch immer der Meinung, dass diese Betrachtungsweise die Betroffenen genau von der Verantwortung entbindet, die Alkoholkranke nach Ansicht der Gesellschaft für ihr Verhalten übernehmen sollten. Deswegen wird Alkoholkranken häufig jene Legitimation verweigert, die es ihnen ermöglichen würde, die Krankenrolle einzunehmen (Finerman & Bennett, 1994).

Bei psychischen Krankheiten gilt eine etwas andere Sichtweise in Bezug auf die Entbindung von sozialen Rollen. In der Literatur finden sich zahlreiche Hinweise dafür, dass psychisch Kranke während ihrer Versuche, gesund zu werden, nicht von der Wahrnehmung normaler Rollen ausgeschlossen werden (Segall, 1976). Zur stationären Therapie gehören Arbeitsanreize und Aktivitäten, die denen in der Gemeinschaft gleichkommen. An den psychisch Kranken wird die Erwartung gestellt, bei Interaktionen mit dem Arzt oder anderen professionellen Betreuern aktiv, unabhängig und selbstbestimmt aufzutreten. Hilflosigkeit, Passivität, Unterwürfigkeit oder gar Abhängigkeit zählen nicht zu diesen Erwartungshaltungen. Im Rahmen der kommunal und ambulant organisierten Therapie von psychischen Krankheiten, z. B. bei Depressionen, werden die Betreffenden ermutigt, ihre üblichen Rollen beizubehalten. Nachdem die psychisch kranke Person wieder genesen ist, muss sie sich darauf vorbereiten, mit dem Etikett «früher psychisch krank» versehen, stigmatisiert und abgelehnt zu werden. Dies ist vor allem bei stationären Behandlungen der Fall (siehe Kapitel 5 über Stigma).

Wer legitimiert chronische Krankheit?

Parsons' Modell hebt besonders die Arztrolle für die Legitimierung von Krankheit hervor; die Rollen des Pflegepersonals, des Sozialarbeiters und anderen Fachleute in der Gesundheitsfürsorge bleiben dabei unberücksichtigt. Legitimierenden Handlungsweisen von Familie oder anderen wird ebenfalls wenig Bedeutung beigemessen. Obwohl bei akuten Krankheiten der Arzt die endgültige Bestätigung vornimmt, bleibt die Frage nicht aus, ob ihm dieses Privileg auch bei chronischer Krankheit bzw. bei dauerhafter Beeinträchtigung zukommt.

Das Management von chronischen Krankheiten findet in erster Linie zu Hause statt. Dadurch aber entsteht eine verstärkte Abhängigkeit von nicht-professionellen Quellen zur Einschätzung des Klientenstatus. Helman (1990) macht darauf aufmerksam, dass erst die Kooperation mit der sozialen Bezugsgruppe die Voraussetzung für den einzelnen Kranken schafft, von den Rechten und Pflichten der Krankenrolle Gebrauch machen zu können. Sobald die Angehörigen der betreffenden sozialen Gruppe ein Mitglied als «krank» eingestuft haben, fühlen sie sich zu dessen gesundheitlicher Versorgung verpflichtet. Nach Feststellung von Honig-Parnass (1981) wurde «den pflegenden Angehörigen [von den Patienten] eine maßgeblichere Rolle bei der Behandlung zugeschrieben als den Fachleuten.» Anders ausgedrückt: In bezug auf die Ausübung von Alltagsaktivitäten sind Fürsorge und Unterstützung durch pflegende Laien für den chronisch Kranken ein wichtigeres Legitimationskriterium als die professionelle medizinische Versorgung.

Bei einigen Krankheiten, insbesondere bei solchen mit unklaren Frühsymptomen, kann es schwierig und frustrierend sein, vom Arzt, anderen Fachleuten oder Laien eine Legitimation für die Krankenrolle zu erhalten. Die Verweigerung der Möglichkeit, die Krankenrolle anzunehmen, hat das «Laufen von Arzt zu Arzt» zur Folge, wobei Klienten in problematische Beziehungen gebracht werden, für die sie ganz alleine Lösungen «erarbeiten» müssen (Steward & Sullivan, 1982). Das führt unter Umständen dazu, dass Personen mit Krankheitssymptomen den Wahrheitsgehalt ihrer eigenen Wahrnehmungen in Frage stellen. Am Fallbeispiel von Frau A. wird dieses Problem deutlich.

Ganz besonders bei Multipler Sklerose wird die Schwierigkeit offensichtlich, eine Legitimierung für die Krankenrolle zu erhalten. Vom Auftreten der ersten Symptome bis zur Diagnose vergehen in der Regel fünf Jahre. Anfangs erschwert das Fehlen verlässlicher Tests eine Diagnosestellung, und das Konsultieren von Ärzten endet in zahlreichen Fehldiagnosen. Wenn wichtige Bezugspersonen diese Fehldiagnosen für zutreffend halten, wird dem weiter über Beschwerden klagenden Klienten unterstellt, ein Hypochonder oder Simulant zu sein. Da die Gesellschaft diese Person wegen fehlender Diagnose und Legitimation nicht als krank definiert, wird sie trotz der sich verstärkenden Symptome und der wachsenden Notwendigkeit, in die Krankenrolle zu schlüpfen, daran gehindert, sie anzunehmen.

Wird die Diagnose schließlich erstellt, reagiert der Klient häufig irgendwie erleichtert, weil er den leidigen und immer wieder auftretenden Symptomen endlich einen Namen geben kann. Derartige Anfangsreaktionen treten auf, weil der durch die Ungewissheit verursachte Stress abgebaut wird. Außerdem kommt es nun zur Legitimierung durch Fachleute und zur stärkeren sozialen Unterstützung seitens der Bezugspersonen.

Auch über bestimmte soziale Aktionsformen können neue Erkrankungen legitimiert werden. So haben sich in den letzten Jahren Menschen zusammengefunden, die am chronischen Müdigkeitssyndrom leiden, um auf diese Weise die Erforschung der biologischen Grundlagen ihrer Krankheit voranzutreiben. Diese Patienten haben enormen Einfluss darauf, wie die Gesellschaft dieses Leiden und seine Ursachen sieht und bewertet. Sie wollen die Legitimierung ihrer Krankheit erreichen, denn das ist notwendig, um Sympathie zu gewinnen, Stigmatisierungen zu vermeiden und das Selbstkonzept zu schützen (Mechanic, 1995).

Fallstudie
Bemühungen zur Legitimierung der Krankenrolle

Weil die Symptome von Frau A., 24 Jahre alt, diffuser Natur waren, maß sie ihnen kaum Bedeutung bei. Als Schwäche und Taubheit in ihrem linken Bein jedoch über mehrere Wochen anhielten, zurückgingen und wieder auftraten, entschloss sie sich, ihren Hausarzt zu konsultieren. Ihre Darstellung der Symptome und die klinischen Manifestationen waren so unbestimmt, dass der Arzt zum Schluss kam, es liege keine physiologische Störung vor, und Frau A. akzeptierte diese Auffassung. Im Laufe des nächsten Jahres traten zwei Episoden von Doppelsichtigkeit und eine leichte Spastik im linken Bein auf, gefolgt von Ausfällen im Gesichtsfeld und Schwindel. Die Symptome hielten zwar nicht an, wurden jedoch jedes Mal schlimmer. Wiederholte Besuche beim Hausarzt erbrachten keine Diagnose. In Wahrheit glaubte der Arzt, dass Frau A. an einer «Pseudokrankheit» leide und empfahl ihr, einen Psychiater aufzusuchen, da sie vor nicht allzu langer Zeit eine traumatische Trennung von ihrem Freund erlebt hatte, mit dem sie mehrere Jahre zusammengewesen war. Weil die ersten Symptome aber bereits vor der Trennung aufgetreten waren und die Beschwerden jedes Mal ein wenig stärker wurden, nahm sie ihre eigenen Feststellungen ernster, als der Arzt es tat. Sie wandte sich an einen anderen Arzt, der sie auf eine stumme Infektion hin behandelte. Die Therapie schien zunächst zu helfen, doch als sich die Symptome erneut zeigten, verwarf Frau A. die Diagnose und kam zu dem Schluss, die Therapie sei unwirksam.

Die Eltern von Frau A. sahen keinen Grund, die Kompetenz ihres langjährigen Hausarztes in Frage zu stellen und unterstützen seinen Vorschlag, psychiatrische Hilfe in Anspruch zu nehmen, obwohl sich die Beschwerden bei jedem neuen Auftreten verstärkten. Diese Haltung wirkte auf Frau A. wie ein Schock. Denn sie hatte das Gefühl, bei ihren Bemühungen, herauszufinden was mit ihr nicht stimmt, die für sie unverzichtbare Unterstützung zu verlieren. Sie begann, Befunde und eigene Feststellungen schriftlich festzuhalten und stellte immer mehr Fragen. Damit wollte sie die Arbeit des Arztes unterstützen und nicht erschweren.

Überdies beanspruchte der Umgang mit der Ungewissheit nicht nur viel Zeit, sondern diese führte auch dazu, dass sie Zweifel an ihrem psychischen Zustand hegte. Die Belastung hielt in dem Maße an, wie sich die weitere Suche nach Gewissheit als erfolglos herausstellte. Schließlich wurde sie an ein medizinisches Zentrum verwiesen, wo die Diagnose Multiple Sklerose gestellt wurde. Anfänglich reagierte sie mit einem Gefühl der Erleichterung, obwohl sie bald erkennen musste, dass die Behandlung nicht zur Heilung führen, sondern lediglich eine Abflachung der Symptome mit sich bringen würde. Zum Zeitpunkt der Diagnosestellung war Frau A. mittlerweile 28 Jahre alt.

Quelle: Lubkin (1995)

4.3.2 Verzögerungen beim Aufsuchen von professioneller Hilfe

Treten Krankheitssymptome auf, nehmen manche Menschen nur widerwillig medizinische Hilfe in Anspruch. Die dadurch entstehende Verzögerung kann sich schädlich auswirken, wenn Krankheiten, die eine frühzeitige Diagnose und Behandlung erfordern, nicht erkannt werden, so dass keine wirksame und manchmal lebensrettende Therapie eingeleitet werden kann. Außerdem kann das Hinauszögern der Konsultation eines Arztes wirtschaftliche Folgen haben, denn unter Umständen verlängert sich dadurch die Behandlung oder erweist sich als weniger effektiv. Gleiches gilt für Linderung oder Minimalisierung aktueller Beschwerden. Manchmal kann sich eine Behandlungsverzögerung sogar auf die Gesundheit der gesamten Gemeinschaft auswirken. Sollte beispielsweise eine aktive Tuberkulose unbehandelt bleiben, besteht Ansteckungsgefahr für die gesamte Umgebung (Blackwell, 1963).

Als ein Auslöser, der zu gesundheitsbezogener Aktivität führt, kommt die psychische Belastung in Betracht. Sobald die Fähigkeit zur Adaptation nachlässt, kann die Krise das psychische Gleichgewicht derart ins Wanken bringen, dass die betroffene Person aus diesem Grunde Hilfe aufsucht (Stoeckle et al., 1963). Die Inanspruchnahme professioneller Hilfe ist auch verknüpft mit der Beurteilung der Situation durch Familie und Freunde. Denn auch diese entscheiden mit, ob und wann Symptome auf eine Krankheit schließen lassen, die eine medizinische Intervention ratsam erscheinen lässt. (Alonzo, 1980).

Trotz der Faktoren, die Klienten dazu bewegen, medizinische Hilfe in Anspruch zu nehmen, kommt es zu Behandlungsverzögerungen, die nachteilige Auswirkungen auf den Krankheitsprozess haben. Die Entscheidung, Patient zu werden oder nicht, hängt nicht unbedingt von der Art oder Qualität des Leidens, der Intensität der Beschwerden oder der Fähigkeit zur Selbstbehandlung ab. Einige soziokulturelle Gruppen lassen eine Verzögerung so lange zu, bis die Symptome soziale Beziehungen beeinträchtigen, andere tun dies so lange, bis die physische oder funktionelle Aktivität eingeschränkt ist, und bei wieder anderen ist es üblich abzuwarten, bis Familie oder Gruppe ihre Zustimmung gegeben oder eine Entscheidung gefällt haben (Stoeckle et al., 1963).

Blackwell (1963) analysierte Studien über das verspätete Aufsuchen ärztlicher Hilfe bei Krebspatienten. Er wies darauf hin, dass diese Untersuchungen in erster Linie deutlich machen, dass das Problem existiert und vielen Menschen nicht geholfen werden kann, weil sie Diagnosestellung und Behandlung hinausgezögert haben. Weiterhin sei festzustellen, dass gerade Menschen mit psychischen Problemen oft zu Hause bleiben und sich nicht behandeln lassen. Sobald aber die Angehörigen den Eindruck haben, dass die Grenzen ihrer Toleranz erreicht worden sind, fordern sie medizinische Versorgung, was dann den Klienten meistens dazu bringt, sich einer Therapie zu unterziehen.

Anscheinend gibt es drei wesentliche Faktorenbündel, die das Aufsuchen von professioneller Hilfe beeinflussen:

- Wahrnehmung, Wissen, Überzeugungen und Einstellungen im Hinblick auf die objektive klinische Störung bzw. das Symptom
- Einstellungen und Erwartungshaltungen gegenüber dem Arzt und den medizinischen Diensten
- persönliche Definitionen von Gesundheit und Krankheit sowie Überzeugungen, wann eine medizinische Versorgung als angebracht erscheint (Stoeckle et al., 1963) (siehe **Tabelle 4-3**).

Alles deutet darauf hin, dass das Aufsuchen von professioneller Hilfe eine Verhaltensweise ist, die durch kulturelles und soziales Lernen zustande kommt. Das Individuum reagiert in Abhängigkeit von seiner persönlichen Definition der Situation (Cockerham, 1989). Um derartige Verhaltensweisen aber verstehen zu können, muss das Pflegepersonal Verständnis für die subjektive Sichtweise des Kranken entwickeln.

Tabelle 4-3: Bedingungen für die verzögerte Inanspruchnahme von Hilfe

Symptome als Alltäglichkeiten	Das Auftreten von Krankheitssymptomen irgendwelcher Art ist so weit verbreitet, dass es von den meisten Bevölkerungsgruppen als die Norm angesehen wird. Selbst bei «Gesunden» stellt es eher eine Ausnahme dar, wenn über längere Zeit keinerlei Beschwerden vorliegen. Alltagsbeschwerden im Bereich der Atemwege, des Magens und des Verdauungstraktes sowie des Bewegungsapparates treten immer wieder auf und werden im Allgemeinen vom Kranken oder der Familie mit Hausmitteln oder rezeptfreien Medikamenten selbst behandelt. Was Betroffene als eine «Krankheit» betrachten, die eine medizinische Intervention erfordert, unterscheidet sich unter Umständen von dem, was das medizinisch-pflegerische Fachpersonal in seiner Orientierung auf konkrete Anzeichen und Symptome unter Krankheit versteht. Es ist leicht erklärlich, dass unter solchen Bedingungen ein hoher Prozentsatz kranker Menschen keinen medizinischen Beistand sucht.
Art des Auftretens	Der Grad der Besorgnis über Krankheitssymptome hängt häufig davon ab, ob sie akut bzw. langsam und schleichend auftreten oder davon, inwieweit sie von den Betroffenen als gravierend betrachtet werden. Akut einsetzende, sich rasch entwickelnde Symptome wie z. B. Blutungen, stechende Brustschmerzen oder schwere Verletzungen veranlassen die Menschen, rasch medizinische Hilfe aufzusuchen. Bei langsam und schleichend auftretenden Symptomen ist dies weniger der Fall.
Bedeutung der «Hauptbeschwerden»	Ob ein Symptom medizinisch von Bedeutung ist, stellt kein Kriterium für das Aufsuchen eines Arztes dar. Professionelle Gesundheitsversorgung wird dann in Anspruch genommen, wenn die *Hauptbeschwerden* oder die Besorgnis über ein bestimmtes Krankheitssymptom den Betroffenen belasten. Ein Beispiel: Jemand, der sich im Wesentlichen auf ein schmerzendes Ödem am Fuß konzentriert, das ihn am Gehen hindert, und nicht auf andere nephrotische Krankheitsanzeichen und -symptome, macht sich sicherlich mehr Sorgen über mögliche Rollenbeeinträchtigungen als über die Bedeutung der physischen Symptome. Wenn die Symptome als Indikator für unheilbare Störungen angesehen werden, kann es durchaus vorkommen, dass sich der Einzelne für die Vermeidung der «Wahrheit» über die Krankheit entscheidet, insbesondere dann, wenn das Gefühl vorhanden ist, dass der Arzt doch nicht helfen kann.
Unterschiede bei der Symptomwahrnehmung	Die verschiedenen kulturellen, ethnischen oder sozialen Gruppen nehmen Krankheitssymptome unterschiedlich wahr und reagieren jeweils unterschiedlich darauf. Dabei wirkt sich wohl aus, was jeweils unter einem Symptom verstanden wird. Das gleiche Symptom kann verschiedene Handlungsabläufe auslösen. Einige kulturelle Gruppen sehen beim Auftreten von Schmerzen die Notwendigkeit für sofortige Aufmerksamkeit und machen sich Gedanken über körperliche und soziale Auswirkungen der Krankheit; andere sind vielleicht eher besorgt über die Auswirkungen der Krankheit auf die funktionellen Fähigkeiten. Weiteren Einfluss auf die Inanspruchnahme von medizinischer Versorgung hat der sozioökonomische Status. Eine wohlhabende Person wird wohl zur Behandlung von «Nervosität» eher einen Arzt aufsuchen als jemand, der wenig Geld oder kaum Zeit hat und dieses Problem ignoriert oder als vernachlässigbar betrachtet.

Einstellungen und Erwartungen gegenüber den Fachleuten im Gesundheitswesen	Akzeptanz und Inanspruchnahme eines bestimmten Gesundheitsexperten hängen häufig davon ab, aus welchem Grund der Klient sich behandeln lassen will bzw. von seiner grundsätzlichen Einstellung gegenüber den Fachleuten im Gesundheitssystem. Patienten, die lediglich die Existenz ihrer Krankheit oder ihrer Symptome bestätigt haben möchten oder solche, die bei einem Arzt das «menschliche Interesse am Patienten» als wichtiger einstufen als seine Fachkompetenz, zögern die Konsultation eines Arztes, der ebendiese fachliche Kompetenz in den Vordergrund stellt, eher hinaus. Allgemeinärzte werden eventuell als weniger einflussreich betrachtet als andere medizinische Fachleute, die anscheinend mehr Hilfe anbieten können. So kann der Rat eines Physiotherapeuten, der an der Rehabilitation eines Schlaganfallpatienten beteiligt ist, unter Umständen mehr Gewicht haben als der Rat des Arztes.
Definitionen und Überzeugungen bezüglich der Gesundheitsversorgung	Die Stadien, die Menschen im Verlauf ihrer gesundheitlichen Versorgung durchlaufen – angefangen von der Entscheidung, dass in ihrem Körper etwas nicht stimmt bis hin zur Entscheidung, etwas zu unternehmen – hängen von ihren Definitionen und Überzeugungen bezüglich Gesundheit und Krankheit ab. Diejenigen, für die eine Vermeidung von Krankheit das Ziel ist, unterziehen sich, um dies sicher zustellen, häufiger einem Gesundheits-Checkup; andere hingegen, die sich nicht besonders um ihre Gesundheit kümmern, suchen vermutlich seltener den Arzt auf. Menschen, die sich über alles Sorgen machen, das sie bei der Durchführung ihrer Alltagsaktivitäten stört, werden Hilfe aufsuchen, sobald sie Beschwerden entwickeln, die diese Aktivitäten behindern.

Quelle: Mit freundlicher Genehmigung zusammengefasst aus: J. D. Stoeckle, I.K. Zola & G. E. Davidson, On going to see the doctor, the contributions of the patient to the decision to seek medical aid: A selective review. *Journal of Chronic Diseases*, 16; Copyright 1963, Pergamon Press.

4.3.3 Wer nimmt die Krankenrolle an?

Die subjektiv empfundene Belastung bei Krankheit richtet sich in der Regel weniger nach organischen Parametern, sondern vielmehr danach, in welchem Maße sie sich auf die Lebenstüchtigkeit auswirkt. Dabei spielen psychische Faktoren wie Angst und Furcht eine Rolle. Vielleicht müssen kranke Menschen, bevor sie letztlich professionelle Hilfe aufsuchen, eine Krise durchleben, oder sie sind gezwungen zu erkennen, dass sie durch die Symptome an der Durchführung wichtiger Aktivitäten gehindert werden (Redman, 1993).

Einen weiteren Faktor bilden sicherlich die bisher mit der Krankenrolle verbundenen Assoziationen. Hierzu fanden Whitehead und Mitarbeiter (1982) heraus, dass Kranke, die als Kinder besondere Zuwendung bei Krankheit erhalten hatten (Spielzeug, besonderes Essen usw.), eher dazu tendierten, die Krankenrolle anzunehmen. Außerdem klagten sie vermehrt über somatische Beschwerden, konsultierten häufiger Ärzte, waren öfter akut oder chronisch erkrankt und wiesen insgesamt längere berufliche Ausfallzeiten auf. Aus weiteren Arbeiten geht außerdem hervor, dass die Eltern als soziales Modell für Krankheitsverhalten dienen und damit beeinflussen, in welchem Umfang ihre Kinder unter ähnlichen Umständen eine Beeinträchtigung nach außen hin deutlich machen (Schwartz et al., 1994; Whitehead et al., 1994).

Weitere Faktoren, die Einfluss auf die Annahme der Krankenrolle ausüben, sind das Vorhandensein entsprechender finanzieller Mittel, der Grad an Verantwortungsbewusstsein für die eigene Gesundheit sowie persönliche Ansichten und Meinungen über Medizin, professionelle Gesundheitsversorgung, operative Eingriffe und den Körper selbst (Redman, 1993). Von älteren Menschen werden körperliche Veränderungen häufig als «natürlicher» Bestandteil des Alterungsprozesses gesehen und weniger als Krankheitssymptome. Diese Einstellung verstärkt noch die ablehnende Haltung hinsichtlich einer Therapieaufnahme und kommt besonders dann zum Tragen, wenn finanzielle Probleme im Spiel sind.

Im Hinblick auf die Bereitschaft zur Annahme der Krankenrolle fand Mechanic (1972) die nachstehenden sieben wichtigen Variablen:

1. Anzahl und Hartnäckigkeit der Krankheitssymptome
2. Fähigkeit des Individuums, die Ernsthaftigkeit von Symptomen zu erkennen
3. subjektiv wahrgenommene Schwere der Symptome
4. Verfügbarkeit von Informationen und medizinischem Wissen
5. Ausmaß, in dem der Kulturkreis, dem die krankheitsdefinierenden Personen, Gruppen oder Organisationen angehören, Werte wie Toleranz oder stoisches Erleiden betont
6. Ausmaß der sozialen und körperlichen Beeinträchtigung infolge der Symptome
7. Verfügbarkeit von Hilfsquellen und Grad der sozialen und physischen Zugänglichkeit.

4.3.4 Rollenveränderungen

Der Übergang in die Krankenrolle, sei er plötzlich oder allmählich, ist nicht leicht. Ein solcher Schritt, der den Verlust einiger gerade noch ausgeübter Rollen und gleichzeitig das Erwerben neuer Rollen einschließt, stellt an die betroffene Person die Anforderung, sich neues Wissen anzueignen, das Verhalten zu ändern und sich selbst in einem neuen sozialen Kontext zu definieren (Meleis, 1975; Kubisch & Wichowski, 1992).

Ein chronisch kranker Klient übernimmt zwar entweder die Kranken- oder die Behindertenrolle, doch werden diese Rollen – sei es nun absichtlich oder unabsichtlich – nicht unbedingt so effektiv wahrgenommen, dass sie dem Erreichen des angestrebten Wohlbefindens dienlich sind. Dies ist beispielsweise der Fall bei einem Klienten, der an einer Herz-Kreislauf-Erkrankung leidet und die im Rahmen der Rehabilitation verordneten Übungen nicht durchführt oder den Diätplan nicht einhält. Um absichtliches Verhalten handelt es sich dann, wenn der Klient die anfallenden Kosten und die in Aussicht stehenden Vorteile gegeneinander abgewogen hat und zu der Auffassung gelangt ist, dass der Nutzen die Kosten nicht wert ist. Zu unabsichtlich falschem Rollenverhalten hingegen kann es kommen, wenn die Rollenerwartungen nicht bekannt sind oder nicht verstanden werden, oder wenn Rollenkonflikte vorliegen.

Rolleninsuffizienz

Die beim Übergang in eine neue Rolle auftretenden Probleme können zur Rolleninsuffizienz führen. Dieser Begriff umfasst alle Schwierigkeiten, die beim Verstehen oder bei der Ausübung des entsprechenden Rollenverhaltens auftreten. Kommt es zu Rolleninsuffizienz, ist dies ein Hinweis dafür, dass die Güte der Rollenausübung von der Person selbst oder von anderen als ungenügend betrachtet wird (Meleis, 1975). Rolleninsuffizienz kann auf eine Vielzahl von Ursachen zurückgeführt werden, wozu auch Rollenkonflikte gehören.

Rollenambiguität

Rolleninsuffizienz kann auch mit Rollenambiguität verbunden sein. Damit wird eine Situation beschrieben, in der die Rollenerwartungen unklar sind (Hardy & Hardy, 1988). Diese Situation entsteht, wenn der Betreffende nur wenige Informationen darüber besitzt, welche Verhaltensweisen von ihm in einer bestimmten Rolle erwartet werden, oder wenn die Mitglieder eines sozialen Systems dem Rolleninhaber die an eine bestimmte Rolle geknüpften Erwartungen nicht eindeutig genug vermittelt haben.

Rollenkonflikte

Der Terminus Rollenkonflikt ist ein recht umfassender Begriff und wird benutzt, um das Erleben einander widersprechender Rollenanforderungen zu beschreiben. Liegt ein *Intrarollenkonflikt* vor, kann die Rolle nicht bewältigt werden, weil die soziale Umgebung widersprüchliche Erwartungen mit der Ausübung einer bestimmten Rolle verbindet (Nuwayhid, 1991). Einem derartigen Konflikt unterliegt beispielsweise eine Frau, die gerade Mutter geworden ist und versucht, sich an die Mutterrolle anzupassen, dabei aber von ihrer eigenen Mutter und der Schwiegermutter stark widersprüchliche Empfehlungen zur Versorgung ihres Kindes erhält. Von einem Interrollenkonflikt spricht man, wenn ein Individuum zwei miteinander unvereinbare Rollen innehat und deshalb nicht die der jeweiligen Rolle angemessenen Verhaltensweisen zeigt (Hardy & Hardy, 1988). Ein Beispiel hierfür ist eine Frau mit einer chronischen Krankheit, die es nicht schafft, die Behindertenrolle voll zu übernehmen und sich die für die Selbstversorgung nötigen Verhaltensweisen anzueignen, weil der dafür nötige Zeitaufwand sich aus ihrer Sicht nicht mit den Anforderungen der Kinderversorgung vereinbaren lässt.

Rollenbelastung

Wenn sich irgendeine Form der Rollenunsicherheit einstellt, kommen psychische und physische Anzeichen der Rollenbelastung zum Vorschein. Es handelt sich dabei um eine Reaktion auf das Gefühl, den Rollenverpflichtungen nur schwer oder überhaupt nicht nachkommen zu können. Anzeichen von Rollenbelastung können Angst, Gereiztheit, Feindseligkeit, Depression, Trauer, Apathie oder typische physiologische Stressreaktionen sein (Hardy & Hardy, 1988; Meleis, 1975).

4.3.5 Sekundärer Krankheitsgewinn

Der Wunsch nach Genesung ist ein zentraler Aspekt von Parsons' Modell, doch gibt es manchmal auch Klienten, die ihre Krankenrolle nicht aufgeben möchten. Dabei werden viele ihrer Reaktionen auf Krankheit von der prämorbiden Persönlichkeitsstruktur, ihrer Lebensweise und dem Grad an psychosozialer Kompetenz beeinflusst (Feldman, 1974). Für beinahe jeden Menschen ist Krankheit in gewisser Hinsicht eine willkommene, vorübergehende Befreiung von Stresssituationen. Kleine Kinder entdecken schnell die Manipulationsmöglichkeiten, die ihnen Hals- und Bauchschmerzen in Bezug auf den Schulbesuch verschaffen, und auch Erwachsene sind häufig froh darüber, einen Tag mit «leichter Grippe» im Bett verbringen zu können, sozusagen als allgemein akzeptierte Pause von den üblichen Belastungen.

Byrne und Mitarbeiter (1981) kamen bei ihren Untersuchungen über das Krankheitsverhaltens von Herzinfarktpatienten zu dem Ergebnis, dass lediglich 85 % der vor dem Herzinfarkt berufstätigen Patienten später die Erwerbstätigkeit wieder aufnahmen. Es zeigte sich, dass die medizinisch diagnostizierte Schwere des Infarktes kein Kriterium für die Wiederaufnahme der Erwerbstätigkeit war. Bei denjenigen, die acht Monate nach dem Herzinfarkt noch nicht wieder arbeiteten, bestand eine höhere Wahrscheinlichkeit für das Verharren in der Krankenrolle. Die Wiederaufnahme früherer Aktivitäten wurde durch Angstgefühle behindert. Wie Byrne (1982) beobachtete, hielten sich Personen, deren Angst schon vor dem Herzinfarkt bestand und über längere Zeit anhielt, bei der Teilnahme an sozialen Aktivitäten zurück. Diese Personengruppe neigte auch dazu, sich in einem Ausmaß Sorgen über Körperfunktionen und körperliches Wohlbefinden zu machen, wie es eher einer affektiven Reaktion entspricht als der bloßen Wahrnehmung körperlicher Symptome. Auch Reigel (1989) stellte bei Patienten mit Herzinfarkt fest, dass psychische Faktoren ein Vorhersagekriterium dafür bilden, ob die Rückkehr an den Arbeitsplatz erfolgt oder längerfristige Abhängigkeit eintritt.

Zweifellos ist die Anpassung an chronische Krankheiten ein langwieriger Prozess (Davidhizar, 1994). Dabei können die Patienten in ein Dilemma geraten: auf der einen Seite steht die Notwendigkeit, sich an die Krankheit anzupassen, auf der anderen aber der Drang, auf ein höheres funktionelles Niveau zurückzukehren. Sicherlich entdeckt der Patient während dieser Zeit der Schwankungen die Möglichkeit, aus seiner Situation Gewinn zu ziehen. Diese unerwarteten Vorteile können das Weiterbestehen der Einschränkungen als attraktiv erscheinen lassen.

Die naive Annahme, dass «jeder Mensch gesund sein möchte» kann uns blind machen für grundlegende Aspekte des Verhaltens bei Gesundheit und Krankheit. Wenige Menschen – wenn es überhaupt welche gibt – möchten um jeden Preis gesund sein, vor allem nicht, wenn die Freude an guter Gesundheit ernsthaft auf Kosten nahezu aller anderen Vergnügungen geht. Jedes Jahr üben Millionen von Amerikaner weder Verzicht beim Rauchen und Trinken noch bei fettreichem Essen, und das trotz der überwältigen und eindeutigen Beweise, dass gerade diese Verhaltensweisen die Wahrscheinlichkeit für das Auftreten von Krankheiten erhöhen. Intakte Gesundheit konkurriert als oberste Priorität mit allen ungesunden Aktivitäten. Somit kann das Verhalten des einzelnen Menschen nur im erweiterten Zusammenhang mit seinen Lebenszielen verstanden werden.

4.3.6 Unterschiede im Lebenszyklus

Die Reaktionen auf Krankheit sind unterschiedlich. Sie hängen ab vom Entwicklungsstadium, in dem sich ein Individuum befindet, von den sozialen Rollen, die es einnimmt und von den momentan zu bewältigenden Entwicklungsaufgaben (siehe Kapitel 2 über Wachstum und Entwicklung). Jede Altersgruppe setzt sich auf spezifische Weise mit Krankenrollen auseinander – insbesondere mit der Behindertenrolle. Solche Unterschiede werden am besten am krankheitsbezogenen Verhalten von Kindern und alten Menschen deutlich.

Kinder und chronische Krankheit

Wie die Forschung zeigt, besteht bei chronisch kranken Kindern ein hohes Risiko für eine emotionale Fehlanpassung (Pless & Nolan, 1991). Zu den diesbezüglichen Problemen zählen Verhaltensschwierigkeiten, geringes Selbstwertgefühl und unzureichende Bewältigung der Entwicklungsaufgaben. Eindeutige Hinweise legen nahe, dass das Risiko für die Entwicklung psychosozialer Probleme bei Kindern weder an eine bestimmte Diagnose noch an die Schwere der Krankheit geknüpft ist (Breslau & Marshall, 1985, Heller et al., 1985). Allerdings sind Kinder, die an Krankheiten mit Beteiligung des Zentralnervensystems leiden, offensichtlich stärker gefährdet – besonders bei geistiger Behinderung (Breslau, 1982; Breslau & Marshall, 1985). Überdies beeinflussen Alter und Entwicklungsstadium die Ressourcen, die in den Anpassungsprozeß an die chronische Krankheit eingebracht werden können.

Die Arbeit mit diabeteskranken Kindern und Jugendlichen zeigt, wie solche Patienten mit ihrer Krankheit umgehen (Grey et al., 1991). Patienten im Stadium der Präadoleszenz waren im Vergleich zu älteren Jugendlichen, die ja bereits unter Belastungen hinsichtlich Entwicklung und Rollenwechsel stehen, weniger niedergeschlagen und ängstlich, zeigten mehr positive Copingtechniken und hatten ihren Stoffwechsel besser unter Kontrolle.

Außerordentlich wichtig für die Anpassung chronisch kranker Kinder ist das soziale Umfeld, insbesondere das familiäre (Haris et al., 1991). Das Management chronischer Krankheit erfordert einen besonderen Lebensstil, und die Fähigkeit der Familie, sich mit diesen Anforderungen zu arrangieren, bestimmt die Lebensqualität des Kindes und der Familie (McCarthy & Gallo, 1992). Eine Rollenveränderung bei einem Familienmitglied (beim chronisch kranken Kind) erfordert Rollenveränderungen bei allen anderen Mitgliedern dieses sozialen Systems (Meleis, 1975). Die Ergebnisse von Christians Arbeit (1989) mit Familien von Kindern, die an Mukoviszidose litten, lassen den Schluss zu, dass Kenntnisse über das Familiensystem und das Verstehen dieses Systems einen wichtigen Bezugsrahmen bilden, um Anpassungsform und -weise der Familie an die chronische Krankheit erklären zu können.

Allerdings ist es nicht immer einfach, aus dem Zusammenhang zwischen familiären Problemen und Fehlanpassung korrekte Schlussfolgerungen zu ziehen. In vielen Fällen hat sich nämlich gezeigt, dass der Grund für ein dysfunktionales Familiensystem in den emotionalen Probleme der chronisch kranken Kinder lag (Pless & Nolan, 1991). Es muss jedoch erwähnt werden, dass sich diese Studien im Allgemeinen auf Familien beziehen, die bereits der Belastung durch chronische Krankheit ausgesetzt waren und die Funktionsfähigkeit der Familie vor dem Auftreten des Problems nicht erfasst wurde.

Ältere Menschen

Auch am Beispiel des älteren Menschen, der viele Rollenveränderungen durchlebt, kann die Interaktion zwischen Krankheit und den Rollen des Lebenszyklus veranschaulicht werden – wobei es oft zu unerwünschten Entwicklungen kommt. Unsere Gesellschaft gibt zwar vor, dass jeder einzelne von Wert sei, doch existieren viele gesellschaftlich akzeptierte Handlungsweisen und Einstellungen, die diese Behauptung keineswegs stützen. So genießen Jugendlichkeit, Produktivität, Unabhängigkeit usw. hohes Ansehen, Werte also, von denen viele für ältere Menschen nicht mehr existieren, weil sie immer mehr Rollen und Verantwortlichkeiten einbüßen. Der Verlust angesehener Rollen zwingt die Älteren in abhängige Positionen, wo sie wenig von dem positiven Feedback erhalten, das es dem Menschen ermöglicht, sich selbst als wertvoll zu betrachten (Kiesel & Beninger, 1979). Alt zu sein, ist manchmal etwa so wie krank zu sein, und das gilt selbst für Menschen, die körperlich und geistig auf der Höhe sind (Gilles, 1972). In der Tat treffen einige gesellschaftliche Einstellungsmuster in Bezug auf das Altern und den Ruhestand eher auf Menschen zu, die in Kürze das Endstadium einer Krankheit erreichen, als auf solche, die noch viele Jahre vor sich haben (Clark & Anderson, 1967). Diese Rollenverluste wirken sich auf das physische und emotionale Wohlbefinden aus (Robinson, 1971).

Weil viele Krankheiten erst im Alter auftreten und die Krankenrolle – auch wenn sie statusniedriger ist als andere Rollen – doch immerhin gesellschaftlich akzeptiert wird, finden es manche ältere Menschen bequem, ihre Symptome in den Mittelpunkt zu rücken.

Neben dem altersbedingten körperlichen und geistigen Abbau ist Krankheit beim älteren Menschen noch durch viele andere Faktoren bedingt: Begrenzte finanzielle Mittel, schlechte Wohnverhältnisse, unzureichende Ernährung, soziale Abwertung und diverse Verluste – all dies trägt zu sozialer Isolation und zum Auftreten von Krankheit bei (Robinson, 1971). Trotz des akuten Beginns sind die meisten Krankheiten im Alter chronischer Natur. Kranksein gestattet eine Abhängigkeit ohne Verpflichtung und birgt damit viele Elemente des Daseins in sich, die im Leben älterer Menschen ohnehin vorhanden sind. Für ältere Menschen, die allein leben, aber Familie haben, kann das Auftreten von Krankheitssymptomen einen Zuwachs an Aufmerksamkeit seitens der Angehörigen erbringen – eine Aufmerksamkeit, die zwar nicht unbedingt durch die Krankheit gerechtfertigt wird, aber als kulturangemessenes Verhalten gilt (Hyman, 1971). Eine bevorzugte Behandlung dieser Art kann für ältere Menschen in zweierlei Hinsicht zum Symbol werden:

- Sie liefert Hinweise auf eine gewisse Statuserhöhung.
- Sie bestärkt das Gefühl, eine legitimierte Rolle übernommen zu haben.

Die Übernahme einer sozial akzeptierten Rolle führt in Verbindung mit dem Fehlen sonstiger Rollen für ältere Menschen zu einem geschlossenen Kreislauf, bei dem die Krankenrolle wie selbstverständlich und auf Dauer angenommen wird. Die Fallstudie von Frau B. veranschaulicht diesen Prozess.

> **Fallstudie**
> **Der ältere Mensch und die Krankenrolle**
>
> Frau B. hatte in ihrem ganzen Erwachsenenleben keinen nennenswerten Gesundheitsprobleme. Sie arbeitete in einer Patisserie und ging mit 65 in den Ruhestand. Drei Jahre später starb ihr Mann. Ihre Kinder waren schon seit langem verheiratet und hatten das Haus verlassen, nur eine Tochter lebte in der gleichen Gemeinde. Ihre früheren Aktivitäten als Ehefrau und Mutter sowie ihre Beschäftigung durch die Erwerbstätigkeit waren weggefallen. Trotz eines ausreichenden Einkommens und gelegentlicher Telefonate mit ihren Kindern fühlte sich Frau B. einsam und einer sinnerfüllten sozialen Funktion beraubt.
>
> Bei Frau B. waren einige langwierige, aber geringfügige Krankheitssymptome vorhanden, die ihr Arzt begutachtet und behandelt hatte. Es handelte sich dabei um Dysphagie (deren Diagnose nie gesichert wurde), leichte koronare Herzkrankheit und gelegentliche Schmerzen im Lendenwirbelbereich. Außerdem war sie im Erwachsenenalter schon immer übergewichtig gewesen. Innerhalb der ersten Monate nach dem Tod ihres Mannes, konsultierte Frau B. immer häufiger ihren Arzt, egal wie geringfügig die Beschwerden auch waren. Diese Form des Krankheitsverhaltens veranlasste die Familie, Besorgnis zu zeigen, lieferte Frau B. ein Gesprächsthema und gab ihr die Möglichkeit, sozial anerkanntes Verhalten an den Tag zu legen, nämlich im Wartezimmer zu sitzen. Sie hatte Freude daran, beim Warten mit anderen ins Gespräch zu kommen und empfand dies als Abwechslung von der Alltagsroutine, nämlich Haushaltstätigkeiten zu verrichten und vor dem Fernseher zu sitzen. Vorschläge seitens ihrer Familie, dass sie gut daran täte, ihr Gewicht zu reduzieren und sich mehr zu bewegen, blieben ohne Wirkung. Sie bestand darauf, dass ihr der Arzt schon helfen würde «gesund zu werden». So suchte sie über mehrere Jahre hinweg alle ein oder zwei Monate ihren Hausarzt auf.
>
> Als Frau B. dann eine terminale Krankheit entwickelte, nahm der Hausarzt ihre fortwährenden Beschwerden über Schwäche, Schmerzen, Müdigkeit usw. nicht mehr ernst. Im Alter von 74 Jahren suchte sie einen anderen Arzt auf. Dieser wurde unruhig, weil sie darauf beharrte, in den letzten Monaten zunehmend unter Müdigkeit zu leiden. Eine gründliche diagnostische Suche brachte akute Leukämie zutage, und Frau B. übernahm die Krankenrolle nun wirklich. Sie starb zwei Wochen später während einer Chemotherapie.

4.3.7 Reaktionen von Fachkräften auf Krankenrollen

Im allgemeinen geht das medizinisch-pflegerische Fachpersonal davon aus, dass Patienten, die wegen akuter Beschwerden aufgenommen werden, die Krankenrolle annehmen und ein entsprechendes Verhalten zeigen. Schon beim ersten Klinikaufenthalt fügen sich die meisten Menschen rasch in das Leben im Krankenhaus ein und stellen an sich selbst die Erwartung, bei der Behandlung zu kooperieren, gesund werden zu wollen und schließlich die früheren sozialen Funktionen wieder aufzunehmen. Die Auffassungen des Personals und die Reaktionen der Klienten stimmen mit den sozialen Erwartungen überein. Sie passen auch in das klassische medizinische Krankheitsmodell, das Krankheit als akut und heilbar betrachtet und Entlassung häufig mit Wiederherstellung gleichsetzt. Sind bestimmte Klienten willig und kooperativ, gibt ihnen das Personal zu verstehen, dass sie «gute Patienten» sind (Lorber, 1981). Zeigen andere Klienten hingegen weniger Kooperationsbereitschaft, werden sie als schwierig eingestuft.

Doch der Prozentsatz an chronisch Kranken, die in Krankenhäusern anzutreffen sind, wird immer größer. Solche Klienten werden dann aufgenommen, wenn die Symptome aufflackern oder akute Krankheiten überlagert werden. Viele davon haben sich bereits längere Zeit mit ihrer chronischen Krankheit auseinandergesetzt und schon vorher Krankenhauserfahrungen gesammelt. Durch die mehrfachen Kontakte mit dem Gesundheitssystem haben sie das «blinde

Vertrauen», das sie einst in dieses System hatten, verloren. Chronisch kranke Menschen sind auf der Suche nach einer neuen Art von Beziehung zum medizinisch-pflegerischen Fachpersonal (Thorne & Robinson, 1988). Die Einbeziehung eines chronisch kranken Patienten in die Ausarbeitung eines Behandlungsplans wird wahrscheinlich sein Verantwortungsgefühl für die Einhaltung der Empfehlungen stärken und letztlich auch den Therapieerfolg positiv beeinflussen (Weaver & Wilson, 1994).

Die Behindertenrolle einzunehmen, ist integraler Bestandteil des täglichen Lebens von chronisch Kranken. Obwohl sie bereit sind, einen Teil der Verantwortung für die Versorgung an Angehörige der Gesundheitsberufe abzugeben, ziehen sie es vor, wenn möglich ein gewisses Maß an Kontrolle über den Behandlungsverlauf zu behalten. Im Lauf der Zeit haben diese Klienten durch den Umgang mit ihrer Krankheit eigene Kompetenzen entwickelt, und erwarten nun, dass diese Kompetenzen im Rahmen der Beziehung zwischen ihnen und den sie betreuenden Fachleuten Anerkennung finden (Thorne & Robinson, 1988).

In einer Studie über chronisch Kranke und deren Familien hat Thorne (1990) festgestellt, dass sich bei diesen Menschen die Qualität der Beziehung zu Gesundheitsfachleuten verändert hat. Dieser Prozess begann zwar mit dem, was man als «blindes Vertrauen» bezeichnen kann, führte dann aber zu einer «Entzauberung» und endete bei einem «überwachten Bündnis». Nach Thorne sollten die «Regeln», die für diese Beziehungen gelten, bei chronischer Krankheit völlig andere sein als bei Akutkrankheiten. Während bei akuter Krankheit, wo medizinisches Fachwissen die Hoffnung auf Heilung bietet, die Abhängigkeitskomponente der Krankenrolle möglicherweise therapeutischen Nutzen bringt, ist dies bei chronischer Krankheit nicht der Fall. Chronisch Kranke sind «Experten» für ihre Krankheit und sollten die höchste Autorität darstellen, wenn es darum geht, auf Dauer damit zu leben.

Wenn chronisch Kranke hospitalisiert sind, betrachten sie die Situation aus einem völlig anderen Blickwinkel als die medizinisch-pflegerischen Fachkräfte, mit denen sie zu tun haben. Für Klienten mit mehreren chronischen Störungen steht vielleicht die weitere Stabilisierung der still verlaufenden Gesundheitsprobleme im Vordergrund, um auf diese Weise das Auftreten der damit verbundenen Symptomatik zu verhindern. Das Personal hingegen konzentriert sich höchstwahrscheinlich darauf, die gegenwärtig akuten Störungen in den Griff zu bekommen (Strauss, 1981). Zudem werden Klienten, die bereits mehrere Krankenhausaufenthalte hinter sich haben, ihr Know-how auf dem Gebiet Krankenhaus wahrscheinlich gezielter einsetzen, um das vom System zu bekommen, was sie sich wünschen oder was sie benötigen (Glaser & Strauss, 1968). Diese Klienten verlangen während des stationären Aufenthalts vielleicht nach bestimmten Behandlungsmaßnahmen, bestimmten Behandlungszeiten oder nach Besonderheiten bei Routineabläufen. Möglicherweise achten sie genauestens auf die Einhaltung der Zeiten, zu denen verschiedene Routinemaßnahmen durchgeführt werden müssen, beklagen sich oder beschweren sich sogar schriftlich, um das zu erreichen, was sie für wichtig halten. All dies verursacht Mehrarbeit und belastet das Personal zusätzlich, und nicht selten gelten chronisch Kranke deswegen als «Problempatienten» (Lorber, 1981). **Tabelle 4-4** zeigt einen Vergleich zwischen dem Klientenverhalten bei akuten und chronischen Krankheiten, wie es im Krankenhaus beobachtet werden kann.

Auch für medizinisch-pflegerische Fachkräfte ergibt sich ein sekundärer Gewinn aus ihrer Arbeit. Er äußert sich in einem Gefühl der Befähigung und persönlichen Befriedigung, das sich einstellt wenn die Genesung eines Klienten miterlebt wird. Die Ziele der Akutversorgung (Heilung und völlige Wiederherstellung) stellen für viele pflegerische Fachkräfte eine unterbewusste Motivation oder Belohnung dar, denn sie vermitteln ihnen das Empfinden, Heilende zu sein (Wesson, 1965) und erzeugen ein Gefühl von Allmacht und Selbsterfüllung (siehe **Tabelle 4-5** auf S. 150). Der dankbare, gesund gewordene Klient macht die Arbeit im Krankenhaus lohnenswert für die Betreuer.

Tabelle 4-4: Vergleich des Krankheitsverhaltens in Krankenhäusern bei akuten und chronischen Krankheiten

Akut	Chronisch
1. Passiv, abhängig, regressiv	1. Positive Abhängigkeit (Patient erkennt Hilfe an und akzeptiert sie zur Erreichung maximaler Funktionsfähigkeit)
2. Vorhersehbare Symptome und vorhersehbarer Krankheitsausgang	2. Symptome sind variabel, progressiv und schwer einschätzbar
3. Krankheit ist vorübergehend	3. Krankheit ist dauerhaft oder langwierig
4. Wiederaufnahme der normalen Pflichten	4. Veränderte Pflichten
5. Wunsch, gesund zu werden	5. Akzeptanz des Unvermögens, gesund zu werden
6. Patientenrolle ist wenig wünschenswert, aber annehmbar, da vorübergehend	6. Patientenrolle ist minderwertig, hat etwas vom Status eines entpersonalisierten Objekts
7. Nur begrenzte Erfahrung mit Patientenrolle unter diesen Bedingungen	7. Fundiertes Wissen über die Patientenrolle, da die Krankheit stets vorhanden ist
8. Entscheidungen trifft das Personal	8. Patient behält sich die Entscheidungsbefugnis großteils vor; möchte, dass die gewohnten Muster berücksichtigt werden
9. Verhalten entsprechend der Krankenrolle wird vom Personal bekräftigt	9. Patient gilt oft als «schwierig»

Quelle: Lubkin (1995)

Doch für den chronisch Kranken ist Heilung ein unerreichbares Ziel; es ist lediglich eine Stabilisierung des Gesundheitszustandes möglich. Wiederholte Einweisungen, oft wegen der gleichen Probleme, können beim Personal Frustration erzeugen und immer wieder die gleiche, ermüdende Versorgung erfordern, die vielleicht nervtötend wird. Bei Langzeitzielen liegt der Schwerpunkt darauf, das verbleibenden funktionelle Potenzial zu maximieren und die Wahrscheinlichkeit einer Verschlechterung zu minimieren (siehe Kapitel 22 über Rehabilitation). Im Vergleich zur Akutversorgung ergeben sich aus diesen Aufgaben keine bedeutsamen sekundären Gewinne für das Personal.

Gefühle der Frustration und Unzufriedenheit bei den Pflegenden führen in vielen Fällen dazu, chronisch kranken Patienten aus dem Weg zu gehen. Die Einstellungen von Pflegenden bringen oft mangelnde Sensibilität zum Ausdruck, was die Bedeutung des Leidens für den Langzeitklienten und seine Sichtweise dessen, was für ihn am besten ist, anbelangt. Die Behandlungsergebnisse sind bei chronischen Krankheiten in der Regel schlecht vorhersehbar, wodurch das Gefühl von Stärke und Befähigung zu wirksamem Eingreifen bei den Pflegefachkräften untergraben wird. Aus diesem Umstand können sich Machtkämpfe zwischen Klienten und Personal ergeben (Thorne, 1990).

Für chronisch Kranke ist die Herbeiführung und Aufrechterhaltung einer zufriedenstellenden Beziehung zum Fachpersonal eine der wichtigsten Aufgaben im Anpassungsprozeß. Dass dies keine einfache Aufgabe ist, steht außer Frage. Eine Studie von Thorne (1993) ergab, dass chronisch kranke Patienten und ihre Familien oft die Meinung vertreten, man könne den meisten Pflegefachkräften kein Vertrauen entgegenbringen, wenn es um die Handhabung eines chronischen Gesundheitsproblems gehe. Bis zu einem gewissen Grad mag dieser Mangel

Tabelle 4-5: Rolle des professionellen Betreuers im Hinblick auf akut und chronisch Kranke

Akut	Chronisch
Verantwortung	
Trägt die Verantwortung für das Krankheitsmanagement	Lenkt den Pflege- bzw. Behandlungsplan, trägt aber nicht die Verantwortung dafür
Rechenschaftspflicht	
Wird vom Patienten rechenschaftspflichtig für den Ablauf der Versorgung gemacht (bis hin zum Prozess)	Hält die Patienten für verantwortlich bezüglich ihrer Versorgung. Betrachtet die Patienten als schwierig; ist leicht verärgert wegen der vom Patienten vorgenommenen Manipulation der Versorgung oder wegen bestimmter Patientenforderungen
Sekundärer Krankheitsgewinn	
Hoher Krankheitsgewinn für das Personal:	Wenig Krankheitsgewinn für das Personal:
1. Die Dankbarkeit des Patienten gibt ein Gefühl der Zufriedenheit.	1. Keine Heilungsmöglichkeiten; der Zustand kann lediglich stabilisiert werden.
2. Allmachtsgefühle treten auf, wenn man helfen kann, andere zu «retten».	2. Wiederholtes Auftreten der Krankheit wirkt sich ermüdend auf das Personal aus.
3. Die Ergebnisse der Bemühungen werden durch relativ schnelle Gesundung sichtbar.	3. Aus der Interaktion über längere Zeit hinweg können sich wertvolle zwischenmenschliche Beziehungen entwickeln.

Quelle: Lubkin (1995)

an Vertrauen anpassungsförderlich sein, weil Patienten (und Angehörige) erst einmal Vertrauen in ihre eigenen Fähigkeiten beim Umgang mit der Krankheit aufbauen müssen. Die Studienteilnehmer beschrieben solche Pflegekraft-Klienten-Beziehungen als am produktivsten, bei denen die Pflegekräfte die Grenzen ihres Fachwissen erkannten und das Expertentum von Patienten und Angehörigen respektierten.

4.3.8 Fehlende Rollennormen für chronisch Kranke

Bei chronischen Krankheiten ist die Bewältigung einer Vielzahl von Aufgaben nötig, um den Erfordernissen sowohl der Therapie als auch des persönlichen Lebensstils nachzukommen.

Trotz bleibender und aktivitätseinschränkender Behinderung betrachtet die Gesellschaft chronisch Kranke nicht als Individuen, die an einer Krankheit leiden. Sie werden nicht ermutigt, typische Verhaltensweisen der Krankenrolle anzunehmen, und so schlüpfen sie in die Behindertenrolle und behalten sie bei. Doch die Gesellschaft hat für diese Rolle keine eindeutigen Verhaltensweisen definiert, wodurch Rollenambiguität entsteht. Angesichts dieses Mangels an Normen wird das Verhalten des Klienten in erster Linie von folgenden Faktoren beeinflusst (Wu, 1973):

- Grad der Behinderung (wobei unterschiedliche Formen von Behinderung unterschiedliche Konsequenzen mit sich bringen)
- Sichtbarkeit der Behinderung (je weniger auffällig, desto normaler die Reaktion der Umgebung)

- Selbstakzeptanz der Behinderung (was dazu führt, dass sie auch von anderen akzeptiert wird)
- Sichtweisen der Gesellschaft in Bezug auf Behinderte (werden sie als ökonomisch abhängig oder als produktiv betrachtet?).

Ohne Rollendefinition ist niemand in der Lage, das maximale Niveau seiner Leistungsfähigkeit zu erreichen. ob nun eine Behinderung vorliegt oder nicht. **Tabelle 4-6** zeigt, welchen Aufgaben sich chronisch Kranke gegenübersehen.

Tabelle 4-6: Anforderungen an chronisch Kranke

1. *Ausführung der therapeutischen Empfehlungen*

    Der Betroffene muss lernen, welchen Aufwand an Zeit und Energie die Behandlung erfordert und welche Unannehmlichkeiten häufig damit verbunden sind. Die Befolgung der Empfehlungen hängt ab von der Sichtbarkeit des Erfolges und der vorbeugenden Wirkung in Bezug auf die Beschwerden.

2. *Kontrolle von Symptomen*

    Der Betroffene muss lernen, im Voraus zu planen, die Umgebung nach seinen Bedürfnissen zu modifizieren und während symptomfreier Phasen ein aktives Leben zu führen.

3. *Handhabung und Vorbeugung von Krisen*

    Der Betroffene muss lernen, was eine Krise ist; er muss Anzeichen und Symptome einer Krise erkennen, ihrem Auftreten vorbeugen und einen Plan entwickeln, wie mit einer solchen Situation umzugehen ist.

4. *Neueinteilung von Zeit*

    Der Betroffene muss seine Zeitplanung neu strukturieren, um mit Perioden von Leerlauf und Zeitknappheit zurechtzukommen, die sich bei dem Versuch einstellen können, die Behandlung mit anderen Lebensaktivitäten in Einklang zu bringen.

5. *Anpassung an Veränderungen im Krankheitsverlauf*

    Der Betroffene muss lernen, mit vorhersehbaren und unvorhersehbaren Situationen bzw. Symptomen umzugehen und sich an eine Verschlechterung anzupassen.

6. *Vermeidung von sozialer Isolation*

    Der Betroffene muss den eigenen Rückzug vermeiden oder jenen von anderen verhindern.

7. *Normalisierung*

    Der Betroffene muss lernen, Behinderungen zu verbergen, Symptome in den Griff zu bekommen und Mittel und Wege zu finden, wie ein normaler Mensch behandelt zu werden.

Quelle: Mit freundlicher Genehmigung entnommen aus Strauss, A. l., et al. (1984). *Chronic illness and the quality of life* (2nd ed.). St. Louis: The C. V. Mosby Company.

4.4 Interventionen auf der Grundlage der krankheitsspezifischen Rollentheorie

Krankenrolle und Behindertenrolle sind soziologische Erklärungsmodelle für Verhaltensweisen der einzelnen Kranken; es handelt sich dabei um Seinszustände und nicht etwa um problematische Lebensabschnitte, bei denen per se eine Intervention erforderlich ist. Mit Hilfe der Kenntnisse über diese Rollen können Fachleute im Gesundheitswesen ihren Klienten nicht nur helfen, krankheitsbedingte Abhängigkeiten wirksamer zu bewältigen, sondern auch ein besseres Verständnis für die Klient-Betreuer-Beziehung entwickeln. Gleiches gilt für das Verhältnis zwischen krankheitsspezifischen Rollen und sozialen Erwartungen. Da bei der Anwendung der krankheitsspezifischen Rollentheorie auf die klinische Praxis noch Wissenslücken vorhanden sind, bietet sie einen fruchtbaren Boden für die weitere Forschung. Ähnlich wie beim Modell der Krankenrolle, dessen Akzeptanz sich eher auf «Plausibilität und Schlüssigkeit» gründet als auf empirische Validierung, werden in diesem Abschnitt Handlungsabläufe aus der Sicht persönlicher Erfahrung betrachtet, und er erhebt deshalb keinen Anspruch auf Vollständigkeit. Wo sie vorhanden sind, wird auf Studien hingewiesen, die die Tauglichkeit einer zur Debatte stehenden Maßnahme bestätigen. Es bleibt zu hoffen, dass die Leserschaft viele Anwendungsmöglichkeiten für die krankheitsspezifische Rollentheorie in der eigenen klinischen Praxis findet.

4.4.1 Umgang mit Abhängigkeit

Wie bereits angemerkt, ist Abhängigkeit ein unabdingbarer Bestandteil der Krankenrolle. Doch finden es Pflegekräfte zuweilen lästig, wenn sich Klienten in diese Abhängigenrolle begeben und keine Anstrengungen unternehmen, ihre Selbständigkeit wiederzuerlangen. So ist es beispielsweise üblich, bald nach der Aufnahme ins Krankenhaus die Entlassung zu planen, selbst wenn es sich um einen schwerkranken Patienten handelt. Einer solchen Handlungsweise liegen mehrere Faktoren zugrunde. Als erster Faktor ist die gesellschaftliche Erwartung zu nennen, dass der Kranke den Wunsch nach Genesung zeigen soll. Ein weiterer Faktor ist die Befürchtung, einem Simulanten aufzusitzen oder von einem Patienten getäuscht zu werden, der wegen verschiedener sekundärer Krankheitsgewinne lieber krank bleiben möchte. Und schließlich wird im Rahmen der Bestrebungen zur Kostendämpfung im Gesundheitswesen Druck auf das Personal ausgeübt, Klienten so schnell wie möglich zu entlassen. Für einen Kranken, dessen Zustand sich erwartungsgemäß bessert, stellt der Verdacht auf Simulantentum im Allgemeinen kein Problem dar, doch manchmal bleiben einzelne Klienten, seien sie nun akut oder chronisch krank, länger als erwartet im Zustand der Abhängigkeit.

Schwerkranke Patienten sind eher mit den körperlichen als mit den psychosozialen Aspekten der Versorgung beschäftigt (Hover & Juelsgaard, 1978) und gar nicht in der Lage, viele Entscheidungen zu treffen (Gordon, 1966). Diese Betonung der körperlichen Aspekte stimmt mit der Maslow'schen Bedürfnishierarchie überein. Nach diesem Modell müssen zuerst die physiologischen Grundbedürfnisse und die Sicherheitsbedürfnisse befriedigt werden, bevor höhere psychosoziale Bedürfnisse entstehen und befriedigt werden können. Wie eine Klientin berichtete, konnte sie während ihres Krankenhausaufenthaltes nicht einmal die Energie für den Wunsch zum Überleben aufbringen und war unfähig, irgendwelche zusätzlichen Anstrengungen zur Verbesserung ihres Zustandes zu unternehmen. Aus diesem Grund müssen pflegerische und andere Fachkräfte in der Lage sein, selbst die völlige Abhängigkeit anzuerkennen und zu akzeptieren.

Miller (1992) hat die Abhängigkeit bei chronisch Kranken erörtert und in Zusammenhang mit einem Gefühl von Machtlosigkeit gebracht, mit dem diese Menschen oftmals konfrontiert sind. Chronische Krankheit bringt die Betroffenen in unvorhergesehene Konfliktsituationen.

Selbst nach dem Überstehen eines akuten Stadiums besteht die Möglichkeit, dass die Ungewissheit über den zukünftigen Krankheitsverlauf und über die Wirksamkeit der medizinischen Behandlung sowie die Unterbrechung der üblichen Lebensmuster dem Klienten die Energie für die Rückgewinnung der Gesundheit rauben. Das Wissen um die Existenz derartiger Reaktionen in Verbindung mit Kenntnissen über den Zeitpunkt ihres Auftretens können für professionelle Betreuer eine wertvolle Hilfe sein, sich nicht zu früh auf die Wiederherstellung von Unabhängigkeit und Selbständigkeit beim Klienten zu fixieren, sondern abzuwarten, bis mit ihm zusammen an der Rückkehr in die früheren Rollen gearbeitet werden kann.

Zur Eindämmung von Gefühlen der Machtlosigkeit empfiehlt Miller (1992) mehrere Strategien, die dann angewendet werden sollten, wenn die Klienten auf dem Weg zur Unabhängigkeit voranschreiten können:

- Modifikation der Umgebung mit dem Ziel, dem Klienten eine vermehrte Kontrolle zu ermöglichen
- Hilfestellung bei der Festlegung realistischer Ziele und beim Aufbau realitätsorientierter Erwartungen
- Verbesserung des Wissensstandes der Klienten über ihre Krankheit und das Krankheitsmanagement
- Erhöhung der Sensibilität von professionellen Betreuern und wichtigen Bezugspersonen für das bei chronischer Krankheit aufkommende Gefühl von Machtlosigkeit
- Ermutigung, über Gefühle zu sprechen.

Wenn die Pflegefachkraft ihre Kenntnisse über krankheitsspezifische Rollen in die Planung von Interventionen einbezieht, hat sie die Möglichkeit, die für den Patienten aufgewendete Zeit maximal zu nutzen. Eine der Interventionen, bei der die Anwendung dieser Kenntnisse von Vorteil sein könnte, ist die Schulung (siehe Kapitel 15 über Wissensvermittlung). Einem Klienten, der noch völlig abhängig ist, bringen Schulungsmaßnahmen nichts. Doch sobald sich der körperliche Zustand bessert, tritt beim Klienten der Wunsch in den Vordergrund, frühere Rollen wieder aufzunehmen, wodurch die Motivation erzeugt wird, sich über den eigenen Zustand zu informieren und die zur Erreichung der bestmöglichen Gesundheit erforderlichen Prozeduren zu erlernen. Nimmt der Klient die Behindertenrolle an und wird er sich über die Notwendigkeit bewusst, mit dem verbliebenen Potenzial ein Höchstmaß an Funktionalität zu erreichen, ist gerade die Schulung – im Krankenhaus ebenso wie in der häuslichen Versorgung – ein äußerst erfolgreiches Hilfsmittel.

4.4.2 Rollenstrukturierung

Unter Rollenstrukturierung versteht man die Klärung und Verdeutlichung der Kranken- bzw. Behindertenrolle vermittels geplanter Interventionen (Meleis, 1988). Techniken der Rollenstrukturierung sind besonders für Menschen mit Intrarollenkonflikten hilfreich, weil sie darauf ausgerichtet sind, Rollen voneinander abzugrenzen und klar zu definieren. Da das Problem bei dieser Art von Rollenkonflikt ja gerade darin besteht, sich mit unvereinbaren Rollenerwartungen auseinandersetzen zu müssen, können gerade solche Strategien von Nutzen sein, die Alternativen aufzeigen und den Betroffenen dabei helfen, «es mal auszuprobieren». Es gibt verschiedene Techniken der Rollenstrukturierung, die von professionellen Betreuern eingesetzt werden können, um den Klienten zu helfen, erfolgreich neue Rollen zu übernehmen.

Rollenklärung

Rollenklärung bedeutet festzustellen und zu definieren, welche Kenntnisse und Fertigkeiten zur Ausübung einer Rolle nötig sind und wo ihre Grenzen liegen (Meleis, 1988). Dabei werden mit Hilfe von Aufklärung über die in der neuen Rolle erwarteten Verhaltensweisen und deren Erläuterung eigene und fremde Erwartungen an die neue Situation explizit gemacht. Eine weitere Rollenklärung ergibt sich, wenn der chronisch Kranke eine dieser rollenspezifischen Verhaltensweisen erfolgreich erprobt. Ein Beispiel hierfür wäre ein Klient, der sich bereits selbst Insulin injizieren kann, obwohl erst vor kurzem ein Diabetes bei ihm diagnostiziert wurde.

Rollentausch

Durch Rollentausch wird ein Individuum befähigt, mit neuen Rollen verbundene Verhaltensweisen und Gefühle zu antizipieren (Meleis, 1988). Dieser Prozess kann gefördert werden, wenn die wichtigen Bezugspersonen des Betreffenden vom Personal als solch erkannt und in den Rollentausch einbezogen werden. Daraus kann sich dann nach und nach eine Übereinkunft über die jeweiligen Rollen entwickeln.

Rollenmodellierung

Neben der Vermittlung von Informationen über eine neue Rolle und die damit verknüpften Verhaltensweisen, besteht eine nicht weniger bedeutsame Technik zur Unterstützung bei der Rollenübernahme darin, den Kontakt zu Rollenmodellen herzustellen. Rollenmodellierung findet dann statt, wenn ein Individuum beobachten kann, auf welche Weise andere diese Rolle ausüben und dadurch lernt, die Rolle zu verstehen und nachzuahmen (Hardy & Hardy, 1988). Pflegefachleute können dabei entweder selbst als Rollenmodelle fungieren oder die Kontaktaufnahme mit entsprechenden Personen oder geeigneten Institutionen fördern (Meleis, 1975). Bei Brustkrebspatientinnen könnten dies beispielsweise Einrichtungen sein, die Nachsorgeprogramme anbieten, bei alkoholkranken Patienten die Anonymen Alkoholiker.

Rollenübernahme («role taking»)

Das «role taking» wird im Wesentlichen als passiver Prozess verstanden. Dabei kommt es in erster Linie darauf an, beim Klienten die Fähigkeit auszubilden, sich die Reaktionen der Umwelt auf das eigene Verhalten vorstellen zu können (Meleis, 1988). Er sollte in die Lage versetzt werden, sein Verhalten aus der Sicht anderer zu betrachten und danach auszurichten (Hurley-Wilson, 1988). Im Verlauf der Rollenübernahme können rollenspezifische Verhaltensweisen im Geiste durchgespielt werden, wobei sich die Patienten in der neuen Rolle handeln sehen und sich die vermutlichen Reaktionen der Bezugspersonen vor Augen führen. Dieses Antizipieren von Reaktionen anderer ist eine wichtige Komponente beim Hineinwachsen in eine neue Rolle, weil soziale Rollen nur in Interaktion mit anderen Individuen ausgeübt werden. Die Patienten können dann ihr Rollenverhalten entsprechend anpassen (Hurley-Wilson, 1988).

Umgang mit Interrollenkonflikten

Ein chronisch kranker Klient, der in einem Interrollenkonflikt geraten ist, benötigt Hilfestellung bei der Erarbeitung von Konfliktlösungsstrategien. Zu den in diesem Falle geeigneten Interventionen gehören die Schulung des Klienten im Hinblick auf Problemlösungsprozess und Zeitmanagement, die Schulung von Bezugspersonen sowie die professionelle Unterstützung während des Problemlösungsprozesses (Nuwayhid, 1991).

4.4.3 Normen für die Behindertenrolle

Wie an früherer Stelle bereits erwähnt, gibt es für chronisch kranke Menschen keine eindeutig festgelegten Rollennormen, die sie zur sozialen Selbstdefinition heranziehen könnten. Das liegt insbesondere daran, dass gerade die Behindertenrolle, die dem Betroffenen so lange zugesprochen wird, wie die krankhafte Veränderung bzw. Behinderung andauert, die Aktivitäten auf vielfältige Weise einschränken kann. Beim chronisch Kranken erfordert die Anpassung an die Krankheit das Erlernen neuer Verhaltensweisen, die Akzeptanz einer gewissen Übereinstimmung zwischen alten und neuen Verhaltensweisen sowie die Motivation für die Übernahme neuer Rollen.

Aus der Notwendigkeit heraus, sich an die Situation anpassen zu müssen, bilden chronisch Kranke oft besondere, nur auf sie zugeschnittene Rollen aus (Wu, 1973):

- Der *Behinderte* entwickelt ein anderes und begrenzteres Verhaltensrepertoire als eine gesunde Person. Bestimmte Zielsetzungen werden unter Umständen nur über innovative Ansätze erreicht, und die Erfüllung anderer Rollenverpflichtungen erfordert eventuell modifizierte Aktivitäten.
- Der *Geräteabhängige* muss trotz der damit verbundenen Schwierigkeiten lernen, sich als eine auf Fremdhilfe angewiesene Person anzunehmen und diese Hilfsbedürftigkeit zu akzeptieren.
- Der *Co-Manager* wird aktiv in die Therapie einbezogen; ihm wird gestattet, Entscheidungen zu treffen und Verantwortung für Kontrolle, Aufrechterhaltung oder Verbesserung seines derzeitigen Gesundheitszustandes zu übernehmen.
- Der *Public-Relations-Manager* schließlich sieht sich manchmal der Notwendigkeit gegenüber, seinen Gesundheitszustand zu erläutern und zu erklären. Aufbau und Aufrechterhaltung guter Beziehungen zu Außenstehenden verschaffen ihm die Grundlage, Hilfe zu bekommen und ermöglichen ihm darüber hinaus, die Neugierde anderer zu befriedigen. Diese Beziehungen helfen ihm außerdem, die Unterschiedlichkeit zwischen sich selbst und Nichtbehinderten zu überwinden, was wiederum die Gelegenheit bietet, sich ganz auf berufs- oder studienrelevante Fähigkeiten zu konzentrieren, gesellschaftliche Vorurteile durch hohe Qualifikation abzumildern und das vorhandene Potenzial maximal auszuschöpfen.

Um den Herausforderungen der Gesellschaft gerecht werden zu können, reicht es nicht aus, wenn soziale Rollen allein durch das Individuum selbst definiert werden. Wir alle müssen uns über die Verhaltensweisen im Klaren sein, die von der Gesellschaft erwartetet und gebilligt werden. Durch die politischen Aktivitäten von Behinderten, sozial Benachteiligten und Älteren werden neue Normen hervorgebracht. Diese Gruppen setzen sich verstärkt für mehr Mitbestimmung in der Gesellschaft und für ein Leben mit mehr Sinnerfüllung ein. Ihre politischen Anstrengungen haben in den USA zur Verabschiedung des «Americans with Disabilities Act» geführt, einem 1992 in Kraft getretenen Behindertengesetz, das behinderten US-Bürgern die Chancengleichheit gesetzlich zusichert[1]. Doch nicht nur solche Gruppen, sondern auch jede und jeder Angehörige des Gesundheitswesens kann sich für die Entwicklung von Normen einsetzen, die letzten Endes zur Förderung von Selbstverwirklichung und Produktivität eines ständig wachsenden Teils der Bevölkerung führen.

Die Auffassung, dass Behinderung als charakteristisches Merkmal zum betroffenen Menschen selbst gehört, hat in den letzten Jahren einem Wandel erlebt. Behinderung wird nunmehr als ein Zustand angesehen, bei dem die Fähigkeiten des einzelnen nicht mit den Anforderungen der Umgebung übereinstimmen, in der er funktionsfähig sein soll (Institute of Medicine, 1991). Diese erweiterte Sichtweise legt nahe, dass eine Vielzahl von Aspekten, die bei Behinderungen eine Rolle spielen, eigentlich Themenbereiche für die Sozialpolitik sind und eine behindertengerechte Umgebungsgestaltung durchaus eine Alternative zum Erlernen völlig neuer Rollen ist (Verbrugge & Jette, 1994). In diesem Zusammenhang weist Mechanic (1995) außerdem darauf hin, dass es möglich ist, die äußeren Lebensbedingungen so zu gestalten, dass funktionelle Fähigkeiten gefördert werden und die Behinderten die Möglichkeit haben, die gewünschten Rollen beizubehalten.

4.4.4 Beistand für Menschen in der Behindertenrolle

Aus einigen Studien über die Beziehung von Reaktion auf Krankheit, Persönlichkeit und Stress geht hervor, dass die untersuchten Personen nicht nur ganz individuell auf spezifische

---

[1] In Deutschland gibt es das Schwerbehindertengesetz von 1986 und das 1992 verabschiedete Betreuungsgesetz. [Anm. der Übersetzerin]

Erkrankungen reagierten, sondern auch Unterschiede im Affektverhalten aufwiesen und den jeweiligen Krankheiten kognitiv unterschiedliche Bedeutung zuschrieben (Byrne & Whyte, 1978; Pilowsky & Spence, 1975). So zeigten Patienten mit Herzinfarkt bestimmte Muster der Besorgnis in Bezug auf Körperfunktionen, Erkennen des Schweregrads ihrer Krankheit und Reaktionen auf Stress, die sich von denen unterschieden, die bei Patienten mit starken Schmerzen auftraten. Außerdem hatten Herzinfarktpatienten zunächst Schwierigkeiten, sich in die Krankenrolle einzufinden (Byrne & Whyte, 1978). Zweifellos können solche Informationen bei der Pflegeplanung und der Konzeption von Rehabilitations- und Präventionsprogramme von Nutzen sein. Außerdem kann die Fachkraft in der Praxis solche Forschungsergebnisse in Betracht ziehen, um charakteristische Verhaltensmerkmale bei anderen chronischen Krankheiten festzustellen und sie bei der Planung der Kurz- und Langzeitversorgung zu berücksichtigen.

In anderen Untersuchungen wurden krankheitsübergreifende Gemeinsamkeiten bei der Anpassung an die Behindertenrolle festgestellt. Viney und Westbrook (1982) untersuchten die psychischen Reaktionen von Klienten mit frisch diagnostizierter chronischer Krankheit und kamen zu dem Ergebnis, dass die Reaktion der Klienten offensichtlich nicht durch die Art der Krankheit bestimmt wird. Der beste Kennwert für die emotionale Reaktion der Patienten war ihre Wahrnehmung, in welcher Weise die Krankheit sie beeinträchtigen würde. Dieser Befund korrespondiert weitgehend mit den Arbeiten von Benner und Wrubel (1989) und Place (1993). Aus ihren Untersuchungen lässt sich schließen, dass Krankheitssymptomen eine Bedeutung anhaftet, und dass das Erfassen dieser Bedeutung und des Umfelds des Krankheitserlebens ein entscheidendes Kriterium bei der Versorgung von Klienten darstellt.

Pollack und Mitarbeiter (1990) stellten fest, dass bei chronisch Kranken ungeachtet der Art der Krankheit die psychische Adaptation nicht parallel zu den physiologischen Messwerten für das Wohlbefinden verläuft. Ihrer Meinung nach weist die psychische Anpassung chronisch Kranker vielmehr Ähnlichkeit mit einem speziellen Stil des Umgangs mit Stress auf, der als «Zähigkeit» bekannt ist. Die Persönlichkeitsdispositionen, die zu «Zähigkeit» gehören, umfassen spezifische, die Stressreaktion beeinflussende Einstellungen in Bezug auf Pflichterfüllung, Kontrolle und Herausforderungsbewältigung, wobei sich auch hier individuelle Unterschiede bei der Anpassung an chronische Krankheit gezeigt haben (Pollack, 1989).

Individuen in der Behindertenrolle benötigen nicht nur eine fortwährende Behandlung, sondern sie sind «in Zusammenhang mit ihrer chronischen Krankheit ständig der Bedrohung ausgesetzt, einen Teil ihrer Funktionsfähigkeit zu verlieren» (Monohan, 1982). Diese Feststellung hat zu einer Variante der Behindertenrolle geführt, die wie bereits erwähnt als *Gefährdetenrolle* bezeichnet wird. Klienten, die sich selbst als gefährdet für Komplikationen betrachten, sind viel stärker motiviert, den Behandlungsempfehlungen Folge zu leisten (siehe Kapitel 10 über Compliance). Um den Betroffenen zur Übernahme der Gefährdetenrolle zu bewegen, muss die Fachkraft Überzeugungsarbeit leisten und dem Klienten plausibel machen, dass Compliance sehr wichtig für die Maximierung von Gesundheit und Wohlbefinden ist und ohne diese Kooperationsbereitschaft die Gefahr besteht, dass Krankheitssymptome erneut auftreten oder Komplikationen entstehen. Das Ziel sollte von vornherein die Erhaltung und nicht die Wiedererlangung der optimalen Funktionalität sein. Damit Klienten geholfen werden kann, die Gefahr des Auftretens von Komplikationen herabzusetzen, müssen folgende Faktoren eingeschätzt werden:

- gesundheitsbezogene Überzeugungen
- Umfeldfaktoren wie familiäre Situation, Rollen und deren Gestaltung, medizinische und soziale Unterstützungssysteme und soziokulturelle Faktoren sowie
- gegenwärtiges Funktionsniveau und derzeitig vorhandene Krankheitssymptome.

4.4.5 Umgang mit persönlichen Voreingenommenheiten

Verfügen pflegerisch-medizinische Fachkräfte nur über spärliche Kenntnisse in Bezug auf krankheitsspezifische Rollen, fehlt ihnen oft die Sensibilität für diese Rollen, für deren Bedeutung und die Art und Weise, wie die eigenen Reaktionen vom Klienten beeinflusst werden und auf diesen zurückwirken. Unter Klinikbedingungen setzt sich das Personal nur episodisch mit Klienten auseinander und hat in vielen Fällen keinen Überblick über die Gesamtsituation dieser Menschen im Alltag. Insbesondere bei chronisch Kranken ist diese eingeschränkte Sichtweise hinderlich für die Förderung von Genesung oder Rehabilitation.

Der Umgang mit persönlichen Voreingenommenheiten stellt sich schon alleine deshalb als komplexes Problem dar, weil chronisch Kranke mit Krankenhauserfahrung nicht immer kooperationsbereit sind (Thorne, 1990). Da diese Menschen zu Hause für das Management ihrer Erkrankung selbst verantwortlich sind, geben sie im Krankenhaus die Kontrolle über ihre Versorgung wahrscheinlich nicht ohne weiteres an andere ab und haben, obwohl sie aus anderen Gründen aufgenommen wurden, Methoden entwickelt, um an den für sie wichtigen Aspekten ihrer bisherigen Therapie weiterhin festzuhalten. Der chronisch Kranke begibt sich – außer bei äußerst akuten Krankheitsphasen – wohl nie völlig in die Abhängigkeit der Krankenrolle. Pflegefachkräfte, die mit einem solchen Klientel zu tun haben, sind oftmals frustriert, weil diese Klienten nicht die erwartete «Krankenrolle» annehmen. In diesen Fällen sind Machtkämpfe zwischen Personal und Klienten durchaus möglich.

Der Umgang mit Klienten, die immer wieder mit den gleichen Gesundheitsproblemen stationär behandelt werden, kann beim Personal das gleiche Gefühl von Machtlosigkeit gegenüber der Krankheit erzeugen, wie es beim chronisch Kranken selbst vorhanden ist. Beide kommen zu der Erkenntnis, dass eine völlige Gesundung niemals erreicht werden kann. Manchmal drückt sich die Frustration des Personals in Schuldzuweisungen aus. Solche negativen Gefühle in Bezug auf die Klienten haben unweigerlich Einfluss auf die Interaktion mit ihnen.

Um den Klienten wirklich helfen zu können, müssen die pflegerischen Fachkräfte ihre Gefühle und Reaktionen, die durch das Autonomiebedürfnis des Klienten erzeugt werden, gezielt hinterfragen. Nur über die Erkenntnis, wie sich solche Gefühle auf die Pflege auswirken, können sie zu einer objektiven Betrachtungsweise der Situation gelangen und erfassen, dass die chronisch Kranken dabei sind zu versuchen, ihre Krankheitssymptome und ihr Leben in den Griff zu bekommen und dem verbleibenden Potenzial das Höchstmögliche abzuringen. Das Personal muss erkennen, dass Autonomieansprüche darauf hinweisen, dass sich der Klient an die Krankheit und die damit verknüpften Rollen anpasst und dabei danach strebt, ein ganzheitliches Wohlbefinden zu erreichen.

Erst wenn Pflegefachkräfte in der Lage sind, eine Umstrukturierung ihrer Sichtweise vorzunehmen, werden gemeinsame Zielsetzungen und Planungen möglich; die Macht wird aufgeteilt, und zwischen Pflegefachkraft und Klient entwickelt sich eine zufriedenstellende Beziehung, die von gegenseitigem Vertrauen getragen ist (Thorne & Robinson, 1988). Das Gefühl, sich auf den anderen verlassen zu können und respektiert zu werden, nährt die Zufriedenheit mit der Beziehung und leistet einen wesentlichen Beitrag zur Förderung und Aufrechterhaltung der Kompetenz des chronisch kranken Klienten.

4.4.6 Forschungsbedarf

Die in Zusammenhang mit chronischer Krankheit betriebene Forschung wird zwar immer umfangreicher (siehe Kapitel 7 über Forschung), doch das Hauptgewicht liegt dabei auf der Beziehung zwischen Krankheit und klinischer Praxis. Die Krankenrolle wird in der Forschung überwiegend aus theoretischer Sicht beleuchtet. Deshalb müssen die stationär tätigen Pflegefachleute verstärkt erforschen, wie die

Kenntnisse über die Krankenrolle im Klinkbetrieb umgesetzt werden können. Im folgenden werden zwei besonders erwähnenswerte Beispiele für die Anwendung der Rollentheorie auf die klinische Praxis dargestellt.

Persönlichkeit und Krankheitsverhalten

Theoretische Forschung kann auch dann praktische Anwendung finden, wenn sie nicht speziell auf diesen Zweck ausgerichtet war. Als bezeichnendes Beispiel hierfür gilt die Forschung auf dem Gebiet des Herzinfarkts. Eingehende, weltweit durchgeführte Forschungsvorhaben haben zur Analyse der Beziehung zwischen der Typ-A-Persönlichkeit und dem Krankheitsverhalten von Herzinfarktpatienten geführt (Byrne & Whyte, 1978; Byrne et al., 1981; Heller, 1979; Hackett, 1982; Byrne, 1982; Appels et al., 1982). Mit diesen Studien wurde die Absicht verfolgt, die Rolle von Persönlichkeitsfaktoren bei diesem Krankheitszustand genauer zu untersuchen und festzustellen, ob das zu diesem Zweck konstruierte Erfassungsinstrument international anwendbar sei. Die dabei erzielten Ergebnisse führten zur Entwicklung von Präventionsprogrammen für Menschen mit Typ-A- Persönlichkeit, zur Berücksichtigung dieser Informationen bei der Edukation von Herzinfarktpatienten und zur Integration von Kenntnissen über Persönlichkeitsmerkmale in Patientenversorgung und Rehabilitationsprogramme.

Nebenrollen

Bei einer qualitativen Studie zum Thema Übernahme und Ablehnung der Krankenrolle bei Dialysepatienten konnten mehrere Nebenrollen festgestellt werden (Artinian, 1983):

- Die *Rolle des Unentschlossenen* wird in der Regel von Kranken übernommen, bei denen die Dialyseabhängigkeit erst kürzlich diagnostiziert wurde und die sich noch immer fragen, ob die Dialyse wirklich notwendig ist; letztlich begibt sich der Betreffende aber doch in eine der nachfolgend aufgeführten Rollen.
- Die *Rolle des Arbeitenden* wird von einem Patienten eingenommen, der die Akzeptanz der Krankenrolle verweigert, sich weiterhin als normal definiert und Wege findet, die Dialyse mit seinen anderen Lebensaktivitäten zu vereinbaren. Erreicht wird dies durch die Bereitschaft zur Dialyse und die Auswahl jener Form der Behandlung, die mit dem Lebensstil am ehesten vereinbar ist.
- Die *Rolle des Wartenden* wird einer Person zugeordnet, die sich nicht in die Krankenrolle einfügt und ein Leben mit der Dialyse als völlig inakzeptabel betrachtet. Diese Person wartet auf ein Transplantat oder auf den Tod, verfügt am wenigsten über Informationen zum Krankheitsprozess, zeigt die geringste Kooperationsbereitschaft und ist der Ansicht, in einer Falle zu stecken und der Zukunft beraubt worden zu sein.
- Die *Rolle des wahren Dialysepatienten* nimmt jemand ein, der die Krankenrolle akzeptiert und sein Leben an der Dialyse ausrichtet, wobei sie für ihn sozusagen zum «Beruf» wird. Diese Person verfügt über ein fundiertes Wissen über die Erkrankung und deren Handhabung, erscheint überpünktlich zum Dialysetermin und bleibt länger, um Kontakte aufzubauen und sich in die Situation einzufinden.
- Die *Rolle des Emanzipierten* hingegen kann von Dialysepatienten nicht übernommen werden, denn das ist erst dann möglich, wenn die Dialysebehandlung wegen einer Transplantation überflüssig geworden ist.

Artinian macht außerdem darauf aufmerksam, dass die Individualisierung der Versorgung unbedingt nötig ist, um den von der jeweiligen Rolle abhängenden Bedürfnissen nach körperlichem Wohlbefinden und Selbstachtung gerecht werden zu können. Der *Unentschlossene* benötigt Zeit für das Akzeptieren der Dialyse und darf nicht dazu gedrängt werden. Dem *Arbeitenden* vermittelt eine prompte Behandlung ohne Wartezeiten das Gefühl der Kontrolle. Für den *Wartenden* ist eine wohlgesinnte Umgebung angebracht, selbst wenn die Kooperationsbereitschaft fehlt. Der *wahre Dialysepatient* braucht Lob für den erfolgreichen Umgang mit den Erfordernissen der Dialyse und Gelegenheit zum Aufbau kameradschaftlicher Beziehungen.

4.5 Zusammenfassung und Schlussfolgerungen

Wenn Symptome auftreten, wird die betroffene Person im Allgemeinen aktiv, um die Ursache dafür herauszufinden und zu beseitigen. Dieses *Krankheitsverhalten* wird von vielen Variablen beeinflusst, wozu auch die gesundheitsbezogenen Überzeugungen des Klienten gehören. An einem bestimmten Punkt auf dem Kontinuum des Krankheitsverhaltens nimmt der akut Kranke die *Krankenrolle* an, in der Abhängigkeit von anderen akzeptabel ist und gleichzeitig eine Befreiung von sozialen Verpflichtungen stattfindet. Im Gegenzug besteht die Pflicht, wieder gesund werden zu wollen und zu diesem Zweck Fachleute im Gesundheitswesen aufzusuchen und mit diesen zu kooperieren. Doch diese Rolle lässt sich viel eher mit akuten als mit chronische Störungen vereinbaren. Gemäß dem Modell der *Behindertenrolle* müssen chronisch kranke oder behinderte Personen selbst die Verantwortung für ihre Gesundheitsmanagement übernehmen und können innerhalb der ihnen auferlegten Grenzen normale Rollenerwartungen erfüllen. Mit anderen Worten: Die Behindertenrolle bringt ein dem Zustand entsprechendes Wohlbefinden mit sich.

Das Konzept der Krankenrolle wurde eher auf der Grundlage von Plausibilität und Schlüssigkeit entwickelt und weniger auf der Basis fundierter Forschung. Jedoch wurden die vier elementaren Komponenten der Krankenrolle durch viel Studien überprüft, und die Ergebnisse lassen erkennen, dass das Modell zwar einige Schwächen aufweist, in Bezug auf akute Krankheit aber Gültigkeit besitzt. Der größte Nachteil des Modells ist die mangelnde Anwendbarkeit auf chronische Krankheit, insbesondere angesichts der zunehmenden Zahl chronisch kranker Menschen. Die Annahme der Behindertenrolle ist für chronisch Kranke problematisch, weil die Gesellschaft erst noch klare Normen für diese Rolle definieren muss, die es diesem Personenkreis wiederum ermöglichen, eine bestmögliche soziale Integration zu erreichen. Die Pflegefachkraft kann die Integration fördern, indem sie dafür eintritt, dass bei jeder betroffenen Person individuell gestaltete Interventionstechniken zur Anwendung kommen.

Des weiteren müssen Pflegende und andere Fachkräfte akzeptieren, dass es unter Klinikbedingungen nun einmal Unterschiede im Verhalten von akut und chronisch kranken Klienten gibt und sich zu diesem Zweck über die internen Aspekte der Beziehung zum Klienten klar werden. Die Berücksichtigung krankheitsspezifischer Rollen als Ausgangspunkt für die klinische Praxis ist derzeit noch in hohem Maße erfahrungsabhängig, weil nur in begrenztem Umfang Forschungsdaten vorhanden sind. Bis mehr fundierte Ergebnisse vorliegen, kann das Wissen über krankheitsspezifische Rollen in gewisser Hinsicht richtungsweisend für die Fachleute in den Gesundheitsberufen sein.

Alle Theoretiker sind sich darüber einig, dass Krankheit nicht nur Sache des einzelnen ist, sondern im weiteren Sinne durch biologische und soziologische Faktoren beeinflusst wird. Da die Funktionalität sozialer Systeme von den zugehörigen Individuen abhängt, ist der gesundheitliche Status aller Mitglieder von Interesse für die Gesamtgruppe. Die Reaktionen der Gesellschaft auf Krankheit werden von einer Vielzahl soziokultureller Faktoren bestimmt, die mitunter einer logischen und wissenschaftlichen Grundlage entbehren (Helman, 1990). Eine effektivere Gesundheitsversorgung für chronisch Kranke ist dann möglich, wenn ihnen nicht einfach nur geholfen wird, ihre Krankheit in den Griff zu bekommen, sondern zusätzlich versucht wird, den üblicherweise damit verbundenen Bedürfnissen nach psychosozialer Unterstützung gerecht zu werden, ihre Bewältigungsfähigkeiten zu stärken und ihnen ein Gefühl von Kontrolle zu vermitteln (Sobel, 1995).

Die medizinisch-pflegerischen Fachkräfte sind gefordert, die Vielzahl von Faktoren, die den chronisch Kranken beeinflussen, vor Augen zu haben – einschließlich der Rollen, die angenommen werden, wenn eine akute Erkrankung vorliegt oder wenn gesundheitliche Beeinträchtigungen weiter bestehen bleiben.

Pflegediagnosen

Anmerkung des Herausgebers: Mehrere der oben genannten Kennzeichen sind nicht eindeutig, was sich aus der Definition dieser diagnostischen Kategorie ergibt. Zum Beispiel: Wie kann man die Rolle von jemanden als anders wahrnehmen, wenn man ihr Vorhandensein leugnet? Oder: Wie kann jemand Rollendifferenzen wahrnehmen, wenn das Kriterium dafür ist, dass die Rolle von anderen als abweichend wahrgenommen wird? Die Schwierigkeit liegt darin, dass bei dieser Kategorie eine ausreichende klinische Spezifikation fehlt.

Einige der Kennzeichen könnten so modifiziert werden, dass sie zu Definitionen von Kategorien mit höherer klinischer Spezifikation werden. Im folgenden werden Vorschläge zur Weiterentwicklung aufgeführt. Zusätze in eckigen Klammern [...] wurden nachträglich hinzugefügt.

Verändertes Rollenverhalten (spezifiziere betroffene Rolle)

- Rolleninsuffizienz, Rollenambivalenz
- Interrollenkonflikt
- Intrarollenkonflikt
- Patientenrolle: Sekundärer Krankheitsgewinn

Taxonomie 1R: In Beziehung treten (3.2.1/1978; R1998)
NANDA-Originalbezeichnung: «*Altered Role Performance*»
[Thematische Gliederung: Soziale Interaktion]

Definition: Eine Störung in der Art und Weise, wie die eigene Rollenerfüllung wahrgenommen wird.

Diagnostischer Hinweis der Übersetzergruppe: Taxonomisch ist diese Diagnose eine übergeordnete, breite Kategorie, die verschiedene genauere/detailliertere Diagnosen umfasst. Wenn die Ersteinschätzung zu dieser Diagnose führt, sind weitere Abklärungen nötig, um die spezifischen Bedürfnisse des Patienten festzustellen und wenn möglich sollte eine genauere Diagnose gestellt werden (hier z. B.: Eingeschränkte elterliche Fürsorge, Gefahr einer eingeschränkten elterlichen Fürsorge, Gefahr einer veränderten Eltern-Kind-Bindung).

Mögliche ursächliche oder beeinflussende Faktoren
In Bearbeitung durch die NANDA

- [Krise]
- [Situationsbedingt (z. B. männliches Oberhaupt der Familie ist in einer passiven, abhängigen Patientenrolle)]; Fehlen von Rollenvorbildern; Übergänge; Rollenkonflikte)
- [Entwicklungsbedingt (Alter, Werte/Überzeugungen)]
- [Gesundheit/Krankheit (z. B. chronische Krankheit), Veränderungen in der körperlichen Leistungsfähigkeit, Wahrnehmungsprobleme)]

Bestimmende Merkmale oder Kennzeichen

subjektive
- Veränderung des Rollenverständnisses
- Verleugnen der Rolle
- Mangelnde Kenntnisse über die Rolle

objektive
- Veränderung des Rollenverständnisses anderer
- Veränderung der gewohnten Verhaltensmuster oder Verantwortung

- Rollenkonflikte
- Veränderung der körperlichen Fähigkeiten/Gegebenheiten, um die Rolle wieder einzunehmen
- [Unvermögen, die Rolle einzunehmen]

Rollenüberlastung pflegender Angehöriger/Laien

Taxonomie 1R: In Beziehung treten (3.2.2.1/1992; R1998)
NANDA-Originalbezeichnung: «Caregiver Role Strain»
[Thematische Gliederung: Soziale Interaktion]

Definition: Wahrgenommene Schwierigkeiten pflegender Angehöriger/Laien in ihrer Fürsorgerolle.

Anmerkung der Übersetzergruppe: Unter «Angehörige» sind nicht nur Familienmitglieder zu verstehen, sondern z B. auch gleich- oder gegengeschlechtliche Lebenspartner, engste Freunde etc..

Mögliche ursächliche oder beeinflussende Faktoren

pathophysiologische/physiologische
- Schwerwiegende Krankheit des Pflegeempfängers
- Sucht oder Ko-Abhängigkeit
- Frühgeburt, angeborene Missbildung/Fehlfunktion
- Entlassung eines Familienmitgliedes mit einem grossen Bedarf an Pflege nach Hause
- Beeinträchtigte Gesundheit der Pflegeperson
- Unvorhersehbarer Krankheitsverlauf oder instabile Gesundheit
- Pflegeperson ist weiblich

entwicklungsbedingte
- Die Person ist von der Entwicklung her nicht bereit, die Rolle des Pflegenden zu übernehmen, z. B. jugendliche Erwachsene, die Eltern mittleren Alters pflegen muss
- Entwicklungsverzögerung oder geistige Behinderung des Pflegeempfängers oder der Pflegenden

psychosoziale
- Psychosoziale oder kognitive Probleme des Pflegeempfängers
- Ungenügende Anpassung der Familie oder vorbestehende Störung
- Ungenügende Bewältigungsformen der Pflegenden
- In der Vorgeschichte bereits belastete Beziehung zwischen Pflegeperson und Pflegeempfänger
- Pflegeperson ist Gatte oder Gattin
- Pflegeempfänger weist von der Norm abweichendes, bizarres/eigentümliches Verhalten auf

situative
- Missbrauch oder Gewaltanwendung
- Situationsbedingte Stressoren, die normalerweise eine Auswirkung auf Familien haben, z. B. wichtige Verluste, Unglück oder Krise, Armut oder wirtschaftliche Unsicherheit, wichtige Lebensereignisse (z. B. Geburt eines Kindes, Spitalaufenthalt, Wegzug von/Rückkehr nach Hause, Heirat, Scheidung, [Veränderung in der] Arbeitssituation, Pensionierung, Tod
- Notwendigkeit andauernde Pflege
- Ungeeignetes Umfeld zur Ausübung der Pflege, z. B. Unterkunft, Transportmöglichkeiten, Dienstleistungen in der Gemeinde, Ausrüstung
- Isolation der Familie/der Pflegenden
- Fehlende Entspannung und Erholung der Pflegenden
- Unerfahrenheit in der Pflege
- Konkurrenzierende Rollenverpflichtungen der Pflegeperson
- Komplexität/Ausmaß der Pflegeaufgaben

Anm. d. Autorinnen: Das bestehende Problem kann zahlreiche Probleme/Gefahren herbeiführen wie z. B. Beschäftigungsdefizit; Schlafstörung; Erschöpfung; Angst; Unwirksames individuelles/familiäres Coping; Entscheidungskonflikt; Unwirksames Verleugnen; Vorwegnehmendes [aktuelles] Trauern; Hoffnungslosigkeit; Machtlosigkeit; Existentielle Verzweiflung; Verändertes Gesundheitsverhalten; Beeinträchtigte Haushaltführung; Verändertes Sexualverhalten; Entwicklungspotential des familiären Copings; Veränderte Familienprozesse; Soziale Isolation.
Bei einer sorgfältigen Informationssammlung werden die spezifischen Bedürfnisse des Klienten erkannt und geklärt, worauf sie unter dem jeweiligen diagnostischen Begriff koordiniert werden können.

Gefahr einer Rollenüberlastung pflegender Angehöriger/Laien

Taxonomie 1R: In Beziehung treten (3.2.2.2/1992)
NANDA-Originalbezeichnung: «Risk for Caregiver Role Strain»
[Thematische Gliederung: Soziale Interaktion]

Definition: Pflegende Angehörige/Laien sind gefährdet, in ihrer Fürsorgerolle überfordert zu sein.

Anmerkung der Übersetzergruppe: Unter «Angehörige» sind nicht nur Familienmitglieder zu verstehen, sondern z. B. auch gleich- oder gegengeschlechtliche Lebenspartner, engste Freunde etc..

Risikofaktoren

pathophysiologische/physiologische
- Schwerwiegende Krankheit des Pflegeempfängers
- Sucht oder Ko-Abhängigkeit
- Frühgeburt, angeborene Missbildung/Fehlfunktion
- Entlassung eines Familienmitgliedes mit grossem Pflegebedarf nach Hause
- Beeinträchtigte Gesundheit der Pflegeperson
- Unvorhersehbarer Krankheitsverlauf oder instabile Gesundheit des Pflegeempfängers
- Pflegeperson ist weiblich
- Psychologische oder kognitive Probleme des Pflegeempfängers

entwicklungsbedingte
- Die Person ist von der Entwicklung her nicht bereit, die Rolle des Pflegenden zu übernehmen, z. B. jugendliche Erwachsene, die Eltern mittleren Alters pflegen muss
- Entwicklungsverzögerung oder geistige Behinderung des Pflegeempfängers oder der Pflegenden

psychologische
- Ungenügende Anpassung der Familie oder vorbestehende Störung
- Ungenügende Bewältigungsformen der Pflegenden
- In der Vorgeschichte bereits belastete Beziehung zwischen Pflegeperson und Pflegeempfänger
- Pflegeperson ist Gatte oder Gattin
- Pflegeempfänger zeigt von der Norm abweichendes, bizarres/eigentümliches Verhalten

situative
- Missbrauch oder Gewaltanwendung
- Situationsbedingte Stressoren, die normalerweise eine Auswirkung auf Familien haben, z. B. wichtige Verluste, Unglück oder Krise, Armut oder wirtschaftliche Unsicherheit, wichtige Lebensereignisse (z. B. Geburt eines Kindes, Spitalaufenthalt, Wegzug von/Rückkehr nach Hause, Heirat, Scheidung, [Veränderung in der] Arbeitssituation, Pensionierung, Tod
- Andauernde Pflege ist erforderlich
- Ungeeignetes Umfeld zur Ausübung der Pflege, z. B. Unterkunft, Transportmöglichkeiten, Dienstleistungen in der Gemeinde, Ausrüstung
- Isolation der Familie/der Pflegenden
- Fehlende Entspannung und Erholung der Pflegenden

- Unerfahrenheit in der Pflege
- Konkurrierende Rollenverpflichtungen der Pflegeperson
- Komplexität/Ausmaß der Pflegeaufgaben

Anmerkung des Herausgebers: Die Termini Rolleninsuffizienz und Rollenambiguität erscheinen zwar auf den ersten Blick synonym, doch ist der erste Terminus eindeutig der umfassendere. In der Literatur hat sich offensichtlich der eher spezifische Terminus Rollenambiguität durchgesetzt.

Studienfragen

1. Was versteht man unter Krankheitsverhalten? Welche Faktoren beeinflussen Individuen mit Krankheitssymptomen, Krankheitsverhalten zu zeigen?
2. Nennen Sie die charakteristischen Merkmale der Krankenrolle. Wann nehmen Individuen mit Krankheitssymptomen diese Rolle an?
3. Inwiefern unterscheidet sich die Behindertenrolle von der Krankenrolle? Welche charakteristischen Merkmale weist die Behindertenrolle auf?
4. Welche Probleme wurden in Bezug auf die Krankenrolle und ihre Merkmale festgestellt? Erörtern Sie diese!
5. Welche Probleme verursachen unter Umständen eine Verzögerung beim Aufsuchen von professioneller Hilfe oder bei der Übernahme der Krankenrolle?
6. Auf welche Schwierigkeiten kann eine kranke Person treffen, wenn sie die Kranken- oder Behindertenrolle übernimmt? Machen Sie die Unterschiede deutlich!
7. Wie unterscheiden sich die rollenbezogenen Reaktionen auf Krankheit bei Kindern von denen Erwachsener? Wie reagieren ältere Menschen?
8. Wie wirken sich die Erwartungen des Fachpersonals auf dessen Reaktionen den Klienten gegenüber aus?
9. Inwiefern beeinflusst die fehlende Klarheit von Normen für die Behindertenrolle das Verhalten von Klienten?
10. Denken Sie an einen Klienten, den Sie im Krankenhaus betreut haben. Welche Kriterien des Klientenverhaltens würden Sie anwenden, um festzustellen, ob sich der einzelne in einer Abhängigenrolle begeben hat? Und welche Kriterien, um festzustellen, ob diese Person willens ist, unabhängiger zu werden?
11. Wie können Sie das Wissen über krankheitsspezifische Rollen bei ihrer Zeit- und Arbeitsplanung anwenden? Wie zur Unterstützung des Klienten bei dessen Anpassung an die Krankenrolle? Wie bei der Anpassung an die Behindertenrolle?
12. Weshalb ist es wichtig, dass sich Pflegekräfte über sich selbst und ihre persönlichen Voreingenommenheiten im Klaren sind?
13. Welche Probleme ergeben sich daraus, dass die Rollen für chronisch kranke oder behinderte Menschen von der Gesellschaft unzulänglich definiert sind?
14. Welchen Stellenwert nimmt die Forschung hinsichtlich der Krankenrolle in der klinischen Praxis ein? Nennen Sie Bereiche, in denen diesbezügliche Forschungsergebnisse von Nutzen sein können.

Literatur

Alonzo, A. A. (1980). Acute illness behavior. A conceptual exploration and specification. Social Science and Medicine, 14 A, 515–526.

Andrews, H. A. (1991). Overview of the role function mode. In C. A. Roy & H. A. Andrews, The Roy Adaption Model: The definitive statement, pp. 347–361. Norwalk, CT: Appleton & Lange.

Appels, A., Jenkins, C. D., Rosenmann, R. H. (1982). Coronary-prone behavior in the Netherlands: A cross-cultural validation study. Journal of Behavioral Medicine, 5 (1), 83–88.

Artinian, B. M. (May/June 1983). Role identities of the dialysis patient. Nephrology Nurse, 5 (30), 10–14.

Benner, P., Wrubel, J. (1989). The primary of caring: Stress and coping in health and illness. Menlo Park, CA: Addison-Wesley.

Berger, P. L. (1963). Invitation to sociology: A humanistic perspective. Garden City, NY: Anchor Books.

Blackwell, B. (1963). The literature of delay in seeking medical care for chronic illness. Health Education Monographs, 16, 3–31.

Breslau, N. (1982). Psychiatric disorder in children with physical disabilities. Journal of the American Academy of Child Psychiatry, 24, 87–94.

Breslau, N., Marshall, I. A. (1985). Psychological distrubance in children with physical disabilities: Continuitiy and change in a 5-year-follow-up. Journal of Abnormal Child Psychology, 13, 199–216.

Buchwald, D., Caralis, P. V., Gany, F., Hardt, E. J., Johnson, T. M., Muecke, M. A., Putsch, R. W. (1994). Caring for patients in a multicultural society. Patient Care, 26 (11), 105–120.

Byrne, D. G. (1982). Illness behavior and psychological outcomes after a heart attack. British Journal of Clinical Psychology, 21, 145–146.

Byrne, D. G., Whyte, H. M. (1978). Dimensions of illness behavior in survivors of myocardial infarction. Joournal of Psychosomatic Research, 22, 485–491.

Byrne, D. G., Whyte, H. M., Butler, K. L. (1981). Illness behavior and outcome following survived M. I.: A prospective study. Journal of Psychosomatic Research, 25 (2), 97–107.

Christian, B. J. (1989). Family adaption to chronic illness: Family coping style, family relationships, and family coping status – implications for nursing. Unpublished doctoral dissertation, University of Texas, Austin.

Clark, M., Anderson, B. G. (1967). Culture and aging. Springfield, IL: Charles C. Thomas.

Cockerham, W. C. (1989). The sick role. In Medical sociology (4th ed.). Englewood Cliffs, NJ: Prentice-Hall.

Davidhizar, R. (1994). The pursuit of illness for secondary gain. Health Care Supervisor, 13 (3), 49–58.

Facione, N. C. (1993). The Triandis model for the study of health and illness behavior. A social behavior theory with sensitivity to diversity. Advances in Nursing Science, 15 (3), 49–58.

Feldmann, D. J. (1974). Chronic disabling illness: A holistic view. Journal of Chronic Diseases, 27, 287–291.

Finermann, R., Bennett, L. A. (1994). Guilt, blame and shame: Responsibility in health and sickness. Social Science and Medicine, 40 (1), 1–3.

Germain, C. P. (1992). Cultural care: A bridge betwwen sickness, illness, and sieases. Holistic Nursing Practice, 6 (3), 109.

Gilles, L. (1972). Human behavior in illness. London: Faber & Faber.

Glaser, B., Strauss, A. L. (1968). Time for dying. Chicago: Aldine.

Gonzales-Swafford, M. J. (1983). Ethno-medical beliefs and practices of Mexican-Americans. Nurse Practitioner, 8 (10), 29–30, 32, 34.

Gordon, G. (1966). Role theory and illness: A sociological perspective. New Haven, CT: College and University Press.

Grey, M., Camerson, M. E., Thurber, F. W. (1991). Coping and adaption in children with diabetes. Nursing Research, 40 (3), 144–149.

Hackett, T. P. (1982). Siciocultural influences, the response to illness, Editorial comments. Cardiology, 69, 301–302.

Hardy, M. E., Hardy, W. L. (1988). Role stress and role strain. In M. E. Hardy, M. E. Conway (eds.), Role theory: Perspectives for health professionals (2nd ed.). Norwalk, CT: Appleton & Lange.

Harris, J. A., Newcomb, A. F., Gewanter, H. L. (1991). Psychological effects of juvenile rheumatic disease: The family and peer systems as a context for coping. Arthritis Care and Research, 4 (3), 123–130.

Heller, R. E. /1979). Type A behavior and coronary heart disease. British Medical Journal, 280, 365.

Heller, A., Rafman, S., Zvagulis, I., Pless, I. B. (1985). Birth defects and psychosocial adjustment. American Journal of Diseases of Children, 139, 257–263.

Helman, C. G. (1990). Culture, health and illness: An introduction for health professionals (2nd ed.). London: Wright.

Honig-Parnass, T. (1981). Lay concepts of the sick role: An examination of the professional bias in Parson's model. Social Science and Medicine, 15 A, 615–623.

Hover, J., Juelsgaard, N. (1978). The sick role reconceptualized. Nursing Forum, XVII (4), 406–415.

Hurley-Wilson, B. A. (1988). Socialization for roles. In M. E. Hardy, M. E. Conway (eds.), Role theory: Perspectives for health professionals (2nd ed.). Norwalk, CT: Appleton & Lange.

Hyman, M. D. (1971). Disability and patient's perceptions of preferential treatment: Some preliminary findings. Journal of Chronic Diseases, 24, 329–342.

Institute of Medicine (1991). Disability in America: Toward a national agenda for prevention, Washington, DC: National Academy Press.

Janz, N. K., Becker, M. H. (1984). The health belief model: A decade later. Health Education Quarterly, 11 (1), 1–47.

Kasl, S. V., Cobb, S. (1966). Health behavior, illness behavior, and sick role behavior. I. Health and illness behavior. Archives of Environmental Health, 12, 246–266.

Kassenbaum, G. G., Baumann, B. O. (1965). Dimensions of the sick role in chronic illness. Journal of Health and Human Behavior, 6 (1), 16–27.

Kiesel, M., Beninger, C. (1979). An application of psycho-social role theory to the aging. Nursing Forum, XVIII (1), 80–91.

Kubisch, S. M., Wichowshi, H. C. (1992). Identification and validation of a new nursing diagnosis: Sick role conflict. Nursing Diagnosis, 3 (4), 141–147.

Lewis, S. M., Collier, I. C. (1991).Medical-surgical nursing: Assessment and management of clinical problems. New York: McGraw-Hill.

Lorber, J. (1981). Good patients and problem patients: Conformity and deviance in a general hospital. In P. Conrad, R. Kern (eds.), The sociology of health and illness: Critical perspectives. New York: St. Martin's.

Loveys, B. (1990). Transitions in chronic illness. The at-risk-role. Holistic Nursing Practice, 4 (3), 56–64.

Lubkin, I. (ed.) (1995). Chronic illness: Impact and interventions (3rd ed.). Boston: Jones and Barlett.

McCarthy, S. M., Gallo, A. M. (1992). A case illustration of family management style. Journal of Pediatric Nursing: Nursing Care of Children and Families, 7 (6), 395–402.

Mead, G. H. (1934). Mind, self & society. Chicago: University Press.

Mechanic, D. (1961). The concept of illness behavior. Journal of Chronic Diseases, 15, 189–194.

Mechanic, D. (1972). Public expectations and health care. New York: John Wiley.

Mechanic, D. (1978). Medical sociology (2nd ed.). New York: Free Press.

Mechanic, D. (1992). Health and illness behavior and patient practitioner relationship. Social Science and Medicine, 34 (12), 1345–1350.

Mechanic, D. (1995). Sociological dimensions of illness behavior. Social Science and Medicine, 41 (9), 1207–1216.

Meleis, A. I. (1975). Role insufficiency and role supplementation: A conceptual frmaework. Nursing Research, 24 (4), 264–271.

Meleis, A. I. (1988). The sick role. In M. E. Hardy, M. E. Conway (eds.), Role theory: Perspectives for health professionals (2nd ed.). Norwalk, CT: Appleton & Lange.

Miller, J. E. (1992). Coping with chronic illness: Overcoming powerlessness (2nd ed.). Philadelphia: F. A. Davis.

Monohan, R. S. (May 1982). The «at-risk-role». Nurse Practitioner, pp. 42–44, 52.

Nuwayhid, K. A. (1991). Role transition, distance and conflict. In C. A. Roy, H. A. Andrews, The Roy Adaption Model: The definitive statement, pp. 363-376. Norwalk, CT: Appleton & Lange.

Parson, T. (1951). The social system. New York: The Free Press.

Parson, T., Fox, R. (1952). Illness, therapy and the modern urban American family. Journal of Social Issues, VIII, 31–44.

Pilowsky, I., Spence, N. D. (1975). Patterns of illness behavior in patients with intractable pain. Journal of Psychosomatic Research, 19, 279–287.

Place, B. E. (1993). Understanding the meaning of chronic illness: A prerequisite for caring. In D. A. Gaut (ed.), A global agenda for caring, pp. 281–291.

Pless, B., Nolan, T. (1991). Revision, replication, and neglect-research on malajustment in chronic illness. Journal of Child Psychology and Psychiatry, 32 (2), 347–365.

Pollack, S. E (1989). The hardiness characteristic: A motivating factor in adaption. Advances in Nursing Science, 11 (2), 53–62.

Pollack, S. E., Christian, B. J., Sands, D. (1990). Responses to chronic illness: Analysis of psychological and physiological adaption. Nursing Research, 39 (5), 300–304.

Rankin, S. J., Duffy, K. L. (1983). A model for patient decision making and mutual goal setting. In Patient education: Issues, principles, and guidelines. New York: J. B. Lippincott.

Redman, B. K. (1993). The process of patient education. St. Louis: Mosby.

Reigel, B. (1989). Social support and psychological adjustment to chronic coronary heart disease: Operationalization of Johnson's behavioral system model. Advances in Nursing Science, 11 (2), 74–84.

Robinson, D. (1971). The process of becoming ill. London: Routledge and Kegan Paul.

Schwartz, S. S., Gramling, S. E., Mancini, T. (1994). Journal of Behabior Therapy and Experimental Psychiatry, 25 (2), 135–142.

Segall, A. (1976). The sick role concept: Understanding illness behavior. Journal of Health and Social Behavior, 17, 163–170.

Sobel, D. S. (1995). Rethinking medicine: Improving health outcomes with cost-effective psychosocial interventions. Psychosomatic Medicine, 57, 234–244.

Steward, D. C., Sullivan, T. J. (1982). Illness behavior and the sick role in chronic disease: The case of multiple sclerosis. Social Science and Medicine, 16, 1397–1404.

Szoeckle, J. D., Zola, I. K., Davidson, G. E. (1963). On going to see the doctor, the contributions of the patient to the decision to seek medical aid: A selective review. Journal of Chronic Diseases, 16, 975–989.

Strauss, A. L. (1981). Chronic illness. In P. Conrad, R. Kern (eds.), The sociology of health and illness: Critical perspectives. New York: St. Martin's.

Strauss, A. L., Corbin, J., Fagerhaugh, S., Glaser, B., Maines, D., Suczek, B., Wiener, C. (1984). Chronic illness and the quality of Life. St. Louis: C. V. Mosby.

Thorne, S. E. (1990). Constructive noncompliance in chronic illness. Holistic Nursing Practice, 5 (1), 62–69.

Thorne, S. E. (1993). Negotiating health care: The social context of chronic illness. Newbury Park, CA: Sage.

Thorne, S. E., Robinson, C. A. (1988). Reciprocal trust in health care relationships. Journal of Advanced Nursing, 13, 782–789.

Verbrugge, L. M., Jette, A. M. (1994). The disablement process. Social Science and Medicine, 38 (1), 1–14.

Viney, L. L., Westbrook, M. T. (1982). Psychological reactions to the onset of chronic illness. Social Science and Medicine, 16, 899–905.

Weaver, S. K., Wilson, J. E. (1994). Moving toward patient empowerment. Nursing and Health Care, 15 (9), 380–483.

Wesson, A. E. (1965). Long-term care: The forces that have shaped it and the evidence for needed change. In Meeting the social needs of long-term patients. Chicago: American Hospital Association.

Whitehead, W. E., Wingert, C., Federacivius, A. S., Wooley, S. Blackwell, B. (1982). Learned illness behavior in patients with irritable bowel syndrome and peptic ulcer. Digestive Diseases and Sciences, 27 (3), 202–208.

Whitehead, W. E., Crowell, M. D., Heller, B. R., Robinson, J. C., Schuster, M. M., Horn, S. (1994). Modeling and reinforcement of the sick role during childhood predicts adult illness behavior. Psychosomatic Medicine, 56, 541–550.

Wu, R. (1973). Behavior and illness. Englewood Cliffs, NJ: Prentice-Hall.

Weiterführende Literatur:

Bawwens, E. E., Anderson, D. V., Buergin, P. (1983). Chronic illness. In W. Phipps, B. C. Long, N. E. Woods (eds.), Medical surgical nursing: Consepts and clinical practice (2nd ed.). St. Lois: C. V. Mosby.

Blackwell, B. (1967). Upper middle class adult expectations about entering the sick role for physical and psychiatric dysfunctions. Journal of Health and Social Behavior, 8, 83–95.

Carasso, R., Yehuda, S., Ben-uriah, Y. (1981). Peronality, type, life events, and sudden CVA. International Journal of Neuroscience, 14, 223–225.

Erikson, K. T. (1957). Patient role and social uncertainty: A dilemma of the mentally ill. Psychiatry, 20, 262–272.

Fross, K. H., Dirks, J., Klinsman, R. A., Jones, N. E. (1980). Functionally determined invalidism in chronic asthma. Journal of Chronic Diseases, 33, 485–590.

Jelnick, L. J. (Jan./Feb. 1977). The special needs of the adolescent with chronic illness. Maternal Child Nursing, 57–61.

Johnson, D. (April 1967). Powerlessness: A significant determinant in patient behavior? Journal of Nursing Eeducation, 39–44.

Jourard, S. (1968). The transparent self, pp. 3–18 (2nd ed.). New York: Van Nostrand.

Kawash, G., Woolcott, D. M., Sabry, J. H. (1980). Personality correlates of selected elements of the Health Belief Model. Journal of Social Psychology, 112, 219–227.

Lawson, B. A. (Jan./Feb. 1977). Chronic illness in the school-aged child: Effects on the total family. Maternal Child Nursing, pp. 49–56.

Lewis, B. L., Khaw, K.-T. (1982). Family functioning as a mediating variable affecting psychosocial adjustment of children with cystic fibrosis. The Journal of Pediatrics, 101 (4), 636–639.

Linn, M. W., B. S. Skylar, J. S., Harris, R. (1980). The importance of self-assessed health in patients with diabetes. Diabetic Care, 3, 599–606.

Longenecker, G. K. D., Woods, N. E. (1991). Health and illness: The human experience. In W. J. Phipps, B. K. Long, N. E. Woods, V. L. Cassmeyer (eds.), Medical-surgical nursing: Concepts and clinical practice (4th ed.). St. Louis: C. V. Mosby.

Neff, E. J. A., Dale, J. C. (1990). Assessment of quality of life in school-aged children: A method-phase I. Maternal Child Nursing Journal, 19 (4), 313–320.

Papper, S. (1970). The undesirable patient. Journal of Chronic Diseases, 22, 777–779.

Petroni, F. A. (1971). Preferred right to the sick role and illness behavior. Social Science and Medicine, 5, 645–653.

Pilowsky, I., Spence, N. D. (1976). Illness behaviour syndromes associated with intractable pain. Pain, 2, 61–71.

Pond, H. (1979). Parental attitudes toward children with a chronic medical disorder: Special reference to diabetes mellitus. Diabetic Care, 2 (5), 425–430.

Pritchard, M. (1977). Further studies of illness behaviour in long term haemodialysis. Journal of Psychosomatic Research, 21, 41–48.

Kapitel 5
Stigma

Coleen Saylor • Marion Yoder

Als ich mit meinem Auto an einer Ampel anhielt, sah ich mich um und betrachtete all die Menschen um mich herum, doch keiner war so wie ich. Sie waren für sich, weit weg, anders. Würden Sie mich ansehen, könnten sie meinen Fehler nicht erkennen. Wüssten sie jedoch, was mit mir nicht stimmt, würden sie sich von mir abwenden. Ich gehöre nicht zu ihnen und bin anders als alle, die ich, soweit das Auge reicht, in jeder Richtung sehen kann. Und es wird nie mehr so sein wie früher.

Ein Krebspatient

5.1 Einleitung

Dieses Kapitel gibt Aufschluss darüber, wie sich der Stigmabegriff entwickelt hat und inwieweit eine Stigmatisierung bei vielen chronischen Erkrankungen und Behinderungen einen bedeutenden Einflussfaktor darstellt. Außerdem wird näher beleuchtet, in welchem Verhältnis die Stigmatisierung zu bekannteren Begriffen wie Vorurteil, Stereotypisierung und Etikettierung steht. Da Stigmatisierungsprozesse sozial konstruiert werden, unterscheiden sie sich je nach Umfeld. Außerdem reagieren Einzelpersonen und Gruppen unterschiedlich auf den Stigmatisierungsprozess. Diese Reaktionen müssen bei der Planung von Maßnahmen zur Verbesserung der Lebensqualität chronisch Kranker berücksichtigt werden.

Auch wenn Stigmatisierung ein sehr alltägliches Phänomen ist, betrachten nicht alle Menschen eine Erkrankung oder Deformität als Stigma. In diesem Kapitel wird keineswegs davon ausgegangen, dass alle, die mit Behinderten oder chronisch Kranken arbeiten, diese Menschen abwerten. Vielmehr besteht das Ziel darin, Anregungen zum sorgfältigen Überprüfen und Hinterfragen eigener Gedanken und Handlungsweisen zu geben.

Schlägt man im Wörterbuch unter «Stigma» nach, finden sich Definitionen wie «Zeichen der Schande», «Schandmal» oder «Makel». Der Soziologe Erving Goffman (1963) verfolgte den Gebrauch des Wortes bis zu den alten Griechen zurück. Diese verstanden darunter «körperliche Zeichen, die dazu bestimmt waren, etwas Ungewöhnliches oder Schlechtes über den moralischen Status des Zeichenträgers zu offenbaren» (S.1). Derartige Zeichen wurden in den Körper geschnitten oder gebrannt und taten öffentlich kund, ob die betreffende Person ein Sklave, ein Verbrecher oder ein Verräter war. Dabei ist die moralische und wertende Natur dieser Male zu beachten. Im Laufe der Zeit wurde die Bedeutung des Begriffes Stigma ausgeweitet, so dass er sich heute nicht mehr in erster Linie auf das Zeichen selbst bezieht, sondern auf Schande und Scham, die ursprünglich damit verbunden waren.

Um darzustellen, wie ein von den alten Griechen verwendeter Begriff mit chronischer Erkrankung zusammenhängt, beschäftigen sich die folgenden Abschnitte eingehend mit sozialer Identität und den Diskrepanzen zwischen Erwartung und Realität. In diesen Abschnitten wird Goffmans Auffassung von Stigma als beschädigte soziale Identität erörtert.

5.1.1 Soziale Identität

Die Gesellschaft lehrt ihre Mitglieder, Personen zu kategorisieren und definiert die Eigenschaften und Merkmale, die für Angehörige der jeweiligen Kategorien als normal anzusehen sind (Goffman, 1963). Goffman nennt diese Kennzeichen *Attribute*. Im täglichen sozialen Umgang miteinander wird festgelegt, was als üblich und erwartet gilt. Treffen wir auf Fremde, helfen uns bestimmte äußere Erscheinungsmerkmale, ein geistiges Bild von dem zu entwerfen, was Goffman als «soziale Identität» bezeichnet. Diese Identität umfasst nicht nur personale Attribute wie etwa Kompetenz, sondern auch strukturelle wie etwa den Beruf, den jemand ausübt. Beispielsweise tolerieren Studenten in der Regel den einen oder anderen exzentrischen Zug ihrer Professoren, doch wenn der Betreffende stottert, körperbehindert ist oder sichtlich an einer Krankheit leidet, verleihen sie ihm vielleicht eine soziale Identität, die durch Inkompetenz gekennzeichnet ist. Obwohl eine solche Identität nicht auf Kriterien fußt, die etwas mit der beruflichen Qualifikation zu tun haben, kann sie stigmatisierend wirken.

Die soziale Identität einer Person kann zum Beispiel auf ihrer Fähigkeit zu körperlicher Aktivität, ihren beruflichen Funktionen und ihrem Selbstkonzept beruhen. Alles, was eine Veränderung bei einem dieser Faktoren bewirkt, wie etwa eine Behinderung, verändert auch die Identität des Betreffenden und kann deshalb zum Stigma werden (Hooper, 1981).

Im Gegensatz zu anderen bekannten Soziologen der fünfziger und sechziger Jahre konzentrierte sich Goffmans Arbeit vorwiegend auf das Individuum und nicht so sehr auf breit angelegte soziologische Theorien (Alaszewski & Manthorpe, 1995). In seiner Studie aus dem Jahr 1963 wurde der Gedanke der sozialen Identität dazu verwendet, die bisherige Forschung über Stigmatisierungen auszudehnen. Im Rahmen seiner Theorie wird ein Stigma als etwas definiert, das ein Individuum von vollständiger sozialer Akzeptierung ausschließt. Goffmans Argumentation zufolge ist die soziale Identität der maßgebliche Faktor bei der Entstehung von Stigmatisierung, weil sie das Individuum einer Kategorie zuweist. Soziales Umfeld und soziale Routinen geben uns Klarheit darüber, welche Kategorien in Frage kommen. Erfüllen nun bestimmte Individuen die damit verknüpften Erwartungen nicht, weil sie andere und/oder unerwünschte Attribute besitzen, wird ihr Status von dem eines akzeptierten auf den eines diskreditierten Menschen reduziert – sie werden stigmatisiert.

5.1.2 Stigma als Diskrepanz

Die Gesellschaft definiert, welche Attribute beim Normalmenschen zu erwarten sind. Dazu gehören gewisse personale Eigenschaften, die Erfüllung bestimmter Aufgaben sowie Gesundheit. Wenn eine Person diesen strukturellen Erwartungen entspricht, beurteilt man sie als «gut», «wertvoll» oder «anziehend». Werden die Erwartungen nicht erfüllt, fällt das Urteil negativ aus. Aus diesen Gründen sind derartige Urteile genauso wie die vorhandenen Attribute ein zentraler Bestandteil der sozialen Identität eines Menschen.

Meistens werden sich die Menschen erst dann ihrer Erwartungen bewusst, wenn sie in eine Situation geraten, in der ihre Vorannahmen nicht der Realität entsprechen (Goffman, 1963). Erst wenn ein Professor stottert oder im Rollstuhl daherkommt, wird den Studenten klar, dass diese Person nicht ihren Erwartungen entspricht. In ähnlicher Weise wird vorausgesetzt, dass die Mitmenschen gesund und nicht mit einem Leiden behaftet sind. Bei Abweichungen von dieser erwarteten Norm tritt, egal in welcher Situation, die Diskrepanz zwischen dem Vorhandenen und dem Erwarteten ans Licht. Goffman nennt die Summe der erwarteten Attribute die *virtuale soziale Identität* und grenzt sie von der ab, die das Individuum tatsächlich besitzt. Diese Gesamtheit bezeichnet er als die *aktuale soziale Identität*.

Nach Goffman kann *Stigma* als die Diskrepanz zwischen virtualer und aktualer sozialer Identität verstanden werden. Damit ist gemeint, dass ein Attribut evident wird, das eine Person sowohl von anderen Personen in der gleichen Kategorie unterscheidet als auch weniger begehrenswert macht als diese. Etwas präziser kann Stigma betrachtet werden «als die negativen Wahrnehmungen und Verhaltensweisen der sogenannten normalen Menschen in Bezug auf Individuen, die sich von ihnen unterscheiden» (English, 1977). Goffman sagt das gleiche mit etwas anderen Worten: Bei einem Stigma handelt es sich um die «unerwünschten Attribute, die sich mit unserem Stereotyp, wie jemand zu sein habe, nicht decken» (1963, S. 3). Beide Autoren sehen Stigma als Diskrepanz zwischen dem Erwünschten und dem tatsächlich Vorliegenden und weisen darauf hin, dass eine bestimmte Beziehung zwischen Attribut und Stereotyp besteht. Nach Ansicht von Goffman «beschädigt» diese Diskrepanz die soziale Identität des Betreffenden, wodurch er an der Akzeptanz seiner selbst gehindert und auch von gesellschaftlicher Akzeptanz ausgeschlossen wird.

Die beschädigte Identität

In der Vergangenheit benutzte man die Wörter *Scham* und *Schuld* in ähnlicher Bedeutung wie den Begriff Stigma, nämlich zur Beschreibung eines wahrgenommenen Unterschieds zwischen Verhalten bzw. Attribut und einem Idealstandard. Aus dieser Sicht wird Schuld als Selbstkritik definiert, und Scham ergibt sich aus der Missbilligung durch die anderen. Schuld kommt etwa dem Gefühl gleich, sich selbst als diskreditiert zu sehen. Scham ist eine schmerzvolle Empfindung, die durch Verachtung und Missachtung seitens der anderen verursacht wird (Hynd, 1958). Eine alkoholkranke Person beispielsweise hat vielleicht wegen des Trinkens Schuldgefühle und empfindet außerdem Scham, weil andere ihr Verhalten in keiner Weise als wünschenswert betrachten.

Die meisten Stigmata werden vom sozialen Umfeld als bedrohlich betrachtet. Wir stigmatisieren Verbrecher und sozial Abweichende, weil sie ein Gefühl der Angst in uns erzeugen, indem sie unser Wertesystem und unsere Sicherheit bedrohen. Ähnlich steht es bei Begegnungen mit Kranken und Behinderten. Auch sie verursachen Angst und Furcht in uns, wenn auch auf andere Weise: ein solches Zusammentreffen zerstört den Glauben an die Gerechtigkeit im Leben. Kranke Menschen erinnern uns an die eigene Sterblichkeit und Verletzbarkeit, und folglich fällen körperlich gesunde Menschen über Kranke oder Behinderte negative Werturteile (Katz, 1981). So werden zum Beispiel manche Menschen mit intaktem Sehvermögen Blinde als völlig abhängig betrachten oder ihnen den Willen absprechen, sich selbst zu versorgen – eine Vermutung, die nicht auf den tatsächlich gegebenen Wünschen oder Fähigkeiten der blinden Person beruht. AIDS-Kranke erfahren häufig zusätzlich zu ihrer Krankheit eine moralische Abwertung. Psychisch Kranke wurden bereits im Mittelalter stigmatisiert (Fabrega, 1991). Aus diesen Gründen müssen sich die Betroffenen mit weit mehr auseinandersetzen, als nur mit ihren körperlichen und psychischen Handikaps oder Krankheitssymptomen, denn von manchen Menschen werden sie als weniger wertvoll oder schätzenswert angesehen: Sie tragen ein Stigma.

Nicht jedes unerwünschte Attribut als solches muss zur Stigmatisierung führen. Wenn alle Einwohner einer Stadt Diabetes hätten, entspräche diese Erkrankung den Erwartungen, und es wäre auch keine Diskrepanz vorhanden. Folglich gäbe es kein Stigma, die Eigenschaft wäre normal. Nur wenn sich die Erwartungen von den Erfahrungen unterscheiden, wird die Grundlage für eine Stigmatisierung geschaffen. Der Unterschied zwischen den erwarteten Attributen und den tatsächlich vorliegenden macht das Defizit aus und beschädigt die Identität.

Auch das Konzept *Devianz versus Normalität* ist ein soziales Konstrukt. Damit ist gemeint, dass Individuen eine Abwertung erfahren, weil sie Eigenschaften besitzen, die bei bestimmten sozialen Gruppen als abweichend gelten (Katz, 1981). In der Tat wirkt gerade das Alter, das jeden von uns eines Tages kennzeichnen wird, oft stigmatisierend (Luken, 1987). Überdies kann sich ein Stigma, da es ja über die Gesellschaft definiert wird, von Umfeld zu Umfeld unterscheiden. Viele kulturellen Werte sind zwar stabil, doch können manche von Gruppe zu Gruppe variieren. Der Gebrauch von entspannenden Drogen mag zum Beispiel in der einen Gruppe üblich, in einer anderen aber tabuisiert sein.

Wann immer ein Stigma vorhanden ist, erweist es sich in seiner abwertenden Kraft als so mächtig, dass es andere Merkmale überschattet und zum Ausgangspunkt sämtlicher Bewertungen der Person wird (Volinn, 1993). Dieses Kennzeichen, oder diese Andersartigkeit, übt einen derart starken Einfluss aus, dass damit der Anspruch auf alle anderen Attribute zunichte gemacht wird (Goffman, 1963). Die Tatsache, dass eine Krankenschwester auch eine insulinabhängige Diabetikerin ist, vermag die übrigen Aspekte ihrer Identität als kompetente Pflegefachkraft aufzuheben. Auch das Stottern eines Professors kann seine tatsächliche akademische Kompetenz überschatten.

Auch wenn Stigmata oft übermächtig sind, ist es nicht möglich, das Ausmaß der daraus resultierenden Stigmatisierung vorauszusagen. Menschen mit ein und derselben Krankheit empfinden nicht unweigerlich den gleichen Grad an Stigmatisierung. Andererseits können recht unterschiedliche Arten oder Grade von Behinderungen die gleiche stigmatisierende Wirkung besitzen. So stellte Dudley (1983) bei Personen mit Down-Syndrom enorme intellektuelle Unterschiede fest, doch wie sich zeigte, ziehen Menschen ohne intellektuelle Beeinträchtigungen diese Differenzen erst gar nicht in Betracht. Für sie teilen alle Menschen mit Down-Syndrom ungeachtet ihrer intellektuellen Fähigkeiten das gleiche Stigma – geistige Behinderung. Das bedeutet, dass die sozialen Reaktionen eher auf das Mongolismus-Stereotyp erfolgen und nicht in Abhängigkeit von den tatsächlichen Fähigkeiten. Die Grundlage dafür ist demnach nicht ausschließlich die wirklich vorhandene bzw. nicht vorhandene intellektuelle Funktionsfähigkeit.

In gleichem Sinn geben Piner und Kahle (1984) eine Studie wieder, die sich mit den stigmatisierenden Wirkungen des Etiketts «psychische Krankheit» oder «psychische Störung» befasst. Der einen Hälfte der Probanden wurde mitgeteilt, sie würden mit psychisch Kranken in Interaktion treten, der anderen Hälfte, es handle sich um körperbehinderte Personen. Es erwies sich, dass das Etikett «psychische Krankheit» selbst dann zur Stigmatisierung führt, wenn keinerlei unübliches Verhalten vorhanden ist. Die negative Wahrnehmung von Menschen, die psychiatrische Dienste in Anspruch nehmen, ist noch immer weit verbreitet (Lyons & Zjivizni, 1995).

Für das Verständnis des Stigmabegriffs ist gerade dieser Punkt von Wichtigkeit. Das Etikett erzeugt die negative Reaktion der Menschen, die dieses Etikett nicht tragen – und nicht etwa ein geringfügig abweichendes oder unangemessenes Verhalten. Deshalb bewirkt in erster Linie die Diagnose oder das Etikett und das damit verbundene Stigma einer Behinderung oder Erkrankung den Ausschluss der Stigmaträger von sozialer Interaktion; ihre intellektuellen oder physischen Benachteiligungen können, müssen aber nicht unbedingt eine Rolle dabei spielen (Hainsworth et al., 1993). Eine in dieser Weise beschädigte Identität führt zur Stigmatisierung und grenzt das Individuum von den sozialen Interaktionen aus, die ansonsten zu erwarten wären.

Diskreditierung und Diskreditierbarkeit

Nach Goffman (1963) lassen sich Stigmaträger in zwei Klassen unterteilen: die (bereits) diskreditierten und die (noch) diskreditierbaren. Einige Diskrepanzen zwischen der aktualen und der virtualen sozialen Identität sind offensichtlich, andere wiederum sind es nicht. Zur *Diskreditierung* kommt es, wenn ein Stigma sichtbar ist. Das trifft beispielsweise auf Hinken, Kurzatmigkeit, physische Deformität und Rollstuhlabhängigkeit zu. Solche Merkmale weisen den Stigmaträger als ein Individuum aus, das von der erwarteten Norm abweicht. Sobald sie wahrgenommen werden, besteht die Möglichkeit, dass die betroffene Person in den Augen der anderen als diskreditiert erscheint.

Andererseits kann die Diskrepanz auch verborgen sein. *Diskreditierbarkeit* liegt vor, wenn eine Person einen Defekt aufweist, der nicht offensichtlich ist. Das ist zum Beispiel bei Diabetes, einem positiven AIDS-Test oder einer Hörschädigung der Fall: die Andersartigkeit des Individuums ist nicht evident. Wüssten jedoch andere davon, könnte es zur Stigmatisierung kommen; so lange das Merkmal aber im Verborgenen bleibt, wird der Betroffene nicht diskreditiert.

Diskreditierbarkeit bringt das Problem mit sich, ob es besser ist, den Defekt zu enthüllen oder ihn zu verbergen. Es stellt sich die Frage, wie mit der Information über den vorhandenen Defekt umgegangen werden soll. Soll er preisgegeben werden? Sollte anderen davon erzählt werden oder nicht? Lohnt es sich, deswegen zu lügen? (Goffman, 1963). Das Dilemma, das beim Umgang mit dieser Information entsteht, wird in einem späteren Abschnitt dieses Kapitels diskutiert.

5.1.3 Arten von Stigmata

Stigma ist ein universelles Phänomen. Es gibt keine Gesellschaft, in der nicht bestimmte Merkmale stigmatisiert werden. Goffman (1963) unterscheidet drei Arten von Stigmata.

Die erste umfasst körperliche Deformitäten, wobei das eigentliche Stigma in der Diskrepanz zwischen der erwarteten Norm eines makellosen körperlichen Zustands und dem tatsächlichen Erscheinungsbild des Körpers liegt. Viele chronische Krankheiten verursachen Veränderungen der äußeren Erscheinung oder der körperlichen Funktionsfähigkeit, was häufig zu einer veränderten Selbstwahrnehmung führt (siehe Kapitel 12 über Körperbild). Veränderungen der erwähnten Art treten auch mit zunehmendem Alter auf. Bedingt durch den natürlichen Alterungsprozess nimmt der Körper eine Gestalt an, die sich erheblich von der unterscheidet, die in der Fernsehwerbung als «Norm» für Jugendlichkeit, körperliche Attraktivität und Schlankheit propagiert wird. (Diese Norm entwickelt sich übrigens weiter, um auch reife und ältere Menschen in die Werbung einbeziehen zu können, wodurch die demographischen Veränderungen innerhalb einer alternden Bevölkerung widergespiegelt werden können.)

Die zweite Art von Stigmata bezieht sich Charakterfehler. Sie betrifft AIDS-Kranke, Alkoholabhängige oder Personen mit einer psychischen Störung. So werden HIV-Infizierte erheblich stigmatisiert, weil viele Menschen der Meinung sind, dass die Infektion vermeidbar gewesen wäre, hätten die Betreffenden nur die verursachenden Verhaltensweisen unterlassen (Alonzo & Reynolds, 1995; Mosier, 1994). Vorstellungen über Persönlichkeitszüge, die als unerwünscht oder als Charakterfehler angesehen werden, sind kulturell bedingt. So wird in vielen afrikanischen Kulturen das Streben nach Fettleibigkeit als selbstverständlich betrachtet, denn sie gilt als Ausdruck von Schönheit und hohem sozialem Status. Um ihren sozialen Status zu erhöhen oder um Gewichtsverlust zu behandeln, werden junge Frauen unter Umständen sogar in eine Art «Mästungsraum» gebracht (Brink, 1989).

Als dritte Art des Stigmas beschreibt Goffman das phylogenetische Stigma, das allgemein eher unter dem Begriff *Vorurteil* bekannt ist. Diese Art von Stigma entsteht, wenn eine bestimmte soziale Gruppe Merkmale der Rasse, Religion oder Nationalität einer anderen Gruppe als unzulänglich im Vergleich zu den eigenen sozialen Normen wahrnimmt. Obwohl sich die US-amerikanische Gesellschaft zusehends der beruflichen Diskriminierung von Frauen und Afroamerikanern bewusst wird, zeigt sie doch weniger Sensibilität, wenn es um die Diskriminierung von Behinderten oder ehemals psychisch Kranken geht (Katz, 1981). Dass im Gesundheitswesen für Vorurteile eigentlich kein Platz ist, darin sind sich die meisten pflegerischen und medizinischen Fachkräfte einig. Zwar ist bei manchen von ihnen eine verdeckte oder auch offene Intoleranz feststellbar, doch sind die meisten bemüht, auf die Patienten ungeachtet ihres Alters, ihrer Rasse oder ihrer Nationalität gleichermaßen sensibel einzugehen. Es mag jedoch überraschen, dass Vorurteile gegenüber chronisch Kranken genauso sicher existieren, wie dies in Bezug auf Rasse und Religion der Fall ist.

Die erwähnten drei Arten von Stigmata können mehr oder weniger gleichzeitig vorhanden sein und sich gegenseitig verstärken (Volinn,

1983). Individuen, die bereits aufgrund von Rasse, Alter oder Armut in gesellschaftliche Isolation geraten sind, erfahren dadurch, dass Isolation die Folge eines anderen Stigmas ist, eine Verletzung in doppelter Hinsicht. Finanziell Benachteiligte oder solche, die kulturell andersartig sind (also von der Mehrheit der Gesellschaft stigmatisiert werden) leiden noch stärker unter ihrem Stigma, wenn eine Behinderung oder eine chronische Krankheit hinzukommt.

Darüber hinaus sind Stigmata nicht nur ständig präsent, eine Stigmatisierung ist auch nicht mehr rückgängig zu machen, wenn sie erst einmal erfolgt ist (Link et al., 1991). Wird die Ursache beseitigt, bedeutet das nicht etwa, dass die Auswirkungen des Stigmas ohne weiteres zu überwinden sind. Denn gegenwärtige und zukünftige soziale Identität stehen dann unter dem Einfluss einer stigmatisierenden Eigenschaft aus der Vergangenheit. Eine ehemals alkoholabhängige Person oder jemand, der eine psychische Krankheit überwunden hat, trägt weiterhin das Stigma, ähnlich wie es bei einem Häftling der Fall ist, der sich inzwischen wieder auf freiem Fuß befindet. Die soziale Identität einer solchen Person wurde nicht nur zeitweise beschädigt, sondern dauerhaft.

5.1.4 Chronische Erkrankung als Stigma

Chronisch Kranke sind alltägliche Beispiele für Abweichungen von den Erwartungen, die viele Menschen an andere stellen. Die meisten gehen bei alltäglichen oder berufsbedingten Begegnungen nicht davon aus, dass der andere im Rollstuhl sitzt oder auf eine Insulinpumpe angewiesen ist. Von Personen mit Sprachbehinderung oder eingeschränktem Sehvermögen wird nur sehr bedingt erwartet, dass sie gesellschaftliche Funktionen ausüben.

Das Wertesystem der US-amerikanischen Gesellschaft trägt dazu bei, dass chronische Krankheit als stigmatisierend wahrgenommen wird. Mit anderen Worten: Für die in den Vereinigten Staaten vorherrschende Kultur stehen Qualitäten wie Jugendlichkeit, Attraktivität und persönliche Leistungsfähigkeit im Mittelpunkt. Das Berufsethos und der Mythos von der Eroberung des Westens schaffen Helden, die sich durch Stärke, Leistungskraft im üblichen Sinn und Gesundheit auszeichnen. In den Medien wird Tag für Tag die körperliche Perfektion als Standard propagiert, der als Maßstab für alle gilt. Doch diese Werte kollidieren mit den real vorhandenen chronischen Krankheiten. Zwischen der realen Existenz von Arthritis und AIDS und der gesellschaftlich erwarteten physischen Perfektion besteht eine beträchtliche Diskrepanz.

Die typischen Merkmale der chronischen Krankheit, wie etwa eine unklare Ätiologie, führen häufig zur Stigmatisierung. Jede Erkrankung, deren Ursache nicht geklärt oder bei der keine wirksame Therapie möglich ist, gilt als dubios (Sontag, 1977). Krankheiten aber, die in gewissem Maße mysteriös und zugleich gefürchtet sind, gelten häufig als ansteckend.

Ein Stigma kann eine Ungleichbehandlung zur Folge haben, deren Ausmaß von der stigmatisierenden Bedingung abhängt. In den USA kommt es vor, dass Menschen mit schwerwiegenden psychischen Krankheiten nur ein Versicherungsschutz gewährt wird, der oft weit unter dem für körperliche Krankheiten liegt. Dieser Umstand ist nicht nur auf das Stigma zurückzuführen, sondern trägt wiederum zur Stigmatisierung bei (Domenici, 1993).

Bisher wurde Stigma als das wahrgenommene Defizit zwischen einem erwarteten und einem tatsächlich vorhandenen Attribut definiert. Doch welche Folgen hat eine Stigmatisierung für chronisch kranke Menschen mit körperlichen Deformitäten, verkürzter Lebensspanne, herabgesetzten Kraftreserven oder besonderen medizinischen und ernährungsbedingten Bedürfnissen? Alle diese Fälle haben eines gemeinsam: Ein Individuum, das vermutlich problemlos mit anderen in sozialen Kontakt hätte treten könne, wird durch das diskreditierende Merkmal daran gehindert. Dieses Merkmal zieht möglicherweise die ganze Aufmerksamkeit auf sich und kann dazu führen, dass sich andere abwenden. Der folgende Abschnitt beschreibt, in welcher Weise viele Menschen auf ein Stigma reagieren.

5.2 Auswirkungen von Stigmata

Treten Stigmatisierungen auf, hat dies stets tiefgreifende Auswirkungen sowohl auf den Träger des Stigmas, als auch auf Personen, die das betreffenden Merkmal nicht aufweisen. Diesen Auswirkungen müssen sich alle Beteiligten stellen, wenn sie sich begegnen. Stigmatisierte Menschen sind sich oft unsicher über die Einstellungen anderer und meinen deshalb ständig, einen «guten Eindruck» machen zu müssen. Nicht-stigmatisierte Personen machen sich vielleicht Gedanken darüber, ob sie zu verstehen geben sollen, dass sie die Existenz eines Stigmas zur Kenntnis genommen haben oder sind bemüht, keine unrealistischen Forderungen an den Stigmatisierten zu stellen (Goffman, 1963). Unter Umständen werden chronisch Kranke sogar nur deshalb von bestimmten Gruppen ausgegrenzt, weil deren Mitglieder nicht wissen, wie sie sich dieser Person gegenüber verhalten sollen. Die Reaktionen auf ein Stigma sind recht unterschiedlich. Im folgenden werden sie aus der Perspektive stigmatisierter und nicht-stigmatisierter Individuen sowie aus der Sicht von Pflegefachkräften erörtert.

5.2.1 Reaktionen von Stigmatisierten auf Nicht-Stigmatisierte

Wie ein stigmatisiertes Individuum mit den durch das Stigma ausgelösten Reaktionen umgeht, hängt von der Dauer und Art der stigmatisierenden Bedingung ebenso ab wie von den personalen Attributen des Betreffenden. Dudley (1983, S 64) stellt treffend dar, was in einem stigmatisierten Menschen häufig vorgeht:

> Abfällige Bemerkungen, kaltes Anstarren, bewusste Nichtbeachtung der Ansichten des Betroffenen sind in unvorstellbarer Weise verletzend. Nicht nur jeder stigmatisierende Vorfall schmerzt, sondern auch der sich anhäufende Effekt unzähliger vorangegangener Vorfälle, wobei der letzte erneut den niedrigen Status in Erinnerung ruft.

Nicht nur der einzelne Stigmatisierte muss sich mit seinen Reaktionen gegenüber nicht-stigmatisierten Menschen auseinandersetzen. Dies gilt auch für Familienmitglieder, die durch ihre Verbindung mit der stigmatisierten Person ein von Goffman so bezeichnetes «Ehrenstigma» erwerben. So müssen gesunde Geschwister lernen, wie und in welchem Umfang sie anderen Aufschluss über die Situation ihres chronisch kranken Geschwisters geben (Gallo et al., 1991). In ähnlicher Weise teilen Familienmitglieder, die einen AIDS-kranken Angehörigen pflegen, das Stigma dieser Erkrankung. In beinahe dem gleichem Ausmaß wie der Erkrankte werden sie diskreditiert, woraus Ablehnung, Verlust von Freunden und Belästigungen resultieren (Powell-Cope & Brown, 1992). Die Reaktionen stigmatisierter Individuen auf das Verhalten ihrer Mitmenschen können, wie im folgenden gezeigt wird, vielfältiger Art sein.

Nichtbeachtung

Die erste Reaktion einer stigmatisierten Person auf stigmatisierendes Verhalten ist möglicherweise die Nichtbeachtung. In diesem Fall zieht der Betroffene es vor, nicht über den schmerzvollen Vorfall nachzudenken oder nicht darüber zu diskutieren. Mit Nichtbeachtung reagieren wohl eher gut angepasste Stigmatisierte, die ihre Identität akzeptieren, sich schon lange Zeit mit ihrem Stigma auseinandergesetzt haben und nicht mehr so viel Energie investieren möchten, um auf die Reaktionen anderer einzugehen (Dudley, 1983). So gibt es eine große Zahl von Behinderten oder chronisch Kranken, die von Stolz und Selbstvertrauen erfüllt sind und abwertenden Bemerkungen keinerlei Beachtung schenken.

Ein ganz anderes Beispiel von Nichtbeachtung geben Rollstuhlathleten. Sie ignorieren die Auffassung, dass sie aufgrund ihrer Behinderung eigentlich gar nicht an anstrengenden sportlichen Wettkämpfen teilnehmen könnten. Eine nicht-behinderte Person, die diese durchtrainierten Athleten beobachtet, wie sie mit ihren Rollstühlen bei Wettrennen Berge hochfahren, kann solche Menschen wohl kaum als minderwertig ansehen.

Ein weiteres Beispiel für Nichtbeachtung gibt jemand, der trotz negativer Folgen öffentlich macht, dass er an AIDS erkrankt ist. Im Rahmen einer Studie über pflegende Angehörige von AIDS-Kranken wurde diese Vorgehensweise mit ihren Vorteilen und Risiken diskutiert. Das hatte zur Folge, dass einige Probanden geeignete Personen auswählten und sie über ihr Vorhaben informierten (Powell-Cope & Brown, 1992). Ein positiver Aspekt beim Gang an die Öffentlichkeit ist die sich daraus ergebende Möglichkeit, Einfluss auf die Politik auszuüben und eine Veränderung in der Gesellschaft zu bewirken.

Isolation

Die Menschen haben die Neigung, sich zu kleinen Gruppen zusammenzuschließen. Diese Tendenz hat nicht unbedingt etwas mit Vorurteilen zu tun, sondern es macht das Leben ganz einfach leichter und weniger anstrengend, wenn man sich einer Gruppe anschließt. Außerdem sagt ein derartiges Verhalten manchem zu und wirkt sich auch zuträglich auf ihn aus. Diese Gruppenbildung jedoch führt dazu, dass eher die Unterschiede zu anderen als die Ähnlichkeiten mit ihnen hervorgehoben werden (Allport, 1954).

Nachdem sich eine Gruppe separiert hat, tendieren die Mitglieder dazu, vorwiegend miteinander zu interagieren. Selten wird ein Außenstehender einbezogen, die Interaktion ist auf die Gruppe beschränkt. Diese geschlossene Form von Interaktion verstärkt bei den einzelnen Mitgliedern das Gefühl von Normalität, weil sie von gleichartigen Personen umgeben sind. Derartige Prozesse kommen besonders dann in Gang, wenn Außenstehende als Bedrohung angesehen werden oder daran erinnern, dass sich die Außenwelt von der in der Gruppe unterscheidet.

Das Zusammensein mit ähnlichen Menschen bildet eine Quelle sozialer Unterstützung, wobei mit *ähnlich* nicht immer ebenfalls behindert oder krank gemeint ist. Manche Behinderte oder chronisch Kranke haben es lieber, wenn sie von nicht-behinderten oder gesunden Menschen umgeben sind. Eine junge, von Geburt an behinderte Frau fühlt sich im Kreis Nicht-Behinderter wahrscheinlich besser, weil sie sich schon immer als normal betrachtet hat. Solche Einstellungen erinnern uns daran, bei Vermutungen über die Erlebniswelt anderer grundsätzlich Vorsicht zu üben.

Sekundärer Krankheitsgewinn

Eine weitere mögliche Reaktion von Stigmatisierten besteht im Streben nach sekundärem Nutzen (Dudley, 1983). Bei extrem auffälliger Abweichung vom «Normalen» und dem damit verbundenen Stigma wird der Betroffene sicherlich den Versuch unternehmen, den größtmöglichen Nutzen aus der Situation für sich herauszuschlagen (Lemert, 1972). Zum Beispiel beschreibt Dudley eine geistig behinderte Person, die sich fügsam und abhängig benimmt, weil sie sich davon Vorteile verspricht. Pflegefachleute sind den Umgang mit Patienten gewohnt, die aus ihren Problemen Kapital schlagen, um besonders bevorzugt zu werden. Ein solches Verhalten wird nicht besonders geschätzt, stellt aber dennoch für stigmatisierte Personen eine Alternative dar.

Bei chronischer Krankheit gibt es allerdings auch Formen des sekundären Krankheitsgewinns, die durchaus wünschenswert sind (Dudley, 1983). Beispielsweise ermöglichen behindertengerechte Arbeitsplätze die Ausübung eines Berufes und damit die Aufnahme von Sozialkontakten – und gerade das ist ein wichtiger sekundärer Nutzen.

Widerstand

Das Leisten von Widerstand ist eine weitere Reaktion auf eine stigmatisierende Situation (Dudley, 1983). So können sich die Betroffenen nachdrücklich zu Wort melden und Gesetzgeber und Gesellschaft herausfordern, wenn ihren Bedürfnissen nicht Rechnung getragen wird. Für Rollstuhlabhängige beispielsweise war es noch bis vor kurzem unmöglich, öffentliche Telefone zu benutzen. Doch sie und andere Behinderte haben sich zusammengeschlossen, um gemeinsam ihren Protest gegen diese Situation zu artikulieren, und heute gehören rollstuhlgerechte Telefone ebenso wie Rampen an Treppen und abgesenkte Bordsteine zum gewohnten Straßenbild. Für diejenigen, die eine Veränderung erreichen möchten, dienen Wut und Ärger oft als Katalysator. Sogar bei geistig Behinderten betrachtet Dudley das Leisten von Widerstand als bedeutsamen Schritt in Richtung Autonomie.

Täuschen

Eine wichtige Reaktionsmöglichkeit auf Stigmatisierungen wird als *Täuschen* bezeichnet. Diese Verhaltensweise besteht im Vorgeben einer weniger stigmatisierten Identität (Dudley, 1983; Goffman, 1963). Wenn es sich um eine diskreditierbare, also eine nicht ohne weiteres sichtbare Eigenschaft handelt, wie z. B. einen Typ-II-Diabetes oder einen positiven HIV-Test, ist das Täuschen eine durchaus akzeptable Möglichkeit. Zunächst mag es sich zufällig ergeben haben und wurde danach mit Erfolg weiterpraktiziert. Mit der Zeit entwickeln die Betroffenen dann beträchtliches Geschick, sich so zu geben, als läge kein Defizit bei ihnen vor. Beispiele dafür sind der Analphabet, der sich eine Zeitung kauft und im Bus unter dem Arm trägt (Dudley, 1983) oder der Hörgeschädigte, der andere täuscht, indem er vorgibt, häufig Tagträumen nachzuhängen (Goffman, 1963). Zum Täuschen gehört auch das Verbergen aller Hinweise auf das Stigma. Viele der Betroffenen lehnen den Gebrauch technischer Hilfsmittel wie den von Hörgeräten ab, weil sie nicht möchten, dass andere auf ihre Behinderung aufmerksam werden.

Inwieweit getäuscht werden kann, hängt neben dem Faktor Sichtbarkeit auch davon ab, in welchem Maße das Stigma sich den anderen «aufdrängt», also von seiner «Aufdringlichkeit». Mit anderen Worten: in welchem Grad wird normales Verhalten unmöglich gemacht. Sitzt eine rollstuhlabhängige Person hinter einem Pult oder Konferenztisch, ist es für einen Gesprächspartner relativ einfach, die Andersartigkeit zu übersehen (Goffman, 1963). Jemand mit einem Sprachfehler hingegen trägt zwar kein unmittelbar sichtbares Stigma, doch wann immer er spricht, wird die Umgebung an die Behinderung erinnert.

Häufig teilen diskreditierbare Personen die Welt in zwei Bereiche ein: Der eine besteht aus der großen Gruppe von Menschen, die sie nicht über ihr Stigma informiert haben, der zweite aus einer kleinen, die darüber Bescheid weiß. In der Vergangenheit haben sich die Ärzte größtenteils für diese Art des Informationsmanagements ausgesprochen, und in gewisser Hinsicht besteht diese Meinung auch weiterhin (Goffman, 1963). Hierzu folgendes Beispiel: Wird bei einem Patienten Lepra diagnostiziert, kann dies auch unter dem Namen Hansen-Krankheit oder mykobakterielle Neurodermitis geschehen. Der Klient hat dann die Option, die Bezeichnung *Lepra* mit ihrem historischen Stigma zu umgehen. Ein häufigeres Beispiel ist die Ehefrau eines Alkoholkranken, die Erklärungen für dessen Abwesenheit vom Arbeitsplatz oder die Nichtteilnahme an gesellschaftlichen Veranstaltungen suchen muss.

Täuschen zu lernen, ist eine der vielen Phasen der «Stigmatisiertenkarriere». Akzeptanz und Selbstachtung schwächen jedoch das Bedürfnis, das stigmatisierende Merkmal vor anderen verstecken zu wollen. Nach Goffman ist die freiwillige Enthüllung des Stigmas Anzeichen für eine Phase gelungener Anpassung – für einen «Zustand von Würde».

Kuvrieren

Aufgrund der potenziell bedrohlichen Wirkung und der angsterzeugenden Natur der Enthüllung eines stigmatisierenden Unterschieds sind die meisten der Betroffenen bemüht, die Bedeutsamkeit ihrer Andersartigkeit abzuschwächen. Diese Reaktion wird *Kuvrieren* genannt und stellt einen Versuch dar, den Unterschied als geringer oder weniger wichtig erscheinen zu lassen, als es in Wirklichkeit der Fall ist (Goffman, 1963). Wie beim Täuschen ist auch hier die Unterscheidung zwischen Visibilität und Aufdringlichkeit notwendig. Das bedeutet, dass der Betroffene das stigmatisierende Merkmal zwar offen zu erkennen gibt, seine Auswirkungen jedoch heruntergespielt. Das Ziel besteht in der Verminderung von Spannung. Menschen, die beispielsweise eine spezielle Diät einhalten müssen, dementieren in bestimmten sozialen Situationen vielleicht die Wichtigkeit der Einhaltung ihres Diätplanes, obwohl sie ihm Folge leisten. Wenn die Bedeutsamkeit eines Stigmas oder eines Defekts auf ein Minimum reduziert wird, lenkt dies die Aufmerksamkeit davon ab und schafft für alle Beteiligten eine angenehmere Situation.

Eine weitere Methode, um ein sichtbares Stigma weniger angsterzeugend erscheinen zu lassen, ist der geschickte und unbeschwerte Umgang damit. Beispielsweise wird ein Defekt durch einen Witz in seiner Wirkung abgeschwächt, wodurch sich die Angst bei anderen abbaut. So berichtet ein Betroffener: «Ich riss einen Witz über meinen Rollstuhl, und das ließ die anderen wissen, dass es in Ordnung ist, darüber zu reden.» (S. Sayler, persönliche Mitteilung, 1988). Dadurch ist das angstauslösende Subjekt nicht mehr tabu, und den Beteiligten fällt es leichter, mit der Situation umzugehen.

5.2.2 Reaktionen Stigmatisierter gegenüber sich selbst: Einstellungsänderungen

Gesellschaftliche Normen und Werte sind die Hauptdeterminanten des Selbstwertgefühls und des Selbstwertes. Kinder werden sozialisiert, um die Eigenschaften ihrer jeweiligen soziokulturellen Gruppe anzunehmen. Die meisten unserer inneren Maßstäbe, was von der jeweiligen Gesellschaft als normal und erwartet anzusehen sei, leiten sich aus dem Sozialisationsprozess ab. Mit den Worten Goffmans bedeutet dies: Wir erwarten von uns selbst das, was die Mitglieder unserer sozialen Kategorie von uns erwarten. Speziell in den Vereinigten Staaten werden Werte wie Erfolg und Attraktivität besonders hoch geschätzt.

Jemand, der ein erwartetes Attribut nicht besitzt, ist sich der Tatsache durchaus bewusst, dass er in Bezug auf Gleichheit und Erwünschtheit von der Gesellschaft diskreditiert wird. Außerdem erkennen manche chronisch Kranke auch, dass ihre Missbildungen oder Mängel ihre Selbstachtung herabsetzen. Das aber bedeutet, dass Stigmatisierte nicht nur mit den Reaktionen anderer zurechtkommen müssen, sondern mitunter auch sehr ausgeprägte negative Gefühle im Hinblick auf den eigenen Wert durchleben. Der Umgang damit kann schwieriger sein als der mit der eigentlichen Krankheit oder der Behinderung.

Manche der Betroffenen hingegen haben keine Probleme, Abweichungen von den erwarteten Normen zu akzeptieren und bleiben davon relativ unberührt. Ihr Schutz ist ein starkes Identitätsgefühl, und sie sind in der Lage, sich trotz des Stigmas als akzeptierbar zu empfinden (Goffman, 1963). Das trifft insbesondere auf Mitglieder von Gemeinschaften mit engem kulturellem Zusammenhalt zu, wie etwa auf Juden oder Mennoniten, die stolz auf ihre Gruppenidentität sind. In ähnlicher Weise verhelfen erheblich erweiterte Familien und kultureller Stolz vielen Angehörigen des afroamerikanischen und hispanischen Kulturkreises zu einer stark ausgeprägten Identität.

Dieses identitätsbezogene Überzeugungssystem, auch *als kognitives Überzeugungsmuster* bezeichnet, bezieht sich darauf, wie die betreffende Person die Welt sieht. Es umfasst Wahrnehmungen, Einstellungen, Überzeugungen und Interpretationen von Erfahrungen (Burns, 1980). Individuen, die von der Mehrheit der Gesellschaft stigmatisiert werden, betrachten die eigene Gruppe manchmal als in Wirklichkeit überlegen, zumindest aber ist sie in ihren Augen der Mehrheit vorzuziehen. Derartige Überzeugungsmuster bieten Schutz vor den Reaktionen anderer auf das Stigma.

Bei chronischen Erkrankungen helfen kognitive Überzeugungsmuster, trotz der Stigmatisierung die eigene Identität zu akzeptieren und zu schützen. Nach einer verstümmelnden Krebsoperation beispielsweise sagen manche Patienten bewusst zu sich selbst, dass sie vollwertige Menschen sind, weil der fehlende Körperteil krank und nutzlos war. Der Körper, wenn auch entstellt, ist nun gesund, unversehrt und absolut akzeptabel. Ähnlich ist es bei Rollstuhlathleten, die stolz auf ihre hervorragende Konstitution und Wettkampffähigkeit sind (siehe Kapitel 6 über Mobilität und Kapitel 12 über Körperbild). Anders ausgedrückt: Die Reaktion auf Krankheit und Behinderung hängt vom Selbstwertgefühl ab, die Antwort auf die Frage «Bin ich etwas wert?» wird von den eigenen Werthaltungen und Perspektiven bestimmt. Aus diesem Grunde sind die Selbstdefinitionen der Klienten entscheidend für deren Zufriedenheit mit sich selbst.

Shontz (1977) referiert einige Studien über Klienten mit Kinderlähmung, Krebs, Gesichtsdeformitäten, Arthrose und Multipler Sklerose und bemerkt in diesem Zusammenhang, dass für alle Klienten gleichermaßen die subjektive Bedeutung der Behinderung ein ausschlaggebender Faktor war. Diejenigen beispielsweise, die sich als wertvoll fühlten, weil sie gesund und körperlich fit waren, leiden eher an Gefühlen der Wertlosigkeit, wenn sich bei ihnen ein chronisches Problem einstellt. Doch Diabetiker werden nie ohne Behandlungsmaßnahmen und die dazu notwendigen Utensilien auskommen, und Sehbehinderte werden nie wieder normal sehen. Daher sind die Reaktionen auf diese Diskrepanzen und die individuelle Fähigkeit, sich an sie anzupassen, von den Einstellungen in Bezug auf den eigenen Wert und die Wertschätzung anderer abhängig.

5.2.3 Reaktionen von Nicht-Stigmatisierten auf Stigmatisierte

Die Reaktionen von Nicht-Stigmatisierten auf Stigmatisierte unterscheiden sich entsprechend dem jeweiligen Stigma und der persönlichen Lerngeschichte der nicht-stigmatisierten Person. Da die Gesellschaft die stigmatisierenden Eigenschaften festlegt, lehrt sie ihre Mitglieder auch, wie darauf zu reagieren ist. Einer Studie von Herek und Capitanio (1993) zufolge äußerten Männer häufiger als Frauen, sie würden den Kontakt mit AIDS-Kranken vermeiden. Bei einem Vergleich von Gruppen verschiedener Nationalitäten wurden Unterschiede in den Einstellungen gegenüber Behinderten festgestellt (Westbrook et al., 1993). Kinder lernen soziale Interaktionen mit Menschen aus anderen Kulturen, indem sie die Personen ihrer sozialen Umgebung beobachten und ihnen zuhören. Auf die gleiche Weise erlernen sie den Umgang mit chronisch Kranken oder Behinderten durch Übernahme gesellschaftlich vorliegender Werturteile. Leider sind diese Reaktionen in der Regel negativer Natur, da ein Stigma ein Individuum für gewöhnlich als diskreditiert ausweist.

Abwerten

Oft glauben Nicht-Stigmatisierte, dass ein Stigmaträger weniger wert, weniger menschlich und/oder weniger wünschenswert sei. Viele von uns verhalten sich in mehrfacher Hinsicht diskriminierend und mindern dadurch die Chancen im Leben eines Stigmatisierten wesentlich (Goffman, 1963). Viele neigen dazu, bestimmte Personen als minderwertig oder sogar gefährlich zu betrachten und benutzen Bezeichnungen wie *Krüppel* oder *Schwachsinniger.* Wer sich aber auf die abwertende Wirkung der körperlichen Veränderung einlässt, sieht die stigmatisierte Person als eine mit beschädigter sozialer Identität.

Stereotypisierung

Kategorisierungen vereinfachen unser Leben. Anstatt in jeder Einzelsituation wieder neu Entscheidungen treffen zu müssen, können wir auf ganze Kategorien von Situationen reagieren. Die meisten Ereignisse im Leben sind einer allgemein bekannten Kategorie zuzuordnen, was die Reaktion darauf erheblich vereinfacht (Allport, 1954). So beginnen Vorlesungen an der Universität zu einem gewissen Zeitpunkt, kirchliche Veranstaltungen erfordern eine angemessene Kleidung usw. Manchmal jedoch führt die Neigung zur Kategorisierung zu eingeschränktem und verallgemeinerndem Denken, wie etwa zu der Annahme, behinderte Menschen seien generell inkompetent.

Stereotypen sind eine fehlerhafte Form der Kategorisierung. Sie stellen eine soziale Reaktion auf mehrdeutige Situationen dar und bieten die Möglichkeit, in erster Linie auf Gruppenerwartungen und weniger auf die Individuen selbst zu reagieren. Wenn Nicht-Behinderte auf Behinderte Menschen treffen, sind die Erwartungen nicht eindeutig (Katz, 1981). Nicht-Behinderte wissen oft nicht, wie sie reagieren sollen. Wird ein chronisch Kranker jedoch einem Stereotyp zugeordnet, verringert sich die Ambiguität, und die Situation wird angenehmer für diejenigen, welche die Stereotypisierung vornehmen. Doch das unkritische Vertrauen auf Kategorien führt nicht nur zur gefährlichen Denkweisen, es ist auch stark verwurzelt und nur schwer veränderbar. So bedarf es einer weit geringeren Anstrengung, eine Voreingenommenheit aufrechtzuerhalten, als sie zu überdenken oder gar zurückzunehmen.

Die Verwendung von Kategorien und Stereotypen für das Verstehen von Menschen schmälert unsere Aufmerksamkeit für andere Eigenschaften (Lynd, 1958). Wenn wir die positiven Eigenschaften oder Fähigkeiten einer Person nicht kennen, bilden für uns im wesentlichen die negativen Eigenschaften die soziale Identität dieser Person. Bei der Kategorisierung von Menschen fällen oft andere, die dieser Kategorie nicht angehören, voreilige Urteile, die jeglicher realen Grundlage entbehren. Stereotypisierung und Kategorisierung veranlassen uns dazu, die Welt in Dichotomien zu sehen: Menschen sind entweder geistig behindert oder nicht, und das obwohl psychische Fähigkeiten ein Kontinuum bilden, auf dem wir selbst irgendwo einzuordnen sind.

Bestimmte Reaktionen auf AIDS-Kranke, wie etwa sie als Sündenbock abzustempeln oder als Geächtete anzusehen, haben die Auswirkungen dieser Erkrankung verstärkt (McGrath, 1992). Zweifellos erschwere solche Reaktionen eine angemessene, auf Prävention ausgerichtete Aufklärung.

Ungeachtet der Kategorisierung sind sich die Individuen verschiedener Gruppen in gewisser Hinsicht ähnlich, und in anderer Hinsicht unterscheiden sie sich voneinander.

Etikettierung (labeling)

Das Etikett, das mit dem Zustand einer Person verknüpft ist, besitzt zentrale Bedeutung und beeinflusst das Denken der anderen über diese Person. Die Diagnose AIDS zum Beispiel stellt ein übermächtiges Etikett dar und führt häufig zum Abbruch von Beziehungen oder zum Verlust des Arbeitsplatzes, obwohl dies im Hinblick auf Krankheitssymptome oder Ansteckungsmöglichkeit in keiner Weise berechtigt ist.

Manchen Menschen mit geistigen Behinderungen macht es nichts aus, als lernschwach bezeichnet zu werden, bestürzt sind sie aber, wenn man sie «geistig zurückgeblieben» nennt (Dudley, 1983). Ihre Reaktion weist darauf hin, dass diese Bezeichnung für sie ein Tabu darstellt. Geistig Behinderte neigen dazu, ausführlich zu erklären, dass sie keineswegs «zurückgeblieben» sind, denn schließlich würden sie arbeiten, sich ihre Mahlzeiten selbst zubereiten, ihre Sachen alleine wegräumen usw. Ihrem Verständnis nach hat dieses Etikett etwas Nichtmenschliches: «Geistig zurückgeblieben, das ist etwas für Leute ganz unten» (Dudley, 1983, S. 38). Wie man sieht, wirkt die Unfähigkeit, bestimmte Dinge nicht tun zu können, bei weitem nicht so verletzend auf diese Menschen wie die mit dem Etikett verbundenen negativen Konnotationen.

5.2.4 Reaktionen von Pflegefachkräften: Einstellungen gegenüber Stigmatisierten

Die Werthaltungen und Erwartungen von Pflegefachkräften stimmen natürlich mit denen der Gesellschaft, in der sie leben, überein (Allen & Birse, 1991). Die meisten US-amerikanischen Pflegefachleute, Physiotherapeuten und Fachkräfte verwandter Berufe teilen den amerikanischen Traum von Erfolg, Attraktivität und einer Familie, die sich durch Zusammenhalt und Gesundheit auszeichnet. Dieser Werte wirken sich darauf aus, wie Menschen wahrgenommen werden, die behindert oder geschädigt sind oder sonst wie als «nicht normal» angesehen werden.

Das Wertesystem der Gesellschaft und die gesellschaftliche Definition von Stigmata beeinflussen auch die Einstellungen von Fachleuten in den Gesundheitsberufen. Diese Einstellungen werden auch durch die Berufsausbildung geformt: Studierende oder Auszubildende in den Gesundheitsberufen werden in hohem Maße von den Ausbildungsstätten und den dort tätigen Lehrkräften geprägt. Cohen und Mitarbeiter (1982) beschreiben, wie die Einstellungen von Medizinstudenten gegenüber Krebskranken durch den Studiengang beeinflusst werden: Die Studenten nahmen die Einstellungen an, die sie um sich herum beobachteten. Wurde mit den Klienten intolerant und abwertend umgegangen, übernahm auch der Großteil der Studenten diese Verhaltensweisen. Sahen sie jedoch, dass die Klienten ungeachtet ihrer Krankheit als Mensch akzeptiert wurden, ahmten sie eher dieses Verhalten nach.

Wie Cohen und Mitarbeiter (1982) weiter feststellten, beeinflussten nicht nur Ausbildungsstätte und Lehrkräfte die Einstellungen der Studenten, sondern sie veränderten sich auch dann, wenn diese mit den Klienten näher bekannt wurden. Das Vertrauen der Studenten in die Fähigkeit der Klienten, mit der Erkrankung fertig zu werden, erhöhte sich mit zunehmender beruflicher Erfahrung. Auf ähnliche Weise wurden positive Einstellungen verstärkt, wenn die Studenten selbst jemanden mit einem chronischen Gesundheitsproblem kannten.

Auch Pflegefachleute zeigen all jene Reaktionen, die bei nicht-stigmatisierten Personen auftreten, wenn sie Menschen begegnen, die auf irgendeine Art diskrepant erscheinen. Gerade deshalb aber müssen die Angehörigen medizinisch-pflegerischer Berufe über ein gründliches Wissen um die potenziellen Reaktionen auf einzelne Stigmaträger verfügen, sollen die Auswirkungen stigmatisierenden Verhaltens überwunden werden. Haben wir begriffen, was ein Stigma ist, wird uns das besser in Stand setzen, Interventionen bei chronischen Erkrankungen zu planen (Siminoff et al., 1991).

5.3 Interventionen: Umgang mit Stigmatisierten

Eine Behinderung schränkt das Leben des Betroffenen auf verschiedene Arten und in unterschiedlichem Maße ein. Das damit verbundene Stigma verstärkt die Belastung, wodurch sie häufig weitaus gravierender wird, als es alleine aufgrund der Behinderung der Fall wäre. (Domenici, 1993). Menschen mit chronischen Gesundheitsproblemen werden in der Regel medizinisch behandelt, doch nur wenige Interventionen sind darauf ausgerichtet, die Folgen des mit dem Leiden verbundenen Stigmas abzumildern.

Es ist keine leichte Aufgabe, anderen dabei zu helfen, die Auswirkungen eines Stigmas zu bewältigen, und deshalb sollte sie mit Sorgfalt angegangen werden. Eine Veränderung zum Positiven ist bestenfalls langsam zu erreichen und von Höhen und Tiefen begleitet. Ebenso wichtig wie Interventionen zur Bluthochdrucksenkung oder zur Linderung chronischer Schmerzen sind jedoch konsequente und gut fundierte Interventionen, die speziell auf die Abmilderung von Stigmatisierungseffekten abzielen. In den folgenden Abschnitten werden einige davon erläutert.

5.3.1 Heranführen an eine Unterstützungsgruppe

Menschen mit einem Stigma können eine in gleicher Weise stigmatisierte Person in die «Tricks und Kniffe» beim Umgang mit dem Stigma einweihen und ihr Akzeptanz und moralische Unterstützung entgegenbringen. Unterstützungsgruppen, die aus ähnlich belasteten Individuen bestehen, geben der stigmatisierten Person das Gefühl, akzeptiert zu werden. Für jene, die das Stigma teilen, benutzt Goffman (1963) den Begriff die *eigenen Leute*. Dazu gehören beispielsweise die Mitglieder von Selbsthilfegruppen. So stellen etwa die Anonymen Alkoholiker eine Gemeinschaft eigener Leute dar, die ihren Mitgliedern zugleich eine eigene Lebensauffassung vermittelt. Die Anonymen Alkoholiker gehen an die Öffentlichkeit und stellen unter Beweis, dass Alkoholabhängige behandlungsfähige Menschen sind und nicht etwa furchtbare Monster. Sie handeln, wie es Goffman ausdrückt, als *Helden der Anpassung.*

Gruppen, die von Menschen mit ähnlichem Stigma gebildet werden, können in formelle und informelle unterschieden werden. Beide Formen sind außerordentlich hilfreich:

- Erstens können solche Gruppen nützlich sein, um die oben beschriebenen Reaktionen auf stigmatisierende Verhaltensweisen zu erlernen und einzuüben, wie etwa Widerstand und Täuschen.
- Zweitens finden besondere Sitzungen statt, bei denen Mittel und Wege entwickelt werden, wie häufig auftretende problematische Situationen in den Griff zu bekommen sind (Dudley, 1983).
- Schließlich stellen andere mit dem gleichen Stigma eine Quelle der Unterstützung und Akzeptanz dar – und das sowohl für die Betroffenen selbst als auch für deren Familien.

Ein gewisser Vorbehalt gegenüber solchen Gruppen ist aber dennoch angebracht. Manchmal fühlen sich Stigmatisierte in der Gesellschaft von Nicht-Stigmatisierten wohler als in der von «Leidensgenossen», weil sie sich mit diesen besser identifizieren können. So stehen nicht alle an Brustkrebs erkrankten Frauen einer entsprechenden Selbsthilfegruppe positiv gegenüber; bei manchen von ihnen überwiegt das Unbehagen die Aussicht auf Unterstützung. Die «beste» Lösung ist für jeden Menschen verschieden.

5.3.2 Heranziehen von Bezugspersonen

Bezugspersonen sind Personen, die das stigmatisierende Merkmal nicht besitzen, über dessen Vorhandensein jedoch informiert sind und dem Stigmatisierten einfühlsames Verständnis entgegenbringen. Goffman (1963) bezeichnet diese

Menschen als die *Weisen*. Sie genießen Akzeptanz in der Gruppe der Stigmatisierten. Die Weisen sehen stigmatisierte Personen als normal an und bringen sie nicht in Verlegenheit; sie behandeln sie wie jeden anderen Menschen auch. Eine rollstuhlabhängige College-Studentin entgegnete auf die Frage, welche Verhaltensweisen sie sich von anderen wünsche, dass ihr eine auf Wissen beruhende Akzeptanz am liebsten wäre:

> Ich schaue Menschen gerne in die Augen, was allerdings bedeutet, dass sie sich setzen und näher an mich herankommen müssen. Auch ich möchte berührt werden. Andere Studenten und Studentinnen geben sich schon mal einen Klaps auf den Rücken, warum nicht mir? Wirklich angenommen fühle ich mich, wenn sie mich fragen, ob sie mit mir in meinem Rollstuhl in den Gängen hin und her fahren können. Manche Menschen sehen wirklich mich und nicht meinen Rollstuhl.

Diese junge Frau wünscht sich, dass man sich ihr gegenüber einfach so verhält, wie es unter Freunden oder Bekannten üblich ist. Es gilt, die stigmatisierte Person als vollwertigen Menschen anzusehen – sie muss über die körperlichen Veränderungen oder orthopädischen Hilfsmittel hinaus als Person betrachtet werden, als eine Person, die nicht nur über ihr Stigma definiert wird.

Die AIDS-Epidemie hat besonders in den USA den Anstoß für die Entstehung von Gruppen unterstützender Anderer gegeben. In vielen Städten hängt die Betreuung von AIDS-Kranken weitgehend von Gruppen ab, die sich freiwillig zusammengefunden haben und auf Gemeindeebene tätig sind. Sie übernehmen die Versorgung mit Nahrungsmitteln, Verkehrsdienste und häusliche Pflege und begegnen den Betroffenen mit Akzeptanz und Unterstützung. Dieses Netzwerk innerhalb der Gemeinde besteht zusätzlich zur Krankenhausversorgung und ist ein anschauliches Beispiel für die unentbehrliche Beteiligung von weisen Anderen an der Betreuung.

Zum Weisen zu werden ist nicht einfach; es kann bedeuten, sich zur Hilfe anzubieten und dann warten zu müssen, bis man akzeptiert wird. Pflegefachkräfte, die mit chronisch Kranken arbeiten, sind allein deswegen noch keine Weisen. Der Aufbau einer tragfähigen Beziehung erfordert ein Verhalten, das von Konsistenz, Einfühlungsvermögen, gediegenen Kenntnissen und Akzeptanz gekennzeichnet ist.

Eine Möglichkeit, weise zu werden, besteht darin, sich aufrichtig und einfühlsam nach der Behinderung oder dem Leiden der Betroffenen zu erkundigen. Viele von ihnen wären froh über die Gelegenheit, nach eigenem Ermessen Informationen über die Behinderung preiszugeben, da dies ja bedeuten würde, dass sie kein Tabu mehr darstellt. Häufig ist es der behinderten Person auch viel lieber, beispielsweise auf den Stock oder das Gehgestell angesprochen zu werden, als wenn deren Existenz scheinbar nicht zur Kenntnis genommen wird. Derartige Fragen ermöglichen es dem Betreffenden, eine Erklärung nach eigenem Gutdünken abzugeben. Dadurch kommt es zur Anerkennung der Behinderung als Tatsache, und es wird nicht einfach darüber hinweggegangen. Dabei ist es überflüssig anzumerken, dass solche Fragen erst gestellt werden sollten, nachdem eine Beziehung zustande gekommen ist, was im Gegensatz zum Ausfragen aus reiner Neugierde steht.

Weisheit kann sich aus der Arbeit mit Personen ergeben, die mit einem bestimmten Stigma behaftet sind. So können Pflegefachleute in Bezug auf eine bestimmte Krankheit lebenspraktisches Wissen über die damit verbundenen Probleme und Sorgen sowie über effektive Lösungsstrategien erwerben. Dieses Wissens kann sie dazu befähigen, als Weise zu handeln und chronisch Kranken einfühlsames Verständnis entgegenzubringen und praktikable Vorschläge zu unterbreiten. Mit AIDS-Kranken arbeitendes Pflegepersonal hat beispielsweise die Gelegenheit herauszufinden, welches Verhalten wirklich effektiv ist und kann anhand von Behandlungsergebnissen und Klientenreaktionen lernen. Diese Erkenntnisse sind äußerst wertvoll für Klienten und Familien, die sich in einer ähnlichen Situation befinden.

Freunde oder Verwandte, die sich um den Kranken kümmern, gehören ebenfalls zu den Weisen. Geschwister, Ehegatten und Eltern können zu besonders einflussreichen Weisen werden, weil sie in der Lage sind, jenseits der Krankheit den Menschen zu sehen und zu zeigen, dass sie den Kranken vorrangig als Person betrachten. Doch nicht alle Verwandten und Freunde werden zu Weisen. Viele schaffen es nicht, mit dem Stigma umzugehen und ziehen sich zurück. Genauso wenig zählen alle medizinisch-pflegerischen Fachkräfte zu den Weisen. Nicht wenige von ihnen tragen durch einen Mangel an Akzeptanz und Sensibilität noch zur Stigmatisierung der Klienten bei.

Weise zu sein ist keine neue Aufgabe für das Pflegepersonal oder andere an der Versorgung beteiligten Fachleute. Diese Personengruppe hat schon seit jeher in medizinisch weniger anspruchsvollen Bereichen mit diskreditierten Personen gearbeitet, und es ist für sie eine Alltäglichkeit, Klienten als Menschen zu behandeln und in ihnen nicht nur den Fall zu sehen. Für viele Stigmatisierte fungieren Pflegefachkräfte an führender Stelle als «Pförtner» zum Gesundheitssystem. Oft werden chronisch Kranke gerade vom medizinisch-pflegerischen Personal besonders effektiv betreut, denn das hat die besten Möglichkeiten, zum Weisen heranzureifen und als solcher zu handeln.

5.3.3 Fürsprache

Andere Personen, die Weisheit zeigen, sind solche, die als Fürsprecher für stigmatisierte Klienten fungieren. Sie unterstützen sie dabei, ihr Recht auf Information, auf wohlüberlegte und sachlich fundierte Entscheidungen und auf die Festlegung einer für sie akzeptablen Behandlung wahrzunehmen. Dies geschieht, indem der Fürsprecher im Auftrag Hilfebedürftiger handelt und dabei sowohl Fachkenntnisse einsetzt als auch einfühlendes Verständnis für seine Klienten an den Tag legt (siehe Kapitel 16 über Fürsprache). Ähnlich wie Weisheit setzt Fürsprache voraus, dass der Betroffene als geachtete Person behandelt wird, für die es sich einzusetzen lohnt.

Um einen Akt der Fürsprache handelt es sich beispielsweise, wenn Laien oder Fachleute ihre Stimme gegen Gesetzesvorlagen oder gesundheitspolitische Entwicklungen erheben, die AIDS-Kranke oder HIV-Infizierte unnötigerweise in ihren Rechten einschränken. Ein weiteres Beispiel von Fürsprache ist die Kampagne einer Gruppe von britischen Psychiatern zur Abmilderung von Stigmatisierungen, die mit der Diagnose «Depression» verbunden sind. Sie rückten das Problem ins Bewusstsein der Öffentlichkeit und erweiterten auf diese Weise auch den Kenntnisstand derjenigen, die mit der Betreuung Depressiver befasst sind.

5.3.4 Abändern des Selbstverständnisses von Behinderung

Eine Möglichkeit zur Erhöhung des Selbstwerts von Stigmatisierten ist die Überprüfung der Kriterien, die von ihnen selbst als Maßstab für Normalität angesetzt werden. Dies gilt auch für nicht-stigmatisierte Personen. Beispielsweise können Menschen mit gesundem Geist und makellosem Körper dennoch in gewisser Weise Krüppel sein, nämlich wenn sie nicht fähig sind, Freude zu empfinden (Goffman, 1963). Menschen jedoch, die lebensbedrohliche Unfälle erlitten haben oder schwerwiegenden Erkrankungen ausgesetzt waren, setzen nach diesen Ereignissen oft völlig andere Prioritäten im Leben als vorher. Die Abwesenheit von Krankheit oder Behinderung stellt für sie längst nicht mehr den alleinigen Maßstab für den Selbstwert dar. Vielmehr entwickeln sie eine neue Ideologie, um sie den Ideologien entgegenzusetzen, die sie diskreditieren.

Einen besonders starken Einfluss auf den Selbstwert des Stigmatisierten üben Familienangehörige, Freunde und pflegerisch-medizinischen Betreuer aus (Becker, 1981). Von wichtigen Bezugspersonen als geachtete Person und mit Akzeptanz behandelt zu werden stärkt das Selbstwertgefühl. In vielen Fällen spüren die Betroffenen, dass ein derartiger Umgang mit ihnen den negativen Reaktionen anderer entgegenwirkt. Manche Behinderte, die stets mit Wertschätzung behandelt wurden, fühlen sich nicht minderwertig.

Unter Umständen verlieren Menschen, deren Selbstwertgefühl von der Berufsausübung oder von einem Hobby abhängt, diese Stützen der Identität infolge einer chronischen Gesundheitsstörung. Aber geradeso wie Eltern, deren Kinder erwachsen geworden sind und die nun bisher verkümmerte Fähigkeiten neu entdecken, um ihrem Identitätsverlust abzuhelfen, können auch chronisch Kranke neue Quellen der Identität finden, um Funktionalitätseinbußen auszugleichen.

Eine Person sollte sich aus sich selbst heraus als wertvoll empfinden können, auch ohne besondere Bedingungen zu erfüllen. Das ist zum Beispiel bei einer Krankenschwester der Fall, die wegen einer chronischen Krankheit nicht mehr berufstätig sein kann, aber trotzdem viel Zeit mit ehemaligen Kollegen und Kolleginnen verbringt, und die deswegen keineswegs einen Identitätsverlust erleidet. In ähnlicher Weise führen Veränderungen des Körperbilds solche Menschen nicht in die Katastrophe, die ihre Antwort auf die Frage «Wer bin ich» weniger an körperlichen Merkmalen als vielmehr an inneren Werten festmachen.

5.3.5 Beteiligungsablehnung und Akzeptanzverweigerung

Im Zusammenhang mit der Pflege und Betreuung stigmatisierter Menschen ist die Unterscheidung zwischen Akzeptanzverweigerung und Beteiligungsablehnung sehr wichtig. *Beteiligungsablehnung* besteht dann, wenn die Betroffenen von einer Teilnahme an sozialen Aktivitäten wegen der vorhandenen Einschränkungen aus Vernunftgründen Abstand nehmen. Bei *Akzeptanzverweigerung* hingegen handelt es sich um eine negative Einstellung – um Widerstand oder Widerwillen seitens der nichtbehinderten Personen, den Behinderten an verschiedenen Formen und Intensitäten sozialer Beziehungen teilhaben zu lassen (Ladieu-Leviton et al., 1977). Wenn sich ein Rollstuhlabhängiger wegen seiner Behinderung von sich aus gegen die Teilnahme an einem Campingausflug entscheidet, liegt Beteiligungsablehnung vor. Wird allerdings beschlossen, den Betreffenden erst gar nicht einzuladen, egal ob eine Teilnahme möglich wäre oder nicht, handelt es sich um Akzeptanzverweigerung, denn dem Behinderten wird keine Wahl gelassen.

Im allgemeinen können gesunde Menschen die Grenzen der Partizipationsfähigkeit von Erkrankten oder Behinderten nicht genau beurteilen. Der Grad an körperlicher Einschränkung wird in der Regel überschätzt. Auch wenn Nicht-Behinderte fälschlicherweise davon ausgehen, dass eine behinderte Person nicht zur Teilnahme in der Lage ist, handelt es sich um einer Form der Akzeptanzverweigerung. Sie kommt zustande durch die Differenz zwischen den tatsächlich vorhandenen und den von Nicht-Behinderten vermuteten Beteiligungsmöglichkeiten. Wenn in solchen Fällen Übereinstimmung erzielt werden kann, stellt Akzeptanzverweigerung kein Problem mehr dar.

Häufig ist es ein leichtes, hier Abhilfe zu schaffen. Denn Nicht-Behinderte können auf einfache Weise deutlich machen, dass sie die Teilnahme des Behinderten oder Kranken wünschen und ihm die Entscheidung darüber selbst überlassen. Vielleicht würde die behinderte Person auch gerne auf andere Art und Weise einbezogen werden. Ein junger Erwachsener mit juveniler Arthritis ist vermutlich nicht besonders traurig darüber, nicht mit zum Angeln gehen zu können, wenn er ansonsten die freie Wahl hat, sich mit Freunden zu treffen und gesellig mit ihnen zusammen zu sein (Ladieu-Leviton et al., 1977).

Werden die verschiedenen Gesichtspunkte hinsichtlich «Einbeziehung» oder «Ausschluss» in Betracht gezogen, gilt es zu bedenken, dass der Zugang zu moderner Technologie sehr wichtig ist. Ob er vorhanden ist oder nicht unterstreicht die Tatsache, dass «Lebensqualität» keine statische Entität ist. Derartige Zugangsmöglichkeiten wirken sich enorm darauf aus, inwieweit sich eine Person als stigmatisiert fühlt oder von anderen als stigmatisiert wahrgenommen wird.

Noch vor wenigen Jahren standen keine elektrischen Rollstühle zur Verfügung. Heute gibt es sie sogar für Kinder, und einem an Kinderlähmung erkrankten Kind wird es möglich, mitten unter anderen Kindern zu sein, anstatt den Spielgefährten von einer Ecke des Spielplatzes aus zuschauen zu müssen. Früher konnte eine an den Armen gelähmte Person nur mit Hilfe eines Stabes, der an einem Kopfband befestigt war, langsam und umständlich Maschine schreiben; heute übernehmen diese Aufgabe in zunehmendem Maße PCs, die mit einem Spracherkennungssystem ausgerüstet sind. In ähnlicher Weise kann eine Person, deren Sprache für die meisten Menschen schwer verständlich ist, bestimmte Symbole auf einem Display berühren, wodurch vollständige Sätze in einer menschenähnlichen angenehmen Stimme erzeugt werden.

Die Möglichkeit, personelle Hilfestellung gegen Bezahlung zu erhalten, ist nicht weniger von Bedeutung. Insbesondere gravierend behinderten oder chronisch kranken Menschen gestattet das Zurückgreifen auf Hilfspersonen, sich etwas unabhängiger von bereits stark in Anspruch genommenen Freunden oder Angehörigen zu machen. Kranken, die diese Art Unterstützung in Anspruch nehmen, können ein weitaus erfüllteres Leben führen als jene, die dies nicht tun. In den USA üben zahlreiche Fürsprecher für Behinderte vermehrt Druck aus, damit die derzeit in Pflegeheime und andere Institutionen investierten öffentlichen Mittel so umverteilt werden, dass es Behinderten oder chronisch Kranken besser ermöglicht wird, in ihrer eigenen häuslichen Umgebung zu leben.

5.3.6 Einstellungen der Pflegefachkraft: Fürsorge oder Heilung?

Schon seit jeher bestand das Ziel der medizinisch-pflegerischen Versorgung darin, kranke Menschen zu heilen. Auch heute noch neigen die Fachleute dazu, eine erfolgreiche Behandlung daran zu messen, ob der Kranke geheilt worden ist oder nicht. Da es aber heutzutage mehr chronische Erkrankungen als Infektionskrankheiten oder akute Krankheiten gibt, erscheint dieses Erfolgskriterium nicht mehr überall angemessen. In vielen Fällen ist Heilung weder lebenswichtig noch unbedingt notwendig für das Wohl des Klienten (Kübler-Ross, 1969). Statt dessen sollte das entscheidende Kriterium eine Fürsorge sein, die sich durch Wertschätzung und Unterstützung auszeichnet. Mit der wachsenden Zahl chronisch Kranker muss das Fachpersonal lernen, das Typische an chronischer Krankheit zu akzeptieren – nämlich den ungewissen Verlauf, das Auftreten von Rückschlägen und die Existenz verschiedener Behandlungsmöglichkeiten. In der heutigen Zeit nimmt die Kostenkontrolle einen zentralen Stellenwert bei der Erbringung von Dienstleistungen im Gesundheitswesen ein. Dennoch dürfen gesundheitspolitische Erwägungen nicht aus den Augen verloren werden, die bestimmte Vorstellungen von personaler Integrität und gerecht verteilter Gesundheitsfürsorge umfassen und die auf die reale Existenz stigmatisierender chronischer Krankheiten ausgerichtet sind (Mechanic, 1991).

Auswahl eines geeigneten Modells zum Umgang mit chronisch Kranken

Die Art und Weise, wie gesundheitsbezogene Dienstleistungen erbracht werden, trägt zweifellos dazu bei, ob es zur Verstärkung oder zur Verringerung von Stigmatisierungseffekten kommt. Wenn ein Klient aufgefordert wird, sich an therapeutischen Entscheidungen zu beteiligen, so demonstriert schon dies alleine, dass ihm Respekt und Achtung entgegengebracht werden. Wird ein Klient bei der Festlegung von Zielen als Partner behandelt, weist auch dies darauf hin, dass man ihn als Person von Wert betrachtet. Andererseits werden von medizinisch-pflegerischen Fachkräften auch ohne Rücksprache mit dem Klienten Entscheidungen getroffen oder Ziele festgelegt, wodurch sich das Gefühl, diskreditiert zu sein, bei dem Betreffenden verstärkt. Aus diesem Grund hebt jede Art der Leistungserbringung, die den Klienten einbezieht, seinen Selbstwert und reduziert schon deshalb die Auswirkungen des Stigmas.

Die Begegnungen zwischen Fachkräften und Klienten lassen sich einem der folgenden drei

Grundmodelle zuordnen (Szasz & Hollander, 1956). Im Hinblick auf das Stigmamanagement ebenso wie das Management chronischer Erkrankungen erscheint es weise festzulegen, welches davon für chronische Gesundheitsprobleme am besten geeignet ist.

Das Aktiv-Passiv-Modell
Dieses Modell beschreibt eine Form der Begegnung, die durch Passivität des Klienten und alleinige Aktivität der medizinisch-pflegerischen Fachkraft gekennzeichnet ist. Sie kann nicht wirklich als Interaktion bezeichnet werden, da der Klient nur behandelt wird und keinen Beitrag zur Entscheidungsfindung leisten kann. Allein die Fachkraft ist aktiv. Das Aktiv-Passiv-Modell bildet die Beziehung zwischen einem hilflosen Kind und seinen Eltern ab. In Notfallsituationen mag es am ehesten angebracht sein, doch im Wesentlichen bringt diese Art Begegnung zum Ausdruck, dass der Klient nicht in der Lage ist, an Entscheidungen mitzuwirken.

Das Führungs-Kooperations-Modell
Im Normalfall wendet sich ein Klient an Fachleute im Gesundheitswesen, um Hilfe zu erhalten und ist dabei bereit, sich in das Führungs-Kooperations-Modell zu fügen. In einer solchen Beziehung wird beim Klienten vorausgesetzt, dass er den Fachleuten Respekt entgegenbringt und ihre Anweisungen befolgt, es wird nicht von ihm erwartet, die fachlichen Empfehlungen in Frage zu stellen. Daraus aber ergibt sich eine ungleiche Machtverteilung. Dieses Modell findet mehrheitlich bei den klassischen Arzt-Klienten-Interaktionen Anwendung und ist bei vielen akuten Krankheiten von Nutzen. Allerdings bietet es – wenn überhaupt – wenig Raum für Erwartungen oder Zielsetzungen seitens der Klienten, die möglicherweise nicht mit denen der Betreuer übereinstimmen.

Das Modell der wechselseitigen Partizipation
Bei diesem Modell ist die Macht zwischen Fachkraft und Klient gleichmäßig verteilt, was zu einer Beziehung führt, die beide Seiten zufrieden stellen kann. Mit anderen Worten: Der Klient sollte ebenso mit den Empfehlungen und Entscheidungen zufrieden sein wie die ihn betreuende Fachkraft. Hinzu kommt, dass jede Partei von den Informationen der anderen abhängig ist, wodurch sich schließlich eine für beide Seiten befriedigenden Lösung ergibt. Der Klient benötigt die Erfahrung und das Fachwissen des Betreuers, dieser aber benötigt nicht nur Kenntnisse über Krankengeschichte und Symptome, sondern muss auch über Prioritäten, Erwartungen und Ziele seines Klienten Bescheid wissen. Beide sehen sich manchmal der Notwendigkeit gegenüber, zwischen Behandlungsmöglichkeiten mit relativ identischen Mortalitätsraten wählen zu müssen – so muss bei einer Krebserkrankung beispielsweise zwischen operativem Eingriff oder Bestrahlung entschieden werden. Aufgrund ihres Wissens können Fachleute über die Langzeitfolgen einer Bestrahlung und die operationsbedingten Veränderungen des Körpers aufklären. Der relative Stellenwert der Nebenwirkungen verschiedener Behandlungsmöglichkeiten muss jedoch vom Klienten festgelegt werden. Weil es vom einzelnen abhängt, welche Entscheidung die «richtige» ist, sind Informationen sowohl vom Klienten als auch von der Fachkraft erforderlich, um einen Behandlungsverlauf herbeizuführen, der für beide Seiten annehmbar ist.

Eine wichtige Maßnahme bei der Bekämpfung von Stigmatisierungen besteht darin, den Betroffenen die Chance zu geben, «Entscheidungsträger in diesem Kampf zu sein» (Dudley, 1983). Wird die Interaktion von der Fachkraft beherrscht, kommt es nicht zu einer umfassenden Einbeziehung des Klienten. Herkömmliche Modelle der Klienten-Fachkraft-Interaktion, die dem medizinisch-pflegerischen Personal die Macht und das Entscheidungsrecht zuerkennen, müssen einem Modell Platz machen, das eine stärkere Beteiligung der Klienten vorsieht.

Wenn Ärzte und sonstige Fachkräfte hinter dem Gedanken stehen, chronisch Kranken einen größeren Spielraum im Hinblick auf Partizipation und Entscheidungsfindung einzuräumen, beseitigt bereits die dabei entstehende Beziehung so manche stigmatisierende Auswirkung der Behinderung. Denn auf diese Weise wird eine Atmosphäre geschaffen, die nicht nur die Kooperation seitens der Klienten begünstigt, sondern sie werden auch ermutigt, ihre Sorgen, Beobachtungen und Erwartungen zum Ausdruck zu bringen und über ihre Einschränkungen zu sprechen.

Bei chronischen Erkrankungen ist zweifellos die wechselseitige Partizipation das Modell der Wahl, da es den Selbstwert stärkt. Der Klient trägt die Verantwortung für das langfristige Krankheitsmanagement, und die Fachkraft ist zuständig für die Unterstützung des Klienten bei der Selbsthilfe (Szasz & Hollander, 1956). Gemeinsam prüfen sie verschiedene Behandlungsstrategien und entscheiden sich für jene, die bei beiden Zustimmung findet.

Versuche, die Klienten übermäßig zu behüten oder zu beschützen, können leicht zu einer verminderten Partizipation führen und damit auch ihren Selbstwert und die Wertschätzung durch andere herabsetzen. Werden Prioritäten und Zielsetzungen eines Klienten jedoch angemessen gewürdigt und in die Therapie integriert, verstärkt dies das Gefühl der Akzeptanz. Deshalb stellen Respekt vor dem Klienten und Achtung seiner Interessen, wie sie im Modell der wechselseitigen Partizipation zum Ausdruck kommen, wirksame Instrumente dar, um den vielfältigen stigmatisierenden Folgen von Krankheit entgegenzuwirken.

Ein weiterer Vorteil der wechselseitigen Partizipation ist die erhöhte Bereitschaft zur Einhaltung von Behandlungsempfehlungen. Da bei chronischer Erkrankung die Durchführung der meisten Behandlungsmaßnahmen dem Klienten obliegt, wird die Compliance unweigerlich zu einem Kernthema (siehe Kapitel 10 über Compliance). Eine Beziehung zwischen Klienten und Betreuern, die anstatt durch autoritäre Haltungen durch Partnerschaft gekennzeichnet ist, schafft die Grundlage für eine erhöhte Kooperationsbereitschaft. Dort wo Compliance dringend angezeigt ist, bietet sich die wechselseitige Partizipation besonders an, weil sie die Verantwortung des Klienten für seine Gesundheitsversorgung erhöht. Insofern wäre durchaus die Empfehlung an die Fachkräfte zu richten, anstatt über die Missachtung ihrer Empfehlungen nachzugrübeln lieber einen akzeptableren Behandlungsplan in Erwägung zu ziehen.

Innerbetriebliche Schulung

Die Einstellungen des medizinischen und pflegerischen Personals repräsentieren allgemeine Sichtweisen der Gesellschaft. Somit ist davon ausgehen, dass auch dieser Personenkreis nicht von Vorurteilen frei ist. Da medizinisch-pflegerisches Fachpersonal über längere Zeiträume Beziehungen mit chronisch Kranken eingeht, können sich diese Vorurteile massiv auswirken. Nach Ansicht von Dudley (1983) sind Schulungen über das Erkennen und Korrigieren vorgefasster und oft unbewusster Stereotypen höchste Priorität einzuräumen, wobei diese Forderung gleichermaßen für examinierte Kräfte wie für angelerntes Personal und freiwillige Helfer gilt.

Dudley (1983) führte eine Studie über stigmatisierungsfördernde Verhaltensweisen durch und gibt einige Anregungen, wie das Problem der Vorurteile von Fachkräften, die dazu bereit sind, angegangen werden könnte. Einige der häufigsten stigmatisierungsfördernden Verhaltensweisen gegenüber Klienten sind:

- offenes Anstarren
- keine Gelegenheit zur Darstellung eigener Sichtweisen geben
- Erteilung von Auskünften in einer unverständlichen Sprache
- unangebrachte Einschränkung von Aktivitäten
- Vertrauensmissbrauch
- psychische Misshandlung
- Nichtbeachtung und sogar
- körperliche Misshandlung.

Als eine wirksame Methode, derartige Verhaltensweisen stärker ins Bewusstsein zu rücken, hat sich die geplante Kontaktaufnahme mit Stigmatisierten erwiesen. Ihr sollte die Teilnahme an einer Gruppe vorausgehen, die von einem Fachmann geleitet wird, denn dieser kann den Teilnehmern helfen, ihre Einstellungen und Reaktionen zu erkennen und mit ihnen daran arbeiten. Folgendes Beispiel veranschaulicht diesen Ansatz:

Viele Auszubildende in der Krankenpflege arbeiten nicht gerne in der Geriatrie, weil sie die Pflege älterer Klienten als nicht besonders reizvoll empfinden. Nun nahm sich eine Geriatriefachschwester die Zeit, eine Gruppe von Auszubildenden auf ihren Einsatz in einer Abteilung für Pflegebedürftige vorzubereiten. Sie zeigte ihnen Dias mit charaktervollen Gesichtern und erzählte in interessanter Weise aus ihrer Praxis. Auf diese Weise führte sie ihre Zuhörer dazu, alte und pflegebedürftige Leute als Menschen von Würde zu betrachten. In einer Gruppendiskussion wurden Mythen und stereotype Denkweisen über das Stigma des Alterns angesprochen. Es zeigte sich, dass diese Auszubildenden ihre Erfahrungen während des Einsatzes wesentlich positiver sahen. Eine auf Wissen gegründete Vorbereitung der Kontaktaufnahme mit Stigmatisierten stellt keine Lösung für alle Probleme dar, bietet aber doch die Möglichkeit, stigmatisierende Einstellungen sichtbar zu machen, ihnen auf den Grund zu gehen und die Pflegefachkräfte entsprechend aufzuklären.

Darüber hinaus müssen auch die Einstellungen von angelernten Kräften und freiwilligen Helfern berücksichtigt werden, denn gerade sie übernehmen in kommunalen Einrichtungen und in der ambulanten Pflege einen Großteil der Versorgung. Ihre Ansichten und Verhaltensweisen können den Prozess der Stigmatisierung fördern oder vermindern (Violinn, 1983). Deswegen empfiehlt es sich, den Beschäftigten aller Arten von Pflegediensten und sonstigen Organisationen der Gesundheitsfürsorge eine intensive Schulung zum Zweck der Verminderung von Stigmatisierungseffekten anzubieten. Die oben vorgeschlagene Teilnahme an Gruppensitzungen ist sicherlich sowohl für examinierte als auch für angelernte und freiwillige Helfer geeignet. Überdies fungieren examinierte Kräfte in der Praxis als Rollenmodell und Informationsvermittler und helfen damit dem nicht ausgebildeten Personal, die Klienten korrekt zu behandeln.

5.3.7 Edukative Maßnahmen in der Gemeinde

Edukative Maßnahmen zur Abschwächung von Stigmatisierungseffekten können auch auf die gesamte Kommune ausgedehnt werden. Zahlreiche Organisationen, wie etwa die «American Cancer Society» (Amerikanische Krebsgesellschaft) oder die «American Diabetes Association» (Amerikanischer Diabetesverband), haben Ansprechpersonen in den Gemeinden oder sind durch Mitarbeiter aktiv, die auf lokaler Ebene Informationsmaterial verteilen. Nach Ansicht von Dudley (1983) wären Eduaktionsprogramme gerade für jüngere Kinder, die den Sozialisationsprozess noch nicht abgeschlossen haben, besonders effektiv zur Vorbeugung von stigmaerzeugenden Einstellungen (Dudley, 1983). Schulen, Pfadfindergruppen und kirchliche Organisationen bieten die optimale Umgebung, um Kinder auf sanfte Weise mit Menschen in Kontakt zu bringen, die zwar eine Vielzahl innerer Werte und positiver Persönlichkeitseigenschaften besitzen, aber im Hinblick auf Gesundheit eben nicht den normalen Erwartungen entsprechen. So gibt es beispielsweise die Möglichkeit, Gruppendiskussionen über AIDS-Kranke durchzuführen, bei denen Kinder lernen, die Betroffenen einfach als Menschen wie alle anderen anzusehen. Auch Programme mit dem Ziel, die Auffassung von einer moralisch verwerflichen Komponente der Alkoholabhängigkeit zu widerlegen, vermindern die stigmatisierenden Auswirkungen dieser Erkrankung (Moore, 1992).

Stigmatisierungen, die chronischer Krankheit und Behinderung anhaften, durchdringen auch heute noch in erheblichem Ausmaß die Ansichten und Leitwerte der Gesellschaft (Susman, 1994). Allerdings hat sich in den letzten Jahrzehnten die Situation deutlich verbessert. In den siebziger Jahren wurden Behinderte und ihre Fürsprecher in vielfältiger Weise aktiv und drängten an die Öffentlichkeit wie nie zuvor. Das zog bedeutende soziale und strukturelle Veränderungen nach sich. Menschen mit Behinderungen fingen an, sich in den Medien zu

Wort zu melden und setzten sowohl auf lokaler als auch nationaler Ebene politische Maßnahmen zugunsten ihrer Interessen durch. Ihre Aktionen hatten enormen Einfluss auf eine richtungsweisende Veränderung in der US-amerikanischen Gesetzgebung: die Verabschiedung des Behindertengesetzes (Americans with Disabilities Act) durch den Kongress im Jahre 1990. Dieses Gesetz verpflichtet Regierung und Wirtschaft, den Betroffenen behindertengerechte Arbeitsplätze zur Verfügung zu stellen, Bildungsmöglichkeiten zu eröffnen und den Zugang zu Verkehrsmitteln und öffentlichen Gebäuden zu garantieren.

Zusätzlich zu formellen Edukationsprogrammen auf Gemeindeebene lassen sich gesellschaftliche Einstellungen auch durch den verstärkten Kontakt mit Behinderten verändern. So können zum Beispiel mehr Gelegenheiten für anregende und lohnenswerte Interaktionen zwischen Nicht-Behinderten und Behinderten oder chronisch Kranken geschaffen werden. Davon würden beide Seiten profitieren. In diesem Zusammenhang wären Dienstleistungsprojekte, Internetkontakte und gemeinsame Aktivitäten von Behinderten und Nicht-Behinderten fördernswert.

Die Medien könnten veranlasst werden, ein positiveres Bild vom chronisch kranken Menschen zu zeichnen. Ärzte und andere Fachleute könnten Fernsehsendern, die Behinderte als leistungsfähig darstellen, schriftliche Empfehlungen ausstellen. Schließlich gilt es auch, die Familien der Betroffenen sowohl in die kurzfristige als auch langfristige Planung der Behandlung einzubeziehen.

Fallstudie
Umgang mit Stigmatisierungsgefahr

Jo, eine 44-jährige Hausfrau und Mutter von zwei Kindern, zog sich bei einem Autounfall eine bleibende neurologische Schädigung der Beine zu. Zehn Tage nach dem Unfall wurde sie in eine Rehabilitationsklinik überwiesen und erhielt dort ein Steh- und Gehtraining und ein Training zur Durchführung der Aktivitäten des täglichen Lebens. In Bezug auf vollständige Heilung fiel die Prognose sehr zurückhaltend aus. Jo war früher Joggerin gewesen und hatte mit ihrer Familie gerne Rucksacktouren unternommen. Nun sah sie sich plötzlich einem Leben gegenüber, zu dem Rollstuhl, Gehgestell, gestörte Gefühlsempfindung in den unteren Extremitäten und eingeschränkte Bewegungsfähigkeit gehörten. Hinzu kam das Unvermögen, die eigene Versorgung geschweige denn die ihrer Familie zu übernehmen. Ihre familiären Ressourcen für Identität, Selbstwert und Zufriedenheit wurden aufs äußerste in Anspruch genommen.

Jo hatte das Glück, dass viele ihrer Pflege- und Betreuungspersonen ihr gegenüber offen und ehrlich waren. Sie wurde als normale Person und nicht als diskreditiert behandelt. Der Rehabilitationsberater der Klinik begann gleich nach ihrer Ankunft, eine Reihe therapeutischer Gespräche mit ihr zu führen und agierte als «Weiser». Es gab kein Tabuthema, und so wurden während der Sitzungen Sexualität, Körperbild und Selbstwertgefühl angesprochen. Während ihres Aufenthalts fühlte sie sich vom Pflegepersonal weder abgelehnt, noch wurden ihr irgendwelche sekundären Krankheitsgewinne zugebilligt. Man behandelte sie als einen Menschen, der seine Versorgung bis an die Grenzen des Möglichen selbst in die Hand zu nehmen vermag – eben nicht als Stigmatisierte, sondern als geachtete Person.

Jos Familienangehörige waren eng in die Versorgung eingebunden. Sie nahmen an der Physiotherapie teil, so dass sie über das, was sie zu Hause erwarten würde, Bescheid wussten und nicht ängstlich oder überprotektiv reagieren würden. Außerdem wurden sie genauso wie Jo in die langfristige Planung einbezogen. So wurde zum Beispiel die Durchführung von Übungen und die Einnahme von muskelrelaxierenden Medikamenten *mit* Jo und nicht *für* sie geplant.

Mit der Zeit lernte Jo, mit Hilfe eines Stocks in Spezialschuhen zu gehen, wenn auch nur langsam und unbeholfen. Zwar waren in diesem Stadium immer weniger stigmatisierende orthopädische Hilfsmittel erforderlich, doch jedem wurde klar, dass Jo nie mehr in der Lage sein würde zu joggen. Von anderen, die selbst viele schreckliche Erlebnisse hinter sich hatten – den eigenen Leuten – erhielt Sie Unterstützung. Freunde und Familienangehörige wurden zu «Weisen», indem sie nach wie vor zu erkennen gaben, dass sich das Wesentliche an Jo nicht verändert hatte: die physischen Einschränkungen waren nicht ausschlaggebend für die Qualität der zwischenmenschlichen Beziehungen. Jo erfuhr Unterstützung von Freunden, und ihre Familie übernahm die alltäglich anfallenden Aufgaben wie Besorgungen, Saubermachen und Nahrungszubereitung. Sie war jedoch nicht darauf angewiesen und hätte es auch nicht geschätzt, von ihnen mit Gefälligkeiten überhäuft zu werden. Da sie mit einem Mann verheiratet war, der sie weiterhin akzeptierte, blieben ihr, während sie sich an die neue Situation anpassen musste, große emotionalen Belastungen erspart.

Doch nicht jeder reagierte in unterstützender Weise auf Jo. Manche Menschen sprachen sie an, als ob sie geistig behindert wäre, nachdem sie ihren Gehstock oder ihr Gehgestell gesehen hatten. Andere hingegen ignorierten diese Hilfsmittel, wahrscheinlich, um freundlich zu erscheinen. Jo war es lieber, wenn sie auf ihren Stock angesprochen wurde. Eine diesbezügliche Frage bot ihr die Gelegenheit, genau die Antwort zu geben, die sie für passend hielt. Ihr Motto war: «Nicht ignorieren, sondern akzeptieren!».

Heute, vier Jahre später, leidet Jo noch immer an Muskelschwäche, Spasmen und Schmerzen. Sie geht in flachen Schuhen und nimmt manchmal einen Gehstock zur Hilfe. Sie kann wieder Kochen und leichte Tätigkeiten im Haushalt ausführen, und kürzlich nahm sie ein Jurastudium auf. Die Familie besucht häufig Konzerte geht öfters zum Essen aus, nimmt also Aktivitäten wahr, die Jo recht gut meistern kann. Sie geht auch wieder zu kirchlichen Veranstaltungen und trifft sich mit den Nachbarn.

Die noch vorhandenen Schmerzen und Einschränkungen sind nicht unerheblich. Doch diese Probleme wären wesentlich schlimmer, wenn sie mit der Last eines Stigmas verbunden wären. Zur Verminderung von Stigmatisierungseffekten haben entscheidend die Reaktionen des medizinisch-pflegerischen Fachpersonals, der Familienangehörigen und der Freunde beigetragen. Ihre spontane Akzeptanz hat sicherlich mitgeholfen, dass sich Jo dafür entschieden hat, sich auf das Positive und Erreichbare in ihrem Leben zu konzentrieren.

5.4 Zusammenfassung und Schlussfolgerungen

In diesem Kapitel wurde die Entwicklung des Stigmabegriffs bis zu seiner heutigen Bedeutung als Merkmal der Diskreditierung verfolgt. Verursacht wird eine Stigmatisierung durch die Diskrepanz zwischen einer erwarteten, gesellschaftlich definierten Norm und den tatsächlich vorhandenen Eigenschaften einer Person. Diese als Defekt wahrgenommene Diskrepanz veranlasst andere, ein Werturteil über diejenige Person zu fällen, bei der die Diskrepanz vorliegt: Die Abweichung wird zum Stigma, der Betreffende ist diskreditiert und weniger wert. Die diskreditierenden und sozial isolierenden Auswirkungen eines Stigmas sind massiver als die Einschränkungen, die allein aufgrund der Krankheit oder Behinderung zustande gekommen sind.

Chronische Krankheiten sind ein typisches Beispiel für Stigmata. Verkürzte Lebensspanne, körperliche Deformitäten, medizinische und ernährungstechnische Erfordernisse sowie andere Einschränkungen werden als nicht-normal betrachtet und verursachen Angst bei den Menschen, die diese Eigenschaften nicht aufweisen. Dieser Angst wird seit jeher und auch heute noch mit den gleichen, von Vorurteilen geprägten Reaktionen entgegengewirkt, nämlich Stereotypisierung, Abwertung und Etikettierung. In dem Bemühen, die Auswirkungen solcher Reaktionen zu begrenzen, verwendet der einzelne Betroffene bestimmte Techniken, zum Beispiel Widerstand oder Täuschen.

In diesem Kapitel wurden ferner einige geeignete Interventionen erörtert. Alle Menschen müssen die Kriterien, nach denen sie andere und sich selbst bewerten, neu festlegen und somit ihre Definition des Wertes einer Person nochmals überprüfen. Von Vorteil für den Stigmatisierten erweist sich die Unterstützung durch Menschen in ähnlicher Lage und das Erlernen des Umgangs mit den negativen Reaktionen anderer. Medizinisch-pflegerische Fachkräfte werden dazu ermutigt, «weise» zu werden und als kenntnisreiche und sensible Fürsprecher für Menschen zu agieren, die das Stigma einer chronischen Krankheit oder einer Behinderung tragen. Außerdem ist es erforderlich, ein Modell zur Erbringung gesundheitsbezogener Dienstleistungen zu entwickeln, das sich durch eine eher gleichmäßige Aufteilung der Macht und durch partnerschaftliche Zielsetzungen auszeichnet. Wirksame Instrumente, um Veränderungen herbeizuführen, sind Aufklärung und Edukation. Durch die Schulung von examiniertem und angelerntem Personal kann die Sensibilität für Verhaltensweisen, die stigmaerzeugenden Einstellungen Vorschub leisten, erhöht werden. Ebenso notwendig ist es, den Kenntnisstand der Gesellschaft insgesamt zu erhöhen, damit die Ursachen der Stigmatisierung im Keim erstickt werden können.

Die bisherigen Ausführungen in dieser Zusammenfassung bezogen sich auf allgemeine Empfehlungen zum Umgang mit Stigmatisierten. Wie erwähnt ist es jedoch keine leichte Aufgabe, anderen bei der Bewältigung von Stigmatisierungseffekten zu helfen. Eine pflegerische Fachkraft, die versucht, dieses Problem als Ganzes in den Griff zu bekommen, sieht sich wahrscheinlich einer Aufgabe gegenüber, die ihre Kräfte übersteigt. Es lassen sich jedoch positive Ergebnisse erzielen, wenn man eine bestimmte stigmatisierungsvermindernde Technik auswählt und seine Energie auf die Verbesserung oder Korrektur einer speziellen Komponente des Stigmatisierungsprozesses konzentriert.

Pflegediagnosen

Anmerkung des Herausgebers: Zum Thema Stigma gibt es keine spezifischen diagnostischen Kategorien. Die folgenden Kategorien können allerdings aus dem Inhalt des vorangegangenen Kapitels erschlossen werden. Zusätze in eckigen Klammern [...] wurden nachträglich hinzugefügt.

Soziale Isolation

Taxonomie 1R: In Beziehung treten (3.1.2/1982)
NANDA-Originalbezeichnung: «Social Isolation»
[Thematische Gliederung: Soziale Interaktion]

Definition: Ein Zustand des Alleinseins, den ein Mensch als von anderen auferlegt empfindet und negativ oder bedrohlich erlebt.

Mögliche ursächliche oder beeinflussende Faktoren

Faktoren, die dazu beitragen, dass keine zufriedenstellenden Beziehungen aufrechterhalten werden können:
- Verzögerung beim Vollziehen von Entwicklungsschritten
- Unreife Interessen
- Veränderung der körperlichen Erscheinung/des Geisteszustandes
- Veränderter Zustand des Wohlbefindens
- Nicht akzeptierte soziale Verhaltensweisen/Wertvorstellungen
- Unzureichende persönliche Ressourcen
- Unfähigkeit, zufriedenstellende soziale Beziehungen einzugehen
- [Traumatische Ereignisse oder Vorkommnisse, die körperlichen und/oder seelischen Schmerz verursachen]

Bestimmende Merkmale oder Kennzeichen

subjektive
- Drückt Gefühle des Alleingelassenwerdens aus
- Drückt das Gefühl aus, abgelehnt zu werden
- Drückt Wertvorstellungen aus, die für die Subkultur annehmbar, für die dominante kulturelle Gruppe aber unakzeptabel sind
- Unfähigkeit, die Erwartungen anderer zu erfüllen
- Erlebt das Gefühl, «anders als die andern» zu sein
- Ungenügender oder fehlender Lebenssinn/-inhalt
- Drückt Interessen aus, die nicht der Altersstufe oder Entwicklungsphase entsprechen
- Unsicherheit in der Öffentlichkeit

objektive
- Fehlen von Bezugsperson(en), die Unterstützung geben – Familie, Freunde, Gruppe
- Traurige, abgestumpfte Affektivität
- Bezüglich Altersstufe oder Entwicklungsphase unpassende Interessen und Aktivitäten
- Feindseliger Ausdruck in Stimme und Verhalten
- Offensichtliche körperliche und/oder geistige Behinderung oder veränderter Zustand des Wohlbefindens
- Verschlossenheit; sozialer Rückzug; fehlender Blickkontakt
- Gedankenversunkenheit; wiederholte, sinnlose Handlungen
- Sucht das Alleinsein oder das Leben in einer Subkultur
- Zeigt Verhaltensweisen, die nicht akzeptiert werden von der dominanten kulturellen Gruppe

Verändertes Rollenverhalten (spezifiziere betroffene Rolle)

- Rolleninsuffizienz, Rollenambivalenz
- Interrollenkonflikt
- Intrarollenkonflikt
- Patientenrolle: Sekundärer Krankheitsgewinn

Taxonomie 1R: In Beziehung treten (3.2.1/1978; R1998)
NANDA-Originalbezeichnung: «Altered Role Performance»
[Thematische Gliederung: Soziale Interaktion]

Definition: Eine Störung in der Art und Weise, wie die eigene Rollenerfüllung wahrgenommen wird.

Diagnostischer Hinweis der Übersetzergruppe: Taxonomisch ist diese Diagnose eine übergeordnete, breite Kategorie, die verschiedene genauere/detailliertere Diagnosen umfasst. Wenn die Ersteinschätzung zu dieser Diagnose führt, sind weitere Abklärungen nötig, um die spezifischen Bedürfnisse des Patienten festzustellen und wenn möglich sollte eine genauere Diagnose gestellt werden (hier z. B.: Eingeschränkte elterliche Fürsorge, Gefahr einer eingeschränkten elterlichen Fürsorge, Gefahr einer veränderten Eltern-Kind-Bindung).

Mögliche ursächliche oder beeinflussende Faktoren
In Bearbeitung durch die NANDA

- [Krise]
- [Situationsbedingt (z. B. männliches Oberhaupt der Familie ist in einer passiven, abhängigen Patientenrolle)]; Fehlen von Rollenvorbildern; Übergänge; Rollenkonflikte)
- [Entwicklungsbedingt (Alter, Werte/Überzeugungen)]
- [Gesundheit/Krankheit (z. B. chronische Krankheit), Veränderungen in der körperlichen Leistungsfähigkeit, Wahrnehmungsprobleme)]

Bestimmende Merkmale oder Kennzeichen

subjektive
- Veränderung des Rollenverständnisses
- Verleugnen der Rolle
- Mangelnde Kenntnisse über die Rolle

objektive
- Veränderung des Rollenverständnisses anderer
- Veränderung der gewohnten Verhaltensmuster oder Verantwortung
- Rollenkonflikte
- Veränderung der körperlichen Fähigkeiten/Gegebenheiten, um die Rolle wieder einzunehmen
- [Unvermögen, die Rolle einzunehmen]

Situationsbedingt geringes Selbstwertgefühl

Taxonomie 1R: Wahrnehmen (7.1.2.2/1988; R1996)
NANDA-Originalbezeichnung: «Situational low Self-Esteem»
[Thematische Gliederung: Integrität der Person]

Definition: Negative Selbsteinschätzung/negative Gefühle in Bezug auf sich selbst, als Reaktion auf einen Verlust oder eine Veränderung bei einem Menschen, der zuvor eine positive Selbsteinschätzung hatte.

Mögliche ursächliche oder beeinflussende Faktoren
In Entwicklung durch die NANDA.

- [«Misserfolg» bei wichtigen Ereignissen im Leben (z. B. Stellenverlust, Scheidung)]
- [Gefühl, von wichtigen Bezugspersonen verlassen zu sein]
- [Entwicklungsbedingte Übergangssituationen, Adoleszenz, Altern]
- [Gefühl des Kontrollverlustes in einigen Aspekten des Lebens]
- [Verlust von Gesundheit, Körperteil, Unabhängigkeit]
- [Gedächtnisstörungen, kognitive Beeinträchtigungen]
- [Verlust der Fähigkeit zu erfolgreicher verbaler Kommunikation]

Bestimmende Merkmale oder Kennzeichen

subjektive
- Episodisch auftretende negative Selbstbeurteilung als Reaktion auf wichtige Ereignisse im Leben eines Menschen, der zuvor eine positive Selbsteinschätzung hatte
- Äusserung von negativen Gefühlen über sich selbst (Hilflosigkeit, Nutzlosigkeit)
- Ausdruck von Scham-/Schuldgefühlen
- Beurteilt sich selbst als unfähig, mit Situationen/Ereignissen umzugehen

objektive
- Negative/abwertende Äusserungen über sich selbst
- Schwierigkeit, Entscheidungen zu treffen

Studienfragen

1. Wie würden Sie Goffmans Theorie einsetzen, um potenzielle Stigmatisierungsquellen in einer Bevölkerungsgruppe zu erkennen, die sich aus Personen mit niedrigem Einkommen und nicht-weißer Hautfarbe zusammensetzt und in der die Krankheitsrate bei Bluthochdruck, Diabetes und Arthritis besonders hoch ist?
2. Auf welche Maßnahmen würden Sie zurückgreifen, um Stigmatisierungseffekte in einer bestimmten Klientenfamilie zu vermindern? Nehmen Sie als Beispiel ein Kind mit Kinderlähmung, dessen Mutter für gymnastische Übungen und spezielle Pflege verantwortlich ist. Erarbeiten Sie Maßnahmen zur Verringerung der Stigmatisierungseffekte bei Mutter und Kind.
3. Welche stigmatisierenden Situationen können sich für behinderte Menschen hinsichtlich Essen, Teilnahme an Spielen und sonstigen Aktivitäten ergeben, wenn sie sich im Sommer draußen aufhalten? Durch welche Maßnahmen könnten die Auswirkungen dieser Situationen verhindert oder abgeschwächt werden?
4. Inwiefern unterscheiden sich die verschiedenen Klientenpartizipations-Modelle zur Erbringung gesundheitsbezogener Dienstleistungen hinsichtlich ihrer Auswirkung auf potenzielle oder tatsächliche Stigmatisierungen?
5. Worin bestehen die Vor- und Nachteile einer zunehmenden Einbeziehung von Klienten in die Erbringung gesundheitsbezogener Dienstleistungen? Nehmen Sie an, ein Klient entscheidet sich dafür, eine empfohlene Diät nicht einzuhalten oder eine vorgeschlagene Übung nicht durchzuführen. Wie kann mit dieser Entscheidung so umgegangen werden, dass es nicht zu weiteren Stigmatisierungen kommt?
6. Wenn es eine chronisch kranke Person in Ihrer Bekanntschaft gibt, eruieren Sie, wie das Betreuungspersonal auf sie reagierte und welche Erfahrungen sie im Krankenhaus hinsichtlich Stigmatisierungen gemacht hat. Mit Hilfe welcher Maßnahmen könnte diese Person die Stigmatisierungseffekte abschwächen?

Literatur

Alaszeushi, A., Manthope (1995). Goffmann, the individual, institutions, and stigmatization. Nursing Times, 91 (37), 38–39.

Allen, M., Birse, E. (1991). Stigma and blindness. Journal of Ophtalmic Nursing and Technology, 10 (4), 147–152.

Allport, G. (1954). The nature of prejudice. Reading, MA: Addison-Wesley.

Alonzo, A. A., Reynolds, N. R. (1995).Stigma HIV and AIDS: An exploration and elaboration of a stigma trajectory. Social Science and Medicine 41 (3), 303–315.

Becker, G. (1981). Coping with stigma: Lifelong adaptation of deaf people. Social Science and Medicine, 15 B (1), 21–24.

Brink, P. J. (1994). Stigma and obesity. Clinical Nursing Research, 3 (4), 291–293.

Brink, P. J. (1989). The fattening room among the Annang of Nigeria. In J. M. Morse (ed.), Cross-cultural nursing: Anthropological approaches to nursing research. Philadelphia: Gordon and Breach Science Publishers.

Burns, D. (1980). Feeling good: The new mood therapy. New York: William Morrow.

Cohen, R., Ruckdeschel, J., Blanchard, C., Rohrbaugh, M., Horton, J. (1982). Attitudes toward cancer. Cancer, 50, 1218–1223.

Domenici, P. (1993). Mental health care policy in the 1990s: Discrimination in health care coverage of the seriously mentally ill. Journal of Clinical Psychiatry, 54, 5–6.

Dudley, J. (1983). Living with stigma: The plight of the people who we label mentally retarded. Springfield, II: Charles C. Thomas.

English, R. W. (1977). Correlates of stigma toward physically disabled persons. In R. Marinelli, A. Dell Orto (eds.), The psychological and social impact of physical disability. New York: Springer.

Fabrega, H. (1991). The culture and history of psychiatric stigma in early modern and modern Western societies: A review of recent literature. Comprehensive Psychiatry, 32 (2), 97–119.

Gallo, A., Breitmayer, B., Knafl, K., Zoeller, L. (1991). Stigma in childhood chronic illness: A well sibling perspective. Pediatric Nursing, 17 (1), 21–25.

Goffmann, E. (1963). Stigma: Notes on management of spoiled identity. Englewood Cliffs, NJ: Prentice-Hall.

Hainsworth, M., Burke, M. Lindgren, C., Eakes, G. (1993). Chronic sorrow in multiple sclerosis: A case study. Home Healthcare Nurse, 11 (2), 9–13.

Herek, G., Capitanio, J. (1993). Public reactions to AIDS in the United States: A second decade of stigma. American Journal of Public Health, 83 (4), 574–577.

Hooper, S. (1981). Diabetes as a stigmatized condition: The case of low income clinic patient in the United States. Social Science and Medicine 15 B (1), 11–19.

Hynd, H. M. (1958). On shame and the search for identity. (3rd ed.) New York: Harcourt Brace Jovanovich.

Katz, I. (1981). Stigma: A social psychological analysis. Hillsdale, NJ: Lawrence Erlbaum Associates.

Kübler-Ross, E. (1969). On death and dying. New York: Macmillan.

Ladieu-Leviton, G., Adler, D., Dembo, T. (1977). Studies in adjustment ti visible injuries: Social acceptance of the injured. In R. Marinelli, A. Dell Orto (eds.), The psychological and social impact of the physical disability. New York: Springer.

Lemert, E. (1972). Human deviance, social problems, and social control (2nd ed.). Englewood Cliffs, NJ: Prentice-Hall.

Link, B., Mirotznik, J., Cullen, E. (1991). The effectiveness of stigma coping orientations: Can negative consequences of mental illness labeling be avoided? Journal of Health and Social Behavior, 32 (3), 302–320.

Luken, P. (1987). Social identity in later life: A situational approach to understanding old age stigma. International Journal of Aging and Human Development, 25 (3), 177–193.

Lyons, M., Ziviani, H. (1995). Stereotypes, stigma, and mental illness: Learning from fieldwork experiences. American Journal of Occupational Therapy, 49 (10), 1002–1008.

McGrath, J. (1992). The biological impact of social responses to the AIDS epidemic. Medical Anthropology, 15 (1), 63–79.

Mechanic, D. (1991). Changing perspectives in the study of the social role of medicine. Milbank Quarterly, 62 (2), 215–232.

Merriam Webster Thesaurus (1989). Springfield, MA: Merriam Webster Inc.

Moore, J. (1992). Conceptions of alcoholism. International Journal of the Addictions, 27 (8), 935–945.

Mosier, L. (1994). The stigmatized patient with AIDS in the intensive care unit: The role of the advanced practice nurse. AACN Clinical Issues in Critical Care Nursing, 5 (4), 495–500.

Piner, K., Kahle, L. (1984). Adapting to the stigmatizing label of mental illness: Foregone but not forgotten. Journal of Personality and Social Psychology, 47 (4), 805–811.

Powell-Cope, G., Brown, M. (1992). Going public as an AIDS family caregiver. Social Sciences in Medicine, 34 (5), 571–580.

Shontz, E. (1977). Physical disability and personality: Theory and recent research. In R. Marinelli, A. Dell Orto (eds.), The psychological and social impact of physical disability. New York: Springer.

Siminoff, L., Erien, J., Lidz, C. (1991). Stigma, AIDS and quality of nursing care: State of the science. Journal of Advanced Nursing, 16 (3), 262–269.

Sims, A. (1993). The scar that is more than skin deep: The stigma of depression. British Journal of General Practice, 43 (366), 30–31.

Sontag, S. (1977). Illness as metaphor. New York: Farrar, Straus & Giroux.

Susman, J. (1994). Disability, stigma, and deviance. Social Science and Medicine, 38 (1), 15–22.

Szasz, T., Hollander, M. (1956). A contribution to the philosophy of medicine. American Medical Association Archives of Internal Medicine, 97, 585–592.

Volinn, I. (1983). Health professionals as stigmatizers and destigmatizersnof diseases: Alcoholism and leprosy as examples. Social Science and Medicine, 17 (1), 385–393.

Webster's New International Dictionary of the English Language (1996). Chicago: Trident Press International.

Westbrook, M., Legge, V., Pennay, M. (1993). Attitudes toward disabilities in a multicultural society. Social Sciences in Medicine, 36 (5), 615–623.

Kapitel 6

Eingeschränkte Mobilität[1]

Katheliene Kohler • Mary Therese Schweikert-Stary • Ilene Lubkin

6.1 Einleitung

Menschen zu beobachten bedeutet häufig, sie in Bewegung zu sehen: Kinder laufen und hüpfen, Erwachsene gehen und joggen. In Bewegung zu sein ist ein natürlicher Zustand des menschlichen Körpers. Stellen Sie sich vor, Sie können sich nicht frei bewegen oder keine Gegenstände mit den Händen aufheben. Oder aber Sie sind von einem Hilfsmittel abhängig oder gar bettlägerig. Denken Sie an die Einschränkungen, die sich ergeben, wenn man nicht mehr in der Lage ist zu sehen, wohin man geht oder zu hören, ob Gefahr droht. In all diesen Fällen liegt eine Form von Mobilitätsverlust vor.

Ohne die Fähigkeit zur Fortbewegung verlieren wir unsere Unabhängigkeit – unserer Welt werden Grenzen gesetzt. Erst durch Mobilität ist es uns möglich, unabhängig von anderen zu sein und nach Belieben unsere Freizeit zu genießen oder unseren Hobbys nachzugehen. Eine uneingeschränkte Mobilität fördert und bereichert die schulische und berufliche Ausbildung, und häufig setzt eine Berufsausübung die Fähigkeit zur Fortbewegung voraus, insbesondere um zum Arbeitsplatz und wieder nach Hause zu kommen. Für Menschen, die sich nicht frei bewegen können, kann außerdem der Zugang zu medizinischen Diensten und Angeboten der Gesundheitsversorgung erschwert sein.

Goodman (1989) definiert Mobilität als «die sichere und effektive Fortbewegung von einem Ort zum anderen ... wobei von sämtlichen dazu nötigen mechanischen, technischen oder humanen Ressourcen Gebrauch gemacht werden kann.» Im Laufe des Lebens verändert sich dieser Bedarf an Ressourcen. Kinder sind in der Regel ständig körperlich aktiv; Erwachsene führen zwar ein ruhigeres Leben, sind aber dennoch mobil. Obwohl das Altern gewöhnlich mit geringer Aktivität und häufig mit chronischer Krankheit in Verbindung gebracht wird, sind die meisten alten Menschen nach wie vor aktiv und am Leben beteiligt. Erkrankungen, gerade wenn sie chronisch sind, können die Bewegungsfähigkeit beeinträchtigen. Doch auf welche Weise gelingt einer Person mit Mobilitätseinschränkungen sich in der erforderlichen Weise anzupassen? Wie geht die Gesellschaft mit einer solchen Person um? Worin bestehen die möglicherweise erschütternden Folgen von Mobilitätsverlusten im Hinblick auf Selbstwertgefühl und Eigenmotivation? Inwiefern wirken sie sich auf familiäre Beziehungen aus? Und wie schaffen es die Betroffenen, mit den Barrieren in der Gesellschaft und in ihrer Lebensumgebung zurechtzukommen, die sie daran hindern, ein relatives Höchstmaß an Unabhängigkeit zu erreichen? Eine beeinträchtigte Mobilität erzeugt im Umfeld der Person potentielle oder tatsächliche Einschränkungen in Bezug auf die unabhängige Fortbewegung (Carpentino, 1989).

---

[1] Die Autorinnen danken Marilyn Termaat (R.N., M.S.) für die Durchsicht dieses Kapitels

6.2 Probleme bei eingeschränkter Mobilität

Eine Mobilitätseinschränkung wird von Pflegefachleuten in der Regel mit erzwungener Bettruhe, Rollstuhlgebundenheit oder dem Verlust des Gebrauchs der oberen oder unteren Extremitäten assoziiert. Mit anderen Worten: sie wird als augenscheinliche Schädigung des Knochenskeletts und der Muskulatur interpretiert.

Es gibt jedoch noch andere Gründe dafür. So wird die Fähigkeit zur Fortbewegung auch durch Defizite in der Sinneswahrnehmung, Schmerzen oder Kräfteabbau beeinflusst – Aspekte also, die nicht unmittelbar in Zusammenhang mit dem Bewegungsapparat stehen. Außerdem schränken beinahe allen Arten von Behinderungen oder chronischen Krankheiten die Bewegungsfreiheit ein. Man kann sogar sagen, dass diese Form der Einschränkung bei nahezu jeder Krankheit im Hintergrund steht (Goodman, 1989). Hinzu kommt, dass Mobilitätseinbußen dazu tendieren, bestimmte Muster aufzuweisen: intermittierend, progressiv, dauerhaft oder aber eine Kombination dieser Formen. Unabhängig vom Muster sind sie mit psychosozialen Problemen verbunden, die den Klienten ebenso wie die ihm nahestehenden Personen betreffen.

6.2.1 Bettruhe

Zunächst erscheint es sinnvoll, näher auf die Folgen von Bettruhe einzugehen. Als Maßstab für Krankheit wird zwar oft die Dauer der im Bett verbrachten Zeit herangezogen (Asher, 1983), doch haben ausgedehnte Phasen von Bettruhe nicht immer die erhoffte Wirkung, weil mit ihren Vorteilen auch beträchtliche Risiken verbunden sind. So wirken sich bereits wenige Tage Bettruhe nachteilig auf bestimmte Körpersysteme und das psychosoziale Gleichgewicht aus (Groer & Skekleton, 1989; Kemp & Pillotteri, 1984; Olson et al., 1967; Sorenson & Luckman, 1986). Diese Beobachtung hat Ärzte veranlasst, ihre bettlägerigen Patienten mit Nachdruck dazu zu bringen, sobald wie nur möglich wieder aufzustehen. Interessanterweise haben die mit Bettruhe gekoppelten physiologischen Veränderungen durchaus ihren Sinn; es handelt sich dabei um Versuche des Körpers, seine Funktionen zu optimieren und sein Überlebenspotenzial voll auszuschöpfen (Greenleaf & Kozlowski, 1982) (vgl. **Tabelle 6-1**).

Bettruhe ist verbunden mit einer Aktivitätseinschränkung, die oft durch die Krankheit erzwungen wird. Dabei spielt es keine Rolle, ob es sich um akute oder chronische Krankheit handelt. Bei akuter Krankheit, beispielsweise nach einer Operation, hat Bettruhe vorübergehenden Charakter; es ist Besserung zu erwarten, und normalerweise treten keine Komplikationen auf. Genesung und Rehabilitation nehmen relativ kurze Zeit in Anspruch, die Funktionsfähigkeit des Körpers wird rasch wiedererlangt. Der Betroffene gewinnt Mobilität und Unabhängigkeit schnell zurück und damit – gemäß gesellschaftlichen Standards – seine Produktivität.

Im Gegensatz zur akuten Krankheit verlangen viele chronische Krankheitszustände nach längeren bzw. häufigeren Phasen der Bettruhe. Bei langanhaltender Bettruhe sind irreversible Folgen nicht auszuschließen. Die Pflegeziele bestehen in solchen Fällen beispielsweise in der Aufrechterhaltung der Homöostase und einer Reihe funktioneller Fähigkeiten und sind durch ausgewählte Interventionen zu erreichen. Diese wiederum umfassen unter anderem die Vorbeugung gegen Komplikationen aufgrund der reduzierten Mobilität und der vermehrten psychischen Belastungen sowie die Hinführung zu einem optimalen Niveau an Bewegungsfähigkeit (Carpenito, 1989). Im folgenden werden die Auswirkungen von Bettruhe auf die einzelnen Körpersysteme beschrieben.

Herz-Kreislauf-System

Selbst drei Tage Bettruhe verursachen Veränderungen im kardiovaskulären System. Zum einen kommt es zu einer Verlangsamung des venösen Blutflusses mit erhöhter Neigung zur Thrombosenbildung und zum anderen zu einer Abnahme

Tabelle 6-1: Auswirkungen von Bettruhe

Herz-Kreislauf

1. Hypotonie: Abnahme der Kontrolle neurovaskulärer Reflexe und dadurch Abnahme des Muskeltonus und des Einflusses der Muskelaktivität auf die Venenfunktion
2. vermehrte Herzarbeit: Umverteilung des Blutes und vermehrte Zirkulation aufgrund Veränderungen der Gefäßwiderstände und -druck verhältnisse. Erhöhung des Drucks im Brustkorb bei Valsalva-Pressdruckversuch
3. Thrombosebildung: Leichte Thrombenbildung infolge vermindertem Blutrückfluss, Hyperkoagulämie (gesteigerte Gerinnbarkeit des Blutes) und externem Druck auf die Beine

Lunge

1. herabgesetzter Grundstoffwechsel da Verminderung des zellulären Sauerstoffbedarfs und der Kohlendioxidproduktion
2. Einschränkung der Brustkorbdehnung (durch Kompression), Abnahme der Muskelkraft und -Koordination sowie der Compliance (Volumendehnbarkeit des Thorax-Lungen-Systems) und des elastischen Lungenwiderstands
3. vermehrte Schleimabsonderung sowie Stauung und Verdickung des Blutes durch eher ineffektives Abhusten mit der Folge einer hypostatischen Pneumonie
4. schlechte Lungenbelüftung und verminderter Gasaustausch und dadurch Kohlendioxidretention und Hypoxämie

Bewegungsapparat

1. Kontrakturen: Atrophie und Verlust des Muskeltonus sowie der Muskelmasse infolge Nicht-Beanspruchung. Ungleichgewicht zwischen Gegenspielermuskeln (Muskelkrampf), Funktionsdefizit von Bändern, Sehnen und der Gelenkkapsel (geringere Gelenkbeweglichkeit) als Ursache für die Abnahme der Integrität der Muskelfunktion (Dehnung und Verkürzung von Muskelfasern)
2. Osteoporose: Abnahme der Funktion der Osteoblasten bei fortgesetzter Aktivität der Osteoklasten als Folge fehlender Belastung durch das Körpergewicht auf das Skelett
3. Dekubitus: Reduzierte Gewebeernährung und Ischämie als Folge von erhöhtem Druck und Abnahme der Blutzirkulation; Gefahr der Nekrosenbildung und Ulzeration und dadurch Osteomyelitis oder systemische Infektion

Urogenitaltrakt

1. Steinbildung: Harnwegsinfektion infolge Harnstau durch Flussrichtung des Urins entgegen der Schwerkraft. Ph-Wertverschiebung des Urins hin zum alkalischen Bereich; diese Probleme in Kombination mit Proteinabbau und Knochendemineralisation sind die Ursache für einen Anstieg der ausscheidungspflichtigen Mineralsalze. Jeder dieser nicht ausgeschiedenen Partikel kann zum Kern eines Nierensteins werden.
2. Blasenentleerung: Harnverhalt und Überlaublase als Folge von Schwierigkeiten bei der für den Harnabgang erforderlichen Entspannung der Beckenmuskulatur; mögliche Auswirkungen: Hautschädigungen und Minderung des Selbstwertgefühls sowie Harnrückstau und Nierenschädigung. Dauerkatheter können zwar Abhilfe schaffen, führen aber zu Infektionen.

Magen-Darm

1. erhöhte Aktivität des Abbaustoffwechsels (erhöhter Eiweißabbau) und Appetitlosigkeit (häufiges Merkmal vieler Krankheiten) als Folge einer negativen Stickstoffbilanz; Dyspepsie, Harnverhalten, Appetitlosigkeit, Durchfall oder Obstipation als Folge von Stress (parasympathische Stimulation).
2. Obstipation hat mehrere Ursachen: Fehlernährung und mangelnde Bewegung verursacht Muskelatrophie und Verlust des Muskeltonus. Nachteilige Reaktion auf Defäkationsreflex bei unnatürlicher Körperposition und Unterbruch der gewohnten Muster. Bei Flüssigkeitsdefizit führt Wasserentzug aus dem Darm zu harten und trockenen Stühlen.

Stoffwechsel

1. Senkung des Stoffwechselumsatzes, Gewebeatrophie und Proteinkatabolismus; Folgeerscheinungen sind Knochendemineralisation und Verlangsamung von Aufbauprozessen (Anabolismus) bei gesteigertem Abbaustoffwechsel (Katabolismus).
2. Körpertemperatur: Behinderung der Wärmeleitung und -abgabe durch die Bettwäsche; vermehrtes Schwitzen an allen Hautkontaktstellen mit dem Untergrund und dadurch zusätzlicher Verlust von Flüssigkeit und Elektrolyten
3. Verringerte Produktion von Nebennierenrindenhormonen bei Rückenlage und damit Beeinträchtigung des Kohlenhydrat-, Protein- und Fettabbaus im Darm sowie des Elektrolythaushalts

Psychisch
1. Abnahme der Motivation und Aufnahme- und Merkfähigkeit von Informationen sowie der Fähigkeit zur Problemlösung
2. Übertriebenes emotionales Verhalten: Apathie, Rückzug, Ängstlichkeit, Aggression oder Regression; verminderter Antrieb
3. Körperbildveränderung; Abnahme des Selbstwertgefühls, der Selbstbewertung und des Stolzes
4. Sensorische Deprivation (Veränderte Sinneswahrnehmung) als Folge der geringeren Effizienz der Sinneswahrnehmung; dadurch Abnahme der Fähigkeit zur Verarbeitung von Sinnesreizen; Verlust der zeitlichen Orientierung
5. Veränderung der Rollenaktivitäten und des Triebverhaltens; Rollenveränderungen, Rollentausch oder Wegfall von Rollen.

Quelle: Zusammenfassung von Olson et al. (1967)

der orthostatischen Toleranz und somit zu Schwindel oder Ohnmacht bei Einnahme einer aufrechten Körperposition. Als Folge mangelnder körperlicher Belastung treten bei längerer Bettruhe Müdigkeit oder Schwäche auf (Olsen et al., 1967). Goldman (1977) stellte fest, dass gesunde junge Männer bereits nach drei bis sechs Wochen Bettruhe mindestens sechs Wochen brauchten, bis die volle Herzfunktion wieder erreicht war.

Respirationstrakt

Schon nach kurzzeitiger Bettruhe kommt es im Respirationstrakt zu einer Abnahme der Sauerstofftransportfähigkeit. In der Studie an gesunden jungen Männern kam Goldman (1977) zu dem Ergebnis, dass die Dekonditionierung des Atemwegssystems eine Reduktion der maximalen Sauerstoffaufnahme um bis zu 18 % verursacht. Bei körperlicher Belastung führte diese Sauerstoffschuld zu Hyperlaktazidämie und symptomatischer Müdigkeit. Goldman zufolge dauerte es zwei bis fünf Wochen, bis die Atemfunktion wieder vollständig hergestellt war. Zu niedrige Sauerstoffsättigung und zu wenig Ermüdung verbunden mit einer verminderten Fähigkeit zum Abhusten und vermehrter Hypostase kann zu einem erhöhten Risiko für Atelektasen führen (Olson et al., 1967).

Bewegungsapparat

Ungeachtet des Alters können Veränderungen an Muskulatur und Skelett die Fähigkeit eines Klienten markant herabsetzen, seinen gewohnten Aktivitätsgrad beizubehalten. Es wird angenommen, dass die verringerte Belastung der langen Unter- und Oberschenkelknochen eine Demineralisierung bei diesen Knochen hervorruft (Olson et al., 1967). Ohne regelmäßige Beanspruchung nehmen Muskelmasse und Muskelkraft ab, Betätigung hingegen fordert die Muskeln. Bei Menschen im fortgeschrittenen Alter mit verringerter Knochendichte oder Osteoporose und abgebauter Muskelmasse besteht ein erhöhtes Risiko für Frakturen. Eine Reduktion der Möglichkeit, Alltagsaktivitäten wieder aufzunehmen, bedeutet auch, dass der Genesungsprozess langsamer fortschreitet. Bewegungseinschränkungen der Gelenke führen zu verminderter Gelenkbeweglichkeit und mangelnder Gelenkstabilität und letztlich zu Kontrakturen (Olson et al., 1967). Wegen andauernder Druckbelastung, falscher Ernährung und sonstiger Faktoren entstehen leicht Dekubiti. Da diese Wunden in vielen Fällen nur langsam wieder abheilen, machen sie den Körper für systemische Infektionen anfällig (Olson et al., 1967).

Urogenitaltrakt

In Rückenlage findet keine vollständige Blasenentleerung statt. Zwar unterstützt ein Dauerkatheter die Harnableitung, doch schafft er auch die Basis für Infektionen und vielleicht sogar Blasenfunktionsstörungen wie Inkontinenz. Ein Harnstau im Nierenbecken aufgrund der Rückenlage leistet sowohl Infektionen als auch der Nierensteinbildung Vorschub (Goldman, 1977). Die Nieren filtern größere Mengen an Mineralstoffen und Salzen, die dann infolge hämodynamischer und metabolischer Veränderungen in das Blutplasma übergehen. Durch die Passage der in der Regel aus Kalziumsalzen bestehenden Nierensteine wird unter Umständen die Schleimhaut des Harntrakts verletzt, was eine erhöhte Anfälligkeit für Infektionen mit sich bringt (Olson et al., 1967).

Magen-Darm-Trakt

Begleiterscheinungen von Bettruhe sind psychische und mechanische Wirkungen auf die gastrointestinalen Funktionen, wobei insbesondere Nahrungsaufnahme und Ausscheidung betroffen sind (Olson et al., 1967). Ein zunächst vielleicht stress- oder schmerzbedingter Appetitverlust kann zur Anorexie führen, die wiederum mit einer negativen Stickstoffbilanz verknüpft ist (Greenleaf & Kozlowski, 1982). Verdauungsfunktionsstörungen, Obstipation und Impaktbildung, d. h. Bildung von schleimhautreizenden Kotsteinen, sowie die damit verbundenen Unannehmlichkeiten können durchaus zum Gegenteil dessen führen, was mit der Bettruhe eigentlich erreicht werden sollte.

Stoffwechsel

Immobilität verringert deutlich sowohl den Energiebedarf der Zellen als auch die Geschwindigkeit zellulärer Stoffwechselprozesse. Bettruhe beeinträchtigt die metabolische Homöostase, weil sie einen Einfluss auf die Effizienz der homöostatischen Mechanismen ausübt. Zu den funktionellen Veränderungen gehören: Absinken der Stoffwechselrate, Gewebeatrophie, Störungen des Proteinabbaustoffwechsels, Knochendemineralisation, Veränderungen beim Nährstoffaustausch und beim Austausch anderer Substanzen zwischen extrazellulären und intrazellulären Flüssigkeiten, Störungen des Flüssigkeits- und Elektrolythaushalts sowie Hypo- oder Hypermotilität des Verdauungstrakts (Olson et al., 1967).

Psychosoziale Auswirkungen

Nicht selten wird Bettruhe von Abhängigkeitsgefühlen, Depressionen und Dissoziationserscheinungen begleitet. Auch Veränderungen des Körperbildes treten auf. Eine Person, die sich abhängig fühlt, zeigt bei subjektiv wahrgenommener Bedrohung des Selbstbildes häufig Überreaktionen. Eine verängstigte oder depressiv gestimmte Person interpretiert die erforderliche Bettruhe häufig als Bestätigung für das Vorliegen einer schwerwiegenden Krankheit. Hinzu kommt, dass Problemlösungsfähigkeit, Motivation und Diskriminationsvermögen abnehmen (Olson et al., 1967). Wird alten Menschen Bettruhe verordnet, treten die damit verbundenen Gefahren wegen der geringeren körperlichen Reserven viel stärker in Erscheinung. Eine häufige Folge von Bettruhe ist der Tod (Goldman, 1977). Immobilität stellt oftmals ein Krankheitsstadium dar, in dem übertriebene oder unangemessene emotionale Reaktionen auftreten. Äußerungen über den Verlust des persönlichen Wertes, Furcht, verletzter Stolz, Schuld, Ekel oder Verärgerung sind Beispiele für solche Reaktionen.

6.2.2 Muster der Mobilitätseinschränkung

Die Mehrzahl chronischer Krankheiten erfordert lediglich eine vorübergehende Einhaltung von Bettruhe. Die meiste Zeit folgen chronisch kranke Menschen bestimmten Mustern in Bezug auf Aktivität und Bewegungseinschränkung, wobei einige dieser Muster recht charakteristisch für bestimmte Erkrankungen sind. Obwohl mit der nachstehenden Beschreibung der Eindruck erweckt wird, es handle sich bei diesen Mustern um voneinander getrennte Entitäten, sollte man nicht vergessen, dass die Betroffenen je nach Erkrankungsgrad und momentaner Situation zwischen verschiedenen Mustern wechseln können. Zum Beispiel besitzt das Mobilitätsmuster eines Klienten mit Diabetes vom Typ II *intermittierenden* Charakter, wenn der Blutzuckerspiegel stark schwankt und infolgedessen Hyper- bzw. Hypoglykämien auftreten. Kommen chronische Komplikationen hinzu, liegt beim selben Klienten jedoch zu einem späteren Zeitpunkt entweder ein *progressives* Muster vor, oder die Mobilitätseinschränkung ist *dauerhaft*. Ein derartiger Wechsel zwischen verschiedenen Mobilitätsmustern ist bei den meisten chronischen Krankheiten zu beobachten.

Intermittierende Mobilitätseinschränkung

Intermittierende Mobilitätseinschränkungen kommen und gehen, ihr Auftreten ist oft unvorhersehbar (vgl. **Abb. 6-1**). Für den Klienten und seine Angehörigen erschwert dieser Umstand die Planung jedweder Aktivität, denn die Bewegungsfähigkeit ist nicht einmal von einem auf den anderen Tag kalkulierbar. Es ist ungewiss, ob einer ständigen Beschäftigung nachgegangen werden kann, die Teilnahme am sozialen Leben außerhalb des Hauses möglich ist oder sonstige Aktivitäten ins Auge gefasst werden können.

Häufig gehen intermittierende Mobilitätseinschränkungen mit einer Vielzahl physiologischer Reaktionen oder Effekte einher, die immer wieder zum Vorschein kommen. Das ist beispielsweise bei einem Klienten mit Polyarthritis der Fall, den unvermittelt Anfälle von Schwäche, Schmerzen und Gelenkschwellungen heimsuchen. Klassischerweise erleben Klienten mit intermittierender Mobilitätseinschränkung in Remissionsphasen oder wenn sie sich besser fühlen sporadische Energie- oder Aktivitätsschübe. Sie neigen dazu, den zu anderen Zeiten vorhandenen Funktionalitätsverlust durch Hyperaktivität zu überkompensieren. Dieses Verhalten aber kann Erschöpfungszustände herbeiführen, die wiederum mehr Bettruhe mit sich bringen, als ansonsten vielleicht nötig gewesen wäre.

Progressive Mobilitätseinschränkung

Dieses Muster setzt sich mit der Zeit schrittweise in eine bestimmte Richtung fort (vgl. **Abb. 6-2**). Eine negative Progression ist durch aufeinanderfolgende Abwärtsschritte gekennzeichnet, eine Aufwärtsbewegung zeigt eine Verbesserung an. Vergleicht man die Mobilitätsmuster von Multipler Sklerose und Herzinfarkt, so wird klar, dass beim MS-Kranken mit der Zeit vermutlich eine schrittweise Verschlechterung eintritt, wohingegen eine Person mit Herzinfarkt Fortschritte in Richtung gesteigerter Aktivität erzielen kann. Manchmal ist bei Multipler Sklerose auch die Stabilisierung auf einem bestimmten Mobilitätsniveau möglich, wodurch Klient und Familie Gelegenheit zur Anpassung erhalten, bevor eine neue Verschlechterung eintritt. Bei eine Reihe von Krankheitszuständen steht progressive Immobilität in Zusammenhang mit physischem oder funktionellem Abbau, Schmerzen oder Erschöpfung.

Eng verbunden mit der schrittweisen Natur progressiver Mobilitätseinschränkungen sind psychische Reaktionen. Oftmals ist eine Abwärtsentwicklung begleitet von physischen und emotionalen Komponenten, die es dem Klienten oder den Angehörigen schwer machen, die

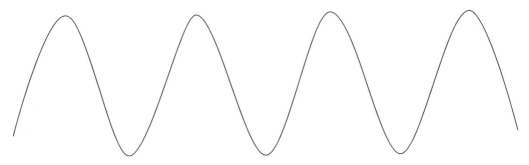

Abbildung 6-1: Mögliches Verlaufsmuster bei intermittierender Mobilitätseinschränkung

zunehmende Beeinträchtigung zu bewältigen. Kommt es dabei zu übermäßiger Belastung, wird der Familienzusammenhalt auf eine harte Probe gestellt. Manche Familien besitzen eine größere Anpassungsfähigkeit als andere und werden durch derartige Veränderungen nicht so stark aus dem Gleichgewicht gebracht. Sogar ein positiver Verlauf bringt unter Umständen nachteilige Auswirkungen mit sich. Denn wird eine weitere Verbesserung erwartet, besteht die Gefahr, dass der Klient überfordert wird oder die Krankheit selbst keine Fortschritte mehr zulässt. Das wiederum kann bei Klient und Familie starke Enttäuschungen auslösen, weil sich ihre Hoffnungen nicht erfüllen.

Das kann besonders bei Multipler Sklerose der Fall sein. Denn dabei handelt es sich um eine durch Schübe und Remissionen gekennzeichnete chronische neurologische Erkrankung komplexer Natur, die vorwiegend bei jungen Erwachsenen mit einem Durchschnittsalter von 33 Jahren auftritt (Clark, 1991). Das Ausmaß des Nervenbefalls, die Schwere der Krankheitssymptome und die Verlaufsmuster variieren von Person zu Person. Schon alleine die Bewältigung der dieser Erkrankung eigenen Unvorhersehbarkeit verursacht Stress und erschwert eine auch nur einigermaßen sichere Vorausplanung. Deswegen sind die meisten MS-Kranken gezwungen, jeden Tag so zu nehmen, wie er kommt. (Trieschmann, 1987).

Dauerhafte Mobilitätseinschränkung

Dieses Muster bezieht sich auf eine Form von Mobilitätsverlust, bei der keine Veränderungen mehr eintreten (vgl. **Abb. 6-3**). Dabei wird vorausgesetzt, dass eine gute Versorgung vorhanden ist, mit deren Hilfe der Mobilitätsstatus aufrechterhalten werden kann. Eine dauerhafte Mobilitätseinschränkung kann nach einer Phase intermittierender oder progressiver Beeinträch-

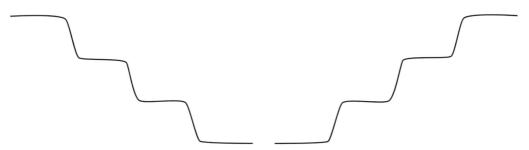

Abbildung 6-2: Mögliches Verlaufsmuster bei intermittierender Mobilitätseinschränkung

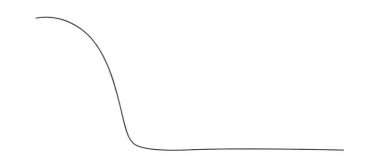

Abbildung 6-3: Mögliches Verlaufsmuster bei dauerhafter Mobilitätseinschränkung

> **Fallstudie**
> ## Veränderungen im Mobilitätsmuster
>
> Pam, 28 Jahre alt, war 13, als bei ihr eine juvenile rheumatoide Arthritis diagnostiziert wurde. Im Alter von 25 Jahren entwickelte sie das Sjögren-Syndrom, eine Insuffizienz exokriner Drüsen, das sich durch verminderte Drüsensekretion manifestiert und die Austrocknung von Schleimhautmembranen zur Folge hat. Während der ersten Jahre ihrer Krankheit hatte Pam aufgrund geringer Energiereserven Schwierigkeiten, bei den Aktivitäten ihrer Freunde mitzuhalten. Es kam oft vor, dass sie nach einem Tag voller Aktivität so erschöpft war, dass sie im Bett bleiben musste. Vor nicht allzu langer Zeit, während eines Urlaubsaufenthaltes in Japan, entschied sie sich an einem «guten» Tag voller Begeisterung, an einer Klettertour in den Bergen teilzunehmen. Danach konnte sie zwei Tage das Bett nicht verlassen und musste sich, anstatt weitere Sehenswürdigkeiten entdecken zu können, erst einmal erholen.
>
> Mit fortschreitender Arthritis entwickelte Pam eine Ulnardeviation der Hände und Fingergelenke, was sie dazu zwang die Hände völlig anders als bisher zu gebrauchen. Sie benötigte einen großen Ring an ihren Schlüsseln, damit sie diese aufheben und drehen konnte, Küchenutensilien wurden so angepasst, dass es ihr möglich war, sie zu benutzen usw. Zunächst tat sich Pams Ehemann schwer, die Notwendigkeit für diese Anpassungen einzusehen, doch mit der Zeit kam er damit klar.
>
> Die Dauerhaftigkeit der Einschränkungen war ein großes Problem für Pam selbst, ihren Mann und ihre Eltern. Mit Hilfe einer speziellen Beratung über mehrere Jahre hinweg ist Pam mittlerweile so weit, dass sie die irreversiblen Beeinträchtigungen akzeptieren kann. Sie hat erkannt, dass die juvenile Arthritis ein Teil ihrer selbst und kein fremdes Element ist. Ihre Anpassungen sind nun in das tägliche Leben integriert.

tigung auftreten, meistens kommt sie allerdings durch Traumata oder Verletzungen zustande. Das ist zum Beispiel bei einem Schlaganfall oder bei Rückenmarksläsionen der Fall. Eine Schädigung des Zentralnervensystems mit sofortiger Lähmung ist ein fundamentaler Einschnitt in die Lebensweise und stellt gerade in der ersten Zeit wegen der enormen finanziellen, emotionalen und psychosozialen Belastungen erhebliche Anforderungen an den Klienten und die Familienangehörigen. Es ist davon auszugehen, dass sich die Anpassung nur langsam und schmerzlich vollzieht. Ist sie jedoch erreicht, kehrt die Familie zu normalen Abläufen zurück und erreicht ihre vorherige Stabilität wieder.

Ein repräsentatives Beispiel für eine Erkrankung, die den Übergang von einem Mobilitätsniveau zum anderen mit sich bringt, ist rheumatoide Arthritis. Bei einigen Formen dieser Krankheit handelt es sich um chronische systemische Störungen, die mit Aktivitätseinschränkungen, Deformierung oder Verunstaltung, finanziellen Einbußen sowie körperlichem und seelischem Leid verbunden sind.

In Pams Fallgeschichte werden die Auswirkungen einer beeinträchtigten Bewegungsfähigkeit und der Wechsel zwischen verschiedenen Mobilitätsniveaus dargestellt. Im weiteren Verlauf dieses Kapitels werden wir auf Pam zurückkommen.

6.2.3 Sensorische Verluste

Eingeschränkte Mobilität wird im Allgemeinen nicht mit Problemen der Sinneswahrnehmung in Zusammenhang gebracht, da eine Beeinträchtigung der Sinnesfunktionen keine unmittelbaren Auswirkungen auf den Bewegungsapparat besitzt. Doch gerade Störungen des Seh- oder Hörvermögens haben großen Einfluss auf die Fähigkeit zur uneingeschränkten Bewegung. Je schwerwiegender der sensorische Verlust ist, desto stärker wird die Mobilität beeinträchtigt (Goodman, 1989).

Defizitäres Sehvermögen

Defizite in der Sehfähigkeit behindern die körperliche Mobilität auf indirekte Weise. Da sich der Mensch bei der Fortbewegung größtenteils an visuellen Anhaltspunkten orientiert, kann bei eingeschränkter Sehfähigkeit das Gehen von einem Ort zum anderen nicht mehr mühelos gemeistert werden. Für die Betroffenen ist es aufgrund der reduzierten Orientierungshilfen nicht ohne weiteres möglich, Stufen, Durchgänge, Bordsteine oder sich im Weg befindende Hindernisse zu erkennen. Ein erschwerter Zugang zu visuellen Informationen bringt erhebliche Beeinträchtigungen mit sich, denn wenn eine Person nicht in der Lage ist, Schilder, Richtungshinweise oder gedrucktes Material zu lesen, kann sie diese Informationen auch nicht verwenden.

Sehstörungen wirken sich auch nachteilig auf die selbständige Lebensgestaltung aus. Kann die Umgebung nicht mehr angemessen wahrgenommen werden, wird schon das Gehen zu einem riskanten Unterfangen. Veränderungen am Auge können ferner Ursache für eine erhöhte Sensibilität gegenüber Licht und Blendung oder eine Verminderung der Farbwahrnehmung sein (Genesky, 1981). Weitere mögliche Auswirkungen von Sehstörungen sind Defizite in der Fertigkeit zur Pflege der äußeren Erscheinung und die Hemmung, unter Menschen zu gehen.

Wie stark sich das visuelle Defizit auf die Mobilität auswirkt, hängt davon ab, inwieweit die Betroffenen Raumsinn entwickeln (Pick, 1980). Mit Hilfe des *Raumsinns* werden Informationen aus nicht-visuellen Reizen so organisiert, dass deren Interpretation ein Gespür für den zurückzulegenden Weg verleiht. Außerdem beeinflusst die Wahl der Gehhilfe (Gehstock, Blindenhund oder Begleitperson) die Mobilität. So wird sich eine von einem Blindenhund geführte Person auf vertrautem Gebiet relativ mühelos fortbewegen, beim Gehen auf unbekanntem Boden hingegen auf Schwierigkeiten stoßen.

Hörschädigung

In der Regel haben Menschen mit Hörverlust nur geringfügige Probleme in Bezug auf Mobilität. Allerdings werden sie indirekt mit Hindernissen konfrontiert, weil ihre mündliche oder schriftliche Ausdrucksfähigkeit häufig nur mangelhaft ausgebildet ist, so dass sie ihre Bedürfnisse hinsichtlich Bewegung nur schwer artikulieren können. Auch Betroffene, die Sprache gut von den Lippen ablesen können, sind in ihrer Kommunikation eingeschränkt, weil sogar in diesem Fall für gewöhnlich nur etwa 30 % des Gesagten verstanden werden. Was die Gebärdensprache anbelangt, so besteht sie in erster Linie aus visuellen Konzepten – im Gegensatz zur verbalen Sprachstruktur, wie sie den Hörenden vertraut ist. Wegen dieser Unterschiede in der Sprachfertigkeit zögern hörgeschädigte Menschen häufig, nach notwendiger Unterstützung oder genaueren Informationen zu verlangen. Sie ziehen es unter Umständen vor, still zu bleiben, weil sie der Meinung sind, dass ihre Sprache nur schwer verständlich ist (Goodman, 1989).

Menschen mit Hördefiziten sind in erhöhtem Maß Gefahren ausgesetzt, denn sie können Warnsignale nicht hören. Bei einem Notfall stehen sie möglicherweise da wie versteinert, weil sie nicht wissen, was vorgeht und wie sie am besten aus der Gefahrenzone entkommen können. Manche Hörgeschädigte besitzen kaum Erfahrungen im selbständigen Reisen, weil Eltern und Freunde überprotektiv sind (Welsh & Blasch, 1980). Daher haben sie kein Vertrauen in ihre Fähigkeit, alleine unterwegs sein zu können.

Hörstörungen können außer zu diesen eindeutigen Benachteiligungen im Hinblick auf die Mobilität auch zu psychosozialer Isolation und Depression führen (Herbst, 1983). In einer Studie von Gates et al. (1990) gaben 41 % der Probanden ab 65 Jahren Hörschwierigkeiten zu, aber lediglich 10 % hatten jemals ein Hörgerät benutzt.

6.2.4 Schmerzen und Kräfteabbau

Schmerzen können eine unsichtbare Beeinträchtigung darstellen, die für sich allein zur Behinderung wird. Ermüdung oder Energieverlust

(z. B. bei Multipler Sklerose oder rheumatoider Arthritis) können einen Menschen derart überwältigen, dass selbst das Zusammensein mit anderen Menschen unerträglich wird. Bereits einfache Tätigkeiten wie das Öffnen von Türen, Auto fahren oder das Tragen von Gegenständen können die Schmerzen verstärken oder sind gänzlich unmöglich, weil sie Kraft und Beweglichkeit erfordern.

Schmerzen

Möglicherweise erschweren chronische Schmerzen die Bewältigung einfachster Aufgaben des Alltags. Jede Person empfindet ihre Schmerzen anders, und auch die Reaktionen darauf sind sehr unterschiedlich. Weil Schmerzen aber nicht gesehen werden können, nehmen die anderen sie vielleicht nicht ernst (siehe Kapitel 7 über chronische Schmerzen). Wegen der Unvorhersehbarkeit des Auftretens von Schmerzen ziehen sich manche Menschen schon von vornherein von Aktivitäten zurück. Andere versuchen, den Schmerz «durchzustehen» oder entwickeln Schuldgefühle, wenn sie sich an einem schlechten Tag Ruhe gönnen. Wieder andere nutzen chronische Schmerzen, um damit Aufmerksamkeit zu erregen oder als Entschuldigung, um bestimmte Dinge nicht erledigen zu müssen (Arthritis Foundation, 1992; Slonaker, 1992). Im Zusammenhang mit Schmerzen meinte Pam:

> Schmerzen laugen dich körperlich und emotional aus. Selbst wenn du versuchst, mit den anderen solange mitzuhalten, bis es zu völliger Erschöpfung und starken körperlichen Schmerzen kommt, gibt es niemanden, dem du dein tiefes seelisches Leid anvertrauen könntest.

Kinder leiden an nahezu der gleichen Bandbreite chronischer Schmerzen wie Erwachsene. Obwohl es effektive Techniken des Schmerzmanagements und der Schmerzlinderung für Kinder gibt, lassen einige Studien darauf schließen, dass bei Kindern Schmerzen nicht so gut unter Kontrolle gebracht werden können wie bei Erwachsenen (U. S. Department of Health and Human Services, 1992). Eine unzureichende Schmerzlinderung bei jungen Menschen ist unter Umständen weniger auf mangelnde Fürsorge als vielmehr auf Wissensdefizite zurückzuführen (McCaffery & Beebe, 1989).

Kräfteabbau

Viele chronische Leiden wie zum Beispiel ein infarktgeschädigtes Herz oder die chronisch-obstruktive Lungenerkrankung sind Ursache für Müdigkeit und Schwäche und behindern somit die Bewegungsfähigkeit. Obwohl zahlreiche dieser energieraubenden Krankheitszustände nach außen hin nicht sichtbar sind, verursachen sie erhebliche Einschränkungen der funktionellen Fähigkeiten. Selbst ein einfacher Bewegungsablauf wie das Treten auf einen Bordstein kann der betroffenen Person bei unzureichender Sauerstoffversorgung als unmöglich erscheinen.

Ein Kräfteabbau kann sich auch als unmittelbare Folge einer Beeinträchtigung des Bewegungsapparats entwickeln. Sind bei Arthritis körperliche Flexibilität und Beweglichkeit herabgesetzt, werden mitunter enorme Anstrengungen erforderlich, um kleine, einfache Bewegungen ausführen zu können. Schmerzende Gelenke und schwache Muskeln belasten gesunde Gelenke und Muskeln zusätzlich, so dass diese die Defizite in anderen Bereichen ausgleichen müssen und der Kranke deshalb schneller ermüdet. Verstärkt wird diese Ermüdung durch die zyklische Natur bzw. das intermittierende Auftreten einiger Erkrankungen, weil Phasen des Wohlbefindens oft zur Kompensation genutzt werden und es zu Überbeanspruchungen kommt (Gould, 1982).

Die häufig mit chronischer Erkrankungen einhergehenden Depressionen und Frustrationen sind weitere mögliche Ursachen von Kraft- und Energieverlust. Krankheitsbegleitende Ermüdung kann depressive Verstimmungen verstärken – so etwa, wenn eine bevorzugte Aktivität nicht mehr ausgeübt werden kann oder die Teilnahme an gesellschaftlichen Ereignissen nicht mehr wie früher möglich ist. Dadurch wird ein Teufelskreis in Gang gesetzt (Arthritis Foundation, 1992; Tack, 1991). Pam machte hierzu folgende Bemerkung:

Es fällt mir schwer, vor meinen Freunden und Verwandten eine Rechtfertigung für meine Müdigkeit zu finden; mein Mann fragt oft, warum ich so müde bin. Erst ein Artikel in der *National Arthritis News* überzeugte ihn und auch mich selbst davon, dass meine Ermüdungszustände real existieren – und zwar sowohl in körperlicher als auch in emotionaler Hinsicht.

6.2.5 Psychosoziale Aspekte

Ist die Mobilität beeinträchtigt, wirkt sich dies auf die gesamte Person aus. Der Mensch definiert sein Dasein ja nicht ausschließlich über physisches Erleben, sondern auch über psychische und soziale Erfahrungen. Eingeschränkte Mobilität beeinträchtigt das Bedürfnis nach Unabhängigkeit und Produktivität und damit letztlich auch Selbstwertgefühl und soziale Wertigkeit.

Psychische Auswirkungen

Wenn sich die Fähigkeit zur Fortbewegung verschlechtert, muss eine psychische Anpassung erfolgen. Mit Anpassung ist ein Prozess der Neudefinition des Selbst gemeint, der einen Wiederaufbau des Selbstbildes erfordert. Mobile, gehfähige Personen, denen es schwer fällt, eine Beeinträchtigung der Fortbewegungsfähigkeit oder Beweglichkeit zu akzeptieren, gehen im Grunde davon aus, dass eine Anpassung kaum angenehme, zufriedenstellende oder die Bequemlichkeit fördernde Veränderungen mit sich bringt.

Manche Klienten vergleichen die Anpassung mit einer Achterbahnfahrt: man ist ungeduldig und verärgert, weil es so langsam aufwärts geht, und wenn man losfährt, weiß man nie, wann die nächste Kurve kommt und hat die Tatsache vor Augen, dass es keine Möglichkeit gibt, die Fahrt zu stoppen. Während dieser Zeit miteinander vermischter und widersprüchlicher Emotionen erleben die Betroffenen Instabilität, Entfremdung und Hilflosigkeit. Der Prozess geht nicht glatt von einer Phase in die nächste über, sondern ist in der Regel durch Unbeständigkeit, das Auftreten von Fragen und hin und wieder durch Hoffnungslosigkeit geprägt.

Chronisch kranke Kinder sind mit den gleichen Entwicklungsaufgaben und Herausforderungen konfrontiert wie gesunde Kinder. Die ständige Präsenz einer Erkrankung kann sich auf ihre physischen und mentalen Funktionen ebenso auswirken wie auf ihre Interaktionen mit dem Umfeld. Unter Umständen sind bei diesen Kindern häufig Krankenhausaufenthalte nötig, und sie erfahren Unterbrechungen des täglichen Lebens und Veränderungen im Familienleben (Garrison & McQuiston, 1989).

Verlust
Die emotionale Reaktion auf Mobilitätsverlust drückt sich in Form von Trauer aus. Der Trauerprozess verläuft bei jedem Menschen anders und mit unterschiedlicher Geschwindigkeit – ein Umstand, der akzeptiert werden muss. Durch Verlust bedingte Verhaltensweisen mögen sowohl den Betroffenen als auch den Pflegefachkräften als irrational und unangebracht erscheinen, doch sollten sich professionelle Betreuer darüber im Klaren sein, dass derartige Reaktionen keine ungewöhnlichen Begleiterscheinungen der psychischen Adaptation darstellen. Außerdem können somatische Beschwerden (Schmerz, Appetitverlust, Schlafstörungen, verlangsamtes Denken und Handeln) Symptome der Trauer und des Anpassungsprozesses sein. Kennzeichnend für Mobilitätsverluste sind häufig Schuldgefühle oder das Gefühl, Bestrafung zu verdienen (Walker & Lattanzi, 1982). Nicht selten kommt es zu Äußerungen wie: «Hätte ich doch nur das (oder das nicht) getan, dann wäre ich jetzt nicht krank/gelähmt/bettlägerig». Selbstverständlich ist Reue eng verbunden mit den verschiedensten Formen von Verlusterlebnissen – Verlust der physischen Funktionsfähigkeit, des positiven Körperbilds, des sozialen Status, der Beschäftigung, der vertrauten Lebensweise oder der emotionalen Stabilität.

Ebenso wie für die Bewältigung jeder Wachstums- und Entwicklungsstufe eine emotionale Neuanpassung notwendig ist, macht dies die chronisch-progressiv verlaufende Krankheit immer dann erforderlich, wenn sich die Betroffenen an neuerliche Mobilitätseinschränkungen anpassen müssen. Eine Überwindung des Verlusts (mitunter auch als *Akzeptanz* bezeichnet) ist gegeben, wenn die Person der Veränderung offener gegenübersteht, die erworbenen Erfahrungen für das Erreichen persönlicher Ziele nutzen kann und das Leben wieder als lebenswert empfindet (Lattanzi, 1983).

Selbstbild
Die Selbstwahrnehmung wird von vielen Komponenten bestimmt. Bei Mobilitätseinschränkungen kommt es üblicherweise auch zu Körperbildveränderungen (siehe Kapitel 12 über Körperbild). Manchmal weichen die körperbezogenen Wahrnehmungen eines Klienten von der Realität ab. So kann er seinen Körper als perfekt und vollständig funktionierend betrachten oder eben als hässlich und verunstaltet, wohingegen andere Menschen denselben Körper völlig anders wahrnehmen und ihre Interaktionen danach ausrichten. Wenn sich diese Sichtweisen widersprechen, kann das Selbstkonzept des Klienten ins Wanken geraten.

Widersprüche können auch bei unsichtbaren chronischen Krankheiten auftreten, wie z. B. bei einigen Erkrankungen des Herz-Kreislauf-Systems und des Respirationstrakts. Vom Äußeren her nehmen andere das Individuum eventuell als aktiv und bewegungsfähig wahr, obgleich die innere Konstitution durch die Krankheit schon in hohem Maße beeinträchtigt ist. Die Erwartungen des Klienten und die von anderen übersteigen möglicherweise dessen tatsächliche Fähigkeit, bestimmte Tätigkeiten auszuüben.

Selbstwertgefühl
Eine eingeschränkte Mobilität wirkt sich auch auf das Selbstwertgefühl aus. Bei einem Vergleich zwischen Patienten mit rheumatoider Arthritis und Gesunden stellten Earle und Mitarbeiter (1979) fest, dass Probanden im akuten Stadium der Gelenkerkrankung ein geringer ausgeprägtes Selbstwertgefühl und mehr Sinnentleerung zeigten als diejenigen in einem weniger akuten Stadium bzw. als die nicht von der Krankheit Betroffenen. Solche Gefühle können zu Problemen bei der Bewältigung der Erkrankung und schließlich zu Depression führen.

Isolation
Eine mögliche Auswirkung von beeinträchtigter Mobilität ist die Verringerung der Chancen zur Sozialisation. Auch wenn die Reaktionen auf Mobilitätseinschränkungen bei jedem Klienten anders ausfallen, gehören zu Folgen insbesondere Depression, Ablehnung, Streitsüchtigkeit, Rückzug, Verwirrung, Angst, Apathie, Regression, verringerte Konzentrations- und Problemlösungsfähigkeit, veränderte Zeitwahrnehmung und vermehrte Abhängigkeit von anderen (Potter & Perry, 1991; Olson et al., 1967; Miller, 1975; Stewart, 1986). Weil diese Folgen oft zu Verhaltensweisen führen, die andere als inakzeptabel oder zumindest als störend empfinden, werden solche Klienten von sozialen Interaktionen ausgeschlossen, was zur Isolation führt (Mobily & Kelley, 1991). (Siehe Kapitel 8 über soziale Isolation).

Das Zusammensein mit Personen, die negative oder auf Wissensdefiziten beruhende Einstellungen gegenüber der Krankheit besitzen, bringt emotionale und physische Belastungen für die Betroffenen mit sich. Deshalb isolieren sich manche davon bewusst, um einer Stigmatisierung zu entgehen (siehe Kapitel 5 über Stigma). Vielen Klienten erscheint es einfacher und gesünder, zu Hause zu bleiben, wo sie eine vertraute soziale Atmosphäre vorfinden und die physische Umgebung unverändert bleibt und zu bewältigen ist. Manche Klienten werden zunehmend passiv, gehen nicht mehr aus und büßen mit der Zeit ihre Fähigkeit ein, auf andere zuzugehen (Goodman, 1989). In diesem Zusammenhang berichtet Pam:

> Weil ich wegen meiner Krankheit und den damit verbundenen Schmerzen und Entstellungen so depressiv war, hatte ich ein sehr negatives Selbstbild. Es ist schwer, wenn du ein Teenager bist und mit deinen kraftstrotzenden Freunden nicht mithalten kannst. Einen Großteil meines Lebens verbrachte ich völlig isoliert, ohne jemanden zu haben, mit dem ich über meine Krankheit sprechen konnte. Deswegen verleugnete ich die

Krankheit vor mir selbst und vor meinen Freunden, die mich nicht verstehen konnten oder aber nicht verstehen wollten.

Furcht
Furcht ist ein weitverbreitetes psychisches Hemmnis und wirkt sich nachteilig auf die Mobilität aus (Goodman, 1989). Sie kommt gewöhnlich dann auf, wenn sich der Funktionsstatus des Körpers als Reaktion auf eine unbekannte Erkrankung unvermittelt oder nach und nach in einer Art und Weise verändert, mit der nicht gerechnet wurde. Da der Betroffene mehr oder weniger vor vollendete Tatsachen gestellt wird, sind Reaktionen in Form von Wutausbrüche nicht ausgeschlossen. Viele Menschen fragen: «Warum gerade ich!?» Häufig anzutreffen ist die Furcht vor Zurückweisung oder dem Verlassenwerden. Marsh und Mitarbeiter (1983) zufolge befürchten viele Betroffene, von anderen als abnormal, verunstaltet oder mit einer ansteckenden Krankheit behaftet betrachtet zu werden. An der Tagesordnung sind Frustrationen wegen der Beeinträchtigung und der Abhängigkeit von anderen zur Erfüllung verschiedener Bedürfnisse, Frustration und Angst wegen der eigenen Behinderung und der unsensibler Behandlung durch andere, Mangel an Selbstbehauptungswille, unbefriedigende Kommunikation mit Familienmitgliedern und unrealistische Ansprüche und Erwartungen an andere Menschen, die einem doch eigentlich mit «Verständnis» beggnen sollten.

Auch mag eine unterschwellige Furcht davor bestehen, Außenstehende um Hilfe bitten zu müssen. Für Menschen mit beeinträchtigtem Sehvermögen ist anzunehmen, dass Stufen oder die Unfähigkeit, Schilder zu lesen, ein Mobilitätshindernis darstellen, doch der eigentliche Widerwille, um Hilfe zu bitten, kann in dem Wunsch begründet sein, bei anderen als Sehender «durchgehen» zu wollen. Bei Hörgeschädigten mag die Furcht darauf beruhen, dass ihre Stimme oder ihre Gesten missverstanden werden. Wenn jemand nicht gerne darum bittet, ihm mehr Mobilität zu verschaffen, kann das auch ganz praktische Gründe haben, etwa die Befürchtung sich zu verlaufen oder nicht rechtzeitig eine Toilette zu finden – was den Betreffenden in Verlegenheit bringen und an weiteren Versuchen hindern könnte, die gewohnte Umgebung zu verlassen (Goodman, 1989).

Reisen
Die Fähigkeit des Klienten, einen Ortswechsel vorzunehmen, besteht aus einem komplexen Zusammenspiel von eigenständigem Fortbewegungsvermögen auf unbekanntem Terrain und psychischen Faktoren (Welsh & Blasch, 1980). Fehlt diese Fähigkeit, kommt es zu vermehrter Abhängigkeit, Isolation, Hoffnungslosigkeit und zu einem negativen Selbstkonzept. Es entsteht dann ein Kreislaufprozess, in dessen Verlauf diese Faktoren zu Hindernissen für die unabhängige Fortbewegung werden. Gelingt es hingegen, außerhalb der gewohnten Umgebung Mobilität zu erlangen, stärkt dies das Selbstkonzept und erhöht die Motivation, noch mehr zu unternehmen. Voraussetzung für die Überwindung der Furcht vor dem alleinigen Reisen ist die Entwicklung von Selbstvertrauen und die Aneignung neuer Fertigkeiten, die das Mobilitätsniveau erhöhen.

Stress
Wie es scheint, führt eine Beeinträchtigung der Mobilität unmittelbar zu psychischem Stress (Goodman, 1989). Stress kann die Symptomatik verstärken oder die Schmerzen intensivieren, wie es bei systemischem Lupus erythematodes der Fall ist, was sich wiederum in Mobilitätseinschränkungen niederschlägt. Der Klient befindet sich also in einer zwiespältigen Situation: Zum einem soll Stress vermieden werden, da dieser zur Verstärkung der Erkrankung führt, doch ist es zum anderen gerade Stress, der durch die Erkrankung selbst produziert wird. Infolge des Kontrollverlusts stellen sich Hilflosigkeitsgefühle und Depressionen ein, was schließlich einen Rückschlag im psychischen und körperlichen Wohlbefinden nach sich zieht. Beim systemischen Lupus erythematodes zum Beispiel kann die Depression durch emotionalen Stress, ansonsten normale Anspannungen und Steroidbehandlung zu einem Kulminationspunkt geführt werden. Besonders wichtig ist daher die

emotionale Anpassung an die Erkrankung und ihre Folgen (Lewis, 1984).

Soziologische Auswirkungen

In vielen Fällen führt eine Behinderung unvermeidlich zu Abhängigkeit von Angehörigen oder professionellen Betreuern. Hinzu kommen bauliche Barrieren, die das Individuum an der Entfaltung hindern und sich somit auf das soziale Wohlbefinden negativ auswirken. Nicht nur pathologische Entwicklungen schränken die Betroffenen ein, wie es das medizinische Modell nahe legt, sondern auch physikalische, soziale, politische und ökonomische Komponenten ihres Umfeldes (DeJong & Lifchez, 1983).

Familie
Möglicherweise sehen sich die Familienmitglieder der Notwendigkeit gegenüber, wegen des immobil gewordenen Angehörigen ihre Lebensweise zu ändern. Eine erzwungene Umstellung im häuslichen Leben belastet zunächst alle Familienmitglieder, weil gewohnte familiäre Routineabläufe an die neue Situation angepasst werden müssen. Oft treten finanzielle Probleme auf, oder die Angehörigen sind enttäuscht und verärgert, weil sie den besonderen Bedürfnissen des Kranken nicht gerecht werden können.

Familie und Klient sind sich vielleicht auch nicht einig darüber, welche Bedeutung die eigenständige Überwindung von Entfernungen für eine erfolgreiche Anpassung besitzt. Die Familie kann mit Furcht oder Überfürsorglichkeit reagieren, oder sogar Scham bei dem Gedanken empfinden, das kranke Mitglied der Welt zu «zeigen» (Welsh & Blasch, 1980). Es gehört zur Aufgabe professioneller Betreuer, der Familie dabei zu helfen, diese Ängste zu überwinden, so dass sie Verständnis für das Unabhängigkeitsbedürfnis des Klienten entwickeln kann (siehe Kapitel 11 über pflegende Angehörige).

Rollenveränderungen
Eine angemessene Mobilität hilft dabei, in allen Lebensabschnitten die von der Gesellschaft zugewiesenen Rollen zu übernehmen. Auf diese Weise dient Mobilität der Befriedigung von Bedürfnissen. In unserer westlichen Kultur spiegeln sich Werthaltungen, soziale Einstellungen und Normen im Rollenverhalten wider, dessen Schwerpunkte auf Wohlbefinden, Arbeit, individueller Unabhängigkeit, sozialem Gerechtigkeitsempfinden und sozialer Verantwortungsbereitschaft liegen

Liegt eine Mobilitätseinschränkung vor, ändern die Rollen, die eine Person ausübt, tatsächlich oder vermeintlich ihr Wesen. Sie werden jetzt als fremd und abhängigkeitsbehaftet wahrgenommen, wodurch Ängste und Gefühle der Hoffnungslosigkeit entstehen. Dieser Wandel vollzieht sich aufgrund der modifizierten körperlichen und beruflichen Aktivität und der veränderten sensorischen und motorischen Interaktion (Olson et al., 1967). Können die mit Mobilität zusammenhängenden Rollen nicht mehr ausgefüllt werden wie früher, entsteht gleichzeitig mehr Spielraum, um freizeitbezogene Rollen wahrzunehmen, was jedoch bei verminderten körperlichen Fähigkeiten und fehlender Kraft nicht in vollem Umfang möglich ist. Die Rollen des Ehepartners, Elternteils, Geschwisters, Sexualpartners und Ernährers werden sich vermutlich verändern, umkehren oder ganz wegfallen.

Eine beeinträchtigte körperliche Mobilität übt auch Einfluss auf die soziale Mobilität aus, da dieser Zustand psychische und soziale Deprivationen hervorruft, die zu einer Abwärtsentwicklung führen. In einer Gesellschaft, die der Berufsrolle größte Bedeutung beimisst, gilt die Rolle des Nicht-Berufstätigen im Allgemeinen als statusniedriger und bringt eine Abwertung innerhalb der gesellschaftlichen Hierarchie mit sich (Olson et al., 1979). Die betroffene Person erfährt eine Absenkung des persönlichen Wertes.

Sexualität
Mobilitätseinschränkungen üben Einfluss auf das Sexualverhalten aus. Entsprechend den physiologischen Auswirkungen der chronischen Erkrankung und deren körperlichen Folgen kann die sexuelle Funktionsfähigkeit eingeschränkt sein (siehe Kapitel 13 über Sexualität). Eine ver-

ringerte Beweglichkeit, das Unvermögen zur Einnahme geeigneter Stellungen beim Verkehr bzw. zum Wechsel in andere Stellungen oder eine Lähmung kann die Betroffenen dazu veranlassen, ihren Körper als asexuell oder nicht wünschenswert zu betrachten. Bei Schädigungen der Sehkraft oder des Gehörs ist die Fähigkeit beeinträchtigt, sexuell stimulierende Bereiche oder Laute zu sehen bzw. zu hören. Die eventuell bei jeder Bewegung auftretenden Schmerzen oder eine chronische Ermüdung können dem sexuellen Interesse oder dem Aufkommen von Lust im Wege stehen. Ist die Mobilität maßgeblich eingeschränkt, stellt sich unter Umständen das Gefühl ein, «überhaupt keinen Sex mehr machen» zu können. Schuldgefühle und Furcht sind mögliche Folgen, wenn die eigene sexuelle Befriedigung oder die des Partners nicht mehr erreicht werden kann.

Im gleichen Maße wirken sich Mobilitätseinschränkungen auf die Sexualpartner aus. Sie benötigen Zeit zur Anpassung an die Veränderungen und müssen außerdem noch mit den psychischen Reaktionen des Klienten zurechtkommen. Sicherlich besteht auch die Angst, Schmerzen auszulösen, was die Partner zögern lässt, die Initiative zu ergreifen oder andere Stellungen einzunehmen. Des Weiteren können sichtbare Mobilitätshilfen wie ein Stützapparat oder ein Rollstuhl den «erotischen Unterton» von sexuellen Stimuli und Lust zerstören. Pam berichtete dazu:

> Wenn der Körper schmerzt, ist es nicht leicht, angenehme Sinnesempfindungen zum Ausdruck zu bringen, wie sie im Zusammenhang mit Geschlechtsverkehr, Berühren, Streicheln, Händehalten oder Umarmen auftreten. Oft habe ich Schmerzen, wenn wir neue Stellungen ausprobieren, was mitunter an meiner eingeschränkten Beweglichkeit liegt. Die mit dem Sjögren-Syndrom verbundene Funktionsstörung der Speicheldrüsen und Schleimhautdrüsen verursacht extreme Trockenheit und Schmerzempfindlichkeit der Vagina ... Die sexuelle Ausdrucksfähigkeit war eingeschränkt. Meine Mann scheute sich, Neues und andere Stellungen zu versuchen, weil er befürchtete, mir weh zu tun. Ich hatte ebenfalls Angst, neue Dinge auszuprobieren, aus Furcht vor Schmerzen bzw. einem durch Schmerzen ausgelösten Aufschrei und davor, die Stimmung zu verderben und in Verlegenheit zu geraten. Heute bin ich soweit, dass ich meinem Mann sagen oder mit Gesten vermitteln kann, wenn ich eine andere Stellung einnehmen möchte – denn ich mache mir Sorgen, dass unser Sexleben langweilig wird.

Altern

Auch der Alterungsprozess bewirkt eine Abnahme der Mobilität. Diese Veränderung vollzieht sich nach und nach und geht oft mit der psychischen Anpassung an den Alterungsprozess einher. Der alternde Klient leidet vielleicht unter eingeschränkter Seh- und Hörfähigkeit oder «baut immer mehr ab» und besitzt nicht mehr die Fähigkeit, längere Strecken zu Fuß zurückzulegen, Stufen oder Steigungen zu bewältigen oder Auto zu fahren. Außerdem besteht die Gefahr einer Mobilitätseinschränkung der durch Stürze. In der früher problemlos gemeisterten Umgebung stellen sich nun Hindernisse in den Weg, die der herabgesetzten Beweglichkeit oder der erhöhten Anfälligkeit für Stürze zuzuschreiben sind. Für ältere Menschen kann es peinlich sein, wenn ihre Mobilitätsprobleme in der Öffentlichkeit sichtbar werden, weil solche Situationen mit dem Gefühl verbunden sind, noch älter wirken, weniger agil und nicht der Mensch zu sein, der man früher einmal war (Welsh & Blasch, 1980; Vandervoort et al., 1990).

Kommt zu diesen Faktoren eine chronische Erkrankung hinzu, verstärkt sich das Problem um ein Vielfaches. Da Altern und Krankheit zumeist nicht voneinander zu trennen sind, ist es durchaus möglich, dass ältere Personen nicht mehr die Fähigkeit, den Wunsch oder den Anreiz haben, ein früher vorhandenes Mobilitätsniveau aufrechtzuerhalten. Die Furcht vor Stürzen zum Beispiel hält viele Ältere vom Gehen ab. Auch wenn die meisten Stürze keine Verletzungen nach sich ziehen, kann sich ein Sturz dennoch verheerend auf Stolz und Selbstvertrauen auswirken (Ham, 1984). Der Einfluss von Alterungsprozess und Krankheit auf die Mobilität wird an der nachstehenden Fallstudie verdeutlicht.

> **Fallstudie**
>
> ## Altern, Krankheit und zunehmende Mobilitätseinschränkung
>
> Großvaters zunehmend nachlassende Mobilität wurde erstmalig erkannt, als sich im Alter von 75 Jahren sein Gang auffällig veränderte. Nach einer ärztlichen Untersuchung wurde ein teilweiser Verschluss der linken Oberschenkelarterie diagnostiziert. Dadurch wurde seine Ausdauer herabgesetzt, und er konnte keine längeren Wegstrecken mehr zurücklegen. Für ihn war das ein demotivierender Einschnitt in seine Lebensgewohnheiten.
>
> Mit 84 Jahren hatte Großvater einen schweren Schlaganfall, der sich nachhaltig auf seinen Gleichgewichtssinn auswirkte. Im Laufe der nächsten neun Jahre traten immer wieder transitorisch-ischämische Attacken auf. Im 86. Lebensjahr erlitt Großvater einen Sturz und zog sich dabei eine Hüftfraktur zu. Während des Krankenhausaufenthaltes erholte er sich soweit, dass er mit Hilfe eines Gehgestells wieder gehen konnte. Allerdings stellte er die Gehhilfe nach seiner Entlassung lieber in den Keller, als sie zu benutzen. Großvater lernte, am Stock zu gehen. Er führte die Bewegungen mit Bedacht und recht zögerlich aus und überkompensierte damit die Möglichkeit eines Sturzes nach vorne. Seine Bewegungen wurden zunehmend langsamer.
>
> Einige Monate später zog sich Großvater einen Beckenbruch zu, wodurch er gezwungen war, das ungeliebte Gehgestell zu benutzen. Sein Stolz und sein Selbstkonzept ließen es nicht zu, einen Rollstuhl zu akzeptieren, außer für das Zurücklegen längerer Strecken wie dem Besuch beim Arzt.
>
> Im Alter von 92 Jahren erlitt Großvater einen Schlaganfall und zog sich anschließend eine Bronchitis zu. Er wollte das Bett nicht mehr verlassen, außer um den Toilettenstuhl zu benutzen oder für die seltenen Ausflüge nach draußen mit dem Rollstuhl. Er verlor Kraft und Beweglichkeit in den Händen und im Oberkörper, was ihn zusätzlich einschränkte. Obwohl er eine Weiterführung der Physiotherapie ablehnte, behielt er weiterhin die Kontrolle über sein Leben. Während der ihm noch verbleibenden Jahre fühlte er sich in seinem Umfeld – er lebte im Hause seiner Tochter – sicher und geborgen.

6.2.6 Gesellschaftliche und architektonische Barrieren

Zweifellos schmälert jede Art von Barriere die Lebensqualität eines Individuums. Im weitesten Sinne sind Barrieren physiologische, psychische und soziale Schwierigkeiten, die chronisch Kranken mit eingeschränkter Mobilität Grenzen setzen. Eine Barriere kann lediglich als bauliches Hindernis verstanden werden, es ist aber auch möglich, bestimmte soziale Einstellungen unter diesen Begriff zu fassen. Obwohl gesellschaftliche und architektonische Barrieren scheinbar völlig verschiedene Dinge sind, so überschneiden sie sich jedoch gewaltig im Hinblick auf Erwerbstätigkeit, Schulbesuch, Ausbildung, Nutzung von Verkehrsmitteln und soziale Aktivitäten.

Einstellungen

Von allen Barrieren, mit denen Behinderte oder chronisch Kranke konfrontiert werden, erweisen sich bestimmte Einstellungen der Gesellschaft als die hartnäckigsten und am schwierigsten zu überwindenden Hindernisse. Die Identität eines Menschen wird oft von den Einstellungen anderer beeinflusst, sie bestimmen sein Lebensweise. Sogar Gesetze und selbst die Sitten werden von den Einstellungen einzelner oder denen von Gruppen dominiert.

Bestimmte Einstellungen innerhalb der Familie können den Klienten daran hindern, sein Potenzial optimal auszuschöpfen. Menschen im engeren Umfeld einer Person mit Mobilitätseinschränkungen fördern manchmal die Abhängigkeit der Betroffenen, weil sie der Überzeugung sind, dass sie damit möglichen

Verletzungen vorbeugen (Goodman, 1989). Im Rahmen einer Studie, die sich näher mit den Einstellungen der Ehepartner von Herzinfarktpatienten befasste, fand man heraus, dass die Partner in erster Linie mit Überbehütung und unrealistischen Haltungen auf die Krankheit reagierten, anstatt wie erwartet mit Zurückweisung oder Schuldgefühlen (Kinsella & Duffy, 1980). Die beobachteten Reaktionen waren meistens auf die Sorge um den Gesundheitszustand der Klienten zurückzuführen, und in manchen Fällen war Überfürsorglichkeit das einzige Mittel, mit dem der besorgte Ehepartner die Situation bewältigen konnte, ohne überfordert zu sein. Zwar ist Überbehütung Ausdruck von Liebe und Zuneigung, sie kann aber den Anpassungsprozess behindern, weil sie sich eher hemmend auf die Bemühungen zur Wiedererlangung von Selbständigkeit und Unabhängigkeit auswirkt.

Stigmatisierung

Stigmatisierungen spiegeln gesellschaftliche Einstellungen wider. Mobilitätseinschränkungen sind in den meisten Fällen für andere sichtbar – ein von der Norm abweichender Gang, die Benutzung von Gehhilfen oder eines Rollstuhls. In einer Gesellschaft, die Perfektion, Jugendlichkeit und Schönheit idealisiert – wie es die Werbung propagiert – findet ein Individuum, das sich sichtbar von anderen unterscheidet, nur schwer soziale Akzeptanz und Anerkennung. Eine früher als «normal», «mobil» oder «agil» wahrgenommene Person wird unter Umständen sogar von Freunden und Bekannten gemieden. Nicht alle Menschen sind in der Lage, über äußerliche Abweichungen hinwegzusehen (siehe Kapitel 5 über Stigma).

Gesellschaftliche Einstellungen werden vom Individuum leicht verinnerlicht (Welsh & Blasch, 1980). So kann eine auf Gehhilfen angewiesene Person schon das Hilfsmittel als stigmatisierend betrachten. Gleiches gilt für damit verbundene Probleme wie der Angst, in der Öffentlichkeit zu stürzen oder die Balance zu verlieren, oder für die Befürchtung, das Überqueren einer Straße nicht zu schaffen, bevor die Fußgängerampel wieder rot anzeigt. Derartige Einstellungen können besonders dann zu erheblichen Schwierigkeiten führen, wenn die Hilfe Fremder benötigt wird, wie es etwa beim Betreten schwer zugänglicher Gebäude, beim Einsteigen in den Bus oder beim Überwinden von Treppen der Fall ist. Verfügen Klienten nicht über geeignete oder effektive kommunikative Fähigkeiten, um Außenstehende um die notwendige Hilfe zu bitten, intensiviert sich das Gefühl der Stigmatisierung. Das aber macht es wiederum schwer, Hilfsangebote oder Äußerungen der Neugierde oder Sympathie zu akzeptieren. In diesem Zusammenhang meinte Pam:

> Wie ich mich fühlte, hatte eine Menge mit sozialer Ablehnung zu tun. Eine junge Frau mit einer entstellenden, aber manchmal nicht sichtbaren Behinderung, hat es in dieser Gesellschaft schwer. Niemand glaubte mir meine Schwierigkeiten. Typische Äußerungen wären: «Du bist zu jung für Arthritis», «Du siehst doch gesund aus», «Warum machst du nicht mit, du hast doch nur Wehwehchen und ein bisschen Schmerzen» und «Warum hast du krumme Hände?»

Sprachgebrauch

Sprache bringt zum Ausdruck, welche Einstellungen die Menschen gegenüber anderen hegen und wie sie diese wahrnehmen. Werden chronisch Kranke mit Bezeichnungen belegt, die negative Konnotationen aufweisen, bewirkt dies eine Stigmatisierung und beeinflusst die Einstellungen ihnen gegenüber. Wenn chronisch Kranke als «Opfer» bezeichnet werden, die unter der «Tragödie» der Krankheit «leiden» bzw. «zermarternde» Schmerzen erdulden, oder als Individuen, deren Körper «verkrüppelt» oder «entstellt» ist und die deshalb an den Rollstuhl «gefesselt» sind, werden die Betroffenen zu Objekten eines negativen sozialen Stereotyps, das durch Gram und Mitleid gekennzeichnet ist (Brady, 1984). Das aber ist nur eine andere Form der Verurteilung und Ausgrenzung durch die Gesellschaft. Selbstbild und Selbstwertgefühl der Betroffenen leiden darunter, und die Mobilitätseinschränkung wird zur noch größeren Belastung. Man kann sogar sagen, dass auch die pflegerisch-medizinischen Fachkräfte «Opfer» dieses Mangels an Sensibilität sind. Sie «leiden» unter einem Sprachgebrauch, der Menschen entpersonifiziert, indem er sie zu «bedauernswerten Krüppeln» macht, die «furchtbare Gebrechen» «ertragen müssen».

Ein deplacierter Sprachgebrauch oder unangemessenes Verhalten weisen auf mangelnde Sensibilität oder Ignoranz hin. Gesunde Menschen haben häufig Schwierigkeiten, Gespräche mit jemandem zu führen, der in seiner Mobilität eingeschränkt ist. Offen sichtbar wird dieses Problem, wenn eine dritte Person den Gang der Konversation bestimmt oder wenn zum Ausdruck gebracht wird, wie gut der Betroffene doch aussehe, obwohl dieser schlecht aussieht und sich miserabel fühlt. Ignoranz zeigt sich besonders dann, wenn angenommen wird, eine Person im Rollstuhl sei zwar gelähmt, habe aber ansonsten keine körperlichen Probleme (Gould, 1982). Menschen im Rollstuhl sind weder «rollstuhlgebunden» noch an diesen «gefesselt» – sie schlafen ja nicht darin. Der Rollstuhl ist für sie vielmehr ein Mittel zur Fortbewegung (Johnson et al., 1992).

Architektonische Barrieren

Obwohl noch viele bauliche Barrieren vorhanden sind, ist derzeit doch eine wesentliche Verbesserung festzustellen. Der Zugang zu öffentlichen Bereichen wird erleichtert, so dass sich Personen mit Mobilitätseinschränkungen freier bewegen können. In diesem Zusammenhang muss auch und gerade das Klinikpersonal wachsam sein und darauf achten, wo im Krankenhaus sich noch architektonische Barrieren befinden. Das können Treppen, zu enge Türöffnungen oder abschüssige Bereiche sein, aber auch fehlende visuelle und auditive Orientierungsmöglichkeiten. Derartige Barrieren stellen nicht nur eine Gefahr für die Sicherheit von Menschen mit Mobilitätseinschränkungen dar, sie vermindern auch deren Lebensqualität, weil sie die Betroffenen einengen, ihnen Entscheidungsfreiheit nehmen und ihre Abhängigkeit erhöhen.

Bauliche Barrieren gehören auch zu den Problemen, die es für Menschen mit Mobilitätseinschränkungen so schwer machen, eine geeignete Wohnmöglichkeit zu finden. Die Auswahl ist begrenzt, denn häufig weisen Wohnungen und Häuser lange Treppen am Eingang auf, Sicherheitstüren sind verschlossen oder nur mit erheblichem Kraftaufwand zu öffnen, oder die Wohnung ist mit hohen Schränken ausgestattet, deren obere Fächer schwer zu erreichen sind.

Eine von van de Ven (1982) durchgeführte Studie an Unterschenkelamputierten bestätigte, dass Rollstuhlbenutzer auf eine Vielzahl baulicher Barrieren stoßen. Die meisten Probanden wohnten in Häusern mit Stufen am Eingang, was das Verlassen des Hauses erheblich erschwerte, und bei manchen gab es auch Stufen innerhalb der Wohnung. Weitere Mobilitätsbehinderungen ergaben sich durch zu enge Flure und zu schmale Türöffnungen. Von den Probanden mit Prothesenversorgung waren nur wenige in der Lage, sich in einer häuslichen Umgebung problemlos fortzubewegen, die Stufen und andere strukturelle Hindernisse aufweist.

Architektonische Barrieren schränken nicht nur die physische, sondern auch die soziale Mobilität ein. Das Reisen kann zum Problem werden und setzt voraus, dass eine Reiseart gewählt wird, die nicht zu sehr erschöpft. Bei Übernachtungen muss die jeweilige Räumlichkeit an die Bewegungsfähigkeit angepasst sein. Schon Treppen, Platzmangel im Badezimmer oder unhandliche Wasserhähne stellen erhebliche Hindernisse dar. Vielerlei Aufgaben und Ämter sind nur mit Schwierigkeiten wahrzunehmen und werden deshalb von Betroffenen gemieden, die kein Auto besitzen, nicht in der Nähe einer Bushaltestelle wohnen oder für die es spät abends keine Busverbindung mehr gibt. Bei Versammlungen gestattet es die Sitzanordnung nicht, Rollstühle dazwischen zu stellen oder es ist kein Platz für das Abstellen eines Gehgestells oder von Unterarmgehstützen vorgesehen. Auch das Zusammensein mit Freunden wird schwierig, wenn deren Wohnung nur über viele Stufen erreicht werden kann, neben der Toilette keine Haltemöglichkeiten für das Absitzen und Aufstehen vorhanden sind oder der Wasserhahn unerreichbar ist. Pam meinte zu diesen Problemen:

Bauliche Strukturen und eine Umgebung, die nicht auf die Krankheit ausgerichtet ist, können wirklich zu Barrieren werden. Behinderte im Rollstuhl sind nicht die einzigen «Krüppel», die sich damit konfrontiert sehen. Türen, Bordsteine, Autotüren, das Öffnen von Gefäßen, das Herumdrehen von Schlüsseln, Essen (das Besteck halten), Kochen, Anziehen, Trinken – *einfach alles* wird zum Problem, wenn man überall Schmerzen hat und jede Tätigkeit durch die Arthritis erschwert wird.

Nutzung von Verkehrsmitteln

Gerade Menschen, die es gewohnt waren, am Steuer eines Autos zu sitzen, werden wohl Schwierigkeiten haben, die Tatsache zu akzeptieren, dass sie nicht mehr selbst fahren können. Weil sie nicht mehr in der Lage sind, an so vielen Aktivitäten wie früher teilzunehmen, büßen sie an sozialem Selbstwert ein, und ihr Selbstkonzept wird beeinträchtigt (Welsh & Blasch, 1980). Mittlerweile ist es möglich, Handgashebel, spezielle Spiegel, automatische Getriebe und andere Hilfsmittel in Autos einzubauen. Auch das erforderliche Fahrtraining kann absolviert werden. Dadurch wurde für viele Menschen mit Mobilitätseinschränkungen – wenn auch nicht für alle – die Möglichkeit geschaffen, selbst Auto zu fahren.

Viele in ihrer Bewegungsfähigkeit beeinträchtigte Menschen sind auf öffentliche Verkehrsmittel angewiesen, obwohl diese nicht immer auf sie eingerichtet sind. Zu den diesbezüglichen Einschränkungen gehören nicht erreichbare Buslinien, unregelmäßige Verbindungen, begrenztes Streckennetz, keine Verbindungen am späten Abend und lange Fahrzeiten. Ohne einen Rollstuhllift sind viele Busse gar nicht erst zugänglich. Noch schlimmer ist jedoch eine einstellungsbedingte Barriere, die durch das Verhalten eines Busfahrers zum Ausdruck kommt, der sich unter dem Vorwand, der Lift sei kaputt, weigert, diesen in Betrieb zu nehmen. In anderen Fällen bestehen Hindernisse, weil die Betroffenen die Unterstützung anderer Menschen benötigen oder auf Hilfsmittel angewiesen sind, die eine Nutzung öffentlicher Verkehrsmittel nicht zulassen. In diesem Zusammenhang bemerkte Pam:

Es fällt mir schwer, das Geld für öffentliche Verkehrsmittel wie Busse oder S-Bahn aus dem Portemonnaie zu nehmen. Auch ist die Streckenführung nicht besonders günstig für mich. Das Stehen an der Bushaltestelle ist sehr ermüdend, und in der Regel gibt es keine Bänke zum Sitzen keinen Schutz vor schlechtem Wetter. Wenn alle Sitzplätze besetzt sind, muss ich mich an Griffen festhalten, was mir wiederum Schwierigkeiten bereitet. Nach einem für Behinderte reservierten Platz zu fragen, bringt mich in Verlegenheit, weil meine Behinderung nahezu unsichtbar ist. Ich komme nur deshalb herum, weil ich ein Auto mit Automatikgetriebe habe.

Auswirkungen von Barrieren

Anhand von Erwerbstätigkeit und Ausbildung können die Auswirkungen von Barrieren, denen sich Behinderte und ihre Familien gegenüber sehen, gut veranschaulicht werden. Die Beschäftigungsmöglichkeiten sind begrenzt, wenn eine Arbeitsstelle nicht angetreten werden kann, weil Stufen vorhanden sind oder in der Toilette zu wenig Platz ist. Bedingt durch die Mobilitätseinschränkung kann der Betroffene vielleicht nicht so schnell arbeiten wie seine gesunden Kollegen, oder es wird Hilfe beim Lesen von Beschriftungen auf Arbeitsmaterialien benötigt. Da die meisten Menschen einen bestimmten Weg zum Arbeitsplatz zurücklegen müssen, werden diejenigen, die nicht mehr Auto fahren können oder nicht die Möglichkeit zur Nutzung öffentlicher Verkehrsmittel haben, daran gehindert, ihren Selbstwert zu erhöhen, indem sie einer Erwerbstätigkeit nachgehen.

Eine weitere Barriere im Hinblick auf die berufliche Tätigkeit geht von den Arbeitgebern aus. Viele von ihnen haben Einstellungen, die noch immer den Mythos widerspiegeln, dass Behinderte am Arbeitsplatz nicht leistungsfähig sind. Es ist eine Tatsache, dass Rollstuhlbenutzer oder Personen, die auf einen Blindenhund angewiesen sind, auch heute noch von Arbeitgebern diskriminiert werden. In den USA sind Arbeitgeber nicht selten der Ansicht, dass strukturelle Anpassungen für Arbeitnehmer mit Mobilitätseinschränkungen kostspielig sind, oder dass ein Behinderter auf der Lohnliste ihre Versicherungsprämien erhöht. Doch in den meisten Fällen ist für die Anpassung kein Geld, sondern lediglich eine Einstellungsänderung erforderlich (Johnson et al., 1992).

Erfreulich ist, dass wegen der zunehmenden Computerisierung immer mehr Heimarbeitsplätze eingerichtet werden. Mit zunehmender Beschäftigung und Einbeziehung von Körperbehinderten, die mithelfen, neue Wege in die Arbeitswelt zu bahnen, wird es gelingen, die bereits in Gang gesetzten positiven Veränderungen fortzusetzen.

Die formelle Bildung wird an öffentlichen oder privaten Schulen vermittelt. Nach wie vor sind Bildung und Ausbildung hochgeschätzte Werte in den USA, wobei die Ansicht vorherrscht, dass alle Bürger Zugang dazu haben. Doch vielen Menschen mit Mobilitätseinschränkungen ist aufgrund baulicher Barrieren und sozialer Einstellungen eine ungehinderte Teilnahme am Bildungsprozess verwehrt. In der nationalen und einzelstaatlichen Gesetzgebung ist mittlerweile die Gleichberechtigung hinsichtlich des Zugangs zu Bildung und Ausbildung verankert, und es werden strukturelle Anpassungen an unterschiedliche Mobilitätsgrade vorgeschrieben sowie hohe Anforderungen an den Unterricht gestellt, damit behinderten Personen das Lernen und Weiterkommen ermöglicht wird. Dennoch weisen viele Schulen und Universitäten auch jetzt noch zahlreiche architektonische Barrieren auf, die den Zugang zu den Gebäuden und Unterrichtsräumen erschweren. Darüber hinaus wirken sich die noch immer vorhandenen Stigmatisierungen nachteilig auf die lernwilligen behinderten Personen aus. Pam sagte dazu:

Das Mitschreiben während der Vorlesung bereitete mir Schwierigkeiten, nicht weniger mühsam war es für mich, verschiedene Gebäude auf dem College-Gelände aufzusuchen und in die jeweiligen Unterrichtsräume zu kommen. Ich scheute mich davor, um Hilfe zu bitten, weil ich dachte, meine Behinderung wäre dafür nicht schlimm genug. Man riet mir zunächst, als Hauptfach Betriebswirtschaft zu studieren, weil ich dann später, wie man mir sagte, am Schreibtisch arbeiten könne. Schließlich würde ich «wahrscheinlich wohl einmal im Rollstuhl sitzen». Diese Kurse waren zwar bequemer für mich zu erreichen, aber geistig auch nicht besonders herausfordernd.

Durch die landesweiten Anstrengungen, die von den Behinderten unternommen wurden und durch ihren Kampf für ein barrierefreies Leben wurden bereits viele Hindernisse aus dem Weg geräumt (DeJong & Lifchez, 1983; Johnson et al., 1992). Das Behindertengesetz von 1990 («Americans with Disabilities Act») bot das rechtliche Mittel, um für Personen mit Behinderungen Chancengleichheit, uneingeschränkte Teilnahme am gesellschaftlichen Leben und ein Leben in Selbstbestimmung sicherzustellen, sowie ihnen das Streben nach finanzieller Unabhängigkeit zu erleichtern (Johnson et al., 1992). Von der Bundesregierung, den Regierungen der Einzelstaaten, den kommunalen Behörden, den Schulen, Unternehmen und dem öffentlichen Sektor wird dieses Gesetz sehr ernst genommen. Sein nachhaltiger Einfluss bietet die Gewährleistung, dass Menschen mit chronischer Krankheit künftig besser in die Gesellschaft einbezogen werden (siehe Kapitel 22 über Rehabilitation).

6.3 Interventionen für Klienten mit eingeschränkter Mobilität

Ein Hauptziel der medizinisch-pflegerischen Versorgung besteht darin, dem Klienten zu maximaler Mobilität zu verhelfen. Dazu ist eine Ersteinschätzung nötig sowie ein laufend durchgeführtes detailliertes Assessment der physiologischen, psychosozialen und umgebungsabhängigen Faktoren, die die Mobilität einschränken. Ein solches Assessment sollte auch positive Entwicklungen berücksichtigen, weil diese in jeden Pflegeplan integriert werden können.

Ob und auf welche Weise Mobilitätseinschränkungen bewältigt werden, hängt oft von Faktoren ab, die im Frühstadium des Managements der Behinderung nicht immer in Betracht gezogen werden. Hierzu gehören: Gesundheitszustand, erforderliche Anpassungen, Familie, Fremdhilfe, finanzielle Aspekte und die Motivation des Betroffenen. Wie van de Ven (1982) bemerkt, wäre es wohl recht dumm, einer Person Prothesen anzupassen, wenn sie diese nicht alleine anlegen kann und überdies noch alleinstehend ist, oder wenn in ihrer Wohnung unüberwindbare Stufen vorhanden sind. Ein Klient, den schon alleine die Anfahrt zu einer physiotherapeutischen Praxis erschöpft, empfindet die dort verbrachte Zeit als alles andere als nutzbringend (Burnfield & Burnfield, 1982). Ein Assessment würde ergeben, dass es notwendig ist, einen Physiotherapeuten zu konsultieren, der Hausbesuche durchführt. Dann wäre die Therapie effektiver, weil der Klient noch bei Kräften ist.

Behandlungsziele sollten realistisch sein. Bei der Festsetzung müssen die Ziele des Klienten berücksichtigt und eine Reihe eng aufeinanderfolgender Unterziele vereinbart werden, auf deren Erreichen der Gesamterfolg aufbaut. Hierzu ein Beispiel: Eine Klientin, die an die Wohnung gebunden ist, möchte rings um den Wohnblock spazieren. In diesem Fall müsste zunächst der geplante Weg überprüft werden, sowie Ausdauer, Beweglichkeit und Selbstsicherheit der Klientin beim Gehen. Weiter muss geklärt werden, ob die Gehhilfen richtig angepasst sind und sich für das Vorhaben eignen. Möglicherweise ist es zunächst sogar angebracht, die Ausdauer innerhalb der Wohnung zu trainieren, wozu wiederum die Möbel umgestellt werden müssen. Als nächstes sind vielleicht Stufen oder andere Hindernisse zu überbrücken. Ist alles gut vorbereitet, wird die Klientin ihren Wunsch schließlich wahr machen können.

Interventionen sollten auf die Beseitigung oder Kompensation tagtäglicher Probleme ausgerichtet sein: physische Einschränkungen, Barrieren in der Umgebung und psychosoziale Komponenten des Lebens. Dabei empfiehlt es sich, die gesetzlichen Regelungen ebenso wie die technischen und computergestützten Ressourcen im Auge zu behalten. Es liegt ein umfangreiches Repertoire an Interventionen vor, von denen pflegerische Fachkräfte zur Unterstützung von Klienten und deren Familienangehörigen entweder direkt Gebrauch machen können, oder die in der entsprechenden Fachliteratur leicht zu finden sind. Dort werden Fragen der Medizin/Chirurgie, Rehabilitation, Psychologie, Psychiatrie usw. abgehandelt. Obwohl in diesem Kapitel auch einige spezielle Interventionen erörtert werden, liegt der Schwerpunkt auf Vorschlägen, wie Pflegefachkräfte ihre Aufmerksamkeit und Sensibilität erhöhen können, um in kreativer Weise neue Wege zur Verbesserung der Mobilität und damit der Lebensqualität ihrer Klienten zu finden.

6.3.1 Physiologische Aspekte

Wie bereits festgestellt, ist eine langandauernde Bettruhe oder Bettlägerigkeit die gravierendste Form eingeschränkter Mobilität, weil dadurch nicht nur die meisten Körpersysteme, sondern auch das psychische Wohlbefinden in Mitleidenschaft gezogen wird. **Tabelle 6-2** auf S. 222 bietet eine von Olson und Mitarbeitern (1967) erstellte Zusammenfassung der Interventionen bei Bettruhe. Ungeachtet der betroffenen Körpersysteme sind eine ausreichende Flüssigkeits-

Tabelle 6-2: Interventionen zur Vorbeugung von Komplikationen bei Bettruhe

Herz-Kreislauf

1. Lageänderung, u. a. Wechsel von der horizontalen in die vertikale Position, bewirkt eine Änderung des Gefäßinnendrucks und Stimulation nervaler Reflexe und hilft bei der Vorbeugung von Hypotonie.
2. Aufbauende Aktivität und Übungen, einschließlich Förderung der aktiven oder passiven Beweglichkeit, isometrische Übungen usw. verhindern den Verlust des Muskeltonus und verbessern den Blutrückfluss zum Herzen.
3. Vermeidung des Valsalva-Pressdruckversuchs während Lagewechsel
4. ausreichende Flüssigkeitszufuhr zur Vorbeugung von Hyperkoagulämie

Lunge

1. genaue, regelmäßige Beobachtung der Atemfunktion (Frequenz, Tiefe, Hilfsmuskulatur, neurologische Zeichen, Zeichen einer Hypoxie) als Präventivmaßnahme
2. vermehrte körperliche Aktivität zur Verbesserung des Abhustens von Schleim; dazu gehören die Aktivitäten des täglichen Lebens und Lagewechsel (falls möglich auch aufrechte Position).
3. Routinemäßiges Drehen, Hilfestellung beim Abhusten und tiefes Durchatmen fördern Brustkorb- und Lungenausdehnung sowie Schleimlösung und erleichtern den Gasaustausch.
4. vermehrte Flüssigkeitszufuhr, um den Schleim dünnflüssig zu machen

Bewegungsapparat

1. Belastung und Muskelbewegung regen die Osteoblastenaktivität an und hemmen den Dekalzifikationsprozess. Nicht empfohlen wird eine zusätzliche Kalziumzufuhr, da Kalzium mit dem Urin ausgeschieden wird oder sich in Muskeln und Gelenken ablagert.
2. Aufrechterhaltung der funktionellen Position; Vermeidung von Hüft- und Knieflexion (keine Kissen bzw. Keil). Feste Matratze, Bett oder Fußbrett, Schuhe und/oder gepolsterte Schienen sind nützlich zur Erhaltung des Körpers in einer Linie.
3. Bewegungsspielraum, Lageveränderungen und Übungen beugen Kontrakturen vor.
4. Regelmäßiges Drehen und Hautpflege verhindern Dekubiti; nicht zum Einsatz kommen sollten Alkohol (Austrocknung) oder Lagerungsringe (Verminderung der Blutzirkulation). Feste Toilettenpläne helfen bei der Verringerung der zur Hautschädigung führenden Inkontinenz. Voraussetzung für gesundes Gewebe bzw. Geweberegeneration ist eine adäquate Eiweiß-, Kohlenhydrat- und Fettzufuhr über die Nahrung.
5. bei Dekubitus, Vermeidung von Infektionen und unverzügliche Einleitung von heilungsfördernden Maßnahmen
6. Anleitung des Klienten zur Verlagerung des Körpergewichts, Durchführung von Bewegungsübungen usw. Unterstützen bei der Vorbeugung von Dekubiti.

Urogenitaltrakt

1. Aktivität rund um die Uhr (Übungen, Drehen, Gehen, Lagerung) zur Vorbeugung von Harnstau
2. bei Inkontinenz, Überprüfung auf Blasenüberdehnung; Erleichterung der normalen Urinausscheidung durch sitzende Position bei der Frau und stehenden Position beim Mann
3. Erhaltung einer ausreichenden Flüssigkeitszufuhr zur Verdünnung des Urins, der Verringerung fester Bestandteile und Eindämmung einer Harnstauung. Eventuell ist eine Ein- und Ausfuhrkontrolle notwendig.
4. Mit einer betonten säurehaltigen Ernährungsweise wird der pH-Wert gesenkt; ebenso wie mit Preiselbeersaft. Geringe Kalziumzufuhr hilft bei der Vermeidung von Steinbildung.
5. Bei notwendiger Katheterisierung mindert eine sechs- bis achtstündige Einmalkatheterisierung im Gegensatz zum Dauerkatheter (Foley-Katheter) die Infektionsgefahr. Auf strikte aseptische Technik ist hierbei zu achten.

Magen-Darm

1. ausreichende Nährstoffzufuhr zur Aufrechterhaltung des Grundumsatzes und Kompensation des Katabolismus; eiweißreiche Ernährung (Überwinden des Proteinabbaus) bei angemessenen Mengen an Kohlenhydraten und Fetten
2. häufige, kleine Mahlzeiten entsprechend den Wünschen, um Appetitlosigkeit entgegenzuwirken
3. Techniken zum Stressabbau und zur Entspannung zur Verminderung der Reizung des Parasympathikus

4. Ballaststoff- und zellulosereiche Nahrung (Kleie, Pflaumensaft) fördern die Verdauung. Möglicherweise sind stuhlerweichende Mittel und leichte digitale Reizung erforderlich zur Aufrechterhaltung der Stuhlgewohnheiten oder Erleichterung der Ausscheidung. Nicht empfehlenswert ist der regelmäßige Gebrauch von Einläufen und Abführmitteln.
5. ausreichende Flüssigkeitszufuhr zur Stimulation der Reflexaktivität und zur Zurückhaltung von genügend Wasser im Stuhl
6. Einbeziehung von früheren Stuhlgewohnheiten im Pflegeplan (Darmentleerung findet bei den meisten Menschen nach den Mahlzeiten statt). Angemessenen Zeitraum für die Darmentleerung gewähren und, wenn möglich, in einer unterstützenden Position; Modifikation der Umgebung zur Wahrung der Privatsphäre
7. Übungen können die Unterleibsmuskulatur kräftigen.

Stoffwechsel

1. Aufsitzen oder ein hochgestelltes Bettkopfteil vermindern viele der im Ruhestoffwechsel und Hormonhaushalt auftretenden Veränderungen.
2. Eine möglichst dünne, aber ausreichend wärmende Bettdecke zur Förderung der Wärmeabgabe des Körpers.
3. erhöhte Flüssigkeitszufuhr und proteinreiche Ernährung zur Beschleunigung der Heilung und Aufrechterhaltung eines ausgeglichenen Elektrolythaushalts
4. Bewegung, Übungen und Belastung verhindern Atrophie und begrenzen den erhöhten Serumkalziumspiegel.
5. Stressreduktion unterstützt die Aufrechterhaltung der metabolischen Homöostase.

Psychosozial

1. Erinnerung an Realität, Uhrzeit, Kalender usw. zur Erhaltung der Orientierung
2. Planung der Pflege und Beteiligung daran unterstützen die Selbständigkeit und ein Gefühl der Kontrolle.
3. Verstärkte Stimulation der Sinneswahrnehmungen und körperliche Aktivität bieten räumliche Mobilität, helfen bei der Wiederherstellung des Körperbilds und der Ich-Identität, und betonen Rollenfunktionen.
4. Förderung der Selbständigkeit ist ein Anreiz für physische und psychische Mobilität.

Quelle: Zusammengefasst aus Olson et al. (1967)

zufuhr und die Durchführung diverser Bewegungsübungen (Dehnen, Drehen, Aufsitzen oder Umhergehen) wesentliche Voraussetzungen, um nachteilige Auswirkungen zu vermeiden. Andere der aufgeführten Interventionen beziehen sich eher auf das jeweils betroffene System.

Abgesehen von den krankheitsbedingten Einschränkungen sind die meisten chronisch Kranken relativ mobil. Selbst solche mit dauerhaften Behinderungen können sich häufig mit Hilfe von Unterarmgehstützen oder Rollstühlen einigermaßen fortbewegen, oder sie besitzen noch eine gewisse Gehfähigkeit. Es würde den Rahmen dieses einen Kapitels sprengen, wollte man allen Möglichkeiten gerecht werden, durch die Einschränkungen des Bewegungsapparats kompensiert werden können. Deshalb sei erneut darauf hingewiesen, dass es sich in diesem Zusammenhang empfiehlt, Fachliteratur heranzuziehen oder Experten zu konsultieren, damit die speziellen Bedürfnisse der Klienten bei der Interventionsplanung berücksichtigt werden können.

Unabhängig von der Art körperlicher Restriktionen, die während einer intermittierenden, progressiven oder dauerhaften Mobilitätseinschränkung auftreten, sollten Interventionen auf die Erhaltung der Funktionalität und die bestmögliche Anpassung der häuslichen Umgebung ausgerichtet sein. Für das Fachpersonal gilt es dabei, im Auge zu behalten, dass die meisten Menschen ihren Mobilitätsbedürfnissen auf recht kreative Weise gerecht werden. Vorausgesetzt, es ist Zeit und Gelegenheit vorhanden, entwickeln sie durchaus zufriedenstellende Methoden, um mit Barrieren zurechtzukommen. Zur Befriedigung der physischen und emotionalen Bedürfnisse sollten Kenntnisse über die Krankheit vermittelt sowie Ressourcen und Ausrüstung verfügbar gemacht werden. Inwieweit jedoch von diesen Hilfestellungen Gebrauch gemacht wird, hängt letztlich davon ab, wie Klient und Familie ihre Situation sehen, auf welche Bewältigungs- und Anpassungsfähigkeiten zurückgegriffen werden kann, wie Wohnung oder Haus eingerichtet und beschaffen sind und welche Lebensweise bevorzugt wird.

Menschen mit Schwierigkeiten beim Gehen sind häufig sehr einfallsreich bei der Entwicklung neuer Methoden, sich zu Fuß fortzubewegen. Fall es keine anderen, einfacheren oder sichereren Methoden gibt, sollte der Klient nicht davon abgehalten werden, diese anzuwenden. So kann es möglich sein, dass es wegen starker Schmerzen oder Kontrakturen in den Hüft- bzw. Kniegelenken nicht mehr möglich ist, Treppen auf herkömmliche Weise hochzusteigen oder herunterzugehen. Manchmal können Klienten eine Treppe nur rückwärts heruntergehen und müssen sich mit beiden Händen am Geländer festhalten.

Auch das Hineinsteigen ins Bett bzw. das Heraussteigen kann ein Problem darstellen. Um solche Schwierigkeiten zu überwinden, kommen Klienten oder Angehörige in der Regel von selbst auf diverse Lösungsmöglichkeiten. So werden beispielsweise Riemen an der Heizung oder am Kopfende des Bettes befestigt. Sind diese selbsterdachten Techniken sicher, und führen sie zum gewünschten Erfolg, ist es nicht unbedingt notwendig, klassische Maßnahmen (wie etwa das Anbringen eines Bettbügels) zu ergreifen, was am folgenden Beispiel deutlich wird:

Eine 85-jährige Frau mit beidseitiger Hüftgelenksversteifung infolge entzündlicher Arthritis benutzt einen am Kopfende angebrachten Gurt, um sich auf ihrem vierteiligen Polsterbett hochzuziehen. Aus dem Bett gelangt sie, indem sie sich in Rückenlage Stück für Stück Richtung Bettrand schiebt, bis ihre Knie über die Kante hinausragen. Dann stemmt sie einen Stock in die Matratze und drückt sich in eine aufrechte Position (Liang et al., 1963).

Da die Pflege der äußeren Erscheinung das Selbstwertgefühl eines Menschen positiv beeinflussen kann, sollte sich die Bandbreite der Interventionen auch darauf erstrecken, die Klienten zu dieser Form von Selbstpflege zu ermutigen. Ein erhöhtes Selbstwertgefühl wiederum schafft die Bereitschaft, mit anderen Menschen zu interagieren oder in die Öffentlichkeit zu gehen. Ein Badesitz oder ein verlängerter Duschschlauch können die Probleme beim Baden verringern, und ein Haltegriff und eine rutschfeste Matte machen es leichter, in die Badewanne oder Dusche hinein- und wieder herauszukommen. Auch sollte der psychische Gewinn nicht übersehen werden, der zustande kommt, wenn sich ein Klient jeden Tag ankleidet, denn das selbständige Anziehen ist ein gutes Training und vermittelt das Gefühl, unabhängig zu sein und mit dem Tag etwas anfangen zu können.

Kinder sind manchmal auf besondere Hilfsmittel angewiesen, damit ihre Gehfähigkeit nicht verkümmert. Zwar ist es verständlich, wenn mit Sorge an die damit verbundenen Kosten gedacht wird, doch sollten darüber nicht die Kosten vergessen werden, die entstehen, wenn die entsprechenden Geräte nicht angeschafft werden. Denn wird ein Kind in dauerhafter Abhängigkeit von der Hilfe Erwachsener gehalten, erfordert dies einen größeren finanziellen Aufwand, als es mit den richtigen Geräten zu versorgen und ihm die erforderlichen Trainingsmöglichkeiten zu verschaffen, damit es einen höchstmöglichen Grad an Unabhängigkeit erreichen kann (Korpela et al., 1992).

6.3.2 Hilfen bei sensorischen Defiziten

Pflegefachleute sollten für Stigmatisierungen in Zusammenhang mit Seh- und Hörstörungen besonders sensibel werden. Sie sollten Bescheid wissen über verursachende Erkrankungen und Vorbeugungsmaßnahmen, aber auch über kommunale oder staatliche Dienste, an die sich die Betroffenen wenden können. Außerdem sind pflegerische Fachkräfte dazu aufgefordert, sich über neue Entwicklungen im Bereich technischer Hilfsmittel auf dem laufenden zu halten, da gerade diese immer leichter verfügbar und auch erschwinglicher werden (Johnson et al., 1992). Die Fähigkeit zur wirksamen Kommunikation mit Menschen, die sensorische Defizite aufweisen, ist eine weitere unerlässliche Qualität, die Fachleute in Einrichtungen für den Dienst am Menschen besitzen müssen (Welsh & Blasch, 1980). Schulung, Aufklärung und Umgebungsveränderung sind drei Maßnahmen, mit denen Pflegefachkräfte am ehesten Hilfestellung geben können, wenn Defizite in der Sinneswahrnehmung vorliegen.

Behinderung des Sehvermögens

Für Menschen mit einer Sehbehinderung stehen insbesondere in den urbanen Zentren zahlreiche Dienste zur Verfügung, die bei der Bewältigung des Alltags behilflich sind. Tatsächlich gibt es für keine andere Gruppe Behinderter ähnlich umfangreiche Hilfestellungen für eine selbständige Mobilität und unabhängiges Reisen wie für Sehbehinderte (Wels & Blasch, 1980). Klienten und Familienangehörige sollten über solche Dienste informiert und zu deren Nutzung ermutigt werden.

Wenn die Sehleistung nur zum Teil eingeschränkt ist, hilft schon alleine eine verbesserte Beleuchtung, vor allem eine Bodenbeleuchtung, Stürzen oder anderen häuslichen Unfällen weitgehend vorzubeugen. Farblich abgesetzte Stufen, kräftige Kontrastfarben zur Hervorhebung von Veränderungen in den Höhenverhältnissen oder bei der Bodenbeschaffenheit sowie die Verwendung von besonders großen Buchstaben können die Wahrnehmung der Umgebung erleichtern und die Mobilität erhöhen.

Ungeachtet des Ausmaßes der Sehbehinderung ist es aus Gründen der Sicherheit grundsätzlich angebracht, Gefahrenquellen wie Bettvorleger oder Teppichbrücken, Telefonkabel und gebohnerte oder nasse Fußböden auszuschalten. Die Dinge sollten besser an ihrem Platz belassen werden, da eine Veränderung für den Klienten nur einen neuen Hindernislauf bedeuten würde.

Den Tastsinn oder die Hörfähigkeit ansprechende Interventionen sind grundsätzlich vorteilhaft. Taktile Hilfsmittel sind vom Untergrund abgesetzte Buchstaben oder Brailleschrift zur Bezeichnung von Eingangstüren, Geschäftsräume, Etagen im Aufzug usw. Dank der Technik werden ständig weitere Hilfsmittel für Sehbehinderte entwickelt. Einige davon sind bereits problemlos erhältlich und weit verbreitet, zum Beispiel auf Tonband gesprochene Bücher, Fotokopierer mit Vergrößerungsfunktion, größere Schriftgrade bei Computermonitoren, Audio-CDs, Computer mit Sprachausgabefunktion sowie Brailleschrift-Drucker. All diese technischen Errungenschaften werden zunehmend erschwinglich (Johnson et al., 1992). Wichtige Informationen können akustisch vermittelt werden, etwa durch Alarmklingeln oder durch Piepstöne, die auf das Umspringen von Verkehrsampeln hinweisen.

Behinderung des Hörvermögens

Interventionen zur Kompensation von Hördefiziten fördern die Bereitwilligkeit, sich eigenständig und unabhängig in der Öffentlichkeit zu bewegen, wodurch die Mobilität gesteigert wird. Um effektiv Hilfestellung geben zu können, gilt es zuerst, die Aufmerksamkeit des Hörbehinderten zu erregen. Dies kann über visuelle Sinnesreize (blinkende Lichter, Gestik und Mimik) oder über taktile Sinnesreize (Berührung oder Kontaktaufnahme über Vibrationen ausgehend von Hämmern auf den Tisch oder Stampfen auf den Fußboden) erreicht werden. Grundsätzlich sollte der hörbehinderten Person ins Gesicht geblickt werden, damit sie sich auf die Mimik und Gestik des Sprechenden konzentrieren kann. Wird ein Hörbehinderter angesprochen, empfiehlt sich eine natürliche und langsame, aber nicht zu langsame Sprechweise. Dabei sollte eine klare und deutliche Ausdrucksweise gewählt werden – einfach strukturierte Begriffe und kurze Sätze –, ohne jedoch zu übertreiben. Da hörbehinderte Menschen in vielen Fällen nur bedingt in der Lage sind, geschriebene Worte zu erkennen, ist beim Aufschreiben von

Mitteilungen darauf zu achten, dass eine einfache Sprache benutzt wird.

Mit Hilfe von Telefonanlagen für Gehörlose können hör- oder sprachbehinderte Menschen mühelos die über das Telefon kommunizieren. In den USA gibt es seit Anfang der neunziger Jahre den «Deaf Relay Service», der einem hörenden Telefonteilnehmer, der über eine solche Anlage nicht verfügt, die Nachricht übersetzt und an den gehörlosen Benutzer weiterleitet. Faxgeräte übertragen fast ohne Verzögerungen geschriebene Nachrichten, Fernsehprogramme, Filme und Videobänder können mit Untertiteln versehen werden. Bestimmte Hörhilfen verstärken die Töne und senden die akustische Nachricht an das Hörgerät oder an einen kleinen Empfänger. Viele Alarmsysteme senden mittlerweile sowohl akustische als auch visuelle Warnsignale aus; für öffentliche Plätze ist dies nun gesetzlich vorgeschrieben (Johnson et al., 1992; Goodman, 1989).

Hörgeräte sind nicht nur von Nutzen, sondern können auch Probleme verursachen. Töne werden damit zwar verstärkt, aber die Fähigkeit, diese sinnvoll einzuordnen, setzt eine neue Form der Konzentration voraus (Liang et al., 1983). Daher ist es angebracht, dass Fachpersonal wie auch Familienangehörige den Betroffenen ermutigen, die für den erfolgreichen Gebrauch der Hörhilfe notwendige Geduld aufzubringen.

6.3.3 Interventionen bei Schmerzen und Energieverlust

Die Klienten müssen lernen, dass chronische Schmerzen nicht unbedingt völlig zu beseitigen sind und verlorene Energiereserven vielleicht nie mehr zurückgewonnen werden. Eine Vielzahl von Maßnahmen kann dabei helfen, Schmerzen zu lindern bzw. Lebensenergie aufzubauen, um auf diese Weise die Mobilität zu verbessern.

Schmerzen

Die Schmerzkontrolle muss sowohl körperliche als auch psychische Faktoren berücksichtigen. Eine Herausforderung für die Pflegefachkräfte besteht darin, die Schmerzkontrolle mit den Notwendigkeiten der Klientensicherheit und den Nebenwirkungen der Schmerzbehandlung in Einklang zu bringen. Um effektiv handeln zu können, müssen pflegerische Fachkräfte lernen, dem Klienten bei der Beschreibung von Typ und Qualität des empfundenen Schmerzes aktiv zuzuhören – besonders wenn Analgetika (egal ob Opioide oder Nicht-Opioide) verabreicht werden sollen (McCaffery & Beebe, 1989). Von Natur aus ist der Mensch empfänglicher für vorgeschlagene Interventionen, wenn er das Gefühl hat, dass der Arzt und die Pflegefachkraft wirklich daran interessiert sind, mit ihm gemeinsam eine Lösung zu finden (McCaffery & Beebe, 1989). In dem Maße wie zum Beispiel Arthritisschmerzen schwanken, macht auch der an Arthritis Erkrankte ein Auf und Ab durch. Das Schmerzmanagement erfordert daher grundsätzlich Interventionen, die auf den Betroffenen abgestimmt sind (siehe Kapitel 7 über chronische Schmerzen).

Trotz der heute verfügbaren wirksamen Techniken liefern Untersuchungen noch immer Hinweise dafür, dass das Schmerzmanagement bei Kindern im Gegensatz zu Erwachsenen weniger effektiv verläuft (U.S. Department of Health and Human Services, 1992). Häufig bestehen falsche Vorstellungen über Schmerzen bei Kindern, wozu auch die irrtümliche Annahme gehört, dass Säuglinge keine Schmerzen empfinden oder dass keine Schmerzen vorliegen, wenn sie rege und lebhaft sind. Wollen Pflegefachkräfte die Schmerzen von Kindern besser einschätzen, muss dies anhand altersentsprechender Erfassungsinstrumente geschehen, und es ist nötig, sich für wirksamere Interventionen bei dieser Altersgruppe einzusetzen (McCaffery & Beebe, 1989).

Im Rahmen der Erforschung von Endorphinen und ihrer Wirkung bei der Schmerzbekämpfung hebt West (1981) hervor, dass viele der traditionell in der Pflege verwendeten Techniken, den Patienten Bequemlichkeit zu verschaffen oder sie zu beruhigen, wohl tatsächlich physiologische und psychische Auswirkungen besitzen. Bestimmte Maßnahmen wie aktive Entspannung, Umlagerung, Massage, Akupressur und Ablenkung stimulieren die Freisetzung von Endorphinen und tragen auf diese Weise zur Schmerzlinderung bei (West, 1981; Lewis, 1984; McCaffery & Beebe, 1989). Somit ist die positive Wirkung dieser leicht in den Tagesablauf zu integrierenden Maßnahmen auch in physiologischer Hinsicht belegt.

Bei starken Schmerzen tendieren die Klienten dazu, sich weniger aktiv an der Schmerzkontrolle zu beteiligen. Inaktivität führt in der Regel zu Müdigkeit, Muskelschwäche, Gelenkversteifung und verminderter Blutzirkulation (Lewis, 1984). Sofern die Einhaltung von Bettruhe nicht aus medizinischen Gründen notwendig ist, gilt es, die Bewegungsfähigkeit des Klienten so weit wie möglich zu erhalten. Wenn die Schmerzen auf Analgetika ansprechen, sind diese nach Maßgabe einzusetzen, um Furcht oder Angst in Verbindung mit den Schmerzen einzudämmen (McCaffery & Beebe, 1989). Die Gabe von Analgetika sollte in Kombination mit den oben genannten Beruhigungsmaßnahmen erfolgen. Können die Schmerzen durch bestimmte Medikamente gelindert werden, wie etwa bei Arthritis durch entzündungshemmende Mittel, sind diese selbstverständlich einzusetzen.

Bei einer Reihe von Krankheiten, beispielsweise bei Arthritis, treten typischerweise selbst bei einfachen Verrichtungen und Bewegungen wie Toilettengang, Umdrehen im Bett oder Bewegen der Hand Schmerzen auf. Außer während der Schmerzattacken sollte in solchen Fällen als unterstützende Maßnahme ein gezieltes und wohldosiertes Gymnastikprogramm durchgeführt werden, um die Gelenke beweglich zu halten, die Muskeln zu stärken und die Widerstandskraft des Klienten insgesamt zu verbessern (Becker, 1984; Gall & Minor, 1991; Slonaker, 1992). Die Bemühungen um eine allgemeine Verbesserung des Zustands eines Klienten können schneller zum Erfolg führen, wenn innerhalb der Belastungsgrenzen Aktivitäten des normalen Tagesablaufs häufig wiederholt werden. Ergänzend dazu besteht die Möglichkeit, das Gehen zu trainieren oder einfache gymnastische Übungen wie Hochrecken der Arme und Ausstrecken der Beine durchzuführen (Liang et al., 1983). Erfolgreiches Training unterstützt die Ausbildung einer positiven Geisteshaltung, weil dadurch das Selbstbild verbessert und das Selbstwertgefühl gestärkt wird (Becker, 1984).

Bei einem Krankenhausaufenthalt sollte die zu Hause erfolgreich zur Schmerzkontrolle eingesetzte Einnahmeroutine von Medikamenten fortgesetzt werden. Solche Routinen können sich von den im Krankenhaus üblichen unterscheiden. Unabhängig davon sollte das Personal jedoch – die notwendige Zustimmung des Arztes vorausgesetzt – diese bewährten Methoden in den Pflegeplan integrieren. Examinierte Pflegekräfte sind dabei nicht von ihrer Verpflichtung entbunden, dafür zu sorgen, dass die betreffenden Medikamente auch richtig dosiert und regelmäßig eingenommen werden.

Kraft- und Energieverlust

Klienten müssen zur Einsicht gelangen, dass der Verlust an Energie und Kraft eine häufige Begleiterscheinung diverser Erkrankungen ist und verschiedene Krankheitsprozesse ganz unterschiedliche Gründe dafür aufweisen. Schnelle Ermüdbarkeit macht in der Regel eine Veränderung der Lebensweise notwendig. Zudem muss sich die betroffene Person bewusst um die Einschätzung ihres Energieflusses zu bemühen und lernen, wie Müdigkeit und notwendige Ruhe in Einklang mit Aktivitäten zu bringen sind.

Wenn der Schwächezustand auf eine lang andauernde verminderte Herzleistung oder auf langwährende mangelnde Sauerstoffaufnahme zurückzuführen ist, sollten die pflegerischen Maßnahmen darauf abzielen, jede weitere Abnahme der funktionellen Fähigkeiten zu verhindern. Besteht aus medizinischer Sicht die Möglichkeit dazu, empfiehlt sich ein Kraftaufbau durch progressive Steigerung der Anforderungen. Ein Übungsprogramm könnte damit beginnen, jeden Tag langsam zu gehen, wobei die Wegstrecke allmählich verlängert wird. Das

Fahren mit einem Dreirad ist eine Form des Trainings, bei der das Übungsgerät gleichzeitig als Transportmittel zur Erledigung von Besorgungen dienen kann. Mahlzeiten sollten prinzipiell nicht im Bett, sondern vielmehr mit der Familie am Tisch eingenommen werden, und es sollte darauf geachtet werden, dass der Klient tagsüber normale Kleidung trägt. Damit wird eine Stärkung des Selbstwertgefühls und eine Erhöhung des Aktivitätsniveaus erreicht. In der häuslichen Umgebung sollte das Gehen Vorrang vor der Benutzung eines Rollstuhls haben.

Bei Kraft- und Energieverlust infolge von Entzündungsprozessen können Ruhe und die Einnahme der verordneten Medikamente die Entzündung hemmen. Absolute Bettruhe ist nur erforderlich, wenn die Krankheit aktiv ist. Nach dem Schub sollten die üblichen Alltagsaktivitäten langsam und entsprechend den Reaktionen des Körpers wieder aufgenommen werden. Besonders wichtig ist es, dem Klienten Zeit für die Anpassung zuzugestehen, denn um das frühere Aktivitätsniveau wieder zu erreichen, sind vielleicht einige Monate nötig. Der Klient sollte auf Ermüdungserscheinungen achten und diese als Hinweis ansehen, sich Ruhe zu gönnen und sich nicht zu überanstrengen, wobei es sich anbietet, Aktivitäts- und Ruhezeiten mit Hilfe eines festen Zeitplanes zu kontrollieren. Selbst wenn ein Klient bettlägerig ist, sollten einige Arten von Bewegungsübungen beibehalten werden (Lewis, 1984).

Diverse Techniken zur Krafterhaltung sind auch zur Bewältigung eines Kräfteverlustes einsetzbar (Arthritis Foundation, 1992; Gall & Minor, 1991; Tack, 1991). Solche Techniken sollten auch älteren Menschen zugänglich gemacht werden, denn ihnen muss Gelegenheit zu präventiver Gymnastik verschafft werden, um ihre Mobilität und Aktivität soweit wie irgend möglich zu erhalten. Auf diese Weise können die Folgen der komplexen Wechselwirkung zwischen Alterungsprozess und chronischer Erkrankung hinausgezögert oder begrenzt werden (Vandervoort et al., 1990). Zur Vermittlung und Durchführung von Techniken zur Krafterhaltung können Physiotherapeuten herangezogen werden. Nachstehend werden die wichtigsten dieser Techniken aufgeführt und einige Empfehlungen an die Klienten gegeben:

1. *Gymnastikprogramm:* Übungen zur Stärkung der Muskulatur und Verbesserung der Beweglichkeit
2. *Anpassung des Aktivitätsniveaus:* Vermeidung von Überaktivität während der Phasen des Wohlbefindens, da dies zur Verstärkung der Schmerzen und zur Intensivierung von Ermüdungszuständen führen kann.
3. *Modifikationen:* Anpassung der Umgebung, etwa durch das Anbringen von Rampen, die Neugestaltung häufig benutzter Räume oder den Einbau von Treppenliften.
4. *Erhöhung des Körperbewusstseins:* Entwicklung erhöhter Achtsamkeit für den Körper und seine Energiereserven. Planung und Durchführung von Aktivitäten während der Zeiten vermehrter Kraft und Einlegen von Ruhephasen während der Zeiten reduzierter Kraft.
5. *Erhöhung des Realitätsbewusstseins:* Akzeptanz der eigenen Grenzen und Entwicklung von alternativen Möglichkeiten der Aufgabenbewältigung, da Misserfolge zu Frustrationen führen.
6. *Wissensvermittlung:* Aufklärung der unterstützenden Personen über das Wesen der Ermüdung und ihre Folgen.

6.3.4 Überwinden von Barrieren

Die Existenz von Barrieren physischer oder sozialer Art hat für viele Menschen mit Mobilitätsproblemen nachteilige Folgen. Diese Menschen möchten mit der Gesellschaft in Interaktion treten – Barrieren aber erschweren dies. Obwohl die Pflegefachkraft weder Rehabilitationsberater noch Therapeut ist, kann sie diesen Klienten helfen, indem sie Sensibilität für Barrieren entwickelt. Sie kann zu einem Fürsprecher werden, indem sie Gesundheitsdienste und Behörden darin bestärkt, für eine bessere Zugänglichkeit zu sorgen und dadurch, dass sie auf kreative Weise nach Alternativen für den Klienten und andere Beteiligte sucht.

Die Pflegefachkraft hat eine Verpflichtung zur Fürsprache. Das aber setzt echte Empathie für den Zustand des Klienten sowohl in physischer als auch in psychosozialer Hinsicht voraus. Viele behinderte Menschen sind und werden politisch aktiv, um Veränderungen in Bezug auf Barrieren jeglicher Art zu bewirken und um die Anerkennung als wertvolle Bürger, die bedeutende Beiträge zur Gesellschaft leisten, zu erreichen (DeJong & Lifchez, 1983). Pflegefachkräfte müssen die Fürsprache anregen und intensivieren, sich Kenntnisse über deren Bedeutung für die Klienten aneignen, den Klienten bei ihren Bemühungen zur Selbsthilfe zur Seite stehen und die Fürsprechergruppen unterstützen.

Umgebungsbedingte Barrieren

Eine Reihe von speziell auf umgebungsbedingte oder architektonische Barrieren ausgerichtete Interventionen wurden bereits erläutert. Es gibt noch viele andere Interventionen, die in diesem Zusammenhang zu nennen wären, doch ginge dies über Rahmen dieses Kapitels hinaus.

Das Bewusstsein für die vielfältigen Aspekte im Zusammenhang mit Barrieren wird verstärkt, wenn die Angehörigen der Gesundheitsberufe einen Sinn für barrierebedingte Schwierigkeiten entwickeln. Das kann am besten erreicht werden, wenn Mobilitätsprobleme am eigenen Leib gespürt werden. Zu diesem Zweck kann man Situationen nachstellen, in denen die Bewegungsfähigkeit auf verschiedene Weise eingeschränkt ist. Eine simulierte Erfahrung bietet zwar nur eine begrenzte Sichtweise vom Leben mit Behinderungen, doch sie vermittelt in jedem Fall einen gewissen Einblick in die emotionalen und physischen Barrieren, vor die viele chronisch Kranke oder Behinderte gestellt sind. Die folgenden Übungen sind geeignet, die Auswirkungen sensorischer Deprivationen stärker ins Bewusstsein zu rücken und können vom Pflegepersonal während des normalen Arbeitsablaufes durchgeführt werden:

- Tragen einer Augenbinde oder einer fremden, ungeeigneten Brille
- Tragen von Ohrstöpseln, um den Großteil der akustischen Sinnesreize nicht durchdringen zu lassen
- Anlegen von Fausthandschuhen oder übergroßen und dicken Handschuhen, um die Möglichkeit zur Bewegung der Finger und die Wahrnehmung taktiler Sinnesreize einzuschränken
- Reduktion der Bewegungsfähigkeit des Oberkörpers durch gebundene Hände bzw. eine Schlinge
- Reduktion der Bewegungsfähigkeit des Unterkörpers durch Verwendung von Unterarmgehstützen («Krücken»)
- Benutzung eines Rollstuhls während der Arbeit oder in der Kantine, wodurch die Aufmerksamkeit auf Hindernisse gelenkt wird und Verhaltensweisen bewusst werden, mit denen andere auf den Rollstuhlbenutzer reagieren.

Haben Pflegende erst einmal selbst Barrieren gegenübergestanden und auch die möglichen Reaktionen von Betroffenen und Außenstehenden erlebt, werden sich bei ihren Interaktionen mit den Kranken eher echte Empathie und Verständnis einstellen. und es können sinnvolle Veränderungen für den Klienten erarbeitet werden. Das führt möglicherweise dass der Zugang zu anderen Räumen verbessert wird, oder dass Rampen am Hauseingang angelegt, Türen verbreitert, Regale niedriger gehängt und Handläufe an Treppen angebracht werden usw. Als Beispiel soll der Fall einer Frau mit Mobilitätseinschränkungen aufgrund von Osteoarthritis und Hypertonie herangezogen werden. Sie wohnte im Erdgeschoss, sah sich wegen ihres Zustands aber gezwungen, den Umzug in eine funktionell günstigere Wohnung auf der zweiten Etage ihres Wohngebäudes in Erwägung zu ziehen. Folge dieses Wohnungswechsels wäre aber gewesen, dass sie nicht mehr nach draußen hätte gehen können, was ihr den Ansporn, aktiv zu bleiben, noch mehr nehmen würde. Die Mitarbeiterin eines ambulanten Betreuungsdienstes war sich der Schwierigkeiten bewusst, mit denen diese Frau in der Wohnung auf der zweiten Etage konfrontiert worden wäre und unternahm etwas, um die jetzige Wohnung bedürfnisgerecht anzupassen. Sie veranlasste das Anbringen eines erhöhten Toilettensitzes, der Einbau von Handgriffen in Bad und Toilette sowie Sitzflächenerhöhungen bei Stühlen usw.

Außerhalb der Wohnung begrenzen Barrieren den Zugang zum Rest der Welt. Um in dieser Hinsicht Veränderungen zu bewirken, ist es in vielen Fällen notwendig, die Funktion eines Fürsprechers für den Klienten zu übernehmen: Das bedeutet, politisch Verantwortliche dazu zu bringen, dass Rampen auch dort gebaut werden, wo nur eine einzige Stufe den Zutritt verhindert, dass breitere Türen geplant, größere, rollstuhlgängige Toilettenanlagen eingerichtet oder einige Wasserhähne in erreichbarer Höhe platziert werden. Ständige Fürsprache und die Kenntnis der gesetzlichen Regelungen können die Realisierung solcher Anpassungen unterstützen und vorantreiben.

Soziale Barrieren

In Bezug auf soziale Barrieren muss das höchste Maß an Sensibilisierung erreicht werden. Dazu gehört Bewusstheit für die Einstellungen, die pflegerische und medizinische Fachkräfte an Klienten herantragen. Wie Menschen wahrgenommen werden, wird durch Sprache bekräftigt (California Governor's Committee for Employment of People with Disabilities, 1984), und Worte mit negativen Konnotationen sind auch mit negativen Erwartungen und Einstellungen besetzt. Pflegefachleute sollten aktiv hören, was sie selbst sagen, welche Worte und welchen Tonfall sie benutzen und somit wachsam für die subtilen, stigmatisierenden Implikationen ihrer Worte sein. Andere Personengruppen wie Angehörige von nichtmedizinischen Berufen, Familienangehörige, Freunde und Bekannte übernehmen die von medizinischen und pflegerischen Fachkräften verwendete Sprache und sehen Rollenmodelle in ihnen. Werden Worte verwendet, die negative Schlussfolgerungen zulassen, stellt dies eine Verhaltensweise dar, die als Modell für das Ausdrücken negativer Einstellungen wirkt, wodurch Stigmatisierungen auf subtile Weise verstärkt werden. Die sorgfältige Wahl der Worte und die Erarbeitung von Techniken, um Kollegen und Kolleginnen auf ihren Sprachgebrauch aufmerksam zu machen und sie diesbezüglich zu schulen, sind hilfreiche Methoden, um ungute Einstellungen zurückzudrängen.

6.3.5 Psychosoziale Interventionen

Bei jeder Form von Gesundheitsfürsorge sollten die psychosozialen Bedürfnisse der Klienten und ihrer Bezugspersonen deutliche Berücksichtigung finden (Baum & Rothschild, 1983). Auf diese Weise kann mit diesen Bedürfnissen besser umgegangen werden, und sie führen nicht so leicht zur Überforderung. Die Pflegefachkraft verfügt bereits über eine Reihe von Kenntnissen und Fertigkeiten oder kann diese erwerben, um dem Klienten bei vielen Adaptationen, die bei chronischer Krankheit erforderlich sind, eine Stütze zu sein.

Umgang mit psychosozialen Schwierigkeiten

Die Menschen zeigen im Umgang mit psychosozialen Problemen unterschiedliche Bewältigungsstile (Walker & Lattanzi, 1982) und passen sich in einem individuellen Tempo an neue Situationen an. Die Pflegefachkraft sollte Klienten dazu ermutigen, selbst Verantwortung für den Verlauf ihrer Anpassung zu übernehmen (Arthritis Foundation, 1992). Zur positiven Unterstützung gehört es anzuerkennen, dass Anpassung ein hartes Stück Arbeit bedeutet. Die Bereitschaft der Pflegekraft zum aktiven Zuhören vermittelt dem Klienten, dass seine Gefühle von Depression und Hilflosigkeit zur Kenntnis genommen und akzeptiert werden, aber nicht versucht wird, auf diese Gefühle beeinflussend einzuwirken. Nicht besonders hilfreich sind beispielsweise Äußerungen wie «Sie müssen es eben akzeptieren» oder «Es wird schon werden», wenn sie nicht mit der Gefühlswelt des Klienten übereinstimmen.

Da bei der Bewältigung von Mobilitätseinschränkungen in vielen Fällen Gefühle von

Unsicherheit und Wertlosigkeit auftreten, gilt es das Selbstvertrauen der Betroffenen zu stärken. Eine positive, realistische Wahrnehmung der eigenen Fähigkeiten ebenso wie der Grenzen können das Selbstvertrauen stärken. Die Einengung des Blickwinkels auf körperliche Einschränkungen kann zu Frustration führen und erdrückend wirken, und dennoch gehört auch dies zum normalen Anpassungsprozess.

Bewältigung von sozialen Problemen

Vielleicht ist die Ausübung früherer Rollen nicht mehr möglich oder diese haben sich gravierend verändert. Vielleicht ist eine berufliche Veränderung, eine Abänderung der Pflichten oder des häuslichen Lebens erforderlich. Die Rehabilitation unterstützt den Klienten und seine Familie bei der Einführung einer neuen Lebensweise (Lewis, 1984), indem sie Informationen über Anpassungsmöglichkeiten und emotionale Unterstützung bietet. Eine positive Sichtweise im Hinblick auf die Erfüllung bestimmter Rollenverpflichtungen kann sich auf Selbstwert und das Gefühl, von Bedeutung zu sein, ebenfalls positiv auswirken.

Zur Bewältigung sozialer, auf Mobilitätsdefiziten beruhender Probleme ist es notwendig, dass Klienten ihre Bedürfnisse und Fähigkeiten klar und unmissverständlich mitteilen können (Apple, Apple & Blasch, 1980; Welsh, 1980; Arthritis Foundation, 1992). Gerade weil soziale Einstellungen gegenüber Menschen mit beeinträchtigter Mobilität eher negativ ausfallen und zumeist auf falschen Informationen beruhen, kann die selbstsichere Kommunikation eines Klienten präzise und nützliche Informationen liefern. Pflegerische und andere Fachkräfte können ein «Selbstsicherheitstraining» fördern, so dass der Klient zum wirksamen Fürsprecher für die eigenen Belange wird und auf die Einstellungsmuster in seinem sozialen Umfeld Einfluss nehmen kann.

Möglicherweise müssen Klienten zu sozialer Aktivität ermutigt werden. Vielleicht haben sich ihre früheren sozialen Rollen durch die Mobilitätseinschränkung gewandelt, oder sie sind isoliert und müssen neue Beziehungen aufbauen. Wichtig im Umgang mit solchen Klienten ist die Sensibilität für ihre Gefühle hinsichtlich der Bereitschaft, soziale Kontakte aufzunehmen. Soziale Interaktion kann zwar gefördert, aber nicht erzwungen werden. Wenn eine Person in der Lage ist, anderen ihre Schwierigkeiten in Bezug auf Mobilität mitzuteilen, erleichtert dies auf effektive Weise die soziale Interaktion. In manchen Fällen lassen sich diesbezügliche kommunikative Fähigkeiten durch den Dialog mit anderen in ähnlichen Situationen ausbauen.

Familie
Alle Personen, die zum fürsorgerischen Netzwerk des Klienten gehören, bedürfen der Unterstützung. Ein realistisches Verständnis für die Einschränkungen, Fähigkeiten und Zielsetzungen des Klienten hilft diesen Menschen, eng zusammenzuarbeiten. Durch ein gründliches Assessment der Familiensituation und des emotionalen Status der wichtigen Bezugspersonen ist es möglich, ihren Bedürfnissen als familiäre Einheit besser gerecht zu werden.

Infolge der Situation des Klienten oder wegen abgeänderter Verpflichtungen verändern sich eventuell auch die Rollen innerhalb der Familie. Eine solche Veränderung kann sich als notwendig erweisen, um das harmonische Zusammenleben der Familie sicherzustellen. Jedes einzelne Familienmitglied mag dabei seinen eigenen Anpassungsstil haben, und diese verschiedenen Stile werden sich nicht unbedingt in gleicher Weise oder im gleichen Zeitrahmen entwickeln. Deshalb ist es unter Umständen ratsam, Entlastungszeiträume zu schaffen, weil den Familienmitgliedern dadurch Gelegenheit gegeben wird, sich temporär von ihren vielleicht als erdrückend erscheinenden Verpflichten zurückzuziehen (siehe Kapitel 11 über pflegende Angehörige). Auch die finanzielle Situation kann belastend sein und enorme Ängste hervorrufen; hier könnte der Verweis auf Hilfestellung durch eine entsprechende Behörde hilfreich sein. Nicht übersehen werden sollte die Religionszugehörigkeit. Unterstützung durch einen Pastor, Priester, Rabbi oder eine religiöse Gemeinschaft vermag die psychische und soziale Anpassung zu beschleunigen.

Ältere Klienten

Die Versorgung älterer Klienten setzt nicht nur Sensibilität für deren altersspezifische Bedürfnisse voraus, sondern auch für solche, die aus chronischer Erkrankung erwachsen. Pflegefachkräfte müssen sich den eigenen Alterungsprozess bewusst machen, sich über die damit verbundenen Bedürfnisse klar werden und sie in ihrer Vorstellung vorwegnehmen. Diese Bewusstheit überträgt sich auf den älteren Klienten in Form von erhöhtem Einfühlungsvermögen.

Rosenbloom (1982) konnte zeigen, dass viele ältere Menschen den allmählichen Abbau physischer Mobilität mehr oder weniger als eine zu erwartende Begleiterscheinung des Alterungsprozesses ansehen. Weil sie diesen Abbau als unvermeidlich hinnehmen, haben sie weniger das Bestreben, Hilfestellung in Anspruch zu nehmen oder anderen ihre Bedürfnisse wirksam mitzuteilen. Trotzdem verdienen ältere Klienten die gleiche Sensibilität und das gleiche Maß an Fürsprache wie jüngere. Pflegerische und andere Fachleute sollten die Leistung älterer Klienten respektieren und sie hinsichtlich Selbstachtung und des Gefühls der Kontrolle über das eigene Leben bestärken (Trieschmann, 1987).

6.3.6 Sonstige Interventionen

Unterstützungsgruppen

Zu den Aufgaben des medizinisch-pflegerisches Fachpersonals gehört es auch, den Klienten Mut zu machen, ihre eigenen Unterstützungsgruppen aufzubauen und diese zu pflegen (Arthritis Foundation, 1992). Dadurch, dass Körperbehinderte über ihre Probleme reden, überwinden sie ihre Furcht vor dem Unbekannten, finden zu bedürfnisgerechter Lebensweise und Zufriedenheit und sind darüber hinaus in der Lage, länger produktiv zu bleiben (Marsh et al., 1983). Zudem werden Beziehungen stabilisiert, und es kommt zu mehr Beschäftigungsmöglichkeiten. Unterstützungsgruppen klären nicht nur die Klienten, sondern auch Außenstehende über chronische Krankheiten und die daraus resultierenden Mobilitätsprobleme auf. Pam meint dazu:

> Unterstützungsgruppen zeigten mir, dass ich mit meinen Schmerzen – den emotionalen wie auch den körperlichen – nicht alleine war, denn sie führten mich mit anderen zusammen, die an der gleichen Krankheit leiden. Auch wenn es sich um die gleiche Krankheit handelt, reagiert jeder Mensch anders darauf. Ich traf eine junge Frau in meinem Alter, die ebenso lange juvenile Arthritis hatte wie ich, und mir wurde klar, dass wir zwar beide junge arthritiskranke Frauen waren, im Hinblick auf Kinder bekommen und aufziehen, Verabredungen treffen, sexuelle Beziehungen usw. aber unterschiedliche Sorgen hatten. In einer Unterstützungsgruppe lernst du eine Menge über dich selbst. Ich lernte, unter Beteiligung von Fachleuten Verantwortung für meine eigene Gesundheitsversorgung zu übernehmen und mir das Alltagsleben leichter zu machen. Der Austausch mit anderen machte mir klar, dass wir alle eigenständige Individuen sind, die die Kontrolle über das eigene Leben haben und entscheiden können, auf welche Weise wir mit unseren Schmerzen und unserer Behinderung umgehen.

Ressourcen außerhalb der Gesundheitsfürsorge

Ein letzter Vorschlag, wie Menschen mit Mobilitätsproblemen geholfen werden kann, ist die Inanspruchnahme der vielen staatlichen und privaten Kontaktstellen bei Behörden, Verbänden, Organisationen usw., die nicht ausdrücklich im Rahmen der Gesundheitsfürsorge arbeiten. Häufig bieten diese Stellen Fürsprache und zusätzliche Unterstützungsmöglichkeiten an. Pflegefachkräfte, die in dieser Hinsicht beschlagen sind, können beim Ausfindigmachen externer Ressourcen zum entscheidenden Informationszentrum werden, denn sie wissen, wie sich die entsprechenden Einrichtungen der eigenen Gemeinde zum Wohle ihrer Klienten einsetzen lassen. (siehe Kapitel 21 über Behördendschungel). Im Anhang befindet sich eine Liste mit einigen Kontaktstellen, die bei Mobilitätsproblemen weiterhelfen können.

6.4 Zusammenfassung und Schlussfolgerungen

Aktivität gehört zum Alltagsleben, und zweifellos führt Krankheit zu Mobilitätseinbußen. Gewöhnlich denkt das Fachpersonal in der Gesundheitsfürsorge bei Mobilitätseinschränkungen in erster Linie an Defizite im Bewegungsapparat, die zu Bettlägerigkeit führen. Während sich längere Bettruhe bei akuter Krankheit in vielen Fällen als wirksame Maßnahme erweist, ist sie bei chronischer Krankheit in der Regel nur vorübergehend nötig.

Mobilitätseinbußen weisen unterschiedliche Muster auf: intermittierend, progressiv, dauerhaft oder eine Kombination dieser Formen. Auch indirekte Änderungen in der äußeren Struktur des Körpers führen unter Umständen zur Beeinträchtigung der Bewegungsfähigkeit. Ebenfalls hinderlich wirken sich Defizite des Seh- oder Hörvermögens, Schmerzen und Kräfteabbau und Energieverlust aus.

Von noch größerer Bedeutung ist, dass Menschen mit Mobilitätseinschränkungen sich Problemen gegenübersehen, die über diejenigen hinausgehen, die durch die eigentliche Erkrankung verursacht werden und es daher einer psychischen und sozialen Anpassung bedarf. Einer psychischen deshalb, weil die Betroffenen – manchmal immer wieder aufs Neue – gezwungen sind, mit Verlusten klarzukommen, sich mit Veränderungen des Selbstbildes (Körperbild und Selbstwert) auseinander zu setzen sowie Furcht und Stress überwinden müssen. Die soziale Anpassung ist erforderlich, weil Klienten und Familienangehörige vor unzählige Probleme gestellt sind. Es ergeben sich möglicherweise Veränderungen in Bezug auf Rollenverteilung und Lebensweise, und sie müssen neue Lebensperspektiven ins Auge fassen und sich der Tatsache stellen, dass ursprüngliche Ziele nicht mehr wie beabsichtigt erreicht werden können. Die älteren Mitglieder unserer Gesellschaft sind von Mobilitätseinschränkungen in doppelter Hinsicht betroffen, denn altersspezifische Beeinträchtigungen werden von denen chronischer Krankheit häufig überlagert.

Sowohl soziale als auch umgebungsbedingte Barrieren hindern die Betroffenen daran, ein Höchstmaß an Mobilität zu erreichen. Zu den physischen Barrieren gehören Stufen, ungeeignete sanitäre Anlagen in öffentlichen Gebäuden usw. Damit diese Barrieren aus dem Weg geräumt werden, setzen sich allen voran die Behinderten für die Verabschiedung von Gesetzen ein, mit deren Hilfe Veränderungen zur Pflicht gemacht werden. Doch die größten Hindernisse sind nach wie vor die Einstellungen Nicht-Behinderter, einschließlich der Beschäftigten im Gesundheitswesen. Negative Einstellungen, wie sie sich oft im Sprachgebrauch äußern, bewirken eine Stigmatisierung der chronisch Kranken, die sie an der Entfaltung hindert.

Dem Pflegefachpersonal sind viele geeignete Interventionen bekannt, oder sie können in der Fachliteratur über Rehabilitation leicht gefunden werden. Einige der in diesem Kapitel erläuterten spezifischen Interventionen beziehen sich auf Defizite des Seh- und Hörvermögens, auf Schmerzen, Kraft- und Energieverlust sowie auf Methoden zur Überwindung von Barrieren. Pflegefachkräfte müssen Einsicht in die Probleme gewinnen, die ein Mobilitätsverlust mit sich bringt. Am ehesten wird dies erreicht, wenn sie sich durch eigene Erfahrungen selbst sensibilisieren. Das kann geschehen, indem sie – wenn auch nur für kurze Zeit – einige Belastungen auf sich nehmen, die mit Mobilitätseinschränkungen verbunden sind. Darüber hinaus muss das pflegerische Fachpersonal Sensibilität für die eigenen Einstellungen entwickeln, die sich oft in stigmatisierendem Verhalten und stigmatisierender Sprache manifestieren. In Anbetracht der Tatsache, dass Beschäftigte im Gesundheitswesen von anderen als Rollenmodelle angesehen werden, müssen gerade sie strikt dem Grundsatz folgen, sich selbst zu kennen und zu erkennen. Gelingt ihnen das, behandeln sie die *Person* und nicht die Erkrankung.

Pflegediagnosen

Beeinträchtigte körperliche Mobilität (Grad/Stufe angeben)

Taxonomie 1R Sich bewegen (6.1.1.1/1973; R 1998)
NANDA-Originalbezeichnung: «Impaired Physical Mobility»
[Thematische Gliederung: Sicherheit]

Definition: Ein Zustand, bei dem ein Mensch eine Einschränkung in seiner Fähigkeit zur unabhängigen physischen Beweglichkeit erlebt.

Diagnostischer Hinweis der Übersetzergruppe: Taxonomisch ist diese Diagnose eine übergeordnete Kategorie, die genauere/detailliertere Diagnosen umfasst. Wenn die Ersteinschätzung zu dieser Diagnose führt, sind weitere Abklärungen nötig, um die spezifischen Bedürfnisse des Patienten festzustellen und wenn möglich sollte eine genauere Diagnose gestellt werden (hier z. B.: Gefahr einer peripheren neurovaskulären Störung, Gefahr eines perioperativen Lagerungsschadens).

Mögliche ursächliche oder beeinflussende Faktoren
- Aktivitätsintoleranz/verminderte Kraft und Ausdauer
- Schmerz/Missbehagen
- Neuromuskuläre/muskuloskeletale Schädigung
- Wahrnehmungsstörung oder kognitive Beeinträchtigung
- Depression/starke Angstgefühle
- [Restriktive Therapien/Sicherheitsmassnahmen (z. B. Bettruhe, Ruhigstellung einer Extremität)]
- [Effekte von Medikamenten wie Neuroleptika, Muskelrelaxanzien]

Bestimmende Merkmale oder Kennzeichen

subjektive
- Widerwillen, sich zu bewegen
- [Klagen über Schmerzen/Missbehagen bei Bewegung]

objektive
- Unfähigkeit, sich zielgerichtet zu bewegen, einschließlich Mobilität im Bett, Transfer und Gehen
- Beeinträchtigte Koordination
- Eingeschränktes Bewegungsfeld
- Verminderte Muskelkraft/-masse und Kontrolle
- Auferlegte Bewegungseinschränkungen, aktiv/passiv oder Mobilisationsstufen

Empfohlene Klassifikation des Funktionsniveaus*:

0 Vollständige Unabhängigkeit
1 Braucht Hilfsmittel oder Gerät
2 braucht Hilfe, Überwachung oder Anleitung einer Person
3 braucht Hilfe einer Person und Hilfsmittel oder Geräte
4 Abhängigkeit, macht nicht aktiv mit

*Kodierung nach Jones, E. et al.: «Patientenklassifikation bei der Langzeitpflege: Handbuch», HEW, Publikation Nr. HRA-74-3107, November, 1974
Zusätze in eckigen Klammern [...] wurden nachträglich hinzugefügt.

Mangelernährung (zu spezifizieren²)

Taxonomie 1R: Austauschen (1.1.2.2/1975)
NANDA-Originalbezeichnung: «Altered Nutrition: Less than Body Requirements»
[Thematische Gliederung: Ernährung]

2 Anmerkung der Übersetzergruppe: Art des Mangels, quantitativ?, qualitativ?

Definition: Ein Zustand, bei dem die Nahrungszufuhr den Körperbedarf nicht deckt.

Mögliche ursächliche oder beeinflussende Faktoren
- Unvermögen, Nahrung zu sich zu nehmen, zu verdauen oder Nährstoffe zu resorbieren aufgrund von biologischen, psychologischen oder ökonomischen Faktoren
- [Erhöhter metabolischer Bedarf, z. B. Verbrennungen]
- [Fehlende Informationen, Fehlformation, falsche Vorstellungen]
- [Schmerzen/Missempfindungen in der Mundhöhle]
- [Schmerzen beim Kauen (Zahnkaries)]
- [Verändertes, fehlendes Geschmacksempfinden]
- [Finanzielle Einschränkungen]
- [Soziale Isolation]
- [Suchtmittelabhängigkeit]
- [Emotionale Belastungen]
- [Besondere Ernährungsgewohnheiten, Einhaltung besonderer Ernährungsvorschriften]

Bestimmende Merkmale oder Kennzeichen

subjektive
- Mitteilung über ungenügende Nahrungszufuhr, die nicht der empfohlenen täglichen Mindestmenge entspricht
- Aussagen über Mangel an Nahrungsmitteln
- Abneigung gegen das Essen; Mitteilung über verändertes Geschmacksempfinden; Sättigung unmittelbar nach Nahrungsaufnahme.
- Abdominale Schmerzen im Zusammenhang mit oder ohne pathologische Umstände; abdominale Krämpfe
- Fehlendes Interesse am Essen; Gefühl keine Nahrung zu sich nehmen zu können
- Fehlende Informationen, Fehlformation, falsche Vorstellungen [Dieses «Kennzeichen» sehen wir eher als einen ursächlichen, beeinflussenden Faktor. Anm. d. Autoren]

objektive
- Körpergewicht 20 % oder mehr unter dem Idealgewicht [in Bezug auf Größe und Körperbau]
- Gewichtsverlust bei genügender Nahrungszufuhr
- Hinweise auf das Fehlen von Nahrungsmitteln [Erhältlichkeit]
- Schwäche der Kau- und Schluckmuskulatur
- Empfindliche, entzündete Mundhöhle
- Schwacher Muskeltonus
- Kapilläre Brüchigkeit
- Übermässige Darmgeräusche; Durchfall und/oder Fettstühle
- Blasse Bindehaut und Schleimhäute
- Ausgeprägter Haarausfall [oder vermehrter Körperhaarwuchs (Lanugo)]; [Aussetzen der Menstruation]
- [Verminderte subkutane Fett-/Muskelmasse]
- [Abnorme Laborbefunde (z. B. vermindertes Albumin, Gesamteiweiß; Eisenmangel; Elektrolytungleichgewicht]

Verminderte Herzleistung

Taxonomie 1R: Austauschen (1.4.2.1/1975; R1996)
NANDA-Originalbezeichnung: «Decreased Cardiac Output»
[Thematische Gliederung: Kreislauf]

Definition: Ein Zustand, bei dem das vom Herzen gepumpte Blut eines Menschen derart vermindert ist, dass es das Gewebe des Körpers unzureichend versorgen kann.

[Anm. d. Autorinnen: Bei einem erhöhten Stoffwechsel kann die Versorgung des Gewebes immer noch ungenügend sein, obwohl das Herzzeitvolumen noch im normalen Bereich liegt. Das Herzzeitvolumen und die Gewebedurchblutung stehen in Beziehung zueinander, obwohl es Unterschiede gibt. Wenn das Herzzeitvolumen vermindert ist, treten Störungen der Gewebeperfusion auf, Störungen der Gewebeperfusion können jedoch auch ohne vermindertes Herzzeitvolumen auftreten].

Mögliche ursächliche oder beeinflussende Faktoren
In Bearbeitung durch die NANDA
- (Mechanische: Veränderung der Vorlast [z. B. verminderten venösen Rückfluss, veränderte Kontraktionskraft des Myokards]; Nachlast [z. B. Veränderungen des systemischen Gefäßwiderstandes]; inotrope Veränderungen am Herzen).
- (Elektrische: Veränderungen der Frequenz, Rhythmus, Überleitung.)
- (Strukturelle: [z. B. bei Ventrikel-Septum-Ruptur, ventrikuläres Aneurysma, Ruptur des papillären Muskels, Klappenerkrankung])

Anmerkung: Diese Faktoren wurden festgehalten, wie die Diagnose angenommen worden ist, und wurden als Unterstützung für den Benutzer beibehalten, bis die NANDA ihre Arbeit beendet hat.

Bestimmende Merkmale oder Kennzeichen

subjektive
- Müdigkeit
- Dyspnoe, Orthopnoe

objektive
- Veränderungen des Blutdrucks [und weiterer hämodynamischer Werte]
- Farbveränderungen der Haut und Schleimhäute [Zyanose]
- Kaltschweißige Haut
- Orthopnoe
- Arrhythmien [Veränderungen des EKGs]
- Gestaute Halsvenen
- Oligurie [Anurie]
- Verminderte periphere Pulse
- Abnormale auskultatorische Atemgeräusche
- Unruhe

Weitere mögliche Merkmale

subjektive
- Synkope
- Schwindelgefühl
- Schwäche
- [Enge-Gefühl]

objektive
- Ödeme
- Veränderung des geistigen Zustandes
- Kurzatmigkeit
- Schaumiges Sputum
- Galopprhythmus; abnormale Herzgeräusche

- Husten
- [Lebervergrößerung/Aszites]

Beeinträchtigter Gasaustausch

Taxonomie 1R: Austauschen (1.5.1.1/1980; R1996; R1998)
NANDA-Originalbezeichnung: «Impaired Gas Exchange»
[Thematische Gliederung: Atmung]

Definition: Ein Zustand, bei dem die Passage von Sauerstoff und/oder Kohlendioxid zwischen den Alveolen der Lunge und dem Gefäßsystem vermindert ist.
(Dies kann eine Angelegenheit für sich, oder auch das Endergebnis anderer pathologischer Vorgänge sein, die mit dem Freihalten der Atemwege und/oder anderen Atmungsproblemen zusammenhängen).

Mögliche ursächliche oder beeinflussende Faktoren
- Gestörtes Verhältnis zwischen Ventilation und Perfusion[Wie folgendes: Veränderter Blutstrom (z. B. Lungenembolie, erhöhter Gefäßwiderstand), Gefäßspasmus, Herzversagen, hypovolämischer Schock]
- [Alveolär-kapilläre Veränderungen an den Membranen (z. B. Akutes respiratorisches Distresssyndrom = ARDS); chronische Zustände wie z. B. bei einschränkenden/obstruktiven Lungenkrankheiten, Pneumokoniose, atemdepressive Medikamenten, Hirnverletzungen, Asbestose/Silikose]
- [Veränderte Sauerstoffzufuhr (z. B. bei Höhenkrankheit)]
- [Veränderte Sauerstoffbindungskapazität des Blutes (z. B. bei Sichelzell-/anderer Anämie, Kohlenmonoxidvergiftung)]

Bestimmende Merkmale oder Kennzeichen

subjektive
- [Dyspnoe]
- [Gefühl von unmittelbarer Bedrohung]

objektive
- Verwirrung; [mentale Funktionseinschränkung]
- Unruhe, Irritabilität, [Agitation]
- Unfähigkeit, Sekrete auszuhusten
- Somnolenz, [Lethargie]
- [Tachypnoe]
- Hyperkapnie, Hypoxie,
- [Zyanose]
- [Veränderungen von Pulsrate/-rhythmus]
- [Polyzythämie]

Gefahr einer Körperschädigung

Taxonomie 1R: Austauschen (1.6.1/1978)
NANDA-Originalbezeichnung: «Risk for Injury»
[Thematische Gliederung: Sicherheit]

Definition: Ein Zustand, bei dem ein Mensch dem Risiko einer Körperschädigung ausgesetzt ist, als Folge von Umweltbedingungen/-einflüssen, die mit den Anpassungsfähigkeiten und Abwehrkräften des Betroffenen in einer Wechselbeziehung stehen.

[Anm. d. Autorinnen: Die Gefahr einer Verletzung ist von Mensch zu Mensch/Situation zu Situation verschieden. Wir glauben, dass die Umwelt nicht sicher ist und dass es unmöglich ist, auf sämtliche Risiken hinzuweisen. Stattdessen glauben wir, dass Pflegepersonen die Verantwortung haben, Menschen in allen Lebensphasen zu sicherheitsbewusstem Verhalten anzuleiten].

Diagnostischer Hinweis der Übersetzergruppe: Taxonomisch ist diese Diagnose eine übergeordnete, breite Kategorie, die verschiedene genauere/detailliertere Diagnosen umfasst. Wenn die Ersteinschätzung zu dieser Diagnose führt, sind weitere Abklärungen nötig, um die spezifischen Bedürfnisse des Patienten festzustellen und wenn möglich sollte eine genauere Diagnose gestellt werden (hier z. B.: Erstickungs-, Vergiftungs-, Verletzungs-, Aspirationsgefahr, Gefahr eines Immobilitätssyndroms).

Risikofaktoren

Innere
- Biochemisch, regulatorische Funktion (sensorisch, integrativ, Effektordysfunktion); Gewebehypoxie; Autoimmunreaktionen; Mangelernährung; abnormales Blutbild (Leukozytose/ Leukopenie; veränderte Gerinnungsfaktoren; Thrombozytopenie; Sichelzellanämie; Thalassämie; vermindertes Hämoglobin)
- Physisch (Hautläsionen; veränderte Mobilität); entwicklungsbedingtes Alter (physiologisch; psychosozial)
- Psychisch: (affektiv; Orientierung)

Äussere
- Biologisch: (Immunisierungsgrad der Bevölkerung, Mikroorganismen)
- Chemisch: (Schadstoffe, Gifte, Medikamente/Drogen pharmazeutische Wirkstoffe, Alkohol, Koffein, Nikotin, Konservierungsmittel, Kosmetika und Farbstoffe), Nährstoffe (Vitamine, Lebensmittel)
- Physikalisch: Aufbau, Infrastruktur und Anordnung des Wohnortes, Bauweise/Unterhalt von Gebäuden und Einrichtungen-, Verkehrs- und Transportmittel
- Von Menschen übertragen: (nosokomiale, Personal, kognitive, affektive und psychomotorische Faktoren)

Anmerkung: Eine Risiko-Diagnose (Gefahr) kann nicht durch Zeichen und Symptome belegt werden, da das Problem noch nicht aufgetreten ist und die Pflegemaßnahmen die Prävention bezwecken.

Veränderte Urinausscheidung

Taxonomie 1R: Austauschen (1.3.2/1973)
NANDA-Originalbezeichnung: «Altered Urinary Elimination»
[Thematische Gliederung: Ausscheidung]

Definition: Ein Zustand, bei dem ein Mensch eine gestörte Urinausscheidung erfährt.

Mögliche ursächliche oder beeinflussende Faktoren

- Mehrfache Ursachen, einschließlich: Senso-motorische Beeinträchtigung; Anatomisches Hindernis; Harnwegsinfekt; [Mechanisches Trauma; Flüssigkeits-/Volumenveränderungen; psychogene Faktoren; Chirurgische Urinableitung]

Bestimmende Merkmale oder Kennzeichen

subjektive
- Häufiges Wasserlösen
- Verzögertes Wasserlösen

- Dysurie
- Nykturie, [Eneuresis]
- Harndrang

objektive
- Inkontinenz
- Retention

Angst (zu spezifizieren: geringfügige, mässige, ausgeprägte, panische[3])

Taxonomie 1R: Fühlen (9.3.1/1973; R1982; R1998)
NANDA-Originalbezeichnung: «Anxiety (Mild, Moderate, Severe, Panic)»
[Thematische Gliederung: Integrität der Person]

Definition: Ein vages, unangenehmes Gefühl, dessen Ursache unspezifisch oder dem Betroffenen unbekannt ist.

Mögliche ursächliche oder beeinflussende Faktoren
- Unbewusster Konflikt über grundsätzliche Werte [Überzeugungen, Glaubensfragen] und Lebensziele
- Situative entwicklungsbedingte Krisen
- Zwischenmenschliche Übertragung
- Bedrohung des Selbstkonzeptes [subjektiv oder objektiv]; [unbewusster Konflikt]
- Todesangst [subjektiv oder objektiv]
- Bedrohung oder Veränderung bezüglich
  - Gesundheitszustand [fortschreitende/behindernde Krankheit, terminale Erkrankung],
  - Rollenfunktion,
  - Umgebung [Sicherheit],
  - Interaktionsmuster,
  - [– sozioökonomischer Status]
- Unerfüllte Bedürfnisse
- [positive oder negative Selbstbeeinflussung]
- [Physiologische Faktoren wie Hyerthyreoidismus, Phäochromozytom, medikamentöse Therapie z. B. mit Steroiden usw.]

Bestimmende Merkmale oder Kennzeichen

subjektive
Erhöhte Anspannung, Besorgnis
- Gefühle des Bedauerns, Unzulänglichkeitsgefühle
- Verängstigt; zittrig; Unsicherheit; Furchtsamkeit
- Übererregt; erschüttert; verzweifelt
- Furcht vor unklaren Folgen
- Ausgedrückte Besorgnis über Veränderungen der Lebensumstände
- Beunruhigt; ängstlich; nervös
- Schmerzvolle und anhaltend zunehmende Hilflosigkeit
- [Somatische Beschwerden (besonders in Brust und Rücken, Nackenschmerzen)]
- [Schlaflosigkeit]
- [Gefühl eines drohenden Unheils]
- [Hoffnungslosigkeit]
- [Vergesslichkeit, Unfähigkeit, sich zu konzentrieren]

---

3 Zur Einteilung der Angst in die vier Stufen siehe Pflegepriorität 1.

objektive
- Sympathotone Stimulation: kardiovaskuläre Erregung, periphere Vasokonstriktion, erweiterte Pupillen
- Erhöhte Vorsicht; Umherschauen; wenig Blickkontakt
- Fahrige Bewegungen (Herumschieben der Füße, Hand-, Armbewegungen)
- Vermehrtes Schwitzen
- Zittern/Tremor der Hände; Ruhelosigkeit
- Schlaflosigkeit
- Angespannte Gesichtszüge; Zitternde Stimme
- Ichbezogenheit
- [Weinen, Weinerlichkeit]
- [Häufiges Wasserlösen]
- [Wiederholtes Fragen]
- [Auf- und Abschreiten/ziellose Tätigkeit]
- [Beeinträchtigtes Funktionieren/Immobilität]

Gefahr eines Immobilitätssyndroms

Taxonomie 1R: Austauschen (1.6.1.5/1988)
NANDA Originalbezeichnung: «Risk for Disuse Syndrome»
[Thematische Gliederung: Aktivität/Ruhe]

Definition: Ein Zustand, bei dem die Gefahr von Schädigungen als Folge verordneter oder unvermeidbarer körperlicher Inaktivität besteht.

(Anmerkung: Die NANDA stellt folgende Komplikationen bei Immobilität fest: Dekubiti, Verstopfung, Stase der Lungensekrete, Thrombose, Harnwegsinfekt/-retention, verminderte Kraft/Ausdauer, Orthostase, herabgesetzte Beweglichkeit von Gelenken, Desorientierung, Körperbildstörung und Machtlosigkeit).

Risikofaktoren
- Starker Schmerz, [chronische Schmerzen]
- Paralyse/Lähmungen [andere neuromuskuläre Schädigung]
- Mechanische oder verordnete Immobilisierung
- Veränderter Bewusstseinszustand
- [Chronische körperliche oder psychische Krankheit]

Anmerkung: Eine Risiko-Pflegediagnose kann nicht durch Zeichen und Symptome belegt werden, da das Problem nicht aufgetreten ist und die Pflegemaßnahmen präventiv ausgerichtet sind.

Studienfragen

1. Welches sind die hauptsächlichen Probleme von Klienten und deren Bezugspersonen bei eingeschränkter Mobilität?
2. Welche physiologischen Systeme werden bei längerer Bettruhe in Mitleidenschaft gezogen? Beschreiben Sie die Auswirkungen.
3. Wie würden Sie die für Mobilitätseinschränkungen charakteristischen Muster beschreiben? Wählen Sie eine chronische Erkrankung aus. Inwieweit lässt sie sich den verschiedenen Mustern zuordnen?
4. Auf welche wesentlichen psychischen Bereiche wirkt sich eine Einschränkung der Bewegungsfähigkeit aus? Beschreiben Sie, auf welche Weise eine in ihrer Mobilität beeinträchtigte Person davon betroffen ist?
5. Welche wesentlichen sozialen Barrieren bringt eine eingeschränkte Mobilität mit sich? Wie viele können Sie aufzählen? Wie wirken sich diese Barrieren für die Betroffenen aus?
6. Inwieweit kann das pflegerische Fachpersonal Klienten mit beeinträchtigter Mobilität helfen, einige der physiologischen, psychischen, sozialen und umgebungsbedingten Einschränkungen zu bewältigen? Wie können Sie Klienten dabei unterstützen, ihren eigenen Bedürfnissen in Bezug auf Mobilität auf kreative Weise gerecht zu werden?
7. Welche Interventionen werden üblicherweise eingesetzt, um den mit längerer Bettruhe verbundenen Problemen vorzubeugen?
8. Mit welchen Interventionen können die Bedürfnissen von Menschen mit sensorischen Defiziten befriedigt werden? Erläutern Sie einige davon.
9. Inwiefern wirken sich Schmerzen sowie Kraft- und Energieverlust auf die Mobilität aus?
10. Mit welchen Methoden können Pflegefachkräfte Sensibilität für Barrieren entwickeln, mit denen immobile Personen konfrontiert sind? Inwiefern kann eine solche Sensibilität für den Betroffenen von Nutzen sein? Für dessen Familie? Für die Gesellschaft?
11. Welche Kenntnisse und Fertigkeiten aus dem Repertoire von Pflegefachkräften dienen zur Unterstützung des Klienten bei der Anpassung an notwendige Umstellungen der Lebensweise? Welche dienen dazu, auf die psychosozialen Bedürfnisse angemessen einzugehen?

Literatur

Apple, M. M., Apple, L. E., Blasch, D. (1980). Low vision. In R. L. Welsh, B. B. Blasch (eds.), Foundations of orientation and morbility. New York; American Foundation for the Blind.

Arthritis Foundation (1992). Taking charge: Learning to live with arthritis (booklet). Atlanta, GA: Arthritis Foundation.

Asher, R. (1983). The dangers of going to bed. Critical Care Update, 10 (5), 40–41.

Baum, H. M., Rothschild, B. B. (1983). Multiple sclerosis and morbility restriction. Archives of Physical Medicine and Rehabilitation, 64 (12), 591–596.

Becker, M. (September 12, 1984). Therapist tells arthritics to exercise regulary. Physical Therapy Forum.

Brady, T. J. (1984). Arthritis has an image problem. National Arthritis News, 5 (2), 4.

Burnfield, A., Burnfield, P. (1982). Psychological aspects of multiple sclerosis. Physiotherapy, 68 (5), 149–150.

California Governor's Committee for Employment of Disabled (1984). Language guide on disability. CA CCEH 3, Sacramento Employment Development Department.

Carpenito, L. (1989). Mobility, impaired physical. Nursing diagnosis: Application to clinical practice (3.rd ed.). Philadelphia: J. B. Lippincott.

Clark, C. (Jan./Feb. 1991). Nursing care for multiple sclerosis. Orthopedic Nursing, 10 (1), 21–24.

DeJong, G., Lifchez, R. (1983). Physical disability and public policy. Scientific American, 248 (6), 40–49.

Earle, J. R., Perricone, P. J., Maultsby, D. M., Perricone, N., Turner, R. A., Davis, J. (1979). Psychosocial adjustment of rheumatoid arthritis patients from two alternative treatment settings. Journal of Rheumatology, 6 (1), 80–87.

Gall, V., Minor, M. (1991). Exercise and your arthritis (booklet). Atlanta, GA: Arhtritis Foundation.

Garrison, W. M. T., McQuiston, S. (1989). Chronic illness during childhood and adolescence: Psychological aspects. Newbury Park, CA: Sage.

Gates, G. A., Cooper, J. C., Kannel, W. B. et al. (1990). Hearing and the elderly. The Farmingham cohort 1983-85. Basic auditromic test results. Ear and Hearing, 11 (4), 247–256.

Genesky, S. (1981). Data concerning the partially sighted and the functionally blind. Visual Impairment and Blindness, 72, 177.

Goldman, R. (1977). Rest: Its use and abuse in the aged. Journal of American Geriatrics Society, 25 (10), 433–438.

Goodman, W. (1989). Mobility training for people with disabilities. Springfield, Il: Charles C. Thomas.

Gould, J. (November 27, 1982). Disabilities and how to live with them. Multiple sclerosis. Lancet, 1208–1210.

Greenleaf, J., Kozlowski, S. (1982). Physiological consequences of reduced physical activity during bed rest. Exercise and Sport Sciences Review, 10, 84–119.

Groer, N. M., Skekleton, M. E. (1989). Basic pathophysiology: A holistic approach (3rd ed.) St. Louis: Mosby.

Ham, R. J. (1984). Problems of rehabilitation: Many can be prevented. Generations: Quarterly Journal of the Western Gerontological Society, 8 (4), 14–17.

Herbst, K. G. (1983). Psychological consequences of disorders of hearing in the elderly. In R. Hinchcliffe (ed.), Hearing and balance in the elderly. New York: Churchill Livingstone.

Johnson, M., Editors of the Disability Rag (1992). People with disabilities explain it all for you. Louisville, KY: The Avocado Press.

Kemp, B., Pilloterri, A. (1984). Fundamentals of nursing. Boston: Little, Brown.

Kinsella, G. J., Duffy, E. D. (1980). Attutudes towards disability expressed by spouses of stroke patients. Scandinavian Journal of Rehabilitative Medicine, 12 (2), 73–76.

Korpela, R. A., Sisstola, T. O., Korriko, M. I. (October, 1992). The cost of assistive devices for children with mobility limitations. Pediatrics, 90 (4).

Lattanzi, M. (1983). Coping skills: Working with grief (workshop). Oakland, CA, December 6.

Lewis, K. S. (1984). Systemic lupus erythematosus: The great masquerader. Nurse Practitioner, 9 (8),13–22.

Liang, M. H., Partridge, A. J., Gall, V., Eaton, H. (1983). Management of functional disability in homebound patients. Journal of Family Practice, 17 (3), 429–435.

Marsh, G. G., Ellison, G. W., Strite, C. (1983). Psychosocial and vocational rehabilitation approaches to multiple sclerosis. Annual Review of Rehabilitation, 3, 242–267.

McCaffery, M., Beebe, A. (1989). Pain: Clinical manual for nursing practice. St. Louis: C. V. Mosby.

Miller, M. B. (1975). Iatrogenic and noniatrogenic effects of prolonged immobilization of the ill aged. Journal of the American Geriatric Society, 23, 360–369.

Mobily, P. R., Kelley, L. S. (1991). Iatrogenesis in the elderly: Factors of immobility. Journal of Gerontological Nursing, 17 (9).

Olson, E., et al. (1967). The hazards of immobility. American Journal of Nursing, 67 (4), 779–796.

Pavlou, M., Counte, M. (1982). Cognitive aspects of coping in multiple sclerosis. Rehabilitation Counseling Bulletin, 25 (3), 138–145.

Pick, H. L., Jr. (1980). Perception, locomotion, and orientation. In R. L. Welsh, B. Blasch (eds.), Foundations of orientation and mobility. New York: American Foundation for the Blind.

Potter, P., Perry, A. (1991). Fundamentals of nursing: Concepts, process, and practice. St. Louis: C. V. Mosby.

Rosenbloom, A. A. (1982). Care of elderly people with low vision. Journal of Visual Impairment and Blindness, 76 (6), 209–212.

Slonaker, D. (1992). Using your joints wisely (booklet). Atlanta, GA: Arthritis Foundation.

Sorenson, K. C., Luckman, J. (1986). Basic nursing: A psychophysiologic approach (2nd ed.). Philadelphia: W. B. Saunders.

Stewart, N. (1986). Perceptual and behavioral effects of immobility and social isolation in hospitalized orthopedic patients. Nursing paper, 18 (3), 59–74.

Tack, B. (1991). Coping with fattigue (booklet). Atlanta, GA: Arthritis Foundation.

Trieschmann, R. B. (1987). Aging with a disability. New York: Demos Publications.

Vandervoort, A., Hill, K., Sandrin, M. Vyes, M. (1990). Mobility impairment and falling in the elderly. Physiotherapy Canada, 42 (2).

van de Ven, C. M. C. (1982). Management of bi-lateral lower limb amputees: An investigation. Physiotherapy, 68 (2), 45–46.

U. S. Department of Health and Human Services (1992). Infants, children & adolescents: Clinical practice guidelines, a quick reference guideline for clinicans (Pamphlet * AHCPR92-0020). Rockville, MD: Public Health Services, Agency for Health Care Policy and Research.

Walker, J. R., Lattanzi, M. (1982). Understanding loss and grief. Boulder, CO: Boulder Country Hospice.

Welsh, R. L. (1980). Psychological dimensions. In R. L. Welsh, B. B. Blasch (eds.), Foundations of orientation and mobility. New York: American Foundation for the Blind.

Welsh, R. L., Blasch, B. B. (1980). Training for persons with mobility limitations. In R. L. Welsh, B. B. Blasch (eds.), Foundations of orientation and mobility. New York: American Foundation for the Blind.

West, B. A. (1981). Understanding endorphins: Our natural pain relief system. Nursing 81, 11(2), 50–53.

Weiterführende Literatur:

Brackett, T. O., Condon, N., Kindelan, K. M., Bassett, L. (1984). The emotional care of a person with a spinal cord injury. Journal of the American Medical Association, 252 (6), 793–795.

Brown, E. L. (1978). Psychosocial needs of the aged: What nurses can do. In E. Seymor (ed.), Psychosocial need, of the aged: A health care perspective. Los Angeles: The University of Southern California Press.

Campbell, A. J., Reinken, J., Allan, B. C., Martinez, G. S. (1981). Falls in old age: A study of frequency and related clinical factors. Age and Aging, 10, 264.

Convertino, V., Hung, J., Goldwater, D., DeBusk, R. (1983). Cardiovascular responses to exercise in middle-aged men after ten days of bedrest. Circulation, 68 (2), 245–250.

Counte, M. A., Bieliauskas, L. A., Pavlou, M. (1983). Stress and personal attitudes in chronic illness. Archives of Physical Medicine and Rehabilitation, 64 (6), 272–275.

Dunlop, B. D. (1980). Expanded home-based care for the elderly: Solution or pipe dream? American Journal of Public Health, 70, 514–519.

Emerson, D. L. (1981). Facing loss vision: The respone of adults to visual impairment. Journal of Visual Impairment and Blindness, 75 (2), 41–45.

Fatigue: The hidden disability (1984). National Arthritis News, 5 (2), 8.

Gordon, M. (1987). Nursing diagnosis: Process and application (2nd ed.). New York: McGraw-Hill.

Hathaway, G. (1984). The child with sickle cell anemia: Implications and management. Nurse Practitioner, 9, 16–20.

Hughes, S. L., Corday, D. S., Spiker, V. A. (1982). Evaluation of a long-term home care program. Working Paper * 62. Evanston, IL: Northwestern University.

Kim, M. J., McFarland, G. K., McFarlane, A. M. (1987). Pocket guide to nursing diagnosis (2nd ed.). St. Louis: C. V. Mosby.

Liang, M. H., Partridge, A. J., Larson, M., Gall, V. (1982). An evaluation of stepped-up rehabilitation for homebound elderly with musculosketal disability: A preliminary report. Clinical Research, 30, 302A.

Liang, M. H., Partridge, A. J., Larson, M., Gall, Taylor, J., Berkman, C., Master, R., Feltin, M., Taylor, J. (1984). Evaluation of comprehensive rehabilitation services for elderly homebound patients with arthritis and orthopedic disability. Arthritis and Rheumatism, 27 (3), 258–266.

Liang, M., Philips, E., Scamman, M., Lurye, C. A., Keith, A., Cohen, L., Taylor, G. (1981). Evaluation of a pilot program for rheumatic disability in an urban community. Arthritis and Rheumatism, 24, 937–943.

Mentzer, W. M., Wang, W. (1980). Sickle cell disease: Pathophysiology and diagnosis, Pediatric Annals, 9, 287.

Report to the Chairman of the Committee on Labor and Human Resources, United States Senate (1982). The elderly should benefit from expanded home health care but increasing these services will nit insure cost reduction. GAO/IPE-83-1, Gaithersburg, MD.

Rieser, J. J., Guth, D. A., Hill, E. W. (1982). Mental process mediating independent travel: Implications for orientation and mobility. Journal of Visual Impairment and Blindness, 75 (5), 213–218.

Rubenstein, L. Z., Robbins, A. S., Shulman, B. N. L., Rosado, J., Osterweil, D., Josephson, A. R. (1988). Falls and instability in the elderly. Journal of the American Geriatric Society, 36, 266–278.

Vinchinsky, E., Lulen, B. (1980). Sickle cell anemia. Pediatric Clinics of North America, 27 (2), 429–445.

Weissert, W., Wan, T., Livieratos, B., Katz, S., Pellegrino, I. (1980). Cost-effectiveness of homemaker services for the chronically ill. Inquiry, 17, 230–243.

Wild, D. Nayak, U. S. L., Isaac, B. (1981). Prognosis of falls in old people at home. Journal of Epidemiology and Community Health, 35, 200.

Kapitel 7
Chronische Schmerzen

Ilene Lubkin • Janet Jeffrey

7.1 Einleitung

Das Empfinden von Schmerzen ist einer der wichtigsten Beweggründe des Menschen, nach professioneller Gesundheitsversorgung zu streben (McCaffery & Beebe, 1989). Schmerz ist, wie Melzack (1973) bemerkt, eine in höchstem Maße persönliche Erfahrung; sie hängt ab vom kulturellen Hintergrund, der subjektiven Bedeutung der Situation und anderen für jeden Menschen individuell geprägten Faktoren. Der Internationale Verband für Schmerzforschung («International Association for the Study of Pain») definiert Schmerz als «eine unangenehme sensorische und emotionale Empfindung...» (Mersky & Bagduk, 1994). Zusammengefasst: die Schmerzempfindung ist subjektiv (McCaffery & Beebe, 1989; Diamond & Coniam, 1991) und kann nicht objektiv erfasst werden (McCaffery, 1979). Schmerzen können akuter oder chronischer Natur sein.

7.1.1 Schmerztheorien

Die spezifischen Mechanismen der Weiterleitung und Wahrnehmung von Schmerzen sind noch immer nicht vollständig erforscht. Eine Reihe von Theorien, von denen einige im Folgenden kurz beschrieben werden, bieten allerdings Erklärungen dazu an. Zur Vertiefung empfiehlt es sich, die entsprechende Fachliteratur heranzuziehen.

Eine der ältesten Theorien zur Erklärung der Schmerzleitung ist die *«Specificity»-Theorie*. Sie geht davon aus, dass bei der Schmerzwahrnehmung stets eine Beziehung zwischen Ursache und Wirkung vorhanden ist. Deshalb wird angenommen, dass spezielle Schmerzrezeptoren (Nozirezeptoren) Nervenimpulse aussenden, die über spezifische neuronale Schmerzleitungsbahnen (A-Delta- und C-Fasern) und über die Projektionsbahnen des Rückenmarks zum Gehirn weitergeleitet werden.

Aus dem Nachweis, dass Schmerzrezeptoren nicht nur auf Schmerzreize, sondern auch auf Druck und Temperatur reagieren, hat sich die *Pattern-Theorie* entwickelt. Dieser Theorie zufolge gibt es keine speziellen Schmerzrezeptoren, und der Schmerz entsteht durch eine Kombination von Reizintensität und zentralem Summierungsmuster von Nervenimpulsen im Hinterhorn des Rückenmarks.

Obwohl sie noch nicht vollständig experimentell belegt ist, hat die von Melzack und Wall (1965) entwickelte *«Gate-Control»-Theorie* heute weitgehend Eingang in die klinische Praxis gefunden. Gemäß dieser Theorie existiert im Hinterhorn des Rückenmarks ein Mechanismus, der wie ein Tor funktioniert. Dieser Tormechanismus ermöglicht oder hemmt die Weiterleitung von Schmerzimpulsen. Es wird angenommen, dass die Synapsen der peripheren Nervenfasern in der grauen Substanz des Hinterhorns liegen und dieser Bereich als Tor dient. Wenn das Tor geschlossen ist, wird die Weiterleitung der Impulse zum Gehirn verhindert. Weiterhin geht die Theorie davon aus, dass der Schmerz ins Bewusstsein gelangen muss, bevor eine Schmerzempfindung möglich ist, und dass mit einer Beeinflussung des Bewusstseins auch die subjektive Intensität verringert oder verstärkt werden kann.

Akute Schmerzen dienen als physiologischer Schutzmechanismus, der uns informiert, wenn in unserem Körper etwas nicht in Ordnung ist (Bonica, 1985), oder der bei Verletzungen zu einer Verminderung von Bewegung führt und so einer weiteren Gewebeschädigung vorbeugt (Diamond & Coniam, 1991). Akute Schmerzen gehen einher mit Reaktionen des autonomen Nervensystems oder Verhaltensänderungen und sind zeitlich auf Minuten bis Wochen begrenzt (Portenoy & Kanner, 1996). Im Verlauf der Heilung lassen sie nach und können für gewöhnlich mit Medikamenten unter Kontrolle gehalten werden. Im Wissen, dass die Schmerzen vorübergehend sind, werden manchmal selbst starke akute Schmerzen toleriert.

Um chronische Schmerzen hingegen handelt es sich, wenn sie:

- über einen längeren Zeitraum anhalten, wobei die Dauer meistens mit mehr als drei bis sechs Monate angegeben wird (Burckhardt, 1990; Emmelkamp & van Oppen, 1993)
- über Monate oder Jahre hinweg immer wieder auftreten (Bonica, 1985) oder
- an einen chronisch pathologischen Zustand geknüpft sind.

Bei chronischen Schmerzen findet eine physiologische Adaptation des Körpers statt, und in der Regel kommt es nicht zu vegetativen Reaktionen. Es können verschiedene Formen von chronischen Schmerzen unterschieden werden: andauernde, therapieresistente, intermittierende oder wiederkehrende. Auch leichte chronische Schmerzen können so bohrend und peinigend sein, dass sie aus sich selbst heraus zu einem Leiden werden, das nicht selten ein tägliches Management erfordert.

In der herkömmlichen Terminologie werden zwei Hauptkategorien von chronischen Schmerzen unterschieden: *maligne und nichtmaligne* Schmerzen. Maligne Schmerzen treten als Symptom einer fortschreitenden terminalen Krankheit auf, nicht-maligne Schmerzen hingegen stehen nicht mit einer tödlich verlaufenden Krankheit in Zusammenhang, sondern mit einem ungenügenden Ansprechen auf die Schmerztherapie. Dieser letztere Schmerztyp ist auch unter der Bezeichnung *chronisch-gutartiger* oder *therapieresistenter* Schmerz bekannt. Menschen mit chronischen Schmerzen sehen sich oft in einer Situation, in der sie «nur noch verlieren können», da ihre Schmerzen nicht mehr den Zweck des akuten Schmerzes erfüllen und auch nicht auf die herkömmliche medizinische Behandlung ansprechen.

Zwar können die Schmerzen chronisch Kranker entweder dem akuten oder dem chronischen Schmerztyp zugeordnet werden, doch ist es die ständige Gegenwart des chronischen Schmerzes, die ihr Leben zu einem großen Teil bestimmt. Einige der Probleme, vor die Menschen mit chronischen nicht-malignen Schmerzen gestellt sind, werden in diesem Kapitel erörtert. Außerdem enthält es allgemeine Richtlinien für diverse Interventionen. Dabei war es allerdings nicht möglich, den Myriaden von Problemen gerecht zu werden, die sich aus chronischem Schmerz ergeben, und es konnten auch nicht sämtliche möglichen Interventionen berücksichtigt werden. Eine ganze Reihe der erwähnten Interventionen kann auch bei Klienten mit malignen Schmerzen Anwendung finden. Der Schwerpunkt dieses Kapitels liegt auf Informationen, die von Pflegefachleuten auf der Basis ihres Grundwissens bei der Schmerzbehandlung umgesetzt werden können. Ferner werden zusätzliche Informationsquellen aufgezeigt, die für diesen Zweck von Nutzen sind.

7.2 Probleme und Fragen der Schmerzbehandlung

Schätzungen zufolge stellt der chronische Schmerz weltweit das drittgrößte Gesundheitsproblem dar (National Institute of Health (NIH), 1982; Rosomoff & Steele-Rosomoff, 1988) und hat als solches schwerwiegenden Auswirkungen für viele Menschen. In den Vereinten Staaten und in Kanada sind Schmerzen eine der häufigsten Ursachen für funktionelle Einschränkungen (Astin et al., 1996; Osterweis, 1987) und bringen aufgrund des Wegfalls der Arbeitsproduktivität und der erhöhten Gesundheitskosten wirtschaftliche Folgeprobleme mit sich (Astin et al., 1996; Ferrell & Griffith, 1994; Fishbain et al., 1996; Latham & Davis, 1994; NIH, 1982). Die Nationalökonomie ist bislang noch nicht in der Lage, die psychosozialen Folgen für Klienten, Familien, Freunde und pflegende Angehörige in Geldwert auszudrücken (Wigle et al., 1991).

Die vielen unterschiedlichen Typen von chronischen nicht-malignen Schmerzen können in jeder Region des Körpers auftreten (Merskey & Bogduk, 1994) und in der Intensität von schwach bis hin zu extrem stark schwanken (Portenoy & Kanner, 1996). Häufig haben chronische Schmerzen eine Beeinträchtigung der funktionellen Fähigkeiten (Astin et al., 1996; Riggs, 1992), psychische Veränderungen (Herr et al., 1993) und Veränderungen im Familienleben zur Folge (Snelling, 1990, 1994).

Bei vielen Menschen mit chronischen, nicht-malignen Schmerzen liegen Störungen des Bewegungsapparats vor (Badley et al., 1994; Pincus et al., 1987). Diese Form der Beeinträchtigung gehört zu den medizinischen Problemen, die in den Vereinigten Staaten und Kanada am häufigsten zu langfristigen Einschränkungen der körperlichen Funktionsfähigkeit führen (Badley et al., 1994; Cunningham & Kelsey, 1984; LaPlante, 1988; Martin et al., 1988, Statistics Canada, 1986). Mehr als ein Drittel der Personen mit Störungen des Bewegungsapparats leiden an Rückenschmerzen (Deyo, 1996; Rosomoff & Steele-Rosomoff, 1988). In der Altersgruppe der über 64-Jährigen stehen Probleme in Zusammenhang mit dem Knochenskelett und der Muskulatur in der Tat an erster Stelle der Krankheiten, die für langfristige Behinderung, tageweise Einschränkung der Fähigkeit zur Aktivität und die Notwendigkeit der regelmäßigen Einnahme von Medikamenten verantwortlich sind (Badley et al., 1994).

Chronischer Schmerz ist ein multidimensionales komplexes Phänomen, das sich auf jeden Aspekt im Leben eines Menschen auswirken kann (Grant & Havenkamp, 1995; McCaffery & Beebe, 1989). In diesem Zusammenhang werden folgende Schmerzdimensionen unterschieden:

- Die physiologische Dimension konzentriert sich auf die Schmerzätiologie sowie auf Lokalisation, Beginn und Dauer des Schmerzes.
- Im Mittelpunkt der sensorischen Dimension steht die Beschreibung von Schmerzintensität, Schmerzqualität und Schmerzmuster durch den Patienten.
- Die affektive Dimension erfasst die Gefühle des Klienten in Bezug auf den Schmerz, d.h. sie berücksichtigt Stimmungslage, Ängste, Furcht, Niedergeschlagenheit usw.
- Bei der kognitiven Dimension geht es um die subjektive Bedeutung des Schmerzes und um damit verbundene Gedankengänge (McGuire, 1992), wobei das Bestreben vorliegt, den Schmerz in seinen Folgen für den einzelnen und dessen Familie zu verstehen (Davis, 1989).
- Die behaviorale Dimension dient zwei verschiedenen Zwecken: einerseits der Herabsetzung der Schmerzintensität und andererseits dem Nachweis der Existenz von Schmerzen (Davis, 1989).
- Bei der soziokulturellen Dimension schließlich liegt das Gewicht auf dem ethnokulturellen Hintergrund des Betroffenen. Sie bezieht Familienstruktur und soziales Leben, Arbeit und häusliche Verpflichtungen, Freizeit und Erholung, umgebungsbedingte Faktoren und soziale Einflüsse mit ein (McGuire, 1992).

7.2.1 Unterversorgung mit Schmerzmedikamenten

Es ist immer wieder festzustellen, dass pflegerische und medizinische Fachleute nicht für eine ausreichende Schmerzbehandlung sorgen (Breitbart et al., 1996; Cassidy & Walco, 1996). Der Schmerzlinderung wird leider eine niedrigere Priorität eingeräumt als dem Bemühen, die Klienten zu veranlassen, sich nicht über ihre Schmerzen zu äußern (Fagerhaugh & Strauss, 1977); in der klinischen Praxis liegt der Schwerpunkt eher auf der Ermittlung und Behandlung der Schmerzursache. Nicht wenige medizinische und pflegerische Fachkräfte besitzen nur unzureichendes Wissen über Schmerzeinschätzung und -management (Brunier et al., 1995; Davis, 1996; Sieppert, 1996; Sloan et al., 1996; Wallace et al., 1995). Deswegen sind sie häufig enttäuscht, wenn bei den Klienten keine feststellbaren Ursachen der Schmerzen vorhanden sind oder wenn sie nicht wie erwartet auf die Behandlung ansprechen.

Auch wenn eine eindeutige Indikation für den Einsatz von Opioiden vorliegt, werden sie häufig nicht eingesetzt. Würde dies jedoch in angemessener Weise geschehen, könnte zum Beispiel Patienten mit starken oder langandauernden akuten Schmerzen infolge einer terminalen Niereninsuffizienz in gut 85 bis 90 % der Fälle erhebliche Erleichterung verschafft werden (McCaffery & Beebe, 1989).

Oft werden schmerzlindernde Medikamente von den Ärzten nur zögernd verschrieben. Entweder verordnen sie eine zu niedrige und damit unwirksame Dosis von Analgetika, oder die Verabreichung der Einzeldosen soll in Intervallen erfolgen, die länger sind als die Wirkdauer der Medikation (Grossman & Sheidler, 1985; Angell, 1982; Mark & Sacher, 1973). Diplomiertes Krankenpflegepersonal tendiert ebenfalls dazu, sich bei der Verabreichung von Schmerzmedikamenten sehr konservativ zu verhalten. Häufig wird die Gabe des Schmerzmittels verzögert, obwohl sie schon früher möglich gewesen wäre, oder es wird weniger als die verordnete Dosis oder eben nur die unbedingt notwendige Mindestdosis verabreicht (Fox, 1982; Marks & Sacher, 1973). Erschwerend kommt hinzu, dass die Medikamente nicht regelmäßig gegeben werden, so dass keine kontinuierliche oder ausreichende Schmerzlinderung zustande kommt (Fagerhaugh & Strauss, 1977). Auch manche Klienten tragen dazu bei, den Einsatz von Opioiden zu behindern, weil sie erst gar nicht danach verlangen oder die Einnahme verweigern, wenn man sie ihnen anbietet (Cleeland, 1987; Sriwatanakul et al., 1983).

Die bei vielen medizinischen und pflegerischen Fachkräften vorhandenen negativen Stereotypien in Bezug auf Menschen mit chronischen Schmerzen tragen dazu bei, dass den Klagen dieser Menschen nicht die volle Aufmerksamkeit geschenkt wird, was deren Frustrationen und Qualen noch verschlimmert. Sofern keine nachweisbaren pathologischen Ursachen vorliegen oder beim Klienten keine entsprechenden Reaktionen auf der vegetativen oder der Verhaltensebene zu beobachten sind, tut sich das Fachpersonal im Allgemeinen schwer, den Klagen von Klienten über Schmerzen Glauben zu schenken (Flor & Turk, 1984; McCaffery, 1988). Oft wird auch davon ausgegangen, dass die Schmerztoleranz bei allen Klienten gleich hoch oder niedrig sei und daher die von identischen Reizen ausgehenden Schmerzen auch mit derselben Intensität wahrgenommen würden (Hardy et al., 1943). Darüber hinaus haben viele pflegerisch-medizinische Fachleute ihre Sensibilität gegenüber dem Schmerzempfinden ihrer Klienten verloren und stufen Schmerzen als weniger wichtig ein – ganz im Gegensatz zu diesen (Cassidy & Walco, 1996; Fagerhaugh & Strauss, 1977; Larue et al., 1997). Auch ist die Annahme weit verbreitet, dass wegen der Depressionen, die bei chronischen Schmerzpatienten häufig auftreten, mit einer geringeren Wirksamkeit der schmerzbekämpfenden Maßnahmen zu rechnen sei (Taylor et al., 1984).

Wenn sich die Gabe von Placebos schmerzlindernd auswirkt, wird gewöhnlich angenommen, dass die Beschwerden psychogenen Ursprungs sind, obwohl der Forschung zufolge eine Placeboanalgesie auf die erhöhte Ausschüttung von Endorphinen – den körpereigenen Morphinen – zurückgeführt werden kann (Greevert et al., 1983). Nach der Überzeugung vieler Fachkräfte im Gesundheitswesen ist die Schmerzintensität bei chronischen Schmerzen, insbesondere wenn Hinweise auf pathologische Veränderungen fehlen, nicht so hoch wie bei akuten Schmerzen. Dass aber genau das Gegenteil der Fall ist, hat die Forschung mittlerweile erwiesen: Denn über Jahre anhaltende Schmerzen bewirken eine Abnahme der körpereigenen Endorphine, was dazu führt, dass die Schmerzen als stärker empfunden werden, obwohl nach wie vor die gleichen Schmerzauslöser vorliegen (Kloster & Kleber, 1987). Viele pflegerische und andere Fachkräfte «machen das Opfer zum Sündenbock», wenn eine Befreiung von den Schmerzen nicht möglich ist (Flor & Turk, 1984).

Medikamentensucht

Ärzte und Pflegefachkräfte fürchten in vielen Fällen, Klienten durch Opioide süchtig zu machen (Angell, 1982; Sees & Clark, 1993; Sloan et al., 1996; Trotter et al., 1981). Diese Befürchtung gründet sich jedoch auf Verhaltensweisen, die bei hospitalisierten Klienten beobachtet und irrtümlicherweise als Suchtsymptome interpretiert werden (vgl. **Tabelle 7-1** auf S. 250). Suchtverhalten kann definiert werden als «übermäßig hoher Einsatz zur Beschaffung und Anwendung eines Arzneimittels wegen seiner psychogenen Wirkungen und nicht aus anerkannten medizinischen Gründen» (McCaffery & Beebe, 1989). Diese Definition kann jedoch nicht auf das Verhalten von Menschen angewendet werden, die unter Schmerzen leiden. In der Regel nehmen Medikamentensüchtige Arzneimittel ein, um psychedelische Effekte zu erzielen und nicht, um sich von Schmerzen zu befreien. Sie werden von einem zwanghaften Verlangen nach diesen Mitteln getrieben, und sogar nach einem körperlichen Entzug kommt es leicht zu Rückfällen.

Es hat sich gezeigt, dass Klienten, die zum Zweck der Schmerzbekämpfung mit Opioiden behandelt werden, nur selten eine Sucht entwickeln. Eine unter Schmerzen leidende Person, die derartige Medikamente verwendet, stellt die Einnahme normalerweise ein, sobald die Schmerzen nachgelassen haben. In einer Studie von Porter und Jick (1980) an rund 12 000 stationär behandelten Patienten, die mindestens ein Opioidpräparat erhielten, konnte lediglich bei vier Patienten eine Sucht festgestellt werden. Eine andere Studie hat gezeigt, dass es nicht einmal bei einem Prozent der stationären Patienten, die regelmäßig mit Meperidin oder Pethidin (Dolantin®) behandelt wurden, zur Sucht kam (Marks & Sacher, 1973). Besteht weiterhin Bedarf für entsprechende Medikamente, lässt dies also in erster Linie darauf schließen, dass noch immer Schmerzen vorhanden sind und die Medikation weiterhin angebracht ist. Außerdem wird Sucht vom pflegerischen und medizinischen Personal häufig mit körperlicher Abhängigkeit oder Arzneimitteltoleranz verwechselt.

Körperliche Abhängigkeit
Die körperliche Abhängigkeit ist kein Zeichen für eine Sucht, sondern für eine *physiologische Reaktion* des Körpers auf die wiederholte Verabreichung eines opiathaltigen Analgetikums. Wenn das Opioid abrupt abgesetzt wird, treten Entzugserscheinungen auf. Während der ersten 6 bis 12 Stunden nach dem Absetzen des Medikaments können beim Klienten Symptome wie Angstgefühle, Rhinorrhö (übermäßige Nasenschleimabsonderung), Diaphorese (starke Schweißsekretion), Appetitlosigkeit, Übelkeit, Erbrechen und Bauchkrämpfe auftreten. Nach 2 oder 3 Tagen äußern sich die Entzugserscheinungen möglicherweise in Form von gesteigerter Erregung, Unruhe, Schlaflosigkeit, Muskelkrämpfen, Rückenschmerzen, Blutdruckanstieg, Tachykardie, Dehydratation, Ketose und Leukozytose. Erfahrungsgemäß kommt es nicht bei allen Klienten zu ausgeprägten Entzugserscheinungen, und hohe Dosierungen verstärken die Schwere des Entzugs nicht (Hodding et al., 1980). Die Entzugserscheinungen können durch schrittweises Absetzen des Medikaments vermieden werden, eine Vorgehensweise, die sowieso zur gängigen Praxis gehört, sobald die Schmerzen nachgelassen haben (McCaffery & Beebe, 1989).

Tabelle 7-1: Anzeichen und Verhaltensweisen, die häufig als Hinweis auf eine Suchtentwicklung fehlinterpretiert werden

Anzeichen/Verhaltensweise	Kommentar/Berichtigung
längerfristige Einnahme von Opioiden	Manche Schmerzen halten länger an als erwartet. Die Wahrscheinlichkeit einer Suchtentwicklung wächst nicht automatisch mit der Dauer der Einnahme.
auf die Uhr schauen	Dieses Verhalten kommt meistens aufgrund einer unzureichenden Versorgung mit Analgetika zustande. Einige Analgetika sind von kurzer Wirkungsdauer, und manche Patienten bauen sie sehr schnell ab. Ergebnis: Der Schmerz kehrt schneller zurück als erwartet.
Zieht Injektionen der Einnahme von Tabletten vor	Dies kann das Ergebnis einer unzureichenden äquianalgetischen Dosierung von Schmerzmitteln im Zuge der Veränderung des Verabreichungsmodus von Injektionen zu oraler Gabe sein. Das Resultat ist eine Unterversorgung. Die Wirksamkeit einer i. m. verabreichten Dosis kann 2- bis 6-mal größer sein als bei oraler Gabe.
genießt seine Morphingabe (oder die Einnahme anderer Opioide)	Warum sollte eine mit Person starken Schmerzen es nicht genießen dürfen, wenn der Schmerz endlich nachlässt?
kennt den Namen und die Dosierung seines Medikaments	Ein Wissen dieser Art sollte nur gefördert und unterstützt werden, denn es kann künftig für die Einschätzung der Wirksamkeit eines Analgetikums von Nutzen sein.
bittet um Analgetika, noch bevor der Schmerz einsetzt	Dieses Verhalten kann ein Indikator dafür sein, dass die Intervalle zwischen den einzelnen Dosen nicht dem individuellen Schmerzerleben angepasst wurden. Schätzen Sie die Schmerzen erneut ein und überprüfen Sie das Intervall. Das Verhalten könnte auch darauf hinweisen, dass der Patient angemessen im Sinne eines präventiven Ansatzes zur Schmerzbekämpfung instruiert wurde.
braucht immer höhere Dosen in immer kürzeren Zeitabständen	Der mögliche Grund dafür könnte in einer Verstärkung der Schmerzen durch noch nicht erkannte Metastasen liegen. Außerdem könnte der Patient eine Schmerzmitteltoleranz entwickelt haben.

Quelle: Mit freundlicher Genehmigung entnommen aus McCaffery, M.. & Beebe, A. (1989). *Pain: Clinical manual for nursing practice.* St. Louis: The C. V. Mosby Company

Arzneimitteltoleranz
Unter Toleranzentwicklung im pharmakologischen Sinn versteht man eine *erzwungene physiologische Reaktion,* die dazu führt, dass ein opiathaltiges Medikament nach wiederholter Gabe an Wirksamkeit verliert. Folglich ist eine Dosiserhöhung erforderlich, um eine ausreichende Schmerzlinderung zu erzielen (Foley & Rogers, 1981; Sees & Clark, 1993; Portenoy & Kanner, 1996). Ärzte und examinierte Pflegekräfte sind in der Regel der Ansicht, dass es bei allen opiathaltigen Analgetika eine zulässige Höchstdosis gibt und haben daher Bedenken, wenn wegen der weiterhin vorhandenen Schmerzen eine größere Menge davon benötigt wird. Außerdem hegen sie die Befürchtung, dass erhöhte Mengen von Opioiden unweigerlich eine Atemdepression oder Übersedierung auslösen könnten. Wer dieser Überzeugung ist, sollte sich jedoch die Tatsache in Erinnerung rufen, dass sich in dem Maße, wie der Körper Toleranz gegenüber einem Opioidanal-

getikum entwickelt, gleichzeitig auch eine Toleranz gegenüber Atemdepression und Sedierung einstellt (Martinson et al., 1982; Flor & Turk, 1984; McCaffery, 1981; Portenoy & Kanner, 1996; Wright, 1981). Menschen mit chronischen Schmerzen benötigen und tolerieren normalerweise höhere Dosen von schmerzstillenden Medikamenten.

7.2.2 Auswirkungen mangelnder Schmerzbekämpfung

Menschen, die an chronischen Schmerzen leiden, sind häufig einem Wandel unterworfen: Sie wandeln sich von einer Person mit vielerlei Rollen (Beruf, Freund/Freundin, Familienmitglied usw.) zu einer Person, die sich nur noch als jemand sieht, der von Schmerzen geplagt ist. Da Schmerzen unsichtbar sind, entwickeln manche Klienten das Bedürfnis, ihre Schmerzen zu rechtfertigen oder sie gar zu verteidigen, damit das Klinikpersonal oder andere ihnen Glauben schenken (Seers & Friedli, 1996). Stoßen sie auf Skepsis, können sie sogar beginnen, an der tatsächlichen Existenz ihrer Schmerzempfindung zu zweifeln (Finer & Melander, 1985).

Zwar haben viele Menschen mit chronischen Schmerzen die anderen Aspekte ihres Lebens weiterhin gut im Griff, doch gibt es auch solche, die ihre Krankheit nur in begrenztem Maß selbst bewältigen können und der Meinung sind, dass die einzig angemessene Reaktion auf die Symptome das Aufsuchen des Arztes ist. Ihr Leben dreht sich nur noch um den Schmerz und wird vom Schmerz kontrolliert (Egan & Kanton, 1987) – denn man kann ihn ja «nicht einfach hinter sich lassen.»

Depressionen

Zwischen Depression und chronischen Schmerzen besteht ein deutlicher Zusammenhang, auch wenn es in der Fachwelt keinen Konsens über die Natur dieser Beziehung gibt. Das Gefühl, die Kontrolle über das Leben verloren zu haben, stellt eine mögliche Erklärung für das Auftreten einer reaktiven Depression dar (Brown et al., 1989; Herr & Mobily, 1992; Herr et al., 1993). Aus einer nationalen Umfrage in den USA bei Mitgliedern von Unterstützungsgruppen, die an chronischen Schmerzen leiden, geht hervor, dass Depressionen das Hauptproblem darstellen (Hitchcock et al., 1994). Etwa die Hälfte der Befragten sehen sich damit konfrontiert.

Depressionen spielen eine Rolle beim Fortbestehen chronischer Schmerzen. Denn die damit verbundene negative Denkweise trägt, so wird angenommen, wiederum zur Depression bei, und beides beeinflusst die Wahrnehmung chronischer Schmerzen (Gaston-Johanssen et al., 1990; Holzberg et al., 1993). Dem Auftreten depressiver Symptome sollte auch dann Beachtung geschenkt werden, wenn keine majore depressive Störung vorliegt, da es für jede Intervention im Rahmen des Schmerzmanagements angezeigt ist, kognitive Aspekte und depressive Verstimmungen gleichermaßen einzubeziehen.

Schlaf und Müdigkeit

Müdigkeit an sich hat tiefgreifende Auswirkungen auf viele Aspekte des Lebens: auf Arbeitsleistung, soziale Aktivitäten und Stimmungslage (Hastings et al., 1995; Liang et al., 1984; Nelson et al., 1987; Tack, 1990). Die von vielen Klienten mit chronischen Schmerzen berichteten Schlafstörungen liefern Anhaltspunkte für das Vorhandensein entweder einer psychischen Störung oder aber einer unzureichenden Schmerzlinderung (Finer & Melander, 1985). Wenn Klienten nicht ausreichend Schlaf finden, bleiben Müdigkeit, Muskelschmerzen, Depressionen, Konzentrationsschwierigkeiten und allgemeines Desinteresse nicht aus – alles Faktoren, die sich wiederum ungünstig auf den Schlaf auswirken (McKinley et al., 1985; Belza et al., 1993). Zur Behandlung der Schlafstörung kann es daher von Nutzen sein, sowohl körperliche als auch emotionale Symptome weitgehend abzumildern (Pilowsky et al., 1985). In einer Publikation des Nationalen Institutes für Gesundheit («National Institute of Health», NIH) von 1995 wird zur Verminderung der Folgen von Ermüdung die integrierte Behandlung von chronischen Schmerzen und Schlaflosigkeit vorgeschlagen.

Anhaltende Schmerzen in Zusammenhang mit Ermüdung und Erschöpfung führen leicht dazu, dass der Klient seine Bemühungen um Mobilität einschränkt, wodurch sich die Abhängigkeit von Familie und Freunden noch erhöht. Die erhöhte Abhängigkeit wiederum erzeugt emotionale Reaktionen beim Klienten, die sich gegenseitig verstärken: die Furcht, im Stich gelassen zu werden, die Furcht vor Machtlosigkeit, ein Gefühl der Selbstverachtung und das Empfinden, anderen zur Last zu fallen. Der Klient fühlt sich allmählich wie jemand, der immer nur nimmt und niemals gibt. Kommt es unter diesen Umständen zu aggressiven Verhaltensweisen auf Seiten des Klienten, wird er jedoch kaum auf Verständnis bei seiner Umgebung stoßen, und man zieht sich vielleicht von ihm zurück. Je mehr negative Gefühle sich beim Klienten ansammeln, um so stärker glaubt er, wertlos oder unfähig zu sein, und gerade dies kann selbstschädigende Verhaltensweisen hervorrufen (Finer & Melander, 1985).

Körperbild

Zu negativen Veränderungen im Körperbild kann es kommen, wenn der schmerzende Körperteil als weniger anziehend oder begehrenswert gesehen wird, oder wenn der Betroffene seinen gesamten Körper als hässlich oder abstoßend empfindet (siehe Kapitel 12 über Körperbild). Möglicherweise entsteht aus der Furcht heraus, es könnten Schmerzen dadurch verursacht werden, eine Hypersensibilität gegenüber Körperkontakt, was schädliche Auswirkungen auf eheliche oder sexuelle Beziehungen haben und somit weiter in die Isolation führen kann (Finer & Melander, 1985).

7.2.3 Umgang mit Schmerzen im Verlauf des Lebenszyklus

Sowohl bei Kindern als auch bei älteren Menschen weist die Schmerzbehandlung mehr Defizite auf als in anderen Altersgruppen. Es ist keine Seltenheit, dass Angehörige dieser Altersgruppen eine Schmerzmedikation erhalten, die unterhalb der therapeutischen Dosis liegt, und sie dann unnötigerweise mit mehr oder weniger starken Schmerzen sich selbst überlassen werden.

Kinder

Der Grund für eine unzureichende Schmerzkontrolle, wie sie vor allem bei der Behandlung von sehr kleinen Kindern häufig anzutreffen ist, ist wohl weniger im Mangel an Fürsorge als vielmehr in fehlendem Wissen zu suchen. Die Mythen in Zusammenhang mit Schmerzen bei Kindern entbehren jeder Grundlage (Jeans & Johnston, 1985; McCaffery & Beebe, 1989). Noch immer ist ein großer Teil des pflegerischen und medizinischen Fachpersonals der Überzeugung, dass insbesondere Neugeborene und Kleinkinder kaum, wenn überhaupt, Schmerzen spüren, dass sie Schmerzen nicht im gleichen Maß erleben wie Erwachsene, dass sie besser als diese Schmerzen ertragen können, und dass sie sich schneller davon erholen. Außerdem wird die Auffassung vertreten, aufgrund der potentiellen Nebenwirkungen von opiathaltigen Analgetika sei die Verwendung solcher Medikamente bei Kleinkindern zu gefährlich, und bei Jugendlichen führe sie in die Sucht. Weiterhin existiert die Meinung, dass Schmerzen bei jungen Menschen schließlich nicht lebensbedrohlich seien und kleine Kinder sich nicht daran erinnern würden.

McCaffery und Beebe (1989) führen eine Reihe von Studien an, die viele dieser Mythen widerlegen. Kleinere Kinder können eine höhere Schmerzintensität als ältere Kinder empfinden (Fowler-Kerry & Lander, 1987; Haslam, 1969; Katz et al., 1982). Kinder im Alter von einem bis vier Jahren, die sich im Endstadium einer Krankheit befinden, benötigen zur Bekämpfung behandlungsbedingter Schmerzen höhere Dosen an intravenös verabreichtem Fentanyl als ältere Kinder (Billmire et al., 1985; Maunuksela et al., 1986). Anand und Hickery (1987) listen 201 Literaturstellen auf, die sich auf das Thema

Schmerzen bei Feten und Neugeborenen beziehen.

Jeans und Johnston (1985) weisen darauf hin, dass Kinder ungeachtet ihres Alters Schmerzäußerungen zeigen. Sie führen aus, dass Neugeborene und Säuglinge mimisch auf Schmerzen reagieren, und dass bei Schmerzen eine besondere Art des Schreiens festzustellen ist. Obwohl bislang keine systematischen Untersuchungen zum Schmerzausdruck bei Kleinkindern durchgeführt wurden, konnten eine Reihe von nonverbalen Signalen beobachtet werden. Dazu gehören das Zusammenpressen der Lippen, weit aufgerissene Augen, Hin- und Herschaukeln, Reiben der Hände, Unruhe oder aggressives Verhalten. Sobald sich Vorschulkinder sprachlich verständigen können, wird ihren schmerzbezogenen Äußerungen zwar mehr Glauben geschenkt, doch ob ihre Schmerzen angemessen behandelt werden, bleibt trotzdem dahingestellt.

Ältere Erwachsene

Wie bei Kindern gibt es auch bei älteren Menschen Fehleinschätzungen in Bezug auf Schmerzen (McCaffery & Beebe, 1989). So wird die Auffassung vertreten, bei Schmerzen handle es sich um eine natürliche Folge des Alterungsprozesses, die potentiellen Nebenwirkungen von Opioiden seien zu gefährlich, um sie bei älteren Menschen anwenden zu können, die Schmerzwahrnehmung nehme mit dem Alter ab, und das Fehlen bestimmter Verhaltensweisen als Ausdruck des Schmerzes sei gleichbedeutend mit der Abwesenheit oder der niedrigen Intensität von Schmerzen. Ferner existiert die Überzeugung, dass ältere Personen Depressionen entwickeln, weil man die Schmerzursache nicht feststellen könne; der Schmerz ließe nach, sobald die Ursache gefunden und die Depression behandelt worden sei.

McCaffery und Beebe (1989) und andere führen Studien auf, die derartige Fehleinschätzungen widerlegen. So konnte gezeigt werden, dass Schmerzen bei Älteren nicht unvermeidbar sind und dass, wenn sie auftreten, Assessment und Behandlung erforderlich sind (Butler & Gastel, 1980; Gagliese & Melzack, 1997; Gibson et al., 1994; Roy, 1995). Darüber hinaus weisen Menschen im höheren Alter eine größere Anzahl schmerzverursachender Gesundheitsstörungen auf (Rowe & Bresdine, 1982), wozu auch eine Reihe weniger verbreiteter, aber sehr wohl peinigender Probleme gehört (Butler & Gastel, 1980). Aus den Ergebnissen seiner Untersuchung folgert Portenoy (1987), dass fundierte Kenntnis und eingehende Evaluation der Pharmakokinetik Garanten für den sicheren Einsatz von Opioidanalgetika in dieser Bevölkerungsgruppe sind. In anderen Studien konnten altersbedingte Unterschiede in der Schmerzsensibilität nicht schlüssig nachgewiesen werden (Clark & Mehl, 1971; Harkins et al., 1986; Harkins & Chapman, 1976). Dort, wo die älteren von den jüngeren Probanden abwichen, lag wohl eine atypische Präsentation klinischer Schmerzen vor, beispielsweise waren ältere Patienten mit Ulkuskrankheit manchmal schmerzfrei (Clinch et al., 1984; MacDonald, 1984; Roy, 1995). Dieser Befund kann jedoch nicht verallgemeinert werden.

In weiteren Studien wurden Schmerzmerkmale und Behandlungsergebnisse bei jüngeren und älteren Erwachsenen miteinander verglichen. Zwar unterschieden sich die Ausgangsbedingungen in den beiden Altersgruppen leicht voneinander, das umfassende Programm einschließlich Bewegungsübungen und kognitiver Interventionen erwies sich jedoch nach statistischer Korrektur der Ergebnisse für beide Gruppen als gleichermaßen effektiv (Cutler et al., 1994; Sorkin et al., 1990; Turk et al., 1995). Es ergab sich, dass junge und alte Menschen auf die gleiche Form des Schmerzmanagements ansprechen.

Rollenverteilung in der Familie

Leidet ein Familienmitglied unter Schmerzen, wirkt sich dies auf die gesamte Familie aus (Kopp et al., 1995; Seers & Friedli, 1996; Strong et al., 1994). Wenn ein Mitglied akut erkrankt, nimmt es die Krankenrolle an (vgl. Kapitel 4 über krankheitsspezifische Rollen). In diesem Fall werden häusliche Verpflichtungen, denen die kranke Person nicht mehr nachkommen kann, auf den Rest der Familie verteilt (Strauss et al., 1984). Dieses Vorgehen erscheint deshalb akzeptabel, weil die damit verbundenen Veränderungen in der Rollenverteilung als vorübergehend aufgefasst werden. Nimmt die Krankheit einen chronischen Verlauf, kommt es zur Übernahme der Behindertenrolle, deren Struktur nicht so klar ist wie die der Krankenrolle. Familien, die in der Lage sind, offen miteinander zu kommunizieren, können sich darüber verständigen, welche Veränderungen notwendig sind, um die aus Krankheit und Schmerz resultierenden zusätzlichen Aufgaben zu bewältigen (Strauss et al., 1984). In vielen Familien mangelt jedoch es an der Fähigkeit zu wirksamer Kommunikation, was diese Form der Auseinandersetzung mit dem Problem erschwert oder gar unmöglich macht.

Oft wirken sich die chronischen Schmerzen eines Ehepartners auch nachteilig auf den anderen aus (Subramanian, 1991; Sullivan et al., 1991). Die Bewältigungsstrategien der Ehepartner unterscheiden sich nicht wesentlich von denjenigen der Patienten selbst (Schwartz & Slater, 1991; Snelling, 1990). Beide Partner sind einem größeren Risiko für emotionalen Stress oder Depressionen ausgesetzt (Ahern et al., 1985; Flor et al., 1987; Schwartz et al., 1991). Außerdem kann es zu Unzufriedenheit mit der Ehe (Ahern et al., 1985) und zu gesundheitlichen Problemen (Flor et al., 1987) kommen. Zweifellos übt die Art und Weise des Schmerzmanagements größeren Einfluss auf die Bewältigungsfähigkeiten des Partners aus als die Natur der Krankheit selbst oder die Schmerzintensität (Ahern et al., 1985; Flor et al., 1987).

Die Reaktionen der Familie auf ein Mitglied mit chronischen Schmerzen wirken sich wiederum darauf aus, wie die betroffene Person selbst damit fertig wird. Beispielsweise bekräftigen Ehepartner häufig die in Zusammenhang mit Schmerzen auftretenden Verhaltensweisen (das «Schmerzverhalten») des Betroffenen, indem sie bereits auf kleine Hinweise eingehen und den Schmerzen und Belastungen des Partners selektive Aufmerksamkeit schenken (Snelling, 1994; Jeffrey et al., 1993; Schwartz & Slater, 1991). Angesichts der wechselseitigen Beziehung zwischen Familienmitgliedern muss die gesamte Familie im pflegerischen Assessment berücksichtigt werden, wenn die Interventionen ihre Wirkung nicht verfehlen sollen.

7.3 Interventionen bei chronischen Schmerzen

Ein wirksames Schmerzmanagement setzt eine auf gegenseitiges Vertrauen gegründete Beziehung zwischen den Mitgliedern des Behandlungsteams und den Klienten voraus. Zwar ist Kommunikation stets vorhanden, doch kann sie zufriedenstellend oder unbefriedigend verlaufen (Twycross, 1985). Aus einer unbefriedigenden Kommunikation können ablehnende Haltungen erwachsen, was vermieden werden sollte. Die Pflegefachkraft sollte den Angaben des Klienten über seine Schmerzen Glauben schenken oder im Zweifel zumindest zu seinen Gunsten entscheiden. Den Angaben des Klienten zu misstrauen, bedeutet faktisch, ihn als Lügner bloßzustellen, was nicht nur gegen ethische Grundsätze verstößt, sondern auch eine äußerst unprofessionelle Reaktion darstellt. Darüber hinaus werden Klienten, die das Gefühl haben, dass das Personal sie ernst nimmt, vermutlich eher daran interessiert sein, andere Maßnahmen als die gewohnten auszuprobieren.

7.3.1 Problemlösungsprozess

Das Ziel des Managements nicht-maligner Schmerzen besteht darin, die Schmerzintensität so weit wie irgend möglich herabzusetzen und auf diese Weise die Lebensqualität des Klienten zu erhöhen und seine Funktionsfähigkeit zu optimieren. Damit eine Problemlösung erzielt werden kann, muss der Erstellung und Durchführung eines Behandlungsplans ein Assessment (eine Einschätzung) und eine Diagnosestellung vorausgehen. Zur Überprüfung der Effektivität des Pflegeplans ist als abschließender Schritt eine Evaluation durchzuführen. Die Schritte vom Assessment bis hin zur Evaluation folgen nicht einzeln und getrennt aufeinander, sondern überschneiden sich. Der auf die Pflege zugeschnittene Problemlösungsprozess wird *Pflegeprozess* genannt.

Die Ersteinschätzung umfasst Anamnese, Beobachtung und körperliche Untersuchung. Es müssen sowohl die eventuell vorhandenen objektiven Befunde erhoben als auch die subjektiven Faktoren erfasst werden. Zu letzteren gehört beispielsweise, wie der Klient den Schmerz wahrnimmt und wie er darauf reagiert. Bei Kindern und älteren Menschen ist besondere Sorgfalt geboten, da es die in dieser Hinsicht existierenden Unterschiede zu berücksichtigen gilt. Der in **Abbildung 7-1** auf S. 256 dargestellte Erhebungsbogen zur Schmerzersteinschätzung lässt sich sowohl in der Klinik als auch in der häuslichen Pflege gut anwenden, ist leicht an die Bedürfnisse des Klienten anzupassen und zur Einschätzung eines jeden Schmerztyps geeignet. Für therapeutische Zwecke darf der Bogen ungeachtet des Copyrights vervielfältigt werden, solange es nutzbringend erscheint. In **Tabelle 7-2** auf S. 257 findet sich eine Erläuterung der einzelnen Punkte des Assessments. Wegen des starken Einflusses der Familien auf die Klienten sind manche Autoren der Ansicht, dass zusammen mit anderen Faktoren auch eine Einschätzung des Familiensystems vorgenommen werden sollte (Flor et al., 1987).

Die Analyse der erhobenen Daten ermöglicht die Diagnosestellung. Anzustrebende Behandlungsergebnisse und in Frage kommende Interventionen sollten in Zusammenarbeit mit dem Klienten festgelegt werden. Gleiches gilt für die Planung, wie die Ziele erreicht und die Interventionen durchgeführt werden sollen.

Außer den in diesem Kapitel vorgestellten Interventionen für die Behandlung von nicht-malignen Schmerzen gibt es natürlich noch weitere Maßnahmen. Die für dieses Kapitel ausgewählten Interventionen sind auf die klinisch tätige Pflegefachkraft zugeschnitten und können durchgeführt werden, ohne dass eine umfangreiche zusätzliche Schulung oder Ausbildung erforderlich ist. Ein Großteil davon wurde von McCaffery & Beebe (1989) übernommen. Sonstige Quellen werden ebenfalls angegeben. Die hier aufgeführten Richtlinien und Grundprinzipien beziehen sich auf die medikamentöse Behandlung und eine Reihe nicht-invasiver Maßnahmen zur Linderung und Beseitigung der Schmerzen oder zur Vorbeugung gegen ihr erneutes Auftreten. Ferner beinhaltet das vorlie-

Patientenname _____ Alter _____ Datum _____
Diagnose _____ Arzt _____ Zimmer _____
                                            Pflegeperson _____

1. LOKALISATION: Patient oder Pflegefachkraft markiert die Zeichnung

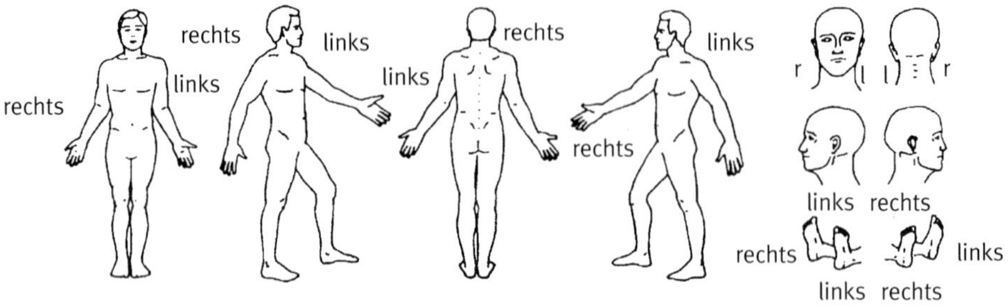

```
                rechts        links           rechts         links
          links          links           links                        r  l   l  r
    rechts                                              rechts
                                                                       links  rechts
                                                                   rechts         links
                                                                       links  rechts
```

II. INTENSITÄT: Patient stuft die Schmerzstärke ein. Verwendete Skala: _____
    Aktueller Zustand: _____
    Stärkstes Schmerzmaß: _____
    Schwächstes Schmerzmaß: _____
    Akzeptables Schmerzmaß: _____

III. QUALITÄT: (Verwenden Sie die Worte des Patienten, z. B. stechend, dumpf, brennend klopfend, ziehend, spitz) _____

IV. BEGINN, ÄNDERUNGEN IM VERLAUF, RHYTHMEN: _____

V. ART DES SCHMERZAUSDRUCKS: _____

VI. WAS LINDERT DIE SCHMERZEN? _____

VII. WAS VERURSACHT/VERSTÄRKT DIE SCHMERZEN? _____

VIII. AUSWIRKUNGEN DER SCHMERZEN (Vermerken Sie einen reduzierten Allgemeinzustand, herabgesetzte Lebensqualität etc.) _____
Begleitsymptome (z. B. Übelkeit): _____
Schlaf: _____
Appetit: _____
Körperliche Aktivitäten: _____
Verhältnis zu anderen (z. B. Reizbarkeit): _____
Gefühle (z. B. Ärger, Suizidtendenzen, Weinen): _____
Konzentrationsfähigkeit: _____
Anderes: _____

IX. ZUSÄTZLICHE BEMERKUNGEN: _____

X. PLAN: _____

Quelle:. Mit freundlicher Genehmigung entnommen aus McCaffery, M. & Beebe, A. (1989) sowie Letham, J. & Osterbrink, J. (Hrsg.) *Schmerz*. Ullstein Mosby, Berlin/Wiesbaden 1997

Abbildung 7-1: Erhebungsbogen zur Schmerzersteinschätzung (darf für therapeutische Zwecke vervielfältigt werden)

Tabelle 7-2: Erläuterungen zu den einzelnen Abschnitten des Erhebungsbogens zur Schmerzersteinschätzung

I. Lokalisation	Schmerzende Körperstellen können auf den Abbildungen markiert werden. Ist der Klient dazu selbst nicht in der Lage, soll er auf die entsprechenden Stellen zeigen, und eine andere Person übernimmt das Markieren.
II. Intensität	Übertragen Sie die Schmerzintensität in Zahlen oder Worte, um eine möglichst objektive Beschreibung für eine subjektive Erfahrung zu erhalten. Eine Schmerzskala muss verständlich sein, konsistent bei diesem Klienten angewendet werden, und es sollte schriftlich festgehalten werden, wenn die Skala benutzt wird. Die Art der Skala spielt dabei keine Rolle.
Numerische Skalen (0–5, 0–10 usw.)	Null bedeutet keine Schmerzen, und die höchste Zahl entspricht der höchsten Schmerzintensität. Wichtig dabei ist zu wissen, was der Klient als akzeptables Maß an Schmerzen betrachtet, denn dies liefert einen Hinweis auf die Schmerztoleranz. Diese Ausprägung sollte das zunächst anzustrebende Ziel sein.
Deskriptive Schmerzbezeichnungen	Ist der Klient aus irgendwelchen Gründen nicht in der Lage, eine numerische Skala zu verwenden, können Begriffe wie «keine Schmerzen», «schwache Schmerzen», «starke Schmerzen» oder «sehr starke Schmerzen» benutzt werden.
III. Qualität	Schmerzbeschreibungen können bei der Bestimmung der Schmerzursache und bei der Durchführung von effektiven Maßnahmen zur Schmerzkontrolle hilfreich sein. Wenn der Klient Schwierigkeiten bei der Beschreibung des Schmerzes hat, schlagen Sie ihm Beschreibungen vor.
IV. Beginn, Änderungen im Verlauf, Rhythmen	Stellen Sie zur Einschätzung des Schmerzes noch weitere Fragen, z. B. über bisherige Dauer, Veränderungen der Intensität oder Qualität, Auslöser oder verstärkende bzw. lindernde Umstände usw..
V. Art des Schmerzausdrucks	Dieser Teil der Einschätzung ist besonders bei Klienten wichtig, die aus irgendwelchen Gründen nicht verbal kommunizieren können. In solchen Fällen können Familienmitglieder Anhaltspunkte geben, auf welche anderen Schmerzausdrucksweisen geachtet werden muss. Für Klienten, die sich verbal äußern können, sollten diese Ausdrucksweisen nur als Hinweis auf die Existenz von Schmerzen dienen und nicht als die einzigen Indikatoren dafür herangezogen werden.
VI. Was lindert die Schmerzen?	Spezielle vom Klienten zu Hause verwendete schmerzlindernde Maßnahmen können in den Pflegeplan integriert werden.
VII. Was verursacht oder verstärkt die Schmerzen?	Bei der Pflegeplanung sollten entsprechende Aktivitäten oder Faktoren berücksichtigt und vermieden werden.
VIII. Auswirkungen der Schmerzen	Dieser Punkt liefert Hinweise dafür, in welchem Umfang sich die Schmerzen im täglichen Leben negativ auswirken und welche anderen Symptome möglicherweise einer Kontrolle bedürfen.
IX. zusätzliche Bemerkungen:	Notieren Sie hier alle weiteren Informationen vom Klienten hinsichtlich seiner Schmerzen.
X. Plan	Hier sollte der Ausgangsplan zur Schmerzkontrolle aufgeführt werden. Änderungen sind im Schmerzprotokoll festzuhalten (vgl. Abb. 7-2 S. 261).

gende Kapitel Informationen über Schmerzmanagementprogramme.

Bei den meisten Studien über Schmerzmanagement steht der Klient im Mittelpunkt, und deswegen ist wenig bekannt über spezielle Interventionen für Familienangehörige. Die bisher durchgeführten Studien über die Beteiligung der Familie an der Schmerzbehandlung legen nahe, dass verhaltensorientierte Methoden gut geeignet sind. Die Bekräftigung des negativen Schmerzausdrucks oder Schmerzverhaltens durch die Familienmitglieder (Fordyce, 1976; Jeffrey et al., 1993; Schwartz & Slater, 1991; Snelling, 1994) muss umgewandelt werden in eine Verstärkung von Verhaltensweisen, die sich nicht auf den Schmerz beziehen. Werden solche Verhaltensweisen verstärkt, zeigen sich beim Klienten oft auch positive Veränderungen in verschiedenen Lebensbereichen, so etwa die Wiederaufnahme der Erwerbstätigkeit, eine Steigerung des Aktivitätsniveaus und eine verminderte Inanspruchnahme des Gesundheitssystems (Anderson et al., 1977; Cutler et al., 1994).

Klienten, deren Denkweise als sehr negativ eingestuft wurde und die in desorganisierten Familien mit starken Kontrolltendenzen leben, gehören zu einer besonders gefährdeten Klientengruppe, für die individuell zugeschnittene Interventionen erforderlich sind (Tota-Faucett et al., 1993). Clarkin et al. (1979) empfehlen familientherapeutische Maßnahmen, wenn das Schmerzproblem durch Konflikte innerhalb der Familie verschlimmert wird oder Stress auftritt, weil Schwierigkeiten bestehen, die familiären Entwicklungsaufgaben zu bewältigen (siehe Kapitel 2 über Wachstum und Entwicklung). Allerdings liegen weder kontrollierte Studien über Familien in der Therapie vor, noch gibt es irgendwelche Kriterien für die Beurteilung der Effektivität einer solchen Therapie.

7.3.2 Medikamentöses Schmerzmanagement[1]

Die Verantwortung für die medikamentöse Schmerzkontrolle trägt das gesamte Behandlungsteam, wozu auch der Klient gehört. Das Ziel besteht in der dauerhaften Aufrechterhaltung einer bestmögliche Schmerzkontrolle bei gleichzeitiger weitgehender Vermeidung von Nebenwirkungen. Um dies zu erreichen, ist es notwendig, dass alle beteiligten pflegerischen und medizinischen Fachkräfte über fundierte Kenntnisse der pharmakologischen Kennwerte der zur Debatte stehenden Arzneistoffe verfügen, wirksame kommunikative Fähigkeiten besitzen und in der Lage sind, Forschungsstudien und andere wissenschaftliche Literatur zur Dokumentation oder zur Unterstützung eines Behandlungsplans einzusetzen.

Wenn für das Schmerzmanagement Arzneimittel in Betracht gezogen werden, denkt man zunächst an opiathaltige Analgetika. Doch schmerzlindernde Medikamente wirken nicht nur über die Veränderung der Schmerzwahrnehmung im Zentralen Nervensystem, sondern auch durch die Unterbrechung der für die Weiterleitung der Schmerzen verantwortlichen Mechanismen sowie durch Erhöhung der Schmerztoleranz, Blockierung des Inputs des peripheren Nervensystems oder Abbau von Ängsten und Depressionen. In manchen Fällen lässt sich eine Schmerzkontrolle mit Hilfe von opiatfreien Analgetika, adjuvanten Analgetika (Antidepressiva, Antikonvulsiva, Muskelrelaxanzien, Kortikosteroide usw.), Antibiotika oder Vasodilatanzien etc. herbeiführen. Der folgende Abschnitt beschränkt sich auf allgemeine Informationen über Opioide, Nicht-Opioide und Antidepressiva.

---

1 Der Abschnitt über medikamentöses Schmerzmanagement wurde überwiegend auf folgender Grundlage zusammengestellt: McCaffery & Beebe (1989) sowie Letham & Osterbrink (Hrsg.) *Schmerz*, Ullstein Mosby, Berlin/Wiesbaden 1997. Sonstige Quellen werden ebenfalls angegeben.

Voraussetzungen für die Verabreichung von Opioiden und Nicht-Opioiden zur Schmerzkontrolle

Für die Verabreichung von Schmerzmedikamenten gibt es drei äußerst wichtige Voraussetzungen, die es sicherzustellen gilt. Diese sind:

1. Verwendung eines präventiven Ansatzes
2. Exakte Dosierung, um eine optimale Wirkung zu erzielen
3. Einräumen eines Höchstmaßes an Kontrolle durch den Klienten.

Der *präventive Ansatz* besteht darin, dass die Medikation verabreicht wird, bevor der Schmerz auftritt oder stärker wird. Das kann sowohl die kontinuierliche Zuführung des Schmerzmittels über 24 Stunden hinweg bedeuten, es ist aber auch die Verabreichung «nach Bedarf» möglich, also sobald der Schmerz auftritt und bevor er außer Kontrolle gerät. Der präventive Ansatz weist eine Reihe von Vorteilen auf: kürzere Schmerzphasen für den Klienten, geringerer Verbrauch an Analgetika, weniger Nebenwirkungen durch die geringere Dosierung, weniger Angst vor dem Wiederauftreten von Schmerzen und allgemeine Zunahme der Aktivitäten. Klienten, die Schmerzmittel als Bedarfsmedikation erhalten, sollten darin unterwiesen werden, die Medikamente anzufordern oder eigenverantwortlich einzunehmen, sobald die Schmerzen auftreten oder bevor sie zunehmen.

Die *exakte Dosierung zur Erzielung einer optimalen Wirkung* ist dann gegeben, wenn ausreichend Schmerzmittel verabreicht werden, um den gewünschten Effekt mit möglichst wenig Nebenwirkungen zu erzielen. Zu diesem Zweck muss die Medikation genau auf die Bedürfnisse des Klienten abgestimmt werden, wozu folgende Maßnahmen nötig sein können: Adjustierung der Dosen nach oben oder unten, Veränderung der Zeitintervalle zwischen den Einzeldosen, Änderung der Darreichungsform oder Auswahl des geeignetsten Medikaments.

Zur genauen Ermittlung der Dosierung ist die ständige Evaluation der Reaktion des Klienten auf die Schmerzmedikation erforderlich. Eine *Überdosierung* liegt vor, wenn der Klient zu stark sediert ist oder irgendeine Form von Atemdepression zeigt. Um eine *Unterdosierung* handelt es sich, wenn der Schmerz kaum nachlässt oder zu schnell wieder auftritt. An der *Eignung des Medikaments* sollte gezweifelt werden, wenn so gut wie keine Schmerzlinderung, aber eine Sedierung des Klienten eintritt. Die *Häufigkeit der Verabreichung* sollte überprüft werden, wenn zwar eine ausreichende Schmerzlinderung erreicht wurde, diese aber nicht lange genug anhält. Eine häufige Ursache für die Unterversorgung von Schmerzpatienten ist das Wissensdefizit hinsichtlich der äquianalgetischen Dosierung (d. h. vergleichbare Dosiermöglichkeiten hinsichtlich ihrer schmerzstillenden Wirkungen) (Foley, 1985). Eine äquianalgetische Tabelle (in jeder guten Dokumentation über medikamentöse Schmerztherapie zu finden) kann als Orientierungshilfe für Menge und Darreichungsform von Schmerzmitteln dienen. Die Tabelle sollte gut sichtbar angebracht, routinemäßig zu Rate gezogen und regelmäßig auf dem neuesten Stand gehalten werden.

Die dritte grundlegende Voraussetzung besteht darin, dem Klienten ein *Höchstmaß an Kontrolle* einzuräumen. Der Begriff *patientenkontrollierte Analgesie* kann definiert werden als «die Selbstverordnung aller Formen der Schmerzkontrolle durch den Patienten» mit Hilfe von «Methoden, welche die Sicherheit des Patienten gewährleisten sowie seine Fähigkeit und Bereitschaft, diese Kontrolle auszuüben, berücksichtigen» (McCaffery & Beebe, S. 80). Nicht alle Klienten sind für eine patientenkontrollierte Analgesie geeignet. Manche können die Anweisungen nicht verstehen, anderen fehlt das notwendige Selbstvertrauen zur Handhabung ihrer Situation. Ideal wäre es, wenn alle Klienten die Chance erhalten würden, selbst zu entscheiden, ob sie die Schmerzkontrolle eigenverantwortlich durchführen möchten. Zumindest sollte es ihnen aber erlaubt sein, soviel Kontrolle auszuüben, wie sie sich selbst zutrauen.

Opioide

Häufig beschäftigt sich das pflegerisch-medizinische Personal stärker mit den Milligrammzahlen eines gegen Schmerzen verabreichten Opioids als damit, ob und wie der Patient auf die Dosis anspricht. Dies ist umso bedauerlicher, als die Reaktionen von Klienten auf Schmerzmittel bekanntlich unterschiedlich ausfallen. Unerlässlich für einen effektiven Einsatz von Analgetika sind daher genau auf den Klienten zugeschnittene Einzeldosen, Darreichungsformen und Zeitabstände der Einnahme sowie eine individuell abgestimmte Medikamentenwahl. In jedem Fall gilt es, eine Unterversorgung zu vermeiden. In dem Maße, wie die Toleranz gegen das Medikament steigt, muss auch die Dosis eines Opioids erhöht werden. Die gleichzeitige Toleranzentwicklung gegen Atemdepression macht die Bedenken des Personals wegen dieser Nebenwirkung der Opioide glücklicherweise überflüssig. Tritt bei einer Person, die bei Bewusstsein ist, dennoch eine opioidinduzierte Atemdepression auf, wird die Atemtätigkeit weiter funktionieren, wenn man sie aktiv zum Atmen anhält (Jaffe & Martin, 1985).

Ein ständiges Assessment der Wirksamkeit der Medikation kann mit Hilfe eines Protokolls über den Schmerzverlauf durchgeführt werden (vgl. **Abbildung 7-2**), wobei es keine Rolle spielt, ob die Einschätzung in der Klinik oder zu Hause vorgenommen wird. Das Protokoll lässt sich beliebig abändern, doch die folgenden Komponenten sollten in jedem Fall enthalten sein: Zeitpunkt des Assessments, Einstufung der Schmerzintensität durch den Klienten, verwendete Medikamente (Dosis, Zeit der Gabe, Art der Verabreichung) und physiologische Reaktionen (insbesondere Status der Atmung). Außerdem ist es sinnvoll, noch einige zusätzliche Punkte ins Protokoll aufzunehmen, wie etwa sonstige einzuschätzende Parameter und weitere Techniken, die zur Verbesserung der Schmerzkontrolle bereits verwendet werden oder zur Anwendung kommen könnten.

Wichtig für medizinisches und pflegerisches Fachpersonal ist es, stets daran zu denken, dass eine parenteral (i. m., i. v., s. c.) verabreichte Dosis eines opiathaltigen Analgetikums die zwei- bis sechsfache Wirkung einer gleich großen oral verabreichten besitzt (Wright, 1981). Wenn ein Klient die orale Einnahme des Schmerzmittels ablehnt, ist dies keinesfalls ein Hinweis dafür, dass er süchtig ist und nur seinen «Schuss» haben möchte, sondern vielmehr dafür, dass über die orale Verabreichung keine ausreichende Schmerzlinderung erzielt wird (McCaffery & Beebe, 1989). Die häufigste Ursache für eine Unterversorgung bei oraler Applikation sind mangelnde Kenntnisse über äquianalgetische Dosierungsmöglichkeiten (Foley, 1985).

Bestehen Sicherheitsbedenken bei der Verabreichung von Schmerzmedikamenten, sollte zur Kontrolle möglicher Nebenwirkungen ein Schmerzprotokoll geführt werden, was auch der eigenen Beruhigung und Sicherheit dient. In der Regel fällt es den Pflegekräften leicht, die Medikation bei Bedarf zu reduzieren, doch es herrschen eher Skepsis und ein «ungutes Gefühl», wenn höhere Dosierungen als üblich benötigt werden oder keine ausreichende Schmerzlinderung zustande kommt. Gegen diesen inneren Widerstand hilft das Führen eines Schmerzprotokolls, denn es ermöglicht auf einfache Weise einen schnellen Überblick über sämtliche Dosiserhöhungen oder Dosisreduzierungen, über Reaktionen des Klienten und alle zusätzlich durchgeführten Maßnahmen. Diese Form der Rückversicherung kann die Effektivität des Schmerzmanagements nur verbessern.

Unter Umständen bedarf es einer Nachschulung des Fachpersonals, damit es sich von seiner Befürchtung, die Klienten möglicherweise süchtig zu machen, befreien kann. Solange die Medikamente ausschließlich zur Schmerzkontrolle eingesetzt werden, besteht keine Suchtgefahr. Nimmt die Wirksamkeit einer bestimmten Dosis ab und werden deshalb größere Mengen benötigt, weist dies lediglich auf die Entwicklung einer Arzneimitteltoleranz hin. Es gilt, sich die überwältigende Mehrheit jener Patienten in Erinnerung zu rufen, die von sich aus keine Opioide mehr einnehmen, sobald ihre Schmerzen nicht mehr vorhanden sind (Anderson &

Patient _____ Datum _____
Verwendete Schmerzskala* _____
Ziel: Evaluation der Sicherheit und Wirksamkeit der eingesetzten Analgetika
Verordnete Analgetika _____

Zeit	Schmerzmaß	Analgetikum	Atmung	Puls	RR	Wachzustand	Anderes**	Plan und Bemerkungen

*_Schmerzmaß:_ Es können verschiedene Skalen eingesetzt werden. Vermerken Sie , welche Skala benutzt wird, und verwenden Sie immer wieder die gleiche Skala, z. B. 0-10 (0 = keine Schmerzen, 10 = stärkste Schmerzen).
**_Anderes:_ Diese Spalte dient nach Maßgabe zur Aufnahme weitere Daten wie z. B. Stuhlgang, Aktivitäten, Übelkeit und Erbrechen, andere schmerzlindernde Maßnahmen. Notieren Sie die Nebenwirkungen, die dem Patienten, seiner Familie, dem Arzt und den Pflegefachkräften die meisten Probleme bereiten.

Quelle: Mit freundlicher Genehmigung entnommen aus McCaffery, M. & Beebe, A. (1989) sowie Latham, J. & Osterbrink, J. (Hrsg.) _Schmerz._ Ullstein Mosby, Berlin/Wiesbaden 1997

Abbildung 7-2: Schmerzprotokoll (darf zu therapeutischen Zwecken vervielfältigt werden)

Leikersfeldt, 1996; Schofferman, 1993; Sees & Clark, 1993).

Morphin, das Standardmedikament zur Behandlung von extrem starken akuten Schmerzen und chronischen Krebsschmerzen (American Pain Society, 1987) ist nur eines der vier am häufigsten verwendeten stark wirkenden Opioide. Bei den anderen drei handelt es sich um Hydromorphin, Levorphanol und Methadon, und alle vier sind gleichermaßen zur Schmerzbekämpfung geeignet. Welches davon ausgewählt wird, hängt unter anderem von folgenden Punkten ab: bisherige Schmerzerfahrungen des Klienten, Anzahl und Schwere der aufgetretenen Nebenwirkungen, Konzentration oder Wirkstoffmenge der verfügbaren Einzeldosen, Dringlichkeit der Resorption oder Wirkung, Wirkdauer des Medikamentes und charakteristischen kumulativen Effekten. Es empfiehlt sich, in diesem Zusammenhang die aktuellen Richtlinien der Weltgesundheitsorganisation heranzuziehen.

Ferner machen McCaffery und Beebe (1989) darauf aufmerksam, dass Pethidin, obwohl es sehr ausgiebig zum Einsatz kommt, wegen der potentiell damit verbundenen Probleme nicht zu empfehlen ist (American Pain Society 1987, S. 4; Foley & Inturisi 1987, S. 214). Pethidin besitzt eine kürzere Wirkdauer als andere Opioide (Beaver, 1980; Jaffe & Martin, 1985), vor allem bei jungen Menschen (Kaiko, 1980) und bei Rauchern (Jick, 1974). Dieses Opioid kann Gewebeirritationen verursachen und möglicherweise zu einer Muskelfibrose führen (Beaver, 1980; Jaffe & Martin, 1985), neuropsychiatrische Effekte auslösen (Miller & Jick, 1978) oder durch Akkumulation aktiver Metaboliten eine erhöhte Toxizität entwickeln (Kaiko et al., 1983). Darüber hinaus wird bei oraler Verabreichung im Allgemeinen eine inadäquate Dosierung verschrieben, was zu ungenügender Schmerzkontrolle führt, wenn diese Applikationsform gewählt wird.

Nicht-Opioidanalgetika

Die bekannteste Gruppe der Nicht-Opioidanalgetika sind die nicht-steroidalen Antirheumatika, und zwar nicht nur dank ihrer entzündungshemmenden Wirkung, sondern auch wegen ihrer Effektivität bei der Schmerzkontrolle. Ihre Wirkung setzt in erster Linie am peripheren Nervensystem an. Weitere Informationen über die Wirkmechanismen dieser Gruppe von Nicht-Opioidanalgetika finden sich in der pharmakologischen Fachliteratur.

Dass die schmerzlindernde Wirkung von nicht-steroidalen Antirheumatika unterschätzt und viel zu wenig genutzt wird, ist keine Neuigkeit; die meisten Laien und Fachleute sind sich der Wirksamkeit dieser Arzneistoffe als Analgetika nicht bewusst. McCaffery und Beebe (1989) weisen auf Studien hin, die die Wirksamkeit dieser Gruppe von Nicht-Opioidanalgetika bei postoperativen Patienten eindeutig belegen (Dionne & Cooper, 1978; Slavic-Svircev et al., 1984; Tejada, 1986; Reasbeck et al., 1982). Gleiches gilt für die alleinige Medikation zur Schmerzkontrolle bei manchen Krebspatienten (Kantor, 1984, Ventafridda et al., 1980) und in Kombination mit Opioiden für die Erzielung einer signifikanten Analgesie (Beaver, 1984). Obwohl nicht-steroidale Antirheumatika bei Erkrankungen des Bewegungsapparats wie zum Beispiel Arthritis erfolgreich eingesetzt werden, finden sie noch keine breite Anwendung bei der Behandlung maligner und nicht-maligner Schmerzen. In manchen Fällen erweisen sie sich bei Rückenschmerzen als effektiv (Kantor, 1982; Brena, 1983; Davis, 1996; Kantor, 1982), sie können Migräneanfälle abschwächen oder ihnen vorbeugen (Bernstein, 1982) und Menstruationsbeschwerden lindern (Armadio & Cummings, 1986; Dingfelder, 1981; Wenzloff & Shrimp, 1984). Da jeder Mensch anders auf nicht-steroidale Antirheumatika anspricht, beziehungsweise besser oder schlechter auf die jeweiligen Medikamente dieser Gruppe reagiert, variiert auch die analgetische Wirkung (Beaver, 1988, Pace, 1995; Portenoy & Kanner, 196).

Maßgeblich für die Auswahl des geeigneten nicht-steroidalen Antirheumatikums sind die interindividuellen Unterschiede, beispielsweise solche hinsichtlich Wirksamkeit, Nebenwirkungen, Verträglichkeit oder Compliance (Portenoy & Kanner, 1996; Williams, 1986). Anhand äquianalgetischer Tabellen wird deutlich, dass eine durchschnittliche Dosis von Nicht-Opioiden ebenso wirkungsvoll sein kann wie eine niedrige oral verabreichte Dosis Opioide. Nicht verschreibungspflichtige Nicht-Opioidanalgetika wie acetylierte Salicylate (Aspirin®) können wirksam und sicher auch für den Hausgebrauch zur Schmerzbekämpfung eingenommen werden.

Nicht-steroidale Antirheumatika sollten erst bei anhaltenden leichten bis mäßigen Schmerzen eingenommen werden. Gegebenenfalls sollte eine regelmäßige Einnahme über 24 Stunden erfolgen. Werden zusätzlich Opioide benötigt, ist die Verabreichung der Antirheumatika möglichst fortzusetzen. Die Kombination von Opioiden und Nicht-Opioiden ist eine sichere und folgerichtige Methode der Schmerzbekämpfung, denn dadurch wird der Schmerz in verschiedener Weise eingedämmt, und auch eventuelle Nebenwirkungen sind unterschiedlich. Die gleichzeitige Verabreichung birgt dabei keine größere Gefahr als eine alternierende Gabe. Die analgetische Wirkung von Nicht-Opioiden erreicht etwa zwei Stunden nach der Verabreichung den Höhepunkt – einer Zeitspanne also, nach der die Wirkung von Opioiden bei intramuskulärer Applikation eher abnimmt. Nicht-Opioide besitzen in Kombination mit opioidhaltigen Analgetika eine additive Wirkung und führen somit nicht nur zu einer Abnahme der benötigten Opioidmenge, sondern eben auch zu weniger opioidbedingten Nebenwirkungen (Beaver, 1981, 1988; Portenoy & Kanner, 1996).

Wenn mit oral verabreichten Opioiden keine umfassende Schmerzlinderung erzielt wird, sollten sie durch regelmäßig über 24 Stunden gegebene Einzeldosen von Nicht-Opioiden ergänzt werden. Um bei einem Kombinationspräparat die optimale therapeutische Dosierung zu erhalten, empfiehlt es sich, die Medikation durch eine angemessene Menge des enthaltenen Nicht-Opioids zu komplettieren, da gerade diese Komponente in der Regel bei weitem nicht als optimale therapeutische Dosis enthalten ist. Ein Klient, der Opioidanalgetika parenteral erhält und bei dem eine orale Medikamenteneinnahme möglich ist, sollte bei anhaltenden Schmerzen oder bei Verabreichung des Opioids zur Behandlung von gelegentlichen Schmerzen auch ein nicht-steroidales Antirheumatikum bekommen (McCaffery & Beebe, 1989; Portenoy & Kanner, 1996).

Antidepressiva

Die zur Gruppe der adjuvanten Analgetika gehörenden Antidepressiva werden für das Management von chronischen Schmerzen immer häufiger in Verbindung mit Opioid- und Nicht-Opioidanalgetika eingesetzt. Wenn auch der analgetische Wirkmechanismus der Antidepressiva noch nicht vollständig geklärt ist (Stein & Floman, 1990), verringern sie, wie verschiedene Studien zeigen, die Schmerzen sowohl bei depressiven als auch bei nicht-depressiven Probanden (Portenoy & Kanner, 1996; Stein et al., 1996; Watson, 1994). Interessant ist auch die Feststellung, dass bei Klienten mit chronischen Schmerzen, die auch über Schlafstörungen berichten, das problemlose Einschlafen und Durchschlafen ein Nebeneffekt der Antidepressiva selbst bei geringer Dosierung ist. Diese Medikamente entfalten ihre größte Wirksamkeit, wenn sie zusammen mit Analgetika und anderen Maßnahmen des Schmerzmanagements zur Anwendung kommen (Jeffrey, 1996).

7.3.3 Nicht-invasive Methoden der Schmerzkontrolle

Um Klienten mit chronischen Schmerzen Erleichterung zu verschaffen, stehen auch zahlreiche nicht-invasive Methoden der Schmerzbekämpfung zur Verfügung. Zu den *physikalischen Methoden* gehören Gegenreizung, Vibration, Perkussion, lokale Kälte- und Wärmeanwendungen, transkutane elektrische Nervenstimulation, Ergotherapie und Neuromodulation. *Am Zentralen Nervensystem ansetzende Methoden* verstärken die Schmerzakzeptanz und umfassen Yoga oder transzendentale Meditation, Entspannungstechniken, Psychotherapie und verhaltenstherapeutische Maßnahmen. Zu den mit

Suggestion arbeitenden Methoden zählen die Auslösung von Placeboeffekten, Hypnose und geleitete Imagination (Mehta, 1986).

Welches Verfahren für einen bestimmten Klienten oder in einer bestimmten Situation angebracht ist, muss bei nicht-invasiven Behandlungsmethoden nach dem Versuch-Irrtum-Prinzip ausprobiert werden. Die einzelnen Techniken und Methoden lassen sich beliebig miteinander kombinieren. Ein Klient, der das Gefühl hat, dass ihm geglaubt wird und die Pflegefachkraft ernsthaft zu helfen versucht, wird auch lange genug kooperieren, um zu dem einen oder anderen positiven Ergebnis zu gelangen. Im Folgenden wird nur eine kleine Auswahl aus der Unmenge von Methoden vorgestellt, wobei sich die Erläuterungen an den Ausführungen von McCaffery und Beebe (1989) orientieren. Die erwähnten Verfahren sind zwar offensichtlich effektiv, doch liegen nur in begrenztem Umfang Forschungsergebnisse vor, was die Dokumentation der Ergebnisse und die Rechtfertigung der Verwendung manchmal schwierig macht.

Kutane Stimulation

Der Begriff kutane Stimulation bezeichnet ganz einfach die Stimulation der Haut zum Zweck der Schmerzbekämpfung, insbesondere bei lokalisierten Schmerzen. Was für manche Menschen und ihr Schmerzempfinden geeignet ist, muss nicht unbedingt auch bei anderen wirken. Obwohl die Wirkungsmechanismen nicht genau geklärt sind, geht die «Gate-Control»-Theorie davon aus, dass die Stimulation der Haut eine Aktivierung der dicken myelinisierten Nervenfasern bewirkt, die das Tor für die über die dünnen myelinisierten Nervenfasern weitergeleiteten Schmerzsignale schließen. Andere Erklärungen basieren auf der Annahme, dass einige Formen der kutanen Stimulation den Endorphinspiegel erhöhen oder die Schmerzsensibilität herabsetzen.

Zwar umfasst die kutane Stimulation eine Vielzahl physikalischer Maßnahmen, doch liegen kaum Erkenntnisse darüber vor, unter welchen Bedingungen welche davon am geeignetsten ist oder wie lange sie jeweils angewendet werden sollte usw. Die Vorstellungen über die Wirkung von Wärme, Kälte und anderer Formen der kutanen Stimulation leiten sich wahrscheinlich eher aus Überlieferungen und persönlichen Erfahrungen ab, als dass sie überprüfbare wissenschaftliche Forschungsarbeit zur Grundlage hätten.

Die kutane Stimulation ist keine kurative Methode, und ihre Auswirkungen sind unterschiedlich und nicht vorhersagbar. Trotzdem lindert sie im Allgemeinen den Schmerz im Verlauf der Anwendung oder danach. Während einige Formen am besten bei akuten, lokalisierten Schmerzen wirken, scheinen andere bei chronischen Schmerzen erfolgreicher zu sein. Bei vielen dieser Stimulationsmethoden ist eine aktive Teilnahme des Klienten nur in geringem Umfang erforderlich, weshalb sie sich besonders für Klienten mit Einschränkungen im Bereich der körperlicher oder geistigen Energie eignen. Zu den potentiellen Vorzügen kutaner Stimulation zählen: Verringerung der Schmerzintensität, Linderung von Muskelkrämpfen bei Knochen- oder Gelenkserkrankungen oder Nervenwurzelreizungen sowie eine allgemeine Erhöhung des Aktivitätsniveaus.

Die Auswahl der richtigen Methode für einen bestimmten Klienten ist nicht immer leicht. Es muss nicht nur die geeignetste Form der Stimulation gewählt werden, sondern es gilt darüber hinaus, Entscheidungen über die Behandlungsstelle sowie über Anwendungsdauer und -häufigkeit zu treffen. Hinzu kommen Überlegungen, welche Abänderungen der Methode eventuell erforderlich sind, um die beste Wirkung zu erreichen. Eine Reihe von Stimulationsarten wie Wärme- und Kälteanwendungen können, sofern keine Kontraindikationen vorliegen, abwechselnd angewendet werden (Minor & Sanford, 1993; Owens & Ehrenreich, 1991; Snyder, 1985).

Bei der Auswahl einer Methode sollten folgende Faktoren berücksichtigt werden: Verfügbarkeit, Kosten, erforderlicher Zeitaufwand, Sicherheit, mögliche Nebenwirkungen, potenzielle Effektivität, Kontraindikationen und Akzeptanz seitens des Klienten. Der Klient sollte die Methode möglichst selbst auswählen.

Nicht alle Formen der kutanen Stimulation können ohne spezielle Schulung oder besonderes Training durchgeführt werden. In **Tabelle 7-3** auf S. 262 sind jedoch einige Methoden aufgeführt, die ohne Zusatzausbildung im klinischen Bereich eingesetzt werden können. Wie bei den einzelnen Methoden jedoch genau vorzugehen ist, wird nicht erläutert, weshalb es sich empfiehlt, die entsprechende Fachliteratur zu konsultieren, bevor irgendeine dieser Formen der kutanen Stimulation am Klienten ausprobiert wird (z. B. Ernst & Failka, 1993; McCaffery & Beebe, 1989; Snyder, 1985).

Ablenkung

Die Ablenkung vom Schmerz wird erreicht, wenn die gesamte Aufmerksamkeit auf andere Reize als die Schmerzempfindung gelenkt wird. Genauso wie Kinder mit anderen Aktivitäten von etwas abgelenkt werden können, haben Ehepartner und andere Familienmitglieder die Möglichkeit eine Person, die unter Schmerzen leidet, davon abzulenken. Lesen, Singen, Musikhören und therapeutischer Humor sind nur einige der möglichen Ablenkungsmethoden (Mobily et al., 1993).

Wird ein anderer Sinnesreiz verstärkt oder die Konzentration auf weniger unangenehme Qualitäten der Schmerzempfindung gelenkt – zum Beispiel auf Druck oder Wärme – steht der eigentliche Schmerz nicht mehr ausschließlich im Zentrum der Aufmerksamkeit des Klienten. Auf diese Weise wird der Schmerz als weniger intensiv, erträglicher und akzeptabler wahrgenommen. Dies trifft auch bei sehr starken Schmerzen zu. Ablenkung ist nicht nur zur Schmerzlinderung geeignet, sondern verbessert durch die Konzentration auf erfreuliche Dinge auch die Stimmungslage, was wiederum ein Mittel gegen Depression darstellt und dem Klienten ein Gefühl der Kontrolle über die Schmerzerfahrung vermittelt.

Die Techniken der Ablenkung sind leicht erlernbar und so lange effektiv, wie die ablenkenden Reize vorhanden sind. Sie eignen sich für Eingriffe mit kurzen Schmerzepisoden von bis zu einer Stunde wie etwa Lumbalpunktion, Knochenmarkpunktion, Wundreinigung bei Verbrennungen oder anderen Wunden, Verbandswechsel, ungewöhnlich schmerzhafte Injektionen usw. Durch Ablenkung wird der Schmerz an den Rand des Bewusstseins gedrängt, aber nicht völlig beseitigt. Ablenkung ist kein Ersatz für Medikamente, sollte aber als zusätzliche Maßnahme vor oder während der Durchführung eines schmerzhaften Eingriffs angewendet werden.

Als bedeutend effektiver erweisen sich Ablenkungstechniken, wenn der Klient ein gewisses Maß an Kontrolle über die Schmerzempfindung haben möchte und die Bereitschaft vorhanden ist, die entsprechenden Techniken auszuprobieren. Voraussetzungen hierfür sind: das Verstehen der Anleitungen, die körperliche Fähigkeit und Energie zur Durchführung der Aktivitäten und die Konzentrationsfähigkeit auf die gegebenen Reize. Da die meisten Ablenkungstechniken viel Zeit und Energie benötigen, eignen sie sich nicht für eine Anwendung über längere Zeiträume. Ferner sind sie ungeeignet bei hypersensibel reagierenden Klienten wie beispielsweise bei Personen mit Migräne oder Meningitis.

Wie bereits an früherer Stelle erwähnt, sollte die gewählte Technik der vorhandenen Energie und der Konzentrationsfähigkeit entsprechen. Wenn die Schmerzen an Intensität zunehmen, empfiehlt es sich, die Ablenkung komplexer zu gestalten. Bei sehr starken Schmerzen sollten jedoch einfache Ablenkungstechniken gewählt werden, da der Klient wahrscheinlich nur über begrenzte Energiereserven verfügt und nicht fähig ist, sich ausreichend zu konzentrieren. Sobald der Schmerz nachlässt, kann auch die Anwendung der Techniken reduziert werden.

Verwenden Sie, um die Ablenkungstechniken auf den einzelnen Klienten abzustimmen, hauptsächlich Methoden, die der Klient schon früher erfolgreich eingesetzt hat oder solche, die für den Klienten von Interesse sein könnten – individualisieren Sie die ablenkenden Reize. Treffen Sie Entscheidungen über die anzuwendenden Methoden mit dem Klienten zusammen

Tabelle 7-3: Hinweise für die Auswahl einer Methode der kutanen Stimulation

Massage	Minimale Nebenwirkungen und Kontraindikationen. Rücken- oder Körpermassagen können zeitaufwändig sein und möglicherweise nur leichte Schmerzen lindern, aber die Schmerzen müssen nicht lokalisiert sein. Die meisten Patienten mögen Massage. Schamhafte Patienten oder solche aus anderen Kulturen können Berührungen oder Entkleiden ablehnen. In diesen Fällen wäre eine Massage der Hände und Füße geeigneter, akzeptabler und sogar effektiver.
Akupressur	Druckpunktmassage auf Trigger- oder Akupunkturpunkte kann sehr effektiv sein, ist aber kurzzeitig unangenehm. Anfangs dauert es eine gewisse Zeit, bis die Punkte lokalisiert sind. Die Patienten können aber dann lernen, einige Triggerpunkte selbst zu stimulieren.
Vibration	Eine intensivere Form der Massage, die aber auch effektiver sein kann. Geringes Risiko für Gewebeverletzungen. Überprüfen Sie Verfügbarkeit und Kosten eines Vibrationsgerätes. Kann auch für Triggerpunkte verwendet werden. Möglicherweise unakzeptabel wegen der Geräusche oder der Intensität der Stimulation, wenn das Vibrationsgerät nicht regulierbar ist. Manchmal ist Vibration ein sehr kostengünstiger Ersatz für TENS (Transkutane Elektrische Nervenstimulation).
Wärme und Kälte	Bei genau lokalisierten Schmerzen wird mit dieser Methode vielleicht die beste Wirkung erzielt. Beide Applikationen können mit einem Minimum an Material angewendet werden. Sowohl Wärme als auch Kälte sollten so appliziert werden, dass die Intensität noch angenehm ist. Kälte ist vorteilhafter als Wärme. Unerwünschte Nebenwirkungen wie z. B. Verbrennungen treten bei der Anwendung von Wärme häufiger auf als bei Kälte, und es gibt mehr Kontraindikationen wie z. B. Blutungen und Schwellungen. Zur Schmerzlinderung ist Kälte meist effektiver als Wärme. Trotzdem bevorzugen Patienten im allgemeinen Wärme statt Kälte, und die Verwendung von Kälte erfordert oft etwas Überzeugungskraft.
Eisanwendungen/ -massagen	Eine gefrorene, auf die Haut applizierte Substanz ist für gewöhnlich unangenehm, doch diese Empfindung dauert nur ein paar Minuten, bis es zum Taubheitsgefühl kommt. Diese Anwendungen sollten maximal 10 Minuten ohne Unterbrechung andauern, wobei der Schmerz genau lokalisiert sein muss. Anwendungen dieser Art können selbst starke Schmerzen lindern. Es handelt sich um eine einfache, risikoarme Technik bei kurzen, schmerzhaften Eingriffen, besonders effektiv ist sie bei Schmerzen durch Nadelstiche in Zusammenhang mit Gefäßverödungen. Die Substanzen können an Triggerpunkten appliziert werden. Die Anwendung ist ein sehr kostengünstiger Ersatz für TENS.
Menthol	Bezieht sich auf mentholhaltige Substanzen zur Anwendung auf der Haut. Die Wirkung nimmt mit der Konzentration von Menthol zu, was bei höheren Konzentrationen aber unangenehme Empfindungen hervorrufen kann. Der Geruch ist nicht für jeden angenehm. Der Einsatz von Menthol wird stark durch kulturelle Faktoren beeinflusst; in Mitteleuropa ist die Nutzung eingeschränkt – im Gegensatz zu anderen z. B. asiatischen Kulturen. Das Verfahren ist kostengünstig. Nach der ersten Verwendung hat Menthol eine Dauerwirkung, ohne nochmals aufgetragen werden zu müssen. Gut geeignet für eine Anwendung über Nacht.
TENS	Im Vergleich zu den oben genannten Methoden ist die Transkutane Elektrische Nervenstimulation deutlich teurer, nicht immer verfügbar und erfordert einen größeren Zeitaufwand für die Anleitung von Krankenpflegepersonal und Patienten. Das Verfahren ist aber besser erforscht und wird von vielen als «wissenschaftlichere» Methode angesehen.

Quelle: Mit freundlicher Genehmigung entnommen aus McCaffery, M. & Beebe, A. (1989) sowie Letham, J. & Osterbrink, J. (Hrsg.) *Schmerz*. Ullstein Mosby, Berlin/Wiesbaden 1997

und bevor sie notwendig werden, und verschaffen Sie dann dem Klienten die Gelegenheit, die Ablenkungsübungen regelmäßig zu praktizieren.

Ablenkungstechniken sind am effektivsten, wenn möglichst viele Sinne angesprochen werden. So kann beispielsweise die visuelle Konzentration auf einen bestimmten Gegenstand mit langsamem, rhythmischem Atmen, der angenehmen rhythmischen Massage einer Körperregion oder mit leisem bzw. lautem Singen kombiniert werden. Beim aktiven Musikhören ist es möglich, eine höhere Lautstärke einzustellen, wenn die Schmerzen stärker werden und eine niedrigere, wenn sie nachlassen. Fordert man den Klienten auf, ein Bild zu beschreiben, so vereinigt dieses Vorgehen eine Ablenkung auf der visuellen, verbalen und auditiven Ebene.

Cousins (1981) machte die interessante Feststellung, dass Lachen von mindestens 20 Minuten Dauer eine Form der Ablenkung darstellte, die einen Überhangeffekt aufwies – und zwar insofern, als die Schmerzlinderung nach Beendigung des Lachens weiter bestand. Außerdem ist Lachen ist ein Bestandteil von Entspannung. Allerdings sind die individuellen Maßstäbe für Humor sehr verschieden. Die vorliegenden Studien über die Auswirkungen des Lachens befassen sich zwar in erster Linie mit Krebskranken, doch ist das Lachen wichtig für alle Personen, die unter Schmerzen leiden oder sich unwohl fühlen. Wenn Familien dazu angehalten werden, Humor als Ablenkung einzusetzen und das Lachen zu fördern, wirkt sich das nicht nur vorteilhaft auf den Schmerzpatienten selbst aus, sondern auch auf die Personen seiner Umgebung.

Nicht besonders erfolgversprechend sind Ablenkungsmethoden im Allgemeinen bei Klienten mit therapieresistenten Schmerzen. Fällt jedoch die gewohnte sensorische Stimulation wegen eines langweiligen oder monotonen Umfelds weg, oder sind die Klienten im Übermaß sinnentleerten Reizen ausgesetzt, kann mit einfachen und praktikablen Methoden eine Normalisierung des Spektrums an Sinnesreizen erreicht und der Schmerz erträglicher gemacht werden. Manche Klienten sind hoch motiviert, ihre Umgebung entsprechend zu verändern, während andere Widerstand leisten. Langeweile führt leicht zu noch mehr Langeweile, so dass solche Klienten Opfer genau des Problems werden, das es eigentlich zu lösen gilt.

Eine Verstärkung des sensorischen Inputs empfiehlt sich bei Klienten, die genug Energie und Potenzial besitzen, um sich ähnlichen Aktivitäten wie früher widmen zu können, bei solchen, die ausreichend Bereitschaft und Motivation dazu mitbringen und bei Klienten, die den negativen Einfluss ihres gegenwärtigen Umfelds erkannt haben. Für Menschen, die sich gelegentlich zu viel zumuten und dadurch ihre Schmerzen verstärken, ist eine Reduktion der Sinneseindrücke auf ein normales Maß hilfreich (Harding & Williams, 1995).

Bei Klienten, die ganz oder nahezu vollständig in ihren Schmerzen gefangen sind, führt die Normalisierung des sensorischen Inputs im Allgemeinen nicht zum Erfolg; in solchen Fällen ist eher ein interdisziplinärer Ansatz der Schmerzbekämpfung angezeigt. Ferner erweist sich die Technik der Ablenkung bei Personen mit starken Rückzugstendenzen als wenig brauchbar, weil diese möglicherweise erst ein Gefühl der Kontrolle über ihre Krankheit und deren Behandlung entwickeln müssen, bevor sie sich aktiv an der Gestaltung eines normaleren Tagesablaufes beteiligen.

An langweiligen und nicht so guten Tagen kann eine Normalisierung des Tagesablaufs durch die Planung von Aktivitäten erreicht werden, die typischen Tätigkeiten aus gesunden Tagen gleichen. Es sollte eine Liste aller früheren Alltagsaktivitäten erstellt werden, aus der der Klient diejenigen auswählt, die für ihn am wichtigsten oder erfreulichsten sind. Diese Liste dient dann als Grundlage für die Auswahl von Aktivitäten, die vom Klienten bei minimaler Anstrengung selbständig oder mit geringfügiger Hilfe durchgeführt werden können. Um zu vermeiden, dass die vom Schmerz ablenkenden Aktivitäten das normale Maß überschreiten und der Klienten sich überanstrengt, leistet ein schriftlich fixierter Tagesplan gute Dienste. Dem Klienten muss deutlich gemacht werden, dass das Erarbeiten und Durchführen eines solchen

Plans zwar keine leichte Aufgabe darstellt, diese aber mit anhaltender Unterstützung und zunehmendem Erfolg immer leichter zu bewältigen ist. Die ausgewählten Aktivitäten sollten, wie bereits erwähnt, soviel Sinnesmodalitäten wie möglich ansprechen. So kann zum Beispiel eine sanfte Gymnastik (taktil-kinästhetischer Reiz) gemeinsam mit einer befreundeten Person durchgeführt werden (verbaler Austausch), wobei Musik gehört wird (auditiver Reiz) und zusätzlich schriftliche Instruktionen oder eine Videoanleitung (visueller Reiz) vorhanden sind. Damit der Plan selbst nicht in die Langeweile führt, empfiehlt es sich, die Aktivitäten in regelmäßigen Abständen zu verändern und den Tagesablauf jedes Mal anders zu gestalten.

Die Klienten sollten ermutigt werden, die Regulation des sensorischen Inputs mit anderen schmerzlindernden Methoden wie etwa der Einnahme von Medikamenten zu kombinieren. Ein derartiges Vorgehen verschafft ihnen wesentlich mehr Möglichkeiten zur Entfaltung normaler Tagesaktivitäten. Alle an der Behandlung Beteiligten sind aufgerufen, ihren Klienten zur Seite zu stehen, damit deren besondere Bedürfnisse Berücksichtigung finden – auch wenn die dabei verwendeten Methoden nicht immer die gewohnten sind.

Entspannung

Entspannung sollte zusätzlich zu anderen schmerzlindernden Methoden angewandt werden. Sie bietet keinen Ersatz für die Verabreichung von Medikamenten oder andere Maßnahmen der Schmerzbewältigung, da durch Entspannung keinesfalls eine unmittelbare Schmerzlinderung zu erreichen ist. Die Ziele dieser Methode bestehen eher darin, die physiologische Spannung (in Muskeln und anderen Strukturen) zu reduzieren und eine psychische Beruhigung und geistiges Abschalten zu bewirken (Harkappa, 1992). Entspannung durchbricht den Teufelskreis von Stress, Schmerz, Muskelverspannung und Angst. Im Idealfall setzen beim Klienten Entspannungsreaktionen wie die folgenden ein: verminderter Sauerstoffverbrauch, herabgesetzte Atem- und Pulsfrequenz, reduzierte Muskelspannung, Normalisierung des Blutdrucks (bei sonst erhöhten RR-Werten) und ein Anstieg bei den Alphawellen des Kortex. Unter der Voraussetzung, dass sie täglich praktiziert werden, haben sich alle gängigen Entspannungstechniken bei einer Reihe von Menschen zeitweise als effektiv erwiesen (Bowman, 1991; Cutler et al., 1994; Flor & Birbaumer, 1993). Geradeso wie die Muskulatur ohne tägliche Bewegung oder Beanspruchung schwach wird, verlieren diese Techniken jedoch ihre Wirksamkeit, wenn sie nicht regelmäßig durchgeführt werden.

Anhand einer kritischen Literaturübersicht kommt Linton (1986) zu dem Schluss, dass der Einsatz von Entspannungstechniken zu einer signifikanten Schmerzreduktion führt und gleichzeitig in gewissem Maße den Medikamentenkonsum verringert, das Aktivitätsniveau erhöht sowie die Stimmungslage verbessert. Unter Schmerzspezialisten herrscht weitgehend Einigkeit darüber, dass Entspannung höchstwahrscheinlich als wesentlicher Bestandteil zu einem umfassenden Schmerzmanagementprogramm für Personen mit chronischen, nicht-malignen Schmerzen gehört. Geeignete Kandidaten für den Einsatz von Entspannungstechniken sind Kinder oder Erwachsene, die das Bedürfnis oder den Wunsch nach Anwendung einer dieser Techniken äußern, um mit den Schmerzen besser umgehen oder sie wirksamer kontrollieren zu können, sowie Personen, die die Anleitungen verstehen und die nötige Konzentration aufbringen können. Das medizinisch-pflegerische Personal sollte eine Palette verschiedener Maßnahmen anbieten, aus der die Klienten die geeignetste für sich auswählen können. Während manche Klienten lediglich eine einzige Entspannungstechnik bevorzugen, möchten andere vielleicht lieber mehrere anwenden.

Es gibt viele Entspannungstechniken. Dazu gehören unter anderem:

- Interventionen, die den Bewegungsapparat oder die Sinne ansprechen, wie Biofeedback, progressive Muskelentspannung, entspannende Musik hören, Massage oder therapeutische Berührung sowie

- kognitive Interventionen wie Meditation, geleitete Imagination und sensorische Informationen (Snyder, 1985).

Einige dieser Methoden, wie zum Beispiel das langsame rhythmische Atmen, sind leicht zu erlernen. Bei anderen wiederum, etwa bei Yoga, ist eine spezielle Ausbildung erforderlich. Egal welche Methode ausprobiert wird, sie sollte immer individuell und situationsgerecht zur Anwendung kommen.

Beim Einsatz von Entspannungstechniken kann der Klient aktiv mitwirken, aber auch passiv bleiben. Eine aktive Entspannung kann, besonders wenn sie aus Gründen der Prävention eingesetzt wird, zu folgenden vorteilhaften Effekten führen: Verbesserung der Schlafqualität, Senkung der Muskelspannung (dadurch wiederum Reduktion der Belastung von oder des Drucks auf schmerzsensitive Strukturen), Verringerung der Müdigkeit verbunden mit dem Gefühl, mehr Energie zu besitzen, sowie Verstärkung der Effektivität anderer schmerzlindernden Maßnahmen. Weitere positive Auswirkungen sind die Verbesserung der subjektiven Stimmungslage und der Abbau von emotionalem Stress sowie eine Stärkung des Selbstvertrauens verbunden mit einem erhöhten Gefühl der Selbstkontrolle bei der Bewältigung der Schmerzen. Vom Klienten früher erlernte Entspannungsmethoden können ohne weiteres zusammen mit den momentan verwendeten eingesetzt werden. Im Idealfall sollte die Pflegefachkraft selbst den Klienten in den betreffenden Techniken unterweisen und ihn anschließend veranlassen, sie zu demonstrieren um sicherzustellen, dass die Anweisungen verstanden wurden und die Maßnahmen Wirkung zeigen. Bei Zeitmangel können die Anleitungen für den Klienten und dessen Familie auch auf Kassette aufgenommen werden.

Passive Entspannungstechniken eignen sich bei körperlich oder emotional entkräfteten Klienten, kleinen Kindern und alten Menschen, verwirrten oder gereizten Klienten, solchen mit akuten Beschwerden oder Schmerzen und bei erschöpften oder sedierten Patienten. Familienmitglieder können Methoden wie einfache Berührung, Massage oder Wärmeanwendung leicht erlernen, um den Betroffenen zur Entspannung zu verhelfen.

Bei der Auswahl einer Entspannungstechnik sind diverse Gesichtspunkte zu beachten. **Tabelle 7-4** aus S. 270 enthält praktische Richtlinien für die Abstimmung der Technik auf den Klienten. Eine Übersicht über verschiedene Entspannungstechniken, die ohne weiteres im klinischen Bereich eingesetzt werden können, bietet **Tabelle 7-5** auf S. 271. Zu berücksichtigen ist darüber hinaus, dass es Methoden gibt, die der Klient selbständig durchführen kann (beispielsweise progressive Muskelentspannung oder Musikhören), aber auch andere, die Fremdunterstützung erfordern (beispielsweise Massage oder therapeutische Berührung).

Als gutes Beispiel für eine wirksame Entspannungstechnik hat sich die progressive Muskelentspannung erwiesen. Seit Jahrhunderten ist diese Art der Entspannung Bestandteil von Meditationstechniken, doch heutzutage findet sie auch Anwendung in der Schmerzbekämpfung. Die progressive Muskelentspannung lässt sich zwar gut autodidaktisch aneignen, doch ist es einfacher, sie anhand mündlicher Anleitungen durch eine andere Person zu erlernen. In den meisten größeren Buchhandlungen sind unter der Rubrik Gesundheit oder Lebenshilfe Bücher, Kassetten oder Videofilme (für Personen, die niemanden zum Vorlesen der Anleitungen haben) zu diesem Thema erhältlich. In der Regel lautet die Anweisung, die Konzentration auf spezielle Muskelgruppen zu richten, diese anzuspannen und die Spannung für fünf Sekunden zu halten, dann die Spannung zu lösen und die Konzentration auf die nunmehr entspannten Muskeln zu lenken (Snyder, 1985). Dieses Vorgehen wird systematisch für alle Muskelgruppen des Körpers wiederholt.

Zur Beurteilung der Effektivität von Entspannungstechniken kann vor, während und nach der Durchführung eine Ratingskala zur Einschätzung der Schmerzintensität herangezogen werden. Eine weitere Evaluationsmethode ist das Biofeedback, das an sich keine Entspannungstechnik darstellt, es aber erlaubt, die Auswirkungen einer solchen Methode zu erfassen.

Tabelle 7-4: Praktische Richtlinien für patientenorientierte und situationsgerechte Entspannungstechniken

1. Berücksichtigen Sie die *Zeitspanne,* über die beim Patienten Schmerzen bestehen und vergleichen sie diese mit dem Zeitaufwand für Anleitung und Durchführung der Technik. In der Regel gilt:
   - Verwenden Sie für kurze Schmerzepisoden keine zeitaufwändigen Techniken, sondern z. B. Kieferentspannung oder langsames rhythmisches Atmen bei Schmerzen im Verlauf von Behandlungen oder postoperativ.
   - Seien Sie bereit, sich mehr Zeit für Patienten mit chronischen Schmerzen zu nehmen (z. B. Rückschau auf friedvolle Erlebnisse oder meditative Entspannung bei Krebsschmerzen oder rezidivierenden Kopfschmerzen).
   - Vorsicht bei neuen zeitaufwändigen Techniken bei Patienten, die bereits unter erheblichem Stress stehen. Auch wenn solche Patienten starke chronische Schmerzen haben, könnte dies ein zusätzlicher Stressfaktor sein.

2. Prüfen Sie, welchen Einfluss Schmerz, Müdigkeit, Angst und andere Faktoren auf die *allgemeine Fähigkeit des Patienten* haben, *etwas zu erlernen oder sich in einer Aktivität zu engagieren.* In der Regel gilt:
   - Verwenden Sie bei starken Schmerzen oder mangelnder Konzentrationsfähigkeit kurze, einfache Techniken oder Massagen, oder kombinieren Sie diese Methoden mit anderen Maßnahmen der Schmerzbekämpfung (z. B. Tief Einatmen/Spannung, Ausatmen/Entspannung, Gähnen) bei Patienten mit Nierenkoliken, die Opioide erhalten.
   - Weisen Sie den Patienten in zeitaufwändigere Techniken ein, wenn dieser aufmerksam ist und sich wohl fühlt (z. B. meditative Entspannung bei starken, aber nachlassenden Rückenschmerzen).
   - Wenn der Patient angibt, die Entspannung sei während der Schmerzepisode nicht hilfreich oder der empfundene Schmerz sei zu stark, um sich zu entspannen, schlagen Sie vor, die Technik vor und nach dem Auftreten der Schmerzen anzuwenden.

3. Notieren Sie, wenn Sie beim Patienten *Energien feststellen, die abgebaut werden müssen* (z. B. unruhiges oder «verkrampftes» Verhalten oder einen «Kampf- und Fluchtreflex»). Denn das bedeutet, dass der Patient überschüssige, nicht abreagierte körperliche Energien hat. Verwenden Sie eine Technik, die solche Energie abführt, z. B. Progressive Entspannung.

4. Benutzen Sie bei Patienten, die *den Zweck der Entspannung missverstehen,* eine andere Terminologie und schlagen Sie Therapeutischen Humor, Rückschau auf friedvolle Erlebnisse oder passive Entspannungstechniken wie Rückeneinreibung vor.

5. *Stellen Sie fest, ob die Aufmerksamkeit nach innen auf den Körper oder nach außen auf friedvolle* Gesichtspunkte gerichtet ist. Ein Binnenfokus kann die Belastung aufgrund körperlicher Veränderung verstärken oder Gefühle des Versagens infolge körperlicher Einschränkungen auslösen. Bei Patienten, die durch Veränderungen des körperlichen Erscheinungsbildes oder der Körperfunktionen erheblich belastet sind, schwere Depressionen oder ein gestörtes Realitätsbewusstsein haben, sollte nur vorsichtig mit Techniken gearbeitet werden, die die Aufmerksamkeit ausschließlich nach innen lenken.

Quelle: Mit freundlicher Genehmigung entnommen aus McCaffery, M. & Beebe, A. (1989) sowie Letham, J. & Osterbrink, J. (Hrsg.) *Schmerz.* Ullstein Mosby, Berlin/Wiesbaden 1997

Dazu wird vor, während und nach der Anwendung die Pulsfrequenz bestimmt oder es werden zur Feststellung von Verspannungsanzeichen vorsichtig die Extremitäten bewegt.

Imagination

Die Imagination als nicht-invasive Technik zur Schmerzlinderung ist weder bei allen Klienten effektiv, noch sind alle Mitglieder des Pflegeteams in der Lage, den Klienten dazu anzuleiten. Wenn dieses Verfahren zur Ablenkung von Schmerzen eingesetzt wird, erhöht es die Schmerztoleranz; soll es zur Entspannung führen, lindert es die Beschwerden. Mit Hilfe der Imagination kann der Klient eine mentale Fiktion der Schmerzlinderung entwickeln, was dann die wahrgenommene Schmerzintensität senkt. Visualisierung ist eine Form der Imagination, die sich die Fähigkeit einer Person zu Nutze macht, die Realität auf symbolische Weise zu erfassen und zu interpretieren (McKay et al., 1981). Imagination kommt oft im Rahmen einer Hypnosetherapie zur Anwendung, aller-

Tabelle 7-5: Charakteristika von spezifischen Entspannungstechniken und Indikationen für ihre Anwendung

Tief Einatmen/ Spannung, Ausatmen/ Entspannung, Gähnen	Diese Technik erfordert nur wenige Sekunden Zeit, ist für den Patienten einfach zu erlernen und eignet sich eher bei bereits vorhandenem Spannungs- und Schmerzzustand, z. B. während eines kurzen schmerzhaften Eingriffs. Die Anwendung ist auch vor dem Eingriff oder präoperativ möglich.
Therapeutischer Humor	Die Anleitung des Patienten erfordert einen geringen Zeitaufwand. Der Patient kann soviel Zeit für diese Technik aufwenden, wie er möchte. Sie ist möglicherweise besonders geeignet für: ältere Patienten, Personen, die den Vorschlag zur Entspannung ablehnen oder missverstehen, Depressive oder Personen mit mangelndem Realitätsbewusstsein, Personen, die wenig Zeit oder Energie für das Erlernen der Fähigkeit zur Entspannung haben oder aus einem anderen Kulturkreis stammen (eine geeignete Ton- oder Videokassette aus der entsprechenden Kultur sollte angefordert werden). Sie kann eingesetzt werden, um Langeweile bei lang andauernden Schmerzen zu lindern und die damit verbundenen Umstände zu verbessern, und ist auch für kurzzeitige Schmerzen bei Eingriffen geeignet.
Herzschlagatmung	Die Pflegeperson muss dem Patienten vermutlich erklären, wie man den radialen Puls findet und zählt, und manchen Patienten fällt es nicht leicht, dies zu erlernen. Ist der Patient allerdings bereits in der Lage dazu, nimmt diese Technik nur sehr wenig Zeit in Anspruch. Sie besitzt einen Binnenfokus, wird aber nur kurz angewendet. Mit dieser Technik kann eine kurzzeitige, plötzlich zunehmende Furcht oder Angst abgeschwächt werden; die Durchführung ist möglich, ohne dass es von anderen bemerkt wird. Sie kann sehr hilfreich für Patienten sein, die sich Sorgen wegen des plötzlichen Anstiegs der Herzfrequenz bei Stress machen.
Kieferentspannung	Diese Technik nimmt in Bezug auf Anleitung oder Durchführung nur wenig Zeit in Anspruch. Sie wird als verkürzte Form der progressiven Entspannung angesehen. Ihre Effektivität leitet sich vermutlich aus der Entspannung eines Körperbereichs ab, die zur Entspannung des ganzen Körpers führt. Sie ist für mäßige bis sehr starke Schmerzen von kurzer Dauer (z. B. postoperative Schmerzen) geeignet, insbesondere wenn sie zu einem Zeitpunkt erlernt wird, an dem keine starken Schmerzen oder Anspannungen vorhanden sind. Sie zeigt gute Wirkung bei älteren Patienten.
Langsames rhythmisches Atmen	Auch diese Technik ist nicht sehr zeitaufwändig. Sie lässt sich gut an verschiedene Patienten anpassen und kann vom Patienten für 30 bis 60 Sekunden (einige wenige Atemzüge, ohne dass andere darauf aufmerksam werden) aber auch über eine Dauer von bis zu 20 Minuten angewendet werden. Diese Technik ist auch als erste Entspannungsübung geeignet, bevor komplexere Entspannungstechniken versucht werden.
Rückschau auf friedvolle Erlebnisse	Bei dieser Technik handelt es sich vermutlich um die beste aller Entspannungsmethoden, da sie auf dem aufbaut, was der Patient bereits als entspannend empfunden hat. Sie ist in der Regel nach außen gerichtet (d. h. im Mittelpunkt steht nicht der gegenwärtige Körperzustand). Die Erinnerung an friedvolle Erlebnisse stellt in vielen Fällen einen therapeutischen Prozess dar, und daher ist dieser Ansatz für Patienten mit chronischen Schmerzen wahrscheinlich der geeignetste, vor allem für Patienten im Endstadium einer Krankheit. Sich bestimmte Bilder aus der Vergangenheit in Erinnerung zu rufen kann vielen Zwecken dienen, z. B. der Befreiung oder dem Loslassen von belastenden Ereignissen oder der Stärkung der Überzeugung, dass ein lieb gewordenes Ereignis erneut eintreten wird. Das gemeinsame Durchleben eines wichtigen Erlebnisses aus der Vergangenheit setzt jedoch eine vertrauensvolle Beziehung zwischen Pflegefachkraft und Patient voraus. Vermutlich, wenn auch nicht immer, nimmt der Aufbau einer solchen Beziehung beträchtliche Zeit in Anspruch.

Meditative Entspannung	Diese Entspannungsmethode erfordert ein Minimum von drei Sitzungen mit dem Patienten, wobei die ersten beiden jeweils ca. 15 Minuten in Anspruch nehmen. Im Verlauf der zweiten Sitzung wird gewöhnlich die Instruktion auf Tonband aufgenommen. Die dritte Sitzung dient der Nachkontrolle und dauert, wenn keine Probleme auftreten, meistens nur eine Minute. Dieses Verfahren hat sich bei englischsprachigen US-Amerikanern der Mittelschicht als sehr effektiv erwiesen. Es lässt viel Spielraum, so dass es die Patienten ihren Bedürfnissen gemäß anpassen können und weist eine Kombination aus Binnenfokus (Atemtechniken und modifizierte progressive Entspannung) und einer nach außen gerichteten Konzentration (friedvolle Bilder) auf. Auch wenn Patienten berichten, dass ihnen bestimmte Punkte der Instruktion nicht helfen, ist es selten notwendig, sie insgesamt nochmals aufzunehmen, weil die Patienten in der Regel einfach außer Acht lassen, was ihnen nicht zusagt. Diese Technik (bzw. die Rückschau auf friedvolle Ereignisse oder die Progressive Entspannung) sollte vorrangig bei Patienten mit langanhaltenden Schmerzen angewendet werden. Sie nimmt mehr Zeit in Anspruch, als der Pflegefachkraft zur Verfügung stehen mag, und obwohl sie keine Wunder vollbringen kann, führt sie trotzdem häufig zu bemerkenswerten Erfolgen.
Progressive Entspannung	Wie bei der meditativen Entspannung sind zur Durchführung dieses Verfahrens ebenfalls mindestens drei Sitzungen von insgesamt ungefähr 35 Minuten Dauer erforderlich. Die ersten beiden nehmen jeweils ca. 15 Minuten in Anspruch. Im Verlauf der zweiten Sitzung wird normalerweise die Instruktion auf Kassette aufgenommen, die dritte dient der Nachkontrolle und dauert, sofern keine Probleme auftreten, nur wenige Minuten. Die Technik der progressiven Entspannung birgt folgende Vorteile: Es wird körperliche Aktivität gefordert und somit das Gefühl erzeugt, «etwas zu tun» (z. B. durch Muskelkontraktion, Abbau von überschüssiger Energie); sie besitzt einen Binnenfokus, wobei es nicht unbedingt nötig ist, die Augen geschlossen zu halten; die Wirkung gründet sich nicht ausschließlich auf mentale Aktivität, und es ist leicht, die Aufmerksamkeit des Patienten auszurichten, indem er aufgefordert wird, bestimmte Übungen durchzuführen. Dieses Verfahren sollte vorrangig bei Patienten mit lang anhaltenden Schmerzen angewendet werden, die Anzeichen für mäßige bis starke Angstgefühle oder das Vorliegen eines «Kampf- oder Fluchtreflexes» zeigen – vor allem, wenn sie sich nicht wie gewohnt körperlich betätigen können. Sie müssen die überschüssige Muskelenergie zunächst loswerden und können erst danach von einer eher meditativen Entspannungstechnik profitieren.
Einfache Berührung, Massage und Erzeugung von Wärme durch Reiben	Diese Maßnahmen können sowohl vom Pflegepersonal als auch von der Familie oder den Freunden des Patienten durchgeführt werden. Der Zeitaufwand ist gering, und sie sind bei Patienten indiziert, die nicht genug Zeit oder Energie aufbringen können, um selbst eine Entspannungstechnik zu praktizieren. Personen, die dem Patienten nahe stehen und das Gefühl haben möchten, zu etwas nütze zu sein, können ihm und gleichzeitig sich selbst etwas Gutes tun, indem sie bestimmte Körperteile wie Rücken, Hände oder Füße etwa drei Minuten lang reiben. Helfen Sie Familienangehörigen und Freunden, geeignete Zeiten für diese Anwendungen zu finden und festzulegen. Das verschafft dem Patienten und den Personen, die ihm nahe stehen, Struktur im Tagesablauf.

Quelle: Mit freundlicher Genehmigung entnommen aus McCaffery, M. & Beebe, A. (1989) sowie Letham, J. & Osterbrink, J. (Hrsg.) *Schmerz*. Ullstein Mosby, Berlin/Wiesbaden 1997

dings ist für deren Durchführung eine Zusatzausbildung erforderlich (Chaves, 1994; Holroyd, 1996). Bei Klienten, die diese Form entspannungsfördernder Maßnahmen ablehnen, sollte ganz auf Imaginationstechniken verzichtet werden, auch wenn die Pflegekraft noch so gute Absichten damit verfolgt.

Ebenso wie die zahlreichen nicht-invasiven Methoden ist auch die Imagination kein Ersatz für andere Methoden der Schmerzkontrolle, sondern sollte lediglich als zusätzliche Behandlungsmaßnahme dienen. Dass Imaginationstechniken zur Schmerzlinderung eingesetzt werden, beruht zum Teil auf zwei miteinander verknüpften Annahmen: Erstes verhilft die Imagination zur partiellen Kontrolle über Körperfunktionen, die im Allgemeinen unbewusst ablaufen und nicht willkürlich gesteuert werden können, und zweitens reagiert der Körper auf Bilder oder Erinnerungen so, als ob die betreffenden Ereignisse sich tatsächlich abspielen würden. Um dies zu bewirken, ist es notwendig, dass sich die Person vorstellt, eine Aktivität auszuführen und sie nicht aus der Perspektive eines Beobachters oder als bloßen Wunsch betrachtet (Jones & Johnson, 1980; Mast, 1986).

Die Kraft der Imagination sollte nicht unterschätzt werden, wie an folgendem Beispiel deutlich wird: Die Furcht, vor Publikum zu sprechen kann physiologische Reaktionen verursachen wie zum Beispiel Zittern oder Herzklopfen. Der Wunsch oder Wille allein, diese physiologischen Reaktionen zu stoppen, ist jedoch nicht stark genug, um der Bedrohung oder Gefahr, die in der Vorstellung mit dem öffentlichen Auftreten verbunden wird, erfolgreich entgegenzuwirken. Die Vorstellung trägt den Sieg über den Willen davon.

Wird die Imagination im Rahmen des Schmerzmanagements eingesetzt, kann der Betroffene Vorstellungsbilder entwickeln, die die Schmerzintensität vermindern oder die Schmerzen durch angenehmere, akzeptablere oder weniger peinigende Empfindungen wie Taubheitsgefühl oder Kälte ersetzen. In Bezug auf Imagination lassen sich folgende vorteilhaften Auswirkungen erkennen: Stärkung des Vertrauens in die Fähigkeit zur Kontrolle oder Heilung des Schmerzes, Verstärkung der Wirksamkeit anderer schmerzlindernder Maßnahmen, Abnahme der Schmerzintensität, Verringerung der damit verbundenen Sorgen und Nöte sowie eine Veränderung der Schmerzempfindung, so dass diese insgesamt erträglicher wird.

Weil mit Hilfe von Imagination die Wahrnehmung der physischen Ursache des Schmerzes geändert werden kann, bzw. sich die Technik positiv auf das Befinden auswirkt, ohne die physiologischen Aspekte der Schmerzen tatsächlich zu beeinflussen, ist diese Methode sicherlich hilfreich für Personen mit eindeutig lokalisierten Schmerzen körperlichen Ursprungs. Ein Klient kann sich in Zusammenhang mit seinen Schmerzen irgendetwas vorstellen, das sich voraussichtlich schmerzlindernd auswirkt, wodurch sich ein therapeutischer Effekt ergibt. Imagination wirkt in diesem Sinne als Analgetikum oder Anästhetikum. Man bezeichnet Imagination, die systematisch von schmerzlindernden Komponenten Gebrauch macht, häufig auch als *therapeutische geleitete Imagination*.

Komplexere Formen dieser Methode wie die meditative Imagination sollten nur von Fachkräften mit spezieller Ausbildung durchgeführt werden, da hierbei unerwünschte Nebenwirkungen auftreten können. Länger andauernde Imagination ist ungeeignet für Klienten, die für diese Methode nicht empfänglich sind, die ernste emotionale Probleme haben, oder die in ihrer Krankheitsgeschichte eine psychiatrische Störung aufweisen. Des weiteren sollte sie nicht angewendet werden bei Klienten, die über Halluzinationen berichten – wozu auch drogenbedingte oder solche aus Gründen einer sensorischen Einschränkung gehören – sowie bei Betroffenen, die nicht genug Zeit oder Energie für diese Technik aufbringen können oder Konzentrationsschwierigkeiten aufweisen.

Es gibt eine Reihe einfacher Imaginationstechniken, die von diplomierten Pflegekräften ohne größeren Aufwand wirksam eingesetzt werden können, wobei sich die Klienten dann selbst für oder gegen eine Fortsetzung entscheiden können. Mit diesen einfacheren Formen der Imagination ist oft eine gute Wirkung zu erzielen, sie sind weniger zeitaufwändig, bergen kaum Risiken und setzen darüber hinaus keine fortgeschrittenen Kenntnisse oder Fertigkeiten voraus, die über das in der normalen Ausbildung Erlernte hinausgehen. So gehört eine dieser Techniken, nämlich die subtile, ins Gespräch integrierte Erzeugung therapeutischer Imaginationen über routinemäßige Äußerungen und Fragen, sicherlich bereits zum Repertoire der Pflegefachkräfte. Beispielsweise geben sie dem Klienten für gewöhnlich zu verstehen, dass Antiarrhythmika das Herz «stärken» oder eine ausgewogene Ernährung dem Körper dabei hilft, «Widerstandskraft» gegen Infektionen zu entwickeln. Außerdem besteht die Möglichkeit, bereits vorhandene eigene Fähigkeiten in dieser Hinsicht weiterzuentwickeln, so dass subtile Imaginationseffekte zum natürlichen Bestandteil der Interaktion zwischen Pflegefachkraft und Klient werden. Zwei wesentliche Punkte gilt es hierbei zu beachten:

- Verwenden Sie zur Erläuterung spezifischer schmerzlindernder Maßnahmen Wörter, die beim Klienten ein Vorstellungsbild von Entspannung wecken oder die mit taktil-kinästhetischen Empfindungen verbunden sind. Wirksame Formulierungen sind: *fließend, weicher, heilend, lösend, leichter, befreiend, freigeben* usw.
- Schlagen Sie ein Bild vor, anhand dessen sich der Klient das Nachlassen oder die Linderung seiner Schmerzen ausmalen kann, um seine Vorstellung von der Ursache des Schmerzes zu harmonisieren.
- Vor allem aber sollte die anleitende Person Bilder oder Vorlagen wählen, die von ihrer Natur her geeignet erscheinen, die Assoziation von Entspannung und Wohlbefinden mit dem Beschriebenen sicherzustellen.

Eine weitere leicht durchzuführende Form der Imagination ist die *einfache, kurze Symptomsubstitution*. Am wirkungsvollsten ist diese Technik, wenn sie begleitend zur Linderung kurzzeitiger Schmerzen eingesetzt wird. Sie hilft dem Klienten, sich die Schmerzen für eine gewissen Zeit als eher akzeptable Empfindung vorzustellen – beispielsweise als Druckgefühl. Dabei sollten Wörter verwendet werden, die der Klient selbst zur Beschreibung einer größeren Schmerzakzeptanz oder eines geringeren Grades an Unbehagen benutzt. Kommt es, etwa wegen eines kurzen Eingriffs, zu Formen des Schmerzes, die der Klient noch nicht kennt, sollten Wörter zur Beschreibung gewählt werden, die eher angenehme Assoziationen auslösen, wie zum Beispiel *warm* statt *brennend*. Eine weitere Maßnahme besteht darin, die Konzentration des Klienten ersatzweise auf eine andere sensorische Empfindung zu lenken, beispielsweise auf Kälte oder Taubheit, wie sie beim Halten eines Eiswürfels entstehen und dadurch von den Schmerzen in anderen Körperteilen abzulenken.

Andere Formen der Imagination wie die *standardisierten Imaginationstechniken* und die *systematisch individualisierte Imagination* sind aufwändiger und setzen mindestens eine moderate Mitwirkung des Klienten voraus. Beide können über mehrere Minuten oder länger praktiziert werden, wobei der Klient den Inhalten zustimmen sollte, und sie können regelmäßig angewendet oder öfter wiederholt werden. Die standardisierten Techniken sollten so flexibel gestaltet werden, dass sie sicher, schnell und effektiv durchzuführen sind. Da sie mit eher vagen Instruktionen arbeiten (zum Beispiel: «Stellen Sie sich vor, wie sie gerade ihre Schmerzen ausatmen»), kann der Klient sie gemäß seiner Vorstellung nach eigenen Wünschen anpassen. Die systematisch individualisierte Imagination arbeitet mit einem individuellen Vorstellungsbild, das sich der Klient von seinen Schmerzen und den Maßnahmen zur Schmerzlinderung macht. Unter Anleitung einer Fachkraft wird es bis in seine Feinheiten hinein vom Klienten entwickelt. So kann zum Beispiel ein Antibiotikum als detailliertes Bild einer Armee von Soldaten aufgebaut werden, die siegreich die einzelnen Bakterien niedermachen.

Bei jeder dieser Techniken müssen die eingesetzten Bilder für den Klienten als Mittel zur Schmerzlinderung Sinn machen. Dabei brauchen sie aus biologischer und medizinischer Sicht nicht unbedingt korrekt zu sein. Sie können vielerlei Dinge umfassen: einen immer leiser werdender Ton, eine immer kleiner werdende Gestalt, ein wildes Tier, das sich zähmen lässt oder ein Objekt mit religiösem oder spirituellem Charakter. Ferner sollte der Klient während der Durchführung eine bequeme Körperhaltung einnehmen, und es ist darauf zu achten, dass Unterbrechungen vermieden werden. Wichtig ist die Konzentration auf das gewählte Bild, wobei die Augen sowohl geschlossen als auch geöffnet sein können. Fällt die Konzentration schwer, kann das Zählen im Takt der Atemzüge Abhilfe schaffen. Wenn die Länge einer Sitzung 20 Minuten übersteigt oder insgesamt mehr als eine Stunde pro Tag benötigt wird, weist dies möglicherweise auf einen zusätzlichen Bedarf an schmerzlindernden Maßnahmen hin. Vergessen Sie nicht, dass Imagination selten zu völliger Schmerzfreiheit führt und diese Technik entweder als vorbeugende Maßnahme bei regelmäßig wiederkehrenden Schmerzen oder als Vorbeugung gegen eine Zunahme der Schmerzintensität eingesetzt werden sollte.

Einbeziehung der Familie

Oft müssen die Familienangehörigen erst lernen, wie man mit jemanden zusammenlebt, der unter chronischen Schmerzen leidet. Gerade die Familie kann eine wichtige Rolle bei der Ablenkung spielen und Verhaltensweisen unterstützen, die sich nicht primär auf den Schmerz beziehen. Klienten und ihre Familien müssen über die bisher durchgeführten Maßnahmen informiert sein und über Kenntnisse im Schmerzmanagement verfügen. Daher ist es sicherlich von Vorteil, wenn sie lernen, wie sie mittels Kälte oder Wärme, Ablenkung oder kognitiven Strategien usw. dem Patienten beim Umgang mit seinen Schmerzen helfen können. Darüber hinaus müssen sie lernen, schmerzintensivierende Umstände zu erkennen und zu vermeiden. Kurz: Alles, was dem Klienten nützt, ist auch gut für seine Familie.

7.3.4 Schmerzmanagementprogramme

Die wachsende Zahl und Vielfalt von Schmerzmanagementprogrammen lässt sich damit erklären, dass zahlreiche Klienten mit chronischen Schmerzen auf die übliche medizinische Behandlung schlecht ansprechen. Schmerzprogramme helfen den Betroffenen, von denen viele die Hoffnung auf Schmerzfreiheit bereits aufgegeben haben, ihre Schmerzen besser in den Griff zu bekommen und somit ein gewisses Maß an Kontrolle wiederzugewinnen. Ziele dieser Programme sind die Herabsetzung der Schmerzintensität auf ein erträgliches Niveau, die weitgehende Ausschaltung von Depressionen, die verringerte Inanspruchnahme des Gesundheitssystems und ein geringerer Bedarf an Medikamenten. Weitere Ziele bestehen in der Erhöhung der Unabhängigkeit im Tagesablauf sowie in der Intensivierung des Familienlebens und der sozialen Aktivitäten. Im Mittelpunkt der Therapie steht die Wiederherstellung der Funktionsfähigkeit in allen Lebensbereichen (Osterweis, 1987).

Es gibt außerordentlich viele Formen von Schmerzmanagementprogrammen. Schmerz*kliniken* sind ambulante Einrichtungen wie eine kleine Schmerzfachklinik oder Behandlungsstation, wo beispielsweise ein Anästhesist zur Verfügung steht, der Nervenblockaden durchführt. Schmerz*zentren* hingegen arbeiten sowohl stationär als auch ambulant, sind multidisziplinär organisiert und häufig an eine Universität angeschlossen. Die meisten Programme können grob einer diesen beiden Konzeptionen zugeordnet werden. Noch 1986 hat Linton darauf aufmerksam gemacht, dass es nur eine begrenzte Anzahl von Studien über Schmerzprogramme gäbe, von denen viele auch noch methodische Mängel aufweisen würden. Dazu gehörten beispielsweise ein mangelhaftes Studiendesign oder die unzureichende Isolierung der einzelnen Behandlungskomponenten. In den neunziger Jahren haben jedoch mehrere methodisch fundierte Studien die Effektivität von Schmerzmanagementprogrammen belegt (Basler, 1993; Barkin et al., 1996; Bone, 1996; Burckhardt, 1990; Jensen et al., 1994; Keefe & Van Horn, 1993; Landel & Yount, 1996; McGuire, 1992; Parker et al., 1993; Richardson et al., 1996; Scheer et al., 1997; Slater & Good, 1991; Williams et al., 1993).

Die multidisziplinären Teams an den Schmerzzentren setzten sich aus Ärzten verschiedener Disziplinen, Pflegefachkräften, Physiotherapeuten, Ergotherapeuten und, sofern dies als notwendig erachtet wird, noch aus weiteren Beratern zusammen. Besonderen Wert wird darauf gelegt, dass alle Mitglieder des Teams an der Diagnosestellung und dem Assessment des körperlichen, geistigen und psychosozialen Status beteiligt sind, so dass ein umfassender Behandlungsplan entwickelt werden kann (Rosomoff et al., 1980). Der Klient ist Mitglied des Teams und an der Entscheidungsfindung in allen Fragen beteiligt, denn er trägt einen großen Teil der Verantwortung für die Behandlung. Allerdings sollte der Klient davor gewarnt werden, Wunder zu erwarten.

Die Programme in Schmerzzentren umfassen in der Regel physiologische und kognitiv-verhaltensorientierte Interventionen. Die vorhandenen ärztlichen Empfehlungen werden überprüft und vor Beginn des Programms soweit wie möglich vereinfacht. Die physiologischen Interventionen dienen der Wiederherstellung der körperlichen Spannkraft und reichen von Dehnung und Stärkung der Muskulatur bis hin zu Aerobic und Ausdauertraining (Jensen et al., 1994; Nielson et al., 1992; Slater and Good, 1991). Weiter gehören Aktivitäten und Übungen dazu, die in einzelne Komponenten aufgegliedert sind, damit sie von jedem Teilnehmer entsprechend seinen Fähigkeiten und Grenzen nach und nach gemeistert werden können (Nielson et al., 1992; Williams et al., 1993). Außerdem beinhalten die physiologischen Interventionen die Anpassung der Aktivitäten an die Fähigkeiten des Betroffenen, um die Schmerztoleranz zu erhöhen (Nielson et al., 1992). Fortschritte werden in Form von Kurven oder Diagrammen dargestellt, wodurch hervorgehoben werden kann, welche Wirkung «das konsequente Festhalten am Programm» hat (Slater & Good, 1991).

Die Zielsetzungen der kognitiv-verhaltensorientierten Interventionen umfassen folgende Bereiche: Widerstand gegen Demoralisierung, Erhöhung der Therapieeffizienz, Förderung der Selbst-Wirksamkeit, Abstellung automatisierten Fehlverhaltens, Aneignung neuer Bewältigungsfähigkeiten und Erleichterung der Beibehaltung von wirksamen Bewältigungsstrategien (Slater & Good, 1991). Die Effektivität von kognitiv-verhaltensorientierten Interventionen ist bei weitem nicht umfassend. Am wirksamsten sind sie in Kombination mit anderen Interventionen und bei Personen, die den echten Wunsch nach einer Verbesserung ihres Zustandes haben und keine psychiatrischen Probleme aufweisen. Nach Empfehlung vieler Kliniker sollten in Frage kommende Klienten genau auf klinische Depression, affektive Störungen und juristische Unbescholtenheit hin überprüft werden (Nielson et al., 1992; Richardson et al., 1994).

Die Indikation für die Aufnahme in ein Schmerzmanagementprogramm liegt vor, wenn beim Klienten das Gefühl entstanden ist, dass der Schmerz den alleinigen Lebensmittelpunkt bildet. Häufig brauchen Klienten Unterstützung bei der Entscheidung, welches Programm ihren Bedürfnisse am besten gerecht wird und ziehen deshalb eine Pflegefachkraft oder einen Arzt hinzu, um sich beraten zu lassen. Es gibt viele Möglichkeiten, an Informationen über Schmerzmanagementprogramme zu gelangen. So kann man Unterlagen der entsprechenden Einrichtungen anfordern, Artikel in Fachzeitschriften konsultieren, die betreffenden Einrichtungen persönlich besuchen oder Kontakt zu Personen aufnehmen, die an solchen Programmen bereits teilgenommen haben. Wichtig zu wissen ist, welcher Schmerztyp behandelt wird, wie das Patientengut der Einrichtung zusammengesetzt ist, welche Behandlungsmaßnahmen und Dienstleistungen im Programm enthalten sind, welche Zielsetzungen verfolgt werden und inwieweit der Klient am Entscheidungsprozess bzgl. dieser Zielsetzungen beteiligt ist. Von Bedeutung ist außerdem, ob offizielle Empfehlungen oder eine staatliche Anerkennung vorliegen, wie lange mit dem Programm bereits gearbeitet wird und ob das Personal häufig wechselt oder nicht.

7.4 Zusammenfassung und Schlussfolgerungen

Im Gegensatz zu akuten Schmerzen erfüllen chronische nicht-maligne Schmerzen keinen nützlichen Zweck. Ihre Allgegenwärtigkeit macht sie zu einer eigenen Entität, die ein tägliches Management erfordert, um ein ausreichendes Maß an Schmerzfreiheit und eine verbesserte Lebensqualität zu erzielen.

Chronischen Schmerzzustände bringen eine Vielzahl von Problemen mit sich. Einige davon sind zweifellos auf schlechtes Schmerzmanagement durch das pflegerische und medizinische Fachpersonal zurückzuführen, wodurch die Schwierigkeiten der Klienten noch verstärkt werden. Dieses unzureichende Schmerzmanagement kann sich aus negativen Stereotypien ergeben, mit denen Menschen mit chronischen Schmerzen belegt werden, aus der Furcht vor Nebenwirkungen oder aber aus der Befürchtung, Klienten durch opiathaltige Analgetika süchtig zu machen. Weitere Probleme erwachsen aus den mentalen und emotionalen Belastungen, die mit der Unmöglichkeit der Schmerzlinderung einhergehen, aus der Familiendynamik oder aus dem unterschiedlichen Entwicklungsstand der Familienmitglieder im Lebenszyklus usw. Viele Problembereiche, wie etwa das Schmerzverhalten, wurden im Rahmen dieses Kapitels nicht erörtert.

Als Voraussetzung für das Management von chronischen Schmerzen müssen die Mitglieder des Behandlungsteams dem Klienten glauben, dass er Schmerzen hat, so dass sich ein Vertrauensverhältnis herausbilden kann. Vertrauen ist ein wichtiger Faktor bei der Ausarbeitung eines effektiven Pflege- und Behandlungsplans, da nicht jede Intervention bei jedem einzelnen die gleiche Wirkung zeigt und eventuell viele Anstrengungen nach der Versuch-und-Irrtum-Methode erforderlich sind, um einen Erfolg zu erzielen. Es sollte ein Problemlösungsansatz zur Anwendung kommen, der die gemeinsamen Bemühungen des Personals und des Klienten – vom Assessment bis hin zur Evaluation – widerspiegelt. Die Daten sollten auf einem Einschätzungsbogen schriftlich festgehalten werden. Sowohl für Klienten als auch Personal gilt der Grundsatz, sich während des gesamten Pflegeprozesses nicht durch Fehlschläge entmutigen zu lassen.

Die medikamentöse Behandlung ist zweifellos ein Eckpfeiler in der Schmerzkontrolle. Um die betreffenden Medikamente wirkungsvoll einsetzen zu können, sollte das Personal genau über die Pharmakokinetik der jeweiligen Arzneistoffe Bescheid wissen. Werden Opioidanalgetika oder nicht-steroidale Antirheumatika verwendet, kommt dem Präventionsgedanken bei der Verabreichung ein besonders hoher Stellenwert zu. Da es bei den Klienten gewöhnlich zu einer Arzneimitteltoleranz kommt, ist die genaue Dosierung von Opioiden besonders wichtig, damit die Schmerzlinderung auch sichergestellt wird. Darüber hinaus gilt es, den Klienten größtmögliche Kontrolle bei der Schmerzbekämpfung einzuräumen. Die Verwendung eines Schmerzprotokolls dient zur präzisen Dokumentation von Klientendaten und als Sicherheit für die Pflegefachkräfte, dass die verabreichten Medikamente verträglich sind. Eine äquianalgetische Tabelle liefert Informationen über gleich wirksame Dosierungen von anderen Analgetika und sollte besonders gut sichtbar angebracht, routinemäßig eingesetzt und regelmäßig auf dem neuesten Stand gehalten werden.

Zu den vielen nicht-invasiven Techniken des Schmerzmanagements gehören verschiedene Formen der kutanen Stimulation, der Ablenkung, der Entspannung und der Imagination. Die meisten davon können von normal ausgebildeten klinischen Pflegefachkräften eingesetzt werden. In diesem Kapitel wurden allgemeine Informationen vermittelt, die lediglich als Orientierungshilfe dienen sollen. Bevor irgendeine dieser Methoden am Klienten praktiziert wird, sollten ausführlichere Informationen zur genauen Vorgehensweise in der Literatur nachgeschlagen werden.

Wenn der Schmerz in den Lebensmittelpunkt eines Klienten rückt und sich andere Methoden der Schmerzbekämpfung als erfolglos erweisen, kann dem Betroffenen durch

Schmerzmanagementprogramme geholfen werden, wieder eine gewisse Kontrolle über sein Leben zu gewinnen und seine Leistungsfähigkeit zu steigern. Das medizinisch-pflegerische Personal ist hierbei möglicherweise gefordert, den Klienten bei der Auswahl des geeignetsten Programms zu unterstützen. Eine Möglichkeit, dieser Anforderung zu entsprechen, ist die Sammlung von Informationen über Inhalte und Merkmale, Zielsetzungen und Effektivität des jeweiligen Programms.

Pflegediagnosen

Anmerkung des Herausgebers: Die derzeit in der Praxis verwendeten Handbücher über Pflegediagnosen führen zwar überwiegend noch immer die Diagnose *Verändertes Wohlbefinden: Chronische Schmerzen* auf, doch wie oben ersichtlich, wird diese Diagnose in der Taxonomie stark vereinfacht. Die Definition erstreckt sich lediglich auf anhaltende Schmerzen und sollte deshalb um die wiederkehrenden oder intermittierend auftretenden chronischen Schmerzen erweitert werden. Hierbei ist zu beachten, dass die charakteristischen Merkmale dieser diagnostischen Kategorie nicht die autonomen oder verhaltensbezogenen Reaktionen enthalten, da sich der Körper angepasst hat.

Der als einziger aufgeführte beeinflussende Faktor – chronische physische/psychosoziale Beeinträchtigung – wird in Zusammenarbeit mit dem Arzt angegangen, um den chronischen Schmerzzustand zu kontrollieren. Doch es gibt eine Reihe von beitragenden oder beeinflussenden Faktoren, an denen die Pflegefachkraft eigenständig arbeiten kann. Dazu gehören zum Beispiel: *Angst oder Depression, Arzneimitteltoleranz gegenüber der gegenwärtig verabreichten Medikamentendosis, mangelndes Wissen über Schmerzmanagement, frühere Erfahrungen mit Schmerzen und/oder Schmerzmanagement sowie soziale Isolation.*

Es empfiehlt sich, die zyklische Natur von Schmerzen und die den Schmerz beeinflussenden Faktoren zu beachten. So sind Schmerzen beispielsweise Ursache für Angstzustände, die wiederum zu stärkeren Schmerzen führen usw. Von der Pflegefachkraft wird erwartet, dass sie an einem geeigneten Punkt dieses Teufelskreises interveniert, um ihn zu unterbrechen.

Es gibt noch weitere diagnostische Kategorien, bei denen chronische nicht-maligne Schmerzen den beeinflussenden Faktoren darstellen. So könnte man in diesem Zusammenhang zum Beispiel an Machtlosigkeit (7.3.1) denken (zur Definition von Machtlosigkeit, ihren Kennzeichen und den beeinflussenden Faktoren siehe Kapitel 9 über Lebensqualität). Wenn die mit Schmerzen verbundenen Aspekte gemeistert oder kontrolliert werden, hat der Klient das Gefühl, die Schmerzsituation besser unter Kontrolle zu haben.

Chronische Schmerzen

Taxonomie 1R: Fühlen (9.1.1.1/1986; R 1996)
NANDA-Originalbezeichnung: «Chronic Pain»
[Thematische Gliederung: Schmerz]

Definition: Ein Zustand, bei dem ein Mensch seit mehr als 6 aufeinanderfolgenden Monaten Schmerzen verspürt.

[Schmerz ist ein Signal, dass etwas nicht stimmt. Chronischer Schmerz kann eine wiederkehrende periodische (z. B. Migräne) oder eine andauernde Beeinträchtigung sein. Da zu Chronischem Schmerz verschiedene erlernte Verhaltensweisen gehören, bilden psychologische Faktoren den primären Beitrag zur Behinderung. Chronischer Schmerz ist ein komplexes Geschehen, das in Beziehung steht zu Elementen aus anderen Pflegediagnosen wie: Machtlosigkeit; Beschäftigungsdefizit; Veränderte Familienprozesse; Selbstversorgungsdefizit usw.].

Mögliche ursächliche oder beeinflussende Faktoren
Chronische physische/psychosoziale Behinderung

Bestimmende Merkmale oder Kennzeichen

subjektive
- Aussagen über Schmerzen, die länger als 6 Monate anhalten
- Furcht vor erneuter Verletzung
- Veränderte Fähigkeit, frühere Aktivitäten fortzuführen
- [Veränderte Schlafgewohnheiten]
- [Appetitveränderungen]
- [Durch Schmerzen Beschäftigtsein]
- [Sucht verzweifelt nach möglichen Alternativen/Therapien zur Linderung/Kontrolle der Schmerzen]

objektive
- Beobachtungen über das Vorhandensein von Schmerz seit mehr als 6 Monaten
- Körperlicher und sozialer Rückzug
- Maskenhafte Gesichtszüge, vorsichtige Bewegungen
- Anorexie, Gewichtsveränderungen

Zusätze in ekigen Klammern wurden nachträglich hinzugefügt

Studienfragen

1. Inwiefern untergraben medizinisch-pflegerische Fachkräfte in vielen Fällen das Schmerzmanagement?
2. Wodurch unterscheidet sich eine *Sucht* von *Arzneimitteltoleranz* und *körperlicher Abhängigkeit*?
3. Stellen Sie die mentalen und emotionalen Auswirkungen von Schmerzen dar, die nicht ausreichend bekämpft werden.
4. Welche Fehleinschätzungen gibt es über Schmerzzustände bei Kindern und älteren Menschen? Mit welchen Argumenten können diese falschen Vorstellungen widerlegt werden?
5. Erörtern Sie die Gesichtspunkte, die es beim medikamentösen Schmerzmanagement mit Opioiden und Nicht-Opioiden zu beachten gilt.
6. Wie können Schmerzeinschätzungsbögen, Schmerzprotokoll und äquianalgetische Tabellen eingesetzt werden, um das Schmerzmanagement effektiver zu gestalten?
7. Vergleichen Sie die folgenden nicht-invasiven Behandlungsmethoden von Schmerzen unter den Aspekten Effektivität, Nutzen für den Klienten, Kosten und Aufwand bei der Durchführung:
    a) Kutane Stimulation
    b) Ablenkung
    c) Entspannung
    d) Imagination.
8. Welche Vor- und Nachteile haben Schmerzmanagementprogramme? Wie kann die Pflegefachkraft den Klienten bei der Auswahl des geeigneten Programms unterstützen?

Literatur

Ahern, K. D., Adamms, A. E., Follick, M. J. (1985). Emotional and marital disturbance in spouse of chronic low back pain patients. Clinical Journal of Pain, 1, 69–74.

Amadio, P., Cummings, D. M. (1986). Nonsteroidal anti-inflammatory agents: An update. American Family Physician, 34, 147–154.

American Pain Society (1987). Principles of analgesic use in the treatment of acute pain and chronic cancer pain: A concise guide to medical practice. Washington, D.C.: American Pain Society.

Anand, K. J. S., Hickey, P. R. (November 17, 1987). Pain and its effects in the human neonate and fetus. New England Journal of Medicine, 317, 1321–1329.

Anderson, S., Leikersfeldt, G. (1996). Management of chronic non-malignant pain. British Journal of Clinical Practice, 50, 327–342.

Anderson, T. P., Cole, T. M., Gullickson, G., Hudgens, A., Roberts, A. H. (1977). Behavior modification of chronic pain: A treatment program by a multidisciplinary team. Clinical Orthopedics, 129, 96–100.

Angell, J. (January 14, 1982). The quality of mercy. New England Journal of Medicine, 306, 98–99.

Astin, M., Lawton, D., Hirst, M. (1993). The prevalence of pain in the disabled population adults. Social Science & Medicine 42, 1457–1464.

Badley, E. M., Rasooly, I., Webster, G. (1994). Relative importance of musculoskeletal disorders as a cause of chronic health problems, disability and health care utilization: Finding from the 1990 Ontario Health Survey, Journal of Rheumatology, 21, 505–514.

Beaver, W. T. (December 12, 1980). Management of cancer pain with parenteral medication. Journal of the American Medical Association, 244, 2653–2657.

Beaver, W. T. (February 23, 1981). Aspirin and acetaminophen as constituents of analgesic combinations. Archives of Internal Medicine, 141, 239–300.

Beaver, W. T. (September 10, 1984). Combination analgesics. American Journal of Medicine, 77 (3A), 38–53.

Beaver, W. T. (1988). Impact of non-narcotic oral analgesics on pain management. American Journal of Medicine, 84 (5A), 3–5.

Belza, B. L., Henke, C. J., Yelin, E. H., Epstein, W. V., Gilliss, C. L. (1993). Correlates of fatigue in older adults with rheumatoid arthritis. Nursing Research, 42, 93–99.

Bernstein, J. (March 1982). Anti-inflammatories for migraine. Aches and Pains, 3, 32–37.

Billmire, D. A., Neale, H. W., Gregory, R. O. (1985). Use of IV fentanyl in the outpatient treatment of pediatric facial trauma. Journal of Trauma, 25, 1079–1080.

Bone, R. C. (1996). Management of chronic pain. Disease-a-Month, 42, 460–507.

Bonica, J. J. (1985). Biology, pathology and treatment of acute pain. In S. Lipton, J. Miles (eds.). Persistent pain. London: Harcourt Brace Jovanovich.

Bonica, J. J. (1990). Definitions and taxonomy of pain. Philadelphia: PA: Lea & Febiger.

Bowman, J. M. (1994). Experiencing the chronic pain phenomenon: A study. Rehabilitation Nursing, 19 (2), 91–95.

Bowman, J. M. (1991). The meaning of low back pain. AAOHN Journal, 39, 381–384.

Bradley, L. A. (1989). Cognitive-behavioral therapy for primary fibromyalgia. Journal of Rheumatology, 16 (Supp. 19), 131–136.

Breitbart, W., Rosenfeld, B. D., Passik, S. D., McDonald, M. V., Thaler, H., Portenoy, R. K. (1996). The undertreatment of pain in ambulatory AIDS patient. Pain, 65, 234–249.

Brena, S. F. (1983). Drugs and pain: the use and misue. In S. F. Brena, S. L. Chapman (eds.), Management of patient with chronic pain. New York: Raven Press.

Brown, G. K., Nicassio, P. M., Wallston, K. A. (1989). Pain coping strategies and depression in rheumatoid arthritis. Journal of Consulting and Clinical Psychology, 57, 652–657.

Brunier, G., Harrison, D. E., Carson, M. G. (1995). What do nurses know and believe about patients with pain. Journal of Pain and Symptom Management, 10, 436–445.

Burckhardt, C. S. (1990). Chronic pain. Nursing Clinics of North America, 25, 863–870.

Butler, R. N., Gastel, B. (1980). Care of the aged: perspectives on pain and discomfort. In L. K. Ng, J. Bonica (eds.), Pain, discomfort and humanitarian care. New York: Elsevier North Holland.

Carey, T. S. (1994). Chronic back pain: Behavioral interventions and outcomes in changing health care environment. Behavioral Medicine, 20, 113–117.

Cassidy, R. C., Walco, G. A. (1996). Pediatric pain-ethical issues and ethical management. Children's Health Care, 25, 253–264.

Chaves, J. E. (1994). Recent advances in the apllication of hypnosis to pain management. American Journal of Clinical Hypnosis, 37, 117–129.

Clark, W. D., Mehl, L. (1971). Thermal pain. Journal of Abnormal Psychology, 78, 202–212.

Clarkin, J. F., Allen, F. J., Moodie, J. L. (1979). Selection criteria for family therapy. Family Practice, 18(4), 391-403.
Cleeland, C. S. (April 1987). Barriers to the management of cancer pain. Oncology (Supp.), 1, 19–26.
Clinch, D., Banerjee, A. K., Ostick, G. (1984). Absence of abdominal pain in elderly patients with peptic ulcer disease. Age Ageing, 133, 120–123.
Cousins, N. (1981). Anatomy of an illness as perceived by the patient. New York: Bantam.
Cunningham, I. S., Kelsey, J. L. (1984). Epidemiology of musculosketal impairments and associated disability. American Journal of Public Health, 74, 574–579.
Cutler, R. B., Fishbain, D. A., Rosomoff, R. S., Rosonoff, H. L. (1994). Outcomes in treatment of pain in geriatric and younger age groups. Archives of Physical Medicine and Rehabilitation, 75, 457–464.
Cutler, R. B., Fishbain, D. A., Yu, Y., Rosomoff, R. S., Rosomoff, H. L. (1994). Prediction of pain center treatment outcome for geriatric chronic pain patients. Clinical Journal of Pain, 10, 10–17.
Davis, A. E. (1996). Primary care management of chronic musculosketal pain. Nurse Practitioner, 21 (8), 72, 79–82.
Davis, G. C. (1989). Measurement of the chronic pain experience: Development of an instrument. Research in Nursing & Health, 12, 221–227.
Deyo, R. A. (1996). Drug therapy for back pain – Which drugs help which patients. Spine, 21, 2840–2849.
Diamond, A. W., Coniam, S. W. (1991). The management of chronic pain. Oxford: Oxford University Press.
Dingfelder, J. R. (1981). Primary dysmenorrhea treatment with prostaglandin inhibitors: A review. American Journal of Obstetric Gynecology, 140, 874–879.
Dionne, R. A., Cooper, S. A. (June 1978). Evaluation of preoperative ibuprofen for post-operative pain after removal of third molars. Oral Surgery, 45, 851–856.
Egan, K. J., Kanton, W. J. (1987). Responses to illness and health in chronic pain patient and healthy adults. Psychosomatic Medicine, 49, 470–481.
Emmelkamp, P. M. G., van Oppen, R. (1993). Cognitive interventions in behavioral medicine. Psychother Psychosom, 59, 116–130.
Ernst, E., Fialka, V. (1993). Ice freezed pain? A review of the clinical effectiveness of analgesia cold therapy. Journal of Pain and Symptom Management, 9, 56–59.
Fagerhaugh, S. Y., Strauss, A. I. (1977). Politics of pain management: Staff-patient interaction. Menlo Park, CA: Addison-Wesley.
Ferrell, B. R., Griffith, H. (1994). Cost issues related to pain management: Report from the cancer pain panel of the agency for health care policy and research. Journal of pain and Symptom Management, 9, 221–234.
Finer, B., Melander, B. (1985). Living with chronic pain. In S. Lipton, J. Miles (eds.), Persistent pain. London: Harcourt Brace Jovanovich.
Fishbain, D. A., Cutler, R. B., Rosomoff, H., Khalil, T., Abelmoty, E., Sady, S. Zaki, A., Satzlman, A., Jarrett, J., Martinez, G., Steelerosomoff, R. (1996). Movement in work status after pain facility treatment. Spine, 21, 2662–2669.
Flor, H., Birbaumer, M. (1993). Comparison of the effiacy of electromyographic biofeedback, cognitive-behavioral therapy, and conservative medical interventions in the treatment of chronic musculoskletal pain. Journal of Consulting and Clinical Psychology, 61, 653–658.
Flor, H., Turk, D. C. (1984). Etiological theories and treatment for chronic back pain. 1. Somatic models and interventions. Pain, 19, 105–121.
Flor, H., Turk, D. C., Rudy, E. T. (1987). Pain and families II. Assessment and treatment. Pain, 30, 29–45.
Flor, H., Turk, D. C., Scholtz, O. B. (1987). The impact of chronic pain on the spouse: Marital, emotional, and physical consequences. Journal of Psychosomatic Medicine, 31, 63–71.
Foley, K. M. (July 11, 1985). The treatment of cancer pain. New England Journal of Medicine, 313, 84–95.
Foley, K. M., Inturrisi, C. E. (March 1987). Analgesic drug therapy in cancer pain: Principles and practice. Medical Clinics of North America, 71, 207–232.
Foley, K. M., Rogers, A. (1981). The rational use of analgesics in the management of cancer pain. In: The management of cancer pain (Vol. 2). Nutley, NJ: Hoffmann-LaRoche.
Fordyce, W. E. (1976). Behavioral methods for chronic pain and illness. St. Louis: C. V. Mosby.
Fowler-Kerry, S., Lander, J. R. (1987). Management of injection pain in children. Pain, 30, 169–175.
Fox, L. S. (1982). Pain management in the terminally ill cancer patient: An investigation of nurses' attitudes, knowledge, and clinical practice. Military Medicine, 147, 455–460.
Gagliese, L., Melzack, R. (1997). Chronic pain in the elderly. Pain, 70, 3–14.

Gaston-Johannsson, E., Gustafsson, M., Felidin, R., Sanne, H. (1990). A comparative study of feelings, attitudes and behaviors of patients with fibromyalgia and rheumatoid arthritis. Social Science & Medicine, 31, 941–947.

Gibson, S. J., Katz, B., Corran, T. M., Farrell, M. J., Helme, R. D. (1994). Pain in older persons. Disability and Rehabilitation, 16, 127–139.

Grant, L. D., Haverkamp, B. E. (1995). A cognitive-behavioral approach to chronic pain management. Journal of Counselling and Development, 74, 25–32.

Greevert, P., Albert, I. H., Goldstein, A. (1983). Partial antagonism of placebo analgesia by nalocone. Pain, 16, 129–143.

Grossmann, S. A., Sheidler, V. R. (1985). Skills of medical students and house officers in prescribing narotic medication. Journal of Medical Education, 60, 552–557.

Hafijstavropoulos, H. D., Craig, K. D. (1994). Acute and chronic low back pain: Cognitive, affective, and behavioral dimensions. Journal of Consulting and Clinical Psychology, 62, 341–349.

Harding, B., Williams, A. C. (1995). Extending physiotherapy skills using psychological approach: Cognitive-behavioral management of chronic pain. Physiotherapy, 8, 682–688.

Hardy, J. D., Wolff, H. G., Goodell, H. (1943). Pain threshold in man. Proceedings, Association for Research in Nervous and Mental Disease, 23, 1.

Harkapaa, K. (1992). Psychological factors as predictors for early retirement in patients with chronic low back pain. Journal of Psychosomatic Research, 36, 553–559.

Harkins, S. W., Chapman, C. R. (1976). Detction and decision factors in pain perception in young and elderly men. Pain, 2, 253–264.

Harkins, S. W., Price, D. D., Martelli, M. (1986). Effect of age on pain perception thermonociception. Journal of Gerontology, 41, 58–63.

Haslam, D. R. (1969). Age and the perception of pain. Psychological Science, 15, 86–87.

Hastings, C., Joyce, K., Yaarboro, C., Berkebile, C., Yokum, D. (1995). Facotrs affecting fartigue in systemic lupus erythemotosus. Arthritis and Rheumatism, 29 (4), Supplement, S 176.

Herr, K. A., Mobily, P. R. (1992). Geriatric mental health: Chronic pain and depression. Journal of Psychological Nursing, 30 (9), 7–12.

Herr, K. A., Mobily, P. R., Smith, C. (1993). Depression and the experience of chronic back pain: A study of related variables and age differences. Clinical Journal of Pain, 9, 104–114.

Hichock, I. S., Ferrell, B. R., McCaffery, M. (1994). The experience of chronic nonmaligment pain. Journal of Pain & Symptom Management, 9, 312–318.

Hodding, G. D., Jann, M., Ackermann, I. P. (1980). Drug withdrawal syndromes: A literature review. Western Journal of Medicine, 133 (11), 383–391.

Holroyd, J. (1996). Hypnosis treatment of clinical pain: Understanding why hypnosis is useful. The International Journal of Clinical and Experimental Hypnosis, 44 (1), 33–51.

Holzberg, A. D., Robinson, M. E., Geisser, M. E. (1993). The relationship of cognitive distorsion to depression in chronic pain: The role of ambiguity and desirability in self-rating. Clinical Journal of Pain, 9, 202–206.

Jaffe, J. H., Martin, W. R. (1985). Opioid analgesics and antagonists. In A. G. Gillman, L. S. Goodman, T. W. Rall, F. Murad (eds.), The pharmacological basis of therapeutics. New York: Macmillan.

Jeans, M. E., Johnston, C. C. (1985). Pain in children: Assessment and management. In S. Lipton, J. Miles (eds.), Persistent pain. London: Harcourt Brace Jovanovich.

Jeffrey, H. (1966). Role of nursing in the management of soft tissue rheumatic disease. In R. P. Sheon, R. W. Moskowitz, V. W. Goldberg (eds.), Soft tissue rheumatic pain: Recognition, MD: Williams & Wilkins.

Jeffrey, J. E., Nielson, W., McCain, G. A. (1993). Cognitive factors as mediators between disease activity and adjustment to rheumatic disease: comparison of rheumatoid arthritis and fibromyalgia. Unpublished research report.

Jensen, M. R., Turner, J. A., Romano, J. M., Lawler, B. K. (1994). Relationship of pain-specific beliefs to chronic pain adjustment. Pain, 57, 301.

Jick, H. (March 1974). Smoking and clinical drug effects. Medical Clinics of North America, 71, 207–232.

Jones, G. E., Johnson, H. J. (1980). Heart rate and somatic concomitant of mental imagery. Psychophysiology, 17, 185–191.

Kaiko, R. E. (December 1980). Age and morphine analgesia in cancer patients with post-operative pain. Clinical Pharmacological Therapy, 28, 283–826.

Kaiko, E. E., Foley, K. M., Grakinski, P. Y., et al. (1983). Central nervous system exicatory effect of meperidine in cancer patients. Annlas of Neurology, 13, 180–185.

Kantor, T. G. (1982). Anti-inflammatory drug therapy for low back pain. In M. Stanton-Hicks, R. Ross (eds.) Chronic low back pain. New York: Raven Press.

Hicks, R. Ross (eds.) (Summer 1984). Nonsteroidal anti-inflammatory analgesics agents in management of cancer pain. In: The Management of Cancer pain (monograph). Hospital Practice.

Katz, E. R et al. (1982). Beta-endorphin immunoreactivity and acute behavioral distress in children with leukemia. Journal of Nervous Mental Disease, 170, 2077.

Keefe, E. J., Van Horn, Y. (1993). Cognitive-behavioral treatment of rheumatoid arthritis pain. Arthritis Care and Research, 6, 213–222.

Kopp, M., Richter, R., Rainer, R., Kopp-Wilfing, P., Rumpold, G., Walter, M. H. (1995). Differences in family functioning between patients with chronic headaches and patients with low back pain. Pain, 63, 219–224.

Koster, T. R., Kleber, H. D. (1987). Pain in children: Assessment and management. In S. Lipton, J. Miles (eds.), Persistent pain. London: Harcourt Brace Jovanovich.

Landel, J. L., Yount, S. E. (1996). Cognitive-behavioral Therapy - Applications and advances in behavioural medicine. Current Opinion in Psychiatry, 9, 439–444.

LaPlante, M. P. (1988). Data on disability from the National Health Interview 1983-1985. An inhouse report. Washington, DC: U. S. National Institute on Disability and Rehabilitation Research.

Larue, F., Fontaine, A., Golleau, S. M. (1977). Underestimation and undertreatment of pain in HIV disease – multicenter study. British Medical Journal, 314, 23–28.

Latham, J., Davis, B. D. (1994). The socioeconomic impact of chronic pain. Disability and Rehabilitation, 16, 38–44.

Liang, M. H., Rogers, M., Larson, M., Eaton, H. M., Murawski, B. J., Taylor, J. E., Swafford, J., Schur, P. H. (1984). The psychological impact of systemic lupus erythematosous and rheumatic arthritis. Arthritis and Rheumatism, 27 (1), 13–19.

Linton, S. J. (1986). Behavioral remedication of chronic pain: A status report. Pain, 24, 125–141.

Linton, S. J. (1994). Chronic back pain: Integrating psychological and physical therapy - an overview. Behavioral Pain, 20, 101–104.

Marks, R. M., Sacher, E. L. (February 1973). Undertreatment of medical patients with narotic analgesics. Annals of Internal Medicine, 78, 173–181.

Martin, J., Meltzer, J., Elliot, D. (1988). The prevalence of disability among adults; OPCS survey of disability in Great Britain Report 1. London: OPCS Social Survey Division, Her Majesty's Stationary Office.

Martinson, I. M., Nixon, S., Creis, D., YaDeau, R., Nesbit, M., Kerser, G. (1982). Nursing care of childhood cancer: Methadone. American Journal of Nursing, 82 (3), 432–435.

Mast, D. E. (1986). Effects of imagery. Image: The Journal of Nursing Scholarship, 18, 118–120.

Maunuksela, E. L., Rajantie, J., Silmes, M. A. (1986). Flunitrazepam-fentanyl-induced sedation and analgesia in bone marrow aspiration and needle biopsy in children. Acta Anaesthesiol Scand, 30, 409–411.

MacDonald, J. B. (1984). Presentation of acute myocardial infarction in the elderly. Age Ageing, 13, 196–200.

McCaffery, M. (1979). Nursing management of the patient with pain. Philadelphia: J. B. Lippincott.

McCaffery, M. (December 1981). Large dose are safer than you think. Nursing Life, 1, 41–42.

McCaffery, M. (1988). Pain management in clinical practice (syllabus used in her workshop). M. McCaffery, 1458 Berkeley St., Apt. 1, Santa Monica, CA 90404.

McCaffery, M., Beebe, A. (1989). Pain: Clinical manual for nursing practice. St. Louis: C. V. Mosby.

McGuire, D. B. (1992). Comprehensive and multidimensional assessment and measurement of pain. Journal of Pain & Symptom Management, 7, 312–319.

McKay, M., Davis, M., Fanning, P. (1981). Thoughts and feelings. Richmond, CA: New Harbinger.

McKinley, P. S., Oulette, S. C., Winkel, G. H. (1995). The contributions of disease activity, sleep patterns, and depression to fatigue in systemic lupus erythematosous. Arthritis and Rheumatism, 38, 826–834.

Mehta, M. (1986). Current views on non-invasive methods in pain relief. In M. Swerdlow (ed.), The therapy of pain. Lancaster, England: MTP Press Limited.

Melzack, R. (1973). The puzzle of pain. New York: Basic Books.

Melzack, R., Wall, P. D. (1965). Pain mechanisms: A new theory. Science, 150, 971–979.

Merskey, H., Bogduk, N. (1994). Classification of chronic pain: Descriptions of chronic pain syndromes and definitions of pain terms (2nd ed.). Seattle, WA: International Association for the Study of Pain Press.

Miller, R. R., Jick, H. (April 1978). Clinical effects of merperidine in hospitalized medical patients. Journal of Clinical Pharmacology, 18, 180–189.

Minor, M. A., Sanford, M. K. (1993). Physical interventions in the management of pain in arthritis. Arthritis Care and Research, 6, 197–206.

Mobily, P. R., Herr, K. A., Kelley, L. S. (1993). Cognitive-behavioral techniques to reduce pain: A validation study. International Journal of Nursing Studies, 30, 537–548.

National Institutes of Health (1982). Chronic pain: Hope through research. Publication #82–2406. Bethesda, MD.

National Institutes of Health (1995).Integration of behavioral and relaxation approaches into the treatment of chronic pain and insomnia. Technology Assessment Conference Statement. Bethesda, MD.

Nelson, E., Kirk, J., McHugo, G., Douglass, R., Ohler, J., Watson, J., Zubkoff, M. (1987). Chief complaint fatigue: A longitudinal study from the patient's perspective. Family Practice Research Journal, 6, 175–188.

Nielson, W. R., Walker, C., McCain, G. A. (1992). Cognitive behavioral treatment of fibromyalgia syndrome: Preliminary findings. Journal of Rheumatology, 19, 98–103.

Osterweis, M. (1987). Illness behavior and experience of chronic pain. In M. Osterweis, A. Kleinman, D. Mechanic (eds.), Pain and disability: Clinical behavior and public policy perspectives. Washington, D. C.: National Academy Press.

Owens, M. D., Ehrenreich, D. (1991). Literature review on non-pharmacologic methods of the treatment of chronic pain. Holistic Nursing Practice, 6 (1), 24–31.

Pace, V. (1995). Use of nonsteroidal anti-inflammatory drugs in cancer. Pallative Medicine, 9, 273–286.

Parker, J. C., Iverson, G. I., Smarr, K. L., Studky-Ropp, R. C. (1993). Cognitive-behavioral approaches to pain management in rheumatoid arthritis. Arthritis Care and Research, 6, 207–212.

Pilowsky, I., Crettenden, I., Townley, M. (1985). Sleep disturbance in pain clinic patients. Pain, 23, 27–33.

Pincus, T., Callahan, L. F., Burkhauser, R. V. (1987). Most chronic diseases are reported more frequently by individuals with fewer than 12 years of formal education in the age 18-64 United States population. Journal of Epidemiology and Community Health, 41, 161–165.

Portenoy, R. K. (1987). Optimal pain control in elderly cancer patients. Geriatrics, 42, 33–44.

Portenoy, R. K., Kanner, R. M. (1996). Pain management: Theory and practice. Philadelphia, PA: F.A. Davis.

Porter, J., Jick, M. (1980). Addiction rare in patients treated with narcotics. New England Journal of Medicine, 302, 123.

Reasbeck, P. G., Rice, M. L., Reasbeck, J. D. (1982). Double-blind controlled trial of indomethacin as an adjunct to narcotic analgesia after major abdominal surgery. Lancet, 2, 115–118.

Richardson, I. H., Richardson, P. H., Williams, A. C. C., Featherstone, J., Harding, B. T. (1994). The effects of a cognitive-behavioral pain management program on the quality of work and employment status of severly impaired chronic pain patients. Disability and Rehabilitation, 16, 26–34.

Riggs, M. (April 1990). Pain publication on research on prevalence of pain in Britain. Which Way to Health, pp. 25–26.

Rosomoff, H., Green, C., Silbert, M. (1980). The multidisciplinary team approach to the diagnosis and treatment of chronic low back pain. In J. D. Post (ed.), Radiographic evaluation of the spine. New York: Masson Publishing.

Rosomoff, H., Steele-Rosomoff, R. (March 1988). Pain management programs for low back disorders. Miami Medicine, pp. 25–26.

Rowe, J. W., Bresdine, R. W. (eds.) (1982). Health and disease in old age. Boston: Little, Brown.

Roy, R. (ed.) (1995). Chronic pain in old age: An integrated biopsychosocial perspective. Toronto: University of Toronto Press.

Scheer, S. J., Watanabe, T. K., Randack, K. L. (1997). Randomized controlled trials in industrial low back pain: subacute/chronic pain interventions. Archives of Physical Medicine and Rehabilitation, 78, 414–432.

Schofferman, J. (1993). Long-term use of opioid analgesics for the treatment of chronic pain of nonmalignant origin. Journal of Pain and Symptom Management, 8, 279–288.

Schwartz, L., Slater, M. A. (1991). The impact of chronic pain on the spouse: Research and clinical implications. Holistic Nursing Practice, 6, 1–16.

Schwartz, L., Slater, M. A., Birchler, G. R., Atkinson, J. H. (1991). Depression in spouses of chronic pain patients: The role of patient pain and anger, and marital satisfaction. Pain, 44, 61–67.

Seers, K., Friedli, K. (1996). The patients' experiences of their chronic non-malignant pain. Journal of Advanced Nursing, 24, 1160–1168.

Sees, K. L., Clark, H. W. (1993). Opioid use in the treatment of chronic pain: Assessment of addiction. Journal of Pain and Symptom Management, 8, 257–264.

Sieppert, J. D. (1996). Attitudes toward and knowledge of chronic pain. Health and Social Work, 21, 122–130.

Slater, M. A., Good, A. B. (1991). Behavioral management of chronic pain. Holistic Nursing Practice, 6, 66–75.

Slavic-Svircev, V., Kaiko, G., Heinrich, R. F., Rusy, B. E. (July 13, 1984). Ibuprofen in the treatment of postoperative pain. American Journal of Medicine, 77, 84–86.

Sloan, P. A., Donelly, M. B., Schwartz, R. W., Sloan, D. A. (1996). Cancer pain assessment and management by house staff. Pain, 67, 475–481.

Snelling, J. (1990). The role of the family in relation to chronic pain: Review of the literature. Journal of Advanced Nursing, 15, 771–776.

Snelling, J. (1994). The effect of chronic pain on the family unit. Journal of Advanced Nursing, 19, 543–551.

Snyder, M. (1985). Independent nursing interventions. New York: John Wiley & Sons.

Sorkin, B. A., Rudy, T. E., Hanlon, R., Turk, D. C., Steig, R. L. (1990). Chronic pain in old and young patients: Differences appear less important than similarities. Journal of Consulting and Clinical Psychology, 45, 64–68.

Sriwatanakul, K., Weis, O. E., Alloza, J. L., Kilver, W., Weintraub, M., Lasagna, L. (1983). Analysis of narotic analgesia usage in the treatment of postoperative pain. Journal of the American Medical Association, 250, 926–929.

Statistics Canada (1986). Report of the Canadian Health and Disability Survey, 1983-1984. Catalogue 82–555E. Ottawa: Statistics Canada.

Stein, D., Floman, Y. (1990). Psychologic approaches to the management and treatment of chronic low back pain. In J. N. Weinstein, S. W. Wiesel (eds.), The lumbar spine. Philadelphia, PA: Saunders, pp. 811–827.

Stein, D., Peri, T., Edelstein, E., Elzur, A., Floman, Y. (1996). The efficacy of amitriptyline and acetaminophen in the management of acute low back pain. Psychosomatic, 37 (1), 63–70.

Strauss, A. L., Corbin, J., Fagerhaugh, S., Glaser, B. G., Maines, D., Suczek, B., Wiener, C. (1984). Chronic illness and the quality of life. St. Louis: C. V. Mosby.

Strong, J., Ashton, R., Chant, D., Cramond, T. (1994). An investigation of the dimensions of chronic low back pain: The patients' perspective. British Journal of Occupational Therapy, 57, 204–208.

Subramanian, D. (1991). The multidimensional impact of chronic pain on the spouse: A pilot study. Social Work in Health Care, 15 (3), 47–52.

Sullivan, M. D., Turner, J. A., Romano, J. (1991). Chronic pain in primary care: Identification and management of psychosocial factors. Journal of Family Practice, 32, 193–198.

Tack, B. B. (1990). Self-reported fatigue in rheumatoid arthritis: a pilot study. Arthritis Care and Research, 3, 154–157.

Taylor, A. G., Skelton, J. A., Butcher, J. (Jan./Feb. 1984). Duration of pain condition and physical pathology as determinants of nurses' assessment of patients in pain. Nursing Research, 334–338.

Tejada, I. M. (May/June 1986). Indocin suppository for control of pain in post-thoracic surgery patients. Oncology Nursing Forum, 13, 87.

Trotter, J. M., Scott, R., Macbeth, F. R., et al. (January 10, 1981). Problems of the oncology outpatient: Roles of the liaison health visitor. British Medical Journal, 282, 122–124.

Turk, D. C., Okifuji, A., Scharff, L. (1995). Role of perceived impact and perceived control in different age cohorts. Pain, 61, 93–102.

Ventafridda, V., Fochi, C., DeConno, D., et al. (1980). Use of nonsteroidal anti-inflammatory drugs in the treatment of pain in cancer. British Journal of Clinical Pharmacology, 10, 3435–3465.

Wallace, K. G., Pasero, C., Reed, B. A., Olsson, G. L. (1995). Staff nurses' perception of barriers to effective pain management. Journal of Pain and Symptom Management, 10, 204–213.

Watson, C. P. (1994). Antidepressant drugs as adjuvant analgesics. Pain and Symptoms Management, 9, 392–405.

Wenzloff, N. J., Shrimp, L. (1984). Therapeutic management of primary dysmenorrhea. Drug Intell Clinical Pharmacology, 18, 22–26.

Wigle, D. T., Mao, Y., Wong, T., Lane, R. (1991). Economic burden of illness in Canada, 1989. Chronic Disease Canada, 12 (3), 1–37.

Williams, A. C., Nicholas, M. K., Richardson, P. H., Pither, C. E., Justing, D. M., Chamberlain, J. H., Harding, V. R., Ralphs, J. A., Jones, S. C., Dieudonne, I., Fetherstone, J. D., Hodgson, D. R., Ridout, K. L., Shannon, E. M. (1993). Evaluation of a cognitive behavioural programe for rehabilitating patients with chronic pain. British Journal of General Practice, 43, 513–518.

Williams, N. E. (1986). Current views on pharmacological management of pain. In M. Swerdlow (ed.), The therapy of pain. Lancaster, England: MTP Press Limited.

Wright, A. (1981). From IV to PO: Titrating your patient's pain medication. Nursing '81, 11 (7), 39–43.

Weiterführende Literatur:

Badley, E. M. (1995). The economic burden of musculoskeletal diseases in Canada (is similar to that for cancer and may be higher). Journal of Rheumatology, 22, 204–206.

Barkin, R. L., Lubenow, T., Bruehl, S., Husfeldt, B., Ivankovich, O., Barkin, S. L. (1996). Management of chronic pain. Disease-a-Month, 42, 389–454.

Basler, H. D. (1993). Group treatment for pain and discomfort. Patient Education & Counselling, 20, 167–175.

Bates, M. S., Edwards, W. T., Anderson, K. O. (1993). Ethnocultural influences on variations in chronic pain perception. Pain, 52, 101–112.

Beck, A. T. (1976). Cognitive therapy and the emotional disorders. New York: International University Press.

Beck, A. T., Rush, A. J., Shaw, B. E., Emery, G. (1979). Cognitive therapy of depression. New York: Guilford Press.

Cutler, R. B., Fishbain, D. A., Rosemoff, H. L., Abdel-Moty, E., Khalil, T. M., Rosemoff, R. S. (1994). Does nonsurgical pain center treatment of chronic pain return patients to work? Spine, 643–652.

Eland, J. M. (1988). Pharmacologic management of acute and chronic pediatric pain. Issues in Comprehensive Pediatric Nursing, 11, 93–111.

Felts, W., Yelin, E. (1989). The economic impact of rheumatic disease in the United States. Journal of Rheumatology, 16, 867–884.

Fernandez, E., Milburn, T. W. (1994). Sensory and effective predictors of overall pain and emotions associated with affective pain. Clinical Journal of Pain, 10, 3–9.

Fernandez, E., Turk, D. C. (1995). The scope and significance of anger in the experience of chronic pain. Pain, 61, 165–175.

Hendriksson, C. M. (1995). Living with continous muscular pain – Patient perspectives: Part 1: encounters and consequences. Scandinavian Journal of Caring Sciences, 9 (2), 67–76.

Hendriksson, C. M. (1995). Living with continous muscular pain - Patient perspectives: Part II: Strategies for daily life. Scandinavian Journal of Caring Sciences, 9 (2), 77–86.

Jensen, I. B., Nygren, A., Lundlin, A. (1994). Cognitive-behavioural treatment for worlers with chronic spinal pain: A matched and controlled cohort study in Sweden. Occupational and Environmental Medicine, 51, 145–151.

Jensen, M. R., Turner, J. A., Romano, J. M., Lawler, B. K. (1994). Correlates of improvement in multidisiplinary treatment of chronic pain. Journal of Consulting and Clinical Psychology, 62, 172–179.

Kain, Z. N., Rimar, S. (1995). Management of chronic pain in children. Pediatrics in Review, 16, 218–222.

Leavitt, F., Sweet, J. J. (1986). Characteristics and frequency of malingering among patients with low back pain. Pain, 25, 357–364.

Lipton, S. (1986). Current view of the management of a pain relief center. In M. Swerdlow (ed.), The therapy of pain. Lancaster, England: MTP Press Limited.

Lipton, S., Miles, J. (eds.) (1985). Persistent pain. London: Harcourt Brace Jovanovich.

Magill-Levreault, L. (1993). Music therapy in pain and symptom management. Journal of Palliative Care, 9 (4), 42–48.

McCormack, K. (1994). Non-steroidal anti-inflammatory drugs and spinal nociceptive processin. Pain, 59, 9–43.

McCracken, L. M., Gross, R. T. (1993). Does anxiety affect coping with chronic pain? Clinical Journal of Pain, 9, 253–259.

Patterson, K. L. (1992). Pain in the pediatric oncology patient. Journal of Pediatric Oncology Nursing, 9, 119–130.

Richardson, I. H., Berman, B. M., Doherty, J. P., Goldstein, L. B., Kaplan, G., Keil, J. E., Drippner, S., Lyne, S., Mosteller, F., O'Connor, B. B., Rudy, E. B., Schatzbery, A. F., Friedman, F., Altman, F., Benson, H., Eliott, J. M., Ferguson, J. H., Gracely, R., Greene, A., Haddox, J. D., Hall, W. H., Hauri, P. J., Helzner, E. C., Kaufmann, P. G., Kiley, J. P. (1996). Integration of behavioral and relaxation approaches into the treatment of chronic pain and insomnia. Journal of the American Medical Association, 276, 313–318.

Rowbotham, M. C. (1995). Chronic pain: From theory to practical management. Neurology, 46 (Supp. 9), S5–S10.

Smith, I. W., Airey, S., Salmond, S. W. (1990). Non-technologic strategies for coping with chronic low back pain. Orthopedic Nursing, 9 (4), 26–34.

Smith, I., O'Keefe, J. L., Christensen, A. J. (1994). Cognitive distorsion and depression in chronic pain: Association with diagnosed disorders. Journal of Consulting and Clinical Psychology, 62, 195–198.

Syrjala, K. L., Donaldson, G. W., Davis, M. W., Kippes, M. E., Carr, J. E. (1995). Relaxation and imagery and cognitive-behavioral training reduce pain during cancer treatment: A controlled clinical trial. Pain, 63, 189–198.

Toomey, T. C., Mann, J. D., Abashian, S. W., Carnike, C. L. M., Hernandez, J. T. (1993). Pain locus of control scores in chronic pain patients and medical clinical patients with and without pain. Clinical Journal of Pain, 9, 242–247.

Tota-Faucett, M. E., Gil, K. M., Williams, D. A., Keefe, F. J., Goli, V. (1993). Predictors of response to pain management treatment: The role of family environment and changes in cognitive process. Clinical Journal of pain, 9, 115–123.

Turk, D. C., Rudy, T. E. (1988). A cognitive-behavioral perspective in chronic pain: Beyond the scalpel and syringe. In C. D. Tollison (ed.), Handbook of chronic pain management. Baltimore: Williams & Wilkins, pp. 222–236.

Turner, J. A., Clancy, S., McQuade, K. J., Cardenas, D. D. (1990). Effectiveness of behavioral therapy for chronic low back pain: A component analysis. Journal of Consulting and Clinical Psychology, 58, 573–579.

Twycross, R. G. (1985). Terminal cancer care. In S. Lipton, J. Miles (eds.), Persistent pain. London: Harcourt Brace Jovanovich.

Varni, J. W., Rapoff, M. A., Waldron, S. A., Graff, R. A., Bernstein, B. H., Lindsey, C. B. (1996). Effect of perceived stress in deciatric chronic pain. Journal of Behavioral Medicine, 19, 515–528.

Wells, N. (1994). Perceived control over pain: Relation to distress and disability. Research in Nursing and Health, 17, 295–302.

Kapitel 8
Soziale Isolation

Diana Biordi

8.1. Einleitung

Die meisten von uns streben nach Gesellschaft und möchten Beziehungen zu anderen Menschen aufnehmen. Ein Leben als Einsiedler oder in klösterlicher Abgeschiedenheit erscheint uns deshalb so außergewöhnlich, weil es uns lebhaft daran erinnert, dass zwischenmenschliche Kontakte unser Dasein für gewöhnlich bereichern. Doch wie reichhaltig das Leben auch sein mag, wenn wir viele Beziehungen eingehen, der Mensch braucht auch Zeiten der Einsamkeit. Dies liegt daran, dass wir das Bestreben nach Ruhe und Sammlung in den «eigenen vier Wänden» haben. Aus den ineinander verwobenen Möglichkeiten, Beziehungen aufzunehmen, aber auch sich zurückzuziehen, entwickelt sich ein individuell strukturiertes Geflecht engerer und weiterer Sozialkontakte. Diese charakteristischen Konfigurationen aus sozialer Kontaktaufnahme und Rückzug wirken sich auf unsere Arbeit und unser soziales Leben aus. Es ist daher besonders wichtig, dass Pflegekräfte und andere Fachleute im Gesundheitswesen Verständnis für die Werte entwickeln, die sowohl mit dem Alleinsein als auch mit dem Leben in der Gemeinschaft verbunden sind.

8.1.1 Wann ist soziale Isolation ein Problem?

Das Spektrum sozialer Isolation reicht vom freiwillig Isolierten, der sich aus bestimmten Gründen aus dem sozialen Leben zurückzieht, bis hin zu jenen, deren Isolation unfreiwillig oder gar von anderen auferlegt ist. Selbstgewähltes Alleinsein birgt die Möglichkeit zur körperlichen und psychischen Erholung in sich, unfreiwillige soziale Isolation gilt jedoch als unvorteilhaft, weil sie den Wegfall sozialen Austauschs und des daraus gewonnenen sozialen Rückhalts mit sich bringt. Für manche Menschen, beispielsweise solche mit kognitiven Defiziten, mag es schwer verständlich sein, warum sie in unfreiwilliger Isolation leben müssen, sind sich doch Eltern, Ehepartner oder andere wichtige Bezugspersonen darüber im klaren, dass dieser Zustand tiefgreifende nachteilige Auswirkungen nach sich ziehen kann.

Wenn soziale Isolation von den Betroffenen oder ihren Bezugspersonen als Bürde empfunden wird, stellt sie ein echtes Problem dar, für das Lösungen gesucht werden müssen. In der Tat ist sich die Fachwelt weitgehend einig, dass nur die Belastungen durch erhebliche körperliche Funktionalitätseinschränkungen denen der sozialen Isolation mit ihren Folgen für den Klienten und sein soziales Umfeld gleichkommen. Aus diesem Grund stellt die soziale Isolation einen der beiden wichtigsten Aspekte chronischer Krankheit dar, die es bei der Pflegeplanung zu berücksichtigen gilt.

8.1.2 Soziale Isolation: einige Differenzierungen

Soziale Isolation wird unter folgenden Gesichtspunkten betrachtet:

- Anzahl, Frequenz und Qualität der Sozialkontakte
- Langlebigkeit oder Dauerhaftigkeit dieser Kontakte
- Ausmaß, in dem der Betroffene unter seiner Situation leidet.

Seit Jahrhunderten schon beschäftigen sich Philosophie und Sozialwissenschaften mit dem Phänomen der sozialen Isolation. Wer kennt nicht den Ausspruch des großen englischen Dichters und Literaten John Donne (1572-1631): «Niemand ist eine Insel!»? Andererseits vertritt der Existentialismus bekanntlich die Auffassung, dass der Mensch letztlich immer allein ist. Systematisch erforscht wurde soziale Isolation jedoch erst in den letzten fünfzig Jahren. Im Gegensatz zu einigen Existentialisten und Sozialwissenschaftlern betrachten die Fachleute im Gesundheitswesen, ausgehend von ihrem problemorientierten klinischen Ansatz, die soziale Isolation eher unter negativen als unter positiven Aspekten.

Das Wesen sozialer Isolation

Nach Lin (1986) kann soziale Isolation jede der vier konzentrisch angeordneten Zonen betreffen, die das Konzept *sozial* in sich birgt. Die äußere Zone ist die *Gemeinschaft;* das Individuum fühlt sich in diese umfassende soziale Struktur integriert oder davon ausgegrenzt. Als nächstes folgt die Zone der *Organisation* (Arbeitswelt, Schulen, Kirchen) und danach eine, die dem Individuum noch näher liegt: die Zone der *vertrauten Personen* (Freunde, Familie, sonstige Bezugspersonen). Das Zentrum schließlich wird durch die Person selbst gebildet. Diese verfügt über Persönlichkeitseigenschaften, Intellekt und ein Sensorium, mit deren Hilfe sie Beziehungen geistig erfassen und interpretieren kann.

In der *medizinisch-pflegerischen Fachliteratur* liegt der Schwerpunkt in erster Linie auf der Analyse der klinischen Dyade, eine nähere Betrachtung des Phänomens soziale Isolation beschränkt sich deshalb mehr oder weniger auf die Zone der vertrauten Personen und auf die der Person selbst. Nur bei wenigen Klienten wird gleichzeitig auch ein Augenmerk auf die Zonen Organisation oder Gemeinschaft gelegt. Daher sind die meisten Beziehungen, die sich für das pflegerische und medizinische Fachpersonal ergeben, den Erwartungen entsprechend an individuumzentrierte Austauschprozesse, Gegenseitigkeit, Fürsorge und Verantwortungsübernahme gebunden. Im Mittelpunkt der *gesundheitspolitischen Fachliteratur* hingegen stehen eher die Austauschprozesse zwischen Gemeinschaft und Organisationen einerseits sowie Populationen von Einzelpersonen andererseits; infolgedessen beschäftigt sie sich mehr mit kollektiver sozialer Isolation.

Auf der Ebene der klinischen Dyade konnten ausgehend von der Reichhaltigkeit der sozialen Interaktion vier Personengruppen voneinander abgegrenzt werden, die sich im Isolationsmuster unterscheiden. Zwar geschah dies ursprünglich mit Blick auf ältere Menschen, doch lassen sich die Kategorien auch leicht auf jüngere beziehen, wenn der Faktor «fortgeschrittenes Alter» ausgeblendet wird:

1. Die «nicht Isolierten» – Personen, die ihr Leben lang in soziale Gruppen integriert waren und es noch sind
2. Die «ehemals Isolierten» – Personen, die als Erwachsene mittleren Alters isoliert waren, in höherem Alter aber ins sozialer Hinsicht relativ aktiv sind
3. Die «spät Isolierten» – Personen, die im frühen Erwachsenenalter sozial aktiv waren, es aber im Alter nicht mehr sind
4. Die «lebenslang Isolierten» – Personen, deren gesamtes Leben durch Isolation gekennzeichnet war und ist.

Emotionale Auswirkungen sozialer Isolation

Kennzeichnende Emotionen der sozialen Isolation sind Langeweile und das Gefühl der Marginalität oder des Ausgeschlossensein (Weiss, 1973). Zu Langeweile kommt es aufgrund fehlender Bestätigung im Arbeitsleben oder im häuslichen Tagesablauf; die Erledigung diesbezüglicher Aufgaben wird deshalb zur bloßen Beschäftigung. Marginalität bezeichnet das Gefühl, von der erwünschten Mitgliedschaft in sozialen Netzwerken oder Gruppen ausgeschlossen zu sein. Als Folge dieser Gefühle besteht bei sozial isolierten Menschen das Bedürfnis, von einer Gruppe als Mitglied akzeptiert zu werden oder Personen zu finden, mit denen sich gemeinsame Aktivitäten durchführen lassen.

8.1.3 Merkmale sozialer Isolation

Die Existenz des Phänomens soziale Isolation rückt uns das menschliche Bedürfnis nach authentischen und vertrauten Beziehungen ins Bewusstsein, ganz gleich, ob diese Beziehungen durch liebevolle Zuwendung oder durch andere Gefühlszustände wie etwa Ärger geprägt sind. Wenn von sozialer Isolation die Rede ist, denkt man als erstes an die betroffene Person, beinahe im gleichen Moment aber treten ihre sozialen Beziehungen ins Blickfeld. In diesem Kapitel wird dargelegt, dass soziale Isolation Prozesscharakter besitzt und in allen Stadien des Lebenszyklus zum wesentlichen Charakteristikum einer Vielzahl von Krankheiten und Behinderungen werden kann.

Soziale Isolation im Vergleich zu ähnlichen Formen sozialer Abgeschiedenheit

Soziale Isolation wird in der Literatur sowohl als eigenständiges Phänomen behandelt, als auch mit ähnlichen Formen sozialer Abgeschiedenheit in Verbindung gebracht oder gleichgesetzt. Es existiert eine Fülle von Definitionen, und viele davon beziehen sich aufeinander, sind gleichbedeutend oder vermengen soziale Isolation mit anderen eigenständigen, aber verwandten Erscheinungen des sozialen Lebens.

Soziale Isolation und Entfremdung
Obwohl sie sich voneinander unterscheiden, werden in der medizinisch-pflegerischen Fachliteratur soziale Isolation und Entfremdung häufig als eng miteinander verknüpfte oder gar deckungsgleiche Phänomene behandelt. Das Konzept Entfremdung umfasst die fünf Dimensionen Machtlosigkeit, Normenlosigkeit, Isolation, Selbst-Entfremdung und Sinnentleerung (Seeman, 1959). Dabei bezeichnet Machtlosigkeit die Überzeugung, dass das eigene Verhalten nicht zu den erwünschten und angestrebten Ergebnissen führt. Liegt Normenlosigkeit vor, ist der Betreffende davon überzeugt, dass das Erreichen von Zielen Verhaltensweisen erfordert, die von der Gesellschaft nicht gebilligt werden. Isolation bedeutet in Zusammenhang mit Entfremdung die Unfähigkeit, Zielen oder Überzeugungen, die andere in der Regel als wichtig oder wertvoll erachten, ebenfalls Wertschätzung entgegenzubringen. Unter Selbst-Entfremdung wird mittlerweile die Abspaltung des Selbst von der geleisteten Arbeit oder den kreativen Möglichkeiten des Individuums verstanden. Schließlich bedeutet Sinnentleerung das Gefühl, über die Resultate des eigenen Verhaltens nur selten zutreffende Vorhersagen machen zu können.

Aus all dem wird ersichtlich, dass Isolation nur ein psychischer Zustand innerhalb des Konzepts Entfremdung ist. Viele Autoren jedoch werfen Abstufungen einer oder mehrerer der fünf Dimensionen in einen Topf und nennen das Ergebnis dann *Isolation*.

Soziale Isolation und Vereinsamung
Zwar wird soziale Isolation heute üblicherweise als Deprivation von Sozialkontakten betrachtet, nach Peplau und Perlman (1986) handelt es sich jedoch um Vereinsamung, und nicht um soziale Isolation, wenn ein Individuum sein soziales Leben als ungenügend hinsichtlich der Quantität oder Qualität sozialer Kontakte empfindet. Im Rahmen einer noch subtileren Differenzierung kam Hoeffer (1987) zu dem Ergebnis, dass

die *subjektive Wahrnehmung* der sozialen Isolation ein besserer Prädiktor für Vereinsamung war als der tatsächlich vorhandene Grad an Isolation. Vereinsamung wurde auch als Entfremdung vom Selbst bezeichnet, und sie wird manchmal als global, generell, unangenehm, unbequem und schrecklicher als Angst eingeschätzt (Austin, 1989). Das Gefühl der Vereinsamung unterscheidet sich von einer Depression insofern, als bei Vereinsamung der Versuch unternommen wird, neue Beziehungen aufzunehmen, während die betroffene Person beim Vorliegen einer Depression gänzlich ihrer Schwermut unterworfen ist (Weiss, 1973).

Jedenfalls: Vereinsamung schließt soziale Isolation mit ein, und in der Tat wird dieser Begriff in Zusammenhang mit sozialer Isolation am häufigsten genannt (Dela Cruz, 1986; Hoeffer, 1987; Mullins & Dugan, 1990; Ryan & Patterson, 1987). Werden die Begriffe soziale Isolation und Vereinsamung allerdings als austauschbar betrachtet, kann es zu Verwirrung kommen. Um etwas Klarheit zu schaffen, sollte Vereinsamung als *subjektiver Gefühlszustand* betrachtet werden, soziale Isolation hingegen als *objektiver Zustand sozialer Deprivation,* der mit Unzufriedenheit verbunden ist (Bennet, 1980). Somit bezieht sich Vereinsamung auf die Gefühlslage des Individuums, soziale Isolation indes auf die Situation, in der sich jemand befindet. Es ist zwar richtig, dass soziale Isolation zu Vereinsamung führen kann, doch ist Vereinsamung an sich keine notwendige Voraussetzung für soziale Isolation. Beide Phänomene können unabhängig voneinander auftreten.

Die von Peplau und Perlman vertretene Sichtweise von Vereinsamung könnte mit der Pflegediagnose «Soziale Interaktion, beeinträchtigt» verwechselt werden, da beides in nahezu identischer Weise definiert wird (NANDA, 1998). Die erwähnte Pflegediagnose beschreibt jedoch einen Zustand des sozialen Austauschs, bei dem dieser durchaus vorhanden ist, sich aber hinsichtlich Quantität oder Qualität der sozialen Partizipation als dysfunktional oder unwirksam erweist (Gordon, 1982; Tilden & Weinert, 1987). Beeinträchtigte soziale Interaktion und soziale Isolation bedingen sich gegenseitig, da sie ähnliche Ursachen haben und sich in den Auswirkungen überlappen.

Carpenito (1995) hat interessanterweise festgestellt, dass die als belastend empfundene Form des Alleinseins aus diagnostischer Sicht mit der Pflegediagnose Vereinsamungs*gefahr* treffender beschrieben wird; diese Kategorie wurde 1994 in die Liste der NANDA-Pflegediagnosen aufgenommen. Nach Carpenito wird Vereinsamung definiert als «subjektiv empfundener Zustand, der vorhanden ist, wann immer eine Person sagt, dass er vorliegt, und sie ihn als von anderen auferlegt wahrnimmt.» Weiterhin argumentiert die Autorin im Hinblick auf die reaktionsorientierten NANDA-Diagnosen, dass «Soziale Isolation» als Pflegediagnose konzeptionell inkorrekt sei, weil es sich hierbei nicht um eine Reaktion handle, sondern um eine Ursache, nämlich Abgeschiedenheit. Deswegen empfiehlt sie, diese diagnostische Kategorie fallen zu lassen. Andererseits wird in der von Carpenito vorgelegten Erörterung des Konzepts Vereinsamung eben diese Bezeichnung an vielen Stellen durch den Ausdruck soziale Isolation ersetzt, was die eigentlich von ihr angestrebte Unterscheidung zwischen diesen beiden Begriffen verwischt. Außerdem wird soziale Isolation – wie dieses Kapitel noch zeigen wird – je nach Analyse und Begleitumständen zur Ursache, zum Prozess oder aber zur Reaktion erklärt. Die komplexen Variablenbündel, die in dieses Konzept einmünden, eignen sich für eine ganze Reihe von Assessments, Diagnosen und Interventionen, während Vereinsamung eben nur einen Aspekt der sozialen Isolation darstellt.

Soziale Isolation und Alleinsein

Eng verbunden mit sozialer Isolation ist das Bedürfnis nach sozialer Unterstützung. Sie geht vom sozialen Umfeld aus, das den Menschen das Überleben erleichtert, indem es den nötigen sozialen, emotionalen und materiellen Beistand bietet, insbesondere wenn eine Person chronisch krank ist (Lin, 1986). Während in der Fachliteratur zum Thema soziale Unterstützung der Schwerpunkt auf dem instrumentellen und materiellen Nutzen liegt, rückt die neuere Literatur über soziale Isolation den Begriff Isolation eher in die Nähe eines als belastend empfundenen Gefühls des Alleinseins. Dieser Gefühlszustand steht in Verbindung mit Defiziten im sozialen Netzwerk, verminderter Einbindung ins Netzwerk oder in soziale Beziehungen, sowie mit Gefühlen des Abgelehntwerdens und Rückzugstendenzen.

In dem Maße, wie eine kranke Person erkennt, dass das Netzwerk immer dünner und die Einbindung immer schwächer wird, kann es zu Traurigkeit, Wut und Verzweiflung oder zu einer Abschwächung des Selbstwerts kommen. Diese Emotionen wirken nicht nur bei einer Veränderung der sozialen und personalen Identität mit, sondern stellen auch jede für sich ein Problem für den chronisch Kranken dar. In Abhängigkeit von ihren eigenen Emotionen und physischen Bedürfnissen fallen darüber hinaus vielleicht Freunde und Bekannte aus dem sozialen Unterstützungssystem heraus, bis letztlich nur noch die treuesten übrig bleiben (Tilden & Weinert, 1987). Frauen mit Brustkrebs etwa gehen überwiegend davon aus, dass soziale Isolation für sie die Regel sei und nicht die Ausnahme (Spiegel, 1990). Enge Familienangehörige bleiben wahrscheinlich immer Bestandteil des sozialen Netzwerks. Ist jedoch dessen Belastbarkeitsgrenze erreicht, bedarf es vielleicht selbst der Hilfe in Form von Interventionen wie beispielsweise der Organisation entlastender Maßnahmen für Eltern chronisch kranker Kinder oder der Hinführung zur Teilnahme an Unterstützungsgruppen bei Geschwistern krebskranker Kinder (Heiney et al., 1990).

8.1.4 Soziale Isolation als Pflegediagnose

In der pflegerischen Fachliteratur wird soziale Isolation definiert als «Zustand des Alleinseins, den eine Person als von anderen auferlegt empfindet und als negativ oder bedrohlich erlebt» (NANDA, 1998). Nach Carpenito (1995) bedeutet dies, dass die Betroffenen umständehalber nicht in der Lage sind, für sie wichtige soziale Beziehungen vollständig und in befriedigender Weise aufzunehmen, obwohl das Bedürfnis oder der Wunsch danach besteht. Es sei angemerkt, dass Carpenito das Kriterium des Auferlegtseins für soziale Isolation nicht anführt. Es mag vorkommen, dass sich sozial Isolierte zuerst von ihrem sozialen Netzwerk zurückgezogen haben, es mag auch sein, dass sich zuerst die anderen von ihnen abwandten – doch ganz gleich, wer letztlich den Anfang macht, soziale Isolation wird häufig zu einem wechselseitigen Prozess.

Ursprünglich wurde von drei unabdingbaren Merkmalen als notwendige und hinreichende Bedingungen für die Pflegediagnose «Soziale Isolation» ausgegangen:

1. Abwesenheit von unterstützenden Bezugspersonen

2. Äußerung von Gefühlen des auferlegtem Alleinseins und

3. Äußerung von Gefühlen der Ablehnung (NANDA, 1998).

Im Laufe der Zeit erfolgte eine Erweiterung, und es kamen noch einige Bedingungen hinzu: Apathie, Zurückgezogenheit, geringer Kontakt mit Gleichaltrigen/Gleichgestellten, Äußerung von Gefühlen des Isoliertseins, sowie Mangel an bzw. Abwesenheit von Kontakten mit wichtigen Bezugspersonen oder mit der Gemeinde/Gemeinschaft (Gordon, 1989).

Verschiedene Pflegefachleute haben insgesamt mindestens 20 subjektive und objektive Merkmale sozialer Isolation definiert, wovon die meisten Ablehnung, Entfremdung oder Abwesenheit von wichtigen Bezugspersonen beinhalten. Lien-Gieschen (1993) führte eine aussagekräftige Studie zu dieser Pflegediagnose bei älteren Menschen durch und konnte 18 Kennzeichen sozialer Isolation feststellen, von denen fünf als spezifisch für Ältere eingeschätzt wurden. Allerdings zeigte sich, dass nur ein einziges Kennzeichen von zentraler Bedeutung war: die Abwesenheit von unterstützenden Bezugspersonen. Alle anderen Kennzeichen, darunter auch zwei der drei ursprünglichen, erwiesen sich als nachgeordnet oder als Folge des Hauptkennzeichens. Außerdem konnten die an der Studie beteiligten

Pflegekräfte belegen, dass nur bei Probanden über 75 Jahren typischerweise soziale Isolation eintritt.

Diese einzige Validierungsstudie zu sozialer Isolation als Pflegediagnose zeigt, dass das Pflegepersonal hauptsächlich die substantiellen Kennzeichen von sozialer Isolation im Blick hat (Lien-Gieschen, 1993). Wie bereits erwähnt, erwies sich der Mangel an Bezugspersonen zwar als Hauptmerkmal, doch es konnten etliche eher beigeordnete Kennzeichen festgestellt werden. Sie fallen unter die weit gefassten Kategorien Gefühlsverflachung, Gedankenversunkenheit, Verlust von Lebenssinn und Lebenszweck, fehlende Kommunikation, Gefühl des Getrenntseins oder aktive Abkapselung sowie sensorische Defizite. Wie aus den Klassifizierungen ersichtlich wird, trägt die pflegerische Sicht der sozialen Isolation eher ganzheitlichen Charakter, und frühere Dimensionen der Konzepte Entfremdung und Vereinsamung schwingen dabei stark mit.

8.2. Probleme und Fragen sozialer Isolation

Ganz gleich wie soziale Isolation entsteht, das Endresultat besteht darin, dass grundlegende Bedürfnisse nach authentischer zwischenmenschlicher Nähe nicht befriedigt werden können. Der Verlust der sozialen Einbindung wird kennzeichnenderweise als entfremdend oder unerfreulich empfunden, und die sich daraus ergebende soziale Isolation kann zu Depression, Vereinsamungsgefühlen oder sonstigen sozialen und kognitiven Beeinträchtigungen führen, die dann wiederum die Isolation verschärfen.

Für soziale Isolation werden verschiedene prädisponierende oder ätiologische Faktoren angeführt: statussenkende körperliche Behinderungen oder Krankheiten, mit fortgeschrittenen Alter verbundene Gebrechen oder Entwicklungsverzögerungen, Persönlichkeitsstörungen oder neurologische Störungen. Ferner gehören dazu umgebungsbedingte Einschränkungen, womit die meisten Autoren die physische Umgebung meinen; einige schließen jedoch auch verminderte persönliche oder materielle Ressourcen ein (Tilden & Weinert, 1987).

8.2.1 Soziale Isolation und soziale Rollen

Jede Lockerung oder zahlenmäßige Abnahme von Beziehungen und jede Einschränkung bei der Wahrnehmung von Rollenverpflichtungen kann die Betroffenen oder ihnen nahestehende Personen in die soziale Isolation führen. Klienten, die familiäre Bindungen und Freunde sowie die damit verbundene soziale Position oder Macht verlieren, neigen leichter dazu, Gefühle des Abgelehntwerdens und der Wertlosigkeit zu entwickeln und ihren Selbstwert zu verlieren (Ravish, 1985). Ein Beispiel dafür ist die Situation einer Frau, deren Ehemann an der Alzheimer'schen Krankheit litt. Über zwei Jahre lang war das Leben des Paares auf eine Großstadtwohnung beschränkt, die der Mann häufig in verwirrtem Zustand verließ. «Ich fühle mich weder als Ehefrau noch als Alleinstehende», äußerte die Ehefrau und brachte damit zum Ausdruck, dass das soziale Netzwerk zunehmend dahinschwand und sie zwar die Privilegien einer Ehefrau verloren hatte, nicht aber deren Pflichten. Dieser Zwiespalt ist häufig bei Eheleuten anzutreffen, deren Partner in ihren Fähigkeiten eingeschränkt sind. Hinzu kommt, dass sich nach dem Tod eines Ehepartners die Trauer des hinterbliebenen oft ebenso stark auf den Verlust der Rolle als verheiratete Person wie auf den Verlust des Partners selbst bezieht.

Rollenverluste können somit als Folge einer Krankheit oder Behinderung oder durch soziale Veränderungen im Verlauf der Lebensspanne eintreten – beispielsweise im Hinblick auf die Mitgliedschaft in schulischen Gruppen, bei beruflichen Veränderungen oder durch Akzeptanzverweigerung seitens bestimmter sozialer Gruppierungen. Auch die Auflösung der Ehe durch Tod oder Scheidung kann solche Verluste herbeiführen, ebenso wie gesellschaftliche Diskriminierung, weil man zu den «Falschen» gehört. Die Analyse von Rollenverlusten und der daraus resultierenden sozialen Isolation hat sich als nützliches Verfahren erwiesen, wenn Probleme von Älteren, Verwitweten und Körperbehinderten oder psychopathologische Fragestellungen näher untersucht werden sollen.

Soziale Isolation bei älteren und alten Menschen

Das Alter mit all seinen Einbußen in Bezug auf Gesundheit, Rollenausübung und ökonomischen Status trägt zur Ausdünnung des sozialen Netzwerks und zu vermehrter Isolation bei (Creecy et al., 1985; Ryan & Patterson, 1987; Trout, 1980). Immobilität, Lage und Standort der Wohnung, Zugang zu Verkehrsmitteln oder Gebäuden – all diese Faktoren können zur sozialen Isolation älterer Menschen beitragen. In der Tat liegt ein Hauptinteresse soziologischer Forschung darin, zu ergründen in welcher Weise Nachbarschaftskontakte als ökologische und strukturelle Korrelate sozialer Isolation das Verhalten der Betroffenen beeinflussen (Krause, 1993).

Soziale Isolation lässt sich streng genommen nicht nur als Mangel an räumlicher Mobilität verstehen. Die betroffenen Personen sind nicht unbedingt ans Haus oder einen bestimmen Ort gebunden, wenn dies auch ein typisches Kennzeichen darstellt und häufig der Fall ist (Ryan & Patterson, 1987; Stephens & Bernstein, 1984; Watson, 1988). Das heißt aber, dass auch das Wohnen in abgelegenen Gegenden (etwa auf dem Land) oder in unsicheren Stadtvierteln mit hoher Kriminalitätsrate zur sozialen Isolation beitragen kann (Glassman-Freibusch, 1981; Kivett, 1979; Layons, 1982; Krause, 1993). In diesen Fällen können ältere Menschen ihre häusliche Umgebung aufgrund fehlender Fahrmöglichkeiten oder aus Angst vor Übergriffen nicht verlassen und geraten aus diesen Gründen zunehmend in Isolation. Misstrauen oder ein niedriges Bildungsniveau verstärken diese Problematik, und am schlimmsten wird es, wenn die schon begrenzten Möglichkeiten der Betroffenen noch zusätzlich durch chronische Krankheit eingeschränkt werden.

Auch wenn dieses Vorhaben nicht immer umgesetzt wird, besteht bei speziell für Senioren geplanten Wohnanlagen eine der Zielsetzungen darin, für die Bewohner ein auf sie abgestimmtes soziales Netzwerk innerhalb einer Gemeinschaft bereitzustellen (Lawton et al., 1973; 1980; 1985). Damit ist die Hoffnung verbunden, der sozialen Isolation entgegenwirken zu können. Doch gebrechliche Bewohner können, wie sich herausstellte, nur wenige Kontakte zu den mobileren und gesünderen aufbauen. Unter Umständen liegt dies daran, dass die Gesünderen nur über wenige freie Ressourcen verfügen, die sie einsetzen können, um andere, die vielleicht noch weniger Ressourcen besitzen, zu unterstützen. Eine zweite Erklärungsmöglichkeit wäre, dass die Gesünderen gerade wegen ihrer besseren körperlichen Verfassung Aktivitäten entfalten und Netzwerken angehören, die mit denen der gebrechlicheren Bewohner wenig Gemeinsamkeiten aufweisen, was die Aufnahme sozialer Beziehungen zu ihnen weniger wahrscheinlich macht.

Pflegeheimbewohner mit chronischen Krankheiten oder sensorischen Defiziten sind der Gefahr sozialer Isolation stärker ausgesetzt als solche ohne derartige Probleme. In Großbritannien beispielsweise gelten in Pflegeheimen untergebrachte Kranke oder Behinderte als sozial tot, als geistig verarmt durch die erzwungene Passivität der Institutionalisierung und als unfähig, irgendeine nützliche, anerkannte Rollen innerhalb der Gemeinschaft zu übernehmen (Watson, 1988). In einer anderen Studie stellten Stephens und Bernstein (1984) bei älteren kränkeren Bewohnern einen höheren Grad an sozialer Isolation fest als bei gesünderen, doch interessanterweise kamen sie auch zu dem Ergebnis, dass die Gesünderen den Kränkeren in Krisenzeiten – etwa bei einem Krankenhausaufenthalt – bereitwillig beistanden. Außerdem ergab sich aus dieser Studie, dass die Familie und bereits länger bestehende freundschaftliche Beziehungen die soziale Isolation besser abpuffern konnten als die Mitbewohner.

Soziale Isolation wird auch mit Verwirrtheit in Zusammenhang gebracht, insbesondere bei älteren Menschen mit chronische Krankheiten. Liegen bei sozial Isolierten auch noch Mobilitätseinschränkungen vor, kann die Kombination von Isolation und Immobilität leicht schwerwiegende Folgen haben und Fehlwahrnehmungen in Form von zeitlicher Desorientierung oder Verhaltensänderungen wie Verweigerung der Compliance hervorrufen (Stewart, 1986). Auch Barrieren aufgrund architektonischer Fehlplanung oder hinderliche bauliche Gegebenheiten wie etwa zu schwere Türen können soziale Isolation oder Gebundenheit an die Wohnung mit verursachen (DesRosier et al., 1992). Alle diese Faktoren tragen in einer Weise zu sozialer Isolation bei, die mit Willensakten alleine nur schwer zu überwinden ist.

8.2.2 Soziale Komponenten der sozialen Isolation

Die bloße Anzahl von Menschen, die jemanden umgeben, schafft im Hinblick auf soziale Isolation keine Abhilfe; wenn die wichtigen sozialen Beziehungen nicht mehr bestehen, kann eine Person selbst inmitten einer Menge von Menschen sozial isoliert sein. Dies gilt zum Beispiel für Betroffene, die in betreuten Wohngruppen leben oder in Behindertenwerkstätten arbeiten, für Bewohner von Langzeitpflegeeinrichtungen oder für Häftlinge. Entscheidend für die Pflegediagnose «Soziale Isolation» ist, dass sich die Betroffenen wegen der ihnen auferlegten Situation als ausgeschlossen von sinnerfüllter Kommunikation mit für sie wichtigen Personen *wahrnehmen*, wobei weder der Ort, an dem sie leben, noch die Anzahl der sie umgebenden Menschen eine Rolle spielt.

Verbunden mit sozialer Isolation ist die Gegenseitigkeit, der Umfang des Gebens und Nehmens, das zwischen den Isolierten und ihren sozialen Netzwerken zustande kommt. Im Laufe der Jahre haben sich die Beweise dafür angehäuft, dass informelle soziale Netzwerke einer ganzen Reihe von Betroffenengruppen hochwichtige Formen des Beistands bieten und anbieten, wie etwa emotionale Hilfestellung, spezifische Informationen und materielle Ressourcen. Diese Unterstützungssysteme fördern offensichtlich die Erhaltung eines vergleichsweise guten Gesundheitszustandes, helfen beim Aufbau und bei der Beibehaltung angemessener Verhaltensweisen und wirken stressdämpfend (Cobb, 1979; DiMatteo & Hays, 1981; Stephens & Bernstein, 1984). Eines der konsistentesten Resultate dieser Studien ist die Feststellung, dass Familienmitglieder die Betroffenen am stärksten unterstützen, und zwar ungeachtet der ethnischen Zugehörigkeit (Stephens & Bernstein, 1984; Weeks & Cuellar, 1981).

Soll die Wechselseitigkeit der Beziehungen innerhalb des Netzwerks genauer untersucht werden, genügt es nicht, den Schwerpunkt auf Rollenverteilung und inhaltliche Gesichtspunkte des Austauschprozesses zu legen; auch der Übereinstimmungsgrad zwischen der isolierten Person und den «anderen» in ihrem Netzwerk bei der Beurteilung der Situation bedarf der näheren Betrachtung (Goodman, 1984). Besteht in dieser Hinsicht Inkongruenz zwischen den agierenden Personen, kann dies die Pflegefachkraft wach dafür machen, wie stark das Bedürfnis nach emotionaler oder materieller Unterstützung bei den Beteiligten ist oder in welchem Grad ihre Ressourcen erschöpft sind. Hierzu bringt Goodman folgendes Beispiel: Eine ältere Frau, die das Haus nicht mehr verlassen kann, beklagte sich, so die Beobachtung des Autors, bei einer Krankenschwester während eines Hausbesuchs darüber, dass sich ihre Kinder nicht genügend um sie kümmerten. Es zeigte sich allerdings, dass die Kinder sie täglich besuchten, ihr Mahlzeiten mitbrachten, für sie einkauften und ihre finanziellen Angelegenheiten regelten. In diesem Fall fühlte sich die Mutter trotz der Besuche und der Unterstützung seitens der Kinder isoliert.

8.2.3 Demographische Aspekte und soziale Isolation

Nur wenige Studien beschäftigten sich bislang schwerpunktmäßig mit der Erforschung des Zusammenhangs zwischen demographischen Variablen und sozialer Isolation; dieser Themenbereich wird typischerweise im Rahmen anderer Fragestellungen zu allen möglichen Krankheiten mit untersucht. Fasst man gleichwohl die Ergebnisse dieser unterschiedlich angelegten Studien zusammen, wird der Einfluss demographischer Faktoren auf soziale Isolation bei chronisch Kranken ziemlich offensichtlich. Es hat sich gezeigt, dass die Faktoren Geschlechtszugehörigkeit, Familienstand, familiäre Position und familiäres Umfeld sowie soziale und ökonomische Stellung (beispielsweise bezüglich Bildungsniveau oder beruflicher Tätigkeit) im Hinblick auf soziale Isolation eine wichtige Rolle spielen.

Sozioökonomische Faktoren
Ähnlich wie beim Verlauf chronischer Krankheiten besteht auch bei Veränderungen im sozioökonomischen Status – beispielsweise beruflicher Art – ein Zusammenhang mit sozialer Isolation. Viele einschlägige Studien zeigen, dass es zu nachteiligen Auswirkungen kommen kann, wenn pflegenden Angehörige oder die Betroffenen selbst ihren Arbeitsplatz verlieren. Einer neueren Studie zufolge, die sich mit pflegenden

Ehefrauen von gebrechlichen und betagten Kriegsveteranen befasst, ist gerade dieser Personenkreis einem höheren Risiko für körperliche, emotionale und finanzielle Belastungen ausgesetzt als andere Bevölkerungsgruppen. Das ist darauf zurückzuführen, dass behinderte ältere Kriegsveteranen weniger Leistungen aus dem Bereich der Langzeitversorgung erhalten als andere Populationen älterer Menschen (Dorfman et al., 1996).

Arbeitslosigkeit bei älteren Menschen bezieht sich jedoch nur auf einen Aspekt des beruflichen Werdegangs. So sorgen sich Eltern von chronisch kranken Kindern bereits sehr früh, ob diese später einer Berufstätigkeit nachgehen können und versicherungstechnisch abgesichert sind (Cohen, 1993). Denn ein geringes Einkommen, besonders in Verbindung mit einem niedrigem Ausbildungsniveau, wirkt sich nachteilig auf den Gesundheitszustand aus und steht sowohl mit einem begrenzten sozialen Netzwerk als auch mit erhöhter Einsamkeit in Zusammenhang. Dies alles aber belastet wiederum die Gesundheit und erhöht die Gefahr sozialer Isolation (Cox et al., 1988; Williams & Bury, 1989). Einer Studie von Kinsella et al. (1989) über Klienten mit Kopfverletzungen zufolge konnte fast die Hälfte der Probanden keiner Beschäftigung mehr nachgehen, wodurch die ökonomische Basis der betroffenen Familien in Mitleidenschaft gezogen und deren sozialen Isolation verstärkt wurde.

Über die Schwierigkeiten beim Ausfindigmachen geeigneter Beschäftigungsmöglichkeiten hinaus gibt es noch weitere Problembereiche sozioökonomischer Natur. Dazu gehören finanzielle und soziale Befürchtungen hinsichtlich der krankheitsbedingten Kosten, Diskriminierung im Beruf, Verlust des Versicherungsschutzes verbunden mit der finanziellen Unmöglichkeit, diesen aufrechtzuerhalten[1] sowie der Wegfall von Netzwerken kollegialer und freundschaftlicher Beziehungen im Rahmen der beruflichen Tätigkeit. All dies aber sind Faktoren, die soziale Isolation begünstigen und die zwischenmenschliche Interaktion erschweren. Zweifellos wird die Tendenz zur sozialen Isolation noch verstärkt durch Wirtschaftsexperten, die die Kosten chronischer Krankheiten in übertriebener Weise darstellen, was dazu führt, dass immer weniger Arbeitgeber bereit sind, Betroffene einzustellen. Im Vergleich zu anderen Bevölkerungsgruppen werden behinderte Menschen am Arbeitsmarkt unverhältnismäßig stark benachteiligt, was dann zu Lasten ihrer familiären Beziehungen und der Einbindung in das soziale Leben der Gemeinschaft geht (Christ, 1987).

Familiäre Faktoren allgemeiner Art

Angesichts des Umstands, dass chronische Krankheiten von Dauer sind und eine Reihe unvermeidlicher Probleme mit sich bringen, bleibt es nicht aus, dass sich Beziehungen erschöpfen. Zurück bleiben chronisch Kranke, die in erheblichem Maß der Gefahr einer sozialen Schädigung oder der sozialen Isolation ausgesetzt sind (Berkman, 1983; Tilden & Weinert, 1987). Kommt es tatsächlich zu sozialer Isolation, kann dieser Zustand für die Betroffenen und ihre Familienangehörige zur langandauernden Lebenswirklichkeit werden. Verfügen sie hingegen über soziale Unterstützung und sind am Leben beteiligt, haben sie es leichter, sich in psychischer Hinsicht wohl zu fühlen. Besonders wichtig ist dabei weniger die bloße Verfügbarkeit als vielmehr die Angemessenheit sozialer Beziehungen (Wright, 1995; Zimmer, 1995).

Vieles deutet darauf hin, dass es nicht stets und zwangsläufig zu sozialer Isolation kommen muss, auch wenn die Bedingungen dafür grundsätzlich vorliegen. In der Tat wurden die Auswirkungen sozialer Isolation bei Familien mit chronisch kranken Kindern in Frage gestellt. Eine Studie von Cadman et al. (1991), der eine umfangreiche Zufallsstichprobe aus einer Gemeinde zugrunde lag, ergab, dass Familien mit chronisch kranken Kindern keineswegs mehr soziale Isolation erlebten als solche mit gesun-

---

1 In den USA ist die Krankenversicherung häufig an den Arbeitsplatz gebunden, so dass mit dem Verlust des Arbeitsplatzes auch der Versicherungsschutz erlischt. [Anm. d. Übersetzerin]

den. Darüber hinaus zeigte sich, dass das Familienleben der beiden Probandengruppen im Gegensatz zur Meinung von Klinikern keine wesentlichen Unterschiede aufwies – außer dass die Mütter chronisch kranker Kinder etwas mehr Schwierigkeiten angaben. Nach Cadman und Mitarbeitern weisen frühere Erhebungen deshalb Verzerrungen auf, weil die an diesen Studien beteiligten Familien zur klinischen Population eines Krankenhauses gehörten oder von Pflegediensten und anderen Einrichtungen des Gesundheitswesens betreut wurden. Definitionsgemäß nahmen die Probanden dieser Studien aufgrund von Krankheiten oder wegen Reaktionen auf Krankheiten medizinisch-pflegerische Leistungen in Anspruch und litten somit an einer ungewöhnlichen Häufung von Problemen, die sie veranlasst hatten, eine Klinik aufzusuchen oder sich in anderer Weise betreuen zu lassen. Deshalb waren solche Familien nicht repräsentativ für die betreffende Gemeinde. Im Rahmen einer weiteren Studie verglichen Klassenlehrer chronisch kranke Kinder (mit Krebs oder Sichelzellerkrankung) mit einer parallelisierten Kontrollgruppe. Dabei wurde festgestellt, dass chronisch kranke Kinder während des Unterrichts bemerkenswert belastungsfähig und flexibel waren, obwohl diejenigen, deren Gehirntumor hatte entfernt werden können und die regelmäßig die Schule besuchen konnten, eher als sensibel und isoliert wahrgenommen wurden (Noll et al., 1992).

Korrespondierend zu diesen Befunden ergab eine Reihe von Studien an älteren Menschen, dass Isolation nicht unbedingt die Regel ist. Allerdings sind ältere kinderlose Personen häufiger sozial isoliert als solche mit Kindern, denn wenn erwachsene Kinder in der Nähe wohnen, stehen ältere Menschen zumindest mit einem davon regelmäßig in Kontakt (Mullins & Dugan, 1990). Interessanterweise wurde bei afroamerikanischen Frauen, vor allem wenn diese alleine lebten, eine Tendenz zu häufigeren Besuchen durch die Kinder beobachtet, als dies bei Männern der gleichen ethnischen Gruppe der Fall war. Die Unterschiede konnten weder durch die Bedürfnis- und Ressourcenlage der Probanden, das Geschlecht der Kinder noch deren Verfügbarkeit erklärt werden (Spitz & Miner, 1992). Weiter ist die Feststellung beachtenswert, dass ältere Menschen im allgemeinen weniger von ihren Kindern beeinflusst werden als von den Kontakten mit Verwandten, Freunden und Bekannten (Berkman, 1983; Ryan & Patterson, 1987). Einer Studie von Lee & Ellithorpe (1982) zufolge bestand tatsächlich kein Zusammenhang zwischen dem emotionalen Wohlbefinden älterer Menschen und der Häufigkeit der Interaktion mit ihren Kindern

Die Befundlage zeigt, dass in *jeder* der untersuchten Gruppen ab einem Alter von 30 Jahren vor allem bei denjenigen Probanden eine nahezu dreimal höhere Mortalität zu verzeichnen war, die über die wenigsten sozialen Bindungen in Familie und Gemeinde verfügten (Berkman, 1983). Mit anderen Worten: Sozialkontakte verlängern das Leben. Bei einer Erhebung über chronisch kranke ältere Menschen, die in der normalen Gemeinschaft lebten, waren die Probanden mit weniger Sozialkontakten stärker sozial isoliert als jüngere chronisch Kranke (Berkman, 1983). Die Isolation wurde hauptsächlich dadurch verursacht, dass diese Personen verwitwet waren und keiner formellen Gruppe angehörten (Berkman, 1983). Dadurch waren ihre Kontaktmöglichkeiten eingeschränkt. Aus einer weiteren Studie geht hervor, dass Bewohner von Seniorenwohnanlagen nur geringe Unterschiede im Hinblick auf Freundschaftsmuster und Lebenszufriedenheit zeigten. Beide Studien kommen zu dem Ergebnis, dass das Alleinleben, das Leben als Single oder das Fehlen einer Familie nicht zwingend soziale Isolation mit sich bringt. Vielmehr wird deutlich, dass ältere Menschen, sofern sie in soziale Netzwerke eingebunden sind – Netzwerke, von denen sich viele über ein ganzes Leben hinweg herausgebildet haben – und diese Netzwerke für sie verfügbar bleiben, im Bedarfsfall auch Unterstützung erhalten (Berkman, 1983).

Geschlechtszugehörigkeit und Familienstand

Verglichen mit Männern haben Frauen ausgedehntere und vielfältigere soziale Netzwerke (Antonucci, 1985). Leidet bei Verheirateten jedoch einer der Ehepartner an einer chronischen Krankheit, verbringen die beiden mehr Zeit miteinander und investieren weniger in Außenkontakte oder Aktivitäten außer Haus (DesRosier et al., 1992; Foxall et al., 1986). Obwohl pflegende Männer sich stärker belastet fühlen als pflegende Frauen (Miller, 1990; Tilden & Weinert, 1987), lassen pflegende Frauen einen höheren Grad an Isolation, größere Vereinsamung und eine stärker verminderte Lebenszufriedenheit erkennen, als dies bei Männern der Fall ist. Bei beiden Geschlechtern lässt sich aber parallel zur Zunahme von Sozialkontakten eine Besserung des psychischen Wohlbefindens feststellen, wobei es keine Rolle spielt, ob diese Kontakte per Telefon oder als persönliche Gespräche stattfinden (Foxall et al., 1986).

Zwar existieren durchaus professionelle, kommunale und soziale Netzwerke, die pflegenden Ehefrauen Beistand leisten könnten, doch diese reduzieren mit der Zeit ihre Verbindungen zu diesen Unterstützungssystemen. Körperliche Anstrengungen, soziale Einschränkungen und Hindernisse, Aufwand für Pflege, Vorbereitungen für das Verlassen der Wohnung und andere durch die Versorgung bedingten Anforderungen nehmen in einem Maße Überhand, dass viele Frauen den Kontakt zu externen Unterstützungssystemen einschränken und sie nur noch selten in Anspruch nehmen. Je weniger sie aber darauf zurückgreifen, desto stärker isolieren sie – wenn auch ungewollt – ihren chronisch kranken Partner. Frauen berichteten zwar, dass sie Zeiten des Alleinseins brauchen, um abschalten und sich geistig erholen zu können, doch wurde das Subjekt, das ihre Isolation herbeiführte, nämlich der chronisch kranke Partner, auch zum engsten Vertrauten, während sich das Paar durch die gemeinsame Isolation kämpfte (DesRosier et al., 1992).

8.2.4 Beschaffenheit der Krankheit und soziale Isolation

Chronische Krankheit ist insofern multidimensional, als sie an die Betroffenen oder deren Netzwerk die Forderung stellt, eine Vielzahl unumgänglicher Probleme zu bewältigen. Strauss et al. (1984) listen auf: Umsetzung von Behandlungsempfehlungen, Kontrolle von Symptomen, Vorbeugung gegen und Handhabung von Krisen, Gestaltung der Krankheitsverlaufskurve, Umgang mit dem medizinischen und pflegerischen Fachpersonal, Normalisierung des Lebens, Bewahrung eines einigermaßen intakten Selbstbildes, Erhaltung des emotionalen Gleichgewichts, Bewältigung von sozialer Isolation, Aufbringen der krankheitsbedingten Kosten, Vorbereitung auf eine unsichere Zukunft (siehe Kapitel 4 über krankheitsspezifische Rollen). In dem Maße, wie chronisch Kranke darum kämpfen, ihr Leiden zu verstehen und ihre persönliche und soziale Identität zu bewahren, treten auch Erschöpfungszustände bei ihnen auf, sie werden vielleicht kränker oder verlieren leichter die Hoffnung. In solchen Fällen verstärkt sich die Tendenz zum Rückzug von sozialen Netzwerken.

Einigen Autoren zufolge führt Isolation zu Depression und Selbstmord (Lyons, 1982; Trout, 1980). Dies trifft vor allem bei Menschen höheren Alters zu (Frierson, 1991), wobei auch das soziale Netzwerk der Betroffenen eine Rolle spielt (Newman et al., 1989). Frauen, die durch ihre Krankheit körperlich stärker gefordert waren und deren Symptome eine intensivere Behandlung notwendig machten, berichteten zwar von stärkeren Depressionen, jedoch nicht von Auswirkungen dieser ungünstigen Umstände auf die Beziehung zum Partner. Frauen, die Befürchtungen hinsichtlich ihrer Krankheit äußerten, gaben eine größere Belastung der Ehe und eine geringere Zufriedenheit mit ihrem familiären Netzwerk an (Woods et al., 1993).

Bei Menschen mit schweren Kopfverletzungen war nicht etwa die chronische körperliche Behinderung hauptverantwortlich für die Zerrüttung familiärer Bindungen, vielmehr waren es die sozialen Folgeprobleme (Kinsella et al., 1989). Die größte Last bestand in der sozialen Isolation infolge der beeinträchtigten Selbstkontrolle der Kopfverletzten und ihrer Unfähigkeit, aus sozialer Erfahrung zu lernen. Für die Familien war die soziale Isolation jedoch besonders belastend, weil die Kopfverletzungen dazu führten, dass die Betroffenen nicht mehr wie früher in der Lage waren, Defizite bezüglich sozialer Beziehungen zu erkennen und darüber nachzudenken, wodurch die Aufnahme neuer Beziehungen ausgeschlossen war. Obwohl es die Betroffenen schwerer als vorher hatten, Freundschaften zu schließen oder Beschäftigungsmöglichkeiten zu finden, war es die Familie, der die wahre soziale Last der Verletzung in ihrer ganzen Tragweite aufgebürdet wurde (Kinsella et al., 1989).

8.2.5 Der Isolationsprozess

Typischerweise kommt es im Verlauf eines Isolationsprozesses, der sich aus der zunehmenden Offensichtlichkeit einer Krankheit oder Behinderung ergibt, zu Veränderungen in der Beziehungsstruktur des sozialen Netzwerks. Freunde oder Angehörige ziehen sich allmählich von den Betroffenen zurück oder umgekehrt. Der Prozess kann langsam und unmerklich ablaufen, wie etwa bei Personen mit Arthritis, andererseits aber auch sehr rasch, wie im Fall von AIDS-Kranken. Leider liegen dem Isolationsprozess häufig falsche oder rational nicht nachvollziehbare Informationen und Auffassungen zugrunde. So berichtete eine krebskranke Frau, dass sie bei einer Party ihre Getränke im Plastikbecher serviert bekam, während alle anderen aus Gläsern tranken (Spiegel, 1990).

Menschen mit schweren chronischen Krankheiten nehmen sich nach und nach als abweichend von anderen und als außerhalb des normalen Lebens stehend wahr (Williams & Bury, 1989). Auch ihr soziales Umfeld nimmt sie möglicherweise in dieser Weise wahr, worauf es zu einer ablehnenden Haltung gegenüber ihnen selbst, ihrer Behinderung und ihrem Anderssein kommt. Zumindest teilweise kommt dieses Gefühl der Abweichung durch die ständig vorhandenen krankheitsbedingten Belastungen zustande. In dem Maß, wie die Beanspruchungen durch die Krankheit andauern, werden beispielsweise soziale Beziehungen gekappt, weil Familien und Freunde die in unregelmäßigen Zeitabständen notwendige Behandlung und den unberechenbaren Krankheitsverlauf nicht auf akzeptable Weise mit ihren sozialen Aktivitäten in Einklang bringen können. Aufgrund solcher Ereignisse in der Realität, aber auch aus sozialen Wahrnehmungen heraus, kann soziale Isolation auftreten – entweder als Prozess oder als Endresultat.

Chronisch Kranke sehen der eigenen Sterblichkeit oft wesentlich offener ins Auge als andere Menschen. Während sie sich zunehmend mit dem Sinn des Lebens auseinandersetzen, ziehen sie sich vielleicht von ihren Netzwerken zurück, oder deren Mitglieder wenden sich von ihnen ab. Unverheiratete oder jüngere Krebspatienten beispielsweise brachten zum Ausdruck, das Dasein habe keinen Sinn mehr für sie, was vermutlich auf die Bedrohung ihres Lebens durch die Krankheit zurückzuführen war (Noyes et al., 1990; Weisman & Worden, 1977; Woods et al., 1993).

Selbst wenn chronisch Kranke den Tod nicht mehr fürchten, haben doch häufig die Mitglieder ihres sozialen Netzwerks Angst davor. Das aber führt zu Schuldgefühlen, was sich wiederum in spannungserfülltem Schweigen oder Rückzugsverhalten äußert. Im Falle von Krebskranken (Burnley, 1992; House et al., 1988; Reynolds & Kaplan, 1990), Herzkranken (Kaplan et al., 1988; Orth-Gomer et al., 1988) und Typ-A-Persönlichkeiten (Orth-Gomer & Unden, 1990) kommt der sozialen Unterstützung eine zentrale Bedeutung für das Weiterleben zu. Für Mitglieder der erwähnten Patientengruppen, die nicht auf sozialen Rückhalt zurückgreifen können, ist soziale Isolation keine bloße Metapher für den Tod; sie kann sein Eintreten in der Tat beschleunigen.

Stigmatisierung

Soziale Isolation kann auch eine Folge von Stigmatisierung sein. Viele Personen laufen lieber Gefahr, in der Anonymität leben zu müssen, als sich einem kritischen und wertenden Publikum zu stellen. Weil chronische Krankheiten möglicherweise stigmatisierend wirken, kann die Sorge um die etwaige Enthüllung eines beschädigten oder diskreditierten Selbst die soziale Interaktion abflachen oder völlig lähmen (siehe Kapitel 5 über Stigma). Der chronisch Kranke oder seine Familienangehörigen ringen mit der Frage, wie viel Informationen sie über sich selbst oder die Diagnose weitergeben und bei wem und zu welchem Zeitpunkt sie dies tun sollten (Gallo et al., 1991). Kann die Krankheit kontrolliert werden oder ist sie kaum sichtbar, wird sie verschleiert oder bis auf bestimmte wenige Personen vor anderen geheim gehalten – und das oft über Jahre hinweg. So wird von Eltern chronisch kranker Kinder berichtet, daß sie belastenden Kontakten und sozialer Unsicherheit begegnen, indem sie Informationen verschleiern, für sich behalten oder nur beschränkt weitergeben (Cohen, 1993). Allerdings tragen sie damit eventuell noch zusätzlich zur Begrenzung ihrer sozialen Netzwerke bei. Als Beispiel hierzu könnte man die Eltern eines an Mukoviszidose erkrankten Kindes anführen, die dem Lehrer gegenüber behaupten, dass ihr Kind wegen einer Magenkrankheit zusammen mit den Mahlzeiten Tabletten einnehmen muss (Cohen, 1993). Jessop und Stein (1985) fanden heraus, dass nicht sichtbare Leiden bei chronisch kranken Kindern zu größeren Schwierigkeiten in den sozialen Interaktionen führten, weil sie die Ambiguität der Situation unsicher machte: sollten sie enthüllen oder täuschen, und welchen Plan sollten sie weiter verfolgen?

Wenn sich Geschwister krebskranker Kinder mit deren Isolation befassten, wurden sie selbst anfällig für soziale Isolation (Bendor, 1990). Tamlyn und Arklie (1986) sprechen die soziale Isolation ausdrücklich an, wenn sie darlegen, daß sie besonders bei Familien mit chronisch kranken Kindern explizit in die Planungen der Pflegefachkräfte einbezogen werden muss.

Denn die Last der sozialen Isolation ruht nicht nur auf dem Kind, sondern weitet sich auf die Familiendynamik aus und macht es erforderlich, dass professionelle Pflegekräfte genau ins Auge fassen, wie die Familie mit Krankheit und Isolation zurechtkommt.

Ist die stigmatisierende Behinderung offensichtlich, wie im Fall auffallender Brandnarben oder der Geruchsentwicklung beim Vorliegen einer Kolitis, wagen sich die Betroffenen unter Umständen nicht über einen kleinen Kreis verständnisvoller Menschen hinaus (Gallo et al., 1991). Kann einer Erwerbstätigkeit nachgegangen werden, handelt es sich oft um Tätigkeiten, für die nur wenige soziale Interaktionen erforderlich sind, wie etwa Nachtarbeit oder Arbeiten innerhalb einer isolierten Umgebung (Behindertenwerkstätten, Bürotätigkeit zu Hause). Ganz gleich, auf welche Weise sich die Behinderung immer wieder ins Bewusstsein drängt, sie wird zum Bestandteil des Selbstbildes der Betroffenen und damit zu einer Komponente ihrer sozialen und persönlichen Identität. Deshalb müssen isolierte Personen und ihr soziales Umfeld Bewältigungstechniken entwickeln, um die Behinderung – dieses neue Element ihres Daseins – in ihr Selbstverständnis einzubeziehen oder auf sonstige Weise in ihr Selbst zu integrieren.

8.2.6 Perspektiven der Gesundheitsversorgung

Menschen mit chronischen Krankheiten setzen sich intensiv mit ihrem körperlichen Unvermögen auseinander und damit, was dies in Bezug auf ihre Aktivitäten und ihr Leben bedeutet (Corbin & Strauss, 1987). Gleichzeitig ringen sie um die Aufrechterhaltung eines Gefühls persönlicher und sozialer Identität, und das nicht selten angesichts eines negativ gefärbten Selbstbildes und erheblicher finanzieller, psychischer und sozialer Schwierigkeiten. Wenn chronisch Kranke die Hoffnung verlieren, ermatten oder sonstige Einbußen erleiden, ziehen sie sich möglicherweise von ihren Sozialkontakten zurück. Damit aber isolieren sie sich selbst und erschweren außerdem, dass andere, für sie wichtige Menschen, sich ihnen zuwenden.

Häufig bedeutet das tägliche Krankheitsmanagement, dass chronisch Kranke mit medizinisch-pflegerischen Fachkräften zusammenarbeiten müssen, die die verborgenen, aber dennoch Tag für Tag stattfindenden Kämpfe ihres Klienten, die sich aus der Konfrontation mit der Realität eines «neuen» Körpers, den aufgeworfenen Fragen zu Pflege und Versorgung und der Entwicklung eines neuen Selbstverständnisses ergeben, nicht erkennen (Corbin & Strauss, 1987; Dropkin, 1989; Hopper, 1981).

Mit dem Einzug der hochentwickelten Medizintechnik, der zunehmenden Vergreisung der Bevölkerung und den wirtschaftlichen Veränderungen haben chronische Krankheiten in den Vereinigten Staaten im Laufe der letzten drei Jahrzehnte erheblich zugenommen. Gleichzeitig ist in der Literatur der Anteil an Veröffentlichungen gestiegen, die sich mit der Vielfalt chronischer Krankheiten, deren Management sowie mit Aspekten des sozialen und psychischen Wohlbefindens, einschließlich der sozialen Isolation, beschäftigen

Die Auswirkungen der vorherrschenden Paradigmen bezüglich der medizinisch-pflegerischen Intervention, an denen verschiedene Kreise festhalten, sind unverkennbar. Die meisten Fachleute im Gesundheitswesen sehen ihre Klienten immer noch lediglich zeitweise und bringen dabei in der Regel das medizinische Modell der «Heilung» zur Anwendung. Doch handelt es sich beispielsweise um krebskranke Kinder, sind mehrere unterschiedliche Sichtweisen zu berücksichtigen: Beim Kind selbst stehen in Abhängigkeit vom Alter die jeweiligen Auswirkungen der Beeinträchtigung im Mittelpunkt des Denkens. Der Blick der Eltern konzentriert sich zunächst auf die unmittelbare Sorge um das Leben ihres Kindes und auf die Heilung der Krankheit – und erst später auf mögliche Beeinträchtigungen und langfristige Folgen. Aus rein medizinischer Sicht steht das blanke Überleben des Klienten im Vordergrund, aus psychologischer das Erkennen und die Minimalisierung von Krankheitsfolgen und sozialen Barrieren. Die Personen des engeren und weiteren Umfelds schließlich (Partner, Schulkameraden, Arbeitgeber, Drittzahler) machen sich in erster Linie Gedanken, welche Anforderungen und Kosten auf sie zukommen. Im Zentrum all dieser Sichtweisen stehen Interaktions- und Austauschprozesse, aber auch die spezifischen Verantwortlichkeiten und Verpflichtungen, die den Mitgliedern des Netzwerks obliegen. Weil sich jede der beteiligten Parteien auch aus dem Netzwerk zurückziehen kann, ergibt sich eine Intensivierung der Interaktionen (Christ, 1987).

Angesichts der paradigmatischen Vielfalt zum Thema «Fürsorge oder Heilung?» geht die Auseinandersetzung mit den zwar minimalen, aber doch real existierenden, sich aufsummierenden und Tag für Tag neu auftretenden krankheitsbedingten Beanspruchungen der sozialen Identität und der sozialen Netzwerke oft verloren. Andererseits sind sich die Fachleute in der Gesundheitsversorgung der Existenz dieser Belastungen offensichtlich bewusst. Dies zeigt sich zum einen in der zunehmenden Zahl von Artikeln zur sozialen Isolation und zum anderen in dem Bemühen, fundierte Beweise für die Isolation von Klienten und ihrer Netzwerke vorzulegen. Allerdings wird in vielen dieser Artikel nicht deutlich dargelegt, ob sie vom Fürsorge- oder vom Heilungsparadigma ausgehen, und deshalb sind die vorgeschlagenen Interventionen für den Isolierten manchmal nicht eindeutig, unangemessen oder sogar entmutigend. Zum Beispiel beschäftigt sich einer dieser Artikel mit Gesichtsentstellungen durch Operationen, und es wird dargelegt, daß die betreuende Fachkraft bereits eine Woche nach dem Eingriff konkrete Anzeichen für die Integration der Veränderung ins Selbstbild des Klienten suchte und zu finden erwartete. Weiter wird als Intervention vorgeschlagen, mit der Suche nach derartigen Hinweisen nicht nachzulassen, obwohl die Operation für die Entfernung des Krebses notwendig gewesen war, der sich daraus ergebende *Defekt* (Hervorhebung durch die Autorin) nur einen relativ unbedeutenden Aspekt der Anatomie betraf und die Veränderungen in Bezug auf Aussehen oder Funktionsfähigkeit die personale Integrität des Klienten insgesamt unangetastet ließen (Dropkin, 1989). Die in diesem Artikel verwendete Terminologie wie auch die vorgeschlagenen Interventionen beziehen sich nahezu ausschließlich auf die akute postoperative Phase, berücksichtigen jedoch nicht (und können das vielleicht auch gar nicht), wie sich entstellte Klienten wohl fühlen, wenn die erste Woche nach dem Eingriff vorüber ist. Das Wort *Defekt* weist außerdem deutlich auf ein Verständnis hin, das die Entstellung als offensichtlich und emotional negativ besetzt betrachtet.

Um zu klären, wie die Folgen solcher Operationen von den Klienten gesehen werden, befragte Gamba et al. (1992) operierte Patienten, die entsprechend dem Ausmaß ihrer Gesichtsentstellung in Gruppen aufgeteilt worden waren. Die Fragen bezogen sich auf Selbstbild, Partnerbeziehungen und soziales Netzwerk sowie auf die Auswirkungen des Eingriffs insgesamt. Patienten mit ausgeprägter Entstellung gaben an, daß sie nach der Operation ein Gefühl hatten, das etwa mit «ich muß mich damit abfinden» zu beschreiben war (S. 221). Viele davon waren nicht in der Lage, sich zu berühren oder anzusehen (siehe Kapitel 12 über Körperbild). Weiterhin berichteten die Patienten aus dieser Gruppe von stärkerer sozialer Isolation, negativem Selbstbild und/oder einer verschlechterten sexuellen Beziehung zu ihrem Partner. Das Verhältnis zu ihren Kindern war allerdings zufriedenstellend. Eine andere, von Gamba vorgestellte Studie kam zu dem Ergebnis, dass die Hälfte aller Patienten, die sich wegen einer Krebserkrankung im Kopf- und Halsbereich eine Hemimandibulektomie unterziehen mussten, zu sozialen Einsiedlern wurden. Bei Patienten mit Laryngektomie war dies jedoch nur bei 11 % der Fall.

Ähnliche Resultate ergaben sich bei Klienten mit Colitis ulcerosa. Nachdem diese wieder zu Hause waren und damit den Bereich der Akutversorgung verlassen hatten, wo die soziale und medizinische Stigmatisierung und die Nachwirkungen des operativen Eingriffs aufgefangen werden konnten, zogen sie sich mit der Zeit aus dem Berufsleben zurück und reduzierten ihre sozialen Kontakte. Im Gegensatz zur häuslichen Umgebung war die Klinik besser dafür gerüstet, den Klienten zu helfen, mit der Geruchsentwicklung und der Krankheit selbst zurechtzukommen. Gleiches galt im Hinblick auf die sinkende Anzahl der Besuche und die Unterbrechung von Sozialkontakten. Zu Hause oblag den Klienten jedoch die alleinige Verantwortung für diese Aspekte der Krankheit und den Umgang damit. Die ständige und unmittelbare Verfügbarkeit des Personals bei der Versorgung und zur Unterstützung entfiel, und folglich schraubten die Klienten ihre sozialen und beruflichen Aktivitäten zurück (Reif, 1973).

Befunde wie die oben erwähnten ziehen in Betracht, welche persönliche Bedeutung die Krankheit und deren Therapie für den Klienten besitzt, und welcher Einfluss ihr in Zusammenhang mit sozialer Isolation zukommt. Die subjektive Bedeutung ist deswegen ausschlaggebend, weil die zur Isolation führende Krankheit oder die sich daraus ergebenden behandlungstechnischen Folgen (z. B. Entstellung) oft nicht unmittelbar mit den objektiv vorliegenden sozialen Folgen in Zusammenhang stehen. In der Tat konnte festgestellt werden, daß sich der Grad der Isolation *nicht* direkt proportional zum Ausmaß der Behinderung verhält (Creed, 1990; Fitzpatrick et al., 1991; Maddox, 1985; Newman et al., 1989). Aus diesen Gründen können es sich die Fachleute in der Gesundheitsfürsorge nicht leisten, die subjektive Bedeutung der Krankheit für den Klienten zu ignorieren oder abzutun, ganz gleich, welche berufliche Auffassung sie in Bezug auf irgend eine objektiv vorliegende Behinderung oder die Eignung einer bestimmten therapeutischen Maßnahme vertreten.

8.3 Interventionen: sozialer Isolation entgegenwirken

Im Falle der sozialen Isolation müssen die Interventionen der Wahl ins Ermessen des Klienten oder der pflegenden Angehörigen gestellt werden. Wie aus diesem Kapitel ersichtlich wird, werden in der Literatur in erster Linie Definitionen und Korrelate der sozialen Isolation abgehandelt, während der Bereich der Interventionen kaum im Blickpunkt steht. Sofern Interventionen zur Sprache kommen, handelt es sich vorwiegend um Vorschläge aus kommunalpolitischer Sicht, die sich zum Beispiel auf strukturelle Aspekte des Wohnungsbaus beziehen. Die Resultate vieler dieser umfangreicher angelegten Maßnahmen wurden in diesem Kapitel dargestellt. Doch soll noch eine Reihe weiterer Interventionsmöglichkeiten angesprochen werden, wobei die Auflistung allerdings keinen Anspruch auf Vollständigkeit erhebt.

Da die Situation einer chronisch kranken Person individuell geprägt und nicht auf andere Fälle übertragbar ist, steht zu erwarten, daß auch die Interventionsmöglichkeiten große Variationsbreite besitzen. Trotzdem gibt es bestimmte nützliche Techniken und Maßnahmen, deren Anwendung verallgemeinert werden kann. Solche Maßnahmen, so Dela Cruz (1986), setzen grundsätzlich voraus, daß die Verantwortung zwischen dem Pflegepersonal und dem Klienten gleichmäßig verteilt ist. Folgende Ziele werden damit verfolgt:

- Erhöhung der moralischen Autonomie oder der Optionsvielfalt des Isolierten
- Erhöhung der Anzahl sozialer Interaktionen in einem für den Klienten akzeptablen Maß
- Einsatz bewährter und nachvollziehbarer Maßnahmen, die mit dem Klienten zusammen auf Tauglichkeit überprüft werden und isolationsfördernde Verhaltensweisen auf Seiten des Klienten abbauen.

Ein weiterer Punkt, den es zu beachten gilt, ist die Tatsache, daß ein zentrales Prinzip eines jeden Problemlösungsprozesses – und damit auch des Pflegeprozesses – die Evaluation darstellt. Im Verlauf des Assessments und der Interventionsphasen sollte sich die Pflegekraft ausdrücklich damit befassen, inwieweit die Intervention erfolgreich war oder ist. Flexibilität und die Bereitschaft, eine unwirksame Maßnahme abzuändern oder einzustellen – diese Eigenschaften machen die wahrhaft kompetente und professionelle Pflegekraft aus.

8.3.1 Assessment

Liegt soziale Isolation vor, kann ein systematisches Assessment wesentlich helfen, Interventionsvorschläge zu entwickeln und Interventionen festzulegen. Vor der Durchführung müssen sie jedoch gemeinsam mit dem Klienten auf Tauglichkeit geprüft werden. Sollen Klienten bestimmte Interventionen akzeptieren und nicht dazu gezwungen werden, ist es erforderlich, ihnen eine schlüssige und nachvollziehbare Begründung für die vorgeschlagenen Maßnahmen zu liefern. Die Pflegefachkraft muss sich fragen, ob sie auch vernünftige Gründe anführt, zutreffende Versicherungen abgibt oder wirkliche Unterstützung anbietet.

Das entscheidende Element bei der Einschätzung von sozialer Isolation besteht in der Klientenbeobachtung im Hinblick auf drei wesentliche Merkmale:

1. Negativistische Grundeinstellung, verknüpft mit
2. unfreiwilliger, von anderen auferlegter Einsamkeit und
3. zunehmender Ausdünnung der sozialen Netzwerke des Isolierten im Hinblick auf die Qualität der Sozialkontakte und die Anzahl der beteiligten Personen.

Es ist notwendig, soziale Isolation von anderen, ähnlichen Phänomenen wie etwa Vereinsamung oder Depression abzugrenzen, die in vielen Fällen von folgenden Symptomen begleitet werden: Angstgefühle, Verzweiflung, Selbstmitleid, Langeweile oder Anzeichen für die Kompensation einer Lücke, beispielsweise übermäßiges Essen, Medikamentenabhängigkeit, Kaufzwang oder Kleptomanie. Darüber hinaus tritt Vereinsamung oft in Zusammenhang mit einem Verlust auf, wohingegen Depression häufig als nach innen gekehrte Ärger-Aggression betrachtet wird. Weil soziale Isolation, Vereinsamung und Depression gleichermaßen destruktive Elemente aufweisen, bedarf es fundierter Kenntnisse auf Seiten der Pflegefachkraft, will sie erkennen, welches Phänomen zum jeweiligen Zeitpunkt im Vordergrund steht.

Ein sorgfältig durchgeführtes Assessment erbringt gleichsam aus sich selbst heraus Interventionsvorschläge, die den Bedürfnissen des Klienten entsprechen. So mag sich beispielsweise ergeben, daß es sich bei einem Klienten zwar um einen «lebenslang Isolierten» handelt, die zukünftige Isolation aber wahrscheinlich die Fortsetzung einer erwünschten und für ihn angenehmen Lebensweise darstellt. In diesem Fall besteht die bestmögliche Intervention darin, im Hintergrund zu bleiben und die Situation zu beobachten, sich aber ansonsten nicht einzumischen. Einen solchen Klienten zur Aufnahme von Sozialkontakten zu drängen, würde wahrscheinlich auf Ablehnung stoßen und wäre vermutlich eine Zumutung für ihn.

Wenn sich der Klient indes wirklich isoliert fühlt und so nicht weiterleben möchte oder kann, dann sollten die Interventionen in Übereinstimmung mit seinen gegenwärtigen Bedürfnissen und seiner Biographie geplant werden. Im Rahmen einer Studie, die speziell auf kulturelle Gesichtspunkte abstellte, ließen Norbeck und Mitarbeiter (1996) standardisierte Interventionen durchführen, indem ausgewählte Personen mit schwangeren Afroamerikanerinnen, die nur über schwach ausgeprägte soziale Unterstützungssysteme verfügten, in persönlichen und telefonischen Kontakt traten. Es ergab sich, daß signifikant weniger Säuglinge mit niedrigem Geburtsgewicht zur Welt kamen. In ähnlicher Weise kann auch die Pflegefachkraft ihre Klienten unterstützen, wenn sie bemerkt, dass die Zahl der Anrufe oder persönlichen Kontaktaufnahmen zurückgeht. In solchen Fällen sollte sie versuchen, soziale Brücken zwischen den Beteiligten zu bauen. In diesem Zusammenhang sei angemerkt, daß es in der Regel Unterstützungsgruppen gibt, an die die Betreffenden verwiesen werden können, damit sie weitere Hilfe erfahren. Wird das soziale Netzwerk beispielsweise über die Maßen beansprucht, stehen dort Informationen über familienentlastende Dienste zur Verfügung. Interventionen wie diese helfen den Netzwerkmitgliedern, ihre Energiereserven zu erhalten, um dem chronisch kranken Angehörigen oder Freund auch künftig zur Seite stehen können.

Normalerweise bezieht sich das Assessment auf die klinische Dyade, bestehend aus Pflegefachkraft und Klient. Deswegen ist gerade dieser Ebene des Assessments eine besondere Bedeutung für die Erarbeitung geeigneter und wirksamer Interventionen beizumessen. Ohne die Durchführung einer adäquaten und sensiblen Einschätzung ist damit zu rechnen, dass die Interventionen entweder ineffektiv oder nicht umfassend genug sind.

Die Fallstudie des 76-jährigen Witwers Will liefert eine gewisse Vorstellung davon, wie die Situation dieses Klienten eingeschätzt und seine unfreiwillige Isolation erkannt wurde, und wie auf dieser Grundlage Kontakte zu unterstützenden Personen aufgebaut werden konnten, die seinen Bedürfnissen entsprachen.

8.3.2 Neustrukturierung der Identität

Da chronisch Kranke und Behinderte nach einer Identitätsebene streben, die es ihnen ermöglicht, über ihrem Stigma zu stehen, die Stigmatisierung zu vermeiden oder ihr Stigma zu verinnerlichen und gleichzeitig mit der daraus resultierenden sozialen Isolation zurecht zu kommen, ist die Identitätsebene dieser Menschen eng am jeweiligen Stigma ausgerichtet. Um mit den krankheitsbedingten Problemen und Sorgen umgehen zu können, sind chronisch Kranke gefordert, ein neues Selbstverständnis zu entwickeln, das mit ihrem Leiden in Einklang steht. Dieses «neue Leben» ist mit den Leben der Mitglieder ihrer sozialen Netzwerke eng verknüpft, zu denen nun möglicherweise auch Angehörige von Gesundheitsberufen oder andere chronisch

Fallstudie
Soziale Isolation

Will, ein 76-jähriger kinderloser Witwer, lebt nach dem Tod seiner Frau Hazel vor drei Jahren alleine in seinem Bungalow in der Stadt. Zum Zeitpunkt ihres Todes war er wegen einer Arthritis leicht in seiner Mobilität eingeschränkt. Außerdem war er etwas schwerhörig, und sein Sehvermögen war zwar nicht organisch beeinträchtigt, nahm aber zunehmend ab. Hazels Tod trat plötzlich und unerwartet infolge von Komplikationen bei der Behandlung einer Krankheit ein. Im Hinblick auf psychologische und soziale Unterstützung waren sie sehr aufeinander angewiesen, hatten ein ruhiges Leben, aber auch einige wenige Kontakte zu Freunden und Nachbarn, von denen zwei innerhalb der letzten Jahre ihre Partner verloren hatten. Obwohl Will und seine Frau die Beziehungen zu gleichaltrigen Verwandten aufrechterhielten, hatten sie nur wenig Kontakt mit ihnen. Will beschrieb ihr kleines soziales Netzwerk mit den Worten: «Wir haben von anderen nichts gebraucht und sind für uns geblieben.»

Im ersten Jahr nach Hazels Tod trauerte Will tief um seine Frau und zog sich noch stärker von Freunden und Angehörigen zurück. Im Verlauf des zweiten Jahres ließ seine Verzweiflung nach, aber er gab Geschirr, Silberbesteck und andere Dinge weg und meinte dazu: «Ich brauche diese Sachen nicht mehr». Während dieser Zeit nahmen körperliche Mobilität, Sehkraft und Hörvermögen bei ihm immer mehr ab, so dass das Verlassen des Hauses ihn erschöpfte und auch technisch immer schwieriger wurde. Folglich unterließ er das Einkaufen im Lebensmittelgeschäft, den Friseurbesuch, den Kirchgang oder sonstige sozialen Aktivitäten. Nur wenn er sich zu einsam fühlte, suchte er Kontakt zu Freunden über das Telefon, doch größtenteils gingen solche Kontakte nicht von ihm aus.

Nun war Hazel bereits drei Jahre tot. Wegen des sich langsam verschlechternden Gesundheitszustandes wurde Will an einen ambulanten Pflegedienst verwiesen. Die zuständige Pflegekraft kam ungefähr zweimal im Monat, um Will im Hinblick auf Arthritis, Schwerhörigkeit und Sehschwierigkeiten einzuschätzen, aber auch, um sich ein Bild von seinen psychischen Zustand zu machen, und entsprechende therapeutische Massnahmen durchzuführen. Gegenüber Frau B., der ambulanten Krankenschwester, äußerte er, dass er seine Frau zutiefst vermisse, selbst die wenigen Mitglieder seiner Familie kaum sehe, nicht mehr viele Freunde habe und das Haus nicht ohne Schwierigkeiten verlassen könne – nicht einmal, um die notwendigsten Dinge wie Lebensmittel und Medikamente zu besorgen. Da Will immer weniger in der Lage war, aus dem Haus zugehen, gehörte er, der sein ganzes Leben isoliert gewesen war, nun auch zu den vielen Menschen, für die soziale Isolation problematisch wird oder nicht mehr länger erwünscht ist.

Für die Erarbeitung eines Pflegeplans untersuchte Frau B. die Komponenten von Wills Isolation und die für ihn charakteristischen Identitätsebenen. Sie setzte sich mit Will zusammen, um den geeignetsten Weg herauszufinden, den seine pflegerischen Versorgung nehmen sollte. Auf diese Weise konnte er sich «zu eigen machen» wie die Betreuung verlaufen sollte, und die Ziele des Plans wurden seine eigenen Ziele.

Als erstes diagnostizierte die Krankenschwester Will als mittel bis schwerwiegend sozial isoliert, wobei sie von seiner Vereinsamung ausging, und die ungewollte, unangenehme häusliche Isolation innerhalb seines zwar existierenden, aber begrenzten sozialen Netzwerks in Betracht zog. Danach ging sie auf die *Unterschiede in den Werthaltungen* zwischen dem Klienten und ihr ein. Beispielsweise legte Frau B. viel mehr Wert auf intensive Kontakte innerhalb der Familie als Will. Als nächstes richtete sie ihr Augenmerk auf die Beziehungen und gewichtete sie nach der *Bedeutung* für Will, d. h. sie stellte fest, welche Beziehungen wichtig für Will als Individuum waren. Will selbst beurteilte seine gegenwärtige Situation als von Einsamkeit gekennzeichnet, unerfreulich, einschränkend und schwer erträglich.

Auf diese Weise bewegte sich Frau B. immer mehr in die soziale Zone der *engsten Vertrauten,* und sie erkundete seine sozialen Beziehungen und deren Bedeutung für ihn. Für Will war seine Frau die wichtigste Person in seinem Leben gewesen, als nächstes folgten enge Freunde, Nachbarn und dann erst einige Familienangehörige. In Anbetracht der Tatsache, daß Hazel nicht mehr zu seinem sozialen Netzwerk gehörte, überlegte die Krankenschwester, welche der verbliebenen wichtigen Bezugspersonen in Frage kam, um der sozialen Isolation zu begegnen. Da Freunde, die gleichzeitig auch Nachbarn waren, zur Verfügung standen und die Bereitschaft zeigten, Will zu besuchen, ermutigte ihn Frau B., ihre freundschaftliche Annäherungen zu akzeptieren. Sie fingen schließlich an, ihn etwa alle 14 Tage zu besuchen oder meldeten sich wöchentlich telefonisch. Da Frau B. wusste, dass innerhalb der Familie auch noch

> Altersgenossen zum sozialen Netzwerk gehörten, half sie Will dabei, sich um den Kontakt mit ihnen zu bemühen. Zu einem späteren Zeitpunkt lud Will einen Cousin ein, der gerne jede zweite Woche einmal zum Karten spielen vorbeikommen wollte. Doch war unter diesen Personen niemand, der Will Fahrdienste anbieten konnte, weil sie entweder selbst geschwächt waren oder ihm nicht beim Ein- und Aussteigen aus ihrem Wagen helfen konnten.
>
> Frau B. suchte nach Möglichkeiten, Wills intellektuellen und geistigen Horizont zu erweitern. Die örtliche Gemeindebibliothek verlieh in Großschrift verfasste Bücher und Zeitschriften, die Will regelmäßig zugesandt wurden. Darüber hinaus nahm sie Kontakt zu Wills Kirchengemeinde auf, woraufhin sich Mitglieder der Gemeinde für regelmäßige Besuche absprachen und ihn zu den Gottesdiensten abholten. In gewisser Hinsicht wurde Will zusätzlich zu seinem kleinen sozialen Netzwerk allmählich wieder in die Zone der *Organisation* eingebunden.
>
> Schließlich zog Frau B. auch bezüglich der Zone der *Gemeinschaft* eine Erweiterung von Wills Netzwerk in Betracht. Dafür berücksichtigte sie seine *körperlichen Einschränkungen, Bedürfnisse und Hemmnisse*. Sie organisierte nicht nur einen kommunalen Sozialdienst für die Bereitstellung von Fahrmöglichkeiten zum Einkaufen und für die Sicherstellung der Medikamenteneinnahme, sondern wandte sich auch an einen Nachbarn, der Will mindestens einmal täglich anrufen oder bei ihm vorbeischauen sollte. Als der Nachbar protestierte, dass dies zu häufig für ihn sei, sprach sie zwei andere Nachbarn an, damit sie sich nach einem festgelegten Plan abwechseln konnten. Auf diese Weise war die Hilfe für Will garantiert, falls er stürzen sollte oder anderweitig dringender Bedarf bestand. Außerdem nahm sie mit dem Briefträger Kontakt auf und bat ihn, darauf zu achten, ob Post oder Zeitungen am Hauseingang von Will liegen bleiben würden. Dies würde dann darauf hinweisen, daß Will offensichtlich nicht in der Lage war, sie ins Haus zu holen. Nachdem Will seine Motivation wieder gewonnen hatte, kam er sogar selbst auf die Idee, dass ein Hausnotrufsystem für ihn in Frage käme und kümmerte sich selbst um die Anschaffung.
>
> Frau B. kam zu dem Schluss, dass Will immer mehr zu einer *geretteten* Identität tendierte, obwohl nach wie vor Elemente der vorhergehenden Identitätsebenen vorhanden waren. Der Pflegeplan beinhaltete in keinem Punkt den Versuch, Will, der sein ganzen Leben als sozial Isolierter verbracht hatte, zu mehr sozialer Aktivität anzuhalten, als er bequem bewältigen konnte. Wichtig während der Diagnosestellung und der Erarbeitung des Pflegeplans war die gemeinsame Bewertung und Diskussion jeder einzelnen Vereinbarung oder Regelung. Kam eine neue Intervention zur Anwendung, nahm Frau B. stets eine Evaluation des Ergebnisses vor. Sie erfasste zum Beispiel: Wie fühlte sich Will nach den Besuchen von Mitgliedern seines Netzwerkes? Besuchte er den Gottesdienst? Wurde er durch ihre Bemühungen zu mehr gedrängt, als er jeweils bewältigen konnte? Schließlich war das angestrebte *Ergebnis* erreicht: Will war fähig, entsprechend seinem Wesen und seinen Ressourcen jeden Schritt des Plans zu erfüllen. Dass diese Anpassung erfolgt war, bewies seine neugewonnene Fähigkeit, klar zu beurteilen, ob er sich nun weniger isoliert fühle als zu Beginn der Interventionen, und ob sein soziales Netzwerk sich tatsächlich erweitert habe.

Kranke gehören. Folglich bleibt ihnen nichts anderes übrig, als ihre Lektion im Umgang mit den neuen Anforderungen, die der Körper an sie stellt, und den damit verbundenen Verhaltensweisen zu lernen. Als Konsequenz muss der chronisch Kranke eine neue Identität ausbilden, die sich an anderen als den früheren Normen orientiert.

Die Bereitschaft für die Übernahme anderer und unbekannter Normen ist dabei nur ein erster Schritt, der allerdings oft viel Mut und Zeit erfordert. So konnte beispielsweise gezeigt werden, dass Patienten, bei denen infolge einer Operation im Kopf- und Halsbereich erhebliche körperliche, finanzielle und medizinisch-pflegerische Schwierigkeiten vorlagen, noch ein Jahr nach dem Eingriff sozial isoliert waren (Krouse et al., 1989). Obwohl keine einzige Studie einen Hinweis dafür geliefert hat, wie viel Zeit für eine solche Identitätstransformation erforderlich ist, lassen anekdotische Informationen erkennen, dass dieser Prozess mehrere Jahre andauern kann und für manche Menschen sogar ein Leben lang.

Identitätstransformation

Anhand einer Studie, die überwiegend Frauen mittleren Alters einbezog, hat Charmaz (1987) ein Schema hierarchischer Identitätstransformationen entwickelt. Es stellt ein nützliches Instrument dar, um die Neigungen eines chronisch Kranken im Hinblick auf soziale Netzwerkbildung ausfindig zu machen und festzustellen, welches soziale Netzwerk die geeignetsten Kontaktpersonen aufweisen könnte. Die Hierarchie der Identitäten geht von einer Neukonstruktion des Selbst in Richtung auf ein erwünschtes zukünftiges aus, die sich auf das vergangene und gegenwärtigen Selbst gründet, und spiegelt die Schwierigkeiten wider, die auf dem Weg dahin zu überwinden sind. Am Ende dieser Entwicklung steht das «gerettete Selbst». Dieses Selbst beinhaltet die frühere, auf wichtigen Werten oder Attributen basierende Identität, wobei aber die Abhängigkeit anerkannt wird. Charmaz beschreibt mehrere Identitätsebenen, die bevorzugt angenommen werden.

Anfänglich nimmt das Individuum eine *überangepasste Identität* an, es orientiert sich an Werten wie Funktionsfähigkeit und Erfolg, sozialer Anerkennung, Kampfbereitschaft und Wettbewerb. Auf dieser Identitätsebene versucht der chronisch Kranke, sich trotz der krankheitsbedingten Einschränkungen intensiver am Leben zu beteiligen, als es Nicht-Behinderte gewöhnlich tun. Die nächste Identitätsebene ist das *wiederhergestellte Selbst*. Das bedeutet, dass die betroffene Person die Erwartung hegt, ungeachtet der chronischen Krankheit oder ihrer Schwere wieder zum früheren Selbst zurückfinden zu können. In solchen Fällen entsteht oft der Eindruck, als ob sich der Klient im Zustand der Verleugnung befinde, doch in Bezug auf die Identität bedeutet dies einfach nur, dass der Kranke annimmt, es bestehe kein Bruch zum früheren Selbst. Auf der nun folgenden Ebene, der *kontingenten personalen Identität*, wird das Selbst über Risiko und Versagen definiert. Dies ist ein Hinweis darauf, daß das Individuum sich noch immer nicht damit abgefunden hat, ein zukünftiges Selbst entwickeln zu müssen, aber zu erkennen beginnt, daß die überangepasste Identität nicht länger haltbar ist. Schließlich wird die Ebene des geretteten Selbst erreicht, auf der versucht wird, sich als wertvoll zu definieren – und das trotz der Erkenntnis, dass die aktuellen Umständen jede vorangegangene Identität ungültig machen (Charmaz, 1987).

Soziale Isolation steht nicht nur für Entwicklungen, die auf einem Stigma gründen, sondern sie kann auch dann zustande kommen, wenn die Betroffenen die Hoffnung verlieren, ihre unrealistischen Bestrebungen in Zusammenhang mit einem normalen oder überangepassten Selbst weiter beibehalten zu können. Denn wenn chronisch kranke Menschen aus Verlustempfindungen, Enttäuschung oder Wut heraus handeln, reagieren ihre wichtigen Bezugspersonen und die medizinisch-pflegerischen Betreuer möglicherweise ähnlich und setzen damit eine abwärts verlaufende Spirale von Verlust, Wut und nachfolgender sozialer Isolation immer wieder aufs Neue in Gang. Somit rückt die Vorstellung von einer Hierarchie der Identitäten der Pflegefachkraft einen Prozess ins Bewusstsein, der Identitätsverschiebungen und -wandlungen erwarten lässt.

Beim Umgang mit der jeweils vorliegenden Identität sind nicht nur Reaktionen, gesundheitsbezogene Ratschläge und Erfahrungen des chronisch Kranken in Betracht zu ziehen, sondern darüber hinaus viele Faktoren, die ebenfalls an der Ausformung der Identität beteiligt sind. Sowohl die Zusammensetzung des sozialen Netzwerks als auch die jeweils übernommenen Normen spielen auf jeder Ebene der Identitätstransformation eine Rolle. Zum Beispiel zeigte sich in der Studie von Charmaz, dass bestimmte Gruppen von Bezugspersonen bestimmten Identitätsebenen zugeordnet werden können. So hatten die Probanden auf der Ebene der überangepassten Identität nur begrenzt Kontakt mit professionellen Betreuern, wohl aber vermehrten Umgang mit gesünderen Personen, die als Bezugspersonen fungierten. Auf der Ebene des geretteten Selbst jedoch wurde typischerweise ein häuslicher Pflegedienst in Anspruch genommen (Charmaz, 1987).

Die Klärung, wie sich die Netzwerke der Betroffenen strukturiert sind und wie sie funktionieren, erweist sich als außerordentlich wichtig, um mit den Kämpfen, die chronisch kranke und isolierte Klienten Tag für Tag führen müssen, professionell umgehen zu können. Die hellhörige Pflegefachkraft sollte wissen, dass ein großer Teil des vom Klienten und seinen Netzwerken bewerkstelligten Krankheitsmanagements von den zuständigen Fachleuten nicht gesehen oder aber nicht angemessen gewürdigt wird (Corbin & Strauss, 1987). Allerdings können wir die Ergebnisse von Charmaz als Richtlinien für die Bestimmung der Identitätsebene verwenden, wenn wir versuchen, Rückzugsverhalten oder das Vorliegen sozialer Isolation zu verstehen.

8.3.3 Familienentlastung

Entlastung wird als eines der wesentlichsten Erfordernisse bei älteren isolierten Klienten und ihren pflegenden Angehörigen angeführt, von denen viele selbst im fortgeschrittenen Alter sind (Miller, 1990; Subcommitte on Human Services, 1987). Im Rahmen der Familienentlastung sind die folgenden vier Grundelemente zu berücksichtigen:

1. Zweck
2. Zeit
3. Aktivitäten
4. Ort.

Der Zweck besteht darin, pflegende Angehörige für eine bestimmte Zeit zu entlasten, damit sie sich Aktivitäten widmen können, die es ihnen selbst oder ihnen nahestehenden Personen – einschließlich des Betreuten selbst – erlauben, weiter durchzuhalten. Die Entlastung kann kurzzeitig in Intervallen oder über einen längeren Zeitraum (aber auch noch relativ kurzzeitig) erfolgen. Beide Formen entbinden den Pflegenden vorübergehend von seiner Verantwortung.

Entlastende Aktivitäten können praktischer Art sein wie etwa das Einkaufen von Lebensmitteln, sie können aber auch psychische Bedürfnisse nach Selbsterfüllung oder Freizeit befriedigen, oder das Verlangen nach Ruhe oder ärztlicher bzw. pflegerischer Betreuung stillen. Die Entlastung kann durch ambulante Dienste zu Hause erfolgen oder dadurch, daß der Kranke beispielsweise ein Seniorenzentrum aufsucht, eine Tagespflegestätte in Anspruch nimmt oder temporär in eine Einrichtung der Langzeitpflege aufgenommen wird. In Seniorenzentren verkehren in der Regel eher unabhängige und flexible ältere Menschen, und es ist dort häufig Gelegenheit gegeben, sich zusammenzufinden oder Veranstaltungen zu besuchen. Außerdem werden oft Mahlzeiten gereicht und Trainingsaktivitäten oder solche zur Erhaltung der Gesundheit angeboten. Tagespflegestätten nehmen üblicherweise Menschen mit verminderten funktionellen Fähigkeiten auf. In anderen Einrichtungen, wie etwa solchen zur Langzeitpflege, sind Klienten schwerwiegenden funktionellen Beeinträchtigungen untergebracht. Und schließlich kann Familienentlastung auch von einer ganzen Reihe entgeltlich oder unentgeltlich tätiger Personen geleistet werden, wobei es sich um Freunde, Fachkräfte, Verwandte, Hausangestellte oder Nachbarn handeln kann.

Auch wenn vielen Pflegebedürftigen die Entlastung ihrer Angehörigen durchaus willkommen ist, fürchten sie möglicherweise doch, im Stich gelassen zu werden. Fachkräfte und pflegende Angehörige müssen zusammenwirken, um dem Klienten Gewissheit zu verschaffen, daß dies nicht der Fall ist (Biordi, 1993). Deswegen ist die Pflegefachkraft gefordert, den großen Spielraum, den sie bei der Planung und Durchführung familienentlastender Maßnahmen besitzt, zu nutzen und in Interventionen umzusetzen, die treffend auf die sich wandelnden Bedürfnisse isolierter pflegender Angehöriger und des Pflegebedürftigen selbst zugeschnitten sind.

8.3.4 Unterstützungsgruppen und andere Formen gegenseitiger Unterstützung (Selbsthilfe)

Mittlerweile gibt es eine Vielzahl von Unterstützungsgruppen oder Verbänden, die sich mit chronischen Leiden befassen. Das ist zum Beispiel bei Krebserkrankungen, Mukoviszidose, Down-Syndrom, Multipler Sklerose oder Alkoholabhängigkeit der Fall. Aber auch Blinde oder Hörgeschädigte können privat organisierte Hilfe zur Selbsthilfe in Anspruch nehmen. Diese Gruppen bieten Angehörigen der Klienten Unterstützung bei der Bewältigung der Krankheit und der durch sie hervorgerufenen Veränderungen in Bezug auf Identität und Rollenverteilung. Sie helfen den Betroffenen, ihr Selbstwertgefühl zu stärken, bieten alternative Sinndeutungen der Krankheit an und geben Vorschläge zur Krankheitsbewältigung an die Hand. Ferner liefern sie Hilfestellung beim Ausfindigmachen bestimmter Ansatzpunkte oder Interventionen, die bei anderen erfolgreich waren, oder sie bieten Isolierten oder pflegenden Angehörigen Dienstleistungen und Fürsorge an (Matteson & McConnell, 1988).

In fast allen größeren Städten können Betroffene mittlerweile behördlich erstellte Unterlagen anfordern, in denen die Adressen leicht zugänglicher Ressourcen wie Gesundheitsämter, Sozialdienste, Bildungseinrichtungen und Bibliotheken aufgeführt sind. Selbst die Gelben Seiten im Telefonbuch können bei der Suche nach Selbsthilfegruppen oder anderen Ressourcen nützlich sein, und auch das Internet ist eine gute Informationsquelle. Wegen des außerordentlich breiten Spektrums an chronischen Leiden besteht die Möglichkeit, daß nicht in jeder Gemeinde eine passende Unterstützungsgruppe vorhanden ist, und deshalb kann es sein, dass sich Pflegefachkräfte vor die Notwendigkeit gestellt sehen, selbst eine Gruppe ins Leben zu rufen. Deshalb sollte die Pflegefachkraft schon im Vorfeld ihrer Tätigkeit – als Bestandteil eines gemeindebezogenen Assessments – nicht nur die bereits bestehenden Gruppen ins Auge fassen, sondern auch nach Helfern Ausschau halten, die eventuell bereit sind, am Aufbau einer neuen, nunmehr benötigen Gruppe mitzuwirken. Zum Aufgabenbereich der Pflegekraft würde vermutlich weiter gehören: die Organisation eines geeigneten Raumes für die Treffen, der Verweis von Klienten an die Gruppe, Hilfestellung bei Gesprächen über Versorgungshindernisse sowie die Erarbeitung strukturierter Maßnahmen wie beispielsweise Empfehlungen zu gymnastischen Übungen für Personen mit Arthritis. Außerdem kann der Einsatz von Bildern, Videofilmen, Tonbandaufzeichnungen oder Spielen die Betroffenen dazu motivieren, sich aktiv einzubringen. Ebenfalls nützlich sind Demonstrationsveranstaltungen, bei denen bestimmte therapeutische Maßnahmen wie etwa Bewegungsübungen vorgeführt, Ratschläge im Hinblick auf Kleidung gegeben oder mechanisch-physikalische Prinzipien des Körpers veranschaulicht werden.

Pflegefachkräfte sollten ein wachsames Auge für mögliche Probleme des Isolierten bei der Integration in Gruppen haben. Solche Probleme können sein: Widerstand gegen das Kennenlernen neuer Menschen, niedriges Selbstwertgefühl, Furcht vor Teilnahme an neuen Aktivitäten, aber auch ganz banale Schwierigkeiten mit der Anfahrt oder dem Zugang zum Gebäude sowie eine ungünstige Terminierung der Zusammenkünfte (Matteson & McConnell, 1988).

Eine Möglichkeit zur Integration von isolierten, an Institutionen gebundenen Menschen oder zum Abbau von Hospitalismuserscheinungen bildet die Teilnahme an Gruppen, die sich zu dem Zweck zusammengefunden haben, soziale Aktivitäten durchzuführen. Solche Gruppen können eine freizeittherapeutische Ausrichtung haben oder speziell zur Verfolgung eines bestimmten Interesses ins Leben gerufen worden sein, etwa zur Betreuung von Eltern mit einem todkranken Kind. Angesichts der ungünstigen Finanzlage der meisten chronisch Kranken sind Betroffene und ihre Familien sicherlich für Unterstützungsgruppen offener, bei denen Teilnahme und Mitwirkung mit nur geringen Kosten verbunden sind.

8.3.5 Spirituelles Wohlbefinden

Für viele Menschen bietet die religiöse oder spirituelle Überzeugung eine wichtige Möglichkeit, soziale Beziehungen anzuknüpfen, und sie verleiht ihrem Leben einen tieferen Sinn. Liegt Wohlbefinden in spiritueller Hinsicht vor, lässt dies normalerweise darauf schließen, dass der Betreffende im Einklang mit seiner Umwelt lebt, was oft in einem Gefühl der Einheit mit Gott oder bestimmen Gottheiten zum Ausdruck kommt (Matteson & McConnell, 1988). Folglich kann die Sicherstellung einer Verbindung zu religiös orientierten Unterstützungsgruppen manchem Isolierten helfen, einen neuen Sinn im Leben oder in der Krankheit zu finden und ihn mit anderen Menschen gleicher religiöser Orientierung zusammenbringen. Die Pflegefachkraft sollte einschätzen, welche Bedeutung die Religion für den einzelnen hat und in Erfahrung bringen, wo und wann Gottesdienste der erwünschten religiösen Richtung stattfinden und welche Formen spirituellen Rückhalts in der Gemeinde angeboten werden. Die Spannweite religiös orientierter Gruppen reicht von solchen, die von Zeit zu Zeit informelle Zusammenkünfte organisieren bis hin zu kirchlich geförderten überregionalen Wohlfahrtsverbänden.

Vielen Kirchen oder Religionsgemeinschaften sind Gruppen engagierter Laien angeschlossen, die Besuchsdienste übernehmen, gesellschaftliche Veranstaltungen durchführen, Briefkontakte aufbauen oder andere Wege suchen, um Isolierten Anschluss zu bieten. Unter Umständen muss die Pflegefachkraft entsprechende Kontakte herstellen, um auf diese Weise das Zustandekommen der notwendigen Betreuung einzuleiten.

8.3.6 Wiederaufbau familiärer Netzwerke

Neben der Pflege des familiären Netzwerkes kann sich auch dessen Wiederaufbau außerordentlich förderlich auf die Situation der Klienten auswirken. Allerdings besteht bei Familien, die sich aufgelöst haben, die Möglichkeit, dass schon immer nur zerbrechliche Bindungen bestanden und es deshalb mit großen Schwierigkeiten verbunden oder gar unmöglich ist, sie in der erwünschten Weise zu intensivieren. Besonders in solchen Fällen ist das sorgfältige Familienassessment eine maßgebliche Voraussetzung für die Planung wirklich effektiver Interventionen.

Beim Wiederaufbau familiärer Netzwerke sind ferner das Isolationsmuster (lebenslang isoliert, spät isoliert etc.) und die Wünsche des Isolierten zu berücksichtigen, wobei sich folgende Fragen ergeben:

- Mit wem in der Familie – wenn überhaupt – möchte die isolierte Person in Kontakt treten und wie oft?
- Welche Mitglieder der Familie leben noch, und welche Personen stehen dem Klienten sonst noch nahe?
- In welchem sozialen Verhältnis stehen sie zum Isolierten – handelt es sich um Eltern, Geschwister, Kinder, sonstige Verwandte oder enge Freunde?

Die Pflegefachkraft kann dann den Kontakt zu denjenigen aufnehmen, für die der Isolierte am meisten Interesse zeigt, diesen die Situation erklären und Begegnungen arrangieren. Ein Assessment des Ausgangs der ersten Treffen sollte folgen. Nicht möglich ist es wohl, Familienmitglieder heranzuziehen, die es ablehnen, sich wieder in das soziale Netzwerk der isolierten Person integrieren zu lassen.

Sind interessierte und bereitwillige Angehörige oder Freunde vorhanden, bedeutet der Wiederaufbau der Netzwerke für die Pflegefachkraft, dass sie den Wohnort dieser Personen oder die räumliche Entfernung zum Isolierten in Betracht ziehen muss. Wenn sie in das Netzwerk integriert werden sollen und in der Nähe wohnen, ist es angezeigt, für ein Gleichgewicht zwischen dem Verlangen nach Kontakt und dem nach Rückzug zu sorgen, denn gerade «das Zurückziehen in die eigenen vier Wände» ist ein grundlegendes Bedürfnis des Menschen. Sollten der Isolierte und die Familie übereinkommen, in einem Haushalt zusammenzuwohnen, ist eine Überprüfung der baulichen Gegebenheiten der Wohnung oder des Hauses im Hinblick auf Sicherheit, Zugänglichkeit und ausreichend Platz erforderlich. Nicht nur Gegebenheiten wie Schlafzimmereinrichtung oder Heizungs- und Belüftungsmöglichkeiten sind dabei von Belang, sondern auch der persönliche Bereich und eigene Besitztümer spielen für die Betreuenden ebenso wie für die kranke Person eine wichtige Rolle. Ein Weg zur Überbrückung etwaiger Differenzen zwischen der Familie und dem Isolierten besteht darin, den Beteiligten Empfehlungen zu geben, wie die jeweilige Privatsphäre respektiert werden kann – beispielsweise nicht ohne Fragen in ein Zimmer einzutreten, nicht in persönlichen Sachen von anderen herumzustöbern oder direkt und offen miteinander zu sprechen usw.

Das Verstehen von familiären Beziehungen

Die Planung von Interventionen setzt das Verstehen der Beziehungen zwischen der Familie und der isolierten Person voraus. Die Bedeutung von Zuneigung, Macht und Streit für die Familie und die damit verbundenen Verhaltensweisen geben der Pflegefachkraft ebenso Aufschluss über in Frage kommende Interventionen wie die Beobachtung, wie häufig und wann die Beteiligten Kontrollstrategien einsetzen. So zeigte sich, daß Alleinlebende dann eher mit der gewährten Unterstützung zufrieden waren, wenn sie depressive Phasen durchlebten. Probanden, die nicht allein lebten, berichteten hingegen eine insgesamt größere Zufriedenheit mit den Personen, die sich um sie kümmerten (Foxall et al., 1994). An dieser Stelle sei nochmals das Beispiel der älteren Frau erwähnt, die nicht mehr in der Lage war, aus dem Haus zu gehen und sich über die mangelnde Fürsorge der Familie beklagte, obwohl dies nicht der Fall war. Ihre Schuldzuweisungen machten die Betreuerin aufmerksam und gaben ihr Aufschluss über Interventionen, die sich höchstwahrscheinlich als erfolgreich erweisen würden.

Einige Familien sehen Liebe und Zuneigung als Hinweis auf enge Zusammengehörigkeit, andere hingegen verstehen darunter, den Mitgliedern so weit wie möglich Unabhängigkeit zu gewähren oder zu verschaffen. Liebe und Macht können zu einem pyramidenförmigen Beziehungsbündel werden, das von oben nach unten wirkt und in dieser Form den Familienmitgliedern als berechtigt erscheint; es besteht aber auch die Möglichkeit, dass Liebe und Macht sich zum Bestandteil eines Kreises gleichberechtigter Personen entwickeln und auch so gesehen werden. Konflikte sind häufig ein Zeichen der Distanz, oft aber auch eines der Verbundenheit, und sie können durch Schreien und Beschimpfungen, aber auch durch ruhige Argumentation zum Ausdruck kommen.

Ressourcen der Gemeinde für den Zusammenhalt von Familien

Um den Zusammenhalt von Familien zu fördern, bieten sich auch kommunal gestützte Unterstützungsgruppen an. Die beteiligten Familien profitieren von den Erfahrungen der anderen und dienen sich gegenseitig als Modell bei der Bewältigung der Krankheit. So finden zum Beispiel Familien mit einem krebskranken Kind Mittel und Wege, diesem zu helfen, mit der durch die Chemotherapie bedingten Isolation zurecht zu kommen. Bei Bedarf erachtet es die zuständige Pflegefachkraft vielleicht als notwendig, die isolierte Person allein oder zusammen mit ihren Angehörigen an andere Fachleute wie Psychotherapeuten, Psychiater oder Sozialarbeiter zu verweisen, damit sie weiterführende Hilfe auf dem Weg zur erneuten sozialen Integration erhalten. Für die erfolgreiche Durchführung einer breiten Palette familienbezogener Interventionen ist nicht nur die sensible Wahrnehmung der Bedürfnisse des Isolierten erforderlich, sondern es müssen auch die Bedürfnisse der Personen berücksichtigt werden, mit denen dieser in Kontakt steht.

Eine gute Möglichkeit, auf etwaige Problemsituationen bei einer isolierten Person aufmerksam zu werden, bietet die Post- und Zeitungszustellung. Bemerken Postbote oder Zeitungsausträger eine Anhäufung von Papier im Briefkasten oder vor der Haustür, könnten sie nachprüfen, ob alles in Ordnung ist. Familien, die sich Sorgen um einen alleine lebenden Angehörigen machen, könnten die entsprechenden Stellen informieren, so dass die jeweiligen Zusteller um die Situation wissen. Auch die Pflegefachkräfte oder der Sozialarbeiter könnten diesen Stellen Bescheid geben oder der Familie dabei behilflich sein, dies zu tun. Diese Intervention könnte auf jeden regelmäßigen Besucher ausgeweitet werden, wobei es keine Rolle spielt, ob der Besuch aus formellen Gründen abgestattet wird oder privaten Charakter trägt. In Frage kommen würden beispielsweise Vermieter, Hausmeister oder Nachbarn, also jede Person, die bereit ist, einen Beitrag zum Wohlergehen der isolierten Person zu leisten.

In einigen Gemeinden achten auch Angestellte von Banken und Geschäften auf ältere, möglicherweise isolierte Menschen. Sobald etwas vom Gewohnten abweicht, sei es das Verhalten in Geldangelegenheiten oder ein verändertes Einkaufsmuster, werden die Betroffenen kontaktiert, um sicherzustellen, daß alles in Ordnung ist. Obwohl in etlichen Gemeinden Post - und Zeitungszustelldienste sowie Banken und Geschäfte nichts mit den Menschen in ihrem Einzugsgebiet zu tun haben, handelt es sich hier um wertvolle Ressourcen, und sie sollten über kommunale Grenzen hinaus zum Tragen kommen.

Eine besonders interessante Ressource, die in alle Gemeinden der ganzen Welt Einzug hält, ist der Computer. Unfreiwillig isolierte Personen, insbesondere solche, die ihre Wohnung nicht verlassen können, haben die Möglichkeit über das Internet Kontakte zu knüpfen und Freunde und Gleichgesinnte zu finden. Über E-Mail können sie Mitteilungen in alle Regionen des Landes und der Welt senden. Des Weiteren lassen sich Computeranwendungen, zum Beispiel Computerspiele, als angenehme Freizeitbeschäftigung nutzen. Für Isolierte sind das Aktivitäten, die als Ersatz für direkte Interaktionen mit anderen in Frage kommen. Auch ist der Schriftgrad individuell einstellbar, so dass Sehbehinderte Mitteilungen oder Texte besser lesen und schreiben können. Es handelt sich zwar um ein Extrembeispiel, aber sogar Tetraplegiker können mittels einer speziellen Zusatzfunktion wie dem atemgesteuerter Tastenanschlag am Computer arbeiten, wodurch ihnen eine erhebliche Steigerung der Produktivität ermöglicht wird.[2]

Sei es der Anschluss ans Internet, die Nutzung verschiedener Textverarbeitungsprogramme, die Korrespondenz über E-Mail usw., – der Computer macht es möglich, dass isolierte Menschen viele sonst unausgefüllte Stunden aktiv verbringen können. Er bietet Gelegenheit, der Langeweile entgegenzuwirken und gleichzeitig den intellektuellen Horizont zu erweitern und die Sozialkontakte auszudehnen. Ein Vorbehalt besteht allerdings darin, dass für viele Menschen gerade der Computer und insbesondere das Internet selbst zur Isolation führen könnten. Es besteht die Gefahr, die Realitäten des Lebens zugunsten einer bloß virtuellen Realität aus den Augen zu verlieren, was im Falle einer bereits bestehenden Isolation die Situation noch verschlimmert. Insgesamt kann jedoch davon ausgegangen werden, daß der Computer trotz allem viele Möglichkeiten bietet, um einige zur Isolation beitragende Faktoren zu überwinden.

Berührung
Gehört der Klient einem Kulturkreis an, in dem körperlichen Berührung besondere Bedeutung beigemessen wird, müssen sich Familien und Betreuer über Nutzung und Nutzen von Berührung kundig machen. Amerikanische Studien konnten zeigen, daß ältere Menschen die Altersgruppe darstellen, die am wenigsten körperliche Berührungen erfährt – und dies, obwohl gerade sie Berührung als sehr wohltuend empfinden. Eine nützliche Alternative zur Berührung durch Menschen, aber auch zur Interaktion von Mensch zu Mensch kann die Haltung von Haustieren darstellen. Immer häufiger wird Familien als Intervention empfohlen, sich als therapeutisches Mittel ein Haustier anzuschaffen, und auch in Seniorenwohnanla-

---
2 Die Autorin möchte dem Rossmoor Computer Club, Walnut Creek, Kalifornien ihren Dank für seinen Beitrag zur Nutzung von Computern aussprechen.

gen und sogar Pflegeheimen wird zunehmend auf diese Maßnahme zurückgegriffen. Das Gefühl, geliebt zu werden und den Beweis dafür durch Berührung zu erhalten, kann die Isolation und das oft damit einhergehende geringe Selbstwertgefühl durchaus vermindern. Da aber nicht alle Menschen Berührung als angenehm empfinden, sind Pflegefachleute gefordert einzuschätzen, wie die Familie die isolierte Person selbst auf körperliche Berührung reagieren. Das kann ganz einfach geschehen, indem entsprechende Fragen gestellt werden und im Falle einer Berührung auf Reaktionen wie Zusammenzucken, ablehnende Mimik oder Zurückweichen geachtet wird.

8.3.7 Verhaltensmodifikation

Die Technik der Verhaltensmodifikation sollte vorrangig von speziell dafür ausgebildeten Fachleuten angewendet werden. Sie umfasst die systematische Analyse des Zusammenhangs zwischen den Reizen, die einer Reaktion vorausgehen, der Reaktion selbst und den Konsequenzen, die ihr folgen. Weiter beinhaltet sie kognitiv orientierte therapeutische Maßnahmen zur Veränderung von Aufmerksamkeitsprozessen, Wahrnehmungsmustern und Verhaltensweisen, sowie die Festlegung realistischer, überprüfbarer Ziele. Außerdem werden gegenwärtig vorliegende Verhaltensweisen auf Tauglichkeit getestet. Bei der Problemdefinition und insbesondere bei der Problemlösung selbst kommen Verstärkungspläne zum Einsatz, und es werden unterstützende Personen mit einbezogen. Maßgebliche Voraussetzung für den Aufbau stabiler neuer Reaktionsmuster ist ein hohes Maß an Konsistenz. Die Dauer einer Verhaltensmodifikation hängt vom zu bearbeitenden Problem ab.

Besonders aussichtsreich ist die Verhaltensmodifikation bei speziellen, relativ abgegrenzten Problemen, zum Beispiel, wenn die isolierte Person Angst hat, das Haus zu verlassen. Geeignet ist diese Form der Intervention auch, wenn das Umfeld stabil gehalten werden kann, wie es etwa der Fall ist, wenn die isolierte Person in einem Heim lebt. Matteson und McConnell (1988) berichten, dass bei kleinen Gruppen oder hoher Motivation sowohl bei sozial Isolierten in Institutionen als auch bei Klienten zu Hause erfolgreiche verhaltensbezogene Interventionen durchgeführt werden konnten.

8.3.8 Telefon

Eine weitere Methode, die Folgen der Gebundenheit an einen Ort anzugehen, ist die Kontaktaufnahme über das Telefon. Allerdings liefern die vorliegenden Studien zu diesem Thema keine eindeutigen Ergebnisse (Kivett, 1979; Praderas & MacDonald, 1986). Doch nach wie vor wird das Telefon als nahezu unverzichtbares Mittel zur Verminderung der Isolation eines Menschen angesehen, der seine unmittelbare Lebensumgebung nicht mehr selbstständig verlassen kann.

8.4 Zusammenfassung und Schlussfolgerungen

Nicht immer finden sich in der Literatur eindeutige Definitionen von sozialer Isolation. Häufig wird dieser Begriff mit Vereinsamung, Entfremdung oder Alleinsein verwechselt, und manchmal auch mit beeinträchtigter sozialer Interaktion. Abgeschiedenheit kann als angenehm empfunden werden – wie im Fall der selbstgewählten, vorübergehenden Einsamkeit zum Zweck der psychischen Regeneration – aber auch eine Belastung darstellen. Wenn sie unfreiwillig ist und als Nachteil wahrgenommen wird, und wenn die Kontakte mit dem sozialen Netzwerk in Qualität und Quantität zusehends abnehmen, wird dieser Zustand als soziale Isolation bezeichnet.

Soziale Isolation stellt für den Betroffenen, seine sozialen Netzwerke und seine medizinisch-pflegerischen Betreuer ein beträchtliches Problem dar. Mit größter Sorgfalt sollte darauf geachtet werden, stereotype Urteile hinsichtlich der Existenz und Intensität sozialer Isolation zu vermeiden. Andererseits lassen systematische Beobachtungen an klinischen Populationen erkennen, dass es soziale Isolation wirklich gibt und sie sich nachteilig auf die Betroffenen auswirkt. Insbesondere ist dies der Fall beim Vorliegen einer chronischen Krankheit. In Zusammenhang mit den unterschiedlichsten Gesundheitsproblemen (Krebs, Herzkrankheiten, neurologische Erkrankungen, Verletzungen usw.) und über die gesamte Lebensspanne mit all ihren sozialen Aktivitäten und Rollenverpflichtungen hinweg, trägt soziale Isolation zu einer Erhöhung von Mortalität und Morbidität bei. Ungeachtet dessen, ob Individuen in der sozialen Zone der eigenen Person, der engsten Vertrauten, der Organisation oder der Gemeinschaft Einschränkungen erfahren – stets droht die Gefahr sozialer Isolation.

Die wichtigste Variable bei der sozialen Reintegration isolierter Personen ist die Qualität der Interaktionen. Von der Pflegefachkraft wird erwartet, dass sie dem Klienten beim Umgang mit seiner Pflege- und Krankheitsverlaufskurve und deren Auswirkungen auf sein körperliches und emotionales Befinden helfend zur Seite steht. Dies setzt voraus, daß sie erkennt, welche Bedeutung der Zustand sozialer Isolation für den Isolierten, aber auch für sein soziales Netzwerk besitzt. Weiter ist gefordert, dass sie die Bedeutung von chronischer Krankheit und Isolation für die Identität des Isolierten erfasst und versteht.

Für das Management der sozialen Isolation muß jeder der oben erwähnten Aspekte in Betracht gezogen und berücksichtigt werden. Für die pflegerische Einschätzung des Klienten ist stets eine Validierung erforderlich, und alle pflegerischen Maßnahmen müssen einer kontinuierlichen Evaluation unterzogen werden. Im Rahmen dieses Vorgehens werden der Klient oder die Personen seines sozialen Netzwerks als gleichberechtigte Partner in einer Beziehung angesehen, die ihnen uneingeschränkt erlaubt, ihr sittliches Empfinden zu bewahren und Autorität über den Verlauf der Therapie auszuüben. Da Isolation recht unterschiedlich wahrgenommen wird, muss die professionelle Pflegekraft während des gesamten Pflegeprozesses ein waches Auge für die Symptome der Isolation haben und in Bezug auf Interventionen flexibel bleiben.

Wann immer es möglich ist, sollte die Pflegefachkraft davon ausgehen, dass die isolierte Person keineswegs zwangsläufig in einem Vakuum lebt. Vielmehr sollte sie die soziale Kraft des Netzwerks der Betroffenen in Betracht ziehen. In dem Maße, wie diese Kraft sich in Form von emotionalen, materiellen und finanziellen Ressourcen erschöpft, müssen Maßnahmen zur Unterstützung ins Auge gefasst werden.

Schließlich stellt soziale Isolation ein Modell für menschlichen Abgeschiedenheit dar und bietet aufschlussreiches Anschauungsmaterial. Aus diesem Grunde wird es die systematische Untersuchung dieses sozialen Phänomens Pflegefachleuten gestatten, zweckmäßige Interventionen zu entwickeln, um die Misere der unerwünschten Isolation zu lindern.

Pflegediagnosen

Anmerkung des Herausgebers: Wie aus diesem Kapitel ersichtlich wird, sind die Interventionen für soziale Isolation noch nicht hinreichend erforscht und deshalb von der Interpretation von Sekundärquellen abhängig. Zur genaueren Beschäftigung mit sozialer Isolation oder anderen hier aufgeführten Pflegediagnosen wird der Leserschaft empfohlen, auf weiterführende Literatur zurückzugreifen, zum Beispiel auf das Pflegediagnosen-Handbuch von Carpenito (1995).
Zusätze in eckigen Klammern [...] wurden nachträglich hinzugefügt.

Soziale Isolation

Taxonomie 1R: In Beziehung treten (3.1.2/1982)
NANDA-Originalbezeichnung: «Social Isolation»
[Thematische Gliederung: Soziale Interaktion]

Definition: Ein Zustand des Alleinseins, den ein Mensch als von anderen auferlegt empfindet und negativ oder bedrohlich erlebt.

Mögliche ursächliche oder beeinflussende Faktoren

Faktoren, die dazu beitragen, dass keine zufriedenstellenden Beziehungen aufrechterhalten werden können:

- Verzögerung beim Vollziehen von Entwicklungsschritten
- Unreife Interessen
- Veränderung der körperlichen Erscheinung/des Geisteszustandes
- Veränderter Zustand des Wohlbefindens
- Nicht akzeptierte soziale Verhaltensweisen/Wertvorstellungen
- Unzureichende persönliche Ressourcen
- Unfähigkeit, zufriedenstellende soziale Beziehungen einzugehen
- [Traumatische Ereignisse oder Vorkommnisse, die körperlichen und/oder seelischen Schmerz verursachen]

Bestimmende Merkmale oder Kennzeichen

subjektive

- Drückt Gefühle des Alleingelassenwerdens aus
- Drückt das Gefühl aus, abgelehnt zu werden
- Drückt Wertvorstellungen aus, die für die Subkultur annehmbar, für die dominante kulturelle Gruppe aber unakzeptabel sind
- Unfähigkeit, die Erwartungen anderer zu erfüllen
- Erlebt das Gefühl, «anders als die andern» zu sein
- Ungenügender oder fehlender Lebenssinn/-inhalt
- Drückt Interessen aus, die nicht der Altersstufe oder Entwicklungsphase entsprechen
- Unsicherheit in der Öffentlichkeit

objektive

** Fehlen von Bezugsperson(en), die Unterstützung geben – Familie, Freunde, Gruppe
- Traurige, abgestumpfte Affektivität
- Bezüglich Altersstufe oder Entwicklungsphase unpassende Interessen und Aktivitäten
- Feindseliger Ausdruck in Stimme und Verhalten
- Offensichtliche körperliche und/oder geistige Behinderung oder veränderter Zustand des Wohlbefindens
- Verschlossenheit; sozialer Rückzug; fehlender Blickkontakt
- Gedankenversunkenheit; wiederholte, sinnlose Handlungen
- Sucht das Alleinsein oder das Leben in einer Subkultur
- Zeigt Verhaltensweisen, die nicht akzeptiert werden von der dominanten kulturellen Gruppe

Beeinträchtigte soziale Interaktion

Taxonomie 1R: In Beziehung treten (3.1.1/1986)
NANDA-Originalbezeichnung: «Impaired Social Interaction»
[Thematische Gliederung: Soziale Interaktion]

Definition: Ein Zustand, bei dem ein Individuum in ungenügender, übermässiger oder unwirksamer Art am sozialen Austausch teilnimmt.

Mögliche ursächliche oder beeinflussende Faktoren
- Wissens-/Fähigkeitsdefizit über Möglichkeiten, den Gemeinschaftssinn zu fördern
- Kommunikationsbarrieren, [einschließlich Kopfverletzung, Schlaganfall, andere neurologische Zustände, welche die Fähigkeit zu kommunizieren beeinträchtigen]
- Störung des Selbstbildes/Selbstkonzeptes
- Fehlen von Bezugspersonen oder Gleichgesinnten
- Eingeschränkte körperliche Mobilität [z. B. neuromuskuläre Krankheit]
- Therapeutische Isolation
- Soziokulturelle Dissonanz
- Umweltbedingte Einschränkungen
- Veränderte Denkprozesse

Bestimmende Merkmale oder Kennzeichen

subjektive
- Aussagen über Missbehagen in sozialen Situationen
- Aussagen über Unfähigkeit, ein zufriedenstellendes Gefühl der Zugehörigkeit, der Anteilnahme, des Interesses oder der gemeinsamen Geschichte zu empfinden oder mitzuteilen
- Aussagen der Familie über veränderte Interaktionsgewohnheiten

objektive
- Beobachtetes Missbehagen in sozialen Situationen
- Beobachtete Unfähigkeit, ein zufriedenstellendes Gefühl der Zugehörigkeit, der Anteilnahme, des Interesses oder der gemeinsamen Geschichte zu empfinden oder mitzuteilen
- Beobachtete Anwendung erfolgloser Verhaltensweisen bei sozialen Interaktionen
- Gestörte Interaktion mit Seines-/Ihresgleichen, Familie und/oder anderen Personen

Vereinsamungsgefahr

Taxonomie 1R: In Beziehung treten (3.1.3/1994)
NANDA-Originalbezeichnung: «Risk for Loneliness»
[Thematische Gliederung: Soziale Interaktion]

Definition: Ein Zustand, bei dem ein Mensch gefährdet ist, ein Gefühl unbestimmter Verstimmung zu erleben.
(Anmerkung der Übersetzergruppe: Ein Zustand, bei dem ein Mensch gefährdet ist, sich allein und/oder alleingelassen zu fühlen.)

Risikofaktoren

- Gefühlsmäßige Deprivation
- Physische Isolation
- Mentale Deprivation
- Soziale Isolation

Studienfragen

1. Ist mit Vereinsamung das Gleiche wie mit sozialer Isolation gemeint? Begründen Sie Ihre Antwort.
2. Welcher Zusammenhang könnte zwischen einem elektrisch betriebenen Rollstuhl und sozialer Isolation hergestellt werden?
3. Angenommen, eine Kollegin oder ein Kollege würde über eine neu aufgenommene Klientin sagen: «Du, wir müssen sicherstellen, daß Frau J. Gesellschaft hat. Sie ist nämlich Witwe!»
Mit welchen Pro- und Kontra-Argumenten könnten Sie diese Aussage in Bezug auf soziale Isolation kommentieren?
4. Entwickeln Sie mindestens fünf Fragen, um soziale Isolation bei einem Klienten einzuschätzen und zu validieren. Überlegen Sie dabei, wie Sie die Identitätsebene, die akuten Isolationsgefühle, das vorhandene Netzwerk und die Gefühle des Isolierten erfassen könnten. Setzen Sie nach Bedarf weitere Prioritäten und geben Sie jeweils die Gründe dafür an.
5. Nennen Sie drei Ressourcen in der Gemeinde, auf die Sie zur Verringerung der sozialen Isolation von Klienten zurückgreifen könnten.
6. Welche beiden Grundprinzipien sollte eine Pflegekraft bei der Entwicklung jedweder Intervention für einen isolierten Klienten beachten? Weshalb sind diese von Bedeutung?
7. Angenommen ein Klient sagt zu Ihnen:
«Nun haben ich schon lange Arthritis in meinen Fingern und Händen. Ich kann einfach nicht mehr tun, was ich gewohnt bin. Mittlerweile habe ich neue Griffe an den Küchenschränken, weil mir die Drehknöpfe Schmerzen bereiteten und auch neue Kleider, die speziell für Menschen wie mich, die nicht mit Knöpfen zurechtkommen, entworfen wurden. Meine Tochter entdeckte sie beim Einkaufen und erzählte mir davon. Jetzt fühle ich mich besser, wenn ich mit ihr und ihrem Mann zusammenkomme, um meine Enkel zu sehen.»
Auf welcher Identitätsebene befindet sich dieser Klient ihrer Meinung nach? Begründen Sie Ihre Antwort.
8. Ihr Klient ist ein homosexueller Teenager. Erst kürzlich hat er sich «geoutet» und ist nun depressiv verstimmt, weil ihn seine Schulkameraden meiden und seine Eltern seit der Aussprache noch immer bekümmert sind. Er hat wenig Freunde, die seine Interessen oder sexuellen Neigungen teilen. Kann man ihn als gefährdet für soziale Isolation ansehen? Wie würden Sie sein soziales Netzwerk einschätzen? Welche Interventionen würden Sie gegebenenfalls empfehlen? Begründen Sie Ihre Antworten.

Literatur

Antonucci, T. (1985). Social support. Theoretical advances, recent findings and pressing issues. In I. G. Sarason, B. R. Sarason (eds.). Social support: Theory, research and application. Boston: Martinus Nyhoff.

Austin, D. (1989). Becoming immune to loneliness: Helping the elderly fill a void. Journal of Gerontological Nursing, 15 (9), 25–28.

Bendor, S. (1990). Anxiety and isolation in siblings of pediatric cancer patients: The need for prevention. Social Worl in Health Care, 14 (3), 17–35.

Bennet, R. (1980). Chapters 1 and 2 in Aging, isolation, and resocialization. New York: Van Nostrand Reinhold.

Berkman, L. (1983). The assessment of social networks and social support in the elderly. American Geriatric Society Journal, 31 (12), 743–749.

Biordi, D. (primary investigator) (1993). In-home care and respite care as self-care (Grant #NRO20210183). Washington, D.C.: National Institute of Nursing Research.

Burnley, I. H. (1992). Mortality from selected cancers in NSW and Sydney, Australia. Social Science and Medicine, 35 (2), 195–208.

Cadman, D., Rosenbaum, P., Boyle, M., Offord, D. (1991). Children with chronic illness: Family and parent demographic characteristics and psychosocial adjustment. Pediatrics, 87 (6), 884–889.

Carpenito, L. J. (1995). Nursing diagnosis: Application to clinical practice. Philadelphia: J. B. Lippincott.

Charmaz, K. (1987). Struggling for a self: Identity lewels of the chronically ill. In J. Roth, P. Conrad (eds.), Research in the sociology of health care. Greenwich, CT: JAI Press.

Christ, G. (1987). Social consequences of the cancer experience. The American Journal of Pediatric Hematology/Oncology, 9 (1), 84–88.

Cobb, S. (1979). Social support and health through the life course. In M. Riley (ed.), Aging from birth to death. Boulder, CO: Westview Press.

Cohen, M. (1993). The unknown and the unknowable – Managing sustained uncertainty. Western Journal of Nursing Research, 15 (1), 77–96.

Corbin, J., Strauss, A. (1987). Accompaniments of chronic illness: Changes in body, self, biography and biographical time. In J. Roth and P. Conrad (eds.), Research in the sociology of health care. Greenwich, CT: JAI Press.

Cox, C., Spiro, M., Sullivan, J. (1988). Social risk factors: Impact on elders' perceived health status. Journal of Community Health Nursing, 5 (1), 59–73.

Creecy, R., Berg, W., Wright, I. Jr. (1985). Loneliness among the elderly: A causal approach. Journal of Gerontology, 40 (4), 487–493.

Creed, F. (1990). Psychological disorders in rheumatoid arthritis: A growing consensus? Annual Rheumatic Disorders, 49, 808–812.

Dela Cruz, L. (1986). On loneliness and the elderly. Journal of Gerontological Nursing, 12 (11), 22–27.

DesRosier, M., Catanzaro, M., Piller, J. (1992). Living with chronic illness: Social support and the well spouse perspective. Rehabilitation Nursing, 17 (2), 87–91.

DiMatteo, M. R., Hays, R. (1981). Social support and serious illness. In B. H. Gottlieb (ed.), Social networks and social support. Beverly Hills, CA: Sage.

Dorfman, I., Homes, C., Berlin, K. (1996). Wife caregivers of frail elderly veterans: Correlates of caregiver satisfaction and caregiver strain. Family Relations, 45, 46–55.

Dropkin, M. (1989). Coping with disfigurement and dysfunction. Seminars in Oncology Nursing, 5 (3), 213–219.

Fitzpatrick, R., Newman, R., Archer, R., Shipley, M. (1991). Social support, disability, and depression: A longitudinal study of rheumatoid arthritis. Social Science and Medicine, 33 (5), 605–611.

Foxall, M., Barron, C., Dollen, K., Shull, K., Jones, P. (1994). Low vision elders: Living arrangements, loneliness, and social support. Journal of Gerontological Nursing, 20, 6–14.

Foxall, M., Eckberg, J., Griffith, N. (1986). Spousal adjustment to chronic illness. Rehabilitation Nursing, 11, 13–16.

Frierson, R. L. (1991). Suicide attemps by the old and the very old. Archives of Internal Medicine, 151 (1), 141–144.

Gallo, A. M., Breitmayer, B. J., Knafl, K. A., Zoeller, L. H. (1991). Stigma in childhood chronic illness: A well sibling perspective. Pediatric Nursing, 17 (1), 21–25.

Gamba, A., Romano, M., Grosso, I., Tamburini, M., Cantu, G., Molinari, R., Ventafridda, V. (1992). Psychological adjustment of patients surgically treated for head and neck cancer. Head and Neck, 218–223.

Glassman-Feibusch, B. (1981). The socially isolated elderly. Geriatric Nursing, 2 (1), 28–31.

Goodman, C. (1984). Natural helping among older adults. Gerontologist, 24 (2), 138–143.

Gordon, M. (1982). Nursing diagnosis: Process and application. New York: McGraw-Hill.

Gordon, M. (1989). Social isolation. Manual of nursing diagnosis. St. Louis: C. V. Mosby.

Heiney, S., Goon-Johnson, K., Ettinger, R., Ettinger, S. (1990). The effects of group therapy on siblings of pediatric oncology patients. Journal of Pediatric Oncology Nursing, 7 (3), 95–100.

Heumann, I. (1988). Assisting the frail elderly living in subsidized housing for the independent elderly: A profile of the management and its support priorities. Gerontologist, 28, 625–631.

Hoeffer, B. (1987). A causal model of loneliness among older single women. Archives of Psychiatric Nursing, 1 (5), 366–373.

Hopper, S. (1981). Diabetes as a stigmatized condition: The case of low income clinic patients in the United States. Social Science and Medicine, 15B, 11–19.

House, J., Landis, K., Umberson, D. (1988). Social relationships and health. Science, 241, 540–544.

Jessop, D., Stein, R. (1985). Uncertainty and ist relation to the psychological and social correlates of chronic illness in children. Social Science and Medicine, 20 (19), 993–999.

Kaplan, G., Salonen, J., Cohen, R., Brand, R., Syme, S., Puska, P. (1988). Social connections and mortality from all causes and from cardiovascular disease: Prospective evidence from Eastern Finland. American Journal of Epidemiology, 128 (2), 370–380.

Kinsella, G., Ford, B., Moran, C. (1989). Survival of social relationships following head injury. International Disability Studies, 11 (1), 9–14.

Kivett, V. (1979). Discriminators of loneliness among the rural elderly: Implications for interventions. Gerontologists, 19 (1), 108–115.

Krause, N. (1993). Neighborhood deterioration and social isolation in later life. International Journal of Aging and Human Development, 36, 9–28.

Krouse, J., Krouse, H., Fabian, R. (1989). Adaption to surgery for head and neck cancer. Laryngoscope, 99, 789–794.

Lawton, M., Greenbaum, M., Liebowitz, B. (1980). The lifespan of housing environments for the aging. Gerontologist, 20, 56–64.

Lawton, M., Kleban, M., Carlson, D. (Winter 1973). The inner-city resident: To move or not to move. Gerontologist, 443–448.

Lawton, M., Moss, M., Grimes, M. (1985). The changing service need of older tenants in planned housing. Gerontologist, 25, 258–264.

Lee, G. R., Ellithorpe, E. (1982). Intergenerational exchange and subjective well-being among the elderly. Journal of Marriage and the Family, 44, 217–224.

Lien-Gieschen, T. (1993). Validation of social isolation related to maturational age: Elderly. Nursing Diagnosis, 4 (1), 37–43.

Lin, N. (1986). Conceptualizing social support. In N. Lin, A. Dean, W. Ensel (eds.), Social support, life events, and depression. New York: Academic Press.

Lyons, M. J. (1982). Psychological concomitants of the environment influencing suicidal behavior in middle and later life. Dissertation Abstracts International, 43, 1620B.

Maddox, G. L. (1985). Intervention strategies to enhance well-being in later life: The status and prospect of guided change. Health Services Research, 19, 1007–1032.

Matteson, M. A., McConell, E. S. (1988). Gerontological nursing: Concepts and practice. Philadelphia: W. B. Saunders.

Miller, B. (1990). Gender differences in spouse caregiver strain: Socilization and role explanations. Journal of Marriage and the Family, 52, 311–322.

Mullins, L., Dugan, E. (1990). The influence of depression, and family and friendship relations, on residents' loneliness in congregate housing. Gerontologist, 30 (3), 377–384.

NANDA (1998). Nursing diagnosis: Definitions and classification. Philadelphia: NANDA.

Newman, S. P., Fitzpatrick, R., Lamb, R., Shipley, M. (1989). The origins of depressed mood in rheumatoid arthritis. The Journal of Rheumatology, 16(6), 740–744.

Noll, R., Ris, R. D., Davies, W. H., Burkowski, W., Koontz, K. (1992). Social interactions between children with cancer or sickle cell disease and their peers: Teacher ratings. Developmental and Behavioral Pediatrics, 13 (3), 187–193.

Norbeck, J., DeJoseph, J., Smith, R. (1996). A randomized trial of an empirically derived social support intervention to prevent low birthweight among African-American women. Social Science and Medicine, 43, 947–954.

Noyes, R., Kathol, R., Debelius-Enemark, P., Williams, J., Mutgi, A., Suelzer, M., Clamon, G. (1990). Distress associated with cancer as measured by the illness distress scale. Psychosomatics, 31 (3), 321–330.

Orth-Gomer, K., Unden, A. (1990). Type A behavior, social support and coronary risk: Interaction and significance for mortality in cardiac patients. Psychosomatic Medicine, 52 (1), 59–72.

Orth-Gomer, K., Unden, A., Edwards, M. (1988). Social isolation and mortality in ischemic heart disease: A 10-year follow-up study of 150 middle aged men. Acta Med Scan, 224 (3), 205–215.

Peplau, I. A., Perlman, D. (eds.) (1986). Loneliness: A sourcebook of current theory, research, and therapy. New York: John Wiley & Sons.

Poulin, J. (1984). Age segregation and the interpersonal involvement and morale of the aged. Gerontologist, 24 (3), 266–269.

Praderas, K., MacDonald, M. (1986). Telephone conversational skills training with socially isolated, impaired nursing home residents. Journal of Applied Behavior Analysis, 19 (4), 337–348.

Ravish, T. (1985). Prevent isolation before it starts. Journal of Gerontological Nursing, 11 (10), 10–13.

Reynolds, P., Kaplan, G. (1990). Social connections and risk for cancer: Prospective evidence from the Alameda County study. Behavioral Medicine, 16 (3), 101–110.

Ryan, M., Patterson, J. (1987). Loneliness in the elderly. Journal of Gerontological Nursing, 13 (5), 6–12.

Seeman, M. (1959). On the meaning of alienation. American Sociological Review, 24, 783–791.

Spiegel, D. (1990). Facilitating emotional coping during treatment. Cancer, 66, 1422–1426.

Spitz, G., Miner, S. (1992). Gender differences in adult child contact among black elderly parents. Gerontologist, 43, 213–218.

Stephens, M., Bernstein, M. (1984). Social support and well-being among residents of planned housing. Gerontologist, 24, 144–148.

Stewart, N. (1986). Perceptual and behavioral effects of immobility and social isolation in hospitalized orthopedic patients. Nursing Papers/Perspectives in Nursing, 18 (3), 59–74.

Strauss, A., Corbin, J., Fagerhaugh, S., Glaser, B., Maines, D., Suzek, B., Wiener, C. (1984). Chronic illness and the quality of life (2nd ed.). St. Louis: C. V. Mosby.

Subcommittee on Human Services of the Select Committee on Aging: U.S. House of Representatives (1987). Exploding the myths: Caregiving in America (Committee Print #99-611). Washington. D.C.: Government Printing Office.

Tamlyn, D., Arklie, M. (1986). A theoretical framework for standard care plans: A nursing approach for working with chronically ill children and their families. Issues in Comprehensive Pediatric Nursing, 9, 39–45.

Tilden, V., Weinert, C. (1987). Social support and the chronically ill individual. Nursing Clinics of North America, 22 (3), 613–620.

Trout, D. (1980). The role of social isolation in suicide. Siucide and Life Threatening Behavior, 10, 10–22.

Watson, E. (1988). Dead to the world. Nursing Times, 84 (21), 52–54.

Weeks, J. R., Cuellar, J. P. (1981). The role of family members in the helping networks of older people. Gerontologist, 21, 388–394.

Weisman, A.D., Worden, J. W. (1976–1977). The existential plight in cancer: Significance of the first 100 days. International Journal of Psychiatry in Medicine, 7, 1–15.

Weiss, R. S. (1973). Loneliness: The experience of emotional and social isolation. Cambridge, MA: Massachusetts Institute of Technology Press.

Williams, S., Bury, M. (1989). Impairment, disability, and handicap in chronic respiratory illness. Social Science and Medicine, 29 (5), 609–616.

Wright, L. (1995). Human development in the context of aging and chronic illness: The role of attachment in Alzheimer's Disease and stroke. Inrernational Journal of Aging and Human Development, 44, 133–150.

Woods, N., Haberman, M., Packard, N. (1993). Demands of illness and individual, dyadic, and family adaption in chronic illness. Western Journal of Nursing Research, 15 (1), 10–30.

Zimmer, M. (1995). Activity participation and well being among older people with arthritis. Gerontologist, 351, 463–471.

Weiterführende Literatur:

Bell, D. (1959). The rediscovery of alienation: Some notes along the quest for the historical Marx. Journal of Philosophy, 56, 933–952.

Holmen, K., Ericsson, K., Anderson, L., Winblad, B. (1992). Loneliness among elderly people living in Stockholm: A population study. Journal of Advanced Nursing, 17, 43–51.

Kornhauser, W. (1959). The politics of mass society. New York: The Free Press.

Shanas, E. (1968). Old people in three societies. New York: Atherton Press.

Shils, E. (1963). The theory of mass society. In P. Olson (ed.), America as a mass society. New York: The Free Press.

Teil 2

Folgen chronischer Krankeit für Klient und Familie

Kapitel 9
Lebensqualität

Elisabeth Johnston Taylor • Patricia Jones • Margaret Burns

Fallstudie

Bei Frau F., 50 Jahre alt, Karrierefrau, stellten sich plötzlich Schwierigkeiten bei der Willkürbewegung ein. Sie suchte ihren Hausarzt auf, der aber über ihre Symptome nicht sonderlich beunruhigt war. Während einer Konferenz bemerkte sie weitere Veränderungen, zum Beispiel war sie teilweise nicht mehr in der Lage, Gehbewegungen zu kontrollieren. Besorgt darüber suchte sie einen Neurologen auf, der im Anschluss an seine Untersuchungen den Verdacht auf Myasthenia gravis äußerte. Nach weiteren Untersuchungen stellte sich jedoch heraus, dass Frau F. an einer amyotrophischen Lateralsklerose (Lou Gehrig-Krankheit) litt.

Auf den anfänglichen Diagnoseschock folgte eine Reihe von Entscheidungen über die Gestaltung ihres restlichen Lebens. Sie verkaufte ihr Haus, trat in engeren Kontakt zu ihrer Schwester und unternahm dann mit einem langjährigen Freund eine Reise nach Europa. Nach ihrer Rückkehr verbrachte sie viel Zeit mit guten Freunden. Außerdem legte sie fest, dass bei einer gravierenden Verschlechterung ihres Zustandes keinerlei lebenserhaltende Maßnahmen durchgeführt werden sollten. Ein Jahr nach der Diagnosestellung starb Frau F. in ihrer Wohnung im Beisein ihrer Schwester und anderen Familienmitgliedern. Sie hatte Entscheidungen gefällt, die wesentlichen Einfluss auf die Qualität der Lebensspanne hatten, die ihr noch verblieben war.

9.1 Einleitung

In der Eingangs dargestellten Fallstudie wird eine Frau beschrieben, die mit sich selbst in Einklang ist und hinter ihren Entscheidungen steht. Obwohl Frau F. wusste, dass sie sterben würde, bewahrte sie sich ihre Lebensqualität. Sie erhielt sich ihre Unabhängigkeit und war mit Hilfe von Freunden und Familienangehörigen in der Lage, jenen Aktivitäten nachzugehen, die ihr Leben bereicherten. Nicht alle Kranken können die Lebensqualität in dieser Weise aufrechtzuerhalten, und deshalb würde es den betreuenden Fachkräften gut anstehen, wenn sie sich die Faktoren bewusst machen würden, die sich nachteilig auf die Lebensqualität chronisch Kranker auswirken.

Welch großer Wert gegenwärtig auf die Erhaltung der Lebensqualität bei chronischer Krankheit gelegt wird, kommt in den USA auch in Anzeigen für Analgetika zum Ausdruck, denn es wird offen und manchmal auch aufdringlich damit geworben, dass sie im Anfangsstadium einer Krebserkrankung Schmerzfreiheit garantieren sollen. In der Tat müssen sich Pflegefachleute, aber auch ihre Klienten, ausführlich mit den Bedingungen befassen, die die Lebensqualität eines chronisch Kranken mindern oder gefährden. In diesem Kapitel sollen die körperlichen, psychischen, spirituellen, soziokulturellen, ökonomischen und ethischen Herausforderungen erörtert werden, denen sich chronisch Kranke in dieser Hinsicht gegenübersehen. Ziel dieses Kapitels ist außerdem, Mittel und Wege aufzuzeigen, wie eine pflegerische Praxis gewährleistet werden kann, mit deren Hilfe die Lebensqualität dieser Menschen verbessert werden kann.

Pflegerische und andere Fachleute im Gesundheitswesen gehen häufig wie selbstverständlich davon aus, dass chronische Krankheit ausschließlich mit negativen Qualitäten wie Schmerz, Leiden, Defiziten und Verlusten besetzt ist. Es gibt jedoch eindeutige Belege dafür, dass sich für manche Menschen aus einer chronischen Krankheit auch angenehme Nebeneffekte ergeben, wie beispielsweise die Befreiung von ungeliebten Rollen, vermehrte Aufmerksamkeit oder erhöhte emotionale Zuwendung. Bei anderen führt das Leben mit einer chronischen Krankheit zur Entwicklung geeigneter Bewältigungsstrategien, die es ihnen erlauben, ihre Lebensqualität zu erhalten und zu verbessern (Calman, 1984; Padilla et al., 1990; Cella, 1991). Viele Klienten entwickeln zum Beispiel bestimmte kognitive Strategien oder bauen auf spirituelle Ressourcen, die ihnen zu Zufriedenheit und Wohlbefinden verhelfen, und können auf diese Weise die physischen Einbußen kompensieren. Somit mag sich zwar die Lebensweise verändert haben, doch dieser Umstand muss sich nicht unbedingt nachteilig auf die Lebensqualität auswirken.

Die Weiterentwicklung des medizinischen Wissens und der zunehmende Einsatz der Technik tragen unbestritten zu steigenden Heilungsraten bei diversen Erkrankungen bei. Das aber hat zur Folge, dass die Aspekte der Lebensqualität zunehmend ins Blickfeld rücken. Viele Erkrankungen, wie zum Beispiel die terminale Niereninsuffizienz, die in der Vergangenheit schnell zum Tod geführt hätten, sind heutzutage chronischer Natur. Außerdem wird durch die sogenannte «Vergreisung der Bevölkerung» die Wahrscheinlichkeit erhöht, eine chronische Krankheit zu entwickeln. Wenn sich also die Lebens*quantität* erhöht, gewinnt auch und gerade die Lebens*qualität* an Bedeutung.

Diese Entwicklung lässt sich gut am Beispiel der AIDS-Epidemie verdeutlichen. Es ist noch nicht lange her, dass die Diagnose AIDS den baldigen Tod bedeutete. Heute wird AIDS mit einer Vielfalt von Therapien behandelt, die zwar großteils noch experimentellen Charakter haben, aber dennoch die Lebensdauer der Virusträger zusehends erhöhen. Zudem lassen sich mittlerweile eine erhebliche Anzahl der Begleiterkrankungen von AIDS, die in der Vergangenheit zahlreichen Betroffenen das Leben kosteten, durch verschiedene medikamentöse Interventionen kontrollieren. Viele Erkrankte halten sich an gesundheitsfördernde Ernährungsweisen, praktizieren positives Denken oder führen sonstige Maßnahmen durch, die ihr Leben bereichern und unter Umständen verlängern (Carson, 1989). Aber auch die insgesamt zunehmende Anzahl derer, die an einer nunmehr chronischen und nicht mehr unmittelbar tödlichen Krankheit leiden, trägt dazu bei, dass sich jeder Betroffene den verschiedenen Fragen hinsichtlich seiner Lebensqualität stellen muss: Wie kann ich mein soziales Leben trotz einer stigmatisierenden Krankheit aufrechterhalten? Wie finanziere ich die notwendigen Versorgungsleistungen? Wie gestalte ich mein Leben, obwohl ich weiß, dass es über kurz oder lang zu Ende gehen wird?

Die Fallstudie von Ben und David macht deutlich, welche Auswirkungen es haben kann, wenn eine einst unmittelbar tödlich verlaufende Krankheit zu einer chronischen wird, und inwiefern Fragen der Lebensqualität mit der Zeit immer stärker in den Vordergrund rücken. Außerdem werden die ethischen, psychosozialen und spirituellen Dimensionen des Lebens mit einer chronischen Krankheit dargestellt, und darüber hinaus vermittelt die Fallstudie auch, dass ein Dasein mit dem Tod vor Augen bei bestimmten chronischen zum Leben dazugehört.

Ein weiterer Faktor, der zur vermehrten Wertschätzung von Fragen der Lebensqualität beigetragen hat, ist die Patientenrechtsbewegung (Aaronson, 1988). Sie setzt sich dafür ein,

> **Fallstudie**
>
> ## Ein Leben mit AIDS
>
> Ben und David, ein homosexuelles Paar, hatten eine sehr enge und tiefe Beziehung. Zwei Jahre nachdem bei Ben AIDS festgestellt worden war, starb er. David, der HIV-negativ war, stand ihm während der Krankheit zur Seite.
>
> Durch die behandlungsbedingte Neuropathie litt Ben mit fortschreitender Krankheit an starken Schmerzen, die mit Morphium unter Kontrolle gehalten wurden. Doch Ben fürchtete die weiteren körperlichen Folgeerscheinungen, die die Krankheit selbst oder die therapeutischen Maßnahmen mit sich bringen konnten: Inkontinenz, Übelkeit, Anämie und Erschöpfung.
>
> Nach vielen eingehenden Gesprächen beschlossen Ben und David, dass Lebensqualität nicht bedeuten konnte, an einem der im Endstadium von AIDS auftretenden Symptome zu leiden. Sie waren sich einig, dass Ben vor allem nicht das durchmachen sollte, was ihnen als schwerste Beleidigung der menschlichen Würde erschien: die AIDS-bedingte Demenz. Beide wünschten, dass es David möglich sein sollte, seinen Freund Ben als gesunden und fürsorglichen Menschen in Erinnerung zu behalten.
>
> Gemeinsam nahmen sie Kontakt zur «Hemlock Society» auf und informierten sich über aktive Sterbehilfe. Sie legten ein Datum fest. Beide verstanden unter einem «schönen Tod» für Ben, wenn im Hintergrund Chopins Nocturnes zu hören waren und nur David anwesend sein würde. Das würde Ben gestatten, Kontrolle über seinen Zustand auszuüben, den Respekt vor sich selbst zu bewahren und der Situation Sinn zu verleihen.
>
> Für Ben erhielten Leben und Tod eine tiefere Bedeutung durch regelmäßige Synagogenbesuche und die Teilnahme an den Zusammenkünften einer Unterstützungsgruppe. Zwar hatte seine Familie den Kontakt zu ihm abgebrochen, als er seine Homosexualität bekannte, doch erfuhr sein Leben durch die Zuneigung, die Davids Familie ihm entgegenbrachte, eine wesentliche Bereicherung.
>
> Obwohl ihn die Krankheit zwang, seinen Beruf als Lehrer aufzugeben, war Ben doch in der Lage, David in seinem Immobiliengeschäft zur Hand zu gehen, auf diese Weise «seinen Unterhalt selbst zu verdienen» und infolgedessen sein Selbstwertgefühl aufrechtzuerhalten. In den letzten beiden Jahren seines Lebens fand Ben auch Erfüllung in der Beschaffung und Weiterleitung nicht benötigter AIDS-Medikamente an Betroffene in Südamerika.

dass die Betroffenen an der Entscheidungsfindung bezüglich ihrer gesundheitlichen Versorgung beteiligt werden. Viele Menschen, die Dienstleistungen des Gesundheitswesens in Anspruch nehmen, fordern mittlerweile nach Informationen über die Behandlung und deren voraussichtlichen Folgen für ihre Lebensqualität. Für sie ist beispielsweise von Interesse, ob die erwünschten Auswirkungen der Therapie, etwa Symptomkontrolle oder Lebensverlängerung, die unerwünschten wie finanzielle Belastungen, Angst oder Veränderungen im Lebensstil auch wirklich überwiegen. Um dem Recht des Klienten, eine sachkundige Entscheidung treffen zu können, Rechnung zu tragen, ist es die Pflicht des medizinisch-pflegerischen Fachpersonals, darauf zu achten, in welcher Weise die Behandlungsmaßnahmen bei chronischer Krankheit die Lebensqualität beeinflussen.

9.1.1 Lebensqualität: Begriffsbestimmungen

Da für das Pflegepersonal und andere Fachkräfte in der Gesundheitsversorgung die Einflüsse, die Gesundheit und Krankheit auf die Lebensqualität ausüben, von Interesse sind, bevorzugen manche Autoren den Ausdruck *gesundheitsbezogene Lebensqualität* (Aaronson, 1988; Farquhar, 1995; Kaplan et al., 1996). Nach Padilla und Mitarbeitern (1990) ist Lebensqualität anzusehen als die «subjektive Beurteilung der Erwünschtheit oder Unerwünschtheit von Merkmalen, die das Leben eines Menschen charakterisieren». Ferrans (1985) definiert Lebensqualität als den «Grad an Wohlbefinden, der sich aus der Zufriedenheit oder Unzufriedenheit innerhalb der als wichtig erachteten Lebensbereiche ableitet».

Einige Forscher und Forscherinnen erkennen an, dass Vergangenheit und Zukunft des jeweiligen Betroffenen dazu beitragen, wie die Lebensqualität zu einem gegebenen Zeitpunkt wahrgenommen wird. Calman (1984) macht geltend, dass die gesundheitsbezogene Lebensqualität abhängig ist «vom aktuellen Lebensstil sowie von früheren Erfahrungen, Hoffnungen für die Zukunft, Träumen und Ambitionen». Die gesundheitsbezogene Lebensqualität, so wird von Cella (1991) bestätigt, «steht in Zusammenhang mit der klientenseitigen Bewertung ihres gegenwärtigen Funktionalitätsgrades und ihrer Zufriedenheit damit, nachdem sie einen Vergleich mit dem, was sie als möglich oder ideal empfinden, gezogen haben.» Folglich wird eine gute Lebensqualität dann erreicht, wenn die Kluft zwischen den Bestrebungen und Hoffnungen eines Patienten und dem aktuellen Erleben nicht allzu groß ist.

Allgemeiner Konsens herrscht in der Forschung darüber, dass die Lebensqualität einzig und alleine von den Adressaten der medizinisch-pflegerische Versorgung festgelegt werden kann. So tauchen in den zahlreichen bislang entwickelten Definitionen von Lebensqualität immer wieder zwei Themenbereiche auf: Multidimensionalität und Subjektivität (Hinds et al., 1996; Testa et al., 1996; Cella, 1991; Padilla et al., 1990; Aaronson, 1988; Calman, 1984).

Multidimensionalität

Es gibt viele Dimensionen, die zur Beschreibung von Lebensqualität verwendet werden und die sich in Bezeichnung und Inhalt von Autor zu Autor unterscheiden (Farquhar, 1995; Cella, 1991; Padilla et al., 1990; Aaronson, 1986). Im Rahmen der Erörterung von Problemen und Fragen gesundheitsbezogener Lebensqualität werden in diesem Kapitel die vier Dimensionen des physischen, psychischen, sozialen und geistigem Wohlbefindens nach Donovan und Mitarbeitern (1989) sowie Ferrell und Mitarbeitern (1992) behandelt. Da chronische Krankheit Veränderungen oder Belastungen die finanzielle Lage des einzelnen oder einer Familie mit sich bringen kann, kommen außerdem die ökonomischen Folgen von Krankheit auf die Lebensqualität zur Sprache (Given et al., 1992).

Subjektivität

Aus Interviews mit krebskranken Menschen wurde eine große Anzahl subjektiver Faktoren herausgefiltert, die das körperliche, psychische und soziale Wohlbefinden beeinflussen (Padilla et al., 1990). Zu den Faktoren, die das körperliche Wohlbefinden verringern, gehören: das Gefühl krank zu sein, verlangsamte oder verschlechterte körperliche Funktionalität, das Gefühl, abhängig oder anderen eine Last zu sein, Arbeitsunfähigkeit, das Gefühl von Schwäche oder Erschöpfung sowie das Vorliegen von Schmerzen. Als Faktoren, die das psychische Wohlbefinden mindern werden aufgeführt: mangelnde Lebensfreude, Konzentrationsschwäche, fehlendes Sicherheitsgefühl, negative Einstellung sowie Fragen und Befürchtungen hinsichtlich der Erkrankung. Indikatoren für ein geringeres soziales Wohlbefinden waren unter anderem Beziehungen, die keine Unterstützung boten sowie die Empfindung, andere unglücklich zu machen oder den Rollenverpflichtungen in der Familie nicht nachzukommen.

9.1.2 Theoretische Bezugssysteme

Die Lebensqualität von chronisch Kranken lässt sich leichter verbessern, wenn sich die Praxis an Bezugssystemen orientiert, die Erklärungen für einige der persönlichen und sozialen Herausforderungen liefern, denen sich die Betroffenen gegenübersehen. Sowohl soziologische als auch pflegetheoretische Bezugssysteme erweisen sich hierbei als nützlich.

Soziologische Bezugssysteme

Zwei soziologische Bezugssysteme, die am ehesten auf Aspekte der Lebensqualität angewendet werden können, sind das System des symbolischen Interaktionismus nach Mead und das von

Strauss und Mitarbeitern entwickelte Konzept der Pflege- und Krankheitsverlaufskurve. Im folgenden werden beide kurz beschrieben.

Symbolischer Interaktionismus
Die von George Herbert Mead (1934) entwickelte Theorie der symbolischen Interaktion schlägt drei zentrale Konzepte als Ausgangsbasis für das Verständnis des menschlichen Verhaltens vor: *Geist, Selbst* und *Gesellschaft.* Der Mensch interagiert, so Mead, auf subjektive Weise mit seinem Umfeld, wobei Bedeutungen mit Hilfe von Symbolen kommuniziert und erfasst werden. Wegen der herausragenden Rolle, die Symbole bei der menschlichen Interaktion spielen, nannte Mead seine Theorie *symbolischer Interaktionismus.* Außerdem wählte er diese Bezeichnung, weil sie zwei wesentliche Kennzeichen sozialer Interaktion umfasst: die Interpretation von Symbolen und die wechselseitige Reaktion darauf.

Gemäß Meads Theorie bildet *Geist* eine Gesamtheit aus den Denkvorgängen, die mit einer bestimmten sozialen Situation verbunden sind sowie aus dem Einschätzen, dem Antizipieren und dem Definieren einer Situation. Ausgehend von diesem Wissen ergibt sich ein Handlungsablauf. All diese Prozesse kommen aufgrund der Anstrengungen zustande, die das Individuum unternimmt, um sich an sein soziales Umfeld anzupassen. Indem er den Geist benutzt, macht sich der Mensch selbst zum Objekt seiner Empfindungen und Einstellungen und entwickelt *Selbst*-Bewusstsein. Er konstruiert Reaktionen auf sein *Selbst*, die sich auf Interaktionen mit anderen gründen. Treten Menschen in Interaktion, übernimmt jeder Beteiligte eine bestimmte Rolle, die im weiteren Verlauf des Interaktionsprozesses Einfluss auf die Entwicklung des Selbst in Verbindung mit anderen ausübt.

Mit *Gesellschaft* sind die sich ständig verändernden, aber in gewisser Hinsicht doch koordinierten und nach Mustern verlaufenden Interaktionen zwischen Einzelpersonen gemeint. Sie erwächst aus den Bemühungen der Einzelmenschen, den Anforderungen der Umwelt gerecht zu werden. Mead beschreibt den Geist und das Selbst als Grundlage für Interaktionen und die Herausbildung von Rollen – und damit als Basis der Gesellschaft. Deshalb unterliegen das Selbst und die Gesellschaft einer gemeinsamen Entwicklung.

Pflege- und Krankheitsverlaufskurve
Strauss (1975), Glaser und Strauss (1978) sowie Corbin und Strauss (1988) entwickelten theoretische Vorstellungen, die sich auf die Erfahrungen chronisch Kranker und ihrer Familien gründen. Ihr zentrales Konzept, das der *Pflege- und Krankheitsverlaufskurve,* zielt darauf ab zu erfassen, wie Menschen ihre Erlebniswelt formen, wenn sie erkennen, dass sie fortschreitenden physiologischen Veränderungen unterliegen. Unter welchen hauptsächlichen Aspekten eine Verlaufskurve gesehen wird, hängt von der jeweiligen Person ab und ist schwer vorherzusagen. Während die Verlaufskurve ihren Fortgang nimmt, werden die Bemühungen auf eine *Normalisierung* ausgerichtet, das heißt es wird versucht, trotz der Symptome und einer möglichen Abwärtsbewegung in der Verlaufskurve ein so normales Leben wie möglich zu führen (siehe Kapitel 3 über die Pflege- und Krankheitsverlaufskurve).

Eine Verschlechterung der körperlichen Leistungsfähigkeit wirkt sich nachteilig auf das Selbstkonzept aus und wird möglicherweise als Versagen oder Verlust der Identität erlebt. Im Rahmen der Interaktion zwischen chronisch Kranken, Familienmitgliedern und anderen Personen erfolgt eine erstmalige oder erneute Ausrichtung der vom einzelnen übernommenen sozialen Rollen, um die Situation und all die damit verbundene Arbeit zu bewältigen. Die Fallstudie von Frau G. zeigt, wie sich Rollen wandeln können, wenn zunehmende Einbußen an Körper und Geist auftreten.

Wenn die verschiedenen Stadien der Krankheitsverlaufskurve durchlebt werden und sich die Beteiligten den damit verknüpften Anforderungen stellen müssen, ist das *Ausbalancieren* von vorhandener Energie, notwendigen Anstrengungen und verfügbaren Ressourcen unabdingbar, damit zumindest ein Stück Lebensqualität erhalten werden kann. Das Ergebnis dieser

Bemühungen hängt maßgeblich davon ab, wie diese Herausforderungen gemeistert werden.

Pflegetheoretische Bezugssysteme

Die Sorge um die Lebensqualität von Menschen – seien sie nun gesund oder krank – bildet einen unabdingbaren und verpflichtenden Bestandteil des Selbstverständnisses professioneller medizinisch-pflegerischer Versorgung (siehe Kapitel 19 über Pflegeethik). In vielen Pflegetheorien kommt diese Sorge explizit oder implizit zum Ausdruck. Parse (1981) bezeichnet beispielsweise in seiner «Theory of Human Becoming» (Theorie über das Menschwerden) Lebensqualität als ein explizites Ziel pflegerischer Betreuung, wobei die Definition von *Qualität* jedem Kranken oder jeder Familie selbst überlassen wird.

Die von Watson (1985) entwickelte «Theory of Human Care» (Theorie der Pflege des Menschen) geht davon aus, dass das Ziel der Pflege, besonders in Anbetracht von Disharmonie und Leiden, darin besteht, den Einzelnen bei der Suche nach dem Sinn seines Daseins zu unterstützen. Verstärkte Sensibilität für das Potenzial, das der Mensch als Geisteswesen in sich birgt, eröffnet die Möglichkeit, auf dem Weg zur wahren Menschwerdung voranzuschreiten, sich von körperlichen Einschränkungen geistig zu lösen und sich Lebenssinn und Lebensqualität zu bewahren.

Auch Orems Selbstpflegemodell (1990) ist eine nützliche Orientierungshilfe für die pflegerische Versorgung chronisch Kranker und die Verbesserung der Qualität ihres Daseins. Da ja der Funktionsstatus eng an Lebensqualität geknüpft ist (Cowan et al., 1992), trägt die Aufrechterhaltung oder Wiederherstellung der Selbstpflegekompetenz zweifellos dazu bei, Sinnerfüllung und Zufriedenheit im Leben zu finden.

Nach Benner und Wrubel (1989) hängt subjektives Wohlbefinden davon ab, inwieweit der einzelne die Möglichkeit hat, zwischen verschiedenen Handlungen, Behandlungsergebnissen, Bedeutungsgehalten und Beziehungsstrukturen zu wählen. Mit einer Krankheit zu leben muss keineswegs bedeuten, dass das gesamte Dasein von der Krankheit beherrscht wird, dass man versucht, sie zu besiegen oder dass man sie meistern kann. Vielmehr lebt der Mensch sein Leben weiter und macht das beste daraus, indem er – selbst bei chronischer Krankheit – Sinn und Harmonie im Dasein findet. Lebensqualität wird somit durch Sinnerfüllung, Harmonie und das Erreichen einer höchstmöglichen Ebene des Wohlbefindens konstituiert.

Fallstudie
Rollenveränderung

Frau G., eine alleinstehende 40-jährige Frau, lebt im Südwesten Amerikas. Ihre Eltern ließen sich vor einigen Jahren an der Ostküste nieder, fassten aber dann den Entschluss, näher zu ihrer Tochter zu ziehen und wohnten danach etwa eine Autostunde von ihr entfernt. Von diesem Zeitpunkt an musste Frau G. sich immer stärker um ihre Eltern kümmern und schließlich ihre Pflege übernehmen, noch bevor sie auf diese Rolle vorbereitet war.

Ihr Vater litt an schlecht eingestellten chronischen Herzproblemen. Ihre Mutter war zwar gesundheitlich etwas angeschlagen, schien aber ansonsten auf dem Damm zu sein. Da es ihnen schwer fiel, ihre Versorgung selbst zu übernehmen, ließen sie es zu, dass ihre Tochter die Elternrolle übernahm. Für Frau G. war dieser Rollentausch nicht gerade angenehm. Ein paar Jahre nach dem Umzug wurden die Herzprobleme ihres Vaters gravierender. Daraufhin beriet sie sich mit ihrer Schwester, die in einem anderen Bundesstaat lebte, und sie entschieden, dass die Eltern in ein kleineres Haus in die Nähe der Wohnung von Frau G. umziehen sollten, so dass sie zu Fuß für sie erreichbar waren. Für Frau G. war ihre Schwester ein wichtiger Bestandteil ihres Unterstützungsnetzwerkes, wenn es um Entscheidungen bezüglich der Eltern ging.

Durch die Veränderungen in der Wohnsituation und den Wechsel der Ärzte stabilisierte sich der Zustand des Vaters, doch die Mutter wurde zunehmend vergesslicher, und schließlich wurde die Alzheimer'sche Krankheit bei ihr diagnostiziert. Die Anforderungen, die nun an Frau G. gestellt wurden, machten es ihr schwer, Lebensqualität sowohl für sich selbst als auch für ihre Eltern zu bewahren .

Der mentale Verfall ihrer Mutter nahm zu, und ihr Vater wurde immer schwächer. Um ein Stück Lebensqualität für alle Beteiligten zu erhalten war es notwendig, eine erneute Anpassung der Rollen innerhalb der Familie durchzuführen. Frau G.s Unterstützungsnetzwerk wurde immer wichtiger und half ihr dabei, Ressourcen ausfindig zu machen, die sie in die Lage versetzten, mit dem sich verschlechternden Gesundheitszustand ihrer Eltern zurecht zu kommen.

9.2 Probleme und Aspekte bezüglich der Lebensqualität chronisch Kranker

Wie bereits erwähnt, können Probleme im Zusammenhang mit Lebensqualität körperlicher, psychischer, soziokultureller, spiritueller, ökonomischer oder ethischer Natur sein. Auch wenn sich diese Dimensionen überschneiden, geben sie doch Strukturen vor, anhand derer die Probleme, mit denen sich viele chronisch Kranke im Hinblick auf ihre Lebensqualität auseinandersetzen müssen, diskutiert werden können.

9.2.1 Körperliche Aspekte

Funktionsstatus

Liegt eine chronische Krankheit vor, wird die subjektive Lebensqualität weitgehend von der Fähigkeit bestimmt, weiterhin Alltagsaktivitäten wie Selbstpflege, Schulbesuch, Arbeit oder kreativer Betätigung nachgehen zu können, wobei all dies dazu dient, einer Abnahme des Selbstwertgefühls entgegenzuwirken und autonom zu bleiben. Gerade bei älteren Menschen sind Funktionsstatus und Autonomie oft eng verknüpft mit Zuversicht und Lebensqualität (Clark, 1988). Somit wirken sich Hospitalisierung, Narkosen und invasive chirurgische oder diagnostische Maßnahmen auf sie besonders nachteilig aus. Auch bei Krebskranken hat sich der Funktionsstatus als entscheidender Faktor für die subjektive Wahrnehmung der Lebensqualität erwiesen (Cowan et al., 1992).

Symptome

Chronisch Kranke leiden nicht nur an den krankheitsbedingten Symptomen, sondern auch an den Nebenwirkungen der Behandlung. Da es eine riesige Vielfalt solcher Symptome und Effekte gibt und sie je nach Krankheit variieren, würde es den Rahmen dieses Kapitels sprengen, wollte man sie alle einzeln erörtern. Statt dessen werden allgemeiner gehaltene Erkenntnisse über Reaktionen auf Symptome diskutiert.

Bedeutung von Symptomen

Symptome sind Metaphern der Krankheit und zeigen in spezifischer Weise an, dass sie vorhanden ist oder fortschreitet. Meistens handelt es sich um körperliche Symptome, die jemand veranlassen, professionelle Hilfe zu suchen – zum Beispiel Schwäche und Koordinationsschwierigkeiten im Fall Multipler Sklerose oder übermäßiges Durstgefühl und häufiges Wasserlassen bei einem Diabetiker. Für einen Krebspatienten wiederum können neu auftretende Schmerzen der Grund sein, seinen Onkologen wieder aufzusuchen.

Für Menschen, die mit einer chronischen Krankheit leben, werden Symptome oft zu Symbolen für verschiedenste Dinge. So interpretieren zum Beispiel Krebspatienten, ihre pflegenden Angehörigen und ambulante Pflegefachkräfte das Auftreten von Schmerzen auf drei Bedeutungsebenen (Ferrell et al., 1993): Auf einer gleichsam ursprünglichen Ebene tat der Schmerz die Krankheit kund und fungierte als Erinnerung an den möglichen Tod. Auf einer abstrakteren Ebene waren Schmerzen gleichbedeutend mit einer Vielzahl von Einbußen und Veränderungen im psychosozialen Bereich, wie etwa Machtlosigkeit, Trauer, Furcht und Herausforderung. Schließlich wurde die Bedeutung des Schmerzes auch auf einer kognitiven und spirituellen Ebene beschrieben; diese Probanden wiesen dem Schmerz die verschiedensten Bedeutungen zu oder gaben letztendliche Ursachen wie Schicksal oder Gottes Wille dafür an.

Die Bedeutung, die einem Symptom beigemessen wird, beeinflusst zweifelsohne die Reaktion des Betreffenden auf das entsprechende Symptom. Erscheinen die Symptome als unvermeidbar oder als zwangsläufig auftretend, werden sie passiv hingenommen. Werden Symptome indes als Herausforderung oder Feinde angesehen, setzen sich die Klienten eher aktiv ein, um sie zu bekämpfen. Nach Beobachtungen von Barkwell (1991) stehen bestimmte Bedeutungszuweisungen bei Krebsschmerz tatsächlich in Zusammenhang mit bestimmten Formen des Krankheitsverlaufes. Probanden, die den Schmerz als Herausforderung betrachteten, hatten signifikant weniger Schmerzen und Depressionen und zeigten geeigneteres Bewältigungsverhalten als solche, die ihre Krebsschmerzen als unentrinnbar oder als Bestrafung erlebten.

Symptome, die mit körperlichen Belastungen verbunden sind, wirken sich nicht nur auf die physischen, sondern auch auf die psychosozialen und spirituellen Aspekte der Lebensqualität aus. Bei älteren Personen mit chronischer Lungenkrankheit trägt beispielsweise Dyspnoe zu einer verminderten gesundheitsbezogenen Lebensqualität bei (Scrier et al., 1990). Auch bei Lungenkrebspatienten war die symptombedingte Belastung positiv mit Stimmungsschwankungen korreliert (McCorkle & Quint-Benoliel, 1983). Patienten mit rezidivierendem Krebs berichteten gleichfalls, dass sie mit zunehmender symptombedingter Belastung immer weniger Sinn im Leben sahen (Taylor, 1993).

Schmerz: Symbol für die Multidimensionalität von Symptomen
Personen mit chronischen Schmerzen leiden häufig unter Depressionen (France, 1987; McCaffery & Beebe, 1989). Solche mit Rückenschmerzen im Bereich der Lendenwirbelsäule suchen oft eine Erklärung für die Ursache ihrer Schmerzen. Für sie sind Schmerzen mit Anstrengung, Kontrollverlust, Verzweiflung und Hilflosigkeit verbunden – besonders wenn die Betroffenen akzeptiert haben, dass es sich nicht nur um vorübergehende Beschwerden handelt (Bowman, 1991) (siehe Kapitel 7 über chronische Schmerzen). Ferner konnte gezeigt werden, dass dauerhafte Schmerzen – zumindest bei Krebspatienten – die Suizidgefahr erhöhen und auch die Wahrscheinlichkeit dafür, dass der Arzt um aktive Sterbehilfe ersucht wird (Foley, 1991).

Symptombedingte Belastung: Sichtweisen von Klienten und Betreuern
Klienten und die sie pflegenden und betreuenden Personen interpretieren symptombedingte Belastungen in unterschiedlicher Weise. So waren diplomierte Pflegekräfte der Ansicht, dass die von ihnen betreuten Krebspatienten deutlich mehr verärgert, feindlich eingestellt und depressiv waren als dies die Patienten selbst empfanden, und zwar selbst dann, als der Faktor «Leugnungstendenzen bei Patienten» statistisch kontrolliert worden war (Jennings & Muhlenkamp, 1981; Ferrell et al., 1993). In ähnlicher Weise schätzten pflegende Angehörige die Schmerzen von Krebspatienten auf einer Schmerzskala höher ein als der jeweilige Patient (Ferrell, 1991).

Auch in Bezug auf die Symptomkontrolle unterscheiden sich die Sichtweisen der Kranken, ihrer Bezugspersonen und der Fachkräfte. So mag es ein Klient beispielsweise vorziehen, ein Analgetikum einnehmen, seine Frau plädiert vielleicht für ein Heilmittel aus der Volksmedizin, und der Arzt empfiehlt möglicherweise eine chirurgische Intervention. Ähnlich entscheidet sich eine Patientin mit Bluthochdruck vielleicht für die Behandlungsoptionen Entspannung, Bewegungsübungen und Diät, während die pflegenden Angehörigen eine medikamentöse Therapie befürworten.

9.2.2 Psychische Aspekte

Als wesentliche Komponente der gesundheitsbezogenen Lebensqualität übt das psychische Wohlbefinden einen bedeutenden Einfluss auf die Gesamtanpassung an chronische Krankheit aus. Zum Beispiel hat sich gezeigt, dass sich bei Patienten mit Multipler Sklerose ein hoher Grad an allgemeinem Unwohlsein nachteilig auf die Lebenszufriedenheit und die Selbsteinschätzung in Bezug auf die eigenen Bewältigungsfähigkeiten auswirkte (Counte et al., 1983). Korrespondierend zu diesem Befund ließ sich bei Diabetikern ein Zusammenhang zwischen einer positiven Einstellung gegenüber den krankheitsbedingten Anforderungen und einer guten Anpassung an die Krankheit feststellen (Pollock, 1986).

Verschiedene Psychologen haben Theorien darüber entwickelt, wie Betroffene ihre Krankheit bewältigen oder sich daran anpassen und dabei versuchen, ihr Wohlbefinden zu erhalten (Weiner, 1986; Lazarus & Folkman, 1984; Nerenz & Levanthal, 1983; Taylor, 1983; Rothbaum et al., 1982). Nach Ansicht von Taylor (1983) erfolgt die Anpassung an lebensbedrohliche Krankheiten auf dreierlei Weise: durch Sinnsuche, kognitive Kontrolle der Situation und Stärkung des Selbstwertgefühls. Aus Platzgründen soll nur auf die Sinnsuche näher eingegangen werden.

Sinnsuche

Die Suche nach dem Sinn beinhaltet, unerwünschten oder unerwarteten Ereignissen eine Bedeutung beizumessen, ihnen eine gewisse Zweckmäßigkeit zuzuschreiben oder sie in einen umfassenderen Kontext einzufügen (Thompson & Janigian, 1988). Oft werden im Zusammenhang der Sinnsuche drei Fragen gestellt:

1. Warum ist es geschehen?
2. Warum ist es mir passiert?
3. Was oder wer ist dafür verantwortlich, dass es geschehen ist? (Taylor et al., 1995; Thompson, 1991).

In einer Reihe von Studien konnte gezeigt werden, dass die Suche nach dem Sinn eine Reaktion auf eine Vielzahl von chronischen Krankheiten darstellt. Dazu gehören Schlaganfall, Krebserkrankungen und Rückenmarksverletzungen (Thompson, 1991; O'Conner et al., 1990; Taylor, 1993; Ferrell et al., 1993; Bulman & Wortman, 1977).

Doch nicht alle kranken Personen begeben sich aktiv auf Sinnsuche. Das ist vor allem der Fall, wenn ihr Weltbild nicht erschüttert ist (Wortman & Silver, 1992). Menschen, die beispielsweise der Überzeugung sind, dass bei ihnen eine genetische Prädisposition für eine bestimmte Krankheit vorliegt, werden sich wohl nie Gedanken machen, warum sie an ihr leiden. Andererseits werden sich Nichtraucher mit Lungenkrebs vermutlich fragen, warum ausgerechnet sie diese Krankheit haben, wenn sie davon überzeugt sind, dass der Verzicht auf Tabakkonsum ihr eigentlich hätte vorbeugen sollen.

Krankheiten wird ein breites Spektrum an Bedeutungen zugeschrieben. So berichten Bulman und Wortman (1977), dass Probanden mit Rückenmarksverletzungen die sechs nachstehenden Gründe für den zur Behinderung führenden Unfall angaben:

1. göttliche Fügung («Gott weiß, was er tut; vielleicht geschah es, damit ich mehr an ihn glaube.»)
2. Chance («Zuvor war ich nicht glücklich.»)
3. Schicksal («Es war meine Bestimmung, dass mir so etwas passiert.»)
4. guter Zweck («Die Krankheit hat meine Familie enger zusammengebracht.»)
5. Wahrscheinlichkeit («Die Chance, dass es passiert, liegt bei einem Prozent, und ich gehöre zu dem einen Prozent.»)
6. Bestrafung («Ich war arbeitssüchtig und völlig überlastet.»).

Dieser Befund kann auch auf andere chronische Krankheiten übertragen werden.

9.2.3 Soziokulturelle Aspekte

Nicht selten belastet eine chronische Krankheit die sozialen Beziehungen des Klienten und die Rollenfunktionen, die er wahrnimmt; gleichzeitig wirkt sich aber auf die Lebensqualität aus, inwieweit er soziale Unterstützung erfährt. In ähnlicher Weise beeinflussen soziokultureller Hintergrund und Verwandtschaftsbeziehungen die Reaktionen der Betroffenen auf ihre Krankheit und ihre Vorstellungen von Lebensqualität. Aber auch die Familie des Klienten kann in hohem Maße unter diesen Einflüssen stehen. Die Fallstudie von Jill, in der Aspekte des Lebens mit Typ-I-Diabetes veranschaulicht werden, bringt die Auswirkungen chronischer Krankheit auf die soziale Lebensqualität zum Ausdruck. Ferner wird deutlich, dass zwar auch Freunde und pflegerisch-medizinische Fachkräfte soziale Unterstützung leisten können, dies aber in der Regel von den engen Familienmitgliedern übernommen wird.

Die Bedeutung sozialer Unterstützung

Es gibt viele Belege dafür, dass soziale Unterstützung wesentlich zur gesundheitsbezogenen Lebensqualität beiträgt. In einer Studie an Brustkrebspatientinnen wurde deutlich, dass die Teilnahme an einer Unterstützungsgruppe eine Stärkung des Selbstwertgefühls bewirkte und der Anpassung an die Krankheit zuträglich war (Rice & Szopa, 1988). In einer anderen Studie korrelierten Zuneigung, Bestätigung und Gegenseitigkeit, die Frauen mit den verschiedensten chronischen Krankheiten von Ehepartnern und Familienmitgliedern erfuhren, mit dem verminderten Auftreten von Depressionen und einem reichhaltigeren Ehe- und Familienleben (Primomo et al., 1990). Bei Krebspatienten, die sich nur wenig soziale Unterstützung erwarteten, war die emotionale Belastung während der ersten 100 Tage nach der Diagnosestellung ausgeprägter (Weisman & Worden, 1976).

Soziale Unterstützung trägt auf vielfältige Weise zur Lebensqualität bei. Sie beeinflusst die Bedeutung, die der Krankheit zugeschrieben wird, verbessert die Stressbewältigung, erhöht die Motivation für anpassungsdienliche Verhaltensweisen, stärkt das Selbstwertgefühl und schützt vor emotionaler Belastung, indem sie die Stimmung aufhellt (Wortman, 1984). Diese Erkenntnisse erscheinen unmittelbar evident, und in der Tat ist das Wissen um die positive Wirkung von «moralischer Unterstützung» und warmherziger Begleitung in schwierigen Zeiten Allgemeingut.

Auswirkungen auf die Familie

Familien mit einem chronisch kranken Mitglied streben in vielen Fällen eine «Normalisierung» an, das heißt, sie wollen von ihrer sozialen Umgebung als «normal» wahrgenommen werden. Knafl und Deatrick (1986) referieren mehrere Studien, in denen beschrieben wird, welche Maßnahmen Eltern von chronisch kranken Kindern ergreifen, um eine derartige Normalisierung zu erreichen – wobei gleichartige Schritte auch unternommen werden, wenn es sich bei dem Erkrankten nicht um ein Kind handelt. Dazu gehören: Beteiligung an Aktivitäten einer «normalen» Familie, Einschränkung der Kontakte zu Personen mit ähnlicher Behinderung oder Krankheit, Bemühungen, das kranke Mitglied so «normal» wie möglich erscheinen zu lassen, Vermeidung von peinlichen Situationen und Kontrolle der krankheitsbezogenen Informationen, die an andere weitergegeben werden.

Jede Krankheit, die sich ein einzelner zuzieht, beeinträchtigt unweigerlich auch die Familie und deren Lebensqualität. Faktoren, die sich auf die Lebensqualität der Familie auswirken, sind: Familienstruktur und Interaktionsmuster, Verfügbarkeit von sozialen Netzwerken und sonstigen sozialen Ressourcen, familiäres Anpassungspotenzial, Familienphilosophie (Überzeugungen, Einstellungen, Wertvorstellungen) sowie Stresswahrnehmung – und selbstverständlich die krankheitsbedingten Einbußen und Belastungen (Jassak & Knafl, 1990).

Kulturelle Sichtweisen

Die subjektive Lebensqualität hängt in hohem Maße von den Vorstellungen des Betreffenden über das ab, was Wohlbefinden ausmacht. Diese Vorstellungen aber werden wiederum von kulturspezifischen Auffassungen über Gesundheit und Krankheit geformt. Deswegen wird Lebensqualität von Kultur zu Kultur sehr unterschiedlich gesehen (Marshall, 1990). Obwohl es schwierig ist, diese Variable über Befragungen zu erfassen, können Interviews, die darauf abzielen, die Bedeutung von Symptomen, Verhaltensmustern und Interaktionen innerhalb einer kulturellen Gruppe zu verstehen, die wahrgenommene Lebensqualität zumindest mit einem gewissen Grad an Validität beschreiben und einen bedeutenden Beitrag zur Planung pflegerischer Interventionen leisten. Die Schwierigkeiten allerdings, die einer kulturbezogenen vergleichenden Erfassung der Lebensqualität eigen sind, lassen erkennen, dass noch erheblicher Bedarf an Forschungsstudien aus unterschiedlichen kulturellen Perspektiven besteht. Einige der bisher vorliegenden Studien werden hier kurz dargestellt.

> **Fallstudie**
> ## Leben mit juvenilem Diabetes mellitus (Teil I)
>
> Jill war drei Jahre alt, als Diabetes mellitus bei ihr diagnostiziert wurde. Heute ist Jill 13, und sie, ihre Eltern und älteren Geschwister haben eine Menge über das Leben mit einer niemals endenden Krankheit gelernt. Da Jills Diabetes so labil ist, dass er nicht kontrolliert werden kann, meint ihre Mutter, dass es bei ihnen «noch nie normal gelaufen ist».
>
> Das Leben mit einem diabeteskranken Kind bringt unzählige Belastungen und Anforderungen mit sich: Kontrolle des Blutzuckerspiegels fünfmal pro Tag oder sogar noch öfter; Injektion entsprechender Insulindosen; häufig notwendiges Aufsuchen des Endokrinologen und des Hausarztes; Planung und Zubereitung einer geeigneten Diät; gelegentliches Auftreten von Infektionen, die Jill zu Bettruhe zwingen und zu Versäumnissen in der Schule führen; Probleme, wenn Jill im Restaurant oder bei Freunden essen soll; Zwang zu stadtnahem Wohnen, wo medizinische Versorgung für Jill zugänglich ist; Bewahren von Ruhe und Fassung, wenn Jill in eine diabetische Krise gerät und «umkippt»; ständiges Überlegen, ob Konflikte mit den Geschwistern einer normalen Rivalität zwischen ihnen oder krankheitsbedingten Spannungen entspringen; Unmöglichkeit, mit der gesamten Familie zum Zelten zu fahren, weil der Notarzt dann nicht rechtzeitig kommen könnte; Frustration, wenn Freunde, Familienmitglieder und selbst professionelle Betreuer gewählte Optionen und getroffene Entscheidungen als falsch ansehen; Fragen nach dem Warum und Versuche, die Ungerechtigkeit des Leidens zu akzeptieren.
>
> Zu all dem kommt hinzu, dass 25 % der Kosten, die der Krankenversicherung entstehen, selbst getragen werden müssen – und dann sind da natürlich noch die vielen anderen persönlichen Schwierigkeiten, mit denen jedes Mitglied der Familie zu kämpfen hat.

Eine Untersuchung von Arruda und Mitarbeitern (1992) befasste sich mit den Inhalten, die eingewanderte hispanische Krebspatienten dem Begriff Wohlbefinden zuschreiben. Die beiden am häufigsten genannten Faktoren waren «sich integriert fühlen» und «versorgt sein». Sich integriert fühlen wurde als ein komplexes Gefühl von innerem Frieden und über das Körperliche hinaus erlebter Ganzheit gesehen. Versorgt zu sein bezog sich auf die von Geduld und Gegenseitigkeit geprägte Fürsorge seitens der Familie oder pflegender Angehöriger. Als Lebensqualität, die sie als eine von sechs grundlegenden Bedingungen des Wohlbefindens bezeichneten, beschrieben die Probanden den Besitz von Dingen, die eine besondere Bedeutung für sie hatten. Als weitere unerlässliche Bedingung wurde *amino* genannt, worunter verstanden wurde, dass trotz der Krankheit eine positive mentale Disposition oder Energie bzw. ein positiver mentaler Antrieb vorhanden war. Der Begriff *amino* stammt aus dem Spanischen, und die Probanden, die ihn verwendeten, vertraten die Auffassung, dass es sich dabei um ein fundamentales menschliches Bedürfnis handle.

Der Zusammenhang zwischen ethnischer Zugehörigkeit, chronischen Schmerzen und Zufriedenheit mit aktiv ausgeübten sozialen Rollen wurde anhand einer Stichprobe erforscht, die aus Patienten mediterraner (italienischer und portugiesischer) Herkunft sowie aus angelsächsischen, in Kanada lebenden Patienten bestand (Baptiste, 1988). Während der Interviews zeigte die mediterrane Substichprobe deutlichere und offenere emotionale Reaktionen, und sie erreichte einen höheren Wert auf einer Skala zur Erfassung der Lebenszufriedenheit – besonders, was die Zufriedenheit in spiritueller Hinsicht betraf.

Flaskerus (1984) untersuchte die unterschiedlichen Sichtweisen hinsichtlich psychischer Krankheit bei Pflegefachkräften mit psychiatrischer Fachausbildung und diversen ethnischen Minderheiten. Das Fachpersonal war eher geneigt, problematische Verhaltensweisen als psychische Krankheit einzustufen und therapeutisches Eingreifen zu empfehlen als die Angehörigen ethnischer Minderheiten. Diese hingegen sahen die betreffenden Verhaltensweisen (und den angemessenen Umgang damit) aus einer umfassenderen Perspektive, die spirituelle, moralische, somatische, psychische und metaphysische Komponenten einschloss.

Gegenstand einer weiteren Studie waren die Auswirkungen blutdrucksenkender Medikamente auf die Lebensqualität. Die Stichprobe bestand aus schwarzen, älteren Frauen mit geringem Einkommen. Es fand sich kein signifikanter Zusammenhang zwischen den erfassten Indikatoren für Lebensqualität (Depression, allgemeiner Gesundheitszustand) und der Art der Medikation. Jedoch korrelierten die von den Probandinnen berichteten Symptome mit der Effektivität der Blutdruckkontrolle. Es ist gut möglich, dass die zur Erfassung der Lebensqualität eingesetzten Skalen für diese Probandengruppe nicht geeignet waren, oder dass sozial erwünschte Antworten gegeben wurden (Glik et al., 1990).

9.2.4 Spirituelle Aspekte

Spiritualität wurde definiert als dasjenige «Lebensprinzip, welches das gesamte Sein einer Person durchdringt und die biologische und psychosoziale Natur des Menschen integriert und transzendiert» (Kim et al., 1984). Reed (1992) versteht unter Transzendenz die Verbundenheit mit sich selbst, seinen Mitmenschen und einem höheren Wesen. Ohne Zweifel ist Spiritualität eine zentrale Dimension und eine wichtige Determinante der gesundheitsbezogenen Lebensqualität. Und tatsächlich wurde sie auch als der «Wille zur Gesundheit» bezeichnet (Kloss, 1988).

In den Definitionen von Spiritualität lässt sich eine Abgrenzung zur Religiosität erkennen (Emblen, 1992). Während Spiritualität als ein angeborenes, universelles menschliches Phänomen aufgefasst wird, bezieht sich der Begriff Religiosität gewöhnlich auf ein System oder einen Kodex von Überzeugungen und Verhaltensweisen, welche die Spiritualität einer Person zum Ausdruck bringen. Wenn auch in vielen Definitionen von Religiosität und Spiritualität der Bezug zu «Gott» hergestellt wird, erkennen sie doch meistens an, dass die Festlegung dessen, was «Gott» ist, von Person zu Person sehr unterschiedlich sein kann.

Wenn sich die pflegerische Fachliteratur mit Spiritualität befasst, geschieht dies typischerweise im Kontext von psychischen Bedürfnissen, Belastungen und Nöten. Und tatsächlich ist «Existentielle Verzweiflung» eine anerkannte und in der pflegerischen Praxis akzeptierte Pflegediagnose (NANDA, 1998). Allerdings kann existentielle Verzweiflung oder ein spirituelles Bedürfnis mit einer Vielzahl von Faktoren in Beziehung gesetzt werden. So wiesen beispielsweise Krebskranke ihre spirituellen Bedürfnisse den folgenden vier Kategorien zu:

1. Bedürfnis nach Hoffnung und Kreativität
2. Bedürfnis nach Sinn und Zweck
3. Bedürfnis, anderen Liebe und Zuwendung zu geben
4. Bedürfnis, von anderen Liebe und Zuwendung zu bekommen (Highfield & Cason, 1983).

Bedeutung von chronischer Krankheit

Wie bereits erläutert, besteht eine wichtige Voraussetzung für die Entwicklung von Interventionen zur Förderung des Wohlbefindens darin, die Bedeutung von chronischer Krankheit aus der Sicht der Betroffenen einzuschätzen. Mit ihren Antworten auf diesbezügliche Fragen öffnen die Klienten gleichsam ein Fenster und gewähren einen flüchtigen Blick in ihre «Seele», die oft als Sitz der Spiritualität verstanden wird.

Foley (1988) erfasste eine Vielzahl von Bedeutungsgehalten, die dem «Leiden» zugeschrieben werden und teilte sie in die folgenden 11 «Interpretationen des Leidens» ein:

1. Bestrafung (beispielsweise für Sünden)
2. Prüfung (etwa der Loyalität zu Gott)
3. Pech (der Zufall wollte es so)
4. Fügung der Natur (die Natur nimmt ihren Lauf)
5. Hinnehmen des göttlichen Willens (das Geschehene ohne Begründung akzeptieren)

6. Akzeptieren der Bedingungen des menschlichen Daseins (dazu gehören auch Leiden und Schmerzen)
7. Persönlichkeitswachstum (das Leiden macht den Betroffenen zu einem besseren Menschen)
8. Abwehrhaltung und Verleugnung (nicht daran denken)
9. Bagatellisierung (Herunterspielen der Ernsthaftigkeit oder Schwere des Leidens)
10. Einblick in eine göttliche Sichtweise (über den persönlichen Blickwinkel hinausgehend)
11. Wiedergutmachung (sich freudig ins Leiden fügen).

Dass spirituelle Zufriedenheit Einfluss auf die Lebensqualität ausübt, konnte auch empirisch belegt werden. So fand Granstrom (1987) bei einer Stichprobe an 210 Krebspatienten eine negative Korrelation zwischen spirituellem Wohlbefinden und Schmerzhäufigkeit bzw. Schmerzintensität. Nach Beobachtungen von Miller (1992) an chronisch kranken Patienten korrelierten Vereinsamung und spirituelles Wohlbefinden ebenfalls negativ miteinander. Korrespondierend hierzu stellte Taylor (1993) fest, dass sich bei Krebspatienten parallel zum Auftreten von Rezidiven mit der Zeit ein Gefühl der Sinnentleerung einstellte, was sich wiederum nachteilig auf die psychosoziale Anpassung an die Krankheit auswirkte. Aus diesen Befunden folgt, dass eine pflegerische Betreuung, die die Lebensqualität von chronisch Kranken verbessern will, die spirituellen Anteile des Menschseins keinesfalls außer acht lassen darf.

9.2.5 Ökonomische Aspekte

Auch wenn der ökonomischen Tragweite chronischer Krankheit für die Kranken und ihre Familien in der pflegerischen Fachliteratur nur geringe Beachtung geschenkt wird, hat sie doch unübersehbare und in den meisten Fällen nachteilige Auswirkungen auf die finanziellen und ökonomischen Ressourcen der Klienten. Die krankheitsbedingten Kosten können sogar so hoch sein, dass sich die Mittel der Betroffenen erschöpfen.

Eine finanzielle Überlastung mit all ihren Auswirkungen kann aus ganz unterschiedlichen Gründen zustande kommen. Häufig erfordert die chronische Krankheit eine Reduzierung, eine Unterbrechung oder das völlige Aufgeben der Erwerbstätigkeit und zieht dadurch eine Verringerung oder den vollständigen Verlust des Einkommens nach sich. Benötigt der Klient außerdem ein hohes Maß an Unterstützung oder Beaufsichtigung, ist vielleicht auch ein pflegender Angehöriger dazu gezwungen, die Beschäftigung aufzugeben. In diesem Fall bewirkt eine einzige chronisch kranke Person, dass gleich zwei Familienmitglieder kein Einkommen mehr haben.

In finanzieller Hinsicht leiden Personen mit einer chronischen Krankheit außerdem unter den zusätzlich anfallenden Aufwendungen, wie zum Beispiel höheren Krankenversicherungsbeiträgen oder aus eigener Tasche zu bezahlenden Ausgaben für Dinge, die von der Versicherung nicht erstattet werden – sofern überhaupt ein Versicherungsschutz besteht. Kosten dieser Art, etwa für die Fahrten zu Arzt- oder Behandlungsterminen oder für spezielle diätetische Nahrungsmittel, können sich rasch summieren. In ihrer Verzweiflung geben Kranke, bei denen klassische Therapiemaßnahmen versagt haben, unter Umständen große Summen für volksmedizinische oder alternative Behandlungsformen aus (Cassileth et al., 1991).

Der kombinierte Effekt aus verringertem Einkommen und erhöhten Ausgaben ist nicht immer offensichtlich, und deshalb müssen sich Pflegefachkräfte darüber im Klaren sein, inwieweit derartige finanzielle Belastungen zur Minderung der Lebensqualität beitragen können (Arzouman et al., 1991). So kann es vorkommen, dass Klienten zu wenig Medikamente einnehmen, weil sie sich die verordnete Menge nicht leisten können. Oder pflegende Angehörige sind durch die Last der Betreuung überfordert, weil die Familie keine Fremdhilfe bezahlen kann (siehe Kapitel 11 über pflegende Angehörige). Bei starker ökonomischer Belastung spielen möglicherweise gerade die pflegerischen Fachkräfte eine zentrale Rolle bei der Vermittlung von Dienstleistungen auf Gemeindeebene.

9.2.6 Ethische Aspekte

Aus ethischer Sicht lassen sich im Hinblick auf gesundheitsbezogene Lebensqualität drei grundlegende Gesichtspunkte voneinander abgrenzen. Es handelt sich dabei um:

- den Konflikt zwischen der Unantastbarkeit des Lebens und seiner Qualität
- den Widerstreit zwischen dem Wohl des Einzelnen und dem Gemeinwohl
- die Spannung zwischen der Respektierung von Autonomie einerseits und der Betreuung andererseits, sofern letztere zur Bevormundung wird (Dean, 1990).

Die ethische Norm von der Unantastbarkeit des Lebens veranlasst die Menschen, es um jeden Preis erhalten zu wollen. Nicht selten sorgt der technische Fortschritt tatsächlich dafür, dass dieser Wunsch zu einer Option und auch zur Realität wird. Doch gerade die Verlängerung des Lebens bei einer sich verschlechternden chronischen Krankheit kann die Lebensqualität der betroffenen Personen bedrohen (siehe Kapitel 19 über Pflegeethik bei chronischer Krankheit). So leben beispielsweise Menschen mit terminaler Niereninsuffizienz, bei denen dreimal wöchentlich eine Dialysebehandlung durchgeführt wird, wesentlich länger, doch aus ihrer Sicht machen die krankheitsbedingten Einschränkungen das Leben unter Umständen unbefriedigend (Motes, 1989).

Das Wohl des Individuums konkurriert dann mit dem Gemeinwohl, wenn das, was für Familie oder Gesellschaft gut ist, sich als schlecht für den Klienten erweist, oder wenn der umgekehrte Fall vorliegt: aus dem, was für das Individuum am besten ist, ergeben sich möglicherweise Nachteile für eine größere Gruppe von Einzelpersonen. So kommen unter Umständen bei Menschen im Endstadium einer Krankheit lebensverlängernde medizinische Maßnahmen zur Anwendung, die auf Kosten anderer gehen. Bei diesen «Kosten» kann es sich um direkte Kosten wie Geldmittel, Zeit und aufgewendete Energie handeln, aber auch um indirekte Kosten wie den lebensrettenden Einsatz der Technik. Immer aber werden finanzielle Mittel und personelle oder gesellschaftliche Ressourcen beansprucht, die der Schulung und Aufklärung zur Erhaltung der Gesundheit zugeführt werden könnten.

Spannungen zwischen der Respektierung der Autonomie des Klienten und der Betreuung treten auf, wenn Pflegefachkräfte klientenbezogene Entscheidungen treffen, die eigentlich nur ihren Interessen dienen, während auf die Selbstbestimmungsrechte der ihnen Anvertrauten weniger geachtet wird. Dean (1990) formulierte eine Reihe von Fragen, die dieses Problem umreißen:

> Um wessen Lebensqualität geht es? Wer definiert Lebensqualität? Was geschieht, wenn Lebensqualität von der Familie, den pflegerisch-medizinischen Fachleuten und den Verantwortlichen in der Gesundheitspolitik anders gesehen wird als vom Patienten? Wer setzt die Maßstäbe für Lebensqualität? Welchen Zweck erfüllt sie überhaupt? Dient sie als Rechtfertigungsgrund, um die Behandlungsoptionen für den Patienten einzuschränken? Wird der Verweis auf Lebensqualität dazu benutzt, um jemanden, der die Behandlung verweigert, dazu zu zwingen?

9.3 Interventionen zur Verbesserung der Lebensqualität

Die vorangegangene Diskussion der physischen, psychischen, soziokulturellen, spirituellen, ökonomischen und ethischen Dimensionen, die einen Einfluss auf die gesundheitsbezogene Lebensqualität ausüben, impliziert, dass es Interventionen geben muss, die einer Verbesserung der Lebensqualität zuträglich sind. Da eine ausführliche Erörterung aller in Frage kommender Interventionen über dem Rahmen dieses Kapitels hinausgeht, erscheint es sinnvoller, stattdessen einen kurzen Überblick über einige davon zu geben.

9.3.1 Festlegen von Zielen

Das letztliche Ziel jeder Pflegefachkraft, die sich für die Verbesserung der Lebensqualität ihrer Klienten einsetzt, besteht darin, das physische, psychische, soziokulturelle und spirituelle Wohlbefinden zur Zufriedenheit ihrer Klienten zu fördern. Doch ist es die Person, die ihr anvertraut ist, und eben nicht die Fachkraft, die bestimmt, was unter zufriedenstellend zu verstehen ist und ob die vorgeschlagenen Ziele angemessen, wünschenswert oder von Wichtigkeit sind. Deswegen ist es unbedingt notwendig, dass Ziele zur Verbesserung der Lebensqualität gemeinsam mit den Klienten und ihren Familien festgelegt werden.

Zwischen dem Zugeständnis an den Klienten, vollständige Kontrolle über gesundheitsbezogene Entscheidungen auszuüben und dem von manchen Ärzten und Pflegekräften praktizierten paternalistischen Ansatz muss ein Gleichgewicht hergestellt werden (Gadow, 1990). Das aber erfordert, dass die Klienten dabei unterstützt werden, die Möglichkeit zur Selbstbestimmung auch authentisch zu nutzen. Allerdings legen Klienten hinsichtlich ihrer Beteiligung an der Entscheidungsfindung eine Vielzahl von Präferenzen an den Tag. Diese reichen von der völligen Abtretung der Kontrolle an Fachleute über verschiedene Formen der Zusammenarbeit bei der Entscheidungsfindung bis hin zur Aufrechterhaltung der Kontrolle in allen Bereichen (Degner & Russell, 1988).

Ziele sollten zusammen mit den Klienten erstellt werden (Steckel, 1982). Es empfiehlt sich, sie in überschaubare, leicht zu bewältigende Teilziele zu unterteilen, die für den Klienten erreichbar erscheinen. Für jedes erreichte Ziel oder Teilziel können bei der gemeinsamen Besprechung der Pflegeplanung Belohnungen festgelegt werden, sodass sich der Klient immer dann, wenn ein Teilziel erfüllt wurde, an einer Belohnung erfreuen kann. Auf diese Weise wird Motivation für das Anstreben des nächsten Teilziels erzeugt. Die Ziele sowie die notwendigen Schritte dahin sollten dokumentiert und im Sinne eines Vertrags betrachtet werden, der entsprechend ernst genommen wird.

9.3.2 Physische Interventionen

Der Stellenwert, den die Einschätzung der funktionellen Fähigkeiten und symptomatischen Beschwerden sowie der Umgang damit einnimmt, steht außer Frage. Ein Bestandteil dieses Assessments ist die Feststellung der Bedeutung und der Stärke der vorhandenen Beschwerden.

Cella (1991) schlägt ein vierstufiges hierarchisch geordnetes Bezugssystem für physische Interventionen zur Verbesserung der Lebensqualität vor:

- Erstens muss die Erkrankung behandelt und ihre Ursache in Angriff genommen werden. Wenn die Möglichkeit auf Heilung besteht, sind Fachleute und Patienten normalerweise gleichermaßen bereit, ungünstige Nebenwirkungen der Behandlung in Kauf zu nehmen.
- Auf der zweiten Stufe des Modells gilt es, die Symptome der Krankheit und die behandlungsbedingten Nebenwirkungen in den Griff zu bekommen. Erweist sich die chronische Erkrankung als therapieresistent, sollten palliative Maßnahmen zur Anwendung kommen.

- Die dritte Stufe sieht die Verbesserung der Kommunikation zwischen den Klienten und ihren professionellen Betreuern vor. Zwar ist offene Kommunikation stets eine wichtige Voraussetzung für eine gute Gesundheitsversorgung, doch gewinnt sie vor allem dann an Gewicht, wenn sich sowohl kurative als auch palliative Behandlungsmaßnahmen als unwirksam erweisen.
- Die vierte Stufe besteht im Umformen von Einstellungen gegenüber dem Leiden. «Wenn man den Patienten und den ihnen Nahestehenden hilft, ihr Denken neu zu gestalten und ihre Erwartungen anzupassen, kann aus einer nicht behandelbaren Erkrankung eine behandelbare Person werden» (Cella, 1991).

Cellas Bezugssystem liefert Vorschläge zur Prioritätensetzung in der pflegerisch-medizinischen Versorgung chronisch Kranker. Das bedeutet, dass die professionellen Betreuer eine Verbesserung der Lebensqualität anstreben, indem sie die heilbaren und unheilbaren pathologischen Veränderungen oder Symptome behandeln und die offene Kommunikation sowie die kognitive Adaptation an chronische Krankheit fördern. Zwar ist der Erkrankung und ihren Symptomen oberste Priorität einzuräumen, doch wird dem offenen Umgang miteinander und der kognitiven Anpassung ein ebenso hoher Stellenwert beigemessen.

Verbesserung des Funktionsstatus

Wanich und Mitarbeiter (1992) entwickelten auf der Grundlage von Orems (1990) Selbstpflegemodell ein Bündel von Maßnahmen zur Verbesserung des Funktionsstatus hospitalisierter älterer Patienten in der Inneren Medizin. Die Maßnahmen bezogen sich auf:

- Orientierung zu Ort und Zeit
- Mobilisation
- Modifikation der Umgebung zur Aufrechterhaltung des sensorischen Inputs,
- Kontakte zur Familie
- Überwachung der Medikation auf Nebenwirkungen, die das zentrale Nervensystem betrafen und
- fundierte Entlassungsplanung durch ein Team bestehend aus der Bezugspflegekraft, einem Sozialarbeiter, einer Entlassungsschwester, einem Physio- und einem Ergotherapeuten sowie einer Ernährungsberaterin.

Die Klienten zeigten im Vergleich zum Status bei der Aufnahme und im Vergleich zu einer nicht behandelten Kontrollgruppe bei der Entlassung eine signifikante Verbesserung des Funktionsstatus. Die Autoren der Studie kamen zum Schluss, dass pflegerische Aktivitäten, die auf die Erhaltung von Normalität mit Hilfe von Mobilisation, sozialer Interaktion und Vorbeugung von Gefahren ausgerichtet waren, den Funktionsstatus verbesserten und somit letzten Endes einen Beitrag zur Erhöhung Lebensqualität leisteten.

Symptomkontrolle

Um eine effektive und angemessene Kontrolle der Symptome zu erreichen, ist es unbedingt notwendig, dass nicht nur deren Interpretation durch den Klienten berücksichtigt wird, sondern auch, wie die pflegenden Angehörigen sie sehen. Deswegen wird im Hinblick auf die Symptomkontrolle vorgeschlagen, auch die Wertvorstellungen und Überzeugungen der pflegenden Angehörigen einem Assessment zu unterziehen (Ferrell et al., 1993; Cella, 1991).

9.3.3 Psychologische Interventionen

Soll eine psychische Anpassung an die Krankheit erfolgen und Lebensqualität erhalten bleiben, muss bei chronisch Kranken das Gefühl vorhanden sein, Kontrolle ausüben zu können, und sie brauchen Selbstwert und Lebenssinn. Auch hier ist es wichtig einzuschätzen, welche kognitiven Techniken die Patienten anwenden und inwieweit diese tauglich sind, damit sie im Falle der Eignung zur Entfaltung gebracht werden können. Werden Klienten beispielsweise ermutigt, sich an Entscheidungen hinsichtlich ihrer Betreuung zu beteiligen, kann dies der Ausbildung eines Gefühls von Kontrolle zuträglich sein. Durch ehrliche Komplimente für taugliche Coping-Techniken ist es möglich, das Selbstwertgefühl der Klienten zu steigern und sie im Anpassungsverhalten zu bestärken.

Kontrollüberzeugungen

Personen mit chronischer Krankheit versuchen in vielfältiger Weise, die Kontrolle nicht zu verlieren und somit auf psychischer Ebene zu Lebensqualität zu gelangen (Taylor et al., 1991). Dabei variieren die Versuche, Kontrolle zu erlangen, und die Auffassung, inwieweit dies der Fall ist, je nach Klient und Situation.

Ein Klient kann eine kognitive Adaptation erreichen, indem er das Gefühl entwickelt, die Situation zu beherrschen und sie meistern zu können, also personale Kontrolle auszuüben. Damit sich dieses Gefühl ausbildet, müssen die Kranken einen kausalen Zusammenhang zwischen ihren Handlungen und dem Handlungsergebnis erkennen.

Wenn eine Person *primäre Kontrolle* ausübt, verändert sie ihre Welt gemäß ihren Wünschen oder, sofern dies nicht gelingt, verändert sie sich selbst, um in ihrer Welt «mit dem Strom zu schwimmen» (Rothbaum et al., 1982). So wird eine junge Frau mit Sichelzellanämie wohl versuchen, Stressoren vermeiden, die ihrer Ansicht nach Sichelzellkrisen auslösen, und auf diese Weise Kontrolle über die Ereignisse in ihrer Umwelt ausüben. Ist es ihr nicht möglich, die Krisen zu verhindern, kann sie kognitive Kontrolle zurückgewinnen, indem sie ihr Auftreten vorhersagt.

Es gibt verschiedene Arten der personalen Kontrolle, die eine Verbesserung der Lebensqualität mit sich bringen:

Die *Prozesskontrolle* macht es der kranken Person möglich, sich am Verlauf der pflegerisch-medizinischen Betreuung zu beteiligen.

Die *Kontrolle über unvorhergesehene Ereignisse* vermittelt der Person die Überzeugung, dass sich ihre Situation durch ihre Handlungen beeinflussen lässt.

Die *kognitive Kontrolle* besteht im intellektuellen Management von Ereignissen, damit diese als weniger bedrohlich wahrgenommen werden.

Die *Kontrolle durch Verhalten* bedeutet, dass das Individuum durch sein Handeln oder Verhalten eine direkte Veränderung der Situation herbeiführen kann.

Die *existentielle Kontrolle* besteht darin, einem unerwünschten Ereignis Bedeutung und Sinn zu verleihen, so dass es erträglich wird (Lewis, 1987).

Zwar beschränkte sich die Diskussion des Konzepts der Kontrolle, wie sie bislang geführt wurde, weitgehend darauf, inwieweit verschiedene «loci of control» innerhalb oder außerhalb der Person liegen, doch hat sich mittlerweile die Ansicht durchgesetzt, dass es sich hierbei um ein wesentlich komplexeres Konzept handelt. Untersuchungsergebnisse von Rock und Mitarbeitern (1987) legen nahe, dass sich verschiedene Arten von Kontrollprofilen ergeben, je nachdem, wie die drei Kategorien innere Kontrolle, äußere Kontrolle (oder Kontrolle durch mächtige andere) und Zufall miteinander kombiniert sind. So besitzen Personen mit einem «rein internalen» Kontrollprofil ein starkes Gefühl der Binnenkontrolle und sind kaum der Meinung, dass äußere Faktoren oder der Zufall eine wichtige Rolle spielen. Sie sind davon überzeugt, ihre Gesundheit in hohem Maße selbst beeinflussen zu können. Im Gegensatz dazu zeigen Personen mit einem «doppelt externalen» Profil ein nur wenig Binnenkontrolle, schreiben aber mächtigen anderen, etwa Ärzten, Pflegefachkräften oder Angehörigen, sowie dem Zufall erheblichen Einfluss zu. Solche Personen glauben nur wenig tun können, um auf ihre Gesundheit einzuwirken, weil sie gemäß ihrer Sichtweise weitgehend von äußeren Faktoren und/oder vom Zufall abhängig ist. Entsprechend fühlen sich Personen mit einem «reinen Zufallsprofil» sehr stark von Glück oder Schicksal abhängig und weisen den inneren Ressourcen oder mächtigen anderen nur geringen Einfluss zu. Als «Jasager» bzw. «Neinsager» werden Individuen bezeichnet, für die alle drei Komponenten der Kontrollüberzeugung einen sehr starken bzw. einen sehr geringen Einfluss ausüben. «Kontrollgläubige» hingegen fühlen sich in hohem Grad external wie internal kontrolliert, sind aber der Ansicht, dass dem Zufall nur geringes Gewicht zukommt.

Wie aus dem soeben Gesagten deutlich wird, können Personen mit chronischer Krankheit vielerlei Sichtweisen haben, welche Kräfte ihr Leben kontrollieren.

Selbstbestärkung

Psychisches Wohlbefinden während einer chronischen Krankheit setzt voraus, dass sich die Betroffenen in einem positiven Licht sehen können, mithin Selbstwertgefühl besitzen. Stellen Sie sich einen Klienten vor, dessen chronische Krankheit seine Unabhängigkeit, seine sexuelle Funktionsfähigkeit oder sein äusseres Erscheinungsbild beeinträchtigt. All das, worauf sein Selbstwertgefühl bisher aufbaute, ist nun vielleicht nicht mehr vorhanden – er kann nicht mehr arbeiten und Geld verdienen, ist nicht mehr in der Lage, den Sexualpartner zu befriedigen oder hat die körperliche Attraktivität verloren.

Eine bei chronisch Kranken häufig beobachtete Methode der Selbstbestärkung ist der «soziale Vergleich nach unten». Er wird vorgenommen, wenn «Personen ihr subjektives Wohlbefinden durch den Vergleich mit einer anderen Person, die sich in einer noch schlechteren Lage befindet, steigern können» (Wills, 1981). Der soziale Vergleich nach unten wird psychologisch notwendig, wenn das subjektive Wohlbefinden abgesunken ist. Mit seiner Hilfe ist es möglich, sich von einer Bedrohung oder Infragestellung zu distanzieren und dadurch an Sicherheit und Selbstwert zu gewinnen. So mag ein Hemiplegiker zu sich sagen: «Dieser arme Tetraplegiker, er kann sich noch nicht einmal selbst mit dem Rollstuhl vorwärts rollen wie ich – Gott sei Dank bin ich nicht in seiner Lage!» Oder die Patientin mit einem Lungenemphysem denkt vielleicht: «Ich bin wirklich froh, dass ich nicht mein ganzes Leben lang so leiden muss wie diese Asthmatiker.» Oft bekommen Pflegefachkräfte den Satz «Es könnte schlimmer sein!» zu hören, und in der Tat bieten solche Worte vielen Patienten Trost. Obwohl verschiedene Studien den Gebrauch dieser Coping-Technik bei chronisch Kranken beschreiben (z. B. Hagopian et al., 1994; Taylor, 1983), fehlt es dennoch an Forschungsarbeiten über ihre Wirksamkeit als Intervention.

Eine weitere von Klienten angewandte kognitive Strategie zur Förderung des psychischen Wohlbefindens ist die Illusion (Taylor & Brown, 1988). Es wird zwar oft darauf hingewiesen, dass geistige Gesundheit vom Bezug zur Realität abhängt, normalerweise übertreibt der Mensch aber mit seiner positiven Selbstbewertung, oft besitzt er ein unrealistisches Gefühl von Kontrolle oder Situationsbeherrschung, und häufig ist er zu optimistisch (Taylor & Brown, 1988). Daher kann es vorkommen, dass chronisch Kranke schlechten Nachrichten eine Bedeutung beimessen, die sie weniger bedrohlich erscheinen lassen, als es in Wirklichkeit der Fall ist. Wenn Menschen mit einem bestimmten Mass an Illusion leben, befreit sie dies in gewisser Hinsicht von Angst und Furcht, und es wird ihnen dadurch möglich, Aktivitäten zu entfalten, die zur Verbesserung ihrer Lebensqualität beitragen. Patienten im Endstadium einer Krankheit zum Beispiel, die über ihre Lage aufgeklärt wurden, aber mit Optimismus daran festhalten, dass sie länger als erwartet leben werden, sind wahrscheinlich aktiver, fröhlicher und weniger depressiv als solche, die sich ständig den drohenden Tod vor Augen halten (Taylor & Brown, 1988).

Sonstige psychische Strategien

Eine Reihe praktikabler Empfehlungen zur Verbesserung der psychischen Lebensqualität werden von Belcher (1990) angeführt; sie sind auf alle chronischen Leiden anwendbar. Dazu gehört, in schwierigen Momenten beim Klienten oder den pflegenden Angehörigen zu bleiben, Fragen offen und bereitwillig zu beantworten und den Betreuten Gelegenheit zur Äusserung von Wünschen und Befürchtungen zu geben. Weiter wird empfohlen, den Klienten zu gestatten, soviel wie möglich selbst zu erledigen oder erwünschte Dinge zu tun, sowie die pflegenden Angehörigen

> **Fallstudie**
> ## Leben mit juvenilem Diabetes mellitus (Teil II)
>
> Jills Familie unternimmt vieles, um die Lebensqualität der einzelnen Familienmitglieder zu fördern. So geht Jills Mutter mit ihrer kranken Tochter jede Woche zum Laden an der Ecke, um dort zuckerfreies Joghurt-Eis zu kaufen und spricht mit ihr über Dinge, die für sie beide von Interesse sind. Ihre Eltern gehen einmal pro Woche aus – «an den billigsten Ort, der zu finden ist» – um etwas für ihre Ehe und sich selbst zu tun. Sie waren beunruhigt, als sie erfuhren, dass die Scheidungsrate bei Eltern mit chronisch kranken Kindern um die 90 % liegt. Außerdem nahmen sie an einer Beratung teil und gehören einer Selbsthilfegruppe an.
>
> Damit Jill und ihre Familie ein Leben mit relativ hoher Lebensqualität führen können, müssen auch Risiken in Kauf genommen werden. So kann es sein, dass Jill kränker ist als vorher, wenn sie vom Ferienlager zurückkommt – obwohl es sich um eines handelt, das speziell für diabeteskranke Kinder veranstaltet wird. Trotzdem vertreten ihre Eltern die Ansicht, dass die psychosozialen Vorteile alle möglicherweise auftretenden physischen Nachteile in den Schatten stellen, und sie sind überzeugt, dass Jills Freude über das Erlernen des Kontrabassspielens das Risiko von Hornschwielen und Infektionen an den Fingern bei weitem aufwiegt.
>
> Jills Mutter beschreibt auch, wie Pflegepersonal zur Lebensqualität von Jill und der Familie beigetragen hat. «Wie wichtig ist es doch, dass eine Krankenschwester zuhört und nicht gleich urteilt!» erklärte sie. Weiterhin meinte sie: «Es ist wirklich beruhigend, wenn man weiß, dass man die Schwester jederzeit anrufen kann, und sie sogar ihre private Telefonnummer hergibt. Und es ist wichtig, dass sie auf Anrufe hin zurückruft oder einfach so einmal nachfragt, wie es Jill geht. Aber jetzt, da Jill älter wird, denke ich, es wäre gut, wenn die Ärzte und Schwestern mit ihr reden würden.»

darin zu unterweisen, wie sie zum Wohl des Klienten beitragen können.

Viele dieser Maßnahmen zur Förderung der psychischen Lebensqualität werden im zweiten Teil der Fallstudie von Jill aufgegriffen. Jills Geschichte veranschaulicht zudem, in welchem Ausmaß chronische Krankheit eine Familie belasten kann und wie stark soziale Beziehungen beansprucht werden – selbst solche außerhalb der Familie. Jills Familie unternimmt gemeinsame Anstrengungen, die Reaktionen der einzelnen Mitglieder auf ihre Krankheit zu verstehen, beispielsweise, indem die Mutter ihre Zeit jedem Familienmitglied widmet. Außerdem wird sichergestellt, dass es auch erfreuliche Dinge in Jills Leben gibt, etwa Musik oder das genüssliche Verspeisen von Joghurt-Eis.

9.3.4 Soziale Unterstützung

Soziale Unterstützung spielt eine entscheidende Rolle im Leben chronisch Kranker, und Pflegefachkräfte haben viele Möglichkeiten, ihnen in dieser Hinsicht zu Lebensqualität zu verhelfen. So kann Patienten oder pflegenden Angehörigen die Kontaktaufnahme mit geeigneten Unterstützungsgruppen vorgeschlagen werden. Solche Gruppen gibt es für eine breite Palette chronischer Krankheiten, wie etwa chronisches Erschöpfungssyndrom, Brustkrebs, Stomata, Alkoholismus usw. Ferner können Pflegefachkräfte ihren chronisch kranken Klienten Vorschläge unterbreiten, auf welche Weise soziale Beziehungen gepflegt werden können. Dazu gehören auch Empfehlungen zur Erhaltung vorhandener Stärken, die der sozialen Kontaktaufnahme dienen oder Ratschläge, wie sich Ängste anderer in bezug auf die Krankheit abbauen lassen (Wortman & Dunkel-Schetter, 1979).

Wenn jemand durch eine chronische Krankheit beeinträchtigt ist, wirkt sich dies auch nachteilig auf das Familiensystem der betroffenen Person aus. Aus diesem Grund muss ein Familienassessment durchgeführt werden, aus dem sich ergibt, ob es sich um eine herkömmliche Kernfamilie, ein homosexuelles Paar oder eine anders geartete familiale Konfiguration handelt.

Ausgehend davon muss der Familie vermittelt werden, wie sie die Auswirkungen der chronischen Krankheit auf ihr System erkennen und bewerten kann. Die Familienmitglieder müssen sich deutlicher bewusst werden, welche Veränderungen oder Störungen der Familiendynamik auf sie zukommen können. Hilfreich ist es auch, wenn sie lernen, eine offene, belastungslindernde Kommunikation untereinander zu praktizieren (Craig, 1983). Erscheint es angemessen, sollten die betreuenden Pflegefachkräfte Familien mit komplexen Problemen an andere Fachleute wie zum Beispiel Ehe- oder Familienberater verweisen.

9.3.5 Spirituelle Interventionen

Es gibt zahlreiche Interventionen, die das geistige oder spirituelle Wohlbefinden fördern. Dazu zählen das Hinzuziehen eines Geistlichen, das Erleichtern der Ausübung von religiösen Ritualen, Beten, Meditation und Entspannung, das Bereitstellen geistlicher Musik oder religiöser Kultgegenstände, aktives Zuhören, Gespräche über spirituelle Themen, Empfehlungen zu spiritueller Literatur sowie die therapeutische Gegenwart – eine Form der Anwesenheit, die durch Vertrauen, Zuwendung, Offenheit, Empfindsamkeit, Empathie und Toleranz gekennzeichnet ist (Taylor et al., 1995; Millison & Dudley, 1992; Carson, 1989). Da Sinnerfüllung eine bedeutende Auswirkung auf die Lebensqualität hat, beschränken sich die nachfolgenden Erörterungen zu spirituellen Pflegeinterventionen auf solche, die in Zusammenhang mit der Unterstützung bei der Suche nach Sinn und Zweck stehen.

Die medizinisch-pflegerischen Betreuer können den Betroffenen dabei helfen, einen positiven Sinn im Leben zu finden, indem sie ihnen zu sinnstiftenden Erfahrungen verhelfen. Nach Frankl (1984) gibt es drei Wege der Sinnfindung:

- etwas von sich selbst zu geben
- künstlerische oder ästhetische Erfahrungen zu machen, die sinnstiftende Kraft besitzen – etwa einen Sonnenuntergang zu genießen oder schöne Musik zu hören, sowie
- eine versöhnliche Haltung gegenüber dem Leiden anzunehmen.

Die Pflegefachkraft kann zu einer Vielzahl «profaner Aktivitäten» ermutigen, die sinnstiftend wirken. Einige Beispiele: *Altruismus* veranlasst eine Person, einen Beitrag zu einer besseren Welt zu leisten, und *die Hingabe an eine Sache* bedeutet, sich für politische, religiöse oder soziale Belange zu engagieren. Durch *Kreativität* wird etwas Neues oder Künstlerisches geschaffen, oder es kommt zu einem Erkenntniszuwachs, und *Hedonismus* gestattet den Betreffenden, im Leben aus dem Vollen zu schöpfen. *Selbstaktualisierung* ermutigt zur bestmöglichen Umsetzung eigener Fähigkeiten und Fertigkeiten, und *Selbsttranszendenz* macht es dem Individuum möglich, den Blick über die eigenen Belange hinaus zu richten (Yalom, 1980).

Es gibt viele Aktivitäten, die bei chronisch kranken Patienten eine sinnstiftende Wirkung entfalten können und deswegen unterstützt werden sollten. Außer den oben angesprochenen gehören noch dazu: das Schreiben oder Erzählen von Geschichten, die auch eine Art Vermächtnis sein könnten, das Weiterverfolgen früherer oder das Ausüben neuer Hobbys, sowie die Hilfeleistung für andere. Anderen zu helfen kann besonders bei Menschen, die glauben, ihrem sozialen Umfeld zur Last zu fallen, dem Ungleichgewicht zwischen dem Geben und Nehmen von Zuwendung entgegenwirken. Selbst Klienten, die ihre Wohnung nicht verlassen können, haben die Möglichkeit, Karten an hilfsbedürftige Menschen zu schreiben oder sich an telefonischen Spendenaufrufaktionen für wohltätige Zwecke zu beteiligen (Taylor, 1993).

9.3.6 Ökonomische Interventionen

Pflegefachleute sind zwar gewöhnlich keine Experten auf dem Gebiet der Finanzierung von Gesundheitsleistungen, sollten aber trotzdem in der Lage sein, ihren Klienten Hinweise auf verfügbare Ressourcen zu geben. Dabei kann es sich um unentgeltliche oder kostenreduzierte Dienstleistungen handeln, die von Wohlfahrtsorganisationen, Krankenhäusern, kommunalen Trägern oder Privatunternehmen angeboten werden. Weiter besteht die Möglichkeit Anleitungen zum Einsparen von Zeit und Energie zu geben und Entscheidungskompetenz zu vermitteln. All das sind Dinge, die wesentlich zur finanziellen Entspannung beitragen können.

9.3.7 Forschung und Ausbildung

Wie aus den bisherigen Erörterungen zu entnehmen ist, besteht weiterhin Bedarf an einer eindeutigen Definition des Begriffs «gesundheitsbezogene Lebensqualität für chronisch Kranke». Es gibt viele Themenbereiche in Bezug auf chronisch Kranke, die von weiterer Forschungstätigkeit profitieren würden. Unter anderem sind dies: Evaluation der Auswirkungen des Alters auf die gesundheitsbezogene Lebensqualität, Ausfindigmachen von maßgeblichen, die Lebensqualität beeinflussenden Variablen und Entwicklung spezifischer Interventionen zur Verbesserung der Lebensqualität (siehe Kapitel 17 über Forschung). Eine genauere Abklärung dieser Bereiche würde die Fachkräfte in der Gesundheitsfürsorge besser instand setzen, chronisch Kranke dabei zu unterstützen, ihre Lebensqualität zu verbessern oder zumindest zu erhalten. Weitere, für die Forschung interessante Bereiche beziehen sich auf methodologische und kulturelle Aspekte (Dimond & Jones, 1983; Gilmer et al., 1993; Souder, 1992; West et al., 1991).

Besonders in der Ausbildung muss großer Wert auf die Vermittlung von Inhalten gelegt werden, die auf die Förderung der Lebensqualität des Klienten ausgerichtet sind und gleichzeitig darauf abzielen, dessen Sichtweise zu achten. Es ist von entscheidender Bedeutung, dass angehende Fachkräfte lernen, den Sinn und die Werte ihres eigenen Lebens zu erfassen und begreifen, in welchem Maße diese Wertvorstellungen die Pflege, die sie leisten, beeinflussen. Wenn Auszubildende zudem erleben, wie chronisch Kranke mit ihrem Leiden umgehen, werden sie ebenso wie pflegende Angehörige in die Lage versetzt, diesen Menschen zu wirksameren Bewältigungstechniken zu verhelfen. Erhöhte Sensibilität für die vielen Faktoren, unter deren Einfluss chronisch Kranke stehen, ermöglicht es der Pflegefachkraft, wesentlich wirksamer zu intervenieren (Anderson & Bauwens, 1981; Dimond & Jones, 1983; Forsyth et al., 1984; Pender & Pender, 1986).

9.4 Zusammenfassung und Schlussfolgerungen

In diesem Kapitel wurde, soweit es chronisch Kranke betrifft, die Multidimensionalität und Subjektivität von Lebensqualität aufgezeigt. Es folgte eine kurze Darstellung verschiedener Bezugssysteme aus Soziologie und Pflegewissenschaft, die den pflegerisch-medizinischen Fachleuten die Möglichkeit bieten, ihr Augenmerk auf Aspekte der Lebensqualität zu legen. Ferner kam zu Sprache, welche Faktoren die Lebensqualität chronisch Kranker beeinflussen, und spezifische Aspekte in bezug auf diese Faktoren wurden einer genaueren Betrachtung unterzogen. Schließlich erfolgte die Vorstellung einer Reihe von Interventionen zur Förderung der gesundheitsbezogenen Lebensqualität bei chronischer Krankheit.

Auch wenn dieser Punkt im vorliegenden Kapitel nicht angesprochen wurde: die Folgen der Gesundheitspolitik für die Lebensqualität chronisch Kranker geben zu beständiger Sorge Anlass. Bei den derzeitigen Veränderungen im Gesundheitswesen stellt sich unweigerlich die Frage, wie es in Zukunft mit der Aufrechterhaltung der Lebensqualität bei chronisch Kranken steht. Mit zunehmender, durch den technischen Fortschritt bedingter Lebensdauer kommen immer mehr Aspekte der Lebensqualität hinzu. Aus diesem Grund ist die Pflegefachkraft vor die Herausforderung gestellt, sich für eine pflegerische Versorgung einzusetzen, die auch weiterhin Gewicht auf die Lebensqualität des Klienten legt.

Pflegediagnosen

Anmerkung des Herausgebers: Wenn es um die Lebensqualität eines Klienten geht, sind die drei folgenden Pflegediagnosen zu berücksichtigen: Existentielle Verzweiflung, Entscheidungskonflikt und Machtlosigkeit. Darüber hinaus gibt es mehrere andere Diagnosen, die ebenfalls in Erwägung gezogen werden sollten und deshalb hier aufgeführt sind.
Zusätze in eckigen Klammern [...] wurden nachträglich hinzugefügt.

Existentielle Verzweiflung (schwere Sinnkrise)*

Taxonomie 1R: Wertschätzen (4.1.1/1978)
NANDA-Originalbezeichnung: "Spiritual distress (distress of the human spirit)"
[Thematische Gliederung: Integrität der Person]

Definition: Ein Bruch in den Werten/Lebensgrundsätzen, die das biologische und psychosoziale Dasein eines Menschen bestimmen.

Mögliche ursächliche oder beeinflussende Faktoren
- Trennung von religiösen und kulturellen Bindungen
- Infragestellung von Glaubensgrundsätzen und Wertvorstellungen (z. B. als Folge der moralischen/ethischen Tragweite einer Therapie oder als Folge von intensivem Leiden)

Bestimmende Merkmale oder Kennzeichen

subjektive
- Spricht besorgt über den Sinn des Lebens und Sterbens und/oder von Glaubensgrundsätzen
- Spricht über einen inneren Konflikt bezüglich Glauben/Überzeugungen/Besorgnis über die Beziehung zu Gott aus; [erlebt Gott nicht als vergebend]
- Zorn gegen Gott (gemäss der Definition des Betroffenen); Übertragung von Zorn auf Vertreter der Religion
- Hinterfragt den Sinn des Leidens; des eigenen Daseins
- Hinterfragt die moralische/ethische Tragweite einer Therapie
- Sucht seelsorgerische/spirituelle Hilfe
- Nicht in der Lage, an den gewohnten religiösen Handlungen teilzunehmen [oder entscheidet sich dagegen]
- Schilderungen von Alpträumen oder Schlafstörungen
- [Betrachtet Krankheit als Strafe]
- [Unfähig, sich selbst zu akzeptieren; Selbstbeschuldigungen]
- [Schilderungen von somatischen Beschwerden]

objektive
- Veränderung von Verhalten/Stimmung gekennzeichnet durch Zorn, Weinen, Rückzug, von Sorgen eingenommen, Angst, Feindseligkeit, Apathie usw.
- Galgenhumor

Entscheidungskonflikt (zu spezifizieren)

Taxonomie 1R: Wählen (5.3.1.1/1998)
NANDA-Originalbezeichnung: «Decicional Conflict»
[Thematische Gliederung: Integrität der Person]

Definition: Ein Zustand, bei dem ein Mensch unsicher ist, welchen Weg er wählen soll, wenn die Wahlmöglichkeiten Risiken, Verluste oder Infragestellung persönlicher Wertvorstellungen enthalten.

* Umgangssprachliche Umschreibung der Übersetzergruppe, die dem besseren Verständnis dienen soll.

Mögliche ursächliche oder beeinflussende Faktoren
- Unklare Wertvorstellungen/Überzeugungen; wahrgenommene Bedrohung des persönlichen Wertsystems
- Mangelnde Erfahrung im Treffen von Entscheidungen oder Störung im Entscheidungsprozess
- Fehlen relevanter Informationen; mehrere oder widersprüchliche Informationsquellen
- Ungenügendes Unterstützungssystem
- [Alter, Entwicklungsstand]
- [Familiensystem, soziokulturelle Faktoren]
- [Kognitiver, emotionaler, verhaltensmässiger funktionaler Status]

Bestimmende Merkmale oder Kennzeichen

subjektive
- Aussagen über Unsicherheit bezüglich Wahl oder unerwünschter Konsequenzen von Alternativen, die erwogen werden.
- Geäußerte Gefühle der Verzweiflung oder Infragestellung persönlicher Wertvorstellungen/Überzeugungen während der Entscheidungsfindung

objektive
- Unschlüssigkeit zwischen mehreren Entscheidungsmöglichkeiten; verzögerter Entscheidungsprozess
- Selbstbezogenheit
- Körperliche Zeichen von Stress oder Anspannung (erhöhter Puls, erhöhte Muskelspannung, Unruhe usw.)

Machtlosigkeit (Beeinträchtigungsstufe angeben: schwer, mässig, leicht)

Taxonomie 1R: Wahrnehmen (7.3.2/1982)
NANDA-Originalbezeichnung: «Powerlessness»
[Thematische Gliederung: Integrität der Person]

Definition: Die Wahrnehmung, dass das eigene Handeln keinen wesentlichen Einfluss auf den Ausgang einer Sache haben wird; wahrgenommener Kontrollverlust über eine momentane Situation oder ein unmittelbares Ereignis.

Mögliche ursächliche oder beeinflussende Faktoren
- Institutionelle Einflüsse [z. B. Verlust von Privatsphäre, persönlichem Besitz, Kontrolle über Therapien]
- Zwischenmenschliche Interaktionen
- [z. B. Machtmissbrauch, Gewalt; Beziehung mit Missbrauch]
- Krankheitsbezogene Therapien [z. B. chronische/behindernde Zustände]
- Lebensweise der Hilflosigkeit [z. B. Wiederholte Misserfolge, Abhängigkeit]

Bestimmende Merkmale oder Kennzeichen

subjektive

Schwere Machtlosigkeit
- Verbale Äußerungen, weder Kontrolle noch Einfluss auf die Situation, das Resultat oder die persönliche Pflege zu haben
- Depression aufgrund des fortschreitenden körperlichen Zerfalls, der trotz Kooperation («Compliance») des Patienten in der Therapie auftritt

Mäßige Machtlosigkeit
- Ausdruck von Frustration und Unbefriedigung über die Unfähigkeit, gewohnte frühere Aufgaben und/oder Aktivitäten auszuführen

- Ausdruck von Zweifeln bezüglich der Erfüllung sozialer Rollen
- Hemmung, die wahren Gefühle auszudrücken; Furcht vor Zurückweisung durch die für die Pflege zuständigen Personen

Leichte Machtlosigkeit
- Geäußerte Verunsicherung über wechselnde Kraftzustände

objektive
- Schwere Machtlosigkeit
- Apathie [Rückzug, Resignation, Weinen]
- [Wut]

Mäßige Machtlosigkeit
- Registriert keinen Fortschritt
- Nicht-Beteiligung an Entscheidungen über die Pflege, wenn die Möglichkeit dazu angeboten wird
- Abhängigkeitsverhältnis, das zu Reizbarkeit, Ärger, Wut und Schuldgefühlen führen kann
- Unfähigkeit, sich Informationen bezüglich der Pflege zu holen
- Verteidigt eigene pflegerische Gewohnheiten nicht, wenn diese in Frage gestellt werden

Leichte Machtlosigkeit
- Passivität

Beeinträchtigte soziale Interaktion

Taxonomie 1R: In Beziehung treten (3.1.1/1986)
NANDA-Originalbezeichnung: «Impaired Social Interaction»
[Thematische Gliederung: Soziale Interaktion]

Definition: Ein Zustand, bei dem ein Individuum in ungenügender, übermässiger oder unwirksamer Art am sozialen Austausch teilnimmt.

Mögliche ursächliche oder beeinflussende Faktoren
- Wissens-/Fähigkeitsdefizit über Möglichkeiten, den Gemeinschaftssinn zu fördern
- Kommunikationsbarrieren, [einschließlich Kopfverletzung, Schlaganfall, andere neurologische Zustände, welche die Fähigkeit zu kommunizieren beeinträchtigen]
- Störung des Selbstbildes/Selbstkonzeptes
- Fehlen von Bezugspersonen oder Gleichgesinnten
- Eingeschränkte körperliche Mobilität [z. B. neuromuskuläre Krankheit]
- Therapeutische Isolation
- Soziokulturelle Dissonanz
- Umweltbedingte Einschränkungen
- Veränderte Denkprozesse

Bestimmende Merkmale oder Kennzeichen

subjektive
- Aussagen über Missbehagen in sozialen Situationen
- Aussagen über Unfähigkeit, ein zufriedenstellendes Gefühl der Zugehörigkeit, der Anteilnahme, des Interesses oder der gemeinsamen Geschichte zu empfinden oder mitzuteilen
- Aussagen der Familie über veränderte Interaktionsgewohnheiten

objektive
- Beobachtetes Missbehagen in sozialen Situationen
- Beobachtete Unfähigkeit, ein zufriedenstellendes Gefühl der Zugehörigkeit, der Anteilnahme, des Interesses oder der gemeinsamen Geschichte zu empfinden oder mitzuteilen

- Beobachtete Anwendung erfolgloser Verhaltensweisen bei sozialen Interaktionen
- Gestörte Interaktion mit Seines-/Ihresgleichen, Familie und/oder anderen Personen

Soziale Isolation

Taxonomie 1R: In Beziehung treten (3.1.2/1982)
NANDA-Originalbezeichnung: «Social Isolation»
[Thematische Gliederung: Soziale Interaktion]

Definition: Ein Zustand des Alleinseins, den ein Mensch als von anderen auferlegt empfindet und negativ oder bedrohlich erlebt.

Mögliche ursächliche oder beeinflussende Faktoren
- Faktoren, die dazu beitragen, dass keine zufriedenstellenden Beziehungen aufrechterhalten werden können:
- Verzögerung beim Vollziehen von Entwicklungsschritten
- Unreife Interessen
- Veränderung der körperlichen Erscheinung/des Geisteszustandes
- Veränderter Zustand des Wohlbefindens
- Nicht akzeptierte soziale Verhaltensweisen/Wertvorstellungen
- Unzureichende persönliche Ressourcen
- Unfähigkeit, zufriedenstellende soziale Beziehungen einzugehen
- [Traumatische Ereignisse oder Vorkommnisse, die körperlichen und/oder seelischen Schmerz verursachen]

Bestimmende Merkmale oder Kennzeichen

subjektive
- Drückt Gefühle des Alleingelassenwerdens aus
- Drückt das Gefühl aus, abgelehnt zu werden
- Drückt Wertvorstellungen aus, die für die Subkultur annehmbar, für die dominante kulturelle Gruppe aber unakzeptabel sind
- Unfähigkeit, die Erwartungen anderer zu erfüllen
- Erlebt das Gefühl, «anders als die andern» zu sein
- Ungenügender oder fehlender Lebenssinn/-inhalt
- Drückt Interessen aus, die nicht der Altersstufe oder Entwicklungsphase entsprechen
- Unsicherheit in der Öffentlichkeit

objektive
- Fehlen von Bezugsperson(en), die Unterstützung geben - Familie, Freunde, Gruppe
- Traurige, abgestumpfte Affektivität
- Bezüglich Altersstufe oder Entwicklungsphase unpassende Interessen und Aktivitäten
- Feindseliger Ausdruck in Stimme und Verhalten
- Offensichtliche körperliche und/oder geistige Behinderung oder veränderter Zustand des Wohlbefindens
- Verschlossenheit; sozialer Rückzug; fehlender Blickkontakt
- Gedankenversunkenheit; wiederholte, sinnlose Handlungen
- Sucht das Alleinsein oder das Leben in einer Subkultur
- Zeigt Verhaltensweisen, die nicht akzeptiert werden von der dominanten kulturellen Gruppe

Studienfragen

1. Beschreiben Sie unter Verwendung einer weitgefassten Definition, wie Lebensqualität mit chronischer Krankheit zusammenhängt.
2. Nennen Sie ein Bezugssystem, das sich bei der Beschäftigung mit den Ihnen bekannten Aspekten der Lebensqualität als brauchbar erweisen würde. Erörtern Sie, inwieweit dieses Bezugssystem von Nutzen sein könnte.
3. Warum spricht man besser von *gesundheitsbezogener Lebensqualität* und nicht nur von *Lebensqualität*?
4. Welchen Stellenwert nimmt die Symptomkontrolle bei der Beeinflussung der Lebensqualität des chronisch Kranken oder seiner dessen Familie ein?
5. Welche Interventionen können Pflegefachkräfte anwenden, um die gesundheitsbezogene Lebensqualität zu fördern? Erläutern Sie diese.
6. Aus welchen Gründen ist es wichtig, die Definitionen von Lebensqualität aus der Sicht des Klienten und die Bedeutung, die er der Krankheit beimisst, zu verstehen?

Literatur

Aaronson, N. K. (1986). Methodological issues in psychosocial oncology with special reference to clinical trials. In V. Ventafridda, E. S. van Dam, R. Yancik, M. Tamburini (eds.). Assessment of quality of life and cancer treatment, pp. 29–42. Amsterdam: Elsevier.

Aaronson, N. K. (1988). Quality of life: What is it? How should it be measured? Oncology, 2 (5), 69–74.

Anderson, S. V., Bauwens, E. E. (1981). Chronic health problems: Concepts and application. St. Louis: C. V. Mosby.

Arruda, E. N., Larson, P. J., Meleis, A. I. (1992). Comfort: Immigrant Hispanic cancer patients' view. Cancer Nursing, 15 (6), 387–394.

Arzouman, J. M. R., Dudas, S., Ferrans, C. E., Holm, K. (1991). Quality of life of patients with sarcoma postchemotherapy. Oncology Nursing Forum, 18, 889–894.

Baptiste, S. (1988). Muriel Driver Memorial Lecutre: Chronic pain, activity and culture. Canadian Journal of Occupational Therapy, 55 (4), 179–184.

Barkwell, D. (1991). Ascribed meaning: A critical factor in coping and pain attenuation in patients with cancer-related pain. Journal of Palliative Care, 7 (3), 5–14.

Belcher, A. E. (1990). Nursing aspects of quality of life enhancement in cancer patients. Oncology, 4 (5), 197–199.

Benner, P., Wrubel, J. (1989). The primary of caring. Menlo Park, CA: Addison-Wesley.

Bowman, J. M. (1991). The meaning of chronic low back pain. Journal of the American Association of Occupational Health Nurses, 39 (8), 381–384.

Bulman, R. J., Wortman, C. B. (1977). Attributions of blame and coping in the «real world»: Severe accident victims react to their lot. Journal of Personality and Social Psychology, 35, 351–363.

Calman, K. C. (1984). Quality of life in cancer patients – An hypothesis. Journal of Medical Ethics, 10, 124–127.

Carson, V. B. (1989). Spiritual dimensions of nursing practice. Philadelphia: W. B. Saunders.

Cassileth, B. R., Lusk, E. J., Guerry, D., Blake, A. D., Walsh, W. P., Kascius, L., Schultz, D. J. (1991). Survival and quality of life among patients receiving unproven as compared with conventional cancer therapy. New England Journal of Medicine, 314, 1180–1185.

Cella, D. (1991). Functional status and quality of life: Current views on measurement and intervention. In Functional status and quality of life in persons with cancer, pp. 1–12. Atlanta: American Cancer Society.

Clark, P. G. (1988). Autonomy, personal empowerment and quality of life. The Journal of Applied Gerontology, 7 (3), 279–297.

Corbin, J. M., Strauss, A. (1988). Unending work and care: Managing chronic illness at home. San Francisco: Jossey-Bass.

Counte, M. A., Bieliauskas, L. A., Pavlou, M. (1983). Stress and personal attitudes in chronic illness. Archives of Physical Medicine and Rehabilitation, 64, 272–275.

Cowan, M. J., Graham, K. Y., Cochrane, B. L. (1992). Comparison of a theory of quality of life between myocardial infarction and malignant melanoma. A pilot study. Progress in Cardiovascular Nursing, 7 (1), 18–28.

Craig, H. M. (1983). Adaptation in chronic illness: An eclectic model for nurses. Journal of Advanced Nursing, 8, 397–404.

Dean, H. E. (1990). Political and ethical implications of using quality or life as an outcome measure. Seminars in Oncology Nursing, 6, 303–308.

Degner, L. F., Russell, C. A. (1988). Preferences for treatment control among adults with cancer. Research in Nursing and Health, 11, 367–374.

Dimond, J., Jones, S. L. (1983). Chronic illness across the life span. Norwalk, CT: Appleton-Century-Crofts.

Donovan, K., Sanson-Fisher, R. W., Redman, S. (1989). Measuring quality of life in cancer patients. Journal of Clinical Oncology, 7, 959–968.

Emblen, J. D. (1992). Religion and spirituality defined according to current use in nursing literature. Journal of Professional Nursing, 8 (1), 41–47.

Farquhar, M. (1995). Elderly people's definitions of quality of life. Social Science and Medicine, 41 (10), 1439–1446.

Ferrans, C. (1985). Psychometric assessment of a quality of life index for hemodialysis patients. Dissertation, University of Illinois, Chicago.

Ferrell, B. R. /September 1991). Quality of life issues and the family. Lecture presented at conference «Maintaining Quality of Life for Home Care Patients», at California Polytechnic University, Pomona, CA. (Sponsored by United Way, Inc., and the City of Hope National Medical Center).

Ferrell, B. R., Ferrell, B. A., Rhiner, M., Grant, M. (1991). Family factors influencing pain management. Postgraduate Medical Journal, 67, 564–569.

Ferell, B., Grant, M., Rhiner, M., Padilla, G. (1992). Home care: Maintaining quality of life for patient and family. Oncology, 6 (2 Suppl.), 136–140.

Ferrell, B. R., Taylor, E. J., Sattler, G. R., Fowler, M., Cheyney, B. L. (1993). Searching for the meaning of pain: Cancer patients', caregivers', and nurses' perspectives. Cancer Practice, 1 (3), 185–194.

Flaskerus, J. J. (1984). A comparison of perceptions of prblematic behavior by six minority groups and mental health professionals. Nursing Research, 33 (4), 190–197.

Foley, D. P. (1988). Eleven interpretations of personal suffering. Journal of Religion and Health, 27, 321–328.

Foley, K. M. (1991). The relationship of pain and symptom management to patient requests for physician-assisted suicide. Journal of Pain and Symptom Management, 6, 289–297.

Forsyth, G., Delaney, K., Greshan, M. (1984). Vying for a winning position: Management style of the chronically ill. Research in Nursing and Health, 7, 181–188.

France, R. D. (1987). Chronic pain and depression. Journal of Pain and Symptom Management, 2 (4), 234–236.

Frankl, V. (1984). Man's search for meaning. New York: Washington Square Press.

Gadow, S. (1990). Existential advocacy: Philosophical foundations of nursing. In T. Pence, J. Cantrall (eds.), Ethics in nursing: An anthology, pp. 41–51 (Pub. #20–2294). New York: National League for Nursing.

Gilmer, J. S., et al. (1993). Instrument format issues in assessing the elderly: The Iowa self-assessment inventory. Nursing Research, 42 (5), 297–299.

Given, C. W., Given, B., Stommel, M., Collins, C., King, S., Franklin, S. (1992). The caregiver reaction assessment (CRA) for caregivers to persons with chronic physical and mental impairments. Research in Nursing and Health, 15, 271–283.

Glaser, B., Strauss, A. (1978). Chronic illness and the quality of life. St. Louis: C. V. Mosby.

Glik, D. C., Steadman, S., Michels, P. L., Malin, R. (1990). Antihypertensive regimen and quality of life in a disadvantaged population. Journal of Family Practice, 30 (2), 143–152.

Granstrom, S. (1987). A comparative study of loneliness, Buberian religiosity and spiritual well-being in cancer patients. Doctoral dissertation, Rush University, Chicago.

Grant, M., Padilla, G. V., Ferrell, B. R., Rhiner, M. (1990). Assessment of quality of life with a single instrument. Seminars in Oncology Nursing, 6 (4), 260–270.

Hagopian, G. A., Lowery, B. J., Jacobsen, B. (1994). Adjustment to breast cancer using downward comparison. Cancer Practice, 3 (5), 359–364.

Highfield, M. F., Cason, C. (1983). Spirituals needs of patients: Are they recognized? Cancer Nursing, 6, 187–192.

Jassak, P. F., Knafl, K. A. (1990). Quality of family life: Exploration of a concept. Seminars in Oncology Nursing, 6, 298–302.

Jennings, B. M., Muhlenkamp, A. E. (1981). Systematic misperception: Oncology patients' self-repor-

ted affective states and their caregivers' perceptions. Cancer Nursing, 4, 485–489.
Kim, M. J., McFarland, G. K., McFarlane, A. M. (1984). Classification of Nursing Diagnoses: Proceedings of the Fifth National Conference. St. Louis: C. V. Mosby.
Kloss, W. E. (1988). Spirituality - The will to wellness. Harding Journal of Religion and Psychiatry, 7 (1), 3–8.
Knafl, K. A., Deatrick, J. A. (1986). How families manage chronic conditions. An analysis of the concept of normalization. Research in Nursing and Health, 9, 215–222.
Lazarus, R. S., Folkman, S. (1984). Stress, appraisal, and coping. New York: Springer.
Lewis, F. M. (1987). The concept of control: A typology and health-related variables. Advances in Health Education and Promotion, 2, 277–309.
Marshall, P. S. (1990). Cultural influences on perceived quality of life. Seminars in Oncology Nursing, 6 (4), 278–284.
McCaffery, M., Beebe, A. (1989). Pain: Clinical manual for nursing practice. St. Louis: C. V. Mosby.
McCorkle, R., Quint-Benoliel, J. (1983). Symptom distress, current concerns and mood disturbance after diagnosis of life-threatening disease. Social Science Medicine, 17, 431–438.
Mead, G. H. (1934). Mind, self, and society. Chicago: The University of Chicago Press.
Miller, J. E. (1992). Coping with chronic illness: Overcoming powerlessness (2nd ed.). Philadelphia: F. A. Davis.
Miller, J. E. (1989). Hope-inspiring strategies of the critically ill. Applied Nursing Research, 2 (1), 23–29.
Millison, M., Dudley, J. R. (1992). Providing spiritual support: A job for all hospice professionals. Hospice Journal, 8 (4), 49–66.
Motes, C. E. (1989). Discontinuation of dialysis. ANNA Journal, 16 (6), 413–415.
NANDA (1998). Nursing diagnosis: Definitions and classification. Philadelphia: North American Nursing Diagnosis Association.
Nerenz, D. R., Levanthal, H. (1983). Self-regulation theory in chronic illness. In T. C. Burish, I. A. Bradley (eds.), Coping with chronic disease: Research and applications, pp. 13–37. New York: Academic Press.
O'Connor, A. P., Wicker, C. A., Germino, B. B. (1990). Understanding the cancer patient's search for meaning. Cancer Nursing, 13 (3), 167–175.
Orem, D. (1990). Nursing Concepts of practice. St. Louis: C. V. Mosby.

Padilla, G. V., Ferrell, B., Grant, M. M., Rhiner, M. (1990). Defining the content domain of quality of life for cancer patients with pain. Cancer Nursing, 13 (2), 108–115.
Parse, R. (1981). Man-living-health. A theory of nursing. New York: John Wiley.
Pender, N., Pender, A. (1986). Attitudes, subjective norms, and intentions to engage in health behaviors. Nursing Research, 35, 15–18.
Pollock, S. E. (1986). Human responses to chronic illness. Physiologic and psychosocial adaption. Nursing Research, 35 (2), 90–95.
Primomo, J., Yates, B. C., Woods, N. E. (1990). Social support for woman during chronic illness. The relationship among sources and types to adjustment. Research in Nursing and Health, 13 (3), 153–161.
Reed, P. G. (1992). An emerging paradigm for the investigation of spirituality in nursing. Research in Nursing and Health, 15, 349–357.
Rice, M. A., Szopa, T. J. (1988). Group intervention for reinforcing self-worth following mastectomy. Oncology Nursing Forum, 15, 33–37.
Rock, D. L., Meyerowitz, B. E., Maisto, S. A., Wallston, K. A. (1987). The derivation and validation of six multidimensional health locus of control scale clusters. Research in Nursing and Health, 10, 185–195.
Romney, D. M., Evans, D. R. (1996). Toward a general model of health-related quality of life. Quality of Life Research, 5 (2), 235–241.
Rothbaum, E., Weisz, J. R., Snyder, S. S. (1982). Changing the world and changing the self: A two-process model of perceived control. Journal of Personality and Social Psychology, 42, 5.
Scrier, A. C., Dekker, F. W., Kaptein, A. A. (1990). Quality of life in elderly patients with chronic nonspecific lung disease seen in family practice. Chest, 98, 894–899.
Souder, J. E. (1992). The consumer approach to recruitment of elder subjects. Nursing Research, 41 (5), 314–316.
Steckel, S. B. (1982). Patient contracting. Norwalk, CT: Appleton-Century-Crofts.
Strauss, A. (1975). Chronic illness and the quality of life. St. Louis: C. V. Mosby.
Taylor, E. J. (1993). Factors associated with sense of meaning among persons with recurrent cancer. Oncology Nursing Forum, 20, 1399–1407.
Taylor, E. J., Amenta, M. O., Highfield, M. F. (January 1995). Spiritual care practices of oncology nursing. Oncology Nursing Forum.
Taylor, S. (1983). Adjustment to life threatening events: A theory of cognitive adaptation. American Psychologist, 38, 1161–1173.

Taylor, S. E., Brown, J. D. (1988). Illusion and well-being: A social psychological perspective on mental health. Psychological Bulletin, 103 (2), 193–210.

Taylor, S. E., Helgeson, V. S., Reed, G. M., Skokan, L. A. (1991). Self-generated feelings of control and adjustment to physical illness. Journal of Social Issues, 47 (4), 91–109.

Tehan, C. (1991). The cost of caring for patients with HIV infection in hospice. Hospice Journal, 7, 41–59.

Testa, M. A., Simonson, D. C. (1996). Assessment of quality of life outcomes. New England Journal of Medicine, 334 (13), 835–840.

Thompson, S. (1991). The search for meaning following a stroke. Basic and Applied Social Psychology, 12 (1), 81–96.

Thompson, S. C., Janigian, A. S. (1988). Life schemes: A framework for understanding the search for meaning. Journal of Social and Clinical Psychology, 7, 260–280.

Wanich, C. K., Sullivan-Marx, E. M., Gottlieb, G. L., Johnson, J. C. (1992). Functional status outcomes of a nursing intervention in hospitalized elderly. Image: The Journal of Nursing Scholarship, 24 (3), 201–207.

Watson, J. (1985). Nursing: Human science and human care. A theory of nursing. Norwalk, CT: Appleton-Century-Crofts.

Weiner, B. (1986). An attributional theory of motivation and emotion. New York: Springer-Verlag.

Weisman, A. D., Worden, J. W. (1976). The existential plight in cancer: Significance of the first 100 days. International Journal of Psychiatry in Medicine, 7 (1), 1–15.

West, M., Bondy, E., Hutchinson, S. (1991). Interviewing institutionalized elders: Threats to validity. Image: The Journal of Nursing Scholarship, 23 (3), 171–176.

Wills, T. A. (1981). Downward comparison principles in social psychology. Psychological Bulletin, 90 (2), 245–271.

Wortman, C. B. (May 15, 1984). Social support and the cancer patient: Conceptual and methodological issues. Cancer (Suppl.), pp. 2339–2362.

Wortman, C. B., Dunkel-Schetter, C. (1979). Interpersonal relationships and cancer. A theoretical analysis. Journal of Social Issues, 35 (1), 120–155.

Wortmann, C. B., Silver, R. C. (1992). Reconsidering assumptions about coping with loss: An overview of current research. In I. Montada et al. (eds.), Life crises and experiences of loss in adulthood, p. 341. Hillsdale, NJ: Lawrence Erlbaum Associates.

Yalom, I. D. (1980). Existential psychotherapy. New York: Basic Books.

Weiterführende Literatur:

Derogatis, I. R., Lopez, M. C. (1983). PAIS & PAIS-SR administration, scoring, & procedures manual. Baltimore: Johns Hopkins University School of Medicine.

Ferrell, B. R., Eberts, M. T., McCaffery, M., et al. (1991). Clinical decision making and pain. Cancer Nursing, 14, 289–297.

Karnofsky, D. A., Buchenal, J. H. (1949). The clinical evaluation of chemotherapeutic agents in cancer. In C. M. Mackad (ed.). Evaluation of chemotherapeutic agents, pp. 191–205. New York: Columbia University Press.

Miller, J. F. (1989). Hope-inspiring strategies of the critically ill. Applied Nursing Research, 2 (1), 23–29.

Moos, R. H. (1977). Coping with physical illness. New York: Plenum Medical Book Company.

Pruyser, P. (1976). The minister as diagnostician: Personal problems in pastoral perspective. Philadelphia: Westminster Press.

Romano, J. M., Turner, J. A. (1985). Chronic pain and depression: Does the evidence support a relationship. Psychological Bulletin, 18–34.

Thompson, S. C. (1985). Finding positive meaning in a stressful event. Basic and Applied Social Psychology, 6, 279–295.

Thornburg, K. (1982). Coping: Implications for health practitioners. Patient Counseling and Health Education, 4, 3–9.

Whedon, M. B. (1992). Physical well-being. Quality of life: A Nursing Challenge, 1 (1), iii-iv (L.L. Powel, ed.). Philadelphia: Meniscus Health Care Communications.

Kapitel 10

Compliance

Dorothy Blevins • Jill Berg
Jacqueline Dunbar-Jacob

10.1 Einleitung

Tradition und wissenschaftliche Erkenntnis sprechen dafür, dass das Wohlbefinden des Klienten steigt, wenn sein Verhalten im Einklang mit den Empfehlungen der medizinischen und pflegerischen Fachleute steht. Oftmals ist eine solche Übereinkunft erklärtes Ziel der Interaktion zwischen Klient und Fachpersonal, ganz gleich, ob dabei präventive, kurative oder wiederherstellende therapeutische Maßnahmen zur Debatte stehen.

Die Übereinstimmung zwischen den medizinischen Empfehlungen und dem Klientenverhalten war in den vergangenen fünf Jahrzehnten Gegenstand umfassender Forschungsarbeit. Dabei wurde festgestellt, dass nicht selten eine Diskrepanz zwischen den verordneten therapeutischen Maßnahmen und ihrer Befolgung besteht (Sackett & Snow, 1979).

10.1.1 Compliance und chronische Krankheit

Mit dem Fortschritt der medizinischen Wissenschaft und Technik hat sich das typische Krankheitsbild vom bisher vorherrschenden Akuten zum Chronischen hin gewandelt. Damit sind aber auch die Therapieempfehlungen komplizierter geworden und erfordern zugleich die unbeaufsichtigte Beteiligung des Klienten oder der pflegenden Angehörigen zu Hause. Deshalb müssen pflegerische und medizinische Fachleute bei der Erstellung von Therapieplänen oder der Beurteilung von Klientenreaktionen auf Behandlungsmaßnahmen unbedingt bedenken, inwiefern die Klienten mit ihren Anweisungen konform gehen.

Die Verantwortung der Klienten für das Management chronischer Leiden ist zweifellos gewachsen. So hat ein Diabetiker mit einem insulinabhängigen Diabetes mellitus unter Umständen eine computergesteuerte Insulinpumpe und ein computergestütztes oder manuell zu bedienendes Blutzuckertestgerät, und außerdem ist er vielleicht ein Kandidat für die Hämodialyse oder eine Nierentransplantation. All das aber erfordert ein von Compliance geprägtes Gesundheitsverhalten, damit höchstmöglicher Nutzen entsteht und kein Schaden angerichtet wird.

Bisher wurden buchstäblich Hunderte von Studien zum Thema Compliance durchgeführt, doch es ergaben sich keine eindeutigen Ergebnisse (Dunbar-Jacob et al., 1995; Haynes et al., 1996). Andererseits konnte doch in mancherlei Hinsicht Einblick in die Bedingungen gewonnen werden, die sich nachteilig auf die Befolgung von Behandlungsempfehlungen auswirken.

Konrad (1985) betont, es sei plausibel davon auszugehen, dass chronisch Kranke den Versuch der Selbstregulierung unternehmen, um ein Stück Kontrolle über etwas zu gewinnen, das sich nicht immer kontrollieren. Nach Rosenstock (1988) sollten pflegerisch-medizinische Fachkräfte «die Menschen dazu ermutigen, sachkundige und doch autonome Entscheidungen zu treffen...» (S. 72). Er fügt hinzu, dass die Fachleute im Gesundheitswesen nicht unfehlbar seien und stets unvorhersehbare und unerwünschte Nebenwirkungen einer Therapie auftreten könnten.

Es ist sehr wichtig, dass Pflegefachkräfte, die chronisch kranke Klienten betreuen, die mit Compliance verbundenen Probleme kennen und verstehen. Im vorliegenden Kapitel werden Faktoren dargestellt, die einen Einfluss darauf ausüben, und Interventionen zur Verbesserung der Compliance bei chronisch Kranken diskutiert.

10.1.2 Begriffsbestimmungen

Compliance ist der Oberbegriff für jede Form des Verhaltens, das in Einklang mit therapeutischen Empfehlungen steht (Holroyd & Creer, 1986). *Noncompliance* hingegen bezeichnet Verhaltensweisen, die mit diesen Empfehlungen nicht übereinstimmen. Ärzte ziehen oft Schlussfolgerungen hinsichtlich der Wirksamkeit therapeutischer Maßnahmen, ohne dabei zu prüfen, ob der Klient ihren Anweisungen auch wirklich Folge geleistet hat (Cramer et al., 1989).

Die Bezeichnungen *Einhalten* und *Nicht-Einhalten* von Behandlungsempfehlungen gelten im allgemeinen als Synonyme für Compliance und Noncompliance. Eine erwähnenswerte Abweichung von diesen Begriffsbestimmungen stellt Barofsky (1978) vor: Die Klientenreaktionen auf therapeutische Empfehlungen werden den drei Stufen eines Kontinuums der Selbstpflege zugeordnet, nämlich Compliance, Einhalten der Empfehlungen und therapeutisches Bündnis. Compliance ist dabei an Zwang gekoppelt, das Einhalten der Empfehlungen an Übereinstimmung, und das therapeutisches Bündnis im Rahmen der Betreuer-Klienten-Beziehung führt zu echter Selbstpflege.

In der Literatur zum Thema Compliance sind recht unterschiedliche Lehrmeinungen zu finden. Eine davon vertritt die Auffassung, dass es gar nicht möglich sei, Klienten dazu zu bringen, medizinische Anweisungen in jeder Hinsicht einzuhalten. Einer gegensätzlichen Lehrmeinung zufolge können Klienten mit Hilfe von Edukation, Aufklärung oder anderen Mitteln durchaus soweit gebracht werden, den medizinischen Empfehlungen genau nachzukommen. Welche dieser konträren Sichtweisen in einem bestimmten Fall eher zutrifft, hängt wohl vom Behandlungsschema ab (Dunbar, 1980). Wenn der Behandlungsplan partnerschaftlich zwischen Klient und Fachkraft vereinbart wurde, steigen die Aussichten, dass er befolgt wird. Wird vom Klienten jedoch erwartet, sich an einen Plan zu halten, der ausschließlich von der Fachkraft und ohne seinen Beitrag erstellt wurde, erscheint es fraglich, ob er ihm wirklich Folge leistet.

10.1.3 Komponenten der Compliance

Der Stellenwert von Compliance für den Gesamtbereich Gesundheit/Krankheit wurde von Marston (1970) beschrieben. Sie versteht unter Compliance ein Selbstpflegeverhalten, das an den Tag gelegt wird, um die Gesundheit zu fördern, Prävention zu betreiben oder bei diagnostizierten Krankheiten den Empfehlungen in Bezug auf Behandlung und Rehabilitation nachzukommen.

Um unser Verständnis von Compliance auszuweiten, empfiehlt es sich allerdings, in diese Definition auch ein Selbstpflegeverhalten einzubeziehen, das unter Beteiligung anderer zustande kommt, denn ohne Hilfe ist es manchmal unmöglich, bestimmten ärztlichen Anweisungen nachzukommen. Die Verantwortungsbereiche der Beteiligten lassen sich dabei nicht immer klar voneinander abgrenzen. Das ist vor allem dann der Fall, wenn sich der Abhängigkeits- bzw. Unabhängigkeitsgrad des Klienten ändert. Als Beispiele seien genannt der Teenager, der mehr Verantwortung für seine Therapie übernimmt oder eine ältere Klientin, die nun ein vermehrtes Maß an Aufsicht durch Familienmitglieder benötigt.

Strauss und Mitarbeiter (1984) führen an, dass Familienmitglieder oft unterstützende oder kontrollierende Funktionen übernehmen, damit die Klienten den medizinischen Anweisungen folgen. Die weitere Forschung über den Umgang mit chronischer Krankheit bei Paaren zeigte, dass Koordination und Zusammenarbeit zwischen den Partnern erforderlich ist, um den mit den ärztlichen Empfehlungen verbundenen Aufwand bewältigen zu können (Corbin & Strauss, 1984). Angesichts dieser gemeinsamen Verantwortung erscheint es plausibel, sich bei der Vermittlung von Techniken zur Förderung der Compliance an alle Personen zu wenden, die mit der Durchführung von Behandlungsempfehlungen befasst sind.

10.1.4 Häufigkeit von Noncompliance

Den in den USA durchgeführten neueren Studien ist zu entnehmen, dass sich die Noncompliance-Raten im Bereich von 20 bis 80 % bewegen (Dunbar-Jacob et al., 1995). Bei chronisch kranken Klienten kann das Nichtbefolgen von Behandlungsempfehlungen dazu führen, dass vermehrt Komplikationen auftreten, längere und häufigere Krankenhausaufenthalte nötig werden und sich die Behandlungskosten erhöhen. Hinzu kommen unter Umständen Unterbrechungen im Lebensmuster, Störungen der Familiendynamik und eine Beeinträchtigung der Bewältigungsfähigkeiten. Obwohl sich die genaue Inzidenz von Noncompliance bei chronisch Kranken nur sehr schwer erfassen lässt, ist es doch beeindruckend, mit welcher Konsistenz immer wieder über hohe Noncompliance-Raten berichtet wird. Diese Tatsache führt unweigerlich zu dem Schluss, dass fehlende Kooperationsbereitschaft ein Hauptproblem in der Gesundheitsversorgung darstellt.

Marston (1970) wies besonders auf die Schwierigkeiten hin, die sich schon alleine beim Vergleich der Compliance- und Noncompliance-Raten ergeben, da der konzeptuelle und methodische Aufbau der einzelnen Studien erheblich voneinander abweicht. Als Beispiel zitiert sie zwei Untersuchungen, bei denen zwar übereinstimmend Urintests zum Nachweis der Einnahme von Antituberkulotika eingesetzt wurden, aber unterschiedliche Kriterien zur Unterscheidung von Compliance und Noncompliance zur Anwendung kamen. In der einen Studie wurden Probanden als unkooperativ eingestuft, deren Urintestergebnisse zu mindestens 50 % negativ waren, während dies in der zweiten Studie bereits der Fall war, wenn nur ein einziges negatives Ergebnis vorlag. Daraus wird leicht ersichtlich, dass ein «kooperativer» Proband in der ersten Studie viel mehr Noncompliance zeigen konnte als in der zweiten.

Untersuchungen über Compliance sind typischerweise krankheitsspezifisch; die Studienpopulation wird über eine bestimmten Krankheit definiert. Regelmäßig ergeben sich hohe Noncompliance-Raten, und die Literatur ist voll davon. Im Rahmen einer kritischen Übersicht über Studien zur Compliance bei Klienten mit Diabetes mellitus berichten Becker und Janz (1985) über ein alarmierendes Ausmaß von mangelnder Kooperationsbereitschaft bei dieser Klientengruppe:

- Die Noncompliance in Bezug auf die Einhaltung diätetischer Empfehlungen lag bei 73 % (Korhonen et al., 1983), 65 % (Christensen et al., 1983) und 35 % (Cerkoney & Hart, 1980).
- Die Noncompliance-Raten bei einer auf akzeptable Weise durchgeführten Urinkontrolle wurden auf 67 % (Watkins et al., 1967), 70 % (Korhonen et al., 1983) und 43 % (Cerkoney & Hart, 1980) beziffert.

Becker und Janz machen zudem darauf aufmerksam, dass Cerkoney und Hart für bestimmte Formen der Compliance zwar vergleichsweise hohe Kooperationsraten angeben, doch ihren Feststellungen zufolge lediglich 4 % der Probanden alle Komponenten der medizinischen Empfehlungen bei der Diabetesbehandlung einhielten.

10.2 Probleme und Aspekte der Kooperationsbereitschaft

Zahlreiche Studien haben gezeigt, dass es sehr viele Menschen mit akuten oder chronischen Krankheiten gibt, die Behandlungsempfehlungen nicht ausreichend befolgen. Angesichts dieser Tatsache muss man sich natürlich auch allmählich die Frage stellen, warum diese Ratschläge nicht beachtet werden, sind sie doch zum Besten der Klienten. Noncompliance wird in der Gesundheitsfürsorge zwar immer mehr als Problem anerkannt, doch gibt es nur wenig Konsens über geeignete oder effektive Lösungsmethoden. Einige der Schwierigkeiten sind zweifellos mit der lückenhaften Forschung über Compliance verknüpft, andere sind auf unterschiedliche Rollenerwartungen von Klienten und Fachkräften zurückzuführen, wieder andere betreffen die Motivation, und sicherlich hängt auch manches mit konfligierenden Wertvorstellungen zusammen. Oft liegen diesen Schwierigkeiten Fragen und Bedenken hinsichtlich der Maßnahmen zur Verbesserung der Kooperationsbereitschaft zugrunde. Wenn medizinisch-pflegerische Fachleute ihren Klienten bestimmte Empfehlungen geben, sie beraten und anleiten, dürfen sie keine vorschnellen Vermutungen über deren Kooperationsbereitschaft anstellen. Denn leicht kann etwas unternommen werden, das sich nachteilig auf die Compliance auswirkt, und das Verständnis für solche Phänomene ist bereits ein erster Schritt auf dem Weg zu positiven Ergebnissen.

10.2.1 Hemmnisse in der Compliance-Forschung

Eine ausführliche Diskussion der Compliance-Forschung ist im Rahmen dieses Kapitels nicht möglich. Trotzdem können wir auf einige Hemmnisse eingehen, die die Forschungsarbeit erschweren und die Frage aufwerfen, inwieweit die vorliegenden Befunde verlässlich sind und unbesorgt umgesetzt werden können. Denn wie sich zeigen wird, führen die methodologischen und konzeptuellen Probleme bei der Erforschung von Compliance und das Fehlen konsistenter Ergebnisse zu dem Schluss, dass es keine wohlfundierte Wissensgrundlage für die Auswahl und Anwendung kooperationsfördernder Maßnahmen gibt.

Methodologische Probleme

Die Compliance-Forschung weist zahlreiche typische methodologische Probleme auf (Gordis, 1979; Haynes, 1979). Im Rahmen einer kritischen Überprüfung von 537 Originalstudien über Compliance hoben Sackett und Snow (1979) besonders die Unzulänglichkeiten im Forschungsdesign hervor. Sie fanden heraus, dass nur 40 davon die methodologischen Standards erfüllten, die für die Überprüfung erstellt worden waren. Die Autoren merken Mängel an, die sich auf Studienaufbau, Spezifikation der vorliegenden Krankheit oder Beeinträchtigung, Erfassung der Compliance, Beschreibung der therapeutischen Empfehlungen und Definition von Compliance beziehen. Auf der Grundlage dieser Ergebnisse nennt Haynes vier Hauptaspekte, die speziell in der Forschung über Compliance berücksichtigt werden müssten:

1. Die Untersuchungen sollten anstatt als Querschnittstudien als Längsschnittstudien angelegt werden und mit Kohorten arbeiten, die von Anfang an begleitet werden. Auf diese Weise werden Klienten, denen ein Therapieplan empfohlen wurde, über längere Zeit hinweg beobachtet, und in die Untersuchung gehen auch Probanden ein, die am wenigsten Kooperationsbereitschaft von allen aufweisen, nämlich solche, die die weitere Mitarbeit verweigern.
2. Die vollständigen Compliance-Muster aller Probanden sollten mitgeteilt werden. Auf diese Weise können Determinanten erkannt werden, die zu Unterschiedlichkeiten führen.
3. Der Zusammenhang zwischen den verschiedenen Stufen der Compliance und dem Erreichen der Behandlungsziele sollte beschrieben werden.

4. Die Arbeiten sollten eine genaue Erläuterung des Studiendesigns enthalten.

Stichprobenfehler
Stichprobenfehler können zu einer verzerrten Darstellung von Umfang und Form der Noncompliance führen. Untersuchungen über die Compliance bei der Einnahme von Antihypertensiva beispielsweise, die als Querschnittstudie angelegt sind, generieren eine Stichprobe höchst kooperativer Probanden (Sackett & Snow, 1979). Hingegen würde einer Längsschnittstudie mit einer Kohorte, die ab dem Zeitpunkt der Verschreibung der Medikamente begleitet wird, eine repräsentativere Stichprobe zugrunde liegen. Der Vorteil derartiger Kohorten liegt auf der Hand, wenn man die Tatsache berücksichtigt, dass viele Klienten mit Bluthochdruck niemals eine Behandlung beginnen und andere die Behandlung innerhalb des ersten Jahres abbrechen (Streckel & Swain, 1981).

Studienaufbau

Die Designs krankheits- oder behandlungsspezifischer Compliance-Studien, wie etwa der oben erwähnten zur Medikamenteneinnahme bei Bluthochdruck, gestatten es, die besonderen Merkmale der Erkrankung und ihrer Behandlung einer genaueren Betrachtung zu unterziehen. Obwohl mit solchen Designs eine Konfundierung von Variablen vermieden werden kann, können die Resultate nur bedingt auf die Gesamtpopulation von chronisch Kranken angewendet werden. Gleiches gilt für die vielen Klienten, die an multiplen Erkrankungen leiden und in vielfältiger Weise behandelt werden (Hulka et al., 1976); Kasl, 1978).

Erfassung
Die Erfassung von Compliance ist ein weiterer Bereich, der methodologische Probleme aufwirft. Dabei können direkte oder indirekte Erfassungsmethoden zur Anwendung kommen, wobei die direkten Methoden kostenintensiver und schwieriger in der Durchführung sind, aber verlässlichere Daten ergeben. Beispielsweise werden zur Überprüfung der Medikamenteneinnahme als direkte Methoden Urin- oder Blutproben abgenommen und Überwachungsmaßnahmen eingesetzt. Die zum gleichen Zweck angewendeten indirekten Methoden umfassen die Selbstauskunft, das Ausfüllen von Formblättern, Tablettenzählen und Interviews zwischen Klienten und Arzt. Es wird allgemein angenommen, dass die häufiger eingesetzten indirekten Methoden – wie etwa die im Verlauf dieses Kapitels noch eingehender erläuterte Selbstauskunft – Compliance-Raten ergeben, die höher sind als das tatsächliche Ausmaß an Kooperationsbereitschaft (Marston, 1970; Hulka et al., 1976).

Auch wenn die direkten Erfassungsmethoden als reliabler erachtet werden, lässt die unterschiedliche Zeitdauer chronischer Krankheit bei Verwendung solcher Methoden nur schwer präzise Schlussfolgerungen zu. Zum Beispiel wird durch die Überprüfung einer einzigen Blut- oder Urinprobe auf Spuren des Wirkstoffes nur aufgedeckt, ob das Medikament während der vorhergehenden Stunden oder Tage eingenommen wurde. Aus einer derart begrenzten Messung lassen sich offensichtlich kaum genaue Rückschlüsse auf die Medikamenteneinnahme in den letzten Monaten oder Jahren ziehen. Allerdings erlaubt es der medizinische Fortschritt mittlerweile, bei Diabetes mellitus einen Test zum Nachweis des glykosylierten Hämoglobins einzusetzen. Dieses Verfahren gibt Auskunft über den Blutzuckerspiegel der letzten 6 bis 12 Wochen und ist daher aufschlussreicher als ein normaler Blutzuckertest.

Konzeptuelle Hemmnisse

Nicht nur methodologische Probleme, die zu widersprüchlichen oder unschlüssigen Forschungsergebnissen führen, stellen Hemmnisse in der Compliance-Forschung dar (Marston, 1970; Dracup & Meleis, 1982). Auch die unzureichende Konzeptualisierung des Phänomens Compliance zieht einen Mangel an Konsistenz in den Befunden nach sich. Sackett und Snow (1979) merken hierzu an, dass häufig nicht genug Sorgfalt bei der Definition von Compliance und Noncompliance aufgewendet wurde, wodurch nur begrenzt Replikationsstudien möglich sind.

Theorien und Modelle

Für Fachleute in der Gesundheitsversorgung können theoretische Bezugssysteme richtungsweisend sein, und zwar deshalb, weil sie den Fokus und die Dimensionen des Assessments vorgeben und die Interaktion zwischen Klienten und professionellen Betreuern strukturieren. Durch den Bezug auf ein Modell oder eine Theorie wird der Praktiker auf spezifische Faktoren aufmerksam gemacht, die für ihren Einfluss auf die Compliance bekannt sind.

An dieser Stelle ist es sicherlich hilfreich, die Begriffe Theorie und Modell voneinander abzugrenzen (Fawcett, 1984):

> Der Hauptunterschied zwischen einem konzeptuellen Modell und einer Theorie besteht im Grad der Abstraktion. Ein konzeptuelles Modell ist ein äußerst abstraktes System von umfassenden Konzepten und relationalen Aussagen. Eine Theorie hingegen beschäftigt sich mit spezifischen, konkreten Konzepten und Sätzen. Konzeptuelle Modelle sind nur allgemeine Leitfäden, die durch relevante und logisch kongruente Theorien weiter spezifiziert werden müssen, bevor eine Handlung erfolgen kann. ... Ein konzeptuelles Modell kann nicht direkt getestet werden, weil die enthaltenen Konzepte weder operational definiert sind, noch beobachtbare Beziehungen zwischen ihnen bestehen. Aus einem konzeptuellen Modell müssen spezifischere Konzepte und Sätze abgeleitet werden, es bedarf also der Formulierung einer Theorie.

Mehrere Autoren machen besonders auf das Fehlen eines einheitlichen theoretischen Bezugssystems bei Studien über das Phänomen Compliance aufmerksam (Becker & Maiman, 1978; Dracup & Meleis, 1982; Connelly, 1984). Die populärsten Theorien und Modelle ziehen weder wichtige Variablen in Betracht, noch legen sie eine besondere Betonung auf die von vielen Forschern als zunehmend wichtig angesehenen Interaktions- oder Kommunikationsprozesse (Dracup & Meleis, 1982; Connelly, 1984; Anderson, 1985; Hulka et al., 1976). Dracup und Meleis (1982) analysierten das medizinische Modell, das «Health Belief»-Modell, das Konstrukt des «locus of control» und die soziale Lerntheorie – alles Ansätze, auf die in der Compliance-Forschung häufig Bezug genommen wird – und kamen zu dem Ergebnis, dass sie ausnahmslos konzeptuelle Unzulänglichkeiten aufweisen.

10.2.2 Variablen der Noncompliance

Im Blickpunkt der Compliance-Forschung steht in erster Linie der Zusammenhang zwischen der Kooperationsbereitschaft und bestimmten Variablen wie den Merkmalen von Klienten, Ärzten und anderen Fachkräften, den Merkmalen der Erkrankung und der therapeutischen Maßnahmen oder der Arzt-Klient-Interaktion (Burke & Dunbar-Jacob, 1995; Lemanek, 1990; Dracup & Meleis, 1982). Obwohl hierbei Korrelationen nachgewiesen werden konnten, hat die Untersuchung bestimmter Variablen ohne Beachtung der Wechselwirkungen zwischen ihnen zu widersprüchlichen oder unschlüssigen Ergebnissen geführt und dazu beigetragen, dass Studien, die auf andere Populationen verallgemeinert werden können, sehr selten sind (Dracup & Meleis, 1982; Becker & Maiman, 1975).

Es hat sich gezeigt, dass nur ein geringer Zusammenhang zwischen Compliance und Ernsthaftigkeit der Krankheit, Intensität der Schmerzen, Ausmaß der Behinderung oder Lebensbedrohlichkeit des Leidens besteht (Hingson et al., 1981). Inkonsistenzen bestehen hinsichtlich der Frage, ob sich die Schwere der Symptome förderlich auf die Compliance auswirkt.

Der am häufigsten festgestellte Faktor, der sich nachteilig auf die Compliance bei der Medikamenteneinnahme auswirkt, war die Komplexität der ärztlichen Empfehlung (Maston, 1970). Bei der Komplexität sind zwei Komponenten zu unterscheiden: die Häufigkeit der Einnahme und die Anzahl der verschriebenen Arzneimittel (Blackwell, 1979). Eng verbunden mit Noncompliance waren zudem das durch die ärztliche Empfehlung geforderte Maß an Verhaltensänderung und die Behandlungsdauer (Hellenbrandt, 1983).

Klientenmerkmale

In der Literatur wurden mehrere Klientenmerkmale untersucht. Dazu gehören: demographische Faktoren, psychologische Faktoren, soziale Unterstützung, früheres Gesundheitsverhalten, somatische Faktoren und gesundheitsbezogene Überzeugungen (Dunbar-Jacob et al., 1997).

Compliance und Alter

Die zu diesem Aspekt durchgeführten Studien weisen so ausgeprägte Inkonsistenzen auf, dass keine allgemeingültige Aussage bezüglich Alter und Compliance getroffen werden kann (Conn et al., 1992; Dunbar-Jacob et al., 1995; Smith & Schreiner, 1993; Weinstein & Cuskey, 1985). So ergab sich beispielsweise, dass Frauen über 50 eher als jüngere bereit waren, eine regelmäßige Selbstuntersuchung der Brust durchzuführen (Grady, 1988). Conn und Mitarbeiter (1992) hingegen stellten fest, dass höheres Alter mit schlechterem Gesundheitszustand und einer geringeren Bereitschaft einherging, an dem in die Studie integrierten Rehabilitationsprogramm für Herzkrankheiten teilzunehmen. Doch trotz der großen Anzahl an Unstimmigkeiten gibt es bestimmte Aspekte der Compliance, die eine Beziehung zu bestimmten Altersgruppen aufweisen. Allerdings spielt dabei weniger das chronologische Alter eine Rolle, als vielmehr bestimmte Entwicklungsprozesse (siehe Kapitel 2 über Wachstum und Entwicklung).

Kinder und Jugendliche

Bei Kindern gelten als relevante Faktoren für die Kooperationsbereitschaft Geschlechtszugehörigkeit, Unterstützung durch die Familie, subjektiv empfundene Schwere der Krankheit, Behandlungsdauer und die elterlichen Bemühungen um das Kind (Cohen et al., 1991). Für Kinder und Jugendliche ist es wichtig, dass die Verantwortlichkeiten hinsichtlich der Gesundheitsversorgung innerhalb der Familie klar aufgeteilt sind und offen darüber gesprochen wird. Gleiches gilt für Verhandlungsbereitschaft bei Konflikten und das gemeinsame Herangehen an Probleme (Wysocki & Wayne, 1992).

Eine der Entwicklungsaufgaben, die chronisch kranke Kinder innerhalb der Familie zu bewältigen haben, besteht in der allmählichen Übernahme der Selbstversorgung. Die Übertragung von Verantwortung gestaltet sich besonders dann schwierig, wenn es mit Risiken verbunden ist, die Behandlungsempfehlungen nicht zu befolgen. Solche Risiken können darin bestehen, dass das Kind akut erkrankt, die Eltern Ängste entwickeln oder Mehrkosten für die Wiederherstellung des Kindes tragen müssen, oder dass es vermehrt zu Konflikten zwischen Eltern und Kind kommt. Wird dem Kind zu früh ein höheres Maß an Verantwortung übertragen, treten unter Umständen Behandlungsfehler auf, wird hingegen zu lange damit gewartet, sind möglicherweise psychosoziale Probleme wie übermäßige Abhängigkeit, verminderte Eigeninitiative oder verringertes Selbstvertrauen die Folge. Ähnlich liegt die Situation bei Jugendlichen (Wysocki & Wayne, 1992).

Im Jugendalter wird die Bereitschaft zur Einhaltung von Behandlungsempfehlungen durch die vielen damit konkurrierenden Wünsche und Anforderungen, denen die ganze Aufmerksamkeit des Teenagers gilt, oft durchkreuzt. Jugendliche sind gewöhnlich auf sich selbst bezogen, sozial befangen und richten sich danach, wie die Peergroup reagiert. Sie sind risikofreudig, auch wenn sie sich um ihre Gesundheit sorgen (Whatley, 1991). Außerdem streben sie nach größerer Unabhängigkeit von Autoritätspersonen. Jugendliche experimentieren vermehrt mit sozialen Erfahrungen und legen Wert auf Anerkennung durch Gleichaltrige (Smith & Schreiner, 1993). Daher ist es kaum verwunderlich, dass die Compliance-Raten während dieser Jahre gewöhnlich niedriger sind.

Erwachsene

Viele junge Erwachsene halten es angesichts ihres geschäftigen Lebens für schwierig, gesundheitlichen Empfehlungen Folge zu leisten. Jones und Mitarbeiter (1988) stellten fest, dass im Hinblick auf die Vereinbarung und Einhaltung von Terminen bei Überweisungen an andere Ärzte in der Altersgruppe der 18- bis 29-Jährigen die niedrigsten Compliance-Raten zu finden waren. Höhere Raten ergaben sich jedoch bei Probanden dieser Altersgruppe, die an chronischen Krankheiten litten, erst kurz oder schon länger verheiratet waren oder über ihre Erkrankung gut Bescheid wussten.

Bei älteren Erwachsenen ist die Abnahme der funktionellen Fähigkeiten nur eine Ursache unter mehreren für eine Verminderung der Compliance. Es kann auch dazu kommen, weil die Verordnungen kompliziert sind, zu hohe Kosten für Arzneimittel entstehen, die Einnahme der Medikamente umständlich ist, zu wenig Anleitung und Überwachung stattfindet oder die Beschriftungen der Medikamentenverpackungen unklar sind (Cargill, 1992). Eine geringere Compliance bei der Einnahme von Medikamenten konnte festgestellt werden, wenn körperliche Kraft, Koordinationsfähigkeit oder Sehleistung reduziert waren, oder wenn die Klienten die Struktur der Medikation oder die Dosierung geistig nicht mehr erfassen konnten (Cargill, 1992). Der Mangel an Compliance in dieser Studie bezog sich übrigens häufig darauf, dass die Probanden zu kleine Mengen von Medikamenten einnahmen, wobei viele äußerten, sie würden ihrer Ansicht nach sowieso zu viele Präparate verschrieben bekommen.

Psychische Faktoren

Viele Menschen nehmen wie selbstverständlich an, dass Compliance von psychischen Faktoren abhängt. Die Ergebnisse diesbezüglicher Studien sind jedoch recht uneinheitlich. Depressionen und Angstzustände wurden sowohl mit verminderter (Conn et al., 1992; Blumenthal et al., 1982) als auch mit erhöhter Kooperationsbereitschaft (O'Leary et al., 1979; Nelson et al., 1978) in Verbindung gebracht. Nach Beobachtungen von Ford und Mitarbeitern (1989) korrelierte das Einnahmeverhalten von Asthmakranken und Bluthochdruckpatienten, wenn sie unter Depressionen und Ängsten litten, negativ miteinander. Nahmen die Beschwerden jedoch zu, kam es zu einer Erhöhung der Compliance.

Andere psychische Zustände wie Unentschlossenheit, Feindseligkeit oder allgemeiner emotionaler Stress sind als Einzelfaktoren keine hinreichend aussagekräftigen Prädiktoren für Compliance, können aber in der konkreten Situation als Motivationskomponenten eine Rolle spielen (Dunbar-Jacob et al., 1997).

Soziale Unterstützung

Die soziale Unterstützung ist eine weitere klientenbezogene Variable, die häufig Gegenstand von Studien in der Compliance-Forschung ist. Allerdings hat sich dieser Faktor als nicht wirklich förderlich für die Compliance erwiesen. So konnte Spector (1985) bei asthmakranken Kindern feststellen, dass soziale Unterstützung durch Familie und Freunde die Kooperationsbereitschaft erhöht; im Gegensatz dazu kamen Bailey und Mitarbeiter (1987) jedoch zu dem Ergebnis, dass die Teilnahme an einem Selbstbehandlungsprogramm für Asthmakranke, das eine Gruppenkomponente enthielt, nur begrenzt Auswirkungen auf die Compliance hatte.

Vorhergehendes Gesundheitsverhalten

Dunbar-Jacob und Mitarbeiter (1997) stellten die These auf, dass die Compliance bei einer bestimmten medizinischen Verordnung zu einem bestimmen Zeitpunkt eine Voraussage erlaubt, inwieweit die Behandlungsempfehlungen im späteren Verlauf der Therapie eingehalten werden. In einer 10 Jahre dauernden Studie zur Vorbeugung bei koronaren Herzkrankheiten konnte aus der anfänglichen Kooperationsbereitschaft bei der Einnahme der Medikamente präzise auf die Compliance während der gesamten Studie geschlossen werden. Dieser Befund erstreckte sich jedoch nicht auf andere gesundheitsbezogene Verhaltensweisen. Insgesamt ergab sich, dass die Wahrscheinlichkeit einer exakten Voraussage um so größer war, je mehr die anfänglichen Verhaltensweisen dem Verhalten nahe kamen, das vorausgesagt werden sollte (Dunbar-Jacob et al., 1997).

Somatische Faktoren

Es besteht die Annahme, dass die Präsenz von Symptomen zu einer höheren Compliance führt. Wie sich zeigte, sind Personen mit Hypertonie, die nur selten krankheitsbedingte Symptome aufweisen, oft der Meinung, sie könnten genau sagen, wann ihr Blutdruck hoch sei. Zu diesen Zeiten wurden die Behandlungsempfehlungen eingehalten, weil dies nach Auffassung der Probanden zu einer Besserung der Beschwerden führte (Meyer et al., 1985). Bei einer Studie über Lungenkranke war verstärkte Atemnot ein Prädiktor für eine größere Bereitschaft, die Atemluft konsequent zu vernebeln (Turner et al., 1995). Im Gegensatz dazu ließ sich anhand der Ernsthaftigkeit asthmatischer Beschwerden keine Voraussage für die Compliance bei der Inhalation von Medikamenten treffen (Berg, 1995).

10.2.3 Merkmale von Behandlungsempfehlungen

Eng verbunden mit Compliance sind die Art der Verordnung und ihre Komplexität, wobei das zweite Charakteristikum den wichtigeren Aspekt darstellt (Dunbar-Jacob, 1995). Unter den Aspekt Komplexität fallen Polymedikation, Häufigkeit der Behandlungen, multiple Empfehlungen (z. B. Diät, Gymnastik und Medikamenteneinnahme), Dauer der Behandlung, komplizierte Behandlungssysteme und lästige Nebenwirkungen (Lemanek, 1990). Bei einer Literaturdurchsicht (Wing et al., 1986) hat sich bestätigt, dass komplizierte Empfehlungen zu niedrigeren Compliance-Raten führen. Dieser Effekt konnte auch bei älteren Patienten, Nierenkranken und Asthmatikern beobachtet werden (Berg & Berg, 1990; Conn et al., 1992; Tashkin, 1995).

Ärztliche Verordnungen machen unter Umständen Veränderungen in der Lebensweise erforderlich, die für den unmittelbar Betroffenen nur schwer umzusetzen sind. Fundierte Literatur hierzu existiert beispielsweise bei Raucherentwöhnung, diätetischen Einschränkungen der Fettzufuhr und Gymnastikprogrammen (Stewart et al., 1995; McCann et al., 1995; Oldridge, 1988).

10.2.4 Ökonomische und soziokulturelle Faktoren

Auch ökonomische Gegebenheiten, soziokulturelle Faktoren und familiäre Unterstützung hängen, wie schon lange bekannt, mit der Bereitschaft zur Befolgung von Behandlungsempfehlungen zusammen (Jones et al., 1988). Aus diesem Grunde ist es notwendig, ein Assessment der relevanten soziokulturellen Überzeugungen, Einstellungen und gesundheitsbezogenen Verhaltensweisen durchzuführen, um auf diese Weise Faktoren aufzudecken, die sich abträglich auf die Compliance auswirken. Darüber hinaus muss die pflegerische Fachkraft Sensibilität für diese Faktoren entwickeln, damit sie entsprechende Maßnahmen planen kann.

Ökonomische Faktoren

Armut, mangelnde Beherrschung der Landessprache und beschränkter Zugang zu den Leistungen des Gesundheitssystems gehören zu den bekannten Prädiktoren für Noncompliance (Gonzalez, 1990). Schon alleine die finanzielle Belastung kann ein Hindernis für die Inanspruchnahme der Dienstleistungen, Bedarfsmittel oder Medikamente sein, die zur Behandlung chronischer Krankheit notwendig sind. Ein weiteres grundlegendes ökonomisches Hindernis für Compliance sind fehlende Ressourcen wie etwa zeitlich ungünstige oder nur mühsam zu nutzende Verkehrsverbindungen, schwierig zu organisierende Kinderbetreuung, Zeitmangel durch mehrere geringbezahlte Beschäftigungen und die Gefahr, den Arbeitsplatz zu verlieren.

Einige für die Compliance hinderliche Faktoren stehen eindeutig in Zusammenhang mit einem Gesundheitssystem, das sich bei der Behandlung chronischer Krankheiten als untauglich erweist. So haben beispielsweise viele Menschen, die zur Versorgung nicht-akuter, durch chronische Krankheit bedingte Probleme in Notfallabteilungen kommen, nur beschränkten Zugang zu den Diensten der medizinischen Grundversorgung, deren Inanspruchnahme in diesen Fällen zweifellos angemessen wäre (Jones et al., 1987, 1988). Hellenbrandt (1983) weist darauf hin, dass die uneffektiv arbeitenden und karg ausgestatteten Kliniken für Arme lange Wartelisten haben und tendenziell nicht die Möglichkeit bieten, eine langfristige Beziehung zu einem bestimmten Arzt aufzubauen. Dass die Verfügbarkeit von Leistungen der medizinischen Grundversorgung besonders in den Innenstädten und ländlichen Gebieten immer geringer wird, ist nichts Neues, und auch die am stärksten davon betroffenen Bevölkerungsgruppen sind bekannt: Wanderarbeiter, Neueinwanderer, Obdachlose und AIDS-Kranke.[1] Hinzu kommt, dass im Dschungel der Gesetze und Bestimmungen eine Kostenerstattung für präventive und aufklärende Maßnahmen von Behörden oder Drittzahlern oft abgelehnt wird.

Kulturelle Aspekte

In zunehmendem Maße richtet sich die Aufmerksamkeit in Forschung und Praxis darauf, wie kulturelle Faktoren das Gesundheitsverhalten und die Interaktion zwischen Klienten und medizinisch-pflegerischen Fachleuten beeinflussen. Kulturelle Einflüsse wirken zweifellos darauf ein, wie Krankheiten erlebt und interpretiert werden, und welche Reaktionen auf die Behandlung erfolgen (Munet-Villaro & Vessey, 1990). Bei neu eingewanderten Personen mag es zudem an finanzieller und sozialer Unterstützung durch die erweiterte Familie fehlen – eine der Hauptressourcen in vielen westlichen Kulturen (Kleinman et al., 1988).

Damit eine effektive Interaktion mit einer Person aus einer anderen Kultur stattfinden kann, bedarf es einer «kulturgerechten Übersetzung» (Murphy et al., 1993). Um dies aber leisten zu können, muss sich das Betreuungspersonal Kenntnisse über die historisch gewachsenen gesundheitsbezogenen Rituale und Normen der jeweiligen Kultur aneignen. Weiterhin ist es erforderlich, eine Beurteilung des Gesundheitsverhaltens im kulturellen Kontext vorzunehmen, um konkurrierende Prioritäten, umfeldbedingte Hindernisse sowie Wissensstand und gesundheitsbezogene Kompetenzen bestimmen zu können (Murphy et al., 1993).

Pflegerische und medizinische Fachkräfte müssen sich eingestehen, dass ihr Überzeugungssystem, ihre Werte und Einstellungen bezüglich der Gesundheitsversorgung ebenfalls kulturell determiniert sind und dies der Grund sein kann, dass sie ideologische oder philosophische Ursachen von Noncompliance nicht erkennen. Die Betonung der Selbstversorgung in westlichen Medizinsystemen weist weitgehende ideologische Übereinstimmung mit einem in diesem Kulturkreis hochgeschätzten Wert auf, nach dem jeder sein eigener Unternehmer ist und für sich selbst Sorge tragen muss (Anderson et al., 1993). Personen aus anderen Kulturen empfinden diese Werthaltung möglicherweise als ungewohnt und fremd. Novello, früher leitender Chirurg im amerikanischen öffentlichen Gesundheitsdienst, merkt in diesem Zusammenhang an, dass die Vorstellungen von Prävention und Erhaltung der Gesundheit durch Selbstversorgungsmaßnahmen der schicksalsorientierten Sichtweise der hispanischen Bevölkerung nicht entspricht. Weiterhin führt er aus, dass nicht wenige Hispanoamerikaner die Ansicht vertreten, die Ursache einer Erkrankung und ihre Folgen für den Kranken und seine Familie hätten nicht viel Gewicht, denn der einzige Sinn des Daseins bestehe darin, einfach zu leben und dann, wenn es Gottes Wille sei, zu sterben (Ingle, 1993, S. 45).

Um die Überzeugungen eines Menschen aus einem anderen Kulturkreis oder die einer anderen ethnischen Gruppe verstehen zu können, genügt es nicht, ein ethnisches Stereotyp zu kennen. So wird die hispanoamerikanische Familie gewöhnlich als hierarchisch geordnet und männlich dominiert gesehen, obwohl die aktuelle Forschung diese Sichtweise in Zweifel zieht (Friedman, 1990). Deswegen müssen kulturelle Aspekte umfassend und sorgfältig eruiert werden. Dazu gehören Fragen nach der Verwendung traditioneller, volksmedizinischer oder

---

[1] In den USA besteht keine allgemeine Pflicht zur Krankenversicherung. Nach dem Stand von 1995 waren 15,4 % der Gesamtbevölkerung ohne entsprechenden Schutz. [Anm. der Übersetzerin]

alternativer Heilmittel, und weiterhin muss geklärt werden, ob bestimmte Verordnungen im Gegensatz zu wichtigen kulturellen Praktiken stehen oder welche Rituale, Verbote, Bedeutungen und Normen beispielsweise mit Nahrungsmitteln verbunden sind.

Auch das Kommunikationsverhalten innerhalb der Familie und die familiären Autoritätsmuster sind kulturabhängig. So betrachten Afroamerikaner ihre Rollenverpflichtungen als besonders verbindlich und die Rechteverteilung innerhalb der Familie als unerschütterlich. Daher ist in diesem Fall eine familienzentrierte Versorgung eher angebracht als der in der westlichen medizinischen Praxis übliche individuumzentrierte Ansatz (Friedman, 1990). Kennzeichnend für die Familienstruktur im afroamerikanischen Kulturkreis sind enge Bindungen innerhalb der erweiterten Familie, ausgeprägte Wertvorstellungen zu Familie, Kirche und religiösem Leben, aktive Beteiligung beider Eltern an der Kindererziehung und Unterstützung bei der Kinderbetreuung durch die Großmutter (Friedman, 1990).

10.2.5 Fachkraft-Klienten-Interaktion

Aus klassischer medizinischen Sicht ist der Klient eine passive und über Vorbeugung und Behandlung der Erkrankung wenig informierte Person. Weil die Behandlung auf die Krankheit ausgerichtet ist, impliziert jede Form von Noncompliance, dass der Klient das eigentliche Problem darstellt (Anderson, 1985).

Was die Ursachen fehlender Compliance anbelangt, so wird mit größter Übereinstimmung die Arzt-Patienten-Interaktion genannt (Jones et al., 1988). Hellenbrandt (1983) fand die folgenden Variablen, die im Rahmen der Arzt-Klienten-Interaktion einen nachteiligen Einfluss auf die Kooperationsbereitschaft ausüben:

- unzureichende Überwachung
- Unzufriedenheit der Klienten
- fehlende Aufklärung des Klienten über die Krankheit
- fehlende Übereinstimmung des Arztes mit dem Klienten
- förmliche oder ablehnende Haltung gegenüber dem Klienten.

Vielen dieser ungünstigen Umstände liegt eine mangelhafte Kommunikation zwischen Arzt und Klient (Schraa & Dirks, 1982) oder das Fehlen einer ärztlichen Nachbetreuung (Svarstad, 1976) zugrunde. Beispielsweise erhalten Asthmapatienten von Ärzten nur ungenügende Instruktionen über Inhalation oder Medikamenteneinnahme (Creer & Levstek, 1996). In der Tat wird Schätzungen zufolge die Hälfte aller Antiasthmatika nicht gemäß der Verordnung eingenommen (Creer, 1993). In anderen Studien wurde das Fehlen von klaren und vollständigen Anleitungen festgestellt (Garrity & Lawson, 1989; Zahr et al., 1989). Zu einer Senkung der Compliance-Raten kam es auch durch das unzureichende Nachhaken des Arztes (Bender & Milgrom, 1996), denn oft wurde angenommen, es sei nicht notwendig, die Instruktionen zu wiederholen. In diesem Zusammenhang wurden besonders drei Aspekte der Arzt-Klienten-Interaktion untersucht: die an die Interaktion gestellten Erwartungen, der subjektiv empfundene Grad an personaler Kontrolle und die Sichtweisen von Klient und Betreuer.

Unterschiedliche Erwartungen

Für Fachkräfte und Klienten gleichermaßen wichtig ist die Frage, inwieweit eine aktive Beteiligung der Klienten an der Interaktion angebracht ist. Bei der Erörterung dieses Problems muss davon ausgegangen werden, dass Fachkräfte ebenso wie Klienten bestimmte Erwartungen hinsichtlich des angemessenen Ausmaßes der Beteiligung hegen. Ausgehend von diesen Erwartungen – die größtenteils sozialisationsbedingt sind – bilden sich beide Parteien eine Meinung über das jeweils adäquate Rollenverhalten.

Im Großen und Ganzen sind Fachkräfte und Klienten dahingehend sozialisiert, dass sich der Klient gemäß der Krankenrolle und die Fachkraft gemäß der dazu komplementären Rolle verhält (Parsons, 1951). Von Klienten in der Krankenrolle wird erwartet, dass sie den Versuch unternehmen, gesund zu werden, indem sie professionelle Hilfe suchen und den sich daraus ergebenden Anordnungen Folge leisten (siehe Kapitel 4 über krankheitsspezifische Rollen). Weil ärztliche oder pflegerische Fachkräfte als Experten für und als Manager von gesundheitlichen Problemen gelten, ist ihre Rolle in sozialer Hinsicht oberhalb der Krankenrolle angesiedelt. Die Parsons'sche Sichtweise diente dazu, die Asymmetrie der Arzt-Klienten-Beziehung zu unterstreichen (Hingson et al., 1981) und das soziale Verhältnis zwischen einer Autoritätsperson und einer untergeordneten Person zu beschreiben.

Abweichend von den Parsons'schen Arzt- und Patientenrollen finden sich in der Literatur weitere interaktionsspezifische Rollen, die durch Wechselseitigkeit in der Verantwortung und der Entscheidungsfindung gekennzeichnet sind. So beschreiben Szasz und Hollander (1956) ein Modell der wechselseitigen Partizipation, das sich auf chronische Krankheit besser anwenden lässt, weil den Klienten eine Funktion bei der Umsetzung der Behandlungsempfehlungen zukommt. Dieses Modell weist folgende Charakteristika auf:

- Die Aufgabe des Arztes besteht darin, dem Klienten Hilfe zur Selbsthilfe zu leisten.
- Es existiert eine Partnerschaft zwischen Arzt und Klient.
- Die Klienten sind die Anwender der Hilfe des Experten.

Die in diesem Modell dargestellten komplementären Rollen sind die eines Arztes, der dem Klienten Führung anbietet und die eines Klienten, der mit dem Arzt kooperiert.

Aus der Sicht des Klienten gibt es manchmal vernünftige Gründe, den Entscheidungen der Experten nicht zuzustimmen. Thorne (1990) nennt zwei Bereiche, für die das zutreffen kann: Selbstschutz und der Wunsch nach weiterer Inanspruchnahme ärztlicher Leistungen. Als spezifische Gründe für eine absichtliche Verweigerung der Kooperation erwiesen sich unerwünschte Nebenwirkungen von Medikamenten, Zweifel an ärztlichen Ratschlägen und Verwirrung durch widersprüchliche Instruktionen von verschiedenen Ärzten. Nicht selten, so stellte Thorne fest, täuschen Klienten ihre Betreuer auch über ihre wahren Absichten hinweg und halten die Beziehung zu ihnen nur aufrecht, um an andere Leistungen heranzukommen, die sie benötigten. Thorne schlägt vor, dass medizinisch-pflegerische Fachkräfte den chronisch Kranken als Experten betrachten, nach Glaubwürdigkeit in der Rolle des Beraters streben und weniger als fachliche und moralische Autorität auftreten sollten.

Auch wenn es noch weiterer Forschung über den Zusammenhang zwischen der komplementären Rollenverteilung und der Compliance bedarf, besteht wohl kein Zweifel, dass im Rahmen der Kommunikation zwischen Betreuer und Klient abgeklärt werden sollte, welche Erwartungen auf beiden Seiten hinsichtlich der Beteiligung des Klienten und der vom Experten gebotenen Unterstützung vorliegen. Die Kommunikation und Interaktion mit den Klienten könnte wesentlich effektiver werden, wenn ihr Verhalten weniger aus einer vorgefassten Meinung über erwartetes Klientenverhalten heraus betrachtet werden würde, sondern vielmehr als Position auf einem von Passivität bis Autonomie reichenden Kontinuum. Ergebnis eines solchen Vorgehens wäre eine höhere Sensibilität für die von Klient zu Klient unterschiedlichen Ansprüche in Bezug auf Autonomie, Führung und Anleitung. Anstatt die Frage nach dem Umfang der Klientenbeteiligung an der Interaktion zu stellen, wäre dann eher die Frage angebracht: «Welches ist die optimale Form der Partizipation für einen bestimmten Klienten?» Die Antwort kann einzig aus der Betreuer-Klienten-Dyade selbst erwachsen, und zwar dann, wenn über Erwartungen, Ziele und Belastungen gesprochen wird.

Personale Kontrolle

Zur Erforschung des von Klienten gewählten Selbstpflegeverhaltens wurde verschiedentlich das Konstrukt des «locus of control» herangezogen. Im Mittelpunkt dieses Konstrukts stehen die subjektiven Erwartungen hinsichtlich des Erfolgs einer Handlung und der Kontrolle über die Umwelt. Die Menschen nehmen unterschiedliche Positionen auf einem Kontinuum ein, das von fremdbestimmt bis selbstbestimmt reicht. Liegt der «locus of control» im Individuum, betrachtet es sich als selbstbestimmt und ist davon überzeugt, persönlichen Einfluss auf zukünftige Ereignisse nehmen zu können; liegt der «locus of control» außerhalb des Individuums, betrachtet es sich als fremdbestimmt und von außen kontrolliert. Diese allgemeinen Erwartungshaltungen werden durch einen speziellen, die Gesundheit betreffenden «locus of control» modifiziert, der sich auf Erwartungen hinsichtlich Gesundheit und Krankheit sowie die Einflussnahme auf Verlauf und Ausgang eines Leidens bezieht (Rotter, 1966; Wallston et al., 1976).

Die Forschungsergebnisse über den Zusammenhang zwischen Kontrollüberzeugung und Compliance sind widersprüchlich (Wallston et al., 1978; Dimond & Jones, 1983). Nach Oberle (1991) sind subjektiv fremdbestimmte Personen kooperationsbereiter und weniger aktiv bei der Suche nach Informationen, subjektiv selbstbestimmte hingegen streben nach Wissen und manipulieren die Behandlungsempfehlungen.

Nach Ansicht einiger Forscher sollten die unterschiedliche Wesensart und die differierenden Lernstile von selbst- und fremdbestimmten Menschen bei der Behandlung berücksichtigt werden (Wallston et al., 1978). Für Fremdbestimmte wären Ansätze am besten geeignet, die ein soziales Gefälle in der Fachkraft-Klienten-Beziehung, eine Stützung des Selbstkonzepts und strukturierte Edukationspläne bevorzugen. Auf die Kontrollüberzeugung Selbstbestimmter wären hingegen Ansätze abgestimmt, die mehrere Optionen, Beteiligung an der Entscheidungsfindung, Betonung der persönlichen Verantwortung und Rechenschaftspflicht für Behandlungsergebnisse einschließen (Schroeder & Miller, 1983).

Der gesundheitsbezogene «locus of control» kann durch Edukationsprogramme, die besonders auf die persönliche Verantwortung eingehen, nach innen verlegt werden. Dimond und Jones (1983) mahnen jedoch an, dass das Einschärfen von persönlicher Verantwortung belastend und nicht ganz ungefährlich sein kann. Sie raten mit folgender Argumentation zur Vorsicht:

> Es wäre töricht, wenn nicht gar gefährlich, alle Klienten zu einer internen Kontrollüberzeugung bringen zu wollen. Die personale Kontrolle kann so viel Stress mit sich bringen, dass die Vorteile von der Belastung überwogen werden. ... Versuche, unkontrollierbare Zustände kontrollieren zu wollen, führen eventuell zu Selbstbeschuldigungen, Depression oder Verzweiflung.

Sichtweisen von Klient und Betreuer

Betreuer und Klienten sehen chronische Krankheit, ihre Behandlung und die relativen Vorzüge kooperativen Verhaltens wahrscheinlich unterschiedlich. Der Klient lebt mit der Krankheit, und die Behandlung stellt nur einen Aspekt im seinem Leben dar. Es ist ein gewaltiger Unterschied, ob man mit den Folgen einer Behandlung leben muss oder ob man gesundheitsbezogene Empfehlungen, Beratungen, edukative Maßnahmen oder Ermahnungen offeriert. Selten, wenn überhaupt, streben Klienten nach professioneller Hilfe, weil sie kooperativ sein wollen. Vielmehr stecken hinter ihrem Hilfeersuchen vielerlei Gründe: krankheitsbedingte Beschwerden, Besorgnis, Reaktion auf Empfehlungen anderer, Nachweis der Krankheit, um Ansprüche auf Leistungen geltend machen zu können usw. Für Gesundheitsexperten hingegen ist Compliance sehr wichtig und wird gewöhnlich als das erstrebenswerte Resultat der Interaktion angesehen (Anderson, 1985).

Weiter macht Anderson am Beispiel Diabetes mellitus zwei wesentliche Unterschiede in den Sichtweisen von Klienten und Experten deutlich. Bei dieser Krankheit gibt es erstens einen Unterschied, wie die Behandlungsempfehlungen aufzufassen sind, und zwar nicht nur im Hinblick auf Spezifität, Begründung und Folgen, sondern auch, was die Ursachen der vorhandenen Probleme anbelangt: Manche Klienten betrachten die Behandlung nämlich als Teil des Problems, an Diabetes erkrankt zu sein, wohingegen die Fachleute in der Behandlung dessen Lösung sehen. Zweitens befassen sich die Klienten intensiver mit dem «Hier und Heute», während das Interesse der Fachleute eher den zukünftigen krankheitsbedingten Gefahren für die Gesundheit gilt. So machen sich viele Klienten mehr Sorgen, wie einer hypoglykämischen Reaktion vorgebeugt werden kann als darüber, wie der Blutzuckerspiegel auf Dauer zu kontrollieren ist. Der Fachmann jedoch kennt die schwerwiegenden Langzeitfolgen eines nicht eingestellten Blutzuckerspiegels, was dazu führt, dass sein Anliegen eher darin besteht, diesen im Normbereich zu halten (Anderson, 1985).

Die Auffassungen des Klienten über chronische Krankheit, deren Behandlung und Kooperation werden auch mitbestimmt von den Anforderungen des Alltags, der Beanspruchung von Zeit und Energie und den zur Krankheitsbewältigung notwendigen Fähigkeiten und Fertigkeiten (Strauss et al., 1984). Außerdem sind häufig Verpflichtungen und Anforderungen vorhanden, die mit denen der Behandlungsempfehlungen konkurrieren, so dass sich das Verhältnis zwischen dem Nutzen der Behandlung und dem damit verbundenen Aufwand ungünstig für den Klienten gestaltet. Damit den Behandlungsempfehlungen Folge geleistet wird, müssen nach Strauss und Mitarbeitern (1984) bestimmte Bedingungen gegeben sein. Dazu gehören:

- Es besteht Vertrauen in den Experten, von dem die Empfehlungen stammen.
- Die Autorität des Experten wird nicht von anderer Seite untergraben oder bestritten.
- Es liegt der Nachweis vor, dass die Empfehlungen zur Kontrolle der Symptome, der Krankheit selbst oder für beides geeignet sind.
- Es treten keine lästigen und angstauslösenden Nebenwirkungen auf.
- Falls Nebenwirkungen vorhanden sind, werden sie in Kauf genommen, weil die Therapie die Beschwerden lindert oder weil eine hinreichend starke Furcht vor der Erkrankung besteht.
- Wichtige Alltagsaktivitäten des Klienten oder seiner unmittelbaren sozialen Umgebung werden durch die Empfehlungen nur relativ gering beeinträchtigt.
- Die subjektiv wahrgenommenen günstigen Effekte der Therapie überwiegen die negativen Auswirkungen auf das Identitätsgefühl des Klienten.

10.2.6 Motivation

Die traditionelle medizinische Sichtweise erklärt Noncompliance oft mit mangelnder Motivation und nicht mit einer unzureichenden Kommunikation zwischen Arzt und Klient. Der Arzt führt den erfolgreichen Umgang mit seinen Verordnungen und deren kontinuierliche Befolgung gewöhnlich auf eine hohe Motivation seitens des Klienten zurück. Als Grund für mangelnde Kooperation wird hingegen niedrige oder fehlende Motivation betrachtet.

Die meisten derzeit in der Literatur zu findenden Motivationsmodelle, die sich mit gesundheitsbezogenen Entscheidungen oder Gesundheitsverhalten befassen, sind von kognitionspsychologischen Theorien abgeleitet. Im Blickpunkt dieser Theorien stehen Einstellungen, Überzeugungen, Absichten und Wahrnehmungen, die sich auf die Fähigkeit des Klienten beziehen, mit der Therapie zu beginnen, den therapeutischen Anweisungen nachzukommen und ein entsprechendes Verhalten beizubehalten (Fleury, 1992). Nach diesen Modellen hängt die individuelle Bereitschaft zur Kooperation von folgenden Faktoren ab: den Überzeugungen und Werthaltungen des Klienten hinsichtlich des zu erreichenden Behandlungsziels, seinen Absichten, sowie seinen Anschauungen darüber, inwieweit er in der Lage ist, eine Verhaltensänderung einzuleiten und beizubehalten.

Interessenlage des Klienten

Die unterschiedlichen Motivationsgrade, sich gesundheitsbewusst zu verhalten, können besser verstanden werden, wenn die Interessenlage der

> **Fallstudie**
> ## Frau J.: Compliance und Interessenlage
>
> Bei Frau J., einer etwas korpulenten 52-jährigen Dame osteuropäischer Herkunft, wurde ein nicht-insulinabhängiger Diabetes mellitus diagnostiziert. Es schien, als ob sie den Ausführungen der Diätberaterin über eine Obergrenze von 1400 Kalorien pro Tag keine Beachtung schenken oder diese nicht verstehen würde. Doch ihr Bildungsniveau und ihre Lernfähigkeit wurden als überdurchschnittlich eingestuft. Die Beraterin bemerkte, dass Frau J. in den Gesprächen mit ihr immer wieder auf die Hochzeit ihrer Tochter zu sprechen kam, die in zwei Wochen stattfinden sollte und die seit zwei Jahren geplant war. Frau J. zufolge war diese Hochzeit das «größte Erlebnis meines Lebens» und ein Ereignis, bei dem ihr Status als fürsorgliche Mutter, zukünftige Schwiegermutter und Mitglied einer nunmehr erweiterten Familie bestätigt werden würde. Es sei, wie sie meinte, undenkbar für sie, nicht an den Festlichkeiten teilnehmen zu können – und das Essen und Trinken würde über Stunden andauern. Erst als die Beraterin Frau J. anbot, mit ihr gemeinsam einen Ernährungsplan für den großen Tag aufzustellen und dabei einen Kompromiss zwischen der Idealmenge von 1400 Kalorien und Frau J.s Wunschvorstellung vom Festessen aushandelte, zeigte diese eine gewisse Bereitschaft, die Diät in ihr tägliches Lebensmuster zu integrieren.

Klienten berücksichtigt wird, denn das Befolgen einer Behandlungsempfehlung steht vielleicht im Gegensatz zu Aufgaben, Rollen oder Beziehungen, die dem Klienten sehr wichtig sind. Chronisch Kranke müssen Tag für Tag mit einer Vielzahl von finanziellen und sozialen Belastungen zurechtkommen (Strauss et al., 1984). Folglich hängt die Motivation für kooperatives Gesundheitsverhalten davon ab, wie sie die aktuellen Anforderungen des Lebens bewerten.

Die Fallstudien von Frau J. und Herrn M. (Seiten 371, 379) verdeutlichen die Notwendigkeit, sich mit den Interessen und Lebensauffassungen eines Klienten zu befassen, denn nur so kann verstanden werden, wie ein etwaiger Mangel an Kooperationsbereitschaft zustande kommt. Diese Fallgeschichten zeigen, wie wichtig es ist, die zu einem gegebenen Zeitpunkt im Vordergrund stehenden Motive des Klienten zu berücksichtigen und festzustellen, wie sie sich auf die Bereitschaft, bestimmten therapeutischen Empfehlungen nachzukommen, auswirken.

Wird ein Klient unter Missachtung seiner Interessenlage mit dem Etikett «unkooperativ» versehen, behindert dies nicht nur den Prozess des Helfens, sondern erbringt auch keinerlei Vorschläge, wie denn nun wirksam zu intervenieren sei. Werden seine Pläne und Auffassungen zur Lebensgestaltung hingegen in Betracht gezogen, kann dies der betreuenden Fachkraft Gelegenheit verschaffen, Hinweise auf Kooperationshindernisse aus der Sicht des Klienten zu gewinnen. Wahrscheinlich sind Klienten eher bereit zu kooperieren, wenn sie erkennen, dass ihre Prioritäten anerkannt werden und sie in die Planung einbezogen sind, was ihnen wiederum die Möglichkeit eröffnet, über längere Zeiträume hinweg immer mehr Compliance zu entwickeln.

Das «Health Belief»-Modell

Motivation ist zweifellos an die Überzeugungen und Einstellungen des Betreffenden gebunden. Das von Hochman, Leventhal, Kegles und Rosenstock entwickelte «Health Belief»-Modell (HBM) sollte ursprünglich Erklärungen für gesundheitsbezogene Verhaltensweisen liefern, insbesondere was die Prävention anbelangt. Es enthält ein Bündel von Überzeugungen und Einstellungen, die für das Gesundheitsverhalten von Bedeutung sind (Becker & Maiman, 1975). Das Modell wurde um die Dimension der allgemeinen Motivation für Gesundheitsverhalten (Becker, 1976) (vgl. Abb. 10-1) und später noch einmal um die Dimension der Verhaltensweisen in der Krankenrolle erweitert (siehe Kapitel 4 zu krankheitsspezifischen Rollen). In Abbildung

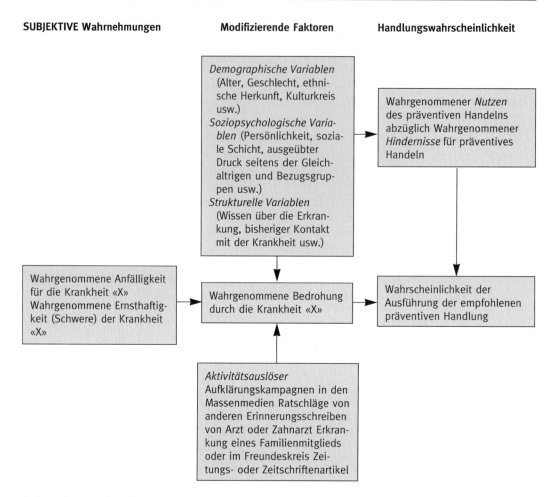

Quelle: Becker, M. H. (1974a). A new approach to explaining sick-role behavior in low-income populations. *American Journal of Public Health*, 64, 205–216.

Abbildung 10-1: Das «Health Belief»-Modell als Prädiktor für präventives Gesundheitsverhalten

10-2 sind die modifizierenden und befähigenden Faktoren in Bezug auf die Bereitschaft aufgeführt, sich gemäß der Krankenrolle zu verhalten. Diese Verhaltensweisen wiederum beeinflussen die Wahrscheinlichkeit von Kooperation bei chronischer Krankheit.

Die wichtigste Annahme dieses Modells besteht darin, dass die Wahrscheinlichkeit für das Ausführen einer ärztlichen oder pflegerischen Empfehlung von drei Faktoren abhängt, nämlich:

1. der wahrgenommenen Schwere der Krankheit
2. der subjektiven Erfolgswahrscheinlichkeit für eine Handlung zur Verringerung der Bedrohung und
3. den wahrgenommenen Hindernissen für das Befolgen der Empfehlungen.

Das HBM stellt nach wie vor einen wichtigen Ansatz zur Erklärung der Beziehung zwischen Einstellungen und Verhaltensweisen und der

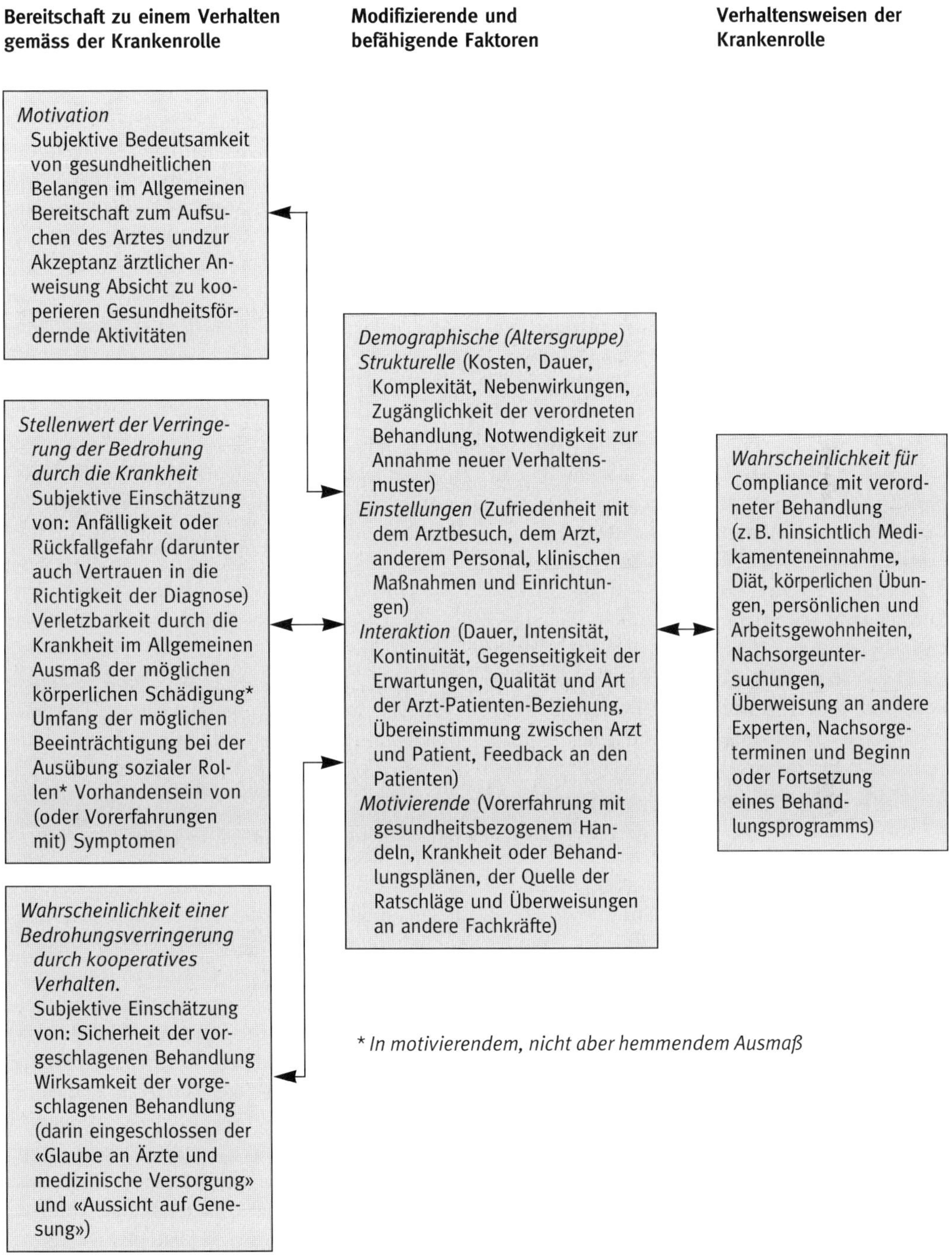

Kapitel 10: Compliance

Bereitschaft zu einem Verhalten gemäss der Krankenrolle

Motivation
Subjektive Bedeutsamkeit von gesundheitlichen Belangen im Allgemeinen Bereitschaft zum Aufsuchen des Arztes und zur Akzeptanz ärztlicher Anweisung Absicht zu kooperieren Gesundheitsfördernde Aktivitäten

Stellenwert der Verringerung der Bedrohung durch die Krankheit
Subjektive Einschätzung von: Anfälligkeit oder Rückfallgefahr (darunter auch Vertrauen in die Richtigkeit der Diagnose) Verletzbarkeit durch die Krankheit im Allgemeinen Ausmaß der möglichen körperlichen Schädigung* Umfang der möglichen Beeinträchtigung bei der Ausübung sozialer Rollen* Vorhandensein von (oder Vorerfahrungen mit) Symptomen

Wahrscheinlichkeit einer Bedrohungsverringerung durch kooperatives Verhalten.
Subjektive Einschätzung von: Sicherheit der vorgeschlagenen Behandlung Wirksamkeit der vorgeschlagenen Behandlung (darin eingeschlossen der «Glaube an Ärzte und medizinische Versorgung» und «Aussicht auf Genesung»)

Modifizierende und befähigende Faktoren

Demographische (Altersgruppe)
Strukturelle (Kosten, Dauer, Komplexität, Nebenwirkungen, Zugänglichkeit der verordneten Behandlung, Notwendigkeit zur Annahme neuer Verhaltensmuster)
Einstellungen (Zufriedenheit mit dem Arztbesuch, dem Arzt, anderem Personal, klinischen Maßnahmen und Einrichtungen)
Interaktion (Dauer, Intensität, Kontinuität, Gegenseitigkeit der Erwartungen, Qualität und Art der Arzt-Patienten-Beziehung, Übereinstimmung zwischen Arzt und Patient, Feedback an den Patienten)
Motivierende (Vorerfahrung mit gesundheitsbezogenem Handeln, Krankheit oder Behandlungsplänen, der Quelle der Ratschläge und Überweisungen an andere Fachkräfte)

* In motivierendem, nicht aber hemmendem Ausmaß

Verhaltensweisen der Krankenrolle

Wahrscheinlichkeit für Compliance mit verordneter Behandlung (z. B. hinsichtlich Medikamenteneinnahme, Diät, körperlichen Übungen, persönlichen und Arbeitsgewohnheiten, Nachsorgeuntersuchungen, Überweisung an andere Experten, Nachsorgeterminen und Beginn oder Fortsetzung eines Behandlungsprogramms)

Quelle: Becker, M. H. (1974b). The health belief model and sick-role behavior. Health Education Monograph, 2, 409–419.

Abbildung 10-2: Zusammenfassung des «Health Belief»-Modells zur Voraussage und Erklärung des Verhaltens gemäß der Krankenrolle

Kooperationsbereitschaft dar. Die von diesem Modell ausgehenden Studien sind im Allgemeinen aussagekräftiger in der Vorhersage des Gesundheitsverhaltens als Studien, die sich auf andere Modelle stützen (Cargill, 1992). Forschungsarbeiten, die auf dem HBM basieren zeigen, dass die subjektive Wahrnehmung von Anfälligkeit, Schwere und Nutzen in der Tat positiv mit einer Vielzahl erwünschter gesundheitsbezogener Verhaltensweisen korreliert, nämlich mit der Einnahme von Medikamenten, der Befolgung diätetischer Restriktionen, der Durchführung physiotherapeutischer Übungen und der Einhaltung von Arzt- oder Behandlungsterminen (Hallel, 1975; Becker & Janz, 1985).

Obwohl gesundheitliche Überzeugungen und Kooperation moderat miteinander korrelieren, wenn diese Variablen parallel erfasst werden, lässt sich anhand gesundheitsbezogener Auffassungen keine Voraussage in Bezug auf Compliance treffen (Dunbar, 1990). So gaben Teilnehmer eines Edukationsprogramms zur Erhöhung der Selbstpflegekompetenz keineswegs an, die Behandlungsempfehlungen genauer zu befolgen, obwohl sie ihre Überzeugungen hinsichtlich wahrgenommener Schwere der Krankheit und Selbstwirksamkeit nach oben korrigiert hatten (Wooldridge et al., 1992). Laut Wooldridge und Mitarbeitern trat eine Verhaltensänderung der erwünschten Richtung vermutlich deswegen nicht ein, weil das im Rahmen des Programms empfohlene Gesundheitsverhalten mit einem höheren Aufwand an Geld, Zeit und Energie verbunden war. In einer von Jones und Mitarbeitern (1988) durchgeführten Studie über die Einhaltung von Terminen führte hingegen eine edukative Intervention, die auf der Grundlage des «Health Belief»-Modells entwickelt worden war, zu höherer Compliance.

Trotz seiner offenkundigen Vorteile besitzt das HBM jedoch auch Mängel: Es ist nicht prozessorientiert, enthält einige wesentliche Schwachpunkte und führt nicht zu konsistenten Ergebnissen (Schwarzer, 1992). Eine in jüngster Zeit durchgeführte Metaanalyse von Studien, in denen das HBM angewandt wurde, machte deutlich, dass es noch immer konzeptuelle und methodologische Probleme in der HBM-Forschung gibt (Harrison et al., 1992).

Als weitere Variable wurde dem stets in der Weiterentwicklung befindlichen «Health Belief»-Modell in letzter Zeit das Konstrukt der *Selbstwirksamkeit* hinzugefügt. Selbstwirksamkeit wird definiert als die Summe der Erwartungen, die der Klient in Bezug auf das eigene Handeln hegt, oder als der Grad an Vertrauen, den er hinsichtlich seiner *Fähigkeit* hat, eine empfohlene Handlung auszuführen. Die subjektive Bewertung dieser Fähigkeit «wirkt sich auf Verhalten, Motivationsstärke, Denkmuster und emotionale Reaktionen auf potentiell bedrohliche Situationen» aus (Fleury, 1992). Selbstwirksamkeit ist ein Prädiktor für den Gesundheitsstatus, die präventive Selbstpflege und die Selbstbehandlung bei Krankheit (Gonzalez, 1990). Es hat sich gezeigt, dass eine hohe Selbstwirksamkeit in der Tat mit Verhaltensweisen in Verbindung steht, die sich bei Angststörungen, Depressionen, Schmerzen, Raucherentwöhnung, Essstörungen, Lungenerkrankungen und der Prävention postoperativer Komplikationen als nützlich erwiesen haben (Black, 1992).

Das «Health Promotion»-Modell

Ein Pflegemodell, das auf der Grundlage des HBM entwickelt wurde, ist das «Health Promotion»-Modell (HPM) (Pender, 1987; Fleury, 1992). Dieses Modell der Gesundheitsförderung setzt sich aus drei Komponenten zusammen. Die erste umfasst als primäre Prädiktoren für gesundheitsförderndes Verhalten folgende kognitiv-perzeptiven Faktoren: die subjektive Wichtigkeit von Gesundheit, die wahrgenommene Kontrolle über die Gesundheit, die Selbstwirksamkeit, die subjektive Definition von Gesundheit, den wahrgenommenen Gesundheitsstatus, den wahrgenommenen Nutzen gesundheitsfördernder Verhaltensweisen sowie die in dieser Hinsicht wahrgenommenen Hindernisse (vgl. Abb. 10-3). Als zweite Komponente beinhaltet das «Health Promotion»-Modell Faktoren, die Überzeugungen und Wahrnehmungen modifizieren, welche einen Einfluss auf gesundheitsfördernde Verhaltensweisen ausüben. Die dritte Komponente schließlich ist die von inneren und äußeren Aktivitätsauslösern abhängige Wahrscheinlichkeit, mit der eine bestimmte gesundheitsfördernde Handlung ausführt wird.

Das Common Sense-Modell

Ein weiteres Modell, das individuelle Überzeugungen zu Krankheit diskutiert, ist das Common Sense-Modell (CSM). Für Studien, die sich auf dieses Modell stützen, werden in erster Linie Personen mit asymptomatischen Krankheiten als Probanden ausgewählt. Es stehen keine Daten zur Verfügung, die stichhaltige Anhaltspunkte dafür liefern, ob dieses Modell für andere Populationen in irgendeiner Hinsicht von Wert ist. Das CSM postuliert, dass der Umgang des Individuums mit dem Auftreten von Krankheit sein Bewältigungsverhalten im Hinblick auf die Therapie und auch seine Kooperationsbereitschaft formt (Leventhal et al., 1980). Studien auf der Basis dieses Modells zeigen, dass die Probanden durchweg nach Symptomen Ausschau halten, die sich mit ihrer subjektiven Sichtweise der Krankheit decken (Baumann et al., 1989; Meyer et al., 1985).

10.2.7 Ethische Fragen

Compliance und Noncompliance werfen im Rahmen der Kostendämpfung im Gesundheitswesen zunehmend ethische Fragen auf, denn unweigerlich kommt es zu Konflikten, wenn die Ressourcen der Gesundheitsversorgung begrenzt sind und Entscheidungen über den sinnvollsten Einsatz von Zeit, Geld und Energie der Anbieter entsprechender Leistungen getroffen werden müssen. Allerdings gilt es, ökonomische und ethische Fragen voneinander abzugrenzen. Während aus ökonomischer Sicht die effiziente Verteilung der Ressourcen im Mittelpunkt steht, beschäftigt sich die Ethik mit der gerechten Ressourcenverteilung (Barry, 1982). Connelly (1984) kam zum Schluss, dass Maßnahmen zur Förderung und Verbesserung der aktiven und effektiven Selbstversorgung sowohl aus ethischer als auch ökonomischer Sicht eine bedeutende Rolle spielen. Bei ethischen Fragen geht es im wesentlichen um Rechte und Pflichten von Fachkräften und Klienten, um Bevormundung und Zwang seitens des Fachpersonals, die Autonomie des Klienten, das Verhältnis zwischen Risiko und Nutzen der vorgeschlagenen Behandlungsmaßnahmen sowie um die aus der Noncompliance für die Gesellschaft entstehenden Kosten (siehe Kapitel 19 über Pflegeethik).

Sollen Maßnahmen zur Verbesserung der Compliance auf ethisch korrekter Grundlage ergriffen werden, müssen nach Sackett (1976) drei Vorbedingungen erfüllt sein:

1. Eine korrekte Diagnose muss vorliegen.
2. Der Nutzen der Therapie muss den Schaden übersteigen.
3. Kooperationsbereite Klienten müssen als Partner an den Maßnahmen zur Erhöhung der Compliance beteiligt sein.

Diese Vorbedingungen fordern zwingend eine auf Informationen beruhende Zustimmung seitens des Klienten und den Aufbau einer partnerschaftlichen Beziehung, in der die Verantwortung für die Kooperation gleichmäßig verteilt ist.

Jonsen (1979) hat eine vierte Bedingung hinzugefügt – nämlich dass es wichtig für den Klienten sein muss zu kooperieren – und betont dabei, dass die Ethik der Compliance auf Freiheit, gegenseitigem Verständnis und Verantwortung beruhe. Connelly (1984) entwickelte unter Einbeziehung von Sacketts und Jonsens Auffassungen ein dreistufiges, von ethischen Gesichtspunkten ausgehendes Modell der Compliance-Förderung:

- Erste Stufe: Entwicklung der Kompetenzen des Klienten, verbunden mit Bekräftigung und Unterstützung seiner Selbstversorgungsfähigkeit.
- Zweite Stufe: Erarbeitung einer vom Klienten akzeptierten Empfehlung sowie Festlegung von Ergebnissen und Zielen in einer auf Ge-

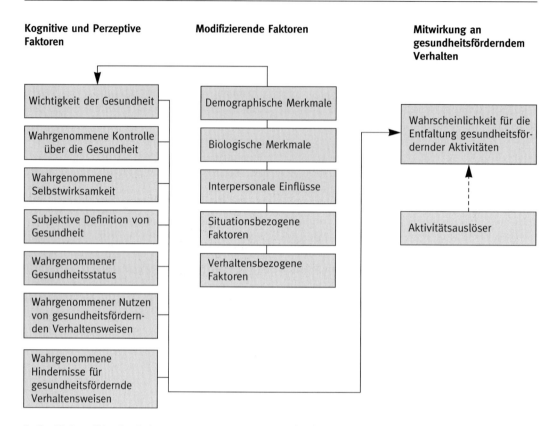

Quelle: Mit freundlicher Genehmigung entnommen aus Pender, N.J. (1987). *Health promotion in nursing practice* (2nd ed.) (p. 58). Norwalk, CT: Appelton-Century-Crofts.

Abbildung 10-3: Das «Health Promotion»-Modell

genseitigkeit basierenden Fachkraft-Klienten-Interaktion.
- Dritte Stufe: Schwerpunktmäßige Arbeit mit kooperationsfördernden Maßnahmen, die auf eine gemeinsame Aufdeckung von Problemen und auf Verhandlungen bei Konflikten bezüglich der Ziele oder deren Umsetzung abzielen.

Drohungen, Ausübung von Druck oder das Einflößen von Angst sind unethisch (Jonsen, 1979; Connelly, 1984). Zu den bestrafenden Reaktionen, die auf Seiten der Fachkräfte auftreten können, wenn fehlende Kooperationsbereitschaft zutage tritt oder der Verdacht darauf besteht, gehören: Minderung von Zeit und Aufmerksamkeit für den Klienten, geringere Bereitschaft zur Unterstützung bei der Bewältigung von Kri-

sen und Begrenzung des Zugangs zu Dienstleistungen, Ressourcen und Bedarfsmitteln. Das häufige Auftreten von Noncompliance und das oftmals festzustellende Unvermögen der Fachkräfte, kooperative von unkooperativen Klienten zu unterscheiden, spricht gegen die Rücknahme oder Reduktion von Dienstleistungen bei Klienten, die ihre Noncompliance offen eingestehen. Denn wenn andere dies nicht tun, dabei aber den Behandlungsempfehlungen genauso wenig folgen, dann schaffen Bestrafungen, die ja nur jene treffen, die ihre Noncompliance ehrlich zugeben, eine Ungleichheit in der Gesundheitsversorgung. Dies aber stellt die soziale Gerechtigkeit in Frage.

Wurde der Klient jedoch informiert und ist er sich darüber im klaren, dass als Konsequenz seiner fehlenden Kooperationsbereitschaft mit dem Rückzug der Fachkraft zu rechnen ist, dann ist diese durchaus berechtigt, die Beziehung zu beenden. In dem Moment aber, in dem wirtschaftliche oder soziale Bedingungen den Zugang zu anderen Fachleuten ausschließen, wirft die Beendigung der Betreuung ernste Fragen über die ethische Berechtigung des Rückzugs und die Trennung vom Klienten auf. Die Unterstützung des Klienten bei der Suche nach anderweitiger Betreuung ist «aus ethischer Sicht einer einseitigen und abrupten Beendigung der Beziehung vorzuziehen» (Jonsen, 1979).

10.2.8 Pflegediagnose

Eine von der Nordamerikanischen Pflegediagnosenvereinigung (NANDA) anerkannte Pflegediagnose ist *Fehlende Kooperationsbereitschaft [Noncompliance]*. Carpenito (1995) merkt hierzu an, dass diese Diagnose nur auf Klienten angewandt werden sollte, die zu kooperieren wünschen, dies aber aus verschiedenen Gründen nicht zu tun vermögen. Bei Personen hingegen, bei denen schon aus dem Assessment ersichtlich wird, dass sie die Kooperation aus einer sachkundigen, autonomen Entscheidung heraus verweigern, sollte diese Diagnose nicht gestellt werden. Wie die Fallstudie von Herrn M zeigt, gibt es Anforderungen, Verpflichtungen und Interessen, die zu den Behandlungsempfehlungen im Widerspruch stehen. Werden Klienten oder pflegende Angehörige dazu ermutigt, ihre Alltagsaktivitäten, Lebensbedingungen und gegenwärtigen Interessen und Sorgen anzusprechen, lassen sich solche und ähnliche auf die Compliance einwirkenden situationsbedingten Faktoren vermutlich leichter erkennen. Mit der steigenden Anzahl älterer Menschen in unserer Gesellschaft wird es immer wahrscheinlicher, dass sich pflegende Angehörige mehr um die chronische Krankheit eines engen Familienmitglieds kümmern als um die eigene Gesundheit.

Ein weiteres Problem hinsichtlich der Gültigkeit der Pflegediagnose «Noncompliance» besteht darin, dass durch das Stellen dieser Diagnose eine mangelnde kulturelle Sensibilität seitens der betreffenden Pflegekraft zum Ausdruck kommen kann, nämlich dann, wenn der kulturelle Hintergrund des Klienten nicht hinreichend erfasst wurde (Whitley, 1991; Geissler, 1991). Dies kann dazu führen, dass der Klient daran gehindert wird, von seinem Recht Gebrauch zu machen, aufgrund einer sachkundigen Entscheidung die Kooperation zu verweigern.

10.3 Interventionen zur Herstellung von Compliance

Die mit fehlender Kooperationsbereitschaft verbundenen Probleme sind sehr komplex. Dies sollte den Pflegepraktiker jedoch nicht davon abschrecken, gemeinsam mit dem Klienten und unter Berücksichtigung seiner Bedürfnisse, Verpflichtungen und Lebensauffassungen darauf hinzuarbeiten, optimale Gesundheitsempfehlungen in sein Verhalten zu integrieren. Um ein Höchstmaß an Compliance zu erreichen, müssen diejenigen, die kooperationsfördernde Maßnahmen ergreifen, die Verantwortung für die Sicherheit und die Einbeziehung des Klienten übernehmen. Deswegen kommt die pflegerische Fachkraft, die oft als Bindeglied zwischen Klient und Arzt fungiert, in vielen Fällen nicht umhin, sich mit einem oder mit beiden ins Benehmen zu setzen, bevor die Dinge soweit geklärt sind, dass konkrete Maßnahmen ausgewählt und angegangen werden können.

10.3.1 Assessment

Wenn man davon ausgeht, dass die Erfassung der Compliance ein Assessment von Verhaltensweisen des Klienten darstellt, muss festgelegt werden, nach welchen Gesichtspunkten dabei vorgegangen werden soll. Jede Methode zur Einschätzung des Klientenverhaltens weist Vorteile und Grenzen auf – es gibt keine «goldene Regel» zur Erfassung der Compliance (Cramer et al., 1989). Im großen und ganzen taugt eine Methode dann, wenn sie folgende Merkmale aufweist: Präzision, Zweckmäßigkeit, Spezifizität, Objektivität, Durchführbarkeit aus wirtschaftlicher Sicht, Praktikabilität und einfache Anwendbarkeit (Westfall, 1986).

Ein systematisches Assessment sollte folgende Aspekte umfassen: die Familie des Klienten, soziokulturelle und ökonomische Faktoren, Bildungsniveau sowie Überzeugungen, Einstellungen und derzeitiger Kenntnisstand bezüglich der Behandlungsvorschläge. Außerdem sollte der Frage Aufmerksamkeit geschenkt werden, inwieweit der Klient die Krankheit als bedrohlich empfindet, ob er die Behandlungsmaßnahmen für wirksam hält und ob er überhaupt in der Lage ist, die Empfehlungen umzusetzen. Welche Auswirkungen es haben kann, wenn eine Krankheit nicht als Bedrohung gesehen wird, zeigt eine Studie an Personen mit schwerer, persistierender Schizophrenie: Die meisten Probanden zeigten keine Kooperationsbereitschaft bei der Einnahme der Präparate, meinten, sie bräuchten keine Medikamente und leugneten ihr Kranksein (Mulaik, 1992).

Im Rahmen des Assessments muss festgestellt werden, ob und inwieweit die Verordnung auf den jeweiligen Klienten abgestimmt ist, was auch bedeutet, dass der zu erwartende relative Schaden oder Nutzen abgeschätzt wird. Durch ein sorgfältiges Assessment können jene Aspekte der Behandlungsempfehlung erkannt werden, bei denen die geringste Aussicht auf Kooperation besteht, die am wichtigsten für das Erreichen therapeutischer Ziele sind und die den größten Lernaufwand im Hinblick auf erwünschte Verhaltensänderungen erfordern. Hingson und Mitarbeiter (1981) schlugen die folgenden Fragen als Bestandteil einer Compliance-orientierten Anamnese vor:

- Haben Sie für dieses gesundheitliche Problem schon einmal irgend etwas eingenommen?
- Gibt es irgend etwas, das Ihnen hinsichtlich der Krankheit Sorgen bereitet?
- Was kann geschehen, wenn die Behandlungsempfehlungen nicht eingehalten werden?
- Mit welcher Wahrscheinlichkeit tritt dies ein?
- Wie schätzen Sie die Wirksamkeit der vorgeschlagenen Behandlungsmaßnahmen ein?
- Können Sie irgendwelche Probleme nennen, die möglicherweise während der Behandlung auftreten?
- Haben Sie irgendwelche Fragen zu den Maßnahmen oder ihrer Anwendung?

Die Fallstudie von Frau Z. veranschaulicht viele der miteinander verwobenen Faktoren, die in die Entscheidung für oder gegen Kooperation einfließen. Weiterhin zeigt dieses Fallbeispiel, welche Bedeutung einer gründlichen Erkun-

> **Fallstudie**
> ## Herr M.: Unvereinbare Anforderungen und Interessen
>
> Bei Herrn M., einem 70-jährigen Geschäftsführer, wurde kürzlich ein nicht-insulinabhängiger Diabetes mellitus diagnostiziert. Herr M. war gebildet, geistig wach und in der Lage, Probleme zu lösen. Darüber hinaus nahm er an einer edukativen Maßnahme über Diabetes teil und «konnte lernen, warum und wie er seinen Diätvorschriften Folge leisten sollte». Er entschied sich dafür, die Blutzuckerüberwachung zu Hause vorzunehmen anstatt seinen Urin testen zu lassen, zeigte aber kein Interesse an der Einhaltung einer Diät und legte, außer dass er auf Speisen mit hohem Zuckergehalt verzichtete, wenig Begeisterung für eine Umstellung seiner Ernährungsgewohnheiten an den Tag.
>
> Erst auf gezielte Fragen nach seinem Tagesablauf, seinen Lebensbedingungen und seinen momentanen Sorgen enthüllte er, dass er seine ganze Aufmerksamkeit, Energie und Zeit seinem Geschäft und seiner vom Beatmungsgerät abhängigen Frau widmete. Während des Tages nahm das Geschäft die meiste Zeit in Anspruch, und jede Nacht und vier Abende die Woche versorgte er seine Frau. Seitdem vor sechs Monaten plötzlich eine akute respiratorische Insuffizienz bei ihr aufgetreten war, hatte er gelernt, mit den Medikamenten sowie dem Beatmungsgerät einschließlich Zubehör umzugehen und andere spezielle therapeutische Aufgaben zu übernehmen. Das Abendessen war seiner Beschreibung nach «eine kostbare Zeit, in der wir über Dinge, die nichts mit Krankheit zu tun haben, sprechen können».
>
> Herr M. gab eine Anzahl von Faktoren an, die sich nachteilig auf das Einhalten der Diät auswirkten:
> - Erstens ließ er manchmal das Frühstück ausfallen, weil er die Gewohnheit hatte, lange zu schlafen.
> - Zweitens war es schwierig für ihn, das Mittagessen jeden Tag zur gleichen Zeit einzunehmen, weil sich sein gesamter Tagesablauf an den Bedürfnissen seiner Kunden orientierte, was häufig dazu führte, dass er diese Mahlzeit ausließ.
> - Drittens war das Abendessen mit seiner Frau die einzige Zeit, in der beide ungestört über Familienangelegenheiten sprechen konnten, und er wollte sich nicht den Kopf darüber zerbrechen, was er bei dieser Gelegenheit essen sollte.
> - Viertens war er der Auffassung, die Krankheit seiner Frau sei gravierender als die seine und ihre Versorgung wichtiger; die Folgen seines Diabetes lagen für ihn irgendwann in ferner Zukunft, was es ihm leicht machte, die ihn betreffenden therapeutischen Notwendigkeiten zu vernachlässigen. Zudem wurde festgestellt, dass Herr M. kaum Beschwerden hatte, so dass er nur wenig darin bestärkt wurde, sein Verhalten zu ändern, und auch das alle drei Monate stattfindende Gespräch mit dem Arzt bewirkte nichts.

dung der Ursachen für Noncompliance zukommt und wie wichtig es ist, bei der Analyse einer Situation, in der Kooperationsmängel zu Tage treten, nach bestimmten Richtlinien vorzugehen.

Als erstes sollte man sich eingestehen, dass auch pflegerisches und medizinisches Fachpersonal nicht unfehlbar ist und sich Fehler bei der Verschreibung der Medikamente, der Ausgabe in der Apotheke, beim Gespräch mit Klienten und pflegenden Angehörigen oder in der schriftlichen Dokumentation einschleichen können. Die zuletzt erwähnte Gefahr besteht besonders in Kliniken, wo verschiedene Ärzte und Pflegefachkräfte für die Betreuung einer Person zuständig sind.

Eine zweite Überlegung besteht darin, dass Klienten oder pflegende Angehörige die Anweisungen vielleicht ganz einfach nicht verstanden haben oder sich nicht daran erinnern können. Hulka und Mitarbeiter (1976) machten deutlich, dass die ungenügende intellektuelle Erfassung von Empfehlungen von der willentlichen Noncompliance abzugrenzen ist und für beträchtliche Irrtümer bei der Medikamenteneinnahme verantwortlich sein kann. Waren Klienten, so ihre Studie, über das von ihnen erwartete Verhalten informiert und hatten sie die Anwei-

> **Fallstudie**
> ## Frau Z., Teil I: Wie Noncompliance entstehen kann
>
> Frau Z. pflegt ihren Vater, Herrn A., und erhielt vom Apotheker ein Fläschchen Antibiotikum. Auf dem Etikett stand jedoch fälschlicherweise «viermal täglich» (4 x tgl.) anstatt «einmal täglich» (1 x tgl.). Frau Z. erinnerte sich, dass vor einem halben Jahr das gleiche Antibiotikum in der Dosierung einmal täglich verschrieben worden war. Sie entschied, dass eine viermalige Gabe pro Tag zu häufig sei und verabreichte es ihrem Vater nur zweimal täglich. Nach wenigen Tagen verringerte sie die Gabe auf einmal am Tag und setzte es schließlich ab, als ihr Vater Verwirrtheitserscheinungen zeigte. Weil dieser seinen Zustand auf einen verordneten Vasodilatator zurückführte, setzte sie dieses Medikament ebenfalls ab.
>
> Sie konnte sich weder daran erinnern, was ihr der Arzt bei der letzten Konsultation über die Dosierung des Antibiotikums gesagt hatte, noch hatte sie schriftliche Anweisungen erhalten. Den früheren Arzt ihres Vaters hatte Frau Z. immer anrufen können, wenn sie Fragen zu dessen Pflege hatte. Doch dieser Arzt praktizierte nicht mehr, weil er plötzlich erkrankt war. Der neue Hausarzt schien Frau Z. zwar sehr kompetent zu sein, doch sie «kannte ihn noch nicht gut genug, um ihn einfach anzurufen». Bereitwillig nahm sie das Angebot der ambulanten Krankenschwester an, sich mit dem Arzt in Verbindung zu setzen, um die Verordnung zu klären, vom Auftreten der Verwirrtheitserscheinungen zu berichten und ihn über den Irrtum bei der Verschreibung des Antibiotikums in Kenntnis zu setzen.

sungen verstanden, stimmte das nachfolgende Verhalten in über 85 % des Studienzeitraums mit diesen Erwartungen überein.

Drittens ist es wichtig, sich vor Augen zu halten, dass medizinisch-pflegerische Fachleute dazu neigen, kooperatives Verhalten von «guten Patienten» als positiv, bewundernswert und erwünscht und unkooperatives Verhalten von «Problempatienten» als negativ, beklagenswert und unverständlich zu betrachten. Der Gedanke scheint nicht abwegig, dass sich die Fachkräfte in der Gesundheitsfürsorge, gehen sie von dieser Sichtweise aus, nur zögerlich auf die Suche nach Kooperationshindernissen begeben, weil diese ja auf eigene Versäumnisse oder Ungeschicklichkeiten zurückzuführen sein könnten.

Eine vierte Richtlinie besteht darin, sich mit Schlussfolgerungen über die Ursachen und auch mit Voraussagen über den Grad der Compliance zurückzuhalten, die auf irgendeiner Eigenschaft des Klienten basieren. Das ist deshalb geboten, weil nur ein schwacher Zusammenhang zwischen Compliance und soziodemographischen Merkmalen oder stabilen Persönlichkeitszügen besteht (Kasl, 1978).

Im Rahmen des Assessments sollte auch festgelegt werden, wer die hauptsächlichen Adressaten für kooperationsfördernde Maßnahmen sind. An früherer Stelle wurde bereits erwähnt, dass der Begriff Compliance wohl zu eng gefasst ist, wenn darunter nur die Selbstversorgung verstanden wird. Denn dann können Situationen nicht einbezogen werden, in denen das Befolgen von Behandlungsempfehlungen nur mit Unterstützung anderer möglich ist. Liegt beispielsweise eine Kombination von schwerer Behinderung und chronischer Krankheit vor, wird das Verständnis von Compliance als bloßer Selbstversorgung untauglich.

Strauss und Mitarbeiter (1984) beschreiben zwei Rollen, die Familienmitglieder in Bezug auf Compliance übernehmen können: die Rolle des Kontrollierenden (Befehlen, Manipulieren, in Verlegenheit bringen, Erinnern) und die Rolle des Unterstützenden. Diese Konzeption familiärer Rollen sieht im Klienten den Hauptakteur im Hinblick auf Kooperation, und sie ist sicherlich angebracht, wenn keine ausgeprägten Einschränkungen beim Klienten vorliegen. Bei deutlich herabgesetzten geistigen oder körperlichen Fähigkeiten jedoch sind häufig die Familienmitglieder die wichtigeren Handlungsträger, und daher sollten in solchen Fällen die Maßnahmen zur Compliance-Förderung besonders auf diesen Personenkreis ausgerichtet sein.

Fallstudie
Frau Z., Teil II: Befolgung therapeutischer Empfehlungen

Nach einem einmonatigen Krankenhausaufenthalt zur Behandlung einer lebensbedrohlichen Harnwegsinfektion mit Sepsis zog Herr A. vor mehr als einem Jahr zu seiner 46-jährigen Tochter, Frau Z. Als er entlassen wurde, wog er etwa 44 kg, mittlerweile sind es knapp 53. Angesichts seiner Größe von 1,78 m macht er aber immer noch einen sehr ausgemergelten Eindruck. Wegen seiner Schwäche verbringt er die meiste Zeit im Bett. Obwohl er geistig wach und auch kommunikativ ist, bittet er seine Tochter oft, ihm die Inhalte der Gespräche zwischen ihm und der ambulanten Krankenschwester im Nachhinein zu erklären. Gelegentlich treten auch unvermittelt Episoden von Verwirrtheit bei ihm auf.

Die Verschreibungen des Arztes umfassen ein täglich einzunehmendes Diuretikum, Antibiotika, deren Dosierung zwischen ein- und viermal täglich schwankt sowie Tylenol mit Kodein als Bedarfsmedikation. Die verordnete Diät besteht aus salzarmer Kost, die regelmäßig verabreicht werden soll. Jeden Tag ist Katheterpflege durchzuführen, wozu auch Katheterspülungen gehören; einmal im Monat wechselt die ambulante Krankenschwester den Dauerkatheter.

Frau Z. beschreibt ihren Vater als dickköpfig. Nach dem Tod seiner Frau hatte er darauf bestanden, alleine zu leben. Drei Jahre lang konnte er seine chronische Harninkontinenz durch Selbstkatheterisierung kontrollieren, und deshalb stellte es eine große Belastung für ihn dar, als er einen Dauerkatheter benötigte. Für Frau Z. ist auch klar, dass ihr Vater unglücklich ist, weil er «zwangsweise» von seiner alten Nachbarschaft wegziehen musste und dadurch seine Unabhängigkeit einbüßte, und weil er die Gelegenheit vermisst, seine Freunde im Senioren-Club zu treffen. Ihr Mann, so Frau Z., ist gut zu ihr und ihrem Vater. Sie arbeitet im Laden ihres Mannes, wo es viel zu tun gibt, und erledigt zudem den Großteil der im Haushalt anfallenden Arbeiten. Sie ist sehr bemüht, vor ihrem Mann zu verbergen, wie viel Arbeit die Pflege ihres Vaters macht.

Frau Z. übernimmt die Verantwortung für die Einnahme der Medikamente («Ich kann Vater nicht trauen»), bereitet die Diätmahlzeiten zu, kümmert sich um einige den Katheter betreffende Dinge und auch um andere pflegerische Notwendigkeiten. Gelegentlich bekommt ihr Vater seine Medikamente nicht, weil sie die Gabe vergessen hat oder ihn zu der betreffenden Zeit schlafend vorfindet. Wenn er verwirrt ist, muss sie ihn zur Einnahme der Tabletten überreden. Wegen der zeitlichen Belastung im Laden ist es ihr nicht möglich, bei der Medikamentengabe eine Routine von vier Gaben pro Tag einzuhalten, und daher verabreicht sie die Präparate dreimal täglich. Sie hat ein ungutes Gefühl, wenn während ihrer Abwesenheit eine Pflegehilfe im Haus ist, und sie glaubt, dass ihr Vater die bereitgestellten Mittagsmedikamente häufig nicht einnimmt – außer sie ruft vom Laden aus an, um ihn daran zu erinnern.

Die Zubereitung der salzarmen Diät fällt Frau Z. nicht schwer, weil sie bereits vorher nur wenig Salz beim Kochen verwendete. Seit Herr A. bei seiner Tochter lebt, hat er fast neun Kilogramm zugenommen. Zunächst wurden ihm die Mahlzeiten ans Bett gebracht, doch nun soll er sie am Tisch einnehmen. Für die Zeiten von Frau Z.s Abwesenheit stehen eine Zwischenmahlzeit und Wasser am Bett.

Dem Vater wie der Tochter bereitet der Umgang mit dem Katheter noch immer große Schwierigkeiten. Herr A. empfindet ihn als schmerzhaft und betrachtet ihn als erhebliche Beeinträchtigung und als ständige Quelle der Frustration. Zweimal hat er ihn bereits durchgeschnitten und entfernt. Mit dem Arzt einigte man sich darauf, es wieder mit Selbstkatheterisierung zu versuchen, doch bereits nach drei Monaten trat erneut eine Infektion auf. Die tägliche Katheterpflege, zu der auch das Reinigen und die Inspektion des Katheters und des Penis gehören, ist sehr belastend für Frau Z. Anfänglich glaubte sie, sie könne ihren Vater «dort» nicht anschauen; die Spülungen machten ihr aber offensichtlich weniger aus, auch wenn sie sie gelegentlich vergaß. Nur ungern bat sie ihren Mann, die tägliche Katheterpflege so lange durchzuführen, bis ihr Vater selbst dazu in der Lage sei. Frau Z. zieht es vor, ihren Mann nicht damit zu belasten, weil sie auf keinen Fall möchte, dass er erfährt, wie viel Zeit wirklich für die Pflege aufgewendet werden muss.

Der Zustand von Herrn A. wechselt zwischen Verwirrtheit und vollständiger Orientierung und weist verschiedene Grade von Unselbständigkeit auf, und in Abhängigkeit davon übernimmt Frau Z. die Rolle der unterstützenden und der kontrollierenden Person. Die Organisation von Zeit und Aufwand bei der Befolgung der Behandlungsempfehlungen ruht auf Frau Z.s Schultern. Sie ist stolz auf ihre Fähigkeit, ihren Vater zu versorgen, gleichzeitig ihren ehelichen Verpflichtungen und den Anforderungen der Haushaltsführung nachzukommen und darüber hinaus noch zum Erfolg des Familiengeschäftes beizutragen.

Die zusätzlichen Daten zum Fall von Frau Z. und ihrem Vater lassen die Vielfalt an Faktoren erkennen, die bei der Kooperationsbereitschaft einer älteren, gebrechlichen Person eine Rolle spielen. Bevor die Probleme dieser Familie bei der Befolgung der Behandlungsvorschriften näher erörtert werden, ist es jedoch erforderlich, noch zwei weitere Aspekte zu erwähnen, die die Beteiligung der Familie an der Behandlung betreffen. Zum einen ist dies die unbestrittene Tatsache, dass Familien neben der pflegerischen Versorgung eines ihrer Mitglieder noch viele andere Ziele verfolgen und sich mit zahlreichen Sorgen und Belastungen auseinandersetzen müssen. Zum anderen erwächst aus den ärztlichen Anordnungen nur ein Teil der bei der Pflege eines Klienten anfallenden Arbeit. Beaufsichtigung, Unterstützung, Überreden zum Essen und zur Bewegung oder Sicherstellen der Hygiene sind nur einige Aufgaben, die darüber hinausgehen (siehe Kapitel 3 über die Pflege- und Krankheitsverlaufskurve).

Frau Z. s Fall verdeutlicht, wie komplex, aber auch wie konkret Kooperationshindernisse sein können, wenn sich Klient und Familie in die Behandlung teilen. Die vielfältigen und konkurrierenden Aufgaben und Verpflichtungen der Familie beeinträchtigen die Compliance. Hinzu kommen Kommunikationsmängel, die innerhalb der Familie und zwischen ihr und dem Klienten bestehen. Der Fall zeigt außerdem die Notwendigkeit, Maßnahmen zur Verbesserung der Kooperation auf all jene auszurichten, die an der Durchführung der Behandlungsanweisungen beteiligt sind.

Es gibt eine Reihe von gebräuchlichen Verfahren zur Einschätzung der Compliance. Im folgenden werden einige davon erörtert. Um Fehler zu vermeiden, kommen in der Forschung häufig verschiedene Verfahren parallel zur Anwendung, deren Ergebnisse dann verglichen werden (Berg, 1995).

Selbstauskunft

Selbstauskunft bedeutet, dass der Klient selbst Auskunft über sein Kooperationsverhalten gibt. Es handelt sich um eine einfache und praktische Methode, um an Informationen zu gelangen (Westfall, 1986). Selbstauskünfte können über einfache Fragen oder mit Hilfe komplexerer, strukturierter Methoden erhoben werden. Gängig sind Medikamenten- und Symptomtagebücher, strukturierte Fragebögen sowie Interviews. Die Selbstauskunft kann viele nützliche Informationen liefern, da sie eine bequeme und kostengünstige Form der Datensammlung darstellt (Burke & Dunbar-Jacob, 1995).

Allerdings wird auch darauf hingewiesen, dass die Selbstauskunft «bekanntermaßen unzuverlässig ist und die wahre Compliance dabei um ungefähr 30 % überschätzt wird» (Lancet, 1990). Trotz der Probleme, die sie in sich birgt, ist die Selbstauskunft nach wie vor das am häufigsten verwendete Verfahren zur Einschätzung der Compliance.

Bericht der Fachkraft

Von medizinischen und pflegerischen Fachkräften verfasste Berichte sind eine indirekte, einfache und praktische Methode zu Einschätzung der Compliance. Wie jedoch aus verschiedenen Studien hervorgeht, lässt auch diese Methode an Präzision zu wünschen übrig. Da ein unkooperativer Klient keine ins Auge fallenden typischen Merkmale aufweist, vertrauen die Berichterstatter auf Intuition und Vermutungen (Steele et al., 1990). Doch in Anbetracht der Tatsache, dass derartige Berichte «wenig Zeit in Anspruch nehmen, kostenfrei sind, keinen interaktiven Aufwand erfordern und mit dem medizinischen Modell in Einklang stehen», dienen sie noch immer zur Einschätzung der Compliance.

Physiologische Verfahren

Physiologisch orientierte Verfahren zur Erfassung der Compliance sind die Messung des Serumarzneimittelspiegels, die Überwachung der Herzfrequenz und der Muskelstärke, die Analyse von Urinproben sowie die Messung des Cholesterin- und des glykosilierten Hämoglobinspiegels. Auch wenn diese Methoden im Vergleich zu den bisher erwähnten eine weitaus höhere Präzision vermuten lassen, sind mit dieser Form des Assessments doch eine Reihe von Schwierigkeiten verbunden: Erstens spiegeln physiologische Messergebnisse keineswegs wider, inwieweit Behandlungsempfehlungen befolgt wurden (Dunbar-Jacob et al., 1995). Zweitens ist die Blutentnahme zur Kontrolle eines Spiegels kostspielig und invasiv und setzt zudem voraus, dass das Medikament eine lange Halbwertszeit besitzt; individuelle Schwankungen im Stoffwechsel und in der Elimination können die Genauigkeit der Ergebnisse in Frage stellen (Dunbar, 1980). Und drittens lässt es bei physiologischen Messungen oft die Technik nicht zu, den Dosisspiegel genau festzustellen. So werden beispielsweise viele Antiasthmatika so schnell vom Organismus resorbiert, dass es gar nicht möglich ist, sie durch biochemische Untersuchungen nachzuweisen (Rand & Wise, 1994).

Überwachung der Medikamenteneinnahme

Das Abzählen von Tabletten, das Überwachen des Nachkaufs eines Medikaments in der Apotheke und das Wiegen eines geeichten Medikamentenbehälters am Inhalationsgerät – all dies kann dazu dienen, um die Kooperationsbereitschaft zu erfassen. Bei Studien, in denen die Überwachung durch Tablettenzählen erfolgte, erhielten die Probanden ein Fläschchen mit einer bestimmten Anzahl an Tabletten; dieses Fläschchen wurde jeweils nach einem Monat gegen ein anderes ausgetauscht. Auf diese Weise können die im Fläschchen verbliebenen Tabletten mit der Anzahl verglichen werden, die bei korrekter Einnahme übrig sein müsste. Ein anderes Verfahren besteht darin, das Datum, an dem ein Patient ein Medikament nachkauft, mit dem Datum zu vergleichen, an dem dies zu erwarten war. Das Abwiegen eines geeichten Medikamentenbehälters am Inhalationsgerätes kommt bei Klienten mit Atemwegserkrankungen zur Anwendung. Der Behälter wird vor der Abgabe an den Klienten und dann zu bestimmten Zeiten während der Behandlung gewogen. Die Methoden zur Überwachung der Medikamenteneinnahme scheinen zwar höchst präzise zu sein, doch verleiten sie zur Überschätzung der Compliance (Rand & Wise, 1994; Rudd et al., 1990). Außerdem sind ihnen unter anderem wegen der Ungewissheit, ob der Patient das Medikament tatsächlich eingenommen hat und der Unmöglichkeit, den Zeitpunkt der Einnahme zu bestimmen, Grenzen gesetzt (Cramer et al., 1989).

Elektronische Überwachung

Die Überwachung durch elektronische Geräte gehört zu den neueren Methoden zur Einschätzung von Compliance. Dabei werden Mikroprozessoren eingesetzt, um jeden Einzelschritt in einer Abfolge kooperativer Verhaltensweisen zu überprüfen. Beispielsweise werden Herzfrequenz und Muskeltätigkeit registriert, um die Befolgung von Übungsanweisungen kontrollieren zu können (LaPorte et al., 1985; Taylor et al., 1984). Elektronische Überwachungsmethoden finden weiterhin Anwendung in Zusammenhang mit Tabletteneinnahme, Selbstapplikation von Augentropfen und geeichten Medikamentenbehältern an Inhalationsgeräten (Dunbar-Jacob et al., 1997; Norell, 1981; Berg et al., 1997). Bei Klienten mit Schlafapnoe werden diese Methoden angewandt, um zu dokumentieren, inwieweit die nasale Gegendruckatmung bei Atemwegskompression beibehalten wird (Kribes et al., 1993). Es gibt einige Stimmen, die in Zusammenhang mit diesen «verdeckten» Meßmethoden ethische Bedenken anmelden und fordern, diesen Rechnung zu tragen (Levine, 1994).

10.3.2 Edukative Maßnahmen

Edukative Maßnahmen zur Vermeidung oder Beseitigung unzureichender Kooperationsbereitschaft finden breite Unterstützung sowohl bei Wissenschaftlern, die an den mit Compliance verbundenen ethischen Implikationen interessiert sind (Jonsen, 1979) als auch bei solchen, die auf diesem Gebiet forschen (Green, 1979).

Derartige Interventionen sollten auf den einzelnen Klienten zugeschnitten sein. Dazu ist nötig, Kenntnisstand, kulturellen Hintergrund und besondere Zielsetzungen des Klienten einzuschätzen. Die Edukation sollte in Stufen erfolgen, begleitet von Zusatzinformationen und Wiederholungen in den jeweils nachfolgenden Sitzungen, damit sich das Wissen festigen kann. Dabei ist es ratsam, sich auf die Hauptprobleme beim Umgang mit den Behandlungsempfehlungen zu konzentrieren und die wichtigsten zur Erhaltung der Gesundheit notwendigen Gesichtspunkte auszuwählen. Schwierig zu lernende Fertigkeiten sollten zunächst vorgeführt werden, danach sollte der Klient Gelegenheit erhalten, sie zu üben und seinerseits zu demonstrieren. Auch empfiehlt es sich, die Beherrschung entsprechender Fertigkeiten bei jedem Patientenbesuch zu überprüfen.

Schriftliches Material sollte der Lesefähigkeit und den sprachlichen Fertigkeiten des Klienten angepasst sein. Wie Owen und Mitarbeiter (1993) in einer Studie über die Verständlichkeit von schriftlichen Unterlagen feststellten, entspricht die durchschnittliche Lesefähigkeit etwa jener der 10. Klasse. Eine weitere Studie zum gleichen Thema ergab, dass 42 % der Klienten nicht einmal die grundlegendsten schriftlichen Anweisungen zur Medikamenteneinnahme verstehen konnten (Williams et al., 1995). Informationsmaterial kann auch in Form von
Videobändern, Hörkassetten oder als computergestützte Instruktion zur Verfügung gestellt werden.

Nicht selten vertrauen Klienten darauf, die Anordnungen von den Familienangehörigen zu Hause nochmals erklärt zu bekommen. Aus diesem Grunde sollten auch Familienmitglieder oder wichtige Bezugspersonen in edukative Maßnahmen einbezogen werden. Der Schwerpunkt der Edukation sollte auf den für die Befolgung der Empfehlungen erforderlichen Fertigkeiten liegen und nicht auf dem krankheitsspezifischen Wissen (Burke & Dunbar-Jacob, 1995). Die Behandlungsempfehlung selbst ist so einfach wie möglich zu halten.

Zum Einfluss der Edukation auf die Kooperationsbereitschaft existieren widersprüchliche Befunde (Steckel & Swain, 1981). Auch kommt es darauf an, ob die Informationen von einem Arzt kommen oder im Rahmen eines strukturierten Edukationsprogrammes vermittelt werden, das krankheitsspezifische kognitive, psychomotorische und emotionale Lernziele aufweist. In den Studien zum Zusammenhang zwischen Edukation und Compliance findet dieser Unterschied nicht immer die gebührende Beachtung.

Wenn edukative Maßnahmen wirklich zu mehr Kooperation führen sollen, müssen die damit verbundenen Ziele breiter gefasst werden und dürfen nicht nur auf den Wissenserwerb begrenzt sein. Das Ergebnis der Maßnahme hängt von der Mitwirkung des Lernenden ab, von Faktoren also, die über Zuhören, Lesen oder bloße Informationsaufnahme hinausgehen. Bei einer kritischen Durchsicht von Studien zur Compliance stellte Hogue (1979) fest, dass die Mitwirkung der Klienten an der eigenen Gesundheitsversorgung (eine edukative Maßnahme eingeschlossen) eher zu Kooperation führt als die bloße Vermittlung von Informationen.

Die Prinzipien des Lernens im Erwachsenenalter, wie sie von Knowles (1970) beschrieben wurden, machen deutlich, wie notwendig es ist, dass erwachsene Patienten an der Entscheidung mitwirken, was, wann und wie gelernt werden soll (siehe Kapitel 15 über Patientenedukation). Erwachsene lernen am ehesten das, was sie als wirklich wichtig und sachdienlich betrachten und nicht das, was die informationsvermittelnde Person für wichtig hält. Die edukativen Bemühungen müssen darauf gerichtet sein, den Zusammenhang zwischen empfohlenen Verhaltensweisen und erwünschten, aber nicht offensichtlichen oder nicht sofort eintretenden Effekten aufzuzeigen, wozu auch solche gehören, die mit komplexen Anordnungen verbunden sind (Cohen et al., 1991).

Bei Kindern ist es notwendig, die Kommunikation ihrem Entwicklungsstadium entsprechend zu gestalten (siehe Kapitel 2 über Wachstum und Entwicklung). Wenn man den Eltern Informationen an die Hand gibt, wie sie spielerische Elemente in die Behandlungsanweisungen integrieren können, wirkt sich dies vermutlich förderlich auf die Kooperationsbereitschaft des Kindes aus. Werden Spiel und Spaß in die therapeutischen Aktivitäten einbezogen, kann dies Kinder zu mehr Mitwirkung ermuntern, da ihnen das Spiel Gelegenheit bietet, ihren Emotionen freien Lauf zu lassen und gleichzeitig etwas über ihren Körper, ihre Krankheit und die Behandlungsempfehlungen zu erfahren (Vessey & Mahon, 1990). So können beispielsweise Atemübungen mit entwicklungsgerechten Spielen verbunden werden, wie etwa sanftes Kitzeln oder Lachen bei Säuglingen, Pfeifen bei Krabbelkindern, Seifenblasenmachen bei Vorschulkindern oder Spielen mit einem Gymnastikball bei Schulkindern.

Eine wesentliche Voraussetzung für effektive Interaktionen besteht darin, anzuerkennen, dass sich die familiären Kommunikationsmuster des Klienten häufig von denen der Fachkraft unterscheiden. Außerdem gilt es, kulturelle Komponenten zu berücksichtigen. In Familien hispanischer Herkunft zum Beispiel spielen Frauen in Angelegenheiten von Gesundheit und Krankheit eine wesentliche Rolle; es liegt also auf der Hand, dass die Ehefrau oder die Mutter in die Maßnahmen zur Förderung der Compliance einbezogen werden muss (Ingle, 1993). Hinzu kommt, dass im hispanischen Kulturkreis «die Autonomie von Kindern üblicherweise nicht gefördert wird, und zwischen Eltern und Kindern keine offenen Diskussionen über problematische Themen stattfinden» (Kleinman et al., 1988). Aus diesem Grunde sollten Eltern und Kinder aus diesem Kulturkreis getrennt angeleitet und unterwiesen werden, und die Pflegefachkraft sollte den Eltern bei der Formulierung von kindgerechten Erklärungen behilflich sein.

10.3.3 Ermutigung zur Mitwirkung

Im allgemeinen herrscht unter Fachleuten die Überzeugung vor, dass sich die Compliance erhöht, wenn die Klienten aktiv am Lern- und Entscheidungsprozess über Art und Umsetzung von Behandlungsempfehlungen beteiligt sind. Das beharrliche Festhalten an einer vorgefassten oder stereotypen Auffassung über ein optimalen Maß an Beteiligung erscheint dabei unangebracht. Denn stimmen eine autoritäre Fachkraft und ein selbstsicherer, aktiver Klient in dieser Hinsicht nicht überein, führt dies wahrscheinlich zu Kommunikationsstörungen, wodurch die Compliance nachteilig beeinflusst wird. Andererseits kann ein passiver und schwerfälliger Klient überfordert werden, wenn eine aktive Beteiligung am Lern- und Kommunikationsprozess von ihm erwartet wird.

Tailoring

Das Mindestergebnis der Zusammenarbeit zwischen Klient und Fachkraft bei der Entwicklung von Vorschlägen zur Förderung der Compliance sollte in Behandlungsmaßnahmen bestehen, die auf den Lebensalltag des Klienten zugeschnitten (engl. «tailored») sind, denn unter diese Bedingung kann das Kooperationsverhalten besser gelenkt werden. (Haynes, 1979). Gelingt es, die Behandlungsmaßnahmen so stark zu integrieren, dass sie zu Routineaktivitäten, auch «Rituale» genannt, werden, ist dies der richtige Weg, den Behandlungsplan zu individualisieren und die Wichtigkeit seiner Einhaltung zu verdeutlichen. Der Tagesablauf bezüglich Essen, Aufstehen und Schlafen, Hygienegewohnheiten, Vorlieben beim Fernsehen etc. gibt Aufschluss über Rituale, die genutzt werden können, um korrektes Gesundheitsverhalten ins tägliche Leben einzubinden.

Vereinfachung der ärztlichen Verordnung

Aus einem Gespräch mit dem Klienten kann ersichtlich werden, dass die ärztlichen Verordnungen zu kompliziert für ihn sind. In solchen Fällen können Verhandlungen mit dem verschreibenden Arzt zu einer Vereinfachung und damit zu höherer Compliance führen. Grundsätzlich sollten die Häufigkeit der Einnahme und die Anzahl der Tabletten auf ein Minimum beschränkt bleiben.

Gedächtnisstützen

Die Möglichkeit, mit Gedächtnisstützen zu arbeiten, sollte nicht übersehen werden. Kalender, auf eine bestimmte Uhrzeit eingestellte

Wecker oder individuell gestaltete Poster, die an die Einnahme von Medikamenten oder die Einhaltung von Diätvorschriften erinnern, können außerordentlich nützlich sein. Eine weitere Hilfe besteht im Stellen der Medikamente für einen Tag. Dieses Verfahren ist vor allem für Klienten geeignet, die Schwierigkeiten haben sich zu merken, ob sie die Präparate bereits eingenommen haben oder nicht.

Während der Besuche beim Klienten hat die ambulant arbeitende pflegerische Fachkraft die Möglichkeit, die Wichtigkeit der Kooperation zu betonen. Zu diesem Zweck kann sie Tabletten zählen oder Klientantagebüchern und anderen Formen der Selbstüberwachung ihre Aufmerksamkeit schenken. All dies dient dazu, dem Klienten vor Augen zu führen, wie wertvoll Kooperation sein kann und ihn zur Mitwirkung zu bewegen.

Telefonanrufe eignen sich als Maßnahme zur Erinnerung an medizinisch-pflegerische Empfehlungen, machen die Medikamenteneinnahme bei älteren Menschen verlässlicher (Cargill, 1992) und wirken sich in hohem Maße positiv auf das Vereinbaren und Einhalten von Terminen zu Nachsorgeuntersuchungen nach einem Aufenthalt in der Notfallstation aus (Jones et al., 1987). Im Vergleich zur längeren, etwa 25 Minuten dauernden Interaktion zwischen Pflegekraft und Patient beim ambulanten Besuch, nehmen Telefonanrufe mit etwa 10 Minuten erheblich weniger Zeit in Anspruch, was einen bedeutenden Unterschied ausmacht, sieht man die Interaktion unter dem Gesichtspunkt von Kosten und Nutzen (Jones et al., 1987).

Stärkung der Coping-Fähigkeiten

Pflegefachkräfte sollten besonders sensibel dafür sein, ob bei ihren Klienten Hinweise auf emotionale Reaktionen vorhanden sind, die das Erlernen eines optimalen Gesundheitsverhaltens behindern. Eng verbunden mit geringer Kooperationsbereitschaft sind situationsbedingte Angst, ausgeprägte Depression und Verleugnung. Diese drei emotionalen Reaktionen sollten als Signal dafür verstanden werden, dass die Bewältigungsfähigkeiten des Klienten nicht ausreichen, und dass mit einem modifizierten Ansatz vielleicht mehr erreicht werden kann. Die Fallstudie von Frau T. veranschaulicht den Einfluss ineffektiven Copings auf die Kooperationsbereitschaft.

Vertragsvereinbarung

Das Abschließen von Vereinbarungen kann als edukative Technik gesehen werden, die Klienten zum Eingehen der Verpflichtung ermutigt, problemorientierte Inhalte zu lernen, Veränderungen durchzuführen und die Verantwortung für das eigene Verhalten zu übernehmen (siehe Kapitel 14 über die Pflegekraft als Change Agent und Kapitel 15 über Patientenedukation). Der Vertrag besteht aus einer gemeinschaftlich ausgearbeiteten schriftlichen Vereinbarung zwischen der Fachkraft und dem Klienten. Er legt die zur Debatte stehenden Ziele und Methoden genau fest und enthält in expliziter Weise die Anreize, die zu seiner Befolgung führen sollen. Diese Form der Vereinbarung beruht auf den Prinzipien der Verhaltensmodifikation durch Verstärkung und dient dazu, neue und veränderte Verhaltensweisen zu etablieren und beizubehalten. Als Maßnahme zur Förderung der Compliance wurde die Vertragsvereinbarung bereits unter vielen verschiedenen Bedingungen und bei unterschiedlichen Verhaltensweisen erfolgreich angewendet (Steckel & Swain, 1981).

10.3.4 Soziale Unterstützung

Soziale Unterstützung – sei es durch wichtige Bezugspersonen oder durch entsprechende Netzwerke – hilft den Klienten bei der Bewältigung ihrer chronischen Krankheit und erhöht bei manchen Populationen die Kooperation (Burke & Dunbar-Jacob, 1995). Dies zeigt sich an der zunehmenden Anzahl von Selbsthilfegruppen und der gegenwärtig geübten Praxis, Klienten die Teilnahme an solchen Gruppen nahe zu legen. Trotz dieses Trends ist aus der Literatur nicht eindeutig zu entnehmen,

Fallstudie
Frau T.: Mitwirkung des Klienten

Frau T., eine 51-jährige in einer Klinik tätige Krankenschwester, erkrankte an Diabetes und wurde insulinpflichtig. Aus diesem Grund und weil es ihr nicht gelang, ihr Gewicht, damals 90 kg, unter Kontrolle zu halten, wurde sie veranlasst, an einem Edukationsprogramm für Diabetiker teilzunehmen. Unter Tränen äußerte sie Gefühle des Versagens und der Schande. Da sie sich bereit zeigte, über ihre Lebenssituation zu sprechen, konnte ein Plan erarbeitet werden, der zwei Zielsetzungen umfasste, nämlich Gewichtsreduktion und bessere Kontrolle des Blutzuckerspiegels. Aus einem Gespräch ging Folgendes hervor:

- Immer wenn Frau T. beim Arzt war, hatte sie «ein Gefühl von Panik».
- Seit dem Herzinfarkt ihres Mannes vor zwei Jahren wurde sie von Angstgefühlen geplagt und fühlte sich stark belastet. Sie hatte ihn damals zu Hause reanimiert.
- Sie musste ständig «beschäftigt sein», damit ihr keine Zeit blieb, sich Sorgen um ihren Mann zu machen. Aus diesem Grund übernahm sie am Wochenende 12-stündige Nachtschichten, ging unter der Woche vielen gesellschaftlichen Aktivitäten nach und kümmerte sich ausgiebig um den Haushalt. Sie brauchte nicht des Geldes wegen zu arbeiten, stellte aber fest, dass sie dadurch davon abgehalten wurde, sich Sorgen zu machen. Sie meinte: «Ich habe solche Angst davor, mit meinen Mann allein zu sein, weil es wieder zu einem Herzstillstand kommen könnte.»
- Sie wusste hervorragend Bescheid über den Kalorien- und Nährstoffgehalt von Nahrungsmitteln und konnte die Blutzuckerüberwachung und die Insulininjektionen problemlos durchführen.
- Sie hatte sich in der Vergangenheit aktiv um Informationen und Hilfe bemüht und über Jahre hinweg an vielen Programmen zur Gewichtsreduktion teilgenommen. Dabei war es ihr immer gelungen, abzunehmen.
- Sie gab zu, dass sie Probleme hatte, die Gewichtsverminderung zu halten und keine effektiven Maßnahmen zur Kontrolle ihres Gewichts erlernt hatte.

Aus diesen Informationen ergaben sich mehrere situationsbedingte Faktoren, die sich nachteilig auf die Compliance auswirkten. Vor allem wurde die täglich erforderliche Insulintherapie angesichts der Tatsache, dass Frau T. sozusagen Tag und Nacht beschäftigt war, zur Glückssache. Auch ließ die Gestaltung des Tagesablaufes die notwendige Konsistenz bei den Alltagsaktivitäten nicht zu, ohne die es ihr nicht gelingen würde, eine bessere Kontrolle zu erreichen. Zusammen mit Frau T. und dem Arzt arbeitete die zuständige Krankenschwester einen Plan aus, der folgende Maßnahmen umfasste:

- Fortsetzung der Teilnahme am Edukationsprogramm, um die erforderlichen Umstellungen in ihr Leben zu integrieren
- Überweisung an eine geeignete Stelle zur unterstützenden Beratung als Hilfestellung zur Verbesserung ihrer Coping-Fähigkeiten
- Befreiung von der Arbeit für einen Monat, damit Frau T. während dieses Zeitraums versuchen konnte, Konsistenz in ihre Alltagsaktivitäten zu bringen
- Diskussion mit Klientin und Arzt über die von beiden erwünschte Form der helfenden Beziehung.

Konsequent folgte die Klientin diesen Vorschlägen. Nach sechs Wochen berichtete der Arzt, dass Frau T. ihren Blutzuckerspiegel besser unter Kontrolle und etwas an Gewicht verloren habe. Zudem bemühe sie sich um eine dauerhafte Änderung der Arbeitszeiten. Zweifellos konnten diese Erfolge nur erzielt werden, weil Frau T. bereit und in der Lage war, die in ihrem Leben notwendigen Umstellungen auch tatsächlich vorzunehmen.

ob Selbsthilfegruppen tatsächlich eine Verbesserung der Compliance bewirken.

Nicht immer wünschen Klienten praktische Hilfe von anderen. In einer Studie von Connell (1991) gaben mehr Probanden an, Hilfe bei Selbstversorgungsaktivitäten zu erhalten, als sie zu wünschen. Wenn unerwünschte Unterstützung geleistet wird, führt dies möglicherweise auch zu unerwünschten Ergebnissen. Mit Hilfe eines Assessments der Beziehung zwischen den potentiellen Unterstützungsleistenden und den Adressaten der Hilfe lässt sich feststellen, ob die Unterstützung als hilfreich oder nicht betrachtet wird (Connell, 1991).

Oft werden Eltern von kranken Kindern als diejenigen angesehen, die ihrem Kind die wichtigste soziale Unterstützung bieten; erhalten die Eltern dabei wiederum soziale Unterstützung von anderen, ermöglicht ihnen dies, dem Kind dauerhaft die erforderliche Fürsorge und Pflege zukommen zu lassen (Cohen et al., 1991). Ältere, nicht im Heim lebende Erwachsene nannten als häufigsten Grund dafür, ihre Medikamente nicht einzunehmen, das «Vergessen», wobei mehr als die Hälfte angab, dass der Neigung, Medikamente zu vergessen, durch die Unterstützung anderer entgegengewirkt wird (Conn et al., 1992).

Soziale Isolation wird mit geringer Kooperationsbereitschaft, eine unterstützende Familie hingegen mit hoher Kooperationsbereitschaft in Verbindung gebracht (Haynes, 1979) (siehe Kapitel 8 über soziale Isolation). Es hat sich gezeigt, dass ältere Frauen, die über soziale Unterstützung verfügen, die medizinischen Behandlungsvorschriften besser befolgen; Deswegen ist es wichtig, das unterstützende Netzwerk des einzelnen Klienten einem Assessment hinsichtlich seiner Leistungsfähigkeit und seiner Schwachstellen zu unterziehen (Chang et al., 1985). Die Ergebnisse dieser Autoren bestätigen nicht die landläufige Auffassung, dass verwitwete und alleine lebende Menschen weniger unterstützende Netzwerke besäßen als verheiratete.

Unterstützungsgruppen ermöglichen es manchen Menschen, ärztliche Behandlungsempfehlungen besser zu verstehen und fördern dadurch die Compliance. Ob sie jedoch grundsätzlich die Kooperationsbereitschaft erhöhen, ist noch nicht geklärt. Im Rahmen einer diesbezüglichen Studie von Maxwell und Mitarbeitern (1992) fungierte eine Unterstützungsgruppe als Ergänzung zu einem Edukationsprogramm, und wie es scheint, wurde es den Teilnehmern dadurch erleichtert, Verhaltensweisen zu erwerben, von denen angenommen wird, dass sie sich in solchen Gruppen herausbilden – nämlich Selbstenthüllung, wechselseitiges Vergleichen, Rückmeldung geben usw.

10.4 Zusammenfassung und Schlussfolgerungen

Die Compliance bei chronischer Krankheit ist ein Gebiet, das von Forschern und Praktikern gleichermaßen einer genauen Betrachtung unterzogen werden muss. Denn der Erfolg einer medizinischen Behandlung hängt auch von der Bereitschaft des Klienten ab, im Alltag die Verantwortung für die eigene Gesundheitsversorgung zu übernehmen. Wegen der Sparmaßnahmen in der Gesundheitsversorgung rückt gerade das Einhalten von Behandlungsempfehlungen wieder neu in den Blickpunkt des Interesses. Ein Klient, der nicht kooperiert, kann die Ressourcen eines bereits überlasteten Gesundheitssystems noch zusätzlich erschöpfen.

Im vorliegenden Kapitel wurden eine Reihe von Problemen und Fragen angesprochen, die für die Entwicklung effektiver, die Compliance fördernder Maßnahmen und deren ethischer Korrektheit von Bedeutung sind. Dabei handelte es sich um Hindernisse bei der Erforschung der Compliance, kooperationshemmende Variablen, den gegenwärtige Wissensstand über Compliance, den Einfluss unterschiedlicher Erwartungen bei Klienten und Fachpersonal, um Motivation und schließlich um ethische Aspekte. Die derzeitige Compliance-Forschung konzentriert sich auf Modelle, mit deren Hilfe sich Kooperationsbereitschaft erklären und – bis zu einem gewissen Grad – voraussagen lässt. Dazu gehören das «Health Belief»-Modell, das Konstrukt der Selbstwirksamkeit, das Common Sense-Modell und das «Health Promotion»-Modell. Diese Modelle und theoretischen Bezugssysteme wurden vorgestellt, um als Orientierungshilfen zu dienen.

In diesem Kapitel wird nahegelegt, in das Assessment bezüglich Compliance folgende Faktoren einzubeziehen, um die Auffassungen und Anschauungen der Klienten über das Leben mit einer chronischen Krankheit besser verstehen zu können: Lebensbedingungen des Klienten und der Familie, Anforderungen, Verpflichtungen und Interessen. Auf diese Weise kann der Klient besser in die Problemlösung eingebunden werden. Darüber hinaus wurden mehrere Methoden zu Erfassung von Compliance diskutiert. Assessment und Interaktionen können ausschließlich auf den einzelnen Klienten ausgerichtet sein, benötigt die kranke Person jedoch die Unterstützung der Familie oder liegen schwerwiegende Behinderungen vor, müssen sich die Bemühungen auf die Familienmitglieder konzentrieren.

Ferner wurde darauf eingegangen, wie wichtig die Mitwirkung der Klienten ist. Möglichkeiten zur Verbesserung der Klientenpartizipation sind Edukation, Tailoring, Vereinfachung der ärztlichen Verordnung, Arbeit mit Gedächtnisstützen, Stärkung der Coping-Fähigkeiten, Vertragsvereinbarung und soziale Unterstützung. Eine wichtige Aufgabe für Klient und medizinisch-pflegerische Fachkräfte besteht darin, ein der Situation angemessenes optimales Maß an Compliance zu bestimmen.

In Anbetracht der steigenden Zahl chronisch Kranker wird es immer offensichtlicher, wie wichtig es ist, notwendigen medizinisch-pflegerischen Anordnungen nachzukommen. Die Verantwortung für die Behandlung im Alltag fällt dem Klienten oder der Familie zu. Die pflegerische Fachkraft trägt die Verantwortung dafür, dass die Betreffenden über die dazu erforderlichen Kenntnisse, Fähigkeiten und Fertigkeiten verfügen, und dass genug Motivation dafür vorhanden ist. Im Verantwortungsbereich der Pflegefachkraft liegt weiterhin, den Klienten in die Lage zu versetzen, Wege zur Realisierung kooperativen Verhaltens zu finden. Das kann durch Forschung, sorgfältiges Assessment und vorurteilsfrei unterbreitete Vorschläge erreicht werden.

Pflegediagnosen

Anmerkung des Herausgebers: Die obengenannte Definition für diese Pflegediagnose hat sich seit 1973, dem Jahr ihrer Aufnahme in die erste NANDA-Taxonomie, nicht verändert. Da jeder Klient das Recht hat, einer therapeutischen Empfehlung nicht nachzukommen, ist diese Diagnose nach wie vor mit Problemen behaftet. Denn dieses Recht zu negieren ist ethisch nicht vertretbar, auch wenn die Pflegefachkraft der vom Klienten getroffenen Entscheidung in keiner Weise zustimmt. Der Schlüsselbegriff, auf den es in diesem Zusammenhang ankommt, ist der *informierte Klient*.

Carpenitos Definition (1995) von Noncompliance unterscheidet sich von der obengenannten. Danach liegt Noncompliance vor «wenn ein Individuum oder eine Gruppe *zu kooperieren wünscht, aber durch verschiedene Umstände daran gehindert wird,* den gesundheitsbezogenen Ratschlägen von Experten Folge zu leisten» (Hervorhebungen von der Autorin). Geht eine Pflegefachkraft von Carpenitos Definition aus, hat sie die Möglichkeit, aus ethischer Sicht korrekt zu intervenieren.

Weiter ist Carpenito der Ansicht, dass ein Hauptkennzeichen dieser Diagnose folgendes sein sollte: «Die Verbalisierung von Noncompliance oder Nicht-Beteiligung oder Verwirrung über die Therapie und/oder die direkte Beobachtung eines Verhaltens, das auf Noncompliance hinweist.» Ferner schlägt sie als beeinflussende Faktoren Angst, unerwünschte Nebenwirkungen der Verordnungen und unbekannte Ätiologie vor.

In die NANDA-Taxonomie wurden mittlerweile zwei aus ethischer Sicht akzeptablere Pflegediagnosen zur Compliance aufgenommen. Die eine bezieht sich auf Individuen (1992) die andere auf Familien (1994). Diese unten aufgeführten Diagnosen bringen die Bereitschaft zur Kooperation zum Ausdruck, aber auch die Schwierigkeiten, die sich bei der Integration gesundheitsbezogener Ziele in den Tagesablauf ergeben. Die Verwendung dieser Diagnosen scheint angemessener zu sein als die Diagnose *Fehlende Kooperationsbereitschaft [Noncompliance]* und entzieht den von Carpenito geäußerten Bedenken die Grundlage.

Zusätze in eckigen Klammern [...] wurden nachträglich hinzugefügt.

Fehlende Kooperationsbereitschaft *(Noncompliance; bewusste Ablehnung von Behandlungsempfehlungen)**

Taxonomie 1R: Wählen (5.2.1.1/1973; R1998)
NANDA-Originalbezeichnung: «Noncompliance»
[Thematische Gliederung: Lehren/Lernen]

Definition: Fehlende Kooperation ist die bewusste Entscheidung einer Person, sich nicht an eine therapeutische Empfehlung zu halten.

[Anmerkung: Das Urteil "fehlende Kooperation" kann bei Patienten/Personal negative Reaktionen hervorrufen, welche die Problemlösung behindern. Da Patienten das Recht haben, Therapien abzulehnen, sind Berufsangehörige aufgefordert, den Standpunkt des Patienten / sein Verhalten / seine Entscheidung(en) zu akzeptieren und gemeinsam daran zu arbeiten, alternative Lösungen zu finden, um ursprüngliche und/oder revidierte Ziele zu erreichen].

Mögliche ursächliche oder beeinflussende Faktoren
- Wertvorstellungen des Patienten: Einstellung/Überzeugungen zur Gesundheit, kulturelle Einflüsse, geistige Werte
- Beziehung zwischen Patient und Medizinal-/Betreuungspersonen
- [Furcht/Angst]
- [Veränderte Denkprozesse wie Depression, Verfolgungsideen]

---

* Umgangssprachliche Umschreibung der Übersetzergruppe, die dem besseren Verständnis dienen soll.

- [Schwierigkeiten bei der Verhaltensänderung wie bei Sucht]
- [Ungenügende Ressourcen, Unterstützungssysteme]
- [Sekundärer Gewinn aus dem Verhalten]

Bestimmende Merkmale oder Kennzeichen

subjektive
- Aussagen des Patienten oder der Bezugspersonen [z. B. Krankheit/Risiko wird als harmlos eingeschätzt, fehlender Glaube an die Wirksamkeit der Therapie, keine Bereitschaft, die Therapie einzuhalten oder Nebenwirkungen in Kauf zu nehmen]

objektive
- Verhaltensweisen, die mangelnde Kooperation aufzeigen (direkt beobachtet)
- Objektive Tests (physiologische Messwerte, Aufdeckung von Hinweisen)
- Kein nachweisbarer Fortschritt
- Nachweis von Komplikationen/Wiederauftreten und/oder Verstärkung der Symptome
- Nichteinhaltung von Terminen
- [Unmöglichkeit, gemeinsame Ziele festzulegen oder zu erreichen]
- [Verleugnung]

Ungenügende Handhabung von Behandlungsempfehlungen (spezifiziere Behandlung)

Taxonomie 1R: Wählen (5.2.1/1992)
NANDA-Originalbezeichnung: «Ineffective Management of Therapeutic Regimen (Individual)»
[Thematische Gliederung: Lehren/Lernen]

Definition: Eine ungenügende Integration und Anpassung eines Behandlungsprogrammes ins tägliche Leben, um ein bestimmtes gesundheitsbezogenes Ziel zu erreichen.

Diagnostischer Hinweis der Übersetzergruppe: Wähle die Diagnose «Fehlende Kooperationsbereitschaft», wenn der Patient sich bewusst zur Nichteinhaltung der Therapieempfehlungen entschlossen hat.

Mögliche ursächliche oder beeinflussende Faktoren
- Komplexität/Kompliziertheit von Versorgungssystem/Behandlungsempfehlungen
- Entscheidungskonflikte
- Wirtschaftliche Schwierigkeiten
- Übermässige Forderungen, die an Einzelperson oder Familie gestellt werden
- Familienkonflikt
- Verhaltensmuster der Familie in Bezug auf die Gesundheitspflege
- Ungenügende oder ungeeignete Anweisungen zum Handeln
- Wissensdefizite
- Misstrauen gegenüber den Behandlungsempfehlungen und/oder gegenüber Mitarbeitern von Gesundheitsdiensten
- Wahrnehmung des Schweregrads der Krankheit/der Anfälligkeit
- Wahrnehmung der krankheitsbedingten Hindernisse/des Krankheitsgewinns
- Machtlosigkeit
- Ungenügende soziale Unterstützung
- (Unangenehme Wirkungen/Nebenwirkungen der Therapie)°

° Von der Übersetzergruppe hinzugefügte Einflussfaktoren/Merkmale.

Bestimmende Merkmale oder Kennzeichen

subjektive
- (Klagen des Patienten über fehlende/unangenehme Wirkungen)
- (Geäusserte Zweifel an der Indikation der Therapie)
- Aussagen über den Wunsch, mit der Therapie der Krankheit und der Prävention von Spätfolgen zurechtzukommen
- Geäußerte Schwierigkeiten bei der Anpassung/Integration einer oder mehrerer Empfehlungen zur Therapie einer Krankheit und ihrer Auswirkungen oder zur Prävention von Komplikationen
- Äußert Unmöglichkeit, die Behandlungsempfehlungen in die tägliche Routine einzuschließen/die Risikofaktoren für das Fortschreiten einer Krankheit und ihrer Spätfolgen zu vermindern

objektive
- Die Alltagsgestaltung ist unwirksam, um die Ziele eines Therapie- oder Präventionsprogrammes zu erreichen
- Beschleunigte Entwicklung der Krankheitssymptome (erwartet oder unerwartet)

Ungenügende Handhabung von Behandlungsempfehlungen durch eine Familie

Taxonomie 1R: Wählen (5.2.2.1/1994)
NANDA-Originalbezeichnung: «Ineffective Management of Therapeutic Regimen: Family»
[Thematische Gliederung: Lehren/Lernen]

Definition: Programme zur Behandlung von Krankheiten und deren Begleit- und Folgeerscheinungen werden so reguliert und in die Aktivitäten der Familie integriert, dass die gesundheitsbezogenen Ziele nicht genügend erreicht werden.

Mögliche ursächliche oder beeinflussende Faktoren
- Komplexität des Systems der Gesundheitsversorgung
- Komplexität der Behandlungsempfehlungen
- Entscheidungskonflikte
- Ökonomische Schwierigkeiten
- Exzessive Anforderungen an die Familie oder an Familienmitglieder
- Familiäre Konflikte

Bestimmende Merkmale oder Kennzeichen

subjektive
- Verbalisierte Schwierigkeiten mit der Integration/Regulation von Auswirkungen von Krankheit/Therapie oder der Prävention von Komplikationen; [Unfähigkeit, mit den Behandlungsempfehlungen zurechtzukommen]
- Verbalisierter Wunsch, mit der Behandlung der Krankheit zurechtzukommen und Krankheitsfolgen/-begleiterscheinungen vorzubeugen
- Äußerungen, dass die Familie nichts unternimmt zur Reduktion von Risikofaktoren für das Auftreten von Krankheiten oder Krankheitsfolgen/-begleiterscheinungen

objektive
- Unangemessene Aktivitäten der Familie im Hinblick auf die Ziele einer Behandlung oder eines Präventionsprogramms
- (Erwartete oder unerwartete) Zunahme von Krankheitssymptomen eines Familienmitglieds
- Mangel an Aufmerksamkeit für die Krankheit oder die Krankheitsfolgen/-begleiterscheinungen

Studienfragen

1. Warum ist es bei chronisch kranken Klienten wichtig zu versuchen, die Compliance zu verbessern?
2. Welche Faktoren spielen bei der Compliance eine Rolle? Erläutern Sie diese.
3. Stimmen Sie der Aussage zu, dass die Begriffe *Compliance* und *Noncompliance* ebenso akzeptabel sind wie *Einhalten* und *Nicht-Einhalten von Behandlungsempfehlungen*? Begründen Sie Ihre Antwort.
4. Wie hoch ist die Häufigkeit von Noncompliance? Welche methodologischen Hemmnisse stellen sich der Erforschung von Compliance in den Weg? In welcher Beziehung stehen bestimmte Variablen zur Compliance? Mit welchen konzeptuellen Schwierigkeiten ist zu rechnen?
5. Inwiefern gehen die Auffassungen von Klienten und Fachkräften hinsichtlich einer Beteiligung auseinander? Erörtern sie die verschiedenen Modelle, die für die Klientenpartizipation hilfreich sind.
6. Worin liegt der Unterschied zwischen einem inneren und einem äußeren «locus of control»? Inwiefern wirkt sich dieser Unterschied auf die Compliance aus?
7. Wie unterscheiden sich die Sichtweisen des Klienten und des Arztes hinsichtlich der genauen Handhabung ärztlicher Empfehlungen?
8. Welche ethischen Fragen ergeben sich, wenn eine Pflegefachkraft versucht, die Compliance des Klienten zu verbessern? Erörtern Sie einen ethischen Ansatz.
9. Gehen Sie von Ihrem Kulturkreis oder dem eines Klienten aus und stellen Sie dar, wie Normen, Rituale und Praktiken die Compliance beeinträchtigen können.
10. Wie beeinflusst die Motivation die Kooperationsbereitschaft? Wie wird die Motivation eines Klienten gemäß dem Modell der gesundheitsbezogenen Überzeugungen («Health Belief»-Modell) beeinflusst?
11. Unter welchen Bedingungen ist es Ihnen gestattet, die Pflegediagnose «fehlende Kooperationsbereitschaft (Noncompliance)» zu stellen?
12. Welche Stärken und Schwächen weist die Edukation als ein Mittel zur Förderung der Compliance auf?
13. Gehen Sie von einem konkreten Klienten aus; welche Faktoren würden Sie einschätzen, um ein gründliches Bild seiner potentiellen Compliance oder Noncompliance zu erhalten? Erörtern Sie das Assessment aus dieser Perspektive.
14. Wie können Sie einen Klienten zu mehr Mitwirkung bei der Verbesserung der Compliance ermuntern? Erläutern Sie Tailoring, Vereinfachung der ärztlichen Verordnung und Arbeit mit Gedächtnisstützen.
15. Wie können Sie das Bewältigungsverhalten von Klienten und Angehörigen verbessern?
16. Welche Vor- und Nachteile haben das Vereinbaren von Verträgen und die Teilnahme an Selbsthilfegruppen?

Literatur

Anderson, J. M., Blue, C., Lau, A. (1993). Women's perspectives on chronic illness: Ethnicity, ideology and restructuring of life. Diabetes Spectrum, 6 (2), 102–115.

Anderson, R. M. (1985). Is the problem of noncompliance all in our head? Diabetes Educator, 11, 31–34.

Bailey, W. C., Richards, J. M., Manzella, B. A., Windsor, R. A., Brooks, C. M., Soong, S. (1987). Promoting self-management in adults with asthma: An overview of the UAB program. Health Education Quarterly, 14 (3) 345–355.

Barofsky, I. (1978). Compliance, adherence, and the therapeutic alliance: Steps in the development of self-care. Social Science and Medicine, 12, 369–376.

Barry, V (1982). Moral aspects of health care. Belmont, CA: Wadsworth.

Baumann, L. J., Cameron, L. D., Zimmerman, R. S., Leventhal, H. (1989). Illness representations and matching labels with symptoms. Health Psychology, 8 (4); 449–469.

Becker, M. H., (1976). Socio-behavioral determinants of compliance. In D. L. Sackett & R. Haynes (eds.), Compliance with therapeutic regimens. Baltimore: Johns Hopkins University Press.

Becker, M. H., Janz, N. K. (1985). The health belief model applied to understanding diabetes regimen compliance. Diabetes Educator, 11, 41–47.

Becker, M. H., Maiman, L. A. (1975). Socio-behavioral determinants of compliance with health and medical care recommendations. Medical Care, 13, 10–24.

Bender, B., Milgrom, H. (1996). Compliance with asthma therapy: A case for shared responsibility. Journal of Asthma, 33, 199–202.

Berg, J. (1995). An evaluation of a self-management program for adults with asthma. Unpublished doctoral dissertation, University of Pittsburgh.

Berg, J., Berg, B. L. (1990). Compliance, diet and cultural factors among Black Americans with end-stage renal disease. Journal of National Black Nurses Association, Sept/Oct, 16–28.

Berg, J., Dunbar-Jacob, J., Sereika, S. (1997). An evaluation of a self-management program for adults with asthma. Clinical Nursing Research (in press).

Black, S. (1992). Preoperative self-efficacy and postoperative behaviors. Applied Nursing Research, 5 (3), 134–139.

Blackwell, B. (1979). The drug regimen and treatment compliance. In R. B. Haynes, D. W Taylor, D. L. Sackett (eds.), Compliance in Health Care, pp. 144–156. Baltimore: Johns Hopkins University Press.

Blumenthal, J. A., Williams, R. S., Wallace, A. G., Williams, R. B., Needles, T L. (1982). Physiological and psychological variables predict compliance to prescribed exercise therapy in patients recovering from myocardial infarction. Psychosomatic Medicine, 44 (6), 519–527.

Burke, L. E., Dunbar-Jacob, J. (1995). Adherence to medication, diet and activity recommendations: From assessment to maintenance. Journal of Cardiovascular Nursing, 9 (2), 62–79.

Cargill, J. M. (1992). Medication compliance in elderly people: Influencing variables and interventions. Journal of Advanced Nursing, 17 (4), 422–426.

Carpenito, L. J. (1995). Nursing diagnosis: Application to clinical practice (6th ed.). Philadelphia: J. B. Lippincott.

Chang, L., Uman, G., Linn, L., Ware, J., Kane, R. (1985). Adherence to health care regimens among elderly women. Nursing Research, 34, 27–31.

Cohen, B., Kagan, L., Richter, B., Topor, M., Saveedra, M. (1991). Children's compliance to dialysis. Pediatric Nursing 17 (4), 359–368.

Conn, V, Taylor, S. G., Stineman, A. (1992). Medication management by recently hospitalized older adults. ‚journal of Community Health Nursing, 9 (1), 1–11.

Connell, C. M. (1991). Psychosocial contexts of diabetes and older adulthood: Reciprocal effects. Diabetes Educator, 17 (5), 364–371.

Connelly, C. E. (1984). Economic and ethical issues in patient compliance. Nursing Economics, 2, 342–347.

Conrad, E (1985). The meaning of medications: Another look at compliance. Social Science and Medicine, 20, 29–37.

Corbin, J. M., Strauss, A. L. (1984). Collaboration: Couples working to manage chronic illness. Image: The Journal of Nursing Scholarship 16 (4), 109–115.

Cramer, J., Scheyer, R., Prevey, M., Mattson, R. (1989). How often is medication taken as prescribed: A novel assessment technique. JAMA, 261, 3273–3277.

Creer, T L. (1993). Medication compliance and childhood asthma. In N. A. Krasneger, L. Epstein, S. B. Johnson, S. J. Yaffe (eds.), Developmental aspects of health compliance behavior, pp. 303–333. Hillsdale, NJ: Erbaum Associates.

Creer, T L., Levstek, D. (1996). Medication compliance and asthma: Overlooking the trees because of the forest. Journal of Asthma, 33, 203–211.

Dimond, M., Jones, S. L. (1983). Chronic illness across the life span. Norwalk, CT: Appleton-Century-Crofts.

Dracup, K. A., Meleis, A. I. (1982). Compliance: An interactionist approach. Nursing Research, 31, 32–35.

Dunbar, J. (1980). Adhering to medical advice: A review. International Journal of Mental Health, 9 (1–2), 70–78.

Dunbar, J. (1990). Predictors of patient adherence: Patient characteristics. In S. A Shumaker, E. B. Schron, J. K. Ockene (eds.), The handbook of health behavior change. New York: Springer.

Dunbar-Jacob, J., Burke, L. E., Puczynski, S. (1995). Clinical assessment and management of adherence to medical regimens. In P M. Nicassio & T W Smith (eds.), Managing chronic illness: A biopsychosocial perspective, Washington, D. C.: APA.

Dunbar-Jacob, J., Schenk, E. A., Burke, L. E., and Mathews, J. (1997). Predictors of patient adherence: Patient characteristics. In S. A. Schumaker, E. B. Schron, J. K. Ockens (eds.), The handbook of health behavior change (2nd ed.). New York: Springer Publishing Company.

Fawcett, J. (1984). Analysis and evaluation of conceptual models of nursing. Philadelphia: EA. Davis.

Fleury, J. (1992). The application of motivational theory to cardiovascular risk reduction. Image: The Journal of Nursing Scholarship, 24 (3), 229–239.

Ford, E, Hunter, M., Hensley, M., Gillieo, A, Carney, Smith, A., Bamford, J., Lenzer, M., Lister, G., Ravazdy S., Steyn, M. (1989). Hypertension and asthma: Psychological aspects. Social Science Medicine, 29 (1), 79–84.

Friedman, M. (1990). Transcultural family nursing: Application to Latino and Black Families. Journal of Pediatric Nursing, 5 (3), 214–221.

Garrity, T F, Lawson, E. J. (1989). Patient-physician communication as a determinant of medication misuse in older, minority women. Journal of Drug Issues, 19 (2), 245–259.

Geissler, E. M. (1991). Transcultural nursing and nursing diagnoses. Nursing and Health Care, 12 (4), 190–192.

Gonzalez, J. (1990). Factors relating to frequency among low-income Mexican American women: Implications for nursing practice. Cancer Nursing, 13, 134–142.

Gordis, L. (1979). Conceptual and methodologic problems in measuring patient compliance. In R. B. Haynes, D. W Taylor, D. L. Sackett (eds.), Compliance in health care, pp. 23–48. Baltimore: Johns Hopkins University Press.

Grady, K. E. (1988). Older women and the practice of self-breast exam. Psychology of Women Quarterly, 12, 473–487.

Green, L. W (1979). Educational strategies to improve compliance with therapeutic and preventive regimens: The recent evidence. In R. B. Haynes, D. W Taylor, D. L. Sackett (eds.), Compliance in health care, pp. 157–173. Baltimore: Johns Hopkins University Press.

Hallel, J. (1975). The relationship of health beliefs, health locus of control; and self concept to the practice of breast self-examination in adult women. Nursing Research, 31, 137–142.

Harrison, J. S., Mullen, E D., Green, L. W (1992). A meta-analysis of studies of the health belief model with adults. Health-Education Research, 4 (1), 107–116.

Haynes, R. B. (1979). Determinants of compliance: The disease and the mechanics of treatment. In R. B. Haynes, D. W Taylor, D. L. Sackett (eds.), Compliance in health care, pp. 49–62. Baltimore: Johns Hopkins University Press.

Haynes, R. B., McKibbon, K. A., Kanani, R (1996). Systematic review of randomized trials of interventions to assist patients to follow prescriptions for medications. Lancet, 348, 383–386.

Hellenbrandt, D. (1983). An analysis of compliance behavior: A response to powerlessness. In J. E Miller (ed.), Coping with chronic illness, pp. 215–243. Philadelphia: E A. Davis.

Hingson, R., Scotch, N., Sorenson, J., Swazey, J. (1981). In sickness and to health. St. Louis: C. V Mosby.

Hogue, C. C. (1979). Nursing and compliance. In R. B. Haynes, D. W Taylor, D. L. Sackett (eds.), Compliance in health care, pp. 247–259. Baltimore: Johns Hopkins University Press.

Holroyd, K. A., Creer, T L. (1986). Self-Management of chronic disease. New York: Academic Press.

Hulka, B. S., Cassel, J. C., Kupper, L. L., Burdette, J. A (1976). Communication, compliance, and concordance between physicians and patients with prescribed medications. American journal of Public Health, 66, 847–853.

Ingle, K. L. (July 1993). Surgeon General broadcasts diabetes message to Hispanics. Diabetes Forecast 15 (8), 44–46.

Jones, E K., Jones, S. L., Katz, J. (September 1987). Improving follow-up among hypertensive patients using a health belief model intervention. Archives of Internal Medicine, 147, 1557–1560.

Jones, E K., Jones, S. L., Katz, J. (1988). Health belief model intervention to increase compliance with emergency department patients. Medical Care, 26 (12), 1172–1183.

Jonsen, A. R. (1979): Ethical issues in compliance. In R B. Haynes, D. W Taylor, D. L. Sackett (eds.), Compliance in health care, pp. 113–120. Baltimore: Johns Hopkins University Press.

Kasl, S. V (1978). Social and psychological factors affecting the course of disease. In D. Mechanic (ed.), Medical sociology (2nd ed.). New York: Free Press.

Kleinman, A., Eisenberg, L., Good, B. (1988). Culture, illness, and care. Annals of Internal Medicine, 88 (2), 251–258.

Knowles, M. S. (1970). The modern practice of adult education. New York: Association Press.

Kribes et al. (1993). Objective measurements of patterns of nasal CPAP use by patients with obstructive sleep apnea. American Review of Respiratory Disease, 147, 887–895.

Lancet (1990). «Are you taking the medicine?» Editorial, Feb. 3.

La Porte, R E., Montoye, J. J., Caspersen, C. J. (1985). Assessment of physical activity in epidemiologic research: Problems and prospects. Public Health Reports, 100, 131–146.

Lemanek, K. (1990). Adherence issues in the medical management of asthma. Journal of Pediatric Psychology, 15 (4), 437–458.

Levanthal, H., Meyer, D., Nerenz, D. (1980). The common sense representations of illness danger. In S. Rachman (ed.), Medical Psychology, pp. 27–30.

Levine, R. J. (1994). Monitoring for adherence: Ethical considerations. American Journal of Respiratory and Critical Care Medicine, 149, 287–288.

Marston, M. V (1970). Compliance with medical regimens: A review of the literature. Nursing Research, 19, 312–323.

Maxwell, A. E., Hunt, L, Bush, M. A. (1992). Effects of a social support group as an adjunct to diabetes training on metabolic control and psychosocial outcomes. Diabetes Educator, 18 (4), 303–309.

McCann, B. S., Bovbjerg, V E., Brief, D. J., Turner, C., Follette, W C., Dowdy, A., Retzlaff, B., Walden, C. E., Knopp, R. H. (1995). Relationship of self-efficacy to cholesterol lowering and dietary change in hyperlipidemia. Annals of Behavioral Medicine, 17 (3), 221–226.

Meyer, D., Leventhal, H., Gutman, M. (1985). Common-sense models of illness: The example of hypertension. Health Psychology, 4, 115–135.

Mulaik, J. S. (1992). Noncompliance with medication regimens in severely and persistently mentally ill schizophrenic patients. Issues in Mental Health Nursing, 13 (3), 219–237.

Munet-Villaro, E, Vessey, J. A. (1990). Children's explanation of leukemia. Journal of Pediatric Nursing, 5 (4), 274–282.

Murphy K. G., Anderson, R M., Lyns, A. E. (1993). Diabetes educators as cultural translators. Diabetes Educator, 19 (2), 113–118.

Nelson, E. C., Stason, W B., Neutra, R. R., Solomon, H. S., McArdle, R. J. (1978). Impact of patient compliance with treatment of hypertension. Medical Care, 16, 893–906.

Norell, S. (1981). Monitoring compliance with pilocarpine therapy. American Journal of Ophthalmology, 92, 727–731.

Oberle, K. (1991). A decade of research in locus of control: What have we learned? Journal of Advanced Nursing, 16 (7), 800–806.

Oldridge, B. B. (1988). Cardiac rehabilitation exercise programme: Compliance and compliance-enhancing strategies. Sport Medicine, G 42–55.

O'Leary, A. (1985). Self-efficacy and health behavior. Respiratory Therapy, 23 (4), 437–451.

O'Leary, M. R., Rohsenow, D. J., Chaney E. E (1979). The use of multivariate personality strategies in predicting attrition from alcoholism treatment. Journal of Clinical Psychiatry, 40, 190–193.

Owen, E M., Johnson, E. M., Frost, C. D., Porter, K. A., O'Hare, E. (1993). Reading, readability and patient education materials. Cardiovascular Nursing, 29, 9–13.

Parsons, T (1951). The social system. New York: Free Press.

Pender, N. J. (1987). Health promotion in nursing practice (2nd ed.). Norwalk: Appleton-CenturyCrofts.

Rand, C. S., Wise, R. A. (1994). Measuring adherence to asthma medication regimens. American Review of Respiratory and Critical Care Medicine, 149, 289–290.

Rosenstock, I. M. (1988). Enhancing patient compliance with health recommendations. Journal of Pediatric Health Care, 2, 67–72.

Rotter, J. B. (1966). Generalized expectancies for internal versus external control of reinforcement. Psychological Monographs, 80, 1–28.

Rudd, E, Ahmed, S., Zachary, V, Barton, C., Bonduelle, D. (1990). Improved compliance measures: Applications in an ambulatory hypertensive drug trial. Clinical Pharmacology and Therapeutics, 48, 676–685.

Sackett, D. L. (1976). Introduction. In D.L. Sackett & R. B. Haynes (eds.), Compliance with therapeutic regimens, pp. 1–6. Baltimore: Johns Hopkins University Press.

Sackett, D. L., Snow, J. C. (1979). The magnitude of compliance and noncompliance. In R. B. Haynes, D. W. Taylor, D. L. Sackett (eds.), Compliance in health care, pp. 11–22. Baltimore: Johns Hopkins University Press.

Schraa, J. C., Dirks, J. E (1982). Improving patient recall and comprehension of the treatment regimen. Journal of Asthma, 19, 159–162.

Schroeder, P S., Miller, J. E (1983). Qualitative study of locus of control in patients with peripheral vascular disease. In J. E Miller (ed.), Coping with chronic illness. Philadelphia: EA. Davis.

Schwartz, D., Wang, M., Zettz, L., Goss, M. E. (1962). Medication errors made by elderly, chronically ill patients. American Journal of Public Health, 52, 2018–2029.

Schwarzer, R. (1992). Self-efficacy in the adoption and maintenance of health behaviors: Theoretical approaches and a new model. In R. Schwarzer (ed.), Self-efficacy: Thought control of action, p p. 217–243. Washington, D. C.: Hemisphere Publishing Co.

Smith, D. M., Norton, J. A., Weinbergen M., McDonald, C. J., Katz, B. E (1986). Increasing prescribed Office visits: A controlled trial in patients with diabetes mellitus. Medical Care, 24, 189–199.

Smith, K. E., Schreiner, B. (1993). Teaching assertive communication skills to adolescents with diabetes: Evaluation of a camp Curriculum. Diabetes Educator, 19 (2), 136–141.

Spector, S. L. (1985). Is your asthmatic Patient really complying? Annals of Allergy, 55, 552–556.

Steckei, S. B., Swain, M. A. (1981). Contracting with patients to improve compliance. Hospitals: Journal of American Hospital Association, 51, 81–84.

Steele, D. J., Jackson, T C., Gutmann, M. C. (1990). Have you been taking your pills? Journal of Family Practice, 30 (3), 294–299.

Stewart, A. L., King, A. C., Killen, J. D., Ritten P L. (1995). Does Smoking cessation improve health related quality of life? Annals of Behavioral Medicine, 17 (4), 331–338.

Strauss, A. L., Corbin, J., Fagerhaugh, S., Glaser, B., Maines, D., Suczek, B., Wiener, C. (1984). Chronic illness and the quality of life (2nd ed.). St. Louis: C. V Mosby.

Svarstad, B. (1976). Physician-patient communication and Patient conformity with medical advice. In D. Mechanic (ed.), The growth of bureaucratic medicine, pp. 220–238. New York: Wiley

Szasz, T S., Hollander, M. H. (1956). A contribution in the philosophy of medicine. Archives of Internal Medicine, 97, 585–592.

Tashkin, D. P (1995). Multiple dose regimens: Impact an compliance. Chest, 107, 176s–182s.

Taylor, C. B., Coffrey, T. , Berra, K., Jaffardano, R., Casey, K., Haskell, W L. (1984). Seven day activity recall compared to direct measure of physical activity. American Journal of Epidemiology, 33 20, 818-–824.

Thorne, S. E. (October 1990). Constructive noncompliance in chronic illness. Holistic Nursing Practice, 5 (1), 62–69.

Turner, J., Wright, E., Mendella, L., Anthonisen, N., the IPPB study group (1995). Predictors of Patient adherence to long term home nebulizer therapy for COPD. Chest, 108, 394–400.

Vessey J. A., Mahon, B. B. (1990). Therapeutic play and the hospitalized child. Journal of Pediatric Nursing, S (5), 332–339.

Wallston, B., Wallston, K., Kaplan, G., Maides, S. (1976). Development and validation of the health care locus of control scale. Journal of Consulting and Clinical Psychology 44, 580–585.

Wallston, K., Wallston, B., De Vellis, R. (1978). Development of the multidimensional health locus of control (MHLC) scales. Health Education Monograph, 6, 160–170.

Weinstein, A. G., Cuskey, W (1985). Theophylline compliance in asthmatic children. Annals of Allergy, 54, 19–24.

Westfall, U. E. (1986). Methods for assessing compliance. Topics in Clinical Nursing, 7 (4), 23–30.

Whatley J. H. (1991). Effects of health locus of control and social network an adolescent risk taking. Pediatric Nursing, 17 (2).

Whitley, G. G. (1991). Noncompliance: An update. Issues in Mental-Health Nursing, 12 (3), 229–238.

Williams, M. V, Parken R. M., Baken D. W, Parikh, N. S., Pitkin, L., Coates, W C., Nurss, J. R. (1995). Inadequate functional health literacy among patients at two public hospitals. JAMA, 274, 1677–1682.

Wing, R. R., Epstein, L. H., Norwalk, M. P, Lamparski, D. (1986). Behavioral self-regulation in the treatment of patients with diabetes mellitus. Psychological Bulletin, 99, 78–89.

Wooldridge, K. L., Wallstop, K. A., Graben A. L., Brown, A. W, Davidson, P (1992). The relationship between health beliefs, adherence and metabolic control of diabetes. Diabetes Educator, 18 (6), 495–500.

Wysocki, T, Wayne, W (1992). Childhood diabetes and the family. Practical Diabetology, 11 (2), 29–32.

Zahr L. K., Yazigi, A., Armenian, H. (1989). The effect of education and written material on compliance of pediatric clients. International Nursing Studies, 26 (3), 213–220.

Weiterführende Literatur

Ajzen, L. (1985). From Intention to action: A theory of planned behavior. In J. Kuhl & J. Beckman (eds.) Action control: From cognition to behavior. Heidelberg: Springer.

Anderson, J., Kirk, L. M. (1982). Methods of improving patient compliance in chronic disease states. Archives of Internal Medicine, 142, 1673–1675.

Anderson, R., Fitzgerald, J. T , Oh, M. S. (1993). The relationship between diabetes-related attitudes and patient's self-reported adherence. Diabetes Educator 19 (4), 287–292.

AAN Expert Panel an Culturally Competent Nursing Care (1992). Culturally competent nursing care. Nursing Outlook, 40 (6), 277–283.

Baric, L. (1969). Recognition of the «at-risk» role: A means to influence health behavior. International Journal of Health Education, 12, 24–34.

Becker, M. H. (1974 a). A new approach to explaining sick-role behavior in low income populations. American Journal of Public Health, 64, 205–216.

Becker, M. H. (1974 b). The health belief model and sick-role behavior. Health Education Monograph, 2, 409–419.

Becker, M. H. (1978). Models of health-related behavior. In D. Mechanic (ed.), Medical sociology (2nd ed.), pp. 539–566. New York: Free Press.

Blackwell, B. (1976). Treatment adherence: A contemporary overview Psychosomatics, 20, 27–35.

Bloom, B. S. (1971). Taxonomy of educational objectives: Cognitive domain. New York: David McKay

Bushy, A. (1992). Cultural considerations for primary health care: Where do self-care and folk medicine fit? Holistic Nursing Practice, 6 (3), 10–18.

Fink, D. L. (1976). Tailoring the consensual regimen. In D. L. Sacken & R. R. Haynes (eds.), Compliance with therapeutic regimens, pp. 110–118. Baltimore: Johns Hopkins University Press.

Fink, D., Malloy M. J., Cohen, M., Greycould, M. A., Martin, E (1979). Effective Patient care in the pediatric ambulatory setting: A study of acute care clinic. Pediatrics, 43, 927–935.

Gillam, R. F., Barsky, A. J. (1974). Diagnosis and management of patient noncompliance. Journal of the American Medical Association, 228, 1563–1567.

Gordon, M. (1989). Manual of nursing diagnosis. St. Louis: C. V. Mosby

Kasl, S. V (1974). The health belief model and behavior related to chronic illness. Health Education Monograph, 2, 433–454.

Kasl, S. V, Cobb, S. (1966). Health behavior, illness behavior, and sick role behavior. Archives of Environmental Health, 12, 246–266.

Levine, S., Kozlaff, M. (1978). The sick role: Assessment and overview Annual Review of Sociology, 4, 317.

Mechanic, D., Voikart, E. (1961). Stress, illness behavior, and the sick role. American Sociological Review, 26, 51–58.

Moree, N. A. (1984). Nurses speak out an patients and drug regimens. American Journal of Nursing, 85, 51-54.

Sackett, D. L. (1979). Methods for compliance research. In R. B. Haynes, D. W Taylor, D. L. Sackett (eds.), Compliance in health care, pp. 323–333. Baltimore: Johns Hopkins University Press.

Simons, M. R. (1992). Interventions related to compliance. Nursing Clinics of North America, 27 (2), 477–492.

Stone, G. C. (1979). Patient compliance and the rote of the expert. Journal of Social Issues, 35, 34–59.

Vincent, E (1971). Factors influencing Patient noncompliance: A theoretical approach. Nursing Research, 20, 509–670.

Kapitel 11

Pflegende Angehörige

Ilene Lubkin • Mary Elizabeth Payne

11.1 Einleitung

In den vorangegangenen Kapiteln wurde die Langwierigkeit und Dauerhaftigkeit chronischer Krankheit überwiegend unter dem Gesichtspunkt der Auswirkung auf den einzelnen Klienten diskutiert. Der Schwerpunkt dieses Kapitels soll nun auf den Folgen liegen, mit denen bei Familienmitgliedern oder sonstigen Personen zu rechnen ist, die an der häuslichen Pflege und Betreuung chronisch Kranker beteiligt sind. In vielen Fällen erweist sich die auf Dauer angelegte Versorgung chronisch Kranker in ihrer häuslichen Umgebung als schwierige Aufgabe, und es konnte gezeigt werden, dass negative Konsequenzen körperlicher, emotionaler und finanzieller Art für die pflegenden Angehörigen oder die hauptsächlich pflegenden Personen damit verbunden sind. Nicht selten werden sie selbst zu Patienten, allerdings zu solchen, die niemandem auffallen.

Mit dem Fortschritt der Medizintechnik überleben immer mehr Menschen akute Krankheiten. Viele davon leiden danach unter chronischen Gesundheitsproblemen, die eine fortwährende Unterstützung und Betreuung bei der Bewältigung der Aktivitäten des täglichen Lebens erforderlich machen. Ständige Aufsicht oder das Eingreifen von Gesundheitsexperten ist jedoch nicht nötig. Bei chronisch Kranken handelt es sich zwar überwiegend um ältere Menschen, doch zeichnet sich auch bei jüngeren eine stetige Zunahme chronischer Leiden ab. Die gesundheitliche Versorgung all dieser Personen obliegt größtenteils der Familie, den Freunden oder den Nachbarn.

Ob sich die Erfahrungen pflegender Angehöriger ähneln, oder ob diese sich Schwierigkeiten gegenübersehen, die nur sie selbst betreffen und mit denen anderer nicht vergleichbar sind, hängt oft davon ab, um welches Leiden es sich handelt: um einen kognitiv beeinträchtigten Erwachsenen, ein chronisch krankes Kind oder um jemanden, der zu Hause im Sterben liegt. Der Schwerpunkt dieses Kapitels liegt auf Problemen, vor die pflegende Angehörige im allgemeinen gestellt sind, doch es werden auch einige ausgewählte Klientenpopulationen angesprochen, die den betreuenden Angehörigen ein besonderes Maß an Sorge bereiten.

Den Status eines «pflegenden Angehörigen» zu besitzen bedeutet, eine soziale Position innezuhaben, an die eine Reihe von Erwartungen herangetragen wird. So wird vom Inhaber dieser Position erwartet, dass er bestimmte Verpflichtungen und Verantwortungen übernimmt, gewisse Einstellungen besitzt, positionsangemessene Verhaltensweisen zeigt und nach Belohnungen strebt, die angebracht erscheinen (Suitor & Pillemer, 1990). Die Gesellschaft geht davon aus, dass Familienmitglieder, die sich um ältere Menschen kümmern, bereitwillig und ohne Murren emotionale und körperliche Unterstützung leisten und dabei kaum Anspruch auf die Befriedigung eigener Bedürfnisse erheben (George, 1987). Selbst wenn sich mehrere Personen die Pflege und Betreuung teilen, gibt es gewöhnlich jemanden, der als hauptsächliche oder primäre Pflegeperson fungiert (Sankar, 1991).

11.1.1 Vorteile der häuslichen Versorgung

Im Vergleich zur institutionellen Versorgung, die bei den meisten Erwachsenen auf Ablehnung stößt (Pastalan, 1983), kommt den chronisch kranken Klienten bei der häuslichen Pflege schon allein die Struktur der Situation zugute, denn sie wirkt sich positiv auf die Lebensqualität von Klienten und Familien aus (Birren et al., 1991). So weisen gerade ältere Erwachsene starke emotionale Bindungen an ihr gewohntes Lebensumfeld auf (Carp, 1987); verbleiben sie in ihrer häuslichen Umgebung, können sie ein Gefühl der Identität, der Autonomie und des Gebrauchtwerdens aufrechterhalten – Werte, die durch eine Institutionalisierung bedroht werden (Rubinstein, 1989; O'Brien, 1989).

Die Übernahme der Fürsorge für einen anderen kann beim Pflegenden das Gefühl der Selbstwirksamkeit stärken und zu einem positiven Selbstbild beitragen (Shumaker & Brownell, 1984). Aus Tiefeninterviews mit Familien, in denen chronisch Kranke unterschiedlichen Alters lebten, ergab sich, dass Familien, die einen nahen Angehörigen pflegten, selbst dann einen «Anschein von Normalität» wahren konnten, wenn die kranke Person im Sterben lag (Sankar, 1991; Thorne, 1993). Diese weitgehende Aufrechterhaltung der Normalität erhöhte die Lebensqualität sowohl der Klienten *als auch* der Familie, und zwar trotz der stets vorhandenen Belastung, die aus der Versorgung des Klienten resultierte.

11.1.2 Kosten der Pflege und Betreuung

Die Rolle des pflegenden Laien ist älter als die des professionell Pflegenden. Die meisten Familien möchten sich um ihre Mitglieder selbst kümmern, und so wird der Großteil an langfristiger häuslicher Betreuung und Pflege von nahen Angehörigen übernommen. Diese Art der Versorgung ist in höchstem Maße kostengünstig, da die Betreffenden zumeist als unbezahlte Mitglieder des Betreuungsteams fungieren. Leider können sie kaum auf Dienstleistungen oder Hilfen zurückgreifen, die sie in die Lage versetzen würden, sich auf Dauer in dieser Weise einzusetzen, ohne dass destruktive Folgen für sie selbst entstehen. Bei Medicare, der amerikanischen staatlichen Krankenversicherung für Ältere ab 65 Jahre, lässt sich in der Tat die Tendenz erkennen, dass Personen, die langfristig versorgt werden müssen, viel eher vom Leistungsanspruch ausgeschlossen werden als solche, die eine Akutversorgung benötigen.

In einer ganzen Reihe von Studien wurde die Kosteneffizienz von gemeindenahen ambulanten Gesundheitsdiensten anhand von Personengruppen untersucht, die dem Risiko einer Unterbringung in Pflegeheimen ausgesetzt waren (Miller, 1987; Shapiro & Tate, 1986; Thornton et al., 1988; Weissert & Cready, 1989; Weissert et al., 1989). Die Kosteneffizienz dieser Dienste hängt ab von der Art der erbrachten Dienstleistung, dem pro Arbeitseinheit veranschlagten Preis, der Höhe des Risikos einer Pflegeheimeinweisung bei den Klienten, der Differenz zwischen den Kosten eines gemeindenahen Versorgungsprogramms und denen eines Pflegeheims sowie davon, wie die einzelnen Klienten auf spezifische Dienstleistungen ansprechen (Greene et al., 1993). Keine Berücksichtigung in all diesen Studien fand allerdings die Betreuung von Personen, bei denen keine Institutionalisierungsgefahr besteht, die Vorteile für *spezifische* Klienten und die Verbesserung der Lebensqualität der Klienten. Ebenfalls außer acht gelassen wurden die indirekten Kosten der unbezahlten Hilfeleistung durch pflegende Angehörige

(Weissert et al., 1989). Zieht man all diese Faktoren in Betracht, erweist sich die Versorgung durch gemeindenahe ambulante Gesundheitsdienste im Vergleich zur Versorgung in Pflegeheimen als wesentlich effektiver, was die zu erwartenden langfristigen Kosten und die Senkung des Risikos einer Institutionalisierung anbelangt (Greene et al., 1993).

11.1.3 Funktionen pflegender Angehöriger

In Abhängigkeit vom sozioökonomischen Status der Familie (Stoller & Cutler, 1993), dem Gesundheitsstatus des Patienten (Tennstedt et al., 1993) und der Dauer der erforderlichen pflegerischen Versorgung (Sankar, 1991) können pflegende Angehörige im wesentlichen zwei Kategorien zugeordnet werden: *Pflegende* («care provider») und *Pflegemanager* («care manager»). Die Pflegenden übernehmen Hilfeleistungen, die vom Einkaufen, der Haushaltsführung und der Übernahme der Aufgaben eines Laufburschen bis hin zur Versorgung rund um die Uhr reichen (Brody, 1985). Pflegemanager hingegen, die häufig noch andere Verpflichtungen haben, organisieren die benötigten Dienstleistungen und lassen sie von anderen ausführen (U. S. Department of Health and Human Services, USDHHS, 1990).

Von all den Pflichten der pflegenden Angehörigen, ob Pflegende oder Pflegemanager, wird das Treffen von Entscheidungen häufig zur schwersten Bürde, wobei die Wahl der Maßnahmen von den Fähigkeiten und dem Gesundheitsstatus des Klienten abhängt (Sankar, 1991).

Beispielsweise sind Klienten mit Demenz oder kognitiven Defiziten oft kaum in der Lage, überhaupt Entscheidungen zu treffen und in dieser Hinsicht nahezu vollkommen auf andere angewiesen; an Aphasie Leidende haben vielleicht Schwierigkeiten, die gegebenen Optionen zu erkennen oder ihre Wünsche mitzuteilen. Folglich tragen pflegende Angehörige oft einen hohen Grad an Verantwortung für Entscheidungen, die sie im Hinblick auf die zahllosen Aktivitäten beim Management des Alltags und des Familienlebens zu treffen haben. Dazu gehören das Arrangieren und die Zeitplanung der Dienstleistungen von informellen (Pflegende aus der Familie) und formellen (bezahlte oder professionelle) Unterstützungssystemen, die Beurteilung der Qualität anderer Hilfen, die der Klient benötigt und das Bestimmen der Personen, die Zugang zum Klienten haben sollen (Sankar, 1991).

Aus verschiedenen Studien geht hervor, dass für Klienten jeglichen Alters die Familie eine wichtige Quelle emotionaler und sozialer Unterstützung darstellt. Von älteren behinderten Menschen, die nicht in Institutionen untergebracht sind, verlassen sich drei Viertel ausschließlich auf informelle Hilfe und der Rest entweder nur auf formelle Hilfe oder auf eine Kombination aus beiden Hilfsquellen (Coward et al., 1990).

11.1.4 Besonderheiten innerfamiliärer Pflege und Betreuung

Die Funktionsbezeichnung «Pflegende(r)» ist ein recht breit gefasster Begriff, der in vielen Studien nicht klar definiert wird (Spitze & Logan, 1990). Die Bedeutung reicht von der professionellen Pflegekraft, die gebrechlichen alten Menschen eine intensive Unterstützung auf Vollzeitbasis bietet, bis hin zum Laien, der einem Elternteil, Verwandten oder Freund hilft, mit einer Vielzahl krankheitsbedingter Einschränkungen zurecht zu kommen (Spitze & Logan, 1990). In der Regel tendieren Gesundheitsexperten ebenso wie Familien zu der Auffassung, dass die Verantwortung für das Management einer chronischen Krankheit im wesentlichen bei der Familie liegt. Das vorliegende Kapitel beschäftigt sich schwerpunktmäßig mit den an diesem Prozess beteiligten Pflege- und Betreuungspersonen, die auf informeller Basis arbeiten.

Geschlechts- und familienspezifische Unterschiede

Ältere pflegende Angehörige verfügen im Gegensatz zu jüngeren über mehr Zeit für Betreuung und Pflege, aber über weniger Kraft und Energie sowie geringere finanzielle Mittel. Jüngere Pflegende hingegen, für gewöhnlich Kinder oder Enkel, stehen unter zeitlichen Zwängen, weil sie sich auch um die eigenen Familien kümmern müssen, einer Berufstätigkeit nachgehen, bestimmte soziale Funktionen wahrnehmen oder anderweitige Verpflichtungen haben. Wie verschiedene Studien zeigen, verlassen sich ältere gebrechliche Menschen an erster Stelle auf den Ehepartner, dann auf die Kinder und andere Familienmitglieder und erst zuletzt auf außerfamiliäre Hilfsquellen (USDHHS, 1990); Stoller & Cutler, 1993). Ältere Erwachsene mit Behinderungen suchen nur dann Unterstützung außerhalb der Familie, wenn ihre Hilfebedürfnisse nicht von den familiären Ressourcen abgedeckt werden können. Die Entscheidung einer Familie, nicht ausschließlich auf familiäre Unterstützung zu bauen und eher bezahlte Hilfe in Anspruch zu nehmen, wird hauptsächlich bestimmt von Faktoren wie dem Haushaltseinkommen des Betroffenen (Stoller & Cutler, 1993) und dem Grad der Beeinträchtigung (Tennstedt et al., 1993). Sonstige Prädiktoren für die Inanspruchnahme bezahlter Hilfe sind die Verfügbarkeit von informeller Unterstützung, die Wohnsituation des älteren Erwachsenen – alleine oder in der Familie lebend – und die Art der Probleme, bei denen Hilfe erforderlich ist, wie beispielsweise schwere Arbeit am Haus oder im Garten oder die tägliche Versorgung der eigenen Person (Stoller & Cutler, 1993).

Verheiratete Hilfebedürftige

Bei verheirateten Paaren übernehmen unabhängig von der Geschlechtszugehörigkeit normalerweise die Ehepartner die Versorgung. Da ältere Männer mit höherer Wahrscheinlichkeit von der Ehefrau betreut werden (diese ist meistens jünger), leisten die Ehefrauen mehr als die Hälfte der Pflege und Betreuung, die älteren Männern insgesamt zuteil wird (Soldo & Agree, 1988; USDHHS, 1990). Gemäß den an sie gestellten gesellschaftlichen Erwartungen werden Frauen darüber hinaus besser auf die Rolle der Pflegenden und Betreuenden vorbereitet. Insgesamt zeigte sich, dass weder enge Freunde noch andere Familienmitglieder den Klienten so spürbare emotionale Unterstützung auf informeller Basis bieten können, wie dies durch Ehepartner möglich ist (Revenson, 1990).

Verwitwete oder geschiedene Hilfebedürftige
Wenn kein Ehegatte zur Verfügung steht, übernimmt oft ein erwachsenes Kind die Rolle der primären Pflegeperson. Unverheiratete erwachsene Kinder haben im Gegensatz zu ihren verheirateten Geschwistern weniger familiäre Verpflichtungen, die sie daran hindern, ein Elternteil zu pflegen (Silverstein & Litwak, 1993). Faktoren, die sowohl für verheiratete als auch für ledige erwachsene Kinder Hemmnisse darstellen können, sind geographische Entfernungen, die für das Kind anfallenden Kosten sowie Unterschiede in den Normen und Bedürfnissen, die sich auf die Bereitschaft zur Übernahme der Pflege auswirken (Silverstein & Litwak, 1993).

Alleinstehende ältere Personen mit Behinderungen werden als «vulnerabel» angesehen, was ihre erwachsenen Kinder veranlasst, ihnen bei der Haushaltsführung unter die Arme zu greifen (Silverstein & Litwak, 1993). Mit einer Verschlechterung ihres Gesundheitszustandes wird es wahrscheinlicher, dass sie zu ihren erwachsenen Kindern ziehen, wobei dies von einer Vielzahl von Faktoren abhängt, wie beispielsweise von der Regelmäßigkeit der bisherigen Kontakte zueinander (Spitze et al., 1992). Allerdings können nun auch die Bedürfnisse des erwachsenen Kindes dabei eine sehr große Rolle spielen. Oft bringt sich das mit im Haushalt lebende Elternteil durch finanzielle Unterstützung, Kinderbetreuung und Hausarbeit ein (Ward et al., 1992; Spitze & Logan, 1990; Speare & Avery, 1993).

Sind die Kinder verheiratet, übernehmen häufig die Töchter oder Schwiegertöchter die Pflege des kranken Elternteils (Soldo & Agree,

1988). Die stärkere Einbeziehung von Töchtern und Schwiegertöchter in die pflegerische Versorgung lässt sich zum Teil durch die Bevorzugung des gleichen Geschlechts erklären – erwachsene Kinder ziehen es vor, den gleichgeschlechtlichen Elternteil zu versorgen, und Hochbetagte bevorzugen die Hilfe durch das Kind gleichen Geschlechts (Lee et al., 1993). Bei hilfebedürftigen alten Menschen handelt es sich in der Mehrheit um Frauen, die ihre Ehemänner überlebt haben, und auch daraus ergibt sich, dass vorwiegend Töchter oder Schwiegertöchter als Pflegende fungieren (Lee et al., 1993).

Zusammenwohnen
Die Ehepartner oder Ehepartnerinnen übernehmen zwar den Großteil der häuslichen Versorgung, dennoch scheint der Umstand, dass die pflegende Person mit dem Klienten zusammenwohnt, wichtiger zu sein als die eheliche Beziehung selbst (Tennstedt et al., 1993). Aus der großen Bedeutung des Zusammenwohnens im Vergleich zur ehelichen oder verwandtschaftlichen Beziehung lassen sich Folgerungen für nicht-traditionelle Familienstrukturen ziehen, zum Beispiel für schwule und lesbische Paare, Alleinerziehende und kulturell gemischte Familien. In einigen Studien über die Pflege und Betreuung durch Angehörige wird «Familie» infolgedessen nicht mehr über Verwandtschaftsgrade oder eheliche Bindungen definiert, sondern als eine Gruppe von Menschen, die beständig füreinander einstehen und zwischen denen ein Bündel gegenseitiger Verpflichtungen besteht (Sankar, 1991).

Sonstige Klientengruppen

Außer den chronisch kranken Älteren gibt es selbstverständlich noch andere Klientengruppen, die auf pflegende Angehörige angewiesen sind. Dabei treten viele Probleme auf, die für die jeweilige Situation spezifisch sind. Es würde den Rahmen des vorliegenden Kapitels sprengen, all diese Klientengruppen mit ihren ganz speziellen Sorgen und Nöten anzusprechen, einige wenige sollen aber aufgeführt werden.

Chronisch kranke Kinder
Chronisch kranke Kinder bilden eine Population, die ganz besondere Anforderungen an pflegende Angehörige stellt. Schätzungsweise liegt bei 10 bis 15 % aller Kinder unter 18 Jahren irgendein chronisches körperliches Leiden vor (Pless & Perrin, 1985), und davon ist wiederum ein Zehntel ernsthaft erkrankt (Hobbs et al., 1985). Ein großer Teil dieser Krankheiten kommt zustande, weil sich aufgrund der Fortschritte in der medizinischen Technologie die Überlebensrate in den letzen Jahrzehnten drastisch erhöht hat. Aus dem Überleben dieser Kinder erwachsen nicht nur unmittelbare Folgen für pflegende Angehörige, sondern diese sind auch in hohem Maße besorgt, wie sich die Krankheit wohl auf die Zukunft des betroffenen Kindes auswirken mag (Gortmaker & Sapperfield, 1984; Patterson, 1988; Cohen, 1993).

In der Regel sind es die Mütter, denen die Pflege und Betreuung chronisch kranker Kinder obliegt. Sie stehen vor einer Schwierigkeit ganz besonderer Art, nämlich der, wie sie ihren elterlichen Pflichten den Geschwistern des kranken Kindes gegenüber nachkommen sollen. Viele Eltern berichten über Unsicherheiten bei der Beantwortung von Fragen der Geschwister über das kranke Kind oder bei erzieherischen Praktiken. Gesunde Geschwister haben wachsende und teilweise unrealistische Ansprüche, die manchmal über das hinausgehen, was ihr Entwicklungsstand zulässt. Weiter äußern Eltern Besorgnis über Einschränkungen in der Kommunikation mit den gesunden Geschwistern und über den Umstand, dass sie ihnen ganz allgemein weniger Aufmerksamkeit schenken können (Gallo, 1988). Eltern chronisch kranker Kinder müssen lernen, die Anzeichen dafür zu erkennen, wann ihre gesunden Kinder mehr Aufmerksamkeit brauchen, vor allem, wenn diese eine Übergangsphase in der Entwicklung durchlaufen. Außerdem müssen sie lernen, Fragen präzise und gemäß dem Kenntnisstand des Kindes zu beantworten und die Ansprüche und Erwartungen der Geschwister der Realität näher zu bringen (Gallo, 1988) (siehe Kapitel 2 über Wachstum und Entwicklung).

Wenn das kranke Kind auf technische Apparaturen angewiesen ist, bleiben Angst und Furcht der Eltern nicht aus, sobald sie das Kind zu Hause versorgen. Die Eltern müssen nicht nur den Umgang mit der Technik erlernen, wie etwa bei einem Beatmungsgerät, sondern auch eine häusliche Umgebung schaffen, die dem Entwicklungsstand des Kindes angemessen ist (Donar, 1988). Mobilität, Spiel und Ausflüge nach draußen sind wichtige Elemente der häuslichen Betreuung chronisch kranker Kinder, für die die Eltern Sorge tragen müssen.

Afroamerikaner
Die Pflege und Betreuung innerhalb der Familie ist von kultureller Herkunft und ethnischer Zugehörigkeit geprägt. Beides beeinflusst das Leben eines Menschen im Hinblick auf sozio-ökonomischen Status, Erziehung und Bildung, Familienstand, Gesundheit, Lebensgestaltung und allgemeinen Lebensstil (Barresi, 1990). In den USA wächst die Zahl der älteren Erwachsenen bei ethnischen Minderheiten schneller als bei der kaukasischen Bevölkerung nicht-hispanischer Herkunft (U. S. Senate Special Committee on Aging, 1988). Die Gerontologie bietet mittlerweile eine Fülle von Literatur über die familiäre Pflege und Betreuung bei älteren US-Amerikanern afrikanischer, asiatischer, indianischer und hispanischer Herkunft (Harper, 1990; Markides, 1989; Markides & Mindel, 1987). Diese Menge an Studien kann in diesem Kapitel nicht eingehend berücksichtigt werden, und deshalb sollen die ethnischen Einflüsse auf die häusliche Pflege am Beispiel einer afroamerikanischen Familie veranschaulicht werden.

In afroamerikanischen Familien ist die Pflege eines kranken Familienmitglieds geprägt durch kulturelle Aspekte, Ereignisse in der Familiengeschichte und die Notwendigkeiten, die sich aus einer erweiterten Verwandtschafts- und Familienstruktur ergeben. Geordnet nach der Präferenz nehmen ältere Afroamerikaner folgende Unterstützungsquellen in Anspruch: Kinder, Verwandte, Personen außerhalb des Familienkreises, formelle Organisationen (Taylor, 1985; Taylor & Chatters, 1986). Es existieren zwar viele Formen des familiären Zusammenlebens, doch stehen die Kinder – während Ehepartner gar nicht genannt werden – wahrscheinlich deshalb an erster Stelle, weil es im afroamerikanischen Kulturkreis viele Haushalte gibt, in denen nur ein Elternteil vorhanden ist (Tucker et al., 1993; Walker, 1988).

Auch mangelhafte Lese- und Schreibkenntnisse hindern ältere Afroamerikaner oft daran, mit dem formellen Gesundheitssystem zurecht zu kommen (Lubben & Beccera, 1988). Dies führt wiederum dazu, dass sie die Unterstützung der Kinder noch stärker benötigen. Die betreuende Person hilft dem alleinstehenden Elternteil bei der Suche nach formeller Unterstützung, bei der Klärung von Fragen der Kostenerstattung, beim Ausfüllen von Antragsformularen und bei der Korrespondenz oder bei Terminen mit Mitarbeitern des Gesundheitssystems.

Eine weitere Form der familiären Fürsorge unter Afroamerikanern ist die Unterstützung durch die Großeltern. Aus verschiedenen sozialen Gründen – wozu auch die Drogenabhängigkeit der Eltern gehört – übernehmen sie häufig die Betreuung der Enkel und fungieren als Eltern-Ersatz (Burton, 1992; Kelley & Danato, 1995). Belastend für diesen Personenkreis wirken sich unter anderem aus: Nachbarschaftsprobleme (z. B. Gewalt), aufreibende Ansprüche der Enkel, die eventuell notwendige langfristige Übernahme der Elternrolle über die gesamte Adoleszenz hinweg, Unvereinbarkeiten bei der Ausübung verschiedener sozialer Funktionen, die Vielzahl unterschiedlichster Anforderungen je nach Situation sowie der Mangel an Zeit oder Tatkraft, den eigenen Bedürfnissen nachzukommen – falls dies überhaupt möglich ist (Burton, 1992; Kelley & Danato, 1995).

11.2 Probleme und Fragen der häuslichen Pflege

Das steigende Durchschnittsalter der amerikanischen Bevölkerung, die gesunkene Geburtenrate in der «Baby-Boom-Generation» und die wachsende Zahl jüngerer Kranker, die eine Versorgung zu Hause benötigen, hat wie erwartet dazu geführt, dass ein Mangel an Angehörigen herrscht, die pflegerische Aufgaben übernehmen könnten. Das gilt insbesondere für gebrechliche alte Menschen. Diese Entwicklung lässt in Verbindung mit der Zunahme an erwerbstätigen Frauen den Schluss zu, dass weniger erwachsene Töchter zur Verfügung stehen werden, um für ihre alternden Eltern zu sorgen. Die Kosten für die Versorgung kranker oder behinderter Älterer werden sich deswegen auf den öffentlichen Sektor verlagern, oder auf den wachsenden ambulanten Dienstleistungssektor, der Betreuung nur gegen Bezahlung anbietet (Soldo & Agree, 1988).

Es fehlen aber nicht nur pflegende Angehörige, sondern es ist auch absehbar, dass bezahlte Pflegekräfte knapp werden, und zwar vor allem ungelernte Hilfskräfte, die sich um die alltägliche Versorgung kümmern (Kane, 1989). Nach aktuellem Stand «weigern sich Drittzahler, die Kosten für qualifizierte häusliche Pflege zu übernehmen, und viele ältere Menschen … können sich die dauerhafte Beschäftigung einer qualifizierten Pflegekraft einfach nicht leisten» (Kane 1989, S. 30). Mit steigendem Anteil der Älteren an der Gesamtbevölkerung, steigenden Zahlen von Hochbetagten mit oftmals multiplen Gesundheitsproblemen und einer wachsenden Population jüngerer chronisch Kranker wird sich die Situation voraussichtlich ins Krisenhafte entwickeln. Die Zunahme an alleinlebenden Elternteilen, kinderlosen Paaren, kulturell gemischten Familien und berufstätigen Frauen – all dies hat einen Einfluss auf die Bindungen zwischen den Generationen und das zukünftige Fürsorgeverhalten (Bumpass, 1990).

11.2.1 Auswirkungen chronischer Krankheit auf die Familie

Es besteht die Gefahr, dass die mit häuslicher Pflege verbundenen sozialen und emotionalen Belohnungen durch die sich daraus ergebenden Nachteile für die Betreuer selbst und das Familiensystem zunichte gemacht werden (Haley & Pardo, 1989; Lawton et al., 1989; Stephens et al., 1988; Vitaliano et al., 1991; Zarit et al., 1986). Die Fallstudie von Familie H. wurde aus informellen Gesprächen zusammengestellt, die über einen Zeitraum von fünf Jahren mit dieser Familie geführt wurden. Sie dient dazu, Schwierigkeiten und Belastungen zu verdeutlichen, mit denen pflegende Angehörige konfrontiert sind.

Stress

Sobald die Anforderungen, die sich aus der Versorgung eines Familienmitglieds ergeben, die verfügbaren Ressourcen aus subjektiver Sicht übersteigen, geraten pflegende Angehörige unter Stress (White et al., 1992; Pruchno & Resch, 1989; McCarty, 1996; Cohen et al., 1990; Eisdorfer, 1991). In vielen Fällen fühlen sie sich machtlos (Davidhizar, 1994). Nicht selten führt Stress zu dem Gefühl, überbürdet zu sein und zu depressiven Zuständen. Besonders verbreitet sind Depressionen bei pflegenden Angehörigen, die ältere Menschen mit Alzheimer-Demenz betreuen und bei solchen, die sich um AIDS-Kranke oder um Krebskranke mit Gehirnmetastasen kümmern (Cohen & Eisdorfer, 1988).

Mishel (1988a, 1990) schlägt eine Theorie der «krankheitsbedingten Ungewissheit» vor, die sowohl auf Klienten als auch auf Familien anwendbar ist. Dieser Theorie zufolge herrscht dann Ungewissheit, wenn der Entscheidungsträger infolge unzureichender Anhaltspunkte nicht in der Lage ist, den Stellenwert krankheitsbezogener Ereignisse zu bestimmen, Zweck und Sinn der eingesetzten Mittel zu erkennen oder den weiteren Verlauf der Dinge präzise vorherzusehen. Für Familien, die ein krankes Familienmitglied versorgen, ergibt sich Stress aus der Ungewissheit heraus, wie lange der erhöhte

Bedarf an körperlicher Versorgung anhalten wird (White, et al., 1992; Greater New York Hospital Foundation, 1988). Es hat sich gezeigt, dass diese Form von Ungewissheit sich in dreifacher Hinsicht auswirkt: Die Zuversicht, die Lage meistern zu können, wird beeinträchtigt und das Gefühl verstärkt, einer Gefahr ausgesetzt zu sein (Mishel, 1988b). Hinzu kommt noch, dass das Gefühl abgeschwächt wird, über ausreichend eigene Ressourcen zu verfügen (Chilman et al., 1988).

Die Mitglieder der Familie H. äußerten ihre Ungewissheit bezüglich des Gesundheitszustandes von Frau H. und der Frage, ob sie weiterhin zu Hause bleiben könne. Jedes Mal, wenn sie im Krankenhaus war, stand die Familie vor der Ungewissheit, wann es wohl zur nächsten akuten Episode kommen, ob die abgeänderte Medikation wirksamer sein und ob ihre Schwäche weiter zunehmen würde. Herr H. berichtete über seine zunehmende Ungewissheit, ob er weiterhin fähig sein würde, die Pflege seiner Frau zu Hause zu übernehmen.

Aus den Berichten von Familien geht hervor, dass sie in vielen Fällen unter extremem Stress stehen, wenn die Krankheitsanzeichen zum ersten Mal auftreten und sie auf die Diagnose warten. Die Belastung verstärkt sich, wenn der Klient zu der ihn versorgenden Person zieht, weil diese dadurch ihre Unabhängigkeit verliert (Thorne, 1993).

Ferner sind pflegende Angehörige besonders stressgefährdet, während sie die ersten Erfahrungen mit der Pflege sammeln (Greater New York Hospital Foundation, 1988). Dieser Umstand ist die Folge körperlicher und intellektueller Veränderungen beim Klienten, der Ungewissheit über die Natur der chronischen Erkrankung (auch ob sie eventuell vererbbar ist) und der finanziellen Einbußen. Auch der Umgang mit formellen Pflegekräften kann stressbehaftet sein, ebenso wie der Verlust des emotionalen Rückhalts durch den Klienten, besonders wenn dieser vorher eine Quelle emotionaler Stabilität war. Andere Familienmitglieder tragen zur emotionalen Belastung bei, wenn sie nicht ausreichend und oft genug zur Hand gehen oder wenn die Pflege- und Betreuungsaufgaben mit den Verpflichtungen dieser Personen ausbalanciert werden müssen (Suitor & Pillemer, 1993).

Einige Merkmale der Pflegesituation selbst können das Wohlbefinden des pflegenden Angehörigen stärker beeinträchtigen als die Schwere oder Dauer der Krankheit des Klienten. So hat sich das Zusammenwohnen mit dem Klienten als nachteilig für den Pflegenden erwiesen, was dessen psychische Gesundheit, soziales Leben und finanzielle Mittel anbelangt (Bull, 1990). Nach den Ergebnissen anderer Studien jedoch sind bei pflegenden Angehörigen, ganz gleich ob sie mit dem Klienten unter einem Dach wohnen oder ob dieser in einem Pflegeheim untergebracht ist, Depressionen, die Einnahme von Psychopharmaka und psychologische Stressreaktionen weit verbreitet (Cohen & Eisdorfer, 1988; Colerick & George, 1986; Dura et al., 1990).

Die Bürden der Pflege

Der aus Pflege und Betreuung entstehende Stress kann das Gefühl hervorrufen, eine zu schwere Bürde tragen zu müssen (Coleman et al., 1994). Mit «Bürden der Pflege» wird ein Bündel von Überlastungsgefühlen bezeichnet (Klein, 1989; Zarit et al., 1980), die damit zusammenhängen, wie eine pflegende Person die aktuellen und potentiellen Belastungen bei der Betreuung eines Kranken erlebt (George, 1987). Zu diesen Belastungen gehören der Mangel an Sozialkontakten und Erholung (siehe Kapitel 8 über soziale Isolation) sowie finanzielle Schwierigkeiten, gesundheitliche Probleme körperlicher Art und Depressionen. Aus einer Studie von Gaynor (1990) geht hervor, dass jüngere Frauen die pflegerische Versorgung Angehöriger als größere psychische Bürde empfinden als ältere, und dass Frauen, die über längere Zeit hinweg fürsorgerische Aufgaben übernommen haben, ihre Belastung als stärker einschätzen.

Mit zunehmender Verschlechterung des Gesundheitszustands des Klienten können die Überlastungsgefühle (an Gewicht) zunehmen. Wenn die pflegenden Angehörigen bereits älter sind, müssen sie mit ihrem eigenen biologischen Alterungsprozess fertig werden. In diesem Fall

Fallstudie
Die Familie H.

Frau H. litt an einer koronaren Herzkrankheit und dekompensierter Rechtsherzinsuffizienz, die in den letzten fünf Jahren vor ihrem Tod zunehmend Ursache für Erschöpfungszustände, Dyspnoe und Angina war. Häufig auftretende Infektionen der oberen Atemwege verschlimmerten ihre Atemnot. Sie wohnte mit ihrem Mann in einer kleinen ländlichen Stadt in einem Haus, das schon seit vielen Jahren in Familienbesitz war. Herr H. war vier Jahre jünger als seine Frau und wurde zur primären Pflegeperson für sie. Er übernahm das Kochen, half ihr zur Toilette und ins Badezimmer, stellte sicher, dass ihre Kleider sauber waren und griffbereit lagen und achtete darauf, dass sie ihre Medikamente ordnungsgemäß einnahm.

Herr und Frau H. hatten einen Sohn und eine Tochter, die verheiratet waren und etwa zehn Autominuten vom Elternhaus entfernt wohnten. Die beiden hatten selbst Kinder, gingen aber ihren Eltern mindestens einmal in der Woche zur Hand. Die Tochter übernahm die groben Putzarbeiten im Haushalt und fuhr die Eltern regelmäßig zum Einkaufen, zu den häufigen Arztbesuchen und zur Apotheke. Der Sohn half seinem Vater beim Rasenmähen und den Reparaturarbeiten am Haus; er wurde auch gerufen, um in medizinischen Notfällen Entscheidungen zu treffen.

Über mehrere Jahre hinweg verschlechterte sich der Allgemeinzustand von Frau H. zusehends. Schließlich war sie nicht mehr in der Lage, in das Schlafzimmer im ersten Stock zu gelangen, da sie das Treppensteigen zu sehr anstrengte. So wurde das Wohnzimmer in ein Schlafzimmer umgewandelt. Im Laufe dieser Jahre wurden wegen Brustschmerzen oder Atemschwierigkeiten mehrmals kürzere Krankenhausaufenthalte erforderlich. Wenn sie in der Klinik lag, übernahmen die Kinder abwechselnd den Fahrdienst für ihren Vater, der seine Frau täglich besuchte.

Während der folgenden fünf Jahre wurden die Klinikaufenthalte immer häufiger, und schließlich wurde Frau H. mehrmals im Jahr stationär behandelt. Zu Hause kam sie nicht mehr ohne Sauerstoffgerät aus. Zunächst benötigte sie es nur kurzzeitig während der Nacht und konnte dann am Tag mit ihrer Tochter einkaufen gehen oder kleinere Fahrten unternehmen, einfach um einmal «aus dem Haus zu kommen». Als sich ihr Gesundheitszustand verschlechterte, war eine kontinuierliche Sauerstoffgabe erforderlich, und sie konnte ihr Zimmer nicht mehr verlassen. Die Familie richtete ein «Hausnotrufsystem» ein, dessen Auslöser Frau H. für den Notfall stets bei sich trug.

Nach jedem Krankenhausaufenthalt kehrte Frau H. in geschwächtem Allgemeinzustand zurück. Ihr Mann hatte allmählich Bedenken, ob er aufgrund der zunehmenden Schwäche seiner Frau überhaupt noch in der Lage sein würde, sie zu Hause zu versorgen. Er stellte zwar den Toilettenstuhl neben den Rollstuhl, doch selbst dann hatte sie Schwierigkeiten, ihn zu benutzen. Frau H. war deutlich schwerer als ihr Mann; er hatte Angst um ihre Sicherheit und befürchtete, sie könnte stürzen und sich dabei verletzen, ohne dass er in der Lage wäre, ihr zu helfen. Die Tochter ging einer Halbtagsbeschäftigung nach, trotzdem besuchte sie ihre Eltern mindestens zweimal wöchentlich. Sie äußerte sich gegenüber ihrem Bruder, ihren Freunden und ihrem Ehemann sehr besorgt über das Befinden ihrer Eltern.

Als Frau H. im Alter von 78 Jahren wegen Brustschmerzen und Atemproblemen wieder einmal im Krankenhaus lag, trat der behandelnde Arzt an Herrn H. und seine Kinder mit der Bitte heran, eine Erklärung über den Verzicht auf Wiederbelebungsmaßnahmen bei Frau H. zu unterschreiben. Weil sie sich mit der Äußerung «ich möchte nicht von diesen verdammten Maschinen abhängig sein» vehement gegen solche Maßnahmen ausgesprochen hatte, unterschrieb die Familie ohne Zögern. Allerdings machten sich Frau H.s Angehörige nun große Sorgen um sie, da der Arzt dieses Thema zuvor noch nie angesprochen hatte.

Herr H. teilte seinen Kindern mit, dass seine Frau nach der Entlassung aus dem Krankenhaus in einem Pflegeheim untergebracht werden müsse, weil er angesichts ihres schlechten Gesundheitszustandes nicht mehr länger für sie sorgen könnte. Die Familie diskutierte zwar das Problem, eine Lösung wurde jedoch nicht gefunden. Nach einem Abend im Krankenhaus, an dem Frau H. wach und sehr gesprächig war, kehrte die Familie wieder nach Hause zurück. An diesem Abend verstarb Frau H. Die Angehörigen waren einerseits erleichtert, dass ihr Leiden vorüber war und sie ohne Abhängigkeit von Maschinen hatte sterben können, wie sie es sich gewünscht hatte, andererseits aber auch deswegen, weil ihnen die Qual der Entscheidung über eine Pflegeheimunterbringung erspart geblieben war.

wachsen die Anforderungen, denen sie nachkommen müssen, weil sowohl sie selbst als auch der Adressat der Pflege älter wird, die chronische Krankheit fortschreitet, oder sich die Ressourcen des Familienverbands insgesamt erschöpfen. Wenn es so weit kommt, kann es unvermeidlich werden, formelle oder bezahlte Hilfe in Anspruch zu nehmen, damit die pflegerischen Aufgaben der Angehörigen teilweise oder vollständig von familienfremden Personen übernommen werden können.

Das Gefühl, die Bürde nicht mehr tragen zu können, kann besonders in Verbindung mit mangelnden finanziellen Mitteln zur Bezahlung von Unterstützung dazu führen, dass die Klienten in ein Pflegeheim gebracht werden. So führten Ehepartner von Alzheimer-Kranken, die diese im Pflegeheim untergebracht hatten, als Gründe für ihre Maßnahme an, nicht mehr in der Lage gewesen zu sein, den Alltag zu bewältigen und die belastenden Verhaltensweisen der Klienten zu tolerieren. Wenn die häusliche Pflege zu beschwerlich wird, betrachten pflegende Angehörige eine Institutionalisierung als akzeptable Alternative (Zarit et al., 1986).

Körperliche und emotionale Belastung

Die chronische Krankheit eines Familienmitgliedes kann bei den Angehörigen eine Vielzahl körperlicher Auswirkungen haben. Leidet die pflegende Person unter Niedergeschlagenheit und Schlafmangel, steigt die Anfälligkeit für eine Reihe von Krankheiten, die in Zusammenhang mit Erschöpfung, Depression, Nervosität, Müdigkeit und eingeschränkten physischen oder emotionalen Ressourcen auftreten (Davidhizar, 1994). In der Tat leidet die Mehrheit der pflegenden Frauen an mindestens einer chronischen Krankheit. Viele davon, häufig älter und selbst gebrechlich, sind gezwungen, ihren Rücken beim Heben über Gebühr zu beanspruchen, müssen Schlafunterbrechungen usw. in Kauf nehmen und brechen unter den körperlichen Beanspruchungen eines 24-Stunden-Tages bei gleichzeitiger 7-Tage-Woche zusammen.

Die Forschung konnte zeigen, dass die körperliche Gesundheit pflegender Angehöriger durch ihre Tätigkeit in Mitleidenschaft gezogen wird. So wurden bei pflegenden Frauen hohe Inzidenzraten von stressbedingten Störungen wie Herzkrankheiten und Bluthochdruck festgestellt (Gaynor, 1989, 1990). Bei einem Drittel der pflegenden Angehörigen, die an ein Entlastungsprogramm überwiesen worden waren, lag der Grund dafür in ihrer schlechten gesundheitlichen Verfassung oder im Unvermögen, die Pflege und Betreuung weiterhin zu übernehmen (Gaynor, 1989). Unter Umständen halten Depressionen selbst nach dem Tod des Klienten an, denn beim pflegenden Angehörigen fällt nun die Verantwortung für die Versorgung des Kranken weg (Bodnar & Kiecolt-Glaser, 1993; Mullen, 1992).

Studien über das Befinden pflegender Angehöriger vor und nach der Unterbringung des pflegebedürftigen Familienmitgliedes in einem Pflegeheim erbrachten unterschiedliche Resultate. Einer Studie zufolge verbringen sie nach der Einweisung weniger Zeit beim Klienten und gehen vermehrt ersehnten Aktivitäten nach. Beispielsweise besuchen sie andere Familienmitglieder, entspannen und erholen sich oder werden sozial aktiv (Moss et al., 1993). Andere Studien ergaben jedoch, dass pflegende Angehörige auch nach der Aufnahme des Klienten im Pflegeheim unter Stress standen (Cohen & Eisdorfer, 1988; Colerick & George, 1986; Dura et al., 1990).

Angst und Schuld

Es besteht kein Zweifel daran, dass die Pflege von chronisch kranken Kindern, Eltern oder Ehepartnern zu Angstgefühlen führt (Wade et al., 1986, Wellisch et al., 1983; Patterson, 1988). Diese Ängste beziehen sich auf den Gesundheitszustand und den möglicherweise eintretenden Tod des Klienten, auf die eigenen Gefühle von Vulnerabilität und Kontrollverlust, auf die Auswirkungen der Krankheit und Pflege auf andere Familienmitglieder und schließlich auf die Erschöpfung finanzieller Mittel (Pederson & Valanis, 1988; Patterson, 1988). Obwohl alle pflegenden Angehörigen sich an erster Stelle Sorgen um die kranke Person machen, sind doch Unterschiede in der Gewichtung der anderen angsterzeugenden Faktoren festzustellen. Bei Ehepartnern nehmen finanzielle Ängste den zweiten Rang ein, gefolgt von der Sorge über die Gemütslage des Kranken und der Angst, keine Unterstützung zu bekommen. Bei erwachsenen Kindern hingegen steht die Angst, keine Hilfe zu bekommen, an zweiter Stelle, während sie finanzielle Probleme am wenigsten fürchten.

Ferner äußern pflegende Angehörige Angst bezüglich der Notwendigkeit, komplexe Fertigkeiten für die häusliche Pflege erlernen zu müssen, insbesondere dann, wenn die Informationen von Ärzten oder anderen Gesundheitsexperten widersprüchlich sind. Tatsächlich kann auch allein der Umgang mit pflegerischen und medizinischen Fachkräften zur Quelle von Angst werden (Pederson & Valanis, 1988; Patterson, 1988). In der Fallstudie der Familie H. kam es zu Angstgefühlen, weil der Arzt die Notwendigkeit eines Patiententestaments ansprach, dieses Thema aber bei keinem der bisherigen Krankenhausaufenthalte von Frau H. erwähnt worden war.

Schuldgefühle, die aus Wut und Frustration in der Pflegesituation entstehen, können für den pflegenden Angehörigen erdrückend sein. Wut kann aufkommen, wenn der Klient keine Motivation zur Mitwirkung zeigt (Thompson et al., 1990), oder wegen seines unvorhersehbaren, unkooperativen, bedrohlichen, körperlich vereinnahmenden, undankbaren, paranoiden oder unruhigen Verhaltens (Vitaliano et al., 1993). In der Bemühung, den Klienten zu motivieren, flüchtet sich die Pflegeperson vielleicht in Kritik. Wenn diese nicht fruchtet, schlägt ihr Verhalten unter Umständen in Überfürsorglichkeit um, und sie nimmt dem Klienten «zuviel ab» (Thompson et al., 1990). Als Folge scheint sich ein Teufelskreis in Gang zusetzen: Der Klient zeigt unerwünschtes Verhalten, der pflegende Angehörige rügt dieses Verhalten, worauf die unerwünschten Verhaltensweisen eskalieren und die Pflege noch schwieriger machen (Vitaliano et al., 1993). Wenn unerwünschte Verhaltensweisen krankheitsbedingt sind, führt Kritik am Klienten zu Schuldgefühlen. Sie können außerdem aus dem Empfinden resultieren, die eigenen Bedürfnisse zu sehr in den Mittelpunkt zu stellen (Vess et al., 1988).

Eltern von chronisch kranken Kindern sind oft der Meinung, dass Ärzte nur wenig oder keine Erfahrung mit der Krankheit ihres Kindes haben, weil chronische Krankheiten bei Kindern selten sind (Hobbs et al., 1985). Eltern können Angst- und Schuldgefühle in bezug auf die Ursache der Krankheit entwickeln, befürchten, die Krankheit durch defekte Gene oder unzureichende pränatale Fürsorge verursacht zu haben oder sich gegenseitig die Schuld zuschieben (Patterson, 1988). Möglicherweise machen sie sich auch Gedanken, ob sie überhaupt weitere Kinder haben sollten, insbesondere dann, wenn es sich bei dem kranken Kind um das Erstgeborene handelt (Zucman, 1982). Leidet ihr Kind unter Schmerzen, treten bei den Eltern Angst, Schuld und Hilflosigkeit auf; besonders Väter wünschen, sie könnten die Leiden des Kindes auf sich nehmen und fühlen sich machtlos, weil dies nicht möglich ist (Shapiro, 1983).

Angst- und Schuldgefühle sind sehr belastend für pflegende Angehörige. Dem Klienten gegenüber möchten sie ihren Kummer und ihre Sorgen nicht äußern, da dieser ja bereits die Last seiner Krankheit zu tragen hat (Vess et al., 1988). Viele pflegende Ehepartner verlieren den emotionalen Rückhalt durch eben die Person, die bis vor kurzem ihr engster Vertrauter war.

Folgen der Überforderung

Eine Studie an 510 pflegenden Angehörigen kam zu dem Ergebnis, dass die Mehrzahl davon selten die notwendige Unterstützung erhielt. Bei der Pflege vertrauten die Befragten in erster Linie auf die Mithilfe enger Familienmitglieder, und um dem Klienten Gesellschaft zu verschaffen, wandten sie sich hauptsächlich an Freunde. Mehr als die Hälfte gaben aber an, dass sie mehr Hilfe durch Familie und Freunde bräuchten, als sie erhielten (George, 1987). Erkranken pflegende Angehörige jedoch selbst, steigt die Wahrscheinlichkeit, dass sie unterstützt werden.

Wut
Die Sorge für einen Klienten kann vom Betreuer als undankbare und nicht schätzenswerte Aufgabe empfunden werden. Das ist vor allem der Fall, wenn der Adressat der Fürsorge «die Unterstützung nicht als hilfreich empfindet, weil die pflegende Person kein Verständnis für seine Bedürfnisse aufbringt, Missverständnisse zwischen Pflegendem und Klient auftreten oder der pflegende Angehörige als Person in Frage gestellt wird» (Revenson 1990, S. 99).

Nach Meinung pflegender Angehöriger von sterbenden Patienten ist die Wut des Klienten eine der problematischsten Emotionen, mit denen sie konfrontiert werden. Ein Grund dafür, dass Sterbende Wut äußern besteht darin, dass das pflegende Familienmitglied weiterleben darf, sie aber sterben müssen. Die Wut kann dazu führen, dass der Klient versucht, die Kontrolle über die Pflegeperson zu gewinnen, denn gerade das Ausüben von Kontrolle ist «ein unmittelbarer, beinahe greifbarer Ausdruck der noch vorhandenen Fähigkeit der sterbenden Person, auf das Leben Einfluss zu nehmen» (Sankar 1991, S. 132). In der Tat kann der Klient ständig unrealistische Ansprüche an den pflegenden Angehörigen stellen und wild aufbrausen, wenn seine Forderungen nicht erfüllt werden (Sankar, 1991).

Häufig fühlen sich pflegende Familienmitglieder nicht in der Lage, auf Wut so zu reagieren, wie sie es normalerweise tun würden. Statt dessen schlucken sie ihre eigene Wut hinunter, was bei manchen zu schwerwiegenden Belastungen führt, die die Ängste bezüglich des Sterbenden noch verstärken. Hat die pflegende Person das Gefühl, dass der Sterbende noch im Besitz seiner geistigen Kräfte ist, kämpft sie mit einer Mischung aus Schuld, Verletztheit, Ablehnung und fürsorglicher Zuneigung. Wird der Klient als kognitiv beeinträchtigt betrachtet, ist diese Erfahrung aber noch schmerzlicher, weil er für seine Wut nicht verantwortlich gemacht werden kann (Sankar, 1991).

Verlust des Selbst
Pflegende Angehörige können einen «Verlust des Selbst» erleben, der als «Verlust der Identität infolge der Vereinnahmung durch die Rolle des Pflegenden» definiert wird (Skaff & Pearlin 1992, S. 656). Verbunden damit sind ein geringeres Selbstwertgefühl, eine Beeinträchtigung der emotionalen Stabilität und depressive Verstimmungen (Skaff & Pearlin, 1992). Sobald Pflege und Betreuung ein hohes Maß an ständiger Aufmerksamkeit und Energie erfordern, bleibt wenig Spielraum für andere Rollen und Aktivitäten. Hinzu kommt, dass das betroffene Familienmitglied eventuell nicht mehr in der Lage ist, jenes positive Feedback zu vermitteln, das erforderlich ist, um positive Identitäten in der Pflegekraft-Klienten-Dyade hervorzubringen.

Pflegende Ehepartner, die sich um Partner mit Alzheimer-Demenz kümmern, erleben mit höherer Wahrscheinlichkeit einen Verlust des Selbst als erwachsene Kinder, die das gleiche tun. Dies ist möglicherweise auf den Wegfall des früher vorhandenen intimen Verhältnisses zwischen den Eheleuten zurückzuführen (Skaff & Pearlin, 1992). Außerdem verlieren pflegende Frauen ihre Identität eher als Männer, da pflegende Rentner die fürsorgerischen Aufgaben oft als neues Arbeitsfeld betrachten.

Der Verlust des Selbst wird zudem mehr von jüngeren als von älteren pflegenden Angehörigen beklagt. Jüngere sind oft gezwungen, Pläne aufzugeben, zum Beispiel eine erwünschte berufliche Veränderung oder das Nachholen eines Schulabschlusses, oder sie müssen darauf verzichten, eine dauerhafte Beziehung einzugehen (Skaff & Pearlin, 1992). Interessant ist auch die Feststellung, dass pflegende Personen um so weniger einen Verlust des Selbst erleiden, je mehr Rollen sie innehaben (Skaff & Pearlin, 1992). Wenn sie berufstätig, verheiratet oder mit Kindererziehung befasst sind, ergeben sich daraus Rollen, die ihnen andere Identitäten verleihen als die des pflegenden Angehörigen.

Isolation
Unter den pflegenden Frauen ist das Gefühl von sozialer und emotionaler Isolation weit verbreitet – das Gefühl, eine Gefangene im eigenen Haus zu sein. Handelt es sich bei dem Klienten um ein Kind, haben Eltern Probleme damit,

den Verwandten und Freunden die chronische Krankheit zu erklären. Im Gegensatz zum Erwachsenenalter, in dem chronische Krankheiten nicht ungewöhnlich sind, liegt im Kindesalter die Prävalenz einer einzigen, spezifischen chronischen Krankheit bei weniger als einem Prozent (Patterson, 1988). Dieser Umstand untermauert das von der Familie erlebte Gefühl von Isolation, denn Kind und Familie kennen wahrscheinlich niemanden, der sich mit der gleichen Krankheit auseinandersetzen muss. Oft fühlen sie sich anders, isoliert und unverstanden (Patterson, 1988). Darüber hinaus können sich für solche Familien Schwierigkeiten ergeben, die richtigen medizinischen Dienste für Diagnostik und Behandlung zu finden, oder sie müssen dafür weite Strecken zurücklegen oder gar in die Nähe eines bestimmten Arztes ziehen, wodurch das Gefühl der Isolation noch weiter verstärkt wird.

Nicht nur Familien mit kranken Kindern, sondern auch solche, in denen Erwachsene mit chronischen Krankheiten leben, leiden unter Isolation (Biegel & Song, 1995). Familien mit einem Alzheimer-Patienten oder einem psychisch kranken Mitglied werden oft von anderen gemieden, weil bestimmte Verhaltensweisen der Kranken auf andere befremdlich wirken. Es kann auch sein, dass für die Familie nur noch die Krankheit und deren Symptome wichtig sind, was die gemeinsame Basis für ein soziales Miteinander einengt.

Ein wesentlicher und unverzichtbarer Faktor bei der Verringerung der Bürde des Pflegens sind zwischenmenschliche Kontakte mit Freizeit- und Erholungscharakter (Thompson et al., 1993). Soziale Aktivitäten außer Haus, die Spaß machen und Pflegende mit anderen Menschen zusammenbringen, geben neue Kraft; fehlen solche Aktivitäten, verstärkt sich das Gefühl, den Aufgaben als Pflegender nicht mehr gewachsen zu sein (Thompson et al., 1993; Des-Rosier et al., 1992).

Misshandlung von älteren Hilfebedürftigen
Hilfebedürftige alte Menschen sind der Gefahr der Misshandlung durch pflegende Angehörige ausgesetzt. Ein Grund dafür liegt im Stress, den der Umgang mit einem abhängigen, schwierigen und betagten Verwandten verursacht. Weitere Ursachen sind Erschöpfung oder Ärger sowie Frustration und Wut über die Anforderungen, die mit den fürsorgerischen Aufgaben verbunden sind (USDHHS, 1990).

Manche Familien weisen schon in sich Merkmale auf, die eine Misshandlung wahrscheinlicher machen. Dazu gehören mangelnde gegenseitige Unterstützung, Unwille seitens des pflegenden Angehörigen, beengte Wohnverhältnisse, Isolation, familiäre Belastungen, Ehekonflikte und zwiespältige Gefühle bei den Familienmitgliedern hinsichtlich einer Institutionalisierung des Kranken (USDHHS, 1990; Saveman et al., 1996).

11.2.2 Rollenveränderungen

Die Rolle des pflegenden Angehörigen konkurriert mit anderen Rollen in der Familie. Der Umgang mit der innerfamiliären Rollenverteilung kann sich als ebenso schwierig und belastend erweisen wie die direkten Beanspruchungen durch Pflege und Betreuung (Semple, 1992). Außerdem gibt es aufgrund der ständig steigenden Lebenserwartung immer mehr ältere Menschen, die sich um noch ältere kümmern.

Rollen der Ehepartner

Durch chronische Krankheit verändern sich die Rollen der Ehepartner. Der Klient kann bestimmte familiäre Rollen, die er früher innehatte, nicht mehr wahrnehmen. Beispiele dafür sind die Führung des Haushalts, die Einteilung der finanziellen Mittel der Familie oder die Koordination der familiären Aktivitäten. Diese Funktionen übernimmt der gesündere, pflegende Ehepartner (Leventhal et al., 1985). In unserer Fallstudie übernimmt Herr H., als seine Frau nicht mehr dazu in der Lage ist, die Hausfrauenrolle, wozu auch Kochen und Einkaufen gehören. Allerdings war es der erwachsene Sohn, der zum Hauptentscheidungsträger in Notsituationen wurde.

Manchen Frauen fällt es schwer, die Rolle des Haushaltsvorstandes oder die Verwaltung der finanziellen Mittel zur Haushaltsführung zu übernehmen, nachdem sie in diesen Dingen ein Leben lang von ihrem Mann abhängig waren. Männer werden mit ungewohnten Hausarbeiten konfrontiert, sehen allerdings, sofern sie Rentner sind, in den damit verbundenen Aufgaben oft eine neue Form der Beschäftigung. Zwischen Klient und pflegendem Ehepartner kann ein ständiger Streit um Fragen der Abhängigkeit entstehen, die infolge krankheitsbedingter Ermüdung, Schmerzen, Behinderungen, kognitiver Beeinträchtigungen und emotionaler Stresssituationen auftreten (Burish & Bradley, 1983). Während der Klient zunehmend abhängiger vom pflegenden Ehepartner wird, nimmt dessen Abhängigkeit vom Klienten ab (Leventhal et al., 1985).

Erwachsene Kinder: Rollentausch

Für erwachsene Kinder ist es oft nicht leicht, mit dem Rollentausch zurechtzukommen, der sich durch die Übernahme der Pflege eines hilfebedürftigen Elternteils ergibt. Aus der eventuell notwendigen körperlichen Intimität können sich emotionale Schwierigkeiten ergeben. Darüber hinaus besteht die Möglichkeit, dass bereits bestehende zwischenmenschliche Probleme die im Rahmen der pflegerischen Betreuung auftretenden Spannungen verstärken. Erwachsene Kinder, die sich um ihre betagten Eltern kümmern, berichten vom Widerstreit zwischen den mit der Betreuung verbundenen Werthaltungen und ihren eigenen Wünschen auf diesem Gebiet. Auf der einen Seite befürworten sie die Versorgung des kranken Elternteils durch die Familie, möchten aber andererseits selbst nicht von ihren Kindern abhängig werden und sprechen sich deshalb für Fremdhilfe aus, sollten sie einmal krank werden. Dieser Wertekonflikt erzeugt Stress (Wallahagon & Strawbridge, 1993).

Erwachsene Kinder: Geschwisterrollen

Erwachsene, ob als Hauptpflegeperson oder Geschwister, sehen sich ebenfalls Rollenveränderungen gegenüber. Verheiratete Töchter, die ihre dementen Eltern pflegten, nannten Geschwister und Freunde – vor allem diejenigen, die selbst schon ältere Verwandte versorgt hatten – als Quellen sozialer Unterstützung (Suitor & Pillemer, 1993). Andererseits wurden mit überwältigender Mehrheit gerade auch Geschwister als die bedeutendste Ursache von sozialem Stress bezeichnet (Suitor & Pillemer, 1993). Auch wenn sich Geschwister gemeinsam um Entscheidungen hinsichtlich der Versorgung ihrer Eltern bemühen, fühlt sich die Hauptpflegeperson häufig als einzige berechtigt, Entschlüsse zu fassen und nimmt es den Geschwistern übel, dass sie nicht ihren Teil an der Last der Pflege übernehmen. Außerdem kann es vorkommen, dass noch Rivalitäten aus der Kindheit bestehen, insbesondere dann, wenn die Geschwister keinen engen Kontakt mehr miteinander hatten (Suitor & Pillemer, 1993). Nach Berichten von pflegenden Angehörigen erwachsen die unangenehmsten und am meisten Uneinigkeit hervorrufenden Konflikte unter Geschwistern aus Entscheidungen darüber, wie gepflegt werden sollte (besonders was die Schmerzbehandlung anbelangt), ob das Fachpersonal kompetent ist und welche Behandlungsmaßnahmen eingeleitet oder abgebrochen werden sollten (Sankar, 1991; Gwyther, 1995).

Rollenveränderungen bei den Eltern kranker Kinder

Wenn Eltern die Hauptbetreuung eines kranken Kindes übernehmen, äußern die gesunden Geschwister oft, sie hätten das Gefühl, dass sich die Eltern nur noch um das kranke Kind kümmerten und für sie nicht mehr da seien (Gallo, 1988). Wird das kranke Kind zu Hause gepflegt, ist es möglicherweise erforderlich, den Wohnraum zugunsten pflegerischer Notwendigkeiten neu aufzuteilen. Eventuell muss ein Krankenhausbett aufgestellt oder ein Beatmungsgerät installiert werden. Nicht selten sind gesunde

Geschwister der Ansicht, dass ihre Eltern vor allem hinsichtlich der Übernahme von Haushaltspflichten unrealistische Ansprüche an sie stellen und überdies davon ausgehen, sie seien in der Lage, die mit der Krankheit verbundenen Aufregungen und Krisen emotional zu verkraften (Gallo, 1988; Patterson, 1988).

Unter Umständen sind gesunde Geschwister wütend, weil ihre Bedürfnisse zu wenig Beachtung finden und nicht offen und ehrlich über die Probleme des kranken Familienmitglieds gesprochen wird. In vielen Fällen verbergen sie ihre Sorgen und Nöte vor den Eltern und suchen Rückhalt außerhalb der Familie. Gemeinsame Ausflüge, Erholung, gemeinsames Spielen oder der Familienurlaub kommen möglicherweise zu kurz, weil die finanziellen und emotionalen Ressourcen der Eltern durch die Versorgung des kranken Kindes beansprucht werden.

11.2.3 Finanzielle Auswirkungen

Erwerbstätigkeit

Mehr als ein Drittel aller pflegenden Angehörigen stehen in einem Arbeitsverhältnis (Soldo & Myllyluoma, 1983). Unterschiede bei der Pflege und Betreuung hängen oft vom Beschäftigungsstatus der pflegenden Person ab. Erwachsene Kinder, die ganztags arbeiten und einen eigenen Haushalt führen, tragen aus zeitlicher Sicht bedeutend weniger zur direkten Versorgung bei als solche, bei denen das nicht der Fall ist (Moss et al., 1993). Pflegende Angehörige, ob Ehepartner oder Kinder, die mit dem Klienten zusammenwohnen oder keiner Vollzeitbeschäftigung nachgehen, widmen den fürsorgerischen Aufgaben mehr als doppelt so viel Zeit wie erwerbstätige Familienmitglieder, die nicht mit dem Klienten unter einem Dach leben (Moss et al., 1993). Dies kann dazu führen, dass Ältere, die getrennt von ihrer Hauptpflegeperson wohnen oder zu Hause sind, während das pflegende Familienmitglied arbeiten geht, frühzeitig in einem Pflegeheim untergebracht werden (Moss et al., 1993). Obwohl berufstätige Pflegende durch die Doppelbelastung unter Stress geraten können, leiden sie anscheinend weniger an einem «Verlust des Selbst.» Dies legt nahe, dass es außer den finanziellen Anreizen noch andere Vorteile gibt, die jemanden dazu veranlassen, eine Beschäftigung außer Haus beizubehalten (Skaff & Pearlin, 1992).

In manchen Fällen erfordert die pflegerische Versorgung und Betreuung eines Familienmitglieds die völlige Aufgabe der Erwerbstätigkeit. Besonders für Frauen mit geringem oder mittlerem Einkommen ist dies auf lange Sicht mit Nachteilen verbunden, da die Aufgabe des Arbeitsplatzes mit einer verringerten sozialen Absicherung während des eigenen Ruhestands verbunden ist (Kingston & O'Grady-LeShane, 1993).

Handelt es sich bei dem Klienten um ein Kind, ist es gewöhnlich die Mutter, die ihr Arbeitsverhältnis beendet, um zu Hause zu bleiben und für das Kind zu sorgen. Folglich muss der Vater unter Umständen mehr und länger arbeiten, um angesichts der zusätzlichen finanziellen Belastungen genug zu verdienen. Möglicherweise werden die Eltern auch am beruflichen Fortkommen gehindert, weil dazu ein Umzug erforderlich wäre und die benötigten medizinischen Dienste nur in der Nähe des derzeitigen Wohnorts zur Verfügung stehen (Patterson, 1988).

Gesundheitspolitische Aspekte

Mit dem 1993 erlassenen «Family and Medical Leave Act» ist in den USA ein Gesetz in Kraft getreten, das den Bedürfnissen pflegender Angehöriger in herausragender Weise Rechnung trägt. In diesem Gesetz ist die Regelung verankert, dass versicherte Arbeitnehmer Anspruch darauf haben, aus bestimmten familiären und medizinischen Gründen bis zu 12 Wochen unbezahlt von der Arbeit freigestellt zu werden, wobei die Sicherheit des Arbeitsplatzes gewährleistet ist. Zu diesen Gründen gehören die Geburt oder Adoption eines Kindes, die Pflege eines nahen Verwandten oder eines Elternteils mit schwerwiegender Krankheit oder eine Verschlechterung im Gesundheitszustand des

Arbeitnehmers, so dass er seiner beruflichen Tätigkeit nicht mehr nachgehen kann. Arbeitnehmer, die von diesem Recht Gebrauch machen möchten, müssen sich an die Personalabteilung ihres Betriebes wenden um klären zu lassen, ob dieser dem Gesetz unterliegt. Ist dies der Fall, besteht ein Anspruch auf Freistellung, wenn der Arbeitnehmer mindestens ein Jahr im Betrieb beschäftigt war und in dieser Zeit 1.250 Arbeitsstunden abgeleistet hat, und wenn in dem Betrieb weniger als 50 Beschäftigte arbeiten, die innerhalb eines Umkreises von rund 120 km wohnen (U. S. Department of Labor, 1993).

Mangelnde finanzielle Unterstützung kann die Geldprobleme der Familie verschärfen, vor allem wenn eine Verringerung des Einkommens und eine Erhöhung der krankheitsbedingten Ausgaben hinzukommen (Brackley, 1994). In den USA gibt es derzeit keine öffentliche Finanzierung der häuslichen Langzeitversorgung durch die Familie, außer für zeitlich begrenzte Hospizprogramme, wenn davon auszugehen ist, dass der Klient innerhalb dieses Zeitraumes stirbt (USDHHS, 1990). Ohne finanzielle Unterstützung aber fließen die Geldmittel vieler Familien vollständig in die Versorgung des Klienten, und oftmals werden sie einfach ihrer Armut überlassen (U. S. Senate Special Committee on Aging, 1988; O'Keefe, 1994).

Viele amerikanische Privatversicherer bieten Versicherungen an, die eine Langzeitversorgung einschließen. Sie können über Arbeitgeber, sozial engagierte Organisationen privaten Charakters, Rentenanstalten oder «Health Management Organisations» abgeschlossen werden (Respite Report, 1993). Zwar wird dadurch die Unterbringung in Pflegeheimen und die Versorgung durch ambulante Gesundheitsdienste oder in Tagespflegezentren abgedeckt, doch werden keine Kosten übernommen, die durch die häusliche Pflege innerhalb der Familie entstehen. Der größte Teil dieser Aufwendungen wird aus eigener Tasche bezahlt.

Finanzierungsprogramme der Bundesregierung

Unter die von der US-Regierung installierte Pflichtversicherung Medicare fallen Personen ab 65 Jahren, jüngere, wenn sie eine Behindertenrente aus der Sozialversicherung beziehen, und Patienten mit terminaler Niereninsuffizienz (USDHHS, 1990). Das Medicare-Programm ist in erster Linie auf die institutionelle Versorgung akuter Krankheiten abgestellt (USDHHS, 1990), wobei die Aufwendungen für ambulante Gesundheitsdienste lediglich 2 % des Budgets ausmachen. Im Rahmen der Leistungen für die Hospizpflege können Klienten zur Entlastung pflegender Angehöriger für fünf Tage im Monat in ein Krankenhaus aufgenommen werden (Sanskar, 1991). Allerdings gibt es keine Kostenerstattung für Familienmitglieder, die einen Angehörigen zu Hause pflegen.

Medicaid, die Versicherung für geringverdienende oder notleidende Personen und Familien, wird von den Bundesstaaten der USA unter föderativen Richtlinien verwaltet und verfolgt das Ziel, die Bedürfnisse der Klienten mit dem geringstmöglichen finanziellen Aufwand abzudecken. Diese staatliche Versicherung stellt zwar die wichtigste öffentliche Finanzierungsquelle für die Versorgung im Pflegeheim dar, wälzt die Kosten aber zunächst auf die Leistungsberechtigten ab, bevor finanzielle Unterstützung gewährt wird (USDHHS, 1990).

Das meiste Geld, das von der Regierung für die häusliche Pflege aufgewendet wird, stammt aus den Kassen von Medicaid und Medicare (MacAdam, 1993). Dadurch sind Verfügbarkeit und Qualität der ambulanten Gesundheitsdienste für pflegende Angehörige und Klienten von der Bundespolitik und den Finanzierungsprogrammen des Bundes abhängig. Leider sind diese Programme anfällig für Veränderungen in der Gesundheitspolitik, was zu Schwankungen bei der Höhe der Erstattungssätze führt. Diese aber bilden einen entscheidenden Ansporn für Einleitung und Aufrechterhaltung einer qualifizierten, nicht-professionellen häuslichen Versorgung (MacAdam, 1993). Wie Medicare sieht auch Medicaid keine finanziellen Erstattungen für pflegende Angehörige vor.

11.3 Interventionen

Die familiäre Umgebung bringt unverkennbare Vorteile bei der Erhaltung eines sinnerfüllten Lebens für den Klienten mit sich. Auch die Gesellschaft zieht Nutzen daraus, da die häusliche Pflege dazu beiträgt, die ausufernden Kosten einzudämmen. Werden die pflegenden Angehörigen jedoch nicht zumindest zeitweise vom immerwährenden Druck der Verantwortung befreit, kann die körperliche und emotionale Beanspruchung und die ständige finanzielle Last erdrückend für sie werden.

Es gibt eine ganze Reihe von Maßnahmen zur Stärkung familiärer Ressourcen, mit deren Hilfe die Anforderungen und Belastungen der Betreuung ausbalanciert werden können und die geeignet sind, ein Stück bescheidene Lebensqualität sowohl für die pflegende Person als auch für den Klienten aufrechtzuerhalten. In der einschlägigen Literatur geht es dabei in erster Linie um ältere Menschen, da diese nach wie vor die Mehrheit der Pflegebedürftigen in der Gemeinde ausmachen. Doch es gibt auch noch andere Bevölkerungsgruppen, die einen ähnlichen Bedarf an Unterstützung haben.

Damit pflegende Angehörige eine wirksame Versorgung leisten können, benötigen sie eine Vielzahl von Kenntnissen, und das medizinisch-pflegerische Fachpersonal ist eine hervorragende Quelle dafür. Pflegende Familienmitglieder müssen bestimmte pflegetechnische Fertigkeiten erlernen, zum Beispiel das gefahrlose Heben, Bewegen oder Drehen des Klienten oder die sichere Verabreichung von Medikamenten. Eignen sie sich die wichtigsten Kenntnisse auf dem Gebiet der Körpermechanik an, werden sie weniger unter Rückenschmerzen leiden. Zudem müssen pflegende Angehörige darüber informiert sein, an welche Stellen sie sich wenden können, um physische Hilfestellung oder mechanische Hilfsmittel (Chanress, 1993), Informationen zu rechtlichen und finanziellen Fragen (USDHHS; 1990), emotionale Unterstützung (Fink, 1993; Woods et al., 1993), angemessene Entlastungsangebote (George, 1987) und Hilfen zur Vermeidung von Burn-out-Erscheinungen (USDHHS, 1990; Thompson et al., 1993) zu erhalten.

11.3.1 Berücksichtigung von Wachstum und Entwicklung

Kenntnisse über Wachstum und Entwicklung können für pflegende Angehörige ungeachtet des Alters des Klienten von großem Nutzen sein (siehe Kapitel über Wachstum und Entwicklung). Über geeignete Schulungs- und Ausbildungsprogramme kann Wissen über normale körperliche und psychosoziale Entwicklungsprozesse im Verlauf des Lebenszyklus vermittelt werden. Dadurch werden pflegende Familienmitglieder in die Lage versetzt, normale von krankheitsbedingten Veränderungen zu unterscheiden, und es fällt ihnen leichter, Entscheidungen zu treffen, die Ressourcen der Gemeinde wirksam in Anspruch zu nehmen und die emotionale Unterstützung für sich selbst sicherzustellen (USDHHS, 2990).

Die Fallstudie von Andrew, einem kleinen Jungen, der auf technische Atemhilfe angewiesen ist, zeigt die Wichtigkeit der Unterstützung pflegender Angehöriger. Anhand dieser Geschichte werden einige Bedürfnisse des Klienten und der Familie verdeutlicht, die es unbedingt zu berücksichtigen gilt. Um Andrews Wachstums-, Entwicklungs- und sozialen Bedürfnissen gerecht zu werden, arbeiten seine Mutter, die erweiterte Familie, die Krankenschwestern und die Therapeuten zusammen. In dem Maß, wie Andrew älter wird, muss die Änderung seiner Bedürfnisstruktur beachtet werden. Die Betreuung wird individuell auf ihn abgestimmt, und er wird so normal wie möglich behandelt. Seine Mutter muss wissen, welche Veränderungen bei ihm eintreten werden, und wie sie am besten mit Institutionen wie Krankenhäusern und Schulen zusammenarbeiten kann. Zu diesem Zweck benötigt sie verschiedene unterstützende Dienste. Außerdem darf sie ihre eigenen Bedürfnisse nicht vernachlässigen, damit sie sich besser um das Leiden ihres Kindes kümmern kann. Obwohl der Vater die Familie verlassen hat und sie sich neu ordnen musste, ist es ihr gelungen, Andrew in einen von Zusammenhalt geprägten Familienverband zu integrieren, der es nicht zulässt, dass seine Krankheit zum unlösbaren Problem wird.

11.3.2 Bewältigung von Rollenproblemen

Pflegerische Fachleute können Familien bei der Bewältigung von Rollenproblemen unterstützen, indem sie die Stärken der Familie hervorheben, verbalisierte Gefühle spiegeln und die Familienmitglieder darauf ansprechen, was sie gegenseitig von sich erwarten (Payne, 1988). Dadurch wird es möglich, realistisch über die Ansprüche des Klienten an die Familie und die gegenseitigen Erwartungshaltungen zu informieren. So ist Müdigkeit ein Symptom vieler chronischer Erkrankungen, doch wird sie von den Familienmitgliedern oft als Faulheit, Motivationsmangel oder Depression missverstanden.

Für die Familie des chronisch Kranken kann es unumgänglich werden, die Rollenverteilung neu zu ordnen. Die Mitglieder sollten ermuntert werden, Gefühle zur Sprache zu bringen und zu akzeptieren, die sich auf die fürsorgerischen Pflichten, die mit bestimmten Rollen verbundenen Belohnungen und die mit chronischer Krankheit unweigerlich einhergehende hochgradige Ungewissheit beziehen. Bringen Familienmitglieder Angst- oder Schuldgefühle zum Ausdruck, weil sie Ärger oder Wut über die ihnen zufallenden Aufgaben empfinden, sollten sie ermutigt werden, sich selbst gegenüber ebenso geduldig und tolerant zu sein, wie sie es ihrer Meinung nach dem Klienten schulden (Payne, 1988).

11.3.3 Einflussnahme auf krankheitsbezogene Erwartungen

Pflegende Angehörige müssen realistische Erwartungen an die Rolle des Pflegenden stellen (Watt & Calder, 1981). Oft entsprechen diese Erwartungen jedoch nicht der Wirklichkeit, denn zum Beispiel wird angenommen, dass die chronische Krankheit nur eine vorübergehende Erscheinung sei, das Funktionsniveau des Klienten sich verbessern würde oder die aus Pflege und Betreuung hervorgehenden Pflichten zeitlich begrenzt seien. Weiterhin wird häufig davon ausgegangen, die persönlichen Energiereserven und Ressourcen seien unerschöpflich und es würde niemals zu Ärger, Schuldgefühlen oder Erschöpfung kommen (Thorne, 1993; Sankar, 1991; Chilman et al., 1988).

Unrealistische Erwartungen können durch präventive Maßnahmen korrigiert werden. So sollte der Übernahme der Verantwortung für die pflegerische Versorgung eine möglichst umfassende Planung vorausgehen. Dabei sind Umstände wie gesundheitliche Einschränkungen oder unzureichende Ressourcen in Betracht zu ziehen. Eine fundierte Entscheidung kann getroffen werden, wenn die Krankheitsverlaufskurve bekannt ist (siehe Kapitel 3 über die Pflege- und Krankheitsverlaufskurve) und geklärt wurde, welche Ressourcen wirklich zur Verfügung stehen. Die Pflegefachkraft kann dem pflegenden Angehörigen durch Einschätzung, Aufklärung, Anleitung und Beratung dabei unterstützen Informationen über Hilfsangebote von Behörden, Kirchen oder Gesundheits- und Sozialdiensten einzuholen, wozu auch die Erkundigung nach finanzieller Unterstützung gehört (Watt & Calder, 1981). Dadurch wird sichergestellt, dass die Betreffenden realistischere Erwartungen mit ihrer neuen Rolle verknüpfen.

Die zwischenmenschliche Interaktion wird sowohl von den Einstellungen des pflegenden Angehörigen als auch von denen des Adressaten der Pflege beeinflusst. Die Arbeit mit Klienten macht es erforderlich, Wünsche und Bedürfnisse voneinander abzugrenzen (Watt & Calder, 1981). Wird dieser Umstand ignoriert, können Enttäuschung, Klagen und Misstrauen die Folge sein. Äußert der Klient häufig lästige Wünsche, kann dies ein Mittel sein, um Aufmerksamkeit zu erregen. Diese kann ihm aber auch in anderer Weise entgegengebracht werden, was sein forderndes Verhalten gewöhnlich abmildert. Die

Fallstudie
Pflege eines auf Atemhilfe angewiesenen Kindes

Frau C., 29 Jahre alt und geschieden, lebt mit ihrem 2-jährigen Sohn Andrew zusammen. Andrew leidet am zentralen Hypoventilationssyndrom (er benötigt nach dem Einschlafen Atemhilfe) und an längeren expiratorischen Apnoe (es treten immer wieder hypoxische Episoden im Wachzustand auf). Wegen Andrews Krankheit kam es zur Trennung des Paares, denn nach der Geburt musste er nahezu drei Monate im Krankenhaus bleiben, und während dieser Zeit hielt sich Frau C. mehr bei ihrem Sohn auf als in ihrer Wohnung, die rund 40 Kilometer von der Klinik entfernt lag. Ihr Mann fasste die Abwesenheit seiner Frau als Unaufmerksamkeit und Vernachlässigung auf. Nachdem sie von der schlechten Prognose ihres Babys erfahren hatten, gerieten die Eltern in Streit über die Behandlung, was zu einer Eskalation des Konflikts, zu Gewalttätigkeiten und schließlich zur Scheidung führte.

Häusliches Umfeld
Frau C. wohnt mit Andrew im Obergeschoss eines Hauses am Stadtrand einer Kleinstadt. Die Wohnung ist klein und hat nur ein Schlafzimmer. Das Wohnzimmer wird weitgehend von Andrews Bettchen und verschiedenen medizinischen Gerätschaften in Anspruch genommen: Beatmungsgerät, Apnoe-Monitor, Sauerstoffbehälter sowie Absauggerät mit Zubehör. Frau C. achtet streng auf Sauberkeit in der Wohnung, um Reizstoffe von den Atemwegen ihres Sohnes fernzuhalten. In jedem Raum gibt es Spielzeug.

Unterstützungssystem
Frau C. misstraut ihrem geschiedenen Mann. Da er angedroht hatte, er wolle Andrew vom lebenserhaltenden Atemgerät wegnehmen, ist ihm das Betreten der Wohnung per gerichtlicher Verfügung untersagt. Herr C.s Mutter und seine Schwester erkennen Andrew nicht als Teil der Familie an. Nach seiner Geburt besuchten sie ihn zwar einmal im Krankenhaus, versuchten aber das Tracheostoma des Säuglings mit der Begründung zu entfernen, dass in ihrem Kulturkreis nur «normale», gesunde Kinder ein Recht auf Leben hätten.
Frau C.s Mutter kommt täglich zu Besuch. Ihre Schwester besucht sie mehrmals die Woche während ihrer Freizeit. Zudem kommen zwei Neffen ein- oder zweimal wöchentlich vorbei. Somit hat Frau C. Unterstützung durch ihre eigene Familie, bekommt aber von der Familie ihres geschiedenen Mannes Steine in den Weg gelegt. Der ständige emotionale Rückhalt durch ihre Familie bestärkt Frau C. immer wieder aufs Neue in der Überzeugung, dass ihr Sohn ein Leben verdient, dass so normal wie nur möglich ist. Sie hält an einer positiven, fast schon stoisch zuversichtlichen Einstellung fest, was Andrews Heranwachsen in der häuslichen Umgebung anbelangt.

Aspekte des Wachstums und der Entwicklung
Die Entwicklungsaufgabe für diese Familie besteht darin, das Kind in den Familienverband zu integrieren. Nach Andrews Geburt kam es durch die Trennung der Eltern zu Veränderungen in der Familienstruktur, die sich aus unterschiedlichen Wertvorstellungen vom Recht des Kindes auf Leben ergaben. Andrew gehört nun zum erweiterten Familiensystem seiner Mutter. Frau C. trifft nach und nach wieder Verabredungen, was sich nicht nur auf sie selbst positiv auswirkt, sondern auf lange Sicht sicherlich auch auf den Familienverband.
Die Betreuungspersonen spielen in entwicklungsgerechter Weise mit Andrew. Häufig wird er von seiner Mutter und anderen Familienmitgliedern im Arm gehalten und liebkost. Er kann mit seiner Gehhilfe in der Wohnung umhergehen und in Begleitung einer Krankenschwester und unter Mitnahme des Beatmungsgerätes altersangemessene kleine Ausflüge außer Haus unternehmen.

Professionelle Hilfestellung für das Kind
Andrew wird rund um die Uhr von Krankenschwestern versorgt. Ein wichtiger Aspekt ist, dass Frau C. zwei der Krankenschwestern als Teil der Familie bezeichnet, weil sie schon so lange die Pflege übernehmen. Außerdem bekommt Andrew wöchentlich Besuch von einem Sonderschullehrer und alle zwei Wochen von einem Physiotherapeuten und einer Sprachtherapeutin.

> *Hilfestellung für die Mutter*
> Frau C. erkannte, dass sie Unterstützung und Beratung brauchte. Sie erhielt folgende Informationen:
> - Das amerikanische Rote Kreuz vermittelt die Teilnahme an Unterstützungsgruppen für Eltern von Kindern, die zu Hause auf Versorgung angewiesen sind.
> - Ein spezieller Leitfaden für Selbsthilfe kann bei einer Stelle des Gesundheitsministeriums in New York angefordert werden.
> - Die Nationale Organisation für seltene Krankheiten («National Organization of Rare Disorders») vermittelt ebenfalls an Selbsthilfegruppen.
> - Auch der Verband für psychische Gesundheit («Mental Health Association») des regionalen Verwaltungsbezirks bietet pflegenden Eltern Unterstützung an.
>
> Frau C. empfindet es als sehr angenehm, dass ihre Familie sie von elterlichen und pflegerischen Pflichten entlastet und sie deshalb an solchen Selbsthilfe- und Unterstützungsgruppen teilnehmen kann.

Quelle: Diese Fallstudie stammt von Allison M. Goodell, R.N., B.S.N., Krankenschwester auf der Kinderintensivstation des Kinderkrankenhauses am Albany Medical Center Hospital, Albany, New York.

Wünsche des Klienten sollten respektiert werden, sofern sie vernünftig sind und die pflegende Person nicht über Gebühr in Anspruch nehmen. Zieht es der Klient vor, sich zurückzuziehen, sollte auch dieses Bedürfnis geachtet werden. Bei Klienten, die sich ihre Krankheit nicht eingestehen können, ergeben sich häufig Probleme, weil sie nicht bereit sind, ein möglichst normales Leben innerhalb der ihnen auferlegten Grenzen zu führen. Solche Menschen benötigen oft Hilfe, damit sie ihre Sicherheit und Gesundheit nicht aufs Spiel setzen.

11.3.4 Lernen, auf sich selbst zu achten

Pflegende Angehörige müssen lernen, mit den widersprüchlichen Gefühlen von Angst und Schuld richtig umzugehen. Durch offene Kommunikation und die Möglichkeit, solchen Gefühlen freien Lauf zu lassen, kann Ärger abgebaut werden. Pflegende müssen mit anderen über ihre Frustrationen sprechen können, und bei pflegenden Angehörigen von Klienten mit Schlaganfall hat sich dies in der Tat als Mittel zur Verringerung von Belastung und Ärger erwiesen (Thompson et al., 1990). Da pflegende Angehörige oft das Gefühl haben, die Verbalisierung solcher negativer Gefühle sei nicht zum Besten des Klienten (Taylor & Dakof, 1988), neigen sie dazu, Gespräche dieser Art zu vermeiden (Vess et al., 1988).

Für pflegende Angehörige, die mit dem Klienten zusammenwohnen, ist es außerordentlich wichtig, sich immer wieder von der Verantwortung rund um die Uhr zu lösen. Damit dies möglich ist, bedarf es der Hilfe anderer und unter Umständen auch der Bereitschaft, bei manchen Dingen in der Versorgung oder im Haushalt Kompromisse einzugehen. Häufig müssen pflegende Angehörige ermuntert werden, Fremdhilfe anzunehmen – etwa für den Haushalt, beim Einkaufen oder als Sitzwache. Wenn andere ihre Mithilfe anbieten, sollte genau angegeben werden, welche Art von Unterstützung benötigt wird. Der entgegenkommenden Nachbarin sollte gestattet werden zu helfen, wobei es sich allerdings empfiehlt, ihre Dienste nicht über Gebühr in Anspruch zu nehmen. Denn in diesem Fall ist es gut möglich, dass sie ihr Angebot zurückzieht (Chilman et al., 1988).

Um erst gar nicht das Gefühl aufkommen zu lassen, in der Falle zu sitzen, sein Selbst zu verlieren oder ausgebrannt zu sein, müssen pflegende Angehörige sich auch Zeit und Energie für Aktivitäten reservieren, die nichts mit Pflege und Betreuung zu tun haben. Die Beachtung eigener Bedürfnisse trägt zum Wohlbefinden bei und gibt Kraft, die für die Versorgung des Klienten eingesetzt werden kann. Doch viele

Pflegende fühlen sich schuldig, wenn sie etwas unternehmen, was alleine ihrem Wohl dient (Vess et al., 1988). Das ist schade, denn gerade wenn Schuldgefühle an die Befriedigung eigener Bedürfnisse geknüpft sind, erreicht man nicht viel. Sich gelegentlich etwas zu gönnen oder sich selbst zu beschenken, kann die Laune enorm verbessern. Freundschaften und soziale Kontakte, die Teilnahme an Gottesdiensten und an Unterstützungsgruppen können der Isolation entgegenwirken und das Wohlbefinden fördern (Thompson et al., 1993). Pflegende müssen sich klar darüber werden, was sie gerne tun und welche Aktivitäten für sie von Bedeutung sind, und dann darauf hinarbeiten, sich die Zeit dafür zu verschaffen (Watt & Calder, 1981).

Pflegende Angehörige müssen aber nicht nur ihre Zeit richtig einteilen, sondern auch die verfügbaren Geldmittel (Watt & Calder, 1981). Sie brauchen realistische Vorstellungen von den Lebenshaltungskosten und den Kosten für Dienstleistungen und sollten genau wissen, was durch ihre Versicherung abgedeckt ist und unter welchen Bedingungen eine Kostenerstattung möglich ist. Kinder, die ihre Eltern pflegen, müssen über deren finanzielle Verhältnisse Bescheid wissen und die Krankenversicherungspolicen kennen. Außerdem sollten sie sich klar darüber sein, in welchem Umfang Hilfe von der übrigen Familie zu erwarten ist.

11.3.5 Entlastung

Entlastung ist eine vorübergehende Entbindung von den Pflichten der Pflege und Betreuung. Crossman und Mitarbeiter (1981) definieren Entlastung als «jede Form von Dienstleistung, sei es Tagespflege, ambulante Pflege oder kurze Perioden der Institutionalisierung, die der pflegenden Person Zeiten der Ruhe und der Freistellung von ihren Pflichten verschafft.» Familienmitglieder können der Hauptpflegeperson Entlastung bieten, indem sie Aufgaben der Haushaltsführung übernehmen; beispielsweise kann die Tochter der pflegenden Mutter das Einkaufen oder Putzen abnehmen. Es gibt aber auch Sozialdienste, die solche Aufgaben übernehmen.

Wichtig ist, dass die pflegende Person die Warnzeichen erkennt, die auf eine Erschöpfung ihrer Bewältigungsfähigkeiten und auf die Notwendigkeit von Fremdhilfe hinweisen. Der schwerste Schritt für viele pflegende Angehörige ist das Eingeständnis, dass sie überhaupt Hilfe benötigen; der nächste, ebenfalls äußerst schwierige Schritt besteht in dem Bemühen, sich nach Hilfe umzusehen (Sankar, 1991; Chilman et al., 1988). Pflegende Angehörige fühlen sich wegen ihres Wunsches nach Entlastung oft schuldig und zögern die Inanspruchnahme entsprechender Dienste so lange hinaus, bis sie erschöpft und entkräftet sind (Sankar, 1991). Wollen sie ihren Aufgaben aber weiterhin nachkommen, ohne von der damit verbundenen physischen und sozialen Beanspruchung erdrückt zu werden, müssen sie lernen, die Einbeziehung von Entlastungsdiensten als vernünftig und angemessen zu betrachten – und nicht als Zeichen persönlichen Versagens.

Kurzzeitige institutionelle Unterbringung

Wenn die Pflege und Betreuung körperlich zu anstrengend oder emotional zu belastend wird, kann die kurzzeitige institutionelle Unterbringung des Kranken eine Alternative zur häuslichen Versorgung darstellen. Ein geplanter Krankenhausaufenthalt für einen kurzen Zeitraum erlaubt die professionelle Versorgung des Klienten und führt gleichzeitig zur Entlastung der pflegenden Angehörigen. Dadurch lässt sich verhindern, dass die Belastungsgrenze der Familie überschritten wird. Im Rahmen der von Medicare angebotenen Hospizversorgung können pflegende Angehörige einen Klienten für fünf Tage im Monat zur eigenen Entlastung in einem Krankenhaus unterbringen (Sankar, 1991). Andere Versicherungen sehen ähnliche Leistungen vor.

Die amerikanische «Veteran Administration», eine Behörde zur Betreuung von Kriegsveteranen, verfügt über Kontingente zur Kurzzeitpflege in Pflegeheimen, die von den Familien ehemaliger Soldaten in Anspruch genommen werden können (Ellis & Wilson, 1983). Eines dieser Programme ist so geregelt, dass die Familie anfragt, ob der Klient aufgenommen werden kann, worauf das Aufnahmeteam eine medizinische Voruntersuchung vornimmt. Die Erfassung des aktuellen Gesundheitsstatus des Klienten ist deshalb erforderlich, weil das Programm nur die Aufnahme von Klienten vorsieht, deren Zustand während ihres Aufenthalts voraussichtlich stabil bleibt. Personen, deren Gesundheitszustand sich während des Entlastungszeitraums verschlechtert, werden von der betreffenden Abteilung wegverlegt. Trotz dieser Voraussetzung hat sich gezeigt, dass eine weitaus größere Zahl von Klienten als erwartet ein Höchstmaß an pflegerischer Versorgung benötigt. Deshalb werden nur maximal drei vollständig pflegebedürftige Patienten gleichzeitig in eine Abteilung aufgenommen. Dieses Programm, das den pflegenden Angehörigen ermöglicht, wieder Kraft zu schöpfen, ist allgemein anerkannt, weil es kostenintensive Krankenhausaufenthalte verzögert, zum besseren Zusammenhalt der Familien beiträgt und die Kosten auf ein Mindestmaß senkt.

Entlastungsprogramme auf Gemeindeebene

Diese Form von Entlastungsprogrammen ermöglicht es, die Hauptpflegeperson von einigen ihrer täglichen Pflichten zu entbinden, sei es zu Hause oder durch die Versorgung des Klienten in einem Tagespflegezentrum.

Tagespflegezentren für Erwachsene

Von der Gemeinde betriebene Zentren dieser Art stellen für Klienten, die von anderen abhängig sind, eine echte Alternative zu Pflegeheimen dar. In den Vereinigten Staaten ist ihre Zahl seit 1974 drastisch angestiegen, nämlich von 18 auf derzeit 1700 (Conrad et al., 1993). In der Regel sind sie relativ klein und versorgen durchschnittlich 20 Klienten pro Tag (Conrad et al., 1990).

Im wesentlichen gibt es zwei Arten von Zentren: solche für Alzheimer-Kranke und solche mit rehabilitativem Charakter (Conrad et al., 1993). Die dort angebotenen Leistungen sind nach Art und Umfang recht unterschiedlich. Dazu gehören Case Management, Verabreichung von Mahlzeiten, gesundheitliche Betreuung, Fahrdienste und Beratung. In anderen Zentren werden Sozialisations- und klinische Programme angeboten, die sich an behinderte Erwachsene mit unterschiedlichen Graden an Selbständigkeit bei der Verrichtung von Alltagsaktivitäten richten (Conrad et al., 1993). Evaluationsstudien zeigen, dass sich diese Programme hinsichtlich Gesundheit, Zufriedenheit und funktioneller Fähigkeit auf Seiten der Klienten zwar nur mäßig positiv auswirken (Rubenstein, 1987), für pflegende Angehörige jedoch eine vorübergehende und willkommene Befreiung von Beaufsichtigungs- und Betreuungsaufgaben darstellen. Einige Krankenhäuser verfügen über integrierte Einrichtungen zur Tagespflege mit einer Palette an Sozialisations- und Psychotherapie-Programmen für Klienten mit kognitiven Schwierigkeiten oder Verhaltensproblemen, wobei gleichzeitig Entlastungspflege angeboten wird (Rubenstein, 1987).

Entlastung bei der häuslichen Versorgung

Die Familien- und Hauspflege hat in den letzten Jahren aufgrund der frühzeitigeren Entlassung aus dem Krankenhaus und der Zunahme der technisch komplexeren Therapien einen Aufschwung erfahren. Im Rahmen der ambulanten Versorgung werden verschiedene Entlastungsdienste für Familien angeboten. Deren Mitarbeiter leisten vor Ort für einige Stunden am Tag oder gerade auch nachts Hilfe, denn Schlafmangel ist ein weitverbreitetes Problem bei pflegenden Angehörigen (Sankar, 1991). Das Hilfeangebot dieser Dienste kann Haushaltstätigkeiten, Überwachung des Gesundheitsstatus des Klienten wie auch des pflegenden Familienmitglieds sowie die Durchführung verschiedener pflegepraktischer Aufgaben wie zum Beispiel die Kontrolle der Vitalzeichen oder Entleeren der Auffangbehälter von Urinableitungssystemen umfassen. Pflegende Angehörige finden diese Dienste besonders dann hilfreich, wenn nur in bestimmten zeitlichen Abständen Unterstützung benötigt wird.

Auch wenn sie vom Gesetz her grundsätzlich erstattungsfähig sind, können häusliche Entlastungsdienste nicht immer genutzt werden.

Denn bei Familien, die nur beschränkt Anspruch auf Kostenerstattung haben, übersteigen die aktuellen Kosten für gewöhnlich die abrufbaren finanziellen Mittel. Dieser Umstand blockiert die benötigte Unterstützung.

11.3.6 Selbsthilfegruppen

Die meisten Selbsthilfegruppen befassen sich mit einem bestimmten Leiden und den daraus resultierenden Problemen für Betroffene und pflegende Angehörige. Zusammenschlüsse dieser Art haben sich aus der Tatsache heraus entwickelt, dass das Gesundheitssystem den Sorgen und Nöten von Klienten oder deren Familien nicht gerecht wurde. In vielen Gemeinden der Vereinigten Staaten wurden von pflegenden Angehörigen, die ältere Menschen betreuen, Selbsthilfegruppen ins Leben gerufen. Einige sind autonom oder werden von ehrenamtlich Tätigen geleitet; andere hingegen stehen unter der Leitung von Gesundheitsexperten, die als Moderatoren fungieren. Diese Gruppen bieten Informationen, emotionale Unterstützung, Fürsprache oder eine Kombination dieser Dienstleistungen (USDHHS, 1990).

Unterstützungsgruppen befassen sich unter anderem auch mit folgenden Bereichen: manuelles Geschick bei der pflegerischen Versorgung von Behinderten, Umgang mit familiären Problemen, Verlauf des Alterungsprozesses, Bedürfnis nach Anerkennung und Unterstützung bei Pflegenden sowie mit der Organisation von Überweisungen und der Inanspruchnahme weiterführender Ressourcen im konkreten Fall.

Untersuchungen an der Duke-Universität zeigen, dass dringend eine zentrale Koordinationsstelle für Unterstützungsgruppen benötigt wird. Sie könnte die Verbreitung von Informationen übernehmen, eine Telefon-Hotline anbieten, Schulungen von Gruppenleitern durchführen und den Nutzen von Selbsthilfegruppen evaluieren (Duke University Center for the Study of Aging and Human Development, 1992). Über ein Netzwerk von Kirchengemeinden, ehrenamtlichen Helfern und Unterstützungsgruppen bietet die «Alzheimer's Association» Beistand und Hilfestellung für Klienten mit Alzheimer-Demenz und deren Familien (Alzheimer's Association, 1990). Die «National Alliance for the Mentally Ill» (NAMI) unterstützt speziell Familien von Klienten mit schwerwiegenden und rezidivierenden psychischen Leiden (NAMI, 1987).

11.3.7 Weitere Aufgaben der Pflegefachkraft

Übernehmen Pflegefachkräfte die Versorgung chronisch Kranker, bedeutet das nicht, dass die Familie aus der Pflegerolle verdrängt wird. Die Fachkraft kann den pflegenden Angehörigen bei der häuslichen Versorgung hilfreich zur Seite stehen und dem Klienten und seiner Familie zusätzliche Leistungen anbieten, die auf einem fach- und sachkundigen Assessment beruhen.

Assessment

Eine gründliches Assessment der familiären Bedürfnisse und Probleme, aber auch der persönlichen und sozialen Ressourcen ist eine wesentliche Voraussetzung für eine Intervention, die sowohl dem Klienten als auch dem pflegenden Angehörigen zugute kommt. Sollen beide wirksam unterstützt werden, ist es besonders wichtig, ihre psychische Belastung und die verfügbaren Unterstützungsquellen einzuschätzen.

Weil der ethnische und kulturelle Hintergrund einer Familie ihre Wertvorstellungen bezüglich Gesundheit, Familie und Pflege genauso beeinflusst wie den subjektiven Belastungsgrad, muss die Fachkraft sensibel für die kulturellen Dimensionen der psychischen Belastung sein. Zur Einschätzung krankheitsbedingter Anforderungen (Beanspruchungen) existieren verschiedene Instrumente für Klienten und Familien (Haberman et al., 1990).

Bei der Einschätzung von Klienten und pflegenden Angehörigen sollten mehrere Methoden zur Anwendung kommen. Es bieten sich an die mündliche Selbstauskunft, die Befragung mit Hilfe eines Dolmetschers bei Klienten mit Sprachproblemen, in der Muttersprache des

Klienten abgefasste Fragebögen und die Beobachtung der Interaktion zwischen Klient und Familie (Aroian & Potsdaughter, 1989). Wenn die Pflegefachkraft lernt, Einschätzungen von pflegenden Angehörigen unter Beachtung kultureller Aspekte vorzunehmen, kann sich dies positiv auf ihr Selbstvertrauen auswirken und ihr Geschick im Umgang mit Klienten unterschiedlicher ethnischer Herkunft erhöhen. Eine Studie von Bernal und Froman (1987) an Gemeindeschwestern zeigte, dass es diesen bei der pflegerischen Betreuung von schwarzen, puerto-ricanischen und südostasiatischen Klienten an Selbstvertrauen fehlte.

Des weiteren sollte man sich Klarheit darüber verschaffen, inwieweit die Familie darüber Bescheid weiß, wie sie sich Entlastung verschaffen kann und wie sie entsprechende Maßnahmen bewertet. Zu berücksichtigen sind dabei religiöser Beistand, formelle Hilfsdienste, geeignete Neuordnung der innerfamiliären Rollen- und Aufgabenverteilung sowie die Möglichkeit, Prioritäten neu zu setzen. Auch Quantität und Qualität der verfügbaren emotionalen Unterstützung und der Hilfe in lebenspraktischen Dingen – etwa bei der Versorgung des Klienten, im Haushalt oder in finanziellen Angelegenheiten – gehören dazu. Treten Krisen auf, ist es wichtig zu wissen, was der Familie bei früher durchlebten Krisen geholfen hat. Im Verlauf einer chronischen Krankheit werden zu verschiedenen Zeiten unterschiedliche Arten von Unterstützung benötigt (Woods et al., 1988).

Die Leistungen von Hilfsdiensten können nur dann in Anspruch genommen werden, wenn bekannt ist, dass es sie überhaupt gibt. Daher ist es zwingend notwendig zu klären, inwieweit die Familie bisher derartige Dienste in Anspruch genommen hat und ob die Erfahrungen damit zufriedenstellend waren. Nicht wenige Familien benötigen auch Unterstützung, wenn es darum geht, ihre Ansprüche geltend zu machen. Schließlich kann es auch vorkommen, dass die Familie zwar über formelle Entlastungsmöglichkeiten Bescheid weiß und auch berechtigt ist, sie zu nutzen, aber aufgrund bestimmter Wertvorstellungen oder Erwartungen an sich selbst als Pflegende nur ungern darauf zurückgreift (Sankar, 1991). In solchen Fällen muss die betreuende Fachkraft verstärkt deutlich machen, dass Fremdhilfe die familiäre Versorgung erleichtert und den pflegenden Angehörigen ermöglicht, sich langfristig um den Klienten zu kümmern, ohne die persönlichen und familiären Ressourcen zu erschöpfen.

Beratung

Die Beratung dient zur Unterstützung der Familien und zur Vermittlung wichtiger Informationen (Woods et al., 1988). Sie kann mit anderen Formen der Unterstützung wie Tagespflege oder der Teilnahme an Selbsthilfegruppen kombiniert werden. Im Verlauf einer Beratung sollten folgende Themenbereiche aufgegriffen werden:

- *Bedeutung von Emotionen*
  Ärger, Frustration und Traurigkeit sind natürliche Gefühle bei pflegenden Angehörigen (Rolland, 1988). Wenn diese Emotionen in dem Wunsch enden, der Klient möge doch sterben, können Schuldgefühle aufkommen und die Situation noch verschlimmern. Unter Umständen sind die Angehörigen über das medizinische Personal verärgert, weil dieses den Klienten nicht «in den Griff bekommt» (Doherty, 1988).
- *Gesundheit des pflegenden Angehörigen*
  Eine dauerhafte Pflege erfordert den Erhalt der eigenen Gesundheit – und dies trotz der weitverbreiteten Auffassung, dass man sich aufopfern müsse. Zur Selbstpflege gehören Zeiten der Ruhe, gelegentliche Selbstbelohnung und zeitweise Entbindung von den Pflichten der Betreuung (Thompson et al., 1983; Stephens et al., 1988).
- *Pflegende Angehörige als Entscheidungsträger*
  Die Hauptpflegeperson neigt dazu, bei Konflikten mit dem Klienten oder anderen Familienmitgliedern endgültige Entscheidungen zu treffen (Sankar, 1991; Thompson et al., 1993).
- *Rollenveränderungen*
  Der Tausch von Rollen kann sehr belastend sein und familiären Konflikten Vorschub leisten (Patterson, 1988; Boss et al., 1988;

Bonjean, 1988). Werden diesbezügliche Sorgen und Vorbehalte besprochen, trägt dies bei allen Beteiligten dazu bei, Verständnis dafür aufzubringen, dass Differenzen in diesem Zusammenhang normal sind.

- *Fehlende Besserung im Gesundheitszustand*
  Auch wenn nur wenig von dem, was die Familie unternimmt, beim kranken Familienmitglied zu einer Besserung führt, gibt es keinen Grund für Schuldgefühle (Rolland, 1988; Gaynor, 1990).
- *Konkurrierende Verpflichtungen*
  Pflegende Angehörige fühlen sich oft regelrecht aufgerieben durch widerstreitende Verpflichtungen. So mag beispielsweise eine verheiratete Tochter, die ihre betagte Mutter pflegt, das Gefühl haben, dass sie Ehemann und Kinder vernachlässigt (Brody, 1985), oder diese fühlen sich von ihr vernachlässigt (Thompson et al., 1993). Gegebenenfalls müssen pflegende Angehörige in unterschiedlichen Phasen des Krankheitsverlaufs auch unterschiedliche Prioritäten setzen.

Anerkennung und Koordination der familiären Versorgung

Neben Assessment und Beratung kann die Fachkraft pflegenden Angehörigen Rückhalt geben, indem sie deren Leistungen in aller Form anerkennt und die betreuerische Tätigkeit der Pflegenden mit der anderer Dienste koordiniert (USDHHS, 1990). Zu diesem Zweck muss sie mit dem pflegenden Angehörigen eine «Dienstleistungsvereinbarung» erarbeiten, in der dessen Aufgaben umrissen und beschrieben werden. Dieser umfassende Betreuungsplan beinhaltet aber nicht nur die von der Familie erbrachten Leistungen, sondern auch die von ambulanten Pflegediensten, behördlichen Stellen und sonstigen involvierten Organisationen. Auf diese Weise definieren pflegende Angehörige und Klienten ihren eigenen Aufgabenbereich; die Hauptpflegeperson fungiert dabei als «Case Manager» (siehe Kapitel 20 über Case Management). Die formellen Gesundheitsdienste füllen die «Lücken» und stellen Leistungen bereit, welche die pflegerische Versorgung durch die Familie stützen und stärken, nicht aber ersetzen (USDHHS, 1990).

In vielen Fällen teilen sich pflegende Angehörige und Mitarbeiter formeller Hilfsdienste die Betreuung des Klienten. Das betrifft zum Beispiel das Anreichen von Mahlzeiten, die Unterstützung beim Aufstehen aus dem Bett oder vom Stuhl, das Anziehen und Baden, den Toilettengang und die Inkontinenzversorgung (Schirm, 1989). Wird die Hauptpflegeperson zum Case Manager gemacht, kann sich eine Beziehung zwischen der Pflegefachkraft und der Familie entwickeln, in der beide Seiten auf ihre jeweiligen Kompetenzen vertrauen (Schirm, 1989; Thorne & Robinson, 1989).

11.4 Zusammenfassung und Schlussfolgerungen

Wie die häusliche Pflege eines Angehörigen von der Familie durchlebt wird, ist geprägt von ihrer kulturellen und ethnischen Zugehörigkeit. Denn diese Faktoren beeinflussen Größe und Zusammensetzung, Lebensweise, sozioökonomischen Status, Bildungsstand und Gesundheitspraktiken der Familie. Sie fließen in Wertvorstellungen über Gesundheit, Krankheit, Abhängigkeit, Fürsorge und familiäre Verpflichtungen ein.

Bei zu Hause lebenden Klienten wird von den Familienmitgliedern so lange der größte Teil der Pflege und Betreuung übernommen, wie die Anforderungen die familiären Ressourcen nicht übersteigen. Erweitert man die Definition von Familie über die verwandtschaftliche Zugehörigkeit hinaus auf einen sozialen Verband von Individuen, die füreinander einstehen, so umfasst der Begriff *pflegende Angehörige* auch Partner, wie sie bei homosexuellen Paaren oder sonstigen Personen vorkommen, die zusammenleben. Damit all diesen Menschen geholfen werden kann, ihr pflegerisches Geschick zu verfeinern, muss ihnen Grundwissen über Pflegepraktiken vermittelt werden.

Die familiäre Pflege wird meistens von Ehefrauen oder Töchtern übernommen. Geben sie ihre Erwerbstätigkeit jedoch zugunsten der Betreuung eines Familienmitglieds auf, haben sie im Hinblick auf die spätere soziale Absicherung das Nachsehen – vor allem, wenn ihr Einkommen niedrig oder nur von mäßiger Höhe war. Hinzu kommt, dass ihnen, sollten sie selbst einmal auf Hilfe angewiesen sein, möglicherweise keine Pflegeperson aus der Familie zur Verfügung steht, da ein Mangel an pflegenden Angehörigen und nicht-professionellen Pflegenden vorausgesagt wird.

Pflegefachkräfte sind auch gefordert, sich um das Wohl pflegender Angehöriger zu kümmern. Diese Aufgabe erweist sich jedoch als komplex und multidimensional angelegt und hängt zudem von persönlichen Auffassungen über Pflege ab. (Woods et al., 1993; Birren et al., 1991; George & Gwyther, 1986). Gegebenenfalls benötigen pflegende Familienmitglieder Hilfestellung bei der Klärung ihrer eigenen Bedürfnisse und bei der Beschaffung von Informationen, Unterstützungsquellen und Dienstleistungen, mit deren Hilfe sie diesen Bedürfnissen gerecht werden können.

Pflegefachleute müssen sich gemeinsam mit den Familien für Veränderungen in der bundes- und einzelstaatlichen Gesetzgebung einsetzen. Nur so ist es möglich, den Belastungen pflegender Angehöriger Rechnung zu tragen und Erleichterungen wie die Freistellung von der Arbeit, die Erstattung der Kosten für häusliche Pflege- und Entlastungsdienste und die Durchführung geeigneter Ausbildungs- und Schulungsprogramme durchzusetzen. Eine Intensivierung der Forschung über häusliche Pflegetätigkeit ist ebenfalls nötig. Tragen Gesundheitsexperten diese Forderungen mit, können pflegende Angehörige von fachlicher Seite auf individueller und nationaler Ebene unterstützt werden.

Pflegediagnosen

Anmerkung der Herausgeber: Es gibt mehrere diagnostische Kategorien, die beim Umgang mit Problemen von pflegenden Angehörigen berücksichtigt werden sollten. Die wichtigsten davon sind die folgenden.
Zusätze in eckigen Klammern [...] wurden nachträglich hinzugefügt.

Verändertes Rollenverhalten (spezifiziere betroffene Rolle)

- Rolleninsuffizienz, Rollenambivalenz
- Interrollenkonflikt
- Intrarollenkonflikt
- Patientenrolle: Sekundärer Krankheitsgewinn

Taxonomie 1R: In Beziehung treten (3.2.1/1978; R1998)
NANDA-Originalbezeichnung: «Altered Role Performance»
[Thematische Gliederung: Soziale Interaktion]

Definition: Eine Störung in der Art und Weise, wie die eigene Rollenerfüllung wahrgenommen wird.

Diagnostischer Hinweis der Übersetzergruppe: Taxonomisch ist diese Diagnose eine übergeordnete, breite Kategorie, die verschiedene genauere/detailliertere Diagnosen umfasst. Wenn die Ersteinschätzung zu dieser Diagnose führt, sind weitere Abklärungen nötig, um die spezifischen Bedürfnisse des Patienten festzustellen und wenn möglich sollte eine genauere Diagnose gestellt werden (hier z. B.: Eingeschränkte elterliche Fürsorge, Gefahr einer eingeschränkten elterlichen Fürsorge, Gefahr einer veränderten Eltern-Kind-Bindung).

Mögliche ursächliche oder beeinflussende Faktoren
In Bearbeitung durch die NANDA

- [Krise]
- [Situationsbedingt (z. B. männliches Oberhaupt der Familie ist in einer passiven, abhängigen Patientenrolle)]; Fehlen von Rollenvorbildern; Übergänge; Rollenkonflikte)
- [Entwicklungsbedingt (Alter, Werte/Überzeugungen)]
- [Gesundheit/Krankheit (z. B. chronische Krankheit), Veränderungen in der körperlichen Leistungsfähigkeit, Wahrnehmungsprobleme)]

Bestimmende Merkmale oder Kennzeichen

subjektive
- Veränderung des Rollenverständnisses
- Verleugnen der Rolle
- Mangelnde Kenntnisse über die Rolle

objektive
- Veränderung des Rollenverständnisses anderer
- Veränderung der gewohnten Verhaltensmuster oder Verantwortung
- Rollenkonflikte
- Veränderung der körperlichen Fähigkeiten/Gegebenheiten, um die Rolle wieder einzunehmen
- [Unvermögen, die Rolle einzunehmen]

Soziale Isolation

Taxonomie 1R: In Beziehung treten (3.1.2/1982)
NANDA-Originalbezeichnung: «Social Isolation»
[Thematische Gliederung: Soziale Interaktion]

Definition: Ein Zustand des Alleinseins, den ein Mensch als von anderen auferlegt empfindet und negativ oder bedrohlich erlebt.

Mögliche ursächliche oder beeinflussende Faktoren

Faktoren, die dazu beitragen, dass keine zufriedenstellenden Beziehungen aufrechterhalten werden können:
- Verzögerung beim Vollziehen von Entwicklungsschritten
- Unreife Interessen
- Veränderung der körperlichen Erscheinung/des Geisteszustandes
- Veränderter Zustand des Wohlbefindens
- Nicht akzeptierte soziale Verhaltensweisen/Wertvorstellungen
- Unzureichende persönliche Ressourcen
- Unfähigkeit, zufriedenstellende soziale Beziehungen einzugehen
- [Traumatische Ereignisse oder Vorkommnisse, die körperlichen und/oder seelischen Schmerz verursachen]

Bestimmende Merkmale oder Kennzeichen

subjektive
- Drückt Gefühle des Alleingelassenwerdens aus
- Drückt das Gefühl aus, abgelehnt zu werden
- Drückt Wertvorstellungen aus, die für die Subkultur annehmbar, für die dominante kulturelle Gruppe aber unakzeptabel sind
- Unfähigkeit, die Erwartungen anderer zu erfüllen
- Erlebt das Gefühl, «anders als die andern» zu sein
- Ungenügender oder fehlender Lebenssinn/-inhalt
- Drückt Interessen aus, die nicht der Altersstufe oder Entwicklungsphase entsprechen
- Unsicherheit in der Öffentlichkeit

objektive
- Fehlen von Bezugsperson(en), die Unterstützung geben – Familie, Freunde, Gruppe
- Traurige, abgestumpfte Affektivität
- Bezüglich Altersstufe oder Entwicklungsphase unpassende Interessen und Aktivitäten
- Feindseliger Ausdruck in Stimme und Verhalten
- Offensichtliche körperliche und/oder geistige Behinderung oder veränderter Zustand des Wohlbefindens
- Verschlossenheit; sozialer Rückzug; fehlender Blickkontakt
- Gedankenversunkenheit; wiederholte, sinnlose Handlungen
- Sucht das Alleinsein oder das Leben in einer Subkultur
- Zeigt Verhaltensweisen, die nicht akzeptiert werden von der dominanten kulturellen Gruppe

Unwirksames familiäres Coping: mangelhafte Unterstützung

Taxonomie 1R: Wählen (5.1.2.1.2/1980; R1996)
NANDA-Originalbezeichnung: «Ineffective Familiy Coping: Compromised»
[Thematische Gliederung: Soziale Interaktion]

Definition: Eine normalerweise wichtige Bezugsperson (Familienmitglied oder naher Freund) bietet ungenügende, unwirksame oder gefährdende Unterstützung, Trost, Beistand oder Ermutigung, die der

Klient brauchen könnte, um die Anpassungsarbeit zu leisten, die sich aus der gesundheitlichen Herausforderung ergibt.

Mögliche ursächliche oder beeinflussende Faktoren
- Unangemessene oder falsche Information oder mangelndes Verständnis einer Hauptperson
- Bezugsperson, die vorübergehend eigene emotionale Konflikte und Leiden zu meistern versucht und dadurch unfähig ist, die Bedürfnisse [des Klienten] wahrzunehmen und sich entsprechend zu verhalten.
- Vorübergehend gestörtes Gleichgewicht in der Familienorganisation und Rollenwechsel
- Andere situations- und entwicklungsbedingte Krisen oder Situationen, in denen sich die Bezugsperson befindet
- Der Klient gibt seinerseits der Hauptperson wenig Unterstützung
- Langdauernde Krankheit oder fortschreitende Behinderung, welche die Kräfte der Bezugspersonen erschöpfen
- [Unrealistische Erwartungen von Patient/Bezugsperson, oder gegenseitig]
- [Fehlen von Fähigkeiten zur gemeinsamen Entscheidungsfindung]
- [Verschiedene Koalitionen innerhalb der Familie]

Bestimmende Merkmale oder Kennzeichen

subjektive
- Der Klient drückt aus oder bestätigt die Sorge oder Klage über die Reaktion der Bezugsperson auf sein Gesundheitsproblem
- Die Bezugsperson beschreibt, dass sie völlig mit ihrer eigenen Reaktion beschäftigt ist (z. B. Furcht, vorwegnehmende Trauer, schlechtes Gewissen, Angst bezüglich der Krankheit oder Behinderungen des Klienten oder in Bezug auf andere situations- oder entwicklungsbedingte Krisen)
- Die Bezugsperson gibt ungenügendes Verständnis oder Wissen an, das wirksam helfendem und unterstützendem Verhalten im Wege steht

objektive
- Die Bezugsperson unternimmt den Versuch, sich hilfreich und unterstützend zu verhalten, jedoch mit unbefriedigender Wirkung
- Zu einem Zeitpunkt, da der Klient sie nötig hätte, zieht sich die Bezugsperson zurück oder schränkt die Kommunikation ein
- Die Bezugsperson zeigt zuviel oder zuwenig beschützendes Verhalten, was den Fähigkeiten oder den Bedürfnissen des Klienten nach Autonomie nicht entspricht
- [Die Bezugsperson hat plötzliche Gefühlsausbrüche/zeigt emotionale Labilität oder behindert nötige pflegerische/medizinische Interventionen]

Unwirksames familiäres Coping: behindernd

Taxonomie 1R: Wählen (5.1.2.1.1/1980; R1986)
NANDA-Originalbezeichnung: «Ineffective Family Coping: Disabling»
[Thematische Gliederung: Soziale Interaktion]

Definition: Das Verhalten einer Bezugsperson (Familienmitglied oder andere Bezugsperson) behindert sich selbst und/oder den Patienten, die notwendige Anpassung an den veränderten Gesundheitszustand zu leisten.

Mögliche ursächliche oder beeinflussende Faktoren

- Wichtige Bezugsperson mit chronisch unterdrückten Gefühlen von Schuld, Angst, Feindseligkeit, Verzweiflung usw.
- Unvereinbare Diskrepanz in den Bewältigungsformen der Bezugsperson und des Klienten oder unter den Bezugspersonen
- Ausgesprochen ambivalente familiäre Beziehungen

- Willkürliches Handhaben des Widerstandes einer Familie gegenüber der Therapie, was dazu führen kann, die Abwehr zu verstärken, denn dies verunmöglicht, angemessen mit der zugrundeliegenden Angst umzugehen
- [Familiäre Risikosituation wie alleinerziehender oder minderjähriger Elternteil, Missbrauchssituation, Sucht, akute/chronische Behinderung, Familienmitglied mit terminaler Krankheit]

Bestimmende Merkmale oder Kennzeichen

subjektive
- [Bringt Verzweiflung zum Ausdruck bezüglich der Reaktion der Familie/fehlende Beteiligung/Anteilnahme]

objektive
- Intoleranz, im Stich lassen, Ablehnung, Verlassen
- Psychosomatische Symptome/Somatisieren
- Agitation, Depression, Aggression, Feindseligkeit
- Übernimmt Symptome der Erkrankung des Klienten
- Vernachlässigt die Beziehungen zu anderen Familienmitgliedern
- Führt die Alltagsroutine weiter ohne Rücksicht auf die Bedürfnisse [des Klienten]
- Vernachlässigt die Pflege des Klienten bezüglich der Grundbedürfnisse eines Menschen und/oder die Behandlung der Krankheit
- Verzerrt die Realität des Gesundheitsproblems des Klienten, einschließlich der Leugnung von dessen Vorhandensein oder Schweregrad
- Entscheidungen und Handlungen der Familie, die für ökonomisches oder soziales Wohlbefinden nachteilig sind
- Beeinträchtigte Neugestaltung eines für sich sinnvollen Lebens, eingeschränkte Individualisation, Überfürsorge für den Klienten
- Entwicklung von Hilflosigkeit, passiver Abhängigkeit bei Klienten

Studienfragen

1. Worin bestehen die Vorteile der häuslichen Pflege für den Klienten? Worin für den pflegenden Angehörigen?
2. Welche Faktoren beeinflussen die Kosteneffizienz der häuslichen Pflege im Vergleich zur Institutionalisierung?
3. Welche Personen sind in der Regel die primären Pflegepersonen bei der häuslichen Versorgung? Welchen Rollenveränderungen sind diese Personen unterworfen?
4. Inwiefern hat die ethnische Zugehörigkeit einen Einfluss auf die Pflege und Betreuung in der Familie?
5. Welche psychischen Auswirkungen haben Pflege und Betreuung auf den pflegenden Angehörigen?
6. Welche finanziellen Folgen hat die Pflege zu Hause für den pflegenden Angehörigen? Inwiefern nimmt die Gesundheitspolitik Einfluss auf die Pflege und Betreuung zu Hause?
7. Welche formellen Entlastungsmöglichkeiten gibt es?
8. Welche Themenbereiche sollten bei der Beratung pflegender Angehöriger angesprochen werden?
9. Wie können Pflegefachleute pflegenden Angehörigen Hilfestellung geben?
10. Auf welche Weise können sich pflegende Angehörige selbst helfen?

Literatur

Alzheimer Association (1990). The Alzheimer Association annual report. Chicago: Alzheimer's Association.

Aroian, K.J., Potsdaughter, C.A. (1989). Multiple-method, cross-cultural assessment of psychological distress. Image: The Journal of Nursing Scholarship, 21 (2), 90–93.

Barresi, C.M. (1990). Diversity in Black family caregiving: Implications for geriatric education. In M.S. Harper (ed.), Minority aging: Essential curricula content for selected health and allied health professions. Health Resources and Services Administration, Department of Health and Human Services, DHHS Publication No. HRS (P-DV-90-4). Washington, D.C.: U.S. Government Printing Office.

Bernal, H., Froman, R. (1987). The confidence of community health nurses in caring for ethnically diverse populations. Image: The journal of Nursing Scholarship, 19 (4), 210–214.

Biegel, D.E., Song, L. (1995). Facilitators and barriers to caregiver support group participation. Journal of Case Management 4 (4), 164–172.

Birren, J.E., Lubben, J.E., Rowe, J.C., Deutchman, D.E. (eds.) (1991). The concept and measurement of quality of life in the frail elderly. New York: Academic Press.

Bodnar, J.C., Kiecolt-Glaser, J.K. (1993). Caregiver stress after bereavement: It's not over when it's over. Paper presented at the Gerontological Society of America Conference, Washington, D.C.

Bonjean, M. (1988). Children and chronic illness. In C.S. Chilman, E.W. Nunally, E.M. Cox (eds.), Chronic illness and disability, pp. 141–159. Newbury Park, CA: Sage.

Boss, R., Carom W, Horbal, J. (1988). Alzheimer's disease and ambiguous loss. In C.S. Chilman, E.W. Nunally, E.M. Cox (eds.), Chronic illness and disability. Newbury Park, CA: Sage.

Brackley, M.H. (1994). The plight of American family caregivers: Implications for nursing. Perspectives in Psychiatric Care 30 (4), 14–20.

Brody, E. (1985). Parent care as normative family stress. The Gerontologist, 25 (1), 19–29.

Bull, M.J. (1990). Factors influencing family caregiver burden and health. Western Journal of Nursing Research 12 (6a), 756–770.

Bumpass, L.L. (1990). What is happening to the family: Interactions between demographic and institutional change. Demography, 27 (4), 483–498.

Burish, T.G., Bradley, L.A. (eds.) (1983). Coping with chronic disease. New York: Academic Press.

Burton, L.M. (1992). Black grandparents rearing children of drug-addicted parents: Stressors, outcomes and social service needs. Gerontologist, 32 (6), 744–751.

Carp, E.M. (1987). The impact of planned housing. In V Regnier & J. Pyhoos (eds.), Housing the aged, pp. 327–360. New York: Elsevier.

Chanress, N.H. (April 1993). Whither technology and aging? Gerontology News, 2, 10.

Chilman, C.S., Nunnally, E.W, Cox, E.M. (1988). Chronic illness and disability. Newbury Park, CA: Sage.

Cohen, D., Eisdorfer, C. (1988). Depression in family members caring for a relative with Alzheimer's disease. Journal of the American Geriatrics Society, 38, 227–235.

Cohen, M.H. (1993). The unknown and the unknowable-managing sustained uncertainty. Western Journal of Nursing Research, 15 (1), 77–96.

Colerick, E.J., George, L. (1986). Predictors of institutionalization among caregivers and patients with Alzheimer's disease. journal of the American Geriatrics Society, 34, 493–498.

Conrad, K.J., Hanrahan, P, Hughes, S.L. (1990). Survey of adult day care in the U.S.: National and regional findings. Research on Aging 12, 36–56.

Conrad, K.J., Hughes, S.L., Hanrahan, P, Wang, S. (1993). Classification of adult day care: A cluster analysis of services and activities. Journals of Gerontology: Social Sciences, 48 (3) S 112–S 122.

Coward, R., Cutler, S., Mullens, R. (1990). Residential differences in the comparisons of the helping networks of the impaired elderly. Family Relations, 39, 44–50.

Crossman, L., London, C., Barry, C. (1981). Older women caring for disabled spouses: A model for supportive services. Gerontologist, 21 (5), 464–470.

Davidhizar, R. (1994). Powerlessness of caregivers in home care. Journal of Clinical Nursing 3 (9), 155–158.

DesRosier, M.B., Calanzaro, M., Piper, J. (1992). Living with chronic illness: Social support and the well spouse perspective. Rehabilitation Nursing 17 (2), 87–91.

Doherty, W.J. (1988). Implications of chronic illness for family treatment. In C.S. Chilman, E.W Nunnally, E.M. Cox (eds.), Chronic illness and disability. Newbury Park, CA: Sage.

Donar, M.E. (1988). Community care: Pediatric home mechanical ventilation. Holistic nursing practice, 2 (2), G8–80.

Duke University Center for the Study of Aging and Human Development (1992). Annual report 1991–1992. Durham, NC: Duke University.

Dura, J. R., Stukenberg, K. W, Kiecolt-Glaser, J. K. (1990). Chronic stress and depressive disorders in older adults. Journal of Abnormal Psychiatry, 99, 284–290.

Eisdorfer, C. (1991). Caregiving: An emerging risk factor for emotional and physical pathology. Bulletin of the Menninger Clinic, 55, 238–247.

Ellis, V, Wilson, D. (1983). Respite care in the nursing home unit of a veterans hospital. American Journal of Nursing, 83. 1433–1434.

Fink, S. (1993). The effects of family strengths and resources on the well-being of women providing care to an elderly parent. Paper presented to the Gerontological Society of America Conference, Washington, D. C.

Gallo, A. M. (1988). The special sibling relationship in chronic illness and disability: Parental communication with well siblings. Holistic Nursing Practice, 2 (2), 28–37.

Gaynor, S. E. (1989). When the caregiver becomes the patient. Geriatric Nursing, 10(3), 120–123.

Gaynor, S. E. (1990). The long haul: The effect of home care on the caregiver. Image: The Journal of Nursing Scholarship, 22 (4), 208–212.

George, L. (1987). Easing caregiver burden: The role of informal and formal supports. In R. A. Ward & S. S. Tobin (eds.), Health in aging: Sociological issues and policy directions, pp. 133–158. New York: Spring Publishing.

Gortmaker, S., Sapper$eld, J. (1984). Care of children with chronic illness. Philadelphia: E D. Davis.

Greater New York Hospital Foundation (1988). Annual report. New York: Greater New York Hospital Foundation.

Greene, V, Lovely, M. E., Ondrich, J. I. (1993). The cost-effectiveness of community services in a rural elderly population. Gerontologist, 33 (2), 177–189.

Gwyther, L. P (1995). When «the family» is not one voice: Conflict in caregiving families. Journal of Case Management 4 (4), 150–155.

Haberman, M. R., Woods, N. E, Packard, N. J. (1990). Demands of chronic illness: Reliability and validity assessment of a demands-of-illness inventory. Holistic Nursing Practice, 5 (1), 25–35.

Haley W E., Pardo, K. M. (1989). Relations of severity of dementia to caregiving stressors. Psychology and Aging, 4, 389–392.

Harper, M. S. (ed.) (1990). Minority aging: Essential curricula content for selected health and allied health professions. Health Resources and Services Administration, Department of Health and Human Services, DHHS Publication No. HRS (P-DV-90-4). Washington, D. C.: U.S. Government Printing Office.

Hobbs, N., Perrin, J. M., Ireys, H. T (1985). Chronically ill children and their families. San Francisco: Jossey-Bass.

Kane, N. M. (1989). The home care crisis of the nineties. Gerontologist, 29 (1), 24–31.

Kelley, S. J., Danato, E. G. (1995). Grandparents as primary caregivers. American Journal of Maternal Child Nursing (MCN) 20 (6), 326–332.

Kingston, E. R., O'Grady–LeShane, R. (1993). The effects of caregiving on women's Social Security benefits. Gerontologist, 33 (2), 230–239.

Klein, S. (1989). Caregiver burden and moral development. Image. Journal of Nursing Scholarship, 21 (2), 94–97.

Lawton, M. E, Kleban, M. H., Moss, M., Rovine, M., Glicksman, A. (1989). Measuring caregiving appraisal. Journals of Gerontology: Psychological Sciences, 44, P61–P71.

Lee, G. R., Dwyer, J. W, Coward, R. T. (1993). Gender differences in parent care: Demographic factors and the same-gender preferences. Journals of Gerontology: Social Sciences, 48 (1), S9–S16.

Leventhal, H., Leventhal, E. A., Nguyen, T V (1985). Reactions of families to illness: Theoretical models and perspectives. In D. C. Turk & R. D. Kerns (eds.), Health, illness and families: A lifespan perspective. New York: John Wiley.

Lubben, J. E., Beccera, R. M. (1988). Social support among Blacks, Mexicans, and Chinese elderly. In D. E. Gelfand & C. M. Barresi (eds.), Ethnic dimensions of aging, pp. 130–144. New York: Springer.

MacAdam, M. (1993). Home care reimbursement and effects of personnel. Gerontologist, 33 (1), 55–63.

Markides, K. S. (ed.) (1989). Aging and health: Perspectives on gender, race, ethnicity and class. Newbury Park, CA: Sage.

Markides, K. S., Mindel, C. H. (1987). Aging and ethnicity. Newbury Park, CA: Sage.

McCarty, E. E (1996). Caring for a parent with Alzheimer's disease: Process of daughter caregiving stress. Journal of Advanced Nursing 23 (4), 792–803.

Miller, L. (1987). Optimum service allocation in a community-based long-term care program. MMSP Evaluation. Berkeley CA: University of California.

Mishel, M. H. (1988a). Uncertainty in illness. Image. The Journal of Nursing Scholarship, 20 (4), 225–232.

Mishel, M. H. (1988b). Proceedings of Conference: Coping with uncertainty in illness situations: New directions in theory development and research. Rochester, NY: Sigma Theta Tau International, University of Rochester.

Mishel, M. H. (1990). Reconceptualization of the uncertainty in illness theory. Image: The Journal of Nursing Scholarship, 22 (4), 256–262.

Moss, M. S., Lawton, M. P, Kleban, M. K., Duhamel, L. (1993). Time use of caregivers of impaired elders before and after institutionalization. Journals of Gerontology: Social Sciences, 48 (3), S 102–S 111.

Mullen, J. T. (1992). The bereaved caregiver: A prospective study of changes in well-being. Gerontologist, 32 (5), 673–683.

National Alliance for the Mentally Ill (NAMI) (1987). National alliance for the mentally ill. Arlington, VA: NAMI.

O'Brien, M. E. (1989). Anatomy of a nursing home: A new view of resident life. Owings Mills, MD: National Health Publishing.

O'Keefe, J. (1994). Long term care and support services for persons with traumatic brain injury. Journal of Head Trauma Rehabilitation 9 (2), 49–60.

Pastalan, L. A. (1983). Environmental displacement: A literature reflecting old person-environment transactions. In G. D. Rowles & R. J. Ohta (eds.), Aging and milieu: Environmental perspectives on growing old, pp. 189–203. New York: Academic Press.

Patterson, J. M. (1988). Chronic illness in children and the impact on families. In C. S. Chilman, E. W Nunnally, E M. Cox (eds.), Chronic illness and disability, pp. 69–107. Newbury Park, CA: Sage.

Payne, M. B. (1988). Utilizing role theory to assist the family with sudden disability. Rehabilitation Nursing„ 13 (4), 191–194.

Pederson, L. M., Valanis, B. G. (1988). The effects of breast cancer on the family: A review of the literature. Journal of Psychosocial Oncology, 6, 95–117.

Pless, I. B., Perrin, J. M. (1985). Issues common to a variety of illnesses. In N. Hobbs & J. M. Perrin (eds.), Issues in the care of children with chronic illness, pp. 41–60. San Francisco: Jossey-Bass.

Pruchno, R. A., Resch, N. L. (1989). Caregiving spouses: Physical and mental health in perspective. Journal of the American Geriatrics Society, 37, 679–705.

Respite Report (Spring 1993). Day centers can take advantage of long-term care insurance. Respite Report, pp. 6, 9.

Revenson, T A. (1990). Social support among chronically ill elders: Patient and provider perspectives. In H. Giles, N. Coupland, J. M. Wiemann (eds.), Communication, health and the elderly, pp. 92113. London: Manchester University.

Rolland, J. S. (1988). Chronic illness in children and the impact on families. In C. S. Chilman, E. W Nunnally & E M. Cox (eds.), Chronic illness and disability. Newbury Park, CA: Sage.

Rubenstein, L. Z. (1987). Innovations in hospital care for elders. Generations, XII (1), 65–70.

Rubinstein, R. L. (1989). The home environments of older people: A description of the psychosocial processes linking person to place. Journals of Gerontology: Social Sciences, 44 (2), S45–S53.

Sankar, A. (1991). Dying at hone: A family guide to caregiving. Baltimore: Johns Hopkins University Press.

Saveman, B., Hallberg, I. R., Norberg, A. (1996). Narratives of district nurses about elder abuse within families. Clinical Nursing Research 5 (2), 220–236.

Schirm, V (1989). Shared care by formal and informal caregivers for community residing elderly. Journal of the New York State Nurses Association, 20 (1), 8–14.

Semple, S. J. (1992). Conflict in Alzheimer's caregiving families: Its dimensions and consequences. Gerontologist, 32 (5), 648–655.

Sexton, D., Munro, B. (1985). Impact of a husband's chronic illness (COPD) on the spouse's life. Research in Nursing and Health, 8, 83–90.

Shantz, M. (1995). Effects of respite care: A literature review. Perspectives 19 (4), 11–15.

Shapiro, J. (1983). Family reactions and coping strategies in response to the physically ill or handicapped child: A review. Social Science in Medicine, 17 (14), 913–931.

Shumaker, S. A., Brownell, A. (1984). Toward a theory of social support: Closing conceptual gaps. Journal of Social Issues, 40 (1), 11–36.

Silverstein, M., Litwak, E. (1993). A task–specific typology of intergenerational family structure in later life. Gerontologist, 33 (2), 258–264.

Skaff, M. M., Pearlin, L. 1. (1992). Caregiving: Role engulfment and the loss of self. Gerontologist, 32 (5), 656–664.

Soldo, B. J., Agree, E. M. (1988). America's elderly. Population Bulletin, 43 (3).

Soldo, B. J., Myllyluoma, J. (1983). Caregivers who live with dependent elderly. Gerontologist, 23 (6), 605–611.

Speare, A., Avery, R. (1993). Who helps whom in older parent-child families. Journals of Gerontology: Social Sciences, 48 (29), S64–S73.

Spitze, G., Logan, J. R. (1990). Sons, daughters and intergenerational support. Journal of Marriage and the Family, 52, 420–430.

Spitze, G., Logan, J. R., Robinson, J. (1992). Family structure and change in living arrangements among elderly nonmarried parents. Journals of Gerontology: Social Sciences, 47 (6), S 289–S 296.

Stephens, M. A. P, Norris, V K., Kinney, J. M., Ritchie, S. W, Grotz, R. C. (1988). Stressful situations in caregiving: Relations between caregiver coping and well-being. Psychology and Aging, 3, 208–209.

Stoller, E. P, Cutler, S. J. (1993). Predictors of use of paid help among older people living in the community. Gerontologist, 33 (1), 31–40.

Suitor, J. J., Pillemer, K. (1990). Transition to the status of family caregiver: A new framework for studying social support and well-being. In S. M. Stahl (ed.), The legacy of longevity. Newbury Park, CA: Sage Publications.

Suitor, J. J., Pillemer, K. (1993). Support and interpersonal stress in the social networks of married daughters caring for parents with dementia. Journals of Gerontology: Social Sciences, 48 (1), S1–S8.

Taylor, R. J. (1985). The extended family as a source of support to elderly blacks. Gerontologist, 25, 488–495.

Taylor, R. J., Chatters, L. M. (Nov/Dec. 1986). Patterns of informal support to elderly black adults: Family, friends, and church members. Social Work, pp. 432–438.

Taylor, S. E., Dakof, G. A. (1988). Social support and the cancer patient. In S. Spacapan & S. Oskamp (eds.), The social psychology of health, pp. 95–116. Newbury Park, CA: Sage.

Tennstedt, S. L., Crawford, S., McKinlay, J. B. (1993). Determining the pattern of community care: Is coresidence more important than caregiver relationship? Journals of Gerontology: Social Sciences, 48 (2), S74–S83.

Thompson, S. C., Bundek, N. L., Sobolew-Shubin, A. (1990). The caregivers of stroke patients: An investigation of factors associated with depression. Journal of Applied Social Psychology, 20, 115–129.

Thompson, S. C., Futterman, A. M., Gallagher-Thompson, D., Rose, J. J., Lovett, S. B. (1993). Social support and caregiving burden in family caregivers of frail elders. Journals of Gerontology: Social Sciences, 48 (5), S245–254.

Thorne, S. E. (1993). Negotiating health care: The social context of chronic illness. Newbury Park, CA: Sage.

Tucker, M. B., Taylor, R. J., Mitchell-Kernan, C. (1993). Marriage and romantic involvement among aged African Americans. Journals of Gerontology: Social Sciences, 48 (3), S123–S132.

U. S. Department of Health and Human Services (1990). Geriatric training curriculum for public health professionals. Washington, D. C.: USDHHS.

U. S. Department of Labor (1993). The family and medical leave act of 1993. Washington, D. C.: U. S. Department of Labor, Wage and Hour Division.

U. S. Senate Special Committee on Aging (1988). Aging America. Trends and projections. Washington, D. C.: U. S. Government Printing Office.

Vess, J. D., Moreland, J. R., Schwebel, A. I., Kraut, E. (1988). Psychosocial needs of cancer patients: Learning from patients and their spouses. Journal of Psychosocial Oncology, 6, 31–51.

Vitaliano, P P, Russo, J., Young, H. M., Becker, J., Maiuro, R. D. (1991). The screen for caregiver burden. Gerontologist, 31, 76–83.

Vitaliano, E E, Young, H. M., Russo, J., Romano, J., Magana-Amato, A. (1993). Does expressed emotion in spouses predict subsequent problems among care recipients with Alzheimer's disease? Journals of Gerontology: Psychological Sciences, 48(4), P202–P209.

Wade, D. T, Legh-Smith, J., Hewer, R L. (1986). Effects of living with and looking after survivors of a stroke. British Medical Journal, 293, 418–420.

Walker, H. A. (1988). Black-white differences in marriage and family patterns. In S. M. Dornbush & M. J. Strober (eds.), Feminism, children, and the new families. New York: Guilford Press.

Wallahagen, M., Strawbridge, W (1993). My parent – my self: Contrasting themes in family care. Paper presented at the Gerontological Society of America Conference, Washington, D. C.

Ward, R., Logan, J. R., Spitze, G. (1992). The influence of parent and child needs on coresidence in middle and later life. Journal of Marriage and the Family, 54, 209–221.

Watt, J., Calder, A. (1981). I love you but you drive me crazy. Vancouver, B C: Forbes Publications.

Wellisch, D. K., Fawzy, E L, Landsvere, J., Pasnau, R. O., Wolcott, D. L. (1983). Evaluation of psychosocial problems of homebound cancer patients: The relationships of disease and the sociodemographic variables of patients to family problems. Journal of Psycbosocial Oncology, 1, 1–5.

White, N. E., Richter, J. M., Fry, C. (1992). Coping, social support, and adaptation to chronic illness. Western Journal of Nursing Research, 14 (2), 211–224.

Woods, N. E, Haberman, M. R., Packard, N. J. (1993). Demands of illness and individual, dyadic, and family adaptation in chronic illness. Western Journal of Nursing Research, 15 (1), 10–30.

Woods, N. E, Yates, B. C., Primomo, J. (1988). Supporting families during chronic illness. Image: Journal of Nursing Scholarship, 21 (1), 46–50.

Zarit, S. H., Reever, K. E., Bach-Peterson, J. (1980). Relatives of the impaired elderly: Correlates of feelings of burden. Gerontologist, 20, 649–655.

Zarit, S. H., Todd, P A., Zarit, J. M. (1986). Subjective burden of husbands and wives on caregivers: A longitudinal study. Gerontologist, 26 (3), 260–266.

Zueman, E. (1982). Childhood disability in the family. New York: International Exchange of Information on Rehabilitation. World Rehabilitation Fund, Inc.

Weiterführende Literatur

Adams, T (1994). The emotional experience of caregivers to relatives who are chronically confused: Implications for community mental health nurses. Journal of Nursing Studies 31 (6), 545–553.

Anderson, K. L., Allen, W R. (1984). Correlatives of extended household structure. Phylon, 45, 144–157.

Barresi, C. M., Menon, G. (1989). Diversity in black family caregiving. In Z. Harel, E. McKinney, M. Williams (eds.), Black aged: Understanding diversity and service needs. Washington, D. C.: National Council on Aging.

Billingsley, A., McCarley, L. (1986). Afro-American families and the elderly. Paper presented at the Conference on Mental Health and the Black Elderly. Atlanta University, Atlanta.

Cherlin, J. J., Furstenberg, E. E. (1986). The new American grandparent. A place in the family, a life apart. New York: Basic Books.

Cohen, D., Luchins, D., Eisdorfer, C., Pavenza, G., Ashdorn, J. W, Gorelick, E., Hirschman, R., Freels, S., Levy, P., Senla, T., Shaw, H. (1990). Caring for relatives with Alzheimer's Disease: The mental health risks to spouses, adult children, and other family caregivers. Behavior, Health, and Aging, 1 (3), 171–182.

Corbin, J. M., Strauss, A. L. (1988). Unending work and care: Managing chronic illness at home. San Francisco: Jossey-Bass.

Duvall, E. (1977). Marriage and fan2ily development (5th ed.). Philadelphia: J.B. Lippincott.

Fife, B. (1985). A model for predicting the adaptation of families in a medical crisis: An analysis of role integration. Image: The Journal of Nursing Scholarship, 17 (4), 108–112.

George, L. K., Gwyther, L. E (1986). Caregiver well-being: A multidimensional examination of family caregivers of demented adults. The Gerontologist, 26 (3), 253–259.

Hendrick, S., Johnson, J. R., Inui, T S., Diehr, P (1991). Factors associated with participation in a randomized trial of adult day health care. Gerontologist, 31 (5), 607–610.

House Older Americans Caucus Subs for Defunct Aging Committee (July/Aug. 1993). Gerontology News, p. 4.

Knafl, K. A., Deatrick, J. A. (1986). How families manage chronic conditions: An analysis of the concept of normalization. Research in Nursing and Health, 9, 215–222.

Kosberg, J. J. (1988). Preventing elder abuse: Identification of high risk factors prior to placement decisions. Gerontologist, 27 (1), 37–53.

Moon, A., Williams, O. (1993). Perceptions of elder abuse and help-seeking patterns among African-American, Caucasian American, and Korean-American elderly women. Gerontologist, 33 (3), 386–395.

New York State Department of Health (1992). New York State directory of self–help/mutual support for children with special health needs and their families. Albany, NY: NYS Department of Health.

National Organization for Victim Assistance (1985)The elderly crime victim. NOVA Network Information Bulletin, 2, 1–8.

Shapiro, E., Tate, R. B. (1986). Who is really at risk of institutionalization. Gerontologist, 28, 237–245.

Silverstein, M., Waite, L. J. (1993). Are blacks more likely than whites to receive and provide social support in middle and old age? Yes, no, and maybe so. Journals of Gerontology: Social Sciences, 48 (4), S212–S222.

Strauss, A. L., Fagerhaugh, S., Suczek, B., Weiner, C. (1984). Chronic illness and the quality of life (2nd ed.). St. Louis: C. V Mosby.

Thompson, S C., Pitts, J. S. (1992). In sickness and in health: Chronic illness, marriage, and spousal caregiving. In S. Spacapan and S. Oskamp (eds.), Helping and being helped: Naturalistic studies, pp. 115–151. Newbury Park, CA: Sage.

Thorne, S. E., Robinson, C. A. (1989). Guarded alliance: Health care relationships in chronic illness. Image: ,journal of Nursing Scholarship, 21 (3), 153–157.

Thornton, C., Dunstan, S. M., Kemper, P (1988). The effect of channeling on health and long-term care costs. Health Services Research, 23, 129–142.

Turner, R. (1970). Family interaction. New York: John Wiley.

U.S. Bureau of the Census (1989). Projections of the population of the United States, by age, sex, and race: 1988 to 2080. Current Population Reports, Series P–25, No. 1018. Washington, D. C.: Superintendent of Documents, U. S. Government Printing Office.

Ward, R. A., Sherman, S. R., LaGory, M. (1984). Informal networks and knowledge of services for older persons. Journal of Gerontology, 39 (2), 216-223.

Watzlawick, P, Beavin, J., Jackson, D. (1967). Pragmatics of human communication: A study of interactional patterns, pathologies and paradoxes. New York: W. W. Norton.

Weissert, W. G. (1977). Adult day care programs in the United States. Current research projects and a survey of 10 centers. Public Health Reports, 92, 49–56.

Weissert, W., Cready, C. M. (1989). Toward a model for improved targeting of aged at risk of institutionalization. Health Services Research, 24, 483–508.

Weissert, W., Gooch, K., Cready, C. M. (1989). A prospective budgeting model for home- and community-based long-term care. Inquiry, 26, 116–129.

Kapitel 12

Körperbild

Karna Bramble • Penelope Cukr

Fallstudie
Körperbildveränderungen

Herr T. ist heute 63 Jahre alt. Als er 15 war, entwickelte sich bei ihm eine langsam zunehmende schwere Form der Akne an Gesicht, Hals und Rumpf. Der Hausarzt der Familie traf verschiedene Verordnungen, doch keine erwies sich als wirksam. Sein Aussehen störte Herrn T. so sehr, dass er sich, obwohl er eigentlich recht gesellig war, mehr und mehr zurückzog und zu einem ruhigen und isolierten Teenager wurde. Auf Bitten seiner Familie wurde Herr T. an einen Dermatologen überwiesen, der den Oberkörper an den von Akne befallenen Bereichen bestrahlte. Die Strahlenbehandlung erstreckte sich bis zur Hüfte und wurde über ein Jahr lang regelmäßig durchgeführt. Die Akne besserte sich, und Herr T. fand allmählich wieder zu seinem kontaktfreudigen Wesen zurück und legte eine Art Humor an den Tag, die ihn leicht Freunde finden ließ. Zu der Zeit, als Herr T. die Bestrahlungen erhielt, wussten die Ärzte kaum etwas über die Risiken dieser Therapie und die Auswirkungen von Sonnenlicht oder ultravioletten Strahlen auf den Körper.

Herr T. absolvierte das College und eröffnete an seinem Wohnort ein Werkzeug- und Farben-Geschäft, das gut ging. Er heiratete, wurde Vater von zwei Kindern und baute ein recht komfortables Haus für seine Familie. Er liebte Golfspielen und Angeln und war ein leidenschaftlicher Gärtner. Da er keine Ahnung von den Auswirkungen ultravioletten Lichts auf seine strahlenbelastete Haut hatte, trug er, um braun zu werden, im Freien nur selten Kleidung am Oberkörper.

Mit 52 Jahren bemerkte Herr T. punktförmige erhabene Veränderungen auf der Haut. Er erzählte seiner Frau davon, diese betrachtete die Haut aufmerksam und entdeckte, dass an mehreren Stellen an Gesicht, Schultern und Körperstamm Hautunregelmäßigkeiten vorhanden waren. Sie forderte ihren Mann auf, zum Arzt zu gehen, wozu er jedoch nur ungern bereit war. Statt dessen unternahm er einige Selbstbehandlungsversuche. Im Laufe der nächsten Wochen bemerkten Herr T. und seine Frau, dass es an den betroffenen Hautarealen manchmal zu leichten Blutungen kam; die rezeptfreien, selbst gekauften Antibiotika und Kortisonsalben führten nicht zur Besserung.

Anstatt seinen Hausarzt aufzusuchen, wendete sich Herr T. an das kommunale Krankenhaus, das erst kürzlich Reihenuntersuchungen zur Krebsvorsorge eingerichtet hatte. Dort wurde er untersucht und über die Risiken von früh erkennbaren weitverbreiteten Krebsarten aufgeklärt. Wegen der Läsionen an der Haut wurde er zunächst an einen Dermatologen zur Entnahme von Biopsien an Gesicht, Schultern und Rumpf überwiesen. Diese ergaben die Diagnose Basaliom. Herr T. stellt sich nun in vierteljährlichem Abstand zur Untersuchung und Behandlung des Hautkrebses vor, und er kommt in kürzeren Abständen, sobald er neue erhabene Stellen an seiner Haut bemerkt. Während der letzten zehn Jahre wurden mehrere Exzisionen vorgenommen.

Herr T. beschreibt seine Erfahrung als Krebskranker als «ernüchternd». Er bezeichnet sich selbst als «eine Basalzellenkrebs produzierende Fabrik». Wenn er auf sein Aussehen als Heranwachsender zurückblickt und die von der Akne zurückgebliebenen Narben in Betracht zieht, kann er heute sagen: «Es ist mir wirklich egal wie ich aussehe. Ich war schon als Kind nicht besonders ansehnlich». Er und seine Frau planen gerade einen gemeinsamen Urlaub mit ihren Kindern und Enkeln auf einem Kreuzfahrtschiff. Für

> Herrn T. steht die Arbeit nun nicht mehr an erster Stelle. Er spricht davon, die Dinge in Bezug auf Arbeit und zu Hause «in Ordnung» bringen zu wollen. Auf diese Weise setzt Herr T. neue Maßstäbe für sein weiteres Leben und unternimmt einen Lebensrückblick für den Fall seines frühen Todes.
> Wunden und Narben einer Pubertätsakne und eine in späteren Jahren auftretende Hautkrebserkrankung lösen bei jedem Menschen eine Beeinträchtigung des Körperbildes aus. Die sich daraus ergebenden Persönlichkeitsveränderungen umfassen eine veränderte Wahrnehmung der eigenen Erscheinung und ein verändertes Gefühl der Akzeptanz durch andere. Was eine Therapie für Herrn T.s Akne zu sein schien, entpuppte sich in späteren Jahren als Ursache eines schwerwiegenden Hautproblems. Heute ist Herr T. Hautkrebspatient. Damit ist er einer ständigen Bedrohung seines Körperbildes unterworfen und wird mit seiner Sterblichkeit konfrontiert. Diese Bedrohungen haben nicht nur sein Körperbild verändert, sondern auch seine Lebensauffassung und seine gegenwärtigen und zukünftigen Pläne.

12.1 Einleitung

Das subjektive Bild vom eigenen Körper, das Körperbild, dient als Maßstab oder Bezugsrahmen, den ein Individuum heranzieht, wenn es sich mit sich selbst oder seiner physischen und sozialen Umgebung in Beziehung setzt. Es beeinflusst die Reaktionen anderer Menschen auf das Individuum und wirkt sich auf seine Emotionen, Wahrnehmungen, Einstellungen und seine Persönlichkeit aus. Auch die Grenzen, die wir uns selbst setzen und jene, die andere uns auferlegen, werden davon festgelegt. Das Körperbild unterliegt dynamischen Veränderungen und hat weitreichenden Einfluss auf das Tun und Lassen des Individuums.

12.1.1 Historischer Hintergrund

Gerade für die Angehörigen der Gesundheitsberufe ist es außerordentlich wichtig, das Körperbild-Konstrukt zu verstehen. Obwohl der Körperbildbegriff schon in den achtziger Jahren des 19. Jahrhunderts in der Literatur auftaucht, ist erst aus der von Schilder 1935 veröffentlichten Arbeit ein neues Verständnis für das Konzept erwachsen. In seinem Buch «The Image and Appearance of the Human Body» untersucht Schilder (1950) die Dimensionen des Körperbildes und stellt fest: «Das Bild des menschlichen Körpers ist das Bild unseres eigenen Körpers, das wir in unserem Verstand ausformen; es bezeichnet also die Art und Weise, wie unser Körper uns selbst erscheint» (S. 11). Schilder ist der Überzeugung, dass der Wahrnehmung des eigenen Körpers ein Vorstellungsbild zugrunde liegt, das die drei Dimensionen körperliche, psychische und soziale Erfahrung in sich vereint.

12.1.2 Definitionen

Trotz der unterschiedlichen Definitionen, die es zum Körperbild gibt, lassen sich doch Übereinstimmungen feststellen. So ist vielen dieser Definitionen die Überzeugung gemein, dass das Körperbild als Reaktion auf eine Vielzahl sensorischer Inputs visueller, taktiler, propriozeptiver und kinästhetischer Art entsteht und darüber hinaus durch die Handlungen und Einstellungen anderer geformt wird. Fallon (1990) führt hierzu aus:

> Von all den Möglichkeiten, sich Gedanken über sich selbst zu machen, ist keine so unmittelbar anrührend und dem Innersten nah wie das Bild des eigenen Körpers: Der Körper wird als Spiegelung des Selbst erlebt. Das Körperbild ist die Art und Weise, wie Menschen sich selbst sehen und, was nicht weniger wichtig ist, wie sie glauben, dass andere sie sehen.

Obwohl der Körperbildbegriff die subjektive Sichtweise der physischen Struktur des Körpers beinhaltet, umfasst es mehr als nur die Wahrnehmung der körperlichen Erscheinung (Stormer & Thompson, 1996). Nicht nur die Wahrnehmung von Funktionsfähigkeit, Empfindungen und Mobilität werden in das Körperbild einer Person integriert, sondern auch Gefühle und Gedanken. «Das Denken und

Fühlen im Hinblick auf den eigenen Körper beeinflusst soziale Beziehungen und sonstige psychische Merkmale» (Lerner & Jovanovic, 1990). Ferner haben «Gefühle und Gedanken gegenüber unserem Körper Einfluss auf die Art und Weise, wie wir die Welt um uns herum wahrnehmen» (Pruzinsky & Cash, 1990).

Im Rahmen der Entwicklung eines Modells, das dem besseren Verständnis des Konstrukts Körperbild dienen soll, schlug Price (1990) als Veranschaulichung ein gleichschenkliges Dreieck vor. Die drei Eckpunkte stehen dabei für Körperrealität, Körperpräsentation und Körperideal. Dabei kommt das *Körperideal* Schilders ursprünglicher Definition von Körperbild nahe: ein Vorstellungsbild von unserer äußeren Erscheinung und unserer körperlichen Leistungsfähigkeit, das wir im Kopf mit uns tragen.

Die Begriffe *Körperbild* und *Selbstkonzept* werden häufig synonym verwendet. Das Körperbild ist das mentale Bild, das eine Person von ihrem körperlichen Selbst geformt hat. Enthalten darin sind Einstellungen und Wahrnehmungen, die sich auf körperliches Erscheinungsbild, Gesundheitszustand, Geschicklichkeit und Leistungskraft sowie Sexualität beziehen. «Das Körperbild ist ein integraler Bestandteil des Selbstkonzepts, welches wiederum die Gesamtheit der Wahrnehmungen eines Individuums von sich selbst darstellt – also wer man glaubt zu sein, wie man meint auszusehen und welche Gefühle man gegenüber sich selbst hegt» (Mock, 1993).

Die verschiedenen Definitionen von Körperbild weisen weiter Ähnlichkeiten im Hinblick auf die Begriffe *Realität* und *Idealität* auf. Dabei wird davon ausgegangen, dass zwischen dem Idealbild und der Realität ein gewisser Grad an Übereinstimmung oder Vereinbarkeit bestehen muss. Herrscht zwischen dem, was idealisiert wird und dem, was real vorhanden ist, eine Diskrepanz, entsteht unter Umständen ein Konflikt innerhalb des Körperbildes, der sich auf Persönlichkeit und Gesundheit negativ auswirken kann. Im Falle von Herrn T. könnte dies geschehen, wenn eine intakte Haut Bestandteil seines idealisierten Körperbilds ist und nicht die Hautläsionen, die sich mit der Zeit und unter dem Einfluss von Sonnenlicht und Alterungsprozess vielleicht verschlimmern.

12.1.3 Entwicklung des Körperbildes

Das Körperbild ist nicht statisch, vielmehr unterliegt es in Abhängigkeit von den Phasen des Lebenszyklus vielen Veränderungen und Entwicklungen. Die Entfaltung des Körperbildes beginnt im Säuglingsalter. Neugeborene besitzen jedoch noch kein Körperbild, da sie nur auf der sensorischen und der Gefühlsebene auf die Umwelt reagieren können. Der Grundstein für die Ausformung des Körperbildes wird gelegt, wenn sich die Kinder wenig später allmählich von ihren Eltern oder jeweiligen Pflegepersonen separieren.

Beeinflusst wird das Körperbild weiterhin durch Interaktionsprozesse zwischen dem Kind und den Pflegepersonen. Seine Körpergestalt hat Einfluss darauf, wie es von anderen wahrgenommen wird und wie diese auf das Kind reagieren, was wiederum determiniert, welche Gefühle das Kind gegenüber seinem Körper hegt. Entscheidend für die Entwicklung des Körperbildes während der Säuglingszeit ist die taktile und kinästhetische Stimulation, denn auf Empfindungen dieser Art basiert der Ursprung des Selbst (Pruzinsky & Cash, 1990).

Die Kindheit ist ein Entwicklungsstadium, in dem sich drastische Veränderungen sowohl hinsichtlich der Körpergröße als auch der Körperkraft vollziehen. Während dieser Zeit rückt das Körperbild immer mehr ins Bewusstsein, und es hängt nunmehr eher von den Reaktionen vieler als von denen weniger ab. Schulkinder vergleichen sich mit Klassenkameraden, Spielgefährten auf dem Spielplatz und anderen Gleichaltrigen, mit denen sie in Kontakt kommen. Schon früh wird die Körpergestalt zum Ausgangspunkt für Anerkennung oder Ablehnung (Bither, Magnotti & Yew, 1994). So werden schlanke Kinder eher als Anführer gewählt, übergewichtige hingegen bleiben beim Spielen häufiger außen vor und werden öfter gehänselt (Fontaine, 1991). Das Hänseln kann in der Tat zur Entwicklung von Körperbildstörungen führen. Außerdem gewinnen die Reaktionen von Erwachsenen – Lehrern, Jugendgruppenleitern, Eltern etc. – zusehends an Gewicht.

Während der Kindheit formt sich das Körperbild in dem Maße weiter aus, wie das Kind seine physischen, motorischen, intellektuellen, sprachlichen und sozialen Fertigkeiten weiterentwickelt und verfeinert. Ebenfalls in dieser Zeit werden sich die Kinder der geschlechtlichen Unterschiede stärker bewusst und spielen nunmehr weniger mit Kindern beiderlei Geschlechts, sondern in erster Linie mit Gleichgeschlechtlichen.

Die Adoleszenz ist eine Zeit, in der das Körperbild äußerst störanfällig ist. Während dieses Lebensabschnitts vollziehen sich zahlreiche und rasche körperliche Veränderungen, was dazu führt, dass sich Jugendliche sehr stark mit sich selbst und der Beschaffenheit ihres Körpers befassen. Die physischen Veränderungen sind zwar erheblich, noch wichtiger ist jedoch die Bedeutung, die der Jugendliche ihnen beimisst und die Art und Weise, wie er mit seinem Körper umgeht. Ein hoher Stellenwert kommt außerdem der Anerkennung durch Gleichaltrige und dem Vergleich mit diesen zu. Infolgedessen befindet sich das Körperbild in einem Zustand ständiger Revision, denn die Jugendlichen versuchen, ein perfektes Gleichgewicht herzustellen zwischen dem, was sie empfinden und dem, was ihnen erstrebenswert erscheint (Price, 1990).

Die Menarche kann ebenfalls Einfluss auf das Körperbild ausüben. Mädchen, die sich spät entwickeln oder bei denen sich die Menarche nach dem 14. Lebensjahr einstellt, haben ein positiveres Körperbild als solche, die bereits mit 11 Jahren zum ersten Mal menstruierten (Thomson, 1990). Es ist bekannt, dass das Körperbild innerhalb eines Geschlechts mehr Ähnlichkeiten als Unterschiede aufweist (O'Brien, 1991), doch sind die Aufgaben zur Identitätsentwicklung im Jugendalter erst einmal erfüllt, stabilisiert sich auch das Körperbild.

Im Erwachsenenalter wird dieses stabile Körperbild zum Bestandteil der Identität. Erwachsenen gelingt es eher, ihr Körperbild stabil zu halten, sei es positiv oder negativ, weil es sich auf die Teilnahme am täglichen Leben auswirkt. Damit ist jedoch keineswegs gemeint, dass Erwachsene ihr Körperbild nicht verändern können, allerdings fallen ihnen Veränderungen schwerer, weil «die Person zur Vermeidung innerer Konflikte und Ängste sämtliche Kommentare und Verhaltensweisen von anderen auf das bereits festgelegte Bild bezieht» (Murray & Zentner, 1979). Ein Erwachsener mit gut integriertem Körperbild ist aller Voraussicht nach eher in der Lage, positiv auf Ereignisse im Leben zu reagieren.

Der Alterungsprozess bringt diverse Revisionen des Körperbildes mit sich. Mit zunehmendem Alter sehen sich die Menschen allmählichen, sichtbaren und weniger sichtbaren körperlichen Veränderungen gegenüber und müssen als Reaktion darauf ihr Körperbild neu definieren. Die Faltenbildung der Haut, das Ergrauen und die abnehmende Fülle des Haares sowie Veränderungen in der Körperkontur gehören zu den sichtbaren Veränderungen, welche die Menschen an ihr Älterwerden erinnern. Häufig fällt es den gealterten Klienten schwer, diese Veränderungen in ein Körperbild zu integrieren, das für sie Bestand hat – besonders dann, wenn die Gesellschaft den Attributen der Jugend einen höheren Wert beimisst.

Eine beeinträchtigte Sinneswahrnehmung, die auf eine altersbedingte Abnahme der Sehschärfe und des Hörvermögens zurückzuführen ist, kann die Interaktion des älteren Erwachsenen mit der Umwelt behindern. Obwohl er unter Schwerhörigkeit leidet und kaum mehr an Gesprächen teilnehmen kann, zieht es der alternde Klient möglicherweise vor, die Beteiligung an gesellschaftlichen und familiären Aktivitäten einzuschränken, anstatt ein Hörgerät zu tragen – ein weiteres sichtbares Zeichen des Verfalls. Andere in der Regel altersbedingte Verschlechterungen betreffen die reproduktiven Funktionen. Sexuelle Aktivität ist zwar weiterhin möglich, aber die sexuelle Reaktionsfähigkeit ist verlangsamt (siehe Kapitel 13 über Sexualität). Dies kann ältere Menschen zu der Überzeugung bringen, dass sie nicht mehr fähig sind, sexuelle Aktivitäten zu genießen. All diese Veränderungen können einen Wandel im

Körperbild hervorrufen (Murray & Zentner, 1979).

Auch wenn sich das Körperbild im Laufe des Lebenszyklus verändert, so gibt es doch Perioden der Stabilität. In der Tat besteht eine der Funktionen des Körperbildes darin, dem Individuum im Laufe des Lebens ein konsistentes Gefühl von persönlicher Identität zu geben. Nach Norris (1978) fungiert es «als Maßstab oder Bezugsrahmen, der sich auf Leistungsfähigkeit und Lebenstüchtigkeit der Menschen auswirkt und die Art und Weise beeinflusst, wie sie sich selbst wahrnehmen, die Kontinuität ihres Lebens bewerten und sich in der Lage sehen, die Welt zu meistern.»

12.1.4 Einflüsse auf das Körperbild

Veränderungen während des Wachstums und der Entwicklung wirken sich besonders stark auf das Körperbild aus. Weitere Einflussgrößen sind die subjektiven Körpergrenzen, kulturelle Faktoren und eine Vielzahl innerer und äußerer Gegebenheiten. Die Reaktionen anderer Menschen beeinflussen das Körperbild ebenfalls.

Körpergrenzen

Die subjektiven Körpergrenzen umschließen den Raum, den der eigene Körper im Empfinden des Individuums einnimmt (Fawcett & Fry, 1980). Sie determinieren die Wechselwirkung des Individuums mit der physischen Umgebung und sind von Mensch zu Mensch unterschiedlich ausgebildet. Während sie für die einen genau definiert sind und eine klare Trennung zur Umwelt darstellen, empfinden andere die Grenzen ihres Körpers als unscharf. Ein gutes Beispiel für den letzteren Fall ist ein Klient, der einen Schlaganfall erlitt und nunmehr gelähmt ist: zwar blieb sein Körper äußerlich unversehrt, er kann aber nicht spüren, dass die gelähmte Gliedmaße ein Teil dieses Körpers ist.

Auch die Geschlechtszugehörigkeit übt Einfluss auf die Körpergrenzen aus. Frauen besitzen angeblich ein präziseres Gefühl dafür als Männer. Das rührt vermutlich daher, dass bei Frauen der Körper und seine Funktionen mehr zur Identität beitragen, was wiederum an der sozialen Bedeutung liegt, die physischen Attributen wie Brüsten, Beinen, Gesichtszügen und Haaren beigemessen wird. Bei Männern hingegen entwickelt sich die Identität eher auf der Basis ihrer Leistungen als über körperliche Eigenschaften. Wegen des hohen Stellenwertes des weiblichen Körpers gelangen Frauen schneller zu einem realistischen Konzept ihres Körpers und seiner Grenzen, als dies bei Männern der Fall ist (Murray, 1972 a).

Die Körpergrenzen können auch bei zwischenmenschlichen Kontakten eine Rolle spielen. Man nimmt an, dass Menschen mit klar umrissenen Körpergrenzen sich im sozialen Umgang anders verhalten als solche mit unscharfen. Sicherlich sind Personen, die sich der Grenzen ihres Körpers präzise bewusst sind, besser in der Lage zu beurteilen, wie nahe sie anderen kommen dürfen.

Zwar wirken sich die Körpergrenzen auf das Körperbild aus, doch bestehen auch Wechselwirkungen zwischen beiden. Was immer das eine beeinflusst, wird dies wahrscheinlich auch beim anderen tun. Eine chronische Krankheit ist dabei nur einer von vielen Faktoren, auf die das zutrifft.

Kulturelle Faktoren

Bei der Erörterung des Körperbildes darf der kulturelle Hintergrund nicht unberücksichtigt bleiben. Bestandteile des Körperbildes sind die Wahrnehmung körperbezogener kultureller Standards, die Wahrnehmung, wie ihnen entsprochen wird und die Wahrnehmung des Stellenwerts, der einer Entsprechung von der betreffenden kulturellen Gruppe insgesamt und dem einzelnen Mitglied beigemessen wird (Fallon, 1990).

In der westlichen Kultur hat sich das Idealbild der weiblichen Figur im Laufe der Zeit gewandelt. Vor dem 20. Jahrhundert galten üppige weibliche Formen als erstrebenswert. Nach dem Ersten Weltkrieg hat sich dieses Ideal zugunsten einer zwar nicht gerade schwächlichen, aber doch eher schlanken und drahtigen Frau geändert. Während der zwanziger Jahre änderte es sich abermals: vom mehr schlanken Typ hin zur Frau mit flachen Brüsten und einem Aussehen, das durch das nahezu völlige Fehlen der sekundären Geschlechtsmerkmale sowie durch Anorexie und Bulimie geprägt war. Dieser Trend erfuhr einen erneuten Wandel in den achtziger Jahren, als große, schlanke, beinahe hüftlose Frauen mit kleinem Gesäß zum Ideal wurden. Heute entspricht ein sportlicher weiblicher Körper und ein gesundes Erscheinungsbild der Idealvorstellung (Fontaine, 1991).

Auch kulturelle Einstellungen gegenüber dem Körpergewicht können Einfluss auf das Körperbild ausüben. In den Vereinigten Staaten gilt Schlankheit als erstrebenswert, auch wenn in dieser Hinsicht offenbar ethnische Unterschiede vorhanden sind. Wie Rosen (1990) berichtet, halten sich schwarze Mädchen im Vergleich zu weißen weniger häufig für übergewichtig oder versuchen, an Gewicht zu verlieren; unter den schwarzen Mädchen strebten mehr danach, an Gewicht zuzunehmen. Von Interesse ist außerdem die Feststellung, dass Immigranten aus der Dritten Welt, die in Industrieländern wie den Vereinigten Staaten Aufnahme fanden «einen größeren Prozentsatz an Essstörungen aufweisen als ihre Landsleute, die in ihrem Land geblieben sind» (Rosen, 1990).

Die Massenmedien als Übermittler kultureller Normen, Regeln und Ideale wirken sehr nachhaltig auf das Körperbild ein. Fontaine (1991) weist darauf hin, dass

> Medien wie Fernsehen, Film, Videos, Zeitschriften, Bücher und die Werbung sowohl die hauptsächlichen Anreize für das Streben nach Schlankheit liefern als auch die Besessenheit zur Gewichtskontrolle nähren. Auch Modedesigner und Bekleidungsindustrie spielen eine maßgebliche Rolle bei der Ausformung des kulturellen Ideals. ... Die verborgene, aber gefährliche Botschaft dahinter suggeriert, dass das Leben nur für solche Menschen etwas zu bieten habe, die den kulturellen Stereotypen nacheifern. Derartige, für die weitaus meisten Frauen unerreichbare Extremvorstellungen stellen eine stets präsente Bedrohung für Körperbild und Selbstwertgefühl der Frauen dar (S. 672).

Innere und äußere Einflussgrößen

Innere und äußere Umstände können das Körperbild auf vielfältige Weise beeinflussen. Das interne Milieu des Körpers wird gebildet durch Organe und physiologische Systeme, sowie durch Empfindungen, die sich aufgrund systemischer physiologischer Abläufe und Gegebenheiten innerhalb des Körpers einstellen (Price, 1990; Morin, 1995). Prozesse im Körperinneren haben tiefgreifende Auswirkungen auf die Entfaltung des kindlichen Körperbildes und üben über den gesamten Lebenszyklus hinweg Einfluss darauf aus. Das interne Milieu des Körpers kann durch Krankheiten wie rheumatoide Arthritis, systemischen Lupus erythematosus oder Diabetes mellitus nachhaltig gestört werden. Die Auswirkungen dieser Leiden verursachen häufig Veränderungen in der Körperwahrnehmung und infolgedessen auch im Körperbild.

Weiterhin spielen bei der Entwicklung und Ausformung des Körperbildes äußere Einflussgrößen eine bedeutende Rolle. Es gibt eine Vielzahl davon, doch sollen nur einige nennenswerte angeführt werden. Eine davon ist die Umgebung, zu der eine ganze Reihe von Faktoren gehört, zum Beispiel Wetter, Lichtverhältnisse, Raumausstattung, Kleidung oder die gerade anwesenden Menschen. Außerdem kann sich die Geschlechtszugehörigkeit als äußerer Faktor auf das Körperbild auswirken. Wie leicht ersichtlich, sind die Unterschiede zwischen dem männlichen und weiblichen Körperbild zum Teil durch Differenzen in der Anatomie und bei den Körperfunktionen bedingt. Frauen neigen zwar dazu, ihrem Aussehen kritischer als Männer gegenüberzustehen, fühlen sich im allgemeinen aber trotzdem weniger unwohl, wenn körperliche Veränderungen eintreten (Pruzinsky & Cash, 1990).

Eine weitere äußere Einflussgröße bezieht sich auf sensorische Erfahrungen, die mit der Körperoberfläche in Zusammenhang stehen. Dazu gehören Berührung, Geschmack, Schmerzen, Hitze- und Kältegefühle und die entsprechenden Reaktionen. Weitere Erfahrungen dieser Art betreffen die Oberflächenmerkmale des

Körpers (Norris, 1978). Bezieht man diese Befunde auf den Fall von Herrn T., ist eine nachhaltige Auswirkung auf sein Körperbild durch äußere Einflüsse wie die Häufigkeit der Überwachung des Hautzustandes und den Bedarf an dermatologischer Versorgung zu erwarten. Herrn T. bleibt nichts anderes übrig, als sich der Umwelt nur mit Vorsicht auszusetzen, da ja eine längere Sonnenexposition das Risiko erhöht, dass der Hautkrebs sich weiterentwickelt. Außerdem werden seine Erfahrungen mit der Hautoberfläche durch die Folgen seiner Krankheit verzerrt. Eine zusätzliche Beeinträchtigung ergibt sich durch die Reaktionen seines sozialen Umfelds auf die nunmehr sichtbaren Hautläsionen und Operationsnarben.

Interaktion mit anderen Menschen

Wie bereits dargelegt, können die Reaktionen anderer ebenfalls eine Veränderung des Körperbildes bewirken. Zu den in dieser Hinsicht einflussreichsten Personen gehören Eltern, Betreuungspersonen, Lebenspartner, Ehepartner, Verwandte, enge Freunde und Gleichaltrige. Die Einstellungen dieser Menschen, seien es die des einzelnen oder die einer Gruppe, determinieren oftmals die Selbstwahrnehmung. Deshalb ist die Wahrscheinlichkeit für die Entwicklung eines positiven Körperbildes um so größer, je mehr Zustimmung und Bestätigung der Körper durch das soziale Umfeld erfährt (Orr et al., 1989).

Aber auch andere, vielleicht weniger wichtige Bezugspersonen wie Lehrer, Nachbarn oder Fachleute im Gesundheitswesen, ja sogar die Gesellschaft als Ganzes können das Körperbild eines Individuums prägen. Leider basieren diese Prozesse häufig auf Oberflächlichkeiten wie der körperlichen Erscheinung oder der Frage, ob sich jemand sozial angemessen verhält. Trotzdem aber haben gerade sie häufig eine beträchtliche Wirkung auf den einzelnen. Die Meinungen anderer Menschen sind uns wichtig, und wir reagieren auf ihre Wahrnehmungen – egal ob sie positiv oder negativ ausfallen. Newell (1991) äußert hierzu: «Es ist anzunehmen …, dass das Körperbild und die damit verwandten Konzepte in Interaktion stehen, da die körperlich weniger Attraktiven … eine geringere Bestärkung durch das soziale Umfeld erfahren, was zur Abnahme des Selbstwertgefühls und zur Beeinträchtigung des Selbstbildes führen kann.» Und weiter: Das Individuum reagiert darauf, «wie es glaubt, von anderen gesehen zu werden … und projiziert gleichzeitig sein eigenes Körperbild auf sie». Zwischenmenschliche Erfahrungen können die sozialen Rollen beeinflussen, die jemandem zugewiesen sind und darüber hinaus viele andere Aspekte der Persönlichkeit determinieren, einschließlich des Körperbildes. «Das Körperbild stellt ein äußerst zentrales Konzept des menschlichen Erlebens dar und ist wahrscheinlich genau deshalb ein solch hervorragender Indikator für den allgemeinen Gesundheitszustand einer Person» (Castledine, 1981).

12.1.5 Chronizität und Körperbild

Die moderne Technik hat zu einer wesentlichen Erhöhung der Lebenserwartung beigetragen. Viele Menschen, die früher einer akuten Krankheit erlegen oder in jungen Jahren gestorben wären, leben heute länger. Mit der höheren Lebenserwartung ist jedoch unweigerlich das Risiko verbunden, sich eine chronische Krankheit oder eine Behinderung zuzuziehen. Eine chronische Krankheit erfordert möglicherweise eine langfristige medizinische Versorgung, die lebenslange Einnahme von Medikamenten oder eine Veränderung der Lebensweise – beispielsweise bezüglich Arbeitsplatz, sozialer und anderer Aktivitäten oder physischer Umgebung. Ungeachtet der Ursachen der chronischen Krankheit und ungeachtet dessen, ob sie sich äußerlich (z. B. Hautkrankheiten) oder im Innern des Körpers (z. B. Diabetes) manifestiert, muss die betroffene Person ein neues Selbstbild entwickeln (Anderson & Johnson, 1994; Bello & McIntire, 1995). Da die Anpassung an körperliche Veränderungen ohne geeignete Interventionen Schwierigkeiten bereiten kann, sind die restlichen Abschnitte dieses Kapitels dem Zusammenhang zwischen Körperbild und Chronizität gewidmet.

12.2 Körperbildprobleme als Folge von Chronizität

Wenn das Körperbild eines Individuums infolge einer chronischen Krankheit bedroht ist, kann es zu einer Vielzahl von Problemen und Konflikten kommen. Dass sich Störungen entwickeln, ist nichts Ungewöhnliches, doch die Wahrscheinlichkeit, dass ein Konflikt entsteht, ist dann gegeben, wenn das Individuum Schwierigkeiten hat, die Veränderungen zu akzeptieren und sich daran anzupassen.

12.2.1 Äußerliche Veränderungen

Eines der Probleme, das aus einer chronischen Krankheit hervorgehen kann, ist die körperliche Entstellung. Zweifellos wird eine Entstellung um so stärker als Bedrohung für das Körperbild empfunden, je sichtbarer oder ausgedehnter sie ist. Dann nämlich müssen die Betroffenen nicht nur ihre eigenen Gefühle hinsichtlich der Entstellung bewältigen, sondern zudem mit den Reaktionen anderer fertig werden (siehe Kapitel 5 über Stigma).

Die Verunstaltung des Gesichts ist eine äußere Veränderung, die eine extreme Bedrohung für das Körperbild und die Menschen des sozialen Umfeldes darstellen kann. Dies ist insofern einleuchtend, als das Gesicht der ausdrucksfähigste und sichtbarste Teil des Körpers ist. Murray (1972a) bemerkt hierzu: «Wird ein körperliches Attribut als Werkzeug angesehen, ist der Bezug zum Körperbild nicht so stark, wie wenn dieses Attribut als charakteristisches Merkmal der Person betrachtet wird.» Nun ist das Gesicht aber sowohl ein Instrument als auch ein persönliches Merkmal: als Instrument stellt es eines der grundlegenden verbalen und nonverbalen Kommunikationsmittel dar, als persönliches Merkmal weist es das Individuum als eine ganz bestimmte Person aus. Aus diesem Grunde zog sich Herr T. von seinen Freunden zurück als er bemerkte, dass seine Akne sichtbar war und isolierte sich von seiner Gleichaltrigengruppe. Damit wollte er sich den Schmerz ersparen, den er im Kontakt mit diesen Personen erfahren würde, weil gerade für Jugendliche eine klare, gesund aussehende Haut besonders wichtig ist.

Eine Beeinträchtigung durch andere äußerlich sichtbare Körperveränderungen ist von deren Ausdehnung und Lokalisation abhängig sowie von der Bedeutung, die das Individuum und die Gesellschaft diesen Veränderungen beimisst (Vernstein, 1990). Hautveränderungen können zweifellos eine Störung des Selbstbildes nach sich ziehen. Die durch Hautkrebs oder Psoriasis verursachten Hautläsionen sind nur zwei Beispiele hierfür; weitere sind die Faltenbildung der Haut und das Auftreten von braunen Verfärbungen oder Leberflecken – beides natürliche Begleiterscheinungen des Alterns. Patienten mit Verbrennungen sind geradezu Paradebeispiele für die Personengruppe mit sichtbaren Verletzungen. «Es hat sich gezeigt, dass sich Verbrennungen eher negativ auf das Körperbild auswirken; von Brandverletzungen betroffene Mädchen und Frauen haben im Vergleich zu betroffenen Männern im allgemeinen ein negativeres Körperbild» (Orr et al., 1989). Inwieweit Verbrennungen eine Auswirkung auf das Körperbild haben, hängt vom Ausmaß der betroffenen Körperfläche und von der Lokalisation der Brandverletzung ab.

Sichtbare körperliche Veränderungen können ebenfalls dazu führen, dass der Betroffene sein Körperbild revidieren muss. Auch hier wird die Notwendigkeit dafür von der subjektiven Bedeutung oder den Folgen der Veränderung determiniert. Sicherlich beeinträchtigt jede Krankheit, die den Verlust einer Brust mit sich bringt, die Art und Weise, wie die betreffende Frau sich sieht. Wird ein bestimmtes Merkmal oder Körperteil als besonders reizvoll betrachtet, wie etwa gut gepflegte Hände, und wird diese Attraktivität durch eine chronische Krankheit zunichte gemacht, wie zum Beispiel durch rheumatoide Arthritis, liegt ebenfalls eine Bedrohung des Körperbildes vor.

Gelenkschwellungen und durch rheumatische Erkrankungen bedingte Veränderungen bringen ernsthafte Probleme für die Betroffenen mit sich. Schlechte Zähne oder Okklusionsstörungen (anormaler Zusammenbiss der Zähne) können die Selbstwahrnehmung erheblich schädigen. So bemerkte einmal ein junger Mann, dass die bei ihm durchgeführte Korrektur der Zahnstellung das wichtigste Ereignis in seinem Leben gewesen sei, weil sie ihm endlich ermöglicht habe, zu lächeln ohne dabei den Mund verdecken zu müssen. Welch eine gewaltige Auswirkung dieses Eingriffs – und zwar nicht nur auf sein Körperbild, sondern auch auf seine Selbstsicht insgesamt und seinen Wert als Person!

12.2.2 Funktionseinschränkungen

Das Körperbild kann auch durch Funktionseinschränkungen verändert werden. Um eine funktionale Einschränkung handelt es sich bei Verlust eines Körperteils oder einer Verschlechterung der Funktionsfähigkeit des Körpers insgesamt oder eines Teiles davon (Norris, 1978). Jede chronische Krankheit kann etwas derartiges verursachen, und bleibende Spätfolgen anderer Krankheiten, wie etwa einer Fraktur oder einer Gelenkschädigung, können die Sachlage noch verschärfen. Ein Funktionsverlust kann zu verminderter Mobilität führen, und dieser Umstand wiederum vermag Gefühle von Abhängigkeit und von Kontrollverlust über die Umgebung und über sich selbst auszulösen – alles Belastungen, die das Selbstbild zerrütten können. Immobilität, egal ob dauerhaft oder vorübergehend, kann ebenfalls Veränderungen des Körperbildes bewirken (Baird, 1985).

Weiterhin besteht die Möglichkeit, dass ein Funktionsverlust die Leistungsfähigkeit des Betroffenen beeinträchtigt. Da ein großer Teil der Identität an die Fähigkeit geknüpft ist, den verschiedensten Aktivitäten nachgehen zu können, kann ein Verlust in dieser Hinsicht als Bedrohung für das Körperbild aufgefasst werden (Baird, 1985). Dies trifft besonders für die sexuelle Funktionsfähigkeit zu, denn Körperbildprobleme können in jeder Phase des sexuellen Reaktionszyklus zu Störungen führen (Pruzinsky, 1990). So wird eine Frau vermutlich ihre Weiblichkeit oder sexuelle Attraktivität in Frage stellen, wenn sie nur unter Schwierigkeiten Geschlechtsverkehr haben kann, weil die Beweglichkeit ihrer Gelenke infolge einer rheumatoiden Arthritis mit Hüftbeteiligung erheblich herabgesetzt ist (siehe Kapitel 6 über Mobilitätseinschränkungen). Die Fähigkeit sich zu bewegen und auf sinnerfüllende Weise aktiv zu sein ist entscheidend für das Wohlbefinden des Menschen, und deswegen ist damit zu rechnen, dass jegliche Beschränkung der funktionellen Fähigkeiten das Körperbild beeinträchtigt.

Bedroht ist das Körperbild auch dann, wenn ein verändertes oder eingebüßtes Körperteil dem Betroffenen sehr wichtig ist oder war. Für jeden Menschen haben die verschiedenen Körperteile unterschiedlichen Stellenwert: während die eine Person einen bestimmten Teil ihres Körpers als weniger bedeutsam erachtet, misst eine andere vielleicht gerade diesem einen sehr hohen Wert bei (Norris, 1978).

Auch wenn wir eine ausgedehntere Schädigung oder Einschränkung mit einem höheren Grad an Körperbildstörung in Verbindung bringen, kann sich für manche Menschen selbst ein geringfügiger Verlust als verheerend erweisen. Der ausschlaggebende Faktor ist das symbolische Gewicht der Veränderung für den einzelnen (Thompson, 1990). Selbst wenn eine chronische Krankheit keine sichtbare körperliche Entstellung hervorruft, kann sich der Betroffene extrem bedroht fühlen, wenn der betreffende Körperteil oder die betreffende Funktion einer hohen subjektiven Wertschätzung unterliegt. Es ist hinreichend bekannt, dass eine Hysterektomie für manche Frauen ein hochgradig traumatischer Eingriff sein kann, während er für andere kaum nennenswert ist. Offensichtlich liegt der Unterschied in der Tatsache, dass eine Reihe von Frauen die Gebärmutter als unentbehrliche Komponente ihrer Weiblichkeit betrachten und ihre Entfernung daher eine Störung in ihrem Körperbild verursacht.

Am Beispiel des Myokardinfarktes lässt sich ebenfalls zeigen, welchen Stellenwert ein Organ einnehmen kann, wenn es um die Bedrohung des Selbstbildes geht. Obwohl die durch den Infarkt bedingten Veränderungen nicht körperlich sichtbar sind, kommt dem Herzen doch eine außerordentlich große und äußerst differenzierte symbolische Bedeutung zu. Die Funktion des Herzens ist so stark an das Leben geknüpft, dass es nur wenige Überlebende eines Myokardinfarktes gibt, die keinerlei Bedrohung ihres Körperbildes erfahren haben.

Weiter muss berücksichtigt werden, welches Gewicht der Kranke einer Behandlung oder einem Rehabilitationsplan beimisst (siehe Kapitel 23 über Rehabilitation). Erkennt er die Vorteile einer aktiven Beteiligung an der Behandlung, ist die Wahrscheinlichkeit geringer, dass eine chronische Krankheit oder eine Behinderung eine Körperbildstörung verursacht.

12.2.3 Temporäre Einflüsse

Auch der Zeitraum, über den sich die Veränderung des Körpers hinzieht, kann Einfluss auf das Körperbild ausüben (Pruzinsky & Cash, 1990). Bei einer langsam verlaufenden, progressiven Erkrankung und einem sich allmählich vollziehenden Wandel im Gesundheitszustand wird den Betroffenen Zeit gewährt, das neue, veränderte Körperbild zu integrieren. In diesem Fall ist der Kranke auch vor dem gewarnt, was möglicherweise noch eintritt und kann über einen längeren Zeitraum hinweg zur Akzeptanz und Integration der Veränderung finden.

Leider fehlen die warnenden Hinweise bei einer unvermittelt eintretenden Verletzung, und den Betroffenen bleibt deshalb relativ wenig Zeit oder Gelegenheit, mit der Veränderung zurechtzukommen (Bello & McIntire, 1995). Eine plötzliche Veränderung hat wahrscheinlich gravierendere Auswirkungen auf das Individuum und kann nur schwer ins Körperbild eingebettet werden. So erleben Patienten mit Brandverletzungen eine rasche Körperbildveränderung. Bei Patienten, die sich einer Operation unterziehen – selbst wenn es sich um einen gewünschten kosmetischen Eingriff handelt – kann es zur Zerrüttung des Körperbildes kommen (Pruzinsky & Cash, 1990). Patienten, die sich vor einer Stomaoperation wohl gefühlt haben, fällt die Ausformung eines neuen Körperbildes schwerer als solchen, die sich zwar dem gleichen Eingriff unterzogen, aber vorher längere Zeit krank waren. Sollte der Eingriff «eine unmittelbare Verbesserung der Lebensqualität zur Folge haben, wirkt sich dies unter Umständen positiv auf das Körperbild aus» (Morall, 1990).

Eine Person, die durch eine lang andauernde rheumatoide Arthritis an funktionellen Fähigkeiten einbüßt, integriert diese Veränderungen wahrscheinlich leichter in ein neues Körperbild als jemand, der unvorbereitet eine Hemiplegie infolge eines Schlaganfalls erleidet. Ungeachtet dieser Befunde muss jedoch davon ausgegangen werden, dass für manche Menschen wegen der vielen an der Körperbildentwicklung beteiligten Variablen selbst das Wissen um das, was wahrscheinlich auf sie zukommen wird, nicht unbedingt eine Hilfe bei der Anpassung an die Veränderungen darstellt.

12.2.4 Einflüsse einiger Elemente des Selbst

Eng verknüpft mit dem Körperbild sind Selbstwertgefühl, Identität, Verhaltensdispositionen, Persönlichkeit und Selbstkonzept. Deshalb kommt es unter Umständen zu einer Verzerrung bei einigen oder all diesen Elementen, wenn es dem Klienten nicht gelingt, die krankheitsbedingten körperlichen Veränderungen zu akzeptieren und sich daran anzupassen. Die Anpassung kann auch wegen des Selbstbildes scheitern, das vor dem Eintritt der Krankheit bestand: Menschen, die sich zu diesem Zeitpunkt bejahten, werden sich im Vergleich zu solchen, die sich schon vorher als eher negativ wahrnahmen, voraussichtlich auch weiterhin in einem positiven Licht sehen (Beeken, 1978).

12.2.5 Kulturelle und soziale Einflüsse

Die Fähigkeit, das Körperbild nach einer chronischen Krankheit erfolgreich zu korrigieren, hängt zum Teil vom kulturellen und/oder sozialen Hintergrund ab. Jede kulturelle und soziale Gruppe legt ihre eigenen Normen fest, die den Rahmen des Akzeptablen bestimmen – insbesondere was das physische Erscheinungsbild und die erwünschten Persönlichkeitsmerkmale betrifft (Thomas, 1998). Thompson (1990) hebt hervor, dass «sich der soziokulturelle Aspekt wahrscheinlich sehr stark auf die Tendenz auswirkt, sich mit einem gesellschaftlich sanktionierten Ideal zu vergleichen.» Verursacht eine chronische Krankheit dann eine Abweichung von der Norm, wird die betreffende Person vielleicht ignoriert oder gemieden (siehe Kapitel 5 über Stigma). Die Einstellungen anderer bekommt man schnell zu spüren; werden wegen einer chronischen Krankheit oder Behinderung die Gruppenerwartungen nicht erfüllt, bringt dies voraussichtlich eine Bedrohung für das Körperbild des Betroffenen mit sich. Außerdem kann eine Person durch die kulturelle oder soziale Gruppe, in der sie lebt, auf verdeckte oder offenkundige Weise entmutigt werden, sich in der Öffentlichkeit zu zeigen.

12.2.6 Beeinflussung durch das Gesundheitsteam

Ob der Aufbau eines neuen positiven Körperbildes gelingt, hängt auch vom Gesundheitsteam ab. Klienten und Fachleute haben oftmals unterschiedliche Sichtweisen von chronischer Krankheit oder Behinderung (Leonard, 1972). Wenn das Team oder auch nur ein einzelnes Mitglied davon die Veränderung aus irgendeinem Grund mit Abscheu betrachtet, wird der Klient dieses Gefühl wahrscheinlich in sein Körperbild integrieren. Konflikte können entstehen, wenn der Klient die Veränderungen als bedeutsam ansieht, das Gesundheitsteam sie jedoch nur als eines von vielen Beispielen abtut, das wieder einmal den Nutzen der modernen Medizin bei der Rettung oder Verlängerung von Leben veranschaulicht. Möglicherweise hält sich der Klient nicht an die Behandlungsempfehlungen oder versucht auf sonstige Weise, andere zu der Einsicht zu bewegen, dass die Veränderungen eben doch einschneidend sind.

Die Wahrscheinlichkeit einer erfolgreichen Restrukturierung des Körperbildes ist um so höher, je wirksamer das Gesundheitsteam dem Klienten bei der Anpassung an die Veränderungen zu Seite steht. So können Kolostomiepatienten aus Gesprächen über die Auswirkungen des Eingriffs auf den Körper, die vor und nach der Operation mit ihnen geführt werden, erheblichen Nutzen ziehen. Eine weitere Möglichkeit, diese Klienten bei der Entwicklung eines positiven Körperbildes zu unterstützen, besteht darin, ihnen solange bereitwillig bei der Stomaversorgung zu helfen, bis sie selbst dazu in der Lage sind – begleitet von positivem Feedback, wenn das Ziel oder Schritte dahin gemeistert werden.

12.2.7 Auswirkungen mangelhafter Anpassung

Die Unfähigkeit, das Körperbild neu zu gestalten, zeigt sich möglicherweise darin, dass der Klient eine Reihe körperlicher und psychischer Symptome entwickelt. Als körperliche Symptome kommen diffuse Beschwerden in Frage, die zwar mit der chronischen Krankheit zusammenhängen können, aber nicht zwingend damit zu tun haben müssen. Unerträgliche Schmerzen gehören zu einer weiteren Kategorie häufig vorkommender Beschwerden (siehe Kapitel 7 über chronische Schmerzen). Das Auftreten chronischer Müdigkeit ist unter Umständen ein Hinweis darauf, dass der Klient nicht in der Lage ist, die Realität zu akzeptieren und deshalb unverhältnismäßig viel Energie darauf verwendet, die Veränderung zu verleugnen. Auch andere körperliche Symptome können die Folge psychischer Probleme sein.

Mit der gleichen Vielfalt und Häufigkeit wie körperliche Beschwerden können auch psychische Probleme auftreten. Daher ist es unbedingt erforderlich, diese Probleme unter Bezugnahme auf das Körperbild des Klienten zu betrachten. Familie oder Pflegekraft werden möglicherweise zur Zielscheibe von Wut, Ärger oder Vorwürfen. Unter Umständen treten Depressionen auf, was vor allem dann der Fall sein kann, wenn der Betroffene wegen der ständigen Erinnerung an die körperlichen Veränderungen nicht in der Lage ist, den Trauerprozess um den Verlust des bisherigen idealisierten Körperbildes abzuschließen. Zu Ängsten kann es kommen, wenn zwischen dem Idealbild und dem tatsächlichen Erscheinungsbild eine zu starke Diskrepanz besteht. Verleugnungstendenzen und Schuldgefühle sind weitere häufig anzutreffende psychische Reaktionen. Bei den bisher genannten handelt es sich um die wesentlichsten psychischen Probleme, mit denen zu rechnen ist. Es entwickeln sich unter Umständen aber noch andere.

Eine weitere Reaktion bei unzureichender Revision des Körperbildes kann schließlich der Rückzug aus früher hochgeschätzten sozialen Interaktionen sein, wie dies bei Herrn T. wegen der Pubertätsakne der Fall war. Besonders häufig kommt dies bei brandverletzten Patienten vor, denn die Entstellung durch die Verbrennung führt nicht selten zu einer Abwertung des Körpers (Orr et al., 1989).

12.2.8 Sonstige Einflüsse auf die Adaptation

Es gibt noch weitere Faktoren, die einen Einfluss auf die Wahrnehmung des eigenen Körpers ausüben. Dazu zählen Alter, Geschlecht, frühere Bewältigungstechniken und Vorerfahrungen.

Alter

In den frühen Jahren des Lebens ist das Körperbild noch leichter formbar (Pruzinsky, 1990). Da jüngere Kinder die Verbindung zwischen äußerer Erscheinung und Identität noch nicht vollständig hergestellt haben, fällt es ihnen gewöhnlich leichter, ihr Körperbild an Veränderungen anzupassen. Vergleicht man ihre Anpassungsfähigkeit jedoch mit der von Jugendlichen, lassen sich markante Unterschiede feststellen. Die Adoleszenz ist eine Zeit, in der die Aufmerksamkeit normalerweise auf den Körper gerichtet ist und weiter darauf, inwieweit er dem Vergleich mit anderen aus der Gleichaltrigengruppe standhält. In diesem Entwicklungsstadium kann eine unerwünschte körperliche Veränderung verheerende Auswirkungen haben und vom Betroffenen als äußerst bedrohlich aufgefasst werden.

Das Körperbild Erwachsener ist in der Regel gut entwickelt und bildet die Basis für die Identität. Es ist jedoch davon auszugehen, dass unerwünschte körperliche Veränderungen für Erwachsene genauso verheerende Auswirkungen haben können wie für Jugendliche, auch wenn die Faktoren, welche die Reaktionen darauf beeinflussen, andere sein mögen. Bei Erwachsenen wird ein bereits festgefügtes Selbstbild erschüttert, und wahrscheinlich deswegen fällt es ihnen kaum leichter als einem Jugendlichen, die Veränderung zu akzeptieren.

Bei älteren Menschen ist die Anpassung des Körperbildes an krankheitsbedingte körperliche Veränderungen erschwert, weil sie gleichzeitig mit den normalen altersbedingten Veränderungen zurechtkommen müssen (Norris, 1978). Eine in dieser Lebensphase auftretende Krankheit, die neben diesen Veränderungen zusätzliche Abweichungen erzeugt, kann äußerst belastend sein. Bei älteren Menschen kommt wohl noch die Furcht hinzu, in einer Gesellschaft wie der unseren zu nichts mehr nütze zu sein – einer Gesellschaft, die körperlich attraktive und selbständige Menschen höher bewertet und nicht einmal für gesunde alte Menschen einen sinnvollen Platz oder sinnvolle soziale Rollen bereithält, geschweige denn für solche mit einer chronischen Krankheit.

Geschlecht

Die Geschlechtszugehörigkeit ist ein weiterer Faktor, den es beim Anpassungsprozeß zu berücksichtigen gilt. Sie spielt besonders dann eine Rolle, wenn die Veränderung ein Körperteil betrifft, das in enger Verbindung zu «Männlichkeit» oder «Weiblichkeit» steht. So hat eine Frau, die sich einer Mastektomie unterziehen musste, vielleicht vor allem deshalb Schwierigkeiten bei der Anpassung, weil die Brust generell stark mit Weiblichkeit assoziiert ist. Entsprechend wird beim Mann eine Operation, ein Medikament oder eine Erkrankung, die sich nachteilig auf die Fähigkeit zur Ausübung des Geschlechtsverkehrs auswirkt, wohl eine negative Selbstbeurteilung seiner Männlichkeit auslösen und dadurch die Anpassung verlangsamen (siehe Kapitel 13 über Sexualität). Interessant ist auch die Feststellung, dass offenbar Frauen, die ja gewöhnlich «ihr Aussehen kritischer bewerten und in der Regel eine geringere Körperzufriedenheit aufweisen als Männer, gerade mit Körperveränderungen in psychischer Hinsicht besser zurechtkommen. Männer hingegen fühlen … sich dadurch stärker bedroht» (Fisher, 1986).

Frühere Bewältigungstechniken

Im Zusammenhang mit dem Körperbild stellen auch frühere und jetzige Bewältigungstechniken wichtige Persönlichkeitsaspekte eines Klienten dar. In den meisten Fällen wirken sich die früheren Bewältigungstechniken entweder förderlich oder hinderlich auf den erfolgreichen Umgang mit der gegenwärtigen Situation aus (Price, 1990). Auch wenn es dem Klienten dem Anschein nach an effektiven Copingtechniken fehlt, besteht ein erster wichtiger Schritt bei der Zusammenarbeit mit ihm darin, ihn als eine Person zu betrachten, die grundsätzlich in der Lage ist, die Situation zu bewältigen.

Vorerfahrungen

Da frühere Erfahrungen einen gewaltigen Einfluss auf die Anpassungsfähigkeit des Klienten an aktuelle Veränderungen ausüben, ist es wichtig, einiges über seine Vergangenheit zu wissen. Es ist durchaus möglich, dass der Klient bereits Erfahrungen mit Krankheit und Krankenhausaufenthalt sowie mit Körperbildveränderungen gemacht hat. Die beim Klienten vor Eintritt der Krankheit vorhandenen Einstellungen und Kenntnisse bezüglich chronischer Krankheit, möglichen Körperbildveränderungen und der Bedeutung des Behandlungsplanes können sich drastisch auf die Kooperationsbereitschaft bei der Einhaltung von Vorschriften zur Medikamenteneinnahme oder des Rehabilitationsprogramms auswirken. Die Pflegefachkraft gelangt an nützliche Informationen, wenn sie eruiert, wie der Klient den Unterschied zwischen seinem vorherigen und seinem jetzigen Selbstbild empfindet.

12.3 Interventionen

Das Interventionsziel besteht darin, dem chronisch Kranken bei der erfolgreichen Anpassung des Körperbildes an krankheitsbedingte körperliche Veränderungen zu helfen. Ungeachtet dessen, ob die Veränderungen auf eine Operation, eine Verletzung oder einen Krankheitsprozess zurückzuführen sind, gründet sich eine erfolgreiche Intervention auf die Einsicht der Pflegefachkraft, dass der Klient sein Selbstkonzept restrukturieren muss. Deshalb ist eine fachkompetente Pflege eine Form der Intervention, die dem Klienten behilflich sein kann, die Balance zwischen Hoffnung und Verzweiflung nicht zu verlieren (Harris, 1986).

Bei der Restrukturierung des Körperbildes handelt es sich nicht zwangsläufig um einen statischen Prozess. Chronisch Kranke formen ihr Selbstbild ständig neu aus. Dies ist vor allem im Verlauf einer akuten Verschlimmerung, eines Schubes oder einer vorübergehenden Besserung der Fall, aber ganz besonders dann, wenn der Klient erneut mit der chronischen Krankheit, die der Grund für die ursprüngliche Veränderung war, konfrontiert wird. Während solcher Perioden müssen die Klienten ihr Körperbild unter Umständen völlig neu gestalten.

12.3.1 Stadien der Körperbild-Restrukturierung

Damit der Klient die physischen oder funktionellen Veränderungen erfolgreich in ein neugeordnetes Körperbild integrieren kann, müssen vier Stadien durchlaufen werden. Sie wurden ursprünglich von Lee (1970) vorgestellt und umfassen Schock, Rückzug, Anerkennung und Rekonstruktion.

Schock

In diesem Stadium ist die Aufmerksamkeit ganz auf Körperteile oder -bereiche gerichtet, von denen die chronische Krankheit ausgeht. Der Klient ist sich der Bedrohung seines Körperbildes nicht bewusst und richtet gleichzeitig die Energie in erster Linie auf die Bewältigung der Erkrankung (Lee, 1970; Rosen, Reiter & Orosan, 1995). Eine Klientin mit rheumatoider Arthritis zum Beispiel, die gerade einen akuten Krankheitsschub durchlebt, wird sich eher damit beschäftigen, die Symptome in den Griff zu bekommen, als irgendeine weitere, aus der Erkrankung resultierende Entstellung ins Auge zu fassen.

Rückzug

In diesem Stadium wird sich der Klient der eingetretenen Körperveränderungen bewusst. Verfügt er jedoch nicht über genügend emotionale Energie, wird die Situation so erdrückend, dass er sich psychisch zurückzieht. Die Rückzugsphase gewährt dem Klienten «eine Auszeit, in der eine Umorganisation und Stärkung der Kräfte stattfindet und schließlich ein Punkt erreicht wird, an dem die Bereitschaft vorhanden ist, sich den zukünftigen Anforderungen zu stellen» (Lee, 1970). Während dieser Phase kommt es auch häufig zu Verleugnungstendenzen gegenüber der Veränderung, die von Gleichgültigkeit bis hin zu Euphorie reichen können.

Anerkennung

Das Stadium der Anerkennung ist der Zeitraum, in dem sich der Klient der Existenz der chronischen Krankheit und den damit verbundenen Verlusten stellt. Sobald er die Verluste als Faktum anerkennt, beginnt das Trauern um das idealisierte frühere Körperbild. Um sein Selbstbild neu ordnen zu können, braucht er unter Umständen Einsamkeit. Allerdings entsteht während der Anerkennungsphase auch häufig das Bedürfnis, über Ereignisse und Probleme zu sprechen, die mit Krankheit, Behinderung und Körperbildveränderung zusammenhängen. Deshalb sind in dieser Phase die Reaktionen anderer, und dazu gehören auch die verbalen und nonverbalen Reaktionen des Fachpersonals, ausschlaggebend für den Fortschritt des Klienten.

Rekonstruktion

Sobald es dem Klienten gelungen ist, die Bedrohung für das Körperbild anzuerkennen, kann dessen Rekonstruktion in Angriff genommen werden. In diesem letzten Stadium nimmt der Klient allmählich ein neues Bild seiner selbst an und integriert es in seinen Alltag. Da die Energie, die für eine gelungene Rekonstruktion des Körperbildes aufgewendet werden kann, gewöhnlich begrenzt ist, dauert es seine Zeit, bis die Anpassung an die krankheitsbedingten Veränderungen erfolgt ist. Einigen Klienten gelingt dies niemals. Murray (1972a) erkannte diesen Umstand und merkt dazu an, dass die «Adaptation nicht immer erfolgreich und entwicklungsdienlich verläuft. Es gibt durchaus Individuen, die der Tatsache, eine Veränderung am Körper erfahren zu haben, auf Dauer aus dem Weg gehen.» Für die meisten jedoch verläuft die Rekonstruktionsphase erfolgreich. In diesem Fall führt sie zur Anpassung an die Technik der Behandlungsmaßnahmen und adaptiven Hilfsmittel und bringt eine Neuorientierung hinsichtlich der sozialen Aspekte des Lebens sowie zu guter Letzt einen Neuaufbau des Körperbildes mit sich (Lee, 1970).

12.3.2 Assessment

Die Kenntnis dieser Stadien allein reicht nicht aus, um dem Klienten zu helfen, sich erfolgreich an die aus einer Körperbildveränderung hervorgehenden Probleme anzupassen. Die Voraussetzung für eine wirklich angemessene Intervention ist ein gründliches Assessment. Damit sollen die Wahrnehmungen des Klienten in bezug auf sein Leiden und dessen Auswirkungen auf das Körperbild erfasst werden. Zum Assessment gehört zum einen die Beobachtung des Klienten, um die Art der Bedrohung festzustellen, und zum anderen die Befragung, um die Bedeutung der Bedrohung für den Klienten verstehen zu können (McCloskey, 1976).

Außerordentlich wichtig für die Planung von Interventionen ist die Einschätzung, welche Phase im Genesungsprozess momentan vorliegt. Befindet sich der Klient beispielsweise noch in einem Zustand der Verleugnung, kann dies für die Erstellung von Edukations- oder Rehabilitationsplänen hinderlich sein. Andererseits ist es möglich, dass gerade die Bedrohung durch die Krankheit und ihre Auswirkungen auf das Körperbild den Klienten empfänglicher für Hilfeleistungen macht. In solchen Fällen können Edukation und Beratung gut geeignet sein, den Anpassungsprozeß zu unterstützen und die Rückkehr zu einem höheren Funktionsniveau zu beschleunigen. Haben Klienten erst einmal eine Phase erreicht, in dem sie der Unterstützung durch medizinisch-pflegerisches Fachpersonal offen gegenüberstehen, kann eine therapeutische Beziehung aufgebaut werden. Gerade diese Beziehung aber hilft dem Klienten, die eingetretenen Veränderungen anzunehmen, was wiederum den Genesungsprozess fördert.

Zweck eines Assessments ist die Erstellung eines vollständigen Klientenprofils. Für die Pflegefachkraft bedeutet dies im engeren Sinne das gezielte Sammeln von Informationen, die eine Intervention erleichtern. Wichtige dabei zu berücksichtigende Fragen sind:

- Wie sieht der Klient seine momentane Situation?
- Welche Kenntnisse über seine Krankheit besitzt er?
- Welche Bedeutung hat der veränderte Körperteil für ihn, und wie ist er diesem gegenüber eingestellt?
- Wie schätzt er die Reaktionen anderer auf die Veränderungen ein?

Die Wahrscheinlichkeit, dass der Klient in der Lage ist, eine erfolgreiche Revision seines Körperbildes vorzunehmen ist um so höher, je mehr innere und äußere Stärken vorhanden und je positiver die Anzeichen dafür sind. Um effektiv intervenieren zu können, sollte sich das Assessment sowohl auf die positiven als auch auf die negativen Indikatoren für eine Anpassung erstrecken. Ein ebenso wichtiger Bestandteil ist die Erfassung der inneren und äußeren Stärken, wenngleich die inneren Stärken von Faktoren wie dem früheren Anpassungsverhalten an Körperbildveränderungen abhängen. Zu den externen Stärken gehören viele Begleitumstände, am wichtigsten ist wohl die Unterstützung durch die Familie und andere wichtige Bezugspersonen. Weitere Bereiche, die in das Assessment einbezogen werden müssen, sind der psychosoziale Hintergrund (Religion, kulturelle Orientierung, Zugehörigkeit zu sozialen Gruppen, Beruf usw.) und die Auswirkung der Körperbildveränderung auf die Interaktion mit wichtigen Gruppen.

Bei manchen Klienten kann es zweckmäßig sein, auf eine der zahlreichen, teilweise erst in jüngster Zeit entwickelten Assessment-Skalen zur Erfassung von Körperbildstörungen zurückzugreifen (Thompson, 1990). In diesem Abschnitt wird zwar nicht näher auf die vielen Instrumente dieser Art eingegangen, dennoch sollte man wissen, dass es solche Skalen gibt. Die mittlerweile am längsten verwendete Skala ist die bereits 1953 von Secord und Jourard (Thompson, 1990) konstruierte «Body Cathexis Scale». Dieser Fragebogen erfasst die Körperkathexis der Probanden, das heißt die Zufriedenheit mit den einzelnen Körperteilen.

Ein Familienassessment erfolgt über Interviews und durch Beobachtung der verbalen und nonverbalen Interaktionen der Familienmitglieder mit dem Klienten (Leonard, 1972). Entscheidend für eine erfolgreiche Intervention ist dabei die Klärung folgender Fragen:

- Welche Bedeutung misst die Familie der chronischen Krankheit und den damit verbundenen körperlichen Veränderungen bei?
- Wie nehmen die Familienmitglieder und der Klient die physischen, psychischen oder sozialen Verluste wahr?
- Welche finanziellen Belastungen sind derzeit vorhanden?

Beim Familienassessment muss sich die Pflegefachkraft vor allem darüber klar sein, dass ähnlich wie die Klienten auch die Familienangehörigen die chronische Krankheit mit ihren körperlichen Veränderungen auf verschiedene Weise durchleben. Die Unterstützung der Familie sollte in den Interventionsplan einbezogen werden, so dass sie in die Lage versetzt wird, Verständnis für die Nöte des Klienten zu entwickeln.

12.3.3 Spezifische Interventionen

Der Erfolg einer Intervention hängt davon ab, ob es gelingt, eine therapeutische, stützende und von fachlicher Kompetenz geprägte Beziehung aufzubauen. Soll diese Beziehung wirklich von therapeutischem Nutzen sein, müssen sich Pflegefachkräfte und andere Fachleute über ihre Gefühle klar werden, die bei der Arbeit mit Klienten aufkommen, deren chronische Krankheit körperliche Veränderungen verursacht. Mit einem Therapieerfolg kann zudem kaum gerechnet werden, wenn die betreuende Fachkraft nicht fähig oder willens ist, dem Klienten beim Verarbeiten der Gefühle, die mit einer unerwünschten Veränderung des Körpers einhergehen, zur Seite zu stehen. Es ist sehr wichtig, dass die betreuende Fachkraft – und ebenso die Familie – den Klienten akzeptiert, wenn ihm die Annahme seiner selbst erleichtert werden soll.

Das medizinisch-pflegerische Fachpersonal muss zudem die systemische Wirkung verstehen, die ein Wandel im Körperbild mit sich bringt, denn es handelt sich dabei um mehr als nur um eine Veränderung im Aussehen. Für die Versorgung chronisch kranker Personen mit krankheitsbedingten körperlichen Veränderungen sind Pflegefachkräfte gefragt, die bereit sind, als Fürsprecher aufzutreten und in konsistenter, verlässlicher Weise Unterstützung und Pflege zu bieten. Diese Rolle erfordert Engagement, erhöht aber auch die Erfolgswahrscheinlichkeit einer Intervention.

Kommunikation

Zur Unterstützung des Klienten und seiner Familie beim Umgang mit Körperbildänderungen stehen zahlreiche Interventionen zur Verfügung. Zum Beispiel ist es von großem Nutzen, dem Klienten Gelegenheit zu geben, über die krankheitsbedingten Veränderungen zu sprechen. Bei Gesprächen dieser Art sollte ein Klima herrschen, das Sicherheit bietet, Fürsorglichkeit vermittelt und dem Mitteilungsbedürfnis des Klienten zuträglich ist. Äußerst wichtig dabei ist die Akzeptanz seitens der pflegerischen Fachkraft, die am besten durch die Bereitschaft zum

Zuhören signalisiert werden kann (Marten, 1978). Ferner müssen sich die Klienten ermutigt fühlen, sowohl über positive als auch negative Emotionen zu sprechen, denn nur so werden sie in der Lage sein, ein neues Verständnis von und für sich zu entwickeln. Ein positives Ergebnis lässt sich wahrscheinlich am ehesten erzielen, wenn die Unterstützung über längere Zeit anhält. Auch die Familienmitglieder sollten mit oder ohne Beisein des Klienten die Chance erhalten, ihre Gefühle zum Ausdruck zu bringen und zu erforschen. Wird sowohl dem Klienten als auch den Familienmitgliedern die Möglichkeit verschafft, sich mitzuteilen, wirkt sich dies konstruktiv auf ihre personale Entwicklung aus.

Berührung

Mit Berührungen, die über das bloß Mechanische und Flüchtige hinausgehen, kann die Pflegefachkraft zeigen, dass sie den Klienten akzeptiert (Ernst & Shaw, 1980). Das Bedürfnis, zu berühren und berührt zu werden ist oft stärker als der Wunsch nach einem Gespräch. Daher ist die Berührung ein deutliches nonverbales Zeichen der Zuwendung und Anteilnahme. Therapeutisch eingesetzt kann sie Stress und Ärger abschwächen, die mit der Restrukturierung des Körperbildes verbunden sind, und dem Klienten zu einem positiveren Gefühl gegenüber den körperlichen Veränderungen verhelfen.

Positive Emotionen

Als wertvolle Intervention gilt auch das Schaffen einer Atmosphäre, die es dem Klienten erlaubt, positive Emotionen zu entwickeln. Cousins (1983) legt in dem Buch «The Healing Heart» dar, dass positive Emotionen den Heilungsprozess stützen können. Egal ob sie in Form von «Lachen, Hoffnung, Glaube, Liebe, Lebenswille, Frohsinn, Humor, Kreativität, Ausgelassenheit, Vertrauen oder hohen Erwartungen» ausgedrückt werden, positive Emotionen sind von erheblichem therapeutischen Wert.

Visuelle Imaginationstechniken können die Entwicklung positiver Emotionen erleichtern. Die Imagination gestattet es den Menschen, ein alternatives Bild von sich zu zeichnen, so dass sie erfahren können, dass eine Kontrolle der Wahrnehmungen und Gefühle bezüglich ihres Körpers möglich ist (Miller, 1991).

Selbsthilfegruppen

Wie die Erfahrung gezeigt hat, kann der Anschluss an eine Gemeinschaft oder eine Selbsthilfegruppe dem Genesungsprozess dienlich sein. Diese Gruppen bieten den Klienten die Möglichkeit, mit anderen vom gleichen Problem betroffenen Menschen zusammenzukommen und nicht nur deren Befürchtungen und Frustrationen zu teilen, sondern auch ihre Erfolge. Durch die Beteiligung an Gruppen fassen manche Personen wieder genug Selbstvertrauen, um sich auf ihre soziale Umgebung einzulassen und mit anderen zusammen zu sein. Selbsthilfegruppen, die speziell für Jugendliche eingerichtet wurden, erweisen sich bei dieser Personengruppe als außerordentlich förderlich für die Entwicklung eines akzeptablen Selbstbildes.

Selbstversorgung

Die Rückgewinnung von Kontrolle und Selbstwertgefühl auf Seiten der Klienten wird beschleunigt, wenn ihnen, sobald dies aus fachlicher Sicht möglich ist, Verantwortung für die Selbstversorgung eingeräumt wird. Je früher ein Klient den betroffenen Körperteil betrachtet, berührt oder daran tätig wird, desto eher kann der Anpassungsprozeß in Gang kommen. Ebenfalls wichtig ist die Beteiligung des Klienten an der Planung der pflegerischen Versorgung und der Festlegung kurz- und langfristiger Ziele. Wenn Klienten verstehen, worum es bei der Selbstversorgung geht, wenn sie entsprechende Prozeduren selbst bestimmen und sich aktiv an der Versorgung beteiligen können, gewinnen sie ein Gefühl der Kontrolle über die chronische Krankheit und die daraus resultierenden Veränderungen ihres Körpers.

Die Pflege der äußeren Erscheinung stellt ebenfalls eine Form der Selbstversorgung dar, die gefördert werden muss. Spezielle Kosmetika, geeignete Kleidung, Perücken und sonstige Accessoires für die Haarpflege – all diese Dinge tragen zur Verbesserung des Selbstbildes bei.

Eine weitere Möglichkeit der Selbstversorgung, die für die Rehabilitation von Nutzen sein kann, ist die Bibliotherapie. Sie umfasst die Lektüre von Berichten, in denen geschildert wird, wie andere ähnliche Probleme bewältigen, das Aufschreiben von Gefühlen oder das Führen eines Tagebuches, in dem täglich Erfahrungen und Reaktionen aufgezeichnet werden.

Patientenedukation

Da fundierte Kenntnisse Mythen aus dem Weg räumen, die eine erfolgreiche Adaptation behindern, ist die Durchführung edukativer Maßnahmen stets zu empfehlen (siehe Kapitel 15 über Patientenedukation). Auf diese Weise können dem Klienten Mittel und Wege aufgezeigt werden, die ihn befähigen «seine Gesundheitsversorgung wieder selbst in die Hand zu nehmen» (Price, 1990). Verfügen Klienten und Familienangehörige über entsprechende Kenntnisse, können sie jene Alternativen auswählen, die für die spezifischen Aspekte der Erkrankung und Adaptation einschließlich der Körperbildveränderungen am geeignetsten sind.

12.4 Zusammenfassung und Schlussfolgerungen

Für Pflegefachkräfte und sonstige Fachleute in der Gesundheitsversorgung ist es wichtig, das Körperbild-Konstrukt zu verstehen. In der einschlägigen Literatur finden sich verschiedene Definitionen von Körperbild, wobei jedoch alle den Gedanken beinhalten, dass das Körperbild als Bezugsrahmen dient, wenn sich das Individuum in Bezug zu seiner physischen und sozialen Umgebung setzt. Das Körperbild ist nicht statisch; es verändert sich mit jeder Phase des Lebenszyklus. Außerdem hängt es ab von den subjektiv empfundenen Körpergrenzen, kulturellen Faktoren, äußeren und inneren Einflussgrößen sowie sozialen Erfahrungen.

Eine chronische Krankheit kann das Körperbild bedrohen. Das ist besonders dann der Fall, wenn Entstellungen damit verbunden sind. Doch die Gefühle dem eigenen Körper gegenüber wandeln sich auch, wenn funktionelle Einschränkungen vorhanden sind oder wenn der Betroffene dem veränderten oder verlorenen Körperteil große Bedeutung beigemessen hat. Zu den Einflussgrößen auf die Adaptation zählen auch die Reaktionen der Mitglieder der kulturellen oder sozialen Gruppe des Klienten, die seiner Familie sowie die des betreuenden pflegerisch-medizinischen Personals (Neal, 1996). Ist der Klient nicht in der Lage, sein Körperbild zu restrukturieren, kann dies zu diversen körperlichen und psychischen Problemen führen.

Der Erfolg einer Intervention hängt davon ab, inwieweit die betreuenden Fachkräfte den Prozess der Restrukturierung des Körperbildes verstanden haben. Andere Faktoren, die sich auf Interventionen auswirken können, sind Alter und Geschlechtszugehörigkeit des Klienten, seine Wahrnehmung zukünftiger Auswirkungen, seine Bewältigungstechniken und seine Vorerfahrungen mit der Krankheit. Deshalb bildet ein gründliches Assessment die Voraussetzung für eine erfolgreiche Intervention.

Nur wenn im Verlauf des Assessments ermittelt wird, in welcher Weise sich der Klient an die Veränderungen anpasst, ist es möglich, einen Pflegeplan auszuarbeiten. Zwei sehr nützliche Interventionen bestehen im Aufbau einer therapeutischen Beziehung zum Klienten und seiner Familie sowie in der Unterstützung des Klienten bei der Mitwirkung an der Selbstversorgung. Weitere geeignete Interventionen sind Berührung, Erzeugung positiver Emotionen, Ermutigung zur Teilnahme an Selbsthilfegruppen und edukative Maßnahmen.

Die erfolgreiche Restrukturierung des Körperbildes gelingt nicht immer. Sind die Einflussgrößen auf Körperbildveränderungen dem Fachpersonal jedoch gegenwärtig, und kennt es effektive Maßnahmen, kann dies erheblich dazu beitragen, eine bestmögliche Anpassung zu erzielen.

Das Wissen über die Auswirkungen chronischer Krankheit auf das Körperbild ist noch immer lückenhaft. Dies liegt daran, dass der Schwerpunkt der Forschung bis heute in erster Linie auf der Untersuchung der Einflüsse akuter Krankheiten auf das Körperbild liegt. Dem offensichtlich vorhandenen Forschungsbedarf über die Beziehung zwischen chronischer Krankheit und Körperbild muss Rechnung getragen werden, wenn den Betroffenen von fachlicher Seite besser beigestanden werden soll.

Pflegediagnosen

Körperbildstörung (*Störung des Körpererlebens*)*

Taxonomie 1 R: Wahrnehmen (7.1.1/1973; R1998)
NANDA-Originalbezeichnung: «Body Image Disturbance»
[Thematische Gliederung: Integrität der Person]

Definition: Eine Störung in der Art und Weise, wie das eigene Körperbild wahrgenommen wird, wie der eigene Körper erlebt wird.

Mögliche ursächliche oder beeinflussende Faktoren
- Biologisch/physisch [körperliches Trauma/Verstümmelung, Schwangerschaft, körperliche Veränderung aufgrund von biochemischen Substanzen (Medikamente), Abhängigkeit von Apparaten]
- Psychosozial
- Kulturell oder spirituell
- Wahrnehmung/Kognition
- [Bedeutung des/der Körperteiles oder -funktion im Zusammenhang mit Alter, Geschlecht, Entwicklungsstufe oder Grundbedürfnisse]
- [Entwicklungsbedingte Veränderungen]

Bestimmende Merkmale oder Kennzeichen

subjektive
- Veränderung der Lebensweise
- Angst vor Ablehnung oder Reaktionen anderer
- Ausrichtung auf frühere Kräfte, Funktion oder Erscheinung
- Negative Gefühle zum eigenen Körper
- Gefühle der Hilflosigkeit, Hoffnungslosigkeit oder Machtlosigkeit
- Ständige Sorge um die Veränderung oder den Verlust
- Weigerung, die tatsächliche Veränderung anzuerkennen
- Betonung noch vorhandener Kräfte, erhöhter Leistung
- Personalisierung des Körperteiles oder des Verlustes durch Namengebung
- Depersonalisierung des Körperteiles oder des Verlustes durch sachliche Fürwörter («es»)
- Erweiterung der körperlichen Grenzen, um Gegenstände der Umgebung einzuverleiben

objektive
- Fehlender Körperteil
- Bestehende Veränderung in der Struktur und/oder Funktion
- Nicht Betrachten/Berühren des Körperteiles
- Trauma in Bezug auf den nichtfunktionierenden Körperteil
- Veränderung der Beziehung des Körpers zum Raum (räumliches Orientierungsvermögen)
- Verdecken oder Entblössen des Körperteiles (bewusst oder unbewusst)
- Veränderung der sozialen Anteilnahme

* Umschreibung der Übersetzergruppe, die dem besseren Verständnis dienen soll.

- [Unfähigkeit, innere/äussere Reize zu unterscheiden/Verlust Ich-Grenzen]
- [Unfähigkeit, Veränderungen der Körpergrenze zu akzeptieren (z. B. Patient mit Cerebrovaskulärem Insult, der sich seiner Paralyse nicht bewusst ist)]
- [Aggression, geringe Frustrationstoleranz]

Anmerkung des Herausgebers: Die ersten beiden objektiven Kennzeichen sind Hinweise, die bei der Pflegekraft den Verdacht auf eine Körperbildstörung auslösen können, jedoch keine Manifestation der Störung selbst.

Die beeinflussenden Faktoren erscheinen zu abstrakt oder zu allgemein, als dass sie bei der Bestimmung dessen, was der Körperbildstörung zugrunde liegt, dienlich sein könnten.

Studienfragen

1. Erklären Sie, in welcher Beziehung Körperbild und Selbstkonzept zueinander stehen.
2. Skizzieren Sie mit wenigen Worten die Entwicklung des Körperbildes unter Berücksichtigung der verschiedenen Phasen des Lebenszyklus.
3. Erörtern Sie, auf welche Weise der kulturelle Hintergrund das Körperbild beeinflussen kann.
4. Beschreiben Sie, inwieweit eine Verunstaltung des Gesichts das Körperbild eines Klienten beeinträchtigen kann.
5. Erklären Sie, inwieweit das Körperbild durch eine funktionelle Einschränkung bedroht sein kann.
6. Stellen Sie den Auswirkungen einer plötzlichen, traumatischen Krankheit auf das Körperbild eines Klienten die Auswirkungen von langsam verlaufenden, progressiven körperlichen Veränderungen gegenüber.
7. Welche Anzeichen und Symptome könnten auf die Unfähigkeit zur Restrukturierung des Körperbildes hinweisen?
8. Zählen Sie Faktoren auf, die den Erfolg bei der Anpassung an körperliche Veränderungen determinieren.
9. Nennen Sie die vier Stadien der Restrukturierung des Körperbildes und beschreiben Sie sie.
10. Beschreiben Sie unterschiedliche Maßnahmen, die Pflegefachkräfte ergreifen können, um ihren Klienten beim Neuaufbau des Körperbildes zu helfen.

Literatur

Anderson, M. S., Johnson, J. (1994). Restoration of body image and self-esteem after cancer treatment: A rehabilitative strategy. Cancer Practice, 2 (5), 345–349.

Baird, S. E. (1985). Development of a nursing assessment tool to diagnose altered body image in immobilized patients. Orthopaedic Nursing, 4 (1), 47–51.

Beeken, J. (1978). Body image changes in plegia. Journal of Neurosurgical Nursing, 10, 20–23.

Bello, L. K., McIntire, S. N. (1995). Body image disturbance in young adults with cancer. Cancer Nursing, 18 (2), 138–143.

Bernstein, N. R. (1990). Objective bodily damage: Disfigurement and dignity. In T. E. Cash & T. Pruzinsky (eds.), Body images: Development, deviance, and change, pp. 131–148. New York: The Guilford Press.

Bither, C., Magnotti, C., Yew, C. (1994). Examining the relationship between self concept and body image in the prepubescent child. Nurse Practitioner, 19 (8), 25–26, 28, 30.

Castledine, G. (1981). In the mind's eye … Nursing Mirror, 153, 16.

Cousins, N. (1983). The healing heart. New York: W. W. Norton.

Drench, M. E. (1994). Changes in body image secondary to disease and injury. Rehabilitation Nursing 19, 31–36.

Ernst, E, Shaw, J. (1980). Touching is not taboo. Geriatric Nursing, 10, 193–195.

Fallon, A. (1990). Culture in the mirror: Sociocultural determinants of body image. In T. E. Cash & T. Pruzinsky (eds.), Body images: Development, deviance, and change, pp. 80–109. New York: The Guilford Press.

Fawcett, J., Fry, S. (1980). Exploratory study of body image dimensionality. Nursing Research, 29 (5), 324–327.
Fisher, S. (1986). Development and structure of the body image. Hillsdale, N.J.: Lawrence Erlbaum Associates.
Fontaine, K.L. (1991). The conspiracy of culture: Women's issues in body size. Nursing Clinics of North America, 26, 669–676.
Harris, M. (1986). Helping the person with an altered self-image. Geriatric Nursing, 16, 90–92.
Lee, J.M. (1970). Emotional reactions to trauma. Nursing Clinics of North America, 4, 577–587.
Leonard, B. (1972). Body image changes in chronic illness. Nursing Clinics of North America, 7, 687–695.
Lerner, R.M., Jovanovic, J. (1990). The role of body image in psychosocial development across the life span: A developmental contextual perspective. In T E Cash & T Pruzinsky (eds.), Body images.-Development, deviance, and change, pp. 110–127. New York: The Guilford Press.
Marten, L. (1978). Self-care nursing model for patients experiencing radical changes in body image. Journal of Gerontological Nursing, 7, 9–13.
McCloskey, J.C. (1976). How to make the most of body image theory in nursing practice. Nursing, 76, 6, 68–72.
Miller, K.D. (1991). Body-image therapy. Nursing Clinics of North America, 26, 727–736.
Mock, V (1993). Body image in women treated for breast cancer. Nursing Research, 42 (3), 153–157.
Morin, K.H. (1995). Obese and nonobese postpartum women: Complications, body image, and perceptions of the intraparatal experience. Applied Nursing Research, 8 (2), 81–87.
Morrall, S.E. (1990). The shock of the new: Altered body image after creation of a stoma. Professional Nurse, 5, 529–537.
Murray R.B., Zentner, J.P (1979). Nursing assessment: Health promotion through the life span. Englewood Cliffs, N J.: Prentice-Hall.
Murray, R.L.E. (1972a). Body image development in adulthood. Nursing Clinics of North America, 7, 617–630.
Murray, R.L.E. (1972b). Principles of nursing intervention for the adult patient with body image changes. Nursing Clinics of North America, 7, 697–707.
Neal, L.J. (1996). Activities of daily living: The bedbound home care client. Home-Health-Nurse, 13 (4), 77–79.
Newell, R. (1991). Body image disturbance: Cognitive behavioral formulation and intervention. Journal of Advanced Nursing, 16, 1400–1405.
Norris, C.M. (1978). Body image: Its relevance to professional nursing. In C. Carlson & B. Blackwell (eds.), Behavioral concepts and nursing intervention. New York: J.B. Lippincott.
O'Brien, E.J. (1991). Sex differences in components of self-esteem. Psychological Reports, 68, 241–242.
Orr, D.A., Reznikoff, M., Smith, G.M. (1989). Body image, self-esteem and depression in burn-injured adolescents and young adults. Journal of Burn Care and Rehabilitation, 10 (5), 454–461.
Price, B. (1990). A model for body-image care. Journal of Advanced Nursing, 15 (5), 585–593.
Pruzinsky T (1990). Psychopathology of body experience: Expanded perspectives. In T E Cash & T Pruzinsky (eds.), Body images: Development, deviance, and change, pp. 170–189. New York: The Guilford Press.
Pruzinsky, T, Cash, T E (1990). Integrative themes in body-image development, deviance, and change. In T E Cash & T. Pruzinsky (eds.), Body images: Development, deviance, and change, pp. 337–347. New York: The Guilford Press.
Rafferty, D. (1995). Body image: Using women who have had breast surgery as a case study. International Journal of Palliative Nursing, 1 (4), 195–199.
Rosen, J.C. (1990). Body-image disturbances in eating disorders. In T E Cash & T Pruzinsky (eds.), Body images: Development, deviance, and change, pp. 190–214. New York: The Guilford Press.
Rosen, J., Reiter, J., Orosan, P (1995). Cognitive behavioral body image therapy for body dysmorphic disorder. Journal of Consulting and Clinical Psychology, 63 (2), 263–269.
Schilder, P (1950). The image and appearance of the human body. New York: John Wiley & Sons.
Stormer, S.M., Thompson, J.K. (1996). Explanation of body image disturbance: A test of maturational status, negative verbal commentary, social comparison, and sociocultural hypotheses. Journal of Eating Disorders, 19 (2), 193–202.
Thomas, V G. (1998). Body-image satisfaction among black women. Journal of Social Psychology, 129 (1), 107–112.
Thompson, J.K. (1990). Body image disturbances. New York: Pergamon Press.

Weiterführende Literatur

Beaman, K., Luzzatto, P (1988). Psychological approaches to the treatment of skin diseases. Nursing, 3 (29), 1061–1063.

Dewis, M. E. (1989). Spinal cord injured adolescents and young adults: The meaning of body changes. Journal of Advanced Nursing, 14 (5), 389–396.

Erdos, D. (1992). Redefining identity when appearance is altered. Dermatology Nursing, 4 (1), 41–46.

Ewing, G. (1989). The nursing preparation of stoma patients for self-care. Journal of Advanced Nursing; 14 (5), 411–420.

Janelli, L. M. (1986). The realities of body image. Journal of Gerontological Nursing, 12 (10), 23–27.

Samonds, R. J., Cammermeyer, M. (1989). Perceptions of body image in subjects with multiple sclerosis: A pilot study. Journal of Neuroscience Nursing, 21 (3), 190–194.

Smith, S. A. (1989). Extended body image in the ventilated patient. Intensive Care Nursing, 5 (1), 31–38.

Voll, R., Poustka, E (1994). Coping with illness and coping with handicap during vocational rehabilitation of physically handicapped adolescents and young adults. International Journal of Rehabilitation Research, 17 (4), 305–318.

Kapitel 13

Sexualität

Pamala D. Larsen • Arlene Miller Kahn • Sheila Ostrow Flodberg

13.1 Einleitung

Sexualität ist ein natürlicher und fundamentaler Aspekt unseres Lebens, ein sich früh entwickelndes und grundlegendes Element unserer Identität als Mensch. Sie ist integraler Bestandteil unseres Selbstkonzepts und als solcher aufs engste mit Selbstwertgefühl und Körperbild verknüpft. Sexualität umfasst die ganze Person und bildet eine Gesamtheit aus Persönlichkeitszügen, spontanem Lustverhalten, funktionellen Fähigkeiten und kommunikativem Austausch. Sie beschränkt sich nicht nur auf die Geschlechtsorgane, sondern besitzt vielfältige Ausdrucksformen und vereinigt biologische, psychische und soziokulturelle Komponenten in sich. Für viele ist die Existenz von Sexualität und das Ausdrücken von Sexualität gleichbedeutend mit dem Gefühl, am Leben zu sein.

Die Anpassung an eine chronische Krankheit ist ein Prozess, der sich aus vielen Komponenten zusammensetzt, wobei die Sorge in Bezug auf die sexuelle Funktionsfähigkeit keineswegs an letzter Stelle steht (Badeau, 1995). Chronische Krankheit kann die Selbstwahrnehmung als sexuelles Wesen und die subjektive Wahrnehmung sexueller Entfaltungsmöglichkeiten verändern. Unbeeinträchtigt bleibt jedoch das universelle und lebenslange Bedürfnis nach menschlicher Nähe, Berührung und Mitteilung von Gefühlen.

Die sexuellen Entfaltungsmöglichkeiten ändern sich in Abhängigkeit von den Einschränkungen, die chronische Krankheiten den Betroffenen auferlegen. Zu den Pflichten der pflegerischen Betreuung gehört es, den Klienten bei der sexuellen Anpassung an diese Einschränkungen zur Seite zu stehen – vorausgesetzt, sie wünschen es. In diesem Kapitel werden Informationen vermittelt, die den Pflegefachkräften den Umgang mit diesem äußerst wichtigen und sensiblen Bereich der pflegerischen Betreuung erleichtern sollen.

13.1.1 Begriffsbestimmungen

Sexualität ist ein komplexes biologisches und psychosoziales Phänomen. Die Klärung einiger relevanter Fachausdrücke soll der Leserschaft ein genaueres Bild davon vermitteln. Um den Rahmen dieses Kapitels nicht zu sprengen, kommen von der biologischen Norm abweichende sexuelle Orientierungen nicht zur Sprache.

Sexualtrieb

Neben Durst, Hunger und Schmerzvermeidung ist der Sexualtrieb einer der vier primären biologischen Triebe (Trieschmann, 1975). Der Ursprung des Sexualtriebs liegt im Subkortex, er wird jedoch durch erlernte kortikale Reaktionen modifiziert. Die Befriedigungs- und Ausdrucksformen aller primären Triebe werden vom Kortex gesteuert. Als *sexuelle Akte* werden alle Verhaltensweisen bezeichnet, an denen die Geschlechtsorgane und die sekundären erogenen Zonen beteiligt sind (Drench & Losee, 1996). Geschlechtsverkehr ist nur eine Form eines sexuellen Aktes.

Sexualität

Mit Sexualität bezeichnet man die Gesamtheit der körperlichen, emotionalen, intellektuellen und sozialen Aspekte der Persönlichkeit, die Männlichkeit oder Weiblichkeit zum Ausdruck bringen (Ducharme et al., 1993). Interaktionen mit anderen, Gespräche, erlernte Kommunikationsformen, Zuneigung, Beziehungsmuster, Intimität, die Art sich zu kleiden – all dies kann ein Aspekt der Sexualität sein. Sexuelle Verhaltensmuster werden erlernt und variieren im Intimitätsgrad vom Gespräch bis hin zum Geschlechtsverkehr (Trieschmann, 1975). Im Verhalten kann eine erregende erotische Komponente mitschwingen, wobei die zugehörigen physiologischen Begleiterscheinungen vorhanden sein können, es aber nicht müssen (Katchadourian, 1979).

Geschlecht

Das Geschlecht kennzeichnet den biologisch gegebenen sexuellen Status einer Person – männlich oder weiblich. Die subjektiv empfundene sexuelle Identität und Selbsteinschätzung kann davon abweichen und wird als *Geschlechtsidentität* bezeichnet; die Geschlechtsrolle hingegen ist die nach außen getragene, öffentlich gemachte Geschlechtsidentität (Monga & Lefebvre, 1995). Da sich die subjektiven Einstellungsmuster in bezug auf Geschlechtlichkeit wandeln, trägt das Verständnis von Sexualität, Geschlechtsidentität und Geschlechtsrolle dynamischen Charakter und bringt einen lebenslangen psychosozialen und sexuellen Entwicklungsprozess zum Ausdruck (Monga & Lefebvre 1995, S. 301)

Eng verbunden mit Geschlechtsrolle und Geschlechtsidentität ist die *Wahl des Sexualobjekts*. Sie spiegelt wider, welche Präferenzen bei einem Mann oder einer Frau hinsichtlich der Entfaltung von Sexualität vorliegen. In der frühen Kindheit ist die sexuelle Orientierung noch nicht eindeutig bestimmt, doch hat sich bei den meisten Menschen bis zum Jugendalter eine deutliche Tendenz herausgebildet. Die endgültige Objektwahl kann sich durch eine Vielzahl verschiedener Lebensmuster manifestieren, definitiv festgelegt wird sie jedoch erst im Erwachsenenalter (Byers, 1986).

In vielen Ländern der westlichen Welt findet der Gedanke der Androgynie zunehmend Anerkennung (Fontaine, 1992). Darunter wird eine körperlich-seelische gegenseitige Durchdringung männlicher und weiblicher Wesenszüge verstanden. Diese Vorstellung führt zu einem flexibleren Umgang mit Geschlechtsrollen, denn sexuelle Eigenschaften und Sexualverhalten werden als natürliche menschliche Qualitäten betrachtet, die beide Geschlechter gemein haben, und die nicht auf ein bestimmtes Geschlecht festgelegt sind.

Sexuelle Gesundheit

Nach der Weltgesundheitsorganisation wird sexuelle Gesundheit definiert als «die Integration somatischer, emotionaler, intellektueller und sozialer Aspekte des sexuellen Daseins in einer Form, die sich positiv und bereichernd auswirkt, und die Persönlichkeit, zwischenmenschliche Kontakte und Liebe stärkt (WHO, 1975). Sexuelle Gesundheit beinhaltet drei Grundelemente:

1. die Fähigkeit, sexuelles und reproduktives Verhalten in Übereinstimmung mit der persönlichen und gesellschaftlichen Ethik zu genießen
2. die Abwesenheit von Angst, Schuld, Scham und Fehlinformationen, die zu einer Hemmung der sexuellen Reaktion und einer Beeinträchtigung der sexuellen Beziehung führen
3. die Abwesenheit von organischen Erkrankungen und Behinderungen, die sexuelle und reproduktive Funktionen beeinträchtigen (WHO, 1975).

Viele sexuelle Probleme werden zwar unter dem Begriff *psychogen* zusammengefasst, doch können funktionelle Störungen in diesem Bereich in Wirklichkeit Frühsymptome einer Krankheit darstellen. So ist beispielsweise noch immer umstritten, ob sexuelle Funktionsstörungen bei Patienten mit Nierenkrankheiten auf psychogene oder organische Ursachen zurückzuführen sind (Sacket, 1990). Auch wurde die Vermutung geäußert, dass sexuelle Dysfunktion aufgrund einer Unterbrechung der Informationsweitergabe über die Rückenmarksbahnen ein Frühsymptom für Multiple Sklerose sein kann (Erkickson et al., 1989). Des weiteren zeigt die Diabeteserkrankung einen starken Zusammenhang mit Neuropathie, die möglicherweise einer funktionellen Sexualstörung vorausgeht.

Häufig wirken sich körperliche Schädigungen deshalb auf die Sexualität aus, weil sie mit Energiemangel und Furcht einhergehen – und bei chronischer Krankheit meist mit allgemeiner Schwäche (Katzin, 1990). Die Liste solcher Schädigungen und Störungen ist lang (vgl. **Tab. 13-1** auf S. 462). Beim Mann sind überwiegend Erektionsschwierigkeiten damit verbunden, bei der Frau verminderte Erregbarkeit und geringere Lubrikation (Produktion von Gleitsubstanz in der Scheide). Bei beiden Geschlechtern kann es zum Verlust des sexuellen Verlangens kommen. Probleme im Zusammenhang mit Ejakulation, Orgasmus und Fortpflanzungsfähigkeit sind besonders bei neurologischen Störungen keine Seltenheit.

13.1.2 Entwicklungsbezogene Aspekte

Die menschliche Sexualität umfasst ein Kontinuum, das von der Empfängnis, bei der das Geschlecht genetisch festgelegt wird, bis hin zum hohen Alter reicht (vgl. **Tab. 13-2** auf S. 464). Die im Verlauf des Lebenszyklus zu meisternden Aufgaben bauen aufeinander auf. Werden die psychosexuellen Aufgaben eines bestimmten Lebensabschnitts nicht bewältigt, erschwert dies eine gesunde Adaptation und verzögert die Entwicklung (Erikson, 1963). Liegt eine Krankheit vor, ist es gut möglich, dass eine Person auf ein früheres Entwicklungsstadium zurückfällt.

Schon vor der Geburt wird das Bedürfnis nach Intimität und Liebe sowie nach Berührung und Körperkontakt angelegt und hält über das gesamte Leben hinweg an (Wong, 1995). Der Säugling erfährt Lustgefühle und sexuelle Befriedigung, indem seinen oralen Bedürfnissen nachgekommen wird. Im Laufe des Kleinkind- und Schulalters rückt der Körper und die Beherrschung seiner Funktionen immer mehr ins Bewusstsein des Kindes, und es entdeckt die anatomischen Unterschiede zwischen Mann und Frau. Das genitale Verhalten und der geschlechtliche Forscherdrang erstrecken sich auch auf andere Kinder, oftmals auf solche des anderen Geschlechts (Nelson, 1995). Mit wachsender Körperbewusstheit lösen sich die meisten Kinder allmählich aus der Abhängigkeit zur Mutter, um dann im gegengeschlechtlichen Elternteil ein Rollenobjekt zu sehen und die eigene Geschlechtsidentität durch Identifikation mit dem gleichgeschlechtlichen Elternteil aufzubauen (Erikson, 1963). Das Kind wird sich zunehmend klar darüber, dass innerhalb der Familie Geschlechtsrollen existieren, ein Prozess, der unter dem Einfluss von Einstellungen, Werthaltungen und Verhaltensweisen der Eltern steht (Wong, 1995). Diese Faktoren prägen die kindliche Sichtweise der eigenen sexuellen Identität.

Die Schuljahre sind eine Zeit, in der die Kinder ihre Aufmerksamkeit über sich selbst und den eigenen Körper hinauslenken und Befriedigung und Erfüllung durch die erfolgreiche Aneignung körperlicher und geistiger Fertigkeiten erlangen – Kenntnisse, auf die sie in späteren Jahren zurückgreifen. In dieser Entwicklungsphase fungieren Lehrer, Nachbarn und sonstige Bezugspersonen als Rollenmodelle. Während des Jugendalters schreitet die körperliche Reifung in schnellem Tempo voran, wobei die Mädchen den Jungen einige Schritte voraus sind. Ein starkes sexuelles Verlangen bildet sich aus, und die Identität wird durch Projektion auf ein Liebesobjekt erprobt. Die Jugendlichen ste-

Tabelle 13-1: Krankheitsbedingte Auswirkungen auf die Sexualität[1]

Störung	Mechanismus der funktionellen Störung	Auswirkung auf die Sexualfunktion
A. Neurologisch		M: Erektions- und/oder Ejakulationsprobleme
I. Rückenmarksoperation, Verletzung, Bandscheibenoperation, Sympathektomie Multiple Sklerose	Beeinträchtigung der Reizleitung der afferenten und efferenten Nerven im Rückenmark Beeinträchtigung der Reizleitung der Rückenmarksnerven	F: Orgasmus- und/oder Lubrikationsprobleme B: Funktionelle Sexualstörung häufig als Frühsymptom; stärkeres bzw. geringeres sexuelles Verlangen oder Veränderung des Sexualverhaltens
II. Großhirnrinde Läsion der Schläfen- oder Stirnlappen Verletzung Epilepsie	Beeinträchtigung des limbischen Systems	
B. Vaskulär Atherosklerose im unteren Teil des Körpers, Verletzung, Sichelzellanämie	Störung des Blutflusses zum Penis	M: Erektionsschwierigkeiten
C. Endokrin Addison-Krankheit, Cushing-Syndrom, Hypothyreose	Gestörte Rückkopplungsmechanismen zwischen Nebennieren und Hypophyse; Einfluss auf die Androgene, allgemeine Schwäche und Erschöpfung	B: Abgeschwächtes sexuelles Verlangen; M: Erektionsschwierigkeiten F: verminderte Lubrikation
Diabetes Mellitus	Neuropathie, Angiopathie	M: Impotenz F: evtl. verminderte Lubrikation
D. Erkrankungen der Leber	Aufbau von Östrogenen aufgrund der Unfähigkeit der Leber zur Konjugation von Östrogenen; allgemeine Schwäche	M: Abgeschwächtes Verlangen; Erektionsstörungen F: häufig gestörtes Verlangen
E. Systemische Erkrankungen Nieren Lunge Herz	Stoffwechselbedingte, allgemeine Schwäche Allgemeine Schwäche, Müdigkeit Allgemeine Schwäche; u. U. mit vaskulärer Beteiligung; Depression und Medikamenteneinnahme	B: Abgeschwächtes Verlangen M: Erektionsprobleme F: Verminderte Lubrikation
Arthritis	Schmerzen, mechanische vom Körper ausgehende Probleme, beeinträchtigtes Körperbild	
Krebserkrankung (siehe auch unter «Zustände nach Operationen» und «Lokale Erkrankung der Genitalien»)	Schmerzen, allgemeine Schwäche, beeinträchtigtes Körperbild, auf die Geschlechtsorgane beschränkte Entstellung oder Schädigung	
F. Lokale Erkrankung der Genitalien (Frau) I. Infektion der Vulva und Vagina, Unspezifische Vaginitis, Allergien auf Spermizide	Irritation der Geschlechtsorgane; Schmerzen beim Koitus	Abgeschwächtes Verlangen Dyspareunie Evtl. Vaginismus

[1] Unvollständige Auflistung

Sprays Leukoplakie II. Becken Entzündliche Erkrankungen des Beckens Endometriose Tumor, Zysten Gebärmutterprolaps III. Andere Verengte Klitoris	Schädigung der Geschlechtsorgane, allgemeine Beeinträchtigung, Müdigkeit, Schmerzen im Bauch- und Beckenbereich Verhindert das Sich-aufrichten der Klitoris, Schmerzen bei Stimulation	Dyspareunie: kann zu abgeschwächtem Verlangen führen Beeinträchtigter Orgasmus
G. Lokale Erkrankung der Genitalien (Mann) I. Zustände, die beim Koitus Schmerzen erzeugen Vororgasmus Penisverletzung Eichelentzündung Phimose II. Zustände, die eine Irritation während der sexuellen Reaktion verursachen Krankhafte Veränderungen in der Harnröhre, Prostatitis III. Die Hodenfunktion beeinträchtigende Zustände Orchitis Tumor Verletzung Kontraktion	Schädigung der äußeren Geschlechtsorgane Schmerzen Schädigung der Reflexmechanismen Verringerter Androgenspiegel	Abgeschwächtes Verlangen Evtl. Potenzprobleme Erektionsprobleme Vorzeitige oder verzögerte Ejakulation Abgeschwächtes Verlangen Evtl. Impotenz
H. Zustände nach Operationen I. Schädigung der Genitalien und der Enervierung (Männer) Vollständige Entfernung der Prostata Prostata-Teilentfernung, (anterior-posterior) Eingriff an der Bauchaorta Lumbale Sympathektomie, andere operative Eingriffe an der Prostata II. Schädigung der Genitalien (Frau) Vulvektomie Verletzungen aufgrund einer Geburt	Schädigung der an der Sexualfunktion beteiligten Nerven (N. pudentus und N. sacrales) Probleme mechanischer Natur Bindegewebsartige Narben, Körperbildstörung	Impotenz Evtl. Ejakulationsprobleme und Impotenz, Retrograde Ejakulation Dyspareunie Abgeschwächtes Verlangen (psychogen) Verminderte Lubrikation Dyspareunie

B = Beide, M = Mann, F = Frau.
Quelle: Kaplan (1974)

Tabelle 13-2: Sexuelle Entwicklung im Laufe des Lebenszyklus

Altersspanne	Sexuelle Entwicklung
Empfängnis bis Geburt	Die genetische Festlegung des Geschlechts geschieht bei der Empfängnis. Die Sekretion von gonadotropen Hormonen zwischen der 7. und 12. Woche führt zur biologischen Geschlechtsdetermination. Die mentale Geschlechtszugehörigkeit wird um die Zeit der Geburt vom Hypothalamus beeinflusst (Money & Ehrhardt, 1972).
Säuglingsalter	Beim Säugling ist der Mund die primäre Quelle der Lust; der Geschlechtstrieb äußert sich durch Saugen. Bei Jungen werden Erektionen als Zeichen genitaler Erregung angesehen (Woods, 1979). Das Verhalten der Eltern und deren Gratifikationen beeinflussen bereits die mit den Geschlechtsrollen verbundenen Erwartungen. Bei Mädchen wird voraussichtlich das «Bravsein» stärker honoriert, und sie sind sich der visuellen und verbalen Stimuli stärker bewusst. Jungen haben einen ausgeprägteren Forscherdrang, sind körperlich aktiver und lassen sich im Gegensatz zu Mädchen nicht so gerne von den Bezugspersonen berühren (Money & Ehrhardt, 1972).
Frühe Kindheit	Körpergefühl und Selbstkontrolle bilden sich zunehmend aus; das Kind kann zwischen männlichem und weiblichem Körperbau unterscheiden, einschließlich der Genitalien. Der gegengeschlechtliche Elternteil wird zum Rollenobjekt, und die Geschlechtsrollen rücken ins Bewusstsein; die Ausbildung der Geschlechtsrolle beginnt (Maccoby & Jacklin, 1974). Der genitale Entdeckungsdrang weitet sich auf andere Kinder aus (Kolodny et al., 1979); das Kind erkennt, dass es sein kann wie der gleichgeschlechtliche Elternteil (Erikson, 1993).
Schulalter	Lehrer und Nachbarn werden zu Rollenmodellen. Lust und Befriedigung werden über den eigenen Körper hinaus in der Entwicklung von körperlichen und intellektuellen Fertigkeiten erlebt. Mädchen zeigen mehr sprachliches Geschick und achten besser auf Details, Jungen hingegen besitzen höhere analytische Fähigkeiten und sind besser im rechnerischen Denken. Bei schulischen Leistungen führen zunächst eher die Mädchen, die Jungen holen sie aber allmählich ein und erreichen in den weiterführenden Schulen bessere Noten (Maccoby & Jacklin, 1974). Die elterlichen Einstellungen, Überzeugungen in Bezug auf das Sexualverhalten des Kindes und ihr Umgang damit beeinflussen die Sichtweisen des Kindes und können Ausgangsbasis für spätere sexuelle Probleme sein (Kolodny et al., 1979).
Jugendalter	Innerhalb kurzer Zeit ablaufende und tiefgreifende biologische Veränderungen führen zur körperlichen Reife, wobei Mädchen schneller heranreifen als Jungen (Marshall, 1975). Sexuelle Impulse müssen kontrolliert und verbotene Verhaltensweisen vermieden werden. Die Anpassung an physiologische Veränderungen wie Menstruation bei Mädchen und Ejakulation bei Jungen erfolgt. In der Regel festigt sich die Wahl des Liebesobjekts (Simon & Gagnon, 1967). Bei Kindern, die noch keine tragfähige sexuelle Identität entwickelt haben, tritt gewöhnlich Rollenkonfusion auf (Erikson, 1963).
Frühes Erwachsenenalter	Das Verlangen nach Intimität – und eben auch nach sexueller Intimität – wird in der Ehe oft weiterentwickelt. Beides erfordert wechselseitige Anpassung und Rücksichtnahme (Woods, 1979). Der Elternschaft und dem beruflichen Werdegang kommen besondere Bedeutung zu. Erst durch erfolgreiche Adaptation ist es dem Individuum möglich, sich verpflichtend auf konkrete Beziehungen einzulassen, sich in Gruppen einzugliedern und Partnerschaften zu begründen, anstatt sich von anderen zu separieren (Erikson, 1963).

Mittleres Erwachsenenalter	Außer dass gelernt werden muss, sich von den eigenen Nachkommen zu lösen und sich in höherem Maße auch um die Belange anderer zu kümmern, kommt es in dieser Entwicklungsphase zu einer Vielzahl von Anpassungen (Erikson, 1963). Die den Anpassungen zugrundeliegenden Veränderungen beeinflussen die Sexualität und führen dazu, dass über den eigenen Körper, die Menopause, die sexuelle Reaktionsfähigkeit, die Zeit des Ruhestandes und ähnliches nachgedacht wird. Gleichermaßen stehen die eigenen Werthaltungen, das Selbstkonzept sowie die vorhandenen Aktiva und Passiva auf dem Prüfstand (Dresen, 1975).
Reifes Erwachsenenalter	Obwohl sexuellen Bedürfnissen wegen körperlicher Einschränkungen, des Fehlens eines Sexualpartners oder chronischer Krankheit häufig nur begrenzt nachgekommen werden kann, besteht doch bei vielen älteren Menschen nach wie vor Interesse an sexueller Aktivität (Pfeiffer & Davis, 1972; Rolf & Kleemack, 1979; Christenson & Gagnon, 1965). Die Spannbreite dieses Interesses reicht vom Wunsch nach Geschlechtsverkehr bis hin zum Leben in einer von Nähe und Fürsorge geprägten Beziehung.

hen nicht nur vor der Aufgabe, ihre Lustimpulse zu kontrollieren, sondern sie müssen sich auch an die physiologischen Veränderungen und die Ausbildung der sekundären Geschlechtsmerkmale anpassen. Gerade in dieser Zeit entscheidet sich gewöhnlich, zu welcher endgültigen sexuellen Orientierung es kommt: Heterosexualität oder Homosexualität (Simon & Gagnon, 1967). Außerdem geht aus dieser Phase ein gestärktes Identitätsgefühl hervor.

Das Verlangen nach Intimität und einer engen emotionalen Beziehung zu einer anderen Person – und dazu gehört auch die sexuelle Intimität – sind charakteristisch für das frühe Erwachsenenalter (Erikson, 1963). Die Akzeptanz des eigenen Körpers wirkt sich dabei auf die Fähigkeit zur Aufnahme sexueller Beziehungen aus. Dies ist eine Zeit, in der Elternschaft, Berufswahl und beruflicher Werdegang im Vordergrund stehen.

Das mittlere Erwachsenenalter ist geprägt von Fürsorge und Bemühen für andere. Zu den physiologischen, die Sexualität beeinflussenden Veränderungen dieses Lebensabschnittes zählen sichtbare Körperveränderungen, Menopause und Veränderungen im sexuellen Reaktionszyklus.

Das Alter ist eine Zeit des stetigen Abbaus physischer Fähigkeiten. Wenn in dieser Lebensphase ein Sexualpartner fehlt oder eine chronische Krankheit vorliegt, kann dies die Möglichkeit zur sexuellen Entfaltung maßgeblich einschränken. Das Interesse an sexueller Aktivität bleibt jedoch erhalten und kann sich im Verlangen nach Geschlechtsverkehr oder Körperkontakt manifestieren (Mooradian & Greiff, 1990).

In der Gesellschaft hat sich, was sexuelle Ausdrucksformen betrifft, insgesamt ein Wandel zu mehr Toleranz vollzogen, und das Sexualverhalten von Körperbehinderten und Kranken ist heute ein weniger heikles Thema als noch vor einigen Jahren (Cole & Cole, 1990). Doch Einstellungen haben tiefverwurzelte, von Emotionen und Werten geprägte Komponenten und lassen sich nur schwer ändern. Wenn wir die oben angesprochene Definition von sexueller Gesundheit akzeptieren, dann sind pflegerische und andere Gesundheitsexperten gefordert, die Existenz der Sexualität bei den Klienten und ihren Partnern anzuerkennen und sie dabei zu unterstützen, ihrem Verlangen nach sexuellem Kontakt und Nähe Ausdruck zu verleihen – auch wenn diese Ausdrucksformen von früheren abweichen.

13.1.3 Die Physiologie der sexuellen Reaktion

Sowohl beim Mann als auch bei der Frau verläuft der sexuelle Reaktionszyklus in vier Phasen: Erregung, Plateau, Orgasmus und Entspannung (Masters et al., 1986). In gewisser Hinsicht ist die Unterteilung in einzelne Phasen willkürlich, da jeder Mensch ein Unikat ist. (Ducharme et al., 1993). Chronische Krankheit kann sich ebenfalls auf die Phasen des sexuellen Reaktionszyklus auswirken.

Erregungsphase

Die Erregungsphase wird in erster Linie vom Parasympathikus gesteuert, dessen Nervenbahnen durch die Kreuzbeinsegmente 2 bis 4 über die Cauda equina verlaufen. Bei beiden Geschlechtern erfolgt die Erregung durch Stimulation, entweder in Form von Berührung (reflexogen) oder durch mentale Bilder (psychogen). Die reflexogene Erektion wird über die parasympathischen Nervenbahnen vermittelt und kann unabhängig von der bewussten Wahrnehmung erfolgen. Die psychogene Erektion hingegen wird über das thorakolumbale sympathische System vermittelt (Horn & Zasler, 1990).

Bei Männern äußert sich sexuelle Erregung in der Erektion des Penis, der Kontraktion des Skrotums und unter Umständen in der Versteifung der Brustwarzen (Ducharme et al., 1993); bei Frauen in der vaginalen Lubrikation, der Ausdehnung der inneren zwei Drittel der Vagina, dem Anschwellen der Klitoris und der Versteifung der Brustwarzen.

Plateauphase

Während der Plateauphase – kurz vor dem Orgasmus – stabilisiert sich die sexuelle Erregung auf hohem Niveau. Der Penis nimmt noch weiter an Größe zu, und die Hoden heben sich an. Frauen spüren möglicherweise eine Ausdehnung der Vagina und der Klitoris sowie das Anschwellen der Brüste.

Orgasmusphase

Bei Männern wie auch bei Frauen steht die Orgasmusphase unter der Kontrolle des Sympathikus (T10 über L2) (Horn & Zaskerm 1990). Männer erleben bei der Ejakulation eine rhythmische Kontraktion von Beckenmuskeln, Prostata und Penisschaft. Bei Frauen stellt sich eine rhythmische Muskelkontraktion der Gebärmutter, des Schließmuskels und des vorderen Drittels der Vagina ein.

Entspannungsphase

Beim Mann stellt diese Phase eine Refraktärzeit dar und beginnt unmittelbar nach dem Samenerguss. Für eine gewisse Zeit ist keine weitere Ejakulation möglich, auch wenn die Erektion erhalten bleibt. Die Entspannungsphase ist bei jedem Mann unterschiedlich lang. Mit zunehmendem Alter dauert es immer länger, bis erneut einer Erektion möglich ist. Bei Frauen tritt diese Phase selten auf, grundsätzlich können sie mehrere Orgasmen hintereinander in kurzen Abständen erleben.

13.2 Auswirkungen von chronischer Krankheit auf die Sexualität

Chronische Krankheit und Behinderung nehmen entscheidenden Einfluss auf viele Aspekte des Lebens. Liegt ein Leiden dieser Art vor, muss sich der Betroffene sowohl mit den psychosozialen als auch mit den physiologischen Auswirkungen auseinandersetzen. Die subjektiven Wahrnehmungen der Klienten und ihrer Partner beeinflussen die sexuelle Funktionsfähigkeit, ebenso wie dies Wertvorstellungen, kulturelle Anschauungen und frühere Verhaltensmuster hinsichtlich der Geschlechtsrollen tun. Die Wechselbeziehung zwischen diesen Faktoren wirkt sich maßgeblich auf die Sexualität eines Klienten aus, beziehungsweise darauf, wie er seine Sexualität *wahrnimmt* (Kaye, 1993).

13.2.1 Psychosoziale Auswirkungen

Die Anpassung an Veränderungen der sexuellen Funktionsfähigkeit weist Ähnlichkeiten zum allgemeinen psychosozialen Adaptationsprozess bei chronischer Krankheit auf. Die Betroffenen müssen mit den direkten (physiologischen) und indirekten (psychosozialen) Auswirkungen der Beeinträchtigung zurechtkommen. Die Konfrontation mit Behinderung oder Krankheit führt zu Trauer über den Verlust früherer Fähigkeiten, des Körperbildes, des Selbstwertgefühls und der sexuellen Identität (Badeau, 1995). Das Betrauern dieser Verluste ist jedoch eine wesentliche Voraussetzung dafür, dass verbliebene Stärken weiterentwickelt werden können (Ducharme et al., 1993).

Manche Klienten ziehen aus ihrer Krankheit die Konsequenz, vollständig auf sexuelle Aktivität oder Intimität zu verzichten. Abstinenz ist jedoch kein Zeichen für ein endgültiges «Aufgeben», sondern stellt häufig einen tragfähigen Kompromiss für den Klienten dar. Wichtig ist allerdings, dass die Klienten von den zuständigen Experten genau über ihre verbleibenden sexuellen Fähigkeiten und Entfaltungsmöglichkeiten informiert werden, anstatt es zuzulassen, dass sie sich aus Furcht oder falschen Informationen heraus für die Abstinenz entscheiden.

Furcht

Die Furcht spielt eine maßgebliche Rolle bei der Anpassung an die Beeinträchtigung der sexuellen Funktionsfähigkeit. Viele Klienten fürchten sich davor, sexuell aktiv zu werden oder haben Versagensängste (Tan & Bostick, 1995). Bei Männern richtet sich die Furcht meist auf die Unfähigkeit, eine Erektion zustande zu bringen und aufrechtzuerhalten, bei Frauen hingegen darauf, dass sie trotz der Bemühungen des Partners keine Erregung verspüren. Je länger Gedanken dieser Art fortbestehen, desto größer ist die Gefahr, dass sie zur sich selbst erfüllenden Prophezeiung werden.

Andere Klienten verstecken sich hinter der «Krankenrolle», um so ihre Furcht nicht zeigen zu müssen und ihren Verpflichtungen oder den an sie gestellten Erwartungen aus dem Weg gehen zu können (siehe Kapitel 4 über krankheitsspezifische Rollen). Eng verbunden mit der Krankenrolle ist die Annahme, dass die Betroffenen ihren früheren Rollen oder Pflichten nicht mehr gerecht werden müssen, weil sie nun ja krank sind (Parsons, 1951). Damit wird das «Kranksein» eines chronisch Kranken legitimiert, und *kranke* Menschen haben schließlich weder intime Beziehungen noch irgendein Interesse an Sexualität (Spence, 1991).

Die Furcht vor einem Anwachsen der Schmerzen beim Geschlechtsverkehr kann manche Klienten dazu veranlassen, den intimen sexuellen Kontakt völlig zu vermeiden. Viele chronische Leiden, wie beispielsweise Erkrankungen des Bewegungsapparates, Krebs oder Brandverletzungen, sind mit Schmerzen verbunden (Tan & Bostick, 1995; Ritchi & Daines, 1992). Hinzu kommt, dass manche Klienten in hohem Maße befürchten, sexuelles Verhalten führe zu weiterer Entkräftung und deshalb von vornherein jede sexuelle Aktivität vermeiden (Drench & Losee, 1996). So zeigte eine Studie von Monga und Ostermann (1995), dass die Furcht vor einem erneuten Schlaganfall ein ausschlaggebender Faktor für abnehmendes sexuelles Interesse war, wobei diese Haltung mit der Möglichkeit einer weiteren Schwächung begründet wurde. In ähnlicher Weise ist bei Klienten mit Herzkrankheiten der am weitesten verbreitete Grund für sexuelle Abstinenz die Furcht vor einem Reinfarkt oder dem Tod (Ducharme et al., 1993).

Depression

Eine Begleiterscheinung vieler chronischer Krankheiten ist die Depression, eine Gemütsverfassung, die mit verringerter Lebensenergie und Ermüdung sowie einer Abschwächung des sexuellen Verlangens einhergeht. Depressionen können infolge anhaltender Schmerzen, Immobilität oder Veränderungen des Körperbildes auftreten. Aber auch erzwungener Rollenwechsel, finanzielle Sorgen und unzählige sonstige Gesichtspunkte, die mit chronischer Krankheit assoziiert sind, können zu den Ursachen zählen (Lim, 1995). Da Depressionen das sexuelle Verlangen herabsetzen, bleibt auch eine Verminderung der sexuellen Funktionsfähigkeit nicht aus.

Körperbild

Das Körperbild ist die Art und Weise, wie eine Person ihren Körper sieht. Es ist das sich ständig verändernde mentale Bild des Körpers (Whaley & Wong, 1991), auf das die subjektive Interpretation von Sinneserfahrungen sowie die Einstellungen und unterschwelligen Botschaften anderer einwirken. Eine Störung in der Wahrnehmung des eigenen Körpers führt zur Verzerrung des Selbst und stellt einen Angriff auf Selbstwertgefühl, Selbstkonzept und körperliche Integrität dar. Die Veränderung des Körperbildes ist ein weitverbreitetes Problem bei chronischen Krankheiten (siehe Kapitel 12 über Körperbild).

Häufig führen ein negatives Selbstkonzept und verminderte Selbstliebe dazu, dass sich der Betreffende als unattraktiv und nicht liebenswert empfindet. Die negativen Auswirkungen dieser Einstellungsmuster zeigten sich in Studien über Klienten mit Amputationen (Reinstein et al., 1978), Krebs (Lamb & Woods, 1981), Stomaanlage (Slater, 1992) und Rückenmarksverletzungen (Fitting, 1978). Das Gefühl unattraktiv zu sein beeinflusst das sexuelle Selbstkonzept, und dieser Umstand wirkt sich wiederum auf das Sexualverhalten aus (Woods, 1979). Ob der körperliche Makel für andere sichtbar ist (etwa bei Mastektomie oder Amputation) oder nicht (etwa bei Prostatektomie oder Hysterektomie), oder ob er einen Funktionsverlust zur Folge hat (etwa bei Rückenmarksverletzung oder Schlaganfall), ist von Bedeutung für die Einschätzung der Auswirkungen dieses Verlusts auf die körperliche Integrität, das Ganzheitsgefühl und die Selbstdefinition als sexuelles Wesen (Derogatis, 1980).

13.2.2 Physiologische Auswirkungen

Im Rahmen dieses Kapitels ist es nicht möglich, auf alle sexuellen Dysfunktionen einzugehen, die als Folge von chronischer Krankheit oder Behinderung eintreten können. Eine große Anzahl dieser Störungen ist auf ganz bestimmte krankheits- oder behandlungsbedingte pathologische Veränderungen zurückzuführen, andere hingegen haben ihre Wurzeln in den psychosozialen Reaktionen auf diese Veränderungen. Außerdem gibt es physiologische Symptome, die über die chronische Krankheit hinaus das sexuelle Verlangen und die sexuelle Funktionsfähigkeit beeinträchtigen können. Dazu gehören eine eingeschränkte Empfindungsfähigkeit, Schmerzen, motorische Defizite, verminderte Ausdauer sowie Harn- und Stuhlinkontinenz. Obwohl sich chronische Erkrankungen sowohl auf psychosoziale als auch auf physiologische Aspekte des Lebens auswirken, werden die direkten und indirekten Folgen chronischer Krankheit für die sexuelle Funktionsfähigkeit am Beispiel von Krebserkrankungen wahrscheinlich am ehesten deutlich. Denn diese Kategorie von Krankheiten besitzt ausgedehnte Wirkungen auf nahezu jedes Körpersystem (vgl. **Tab. 13-3** auf S. 470).

Eingehendere Berücksichtigung finden im Folgenden außerdem mehrere andere chronische Krankheiten, deren Folgen für die sexuelle Funktionsfähigkeit bekannt sind. Es handelt sich dabei um Diabetes mellitus, Arthritis und andere Störungen des Bewegungsapparates, Apoplexie, chronische Niereninsuffizienz und Rückenmarksverletzungen.

Diabetes mellitus

Die maßgebliche Ursache für eine Sexualstörung bei diabetischen Klienten, besonders bei Männern, ist offenbar die periphere Polyneuropathie (Katzin, 1990). Allgemein besteht Einigkeit darüber, dass für die Entstehung und Entwicklung der Neuropathie in erster Linie atherosklerotische Gefäßveränderungen verantwortlich sind, die für den Diabetes typische mikroskopisch kleine Schädigungen an den Nervenfasern verursachen (Kaiser & Koreman, 1988). Von den männlichen Diabetikern berichten 50 bis 70 % über Erektionsstörungen (Kaiser & Korenman, 1988; Katzin, 1990). Noch häufiger steht die Impotenz in Zusammenhang mit dieser funktionellen Störung, obwohl das sexuelle Verlangen weiter vorhanden ist. Die Mehrheit der über 60-jährigen Männer mit Diabetes ist nicht in der Lage, eine Erektion zu erlangen oder aufrechtzuerhalten (Ducharme et al., 1993). Stellt sich bereits in einem frühen Stadium des Krankheitsverlaufes Impotenz ein, ist die Prognose für eine Reversion dieser Störung selbst bei dauerhaft guter Kontrolle des Blutzuckerspiegels äußerst schlecht, besonders wenn eine Neuropathie vorliegt (Kolodny et al., 1979). Ein anderes Problem ist die retrograde Ejakulation. Der Mann erlebt möglicherweise einen «trockenen Orgasmus,» worauf ein Abgang von trübem Urin folgt (Garden & Schramm, 1995).

Wenn die Impotenz irreversibel ist und eindeutig auf organische Gründe zurückgeführt werden kann, stehen zwei Arten von Penisprothesen zur Verfügung, die sich bereits als hilfreich erwiesen haben (Mulcahy et al., 1990). Die Fallstudie von Herrn R. geht auf das Problem der Penisprothese ein.

Der wieder «neu» entdeckte altbekannte Wirkstoff Yohimbin wird gegenwärtig zur Behandlung von organisch bedingter Impotenz

---

Fallstudie

Ein Klient mit Diabetes

Herr R., 63 Jahre alt, hat schon seit Jahren einen Typ-II-Diabetes. Bis vor fünf Jahren nahm er ein orales Antidiabetikum ein, doch nun spritzt er sich täglich 25 Einheiten Depotinsulin und 10 Einheiten Altinsulin. Sein Nüchternblutzucker liegt durchschnittlich bei 180 mg/dl. Seit fünf Jahren hat er eine periphere Polyneuropathie, sonstige langfristige Komplikationen bestehen jedoch nicht.

Mit den ersten Symptomen der Neuropathie traten bei Herrn R. funktionelle Orgasmusstörungen auf, und er war nicht mehr in der Lage, die Erektion aufrechtzuerhalten. Über einen Zeitraum von zwei Jahren verschlimmerte sich das Problem, so dass er schließlich überhaupt keine Erektion mehr erreichte. Sein sexuelles Verlangen war aber nach wie vor vorhanden. Die sexuellen Störungen versetzten seinem Selbstkonzept einen Schlag, weil er sich immer als «Frauenheld» gesehen hatte und ansonsten auf sich selbst, sein Gewicht und seine körperliche Fitness achtete.

Mehrmals besprach er seine sexuellen Probleme mit der ambulanten Krankenschwester, die eine Sexualanamnese erhob, eine Überprüfung der Hormonspiegel veranlasste und ihn über die Möglichkeit eines Penisimplantats aufklärte. Herr R. wurde an eine urologische Fachklinik und eine Klinik für Sexualstörungen überwiesen, wo eine Überprüfung der Indikation für ein Penisimplantat vorgenommen wurde, das er schließlich auch erhielt. Der Heilungsprozess zog sich länger als erwartet hin, ein Umstand, der sich auf ihn und seine Partnerin entmutigend auswirkte. Nach drei Monaten jedoch war eine vollständige Wiederherstellung erreicht, und die Prothese erfüllte alle Erwartungen. Herr R. fragte sich, warum er bloß «so lange» gewartet hatte, um wieder Freude am Koitus haben zu können.

Tabelle 13-3: Auswirkungen von Krebserkrankungen auf die Sexualität

Lokalisation	Funktionelle Störung Organisch bedingt	Psychogen[2]	Auswirkungen auf Fortpflanzung und Fruchtbarkeit	Folgen für Partner/Partnerin
Zervix	Hysterektomie mit Verkürzung der Vagina: gewöhnlich keine funktionellen Störungen; Behandlung des Ca. in situ mit Konisation: keine funktionellen Störungen	gelegentlich	bei Hysterektomie oder Strahlentherapie mit Verdickung der Vagina: Unfähigkeit, Kinder zu haben	denkt vielleicht an Ansteckung mit dem Krebs, eigene Schädigung durch Strahlentherapie: glaubt eventuell, die Krebserkrankung verursacht zu haben.
Gebärmutter	Totale Hysterektomie, normalerweise: keine funktionellen Störungen	gelegentlich	siehe oben	siehe oben
Eierstöcke	bei Frauen in der Prämenopause mit beidseitiger Ovariektomie: Symptome wie in der Menopause	gelegentlich	bei beidseitiger Ovariektomie	siehe oben
Vulva	Einfache Vulvektomie: Stenose des Scheideneingangs; Radikale Vulvektomie: schließt Klitoridektomie ein, häufig verringerte Beweglichkeit	häufig, insbesondere verändertes Körperbild	normal bei Patientinnen in der Postmenopause	in den meisten Fällen
Brust	fehlende Erregungsfähigkeit der Brustwarzen	häufig verändertes Körperbild	keine, wenn keine Ovariektomie und Hormonbehandlung durchgeführt wurden	in den meisten Fällen
Prostata	Totale Entfernung führt zu Impotenz, retropubische und suprapubische Entfernung zu retrograder Ejakulation; hormonelle Manipulation und Orchidektomie (Hodenexstirpation) können Veränderungen im sexuellen Verlangen zur Folge haben.	häufig verändertes Selbstbild; Östrogensubstitution hat eine Gynäkomastie zur Folge	ja	häufig hat die Partnerin Angst, selbst Krebs zu bekommen
Hoden	Retroperitoneale Lymphknotenentfernung führt gewöhnlich zu retrograder Ejakulation und kann funktionelle	ja, bei Hodenexstirpation beidseits Verlust des	häufig	in den meisten Fällen

2 Da psychogene und organisch bedingte Funktionsstörungen in Wechselwirkung stehen, ist es oft schwierig, eine Unterscheidung vorzunehmen.

		Erektionsstörungen verursachen	Verlangens und eingeschränkte sexuelle Reaktionsfähigkeit		
Hoden		Retroperitoneale Lymphknotenentfernung führt gewöhnlich zu retrograder Ejakulation und kann funktionelle Erektionsstörungen verursachen	ja, bei Hodenexstirpation beidseits Verlust des Verlangens und eingeschränkte sexuelle Reaktionsfähigkeit	häufig	in den meisten Fällen
Blase		selten bei auf die Blase begrenztem Krebs; Zystektomie bei der Frau schließt den vorderen Teil der Vagina, Uterus und Urethra ein, beim Mann Prostata, Blase und Urethra.	ja; verändertes Körperbild und Harninkontinenz	normalerweise ja nach Strahlentherapie; häufig bei älteren Männern	ja
Darm/ Rektum		Funktionelle Erektionsstörungen bei anterio-posterior Resektion und Beteiligung der Nerven im Kreuzbeinbereich	ja, insbesondere bei Ostomie (Stomabildung)	keine, wenn keine Strahlentherapie durchgeführt wurde; gelegentlich bei Chemotherapie	ja
Leukämie		Chemotherapie und Nebenwirkungen können die Erektionsfähigkeit beeinträchtigen.	gelegentlich, insbesondere bei Erschöpfung	Chemotherapie hemmt Ovulation und Spermatogenese; Adaption nach Behandlungsende	in den meisten Fällen, insbesondere bei Patienten mit verminderter Energie und Funktionsstörungen; Partner fasst die Beschwerden möglicherweise als Ablehnung auf
Morbus Hodgkin		Beeinträchtigung des sexuellen Verlangens und der sexuellen Funktionsfähigkeit	in den meisten Fällen	wie oben; Strahlentherapie beeinträchtigt Hoden- und Ovarialfunktion; Empfängnisverhütung angeraten, da die Wirkung der Chemotherapie auf die Ovarialfunktion und Spermienreifung noch nicht geklärt ist.	

Quelle: Lamb & Woods (1981).

eingesetzt (Morales et al., 1988). Als Alpharezeptorenblocker hemmt Yohimbin die Freisetzung von Noradrenalin und wirkt somit der Vasokonstriktion entgegen, was den Blutfluss in den Penis erhöht. Ein weiterer, in manchen Fällen recht effektiver Wirkstoff ist Nitroglycerin, das in Form einer Paste direkt auf den Penis aufgebracht wird. Bei Diabetikern mit Potenzproblemen kann Nitroglycerin eine Erektion auslösen (Owen et al., 1989).

Bis in die siebziger Jahre hinein gab es keinerlei Studien über die Auswirkungen von Diabetes mellitus auf die sexuelle Gesundheit von Frauen. Zwischen erhöhtem Blutzuckerspiegel und verminderter Lubrikation besteht jedoch ein offensichtlicher Zusammenhang. In einer deskriptiven Studie an Frauen mit insulinabhängigem und nicht-insulinabhängigem Diabetes mellitus kam LeMone (1996) zu dem Ergebnis, dass von allen Veränderungen im sexuellen Reaktionsvermögen eine verminderte Lubrikation durchwegs am häufigsten auftrat. Auch Schmerzen, die auf geringere Blutfülle und mangelnde Lubrikation zurückzuführen waren, trugen zu einer Senkung der Orgasmusfähigkeit bei. Als Grund für Beschwerden beim Geschlechtsverkehr kommt auch die bei Diabetikerinnen häufiger vorkommende Vaginitis in Frage (Katzin, 1990).

Wie es scheint, sind Frauen mit Diabetes auch anfälliger für Scheideninfektionen. Dies ist wahrscheinlich auf die erhöhte Glukosekonzentration im Gewebe zurückzuführen, wodurch sich ideale Wachstumsbedingungen für Bakterien ergeben. Moniliasis (Candidamykose) ist die häufigste Form der vaginalen Infektion bei Diabetikerinnen. Sie verursacht einen übelriechenden Ausfluss und führt zu verminderter Lubrikation, Juckreiz und Aufweichung des Gewebes, was den Verkehr schmerzhaft machen kann.

Arthritis und sonstige Erkrankungen des Bewegungsapparates

Es gibt recht wenig Literatur über die Auswirkungen von Muskel- und Knochenerkrankungen auf die Sexualität. Dennoch machen gerade diese Krankheiten die größte Kategorie der Gesundheitsstörungen aus, die eine Beeinträchtigung bei der Ausübung der Aktivitäten des täglichen Lebens zur Folge haben (Lim, 1995).

Weitverbreitete Erkrankungen des Bewegungsapparates wie Osteoarthritis und rheumatoide Arthritis gehen mit vielen physischen und psychosozialen Problemen einher, die sich nachteilig auf das sexuelle Verlangen, die sexuelle Befriedigung und die sexuelle Funktionsfähigkeit auswirken (Lim, 1995). An physischen Problemen stehen bei den erwähnten Arthritisformen chronische Schmerzen und Müdigkeit im Vordergrund. Diese beiden Symptome sowie die Gelenkversteifung tragen zum Verlust des sexuellen Verlangens und einem Mangel an sexueller Befriedigung bei. Schmerzen beeinträchtigen die Gelenkbewegung und ziehen dadurch eine Einschränkung in der Beweglichkeit und eben auch eine Schmälerung der sexuellen Funktionsfähigkeit nach sich. Zwar ist es offensichtlich, dass eine Verminderung der Beweglichkeit von Hüfte, Knie und Rücken den Geschlechtsverkehr erschwert, doch auch eine Arthritis in den Handgelenken hat nachhaltige Auswirkungen auf die Wendigkeit und behindert die Stoßbewegung oder die Liebkosung des Partners.

Nebenwirkungen von Medikamenten wie Kortikosteroiden bilden eine weitere Ursache für Müdigkeit und Abschwächung des sexuellen Verlangens (Katzin, 1990). Gleichermaßen kann die Toxizität von Arzneimitteln, die von Klienten mit rheumatoider Arthritis eingenommen werden, die sexuelle Funktionsfähigkeit beeinflussen (Dale, 1996).

Die psychosozialen Komponenten der Erkrankungen des Bewegungsapparates haben ebenfalls Einfluss auf die Sexualität. Ein Aspekt in diesem Zusammenhang können Körperbildstörungen sein, die sich aufgrund von Gelenkdeformitäten oder Einschränkungen der Beweglichkeit einstellen. Liegt eine Erkrankung des Bewegungsapparates vor, wirkt sich die bei chronischen Krankheiten häufig vorkommende Begleitdepression möglicherweise auf alle Komponenten der Sexualität aus.

Apoplexie

Obwohl in den USA der zerebrovaskuläre Insult die Hauptursache für Behinderung und Tod darstellt, wurden der Untersuchung seiner Auswirkungen auf die sexuelle Funktionsfähigkeit bislang nur wenige Studien gewidmet. Sexualstörungen bei Schlaganfallklienten bilden ein komplexes Problem. Nach Monga und Ostermann (1995) ist die sexuelle Dysfunktion in solchen Fällen nur selten ausschließlich eine Folge des Schlaganfalls, sondern eher einer Vielzahl damit zusammenhängender medizinisch relevanter Begleitumstände wie Diabetes, Hypertonie und koronarer Herzkrankheit, die dem Schlaganfall häufig vorausgehen. Außerdem leisten viele Medikamente, die von den Betroffenen eingenommen werden müssen – Antihypertensiva, Antidepressiva und Schlafmittel – einer funktionellen Sexualstörung Vorschub.

Ursache sexueller Schwierigkeiten bei Schlaganfallpatienten können organische Schädigungen sein oder Veränderungen im psychosozialen oder kognitiven Bereich. Als organische Schädigungen gelten beim Mann die partielle oder totale Unfähigkeit, eine Erektion zu erreichen sowie eine verlangsamte oder retrograde Ejakulation. Bei Frauen kann es zu verminderter Lubrikation und Anorgasmie kommen (Monga & Ostermann, 1995; Ducharme et al., 1993; Bronstein et al., 1991). Die mit dem Schlaganfall einhergehenden funktionellen Beeinträchtigungen können auf indirekte Weise ebenfalls zu einer Sexualstörung führen, zum Beispiel wenn eine Lähmung den Klienten daran hindert, die Körperhaltung während des Geschlechtsaktes zu verändern. Schmerzen, eingeschränkte Empfindungsfähigkeit und Erschöpfung sind typische Begleiterscheinungen des Schlaganfalls und bedingen sicherlich ebenfalls ein Absinken des Verlangens nach sexueller Aktivität. Hinzu kommt, dass ein linksseitiger Insult häufig von Aphasie oder Dysphasie begleitet wird, was es erschwert, die Worte oder sexuellen Hinweise des Partners zu verstehen.

Nach Bronstein und Mitarbeitern (1991) treten bei Personen mit Schlaganfällen unter Beteiligung der linken Gehirnhälfte gravierendere sexuelle Dysfunktionen auf. Es besteht jedoch keine allgemeine Übereinstimmung darüber, ob rechtsseitige oder linksseitige Insulte die ausgeprägteren Störungen verursachen (Monga & Ostermann, 1995).

Ebenfalls beteiligt sind verschiedene psychosoziale und kognitive Faktoren. Erzwungene Verhaltensänderungen infolge eines Schlaganfalls schwächen vermutlich das sexuelle Verlangen und dämpfen den Genuss sexueller Intimität. Möglicherweise gehen auch Depressionen, Rückzugsverhalten und emotionale Labilität mit dem Schlaganfall einher und beeinträchtigen indirekt die sexuelle Funktionsfähigkeit (Bronstein et al., 1991).

Der primäre Prädiktor für eine «bessere» sexuelle Funktionsfähigkeit nach einem Schlaganfall besteht im Sexualverhalten vor dem Insult. Klienten, die schon vorher häufiger sexuell aktiv waren, haben eine bessere Prognose in dieser Hinsicht (Bronstein et al., 1991). Nicht vergessen werden sollte jedoch, dass der Geschlechtsverkehr nur eine Komponente der Sexualität darstellt und andere Aspekte dabei nicht einbezogen sind.

Chronische Niereninsuffizienz

Wie es scheint, besteht ein Zusammenhang zwischen dem Fortschreiten dieser Krankheit und der Abschwächung des sexuellen Verlangens, dem Ausmaß der Erektionsstörung, der Erregungsfähigkeit (bei Frauen) und der Intensität des Orgasmus (Steele et al., 1976). Im Rahmen einer kritischen Durchsicht der Literatur über die Folgen von terminaler Niereninsuffizienz für die sexuelle Funktionsfähigkeit kam Sackett (1990) zu folgendem Schluss: «Verminderte Orgasmusfähigkeit, Unfruchtbarkeit und Erektionsschwierigkeiten sind zwar als Problem erkannt, spezifische kausale Faktoren lassen sich aber nicht feststellen, und zwar wegen der großen Anzahl von Variablen, die mit der Erkrankung selbst, den Behandlungsmethoden sowie den Eigenheiten der Klienten und ihrer Partnerbeziehungen verbunden sind.»

Die Hälfte der Männer mit Urämie klagten über Impotenz und einen Rückgang der Häufigkeit des Geschlechtsverkehrs, wobei kein Unterschied zwischen dialysepflichtigen und nichtdialysepflichtigen Klienten zu erkennen war (Procci et al., 1981). Ein Viertel bis die Hälfte der Betroffenen hatten Erektions- oder Ejakulationsstörungen, wobei die abnehmende sexuelle Funktionsfähigkeit stark mit dem Verlauf der Urämie korreliert war (Berkman et al., 1982). Männer im Urämie-Stadium weisen geringere Testosteronspiegel auf. Nach gelungener Nierentransplantation normalisieren sich diese allerdings wieder und führen zum Wiedererstarken des sexuellen Verlangens, obwohl die anderen sexuellen Dysfunktionen unvermindert fortbestehen (Lim & Fang, 1975).

Bei Frauen hat chronisches Nierenversagen Menstruationsveränderungen und Unfruchtbarkeit zur Folge. Wegen des Östrogenmangels können verminderte Lubrikation und atrophische Vaginitis auftreten. Eine erfolgreiche Transplantation wirkt sich positiv auf die Fertilität aus, und es besteht die Möglichkeit für eine normale Schwangerschaft (Feldman & Singer, 1974).

Rückenmarksverletzungen

Bei Rückenmarksverletzungen hängt die Art der Funktionsstörung von der Höhe der Läsion ab sowie davon, ob es sich um einen kompletten oder inkompletten Querschnitt handelt. Im allgemeinen können Männer mit einem Querschnitt in Höhe von L2 und niedriger keine Erektion mehr erreichen, ein Samenerguss ist aber möglich (Boller & Frank, 1982); manchen gelingt sogar der Koitus, und sie kommen zu einem Orgasmus. Bei oberhalb der Lendenwirbelsäule liegenden Verletzungen mit komplettem Querschnitt ist zwar vereinzelt eine Erektion möglich, sie ist aber nur von kurzer Dauer; ein Orgasmus stellt sich selten ein (Boller & Frank, 1982). Die Fruchtbarkeit ist generell beeinträchtigt, auch wenn der dahinterstehende Mechanismus nicht geklärt ist.

Wie auch bei anderen sexuellen Funktionseinschränkungen aufgrund von Krankheit und Behinderung wurden weit weniger Studien über Frauen mit Rückenmarksverletzungen durchgeführt als über Männer. Allgemein kann gesagt werden, dass ungeachtet der Höhe der Verletzung der Koitus für Frauen wahrscheinlich eher möglich ist als für Männer. Dies liegt wohl daran, dass bei Frauen keine intensiven vasokonstriktiven Veränderungen erforderlich sind, um geschlechtlich verkehren zu können. Bei Frauen mit einem kompletten Querschnitt bleibt der typische Orgasmus zwar aus, doch kann durch taktile Stimulation von Körperbereichen, die von Wirbelsäulensegmenten oberhalb des Querschnitts innerviert werden, ein hoher Grad an Erregung erreicht werden (Griffith & Trieschmann, 1975).

Die Menstruation normalisiert sich innerhalb von 6 bis 12 Monaten nach der Verletzung, und es bestehen nicht mehr oder weniger Schwierigkeiten in Bezug auf Empfängnis und Gebären als bei gesunden Frauen. Möglicherweise verläuft die Schwangerschaft wegen autonomer Reflexstörungen (Dysreflexie), Harnwegsinfektionen und vorzeitiger Wehen insgesamt etwas komplizierter (Goller & Paeslack, 1972).

13.2.3 Unerwünschte Arzneimittelwirkungen auf die Sexualfunktion

In **Tabelle 13-4** (auf S. 476) findet sich – nach Stoffklassen geordnet – eine Zusammenstellung von Wirkungen, die diverse Arzneimittel auf die sexuelle Funktionsfähigkeit sowohl bei Männern als auch bei Frauen haben. Über medikamentös bedingte Effekte beim Mann liegen weitaus mehr Informationen vor. Dies liegt hauptsächlich daran, dass Erektion und Ejakulation sichtbar und daher besser objektiv zu erfassen sind als Störungen bei Frauen, die meistens über subjektive Berichte eruiert werden müssen (Kolodny et al., 1979). Bei den am häufigsten verordneten Stoffklassen zeigten sich vier konsistente Befunde: Abnahme des sexuellen Verlangens, Gynäkomastie (Vergrößerung der Brustdrüse beim Mann), Impotenz und verzögerte bzw. fehlende Ejakulation (Soyka & Mattison, 1981).

Viele Medikamente gegen Bluthochdruck wirken sich nachteilig auf die Sexualfunktion aus. Nicht selten wird gerade bei diesen Arzneimitteln die Compliance zum Problem, weil es sich bei Hypertonie um eine «stumme» Krankheit handelt, die völlig symptomlos verlaufen kann und die Klienten nicht per se zur Einnahme ihrer Medikamente veranlasst. Treten nun zusätzlich Nebenwirkungen in sexueller Hinsicht auf, wird die Kooperationsbereitschaft noch mehr beeinträchtigt (Blackwell, 1973). Kolodny und Mitarbeiter (1979) schlagen folgende Richtlinien vor, die bei Beginn einer Therapie gegen Bluthochdruck beachtet werden sollten:

- Erhebung einer gründlichen Sexualanamnese als Ausgangspunkt der Betreuung.
- Vermeidung der Annahme, dass sexuelle Dysfunktionen automatisch medikamentenbedingt sind. Besondere Aufmerksamkeit sollte psychischen Faktoren, gleichzeitig vorhandenen Krankheiten und dem Alkoholkonsum gewidmet werden – Einflussgrößen, die die Störung bedingen oder mitbedingen können.
- Thematisierung sexueller Probleme bei jedem Besuch. Die so gewonnenen Informationen erlauben es, Toleranzgrenzen gegenüber der Dosierung festzulegen, und sie helfen bei der Einschätzung sexueller Schwierigkeiten, bevor der Klient die Behandlung fortsetzt.
- Bereitschaft zur Zusammenarbeit mit dem Klienten, wenn es um die Einnahme bestimmter Medikamente oder deren Dosierung geht. Eine Hochdrucktherapie erfordert oft eine Kombination von Arzneimitteln mit unterschiedlichen Wirkungen, weshalb nur bedingt mit Synergieeffekten zu rechnen ist.

In der Vergangenheit haben sich Ärzte und andere Gesundheitsexperten gar nicht gerne der Aufgabe gestellt, ihre Klienten über mögliche sexuelle Nebenwirkungen der Medikation aufzuklären (Ascione & Raven, 1975). Und dies ungeachtet der Tatsache, dass die meisten Patienten vollständig über die Medikamente informiert sein möchten, die sie einnehmen (Cyr & McLean, 1978). Eine Studie von Meichelbaum und Turk (1987) ergab jedoch, dass warnende Hinweise auf mögliche Nebenwirkungen weder zu einer höheren Inzidenz von Nebenwirkungen noch zu einer Senkung der Compliance führten. Aufgrund der eindeutigen Befundlage kamen die Autoren zu dem Schluss, dass im Rahmen der Patientenedukation mögliche Nebenwirkungen im Kontext von Patientenerwartungen und angestrebten Behandlungsergebnissen diskutiert werden sollten.

Alkoholkonsum

Es besteht kein Zweifel daran, dass der andauernde Konsum von Alkohol, aber auch der zeitlich begrenzte, zur Beeinträchtigung der sexuellen Funktionsfähigkeit führt. Alkohol wirkt unmittelbar dämpfend auf das zentrale Nervensystem und hemmt den Reflexbogen zur Übertragung sexueller Erregung (Farkas & Rosen, 1976). Außer zu hormonellen Störungen kommt es bei Alkoholkranken, bedingt durch Fehlernährung, auch häufig zu Anämie (Straus, 1973) und peripherer Neuropathie (Morgan & Sherlock, 1977). Liegt eine chronische Leberinsuffizienz vor, tragen die daraus resultierenden physiologischen Probleme noch zusätzlich zur sexuellen Dysfunktion bei.

Alkohol hemmt die Erektion, und zwar auch dann, wenn die Konzentration im Blut deutlich unterhalb des Intoxikationsspiegels liegt, (Farkas & Rosen, 1976). Nach Gordon und Mitarbeitern (1976) senkt Alkohol bei gesunden jungen Männern den Testosteronspiegel im Blut. Bei Männern mit chronischem Alkoholkonsum zeigte sich auch unter Berücksichtigung des Alters eine Abschwächung des sexuellen Verlangens. Annähernd 40 % waren impotent und 5 bis 10 % hatten Ejakulationsschwierigkeiten (Lemere & Smith, 1973). Die Ursachen sexueller Probleme bei Männern liegen teilweise in der Abnahme der Testosteronbildung und in der herabgesetzten Proteinbindung des Testosterons. Auch die Spermatogenese ist beeinträchtigt (Van Thiel, 1976).

Eine Studie an alkoholkranken Frauen ergab, dass 30 bis 40 % der Probandinnen Schwierigkeiten mit der sexuellen Erregbarkeit hatten und

Tabelle 13-4: Auswahl von Arzneimitteln mit nachteiliger Wirkung auf die Sexualfunktion

Wirkstoff und Stoffklasse	Veränderung des sexuellen Verlangens	Impotenz (Mann) oder verminderte Lubrikation (Frau)	Gynäkomastie oder Galaktorrhö	Beeinträchtigung der Orgasmusfähigkeit	Veränderung der Menstruation	Hormonelle Veränderungen
I. Diuretika						
a. Thiazid		Impotenz				
b. Spironolacton	bei hohen Dosen	Impotenz	Gynäkomastie		bei hohen Dosen	Antiandrogene Eigenschaften
c. Furosemid		Impotenz				
II. Antihypertensiva						
a. Propanolol (Betarezeptorenblocker)	gelegentliche Abnahme	Impotenz				
b. Methyldopa	Abnahme	beides	Gynäkomastie	Frauen: Ausbleiben des Orgasmus Männer: geringere oder gehemmte Ejakulation		
c. Vasodilatanzien	Abnahme bei hohen Dosen					
d. Clonidin	Abnahme	Impotenz	Gynäkomastie	verringerte oder keine Ejakulation		
e. Reserpin						
III. Psychopharmaka						
a. Phenothiazine	ja	beides	beides	verringerte oder keine Ejakulation	ja	
b. Thioridazin		Impotenz	Galaktorrhö	verringerte oder keine Ejakulation	ja	erhöht Testosteronspiegel
c. Triflupromazin			Gynäkomastie	verringerte oder keine Ejakulation		
d. Haldol		beides	beides	verringerte oder keine Ejakulation		
e. Lithium	ja		Gynäkomastie			
f. Trizyklische Antidepressiva	ja	gelegentlich Impotenz				
g. Benzodiazepine, Oxazepam	ja		Galaktorrhö		ja	

IV. Barbiturate	ja	beides			
V. Aminoglykoside		Gynäkomastie			erhöht Östrogenspiegel; senkt Testosteronspiegel
VI. Alkohol		beides			senkt Testosteronspiegel
VII. Cimetidin			Gynäkomastie		verringert Spermienzahl
VIII. Anticholinergika		teilweise verminderte Lubrikation, Impotenz			
IX. Flagyl	ja				
X. Antiandrogene a. Clofibrat b. Östrogene (bei Männern)	ja	Impotenz Impotenz	Gynäkomastie Gynäkomastie	ja	
XI. Steroide	ja				
XII. Andere a. Heroin, Kokain	verstärktes Verlangen (bei geringer Dosis)	Impotenz			
b. Marijuana		Impotenz bei höheren Mengen	Gynäkomastie		senkt Testosteronspiegel

Quellen: Kolodny et al. (1979), Kaplan (1974), Soyka & Mattison (1981), Wise (1984)

15 % einen weniger intensiven Orgasmus erlebten oder seltener zum Orgasmus gelangten (Kolodny et al., 1979). Im Vergleich zu alkoholabhängigen Männern sind Alkoholikerinnen weitaus anfälliger für die Entwicklung einer Leberzirrhose; ähnliches gilt wahrscheinlich auch für die Auswirkungen des Alkohols auf das endokrine System (Morgan & Sherlock, 1977).

13.2.4 Krankheitsbedingte Folgen für den Sexualpartner

Mit großer Wahrscheinlichkeit waren die Klienten vor dem Eintritt von Krankheit oder Behinderung in verschiedenen sozialen Rollen engagiert, haben ihren Beitrag im Haushalt geleistet und waren in der Lage, ihre Sexualität in einer für die Gesellschaft akzeptablen Form zum Ausdruck zu bringen. Chronische Krankheit mit ihren zahlreichen und vielschichtigen Ausprägungen und Folgen verändert den früheren Funktionsstatus und wirkt sich oft nachteilig auf zwischenmenschliche Beziehungen aus, insbesondere auf Beziehungen zu Menschen, die dem Klienten am nächsten stehen. Im allgemeinen sind auch sexuelle Beziehungen davon betroffen.

In einer Studie von Sadoughi und Mitarbeitern (1971) ergab sich bei 78 % der chronisch kranken männlichen Probanden ein Rückgang des Interesses an sexuellen Aktivitäten. Lediglich 42 % davon waren jedoch der Meinung, dass sich ihre Ehepartnerinnen häufiger Sex wünschten. Auch zeigte sich bei Männern eine stärkere Abnahme des sexuellen Interesses als bei Frauen – ein Befund, der wohl einen erklärenden Hinweis dafür liefert, warum die Probandinnen mehr zu der Ansicht neigten, ihre Partner seien mit der ehelichen Beziehung zufrieden.

Yoshimo und Uchida (1981) befragten Frauen mit rheumatoider Arthritis. Über die Hälfte davon nahm eine ablehnende Haltung gegenüber den sexuellen Annäherungen ihrer Ehemänner ein. Bei beiden Geschlechtern konstatierten die Autoren einen 60-prozentigen Zusammenhang zwischen den Behinderungen und der Unzufriedenheit mit dem Sexualleben, wobei sich die Probanden um das eigene sexuelle Verlangen genauso Sorgen machten wie um das ihrer Ehepartner.

Harris und Kollegen (1982) untersuchten die sexuellen Überzeugungen von 96 Frauen mit gynäkologischen Krebserkrankungen und die Einstellungen ihrer Partner. Die Studie ergab, dass die sexuelle Aktivität und die Häufigkeit von Gesprächen über sexuelle Belange nach der Operation abnahmen. Nicht selten wurden die Partner von Schuldgefühlen geplagt und dachten, sie hätten die Krankheit verursacht. Diese Überzeugung, verbunden mit der Furcht, bei der Partnerin Schmerzen auszulösen und der Sorge um ihre Gesundheit, wurde als Hauptgrund für die Abnahme sexueller Aktivität angegeben.

Klienten mit Herzkrankheiten und deren Ehefrauen äußerten zu 51 % Furcht vor sexueller Aktivität, obwohl nahezu zwei Drittel dieser Paare durchschnittlich 10,8 Wochen nach dem Myokardinfarkt des Mannes wieder sexuell aktiv wurden (Papadopoulos et al., 1983; Papadopoulos et al., 1980). Die Befürchtungen bezogen sich auf Anziehungskraft, Sicherheit und Freude am Sex im Vergleich zur Situation vor Eintritt der Krankheit.

In einer Studie an 32 Klienten, die sich einer Heimdialyse unterzogen, berichteten drei Viertel der Probanden über mangelnde sexuelle Befriedigung, was wiederum zu weniger Leidenschaftlichkeit und einer Abnahme in der Häufigkeit des Geschlechtsverkehrs führte (Berkman et al., 1982). Eine ähnliche, von Abram und Mitarbeitern (1975) durchgeführte Studie, ergab bei 45 % der Probanden eine Abnahme des sexuellen Verlangens oder der Potenz – oder beides. Die Klienten zogen sich von ihren Ehepartnerinnen zurück, um ihre ohnehin reduzierten Energiereserven zu erhalten. Von den Frauen wurden psychische Auswirkungen auf die eigene Sexualität im allgemeinen abgestritten, und sie tendierten dazu, eine verteidigende und beschützende Haltung gegenüber ihren Männern einzunehmen.

Hanson (1982) untersuchte an 128 Klienten die Effekte von chronischer Lungenkrankheit auf das tägliche Leben und die Sexualität. 67 % davon betrachteten die Auswirkungen der Krankheit auf das eheliche Sexualleben als denjenigen Krankheitsaspekt, der mit den größten Nachteilen verbunden war. Fast die Hälfte meinte, dass sich die emotionale Beziehung zu ihrem Ehepartner durch die Krankheit verschlechtert hätte, aber viele waren auch der Meinung, dass sie ihrem Partner dadurch näher gekommen seien.

Wenn die Krankheit einen entstellenden operativen Eingriff erforderlich macht, spielt der Partner eine entscheidende Rolle im Anpassungsprozess. So ergab beispielsweise eine Studie an 60 Frauen, die sich einer Mastektomie unterziehen mussten, dass 70 % davon vor der Operation keine Probleme hatten, sich in Gegenwart ihres Ehepartners auszuziehen. Während eines Zeitraumes von drei Monaten nach dem Eingriff war dies nur noch bei 35 % der Fall. Eine nach 8 Jahren durchgeführte Nachfolgestudie zeigte, dass sich nun wieder 53 % im Beisein ihrer Partner entkleideten. Vor dem Eingriff waren 76 % während sexueller Aktivitäten nackt, acht Jahre danach immer noch nur 45 %. Andererseits berichtete etwa die Hälfte der Frauen, dass ihnen ihre Partner nach der Mastektomie beim Sex mehr Zärtlichkeit entgegenbrachten als davor. Diese Studie legt nahe, dass sich diejenigen Frauen besser anpassen können, deren Ehemänner ihr verändertes Aussehen akzeptieren (Frank et al., 1978). Ähnliche Befunde legten Jusenius (1981) sowie Burnham und Mitarbeiter (1977) vor.

Eine Vielzahl weiterer Probleme für Paare können sich aus der Rollenverteilung innerhalb der Beziehung ergeben. Dazu gehören Passivität, Abhängigkeit (besonders wenn diese schon vor der Erkrankung bestand), finanzielle Belastungen, Scham, Wut, Furcht vor dem Verlassenwerden oder vor Ablehnung, Verlust von Freunden und Angst vor dem Tod. In Zusammenhang mit sexuellen Problemen bei Rückenmarksverletzungen stellt Glass (1976) die einleuchtende Frage: «Kann ein Ehegatte, der rund um die Uhr und sieben Tage die Woche den Partner pflegt und betreut, auch ein guter Liebhaber sein?» Zusammenfassend lässt sich feststellen: wenn der eine Partner in einer sexuellen Beziehung von Krankheit betroffen wird, wirkt sich das auch auf die Sexualität des anderen aus.

13.2.5 Gesellschaftliche Einflüsse auf die Sexualität

Unsere Gesellschaft sieht in Jugend und Schönheit erstrebenswerte Ideale und schreibt den Jungen und Schönen Leidenschaft und sexuelle Ausdrucksfähigkeit zu. Infolgedessen ist für viele Menschen Krankheit gleichbedeutend mit hohem Alter, und das trotz der Tatsache, dass Krankheit – und gerade chronische Krankheit – alle Altersgruppen betrifft. Obwohl unsere Gesellschaft allmählich dazu übergegangen ist, die sexuellen Bedürfnisse älterer Menschen mit mehr Wohlwollen und teilweise sogar realistisch zu betrachten, herrscht nach wie vor die irrtümliche Überzeugung vor, dass mit Alter, Krankheit oder Behinderung auch das Bedürfnis oder Verlangen nach Sexualität versiegt.

Institutionalisierte ältere Menschen

Diese ungerechtfertigten gesellschaftlichen Vorannahmen werden besonders offensichtlich in Einstellungsmustern gegenüber der Sexualität von Personen, die in Heimen leben. Paradowski (1977) befragte 155 chronisch kranke Pflegeheimbewohner und stellte fest, dass sich ein Drittel davon in einer aktiven Beziehung befanden; weitere 25 % meinten, sie würden gerne eine Beziehung zu einem heterosexuellen Partner eingehen. Eine ganze Reihe der Befragten ohne Partner berichtete, dass sie sich selbst befriedigten. In einer Studie an 63 Bewohnern eines Pflegeheims war die Mehrheit der Ansicht, dass sexuelle Aktivität zwar für andere in Pflegeheimen lebende ältere Menschen durchaus angemessen sei, für sie selbst aber nicht in Frage käme. Männer und Frauen vertraten unterschiedliche Ansichten darüber, aus welchen Gründen das jeweils andere Geschlecht wohl an sexueller Aktivität interessiert sei (Wasow & Loeb, 1979). Diese Überzeugungen standen zweifellos unter dem Einfluss der Kultur, in der die Befragten aufgewachsen waren. Die Autoren beider Studien schlagen vor, dass die betreffenden Institutionen Bewohnern und Bewohnerinnen, die eine sexuelle Beziehung eingehen möchten, ein höheres Maß an Privatsphäre einräumen und ihnen mehr als bisher Gelegenheit verschaffen, ihren sexuellen Bedürfnissen nachkommen zu können.

Intelligenzminderung

Von allen Behinderungen stellt die Intelligenzminderung – früher als geistige Behinderung bezeichnet – die häufigste dar (Chigier, 1992). In der Vergangenheit war es allgemein üblich, erwachsenen Menschen mit einer unvollständigen Entwicklung der geistigen Fähigkeiten von sexuellen Beziehungen auszuschließen. In den späten sechziger Jahren und Anfang der Siebziger änderte sich in den USA diese Auffassung allmählich. Der Wandel war die Folge energischer Bemühungen von Gruppen wie der «National Association of Retarded Citizens» und der «Association for Persons with Severe Handicaps» (Chigier, 1992). Diese Vereinigungen machten zum einen verstärkt die Bürgerrechte dieses Personenkreises geltend und gaben zum anderen den Anstoß, die gesellschaftlich festgelegten Definitionen dessen, was «normal» ist, neu zu überdenken.

Von noch größerer Bedeutung waren die damaligen Bemühungen, Personen mit Intelligenzminderung aus den Institutionen zu entlassen und in allgemein übliche Wohnformen einzugliedern (Blomberg, 1988; Kempton & Stiggall, 1989). Der mit den gemeindenahen Programmen erzielte Erfolg brachte eine Veränderung in der Einstellung gegenüber dem Sexualverhalten dieser Menschen mit sich (Blomberg, 1988). Mittlerweile wird eher akzeptiert, dass auch sie sexuelle Bedürfnisse und Empfindungen haben und genauso wie andere das Recht besitzen, diese zum Ausdruck zu bringen. Es sollte allerdings angemerkt werden, dass dieser Gesichtspunkt der Normalisierung bei den Eltern intelligenzgeminderter Kinder nicht immer auf Zustimmung stößt. Eine unlängst durchgeführte Befragung betroffener Eltern brachte zu Tage, dass 53 % davon die Sterilisation ihrer Kinder in Erwägung zogen, und eine breite Mehrheit war der Ansicht, dass alleine die Eltern – eventuell unter Mitwirkung eines Arztes – das Recht haben sollten, im Namen der behinderten Person über diese Frage zu entscheiden. Deshalb halten es die Verfasser der Studie für notwendig, den Ängsten der Eltern im Hinblick auf Sexualität und Fortpflanzung mehr Beachtung zu schenken, denn gerade mit der wachsenden Bedeutung der gemeindenahen Gesundheitsversorgung kommen Ängste dieser Art immer mehr an die Oberfläche.

Pflegefachkräfte und sonstige Fachkräfte im Gesundheitswesen, die mit intelligenzgeminderten Menschen und ihren Eltern arbeiten, sollten detailliert über die Rechte informiert sein, die bei dieser Personengruppe mit der sexuellen Entfaltung und Aufklärung verbunden sind. Um die Betroffenen auf das Leben in der Gemeinschaft vorzubereiten, müssen ihnen zu gegebener Zeit geeignete edukative Maßnahmen über Sexualität angeboten werden. Das Hauptanliegen solcher Maßnahmen sollte darin bestehen, den Sicherheitsbedürfnissen dieser Personengruppe Rechnung zu tragen. Denn Menschen mit geminderten geistigen Fähigkeiten werden mit viermal höherer Wahrscheinlichkeit sexuell missbraucht als Nichtbehinderte, wobei in 99 % der bekannten Fälle Opfer und Täter miteinander bekannt sind (Muccigrosso, 1991).

Ein Sexualerziehungsprogramm für Kinder mit Intelligenzminderung sollte nach Ansicht zahlreicher Fachleute folgende Bereiche abdecken:

- Namen und Funktionen von Körperteilen
- physische und emotionale Veränderungen in der Pubertät
- angemessene und unangemessene Verhaltensweisen
- Unterschiede zwischen dem Verhalten in der Öffentlichkeit und im Privatbereich
- Geschlechtsverkehr und Verhütungsmaßnahmen

- Risiken und Konsequenzen sexueller Aktivität
- Ehe und Elternschaft
- Vermeidung von sexueller Ausbeutung und sexuellem Missbrauch. (Blomberg, 1988; Kempton & Stiggal, 1989; Muccigrosso, 1991)

Erworbenes Immunschwächesyndrom (AIDS)

Ein Gesundheitsproblem, das sich unserer Gesellschaft in zunehmendem Maße stellt, ist AIDS. Die von der HIV-Infektion ausgehenden Gefahren haben landes- und weltweit die Regeln des Sexuallebens auf den Kopf gestellt, und zwar für Homosexuelle und Heterosexuelle gleichermaßen. Im Laufe der letzten Jahre entwickelte unsere Gesellschaft eine gewisse Toleranz gegenüber Homosexualität. Homosexuelle Männer und Frauen machen mittlerweile zwischen 1 und 6 % der Bevölkerung aus. Nach Einschätzung einiger Experten existiert jedoch eine erhebliche Dunkelziffer, weshalb die wirklichen Zahlen weit höher sein dürften (Rogers, 1993).

Die AIDS-Bewegung hat einen nachhaltigen Wandel in der Beziehung der Gesellschaft zur Erkrankung erreicht, weil AIDS-Kranke aus der Not heraus zu sozialen Reformern auf dem Gebiet der Patientenrechte und der Gesundheitsversorgung geworden sind (Defert, 1990). Zu Beginn der Epidemie boten sowohl die Ärzteschaft als auch die Gesellschaft insgesamt den AIDS-Kranken und AIDS-Gefährdeten nur wenig Hilfe. Deshalb hielten es viele der Betroffenen für notwendig, sich zu organisieren. Dadurch sollte sichergestellt werden, dass obdachlose Patienten mit Lebensmitteln und Unterkunft versorgt und die bürgerlichen Freiheiten der von Diskriminierung Bedrohten geschützt wurden. Diese Organisationen sorgten außerdem für die Aufklärung der Mitglieder von Risikogruppen und setzten sich für medizinische Forschung und unbürokratischen Zugang zu neuen Behandlungsmöglichkeiten ein. AIDS-Kranke sind häufig außerordentlich gut über ihre Krankheit informiert und zeigen große Bereitschaft, an der Behandlung mitzuwirken. Deswegen besitzen sie die Funktion einer Triebfeder bei der Veränderung der Art und Weise, wie chronisch Kranke insgesamt von der Ärzteschaft und anderen Gesundheitsexperten gesehen und behandelt werden (Defert, 1990).

13.3 Gesundheitsversorgung bei sexuellen Problemen

Für den Pflegeberuf stellt der Umgang mit sexueller Gesundheit eine relativ neue Domäne dar. Dennoch sollte dieser Bereich bei der Edukation von Klienten und Familien als ebenso wichtig erachtet werden wie die Versorgung mit Medikamenten oder der Krankheitsprozess selbst. Ob eine Pflegefachkraft in der Lage ist, die Sexualität eines Klienten in ihre Überlegungen einzubeziehen, hängt entscheidend davon ab, ob sie die eigene Sexualität akzeptiert (Greco, 1996). Wer sich in sexueller Hinsicht wohl und ausgeglichen fühlt, besitzt erhöhte Sensibilität für diesbezügliche Probleme der Klienten. Bringt die Pflegekraft die Akzeptanz der eigenen Sexualität durch Worte und Benehmen zum Ausdruck, spüren die Klienten, dass sie Freiraum haben, ihrerseits Gefühle in Bezug auf die eigene Sexualität zu äußern.

Damit die Arbeit mit den Klienten effektiv verläuft, muss die Pflegefachkraft die Sexualität der Klienten und ihrer Partner und die damit verbundenen Werthaltungen so akzeptieren «wie sie eben sind» – und zwar auch dann, wenn sie den eigenen Vorstellungen in keiner Weise entsprechen. Sollte dies der Fall sein, muss vor allem vermieden werden, die Klienten und ihre Partner in eine Konfliktsituation zu bringen. Außerdem ist es besonders wichtig, sich darüber im klaren zu sein, dass manche Klienten nur sehr ungern mit Fremden über Sexualität sprechen. Daher muss den Klienten die Möglichkeit eingeräumt werden, das Angebot eines Gesprächs über dieses Thema auch ablehnen zu können (Wilson, 1995).

Verschiedene Studien liefern Hinweise darauf, dass Sex auch eine bedeutende Rolle bei der Anpassung an die chronische Krankheit insgesamt spielt (Greco, 1996; Ducharme et al., 1993). Wie sich gezeigt hat, führt eine bessere sexuelle Anpassung zu höherer sozialer, physischer und psychischer Funktionsfähigkeit, was wiederum für eine erfolgreiche Rehabilitation erforderlich ist (Berkman et al., 1978). Bei Personen mit Rückenmarksverletzungen korrelierte der Grad der sexuellen Anpassung sehr hoch mit dem Erfolg in der beruflichen Ausbildung und im Beruf selbst (Conine et al., 1979). Kranke oder behinderte Personen, die sich als anziehend einstufen und Formen der Sexualität genießen können, die nicht völlig auf die Funktion der Genitalien beschränkt sind, schätzen ihre persönlichen Stärken hoch und beschäftigen sich nicht in erster Linie mit ihren Einschränkungen (Cole & Cole, 1990).

Diverse Forschungsergebnisse sprechen dafür, dass viele Klienten in der Tat sexuelle Anliegen haben, über die sie gerne sprechen möchten; dabei wird von der Fachkraft erwartet, die Initiative zu ergreifen (Nosek et al., 1996). Außerdem weist vieles darauf hin, dass die Anwesenheit des Sexualpartners bei der Beratung gewünscht wird (Hock, 1977; Hartman et al., 1983). Für Pflegefachleute veranstaltete Workshops befassen sich mit Einstellungsveränderungen bezüglich des Sexualverhaltens, Verbesserung des Kenntnisstandes über Sexualität und Selbstsicherheit bei Gesprächen über Sexualität mit Klienten (Frazer et al., 1982; Mims et al., 1974).

Nach Dupont (1995) wird die Sexualität bei Klienten mit chronischer Krankheit vom medizinisch-pflegerischen Fachpersonal aus vielen Gründen nicht angesprochen. Dazu gehören auch die folgenden drei Überzeugungsmuster:

1. Sexuelle Aktivität ist gesunden Menschen vorbehalten.
2. Sexuelle Probleme sind krankheitsbedingt und besitzen keine psychische Komponente.
3. Chronische Krankheit ist ein geriatrisches Problem und hat deshalb nichts mit Sexualität zu tun.

Außerdem wird als Grund angegeben, dass sich das Fachpersonal bei Gesprächen über Sexualität unwohl fühlt (Dupont 1995, S. 135).

Von ausschlaggebender Bedeutung für jede Sexualberatung ist eine auf Vertrauen beruhende Beziehung zwischen Fachkraft und Klient. Dem Aufbau des Vertrauens dürfen keine Hindernisse entgegenstehen, und der Klient muss das

Gefühl haben, dass gerade in diesem sensiblen Bereich die Verschwiegenheitspflicht eingehalten wird. Ohne eine tragfähige Fachkraft-Klienten-Beziehung bringt die Beratung keinen Erfolg.

Bei der Betreuung in Fragen der Sexualität ist auch eine offene Kommunikation zwischen Klient, Partner und Pflegekraft außerordentlich wichtig (Bronstein et al., 1991). Diese Form des Umgangs miteinander bietet die Möglichkeit, die Auffassungen der Beteiligten im Hinblick auf Intimität und deren Bezug zu sexuellen Bedürfnissen zu erörtern und herauszuarbeiten. Leviton (1978) definiert *Intimität* als enge Beziehung zu einer anderen Person, die das Verlangen umfasst, mit ihr zusammen zu sein und den Kontakt mit ihr zu genießen. Vielleicht ist Intimität einfach nur die Sehnsucht, den anderen zu halten oder von ihm gehalten zu werden, ein Verlangen, sich dem anderen mitzuteilen oder anzuvertrauen. Innerhalb einer sexuellen Beziehung kann Intimität überhaupt nicht vorhanden sein, aber auch außerordentlich hochgeschätzt werden. Doch nicht nur der Intimitätsgrad variiert von Paar zu Paar; gleiches gilt für das Sexualverhalten, und Krankheit wirkt nur auf Teile davon ein. Krankheit mag zwar eine Veränderung des Sexuallebens unumgänglich machen, das Verhältnis zwischen den Partnern kann aber dennoch an Intimität und Vertrautheit gewinnen, wenn sie die Bemühungen um eine gute Beziehung intensivieren. Einfühlsame Kommunikation macht es vielen Paaren leichter, aufeinander einzugehen und das Gefühl zu entwickeln, dem Partner Freude bereiten zu können (Cole, 1975).

Bevor es zu irgendeiner Art von Sexualberatung kommt, sollte ein umfassendes Assessment der Sexualität durchgeführt werden. Da Sexualität in der Regel im Rahmen einer Paarbeziehung zum Ausdruck kommt, ist es unbedingt nötig, dass der Partner des Betroffenen dabei einbezogen wird (Bronstein et al., 1991). Das Assessment besteht aus einer körperlichen Untersuchung und eine Sexualanamnese. Die körperliche Untersuchung kann durch einen Arzt, eine erfahrene Krankenschwester oder einen ärztlichen Assistenten erfolgen.

Bei der Sexualanamnese sollten folgende Bereiche Berücksichtigung finden: Sexualleben vor der Krankheit, medizinische Anamnese, Medikation und spezifische Probleme von Klient und Partner. Solche Probleme könnten beispielsweise die Auswirkungen sein, die verminderte Balancefähigkeit sowie geringere Ausdauer und Beweglichkeit auf die sexuelle Aktivität haben (Greco, 1996). Die Anamnese sollte sich anfangs mit weniger sensiblen Fragen befassen, nach und nach kann dann zu Bereichen höherer Sensibilität übergegangen werden. Dabei besteht die Möglichkeit, die Schockwirkung bestimmter Fragestellungen durch allgemeine Ausführungen abzuschwächen, auf die dann die eigentliche Frage folgt. Ein Beispiel hierfür wäre, zunächst allgemein über Masturbation als Ventil für sexuelle Energie zu sprechen und den Klienten erst im Anschluss daran zu fragen, wie er persönlich es damit hält.

Die Einschätzung des Sexuallebens sollte während des gesamten Verlaufes einer chronischen Krankheit ein ernsthaftes Anliegen sein. Sexuelle Probleme, egal ob physiologischer oder psychosozialer Art, besitzen Dynamik. Deswegen müssen alle Beteiligten – Pflegefachkraft, Klient und Partner – darauf gefasst sein, dass Veränderungen eintreten. Außer dass die Kommunikation gefördert und die Tür für das Ansprechen sexueller Belange geöffnet werden sollte, schlagen Lamb und Woods (1981) Folgendes vor:

- Bieten Sie antizipatorische Beratung an. Unterstützen Sie die Klienten und ihre Partner dabei, realistischer und erfolgreicher mit ihren Problemen umzugehen, indem Sie zweckdienliche Informationen zur Verfügung stellen. Damit lassen sich Mythen und falsche Vorstellungen widerlegen.

- Machen Sie deutlich, dass Sexualität etwas ganz Normales ist und zum Leben gehört. Dies hilft den Klienten, alternative Ausdrucksformen ins Auge zu fassen und sich damit zu beschäftigen, was unter den gegebenen Bedingungen vernünftig und realisierbar erscheint.

- Vermitteln Sie den Klienten Informationen, die über das unmittelbar Anstehende hinaus weisen. Dazu gehören Empfehlungen zur Linderung und Vorbeugung von Schmerzen, Verringerung von Spasmen, Auswahl des geeigneten Zeitpunkts, Steigerung der Funktionalität, Verbesserung der Erscheinung oder Aufrechterhaltung der Kontrolle.
- Klären Sie über alternative Möglichkeiten auf, sexuell aktiv zu werden. Informieren Sie über Formen der Interessensbekundung, Stellungen beim Sexualakt, Masturbation, Imagination, Berührung, Massage und Kuscheln. Hierbei muss die Pflegefachkraft jedoch unbedingt über sexuelle Werthaltungen, Einstellungen und Überzeugungen des Paares Bescheid wissen.
- Verweisen Sie – wenn es angemessen erscheint – auf Betroffene, die ein hohes Maß an Zufriedenheit erreicht haben oder auf solche, die größere Erfahrung besitzen. Hierzu gehört auch, sich als Klientenfürsprecher einzusetzen.

Für viele Klienten sind gute Beratung und präzise Information ein echter Gewinn (Melynk et al., 1979; McLane et al., 1980). Andererseits gilt es auch zu akzeptieren, dass eine Beratung aus vielerlei Gründen nicht immer von Erfolg gekrönt ist. Solche Gründe können sein: anhaltende Leugnung, Verlust des Selbstwertgefühls beim Klienten, der Wunsch nach dem Festhalten an bisherigen Überzeugungen und eingespielten Verhaltensweisen oder ein Partner, der ablehnend eingestellt ist und die Bemühungen zur sexuellen Neuanpassung unterläuft (Glass, 1976).

Es ist unbedingt notwendig, dass Klient, Partner und Pflegefachkraft das zur Debatte stehende Problem erfasst haben und sich seiner gegenwärtig sind. Außerdem ist es wichtig, die Wahrnehmungen und Einstellungen der Klienten und ihrer Partner in bezug auf ihren Körper zu verstehen. Sowohl Klient als auch Partner müssen durch genaue Information über die sexuelle Funktionsfähigkeit auf das Kommende vorbereitet sein, da Wissen bekanntlich Ängste abbaut. Und schließlich stärkt eine frühzeitige Beschäftigung mit der Problematik das Selbstwertgefühl des Klienten und wirkt sich positiv auf das spätere Sexualverhalten aus.

Die bei der Sexualberatung zu berücksichtigenden Faktoren umfassen den körperlichen Status des Klienten sowie die physiologischen und psychischen Auswirkungen sexueller Aktivität auf die Partner. Bei einer Sexualberatung sollte nach folgenden Richtlinien vorgegangen werden (McCann 1989, S. 1136):

- Ermunterung des Paares zu offener Kommunikation über Sexualität
- Ermutigung des Partners, bei pflegerischen Aktivitäten wie Waschen und Pflege der äußeren Erscheinung zu helfen, um Intimität zu schaffen
- Bestärkung zur gegenseitigen Berührung
- Unterbreiten von Vorschlägen über kräftesparende Stellungen beim Sexualakt
- Erläuterung der Bedeutung von Imaginationstechniken für das Anreichern der sexuellen Phantasie
- Erörterung alternativer Möglichkeiten zum sexuellen Lustgewinn.

13.3.1 Das PLISSIT-Modell

Das PLISSIT-Modell ist ein anerkanntes Verfahren zur Sexualberatung, nach dem Pflegefachleute vorgehen können, wenn sie Klienten mit krankheitsbedingten sexuellen Problemen und deren Partner betreuen. Entwickelt wurde das Modell von Jack Annon, einem in Honolulu praktizierenden Sexualtherapeuten (Annon, 1976). Das hierarchisch aufgebaute Modell steht in Einklang mit den Kenntnissen und Fertigkeiten einer Pflegefachkraft und berücksichtigt die Umstände, unter denen die Behandlung erfolgt.

Als ersten Schritt sieht das Modell vor, ganz einfach die *Erlaubnis* («**P**ermission») für bestimmte Formen der Sexualität zu erteilen – etwa für Masturbation, sexuelle Phantasien oder das bewusste Hervorrufen von Lustgefühlen. Das kann geschehen, indem dem Klienten mitgeteilt wird, dass sexuelle Aktivität statthaft ist. Die Bereitschaft der beratenden Pflegekraft, alle

Bereiche der Sexualität anzusprechen, hilft dem Klienten, Ängste abzubauen und lockerer zu werden.

Der zweite Schritt besteht darin, dem Klienten *geeignete Informationen* («Limited Information») zu vermitteln, die sich auf Fakten in Zusammenhang mit dem Problem stützen. So könnte beispielsweise ein Herzpatient darüber aufgeklärt werden, dass ein plötzlicher Herztod während des Geschlechtsverkehrs nur selten auftritt. Die Informationen sollten einerseits den Kenntnisstand des Klienten erhöhen, aber andererseits auch nicht zu komplex sein oder zu weit vom unmittelbaren Problem abschweifen (Santora, 1989).

In einem dritten Schritt werden *spezifische Vorschläge* («Specific Suggestions») unterbreitet: die beratende Pflegekraft gibt gezielt Empfehlungen zu dem Problem, das sich im Laufe des Assessments herauskristallisiert hat. Diese Vorschläge können sich beispielsweise darauf erstrecken, geeignete Zeitpunkte für sexuelle Aktivitäten auszuwählen, etwa solche, an denen die Medikamente ihre stärkste Wirksamkeit entfalten, das Bewegen leichter fällt, am meisten Kraft vorhanden ist, oder nach einem warmen Bad. Es wird empfohlen, dem Paar nahe zu legen, sich Spielraum für neue Verhaltensweisen zu schaffen und zu akzeptieren, über den Erfolg der besprochenen Maßnahmen zu berichten.

Am Ende steht die *Intensivtherapie* («Intensive Therapy»), die von einem Sexualtherapeuten oder einer Fachkraft mit entsprechender Ausbildung und Fachkenntnissen über Sexualität und Sexualstörungen durchgeführt werden kann. Diese letzte Stufe des Modells ist Problemen vorbehalten, die auf den drei vorhergehenden nicht gelöst werden konnten. Mit der Fallstudie von Herrn G. wird die praktische Umsetzung des PLISSIT-Modells veranschaulicht.

Fallstudie
Umsetzung des PLISSIT-Modells

Herr G., 55 Jahre alt, erlitt vor zwei Wochen einen Myokardinfarkt. Seine Krankengeschichte weist Angina pectoris und Hypertonie auf. Herr G. und seine 30 Jahre alte Frau stehen in liebevoller Beziehung zueinander, und beiden bereitet Sexualität Genuss. Allerdings war Herr G. der dominantere Sexualpartner, und der Geschlechtsverkehr des Paares verlief nach klassischem Muster. Beide befürchten nun, dass die Krankheit ihrem Sexualleben ein Ende setzt, weil Herr G. beim Geschlechtsverkehr plötzlich sterben oder unter Schmerzen leiden könnte. Hinzu kommt, dass Herr G. zur Kontrolle seines Bluthochdrucks ein Thiazid-Diuretikum und einen Beta-Blocker einnimmt.

Die zuständige Krankenschwester regte ein Gespräch über sexuelle Belange an, und das Paar stimmte zu. Zunächst wies sie auf das vom Krankenhaus angebotene Edukationsprogramm über Sexualität bei Herzkranken hin und gab einen Überblick über die Inhalte der ersten Stufe des Programms. Hierbei erfuhr Herr G., dass Masturbation *erlaubt* ist. Dann wurden dem Paar *geeignete Informationen* über die Herzaktivität vermittelt. Zum Beispiel konnte die Krankenschwester den beiden die Ergebnisse einer von Hellerstein und Friedman (1970) durchgeführten Studie über Herzfrequenz und sexuelle Aktivität mitteilen. Sie informierte sie auch darüber, dass einer Untersuchung von Ueno (1963) zufolge von 5,559 Herztoten lediglich 0,6 % bei der Ausübung des ehelichen Geschlechtsverkehrs gestorben waren.

Anschließend wurden dem Paar *gezielte Vorschläge* unterbreitet. Dazu gehörten Informationen über die der restlichen Stufen des Edukationsprogramms und die Empfehlung, nach einer Mahlzeit zwei bis drei Stunden mit dem Geschlechtsverkehr zu warten. Herrn G. wurde zudem geraten, zur Vermeidung von Brustschmerzen kurz vor dem Verkehr eine Nitroglycerin-Tablette einzunehmen. Weiterhin wurde vorgeschlagen, dass Frau G. beim Koitus oben liegen oder eine seitliche Lage einnehmen sollte. Auf diese Weise würde das Herz ihres Mannes nicht so stark belastet werden, wie es wegen der isometrischen Muskelanspannung in der traditionellen Position der Fall sei. Im Laufe der Erhebung der Sexualanamnese erfuhr die Krankenschwester, dass Frau G. den Geschlechtsverkehr zwar genoss, aber Schwierigkeiten hatte zum Orgasmus zu kommen und sich fragte, ob man nicht etwas dagegen tun könne. Daraufhin nannte die Krankenschwester die Adressen zweier Sexualtherapeuten, die ihrer Ansicht nach in der Lage waren, eine *Intensivtherapie* durchzuführen, um dem Paar in diesem eher komplizierten Bereich der sexuellen Funktionsfähigkeit weiterzuhelfen.

13.4 Zusammenfassung und Schlussfolgerungen

Sexualität und Intimität sind grundlegende Aspekte unseres Leben. Von früher Kindheit an bis hin zur Betagtheit ist es dem Menschen möglich, auf vielerlei Art und Weise sexuelle Befriedigung zu erlangen. Chronische Krankheit wirkt sich jedoch häufig nachteilig auf die Möglichkeiten zur Ausübung von Sexualität und die sexuelle Entfaltung aus. Solche Effekte können aufgrund von Störungen verschiedener physiologischer Reaktionen bei Mann und Frau auftreten, durch iatrogene Auswirkungen der Behandlung bedingt sein oder sich als Folge von psychosozialen Problemen einstellen, die mit vielen Krankheiten einhergehen

Die Pflegefachkraft kann den Klienten und ihren Partnern beim Umgang mit sexuellen Schwierigkeiten Hilfestellung leisten, sofern eine solche Hilfe erwünscht ist. Um wirkungsvolle Arbeit leisten zu können, müssen sich die betreuenden Fachkräfte über ihre eigene Sexualität im klaren sein. Außerdem sollte, bevor irgendeine Intervention geplant wird, eine sorgfältige Sexualanamnese erhoben werden. Das Vorgehen nach dem PLISSIT-Modell ist geeignet, den Klienten und ihren Sexualpartnern dabei zu helfen, sich mit den vorliegenden sexuellen Problemen auseinander zu setzen. Dieser Ansatz – wie auch die meisten Interventionen – setzt effektive kommunikative Fähigkeiten voraus. Eine sensible Begleitung durch die Pflegefachkraft trägt dazu bei, dass die Klienten ihre sexuelle Identität bewahren können und auf diese Weise mehr Lebensqualität erreichen.

Die Unmöglichkeit, sexuell aktiv zu sein und über Sexualität zu mehr Intimität zu gelangen, kann einer umfangreichen Behinderung gleichkommen. Wenn wir als Pflegefachkräfte unseren Klienten und ihren Partnern neue Wege des Ausdrucks von Nähe und Vertrautheit weisen, wenn wir ihnen helfen, neue sexuelle Entfaltungsmöglichkeiten und bisher unbekannte erogene Zonen zu entdecken, und wenn wir mit ihnen daran arbeiten, ihren Körper zu akzeptieren und sich als wertvolle, begehrenswerte menschliche Wesen zu begreifen, dann können wir diesen Menschen eine wirklich Hilfe dabei sein, ihr Leben zu bereichern und zu verschönern.

Pflegediagnosen

Sexualstörung (*Sexuelle Funktionsstörung*)*

Taxonomie 1: In Beziehung treten (3.2.1.2.1/1980)
NANDA-Originalbezeichnung: «Sexual Dysfunction»
[Thematische Gliederung: Sexualität]

Definition: Ein Zustand, bei dem ein Mensch eine Veränderung der sexuellen Funktion erlebt, die als unbefriedigend, nicht lohnenswert oder unangemessen empfunden wird.

Mögliche ursächliche oder beeinflussende Faktoren
Biopsychosoziale Veränderung der Sexualität:
- Ineffektive oder fehlende Vorbilder; Fehlen einer Bezugsperson
- Verletzlichkeit
- Fehlinformationen oder Wissensdefizit
- Körperlicher/psychosozialer Missbrauch (z. B. schädliche Beziehungen)
- Moralischer Konflikt
- Fehlende Privat-/Intimsphäre
- Veränderte Körperstruktur oder -funktion (Schwangerschaft, vor kurzem erfolgte Geburt, Medikamente/Suchtmittel, Operationen, Anomalien, Krankheitsprozess, Verletzung [Paraplegie/Tetraplegie], Bestrahlung, [Libidoverlust, Störung der sexuellen Reaktion wie z. B. frühzeitige Ejakulation, Dyspareunie])

Bestimmende Merkmale oder Kennzeichen

subjektive
- Spricht über das Problem
- Tatsächliche oder vom Patienten wahrgenommene Einschränkung aufgrund einer Krankheit und/oder Therapie
- Unfähigkeit, die erwünschte Befriedigung zu erlangen
- Änderungen beim Erlangen der wahrgenommenen Geschlechtsrolle
- Konflikte im Zusammenhang mit Wertvorstellungen
- Änderungen beim Erlangen der sexuellen Befriedigung
- Suche nach Bestätigung der eigenen Attraktivität

objektive
- Veränderung in der Beziehung zum Partner
- Veränderung des Interesses an sich selbst und anderen

Verändertes Sexualverhalten

Taxonomie 1R: In Beziehung treten (3.3/1986)
NANDA-Originalbezeichnung: «Altered Sexuality Patterns»
[Thematische Gliederung: Sexualität]

Definition: Ein Zustand, bei dem ein Mensch Besorgnis über seine Sexualität äussert.

*Umschreibung der Übersetzergruppe, die dem besseren Verständnis dienen soll.

Mögliche ursächliche oder beeinflussende Faktoren

Wissens-/Fähigkeitsdefizit bezüglich alternativen Reaktionen auf gesundheitsbezogene Veränderungen, veränderte Körperfunktionen oder -strukturen, Krankheit oder medizinische Behandlung
Fehlende Privat-/Intimsphäre
Beeinträchtigte Beziehung mit einem Partner; Fehlen einer Bezugsperson
Unwirksame oder fehlende Vorbilder
Konflikte bezüglich sexueller Orientierung oder variierender Vorlieben
Angst vor Schwangerschaft oder einer durch Geschlechtsverkehr übertragbaren Krankheit

Bestimmende Merkmale oder Kennzeichen

subjektive
- Mitgeteilte Schwierigkeiten, Einschränkungen oder Veränderungen im Sexualverhalten oder bei sexuellen Aktivitäten
- [Ausdruck von Gefühlen wie Entfremdung, Einsamkeit, Verlust, Machtlosigkeit, Ärger]

Anmerkung des Herausgebers: Die in diesen beiden Kategorien vorhandenen Unterschiede hinsichtlich Definition, Kennzeichen und beeinflussenden Faktoren reichen nicht aus, um eine Differentialdiagnose zu ermöglichen. Auch die taxonomische Einordnung trägt nur wenig zur Klärung der Sachlage bei. Die Pflegediagnose *Sexualstörung* fällt unter *Verändertes Rollenverhalten* (3.2.1), wohingegen die Diagnose *Verändertes Sexualverhalten* auf der nächsthöheren Ebene angesiedelt ist (3.3). Es bleibt zu hoffen, dass diese Unklarheit durch weiterführende Forschung behoben wird.

Studienfragen

1. Welche Konnotationen hat der Begriff Sex? Welche Unterschiede bestehen zwischen Sex und Sexualität?
2. Erklären Sie, warum sich die Stufen in der psychosexuellen Entwicklung nach Erikson nicht gegenseitig ausschließen.
3. Auf welche Art und Weise beeinträchtigen die folgenden Störungen die sexuelle Funktionsfähigkeit: Energiemangel, Körperbildstörung, eingeschränkte Empfindungsfähigkeit?
4. Inwiefern beeinträchtigen die folgenden Leiden die sexuelle Funktionsfähigkeit: Diabetes mellitus, Zustand nach Apoplex, Arthritis?
5. Wodurch wird das Sexualleben alkoholkranker Menschen nachhaltig beeinträchtigt?
6. Welche Folgen hat chronische Krankheit für den Sexualpartner des Klienten? Worüber machen sich die Sexualpartner Sorgen?
7. Welche Auswirkung haben Akzeptanz oder Ablehnung der körperlichen Veränderung durch den Sexualpartner auf die Anpassung des Klienten? Inwiefern auf die Anpassung des Partners? Begründen Sie Ihre Antworten.
8. Wer sollte die Initiative ergreifen, wenn es um ein Gespräch über Sexualität geht? Pflegefachkraft, Klient oder Partner? Begründen Sie Ihre Antwort.
9. Warum ist es wichtig, die Werthaltungen und Überzeugungen des Klienten bei der Sexualberatung zu berücksichtigen?
10. Auf welche Weise kann die Pflegefachkraft das PLISSIT-Modell bei der Sexualberatung einsetzen?
11. Was macht eine zufriedenstellende sexuelle Anpassung an eine chronische Erkrankung und Behinderung aus? Inwiefern kann eine solche Anpassung zur erfolgreichen Rehabilitation beitragen?

Literatur

Abram, H., Lester, L., Sheridan, W., Epstein, G. (1975). Sexual functioning in patients with chronic renal failure. Journal of Nervous and Mental Disease, 160, 220–226.

Annon, J. (1976). The PLISSIT model: A proposed conceptual scheme for the behavioral treatment of sexual problems. Journal of Sex Educators and Therapists, 2, 1–15.

Ascione, E, Raven, R. (1975). Physicians' attitudes regarding patients' knowledge of prescribed medication. Journal of American Pharmacology Association, 15, 386–391.

Badeau, D. (1995). Illness, disability and sex in aging. Sexuality and Disability, 13 (3), 219–237.

Berkman, A., Katz, L., Weissman, R. (1982). Sexuality and lifestyle of home dialysis patients. Archives of Physical Medicine and Rehabilitation, 63, 272–275.

Berkman, A., Weissman, R., Frielich, M. (1978). Sexual adjustment of spinal cord injured veterans living in the community. Archives of Physical Medicine and Rehabilitation, 59, 22–23.

Blackwell, B. (1973). Patient compliance. New England Journal of Medicine, 289, 249–252.

Blomberg, P (1988). Sex education issues for persons with developmental disabilities. Reproductive Health Resources, 5 (4), 1–3.

Boller, E, Frank, E. (1982). Sexual dysfunction in neurological disorders. New York: Raven Press.

Bronstein, K., Popovich, J., Stewart-Amidei, C. (1991). Promoting stroke recovery. St. Louis: C. V. Mosby.

Burnham, W, Lennard Jones, J., Brooke, B. (1977). Sexual problems among married ileostomists. Gut, 18, 673–677.

Byers, S. (1986). Sexuality and sexual concerns. In B. S. Johnson (ed.), Psychiatric and mental health nursing: Adaptation and growth, pp. 83–98. Philadelphia: J. B. Lippincott.

Chigier, E. (1992). Sexuality and mental retardation. Seminars in Neurology, 12 (2), 129–134.

Christenson, C., Gagnon, J. (1965). Sexual behavior in a group of older women. Journal of Gerontology, 20, 351–356.

Cole, T (1975). Sexuality and physical disabilities. Archives of Sexual Behavior, 4, 389–403.

Cole, T , Cole, S. (1990). Rehabilitation of problems of sexuality in physical disability. In E. Kottke and J. Lehmann (eds.), Krusen's handbook of physical medicine and rehabilitation (4th ed.), pp. 988–1008. Philadelphia: Saunders.

Conine, R., Disher, C., Gilmore, S. (1979). Physical therapists' knowledge of sexuality of adults with spinal cord injury. Physical Therapist, 59, 395398.

Cyr, J. G., McLean, W. (1978). Patient knowledge of prescription medication. Canadian Pharmacology Association, 17, 361–363.

Dale, K. (1996). Intimacy and rheumatic diseases. Rehabilitation Nursing, 21 (2), 38–40.

Defert, D. (1990). A new social reformer: The patient. In D. Ostrow (ed.), Behavioral aspects of AIDS, pp. 1–6. New York: Plenum.

Derogatis, L. (1980). Breast and gynecologic cancers. Frontiers of Radiation Therapy and Oncology, 14, 1–11.

Drench, M., Losee, R. (1996). Sexuality and sexual capacities of elderly people. Rehabilitation Nursing, 21 (3), 118–123.

Dresen, S. (1975). The sexually active middle adult. American Journal of Nursing, 75, 1001–1011.

Ducharme, S., Gill, K. (1991). Sexual values, training and professional roles. In R. Marinelli & A. Dell Orto (eds.), The psychological and social impact of disability (3rd ed.), pp. 201–209. New York: Springer.

Ducharme, S., Gill, K., Biener-Bergman, S., Fertitta, L. (1993). Sexual functioning: Medical and psychological aspects. In J. DeLisa (ed.), Rehabilitation medicine: Principles and practice (2nd ed.), pp. 763–782. Philadelphia: Lippincott.

Dupont, S. (1995). Multiple sclerosis and sexual functioning-a review. Clinical Rehabilitation, 9, 135–141.

Erikson, E. H. (1963). Childhood and society. New York: W. W. Norton.

Erkickson, R. P., Lie, M. R., Wineinger, M. A. (1989). Rehabilitation in multiple sclerosis. Mayo Clinic Proceedings, 64, 818–828.

Farkas, G. N., Rosen, R. C. (1976). Effects of alcohol and elicited male sexual response. Journal of Studies on Alcohol, 37, 265–272.

Feldman, H. A., Singer, I. (1974). Endocrinology and metabolism in uremia and dialysis: A clinical review. Medicine, 54, 345–376.

Fitting, M. D. (1978). Self-concept and sexuality of spinal cord injured women. Archives of Sexual Behavior 7, 143–156.

Fontaine, K. L. (1992). Applying the nursing process for clients with sexual disorders. In H. S. Wilson & C. R. Kneish (eds.), Psychiatric nursing (pp. 348–369). Redwood City, CA: Addison-Wesley.

Frank, D., Dornbush, R., Webster, S., Kolodny, R. (1978). Mastectomy and sexual behavior. Sexuality and Disability, 1, 16–25.

Frazer, J., Albert, M., Smith, J., Dearner, J. (1982). Impact of a human sexuality workshop in the sexual attitudes of nursing students. Journal of Nursing Education, 21 (3), 6–13.

Garden, E, Schramm, D. (1995). The effects of aging and chronic illness on sexual function in older adults. Physical Medicine and Rehabilitation, 9 (2), 463–474.

Glass, D. (1976). Sexuality and the spinal cord injured patient. In W. Oaks, G. Melchiode, I. Ficher (eds.), Sex and the life cycle. New York: Grune & Stratton.

Goller, H., Paeslack, V (1972). Pregnancy damage and birth complications in children of paraplegic women. Paraplegia, 10, 213–217.

Gordon, G., Altman, S., Southren, A., Rubin, E., Lieber, C. (1976). Effect of ethanol administration on sex hormone metabolism in normal men. New England Journal of Medicine, 295, 793–797.

Greco, S. (1996). Sexuality education and counseling. In S. Hoeman (ed.), Rehabilitation nursing: Process and application (2nd ed.), pp. 594–627. St. Louis: C. V Mosby.

Griffith, E. R., Treischmann, R. B. (1975). Sexual functioning in women with spinal cord injury. Archives of Physical Medicine and Rehabilitation, 56, 18–21.

Hanson, E. I. (1982). Effects of chronic lung disease on life in general and on sexuality: Perceptions of adult patients. Heart and Lung, 11, 435–441.

Harris, R., Good, R. S., Pollard, L. (1982). Sexual behavior of gynecologic cancer patients. Archives of Sexual Behavior, 11, 503–510.

Hartman, C., Macintosh, B., Englehardt, B. (1983). The neglected and forgotten sexual partner of the physically handicapped. Social Work, 28, 370374.

Hock, Z. (1977). Sex therapy and marital counseling for the disabled. Archives of Physical Medicine and Rehabilitation, 85, 413–417.

Horn, L., Zasler, N. (1990). Neuroanatomy and neurophysiology of sexual function. Journal of Head Trauma Rehabilitation, 5 (2), 1–13.

Hymovich, D., Hagopian, G. (1992). Chronic illness in children and adults: A psychosocial approach. Philadelphia: Saunders.

Jusenius, K. (1981). Sexuality and gynecologic cancer. Cancer Nursing, 4, 479–484.

Kaiser, E, Korenman, S. (1988). Impotence in diabetic men. American Journal of Medicine, 85–5A, 147–152.

Kaplan, H. (1974). The new sex therapy. New York: New York Times Book Company.

Katchadourian, H. (1979). Human sexuality. Berkeley: University of California Press.

Katzin, L. (1990). Chronic illness and sexuality. American journal of Nursing, 90 (1), 55–59.

Kaye, R. (1993). Sexuality in later years. Aging and Society, 13, 415–426.

Kempton, W, Stiggall, L. (1989). Sex education for persons who are mentally handicapped. Theory into Practice, 28 (3), 203–210.

Kolodny R., Masters, W, Johnson, V, Biggs, M. (1979). The textbook of human sexuality for nurses. Boston: Little, Brown.

Lamb, M., Woods, N. (1981). Sexuality and the cancer patient. Cancer Nursing, 4, 137–144.

Lemere, E, Smith, J. (1973). Alcohol-induced sexual impotence. American Journal of Psychiatry, 130, 212–213.

LeMone, P (1996). The physical effects of diabetes on sexuality in women. The Diabetes Educator, 22 (4), 361–366.

Leviton, D. (1978). The intimacy-sexual needs of the terminally ill and the widowed. Death Education, 2, 261–280.

Lim, P. (1995). Sexuality in patients with musculoskeletal diseases. Physical Medicine and Rehabilitation, 9 (2), 401–415.

Lim, V. S., Fang, V S. (1975). Gonadal dysfunction in uremic men: A study of hypothalamo-pituitary-testicular axis before and after renal transportation. American Journal of Medicine, 58, 655–660.

Macoby, E., Jacklin, L. (1974). The psychology of sex differences. Stanford: Stanford University Press.

Marshall, W (1975). Growth and sexual maturation in normal puberty. Clinics in Endocrinology and Metabolism, 4, 3–25.

Masters, W, Johnson, V, Kolodny, R. (1986). Sex and human loving. Boston: Little, Brown.

McCann, M. (1989). Sexual healing after heart attack. American Journal of Nursing, 89(9), 1133–1138.

McLane, M., Krop, H. L., Mehta, J. (1980). Psychosexual adjustment and counseling after myocardial infarction. Annals of Internal Medicine, 92, 514–519.

Mehta, J., Krop, H. (1979). The effect of myocardial infarction on sexual functioning. Sexuality and Disability, 2, 115–121.

Meichelbaum, D., &Turk, D. (1987). Facilitating treatment adherence. New York: Plenum.

Melynk, R., Montgomery R., Over, R. (1979). Attitude changes following a sexual counseling program for spinal cord injured persons. Archives of Physical Medicine and Rehabilitation, 60, 601–605.

Mims, E H., Brown, L., Lubow, R. (1974). Human sexuality course evaluation. Nursing Research, 25, 187–191.

Monga, T, Lefebvre, K. (1995). Sexuality: An overview. Physical Medicine and Rehabilitation, 9(2), 299–311.

Monga, T, Ostermann, H. (1995). Sexuality and sexual adjustment in stroke patients. Physical Medicine and Rehabilitation, 9 (2), 345–359.

Money, J., Ehrhardt, A. (1972). Man and woman: Boy and girl. Baltimore: Johns Hopkins Press.

Mooradian, A. D., Greiff, V (1990). Sexuality in older women. Archives of Internal Medicine, 150 (5), 1033–1038.

Morales, A., Condra, M. S., Owen, J. E., Fenemore, J., Surridge, D. H. (1988). Oral and transcutaneous pharmacologic agents in the treatment of impotence. Urology Clinics of North America, 15 (1), 87–93.

Morgan, M. Y, Sherlock, S. (1977). Sex-related difference among 100 patients with alcohol liver disease. British MedicalJournal, 1, 939–941.

Muccigrosso, L. (1991). Sexual abuse prevention strategies and programs for persons with developmental disabilities. Sexuality and Disability, 9 (3), 261–271.

Mulcahy, J. J., Krone, R. J., Lloyd, L. K., Edson, M., Siroky, M. G. (1990). Duraphase penile prostheses: Results of clinical trials in 63 patients. Journal of Urology, 143 (3), 518–519.

Nelson, M. (1995). Sexuality in childhood disability. Physical Medicine and Rehabilitation, 9 (2), 451–462.

Nosek, M., Rintala, D., Young, M., Howland, C., Foley, C., Rossi, D., Chanpong, G. (1996). Sexual functioning among women with physical disabilities. Archives of Physical Medicine and Rehabilitation, 77, 107–115.

Owen. J. A., Saunders, E, Harris, C., Fenemore, J., Reid, K., Surridge, D., Conora, M., Morales, A. (1989). Topical nitroglycerine: A potential treatment for impotence. Journal of Urology, 141 (3), 546–548.

Papadopoulos, G., Beaumont, C., Shelley, S., Larimore, P (1983). Myocardial infarction and sexual activity of the female patient. Archives of Internal Medicine, 14, 1528–1530.

Papadopoulos, G., Larimore, P, Cardin, S., Shelley, S. (1980). Sexual concerns and needs of the post coronary patient's wife. Archives of Internal Medicine, 140, 38–41.

Paradowski, W. (1977). Socialization patterns and sexual problems of the institutionalized chronically ill and physically disabled. Archives of Physical Medicine and Rehabilitation, 58, 53–59.

Parsons, T (1951). The social system. New York: The Free Press.

Pfeiffer, E., Davis, G. (1972). Determinants of sexual behavior in middle and old age. Journal of the American Geriatric Society, 20, 151–158.

Procci, W A., Goldstein, D. A., Adelstein, J., Massry, S. G. (1981). Sexual dysfunction in the male with uremia: A reappraisal. Kidney International, 19, 317–328.

Reinstein, L., Ashley, J., Miller, K. (1978). Sexual adjustment after lower extremity amputation. Archives of Physical Medicine and Rehabilitation, 59, 501–503.

Ritchie, M., Daines, B. (1992). Sexuality and low back pain: A response to patients' needs. British Journal of Occupational Therapy, 55 (9), 347–350.

Rolf, L., Kleemack, D. (1979). Sexual activity among older persons. Research on Aging, 1, 389–399.

Rogers, P (February 1993). How many gays are there? Newsweek, p. 46.

Sacke H. C. (1990). Genitourinary conditions and sexuality. In C. I. Fogel & D. Lauvers (eds.), Sexual health promotion (pp. 407–436). Philadelphia: W B. Saunders.

Sadoughi, W, Lesher, M., Fine, H. (1971). Sexual adjustment in chronically ill and disabled population: A pilot study. Archives of Physical Medicine and Rehabilitation, 52, 311–317.

Santora, J. (1989). Sexuality and sexual-function. In S. Dittmar (ed.), Rehabilitation nursing: Process and application, pp. 407–429. St. Louis: C. V Mosby.

Simon, W , Gagnon, J. H. (1967). Homosexuality: The formulation of a sociological perspective. Journal of Health and Human Behavior, 8, 177–185.

Slater, M. J. (1992). What are the differences in body image between patients with a conventional stoma compared with those who have had a conventional stoma followed by a continent pouch? Advances in Nursing, 17 (7), 841–848.

Soyka, L. E., Mattison, D. R. (1981). Prescription drugs that affect male sexual function. Drug Therapy, 11, 46–58.

Steele, T. E., Finklestein, S. H., Finkelstein, E O. (1976). Hemodialysis patients and spouses: Marital discord, sexual problems, and depression. Journal of Nervous and Mental Disease, 162, 225–237.

Straus, D. J. (1973). Hematologic aspects of alcoholism. Seminars in Hematology, 10, 183–194.

Tan, G., Bostick, R. (1995). Sexual dysfunction and disability: Psychosocial determinants and interventions. Physical Medicine and Rehabilitation, 9 (2), 539–554.

Treischmann, R. (1975). Sex, sex acts and sexuality. Archives of Physical Medicine and Rehabilitation, 56, 8–9.

Van Thiel, D. (1976). Testicular atrophy and other endocrine changes in alcoholic men. Medical Aspects of Human Sexuality, 10, 153–154.

Wasow, M., Loeb, M. (1979). Sexuality in nursing homes. Journal of the American Geriatrics Society, 27, 73–79.

Whales; L. E, Wong, D. L. (1991). Nursing care of infants and children (3rd ed.). St. Louis: C. V Mosby.

Wilson, R. (1995). The nurse's role in sexual counseling. Ostomy/Wound Management, 41 (1), 72–74.

Wong, D. (1995). Nursing care of infants and children (4th ed.). St. Louis: C. V Mosby.

Woods, N. (1979). Human sexuality in health and illness. St. Louis: C. V Mosby.

World Health Organization (1975). Education and treatment in human sexuality: The training of health professionals (WHO Technical Report Series No. 572). Geneva: WHO.

Yoshimo, S., Uchida, S. (1981). Sexual problems of women with rheumatoid arthritis. Archives of Physical Medicine and Rehabilitation, 62, 122–123.

Weiterführende Literatur

Block, A., Molder, J., Horsely, J. (1975). Sexual problems after myocardial infarction. American Heart journal, 90, 536–537.

Brooks, M. H. (1977). Effects of diabetes on female sexual response. Medical Aspects of Human Sexuality, 11 (2), 63–64.

Conine, T. A., Evans, J. H. (1982). Sexual reactivation of chronically ill and disabled adults. Journal of Allied Health, 11, 261–270.

Kimmel, D. (1978). Adult development and aging: A gay perspective. Journal of Social Issues, 34, 113–130.

Kinsey, A. C., Pomeroy, W S., Martin, C. E. (1948). Sexual behavior in the human male. Philadelphia: W. B. Saunders.

Lundberg, P, Hulter, B. (1996). Female sexual dysfunction in multiple sclerosis: A review. Sexuality and Disability, 14 (1), 65–72.

Miller, C. (1995). Medications and sexual functioning older adults. Geriatric Nursing, 16 (2), 94–95.

Nishimoto, E (1995). Sex and sexuality in the cancer patient. Nurse Practitioner Forum, 6 (4), 221–227.

Pitzele, S. (1995). Chronic illness, disability and sexuality in people older than 50. Sexuality and Disability, 13 (4), 309–325.

Raphael, S., Robinson, M. (1980). The older lesbian: Love relationships and friendship patterns. Alternative lifestyles, 3, 207–229.

Schain, W (1980). Sexual functioning, self-esteem and cancer care. Frontiers of Radiation Therapy and Oncology, 14, 12–19.

Strauss, A, Corbin, J., Fagerhaugh, S., Glaser, B., Maines, D., Duczek, B., Wiener C. (1984). Chronic illness and the quality of life (2nd ed.). St. Louis: C. V Mosby.

Yarkony G., Chen, D. (1995). Sexuality in patients with spinal cord injury. Physical Medicine and Rehabilitation, 9 (2), 325–344.

Teil 3

Bedeutung chronischer Krankheit für Pflegefachleute

Kapitel 14
Die Pflegekraft als Change Agent

Elizabeth Dixon

14.1 Einleitung

Die Bewältigung von Veränderungen gehört unzweifelhaft zum Lebensalltag jedes einzelnen von uns. Trotzdem wurden Veränderungsprozesse hauptsächlich anhand von Gruppen und Institutionen erforscht, und die Ergebnisse fanden auch meistens in diesem Zusammenhang Verwendung. Die Pflegeliteratur beschäftigt sich immer stärker mit der Frage, inwieweit der Pflegefachkraft die Funktion eines *Change Agent* zukommt, einer Person, deren spezifische Aufgabe es ist, innerhalb des Gesundheitssystems geplante Veränderungen von Arbeitsbedingungen, Organisationsstrukturen und auf Gemeindeebene herbeizuführen (Brooten et al., 1988; Leddy & Pepper, 1989; Sullivan & Decker, 1988). Veränderungstechniken, die sich auf Einzelpersonen und Familien beziehen, basieren in erster Linie auf psychotherapeutischen und sozialpsychologischen Ansätzen (Kanfer & Goldstein, 1980; Lippitt, 1976). Der Pflegeliteratur sind aber auch Beiträge zu entnehmen, die den Einsatz von Veränderungstechniken im klinischen Bereich befürworten; andere Autoren schlagen vor, den Pflegeprozess als Bezugssystem zu verwenden, um im Rahmen der Interaktion mit Klienten geplante Veränderungen einzuleiten (Koizer & Erb, 1988; Sullivan & Decker, 1988).

Eine Veränderung kann als fortwährender und dynamischer Vorgang gesehen werden, dem bestimmte Bestandteile eigen sind, die denen beim Problemlösungs- und Pflegeprozess ähneln. Hauptsächlich von Leitenden (Experten für Personalführung) und Managementexperten wurden eine ganze Reihe von Theorien der Veränderung entwickelt und erprobt, um Veränderungsprozesse und Veränderungstechniken analysieren zu können (Chin & Benne, 1976; Hersey & Blanchard, 1988; Lippitt, 1973). Effektive Veränderungstechniken, so die allgemeine Annahme, können erlernt werden. Dadurch eröffnet sich dem pflegerischen Fachpersonal die Möglichkeit, einschlägige Kenntnisse zu erwerben und mit ihrer Hilfe neue Wahrnehmungsmuster, Einstellungen und Verhaltensweisen bei den Klienten hervorzubringen und zu stabilisieren.

In diesem Kapitel soll erörtert werden, inwiefern sich veränderungstheoretische Konzeptionen eignen, um chronisch Kranken, ihren Familien und den anderen Personen ihres sozialen Netzwerkes während eines Veränderungsprozesses Verständnis entgegenbringen und zur Seite stehen zu können. Der Frage, welche Veränderungen innerhalb des Gesundheitssystems selbst erforderlich sind, um die Interessen chronisch Kranker stärker zur Geltung zu bringen, wird in anderen Publikationen nachgegangen. Einige davon finden sich in der Literaturliste.

14.1.1 Der Veränderungsprozess

Nach Lippitt (1973) handelt es sich bei einer Veränderung um «jede geplante oder ungeplante Änderung im Status quo eines Organismus, einer Situation oder eines Prozesses». Auf Menschen bezogen stellen Hersey und Blanchard (1988) vier Ebenen des Wandels zur Diskussion: Wissensänderungen, Einstellungsänderungen, Verhaltensänderungen und Änderungen in der Leistungsfähigkeit von Gruppen oder Organisationen. Ihrer Ansicht nach lassen sich Wissensänderungen am einfachsten vollziehen, gefolgt von Einstellungsänderungen. Änderungen des Verhaltens hingegen sind schon mühsamer und zeitaufwendiger, und Änderungen in der Leistungsfähigkeit von Gruppen oder Organisationen sind am schwierigsten von allen zu erreichen. Nach New und Couillard (1981a) ist ein dauerhafter Wandel nur möglich, wenn die Beteiligten ihre Einstellungen und ihr Verhalten ändern, und außerdem können Änderungsversuche auf Schwierigkeiten stoßen, weil die Menschen dazu neigen, sich Veränderungen zu widersetzen und ihren Widerstand unter Umständen über kontraproduktive Verhaltensweisen wie Apathie oder Feindseligkeit zum Ausdruck bringen.

Veränderungen können in zwei weitgefasste Kategorien unterteilt werden: ungeplante und geplante Veränderungen. Bei der ungeplanten Veränderung wird der Veränderungsprozess nicht gelenkt, und die Ergebnisse sind zufällig und unvorhersehbar. Ein Phänomen, das bei der ungeplanten Veränderung auftritt, ist die sogenannte Drift. Hierbei bleibt die Änderung sich selbst überlassen und verläuft so unmerklich, dass sie erst erkannt wird, nachdem sie sich bereits vollzogen hat (Reinkemeyer, 1970). Eine Drift besteht aus der Aufeinanderfolge geringfügiger, unbemerkt stattfindender Veränderungen, die aber eine kumulative Wirkung von großer Tragweite besitzen können, so dass sie in ihrer Gesamtheit manchmal als plötzlich eintretendes Ereignis wahrgenommen werden. So können sich aufgrund eines Mangels an Energie oder Ressourcen die Selbstpflegekompetenzen oder das Essverhalten eines chronisch kranken Klienten ganz allmählich verschlechtern – ein Vorgang, der solange nicht auffällt, bis bei der betroffenen Person völlig verschmutzte Haare oder starke Unterernährung offensichtlich werden.

Bei der geplanten Veränderung hingegen sind Fähigkeiten auf dem Gebiet der Problemlösung und Entscheidungsfindung sowie soziale Kompetenzen gefordert (Welch, 1979). Es handelt sich dabei um einen wohldurchdachten und bewussten Prozess, der Planung erfordert, und um den zielgerichteten Versuch, einen Wandel herbeizuführen. Die verschiedenen Theorien der geplanten Veränderung weisen Unterschiede, aber auch Ähnlichkeiten auf. Im Folgenden werden fünf Theorien kurz abgehandelt, die auf die Situation chronisch Kranker und ihrer Familien angewendet werden können. Ein tieferes Verständnis dieser Theorien erwächst aus der Lektüre der Originalliteratur.

Lewins Feldtheorie

Unter Verwendung eines systemtheoretischen Ansatzes postulierte Kurt Lewin (1951) in seiner Feldtheorie drei Phasen des Wandels: *Auftauen*, *Bewegen* und *Wiedereinfrieren (Stabilisieren)*. Später griff Schein (1969) Lewins Gedanken auf, arbeitete sie weiter aus und beschrieb die physiologischen Mechanismen für jede dieser Phasen.

In der Phase des *Auftauens* werden die Überzeugungen und Wahrnehmungen der Beteiligten in Bezug auf eine bestimmte Situation, sich selbst oder andere Beteiligte in Frage gestellt. Die Beteiligten entwickeln Problembewusstsein und beginnen zu erkennen, dass Verhaltensänderungen oder Veränderungen anderer Art erforderlich sind, um zur Problemlösung zu gelangen oder der Situation gerecht werden zu können. Öffnet sich das Individuum erst einmal einer neuen Sicht der Situation, und ist es einem Wandel zugänglich, sind die Voraussetzungen für den Eintritt in die zweite Phase gegeben.

Während der Phase des *Bewegens* vollziehen sich Verhaltensänderungen um so leichter, je intensiver alternative Wahrnehmungen, Sichtweisen, Wertvorstellungen, Handlungsweisen und Normen als Teil des Prozesses der Neudefinition der Situation «ausprobiert» werden. In dieser Phase integriert der einzelne nach und nach neue Möglichkeiten des Verhaltens in problematischen Situationen. Nach Auffassung von Kelman (1958) wirken in der Bewegungsphase zwei Mechanismen, *Identifikation* und *Internalisierung*, die es den Beteiligten ermöglichen, neue Verhaltensmuster anzunehmen. Zur Identifikation kommt es, wenn die Beteiligten sich mit einem oder mehreren Rollenmodellen identifizieren und auf diese Weise neue Verhaltensmuster erproben und erlernen. Über Internalisierung erwerben die Beteiligten neue Verhaltensmuster, weil sie sich in Situationen befinden, in denen, um erfolgreich zu sein, andere Verhaltensweisen gefordert sind als die bisherigen.

In der dritten Phase, dem *Wiedereinfrieren*, werden die neuen Verhaltensweisen in die Persönlichkeit der Beteiligten und in die sie umgebenden sozialen Strukturen integriert. Durchläuft eine Person einen Veränderungsprozess, ist es sehr wichtig für sie, in einem Umfeld agieren zu können, das die erwünschten Verhaltensweisen stetig verstärkt. Die Phase des Wiedereinfrierens kann sehr kurzlebig sein, wenn das Umfeld die neuen Verhaltensmuster nicht bekräftigt oder ihnen ablehnend gegenübersteht (Hersey & Duldt, 1989).

Im Rahmen der Lewin'schen Feldtheorie wird Verhalten als Resultante von gegeneinander wirkenden «treibenden» und «blockierenden» Kräften betrachtet. Die treibenden Kräfte bringen die Veränderung voran, die blockierenden Kräfte hingegen widersetzen sich ihr. Ein Change Agent muss die im Widerstreit liegenden Kräfte analysieren und ein Ungleichgewicht zugunsten der Veränderung erzeugen. Dies geschieht, indem er die treibenden Kräfte stärkt oder die blockierenden Kräfte schwächt oder, was noch besser ist, indem er beides tut (vgl. **Abb. 14-1**).

Veränderung aus der Sicht des Behaviorismus

Der Behaviorismus geht davon aus, dass eine Verhaltensänderung durch den Einsatz von Verstärkern zu bewirken ist. Auf den einfachsten Nenner gebracht, wird menschliches Verhalten gemäß dieser Ansicht durch Belohnungen (positive Verstärkung) aufgebaut und entweder durch Bestrafung oder das Ausbleiben von Belohnungen abgebaut.

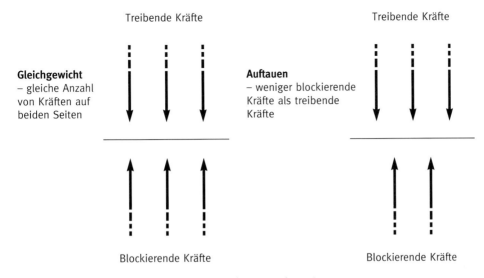

Abbildung 14-1: Das Kräfte-Modell der Veränderung nach Lewin

Die *operante Konditionierung* beruht auf der Annahme, dass ein Verhalten, dem angenehme Konsequenzen folgen – sofern die gleichen Rahmenbedingungen vorliegen – in Zukunft wiederholt wird. Nach Hersey und Blanchard (1988) existieren in der Theorie der operanten Konditionierung zwei Hauptformen von Verstärkungsplänen: Bei der *kontinuierlichen Verstärkung* (das erwünschte Verhalten wird jedes Mal bekräftigt) stellt sich zwar der Lernerfolg schnell ein, fällt die Verstärkung aber weg, kann das Verhalten auch rasch wieder verschwinden. Bei der *intermittierenden Verstärkung* (das erwünschte Verhalten wird nicht immer, aber häufig bekräftigt) dauert der Lernprozess länger, das Ergebnis ist jedoch stabiler, weil das Individuum das neue Verhalten zum Teil auch dann ausgeführt hat, wenn keine Verstärkung erfolgte.

Die *Kontingenz-Vereinbarung* ist eine Form der Konditionierung, bei der Klient und Change Agent eine Art Vertrag aushandeln. Darin wird festgelegt, dass eine Belohnung erfolgt, wenn sich der Klient zielführend verhält (Steckel, 1982). Ein Verhalten hingegen, das den vereinbarten Zielen entgegenwirkt, wird zum Zwecke der Löschung ignoriert oder, wann immer es möglich ist, eliminiert oder modifiziert. Wichtige Voraussetzungen für eine tragfähige Vereinbarung sind zum einen ein Machtgleichgewicht zwischen Fachkraft und Klient und zum anderen die Mitwirkung des Klienten bei der Festlegung von Zielen, zielführenden Maßnahmen und Belohnungen. Die Fallstudie über eine Kontingenz-Vereinbarung (S. 502) mit dem Ziel der Gewichtsabnahme macht deutlich, wie diese Technik wirkungsvoll eingesetzt werden kann.

Bei der *Aversionstherapie* wird mit Bestrafungen gearbeitet. Ausgangspunkt dieser Therapieform ist die Annahme, dass unerwünschtes Verhalten nicht mehr auftritt, wenn es in ausreichendem Maß von unangenehmen (aversiven) Reizen gefolgt oder begleitet wird. In diversen Studien wurden als aversive Reize Elektroschocks eingesetzt, um Suchtverhalten wie Alkoholabhängigkeit, übermäßiges Zigarettenrauchen oder Esssucht zu behandeln. In Zusammenhang mit dieser Therapieform traten ethische Bedenken auf, weshalb Richtlinien für den therapeutischen Einsatz festgelegt wurden (Kanfer & Goldstein, 1980).

Veränderungsstrategien nach Chin und Benne

Unter Bezugnahme auf die Durchführung von Veränderungen haben Chin und Benne (1976) drei breitgefasste Kategorien von Vorgehensweisen beschrieben: die Macht-Zwang-Strategie, die rational-empirische Strategie und die normativ-reedukative Strategie.

Die *Macht-Zwang-Strategie* beruht auf dem Einsatz von Macht oder Druck. Sie ist angebracht, wenn starker Widerstand besteht oder eine sofortige Änderung unabdinglich ist. Im Rahmen dieser Strategie wird häufig mit behördlichen, politischen oder ökonomischen Zwangsmaßnahmen gearbeitet. Ein Beispiel dafür wäre ein Gesetz, das Menschen im Rollstuhl den barrierefreien Zugang zu öffentlichen Gebäuden garantieren soll, wobei Zuwiderhandlungen mit Geldstrafen belegt werden. Häufig bestehen die mit der Macht-Zwang-Strategie erreichten Veränderungen jedoch nicht fort, wenn die dahinterstehende Macht wegfällt. Das Auslösen von Schuld oder Beschämung ist eine Form der Macht-Zwang-Strategie, die nicht selten in der Gesundheitsversorgung eingesetzt wird. Allerdings stellt sich der gewünschte Effekt nicht immer ein. So ist es beispielsweise durchaus möglich, dass eine Klientin sich weigert, den Arzt aufzusuchen, weil sie es leid ist, sich bei jedem Arztbesuch, «Beschimpfungen» wegen ihres Zigarettenkonsums anhören zu müssen.

Die *rational-empirische Strategie* macht sich als Ausgangsbasis für die Veränderung das Wissen der Klienten zunutze. Der Change Agent arbeitet unter der Annahme, dass Menschen rational denken und die beste Wahl für sich treffen, sofern sie über die in Frage kommenden Möglichkeiten informiert sind. Diese Strategie ist am effektivsten, wenn die Wertvorstellungen und Überzeugungen der Klienten nicht mit dem Ziel der Veränderung in Konflikt stehen. Eine Klientin beispielsweise, die sich einer Kolostomie unterziehen musste und Hygiene als oberstes Gebot ansieht, reagiert vermutlich zustimmend auf einen umfassenden Edukationsplan, der ihr das Erlernen einer korrekten Stomapflege ermöglicht. Allerdings zeigen diverse Befunde, dass Wissenszuwachs nicht notwendigerweise eine Verhaltensänderung mit sich bringt (Mazzuca, 1982).

Die *normativ-reedukative Strategie* beruht auf der Annahme, dass menschliches Handeln von soziokulturellen Normen sowie handlungsleitenden Werthaltungen und Wahrnehmungen bestimmt wird. Im Blickpunkt stehen gleichermaßen die psychosozialen Implikationen der vorgeschlagenen Veränderung *und* der Kenntnisstand des Klienten. Über den gesamten Veränderungsprozess hinweg sind die Klienten aktiv an der Problemdefinition und der Entwicklung von Lösungen beteiligt. Ein integraler Bestandteil dieser Strategie ist die Analyse der Überzeugungen und Anschauungen, an denen sich das Verhalten der Klienten orientiert. Weil er nicht nur mit den Klienten, sondern auch mit anderen von der Veränderung betroffenen Personen zusammenarbeiten muss, braucht ein Change Agent, der mit der normativ-reedukativen Strategie arbeiten will, ein hohes Maß an Gespür für das Wesen zwischenmenschlicher Beziehungen. Kennzeichen dieser Methode sind die Analyse der Bedeutung der krankheitsbedingten Einschränkungen für den Klienten und seine Familie, gefolgt von der Zusammenarbeit bei der Erstellung eines Pflegeplans, der den persönlichen Anschauungen und der Gefühlslage der Beteiligten gerecht wird. Im oben dargestellten Beispiel der Stomapatientin würde die Pflegefachkraft als erstes ausfindig machen, welche Bedeutung ein Stoma für die Klientin hat, bevor sie gemeinsam mit ihr einen Plan für den bestmöglichen Umgang damit ausarbeitet. Die bereits erwähnte Kontingenz-Vereinbarung kann als Bestandteil der normativ-reedukativen Strategie Verwendung finden, obwohl der Akzent dabei eher auf dem Verhalten und dem Umfeld liegt als auf Gefühlen und Überzeugungen.

Spradleys Modell der geplanten Veränderung

Die Pflegetheoretikerin B. Spradley (1980) entwickelte auf der Grundlage der allgemeinen Systemtheorie ein Modell für die gezielte Durchführung von Veränderungen. Die allgemeine Systemtheorie befasst sich mit der Frage, in welche Komponenten eine Ganzheit (ein System) aufgegliedert werden kann und welche Funktionszusammenhänge zwischen diesen Elementen bestehen. Spradley favorisiert vier Prinzipien, die ihrer Meinung nach den Ablauf einer Veränderung innerhalb eines beliebigen Systems bestimmen. Dabei handelt es sich um systeminterne Interdependenz, Homöostase, opponierende Kräfte und Widerstand. Mit *systeminterner Interdependenz* wird die wechselseitige Abhängigkeit der konstituierenden Komponenten eines Systems bezeichnet. Ändert sich eine davon, sind auch alle anderen betroffen und müssen sich ebenfalls verändern. Somit beeinträchtigt eine chronische Krankheit keinesfalls nur einen, sondern jeden wichtigen Aspekt im Leben des Betroffenen. Betrachtet man darüber hinaus die Familie eines chronisch Kranken als System, wird nicht nur die kranke Person in Mitleidenschaft gezogen, sondern dies gilt für alle Mitglieder der Familie.

Die Regulationsmechanismen des Körpers halten die physiologischen und psychischen Funktionen stabil und sorgen für ein Gleichgewicht, die *Homöostase*. Sobald innere oder äußere Veränderungen das Gleichgewicht stören, werden Kräfte innerhalb des Systems tätig, um die Homöostase wieder herzustellen (Spradley, 1980). Wenn zum Beispiel ein Diabetiker eine neue Methode der Selbstinjektion von Insulin erlernt, befindet er sich solange im psychischen Ungleichgewicht, bis er eine neue Homöostase erreicht, in die das Erlernte integriert ist (Spradley, 1980).

Zur Beschreibung ihres dritten Prinzips, dem der *opponierenden Kräfte*, entlehnt Spradley die Vorstellung von treibenden und blockierenden Kräften aus Lewins Feldtheorie. Wenn treibende und blockierende Kräfte gleich stark vertreten sind, besteht Gleichgewicht. Gewinnen jedoch

> **Fallstudie**
> ## Kontingenz-Vereinbarung zum Zweck der Gewichtsabnahme
>
> Bertha Zoe, 65 Jahre alt, hat seit ihrer Jugendzeit mindestens 25 Kilo Übergewicht. Vor einem Monat erlitt sie einen leichten Herzanfall, und ihr Arzt überwies sie an eine freiberufliche Krankenschwester. Zunächst nahm die Krankenschwester eine Einschätzung des Problems vor und informierte sich über die Klientin und ihr Lebensumfeld. Nachdem sie diese Informationen analysiert hatte, kamen Klientin und Betreuerin übereinstimmend zu der Überzeugung, dass eine Kontingenz-Vereinbarung eine geeignete Maßnahme zur Förderung der Gewichtsabnahme wäre. Daraufhin legten sie die Bedingungen des Kontraktes fest. Frau Zoe erklärte sich damit einverstanden, eine Diätberaterin aufzusuchen und ihre Ernährung gemäß deren Empfehlungen umzustellen, täglich Wasser-Aerobic zu betreiben, wöchentlich eine Selbsthilfegruppe zur Gewichtskontrolle zu besuchen und es zur Erhöhung ihres Selbstwertgefühls nicht an positiven Bekräftigungen fehlen zu lassen. Die Krankenschwester erklärte sich bereit, sich zwecks Beratung und Unterstützung alle zwei Wochen mit Frau Zoe zu treffen. Beide setzen dann ihre Unterschrift unter die Vereinbarung.
> Im Vertrag wurde festgelegt, dass sich Frau Zoe für jeden Gewichtsverlust von mehr als fünf Kilo belohnt. Als Belohnung für die ersten fünf Kilogramm wählte sie den Besuch eines Konzertes aus, für die nächsten verlorenen Pfunde den Kauf eines neuen Kleides usw. Als langfristiges Ziel strebt sie eine Gewichtsabnahme von 25 Kilogramm über einen Zeitraum von zehn Monaten an. Als Methode zum Abnehmen ist die schriftliche Vereinbarung für Frau Zoe etwas gänzlich neues, trotzdem aber hat sie das Gefühl, dass diese Maßnahme ihr hilft, «bei der Stange» zu bleiben und ihre Ziele, nämlich Gewichtsabnahme und körperliche Fitness, zu erreichen.

die treibenden Kräfte die Oberhand, findet eine Veränderung statt.

Spradleys letztes Prinzip ist der *Widerstand*. Jede Veränderung, ob geplant oder ungeplant, erzeugt Widerstand. Aus diesem Grund ruft jede wesentliche Veränderung in der Lebensweise einer kranken Person zunächst Widerstand bei dieser hervor, und der Change Agent muss von vornherein Techniken zum Umgang mit Widerstand in sein Vorgehen einplanen.

Die sieben Schritte der geplanten Veränderung

Sullivan und Decker (1988) schlagen zur Durchführung geplanter Veränderungen ein Modell vor, das sich am Pflegeprozess orientiert. Obwohl das Modell eigentlich für das Pflegemanagement entwickelt wurde, kann es in der klinischen Praxis auch zur Unterstützung einzelner Klienten eingesetzt werden. Um seine Anwendbarkeit in dieser Hinsicht zu veranschaulichen, wird es im Abschnitt über Interventionen noch ausführlicher behandelt. Die sieben aufeinanderfolgenden Schritte des Modells sind in **Tabelle 14-1** dargestellt.

Assessment
In vielen Fällen, so Sullivan und Decker, werden Veränderungen geplant, um die Diskrepanz zwischen einen Soll- und einem Ist-Zustand zu beseitigen. Deshalb ist ein sorgfältiges Assessment dieser Diskrepanz erforderlich, das aus drei Schritten bestehen sollte: Als erstes gilt es, sowohl die Ansatzmöglichkeiten für eine Veränderung als auch die damit verbundenen Probleme zu identifizieren und klar zu umreißen. In einem zweiten Schritt müssen Daten über die externen und internen, die Veränderung beeinflussenden Faktoren erhoben werden, um die treibenden und blockierenden Kräfte erkennen zu können. Als dritter Schritt ist eine Analyse der vorhandenen Informationen vorzunehmen, damit Widerstandstendenzen, mögliche Lösungen und Vorgehensweisen, aber auch Konsensbereiche ausfindig gemacht werden können.

Tabelle 14-1: Die sieben Schritte der geplanten Veränderung: eine Erweiterung des Pflegeprozesses

Pflegeprozess	Veränderungsprozess
Assessment	1. Erkennen des Problems oder der Ansatzmöglichkeit 2. Sammeln von Daten 3. Analysieren von Daten
Planung	4. Planen der Veränderung (Auftauphase)
Umsetzung	5. Umsetzen der Veränderung (Bewegungsphase)
Evaluation	6. Evaluieren der Veränderung 7. Stabilisieren der Veränderung (Phase des Wiedereinfrierens)
Die Autorin des vorliegenden Kapitels hat der Tabelle die Begriffe *Auftauphase, Bewegungsphase* und *Phase des Wiedereinfrierens* hinzugefügt.	

Quelle: Mit freundlicher Genehmigung entnommen aus: E. Sullivan & P. Decker, *Effective Management in Nursing*, Third Edition, Copyright © 1992, Addison-Wesley Nursing.

Anhand dieser Analyse ist es dann möglich, bei der Auswahl der geeignetsten Optionen Hilfestellung zu leisten.

Planung

In der Planungsphase geht es darum, das Wer, Wie und Wann der Veränderung festzulegen. Die aktive Beteiligung aller Betroffenen dient dazu, jede Form von Widerstand im Zuge des Veränderungsprozesses gering zu halten. In dieser Phase kommt es zu dem von Lewin beschriebenen Auftauen. Bevor Veränderungen eintreten können, müssen Einstellungen und Gewohnheiten sowie Sicht- und Denkweisen «aufweichen», und Grenzen müssen durchlässig werden.

Umsetzung

Sobald der Plan zur Realisierung gebracht wird, beginnt die Phase der Umsetzung. Sie entspricht Lewins Phase der Bewegung. Spezifische Veränderungsmaßnahmen wie die Bereitstellung von Informationen, Vorschläge zur Problemlösung, praktische Übungen, Zusammenarbeit und Beratung kommen zur Anwendung. Der Change Agent muss über Empathiefähigkeit verfügen und therapeutische Formen der Kommunikation beherrschen, aber auch erhebliches Geschick besitzen, wenn es darum geht, konkrete Unterstützung zu leisten, Feedback zu geben und Widerstände zu überwinden.

Evaluation und Stabilisierung

Der letzte Schritt besteht im Bewerten und Stabilisieren der Veränderung. Der Change Agent entscheidet, ob die angestrebten Ziele erreicht wurden und bestimmt den Grad des Erfolges oder Misserfolges. Ist die gewünschte Veränderung eingetreten, muss sie «eingefroren» werden, damit sie stabil bleibt. Danach beendet der Change Agent die helfende Beziehung, indem er die Verantwortung für die Aufrechterhaltung der Veränderung an den Klienten oder an Mitglieder seines Unterstützungssystems abgibt.

14.2 Aspekte der Veränderung

Damit Pflegefachkräfte wirksam als Change Agent tätig sein können, müssen sie die verschiedenen mit dieser Funktion verbundenen Probleme kennen. Obwohl der Veränderungsprozess eine große Anzahl von Fragen und Schwierigkeiten aufwirft, können im folgenden Abschnitt nur einige der wesentlichsten erörtert werden

14.2.1 Das klinische Gesundheitsmodell

Ein Change Agent im Gesundheitswesen muss sich über das im westlichen Kulturkreis dominierende klinische Gesundheitsmodell im Klaren sein, also über das Paradigma hinsichtlich Gesundheit und Krankheit, das viele Gesundheitsexperten vertreten. Im Rahmen dieses Modells wird der Mensch als physiologisches System mit sich daraus ableitenden Funktionen betrachtet, und Gesundheit wird definiert als die Abwesenheit von krankheits- oder verletzungsbedingten Anzeichen und Symptomen (Kozier et al., 1992). Gemäß dem klinischen Modell besteht der Zweck der Medizin darin, Krankheitsanzeichen und -symptome zu beseitigen, Schmerzen und körperliches Unwohlsein zu lindern und in allen Körperteilen die «normalen» physiologischen Abläufe wieder herzustellen. Der Schwerpunkt liegt auf der Diagnose akuter Erkrankungen und der Behandlung von abnormen physiologischen Vorgängen. In der heutigen westlichen Medizinpraxis konzentriert sich die Behandlung weitgehend auf technologische und pharmakologische Aspekte; der wissenschaftliche und technische Fortschritt wird häufig als angemessene Antwort auf die auftretenden Gesundheitsprobleme betrachtet.

Eine in England durchgeführte Studie über die Lebensqualität behinderter Menschen ergab, dass Ärzte der Ansicht waren, das Leben mit einer Behinderung sei «schrecklich» (Piastro, 1993). Laien sind häufig ähnlicher Auffassung.

Colantonio (1988) untersuchte das Gesundheitsverständnis von Erwachsenen und stellte 100 Probanden die Frage: «Was bedeutet es für Sie, gesund zu sein?» 36 Prozent antworteten, gesund zu sein sei gleichbedeutend mit «fit sein» und meinten damit die Fähigkeit, für sich selbst sorgen oder arbeiten zu können. Wenn Gesundheit gewöhnlich als physiologische Normalität und als Abwesenheit sämtlicher Anzeichen von Erkrankung definiert wird, dann muss der Change Agent erkennen, dass die dauerhaften physischen Veränderungen, die unweigerlich mit chronischer Krankheit und Behinderung einhergehen, die Überzeugungssysteme vieler Klienten hinsichtlich Gesundheit, Krankheit und Gesundheitsdiensten nachhaltig erschüttern. In der Tat beschreibt das Paradigma des klinischen Modells den Begriff chronische Krankheit als Abwesenheit von Gesundheit und Normalität.

14.2.2 Soziale Werte

Die Anforderungen, die sich Tag für Tag aus einer chronischen Krankheit ergeben, bleiben letzten Endes an den Personen hängen, die die größte Verantwortung für die Versorgung des Kranken tragen (siehe Kapitel 11 über pflegende Angehörige). Nicht selten, so berichten Betroffene, werden Betreuung und Pflege als Stress, Bürde oder Belastung erlebt (Sayles-Cross, 1993). Zu den materiellen und immateriellen Kosten, die pflegenden Angehörigen entstehen, gehören nachteilige Folgen für ihre körperliche und emotionale Gesundheit und das persönliche und soziale Leben, finanzielle Belastungen, Wahrnehmungsveränderungen hinsichtlich der zu pflegenden Person sowie Geringschätzung der pflegerischen Versorgung und Fürsorge (Sayles-Cross, 1993). Außerdem berichten pflegende Angehörige über Ekel oder Angst und ein Gefühl der sozialen Distanz zwischen sich und der betreuten Person. In dem Moment, in dem die Bürde erdrückend wird, ist die pflegerische Versorgung und Betreuung gefährdet. Im Extremfall kommt es beim Pflegenden zum Burn-out-Syndrom, und als Folge davon wird der Pflegebedürftige vernachlässigt oder verlassen (Bailey, 1990). Es versteht sich beinahe von selbst, dass ein Change Agent die Bedürfnisse eines pflegenden Angehörigen klar erkennen muss und diese während des Veränderungsprozesses genauso zu berücksichtigen hat wie die der chronisch kranken Person selbst.

Was das Problem der Pflege und Betreuung noch komplizierter macht, ist die Tatsache, dass viele Arten von Beistand, die früher bei der häuslichen Versorgung chronisch Kranker in Anspruch genommen werden konnten, nicht mehr vorhanden sind. In der Vergangenheit waren an der Betreuung chronisch Kranker oft die erweiterte Familie, die nicht berufstätige Ehefrau, die engere Nachbarschaft oder kirchliche Gruppen beteiligt und boten nicht nur psychischen Rückhalt, sondern auch Entlastung für die pflegenden Personen. In der heutigen Gesellschaft stehen diese Formen der Unterstützung nicht mehr in gleichem Umfang zur Verfügung und werden auch nicht angemessen ersetzt. Für die Problemlösung mittels Veränderung bei chronischer Krankheit existieren heute in vielen Fällen weniger soziale Optionen als früher.

In der US-amerikanischen Gesellschaft äußert sich der passive Widerstand gegenüber chronisch kranken oder behinderten Person weniger in offener Feindseligkeit als vielmehr in Gleichgültigkeit (Bailey, 1990). Dies zeigt sich an der großen Zahl von Schwierigkeiten, mit denen chronisch Kranke oder Behinderte zu kämpfen haben. Die Palette der Unzulänglichkeiten reicht von architektonischen Barrieren über zu wenig Entlastungsmöglichkeiten bis hin zu ungenügender finanzieller Unterstützung. Wie es scheint, ist der Gesellschaft vieles andere wichtiger als die Anliegen chronisch Kranker und Behinderter, weil diese ja lediglich einen kleinen Prozentsatz der Bevölkerung ausmachen (Bailey, 1990). Professionelle Pflegekräfte und andere Gesundheitsexperten können sich für die Belange ihrer Klienten einsetzen, indem sie ehrenamtlich arbeitenden Organisationen zur Betreuung Behinderter beitreten, eine Kampagne zur Weckung von Problembewusstsein organisieren oder sich für Veränderungen auf Gemeindeebene stark machen.

14.2.3 Widerstand gegen Veränderungen

Wahrscheinlich ist das Auftreten von Widerstand eines der wesentlichsten Probleme, die sich beim Herbeiführen von Veränderungen einstellen. Widerstand gegen Veränderungen kann definiert werden als «jegliches Verhalten, das dazu dient, den Status quo angesichts des Drucks zur Veränderung des Status quo aufrechtzuerhalten» (Zaltman & Duncan, 1977). Menschen widersetzen sich ganz allgemein Veränderungen, weil sie bestrebt sind, Konsistenz und Vorhersagbarkeit im Leben zu bewahren. Widerstand kann auf realistischerweise zu erwartenden Folgen beruhen, aber auch auf solchen, die nur in der Vorstellung existieren, und die Pflegefachkraft in der Funktion des Change Agent muss Sensibilität für beides besitzen (Klein, 1969). Obwohl es sicherlich eine ganze Menge spezifischer Gründe für einen Klienten gibt, Widerstand zu leisten, beschränken sich New und Couillard (1981b) auf fünf ihrer Meinung nach hauptsächliche Ursachen: bedrohtes Eigeninteresse, Fehldeutungen, Differenzen in Sachfragen, psychologische Reaktanz und geringe Toleranz gegenüber Veränderungen.

Bedrohtes Eigeninteresse

Sobald der den Klienten abverlangte Aufwand den subjektiven Nutzen übersteigt, ist ihr Eigeninteresse bedroht, und die Betroffenen wollen nur ungern etwas ändern. So wird dem Ratschlag zur Umstellung der Ernährungsgewohnheiten vermutlich keine Beachtung geschenkt, wenn die günstigen Auswirkungen eines niedrigen Cholesterinspiegels dem Klienten nicht so wichtig erscheinen, als dass es sich lohnen würde, bestimmte Nahrungsmittel in besonderer Weise selbst zuzubereiten oder auf andere ganz zu verzichten. Wenn das Eigeninteresse des Klienten bedroht ist, muss der Change Agent die Vorteile der Veränderung besonders hervorheben und versuchen, den damit verbundenen

Aufwand so gering wie möglich zu halten oder ganz auszuschalten.

Fehldeutungen

Werden das Wesen oder die Implikationen einer Veränderung falsch gedeutet, gelangt der Klient unter Umständen zu der Auffassung, dass die Veränderung keinen Unterschied ausmache oder nicht von Nutzen sei. Ein Beispiel für eine solche Fehldeutung wäre ein Klient, der körperliche Aktivitäten meidet, weil er fälschlicherweise davon überzeugt ist, dass diese das Gesundheitsproblem noch verstärken. Aus diesem Grund muss der Change Agent einschätzen, wie der Klient seine Krankheit und die anstehenden Veränderungen sieht und daraufhin bestehende Wissenslücken oder unzutreffende Informationen taktvoll ergänzen und korrigieren.

Differenzen in Sachfragen

Möglicherweise verfügt ein Klient über zutreffende Informationen, die sich aber von denen des Change Agent unterscheiden. Das kann zu Differenzen in Sachfragen führen. Wenn die Auffassung des Klienten auf persönlicher Erfahrung beruht oder die Sachlage besser trifft als die des Change Agent, sollte der Widerstand des Klienten Anlass geben, die geplante Veränderung nochmals zu überdenken. Klienten mit chronischen Mobilitätsproblemen zum Beispiel kennen oft alternative Methoden des Transfers, die bei ihnen besser funktionieren als anerkannte Techniken. Erkennt der Change Agent einen solchen Sachverhalt, sollte die vom Klienten bevorzugte Methode angewandt werden, und eine Änderung erübrigt sich. Manchmal werden Differenzen in Sachfragen jedoch vom Change Agent ignoriert, und es erfolgt keineswegs ein Überdenken der angestrebten Veränderung. Grundsätzlich gilt: Alle den Wandel betreffenden Einwände sind sorgfältig zu prüfen.

Psychologische Reaktanz

Unter *psychologischer Reaktanz* ist eine psychische Reaktion zu verstehen, die zustande kommt, wenn sich eine Person unter Druck gesetzt fühlt, und die auf die Wiedergewinnung verlorener Handlungsfreiheit abzielt. Sie ist häufig mit dem Rückfall in Verhaltensweisen verbunden, die bereits abgelegt wurden (Brehm, 1972). Der Klient betrachtet diese scheinbar überwundenen Verhaltensweisen nun aber wieder als äußerst wichtig und erstrebenswert und versucht, sie erneut zu etablieren. Das Konzept der psychologischen Reaktanz liefert eine Erklärung dafür, warum sich Klienten mit Hörminderung manchmal weigern, ein Hörgerät zu tragen, obwohl sie keine sachlichen Gründe für ihr Verhalten anführen können und auch genau wissen, dass sie dann besser hören. Diese Art des Widerstandes lässt sich nur schwer überwinden, da der Klient in solchen Fällen kaum auf rational begründete Erklärungen anspricht. Wird er jedoch so oft wie möglich dazu ermutigt, sich auf das neue Verhalten einzulassen, kann es schließlich doch gelingen, die Reaktanz abzubauen.

Geringe Toleranz für Veränderungen

Manche chronisch Kranke oder Behinderte haben aus Furcht vor Risiken, wegen eines geringen Selbstvertrauens oder wegen geringer Toleranz für Ungewissheit größere Probleme, mit dem Veränderungsprozess zurecht zu kommen, als andere. Personen mit geringer Toleranz für Veränderungen sehen zwar deren Notwendigkeit ein, sind aber noch nicht in der Lage, den Übergang auf der emotionalen Ebene zu vollziehen. Die meisten Pflegefachkräfte haben Erfahrungen mit Klienten gemacht, die über einen technischen Vorgang wie etwa die Verabreichung einer Injektion zwar genau Bescheid wissen, sich aber trotzdem nicht überwinden können, sie bei sich selbst durchzuführen. In solchen Fällen muss der Change Agent Unterstützung anbieten und versuchen, das Selbstvertrauen des Betreffenden soweit zu verbessern, dass er zumindest in der Lage ist, die neue Verhaltensweise auszuprobieren. Hat der Klient Erfolg damit, besteht die Aussicht, dass er sie auch beibehält.

Entfremdung

Zwar führen New und Couillard die Entfremdung nicht an, doch handelt es sich dabei nach Klein (1969) ebenfalls um eine wichtige Ursache für den Widerstand gegen Veränderungen. Besteht zwischen dem theoretischen Wissen der Pflegefachkraft und dem aus Erfahrungen gewonnenen Wissen des Klienten eine Diskrepanz, kann der Klient die Fachkraft als fremd und fernstehend empfinden. Unter Umständen kommt es zu Konflikten, weil Fachkraft und Klient unterschiedliche Sichtweisen von den anstehenden Problemen haben, oder weil sie sich dem anderen einfach nicht verständlich machen können.

Kulturelle und soziale Unterschiede sind ebenfalls eine Form der Entfremdung. In den meisten Einrichtungen der Gesundheitsversorgung gehört die Mehrheit der pflegerischen Fachkräfte der kaukasischen Mittel- oder Oberschicht an. Kommen die Klienten aus anderen Kulturen, können völlig verschiedene Meinungen über Notwendigkeit und Umsetzung der Veränderung aufeinanderprallen. Was der Fachkraft vielleicht nur als Geringfügigkeit erscheint, kann von jemanden als schwierig oder gar unmöglich betrachtet werden, der nicht über die notwendigen finanziellen Mittel, Ressourcen oder Kenntnisse zur Durchführung der Veränderung verfügt, oder dessen kulturelle Überzeugungen den Änderungsvorschlägen überhaupt widersprechen. Wichtig ist, dass der Change Agent versteht, was die Veränderung für den Klienten in bezug auf Aufwand und Ressourcen bedeutet, und wie sie in seine Kultur und sein Überzeugungssystem passt.

Maßnahmen zur Überwindung von Widerstand

New und Couillard (1981b) führen acht Maßnahmen an die zur Überwindung von Widerstand gegen Veränderungen eingesetzt werden können. Dabei handelt es sich um Partizipation, Zwang, Manipulation, Edukation, Hinzuziehen externer Change Agents, Setzen von Anreizen, unterstützendes Verhalten und allmähliche Einführung.

1. *Partizipation* bezieht sich auf alle Personen, die von der Planung und Umsetzung der Veränderung betroffen sind.
2. *Zwang* macht von formeller Autorität oder Macht Gebrauch, um Veränderungen einzuleiten und durchzusetzen.
3. *Manipulation* ist die selektive Weitergabe von Informationen, so dass die Veränderung in günstigerem Licht erscheint.
4. *Edukation* besteht in der mündlichen oder schriftlichen Informationsvermittlung, damit die Betroffenen die Notwendigkeit und die innere Folgerichtigkeit der Veränderung erkennen können.
5. *Externe Change Agents* sind Personen, auf die sich die Veränderung in der Regel nicht auswirkt und die zu ihrer Einleitung und Durchführung von außen hinzugezogen werden. Sie werden wegen ihres Fachwissens und ihrer Vertrauenswürdigkeit von den Beteiligten häufig leichter akzeptiert, insbesondere dann, wenn dem anfänglichen Change Agent kein Vertrauen geschenkt wurde.
6. *Anreize* werden gesetzt, indem erstrebenswerte Belohnungen in Aussicht gestellt werden. Diese Maßnahme hat besonders gute Erfolgsaussichten, wenn der Widerstand aus bedrohtem Eigeninteresse heraus zustande kam.
7. *Unterstützendes Verhalten* besteht in hilfreichen Aktivitäten wie etwa Beratung oder taktvoller Begleitung während des Veränderungsprozesses. Diese Maßnahme ist am effektivsten bei Individuen mit geringer Toleranz für Veränderungen.
8. *Allmähliche Einführung* bedeutet das Ansteuern der Veränderung über kleine Schritte oder die Demonstration ihrer Effektivität anhand eines Probelaufes oder eines unverbindlichen Tests.

Jede dieser Maßnahmen weist gewisse Vor- und Nachteile auf und ist in manchen Situationen besser geeignet als in anderen. Wenn mit Widerstand zu rechnen ist, hat der Change Agent die Aufgabe, jene Maßnahmen auszuwählen, die bei der jeweiligen Person oder in der jeweiligen Situation am aussichtsreichsten erscheinen und sie in den Veränderungsprozess zu integrieren.

14.2.4 Ethische Implikationen und Macht

Weil jede Veränderung in gewisser Weise eine Modifikation des Lebens einer Person mit sich bringt, ergeben sich für die am Veränderungsprozess beteiligten pflegerischen Fachkräfte ethische Implikationen (siehe Kapitel 19 über Pflegeethik). Nach Bailey (1990) ist die Modifikation das Ziel einer geplanten Veränderung, und die Fachkraft muss sich davor in acht nehmen, ihr Wissen über den Veränderungsprozess zu benutzen, um den Klienten zu manipulieren oder ihn des Rechts auf eine selbstbestimmte Entscheidung zu berauben.

Macht

Macht ist ein Faktor, den es während des Veränderungsprozesses unbedingt zu berücksichtigen gilt. Man könnte sich die Frage stellen, ob andere überhaupt das Recht haben, in die Entscheidungsfindung eines Klienten einzugreifen, selbst wenn dieser nicht über ausreichend Informationen verfügt, um einen tragfähigen Entschluss zu fassen. Doch genau weil die Fachkraft dem Klienten helfen kann, seine Entscheidungsgrundlage auszuweiten, ist es unverantwortlich, wenn von fachlicher Seite zugelassen wird, dass der Klient Entscheidungen trifft, ohne über die damit verbundenen Konsequenzen oder Risiken Bescheid zu wissen. Die Verantwortung der Pflegefachkraft geht über die bloße Beseitigung von Unwissenheit auf Seiten des Klienten hinaus. Das legitime Ziel der Veränderung besteht vielmehr in einer Mischung aus der Beseitigung der Unwissenheit und der Ermutigung zur Kooperation. Dabei sollte versucht werden, möglichst alle Barrieren aus dem Weg zu räumen, die den Klienten daran hindern, einem fundierten Ratschlag zur Verbesserung seiner Gesundheit Folge zu leisten. Darüber hinaus sollte ihm jede verfügbare Form von Unterstützung zuteil werden, um eine medizinisch ratsame Veränderung zustande zu bringen. Letzten Endes liegt es jedoch beim Klienten, sich für oder gegen eine Veränderung zu entscheiden, und sein Entschluss muss letztlich von der Fachkraft respektiert werden (Bailey, 1990).

Informationsweitergabe

Eine weitere ethische Frage bezieht sich darauf, wie viel Information weitergegeben werden sollte. Wenn der Klient zu wenig Information erhält, handelt er möglicherweise aus Unwissenheit heraus. Ein Zuviel an Informationen kann jedoch dazu führen, dass er von der Informationsflut erdrückt wird und nicht in der Lage ist, Entscheidungen zu treffen. Aber nicht nur die Menge an Informationen ist von Bedeutung, sondern es muss auch die Situation bedacht werden, in der sich der Klient befindet (Jonsen, 1979). Manche Klienten wünschen detaillierte Informationen, andere hingegen sind nicht fähig, sich mit allen Weiterungen des Problems zu befassen, vor allem nicht gleich zu Anfang. So mag die Mutter eines Kindes, bei dem gerade Mukoviszidose festgestellt wurde, so stark mit dem Erlernen der auf sie zukommenden pflegerischen Pflichten beschäftigt sein, dass sie Informationen über die langfristige Entwicklung der Erkrankung nicht verarbeiten kann. Häufig muss die Fachkraft nach dem Prinzip von Versuch und Irrtum vorgehen, um jene Informationsmenge bestimmen zu können, die gleichermaßen geeignet ist, die Motivation des Klienten aufrecht zu erhalten, sein Recht auf Information nicht zu beschneiden und ihm ein Gefühl von Kompetenz zu verschaffen (Bailey, 1990).

Im Rahmen der modernen Gesundheitsversorgung wird der mit dem Klienten verbrachten Zeit – ganz besonders der für Edukation – ein sehr hoher Stellenwert eingeräumt. Nach wie vor stellt sich die Frage, wie pflegerische Fachleute die Zeit für die Klientenedukation aufbringen können. Wenn Zeit kostbar ist oder die Fachkraft nicht genau weiß, ob ihre Erklärungen vom Klienten wirklich verstanden wurden, kann sie auf schriftliche Informationen zurückgreifen. Schriftliche Instruktionen und Informationen, die dem Bildungsniveau der Klienten entsprechen, sollten routinemäßig zum Einsatz kommen, um ihre Kenntnisse zu festigen und ihren Wissenstand zu erhöhen (Dixon & Park, 1990).

Stellvertretende Entscheidung

Manche Klienten wie Kinder, gebrechliche alte Menschen oder intelligenzgeminderte Personen sind häufig darauf angewiesen, dass andere für sie entscheiden. Solche Entscheidungen, etwa die von Familienmitgliedern, können auf Wertvorstellungen oder Überzeugungen beruhen, die von denen der Fachleute abweichen. In solchen Fällen kann es zu ethischen Konflikten zwischen dem Entscheidungsträger und der Fachkraft kommen. Werden Entscheidungen zudem nicht zum besten des Klienten getroffen oder lassen sie die Würde des Individuums außer acht, handelt es sich gewöhnlich um eine über die Macht-Zwang-Strategie angestrebte Veränderung. Wenn sich Personen, die im Namen des Klienten Entscheidungen treffen, weigern, gesundheitsfördernde Veränderungen einzuleiten oder durchzuführen, ist es zum Schutz des Klienten unter Umständen sogar angezeigt, rechtliche Schritte in die Wege zu leiten (Bailey, 1990).

14.3 Interventionen auf veränderungstheoretischer Grundlage

Bei ihrer Arbeit müssen Pflegefachleute oft als Change Agent fungieren. Ein Change Agent wurde als «Moderator oder Logistiker» beschrieben, «der den für das Vorantreiben einer Veränderung notwendigen Bedarf an Unterstützung ausfindig macht und diese Unterstützung dann gewährt» (Bailey, 1983). Als Change Agent kann auch «jede beliebige Person oder Gruppe» betrachtet werden, «die den Status quo innerhalb eines Systems so verändert, dass die Beteiligten neu lernen müssen, ihre Rolle(n) zu gestalten» (Zaltman & Duncan, 1977). Wann immer es möglich ist, arbeitet ein Change Agent darauf hin, bei den Klienten das Gefühl von Kontrolle und Konsistenz aufrechtzuerhalten und gleichzeitig inakzeptable und unerfreuliche Aspekte der Veränderung abzuschwächen oder ganz zu vermeiden (Bailey, 1990).

14.3.1 Die sieben Schritte der geplanten Veränderung

Ein Pflegemodell, das verschiedene Elemente der Veränderungstheorie in sich vereint, ist das aus sieben Schritten bestehende «Modell der geplanten Veränderung» von Sullivan und Decker (1988) (vgl. **Tab. 14-1**). Kombiniert mit Gedanken aus Lewins Feldtheorie entsprechen diese Schritte dem Prozess der Problemlösung, wie er im Pflegeprozess zur Anwendung kommt. Das Modell enthält Vorgehensweisen, die aus der behavioristischen Lerntheorie, den von Chin und Benne (1976) vorgeschlagenen Veränderungstechniken und dem Systemmodell von Spradley (1980) abgeleitet wurden. Sofern nicht anders angemerkt, umfasst der Terminus Klient in der nachstehenden Erörterung sowohl den unmittelbar Betroffenen als auch seine Familie und sein Unterstützungssystem.

Assessment

«Das Assessment ist Bestandteil einer jeden professionellen Aktivität, die eine Pflegefachkraft für und mit dem Patienten durchführt» (Atkinson & Murray, 1986). Normalerweise steht in der Klinik die pflegerische Versorgung von akut auftretenden Krankheiten im Vordergrund, und chronisch Kranke bleiben in der Regel nur für kurze Zeit oder werden entlassen, bevor sie sich wesentlich besser fühlen. Unter diesen Umständen ist es der Pflegefachkraft kaum möglich, ein gründliches Assessment durchzuführen und notwendige Veränderungen im Voraus zu planen – insbesondere, wenn es sich um langfristige Veränderungen handelt. Fachleute im Bereich der Kranken- und Altenpflege hingegen, die ambulant tätig sind oder in der Rehabilitation, der Langzeitversorgung oder im öffentlichen Gesundheitsdienst arbeiten, haben über einen längeren Zeitraum hinweg mit chronisch Kranken zu tun. Hier wird das eingehende Assessment und die auf lange Sicht angelegte Planung einer Veränderung zum integralen Bestandteil der Pflegepraxis.

Häufig muss sich das Pflegepersonal mit einer ganzen Menge drängender Probleme und Veränderungen auseinandersetzen. Dennoch sollte daran erinnert werden, dass Gesundheitsförderung und präventive Gesundheitsversorgung integrale Bestandteile der Pflegepraxis darstellen. Gesundheitsförderung wird definiert als die Gesamtheit der Dienstleistungen und Handlungen, die vom medizinischen und pflegerischen Fachpersonal durchgeführt werden, um Gesundheitsproblemen vorzubeugen (Koizer et al., 1992). Pflegefachkräfte, die mit chronisch kranken Klienten arbeiten, müssen nicht nur die offenkundigen und gravierenden Probleme einschätzen, sondern auch die Veränderungen, mit deren Hilfe zukünftigen Problemen vorgebeugt und eine gesunde Lebensweise gefördert werden kann.

Das Assessment ist ein wichtiger erster Schritt im Pflegeprozess. Koizer und Kollegen (1992) erklären: «Das Assessment ist ein kontinuierlicher Prozess, der in allen Phasen des Pflegeprozesses durchgeführt wird.» Auch wenn das

Assessment den Pflegeprozess einleitet, ist es doch wichtig, nicht zu vergessen, dass dieser Prozess in Kreisform und nicht linear verläuft und dass alle Schritte in Wechselbeziehung zueinander stehen.

Assessment: Erkennen von Problemen und Ansatzmöglichkeiten
Im Modell von Sullivan und Decker besteht das Assessment aus drei Phasen. In der frühen Phase der Einschätzung hat der Change Agent gute Gelegenheit, störende Kleinigkeiten im Klientenverhalten oder im Umfeld des Klienten zu bemerken, die umfangreichere Veränderungen gefährden. In dieser Phase ist es wichtig, wiederholt darauf hinzuweisen, dass Veränderungen weder stets etwas Negatives sind noch immer ein Problem für den Klienten darstellen. Viele Veränderungen bieten die Chance für Persönlichkeitswachstum und Weiterentwicklung, vor allem wenn sie unter diesem Aspekt gesehen und auf konstruktive Weise gehandhabt werden.

Über die sorgfältige und realitätsnahe Beobachtung des Klienten und seines Umfelds hinaus können durch Befragen des Klienten und der ihm Nahestehenden zusätzliche Informationen gewonnen werden, die sich der bloßen Beobachtung entziehen. Mit der Familie und dem Klienten gemeinsam durchgeführte Interviews bieten die Möglichkeit, das familiäre Interaktionsverhalten zu beobachten und mehr Informationen zu sammeln. Nach einer Empfehlung von Sullivan und Decker (1988) sollte dabei eindeutig geklärt werden, inwieweit die Situation problembehaftet ist oder Ansatzmöglichkeiten zur Veränderung bietet, was sich anhand von Fragestellungen folgender Art herausfinden lässt:

- Was passiert jetzt im Leben des Klienten, so wie es gerade ist, oder was könnte ein Problem sein? Worin sieht der Klient Möglichkeiten zur Veränderung?
- Was hat sich seit letzter Woche, letztem Monat, letztem Jahr an der Situation des Klienten geändert?
- Was könnte der Klient anders oder besser machen? Was hält ihn davon ab, etwas zu verändern?
- Ist der Klient überhaupt der Ansicht, dass ein Veränderungsbedarf besteht oder eine Veränderung von Nutzen ist? Wenn ja, für welche Art von Veränderung und in welchem Ausmaß?

Ein anderes Mittel, um Probleme oder Ansatzmöglichkeiten ausfindig zu machen, ist das Gewinnen kreativer Einsicht. Dabei werden alte Probleme oder Verhaltensweisen unter einem neuen Blickwinkel gesehen, indem versucht wird, das Problem aus anderen Perspektiven heraus zu betrachten. Ein Verfahren, um das Denken in dieser Weise neu zu strukturieren, ist das «Brainstorming» – das Ausdenken aller möglichen Ideen oder Lösungen, egal wie ungewöhnlich oder «bizarr» sie sein mögen – so dass Gedanken in neuartiger und ungewöhnlicher Weise kombiniert werden können. Übungen im kreativen Denken helfen den Klienten, ihrer Situation neue Gesichtspunkte abzugewinnen. Entsprechende Verfahren sind in der Literatur zu finden, und die Pflegefachkraft ist gut beraten, sich damit vertraut zu machen und sie bei der Arbeit mit Klienten anzuwenden (Covey, 1989; Hickman & Silva, 1984; von Oech, 1983).

Assessment: Sammeln von Daten
Der zweite Schritt des Modells ist von großer Wichtigkeit, wenn letztlich ein Erfolg erzielt werden soll. Wurden im ersten Schritt Probleme und Ansatzmöglichkeiten abgeklärt, gilt es nun, die relevanten Informationen zusammenzutragen. Es gibt viele Möglichkeiten der Datensammlung. Ein Interview zum Beispiel oder das gezielte Nachfragen, wie der Klient zu der Veränderung steht oder seine Situation sieht, kann Informationen zutage fördern, die ansonsten unter den Tisch fallen würden. Die sorgfältige Beobachtung der häuslichen Situation, der Ressourcen und der Wohnumgebung kann zusätzlich Aufschluss geben, etwa inwieweit die Wohnung des Klienten rollstuhlgängig ist. Quantitative Daten sollten ebenfalls zusammengetragen werden, beispielsweise wie häufig ein bestimmtes Ereignis abläuft oder welcher Aufwand an Zeit und Energie damit verbunden ist. Unter Umständen ist es auch erforderlich,

andere Fachleute hinzuzuziehen, die mit gewissen Feinheiten der Veränderung besser vertraut sind.

Die gesammelten Daten sollten Antworten auf Fragen wie die folgenden liefern:

- Wie fühlt sich der Klient angesichts der praktischen Umsetzung der Veränderung? Ist er zaghaft, furchtsam, ängstlich, aufgeregt, erleichtert, resigniert etc.?
- Welche Vorstellungen, Wahrnehmungen, Überzeugungen und Einstellungen hat der Klient hinsichtlich der Veränderung? Gibt es Unstimmigkeiten, weil er über fundierte Informationen oder Erfahrungen verfügt, die aber von denen der Fachkraft abweichen?
- Welche Vorteile, bringt die Durchführung der Veränderung mit sich? Welche Belastungen in Bezug auf Selbstwertgefühl, Zeit, Geld oder sonstige Ressourcen ergeben sich?
- Welches sind die treibenden, die Veränderung ins Rollen bringenden Kräfte und welches die blockierenden, die Veränderung bremsenden oder behindernden Kräfte?

Assessment: Analyse der Daten

Am Ende des Assessments steht die Analyse. Menge, Art und Quellen der gesammelten Daten sind zwar von wesentlicher Bedeutung, aber letztlich wertlos, wenn die gewonnenen Informationen nicht einer Analyse unterzogen werden (Sullivan & Decker, 1988).

Damit das Problem des Klienten gelöst oder die Ansatzmöglichkeiten genutzt werden können, ist es notwendig, die Vielfalt der Daten zu einem stimmigen, realistischen und überzeugenden Bild der Veränderung zusammenzufügen. Mögliche Formen von Widerstand, motivierende Elemente und Konsensbereiche müssen sorgfältig untersucht werden. Alles was zur Ausarbeitung eines kohärenten Plans nötig ist, muss geprüft und besonders im Verhältnis zueinander eingehend betrachtet werden. Während der Datenanalyse sollte man sich stets Spradleys (1980) Prinzipien des Veränderungsprozesses vor Augen halten: Die Veränderung eines Elements innerhalb eines Systems wirkt sich auf alle anderen aus und beeinflusst somit die homöostatischen Kräfte des Systems, die das Gleichgewicht erhalten oder wieder herstellen.

Die Fallstudie der Klientin mit Multipler Sklerose veranschaulicht die Umsetzung der drei Schritte des Assessments in der Praxis. Als erstes gibt die als Change Agent fungierende Krankenschwester der Klientin Hilfestellung beim Erkennen ihres Hauptproblems. Danach gehen die beiden gemeinsam dazu über, das Problem zu ergründen, und gleichzeitig sammelt der Change Agent weitere Daten über die Meinungen und Haltungen der Klientin hinsichtlich der Durchführung zweckdienlicher Veränderungen. Im letzten Schritt des Assessments analysiert der Change Agent die Daten und plant dann in Zusammenarbeit mit der Klientin das Vorgehen bei der Veränderung.

Planung der Veränderung

Wie bereits angemerkt, entspricht die Planung der Veränderung der Phase des Auftauens in Lewins Feldtheorie, weil der Klient die Notwendigkeit der Veränderung bereits eingesehen hat. Der Change Agent ermittelt geeignete Maßnahmen, um die Veränderung voranzubringen. Er stärkt die treibenden Kräfte, schwächt die blockierenden und versucht, den Widerstand zu überwinden. Die ausgewählten Maßnahmen sollten in Übereinstimmung mit den Überzeugungen und Einstellungen des Klienten stehen, denn diese lassen sich nicht so leicht verändern wie der Kenntnisstand. Sind sehr ausgeprägte veränderungshemmende Wertvorstellungen, Gefühle oder Überzeugungen vorhanden, ist die normativ-reedukative Strategie angebracht (Chin & Benne, 1976), um sie aufzuweichen.

Während der Phase des Auftauens muss in manchen Fällen mit Traditionen, Gewohnheiten oder bisher verwendeten Methoden gebrochen werden, bevor der Klient bereit ist, Alternativen zu akzeptieren (Hersey & Blanchard, 1988). Deshalb ist der Change Agent gefordert – bevor er überhaupt den Versuch unternimmt, Alternativen einzuführen – Verständnis für die Traditionen des Klienten zu entwickeln und eine Vertrauensbeziehung zu ihm aufzubauen.

Indem der Klient in Situationen gebracht wird, die ihm neue Verhaltensweisen abverlangen, kann über den Abbau *kognitiver Dissonanz* eine schließliche Änderung der Einstellungen und Wertvorstellungen bewirkt werden. Dies bedeutet, dass zunächst das Verhalten geändert wird, woraufhin das Individuum zur Vermeidung einer inneren Spannung und eines psychischen Konflikts eine Modifikation seiner Einstellungen vornimmt, damit sie dem neuen Verhalten entsprechen (Hersey & Blanchard, 1988).

Wann immer es möglich ist, muss die aktive Mitwirkung des Klienten an der Ausarbeitung des Gesamtplans und den damit verbundenen Entscheidungsprozessen sichergestellt werden. Ist die kranke Person zu jung, zu gebrechlich oder aus sonstigen Gründen nicht in der Lage dazu, empfiehlt es sich, mit der Familie oder dem gesetzlichen Vertreter in Kontakt zu treten. Der Veränderungsplan sollte realistische Zielsetzungen ebenso enthalten wie spezifische Schritte und Handlungen, die vom Klienten in Angriff genommen werden müssen. Wichtige Komponenten sind außerdem zeitliche Begrenzungen bei der Durchführung von Aktivitäten und geeignete Formen der Rückmeldung, um den Veränderungsprozess überwachen zu können. Eine vielversprechende, bereits an früherer Stelle erwähnte und auch hier erneut in Erwägung zu ziehende Maßnahme ist die Kontingenz-Vereinbarung – eine Abmachung, mit der die systematische Belohnung erwünschter Verhaltensweisen festgeschrieben wird (Steckel, 1982).

Umsetzung der Veränderung

Die Phase der Umsetzung der Veränderung stimmt mit der Bewegungsphase in Lewins Theorie überein; es werden Maßnahmen durchgeführt, welche die Veränderung in Gang setzen. Während dieses Schritts besteht die Rolle des Change Agent darin, ein unterstützendes Klima zu schaffen, Rückmeldungen vom Klienten zu bewerten und selbst Rückmeldung zu geben, als energievermittelnde Person zu agieren und Widerstände zu überwinden (Sullivan & Decker, 1988). Sind die Kenntnisse oder Fertigkeiten des Klienten lückenhaft, können sich edukative Maßnahmen empfehlen, die auf der rational-empirischen Strategie (Chin & Benne, 1976) aufbauen (siehe auch Kapitel 15 über Patientenedukation).

Für die Einleitung und Durchführung von Verhaltensänderungen kann das Nachahmen des Verhaltens anderer ein motivierendes Moment sein (Kanfer & Goldstein, 1980). Für chronisch Kranke sind Personen mit ähnlichen Behinderungen oder Problemen besonders wirkungsvolle Modelle. Unterstützungsgruppen für spezifische Leiden, etwa für Klienten nach Schlaganfall, MS-Patienten oder Überlebende von Krebskrankheiten, bieten Unterstützung und Motivation, welche Menschen, die nicht von solchen Krankheiten betroffen sind, oft nicht leisten können.

Eine Möglichkeit zu überprüfen, ob sich Veränderungen in die Praxis umsetzen lassen, sind Versuche in kleinem Rahmen oder sogenannte «Schnuppertests.» Ein erfolgreicher Test dieser Art kann sehr hilfreich sein, um den Widerstand des Klienten zu überwinden. Verläuft er nicht erwartungsgemäß, können Modifikationen vorgenommen werden, bevor ein größerer Aufwand an Zeit oder Ressourcen investiert wird.

Ein weiteres wirkungsvolles Moment der Motivation besteht darin, dem Klienten Erfolgserlebnisse zu verschaffen. Erfolg ist eine Form von Belohnung, die das Vertrauen in die eigenen Fähigkeiten steigert, die Wertschätzung der Veränderung erhöht und das neue Verhalten verstärkt. Um den Erfolg zu festigen, brauchen Klienten kontinuierliche Unterstützung und positives Feedback durch pflegende Angehörige, wichtige Bezugspersonen und Angehörige des Gesundheitssystems. Manchmal besteht die beste Unterstützung einfach nur im aktiven Zuhören. Das Aussprechen von Lob und Anerkennung sind ebenfalls wirksame und mit wenig Aufwand verbundene Formen der Unterstützung.

Evaluation der Ergebnisse

Über den gesamten Veränderungsprozess hinweg sollte kontrolliert werden, ob die Verände-

Fallstudie
Eine MS-Klientin – Veränderung für mehr Mobilität

Bei Janet Johnson, 42 Jahre alt, verheiratet, keine Kinder, wurde vor vier Jahren Multiple Sklerose festgestellt. Seit der Diagnosestellung traten lediglich zwei schwere Schübe auf. Der letzte trat vor sechs Wochen ein und machte einen dreiwöchigen Krankenhausaufenthalt erforderlich. Während dieser Zeit verschlechterte sich die Sehschärfe, zeitweise trat ein grobschlägiger Tremor der Hände und vor allem im rechten Bein eine ausgeprägte Muskelschwäche auf.

Ihr Gang veränderte sich, besonders wenn sie müde war, und sie stolperte und torkelte immer häufiger. Ihre Bezugskrankenschwester überwies sie an einen dem Krankenhaus angegliederten ambulanten Pflegedienst. In einem Begleitschreiben wies sie darauf hin, dass Frau Johnson offensichtlich nur wenig über die Krankheit Bescheid wisse, dass sie nur zögerlich das Gehgestell benutze und ohne Hilfe zu gehen versuche, und dass sie und ihr Mann dem Anschein nach die Coping-Technik der Verleugnung einsetzen würden, um mit den Beschwerden und der Behinderung zurechtzukommen.

Frau Trevor, die ambulante Krankenschwester, stellt sich bei ihrem ersten Besuch zunächst einmal vor und baut den Kontakt zur Klientin auf. Danach beginnt sie mit dem Assessment, indem sie möglicherweise auftretende Probleme und potentielle Ansatzmöglichkeiten für Veränderungen ausfindig macht. Sie sammelt Informationen darüber, was die neu aufgetretenen Symptome für Frau Johnson bedeuten und wie sich der letzte Krankenhausaufenthalt auf sie und ihre Familie ausgewirkt hat. Sie stellt Fragen wie «Sagen Sie, inwiefern hat sich ihre Gesundheit im vergangenen Jahr und vor allem in den letzten Monaten verändert?» oder «Was glauben Sie, sollte mit den Veränderungen erreicht werden?»

Frau Johnson gesteht, dass sich das Gehen «verschlechtert» hat und sie sich Sorgen mache, ob sie überhaupt wieder in der Lage sein würde, längere Strecken zu Fuß zurückzulegen. Sie gibt zu, es erst gar nicht erst mit dem Gehgestell zu versuchen, obwohl sie sich im Haus damit besser fortbewegen könne. Weiterhin räumt sie ein, dass sie das Gehgestell nicht als hilfreich empfinde, weil sie beim Zurücklegen größerer Strecken trotz dieses Hilfsmittels ermüde. Sie sagt, sie sei froh «nur» Hausfrau und nicht gezwungen zu sein, aus dem Haus zu gehen. Ferner meint sie, dass sie die letzten vier Monate vor dem Krankenhausaufenthalt nicht fähig gewesen sei, das Haus zu verlassen, um irgendwelche Einkäufe zu machen, eine Tätigkeit, die sie und ihr Mann gewöhnlich zusammen erledigten. Er übernehme nun alleine die Einkäufe und keiner von beiden sei über diesen Zustand sonderlich begeistert.

In dem Gespräch kommt zu Tage, dass Frau Johnsons derzeitige Hauptsorge (erkanntes Problem) darin besteht, das Haus nicht mehr verlassen und beim Einkaufen helfen zu können, weil sie keine nennenswerten Strecken mehr gehen kann – egal ob mit oder ohne Gehgestell. Daraufhin stellt Frau Trevor Fragen folgender Art: «Was halten Sie davon, etwas dafür zu tun, dass Sie mobiler werden? Wie haben Sie sich gefühlt, als Sie das Gehgestell zum ersten Mal benutzten? Haben Sie irgendwelche Vorstellungen davon, was Ihnen helfen könnte, so dass Sie wieder mit ihrem Mann einkaufen gehen könnten?»

Frau Johnson erzählt der Krankenschwester auch, wie schwer es ihr falle, sich an das Gehgestell zu gewöhnen, was sie damit begründet, dass sie sich damit so unbeholfen fühlen würde. Wie sie sagt, fand ihr Mann die Idee mit dem Gehgestell anfangs nicht gut, doch mittlerweile ermutigt er sie dazu, es öfter zu benutzen, um damit nach draußen zu gehen. Auf die Frage, warum sie selbst die Idee mit dem Gehgestell nicht gut fände, meint sie «Mein Mann möchte nicht, dass ich zu sehr von künstlichen Dingen abhängig werde. Wir beide wissen, dass ich, wenn meine Krankheit wieder in Remission ist, gerade laufen kann, und wir möchten, dass meine Kraft erhalten bleibt, damit meine Muskeln dann für das selbständige Gehen nicht zu schwach sind.»

Ferner erzählt Frau Johnson der Krankenschwester, dass sie derzeit zur «Muskelstärkung» in physiotherapeutischer Behandlung sei und nächste Woche wieder einen Termin habe. Sie erteilt Frau Trevor die Erlaubnis, mit dem Arzt und dem Physiotherapeuten über ihren Zustand zu sprechen. An dieser Stelle sagt Frau Johnson, dass sie nicht in Betracht ziehe, einen Rollstuhl zu benutzen, weil sie sich damit befangen fühle und Aufmerksamkeit erregen würde, und außerdem würde ihr Mann das nicht billigen. Am Ende des Besuchs vereinbart Frau Trevor einen weiteren Termin für die folgende Woche, um Frau Johnson einige Informationen über MS zu geben. Am Ende des Gespräches gesteht Frau Johnson ein, sie und ihr Mann seien der Meinung, dass die Krankheit «wieder weggeht», wenn sie nur den Anweisungen des Arztes gewissenhaft Folge leisten würden.

> Bei der Analyse der gesammelten Daten richtet Frau Trevor ihr Augenmerk besonders auf Ansatzpunkte, die sie bei der gemeinsamen Ausarbeitung eines realistischen Veränderungsplanes verwenden kann. Sie benötigt weitere Daten, um herauszufinden, was die Johnsons über die Krankheit und die Prognose von Frau Johnson wissen, und wie sie Frau Johnson am besten dazu verhelfen kann, einkaufen zu gehen. Um an diese Informationen zu gelangen, beabsichtigt sie, telefonisch mit dem Arzt und dem Physiotherapeuten Kontakt aufzunehmen. Sie teilt die Auffassung der Kollegin im Krankenhaus, dass Frau Johnson mehr Informationen über MS erhalten sollte, entscheidet aber, dass auch Herr Johnson zukünftig in sämtliche edukativen Maßnahmen einbezogen werden muss. Wie die Bezugskrankenschwester in der Klinik ist auch Frau Trevor der Ansicht, dass die Eheleute die lange Zeit der Remission durch Verleugnung bewältigt haben, doch diese Coping-Technik greift nun bei beiden nicht mehr.
>
> Als treibende Kräfte zugunsten einer Veränderung sind festzustellen:
> - Frau Johnsons Aufgeschlossenheit gegenüber der ambulanten Krankenschwester und den Ratschlägen des Arztes sowie der Umstand, dass sie sich in physiotherapeutischer Behandlung befindet
> - ihre allmähliche Einsicht in die Notwendigkeit, Veränderungen in ihrer Lebensweise vorzunehmen
> - die enge Beziehung zu ihrem Mann, der ihre Selbständigkeit sehr unterstützt
> - die nunmehrige Ermutigung seitens ihres Mannes, zum Ausgehen das Gehgestell zu benutzen und schließlich
> - ihre starke Motivation, in dem Maße aktiv zu sein, wie es die Erkrankung zulassen wird.
>
> Blockierende, der Veränderung entgegenwirkende Kräfte sind:
> - das Informationsdefizit von Frau Johnson über MS
> - der zwar vorhandene, aber nunmehr unwirksame Abwehrmechanismus der Verleugnung
> - ihr anfänglicher Widerwille gegen den Gebrauch von «künstlichen Mitteln» zur Fortbewegung und
> - ihr möglicherweise niedriges Selbstwertgefühl, worauf mehrere abwertende Bemerkungen sich selbst gegenüber hindeuten.

rung wie geplant verläuft. Der Change Agent muss in regelmäßigen Abständen überprüfen, inwieweit Tendenzen in Richtung Erfolg oder Misserfolg auftreten, und ob die Gefahr unbeabsichtigter Folgen oder eines unerwünschtes Endverhaltens besteht (Sullivan & Decker, 1988).

Ebenso müssen die Klienten während des gesamten Prozesses Feedback erhalten. Im Rahmen dieses Vorgehens teilt die Fachkraft dem Klienten mit, wie sie ihn sieht, wie sein Verhalten auf sie wirkt, und welche Gefühle sie angesichts seines Verhaltens bewegen. Darüber hinaus gestattet das Erteilen von Rückmeldung, dem Klienten vor Augen zu halten, welchen Einfluss sein Verhalten auf andere hat. Es hat sich gezeigt, dass sich häusliche Überwachung und häusliches Management der Krankheit verschlechtern, sobald eine engmaschige Supervision und damit auch die Rückmeldung durch das Gesundheitsteam eingestellt wird (Nathan, 1983).

Feedback wirkt am besten, wenn es spezifisch und direkt erfolgt (Hersey & Duldt, 1989). Stellt sich psychologische Reaktanz beim Klienten ein, ist es vielleicht notwendig, ihn an die negativen und unerwünschten Aspekte der Situation vor der Veränderung zu erinnern. Denn oftmals erscheint dem Klienten der Zustand im Rückblick als äußerst erstrebenswert.

Manchmal führen Veränderungsmaßnahmen nicht zum beabsichtigten Ergebnis, oder es treten Probleme auf, die im Vorfeld nicht absehbar waren. In solchen Fällen muss der Plan modifiziert werden, damit er den Bedürfnissen des Klienten gerecht wird und die Veränderung besser in sein Leben integriert werden kann. Möglicherweise ist sogar eine erneute Datenerhebung und Datenanalyse erforderlich oder es müssen Alternativen ins Auge gefasst werden, die bisher in keiner Weise bedacht wurden. Um negativistische Einstellungen zu überwinden und dem Klienten den bereits erzielten Fortschritt deutlich zu machen, kann der Change Agent verstärkt bestätigen oder den Klienten veranlassen, sich selbst Mut zuzusprechen.

Stabilisieren der Veränderung

In der letzten Phase des Veränderungsprozesses ist es erforderlich, die Veränderung zu stabilisieren und das System «wieder einzufrieren». Sobald die Veränderung stattgefunden hat und für den Klienten sowohl akzeptabel als auch realisierbar ist, sollte die Stabilisierung einsetzen. Die Rolle des Change Agent während dieser Zeit ist es, zukünftige Bedrohungen für das neue Verhalten vorherzusehen und einzuplanen, eine abschließende Evaluierung der Auswirkungen der Veränderung vorzunehmen und sie zum Abschluss zu bringen.

Bevor das neue Verhalten nicht verinnerlicht worden ist und als fest verankerte Gewohnheit einen Teil der Persönlichkeit ausmacht, lässt sich eine Veränderung leicht wieder rückgängig machen. Deshalb müssen Change Agent und Klient gemeinsam diejenigen Faktoren herausfinden, die eine Veränderung behindern oder umkehren, und sich dann für Maßnahmen entscheiden, mit deren Hilfe sich diese Bedrohungen erfolgreich aus dem Weg räumen lassen. Die Familie und wichtige Bezugspersonen müssen in den Stabilisierungsprozess einbezogen sein, denn ohne ihre Unterstützung wird es nur schwer gelingen, die Veränderung beizubehalten.

Wichtige Schritte beim Abschluss des Veränderungsprozesses sind zum einen, die einzelnen Stationen nochmals zu überprüfen und zum anderen, zur Sprache zu bringen, inwiefern der Prozess das Leben des Klienten beeinflusst hat. Kommt es daraufhin zur Beendigung der beruflichen Beziehung zwischen Klient und Change Agent, sollte auf Ressourcen der Gemeinde oder auf Unterstützungssysteme hingewiesen werden, die bei der Aufrechterhaltung der Veränderung behilflich sein können.

14.3.2 Murphys Gesetz

Für den Change Agent empfiehlt es sich, Murphys berühmtes Gesetz in Erinnerung zu behalten: «Wenn irgend etwas schief gehen kann, dann geht es schief» (Block, 1980). Die Ableitungen aus Murphys Gesetz können für den Veränderungsprozess wie folgt übernommen werden:

- Veränderung ist nie so einfach, wie sie aussieht.
- Veränderung dauert immer länger als man denkt.
- Wenn mehrere Dinge schief laufen können, wird das, was die Veränderung am meisten behindert, am ehesten eintreten.
- Wenn vier blockierende Kräfte erkannt und umgangen worden sind, wird sich prompt eine fünfte entwickeln und sich der Veränderung entgegenstellen.
- Wenn die Dinge sich selbst überlassen werden, entwickelt sich Schlechtes zum Schlimmsten.
- Wann immer man sich daran macht, etwas zu verändern, muss irgendetwas noch vorher erledigt werden.
- Jede durch Veränderung erzielte Lösung ruft neue zu verändernde Probleme hervor.

14.4 Zusammenfassung und Schlussfolgerungen

In diesem Kapitel wurde die Veränderung als Bezugssystem für das Verstehen und die Unterstützung chronisch kranker Klienten, ihrer Familien und ihrer Unterstützungssysteme erörtert. Kurz angesprochen wurde die ungeplante Veränderung und die sich selbst überlassene Veränderung («Drift»), ein Phänomen, bei dem eine Reihe geringfügiger Veränderungen unbemerkt vonstatten gehen. Ausführlicher beschrieben wurde die im Gegensatz dazu stehende geplante Veränderung, ein wohldurchdachter und zielorientierter Prozess, bei dem der Status quo einer Person oder einer Situation planmäßig verändert wird.

Dabei kamen fünf Modelle der geplanten Veränderung, die zur Interaktion zwischen Klienten und Pflegefachleuten eingesetzt werden können, in zusammengefasster Form zur Sprache. Diese Modelle sind die drei Phasen der Veränderung in der Lewin'schen Feldtheorie, die Verstärkungsmethoden aus der Sicht des Behaviorismus, die drei Veränderungsstrategien nach Chin und Benne sowie die von Spradley und auch von Sullivan und Decker entwickelten Modelle der geplanten Veränderung. Mit Hilfe des letztgenannten Modells wurde gezeigt, wie die Veränderungstheorie als klinisches Instrument eingesetzt und auf Klientensituationen angewandt werden kann. Jeder Schritt des Modells – Erkennen von Problemen und Ansatzmöglichkeiten, Sammeln und Analysieren von Daten, Planen und Durchführen der Veränderung und schließlich Evaluieren und Stabilisieren – wurde anhand von beispielhaften spezifischen Veränderungsmaßnahmen beschrieben.

Ebenso zur Diskussion standen die Ursachen für den Widerstand von Klienten gegenüber Veränderungen und die Bedeutung, die dem weitestmöglichen Geringhalten von Widerstand zukommt. Auch die Rolle des Change Agent als Moderator der Veränderung und Lieferant der notwendigen Unterstützung während des Veränderungsprozesses wurde angesprochen. Als ausschlaggebende Faktoren, die einen Einfluss auf die Rolle des Change Agent ausüben können, wurden Berufsethik, das klinische Gesundheitsmodell, das Schwinden der Unterstützungssysteme und die Werthaltungen der Gesellschaft in bezug auf chronische Krankheit und Behinderung genannt.

Um Elemente der Veränderungstheorie als klinisches Instrument bei chronisch kranken Klienten einsetzen zu können, muss die pflegerische Fachkraft entsprechende Kenntnisse und die für den Veränderungsprozess geforderten Fertigkeiten besitzen. Es reicht nicht aus, auf eine ungeplante Veränderung einfach nur zu reagieren. Der Change Agent muss wissen, wie die Veränderung zu begleiten ist, wie Ansatzpunkte zur Veränderung und die damit verbundenen Probleme einzuschätzen sind, wie Widerstand eingeplant und reduziert werden kann, wie Ergebnisse bewertet werden und wann Modifikationen vorzunehmen sind. Für die Durchführung von Veränderungen stehen zahlreiche Maßnahmen zur Verfügung, und weil nicht alle überall einsetzbar sind, muss die Pflegefachkraft mit Geschick diejenigen auswählen, die mit größter Wahrscheinlichkeit zum Erfolg führen. Veränderung ist niemals einfach. Pflegefachkräfte, die eine geplante Veränderung bei ihren Klienten vornehmen, dürfen den Blick für die Komplexität des Vorgangs, die Macht des Widerstandes und das Potenzial unbeabsichtigter Nebenwirkungen nicht verlieren. Wirksam angewandt, kann die geplante Veränderung jedoch ein durchschlagendes Verfahren zur Verbesserung der Lebensqualität chronisch kranker Klienten sein.

Studienfragen

1. Nennen Sie die vier Ebenen der Veränderung bei Menschen. Auf welcher davon ist eine Veränderung am leichtesten zu vollziehen?
2. Inwiefern unterscheidet sich die geplante von der ungeplanten Veränderung? Was bedeutet «Drift»?
3. Beschreiben Sie die drei Phasen der Veränderung in Lewins Feldtheorie.
4. Wie kann der Change Agent die treibenden und blockierenden Kräfte der Veränderung beeinflussen?
5. Warum sollte der Change Agent stets den Widerstand gegen Veränderung in Betracht ziehen? Wie kann Widerstand reduziert werden?
6. Erörtern Sie, auf welche Weise normativ-reedukative Strategien bei chronisch kranken Klienten und ihren Familien eingesetzt werden können? Warum sind sie unter Umständen effektiver als Macht-Zwang-Strategien?
7. Welche nachteiligen Auswirkungen haben psychologische Reaktanz, Differenzen in Sachfragen und Entfremdung auf die Veränderung?
8. Wie wirkt sich das klinische Gesundheitsmodell auf die Einstellung zu chronischer Krankheit aus?
9. Listen Sie die sieben Schritte der geplanten Veränderung im Modell von Sullivan und Decker auf. Beschreiben Sie für jeden Schritt eine geeignete Veränderungsmaßnahme.
10. Denken Sie an einen Klienten, bei dem eine Veränderung dringend erforderlich ist. Wählen Sie eines der in diesem Kapitel besprochenen Veränderungsmodelle aus und geben Sie an, wie Sie das ausgewählte Modell auf diese spezifische Situation anwenden würden.

Literatur

Atkinson, L. D., Murray, M. E. (1986). Understanding the nursing process (3rd ed.). New York: Macmillan.

Bailey, B. (1990). Change agent. In I. M. Lubkin (ed.), Chronic illness: Impact and interventions (2nd ed.). Boston: Jones and Bartlett.

Bailey B. J. (1983). Using change theory to help the diabetic. The Diabetes Educator; 9 (3), 37–39, 56.

Block, A. (1980). Murphy's law and other reasons why things go wrong! Los Angeles: Price/Stern/Sloan.

Brehm, J. (1972). Responses to loss of freedom: A theory of psychological reactance. Morristown, NJ: General Learning Press.

Brooten, D. (1984). Managerial leadership in nursing. Philadelphia: J. B. Lippincott.

Brooten, D., Hayman, L., Naylor, M. (1988). Leadership for change: An action guide for nurses. Philadelphia: J. B. Lippincott.

Chin, R., Beane, K. (1976). General strategies for effecting changes in human systems. In W. Bennis, K. Beane, R. Chin, K. Corey (eds.), The planning of change (3rd ed.). New York: Holt, Rinehart & Winston.

Colantonio, A. (1988). Lay concepts of health. Health Values, 12, 3–7.

Decker, P, Sullivan, E. (1992). Effective management in nursing (3rd ed.). Menlo Park, CA: Addison-Wesley.

Dixon, E., Park, R. (Nov/Dec. 1990). Do patients understand written health information? Nursing Outlook, 278–282.

Hersey, P, Blanchard, K. (1988). Management of organizational behavior. Englewood Cliffs, NJ: Prentice-Hall.

Hersey, P, Duldt, B. (1989). Situational leadership in nursing. Norwalk, CT: Appleton & Lange.

Hickman, C., Silva, M. (1984). Creating excellence: Managing corporate culture, strategy and change in the new age. New York: New American Library.

Kanfer, E, Goldstein, A. (1980). Helping people change. New York: Pergamon Press.

Kelman, H. C. (1958). Compliance, identification and internalization: Three processes of attitude changes. Conflict Resolution, 11, 51–60.

Klein, D. (1969). Some notes on the dynamics of resistance to change: The defender role. In W. Bennis, K. Benne, R. Chin, K. Corey (eds.), The planning of change (2nd ed.). New York: Holt, Rinehart & Winston.

Koizer, B., Erb, G., (1988). Concepts and issues in nursing practice. Menlo Park, CA: Addison-Wesley.

Koizer, B., Erb, G., Blais, K. (1992). Concepts and issues in nursing practice (2nd ed.). Menlo Park, CA: Addison-Wesley.

Leddy, S., Pepper, J.M. (1989). Conceptual bases of professional nursing. Philadelphia: J.B. Lippincott.

Lewin, K. (1951). Field theory in social science. New York: Harper & Brothers.

Lippitt, G.L. (1973). Visualizing change: Model building and the change process. La Jolla, CA: University Associates.

Lippitt, R. (1976). The process of utilization of social research to improve social practice. In W. Bennis, K. Beane, R. Chin, K. Corey (eds.), The planning of change (2nd ed.). New York: Holt, Rinehart & Winston.

Mazzuca, S. (1982). Does patient education in chronic disease have therapeutic value? Journal of Chronic Disease, 35, 521–529.

Nathan, D.M. (1983). The importance of intensive supervision in determining the efficacy of insulin pump therapy. Diabetes Care, 6, 295–297.

New, J.R., Couillard, N.A. (March 1981a). Guidelines for introducing change. The journal of Nursing Administration, 17–21.

New, J.R., Couillard, N.A. (1981b). Guidelines for introducing change. In E.C. Hein & M.J. Nicholson (eds.), Contemporary leadership behavior: Selected readings (2nd ed.). Boston: Little, Brown.

Piastro, D.. (June 27, 1993). Attitudes of others seem worst handicap the disabled face. The Star Tribune, Minneapolis, p. 4E.

Reinkemeyer, A. (1970). Nursing's need: Commitment to an ideology of change. Nursing Forum, 9 (4), 340–350.

Sayles-Cross, S. (1993). Perceptions of familial caregivers of elder adults. Image: The journal of Nursing Scholarship, 25 (2), 88–92.

Schein, E. (1969). The mechanisms of change. In W Bennis, K. Benne, R. Chin, K. Corey (eds.), The planning of change (2nd ed.). New York: Holt, Rinehart, Winston.

Steckel, S.B. (1982). Patient contracting. Norwalk, CT: Appleton-Century-Crofts.

Spradley, B. (1980). Managing change creatively journal of Nursing Administration, 10, 32–37.

Sullivan, E., Decker, P (1988). Effective management in nursing. Menlo Park, CA: Addison-Wesley.

von Oech, R. (1983). A whack on the side of the head. New York: Warner Brothers.

Welch, L.B. (1979). Planned change in nursing: The theory. Nursing Clinics of North America, 14 (2), 307–320.

Zaltman, G., Duncan, R. (1977). Strategies for planned change. New York: John Wiley & Sons.

Kapitel 15

Patientenedukation

Audrey Bopp • Ilene Lubkin

15.1 Einleitung

Nach Ansicht von Pflegefachleuten und anderen Experten im Gesundheitswesen ist die Patientenedukation ein wichtiges Hilfsmittel, um den Kenntnisstand von Klienten zu erhöhen und auf diese Weise Verhaltensänderungen herbeizuführen, die ihnen helfen, besser mit ihrer chronischen Erkrankung zurechtzukommen. Doch nicht immer bietet Edukation die Garantie für eine langanhaltende Anpassung, wie sie für ein wirksames Krankheitsmanagement erforderlich ist. Auch wenn sie anfänglich zu fruchten scheint, ergeben sich möglicherweise im Nachhinein Schwierigkeiten, die zeigen, dass die gewünschte Integration von Verhaltensweisen, Kenntnissen und Fertigkeiten noch nicht in notwendigem Umfang stattgefunden hat. In diesem Kapitel werden eine Reihe dieser Probleme angesprochen und Lösungsmöglichkeiten dazu vorgestellt.

15.1.1 Abriss des Lehr-Lern-Prozesses

Bei einer Unterweisung, die die Absicht verfolgt, die Anpassung eines chronisch Kranken an sein Leiden zu verbessern, muss es sich um einen geplanten Vorgang handeln, der auf die Fähigkeiten, Bedürfnisse, Ressourcen und Unterstützungssysteme des Betreffenden zugeschnitten ist. Voraussetzung für ein positives Ergebnis ist außerdem, dass die Informationsvermittlung zur wechselseitigen Interaktion zwischen dem Lehrenden und seinen Adressaten wird. Dazu sind vier Schritte nötig: Assessment, Planung, Durchführung und Evaluation.

Die *Informationssammlung* im Rahmen eines Lehr-Lern-Assessments hilft dem Lehrenden, sein Vorgehen zu planen und in geeigneter Weise umzusetzen. Die gewonnenen Daten sollten über folgende Aspekte auf Seiten des Adressaten Auskunft geben: Lernbereitschaft und Lernfähigkeit, vorhandene Kenntnisse, gewünschte Inhalte sowie Fehlinformationen und Fehlinterpretationen. Außerdem sollten die Lernbedürfnisse sowohl des Lernenden als auch seiner Familie Bestandteil der Einschätzung sein.

Die *Planung* beinhaltet die Festlegung von Zielen, die Bestimmung des Wann, Wo und Wie und die Entwicklung einer Evaluationsmethode. In diesem Zusammenhang ist anzumerken, dass eher mit Erfolgen zu rechnen ist, wenn der Adressat bereits in die Planungsphase einbezogen wird.

Die *Durchführung* besteht im eigentlichen Prozess der Unterweisung und erfolgt mittels einer Vielzahl von Lehrmethoden und -verfahren.

Mit Hilfe der *Evaluation* kann der Lehrende feststellen, ob das Lehrziel erreicht wurde; die Grundlage für die Evaluation bildet eine Feedback-Schleife, deren Form und Inhalt von der bereits in der Planungsphase festgelegten Evaluationsmethode abhängt.

15.1.2 Gesetzmäßigkeiten des Lehrens und Lernens

Die individuell abgestimmte Patientenedukation basiert auf bekannten Gesetzmäßigkeiten des Lehrens und Lernens, wie sie bei Pohl (1981) sowie Babcock und Miller (1994) zu finden sind (vgl. **Tab. 15-1**). Es ist anzunehmen, dass die Leserschaft im Wesentlichen damit vertraut ist, und deshalb sollen sie im Folgenden nicht näher erörtert werden. Weitere Publikationen über den Lehr-Lern-Prozess und die damit verbundenen Gesetzmäßigkeiten finden sich in der Literaturliste am Ende dieses Kapitels.

15.1.3 Pädagogik und Andragogik

Ausgehend von zahlreichen Annahmen über die Eigenschaften und Merkmale von Lernenden werden Lernen und Lehren entweder als pädagogisch oder andragogisch klassifiziert. Ursprünglich wurde die Pädagogik als Kunst und Wissenschaft der Unterweisung von Kindern definiert, die Andragogik hingegen als Kunst und Wissenschaft der Unterweisung Erwachsener. Wie dem auch sei, Pädagogik und Andragogik können am leichtesten als die beiden Endpunkte eines Kontinuums verstanden werden, wobei die tatsächlich auftretenden Lehr-Lern-Interaktionen irgendwo dazwischen anzusiedeln sind (Knowles, 1980).

Dem Lernen und der Unterweisung aus pädagogischer Sicht liegen bestimmte Annahmen zugrunde:

- Der Lernende befindet sich in der Rolle des Abhängigen, und der Lehrer übernimmt die volle Verantwortung für die Festlegung der Lerninhalte, den Zeitpunkt der Einführung von Themen, die Art ihrer Präsentation und den Lernerfolg des Schülers.
- Die Erfahrungen und Kenntnisse des Lernenden sind von untergeordneter Bedeutung, die Kenntnisse des Lehrenden werden hingegen vom Lernenden als hochgradig bedeutsam eingeschätzt.
- Menschen sind dann lernbereit, wenn ihnen die Gesellschaft sagt, sie seien zum Lernen verpflichtet.
- Lernende sehen das Lernen als einen Prozess der Aneignung von Wissen, welches zu einem späteren Zeitpunkt im Leben nützlich sein kann.

Gemäß diesen Annahmen obliegt es also dem Lehrer, den Lehrplan zu entwickeln sowie Zeit, Ort und Techniken der Unterweisung festzulegen, ohne dass der Lernende daran beteiligt ist. Vorerfahrungen, Gedanken und Gefühle, die der Lernende mit dem Lehrmaterial verknüpft, werden vom Lehrenden nur in geringem Umfang berücksichtigt (Knowles, 1980).

Die andragogische Sicht hingegen beruht auf anderen Annahmen:

- Mit zunehmender Reife löst sich der Mensch aus der Abhängigkeit und entwickelt sich zum selbstgesteuerten Individuum; dieser Prozess verläuft jedoch bei jedem Menschen unterschiedlich schnell.
- Während des Reifeprozesses erwirbt der Mensch einen wachsenden Erfahrungsschatz, der zu einer reichen Ressource für das Lernen wird.
- Menschen sind lernbereit, sobald das Lernen zur Bewältigung eines realen Problems oder einer realen Aufgabe im Leben erforderlich wird.
- Lernende betrachten die Aneignung von Kenntnissen als kompetenzsteigernden Entwicklungsprozess, mit dessen Hilfe sie ihr Potenzial optimal ausschöpfen können, und möchten das erworbene Wissen auf ihre derzeitige Lebenssituation anwenden.

Gemäß diesen Annahmen berücksichtigt der Lehrende frühere Erfahrungen des Lernenden sowie dessen Bedürfnis nach Selbststeuerung und seinen Wunsch, etwas über einen ganz bestimmten Themenbereich zu erfahren (Knowles, 1980).

Tabelle 15-1: Gesetzmäßigkeiten des Lehrens und Lernens

1. Wie der Lernende die Lernsituation wahrnimmt und empfindet, ist durch seine biologischen, psychologischen, soziologischen und kulturellen Realitäten geprägt.
2. Lernen setzt Wahrnehmung voraus.
3. Konditionierung ist ein Lernprozess.
4. Lernen geschieht oft durch Versuch und Irrtum.
5. Lernen kann durch Imitation erfolgen.
6. Die Begriffsbildung stellt einen Teil des Lernprozesses dar.
7. Motivation ist eine notwendige Voraussetzung für das Lernen.
8. Kontrolle auf Seiten des Lernenden erhöht den Lernerfolg.
9. Es gibt unterschiedliche Lernstile.
10. Lernen erfordert sowohl physische als auch mentale Bereitschaft.
11. Aktive Mitwirkung ist Voraussetzung für effektives Lernen.
12. Das Lernen von neuen Inhalten muss auf vorhandenem Wissen und früheren Erfahrungen aufbauen.
13. Die Anwendung neu gelernter Inhalte in unterschiedlichen Zusammenhängen fördert die Generalisierung des Gelernten.
14. Das Lernen wird von der emotionalen Verfassung des Lernenden beeinflusst.
15. Wiederholung und Bekräftigung fördern das Lernen.
16. Erfolg ist ein Verstärker für das Gelernte.
17. Präzises und unverzügliches Feedback fördern das Lernen.
18. Ein guter Kontakt zwischen Lehrendem und Lernendem ist wichtig für den Vermittlungsprozess.
19. Das Lehren erfordert effektive Kommunikation.
20. Die Lernbedürfnisse des Klienten müssen unbedingt erfasst werden.
21. Ziele dienen als Richtschnur bei der Planung und Evaluation edukativer Maßnahmen.
22. Effektives Lehren und Lernen erfordert eine gute Zeitplanung.
23. Kontrolle und Gestaltung der Bedingungen, unter denen das Lernen stattfindet, gehören zum Lehren.
24. Vermittlungsgeschick kann durch Übung und Beobachtung erworben werden.
25. Die Ergebnisevaluation ist ein Bestandteil des Lehrprozesses.

Quelle: Zusammengefasst nach Pohl (1981) und Babcock & Miller (1994).

Zwar richten sich Pflegefachkräfte und andere Experten, die an der Patientenedukation beteiligt sind, nach Annahmen aus beiden Modellen, die Elemente eines pädagogischen Lehr- und Lernverständnisses überwiegen jedoch. Mit Hilfe eines sorgfältig durchgeführten Assessments lässt sich allerdings feststellen, welches Bündel von Annahmen am ehesten den Bedürfnissen eines bestimmten Klienten gerecht wird.

15.1.4 Probleme und Fragen der Patientenedukation

Gerade weil das Management einer chronischen Krankheit ein lebenslanges Unterfangen für den Klienten ist, und der Behandlungsplan oft recht komplex ausfällt, kommt dem erfolgreichen Lernen ein hoher Stellenwert zu, soll eine optimale Anpassung erreicht werden. Bleibt die gewünschte Veränderung trotz Edukation aus, ist eine Evaluation des Edukationsprozesses erforderlich, um die Ursachen dafür zu finden. In den von pflegerischen Fachkräften verwendeten Unterlagen werden wichtige Probleme oft sehr allgemein dargestellt. Um diesen Mangel auszugleichen, kommt es in der Regel zu einer entsprechenden Modifikation edukativer Maßnahmen. Treten jedoch Probleme auf, die in den Standardunterlagen nicht angesprochen werden, lassen sich die Ursachen für einen Misserfolg nur schwer aufdecken. Unter Umständen werden die Klienten vorschnell als nicht kooperationsbereit eingestuft – selten jedoch wird der Vermittlungsprozess selbst in Frage gestellt. Eine verstärkte Bewusstheit für die Rolle der Lehrperson – denn auch diese ist bei schlechter

Lernleistung als Ursache in Betracht zu ziehen – könnte die Fähigkeit der Fachkraft verbessern, Langzeitergebnisse zutreffend zu beurteilen und dauerhafte Lösungen anzustreben.

Die Tendenz, dem pädagogischen Lernmodell gegenüber dem andragogischen den Vorzug zu geben, mag auf Zeitmangel basieren, aber auch auf dem Umstand, dass sich der Unterweisende der Autonomie und der Werthaltungen seiner Klienten nur beschränkt bewusst ist. Nicht selten herrscht die Annahme vor, der Lernende sei abhängig und würde wie selbstverständlich von den vermittelten Kenntnissen profitieren. Obwohl ein Assessment erfolgt, wird den Vorerfahrungen des Klienten (die den Lernerfolg potenzieren können!) und dem selbsterkannten Lernbedarf wenig Bedeutung beigemessen. Der Lehrende übernimmt wie gewohnt die Verantwortung für die Festlegung der Lehrinhalte und die Durchführung der Unterweisung, wobei er davon ausgeht, dass der Klient die Informationen später zu seinem Nutzen verwendet. Und in der Tat führt dieser Ansatz in vielen Fällen zum Erfolg.

Doch nicht immer erweist sich der pädagogische Ansatz als geeignet. So erfordert der Umgang mit langanhaltenden Problemen offenbar Elemente des andragogischen Lernverständnisses, nämlich die Ermutigung des Klienten zur Selbststeuerung und zur Übernahme von Eigenverantwortung. Die andragogisch orientierte Unterweisung berücksichtigt das, wozu der Klient bereit ist und das, was er von sich aus lernen möchte, um die von ihm selbst auf die Tagesordnung gesetzten Probleme zu bewältigen. Darüber hinaus gestattet die stärkere Integration von Vorerfahrungen in den Lernprozess, die Lerngeschwindigkeit des Einzelnen sowie Unterschiede im Lernstil und -bedarf zu berücksichtigen.

Ungeachtet, welches dieser Lernmodelle langfristig zu mehr Erfolg führt, müssen alle Fachkräfte, die an der Patientenedukation beteiligt sind, darauf gefasst sein, dass sich Schwierigkeiten im Nachhinein einstellen. Sensibilität in dieser Hinsicht wirkt sich positiv bei Klienten aus, deren angebliche «Lernunfähigkeit» nach der Entlassung aus der Klinik zu Tage tritt.

15.1.5 Weitverbreitete Lernprobleme

Soll die Unterweisung zu einer erfolgreichen Änderung führen, müssen die im Lernenden selbst oder in dessen Umfeld liegenden Lernhindernisse ausfindig gemacht und beseitigt werden. Zu den häufigen Problemen von Lernenden zählen mangelnde Bereitschaft, körperliche und emotionale Hemmnisse, Sprachbarrieren und fehlende Motivation. Ob der Klient an einer akuten oder einer chronischen Krankheit leidet, spielt dabei allein für sich keine Rolle. Jedoch treten bei chronischen Krankheiten wegen der für sie typischen Beschwerden vermutlich häufiger Probleme auf.

Mangelnde Bereitschaft

Der Begriff *Bereitschaft* bezeichnet die Lernfähigkeit des Klienten in Abhängigkeit von seiner körperlichen und mentalen Verfassung. Zum effektiven Lernen ist sowohl körperliche als auch mentale Bereitschaft vonnöten (Haggard, 1989). Die körperliche Bereitschaft hängt in erster Linie vom Zustand des neuromuskulären Systems des Kranken ab und ist hauptsächlich für das Erlernen motorischer Fertigkeiten relevant. Eine Person mit Störungen der feinmotorischen Koordination kann keine Tätigkeiten erlernen, die ein hohes Funktionsniveau in dieser Hinsicht verlangen. Die mentale Bereitschaft wird vom intellektuellen Entwicklungstand bestimmt: der Lernende muss das Wesen der Lernaufgabe hinreichend erfassen können und in der Lage sein zu abstrahieren, Gedanken zu verbalisieren und die für das Lernen benötigten Informationen in seine Begriffswelt zu integrieren. Wenn ein Mangel an körperlicher oder mentaler Bereitschaft vorliegt, gilt es, den Vermittlungsvorgang auf die physische Verfassung oder die intellektuelle Kapazität des Betroffenen abzustimmen.

Körperliche Hemmnisse

Körperliche Beschwerden, Mangel an Energie und verminderte Mobilität gehören zu den körperlichen Hemmnissen, die einen Klienten prinzipiell und unabhängig vom Krankheitsbild am Lernen hindern können (Nurse Reference Library, 1987). Schmerzen und Übelkeit sind nur zwei der vielen körperlichen Beschwerden, die die gesamte Aufmerksamkeit des Klienten auf sich ziehen können, weil er sich auf ihre Beseitigung konzentriert und deshalb vom Erlernen bestimmter Inhalte, zum Beispiel von Selbstbehandlungstechniken, abgelenkt wird. Klienten mit Tumoren in fortgeschrittenen Stadien können so stark unter Schmerzen leiden, dass sie so lange nicht in der Lage sind, irgend etwas geistig zu verarbeiten, bis der Schmerz gelindert ist.

In ähnlicher Weise mögen sich Klienten mit stark geschmälerten Energiereserven darauf konzentrieren, den grundlegenden physiologischen Bedürfnissen nachzukommen. So nutzen Klienten mit chronisch obstruktiver Lungenerkrankung ihre begrenzte Energie zumeist dazu, die wesentlichen Aktivitäten des täglichen Lebens zu bewältigen, wobei nur eine geringe Reserve an Aufmerksamkeit für Lernaktivitäten bleibt. Aber auch wenn der Eindruck entsteht, der Klient würde nicht mitarbeiten, ist es ratsam, sich mit der Annahme zurückzuhalten, es habe kein Lernprozess stattgefunden. Denn die meisten Menschen lernen das, was sie brauchen – aber auf ihre Art.

Auch Mobilitätseinschränkungen können das Lernen behindern. Insbesondere ist dies bei motorischen Fertigkeiten der Fall, bei denen die betroffenen Extremitäten beteiligt ist. Ein Klient mit ausgeprägter rheumatoider Arthritis dürfte Schwierigkeiten haben, sich eine Fertigkeit anzueignen, für die der Gebrauch der Hände unumgänglich ist.

Doch nicht immer ist es möglich, die dem Lernen im Wege stehenden körperlichen Hemmnisse zu beseitigen. Die Pflegefachkraft sollte diese Hemmnisse einem Assessment unterziehen, damit die Edukation zu der erforderlichen Anpassung führt. Eine vorherige Medikamentengabe kann Übelkeit oder Schmerzen lindern, die Bestimmung der Zeiten, zu denen der Klient über ein hohes Energieniveau verfügt, ermöglicht es, Energiereserven für das Lernen frei zu machen, und schließlich kann eine Modifizierung von Hilfsmitteln die Einbußen an körperlicher Mobilität kompensieren. Kurzum: bei flexibler Planung von Zeiten und Inhalten sind die meisten Klienten in der Lage, physische Lernhindernisse zu überwinden.

Emotionale Hemmnisse

Die Bereitschaft oder die Fähigkeit zum Lernen wird auch von zahlreichen emotionalen Hemmnissen beeinträchtigt. Dazu gehören Verleugnung, Wut, Depression verbunden mit Rückzug und Angst. Auch geringes Selbstwertgefühl kann ein störender Faktor sein.

Verleugnung ist ein normaler Bewältigungsmechanismus, der einsetzt, sobald der Mensch mit erdrückenden, angsterzeugenden Umständen konfrontiert wird (Miller, 1991). So kommt es beispielsweise zur Verleugnung, wenn eine schwere und irreversible Krankheit diagnostiziert wird. In vielen Fällen sagen sich die Klienten: «Das passiert anderen, aber nicht mir», oder: «Es kann doch nicht so schlimm sein, wie der Arzt sagt.» Während der Phase der Verleugnung ist die Vermittlung von Selbstbehandlungstechniken nicht besonders wirkungsvoll, weil die Existenz oder Schwere der Krankheit von den Betroffenen nicht akzeptiert wird und sie infolgedessen nur wenig Wert darauf legen, sich mit ihrer Situation und dem Umgang damit auseinander zu setzen.

Wut tritt häufig dann auf, wenn der Klient zu akzeptieren beginnt, dass etwas nicht in Ordnung ist und er wirklich chronisch krank ist. In dieser Phase der Krankheitsbewältigung kommt es häufig zu Feindseligkeit gegenüber dem Betreuungspersonal und der Familie. Der Lehrende sollte sich vor Augen halten, dass Wut eine normale Reaktion ist und sich nicht mit dem Klienten auf Diskussionen darüber einlassen oder dessen Gefühle als unwichtig abtun (Anderson, 1990). Es empfiehlt sich in solchen Fällen, einen weitaus erfolgversprechenderen

Weg einzuschlagen, nämlich mit dem Klienten daran zu arbeiten, die Wut aufzulösen und erst danach mit der Vermittlung von Inhalten zu beginnen.

Ein weiterer Coping-Mechanismus von Klienten mit chronischen Krankheiten ist die Depression. Sie gilt als Reaktion auf den Verlust von Gesundheit und Wohlbefinden. In manchen Fällen führt die Depression zum Rückzug: die Klienten schenken den Vorgängen um sie herum wenig Beachtung, können sich schlecht konzentrieren und verbringen die Zeit mit Schlafen oder indem sie still für sich alleine nur dasitzen (Miller, 1991). Diese Reaktionen sind zwar nicht unbedingt als negativ zu bewerten, doch legt der Klient während depressiver oder Rückzugsphasen wenig Interesse an den Tag, etwas über seine Krankheit zu erfahren oder etwa Selbstbehandlungstechniken zu erlernen.

Angst in Verbindung mit Krankheit kann ebenso hinderlich für das Lernen sein. Furcht, die aus nachvollziehbaren Gründen zustande kommt, etwa wegen Schmerzen oder einer bevorstehenden Operation, kann sich zu einem allgemeinen undifferenzierten Angstgefühl ausweiten. Bleibt dieses Gefühl bestehen, kann es äußerst beklemmend werden und wiederum die Fähigkeit des Individuums einschränken, die Aufmerksamkeit auf etwas anderes als auf diese Angst zu richten (Nurse's Reference Library, 1987; Redman, 1993). So ist es durchaus möglich, dass ein Diabetiker, bei dem die Diagnose erst kürzlich gestellt wurde, nicht in der Lage ist, Elemente der Diabetes-Selbstversorgung wie etwa Urintestung und Diätkontrolle zu erlernen, weil er Angst davor hat, sich das Insulin selbst injizieren zu müssen.

Auch ein herabgesetztes Selbstwertgefühl kann den Lehr-Lern-Prozess behindern, falls es zum Zweifel an den eigenen Fähigkeiten führt oder mit Minderwertigkeitsgefühlen oder Gefühlen von Ineffektivität und Bedeutungslosigkeit verbunden ist. Folglich kann ein geringes Selbstwertgefühl die Fähigkeit des Klienten herabsetzen, sich Ziele zu setzen und sich als kompetent einzuschätzen (Miller, 1991). Personen mit niedrigem Selbstwertgefühl glauben möglicherweise, dass sie den Anforderungen im Zusammenhang mit dem Management ihrer Krankheit nicht gewachsen sind, was sich wiederum nachteilig auf ihr Selbstvertrauen auswirkt.

Auf emotionale Lernhemmnisse angemessen reagieren zu können setzt voraus, dass diese während des Assessments erkannt werden. Der Schwerpunkt der Edukation muss zunächst auf der Bewältigung von Alltagsaktivitäten liegen und weniger auf der Vermittlung eines weit in die Zukunft reichenden Planes zur Selbstversorgung. Gelingt es den Klienten, die unmittelbar anstehenden Anforderungen zu meistern, hilft ihnen das manchmal, Ängste und Depression abzubauen und Vertrauen in ihre Fähigkeit zu gewinnen, die Krankheit in den Griff zu bekommen.

Sprachbarrieren

Für Sprachbarrieren gibt es mehrere Ursachen (Anderson, 1990). Zunächst kann es sein, dass Fachkraft und Klient verschiedene Muttersprachen haben und sich gegenseitig nicht verstehen können. In solchen Fällen sollte ein Dolmetscher hinzugezogen werden. Zweitens ist es möglich, dass der Klient die vom Lehrenden verwendete Fachsprache nur teilweise versteht. Manchmal wird vergessen, dass Klienten viele medizinisch-pflegerische Termini nicht kennen. Verständnisschwierigkeiten können vermieden werden, wenn Ausdrücke zur Anwendung kommen, die dem Lernenden vertraut sind. Als weitere Ursache für Sprachbarrieren kommt mangelnde Schulbildung in Frage. Durch Einschätzung der Einschränkungen, die auf ein niedriges Bildungsniveau zurückzuführen sind, lässt sich ein für den Lernenden angemessenes Sprachniveau ermitteln.

Der Leserschaft sei besonders nahegelegt, nicht zu vergessen, dass mangelnde Mitarbeit auf Seiten des Klienten nicht unbedingt auf eingeschränkte Lernfähigkeiten hinweist. Dessen Zurückhaltung kann auch darauf zurückzuführen sein, dass ihm unbekannte Fremdwörter verwendet werden und er sich aus Angst, als «dumm» dazustehen, nicht zu fragen traut. Durch geeignetes Feedback kann sich der Lehrende Gewissheit verschaffen, dass der Klient ihn auch wirklich versteht.

Fehlende Motivation

Motivation ist eine wesentliche Voraussetzung für die Aneignung von Kenntnissen. Die Motivation steigt, wenn der Kranke selbst den Wunsch entwickelt, die Krankheit zu verstehen, die Versorgung selbst zu übernehmen, Komplikationen zu vermeiden, anderen eine Freude zu machen oder etwas zu unternehmen, damit es ihm besser geht (Haggard, 1989; Anderson, 1990). Ohne ein gründliches Assessment dürfte es schwerfallen, Verhaltensweisen zu identifizieren, die das Motivationsniveau eines Individuums erkennen lassen.

Nachstehend werden einige von Redman (1993) aufgelistete allgemeine Gesetzmäßigkeiten der Motivation aufgeführt, die auf Lehr-Lern-Situationen anwendbar sind:

- Anreize motivieren zum Lernen.
- Interne Motivation ist im Vergleich zu externer Motivation von längerer Dauer und eher selbstgesteuert.
- Der Lernprozess verläuft am effektivsten, wenn der Lernende ein Bedürfnis nach Wissensaneignung verspürt.
- Strukturiertes und überschaubares Lernmaterial erhöht die Motivation.
- Erfolg motiviert verlässlicher als Misserfolg.
- Leichte Angst wirkt sich günstig auf die Motivation aus, beklemmende Angst jedoch kann die Lernfähigkeit lähmen.

Obwohl diese Gesetzmäßigkeiten sehr wesentlich sind, um Klienten zu motivieren, kann es dennoch an Lernwilligkeit fehlen, wenn der Betroffene keinen inneren Ansporn besitzt, der sich auf Einsicht in den Nutzen des Lernens gründet.

15.1.6 Einflüsse von Entwicklungsstadium und Lebenszyklus

Der Altersunterschied zwischen Lehrendem und Lernendem kann beträchtlichen Einfluss auf den Lernprozess ausüben. Dieser Umstand wird offenkundig, wenn die Unterweisung einem kleinen Kind oder einem hochbetagten Menschen gilt, und es ergibt sich daraus, wie wichtig es ist, den Lehr-Lern-Prozess auf das Entwicklungsstadium des Klienten abzustimmen.

Einflussfaktoren auf das Lernen bei Kindern

Bei kleinen Kinder birgt der Lehr-Lern-Prozess ganz andere Probleme in sich als bei Erwachsenen. Diese Probleme sind auf das körperliche und intellektuelle Entwicklungsniveau des Kindes zurückzuführen. Um effektives Lernen beim Kind zu fördern, muss dessen Entwicklungsstand im Hinblick auf Kommunikationsfähigkeit, Auffassungsvermögen, Konzentrationsspanne, Gedächtnis und körperliche Voraussetzungen zur Durchführung notwendiger Tätigkeiten eingeschätzt werden (Schuster & Ashburn, 1986). Nach einer eingehenden Einschätzung der geistigen Fähigkeiten des Kindes kann der Lehrende fundiert entscheiden, ob die Unterweisung in erster Linie dem Kind alleine oder nur der Familie (bzw. der für das Kind verantwortlichen Person) gelten soll, oder ob es sich empfiehlt, sowohl das Kind als auch die Familie (bzw. die verantwortliche Person) einzubeziehen.

Bei Kindern – selbst wenn sie gleich alt sind – variieren Kommunikationsfähigkeit, Auffassungsvermögen und Konzentrationsspanne erheblich. In dem Maße wie sich die Kommunikationsfähigkeit des Kindes entwickelt, erhöht sich auch die Effektivität der Lehr-Lern-Interaktion. Damit Kinder Fragen stellen, das Verstandene kommunizieren und Lehrinhalte strukturieren und nachvollziehen können, müssen sie über einen ausreichenden Wortschatz verfügen. Ihr Auffassungsvermögen ist eng mit der Kommunikationsfähigkeit verbunden. Normalerweise beginnt ein Kind im Alter von etwa fünf Jahren verständig zu sprechen. Es erkundigt sich nach der Bedeutung von Wörtern, kann sich etwas merken und ist in der Lage, einer aus drei Schritten bestehenden Anweisung in der richtigen Reihenfolge nachzukommen (Schuster & Ashburn, 1986). Mit zunehmendem Alter bilden sich diese Fähigkeiten rasch weiter aus.

Als wesentlicher Faktor im Lernprozess gilt die Fähigkeit, Aufmerksamkeit und Konzentration auf einen bestimmten Gegenstand auszurichten (Schuster & Ashburn, 1986). Da die Konzentrationsspanne mit dem Alter anwächst, ist sie um so länger, je älter das Kind ist. Um den Lernprozess zu optimieren, sollte die Unterweisung in Lernschritten erfolgen, die der jeweiligen Konzentrationsspanne angemessen sind. Bei Kleinkindern oder Vorschulkindern sollten die einzelnen Schritte eine Dauer von 5 bis 10 Minuten nicht überschreiten, bei einem Schulkind hingegen können sie 30 bis 40 Minuten in Anspruch nehmen.

Das Gedächtnis nimmt einen zentralen Stellenwert beim Lernen ein, denn ohne das Behalten und Erinnern zurückliegender Ereignisse und Erfahrungen kann kein Lernfortschritt erzielt werden. Zudem ist das Gedächtnis für die Begriffsbildung erforderlich (Schuster & Ashburn, 1986). Dabei gilt: je jünger das Kind, desto begrenzter die Merkfähigkeit; daher ist es angebracht, die Edukation auf einer Ebene anzusiedeln, die der Fähigkeit des Kindes entspricht, sich an die Lehrinhalte zu erinnern.

Ein weiterer zu berücksichtigender Aspekt ist die körperliche Entwicklung. Ein Kleinkind, dessen feinmotorische Koordination noch nicht ausgebildet ist, kann nicht die gleichen Aufgabentypen bewältigen wie ein älteres Kind mit besserer Koordinationsfähigkeit. Vor der Vermittlung motorischer Fertigkeiten sollte festgestellt werden, ob das Kind überhaupt weit genug entwickelt ist, um die jeweiligen Aufgaben zu meistern. Eine unzureichende motorische Entwicklung behindert das Lernen und erzeugt Frustration und ein Gefühl des Versagens – und das sowohl beim Lernenden als auch beim Lehrenden (Schuster & Ashburn, 1986).

Einflussfaktoren auf das Lernen bei älteren Menschen

Menschen in fortgeschrittenem Alter sind bestrebt, Aktivitäten zu erlernen, die ihnen sinnvoll erscheinen. Betrachten sie die anstehenden Lernaufgaben aber als unwichtig oder unnötig, ist die Lernleistung gering (Hogstel, 1994). Ältere Menschen lernen besser, wenn sie die Lerngeschwindigkeit selbst bestimmen können, so dass sie Menge und zeitliche Aufeinanderfolge der aufzunehmenden Reize überblicken. Neue Lernsituationen gehen sie tendenziell mit Bedacht und Zögern an, und sie begehen eher Fehler, indem sie etwas unterlassen, als dass sie die Sache anpacken – was ihr Bedürfnis widerspiegelt, schon vor dem Handeln Gewissheit über das Ergebnis ihres Tuns zu haben. Faktoren, die sich auf die Lernfähigkeit älterer Menschen auswirken, sind an altersbedingte physiologische und das Gedächtnis betreffende Veränderungen geknüpft.

Physiologischer Abbau mit Auswirkungen auf das Lernen

Veränderungen in der Sinneswahrnehmung treten zwar im Laufe der gesamten Lebensspanne auf, doch ist ab dem mittleren Alter eine Abnahme der Sinnesleistungen feststellbar, die sich über den Rest des Lebens fortsetzt. Beispielsweise ist bei älteren Menschen der Tastsinn schwächer (Hogstel, 1994). Dadurch wird die Beurteilung der Intensität von äußerlich angewandter Wärme erschwert; bei rheumatoider Arthritis kann eine Wärmeapplikation an den Gelenken demnach zu Verbrennungen führen.

Auch das Sehvermögen verschlechtert sich ab dem mittleren Lebensalter immer mehr: Sehschärfe und Lichtsensibilität nehmen ab, die Blendempfindlichkeit erhöht sich, und auch das Farbensehen und die Tiefenwahrnehmung verlieren an Präzision (Crosbie, 1990). Deswegen muss eingeschätzt werden, inwieweit ältere Erwachsene in der Lage sind, Informationsmaterial zu lesen. Wenn sie Schwierigkeiten damit haben, sollten die Unterlagen in einem größeren Schriftgrad und Format verfasst werden. Weiterhin empfiehlt es sich, als Lernhilfen verwendete Farben in warmen Rot-, Orange- oder Gelbtönen zu halten; Blau- und Grüntöne sind zu vermeiden. Leselampen sollten helles, aber indirektes Licht abgeben und an einem günstigen Platz angebracht sein (Stewart & Walton, 1992).

Die als Presbyakusis bezeichnete Altersschwerhörigkeit macht sich bei hohen Frequenzen stärker bemerkbar als bei niedrigen (Storandt, 1986; Hogstel, 1994). Deshalb empfiehlt es sich nicht, das Stimmvolumen anzuheben, da sich dadurch auch die Stimmlage erhöht. Die Altersschwerhörigkeit beeinträchtigt auch generell die Fähigkeit, zu verstehen was andere sagen. Wenn der Lehrende zu älteren Menschen mit Hörschwächen spricht, sollte er direkt vor ihnen sitzen oder stehen, auf eine deutliche Aussprache achten, langsam reden und Hintergrundgeräusche abstellen, wie sie beispielsweise durch Radio oder Fernseher verursacht werden. Alle Klienten, die einen Nutzen darin sehen, sollten ermutigt werden, Hörgeräte oder sonstige geeignete Hörhilfen zu benutzen.

Auch Ausdauer und Muskelkraft nehmen mit fortschreitendem Alter allmählich ab (Hogstel, 1994), wenn auch die meisten älteren Menschen nach wie vor alltägliche Aktivitäten ausüben können. Geringe Ausdauer und Muskelkraft wirken sich nachteilig auf körperliche Fertigkeiten aus, die beim Erlernen bestimmter Aktivitäten und Übungen in Zusammenhang mit der jeweiligen chronischen Krankheit vonnöten sind. Ferner ist bei manchen älteren Personen der Gleichgewichtssinn gestört, was sich besonders bemerkbar macht, wenn sie rasch aufstehen oder sich schnell bewegen (Hogstel, 1994). In Abhängigkeit vom Aktivitätsniveau sollten die Betroffenen veranlasst werden, langsam aufzustehen und die Dinge gemächlich anzugehen.

Zu den im Verlauf des Alterungsprozesses auftretenden Veränderungen des Herz-Kreislauf-Systems gehören unter anderem eine verringerte Herzauswurfleistung und ein niedrigeres Schlagvolumen. In der Regel wirken sich diese Veränderungen nicht nachteilig auf den normalen Tagesablauf aus, bei manchen älteren Menschen entwickelt sich jedoch eine Atherosklerose (Hogstel, 1994), und der dadurch verminderte Blutfluss zum Gehirn führt zu einer Einschränkung der kognitiven Funktionen oder zu geistiger Abwesenheit. Dadurch kann die Fähigkeit zu Informationsaufnahme und -verarbeitung erheblich beeinträchtigt sein, weshalb diese beiden Faktoren vor Beginn der Edukation eingeschätzt werden sollten. Besonders im Fall von Klienten, bei denen bekanntermaßen kognitive Defizite vorliegen, empfiehlt es sich, nach jedem Lernabschnitt zu überprüfen, ob die Lehrinhalte behalten und verstanden wurden.

Abbau der Gedächtnisleistung

Die Fähigkeit, sich weit zurückliegende Ereignisse in Erinnerung zu rufen, scheint bei älteren Menschen nur in geringem Maße beeinträchtigt zu sein. Allerdings besteht die Tendenz, dass das Kurzzeitgedächtnis nicht mehr so zuverlässig wie früher arbeitet und deswegen erst kürzlich gelernte Informationen nur mit Schwierigkeiten abzurufen sind. Die bedeutendste altersbedingte Veränderung der Merkfähigkeit scheint damit zusammenzuhängen, wie Informationen abgerufen werden, um neue Assoziationen herzustellen (Hogstel, 1994). Wegen der Schwächung des Kurzzeitgedächtnisses ist es bei älteren Klienten angebracht, die Edukation Schritt für Schritt vorzunehmen und die Lernerfolge häufiger zu bekräftigen.

15.1.7 Mangelnde Kooperationsbereitschaft

Häufig wird der Mangel an Kooperationsbereitschaft als eines der Hauptprobleme bei der Arbeit mit chronisch Kranken genannt. Es kommt oft vor, dass Klienten dem Behandlungsplan nicht Folge leisten, obwohl spezifische und eingehende Informationen zur Verbesserung der Gesundheit und des Umgangs mit der Krankheit mit ihnen durchgesprochen wurden. Die Komplexität der Faktoren, die Einfluss auf die Compliance ausüben, wurde ausführlich und intensiv untersucht, jedoch sind Ergebnisse häufig widersprüchlich. Obwohl es auch Lernprobleme gibt, die mit der Kooperationsbereitschaft in Zusammenhang stehen, sollen diesbezügliche Fragen im vorliegenden Kapitel nicht angesprochen werden; eine ausführliche Auseinandersetzung mit Fragen der Compliance findet sich in Kapitel 10.

15.1.8 «Locus of control»

Ein Konstrukt, das eine Erklärung für die Unterschiede im Compliance-Verhalten von Klienten anbietet, ist das des «locus of control». Es beruht auf der Annahme, dass die Überzeugungen eines Individuums hinsichtlich der gesundheitsbeeinflussenden Faktoren mit den Verhaltensweisen des Betreffenden in Zusammenhang stehen (Christensen et al., 1991; Miller, 1991). Menschen mit einem internen «locus of control» («Selbstbestimmte») sind davon überzeugt, dass ihr Gesundheitszustand überwiegend davon abhängt, was sie selbst tun oder unterlassen. Menschen mit einem externen «locus of control» («Fremdbestimmte») hingegen glauben, dass ihre Gesundheit von Faktoren bestimmt wird, die sich ihrer Kontrolle und ihrem Einfluss entziehen, wie etwa Schicksal, Glück oder das Handeln anderer Menschen. Folglich fühlen sie sich eher macht- und hilflos beim Umgang mit ihrer Krankheit. Daher ist es wichtig, im Vorfeld einer Edukation die Kontrollüberzeugungen des Klienten hinsichtlich seines Gesundheitszustandes in Erfahrung zu bringen. Gehört der Klient zu den «Selbstbestimmten», sollte das Ziel verfolgt werden, ihn zu ermuntern, die von außen auferlegten Behandlungsempfehlungen bis zum Ende zu befolgen. Gehört er zu den «Fremdbestimmten», gilt es, die edukativen Bemühungen darauf auszurichten, dass der Klient Unterstützung bei der Übernahme von Eigenkontrolle über seine Gesundheit erfährt. Gleichzeitig muss aber klargestellt werden, dass die Fachkraft auch weiterhin für einige Aspekte der Behandlungsempfehlung verantwortlich ist, zum Beispiel für die Festlegung von Terminen, die Beurteilung des Erreichten im Hinblick auf Tauglichkeit usw.

15.1.9 Sozioökonomische Einflüsse

Inwieweit ein Klient seine Gesundheitsversorgung selbst in die Hand nimmt, wird auch durch sozioökonomische Faktoren bestimmt. Interessanterweise weist vieles darauf hin, dass mangelnde Kooperationsbereitschaft in allen sozialen Schichten weit verbreitet ist (Miller, 1991). Allerdings gibt es sozioökonomische Faktoren, die manchen Klienten die Kooperation besonders erschweren.

Finanzielle Ressourcen

Chronische Krankheit kann den Klienten und seine Familie in finanzieller Hinsicht geradezu auslaugen. Da nur wenige Familien über relativ unbegrenzte Geldmittel verfügen, kommt es oft dazu, dass die für die Einhaltung der Behandlungsempfehlungen erforderlichen Mittel in keinem annehmbaren Verhältnis mehr zu den sonstigen Lebenshaltungskosten stehen. In solchen Fällen versuchen die Klienten häufig, den finanziellen Aufwand für ihre gesundheitliche Versorgung zu senken. Derartige Bemühungen, ein Gleichgewicht zwischen Bedürfnislage und Finanzkraft herzustellen, können dazu führen, dass die Dosis reduziert wird, die Medikamente nur noch sporadisch eingenommen werden, die erforderlichen Arzneimittel nicht mehr nachgekauft werden, die Kooperationsbereitschaft abnimmt oder die Behandlung ganz abgebrochen wird (Miller, 1991).

Zeitaufwand

Ähnlich wie Geld ist auch Zeit für die meisten Menschen ein kostbares Gut. Viele Behandlungspläne in Zusammenhang mit chronischer Krankheit, etwa bei Colitis ulcerosa oder zystischer Fibrose, nehmen sehr viel Zeit in Anspruch. Ist der Zeitaufwand zu groß, entscheidet sich der Klient angesichts anderer Verpflichtungen vielleicht dafür, die vereinbarten Maßnahmen zur Kontrolle von Symptomen oder akuten Schüben zu modifizieren, anzupassen oder überhaupt nicht mehr durchzuführen (Strauss et al., 1984).

Lebensweise und Veränderungsnotwendigkeit

Entsteht ein Konflikt zwischen der Lebensweise eines Klienten und einer als notwendig erachteten Umstellung, führt dies unter Umständen dazu, dass er dem Behandlungsplan überhaupt nicht mehr Folge leistet. Dieser Fall kann eintreten, obwohl der Betreffende über die Risiken und Gefahren einer Nicht-Behandlung der Symptome oder der Krankheit Bescheid weiß. Eher geht er diese Risiken ein, als seine Lebensweise zu verändern.

Die für die Edukation zuständigen Fachkräfte sollten entsprechende Einschätzungen vornehmen und sozioökonomische Faktoren in ihre Planungen einbeziehen, die auf Kooperationsverweigerung schließen lassen. Geeignete Interventionen zur Kompensation nachteiliger sozioökonomischer Faktoren sind vermehrte physische oder emotionale Unterstützung, Vereinbarung zusätzlicher Termine und die Ermutigung, öfter zur Nachbetreuung zu kommen, damit sich das Gelernte festigen kann.

15.1.10 Abhängigkeits-Unabhängigkeits-Konflikte und Rollenverlust

Oft geraten chronisch Kranke in Konflikte, die aus dem Widerstreit zwischen Abhängigkeit und Unabhängigkeit erwachsen, oder sie erfahren Rollenverluste. Beides kann ihr Selbstwertgefühl schädigen und sie daran hindern, Selbstversorgungskompetenzen zu erlernen. Darüber hinaus ist es möglich, dass der Verlauf der Krankheit vom Klienten und seiner Familie anders wahrgenommen wird als von der Pflegefachkraft, so dass die Motivation zum Lernen in Mitleidenschaft gezogen wird (siehe Kapitel 3 über die Pflege- und Krankheitsverlaufskurve).

Abhängigkeits-Unabhängigkeits-Konflikte entstehen, weil es in der Natur vieler Krankheiten liegt, dass der Betroffene in ein Abhängigkeitsverhältnis gerät. Zum Beispiel sind Klienten abhängig von Medikamenten (Insulin), Maschinen (Dialysegerät), bestimmten Hilfsmitteln (tragbarer Sauerstoff) oder anderen Menschen (Betreuungspersonen, die zur Bewältigung von Aktivitäten des täglichen Lebens unentbehrlich sind). Die krankheitsbedingte Abhängigkeit kann zur Lebensauffassung oder zur Persönlichkeit des Betroffenen im Widerspruch stehen.

Zu Abhängigkeits-Unabhängigkeits-Konflikten ganz anderer Art kann es kommen, wenn die Pflegefachkraft einen Klienten, der eher weiter abhängig bleiben möchte, zu mehr Selbständigkeit veranlassen will (Miller, 1991).

Durch Rollenverluste kann das Selbstwertgefühl in Mitleidenschaft gezogen und ein Gefühl der Hilflosigkeit erzeugt werden. Rollenverluste können auftreten innerhalb der Familie (eine Mutter kann ihr Kind nicht mehr versorgen), im Laufe des beruflichen Werdeganges (ein Berufstätiger kann seinen beruflichen Pflichten nicht mehr nachkommen) oder im Bereich des sozialen Lebens (eine Person kann nicht mehr an bevorzugten Aktivitäten wie Partys, Konzerten oder Sportveranstaltungen teilnehmen). Probleme, die sich aus Rollenverlusten ergeben, werden am besten vor Beginn der Edukation gelöst.

15.1.11 Familiäre Einflüsse auf das Lernen

Wahrscheinlich steht und fällt eine edukative Maßnahme mit dem Verhalten der Familie des Klienten und seiner wichtigen Bezugspersonen (Haggard, 1989). Da die Familie das ausschlaggebende Unterstützungssystem des chronisch Kranken ist, wirken auch die Familienmitglieder in maßgeblicher Weise darauf ein, ob und wie er seine Krankheit bewältigt. Die Einstellungs- und Reaktionsmuster der Familie gegenüber der Krankheit beeinflussen die Lernfähigkeit des Klienten ebenso wie den Behandlungsplan. Das kann in stützender, aber auch in nachteiliger Weise geschehen.

Verleugnung seitens der Familie

Genauso wie Klienten zur Bewältigungstechnik der Verleugnung greifen, wenn sie von einer schweren Krankheit in Kenntnis gesetzt werden, kann dies auch bei der Familie der Fall sein (Haggard, 1989). Auch sie benötigt Zeit, um den Diagnoseschock zu überwinden und die Krankheit zu akzeptieren. Wenn die Akzeptanz jedoch über längere Zeit ausbleibt, behindert dies den Erwerb der nötigen Kenntnisse. Überdies ermutigt eine länger andauernde Verleugnung seitens der Familie auch den Klienten, weiterhin daran festzuhalten.

In manchen Fällen akzeptiert der Klient die Krankheit, doch die Familie verleugnet sie nach wie vor. Dies macht es dem Klienten schwer, den Behandlungsplan umzusetzen. Ohne die Unterstützung der Familie verheimlicht der Klient vielleicht seinen Bedarf an Hilfsmitteln oder Medikamenten, oder sie werden überhaupt nicht besorgt oder angeschafft. Zur Nachbetreuung vereinbarte Termine mit dem Arzt oder in der Klinik werden unter Umständen nicht eingehalten, insbesondere dann nicht, wenn für den Transport dorthin der Einsatz der Familie gefordert ist. Der Klient vermeidet es unter Umständen auch, mit den Familienmitgliedern über seine Krankheit zu sprechen und erhält deshalb keine emotionale Unterstützung von ihnen (Haggard, 1989).

Überbehütung

Werden chronisch Kranke von ihrer Familie zu sehr behütet, kann auch dies ein Grund für eine gestörte Lernfähigkeit sein (Haggard, 1989). So kommen chronisch kranke Kinder, die einer so starken Überbehütung unterliegen, dass sie kaum in irgend einer Weise aktiv sein dürfen, häufig dazu, von sich zu denken, sie seien anders als andere Kinder. Dies kann zu Frustration, Wut, Vereinsamung und sogar zur Verleugnung der Krankheit führen. In dem Versuch, so zu sein wie die Gleichaltrigen, verweigern sich die Kinder möglicherweise dem Erlernen oder dem Umsetzen von Kenntnissen, wie es zur Handhabung ihrer Erkrankung nötig wäre (Haggard, 1989; Miller, 1991).

Entscheidungsfindung

Die Einbeziehung von Klienten in den Entscheidungsprozess fördert das Lernen. Manchmal trifft allerdings die Familie oder die medizinisch-pflegerische Fachkraft alle Entscheidungen bezüglich des Umgangs mit der Krankheit, ohne dass der Klient dabei mitwirkt. Das ist häufig bei Kindern und Hochbetagten der Fall. Wird die Entscheidung ohne jeden Beitrag des Klienten gefällt, fehlt ihm das Gefühl von Kontrolle, und er ist wahrscheinlich weniger bereit, sich geeignete Kenntnisse oder Techniken zur Selbstbehandlung anzueignen (Haggard, 1989).

15.1.12 Mängel in der Unterweisung

Der Lernerfolg kann auch dann ausbleiben, wenn der Klient zwar Motivation und Bereitschaft mitbringt, die Unterweisung selbst aber ineffektiv ist. Lehrende können auf verschiedene Weise zum Misserfolg beitragen. Dazu gehören die inadäquate Gestaltung des Lehr-Lern-Prozesses und die Unfähigkeit, Beschränkungen oder Differenzen in der Beziehung zum Lernenden zu überwinden. Im Folgenden werden einige Möglichkeiten erörtert, wie ein Misserfolg aufgrund von Versäumnissen der Pflegefachkraft zustande kommen kann.

Unzureichendes Assessment

Oft liegen einer mangelhaften Einschätzung eine ganz Anzahl von Ursachen zugrunde: unzureichende Fähigkeiten im Bereich der Gesprächsführung und Kommunikation, Vernachlässigung der Patientenbeobachtung, Zeitdruck oder mangelnde Berücksichtigung des häuslichen oder sozialen Umfelds des Klienten. Die unterweisenden Fachkräfte kennen unter Umständen die Kriterien nicht, die ein gründliches Assessment ausmachen. Möglicherweise gehen sie auch zu Unrecht davon aus, dass sie die Bedürfnisse des Klienten bereits kennen und beschäftigen sich deshalb nicht näher mit seinen Vorkenntnissen oder versuchen gar nicht erst, eventuell vorhandene falsche Vorstellungen aufzudecken (Redman, 1993).

Der Lehr-Lern-Prozess sollte stets individualisiert, also auf die spezielle Situation des Klienten zugeschnitten werden. Viele Klienten bringen Probleme oder Beschränkungen, die bei ihnen zu Hause gegeben sind oder ihre soziale Situation betreffen, nicht von selbst zur Sprache. Deshalb sollte vor Beginn der Edukation eine entsprechende Einschätzung erfolgen. Bevor nicht häusliche Umgebung und soziale Situation des Klienten der praktischen Umsetzung des Edukationsplanes keine Hindernisse mehr entgegensetzen, ist der Klient kaum in der Lage, irgendwelchen Vorschlägen Folge zu leisten.

Versäumnisse bei der Vereinbarung von Zielen

Zwar mag die unterweisende Fachkraft Ziele ins Auge gefasst haben, doch die des Klienten können davon abweichen. Auch wenn dies der Fall ist, sollten die Ziele des Klienten grundsätzlich Vorrang haben. Anhand einer kontinuierlichen Evaluation kann festgestellt werden, ob und wann Ziele neu ausgehandelt werden müssen. Unrealistische oder nicht eindeutig definierte Zielsetzungen bringen mangelnde Kooperationsbereitschaft mit sich (Jackson & Johnson, 1988).

Überforderung des Klienten

Wird zuviel Information auf einmal präsentiert, kann dies zur Überforderung des Klienten führen. Dieses Problem lässt sich zum einen durch kürzere Sitzungen vermeiden und zum anderen, indem dem Klienten die Möglichkeit eingeräumt wird, sich zwischen den einzelnen Abschnitten der Edukation Fragen zu überlegen und sie zu formulieren. Gähnen, Herumrutschen auf dem Stuhl oder die Unfähigkeit, Fragen zu beantworten, sind Anzeichen für eine mögliche Überforderung des Klienten und die Notwendigkeit einer Pause (Jackson & Johnson, 1988).

Unzutreffende Annahmen über den Klienten

Voreilige und unzutreffende Annahmen über den Klienten können sich außerordentlich schädlich auf den Lernerfolg auswirken. In diesem Zusammenhang sind folgende Grundsätze zu beachten (Jackson & Johnson, 1988):

Setzen Sie grundsätzlich nie voraus, dass ein Klient:

- die Krankheit selbst oder die verordneten Behandlungsmaßnahmen versteht, auch wenn die Diagnose schon einige Zeit zurückliegt
- den Grund für die Einnahme der verordneten Medikamente kennt
- nicht motiviert oder lernfähig ist, weil er einen anderen sozioökonomischen oder ethnischen Hintergrund aufweist oder ein niedriges Bildungsniveau hat
- aufgrund von Kooperationsverweigerung in der Vergangenheit sich auch in Zukunft verweigern wird.

Sonstige hinderliche Faktoren

Das Erarbeiten und Durchführen eines Edukationsplanes kann durch folgende Faktoren erschwert werden: Kostenbegrenzungen, zeitliche Einschränkungen, mangelnde Unterstützung durch Verwaltung oder Ärzte, räumliche Unzulänglichkeiten, ungenügende Evaluation des Lehr-Lern-Prozesses sowie soziokulturelle Unterschiede zwischen unterweisender Person und Klient.

Kostenbegrenzung
Im Zuge der zunehmenden Kostendämpfung durch Behörden und Krankenkassen werden die Budgets gekürzt und «nicht unbedingt notwendige Dienstleistungen» gestrichen (Redman, 1993). In manchen Fällen fällt leider auch die Patientenedukation unter diese Kategorie. Obwohl die Kosten dafür meistens sehr gering sind, entstehen doch gewisse Ausgaben für den Kauf aktueller Unterlagen und die Entlohnung der Unterweisenden. Gesundheitsexperten, die mit Patientenedukation befasst sind, müssen die zuständigen Verwaltungsstellen über die Bedeu-

tung dieser Maßnahme aufklären und sie davon überzeugen, dass der Nutzen die entstehenden Kosten aufwiegt.

Zeitliche Einschränkungen
In der Klinik stellt Zeitmangel ein Hauptproblem bei der Patientenedukation dar. In der Regel haben diagnostische Maßnahmen, Aktivitäten des täglichen Lebens, Visiten des Arztes, Behandlungen durch Therapeuten verschiedener Art oder sonstige Verpflichtungen des Klienten Vorrang vor der Edukation. Nicht selten wird wie selbstverständlich davon ausgegangen, dass sie stattfindet, wenn der Klient gerade einmal nicht mit einer dieser unzähligen Aufgaben beschäftigt ist. Deshalb werden edukative Maßnahmen manchmal vernachlässigt oder erst unmittelbar vor der Entlassung des Klienten vorgenommen, was die Verarbeitung der Informationen erschwert. Für Fachpersonal, das direkt am Bett des Klienten arbeitet, ergeben sich besonders günstige Gelegenheiten, zu einem Zeitpunkt mit ihm zu sprechen, an dem er am empfänglichsten für die Aufnahme von Informationen ist – nämlich dann, wenn er Fragen zu einem bestimmten Aspekt der Therapie stellt. Wird das gesamte Pflegepersonal einer Station dazu veranlasst, sich mit dem Edukationsplan eines Klienten vertraut zu machen, erwächst daraus die Möglichkeit, die für die pflegerische Versorgung aufgewendete Zeit optimal auszunutzen, um dem Klienten zu helfen, sich die notwendigen Kenntnisse anzueignen (Haggard, 1989).

Mangelnde Unterstützung durch Verwaltung oder Ärzte
Die Bemühungen um eine qualifizierte Patientenedukation finden oft nicht die Unterstützung der Verwaltung oder des Arztes. Wenn die zuständigen Stellen nicht davon überzeugt sind, dass Edukation ebenso wichtig ist wie andere therapeutische Maßnahmen, wird sie vermutlich planlos und nur sporadisch durchgeführt. Manche Ärzte legen gar keinen Wert darauf, dass ihre Patienten umfassend über ihren Gesundheitszustand informiert sind; andere ziehen es vor, den Klienten alles Notwendige selbst zu vermitteln. Zwar mögen Ärzte hervorragend dazu in der Lage sein, doch macht es der enge zeitliche Rahmen schwer, eine präzise Evaluation der Lernsituation vorzunehmen. Ohne die Mitwirkung von Pflegefachkräften erhält der Klient kaum den notwendigen Zuspruch oder Antworten auf Fragen, die aufkommen, wenn der Arzt nicht präsent ist.

Ein wichtiger Punkt in Zusammenhang mit Programmen zur Patientenedukation ist das Streben nach ärztlicher Kooperation und Unterstützung. Die Unterstützung des Arztes lässt sich leichter gewinnen, wenn Folgendes beachtet wird: Arbeitsvereinfachung, Billigung der Inhalte durch den Arzt und Sichtbarmachen der Erfolge. Die Wahrscheinlichkeit, dass der Arzt dem Programm positiv gegenübersteht, ist um so höher, je weniger Arbeit dadurch verursacht wird. Dies lässt sich beispielsweise durch die Einführung eines Verfahrens erreichen, bei dem der Arzt, anstatt mehrere speziell dafür gefertigte Formulare ausfüllen oder sich mit zusätzlichen Telefonaten abgeben zu müssen, einfach und unbürokratisch den schriftlichen Auftrag zur Edukation erteilen kann. Das medizinische Personal muss jedoch darauf vertrauen können, dass die Inhalte der edukativen Maßnahme präzise und angemessen sind und nicht im Widerspruch zum Behandlungsplan stehen. Das konkrete Aufzeigen von Verbesserungen in der Befindlichkeit eines Klienten ist der eindrucksvollste Weg, um den Erfolg der Edukation sichtbar zu machen. Wenn die Unterweisenden Beweise dafür vorlegen, dass es einen Unterschied ausmacht, ob edukative Maßnahmen durchgeführt werden oder nicht, wird sich die Unterstützung durch Ärzte und Verwaltungen um ein Vielfaches erhöhen (Haggard, 1989).

Räumliche Unzulänglichkeiten
Unterweisende Personen tragen die Verantwortung dafür, unter welchen Bedingungen die Edukation stattfindet. Dazu gehört zum Beispiel die Respektierung der Privatsphäre. Im Krankenhaus erfolgt die Unterweisung häufig im Mehrbettzimmer, und die Klienten sind nur durch einen Sichtschutz voneinander getrennt. Da in diesem Fall alle Gespräche von den Mitpa-

tienten verfolgt werden können, zögern die Klienten häufig, Fragen zu stellen und bei nicht verstandenen Informationen nachzuhaken, oder es ist ihnen peinlich, dass jemand anderes ihre Probleme mitbekommt. Eine Verletzung der Privatsphäre ist auch dann gegeben, wenn die Edukation im Wartebereich einer Klinik oder Arztpraxis und damit in Hörweite anderer Personen durchgeführt wird. Sonstige umgebungsbedingte Faktoren, auf die geachtet werden sollte, sind Raumtemperatur, Beleuchtung, Geräuschpegel und Unterbrechungen. Schlechte Bedingungen in dieser Hinsicht weichen vom Ideal der Lehr-Lern-Situation ab (Haggard, 1989).

Ungenügende Evaluation
Ein weiterer häufig auftretender Umstand, der sich störend auf den Lehr-Lern-Prozess auswirkt, ist eine ungenügende Ergebnisevaluation (Nurse's Reference Library, 1987). Die unterweisenden Pflegefachkräfte gehen manchmal fälschlicherweise davon aus, dass das Lehren in der bloßen Weitergabe von Informationen besteht und der Lernprozess gleichsam von selbst abläuft. Wie der Lernerfolg evaluiert werden soll, muss bereits in der Planungsphase festgelegt werden, und nach jeder Sitzung und erst recht nach Abschluss des Programms müssen entsprechende Überprüfungen erfolgen. Zur Evaluation gehört der Einsatz geeigneter objektiver Verfahren, mit deren Hilfe die Effizienz der edukativen Maßnahmen erfasst werden kann. Es genügt nicht, den Klienten nur zu fragen: «Haben Sie mich verstanden?»

Soziokulturelle Unterschiede
Damit soziokulturelle Unterschiede den Lehr-Lern-Prozess nicht behindern, muss die unterweisende Person sich über die soziokulturellen Überzeugungen des Klienten im Klaren sein und diese bei ihrem Vorgehen berücksichtigen. Außerdem muss sie sicherstellen, dass die eigenen soziokulturellen Überzeugungen oder Vorurteile sich nicht nachteilig auswirken (Haggard, 1989).

15.2 Interventionen zur Verbesserung der Unterweisung

Im Folgenden wird davon ausgegangen, dass Unterweisende mit den gängigen Vermittlungstechniken und -verfahren vertraut sind (vgl. **Tab. 15-2**). Für diejenigen, die über derartige Kenntnisse nicht verfügen, gibt es viele hervorragende Lehrbücher, die an Gesundheitsfachleute gerichtet sind und detaillierte Erläuterungen und Anleitungen bieten. Dennoch führt auch eine ausführliche und präzise Edukation während früher Krankheitsphasen nicht immer zu sichtbaren Erfolgen, was die Selbstversorgungskompetenz des Klienten angeht. Das kann für eine Pflegefachkraft, die ernsthaft davon überzeugt ist, dass sie den Klienten korrekt und effektiv unterwiesen hat, frustrierend und entmutigend sein (Redman, 1993; Haggard, 1989).

In der entsprechenden Fachliteratur wird eine Reihe von Maßnahmen zur Überwindung von hartnäckigen Lernproblemen beschrieben, sowohl was den Klienten, als auch was die unterweisende Fachkraft betrifft. So gibt es Vorschläge zur Verbesserung von Assessment und Evaluation, aber auch spezifische Vermittlungstechniken sind zu finden, die sich bei Klienten mit langwierigen Krankheiten als effektiv erwiesen haben. Im Folgenden werden einige dieser Maßnahmen kurz erörtert.

15.2.1 Verbesserung von Assessment und Evaluation

Assessment und Evaluation sind für eine effektive Patientenedukation unerlässlich, und in der Literatur werden mehrere Maßnahmen zu deren Verbesserung vorgeschlagen. Sie beziehen sich sowohl auf den Gesamtverlauf der Edukation als auch auf individuelle Assessment-Methoden und -Fertigkeiten. Ein präzises Assessment führt zur Identifizierung wichtiger Probleme und Aspekte, die voraussichtlich einen Einfluss auf den Lehr-Lern-Prozess ausüben. Ferner liefert es die Grundlage für den Feedback-Prozess, der notwendig ist, um Schwächen im edukativen Vorgehen festzustellen zu können. Und schließlich sollte es Angaben zur Effektivität eines jeden Lernabschnittes und zur Effektivität der gesamten Edukation umfassen.

Assessment

Die Brauchbarkeit der Assessment-Daten hängt vom Geschick der einschätzenden Person im Hinblick auf Interviewführung und Klientenbeobachtung ab. Aus diesem Grunde sollten die mit Edukation befassten Pflegefachkräfte von Zeit zu Zeit eine Selbstbewertung ihrer Assessment-Fähigkeiten vornehmen, so dass sie die für den Lehr-Lern-Prozess benötigte Qualität der Datensammlung beibehalten oder sogar noch steigern können. Ein systematisches Vorgehen bei der Einschätzung kommt der Qualität und der Präzision des Edukationsplans zugute.

Nach Ford (1987) sollte vor der Ausarbeitung des Edukationsplans eine Einschätzung folgender Bereiche vorgenommen werden: Überzeugungssystem, Wissensgrundlagen, Lernfähigkeit und Lernbereitschaft des Klienten sowie bisheriges Compliance-Verhalten. Zur Vervollständigung der Datenbasis, die für die Erstellung eines umfassenden Edukationsplanes erforderlich ist, ist außerdem die Einschätzung der folgenden Faktoren hilfreich: Lebensperspektive des Klienten, Erfahrungen mit gesundheitsbezogenem Informationsmaterial, kulturbedingte Reaktionen auf die Krankheit, Bildungshintergrund sowie Furcht vor der Krankheit selbst oder notwendigen Umstellungen in der Lebensweise.

Evaluation

Haggard (1989) beschreibt mehrere Methoden, die zur Evaluation von Edukationsergebnissen eingesetzt werden können. Eine einfache und wirksame Möglichkeit besteht darin, mit dem Klienten nach der Entlassung telefonisch Kontakt zu halten. Diese Telefongespräche können in regelmäßigen Abständen geführt werden, um die Compliance sicherzustellen, den Lernerfolg zu überprüfen, das Erreichte zu bekräftigen und

Tabelle 15-2: Häufig eingesetzte Lehrmethoden und -mittel

Methoden	Zweck/Anwendungsbereiche
Demonstration und Übung	Aufbau und Stabilisierung notwendiger motorischer Fertigkeiten.
Gruppendiskussion	Vermittlung von Informationen über Bewältigungstechniken und adaptive Verhaltensweisen; Diskussion effektiver Formen des Krankheitsmanagements.
Rollenspiel	Veranschaulichung bestimmter Einstellungen oder Sichtweisen durch Darbietung des entsprechenden Verhaltens. Über das Rollenspiel können oft Informationen gewonnen werden, an die ansonsten nur schwer zu gelangen ist. Obwohl oft bei Kindern eingesetzt, kann es auch bei Erwachsenen zur Anwendung kommen.
Einzelgespräch	Erleichterung der Individualisierung der Edukation.
Vortrag	Wissensvermittlung an eine Gruppe; stellt im wesentlichen eine einseitige, vom Lehrenden ausgehende und an den Lernenden gerichtete Form der Kommunikation dar; ist geeignet, eine große Menge an Informationen in kurzer Zeit zu vermitteln. Mitunter ist jedoch die Effektivität fraglich, weil die aktive Mitwirkung des Lernenden fehlt.
Spiele	Wiederholung von Lehrinhalten und Durchspielen simulierter Situationen in interessanter und abwechslungsreicher Form. Im Handel sind nur wenige Spiele für Klienten erhältlich, so dass die Unterweisenden gefordert sind, gegebenenfalls selbst welche zu entwickeln.
Gebräuchliche Lehrmittel*	**Beispiele**
Schriftmaterial	Bücher, Broschüren, Tabellen, Diagramme, Material zur Selbstinstruktion, vom Lehrenden selbst gestaltete Blätter mit Instruktionen; alle schriftlichen Informationen, die dem Klienten zum Zweck der Edukation ausgehändigt werden.
Schaubilder	Poster, Modelle, an der Wand befestigte Illustrationen und andere Formen der Visualisierung; können an einem festgelegten Ort ausgehängt oder an transportablen Schautafeln angebracht sein, um den Klienten damit aufzusuchen.
Audiovisuelle Materialien	Audiokassetten, Videobänder, Filme, Dias, Overhead-Folien, Flip-Chart, Fernseher, Ton-Bild-Schau.
Computergestützte Instruktion	Interaktive Instruktionen, Überprüfung des Lernerfolges, Simulationen, Spiele, individualisierte Instruktionen.

* Für gewöhnlich in Verbindung mit mündlichen Instruktionen

Quelle: Haggard (1989) und Redmond (1993)

Fragen zu beantworten. Weitere Evaluationsmethoden umfassen die Selbstbewertung, bei der Klient und Familienangehörige Fragen zu edukativen Inhalten beantworten, sowie die Einsichtnahme in ärztliche Aufzeichnungen über Besuche zur Nachbetreuung, um Anhaltspunkte für die erfolgreiche Umsetzung der Instruktionen zu gewinnen. Weitere Formen der Ergebnisüberprüfung bestehen in der Kontrolle von Laborwerten, Vitalzeichen, Veränderungen der körperlichen Fähigkeiten oder der weisungsgerechten Einnahme von Medikamenten.

Des weiteren weist Haggard (1989) auf drei Bereiche hin, die zur Bestimmung der Brauchbarkeit eines Edukationsprogrammes evaluiert werden müssen. Es handelt sich dabei um die Kompetenz der instruierenden Person, das Verhältnis zwischen Aufwand und Nutzen sowie um erforderliche Veränderungen zur Steigerung der edukativen Effektivität. Anhand einer Evaluation dieser drei Bereiche werden die zielführenden Bestandteile des Edukationsprogrammes ermittelt, aber auch jene, die die unterweisende Fachkraft daran hindern, Kapital aus den Stärken des Klienten zu schlagen und seine Schwächen auf ein Mindestmaß zu reduzieren oder ganz zu beheben.

Redmann (1993) merkt hierzu an, dass im Mittelpunkt der Evaluation die Klärung einer Reihe von Fragen stehen muss, die sich auf folgende Punkte (die folgenden sechs Themenbereiche) beziehen:

1. Wird die Edukation den festgelegten Zielen gerecht?
2. Führt die Edukation dazu, dass der Klient nach der Entlassung risikobehaftete Verhaltensweisen vermeidet?
3. Sind die Klienten als Konsequenz ihrer Teilnahme am Programm davon überzeugt, dass sie sich nach der Entlassung selbst um ihre Versorgung kümmern können?
4. Welche Formen der Unterweisung betrachten die Klienten als besonders hilfreich?
5. Sind die Ärzte mit der Edukation zufrieden und bemerken sie bei entlassenen Klienten Unterschiede im Vergleich zu solchen, die nicht daran teilgenommen haben?
6. Sind die Unterweisenden mit der Edukation zufrieden und führen sie sie konsequent durch?

15.2.2 Verhaltensmodifikation

Edukationsprogramme für chronisch Kranke weisen die Tendenz auf, den Schwerpunkt auf die Vermittlung von Informationen über den Krankheitsprozess und sodann auf die Präsentation eines Behandlungsplans zu legen, ohne dabei eine Komponente zur Veränderung des Klientenverhaltens einzubeziehen. Das ist bedauerlich, denn gerade Maßnahmen zur Verhaltensmodifikation haben sich bei der Edukation von chronisch Kranken als ausgesprochen wirksam erwiesen. Eine Kombination aus Unterweisung und Maßnahmen zur Verhaltensmodifikation hilft dem Kranken, seine Selbstversorgungskompetenz zu erhöhen (Miller, 1991).

Im Rahmen von Verfahren zur Verhaltensmodifikation werden die Einschätzungsdaten systematisch analysiert, um Ursachen und Konsequenzen unerwünschter Verhaltensweisen ausfindig zu machen und auf dieser Grundlage effektive Vorschläge zu Verhaltensänderung zu erarbeiten. Nachdem das zu ändernde Verhalten klar umrissen worden ist, wird bestimmt, wie die Ursache oder der Verstärker dafür beseitigt werden kann, oder wie sich beides erreichen lässt. Mit diesem Vorgehen sind besonders bei Klienten gute Ergebnisse zu erzielen, die zwar wissen, wie sie mit ihrer Krankheit umgehen sollten, aber trotzdem nicht fähig sind, ihr Verhalten entsprechend zu ändern.

Ein Modell der Verhaltensmodifikation

Mager und Pipe (1984) beschreiben ein Programm zur Verhaltensmodifikation, das als Modell dafür dienen kann, wie sich wirksame Verhaltensänderungen erreichen lassen (vgl. **Abb. 15-1**). Dabei geht es darum, ineffektive Verhaltensweisen über das Assessment zu erkennen und sie dann mit verhaltensorientierten Begriffen zu beschreiben. Damit Alternativen oder Lösungen gefunden werden können, müssen

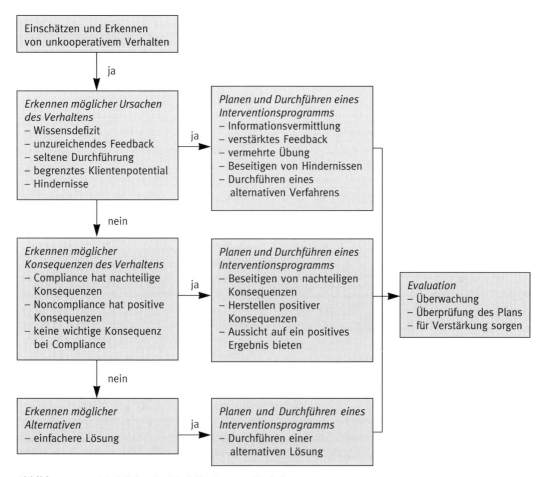

Abbildung 15-1: Modell für die Modifikation von Verhalten

zunächst die Faktoren analysiert werden, die das Auftreten des betreffenden Verhaltens fördern.

Identifizieren des Problems
Die Verhaltensdiagnose ist ein fortlaufender Prozess. Nachdem das ineffektive Verhalten mit verhaltensorientierten Begriffen beschrieben worden ist, besteht der nächste Schritt darin, seine Ursache zu bestimmen. Ist es auf ein Wissensdefizit zurückzuführen, kann die Edukation entsprechend abgeändert oder intensiviert werden, um diese Schwierigkeit zu überwinden. Dabei sollte geklärt werden, ob der Klient das angemessene Verhalten auch kennt.

Ist dies der Fall, gilt es als nächstes der Frage nachzugehen, ob die erwünschte Verhaltensweise überhaupt nicht verfügbar ist oder nur mangelhaft, aber doch in Ansätzen beherrscht wird. In diesem Zusammenhang muss auch festgestellt werden, ob sie häufig oder seltener vonnöten ist. Kommt sie häufig, aber inkorrekt zur Anwendung, kann regelmäßiges Feedback eine Verbesserung bewirken. So wendet eine Diabetikerin, die sich täglich Insulin injiziert, unter Umständen eine falsche Spritztechnik an. Wenn die Verhaltensweise nicht häufig ausgeführt wird, kommt der regelmäßigen Übung hoher Stellenwert zu. So wirkt es sich günstig aus, wenn ein Familienmitglied, das nur gelegentlich den Blutdruck eines Klienten kontrolliert, das Blutdruckmessen bei Besuchen im Krankenhaus immer wieder üben kann.

Wenn sichergestellt werden soll, dass das betreffende Verhalten gewandt und korrekt durchgeführt wird, empfiehlt es sich einzuschätzen, inwieweit der Klient in der Lage und auch willens dazu ist. Dabei gilt es jene Faktoren zu erkennen, die dem erwünschten Verhalten entgegenstehen, zum Beispiel entwicklungsbedingte oder intellektuelle Defizite. In diesen Fällen ist eine Abwandlung oder Anpassung des Edukationsplans erforderlich. Außerdem kann geringes Interesse vorliegen. Dem kann begegnet werden, indem die Neugierde des Klienten geweckt wird, etwa durch Hinweise auf bestimmte Publikationen, die er sich besorgen und anschließend mit der Fachkraft diskutieren kann.

Die letzte Gruppe wesentlicher Ursachen für unerwünschtes Verhalten sind Umstände, die das Ausführen des anvisierten Verhaltens objektiv behindern. Ihre Beseitigung behebt Schwierigkeiten dieser Art. Ein Diabetiker zum Beispiel, der die Insulininjektionen und die Messung des Blutzuckerspiegels selbst durchführen möchte und auch dazu in der Lage ist, wird vielleicht wegen begrenzter finanzieller Mittel daran gehindert. In diesem Fall ist das unerwünschte Verhalten auf ein objektives Hindernis zurückzuführen, und nicht etwa auf die Eigensinnigkeit (Sturheit des Klienten).

Bis zu diesem Punkt geht es in dem Modell ausschließlich um die mangelhafte Beherrschung oder das Unterlassen des erwünschten Verhaltens. Sollte keine Verbesserung eintreten, obwohl die Ursachen dafür beseitigt oder korrigiert wurden, gilt es die Konsequenzen des Zielverhaltens (oder ihr Ausbleiben) zu betrachten. Wie die Verhaltensdiagnose erfolgt auch die Analyse der Konsequenzen sequentiell, wobei die wahrscheinlichsten davon zuerst zu berücksichtigen und zu korrigieren sind.

Direkte negative Konsequenzen, wie etwa unerwünschte Nebenwirkungen, können zur Verweigerung der Kooperation führen und müssen unbedingt beseitigt werden, bevor das erwünschte Verhalten zufriedenstellend ausgeführt werden kann. Klienten beispielsweise, denen jedes Mal übel wird, nachdem sie ein bestimmtes Medikament eingenommen haben, werden dies vermutlich nur noch widerwillig tun. In solchen Fällen sollte die Übelkeit abgestellt oder auf ein Präparat ohne derartige Nebenwirkungen zurückgegriffen werden.

Liegen keine nachteiligen Konsequenzen des erwünschten Verhaltens vor, gilt es festzustellen, ob das Unterlassen des Verhaltens nicht etwa mehr positive Konsequenzen aufweist als seine Durchführung. In diesem Fall empfiehlt es sich, die erwünschte Verhaltensweise gezielt positiv zu verstärken. So mag beispielsweise ein Kind, das bei Verweigerung der Medikation mehr elterliche Aufmerksamkeit auf sich zieht als bei folgsamer Einnahme, die Verweigerung mit angenehmen Konsequenzen verknüpfen. Um sein Verhalten zu korrigieren, muss die Einnahme des Medikaments positiv bekräftigt werden.

Besteht das unerwünschte Verhalten immer noch fort, besteht der nächste Schritt darin, festzustellen, ob die als Belohnung gedachten Konsequenzen dem Klienten überhaupt wichtig sind. Trifft dies nicht zu, empfiehlt es sich, für solche zu sorgen, die diese Eigenschaft aufweisen. Dem Klienten könnte zum Beispiel ein besonderes Privileg eingeräumt werden, wenn er sich wie erwünscht verhält.

Wenn weder Ursachen noch Konsequenzen das Verhalten zu beeinflussen scheinen, ist als letztes in Erwägung zu ziehen, ob sich vielleicht eine einfachere Lösung für das Problem finden lässt. Zu diesem Zweck sollte man beispielsweise überprüfen, ob ein anderes Verhalten letztendlich zum gleichen Ergebnis bei der Umsetzung der Behandlungsempfehlungen führen würde.

Planen und Durchführen der Verhaltensmodifikation

Sobald der Grund für die mangelhafte Beherrschung der betreffenden Verhaltensweise gefunden ist, kann eine Lösung des Problems ins Auge gefasst und umgesetzt werden, wobei die Vorgehensweise von der Ursache des jeweiligen Problems abhängt. Dabei sollte die praktikabelste, ökonomischste und am einfachsten anwendbare Lösung bevorzugt werden. Zur Erhöhung der Selbstversorgungskompetenz des Klienten kommt es am ehesten, je geringer der Aufwand im Vergleich zum Nutzen ist.

Es gibt mehrere Vermittlungstechniken, die zur Beseitigung der Ursachen für eine mangelhafte Ausführung erlernter Verhaltensweisen geeignet sind. Liegt ein Wissensdefizit vor, erweist sich Wissensvermittlung als angebracht. Lässt hingegen die Beherrschung der Fertigkeit zu wünschen übrig, hilft verstärktes Feedback und vermehrtes Üben, wodurch nachlassende Fertigkeiten wieder gefestigt werden.

Sollte die Unterlassung oder die mangelhafte Beherrschung erwünschter Verhaltensweisen auf ihre Konsequenzen zurückzuführen sein, empfiehlt es sich, negative Konsequenzen zu beseitigen, für positive zu sorgen oder Hindernisse für die Ausführung des Verhaltens zu beseitigen.

Wenn schließlich weder Ursache noch Konsequenz der Grund für einen unzureichenden Lernerfolg zu sein scheinen, ist der Versuch angebracht, eine alternative Verhaltensweise zu finden und zu vermitteln, die zum gleichen Ergebnis führt.

Evaluieren

Als letzter Schritt bei einer Verhaltensmodifikation ist die Evaluation des gesamten Prozesses vorzunehmen. Verhaltensänderungen, die bereits im Assessment festgelegt wurden, sollten überwacht und die Beherrschung neuer Verhaltensweisen klar aufgezeigt werden. Die Evaluation beinhaltet die kontinuierliche Überwachung der Fortschritte des Klienten und die Identifizierung und Durchführung der notwendigen Abänderungen im Edukationsplan.

15.2.3 Lernen durch Vereinbarung

Auch das Lernen durch Vereinbarung ist ein effektives Verfahren, um Klienten mit chronischen Krankheiten dabei zu unterstützen, die Selbstversorgung zu meistern. Bei dieser Art des Lernens steht nicht das Ausfindigmachen der Gründe für ein unerwünschtes Endverhalten im Vordergrund, sondern es geht es darum, zu einer Einigung über bevorzugte Aktivitäten zu gelangen. Beim Lernen durch Vereinbarung, oft auch als Abschließen einer *Kontingenz-Vereinbarung* bezeichnet, wird ein schriftlich fixierter Plan für die systematische Verstärkung bestimmter erwünschter Verhaltensweisen erarbeitet. Eine solche Vereinbarung kann zwischen der Pflegefachkraft und dem Klienten ausgehandelt, aber auch als «Vertrag mit sich selbst» abgeschlossen werden, wobei der Klient die Verstärker selbst bestimmt und sich gegebenenfalls jemand zur Unterstützung und Beratung im Hintergrund bereithält. Die meisten Elemente, die als wünschenswert für eine Kontingenz-Vereinbarung gelten (Janz et al., 1984; Knowles, 1986; Hiromoto & Dungan, 1991) betreffen die klare Darstellung des Vertragsinhaltes und des Zielverhaltens (vgl. **Tab. 15-3** auf S. 542).

Es gibt mehrere Gründe, die bei chronisch Kranken für das Abschließen einer Kontingenz-Vereinbarung sprechen: Der Klient wird in den Entscheidungsprozeß hinsichtlich der Behandlungsempfehlung einbezogen und verpflichtet sich zur Verhaltensänderung. Alle Beteiligten – Pflegefachkraft, Klient und Familie – haben die Möglichkeit, potenzielle Probleme und Lösungen zu diskutieren. Durch die genaue schriftliche Fixierung der Aufgaben einer jeden Person, die an der Versorgung des Klienten mitwirkt, steigt der Verbindlichkeitsgrad; es kommt zur formellen Verpflichtung aller Beteiligten. Das Dokument stellt für die Betreuer des Klienten ein Instrument der Kommunikation dar und erleichtert die Evaluation des Erreichten, weil es den Vergleich der aktuellen Aktivitäten und des Endverhaltens mit den klar umrissenen Vertragsbedingungen gestattet. Schließlich bietet die Kontingenz-Komponente einen zusätzlichen Anreiz, weil die vereinbarten Ziele durch Bekräftigung der erwünschten Verhaltensweisen erreicht werden sollen (Hiromoto & Dungan, 1991; Tuazon, 1992). In den Kapiteln 10 und 14 über Compliance und die Funktion der Pflegefachkraft als Change Agent wird das Aushandeln von Kontingenz-Vereinbarungen ebenfalls erörtert.

Tabelle 15-3: Wünschenswerte Bestandteile einer Kontingenz-Vereinbarung

1. genaue Beschreibung von klar umrissenen Zielen; Zustimmung aller Beteiligten
2. detaillierte Auflistung der Pflichten aller Beteiligten in Form von Verhaltensweisen, wozu auch Zeitaufwand und Häufigkeit gehören
3. leichte Beobachtbarkeit und Erfassbarkeit der geforderten Verhaltensweisen, damit die Aktivitäten zur Verstärkung präzise eingesetzt werden können
4. Beschreibung der Methoden zur Dokumentation des geforderten Verhaltens und der Verstärkungen
5. eindeutige Definition der positiven Verstärker sowie der Konditionen, wann und unter welchen Bedingungen eine Bekräftigung erfolgt
6. ausführliche Beschreibung der Folgen, die es nach sich zieht, wenn eine der beteiligten Personen den vereinbarten Pflichten nicht nachkommt
7. eventuell Aufnahme einer «Bonus-Klausel» für zusätzliche Verstärker, falls der Klient mehr als die aufgeführten Pflichten erfüllt
8. genaue Festlegung von Vereinbarungsbeginn und -ende oder den Bedingungen zur Fortsetzung der Laufzeit
9. Unterschrift aller Beteiligten

Quelle: Janz et al. (1984) und Steckel (1982).

15.2.4 Sonstige Vermittlungstechniken

Unterweisung in Gruppen

Zahlreiche Autoren haben sich mit der Unterweisung in Gruppen und den Auswirkungen der dabei ablaufenden Gruppenprozesse auf die Selbstversorgung bei chronischen Krankheiten befasst. Dabei hat sich gezeigt, dass der Lernerfolg solcher Gruppen außer im Hinblick auf die gebotene Information begrenzt ist. Gruppen sind dem chronisch Kranken allerdings auf andere Weise von Nutzen. Sie bieten nämlich emotionale Unterstützung, stellen Alternativen bei Umstellungen der Lebensweise vor und zeigen Anteilnahme. Der wichtigste Nachteil von Gruppensitzungen besteht darin, dass die Unterweisenden nicht auf die speziellen Bedürfnisse der einzelnen Teilnehmer eingehen können, weil die Edukation in der Gruppe auf die Ziele der Gruppe zugeschnitten sein muss (Galuk, 1990).

Im Rahmen einer Studie über ein Edukationsprogramm für Bluthochdruckpatienten in einem Krankenhaus analysierten Gonzales-Fernandez und Mitarbeiter (1990) die Nützlichkeit der Gruppenunterweisung. Die Ergebnisse lassen vermuten, dass es sich dabei um ein effektives Verfahren zur Erhöhung der Compliance und der Verbesserung der Blutdruckkontrolle auf kurze Sicht handelt. Nicht untersucht wurden jedoch die auf Dauer angelegte Kooperationsbereitschaft und Kontrolle. In dieser Hinsicht besteht daher noch Forschungsbedarf.

Swayze (1991) richtete eine Selbsthilfegruppe für Klienten mit Sarkoidose ein, einer nicht ansteckenden multisystemischen chronischen Störung, deren typisches Merkmal das Auftreten von Granulomen (kleinen Knötchen) in verschiedenen Organen ist. Auch wenn die Compliance der Teilnehmer nicht bewertet wurde, halfen die Gruppensitzungen den Betroffenen bei der Anpassung an die psychischen, physischen und medizinischen Folgen ihrer Krankheit. Den Teilnehmern zufolge bot der Gruppenprozess Hilfestellung bei der Bewältigung von Problemen und Bedenken bezüglich der Erkrankung und dem Umgang mit Isolations- und Hilflosigkeitsgefühlen. Da gerade Gefühle dieser Art Hindernisse sowohl für das Lernen als auch für die Kooperationsbereitschaft darstellen, könnten die mittels solcher Prozesse erzielten Einstellungsänderungen zu einer Verbesserung der häuslichen Selbstversorgung führen.

Kombination aus Gruppen- und Einzelsitzungen

Gruppen- und Einzelsitzungen können kombiniert werden, um die Vorteile beider Unterweisungsformen zu nutzen. Gruppensitzungen sind kosteneffektiv und gestatten einen effizienteren Einsatz von audiovisuellen Lernhilfen, Literatur und Merkblättern; von der Interaktion in der Gruppe profitieren die Teilnehmer insofern, als diese sich verstärkend auf die eigene Motivation auswirkt und Unterstützung bietet. Einzelsitzungen hingegen sind besser auf die Lernbedürfnisse des Einzelnen abzustimmen und ermöglichen ein Höchstmaß an kommunikativem Austausch zwischen lehrender und lernender Person. Außerdem können sie optimal auf die Lerngeschwindigkeit des Klienten ausgerichtet werden, fördern das unmittelbare Feedback und bieten die Möglichkeit, Missverständnisse oder Unklarheiten sofort zu korrigieren.

In einer Studie über edukative Maßnahmen zur Verbesserung der Befolgung von Instruktionen zur Medikamenteninhalation bei asthmakranken Erwachsenen beschreiben Windsor und Mitarbeiter (1990) ein Programm, bei dem eine Kombination von Gruppensitzungen, Einzelsitzungen und Telefonanrufen zur Verwendung kam. Im Rahmen dieses Programms erhielt jeder Asthma-Klient eine 30-minütige Einzelsitzung mit Instruktionen über den Gebrauch des Peak-Flow-Meters, des Inhalationsgerätes und einer Selbsthilfeanleitung. Darüber hinaus nahmen alle Klienten an einer einstündigen Sitzung einer Asthma-Unterstützungsgruppe teil und erhielten innerhalb des Folgemonats zwei Anrufe als Bekräftigung. Klienten, die an diesem Programm teilgenommen hatten, zeigten eine signifikant bessere Befolgung der Instruktionen als solche, bei denen dies nicht der Fall war.

Compliance-förderndes Medikamentendarreichungssystem

Unter einem Compliance-fördernden Medikamentendarreichungssystem ist eine Box mit vorgerichteten Medikamenten für einen Behandlungszyklus zu verstehen. Diese Methode dient in erster Linie zweierlei Zwecken: als Mittel der Edukation und als Erinnerungshilfe für den Klienten zur korrekten Einnahme der Medikamente zu Hause. Dosierungen und Einnahmetage sind in der Dosierungskarte angegeben, um den Klienten an Zeitpunkt und Menge zu erinnern. Das Compliance-fördernde Medikamentendarreichungssystem ist ein edukatives Instrument, das nicht allein eingesetzt werden kann, sondern nur in Kombination mit anderen Elementen der Edukation wie Beratung, Bekräftigung und schriftlichen Anleitungen zur Medikamenteneinnahme (Smith, 1989).

Entlassungsplanung

Edukative Elemente können auch in die Entlassungsplanung integriert werden. Eines der Programme zur Entlassungsplanung, das sich als geeignet erwiesen hat, die Häufigkeit von Klinikaufenthalten chronisch Kranker zu verringern, besteht aus einem Stufenplan und trägt die Bezeichnung «METHOD» (Huey et al., 1981). Dieses Akronym steht für die sechs Schritte des Programms. Zu beachten ist hierbei, dass einige davon tatsächlich edukative Elemente beinhalten. METHOD verfolgt folgende Ziele:

Medikation («**M**edication»): Der Klient kennt den Namen der Medikamente sowie deren Zweck, Wirkung und Dosierung; er ist informiert über den Einnahmeplan und weiß, welche Vorsichtsmaßnahmen zu treffen sind und über welche Nebenwirkungen er berichten soll.

Umgebung («**E**nvironment»): Der Klient ist über entsprechende häusliche Dienste und Transportdienste informiert; die emotionale und ökonomische Unterstützung ist sichergestellt. Physische Gefahren in der häuslichen Umgebung sind beseitigt.

Behandlungsmaßnahmen («**T**reatments»): Der Klient oder das pflegende Familienmitglied kennt den Sinn der Behandlungsmaßnahmen und ist in der Lage, die Behandlungstechnik richtig zu demonstrieren und sämtliche auftretende Probleme mitzuteilen.

Gesundheitsschulung («Health teaching»): Der Klient ist in der Lage, die Auswirkungen der Krankheit auf den Körper zu beschreiben, die Kernpunkte der Therapie aufzuzählen und jene Anzeichen und Symptome zu nennen, die ärztliches oder pflegerisches Eingreifen erfordern.

Überweisung an ambulante Dienste («**O**utpatients Referral»): Der Klient weiß, wo und wann Termine zur ambulanten Nachbetreuung angesetzt sind, und er kennt die Stellen oder Personen, die er zum Zweck ärztlicher oder pflegerischer Hilfe anrufen kann. Der Klient und alle zuständigen Stellen erhalten eine Kopie der Instruktionen zur Entlassung.

Ernährung («**D**iet»): Der Klient ist in der Lage, eine angemessene Ernährungsweise und deren Zweck zu beschreiben, ungeeignete Nahrungsmittel zu benennen und einige geeignete Speisefolgen aufzuzählen.

Obwohl METHOD keine Verfahren enthält, die direkt auf eine Änderung des Klientenverhaltens abzielen, handelt es sich doch um einen strukturierten Plan zur Erhöhung der Selbstversorgungskompetenz bei Klient und Familienangehörigen. Er gestattet es, dem Klienten die notwendige körperliche, emotionale und ökonomische Unterstützung zu verschaffen, und gleichzeitig erhalten die zuständigen Stellen eine Abschrift des Therapieplanes. Dadurch kommt ein Mechanismus in Gang, der die Überwachung des Klientenverhaltens ermöglicht, und in den alle beteiligten Behörden und Versorgungsdienste eingebunden sind.

15.3 Zusammenfassung

Patientenedukation bei chronischer Krankheit kann zur Herausforderung werden. Denn die unterweisende Pflegefachkraft muss nicht nur mit den allgemeinen Gesetzmäßigkeiten des Lehrens und Lernens vertraut sein, sondern auch mit spezifischen Lernproblemen, die bei chronischer Krankheit auftreten können. Wegen der Langwierigkeit chronischer Leiden und der Komplexität der Therapie haben nicht wenige Klienten Schwierigkeiten, mit ihren Behandlungsplänen zurecht zu kommen und sie einzuhalten.

Die Edukation chronisch kranker Klienten wird durch eine ganze Reihe von Problemen erschwert. Dazu gehören Schwierigkeiten auf Seiten der Klienten oder der Familie, Probleme, die durch die soziokulturelle Umgebung verursacht werden und nicht zuletzt Mängel in der Unterweisung und auf Seiten der Unterweisenden. Nur wenn all dies Berücksichtigung findet, können edukative Maßnahmen ausfindig gemacht werden, die zu einer Änderung des Klientenverhaltens führen.

Zwar erhöhen Kenntnisse über Krankheit und Therapieplan die Wahrscheinlichkeit für eine erfolgreiche Selbstversorgung, doch bietet Wissen allein keineswegs eine Garantie dafür. Welche Formen der Unterweisung am geeignetsten sind, hängt vom Thema ab sowie von den Ergebnissen eines Assessments der Lernbedürfnisse und der bevorzugten Lernweise des Klienten. Außerdem gilt es in Betracht zu ziehen, ob ein pädagogisch oder ein andragogisch orientiertes Vorgehen angemessener ist.

Voraussetzungen einer effektiven Edukation sind das eingehende Assessment und die gründliche Evaluation. Damit der Klient den medizinisch-pflegerischen Empfehlungen besser nachkommt, können ausgehend von den Ursachen oder Konsequenzen bestimmter Verhaltensweisen Methoden der Verhaltensmodifikation eingesetzt werden, wobei sich eine Kombination von Unterweisung und Verhaltensmodifikation als besonders wirksam erwiesen hat.

Auch das Lernen durch Vereinbarung ist ein geeignetes Verfahren bei chronisch kranken Klienten. Diese Methode zielt nicht auf die Aufdeckung der Gründe für ein unzureichendes Endverhalten ab, sondern stellt das Erarbeiten einer Übereinkunft bezüglich des zukünftigen Verhaltens in den Mittelpunkt. Dazu dient ein Dokument, das eine genaue Beschreibung der Verstärkungen und des erwünschten Endverhaltens enthält, und in dem geregelt wird, welche Verpflichtungen sich für die Beteiligten aus den einzelnen Komponenten des Versorgungsplans ergeben.

Ferner geht dieses Kapitel auf den Stellenwert von Gruppenunterstützung ein (auch wenn sich der Lernerfolg dadurch nicht erhöht), und es wird auf die Nützlichkeit eines Compliancefördernden Medikamentendarreichungssystems hingewiesen. Schließlich wurde noch dargelegt, wie edukative Elemente in die Entlassungsplanung integriert werden können.

Pflegediagnosen

Wissensdefizit *(Lernbedarf)* (zu spezifizieren)

Taxonomie 1R: Wissen (8.1.1/1980)
NANDA-Originalbezeichnung: «Knowledge Deficit»
[Thematische Gliederung: Lehren/Lernen]

Definition: Ein Fehlen oder Mangel an kognitiven Informationen zu einem bestimmtes Thema.

[Mangel an spezifischen Informationen, die für den Patienten/seine Angehörigen notwendig sind, um sinnvolle Entscheidungen im Zusammenhang mit Gesundheitszustand/ Therapien/Veränderungen der Lebensweise zu treffen].

Mögliche ursächliche oder beeinflussende Faktoren
- Kein Zugang zu Informationen
- Fehlinterpretation von Informationen
- Mangelnde Vertrautheit mit den Informationsquellen
- Mangelndes Erinnerungsvermögen
- Kognitive Einschränkung
- Fehlendes Interesse am Lernen
- [Wunsch des Patienten, keine Informationen zu erhalten]
- [Ungenaue/unvollständige Informationen]

Bestimmende Merkmale oder Kennzeichen

subjektive
- Äusserung des Problems
- [Ersuchen um Informationen]
- [Äusserung, die auf Missverständnisse hinweisen]

objektive
- Ungenaue Durchführung einer Anweisung
- Ungenügende Durchführung eines Tests
- Nicht angemessene oder übertriebene Verhaltensweisen (z. B. hysterisch, feindselig, erregt, apathisch)
- [Entwicklung einer vermeidbaren Komplikation]

Zusätze in eckigen Klammern [...] wurden nachträglich hinzugefügt.

Anmerkung des Herausgebers Beim Ausbruch einer Krankheit fehlen den Klienten im allgemeinen Kenntnisse über deren Pathologie und Symptomatik, über Wirkungen und Nebenwirkungen der Therapie sowie über langfristig zu erwartende Komplikationen usw. Die Edukation ist eine wesentliche Hilfestellung für den Klienten oder seine Familie, um Informationen über die Erkrankung und ihre Behandlung verarbeiten zu können. Die Mehrzahl der oben genannten beeinflussenden Faktoren sind in der Anfangsphase des Krankheitsprozesses anzusiedeln. Jenny (1987) weist darauf hin, dass ein Wissensdefizit weniger als Reaktion des Klienten, sondern vielmehr als ein ätiologischer Faktor zu betrachten ist; nach Carpenito (1993) ist ein Wissensdefizit ein ätiologischer Faktor für andere Pflegediagnosen wie etwa Angst (vor einer Behandlungsmaßnahme).

Manchmal kommt es vor, dass eine Edukation zwar durchgeführt wurde, der Klient aber noch nicht erkennen lässt – sei es verbal oder im Verhalten - dass ein Lernprozess erfolgt ist. Unter diesen Umständen würde *Wissensdefizit* eine diagnostische Kategorie darstellen, und die Faktoren, die diesem Defizit zugrunde liegen und das Lernen erschweren, bedürften der genaueren Bestimmung. Eine ganze Reihe solcher Faktoren wurden in diesem Kapitel angesprochen. Es wäre zu wünschen, dass diese Diagnose von der NANDA noch einmal überdacht wird.

Studienfragen

1. In welchen vier Schritten vollzieht sich der Lehr-Lern-Prozess? Beschreiben Sie diese jeweils mit wenigen Worten.
2. Inwiefern unterscheiden sich pädagogisches und andragogisches Lehr- und Lernverständnis? Welche Gemeinsamkeiten sind vorhanden?
3. Worin bestehen die fünf hauptsächlichen Lernhemmnisse beim Lernenden?
4. Welche Faktoren beeinflussen den Lernprozess beim Kind und beim älteren Menschen?
5. Welche vom Klienten ausgehenden Faktoren könnten zu Noncompliance führen?
6. Welche Faktoren auf der Seite des Unterweisenden können den Lehr-Lern-Prozess beeinträchtigen?
7. Erörtern Sie die Maßnahmen, mit deren Hilfe Assessment und Evaluation verbessert werden können.
8. Auf welche Weise können Elemente der Verhaltensmodifikation bei der Edukation von chronisch Kranken nützlich sein? Erklären Sie den Prozess der Verhaltensmodifikation.
9. Welche Elemente sollte eine Kontingenz-Vereinbarung beinhalten? Inwiefern unterscheidet sich dieses Verfahren von der Verhaltensmodifikation?
10. Wie wirken sich Gruppensitzungen auf die Edukation aus? Wie kann über die Entlassungsplanung zur Verbesserung der Compliance beigetragen werden?

Literatur

Anderson, C. (1990). Patient teaching and communicating in an information age. Albany, NY: Delmar.

Babcock, D. E., Miller, M. A. (1994). Client education: Theory and practice. St. Louis: C. V. Mosby.

Barnes, L. P (1992). Patient education resources. MCN, 17, 43.

Carpenito, L. J. (1993). Nursing diagnosis: Application to clinical practice (5th ed.). Philadelphia: J. B. Lippincott.

Christensen, A. J., Turner, C. W, Smith, T W, Holman, J. M., Gregory, M. C. (1991). Health locus of control and depression in end-stage renal disease. Journal of Consulting and Clinical Psychology, 59 (3), 419–424.

Crosbie, J. M. (1990). Helping older learners learn. Home Healthcare Nurse, 8 (3), 42–45.

Ford, R. D. (1987). Patient teaching: Manual I. Springhouse, PA: Springhouse.

Galuck, D. L. (1990). Adult education for the patient with diabetes mellitus. Advancing Clinical Care, 5, 33–35.

Gonzales-Fernandez, R. A., Rivera, M., Torres, D., Quiles, J., Jackson, A. (1990). Usefulness of a systemic hypertension in-hospital educational program. American Journal of Cardiology, 65, 1384–1386.

Haggard, A. (1989). Handbook of patient education. Rockville, MD: Aspen.

Hiromoto, B. M., Dungan, J. (1991). Contract learning for self-care activities. Cancer Nursing, 14 (3), 148–154.

Hogstel, M. O. (1994). Nursing care of the older adult (3rd ed.). New York: Delmar.

Huey, R, Loomis, J., Rosson, T, Owen, D., Kiernan, L., Madonna, M., Quaife, M. (1981). Discharge planning: Good planning means fewer hospitalizations for the chronically ill. Nursing 81, 11 (5), 70–75.

Jackson, J. E., Johnson, E. A. (1988). Patient education in home care: A practical guide to effective teaching and documentation. Rockville, MD: Aspen.

Janz, N. K., Becker, M. H., Hartman, P E. (1984). Contingency contracting to enhance patient compliance: A review. Patient Education and Counseling, 5, 165–178.

Jenny, J. (1987). Knowledge deficit: Not a nursing diagnosis. Image: The Journal of Nursing Scholarship, 19 (4), 184–185.

Knowles, M. S. (1980). The modern practice of adult education: From pedagogy to androgogy. Chicago: Association

Knowles, M. S. (1986). Using learning contracts. San Francisco: Jossey-Bass.

Mager, R. E, Pipe, P (1984). Analyzing performance problems (2nd ed.). Belmont, CA: Fearon.

Miller, J. E (1991). Coping with chronic illness: Overcoming powerlessness. Philadelphia: E A. Davis.

Nurse's Reference Library (1987). Patient teaching, Nursing 87 Books. Springhouse, PA: Springhouse.

Pohl, M. L. (1981). The teaching function of the nursing practitioner (4th ed.). Dubuque, IA: Brown.

Redman, B. K. (1993). The process of patient teaching in nursing (7th ed.). St. Louis: C. V Mosby

Schuster, C. S., Ashburn, S. S. (1986). The process of human development.- A holistic approach (2nd ed.). Boston: Little, Brown.

Smith, D. L. (1989). Compliance packaging: A patient education tool. American Pharmacy, 29 (2), 42–45, 49-53.

Steckel, S. B. (1982). Patient contracting. Norwalk, CT: Appleton-Century-Crofts.

Stewart, K. B., Walton, R. L. (1992). Teaching the elderly. Nursing 92, 10, 66–68.

Storandt, M. (1986). Psychological aspects of aging. In I. Rossman (ed.), Clinical geriatrics (3rd ed.). Philadelphia: J. B. Lippincott.

Strauss, A. L., Corbin, J., Fagerhaugh, S., Glaser, B., Maines, D., Suczek, B., Wiener, C. (1984). Chronic illness and the quality of life (2nd ed.). St. Louis: C. V Mosby.

Swayze, S. (1991). Helping them cope: Developing self-help groups for clients with chronic illness. Journal of Psychosocial Nursing, 29 (5), 35–39.

Tuazon, N. C. (1992). Discharge teaching: Use this MODEL. RN, 4, 19-22.

Windsor, R. A., Bailey, W. C., Richards, J. M., Manzella, B., Soong, S., Brooks, M. (1990). Evaluation of the efficacy and cost effectiveness of health education methods to increase medication adherence among adults with asthma. AJPH, 80 (12), 1519–1521.

Weiterführende Literatur

Annand, F. (1993). A challenge for the 1990s: Patient education. Todav's O. R. Nurse, 15 (1), 31–35.

Barnes, L. P. (1991). Commitment to patient education. MCN, 16, 17.

Barnes, L. P. (1992). The illiterate client: Strategies in patient teaching. MCN, 17, 127.

Bartholomew, K., Nix, M. L. (1991). An educational challenge: Focus on behavior. Journal of Pediatric Nursing, 6 (4), 288–289.

Bartholomew, K., Schwartz, E (1991). Teaching and supporting self-management of chronic illness: An example of translating theory into a family education program. Journal of Pediatric Nursing, 6 (3), 214–215.

Bartholomew, L. K., Parcel, G. S., Seilheimer, D. K., Czyzewski, D., Spinelli, S. H., Congdon, B. (1991). Development of a health education program to promote the self-management of cystic fibrosis. Health Education Quarterly, 18 (4), 429–443.

Davidhizar, R. (1992). Understanding powerlessness in family member caregivers of the chronically ill. Geriatric Nursing, 3, 66–69.

Deatrick, J. A., Knafl, K. A. (1990). Understanding family response to childhood chronic conditions. Journal of Pediatric Nursing, 5 (1), 2–3.

DiMatteo, M. R., DiNicola, D. D. (1982). Achieving patient compliance. New York: Pergamon.

Dixon, E., Park, R. (1990). Do patients understand written health information? Nursing Outlook, 38 (6), 278–281.

Donohue-Porter, P (1989). Patient education makes all the difference. RN, 11, 56–60.

Dunn, S. M., Beeney L. J., Hoskins, P L., Turtle, J. R. (1990). Knowledge and attitude change as predictors of metabolic improvement in diabetes education. Social Science and Medicine, 31 (10), 1135–1141.

Eliopoulos, C. (1993). Gerontological nursing (3rd ed.). Philadelphia: J. B. Lippincott.

Fulton, M. L., Coulter, S. J. (1989). Alternative means of patient education. Nursing Management, 20 (11), 58–60.

Funnell, M. M., Merritt, J. H. (1993). The challenges of diabetes and older adults. Nursing Clinics of North America, 28 (1), 45–60.

Good-Reis, D. V, Pieper, B. A. (1990). Structured vs. unstructured teaching. AORN Journal, 51 (5), 1334–1335, 1337–1339.

Heyduk, L. J. (1991). Medication education: Increasing patient compliance. Journal of Psychosocial Nursing, 29 (12), 32–35.

Kazdin, A. E. (1989). Behavior modification in applied settings (4th ed.). Belmont, CA: Brooks-Cole.

Marshall, C. E., Richards J. (1989). Developing culturally based patient education materials for non
reading, elderly Hispanics. Techtrends, 34 (1), 27–30.

McCabe, B. J., Tysinger, J. W., Kreger, M., Currwin, A. C. (1989). Strategy for designing effective patient education materials. Journal of American Dietetic Association, 89 (9), 1290–1295.

Puntil, C. (1991). Integrating three approaches to counter resistance in a noncompliant elderly client. Journal of Psychosocial Nursing 29 (2), 26–32.

Rakel, B. A. (1992). Interventions related to patient teaching. Nursing Clinics of North America, 27 (2), 397–423.

Rankin, S. H., Stallings, K. D. (1990). Patient education: Issues, principles, practices (2nd ed.). Philadelphia: J. B. Lippincott.

Ross, E M. (1991). Patient compliance-Whose responsibility? Social Science and Medicine, 32 (1), 89–94.

Schofer, K. K., Ward, C. J. (1990). Computerization of the patient education process. Computers in Nursing, 8 (3), 116–122.

Simons, M. R. (1992). Interventions related to compliance. Nursing Clinics of North America, 27 (2), 477–494.

Smith, C. E. (1987). Patient education: Nurses in partnership with other health professionals. Philadelphia: W B. Saunders.

Squyres, W (1985). Patient education and health promotion in medical care. Mountain View, CA: Mayfield.

Thorne, S. E. (1990). Constructive noncompliance in chronic illness. Holistic Nursing Practice, 5 (1), 62–69.

Tucker, C. M. (1989). Effects of behavioral intervention with patients, nurses, and family members on dietary noncompliance in chronic hemodialysis patients. Transplantation Proceedings, 21 (6), 3985–3988.

Williams B. (1991). Medication education. Nursing Times, 87 (29), 50–52.

Wolfe, S. C., Schirm, V (1992). Medication counseling for the elderly: Effects on knowledge and compliance after hospital discharge. Geriatric Nursing, 5, 134–138.

Kapitel 16
Patientenfürsprache

Faye Hummel

16.1 Einleitung

Die Patientenfürsprache ist ein Grundstein der professionellen Krankenpflege. Sie verfolgt das Ziel, die Menschenrechte des Klienten innerhalb des Gesundheitssystems zu schützen (Segesten & Fagring, 1996). Chronisch kranke Klienten und ihre Familien brauchen häufig Informationen, Verständnis und kompetente Interventionen, um ihr Leben neu ordnen, ihre Verluste überwinden und sich an die krankheitsbedingten Veränderungen anpassen zu können (Peace, 1996). Wenn ein Klient jedoch nicht in der Lage ist, seine Bedürfnisse, Wünsche und Werthaltungen selbst geltend zu machen und nach eigenem Ermessen zu handeln, dann müssen andere für ihn eintreten. Nicht selten ist es die Pflegefachkraft, die dies tut und auch die Position innehat, im Namen von Menschen zu sprechen, die sich selbst nicht angemessen einbringen können.

16.1.1 Entwicklung der Rolle des Fürsprechers in der Krankenpflege

Die Rolle der Pflegefachkraft als Anwalt oder Fürsprecher der Patienten hat eine Wandlung erfahren, die sich parallel mit der Entwicklung der Gesellschaft und des Gesundheitssystems vollzog. Ansätze von Fürsprache in der Krankenpflege lassen sich zurückverfolgen bis zu Florence Nightingales Interesse am kulturellen Milieu, das sie auf der Krim vorfand, als sie dort die Pflege von Verwundeten organisierte. Auch Lillian Walds Engagement für soziale Fragen innerhalb des Gesundheitswesens beinhaltet Elemente der Fürsprache[1]. Durch ihre Fähigkeit zur Problemlösung und den intuitiv richtigen Umgang mit menschlichen Bedürfnissen und deren Befriedigung haben Pflegekräfte schon immer unter Beweis gestellt, dass sie das Potenzial in sich tragen, als Fürsprecher der Patienten zu fungieren (Prins, 1992). Trotzdem gewann die Übernahme der Fürsprache als Bestandteil der pflegerischen Praxis nur langsam an Boden. Die Rolle der Pflegefachkraft als Fürsprecher der ihr Anvertrauten hat sich in dem Maße verändert, wie sich Gesellschaft und Gesundheitssystem weiterentwickelten. Im Laufe der Zeit hat sich der Tätigkeitsschwerpunkt der diplomierten Pflegekraft verlagert. Lag er zunächst in der Koordination klinikinterner betrieblicher Abläufe und des Personaleinsatzes, sowie in der Rechenschaftslegung gegenüber dem Arzt, so liegt er nun immer mehr bei der Beschäftigung mit den Rechten und Bedürfnissen der Klienten.

---

[1] Die amerikanische Krankenschwester und Sozialarbeiterin Lillian D. Wald (1867–1940) war führend an der Gründung verschiedener Organisationen zur medizinisch-pflegerischen Betreuung von sozial Benachteiligten und Kindern beteiligt. [Anm. d. Bearbeiters]

Tabelle 16-1 zeigt die wichtigsten Schritte in der Entwicklung der Fürsprache-Funktion in der Krankenpflege. Sie werden im Folgenden näher erörtert.

«Military»-Modell

Die ersten Krankenschwestern stützten zwar das Vertrauen der Patienten in die Medizin, durften aber keine Kritik an Krankenhaus, Ausbildung, Kolleginnen oder Ärzten üben. Ohne Widerrede folgten sie gehorsam den ärztlichen Anordnungen und halfen, das Vertrauen des Patienten in die Arzt-Patienten-Beziehung aufrechtzuerhalten, selbst wenn dies bedeutete, über Beurteilungsfehler, falsche Entscheidungen oder die Missachtung von Patientenrechten hinwegzusehen. Als das Military-Modell vorherrschte, befand sich die Krankenschwester in einem ständigen Dilemma zwischen ihrem Wunsch zur Loyalität gegenüber dem Patienten und der ihr auferlegten Loyalität gegenüber dem Arzt und der Institution (Winslow, 1984).

«Rights/Legal»-Modell

In den sechziger Jahren des 20. Jahrhunderts besann sich die US-amerikanische Sozialpolitik allmählich auf den Grundsatz, dass das Recht auf Gesundheitsversorgung für alle gilt. Im Zuge dieses Perspektivenwandels wurden die Adressaten von Gesundheitsleistungen zunehmend aktiver und verloren immer mehr das Vertrauen in die gängige medizinische Praxis (Starr, 1982). Sie waren nicht mehr gewillt, ausschließlich von ihren Ärzten abhängig zu sein, um an Informationen, Unterstützung oder medizinisch-pflegerische Leistungen zu gelangen. Sie forderten wirksamere Mitsprache bei Entscheidungen in Fragen der eigenen Gesundheit und verlangten, ein Mehr an Informationen über die eigene gesundheitliche Situation zum festen Bestandteil der medizinisch-pflegerischen Versorgung zu machen. Infolge dieser Patientenrechtsbewegung geriet das Krankenpflegepersonal zunehmend unter Druck, die Funktion des Patientenfürsprechers zu übernehmen, obwohl es ausbildungstechnisch nicht darauf vorbereitet war (Annas & Healey, 1990). Dieser Wechsel in der Grundeinstellung sowie die wachsende Aktivität und Aktivierung der Adressaten der medizinisch-pflegerischen Versorgung führten zu einer drastischen Veränderung bei der Erbringung von Gesundheitsleistungen.

Im gleichen Zeitraum, in dem sich dieser Wandel auf der Ebene der Sozialpolitik vollzog, begannen Berufsverbände wie der US-amerikanische Berufsverband für Pflegefachkräfte (ANA) Patientenrechte zu definieren und zu sichern. Hierzu gehörten das Recht auf diagnostische Informationen, Therapie, Mitteilung der Prognose, Möglichkeit zur sachlich fundierten Zustimmung zu Behandlungsmaßnahmen, Achtung der Privatsphäre, Verschwiegenheit des Personals – und auch das Recht zu sterben.

«Advocacy»-Modell

Erst in den siebziger Jahren wurde der Begriff der pflegerischen Fürsprache in den ethischen Kodex der professionellen Pflege aufgenommen. Die Überarbeitung des ANA-Kodex von

Tabelle 16-1: Entwicklung der Klientenfürsprache in der Pflege

Modell	Schlüsselkomponenten
«Military»	Krankenschwester als loyale Soldatin Gehorsam gegenüber dem Arzt Loyalität gegenüber der Institution
«Rights/Legal»	Krankenschwester als Hüterin der Patientenrechte
«Advocacy»	Krankenschwester mit moralischer und rechtlicher Verantwortung gegenüber dem Patienten

1976 erbrachte die Ausklammerung der Vorschriften, nach denen Krankenschwestern und -pfleger verpflichtet sind, das Vertrauen von Klienten in die Ärzte mitzuerhalten oder ohne Widerrede ärztlichen Anordnungen Folge zu leisten. Der Kodex stellt nun die Forderung an das Krankenpflegepersonal, den Klienten vor jeglicher inkompetenten, ethische Grundsätze verletzenden oder rechtswidrigen Praxis durch einzelne Mitglieder des Gesundheitsteams oder das Gesundheitssystem selbst zu schützen (Winslow, 1984).

Für die Krankenpflege war die Herausbildung der Fürsprecherrolle nicht nur ein bedeutender Schritt in Richtung Anerkennung und Akzeptanz des Klienten als aktiv Mitwirkendem bei gesundheitsbezogenen Entscheidungen (Winslow, 1984), sondern die Pflegekräfte waren nun auch gefordert, sich nachdrücklicher für die Wahrung der Patientenrechte einzusetzen und den Patienten gegenüber ein höheres Maß an Verantwortung und Rechenschaftspflicht zu übernehmen (Prins, 1992).

16.1.2 Definition des Terminus «Fürsprache»

Fürsprache ist eine sozialpolitische Aktivität, die durch Dynamik und Multidimensionalität gekennzeichnet ist (Mitty, 1991). In der Pflegeliteratur findet sich eine ganz Reihe, manchmal allerdings widersprüchlicher Definitionen dieses Begriffs. Einige Pflegewissenschaftler fassen Fürsprache sehr weit und verstehen darunter die Gesamtheit des Handelns zum Besten des Klienten. Für andere ist Fürsprache eher ein enggefaßter Begriff, der soziale Aktivitäten umschreibt, die auf eine Veränderung der Gesundheitspolitik (Brower, 1982; Kosik, 1972), Risikoübernahme (Copp, 1986; Kosik, 1972), Vermittlung (Annas & Healey, 1990); Brower, 1982; Winslow, 1984) oder auf den Einsatz für Patientenrechte (Bernal, 1992) ausgerichtet sind. Für wieder andere liegt der Schwerpunkt der Fürsprache auf der Erhöhung von Kompetenz und Durchsetzungsfähigkeit beim Klienten («Empowerment») (Copp, 1986), auf der Förderung seiner Selbstbestimmung (Gadow, 1990) oder seiner Autonomie (Nelson, 1988), auf der Sicherstellung von sachlich fundierten Entscheidungen durch die Klienten (Corcoran, 1988; Kohnke, 1980) oder auf der praktischen Umsetzung humanistischer Grundsätze (Curtin, 1979). Allerdings weisen sämtliche Definitionen der Fürsprache als gemeinsames Element die primäre Verpflichtung gegenüber den Klienten auf.

Im weitesten Sinne dient Fürsprache dem Zweck, Macht und Ressourcen wieder an Menschen (Einzelpersonen oder Gruppen) zurückzugeben, die einen Bedarf dafür erkennen lassen. Die Idealvorstellung von Fürsprache in der Krankenpflege besteht darin, die Durchsetzungskraft der Klienten innerhalb des Gesundheitssystems zu erhöhen, doch gibt es viele institutionelle, soziale, politische, ökonomische und kulturelle Faktoren, die ihnen bereits den Zugang zu diesem System verwehren. Wenn solche Hindernisse vorhanden sind, bedarf es eines Fürsprechers, um sie zu überwinden.

16.1.3 Selbstpflege-Modell [2]

Damit Fürsprache als Bestandteil der Pflegepraxis wirksam werden kann, muss sie als geplante Aktivität auf der Basis einer bestimmten pflegerischen Grundhaltung durchgeführt werden. Das bedeutet, dass die Form der Fürsprache von der Pflegetheorie abhängt, auf der die jeweilige pflegerische Praxis beruht. Die Autorin dieses Kapitels bevorzugt in diesem Zusammenhang das Selbstpflege-Modell von Orem (1995). Gemäß diesem Modell sollten sich Kranke so lange selbst versorgen, bis sie an ihre Grenzen stoßen.

---

2 Im Zusammenhang mit Orems Pflegemodell ist die Übersetzung von «self-care» mit «Selbstpflege» sehr verbreitet. Damit wird die Bedeutung dieses Begriffes jedoch nur teilweise abgedeckt. Eine Übertragung mit «Selbstfürsorge» käme den Intentionen Orems näher. Weil sich der Ausdruck Selbstpflege in Zusammenhang mit Orems Modell jedoch eingebürgert hat, erfolgt die Übersetzung in der gewohnten Weise. [Anm. d. Übersetzerin]

Selbstpflegeaktivitäten werden vom Individuum zur Gesunderhaltung und zur Aufrechterhaltung des Wohlbefindens durchgeführt. Weil dies im Falle chronischer Krankheit hauptsächlich in der häuslichen Umgebung geschieht (Corbin & Strauss, 1988), nehmen diese Aktivitäten einen ganz besonderen Stellenwert ein. Doch viele chronisch Kranke sind in ihrer Funktionsfähigkeit beeinträchtigt – es liegen also Selbstpflegedefizite vor – und dazu gehören auch Faktoren wie mangelnde krankheitsspezifische Kenntnisse, niedrige Motivation, verminderte körperliche Fähigkeiten, begrenztes Urteilsvermögen und unzureichendes Krankheits-Management (Orem, 1995). Unter Umständen fehlt es den Klienten außerdem an Unterstützung durch soziales Umfeld oder Familie.

Nach Orem (1995) werden folgende Selbstpflegefähigkeiten unterschieden:

- Aufrechterhaltung der Zufuhr von Luft, Nahrung und Flüssigkeit
- Ausscheidung von Exkrementen wie Urin und Stuhl in sozialverträglicher Weise
- Sorge tragen für ein sauberes, sicheres Milieu, etwa durch die Erhaltung einer intakten Haut als schützende Körpergrenze oder die Aufrechterhaltung einer sicheren, angenehmen Temperatur
- Erhaltung eines Gleichgewichts zwischen Aktivität und Ruhe
- Erhaltung einer gesunden Beziehung zu sich selbst und anderen Personen

Häufig erkennen chronisch Kranke den Zusammenhang zwischen ihrem veränderten funktionellen Status und der eigenen Hilfebedürftigkeit nicht. Beispielsweise kann es vorkommen, dass eine neue Behandlungsanweisung vom Klienten nicht vollständig verstanden wird und er eigentlich einer entsprechenden Edukation bedürfte, um ihr nachkommen zu können. Hinzu kommt, dass der Klient über Behandlungsalternativen einschließlich der jeweiligen Konsequenzen unterrichtet sein muss, damit er eine sachlich fundierte Entscheidung treffen kann. Die Position der diplomierten Pflegekraft gestattet es, dem Klienten diese Informationen zu liefern und ihm, falls er es wünscht, zur Seite zu stehen, sobald er sich für eine akzeptable Alternative entschieden hat. Ist dies der Fall, werden die Aktivitäten des Fürsprechers von den Einschränkungen und Erfahrungen des Klienten determiniert. Denn das Ziel der Fürsprache besteht darin, die Kompetenz und Durchsetzungsfähigkeit des Klienten – also seine Macht – zu stärken, um auf diese Weise die krankheitsbedingten Beeinträchtigungen so gering wie möglich zu halten.

16.1.4 Formen der pflegerischen Fürsprache

In welcher Form sich die als Fürsprecher tätige Pflegefachkraft für den Klienten einsetzt, hängt von den Wertvorstellungen und Überzeugungen ab, die sie bezüglich der Fürsprecherrolle hegt. In der Literatur werden eine Reihe unterschiedlicher Sichtweisen oder Modelle der Fürsprache beschrieben, die sich allerdings gegenseitig nicht ausschließen (s. **Tab. 16-2**). Diese Unterschiede werden auch in der gegenwärtigen Pflegepraxis deutlich.

Paternalistische Fürsprache

In einer paternalistischen Fachkraft-Klienten-Beziehung dominiert der Experte. Die Gesundheit des Klienten wird über seine Autonomie gestellt, und als Ausgangspunkt dienen die Prinzipien des Wohlwollens (vor Schaden bewahren) und der Wohltätigkeit (Zufügung von Schaden vermeiden). Der Akzent liegt auf der Autoritätsperson – sei es der Arzt oder die Pflegefachkraft – die bestimmt, was für den Klienten am besten ist (Haggerty, 1985). Um von fachlicher Seite die Kontrolle über den Entscheidungsprozeß zu wahren, bekommt der Klient nur ausgewählte Informationen oder es werden ihm welche vorenthalten, wobei davon ausgegangen wird, dass der jeweilige Gesundheitsexperte aufgrund seines Fachwissens in der Lage ist, die bestmögliche Entscheidung für ihn zu treffen. Die paternalistische Sichtweise macht sich Zwangstrategien zunutze, um das vom Experten angestrebte Ziel zu erreichen und

Tabelle 16-2: Weltanschauliche Grundlagen der Klientenfürsprache in der Pflege

Form der Fürsprache	Kennzeichnende Elemente
Patriarchalische Fürsprache	Wohlwollen Wohltätigkeit
Konsumenten-Fürsprache	Autonomie des Patienten
Konsumentenzentrierte Fürsprache	Patientenautonomie mit Beitrag von pflegerischer Seite
Existentielle Fürsprache	Pflegekraft-Klienten-Beziehung als Grundlage für Sinnfindung Selbstbestimmung
Humanistische Fürsprache	Autonomie des Klienten innerhalb der Pflegekraft-Klienten-Beziehung, jedoch keine vollständige Unabhängigkeit des Klienten

abzusichern, auch wenn dies nicht dem Wunsch des Klienten entspricht.

In der Vergangenheit wurde die paternalistische Form der Fürsprache sowohl von den Klienten als auch von den ärztlichen und pflegerischen Kreisen begrüßt (Haggerty, 1985). Selbst heute noch sind manche Pflegekräfte überzeugt, dass ein derartiges Vorgehen unter bestimmten Bedingungen angebracht ist. Wenn die Voraussetzungen gegeben sind, sollten ihrer Meinung nach Entscheidungen von denjenigen getroffen werden, die am ehesten wissen, was im Interesse der Klienten ist. Gerade damit wird ihrer Ansicht nach das Recht der Klienten auf bestmögliche Versorgung gewahrt.

Konsumenten-Fürsprache

Bei der Konsumenten-Fürsprache werden die Klienten als Konsumenten von Gesundheitsleistungen und damit als eine Art von Kunden betrachtet, denen es letztlich freigestellt ist, ein Angebot anzunehmen oder abzulehnen. Deshalb muss darauf hingearbeitet werden, dass folgende Klientenrechte gewahrt bleiben:

- gleicher Zugang für alle zu Gesundheitsleistungen
- öffentliche Information und Aufklärung über Angelegenheiten der Gesundheitsversorgung
- Kenntnis der Behandlungsalternativen.
  (Bramlett et al., 1990)

Pflegefachleute fungieren als Berater des Konsumenten, indem sie ihn mit Informationen versorgen, die es ihm gestatten, für sich selbst eine Entscheidung zu treffen (Kohnke, 1980). Am Entscheidungsprozess des Klienten selbst ist die Pflegefachkraft nicht beteiligt.

Im Rahmen der Konsumenten-Fürsprache wird die Fachkraft in zweierlei Hinsicht aktiv: Als erstes liefert sie den Klienten Informationen über situationsspezifische Rechte und stellt sicher, dass ihnen sämtliche erforderlichen Informationen und Kenntnisse vermittelt werden, um eine sachlich fundierte Entscheidung treffen zu können. Die betreffenden Inhalte müssen frei von persönlichen Voreingenommenheiten sein und so dargeboten und gestaltet werden, dass der Klient sie verstehen kann. Die zweite Aktivität besteht darin, den Klienten zu unterstützen, und zwar unabhängig davon, wie seine Entscheidung ausfällt. Dies gilt besonders dann, wenn die Pflegefachkraft selbst, andere Gesundheitsexperten, Familienangehörige oder Freunde nicht damit einverstanden sind.

Im Modell der Konsumenten-Fürsprache wird angenommen, dass der Klient die Entscheidung allein für sich treffen muss, um unzulässige Beeinflussungen zu vermeiden. Wird diesem Ansatz jedoch strikt gefolgt, besteht die Gefahr, dass er nicht als Mensch mit allen Stärken und Schwächen gesehen wird, sondern lediglich als eine Art Rechner, der nur die entsprechenden Daten benötigt, um zur Entscheidung zu kommen. Das Modell impliziert, dass Klienten keinerlei sonstige Unterstützung zur Entscheidungsfindung benötigen.

Konsumentenzentrierte Fürsprache

Auch diese Art der Fürsprache geht von den Forderungen der Konsumenten nach Zugang zur Gesundheitsversorgung sowie zu Informationen und Aufklärung über Alternativen aus. Das primäre Ziel besteht in der Mobilisierung von Ressourcen, um das Wohlbefinden des Klienten zu fördern. Die konsumentenzentrierte Fürsprache ist der einzige Ansatz, bei dem der Schwerpunkt sowohl auf den Klientenrechten bezüglich der Entscheidungsfindung liegt, als auch auf der Funktion der Pflegefachkraft, diese Rechte geltend zu machen (Bramlett et al., 1990). Die zentralen Elemente dieses Fürsprache-Modells sind:

- Weitergabe eines Höchstmaßes an Wissen an den Klienten
- Entscheidungsfindung unter Assistenz der Pflegefachkraft und
- fachliche Unterstützung des Klienten bei der Umsetzung von Entscheidungen.

Die Funktion der Pflegefachkraft beim Wissenstransfer besteht darin, dem Klienten Gewissheit zu geben, dass alle relevanten Informationen in verständlicher Art und Weise dargeboten werden. Wie beim Modell der Konsumenten-Fürsprache liegt die endgültige Entscheidung beim Klienten, und sie wird ungeachtet des Maßes an Übereinstimmung mit den Wertvorstellungen anderer oder mit den Normen des Gesundheitssystems vom Experten respektiert. Die konsumentenzentrierte Fürsprache erweitert die Konsumenten-Fürsprache insofern, als der Experte – falls gewünscht – dem Klienten als aktiver Partner im Entscheidungsprozess sowie bei der Planung des Vorgehens und der Umsetzung seiner Entscheidungen zur Seite steht.

Existentielle Fürsprache

Gadow (1990) machte geltend, dass es sich bei der Freiheit des Individuums zur Selbstbestimmung um ein menschliches Grundrecht handle und deswegen die existentielle Fürsprache, die auf diesem Grundsatz beruht, der eigentliche Kern der Krankenpflege sei. Das Modell der existentiellen Fürsprache geht von der Idealvorstellung aus, «dass die Betroffenen von pflegerischer Seite unterstützt werden müssen, um ihre Freiheit zur Selbstbestimmung authentisch wahrnehmen zu können» (S. 43). In diesem Zusammenhang bedeutet «authentisch», zu Entscheidungen zu gelangen, die von einem selbst ausgehen und die gesamte Komplexität der eigenen Wertvorstellungen widerspiegeln.

Bei diesem Modell lässt die Pflegefachkraft ihre persönlichen Wertvorstellungen und Überzeugungen außer acht, um beim Klienten zu bewirken, dass dieser seinen eigenen Erfahrungen größere Bedeutung beimisst. Als existentieller Fürsprecher handelt sie zwar im wohlverstandenen Interesse des Klienten, doch es ist dieser selbst, der gemäß der nur ihm eigenen Gesamtheit von Wertvorstellungen bestimmt, wie diese Interessen beschaffen sind. Die Gelegenheit für die Fachkraft, dem Klienten bei der Klärung oder Neuordnung seiner Wertvorstellungen behilflich zu sein, ergibt sich verstärkt aus dem Umstand, dass sie für ihn da ist, wenn er sich hilflos und bedrückt fühlt. Dieser fortwährende Kontakt ermöglicht es der Pflegefachkraft, den Klienten als Individuum zu betrachten und ihn weniger auf einen «Fall» oder eine «Diagnose» zu reduzieren.

Die existentielle Fürsprache bietet mehr als die Bereitstellung von Informationen und die Sicherstellung der Selbstbestimmung. Sie intensiviert darüber hinaus die Interaktion zwischen Pflegekraft und Klient, wobei danach gestrebt wird, dem Klienten dazu zu verhelfen, in seinen Erfahrungen mit Gesundheit, Krankheit, Leiden oder Sterben einen persönlichen, allein für ihn gültigen Sinn zu finden (Gadow, 1990).

Humanistische Fürsprache

Nach Curtin (1979) basiert Fürsprache «auf unserem gemeinsamen Menschsein, unseren gemeinsamen Bedürfnissen und unseren gemeinsamen Rechten» (S. 3). Der Umstand, dass wir alle Menschen sind, dient als Grundlage für jede Beziehung zwischen Krankenpflegepersonal und Klienten. Als Fürsprecher müssen Pflegefachleute «die Patienten dabei unterstützen, Sinn oder Zweck in ihrem Leben, aber auch in ihrem Sterben zu finden» (S. 7). Zusammengefasst besteht die Funktion des Fürsprechers in der Krankenpflege darin, «eine Atmosphäre zu schaffen, in dem etwas nicht Greifbares (menschliche Werthaltungen, Respekt, Anteilnahme) zum Ausdruck kommen kann ... Das aber ist nichts anderes als einfühlsame gute Pflegepraxis» (S. 123).

Die humanistische Fürsprache verlangt, als Grundlage der Pflegekraft-Klienten-Beziehung jeden Klienten als einzigartig in seinem Wesen zu begreifen. Und in der Tat: Geht die Fachkraft unter dieser Voraussetzung eine auf lange Sicht angelegte Beziehung zum Klienten ein, und hat sie bis ins Detail hinein Anteil an seiner physischen und emotionalen Betreuung, fällt es ihr wesentlich leichter, zu einem tiefergehenden Verständnis und einer stärkeren Wertschätzung der ihr Anvertrauten zu gelangen.

Wie und wann der Klient informiert wird, ist genau so wichtig, wie es die Inhalte sind, um die es sich handelt. Ein pflegerischer Fürsprecher im humanistischen Sinn ist dafür verantwortlich, dass der Klient alle Informationen erhält, nach denen er verlangt und die zu verarbeiten er in der Lage ist. Der Fürsprecher ist zwar am Entscheidungsprozeß beteiligt, es ist aber der Klient, der bestimmt, worin seine Interessen liegen (Curtin, 1979).

16.1.5 Notwendigkeit der Fürsprache

Die Notwendigkeit der Fürsprache durch das Pflegepersonal ergibt sich aus zwei Sachverhalten: Erstens aus der ungleichen Machtverteilung zwischen Medizinsystem und Klient und zweitens aus der Gefährdung (der Vulnerabilität) von Klienten, die sich zunehmend ihrer Macht beraubt sehen. Ungeachtet der jeweiligen Umstände gehört es zu den Pflichten des pflegerischen Fürsprechers, den Empowerment-Prozess zu fördern, die Klienten mithin in die Lage zu versetzen, Kontrolle und Macht auszuüben (Copp, 1986). Ferner ist er verpflichtet sicherzustellen, dass sie als Menschen behandelt werden, die eine Einheit aus Geist und Körper bilden, was im Gegensatz zu reduktionistischen Tendenzen in der Medizin steht, die den Klienten im wesentlichen unter den Gesichtspunkten von Diagnose oder Symptomatik sehen (Bird, 1994).

Nach Segesten und Fagring (1996) gibt es drei Typen von Klientensituationen, die Anlass zur Fürsprache geben. Dem ersten Situationstyp werden Klienten zugeteilt, die einer Gefährdung unterliegen, ihrer Macht oder Durchsetzungsfähigkeit beraubt sind, zu wenig Kenntnisse über ihre Krankheit besitzen oder denen der Mut fehlt, sich zu Wort zu melden. In diesem Zusammenhang unterscheidet Copp (1986) diverse Arten von Vulnerabilität, die auf einem Kontinuum angeordnet sind: Patienten können

- aus den gegebenen Umständen heraus (Armut)
- zeitweise (Verletzung)
- episodisch (chronische Krankheit)
- dauerhaft (Paraplegie)
- aus unvermeidlichen Gegebenheiten heraus (Alterung und Tod)

vulnerabel sein.

Im Laufe des Lebens sieht sich der Mensch sicher nicht nur einer einzigen Form der Vulnerabilität gegenüber; wahrscheinlich erfahren dies die meisten, wenn auch nicht alle der chronisch Kranken. Der zweite Situationstyp bezieht sich auf Klienten, die das Recht haben, selbst zu entscheiden, was das beste für sie ist. Individuelle Autonomie wird allgemein als die Fähigkeit definiert, sich unabhängig von äußerer Kontrolle zu artikulieren oder zu entwickeln und mithin das Recht auf selbstbestimmte Entscheidungen und selbstbestimmtes Handeln wahrnehmen zu können. Soll all dies im Rahmen der Gesundheitsversorgung verwirklicht werden, benötigen Klienten Wissen und Macht, um in der Lage zu sein, sich entsprechend der ihnen zuerkannten Autonomie zu verhalten (Haggerty, 1985).

Die dritte Situationstyp ist durch die Anwesenheit eines Widersachers gekennzeichnet. Dabei kann es sich um eine Erkrankung, um Schmerz oder Leid, aber auch um einen Mitmenschen handeln, zum Beispiel um einen Gesundheitsexperten. Nach Segesten und Fagring (1996) müssen Fürsprecher häufig mit anderen Mitgliedern des Pflegeteams zusammenarbeiten, um pflegerische Abläufe zu ändern oder zu modifizieren. Auch Sozialarbeiter oder Familienmitglieder kommen dafür in Frage, und wenn es um Kinder geht, sind vor allem die Eltern wichtig.

16.1.6 Komponenten der Fürsprecherrolle

Wie bereits erwähnt, diente die Pflegekraft-Patienten-Beziehung lange Zeit als Ausgangspunkt für das Selbstverständnis der Krankenpflege (Cooper, 1990). Der Zweck dieser Beziehung besteht darin, die Kontrolle auf Klientenseite wiederherzustellen und aufrechtzuerhalten (Curtin, 1988). Sie ist gekennzeichnet durch Gegenseitigkeit, Austauschprozesse und ethisch korrekte Entscheidungsfindung (Gadow, 1990). Sobald die Klienten Wesen und Bedeutung ihrer Krankheiten erfasst haben, wird ihre Machtposition gestärkt und ihre Vulnerabilität herabgesetzt, was wegen der Langwierigkeit ihres Leidens besonders für chronisch Kranke von Bedeutung ist.

In der Krankenpflege wird Klientenfürsprache als natürlicher Bestandteil einer ganzheitlich orientierten Pflege betrachtet und als Verwirklichung des Grundsatzes «Mehr Betreuen als Kurieren» (Nelson, 1988). Obwohl es nur wenig Literatur über Fürsprache bei chronischer Krankheit gibt, ist sie sehr wichtig für diese Klientengruppe. Als Fürsprecher spricht die Pflegefachkraft im Namen von Klienten, die nicht in der Lage sind, dies für sich selbst zu tun oder ihre Bedürfnisse an wirkmächtige Personen heranzutragen. Der Fürsprecher kann ein Vertreter des Klienten sein, ein Berater, der Ängste lindert, der Autonomie und Selbstkontrolle wieder herstellt, oder ein Erbringer von pflegerischen Leistungen, der als Verbindungsglied zwischen den Wert- und Zielvorstellungen des Klienten und den entsprechenden biomedizinischen Interventionen dient (Segesten, 1993). Darüber hinaus kann er als Informationsvermittler, als Hüter der Pflegequalität oder als Sprecher des Klienten fungieren.

Fürsprache erfordert Taktgefühl, Diplomatie, Spezialkenntnisse, kommunikative Kompetenz, Verhandlungsgeschick und die Fähigkeit zur Zeitplanung. Außerdem setzt Fürsprache nicht nur das Engagement einzelner Pflegefachkräfte voraus, sondern das der gesamten Pflegeprofession (Copp, 1986). Aber auch wenn all diese Bedingungen vorliegen, wird dadurch keineswegs die Wirksamkeit von Fürsprache garantiert.

Damit die Fürsprecherfunktion erfolgreich ausgeübt werden kann, sind vier zentrale Voraussetzungen zu erfüllen: Erstens müssen Fürsprecher sich ihrer Sache sicher sein, wenn sie den Bedürfnissen der Klienten Rechnung tragen. Zweitens müssen sie bereit sein, zugunsten der Klienten Risiken einzugehen. Drittens müssen sie die Fähigkeit besitzen, unmissverständlich und wirksam zu kommunizieren, die Probleme von Klienten auf prägnante Weise darzustellen und auf eine Problemlösung hinzuarbeiten. Und viertens schließlich müssen Fürsprecher die Machtstrukturen im Gesundheitssystem kennen und es nutzen, um Ressourcen ausfindig zu machen, die Veränderungen zugunsten der Klienten voranbringen (Spellbring, 1991; Spradley & Allender, 1996).

Berater bei der Entscheidungsfindung

Ein Aspekt der Fürsprache besteht darin, dem Klienten bei Entscheidungen zu helfen, (Corcoran, 1988), auch wenn davon auszugehen ist, dass die primären Entscheidungsträger in eigenen Gesundheitsbelangen und bei Behandlungsmaßnahmen die Klienten selbst sein müssen. Daher ist das Ziel pflegerischen Handelns, Selbstverantwortlichkeit und Selbstbestimmung auf Seiten des Klienten in höchstmöglichem Maße zu stärken und zu stützen (American Nurses' Association, 1985). Haggerty

(1985) beschreibt drei Grundvoraussetzungen für eine gründlich durchdachte Entscheidung durch den Klienten. Demnach muss der Klient:

1. die vorgeschlagenen Behandlungsmaßnahmen oder Prozeduren verstehen
2. Risiken und Nutzen dieser Behandlungsmaßnahmen oder Prozeduren beurteilen und deren Vor- und Nachteile gegeneinander abwägen können sowie
3. in der Lage sein, Entscheidungen bezüglich dieser Behandlungsmaßnahmen oder Prozeduren zu treffen.

Corcoran (1988) zählt auf, welche Informationen ein Klient benötigt, um eine gründlich durchdachte Entscheidung treffen zu können. Dabei handelt es sich um Informationen über folgende Bereiche: mögliche Optionen, Eventualitäten bei jeder Option, Wahrscheinlichkeit jeder Eventualität, mögliche Ergebnisse jeder Option sowie die Werthaltungen von Klient und Pflegefachkraft bezüglich der Optionen und Ergebnisse.

Verhandlungsführer

Die Fürsprecherrolle umfasst Elemente der Verhandlungsführung und des Aufbaus von Netzwerkverbindungen, die zur Erleichterung der Gesundheitsversorgung von Menschen dienen, denen der Zugang dazu erschwert ist. Eine solche Erschwernis könnte beispielsweise in der Sprache liegen. Stellt sich dieses Problem, kann die als Fürsprecherin tätige Krankenschwester mit einer Gesundheitsbehörde oder sonstigen amtlichen Stelle in Verhandlung treten, um die Bereitstellung eines Dolmetschers zu erwirken, der die Kommunikation zwischen Klient und Gesundheitsdienst erleichtert. Selbstverständlich wird die fürsprechende Pflegekraft auch im Auftrag anderer Klienten tätig werden, vor allem solcher, die nicht über genug politische oder ökonomische Macht verfügen, um sich selbst Zugang zur Gesundheitsversorgung zu verschaffen.

Mediator

Die Rolle des Mediators bildete sich als Reaktion auf die komplexen sozialen Veränderungen heraus (Winslow, 1984). In dieser Funktion kommen dem pflegerischen Fürsprecher die Aufgaben des Zuhörens sowie der Klärung und der Unterbreitung von Vorschlägen zu. Auf diese Weise werden die beteiligten Parteien zum gegenseitigen Verstehen geführt, wodurch die Einigung über eine bestimmte Vorgehensweise schneller zustande kommt. Die Pflegefachkraft vermittelt zwischen Klienten und Ressourcen der Gemeinschaft, zwischen Klienten und medizinischem Personal und zwischen Klienten und ihren Familien. Als Mediator ist sie ebenfalls tätig, wenn es darum geht, zwischen der ärztlichen Entscheidung für eine bestimmte Behandlung und den Vorstellungen des Klienten vom Nutzen dieser Behandlung abzuwägen (Gadow, 1990).

Informationsvermittler

Während der Behandlung müssen Klienten über ihre Rechte Bescheid wissen, und um sachlich fundierte Entscheidungen treffen zu können, benötigen sie zutreffende und angemessene Informationen. Dazu bedarf es edukativer Maßnahmen, etwa hinsichtlich der Art der Intervention, der Form der Behandlung, des Verlaufs der Betreuung und des zu erwartenden Ergebnisses. Fürsprecher müssen Klienten nicht nur über den Nutzen einer spezifischen Behandlung oder Prozedur aufklären, sondern darüber hinaus auch über deren potenzielle Risiken oder Konsequenzen. So birgt ein operativer Eingriff naturgemäß Risiken in sich, und sein Ergebnis muss nicht unbedingt mit dem übereinstimmen, was der Klient erwartet. Zudem benötigen Klienten Informationen über Alternativen bezüglich Behandlungsverlauf oder Therapieform (Abrams, 1990). Sie sollten auch von der Option «keine Behandlung» erfahren, denn dabei handelt es sich um eine wichtige Komponente im Prozess der sachlich fundierten Entscheidungsfindung.

Obwohl die Pflegefachkraft gewöhnlich kein Experte für alle Aspekte chronischer Krankheit ist, gehört es dennoch in den Verantwortungsbereich der Krankenpflege, sich Kenntnisse auf diesem Gebiet zu verschaffen – zum Beispiel durch Zusammenarbeit mit Klinikern oder anderen Fachleuten, die über das entsprechende Wissen verfügen. Dies versetzt dann wiederum die Pflegefachkraft in die Lage, ihre Klienten hinsichtlich der von ihnen zu treffenden Entscheidungen zu unterweisen (Copp, 1993).

Aktivist

Aktivisten weisen tendenziell eher soziale Zufriedenheit auf und sind oft besser informiert als der Großteil der Passiven (Jary & Jary, 1991). Als Aktivist ist die als Fürsprecher tätige Pflegefachkraft bestrebt, politische, kulturelle oder soziale Veränderungen innerhalb bestimmter gesellschaftlicher Strukturen zu bewirken. Beispielsweise arbeiten Aktivisten zugunsten ökonomisch Benachteiligter auf eine gerechtere Verteilung von Gesundheitsleistungen hin (Brower, 1982).

Antizipatorischer Berater

Eine wichtige Aufgabe des pflegerischen Fürsprechers besteht darin, chronisch Kranke und ihre Familien antizipatorisch zu beraten. Wegen seiner Fachkenntnisse und seiner beruflichen Erfahrung ist der Fürsprecher in der Position, möglicherweise auftretende Probleme im Vorfeld zu erkennen. Die antizipatorische Beratung beruht auf dem Erkennen zukünftiger Bedürfnisse und kann schon Wochen, Monate oder sogar Jahre vor dem eigentlichen Hilfebedarf beginnen. Bedürfnisse, die erst in der Zukunft auftreten, können das Leben von Klienten maßgeblich beeinflussen, da gerade diese Art von Bedürfnissen sich häufig auf wichtige Lebensentscheidungen auswirkt. So kann beispielsweise die Antizipation der demnächst erhöhten Pflegebedürftigkeit eines Alzheimerkranken Ehemannes seiner Frau dabei helfen, sich zwischen Entlastungsdiensten, ambulanter Versorgung oder institutioneller Unterbringung zu entscheiden. Außerdem ermöglicht das Antizipieren zukünftiger Abhängigkeit Klienten mit progressiv verlaufenden chronischen Krankheiten, ihre Wünsche und Präferenzen hinsichtlich der Versorgung zur Geltung zu bringen. Doch selbst bei der sachkundigen Vorwegnahme der zukünftigen Bedarfssituation ist der Faktor «Ungewissheit» nicht ganz auszuschließen. In jedem Fall trägt die antizipatorische Beratung aber dazu bei, die Gefahr zu vermindern, dass der Klient so manche schwierige Entscheidung erst in letzter Minute treffen muss (Nolan et al., 1995).

Weitervermittler

Der Fürsprecher muss sich über kommunale sowie einzel- oder bundesstaatliche Beratungsstellen und Gesundheitsdienste auf dem laufenden halten, um den Klienten an die entsprechenden Stellen vermitteln zu können. Er schätzt die versorgungsspezifischen Bedürfnisse und Präferenzen des Klienten ein und ist ihm behilflich, angemessene und verfügbare Ressourcen auszuwählen. Darüber hinaus erhält der Klient Unterstützung, um die ausgewählten Ressourcen optimal nutzen zu können. Schließlich gehört es auch in den Aufgabenbereich des Fürsprechers, zu bewerten, inwieweit die jeweiligen Ressourcen Erfolge zeitigen und vom Klienten akzeptiert werden (siehe Kapitel 21 über Behördendschungel).

Klientensprecher

Wenn die als Fürsprecher fungierende Pflegefachkraft im Namen eines Klienten das Wort nimmt, der nicht in der Lage oder willens ist, für sich selbst zu sprechen, dann muss sie unmißverständlich und effektiv kommunizieren können. Sie muss ferner in der Lage sein, die Probleme des Klienten aus dessen Sicht kurz und prägnant vorzubringen. Dies erfordert Selbstsicherheit und in manchen Fällen eine gewisse Direktheit. Zudem ist es notwendig, dass der Fürsprecher bereit ist, zum Nutzen des Klienten auch Risiken einzugehen (Spellbring, 1991; Spradley & Allender, 1996). Hierzu ein Beispiel: die Ehefrau eines Mannes, der einen Schlaganfall erlitten hat, neigt zu überprotektivem Verhalten und verweigert dem Ehemann die Teilnahme an vielerlei Aktivitäten des täglichen Lebens. In diesem Fall kann die Klientensprecherin zusammen mit der Ehefrau die Vorteile zusammentragen, die sich ergeben, wenn sie es zuließe, dass ihr Mann selbständiger wird, und auf diese Weise der Stimme des Ehemanns Gehör verschaffen.

Makler zwischen den Kulturen

Jezewski (1993) schlägt ein Modell des «kulturellen Maklers» vor, das es Pflegefachleuten gestattet, die Rolle des Fürsprechers kulturübergreifend auszuüben. Dabei werden Brücken über Kluften geschlagen, die in kultureller Hinsicht bei Gesundheitsexperten, Klienten, ihrem jeweiligen sozialen Umfeld und innerhalb des sozialen Systems insgesamt existieren. Zu den Aufgaben eines kulturellen Maklers gehört die Verbreitung von Kenntnissen und Werthaltungen, die den verschiedenen Traditionen der Gesundheitsversorgung eigen sind.

Öffentlichkeitsarbeiter

Zur Tätigkeit eines Fürsprechers zählt unter Umständen auch die Öffentlichkeitsarbeit (Stodart, 1992). Dies kann in Form von edukativen Maßnahmen zu bestimmten Aspekten der Gesundheitsversorgung geschehen, die sich an bestimmte Gruppen oder Organisationen richten. So sind Pflegefachkräfte beispielsweise für Gruppen von Klienten mit Adhäsionsstörungen oder Morbus Alzheimer als Fürsprecher tätig. Ein weiterer wichtiger Gesichtspunkt der Öffentlichkeitsarbeit des Fürsprechers besteht darin, die Bedeutung dieser Funktion ganz allgemein ins Bewusstsein der Bevölkerung zu rücken.

16.2 Fragen und Probleme der Patientenfürsprache

Mit Fürsprache können eine ganze Reihe von Problemen verknüpft sein; ist sich der Fürsprecher ihrer bewusst, erhöht sich die Chance zu ihrer Überwindung. Probleme dieser Art sind innere Hemmnisse bei Klienten oder Pflegefachkräften sowie äußere Hemmnisse, wie zum Beispiel mit dem sozialen Umfeld verbundene Restriktionen.

16.2.1 Hemmnisse auf Seiten des Klienten

Viele Klienten erfahren Veränderungen ihrer Selbstversorgungsfähigkeit, die sich abträglich auf ihre Lebensqualität auswirken (siehe Kapitel 9 über Lebensqualität). Dazu gehören Verlust an Selbstsicherheit, fehlende Aufnahmebereitschaft für Informationen und Konflikte mit Familie oder Gesundheitsexperten, aber auch funktionelle Beeinträchtigungen und nachteilige soziokulturelle Einflüsse.

Verlust an Selbstsicherheit

Durch Selbstsicherheit verbessern sich die Bewältigungsfähigkeiten einer Person und die Erfolgsaussichten ihres Handelns. Chronische Krankheiten können dem Klienten Selbstwert und Selbstsicherheit nehmen. Kirk (1992) weist auf die Bedeutung der Selbstsicherheit beim Umgang mit chronischen Krankheiten hin, und Love (1995) berichtet, dass Klienten, denen es daran fehlte, oft nicht in der Lage waren, ihre Bedürfnisse genau einzuschätzen und folglich auch ihre Interessen nicht wirksam zur Geltung bringen konnten. Solche Klienten sind in Gefahr, von anderen manipuliert oder unter Druck gesetzt zu werden, und möglicherweise unterwerfen sie sich aus Furcht oder aus Schuldgefühlen heraus den Wünschen von Familienmitgliedern oder Gesundheitsexperten. Die Selbstsicherheit eines Klienten wird gestärkt, wenn die Pflegefachkraft ihm vermittelt, dass sie ihn schätzt und an ihm als Individuum interessiert ist.

Mangelnde Bereitschaft

Das Übermitteln von Kenntnissen und Informationen an Klienten ist ein Austauschprozess und setzt ihre aktive Mitwirkung voraus. Doch es gibt Situationen, in denen Klienten keinen Austausch von Informationen wünschen. Das kann der Fall sein, wenn ihr Selbstwertgefühl zu niedrig dafür ist, die Informationen Angst auslösen könnten oder sie nicht oder nur eingeschränkt in der Lage sind, die Mitteilungen des Fürsprechers zu verstehen. Solche Klienten sollten ermutigt werden, die Informationen zu einem späteren Zeitpunkt einzuholen, nämlich dann, wenn sie dazu bereit sind. Der Fürsprecher ist gehalten, nach einem solchen Vorfall immer wieder aufs Neue zu prüfen, inwieweit Bereitschaft zur Aufnahme von Informationen besteht (Corcoran, 1988).

Konflikte mit Familie oder Fachkräften

Wenn Klienten selbst Entscheidungen treffen und dementsprechend handeln, weicht ihre Wahl nicht selten von der ab, für die sich Familienmitglieder oder Gesundheitsexperten entschieden hätten. Unter Umständen ernten solche Klienten nicht nur Missbilligung, sondern stoßen auf Widerstand, wenn sie versuchen, ihre Entscheidungen in die Praxis umzusetzen. In solchen Fällen obliegt es dem Fürsprecher, den Rechten und Pflichten der Klienten bei der Entscheidungsfindung Raum zu verschaffen und ihnen die Sicherheit zu geben, dass sie sich nicht von einem Entschluss abbringen lassen müssen, weil andere Einwände dagegen vorbringen (Bramlett et al., 1990; Kohnke, 1980).

Die Fallstudie von Herrn Smith ist ein Beispiel dafür, inwiefern zwischen Klient und Pflegefachkraft Uneinigkeit darüber bestehen kann, wie ein anstehendes Problem anzugehen ist. Bill Jones, der Fürsprecher von Herrn Smith, sieht sich einer Anzahl von Fragen gegenüber. Zum Beispiel: Wie viel an Kontrolle steht ihm als Pfleger zu? Wie viel Herrn Smith? Wie wirken sich

Fragen der Kontrolle auf die derzeitige Fachkraft-Patienten-Beziehung aus? An welchen Prinzipien sollte er sich bei der Betreuung dieses Klienten orientieren?

Funktionelle Beeinträchtigungen

Klienten mit schwerwiegenden körperlichen oder geistigen Schädigungen sind häufig nicht in der Lage, als Fürsprecher für sich selbst aufzutreten oder die Hilfe anderer als Fürsprecher in Anspruch zu nehmen. Solche Menschen laufen Gefahr, in Isolation leben zu müssen und von Serviceleistungen wie Essen auf Rädern oder Transportdiensten abgeschnitten zu werden. Eine wichtige Aufgabe des pflegerischen Fürsprechers besteht darin, zu ermitteln, ob ein Klient in der Lage ist, seine Interessen zu vertreten. Erscheint dies eher unwahrscheinlich, ist es unter Umständen notwendig, bei Gericht die Einsetzung eines Betreuers zu beantragen. In solchen Fällen wird der Aufgabenbereich des Fürsprechers im allgemeinen vom Rechtssystem festgelegt.

Stellvertretende Entscheidung

Bei Klienten, die entscheidungsunfähig sind und nicht für sich selbst oder ihre Sicherheit sorgen können, kann sich die Bestellung eines Vormundes oder Betreuers als durchschlagend wirksame Maßnahme erweisen (Lamb & Weinberger, 1993). Dabei wird gerichtlich ein Vormund oder Betreuer bestellt, dem die Aufgabe zukommt, die Gesundheitsversorgung oder die finanziellen Angelegenheiten stellvertretend für den Betroffenen und in seinem Namen zu regeln (Clark, 1997). Ein Betreuer kann auf Ersuchen des Klienten selbst oder auf Antrag anderer eingesetzt werden.

Die Vormundschaft wird durch ein gerichtliches Verfahren geregelt, bei dem ein Betreuer ernannt wird, dessen Aufgabe darin besteht, Entscheidungen zu fällen, die die Person des Klienten betreffen (Reynold, 1997). Der Betreuer ist gefordert, die mit der Aufrechterhaltung der persönlichen Freiheit oder der Selbstbestimmung des Klienten verbundenen Interessen gegen die Notwendigkeiten der Therapie abzuwägen. Selbst wenn der Klient seine Entscheidungsbefugnis abgegeben hat, ist es unbedingt nötig, dass

---

Fallstudie
Das Problem Druckgeschwüre Teil 1

Bei Herrn Smith, 54 Jahre alt, wurde vor acht Jahren eine amyotrophische Lateralsklerose festgestellt. Zusammen mit seiner Frau und der gemeinsamen Tochter im Teenager-Alter lebt Herr S. zu Hause und wird täglich von einem örtlichen ambulanten Pflegedienst betreut, der sowohl diplomierte als auch angelernte Kräfte beschäftigt. Seine Bezugspflegekraft ist Bill Jones, ein diplomierter Krankenpfleger. Trotz der extremen Muskelschwäche ist Herr Smith in der Lage, die meiste Zeit des Tages in seinem elektrischen Rollstuhl zu verbringen. In körperlicher Hinsicht ist er zwar auf andere angewiesen, geistig aber ist er auf der Höhe und geht auf Teilzeitbasis weiterhin seinem Beruf nach. Herr und Frau Smith sind außerordentlich gut über den zu erwartenden Krankheitsverlauf und die Prognose informiert.

In den letzten Wochen hat Herr Smith vom zu langen Sitzen im Rollstuhl Druckgeschwüre entwickelt. Von Pfleger Bill wird er aufgeklärt, dass er unbedingt weniger Zeit in seinem Rollstuhl verbringen sollte, um den Heilungsprozess zu fördern und dem Fortschreiten der Druckgeschwüre Einhalt zu gebieten. Doch Herr Smith möchte an seiner täglichen Routine festhalten. Außerdem arbeitet er häufig sehr lange und dehnt dadurch die im Rollstuhl verbrachte Zeit noch zusätzlich aus. Wenn er am Nachmittag nach Hause kommt und eigentlich zu Bett gebracht werden sollte, weigert er sich mit der Begründung, dass er mit seiner Familie zusammensein möchte. Die Druckgeschwüre verschlimmern sich zunehmend, und es sieht so aus, als ob sie einer intensiven medizinischen Intervention bedürften.

die vom Betreuer getroffenen Entscheidungen mit dem Wunschprofil des Klienten übereinstimmen. Kann der Klient seine Wünsche nicht zum Ausdruck bringen, wird vom Betreuer erwartet, dass seine Entscheidungen den mutmaßlichen Interessen des Betreuten entsprechen. Gegebenenfalls arbeiten Fürsprecher und Betreuer zusammen, um die bestmögliche Versorgung des Klienten in bezug auf Nahrung, Kleidung, Unterbringung und Therapie zu sichern, insbesondere dann, wenn der Klient keinen familiären Bindungen hat oder durch die Familie keine Unterstützung erfährt (Lamb & Weinberger, 1993).

Soziale und kulturelle Einflüsse

Da Klienten aus den verschiedensten Kulturen stammen können, muss sich die Pflegefachkraft darüber im klaren sein, was dieser Umstand für die medizinisch-pflegerische Versorgung bedeutet (Kavanaugh, 1993). Außerdem sollte der pflegerische Fürsprecher wissen, wie Entscheidungsprozesse innerhalb der Familie eines Klienten ablaufen. Denn genauso wie Klienten gesundheitsbezogene Entscheidungen auf der Grundlage ihres Kenntnisstandes und ihrer Kompetenzen treffen, tun sie das auch aufgrund ihrer kulturellen Überzeugungen und unter Einbeziehung ihrer Familien. Daher wird der Prozess der Entscheidungsfindung von Klient zu Klient unterschiedlich ausfallen. Bei einigen US-amerikanischen Familien indianischer Abstammung übernimmt beispielsweise die Matriarchin der Familie gesundheitsbezogene Entscheidungen. Wird sie nicht einbezogen, büßt die Arbeit des Fürsprechers wahrscheinlich wesentlich an Effektivität ein.

Bloße Annahmen oder gängige Voreingenommenheiten können ein präzises Assessment von Klient und Familie in keinem Fall ersetzen. Weiterhin sollte die pflegerische Fachkraft im Auge behalten, dass nicht alle Mitglieder einer kulturellen Gruppe auf die Beschreibung passen, die in Lehrbüchern über das typische Verhalten von Menschen aus einem bestimmten Kulturkreis vorgegeben wird (Andrew & Boyle, 1995).

16.2.2 Hemmnisse auf Seiten der Pflegefachkraft und der Pflegeprofession insgesamt

Eine diplomierte Pflegekraft muss gemäß den Vorgaben der pflegerischen Profession agieren. Doch selbst dann kann sie auf Hindernisse stoßen, die sie bei der Erfüllung ihrer Pflichten als Anwalt des Patienten behindern. Sie muss ihre Überzeugungen bezüglich der Fürsprache hinterfragen und im Einklang damit tätig sein. Fürsprecher sind für ihre Handlungen rechenschaftspflichtig und müssen darauf vorbereitet sein, sich den Konsequenzen ihres Tuns zu stellen, auch wenn sie die Richtlinien ihres Standes beachten.

Unsicherheit

Probleme bei der Fürsprache können aus der Unsicherheit heraus entstehen, was richtig, legal, moralisch oder ethisch korrekt ist. Der pflegerische Fürsprecher kann in ein Dilemma geraten, wenn seine persönlichen Wertvorstellungen im Widerspruch zu Verpflichtungen stehen, die für ihn mit Fürsprache verbunden sind. Solche Konflikte können im Pflegeteam, zwischen Pflegefachleuten und anderen Gesundheitsexperten oder zwischen Pflegekräften und Institutionen auftreten (Segesten & Faring, 1996).

Rollenkonflikte

Bei Pflegefachkräften, die auch als Fürsprecher tätig sind, stellt sich unter Umständen das Gefühl ein, die verschiedenen Rollen – Klientenfürsprecher, Arbeitnehmer, professionelle Pflegekraft – nicht ohne weiteres miteinander vereinbaren zu können (Carnerie, 1989; Curtin, 1988). Es kann zu Spannungen mit Klienten, Arbeitgebern oder Leitungsgremien kommen, wodurch die Pflegekraft gezwungen ist, zwischen den Interessen des Arbeitgebers und denen des Klienten zu wählen. In einer solchen Situation ist sich die betreffende Fachkraft häufig nicht sicher, welche ihrer Rollen Vorrang hat – die Rolle des Fürsprechers oder die des Arbeitnehmers. Um Rollenkonflikte lösen zu können, muss der Fürsprecher in der Lage sein, die einzelnen Rollen deutlich voneinander abzugrenzen (Mort, 1996). Steht die Rolle als Arbeitnehmer im Vordergrund, haben die Weisungen des Arbeitgebers und die von ihm angeordneten Verfahrensweisen Priorität. In diesem Fall kann die Pflegekraft die Funktion des Fürsprechers nur innerhalb dieser Vorgaben ausüben.

Fehlende Risikobereitschaft

Segesten (1993) führt an, dass sich Krankenschwestern und -pfleger aus Furcht vor dem Verlust der Arbeitsstelle, ihres Gesichts, ihres Status oder des Respekts von Kollegen und Kolleginnen nicht gerne anbieten, die Funktion eines Fürsprechers zu übernehmen. Pflegefachkräfte, die sich weigern, untauglichen Richtlinien zu folgen, über schlechte Pflegestandards hinwegzusehen, Fehlverhalten zu decken oder die Belange des Klienten zu ignorieren, kommen häufig in den Ruch des Störenfrieds (Anderson, 1990) und ziehen sich möglicherweise den Zorn ihrer Vorgesetzen zu (Stodart, 1992). Manche Pflegekräfte haben auch nicht das notwendige Selbstvertrauen, um aufzustehen und zugunsten von Klienten gegen unfaire Richtlinien oder schlechte Berufspraxis Einwände zu erheben.

Nach Sellin (1995) kann das mit der Fürsprecherfunktion verbundene Risiko auf einem Kontinuum dargestellt werden, das vom Sorgetragen für das Wohlbefinden eines Klienten am linken Pol bis hin zum «Störer des Betriebsfriedens» am rechten Pol reicht. Fürsprecherische Tätigkeiten wie Klientenedukation, Vertreten und Fördern der Klientenrechte oder das Aushandeln günstiger Bedingungen für die Klienten fallen irgendwo zwischen diese beiden Extreme. Der Fürsprecher kann die Risiken auf ein Mindestmaß reduzieren, indem er mit Klienten, Familien und anderen Fachleuten des Gesundheitsteams, wie zum Beispiel Seelsorgern oder Sozialarbeitern, zusammenarbeitet und kommuniziert (Corcoran, 1988).

Aufwand an Zeit und Energie

Angesichts der zunehmenden Belastungen, denen die Gesundheitsversorgung ausgesetzt ist, bedarf es eines hohen Maßes an Mut und Engagement auf Seiten der Pflegefachkräfte, um nicht immer den bequemsten Lösungsweg für ein Problem zu wählen (Segesten, 1993). Fürsprache braucht Zeit, Geduld und Beharrlichkeit (Kosik, 1972). Viele Pflegefachkräfte sind der Ansicht, dass die Übernahme von Fürsprecherpflichten eine zusätzliche Aufgabe sei, die zu viel Zeit und Energie erfordere. Doch Fürsprache braucht keinen Mehraufwand zu verursachen, weil sie die Grundlage für das pflegerische Assessment darstellt und in enger Verbindung mit dem Pflegeprozess ausgeübt wird (Copp, 1993). Was sich unter Umständen als zeit- und energieraubend erweist, sind die Konsequenzen, die sich daraus ergeben. Dazu zählen eventuell die Teilnahme an Besprechungen oder Verhandlungen, das Abfassen von Berichten oder der Aufwand, den Ausarbeitung und Durchführung eines alternativen pflegerischen Vorgehens mit sich bringen. Werden solche Veränderungen im Pflegeplan jedoch im Einklang mit den Wünschen der Klienten vorgenommen, ist die Pflegekraft immer dann als Fürsprecher tätig, wenn sie ihren Pflichten als fürsorglich Pflegender nachgeht.

Übermäßiges Engagement

Grundsätzlich besteht stets die Möglichkeit, dass sich der Fürsprecher bis zum äußersten in seiner Rolle engagiert und für den Klienten zu einer Art «Über-Schwester» oder «Über-Pfleger» wird. Bei einer übermäßigen Verstrickung in die Belange des Klienten wird die Professionalität der Pflegekraft-Klienten-Beziehung untergraben und dadurch die Aussicht geschmälert, dass es zu sachgerechter und objektiver Betreuung kommt.

Übermäßiges Engagement führt häufig dazu, dass die Pflegefachkraft tut, was ihrer Meinung nach aus pflegerischer Sicht am besten für den Klienten ist, ohne dessen Wünsche aber wirklich in Erfahrung zu bringen. In diesem Zusammenhang sei nochmals betont, dass es der Klient ist, der zu bestimmen hat, wo seine Interessen liegen; der Fürsprecher hingegen trägt die Verantwortung dafür, dass die Entscheidung des Klienten respektiert wird.

Unprofessioneller Umgang mit unbeliebten Klienten

Die Unbeliebtheit und die daraus folgende Ablehnung eines Klienten beruht auf dem subjektiven Urteil der pflegerischen oder medizinischen Fachkraft. Manche Klienten werden im Vergleich zu anderen als sozial minderwertiger betrachtet (Glaser & Strauss, 1968). Der Maßstab des sozialen Wertes ist ebenfalls subjektiv und wird von Faktoren wie Alter, Familienstand, Einkommen, Lebensbedingungen, Pflege der äußeren Erscheinung, Verhalten usw. bestimmt. Gelten Klienten als sozial weniger wertvoll, besteht die Tendenz, ihnen ungünstigere Wesenszüge oder Charaktereigenschaften zuzuschreiben, als das bei Personen der Fall ist, die in dieser Hinsicht Wertschätzung genießen. Auch das Verhalten bestimmter Klienten wird unter Umständen als moralisch fragwürdig empfunden. Die Pflegefachkraft ist eventuell der Ansicht, dass die Krankheit oder der Zustand des Klienten das Resultat seines unangemessenen Verhaltens oder Lebensstils ist, und dass er «bekommt, was er verdient». Eine weitere nicht sonderlich beliebte Klientengruppe machen diejenigen aus, die sich nicht an die von der Institution oder ambulanten Einrichtung vorgegebenen Normen halten oder Gewaltbereitschaft zeigen.

Es geht jedoch nicht an, dass die Pflegefachkraft in der Funktion des Fürsprechers nur für Klienten eintritt, die sie sympathisch findet, sondern sie muss das auch bei «unbeliebten» tun. Das aber setzt voraus, dass sie sich ihrer Werthaltungen und Überzeugungen bewusst ist und sich ihren negativen Gefühlen gegenüber bestimmten Klienten stellt. Als Fürsprecher müssen Pflegefachleute die Grundrechte aller Klienten gleichermaßen schützen.

Zweifel an der Eignung der Pflegeprofession

Nach Meinung einiger Pflegeexperten sollte Fürsprache nicht zum Aufgabenbereich der Pflegefachkraft zählen, weil sich dies nachteilig auf die laufende pflegerisch-medizinische Versorgung auswirken könnte. Segesten (1993) führt drei Hauptgründe an, warum das Krankenpflegepersonal die Funktion des Patientenanwalts nicht ausüben sollte:

- Pflegekräfte stehen in einem Abhängigkeitsverhältnis zu Ärzten und Arbeitgebern;
- Klienten brauchen nicht vor einem System geschützt zu werden, in dem professionelle Pflegekräfte beschäftigt sind;
- Pflegekräfte können die Fürsprecherfunktion missbrauchen, indem sie Entscheidungen für ihre Klienten treffen, ohne zuvor deren Meinung eingeholt zu haben.

Angesichts der geringen rechtlichen und bürokratischen Macht und Autorität der Pflegekräfte betrachten einige die Patientenfürsprache in der Pflege als gänzlich unmöglich (Miller et al., 1990; Tradel-Korenchuk & Tradel-Korenchuk, 1990).

Pflegerische Fachkräfte dürfen jedoch nicht vergessen, dass die Sicherstellung von Autonomie und Selbstregulierung auf Seiten der Klienten zu den Grundwerten des Pflegeberufes zählt (Copp, 1993). Als Fürsprecher kann die Pflegekraft in Opposition zu Arzt oder Institution geraten. Pagana (1987) schlägt deshalb vor, dass sich Pflegefachkräfte in der Funktion des Fürsprechers nicht als «Einzelkämpfer» begreifen sollten, sondern als Mitglieder eines «Teams», dem auch Ärzte und die Machtstrukturen des Gesundheitssystems selbst angehören. Auf diese Weise sei es möglich, zum besten aller Beteiligten zu wirken.

16.2.3 Soziale und sozialpolitische Hemmnisse

Die Arbeit des Fürsprechers kann durch Hindernisse erschwert werden, die innerhalb des sozialen Systems liegen, dem Klient und Pflegefachkraft angehören. Daher gilt es, bei der Auseinandersetzung mit dieser Funktion den Blickwinkel zu erweitern und auch Fragen einzubeziehen, die sich mit der Sozialpolitik und der Institution Krankenhaus befassen.

Stigmatisierung

Aus der Literatur wird deutlich, dass die Gesellschaft insgesamt negativ gegenüber Personen eingestellt ist, die an chronischen Krankheiten leiden. Dies gilt auch für Angehörige der Gesundheitsberufe und sogar für chronisch Kranke selbst (siehe Kapitel 5 über Stigma). Stereotypen und falsche Vorstellungen über chronische Krankheiten führen zur Ausgrenzung, was sich beispielsweise dann zeigt, wenn chronisch kranke Kinder von der Teilnahme an Schulausflügen ausgeschlossen werden (Canam, 1993).

Als Stereotyp wird ein Geflecht von vagen, vereinfachten Verallgemeinerungen bezüglich einer Gruppe von Individuen bezeichnet, die auf ungerechtfertigten und vorgefassten Meinungen basieren und eine unfaire Behandlung der Betroffenen mit sich bringen. Stigmatisierungen kommen als Reaktion auf ein körperliches oder soziales Attribut oder Merkmal zustande, das die soziale Identität einer Person beschädigt und sie von sozialer Akzeptanz ausschließt (Goffman, 1963). Für chronisch Kranke ohne sichtbare Symptome mag das kein Problem darstellen, denn eine Diabetikerin etwa kann ihre Krankheit so handhaben, dass ihr keine ablehnenden Reaktionen widerfahren. Doch wenn das Attribut sichtbar ist, wie etwa bei Rollstuhlabhängigkeit bedingt durch Multiple Sklerose, gerät der Betroffene in Gefahr, stigmatisiert zu werden.

Damit die Pflegefachkraft wirksam als Fürsprecher agieren kann, muss sie die eigenen Voreingenommenheiten erkennen und überwinden und ihr Augenmerk darauf ausrichten, die Bedürfnisse des Klienten ausfindig zu machen und danach zu handeln. Um den in der gesamten Gesellschaft verbreiteten Stereotypen und Stigmatisierungen entgegenzuwirken, sollte der Fürsprecher seine Aufmerksamkeit außerdem auch der Information und Aufklärung der Öffentlichkeit über die Belange chronisch Kranker widmen (Canam, 1993).

Paternalistische Tendenzen

Die Beziehung zwischen Klienten und medizinisch-pflegerischen Fachleuten – dies gilt vor allem für Ärzte – wird oft von Paternalismus geprägt. Gemäß dieser Auffassung wird der Arzt als der kenntnisreiche Experte angesehen, der Klient hingegen lediglich als Empfänger der professionellen Dienstleistungen des Arztes. Da ja bekanntlich Wissen gleichbedeutend ist mit Macht, besteht eine Möglichkeit des Arztes, die Oberhand in der Beziehung zu behalten, in der Kontrolle des Informationsflusses an den Klienten. Bei einer von Bevormundung geprägten Beziehung werden gut informierte Klienten zu einer Bedrohung für die ärztliche Machtposition (Freund & McGuire, 1991).

Wegen der ungleichen Machtverteilung innerhalb der Arzt-Patienten-Beziehung ist es manchen Klienten unangenehm, dem Arzt Fragen zu stellen, und in vielen Fällen wenden sie sich lieber an das Pflegepersonal, damit dieses für sie eintritt und sicherstellt, dass die bereits in Gang befindliche oder geplante Behandlung mit ihren Gesundheitsbedürfnissen übereinstimmt (Mort, 1996). Ältere Klienten zum Beispiel stellen ihren Ärzten selten Fragen, wenn sie der Meinung sind, die Behandlung sei nicht angemessen oder müsste modifiziert werden. Lieber wenden sie sich mit ihren Problemen an das Pflegepersonal (Stodart, 1992).

Auch die professionelle Pflegekraft-Klienten-Beziehung wird durch paternalistische Einstellungen bedroht. Dies ist aus zwei Gründen der Fall: Zum einen wird die Pflegekraft vom Klienten als Person betrachtet, die aufgrund ihres überlegenen Wissens entscheiden kann, was am besten für ihn ist. Und zweitens besitzt sie in den Augen des Klienten die Befugnis, in seinem Namen Entscheidungen zu treffen (Haggerty, 1985). Aber selbst wenn eine Pflegekraft über die entsprechende Ausbildung und Erfahrung verfügt, um dies in vielen Fällen tatsächlich tun zu können, beraubt sie den Klienten des Menschenrechts auf Selbstbestimmung, wenn sie solchen Ansinnen nachkommt, ohne seine ausdrückliche Zustimmung einzuholen.

Ungerechtigkeiten in der Versorgung

Innerhalb der Gesellschaft sorgt eine Reihe miteinander konkurrierender Kräfte für die Aufrechterhaltung von Ungerechtigkeiten in der Verteilung von Wohlstand und Ressourcen. Das Gesundheitssystem in den Vereinigten Staaten ist extrem kostenintensiv und außerdem gekennzeichnet durch eine ungleiche Ressourcenverteilung und große Ungerechtigkeiten beim Zugang zur Gesundheitsversorgung. Ziel von Fürspracheaktivitäten ist die Umverteilung von Macht und Ressourcen zugunsten benachteiligter Personen oder Gruppen (Brower, 1982).

Gesundheitspolitik

Allgemein gesehen wird die gegenwärtige Gesundheitspolitik durch die Kostendämpfung in der Gesundheitsversorgung bestimmt. So werden im Rahmen einer zunehmenden Anzahl privater und öffentlicher Gesundheitsversorgungsprogramme sogenannte «Managed-Care»-Systeme eingerichtet, deren Ziele in der Kosteneinsparung und der Kontrolle zukünftiger Kostensteigerungen liegen (siehe Kapitel 20 über Case Management in der Pflege). In manchen Fällen wird von den in HMOs [3] («Health Maintenance Organizations») organisierten Ärzten im Rahmen eines Einzelfall-Erstattungssystems erwartet, dass sie kostengünstigere Behandlungsverfahren wählen, und sie erhalten möglicherweise finanzielle Anreize, wenn sie diesen Erwartungen nachkommen (siehe Kapitel 21 über Behördendschungel). Hinzu kommt, dass viele HMOs den Zugang zur Behandlung im Krankenhaus und anderen kostspieligen Gesundheitsleistungen sowohl für Kinder als auch für Erwachsene begrenzen.

Nicht selten haben finanzielle Einsparungen Vorrang vor einer qualitativ hohen Gesundheitsversorgung. So kann es vorkommen, dass Menschen mit psychischen Störungen bei einem akuten Schub der nötige Klinikaufenthalt zur Stabilisierung ihres Zustandes verwehrt wird, da dies möglicherweise nicht kosteneffektiv ist. Bei Managed-Care-Programmen kann es vorkommen, dass AIDS-Kranke an einen Allgemeinarzt verwiesen werden, der nicht die entsprechende Ausbildung besitzt oder dem es an Erfahrung in der AIDS-Behandlung nach neuesten Erkenntnissen fehlt. Gerade weil AIDS eine komplexe chronische Krankheit darstellt, ist ein bestimmtes Niveau an Expertenwissen und Erfahrung erforderlich, um den optimalen Grad an Wohlbefinden für die Betroffenen aufrechtzuerhalten.

Gesundheitssystem

Das heutige Gesundheitssystem ist sehr ausgedehnt und komplex, und deshalb kann es Individualität und Autonomie der Klienten bedrohen (Haggerty, 1985). Die private Praxis des Haus- oder Facharztes wird zusehends durch klinische Konglomerate ersetzt, und die Bezahlung der Einzelleistungen wird immer mehr durch die Erstattung festgelegter Pauschalkosten abgelöst. Krankenhäuser sind zu Unternehmen geworden, deren Eigentümer Investoren sind, und die Unternehmenspolitik richtet sich in erster Linie nach finanziellen Gesichtspunkten und nicht nach den Erfordernissen einer qualitativ hochwertigen Versorgung. Die HMOs, von denen ein Großteil eine breite Palette an Dienstleistungen anbietet, kontrollieren den Zugang des Klienten zu diesen Gesundheitsleistungen über den Hausarzt. Dieser fungiert als eine Art «Pförtner» zum Gesundheitssystem, der die Inanspruchnahme von diagnostischen Untersuchungen und Behandlungsmaßnahmen, Überweisungen an Fachärzte und die tertiäre Versorgung genehmigen muss. Des weiteren fordern private Versicherungsgesellschaften und staatlich finanzierte Versicherungsprogramme nicht selten, dass Klienten

---

3 Bei den HMOs handelt es sich um eine private Sonderform der Krankenversicherung. Die Versicherten dürfen nur Ärzte aufsuchen, die von der Versicherung autorisiert sind. [Anm. d. Übersetzerin]

eine Vorabgenehmigung vom jeweiligen Versicherungsanbieter für Untersuchung, Beratung oder Krankenhauseinweisung einholen. Die Kostenkontrolle in der Gesundheitsversorgung wird somit durch die Regulierung der ärztlichen Aktivitäten und der Klientenversorgung erreicht, und diese Vorgehensweisen machen im Wesentlichen das aus, was mit Managed Care gemeint ist. An Fürsprecher in der Krankenpflege ist daher die Forderung gestellt, sich über die Nachteile und Ungerechtigkeiten der regulierten Pflege im Klaren zu sein und sich Sensibilität für subtile Demütigungen und Menschenrechtsverletzungen durch das Gesundheitssystem zu bewahren (Mitty, 1991).

Unlösbare Probleme

Unweigerlich stößt ein pflegerischer Fürsprecher auf Schwierigkeiten, deren Überwindung seine Befugnisse oder Problemlösungsfähigkeiten übersteigt. Bei einigen davon ergibt sich vielleicht ein Lösungsweg, wenn das Problem umdefiniert wird. In anderen Fällen jedoch bleibt nichts anderes übrig als anzuerkennen, dass eine Lösung jenseits der Möglichkeiten eines Einzelnen liegt. Das ist beispielsweise im Hinblick auf Gesetze, amtliche Verfügungen oder die Politik insgesamt der Fall.

16.3 Interventionen

Nach Kosik (1972) liegen der Fürsprache zwei gleichrangige Hauptziele zugrunde. Das erste besteht darin, den Klienten zu befähigen, mehr Unabhängigkeit oder Selbstbestimmung zu erlangen. Solange Klienten in der Lage sind, über ihre Erkrankung Informationen einzuholen und die Angebote des Gesundheitswesens aus eigener Kraft in Anspruch zu nehmen, liegt die Aufgabe des pflegerischen Fürsprechers in der Patientenedukation und in der Weitervermittlung an geeignete Dienste. Als zweites Ziel nennt Kosik eine Verbesserung der Ansprechbarkeit des Gesundheitssystems für Klientenbedürfnisse und die Stärkung des Stellenwerts des Systems für die Erfüllung dieser Bedürfnisse. Lenkt die Pflegefachkraft die Aufmerksamkeit auf eine unangemessene, unzugängliche oder unfaire Versorgung, kann sie Veränderungen im Sinne der Klienten bewirken. Segesten und Fagring (1996) führen drei Situationen auf, die eine Fürsprache erforderlich machen können:

- eine Bitte des Klienten, zum Beispiel: «Würden Sie den Arzt für mich fragen?»
- ein vom Klienten erkanntes Problem, wie: «Wenn ich dieses Medikament nehme, fühle ich mich noch kränker, und darum nehme ich es nicht mehr.»
- eine unabhängig vom Klienten getroffene Entscheidung einer Pflegefachkraft, obwohl sie vielleicht im Namen des Klienten und in seinem Interesse gehandelt hat; dies gilt vor allem bei gravierend erkrankten Klienten.

Jede Situation, in der Fürsprache stattfindet und jede Pflegefachkraft, die als Fürsprecher auftritt, ist einzig in ihrer Art, und das macht den Prozess der Fürsprache so komplex. Die drei weiter unten vorgestellten Fürsprache-Modelle setzen Pflegefachkräfte instand, ihre Tätigkeit als Fürsprecher auf die Situation des Klienten abzustimmen. Auch wenn die Modelle in bezug auf Pflegestrategien und -ansätze voneinander abweichen, haben sie doch ein und dasselbe Ziel, nämlich das Recht des Klienten auf Autonomie und Selbstbestimmung geltend zu machen.

Nach jedem dieser Modelle gestaltet sich Fürsprache in Form eines Prozesses, der dem Pflegeprozess ähnelt. Der pflegerische Fürsprecher muss sowohl einschätzen, inwieweit Fürsprache benötigt wird, als auch ein Assessment der Hindernisse vornehmen, die einer selbstbestimmten Entscheidung des Klienten im Wege stehen. Solche Hindernisse können sein: die Art des chronischen Leidens und der Symptome, Mangel an Ressourcen (Wissen, Informationen, soziale Unterstützung, Zeit, Geld), mangelndes Selbstvertrauen und mangelnde Bereitschaft des Klienten, nachteilige soziale und kulturelle Einflüsse, Hemmnisse in der Fürsprachesituation selbst (zu Hause oder in einer Einrichtung) sowie Strömungen im politischen und ökonomischen Klima, die einen ungünstigen Einfluss auf die gesundheitsbezogene Gesetzgebung ausüben. Weiterhin benötigt der Fürsprecher einen detaillierten Bericht über die Ereignisse in chronologischer Reihenfolge sowie Datenmaterial, das bestätigt, dass ein Problem vorliegt und Handlungsbedarf gegeben ist. Es trägt wesentlich zu einer wirksamen Fürsprache bei, wenn der Fürsprecher über alle die Situation betreffenden Fakten im Bilde ist. Sollte er nicht ohne Unterstützung eingreifen können, ist es gegebenenfalls nötig, den Fall einem geeigneten Entscheidungsträger vorzutragen, eine Aufgabe, die Takt und kommunikatives Geschick erfordert, damit eine förderliche Zusammenarbeit zustande kommt.

Der nächste Schritt des Fürsprechers besteht darin, sich zu überlegen, wie er am effektivsten eingreifen kann. Zu bedenken ist dabei, dass Fürspracheaktivitäten in Zusammenarbeit mit dem Klienten vorzunehmen sind. Bei der Planung sollte deshalb berücksichtigt werden, ob und in welcher Form bereits Fürsprache erfolgt ist. Ferner empfiehlt es sich – sofern angebracht – die Aktivitäten lokaler Regulierungsbehörden sowie einzel- oder bundesstaatlicher gesetzgebender Körperschaften in Betracht zu ziehen.

Eine wirksame pflegerische Fürsprache führt dazu, dass der Klient zu seinem eigenen Patientenanwalt wird. Klienten müssen lernen, ihre Interessen in Zukunft ohne entsprechende

Interventionen geltend zu machen. Wechselseitige Rückmeldungen über den Verlauf des Gesamtprozesses ermöglichen es der Pflegefachkraft und dem Klienten, die Effektivität der Intervention zu überprüfen. Besteht das Problem weiter, können Klient und Fürsprecher auf dieser Grundlage entscheiden, ob neue Zielsetzungen notwendig sind oder ob bestimmte Aspekte des Vorgehens verändert werden müssen.

16.3.1 Fürsprachemodelle

Im Folgenden werden drei Modelle der Fürsprache vorgestellt, nämlich der Fürspracheprozess nach Brower (1982), der auf Selbstbestimmung basierende Entscheidungsprozess nach Gadow (1980) und der Entscheidungsprozess nach Haggerty (1985) (**Tab. 16-3** auf S. 572). Wie bereits erwähnt, dient als Grundlage aller Modelle der Pflegeprozess.

Der Fürspracheprozess

Dieses Modell setzt sich aus sechs Schritten zusammen (Brower, 1982; Gary, 1996). Der erste Schritt erfordert den Aufbau einer Beziehung zwischen Klient und Fürsprecher, in der Offenheit und realistische Erwartungen an den Partner zum Ausdruck kommen. Zu diesem Schritt gehört auch, sich Kenntnisse über die Normen zu verschaffen, die für einen Klienten oder eine Gruppe relevant sind, um deren kulturelle Werte und Überzeugungen respektieren zu können. Außerdem muss der Fürsprecher herausfinden, wie der Klient die Situation sieht, ihm Informationen entsprechend seinem Bildungsniveau vermitteln und eine Reihe von Faktoren mit ihm besprechen, die sich auf Entscheidungen auswirken können, wie etwa finanzielle oder rechtliche Belange.

Als zweiten Schritt im Fürspracheprozess nennt Brower die Problemdiagnose. Sobald die Ursachen des Problems erkannt sind, können Lösungsmöglichkeiten in Erwägung gezogen werden. Der Fürsprecher muss relevante, auf das Problem bezogene Ressourcen ausfindig machen. Dabei sind sowohl Ressourcen auf der Mikro-Ebene (Förderung der Selbstversorgungskompetenz durch entsprechende Maßnahmen) als auch auf der Makro-Ebene (Gesellschaft insgesamt) zu berücksichtigen.

Im dritten Schritt wird ein bestimmter Aspekt des Problems gesondert betrachtet, und es werden Langzeit- und Kurzzeitziele ausgehandelt und festgelegt.

Der vierte Schritt besteht im Treffen einer Entscheidung oder der Wahl einer Vorgehensweise, in die die Vorerfahrungen des Fürsprechers und die von ihm eingeholten Informationen eingehen.

Als fünfter Schritt erfolgt die Vereinbarung von Zielen und Zielvorstellungen, womit das Interesse geweckt und die Identifizierung mit dem Lösungsprozess erreicht werden soll. Hierbei muss der Fürsprecher hinter dem Recht der Klienten auf freie Entscheidung stehen, im Sinne seiner Wahl handeln und ihn in seinen Entscheidungen bestätigen.

Der sechste und letzte Schritt schließlich besteht in der Evaluation der Fürsprachetätigkeit. In dieser Phase ist ein offener Informationsaustausch zwischen Fürsprecher und Klient ausschlaggebend dafür, den Evaluationsprozess voranzubringen und den Weg zur Selbstbestimmung des Klienten weiterzugehen.

Der auf Selbstbestimmung basierende Entscheidungsprozess

Dieses Fürsprachemodell ist darauf ausgerichtet, die Klienten bei der Wahl von Optionen in der Gesundheitsversorgung zur Selbstbestimmung zu befähigen (Gadow, 1980). Das Modell hebt fünf Schritte zur Förderung der Entscheidungskompetenz bei Klienten hervor. Jeder Schritt macht es erforderlich, dass Pflegefachkraft und Klient zusammenarbeiten und die Belange beider Seiten Berücksichtigung finden, wobei die einzelnen Schritte jedoch keiner festgelegten Reihenfolge unterliegen.

1. Weitergabe von relevanten, adäquaten und in Form und Menge ausreichenden Informationen an den Klienten, damit er die Situation

Tabelle 16-3: Modelle der Fürsprache im Vergleich zum Pflegeprozess

Pflegeprozess	Fürspracheprozess (Brower, 1982)	Auf Selbstbestimmung beruhender Entscheidungsprozess (Gadow, 1980)	Entscheidungsprozess (Haggerty, 1985)
Assessment/Diagnose	• Aufbau einer Beziehung • Problemdiagnose	• Patientenselbstbestimmung • Pflegefachkraft-Patienten-Beziehung • Werte der Pflegefachkraft • Werte des Patienten	• Beurteilung der Situation • Bestimmen des Wissensstands des Klienten bezüglich der Situation • Feststellen des Nutzen-Risiko-Verhältnisses • Festlegen von Zielen für den Klienten und die Pflegefachkraft
Planung/Ergebnis	• Beschreibung des Problems: – Festlegen von Langzeitzielen – Festlegen von Kurzzeitzielen • Wahl der Lösung	• Individualität des Patienten	• Analyse der Situation gemeinsam mit dem Klienten • Aushandeln von Zielen • Feststellen der Pflichten des Klienten und der Pflegefachkraft in Bezug auf die Ziele
Durchführung	• Akzeptanz für Lösung gewinnen		• Ausführen des vorgeschlagenen Plans
Evaluation	• Bewerten des Fürsprache-Projektes		• Sichtweise des Klienten • Sichtweise der Pflegefachkraft

versteht und besser darauf reagieren kann. Je mehr Informationen Klienten besitzen, desto wahrscheinlicher können sie selbstbestimmt entscheiden.
2. Zulassen einer Beziehung zwischen Fachkraft und Klient, die es erlaubt in Erfahrung zu bringen, ob der Klient noch weitere Informationen benötigt. Pflegefachleute sollten nicht darauf warten, dass der Klient nach Informationen verlangt, sondern sie von sich aus anbieten. Zu diesem Zweck können Fragen gestellt werden wie: «Würden Ihnen mehr Informationen helfen, zu einer Entscheidung zu kommen?» Es besteht auch die Möglichkeit, sich weniger direkt an den Klienten zu wenden und zu sagen: «Manchen Menschen fallen Entscheidungen leichter, wenn sie mehr Informationen haben; würde Ihnen das helfen?»
3. Mitteilung der Ansichten der Pflegefachkraft als Teil der relevanten, an den Klienten vermittelten Informationen, um ihm deren Verhalten verständlich zu machen. Der Zweck dieser Maßnahme besteht nicht darin, am Klienten Überzeugungsarbeit zu leisten, sondern sie dient der Information und soll deutlich machen, wie wichtig es ist, im Verlauf des Entscheidungsprozesses Werthaltungen zu artikulieren.
4. Unterstützung des Klienten bei der Klärung seiner Werthaltungen. Dieser Prozess wird gefördert, wenn die Pflegefachkraft ihre Wertvorstellungen mitteilt. Entscheidend sind allerdings die Werthaltungen des Klienten in Bezug auf Lebensqualität und behandlungsbezogene Entscheidungen.
5. Unterstützung des Klienten bei der selbständigen Suche nach dem Sinn, der für ihn in Gesundheit, Krankheit oder Sterben liegt. Dabei ist es wichtig, sich ins Gedächtnis zu rufen, dass der Mensch eine Synthese des Verständnisses von sich selbst und seinem Körper darstellt, die ihn als Individuum einzigartig macht. Setzt sich der Klient mit der Sinnfindung auseinander, kann sich die Pflegefachkraft anschließend anderen Überlegungen als solchen über Werthaltungen widmen. Die pflegerische Aufgabe bei diesem Schritt besteht darin, den Klienten behilflich zu sein, ihren persönlichen Sinn in der Krankheit zu finden.

Der Entscheidungsprozess

Die von Haggerty (1985) vorgeschlagenen Schritte des Entscheidungsprozesses weisen Ähnlichkeit mit denen des Pflegeprozesses auf. Dieses Modell hilft der Pflegefachkraft in ihrem Streben, den Klienten die sachlich fundierte und selbstbestimmte Entscheidungsfindung hinsichtlich ihrer Gesundheitsversorgung zu erleichtern.

Assessment/Problemerkennung
Zunächst beurteilt der Fürsprecher die Situation daraufhin, in welchem Umfang ein Klient über seine Erkrankung informiert ist. Danach muss er einschätzen, ob der Klient bereit ist, gesundheitsschädliche Verhaltensweisen zu ändern oder ob er beabsichtigt, sie beizubehalten. Von zentraler Bedeutung ist, dass der Fürsprecher feststellt, inwieweit die chronische Krankheit beim Klienten das Gefühl herabgesetzt hat, sein Befinden kontrollieren zu können.

Der Fürsprecher stellt weiterhin fest, inwiefern der Klient über wichtige Bestandteile des Behandlungsplans Bescheid weiß und in der Lage ist, Entscheidungen bezüglich der Handhabung seiner Krankheit zu treffen.

Planung
Bei diesem Schritt erörtert der Fürsprecher mit dem Klienten Optionen oder Vorgehensweisen in bezug auf die Behandlung der Krankheit. Die mit einer bestimmten Entscheidung verbundenen Vorteile und Risiken werden in Betracht gezogen. Danach handeln Klient und Pflegefachkraft gemeinsame Ziele für die Handhabung der Krankheit aus und legen dabei ihre jeweiligen Verpflichtungen fest. Anschließend wird eine schriftlich fixierte Vereinbarung geschlossen, in der die Pflichten beider Parteien genau niedergelegt sind, um den Zielsetzungen einen höheren Verbindlichkeitsgrad zu verleihen.

Durchführung
Als nächster Schritt erfolgt die Durchführung des erarbeiteten Planes. Beide Parteien kommen ihren Verpflichtungen zur Zielannäherung nach, wie sie in der Vereinbarung festgelegt sind.

Evaluation
Eine Evaluation des Behandlungsplanes aus dem Blickwinkel des Klienten führt zur Rückmeldung darüber, inwieweit der Klient seinen Verpflichtungen nachgekommen ist. Außerdem kann der Klient dabei einschätzen, wie viel Kontrolle er im Entscheidungsprozeß ausüben konnte und ob die angestrebten Ziele erreicht wurden.

Die Evaluation aus fachlicher Sicht liefert Informationen darüber, ob die von der Pflegefachkraft durchgeführten Maßnahmen die Autonomie des Klienten untermauert und gestärkt haben. Zudem sollte ermittelt werden, inwieweit es dem Klienten möglich war, den Entscheidungsprozeß zu kontrollieren.

Ungeachtet des angewandten Modells besteht die Rolle des Fürsprechers darin, den Klienten mehr Kontrolle zu ermöglichen, damit sie aus ihrer eigenen Perspektive heraus die besten Entscheidungen für sich treffen können. Folgende Faktoren erleichtern dem Klienten die Entscheidungsfindung: Einbeziehung der zwischen Pflegekraft und Klient ausgetauschten Informationen, der Pflegeprozess selbst, schriftliche Vereinbarungen und Auflistungen sowie reflektierendes Zuhören und Rollenspiele zur intensiveren Auseinandersetzung mit diversen Optionen und ihren möglichen Folgen. Gelingt es den Klienten, sachlich fundierte Entscheidungen zu treffen, verfügen sie über ein machtvolles Instrument, um ihr Selbstvertrauen zu stärken und Kenntnisse zu erwerben, die ihre Autonomie stützen und ihr Vertrauen festigen, auch in Zukunft entscheidungsfähig zu sein.

> **Fallstudie**
>
> # Das Problem Druckgeschwüre: Teil 2
>
> Bill Jones, der Bezugspfleger von Herrn Smith, geht nach Hagertys Modell des Entscheidungsprozesses vor, um das Dekubitusproblem seines Klienten in Angriff zu nehmen.
>
> *Problemdiagnose:* Bill stellt fest, dass Herrn Smiths dringendster Wunsch darin besteht, aufzubleiben und nicht ins Bett gebracht zu werden. Deshalb ist Herr Smith auch bereit, das Risiko einer weiteren Hautschädigung einzugehen. Weil sie ein gutes Verhältnis zueinander haben, kann Herr Smith die Situation eingehend mit Bill diskutieren, und er sagt ihm, dass er sich darüber im Klaren sei, wozu weitere Hautschädigungen führen können. Angesichts seines sich verschlechternden körperlichen Zustands glaubt Herr Smith, dass es die Qualität seines Lebens zu Hause erhöhen würde, wenn er im Rollstuhl bleibt.
>
> *Planung:* Gemeinsam suchen sie nach Möglichkeiten, die Abheilung der Druckgeschwüre zu fördern und dabei gleichzeitig auch Herrn Smiths Wunsch nach Kontrolle der Situation zu berücksichtigen. Als Ziel legen sie fest, Aktivitäten in Angriff zu nehmen, die das Fortschreiten der Druckgeschwüre unterbinden und es ihm dennoch gestatten, Zeit mit seiner Familie zu verbringen. Sie einigen sich auf eine schriftliche Vereinbarung, in der die Pflichten beider Seiten klar umschrieben sind. Gemäß diesem Plan muss Herr Smith nach der Rückkehr von der Arbeit für einige Zeit im Bett liegen, um den Steißbeinbereich zu entlasten. Während dieser Zeit soll seine Frau das betroffene Hautareal mit feuchten Kompressen behandeln. Zum Abendessen, so sieht der Plan vor, steht Herr Smith dann wieder auf, sitzt in seinem Rollstuhl und ist mit seiner Familie zusammen.
>
> *Durchführung:* Bill leitet Frau Smith an, die Kompressen korrekt aufzulegen, und Herr Smith sucht nach der Rückkehr von der Arbeit jeden Nachmittag das Bett auf.
>
> *Evaluation:* Nach einigen Wochen erörtern Bill und Herr Smith ihr Vorgehen und den Fortschritt in der Abheilung der Druckgeschwüre. Herr Smith sagt, dass er seinem Gefühl nach beim Entscheidungsprozess die Zügel in der Hand habe und ist trotz der Unannehmlichkeit, am Tage im Bett liegen zu müssen, bereit, am vereinbarten Plan festzuhalten.
>
> Bill stellt fest, dass die Druckgeschwüre zwar nicht besser geworden sind, aber auch nicht schlimmer. Obwohl er gerne hätte, dass Herr Smith den Steißbeinbereich häufiger entlastet, ist er guten Mutes, da die Geschwüre nicht tiefer und größer geworden sind. Er ist der Ansicht, dass seine Fürsprache es Herrn Smith ermöglicht hat, seine Selbstbestimmung zu wahren und die von ihm gewünschte Lebensqualität beizubehalten.

16.4 Zusammenfassung und Schlussfolgerungen

Fürsprache erfordert Kreativität in der Problemlösung (Mitty, 1991). Jede Pflegefachkraft kann fürsprecherisch tätig werden, und zwar ungeachtet ihres Ausbildungsniveaus oder ihrer Stellung in der Hierarchie der Gesundheitsversorgung (Copp, 1993), und jede kann für jeden beliebigen Patienten Fürsprecher sein (Sellin, 1995). Anders ausgedrückt: Fürsprache ist eine eigenständige pflegerische Funktion (Love, 1995).

Fürsprache erfordert eine breite Palette an Fertigkeiten und Fähigkeiten. Dazu zählen wissenschaftliche Kenntnisse, professionelle Kommunikationsführung, Vermittlungsgeschick, Problemlösungsfähigkeiten und Bekräftigungstechniken. Der fürsprecherische Bedarf chronisch Kranker ist ebenso breit gefächert und reicht von der Einflussnahme auf Fragen der Gesundheitspolitik bis hin zu ganz persönlichen Belangen wie der Gefährdung des Wohlergehens eines Klienten (Cooper, 1990).

In der Funktion des Fürsprechers kann die Pflegefachkraft politisch aktiv werden und für sozialpolitische Veränderungen eintreten, aber auch im Hintergrund tätig sein und sich mit Aufgaben eher privaten Charakters befassen, wie etwa die Klienten dabei zu unterstützen, ihrer Situation Sinn zu verleihen. Der Fürsprecher achtet die Werte und Hoffnungen seiner Klienten und schafft eine von Fürsorge geprägte Atmosphäre. Unter bestimmten Umständen ist Fürsprache die einzige Intervention, die etwas bewirkt (Stewart-Amidei, 1989).

Angesichts der Tatsache, dass Wissen Macht bedeutet, befähigt Fürsprache die Klienten zu einer sachlich fundierten Entscheidung, die sich sowohl auf ihre Gesundheit als auch auf die Befriedigung ihrer Bedürfnisse positiv auswirkt. Der Klient ist nicht mehr nur bloßer Rezipient von Gesundheitsleistungen, sondern wird zum aktiv Mitwirkenden bei der Definition seiner gesundheitlichen Bedürfnisse und der zweckdienlichen Nutzung von Ressourcen. Weil sie einen ganzheitlichen Ansatz verfolgen, berücksichtigen Fürsprecher nicht nur biologische Bedürfnisse, sondern auch sozioökonomische Faktoren, die sich auf das Wohlergehen von Klienten auswirken. Kurzum: «Patientenfürsprecher fördern alles, was das Leben lebenswert macht» (Salladay & McDonnell, 1989).

Pflegediagnosen

In Zusammenhang mit Fürsprache existiert keine eigene diagnostische Kategorie. Die folgenden diagnostischen Kategorien lassen sich aus den Inhalten dieses Kapitels herleiten.
Zusätze in eckigen Klammern [...] wurden nachträglich eingefügt.

Entscheidungskonflikt (zu spezifizieren)

Taxonomie 1R: Wählen (5.3.1.1/1998)
NANDA-Originalbezeichnung: «Decisional Conflict»
[Thematische Gliederung: Integrität der Person]

Definition: Ein Zustand, bei dem ein Mensch unsicher ist, welchen Weg er wählen soll, wenn die Wahlmöglichkeiten Risiken, Verluste oder Infragestellung persönlicher Wertvorstellungen enthalten.

Mögliche ursächliche oder beeinflussende Faktoren

- Unklare Wertvorstellungen/Überzeugungen; wahrgenommene Bedrohung des persönlichen Wertsystems
- Mangelnde Erfahrung im Treffen von Entscheidungen oder Störung im Entscheidungsprozess
- Fehlen relevanter Informationen; mehrere oder widersprüchliche Informationsquellen
- Ungenügendes Unterstützungssystem
- [Alter, Entwicklungsstand]
- [Familiensystem, soziokulturelle Faktoren]
- [Kognitiver, emotionaler, verhaltensmässiger funktionaler Status]

Bestimmende Merkmale oder Kennzeichen

subjektive

- Aussagen über Unsicherheit bezüglich Wahl oder unerwünschter Konsequenzen von Alternativen, die erwogen werden.
- Geäusserte Gefühle der Verzweiflung oder Infragestellung persönlicher Wertvorstellungen/Überzeugungen während der Entscheidungsfindung

objektive

- Unschlüssigkeit zwischen mehreren Entscheidungsmöglichkeiten; verzögerter Entscheidungsprozess
- Selbstbezogenheit
- Körperliche Zeichen von Stress oder Anspannung (erhöhter Puls, erhöhte Muskelspannung, Unruhe usw.)

Machtlosigkeit (Beeinträchtigungsstufe angeben: schwer, mässig, leicht)

Taxonomie 1R: Wahrnehmen (7.3.2/1982)
NANDA-Originalbezeichnung: «Powerlessness»
[Thematische Gliederung: Integrität der Person]

Definition: Die Wahrnehmung, dass das eigene Handeln keinen wesentlichen Einfluss auf den Ausgang einer Sache haben wird; wahrgenommener Kontrollverlust über eine momentane Situation oder ein unmittelbares Ereignis.

Mögliche ursächliche oder beeinflussende Faktoren

- Institutionelle Einflüsse [z. B. Verlust von Privatsphäre, persönlichem Besitz, Kontrolle über Therapien]

- Zwischenmenschliche Interaktionen [z. B. Machtmissbrauch, Gewalt; Beziehung mit Missbrauch]
- Krankheitsbezogene Therapien [z. B. chronische/behindernde Zustände]
- Lebensweise der Hilflosigkeit [z. B. Wiederholte Misserfolge, Abhängigkeit]

Bestimmende Merkmale oder Kennzeichen

subjektive

Schwere Machtlosigkeit
- Verbale Äußerungen, weder Kontrolle noch Einfluss auf die Situation, das Resultat oder die persönliche Pflege zu haben
- Depression aufgrund des fortschreitenden körperlichen Zerfalls, der trotz Kooperation («Compliance») des Patienten in der Therapie auftritt

Mäßige Machtlosigkeit
- Ausdruck von Frustration und Unbefriedigung über die Unfähigkeit, gewohnte frühere Aufgaben und/oder Aktivitäten auszuführen
- Ausdruck von Zweifeln bezüglich der Erfüllung sozialer Rollen
- Hemmung, die wahren Gefühle auszudrücken; Furcht vor Zurückweisung durch die für die Pflege zuständigen Personen

Leichte Machtlosigkeit
- Geäußerte Verunsicherung über wechselnde Kraftzustände

objektive

Schwere Machtlosigkeit
- Apathie [Rückzug, Resignation, Weinen]
- [Wut]

Mäßige Machtlosigkeit
- Registriert keinen Fortschritt
- Nicht-Beteiligung an Entscheidungen über die Pflege, wenn die Möglichkeit dazu angeboten wird
- Abhängigkeitsverhältnis, das zu Reizbarkeit, Ärger, Wut und Schuldgefühlen führen kann
- Unfähigkeit, sich Informationen bezüglich der Pflege zu holen
- Verteidigt eigene pflegerische Gewohnheiten nicht, wenn diese in Frage gestellt werden

Leichte Machtlosigkeit
- Passivität

Wissensdefizit (*Lernbedarf*) (zu spezifizieren)

Taxonomie 1R: Wissen (8.1.1/1980)
NANDA-Originalbezeichnung: «Knowledge Deficit»
[Thematische Gliederung: Lehren/Lernen]

Definition: Ein Fehlen oder Mangel an kognitiven Informationen zu einem bestimmtes Thema.

[Mangel an spezifischen Informationen, die für den Patienten/seine Angehörigen notwendig sind, um sinnvolle Entscheidungen im Zusammenhang mit Gesundheitszustand/ Therapien/Veränderungen der Lebensweise zu treffen].

Mögliche ursächliche oder beeinflussende Faktoren
- Kein Zugang zu Informationen
- Fehlinterpretation von Informationen
- Mangelnde Vertrautheit mit den Informationsquellen
- Mangelndes Erinnerungsvermögen
- Kognitive Einschränkung

- Fehlendes Interesse am Lernen
- [Wunsch des Patienten, keine Informationen zu erhalten]
- [Ungenaue/unvollständige Informationen]

Bestimmende Merkmale oder Kennzeichen

subjektive
- Äußerung des Problems
- [Ersuchen um Informationen]
- [Äusserung, die auf Missverständnisse hinweisen]

objektive
- Ungenaue Durchführung einer Anweisung
- Ungenügende Durchführung eines Tests
- Nicht angemessene oder übertriebene Verhaltensweisen (z. B. hysterisch, feindselig, erregt, apathisch)
- [Entwicklung einer vermeidbaren Komplikation]

Studienfragen

1. Auf welche Weise haben historische Ereignisse in der Geschichte der Krankenpflege die Fürsprecherrolle beeinflusst?
2. Wie lautet Ihre Definition von Fürsprache?
3. Vergleichen Sie existentielle Fürsprache, Konsumenten-Fürsprache und paternalistische Fürsprache und wägen Sie diese gegeneinander ab. Welche Stärken und Grenzen weisen diese Modelle jeweils auf?
4. Unter welchen Umständen ist es möglicherweise gerechtfertigt, bevormundend zu handeln?
5. Erörtern Sie fünf Komponenten der Rollen, die der pflegerische Fürsprecher gegebenenfalls ausübt.
6. Kann eine Pflegefachkraft einem Klienten im Entscheidungsprozess helfen, ohne ihn dabei übermäßig zu beeinflussen? Welche Faktoren wirken sich förderlich bzw. hinderlich auf diesen Prozess aus?
7. Inwiefern beeinflussen die Werthaltungen und Überzeugungen der Pflegefachkraft die Art und Weise, wie sie die Fürsprecherfunktion ausübt?
8. Beschreiben Sie Faktoren auf Seiten von Klient oder Pflegefachkraft, die sich nachteilig auf die Fürsprache auswirken können.
9. Diskutieren Sie die sozialen Hemmnisse, die einen Einfluss auf die Fürsprache haben können.
10. Stellen Sie sich einen bestimmten Klienten vor. Wie würden Sie in seinem Fall unter Verwendung eines der in Tabelle 16-3 aufgeführten Modelle fürsprecherisch tätig werden?
11. Welche Veränderungen und Entwicklungen wird die Fürsprecherrolle möglicherweise in Zukunft erfahren?

Literatur

Abrams, N. (1990). A contrary view of the nurse as patient advocate. In R. Pence & J. Cantrall (eds.), Ethics in nursing: An anthology. New York: National League for Nursing.

American Nurses' Association (1985). Code for nurses with interpretive statements. Kansas City: American Nurses' Association.

Andersen, S. L. (1990). Patient advocacy and whistle blowing in nursing: Help for the helpers. Nursing Forum, 25 (3), 5–13.

Andrews, M. M., Boyle, J. S. (1995). Transcultural concepts in nursing care. Philadelphia: J. B. Lippincott.

Annas, G. J., Healey, J. (1990). The patient rights advocate. In R. Pence & J. Cantrall (eds.), Ethics in nursing: An anthology. New York: National League for Nursing.

Bernal, E. W (1992). The nurse as patient advocate. Hastings Center Report, 22 (4), 18–23.

Bird, A. W (1994). Enhancing patient well-being: Advocacy or negotiation? Journal of Medical Ethics, 20, 152–156.

Bramlett, M. H., Gueldner, S. H., Sowell, R. L. (1990). Consumer-centric advocacy: Its connection to nursing frameworks. Nursing Science Quarterly, 30, 156–161.

Brower, H. T (1982). Advocacy: What it is. Journal of Gerontological Nursing 8 (3), 141–143.

Canam, C. (1993). Common adaptive tasks facing parents of children with chronic conditions. Journal of Advanced Nursing, 18, 46–53.

Carnerie, E (1989). Patient advocacy. Canadian Nurse, 85 (11), 20.

Cary A. H. (1996). Case management. In M. Stanhope & J. Lancaster (eds.), Community health nursing (4th ed.). St. Louis: C. V Mosby.

Clark, E. G. (1997). Substituted judgment: Medical and financial decisions by guardians. Estate Planning, 24(2), 66-73.

Cooper, M. C. (1990). Chronic illness and nursing's ethical challenge. Holistic Nursing Practice, 5 (1), 10–16.

Copp, L. A. (1986). The nurse as advocate for vulnerable persons. Journal of Advanced Nursing, 11, 255–263.

Copp, L. A. (1993). Response to «Patient advocacy- An important part of the daily work of the expert nurse.» Scholarly Inquiry for Nursing Practice: An International Journal, 7 (2), 137–140.

Corbin, J., Strauss, A. (1988). Unending work and care: Managing chronic illness at home. San Francisco: Jossey-Bass.

Corbin, J., Strauss, A. (1991). A nursing model for chronic illness management based upon a trajectory framework. Scholarly Inquiry for Nursing Practice: An International Journal, 5 (3), 155–174.,

Corcoran, S. (1988). Toward operationalizing an advocacy role. Journal of Professional Nursing, 4 (4), 242–248.

Curtin, L. (1988). Ethics in nursing practice. Nursing Management, 19 (5), 7–9.

Curtin, L. L. (1979). The nurse as advocate: A philosophical foundation for nursing. Advances in Nursing Science, 1, 1–10.

Fox, R. C. (1994). The medicalization and demedicalization of American society. In P Conrad & R. Kern (eds.), The Sociology of Health and Illness (4th ed.). New York: St. Martin's Press.

Freund, P E. S., McGuire, M. B. (1991). Health, illness, and the social body. Englewood Cliffs, NJ: Prentice-Hall.

Gadow, S. (1980). A model for ethical decision making. Oncology Nursing Forum, 7 (4), 44–47.

Gadow, S. (1990). Existential advocacy: Philosophical foundations of nursing. In R. Pence & J. Cantrall (eds.), Ethics in nursing: An anthology. New York: National League for Nursing.

Gaylord, N., Grace, P (1995). Nursing advocacy: An ethic of practice. Nursing Ethics, 2 (1), 11–18.

Glaser, B. G., Strauss, A. L. (1968). Time for dying. Chicago: Adline.

Goffman, E. (1963). Notes on management of spoiled identity. Englewood Cliffs, NJ: Prentice-Hall.

Haggerty, M. C. (1985). Ethics: Nurse patron or nurse advocate. NursingManagement, 16 (5), 340–34 U.

Jary D., Jary J. (1991). Sociology. New York: Harper Perennial.

Jezewski, M. A. (1993). Culture brokering as a model for advocacy. Nursing G Health Care, 14 (2), 78–85.

Kavanaugh, K. H. (1993). Facing the challenges of advocacy and diversity/universality. Journal of Transcultural Nursing, 5 (1), 4–13.

Kirk, K. (1992). Confidence as a factor in chronic illness care. Journal of Advanced Nursing, 17 (10), 1238–1242.

Kohnke, M. E (1980). The nurse as advocate. American Journal of Nursing, 80, 2038–2040.

Kosik, S. H. (1972). Patient advocacy or fighting the system. American Journal of Nursing, 72, 694–696.

Lamb, H. R., Weinberger, L. E. (1993). Therapeutic use of conservatorship in the treatment of gravely disabled psychiatric patients. Hospital and Community Psychiatry, 44 (2), 147–150.

Leininger, M. (1990). The significance of cultural concepts in nursing. Journal of Transcultural Nursing; 2 (1), 52–59.

Love, M. B. (1995).,Patient advocacy at the end of life. Nursing Ethics, 2 (1), 3–9.

Miller, B. K., Mansen, T J., Lee, H. (1990). Patient advocacy: Do nurses have the power and authority to act as patient advocate? In R. Pence, J. Cantrall (eds.), Ethics in nursing: An anthology. New York: National League for Nursing.

Mitty, E. L. (1991). The nurse as advocate. Issues in LTC. Nursing & Health Care, 12 (10), 520–523.

Mort, L. (1996). Critical of care. Nursing Times, 92 (19), 40–41.

Nelson, M. L. (1988). Advocacy in nursing. Nursing Outlook, 36 (3), 136–141.

Nolan, M., Keady, J., Grant, G. (1995). Developing a typology of family care: Implications for nurses and other service providers. Journal of Advanced Nursing, 21 (2), 256–265.

Orem, D. E. (1995). Nursing concepts of practice (5th ed.). St. Louis: C. V Mosby

Pagana, K. D. (1987). Let's stop calling ourselves «patient advocates.» Nursing 87, 17 (2), 51.

Peace, G. (1996). Living under the shadow of illness. Nursing Times, 92 (28), 46–48.

Prins, M. M. (1992). Patient advocacy: The role of nursing leadership. Nursing Management, 23 (7), 78–80.

Reynolds, S. L. (1997). Protected or neglected: An examination of negative versus compassionate ageism in public conservatorship. Research on Aging, 19 (1), 3–25.

Salladay S. A., McDonnell, M. M. (1989). Spiritual care, ethical choices, and patient advocacy. Nursing Clinics of North America, 24 (2), 543–549.

Segesten, K. (1993). Patient advocacy-An important part of the daily work of the expert nurse. Scholarly Inquiry for Nursing Practice: An International Journal, 7 (2), 129–135.

Segesten, K., Fagring, A. (1996). Patient advocacy-An essential part of quality nursing care. International Nursing Review, 43 (5), 142–144.

Sellin, S. C. (1995). Out on a limb: A qualitative study of patient advocacy in institutional nursing. Nursing Ethics, 2 (1), 19–29.

Spellbring, A. M. (1991). Nursing's role in health promotion. Nursing Clinics of North America, 26 (4), 805–814.

Spradley, B. W, Allender, J. A. (1996). Community health nursing concepts and practice. Philadelphia: J. B. Lippincott.

Starr, P (1982). The social transformation of American medicine. New York: Basic Books.

Stewart-Amidei, C. (1989). Patient advocacy: A simple nursing action? journal of Neuroscience Nursing, 21 (5), 271–272.

Stodart, K. (1992). Advocacy in action. New Zealand Nursing journal, 85 (10), 22–24.

Trandel-Korenchuk, D., Trandel-Korenchuk, K. (1990). Nursing advocacy of patients' rights: Myth or reality? In R. Pence & J. Cantrall (eds.), Ethics in nursing: An anthology. New York: National League for Nursing.

Winslow, G. R. (1984). From loyalty to advocacy: A new metaphor for nursing. Hastings Center Report, 14, 32–40.

Zusman, J. (1990). Want some good advice? Think twice about being a patient advocate. In R. Pence & J. Cantrall (eds.), Ethics in nursing: An anthology. New York: National League for Nursing.

Weiterführende Literatur

Angst, D. B., Deatrick, J. A. (1996). Involvement in health care decisions: Parents and children with chronic illness. Journal of Family Nursing, 2 (2), 174–194.

Annas, G. J. (1990). The patient rights advocate: Can nurses effectively fill the role? In R. Pence & J. Cantrall (eds), Ethics in nursing: An anthology. New York: National League for Nursing.

Baker, C., Stern, P N. (1993). Finding meaning in chronic illness as the key to self-care. Canadian Journal of Nursing Research, 25 (2), 23–36.

Bandman, E. L., Bandman, B. (1990). Nursing ethics through the life span (2nd ed.). Norwalk, CT: Appleton & Lange,

Carnerie, E (1989). Patient advocacy. Canadian Nurse, 85 (11), 20.

Carpenito, L. J. (1995). Nursing diagnosis. Application to clinical practice (6th ed.). Philadelphia: J. B. Lippincott.

Chinn, P L. (1986). Ethical issues in nursing. Rockville, MD: Aspen.

Clark, L. (1990). The many faces of advocacy: A sense of foreboding. American Journal of Nursing, 90, 81–82.

Corbin, J. M., Strauss, A. (1991). A nursing model for chronic illness management based upon the trajectory framework. Scholarly Inquiry for Nursing Practice: An International journal, 5 (3), 155–174.

Curtin, L. (1990). The nurse as advocate: A cantankerous critique. In R. Pence & J. Cantrall (eds.), Ethics in nursing: An anthology. New York: National League for Nursing.

Curtin, L, Flaherty, M. J. (1982). Nursing ethics. Theories and pragmatics. Bowie, M D: Prentice-Hall.

Davis, A. J., Aroskar, M. A. (1991). Ethical dilemmas and nursing practice (3rd ed.). Norwalk, CT: Appleton & Lange.

DeCoste, B. (1990). The many faces of advocacy: Victory and peace. American journal of Nursing, 90, 80–81.

Gadow, S. (1989). Clinical subjectivity. Advocacy with silent patients. Nursing Clinics of North America, 24 (2), 535–541.

Lythcott, G. (1985). Health advocacy among minority groups. In J. H. Marks (ed.), Advocacy in health care. Clifton, NJ: Humana Press.

Millette, B. E. (1993). Client advocacy and the moral orientation of nurses. Western. journal of Nursing Research, 15 (5), 607–618.

Murphy C. P (1990). The changing role of nurses in making ethical decisions. In R. Pence & J. Cantrall (eds.), Ethics in nursing; An anthology. New York: National League for Nursing.

Pagana, K. D. (1990). Let's stop calling ourselves «patient advocates.» In R. Pence & J. Cantrall (eds.), Ethics in nursing.- An anthology. New York: National League for Nursing.

Rafael, A. R. F (1995). Advocacy and empowerment: Dichotomous or synchronous concepts? Advances in Nursing Science, 18 (2), 25–32.

Sayer, J. (1988). Patient advocacy. On behalf of the patient. Nursing Times, 84 (41), 27–29.

Shaw, M. C., Halliday, P. H. (1992). The family; crisis and chronic illness: An evolutionary model. Journal of Advanced Nursing, 17 (5), 537–543.

Spicker, S. F, Gadow, S. (1980). Nursing: Images and ideals. New York: Springer Publishing.

Woodside, M. R., Legg, B. H. (1990). Patient advocacy: A mental health perspective. Journal of Mental Health Counseling, 12 (1), 38–50.

Yarling, R. R., McElmurry B. J. (1986). The moral foundation of nursing. Advances in Nursing Science, 8 (2), 63–73.

Kapitel 17

Forschung

Karen Thornbury Labuhn

17.1 Einleitung

Für Pflegefachkräfte und andere Angehörige der Gesundheitsberufe stellt der Umgang mit chronischer Krankheit eine der größten Herausforderungen dar. In den vorangegangenen Kapiteln dieses Buches wurden eine Vielzahl damit verbundener Probleme diskutiert und Vorschläge unterbreitet, wie eine professionelle pflegerisch-medizinische Versorgung chronisch Kranke und ihre Familien nicht nur bei der Bewältigung dieser Probleme unterstützen kann, sondern auch bei der Aufrechterhaltung eines höchstmöglichen Grades an Funktionsfähigkeit und Lebensqualität. Eine ganze Reihe dieser Behandlungsansätze beruht auf dem Wissen, das die Forschung hervorgebracht hat. Und dennoch stehen viele Antworten auf Fragen der Chronizität noch aus. Es bedarf der fortwährenden Forschungsarbeit, um die wissenschaftliche Grundlage für die Prävention chronischer Krankheiten und die Versorgung der davon Betroffenen zu festigen.

Dieses Kapitel bietet einen Überblick über die Geschichte der Gesundheits- und Pflegeforschung und untersucht die unterschiedlichen Typen von Forschungsstudien, die zum Ausbau der wissenschaftlichen Grundlage der Pflegepraxis bei chronischen Krankheiten beitragen. Ferner werden die wichtigsten Methoden zur Untersuchung von Fragen der Chronizität beschrieben und Beispiele für klinisch relevante Studien aufgeführt. Einigen Vorteilen und Herausforderungen der Forschung wird besondere Beachtung geschenkt, es werden aber auch Vorschläge unterbreitet, wie in der Praxis tätige Pflegefachkräfte Hemmnisse bei der Beteiligung an Forschungsprojekten überwinden und ihr Engagement für eine forschungsgestützte Pflegepraxis erhöhen können.

17.1.1 Forschungsgestützte Pflegepraxis

In den USA wird von sämtlichen pflegerischen Fachkräften erwartet, dass sie sich im Rahmen ihrer Tätigkeit an Forschungsvorhaben beteiligen. In den «Standards of Clinical Nursing Practice» des Amerikanischen Verbands für Pflegefachkräfte («American Nurses' Association», ANA) ist die Beteiligung von Pflegefachkräften an der Forschung und der Anwendung von Forschungsergebnissen als Bestandteil der professionellen Berufsausübung klar festgelegt (ANA, 1992) (vgl. **Tab. 17-1** auf S. 584). Der Verband veröffentlichte Richtlinien zur Durchführung von geeigneten Forschungsaktivitäten für Pflegefachleute verschiedener Ausbildungsniveaus (ANA, 1989). Obwohl in den USA die Studien in der Pflegeforschung typischerweise unter der Leitung von promovierten oder speziell dafür ausgebildeten Fachleuten stehen, ist dennoch allen Pflegekräften die Möglichkeit zur aktiven Mitwirkung an Forschungstätigkeiten gegeben. Sie können sich beteiligen, indem sie

Tabelle 17-1: Richtlinien des US-amerikanischen Berufsverbandes für Pflegefachkräfte (ANA) für die Beteiligung an Forschungsaktivitäten durch Krankenschwestern und -pfleger

Ausbildungsgrad	Tätigkeitsbereich
«Associate Degree» (Vorsemesterabschluss)	schätzt Forschung und legt Wert darauf hilft beim Ausfindigmachen zu untersuchender klinischer Problembereiche assistiert bei der Datenerhebung unter Verwendung bewährter Verfahren, beteiligt sich an der Forschungsanwendung in der klinischen Praxis
«Bachelor Degree» (niedrigster akademischer Grad)	nimmt kritische Bewertungen von Forschungsberichten vor versteht die ethischen Prinzipien der Forschung, unterstützt Forschende bei der Suche nach und der Eignungsbeurteilung von Probanden leistet einen Beitrag zur Form der Datenerhebung, setzt vorliegende Forschungsergebnisse in die Praxis um, versteht klinische Untersuchungsabläufe in anderen Disziplinen
«Master Degree» (höherer akademischer Grad, Magisterabschluss)	arbeitet mit Forscherinnen und Forschern bei der Ausarbeitung von Forschungsvorschlägen zusammen, fungiert als klinischer Experte für den Forschungsprozess beurteilt die klinische Relevanz von Forschungsergebnissen stellt die angemessene Integration von Forschung in die Praxis sicher schafft ein für die Forschung günstiges Klima in der klinischen Praxis
«Doctoral Degree» (Promotion)	arbeitet eigenständig entwirft und leitet Forschungsvorhaben zur (Weiter-) Entwicklung von Pflegetheorien arbeitet mit Klinikern und anderen Forschern zusammen, erhält externe Mittel zur Finanzierung von Forschungsprojekten sorgt für die Verbreitung von Forschungsergebnissen innerhalb der Profession und in der Öffentlichkeit
über die Promotion hinausgehende Qualifikation	übt Forschungsaktivitäten einer promovierten Pflegefachkraft aus, leitet Forschungsprogramme mit Schwerpunkt auf einem bestimmten Bereich der Pflegepraxis

Quelle: American Nurses' Association (1989). *Education for participation in research.* Kansas City, MO

Probleme ausfindig machen, bei denen Forschungsbedarf besteht, mit Forschern bei der Durchführung praxisrelevanter Studien zusammenarbeiten und die Ergebnisse weiterverbreiten und zur Anwendung bringen (ANA, 1989; LoBiondo-Wood & Haber, 1994).

Pflegefachkräfte, die mit chronisch Kranken arbeiten, sind oft wohl deshalb unzufrieden, weil sie mit ihren Interventionen nur begrenzt Einfluss nehmen können. Doch häufig fehlt ihnen die Kenntnis von Forschungsergebnissen, aus denen sich Lösungsmöglichkeiten bei Behandlungsschwierigkeiten ergeben oder die erklären, warum sich bei einem bestimmten Behandlungsansatz kein Erfolg einstellt. Auch wenn die Forschung kaum Sofortlösungen für praktische Probleme bereithält, vermag sie doch eine neue Sicht auf das Problem zu eröffnen und somit die Entscheidungsfindung zu erleichtern. Außerdem kann sie wichtige Informationen über die Kosteneffizienz der verschiedenen Ansätze zur pflegerischen Versorgung liefern (Ethridge & Lamb, 1989; Jennings, 1991; Lamb, 1992). Dies wirkt sich wiederum maßgeblich auf chronisch Kranke und deren Familien, auf die Dienstleister im Gesundheitssystem und schließlich auf den Steuerzahler aus, der ja letztlich einen Großteil der Kosten für die Gesundheitsversorgung zu tragen hat.

17.1.2 Historischer Abriss der Gesundheitsforschung

Seit Anfang des 20. Jahrhunderts haben sich in den Vereinigten Staaten auf dem Gebiet der Gesundheitsforschung enorme Entwicklungen und Veränderungen vollzogen. Denn damals bestand die Forschung noch überwiegend aus privat finanzierten, medizinisch ausgerichteten Untersuchungen, die zum Zweck der Entdeckung von Heilmitteln für Infektionskrankheiten durchgeführt wurden. Mit der Verbesserung der sanitären Verhältnisse, der Entdeckung von Röntgenstrahlen und Antibiotika sowie der Entwicklung verschiedener diagnostischer Techniken im Zuge des Zweiten Weltkrieges war es möglich, Infektionskrankheiten besser unter Kontrolle zu bringen. Die Aufmerksamkeit richtete sich nunmehr auf chronische Leiden wie Herzkrankheiten, Zustände nach Schlaganfall und maligne Erkrankungen, die zunehmend zum Problem wurden (Department of Health, Education, & Welfare, DHEW 1979). Während der Jahre nach dem Zweiten Weltkrieg wuchs das Interesse an der Erforschung von psychischen Erkrankungen – einerseits aufgrund der großen Zahl von entlassenen Soldaten mit kriegsbedingten psychischen Problemen und andererseits aufgrund der Entdeckung von Tranquilizern, die Hoffnungen auf bessere therapeutische Möglichkeiten erweckten.

In den sechziger Jahren stockte die amerikanische Regierung die Mittel für Forschungszwecke um ein Vielfaches auf. Das Ziel dieser Maßnahme bestand darin, die Ursachen spezieller Krankheiten aufzudecken und die Entwicklung effektiver Behandlungsmaßnahmen und Heilverfahren voranzutreiben. Um die Forschungsbestrebungen zu leiten und zu bündeln wurden die Nationalen Institute für Gesundheit («National Institutes of Health», NIH) und das Nationale Institut für psychische Gesundheit («National Institute of Mental Health», NIMH) gegründet. Bereits in den vierziger Jahren hatte man das nationale Institut für Krebskrankheiten sowie die Institute für Herz- und Lungenerkrankungen, für allergische und Infektionskrankheiten und für psychische Störungen ins Leben gerufen. In den fünfziger und sechziger Jahren folgten dann Institute für Arthritis und Stoffwechselstörungen, neurologische Probleme, Augenleiden und umweltbedingte Krankheiten.

Die sechziger und siebziger Jahre waren von einem zunehmenden Bewusstsein für die Bedeutung umweltbedingter, psychosozialer und verhaltensbezogener Risikofaktoren gekennzeichnet. Viele Psychologen, Soziologen, Pflegefachleute und Experten des öffentlichen Gesundheitsdienstes führten wissenschaftliche Untersuchungen durch und arbeiteten in umfangreichen multidisziplinären Forschungsprojekten mit. Das 1969 gegründete «National Institute on Child Health and Human Development» und das 1974 ebenfalls neugegründete «National Institute of Aging» unterstützten die Entwicklung einer Forschung, die von biomedizinisch-verhaltensbezogenen Gesichtspunkten ausging. Auch der vom Verband der amerikanischen Allgemeinchirurgen veröffentlichte nationale Bericht über Gesundheitsförderung und Krankheitsvorsorge (DHEW, 1979) veranlasste die amerikanische Regierung, Mittel für gemeindenahe Präventionsprogramme bereitzustellen. Es folgten mehrere Modellprojekte zur Prüfung der Effektivität von Interventionen bei chronischen Krankheiten, darunter Programme zur Früherkennung und Behandlung von Hypertonie, zur Verringerung der Risikofaktoren für die Koronare Herzkrankheit und zur Reihenuntersuchung in der Krebsfrüherkennung und -vorsorge (National Center for Health Statistics, NCHS 1983).

In den achtziger und neunziger Jahren wurden von den Nationalen Instituten für Gesundheit in verstärktem Maße finanzielle Mittel für biomedizinische Studien bereitgestellt, die sich vorrangig mit der Krebs- und AIDS-Forschung befassten. Die Erforschung anderer chronischer Krankheiten wurde sowohl von den NIH als auch von einer steigenden Anzahl privater Stiftungen und Berufsverbände gefördert. Im Laufe dieser beiden Jahrzehnte entwickelte sich außerdem die Forschung über Gesundheitsdienste und über Kosten und Qualität der Gesundheitsversorgung. Im Jahr 1989 kam es zur Gründung der Behörde für Gesundheitspolitik und Gesundheitsforschung («Agency for Health Care Policy and Research», AHCPR). Dieser Behörde untersteht das «Medical Treatment Effectiveness Program» (MEDTEP), eine Bundesinitiative zur Entwicklung standardisierter Verfahren zur Erfassung patientenbezogener Ergebnisse und zur Evaluation der Auswirkungen von Interventionen und Behandlungsansätzen. Die aus den von der AHCPR finanzierten Studien hervorgegangenen Verfahren sind sehr breit angelegt. Sie berücksichtigen Indikatoren für Lebensqualität, wie etwa Funktionsstatus und emotionale Verfassung, umfassen aber auch klassische Instrumente zur Erfassung von Morbidität und Mortalität (McCormick, 1992; Rettig, 1991; Salive et al., 1990). Über die MEDTEP-Initiative hinaus ruft die Behörde interdisziplinäre Expertengremien zusammen, damit diese Richtlinien für die klinische Praxis auf der Grundlage akkumulierter wissenschaftlicher Erkenntnisse erarbeiten und die Ergebnisse ihrer Tätigkeit in den Einrichtungen des Gesundheitswesens verbreiten (Lusk, 1996; Weis, 1992).

Die Initiativen der Behörde für Gesundheitspolitik und Gesundheitsforschung gewinnen zunehmend an Einfluss. Multidisziplinäre Forscherteams führen Studien über patientenbezogene Ergebnisse bei diversen Gesundheitsstörungen durch. Sie erstellen Richtlinien für die klinische Praxis zur Verbesserung der Behandlung von häufigen chronischen Problemen wie Schmerzen, Dekubiti, Herzinsuffizienz, Harninkontinenz und Zuständen nach Schlaganfall und sorgen für deren Verbreitung (Hargest, 1995; Harrison et al., 1996; Janowski, 1996). In den Einrichtungen der Gesundheitsversorgung werden derzeit Anstrengungen unternommen, diese Richtlinien in die Pflegepraxis umzusetzen (Bavier, 1995; Branch et al., 1994; Harrison et al., 1996).

17.1.3 Entwicklung der Pflegeforschung

In den Anfangsjahren der NIH beschäftigte sich die Pflegeforschung vorrangig mit Fragen der personellen Ausstattung und des Aufgabenbereiches der Pflegeprofession, weniger jedoch mit den Gesundheitsproblemen einzelner Kranker, Familien oder Patientengruppen. Im Laufe der vergangenen drei Jahrzehnte hat sich der Schwerpunkt der Pflegeforschung aber immer mehr auf die Beschäftigung mit genuin pflegerischen Belangen verlagert. Die in **Tabelle 17-2** zusammengefassten wichtigsten Entwicklungen in der Geschichte der Pflegeforschung machen diesen Trend deutlich.

Mit finanzieller Unterstützung durch die Regierung wurde in den fünfziger Jahren der Grundstein für eine universitäre Pflegeausbildung mit graduiertem Abschluss und Schwerpunkt auf klinischer Forschung gelegt. Im Laufe der sechziger und siebziger Jahre wurden kleinere Programme mit begrenztem Budget aufgelegt, um die Forschung an den Fakultäten zu unterstützen und im Rahmen der Pflegestudiengänge mit Hochschulabschluss Forschungsprojekte zu entwickeln. In den achtziger Jahren erlangte die Pflegeforschung allmählich nationale Anerkennung, und mittlerweile wirkt eine steigende Zahl von Pflegewissenschaftlern in wissenschaftlichen Gremien mit und wird in Ausschüsse für Fragen der Gesundheitspolitik und in nationale Beratungskomitees berufen. Ein 1983 vom «National Science Foundation Institute of Medicine» herausgegebener Bericht enthält die Empfehlung zur Gründung eines nationalen Zentrums für Pflegeforschung. Drei Jahre später wurde innerhalb der NIH das Nationale Zentrum für Pflegeforschung («National Center for Nursing Research», NCNR) gegründet. Im Jahr 1993 erhielt das NCNR den Status eines Instituts und wurde in das «National Institute for Nursing Research» (NINR) umgewandelt. Mit diesem Schritt hat die Pflege ihren festen Platz innerhalb der Gesundheitswissenschaften eingenommen.

Tabelle 17-2: Entwicklung der US-amerikanischen Pflegeforschung

Zeitrahmen	Rechtsstellung/Behörde	Aktivitäten der Pflegeforschung
1920–1940		Einige Fallstudien und patientenzentrierte Pflegepläne erscheinen in der pflegerischen Fachliteratur.
1940–1950		Erhebungen über pflegerische Notwendigkeiten und Ressourcen: Veröffentlichung des «Goldmark Report», (Studie über Pflege und Pflegeausbildung), Studie des «Committee for the Grading of Nursing Schools» (Ausschuss zur Untersuchung des Ausbildungsniveaus an Pflegeschulen), Veröffentlichung des «Brown Report: *Nursing for the Future*».
		Der Zweite Weltkrieg veranlasst zur Erhebung von Daten über pflegerische Ressourcen und gibt den Impuls für das Interesse zur Dokumentation pflegerischer Praktiken. Die systematische Beurteilung von Pflegetechniken wird empfohlen.
	Division of Nursing Resources (1948), U. S. Public Health Service	Die Behörde hat den Auftrag zur Untersuchung folgender Bereiche: Bedarf, Bereitstellung und Verteilung von Pflegeleistungen; Qualität und Kosten der Pflegeausbildung; Arbeitszufriedenheit und Fluktuation beim Personal sowie Zufriedenheit von Patienten und Personal mit den erbrachten Leistungen. Die Untersuchungen führen zur Veröffentlichung von Richtlinien für Studien über pflegerische Aktivitäten.
1950–1960		Der amerikanische Verband für Pflegefachkräfte, «American Nurses' Association» (ANA), führt Studien über Pflegeaktivitäten durch und veröffentlicht ein Dokument über Funktionen, Standards und notwendige Qualifikationen in der Pflegepraxis.
	Nursing Research Grants and Fellowship-Program (1955), U. S. Public Health Service. Das Programm untersteht den National Institutes of Health (NIH).	Beginn der Bereitstellung von Fördermitteln zur Entwicklung von klinischen Pflegeausbildungsgängen mit akademischem Abschluss. Einige wenige Fachbereiche erhalten Mittel für Promotionen in Disziplinen, die mit Pflege in Verbindung stehen.
1960–1970	Institutional Training Grant Program, bewilligt vom U. S. Public Health Service (1962). Untersteht den NIH bis 1963 und ist dann Teil der Division of Nursing Faculty Research und des Development Grants Program.	Zunehmende Bereitstellung von Fördermitteln für die Ausbildung von Pflegewissenschaftlern in den einzelnen Disziplinen der Pflege. Durchführung von Studien über Pflegeausbildung und Fragen der pflegerischen Versorgung von Patienten. Beihilfen ermöglichen die Bereitstellung finanzieller Mittel für Forschungsentwicklung an 19 Pflegefachschulen und in drei anderen Einrichtungen. Erstmals werden klinische Studien über die Beziehung zwischen

Zeitrahmen	Rechtsstellung/Behörde	Aktivitäten der Pflegeforschung
		Patienten und Pflegefachkräften in den Bereichen Pflege, Tod und Sterben und über andere Themen durchgeführt.
1970–1980	Research Development Grants Program, Division of Nursing	Bereitstellung von Fördermitteln zur Forschungsentwicklung für 20 Pflegeschulen. Die Betonung liegt auf der Generierung von Fachwissen für die pflegerische Praxis.
		Die WICHE (Western Interstate for Higher Education) Delphi-Studie über Prioritäten in der klinischen Pflegeforschung stellt Bedarf in folgenden Bereichen fest: vermehrte Umsetzung von Forschungsergebnissen in der Praxis, Entwicklung valider und reliabler Forschungsinstrumente sowie an Studien über die Auswirkungen von Pflegeinterventionen.
		Die «National Academy of Science» prüft die Doktorandenprogramme (1977-1978) und empfiehlt die Intensivierung der Forschungstätigkeit an den Fachbereichen und eine Ausweitung der bestehenden Doktorandenprogramme.
	Division of Nursing Research Grants Program (Bestandteil des Förderprogramms für biomedizinische und verhaltensbezogene Forschung, bewilligt vom U. S. Public Health Service)	Mittel werden freigemacht für einzelne Pflegeforscher sowie zur Durchführung von Forschungskonferenzen und institutionellen Forschungsprojekten.
		Mehr Pflegefachkräfte leiten klinische Studien und erhalten finanzielle Unterstützung aus staatlichen und privaten Quellen.
1980–1990	Nursing Research Grants Program, Division of Nursing	Die Fördermittel zur Pflegeforschung werden ausgeweitet auf Beihilfen für Ausbildungsprogramme zu interdisziplinären Studien, neue Auszeichnungen für Forschende, Studien zur Forschungsanwendung sowie Förderung in kleinem Rahmen.
		Vom amerikanischen Berufsverband für Pflegefachkräfte (ANA) werden 1981 folgende fünf Prioritäten für die klinische Pflegeforschung festgelegt: 1. Förderung des Wohlbefindens und der Selbstpflege 2. Verhütung von Gesundheitsproblemen 3. Verringerung krankheitsbedingter Beeinträchtigung von Copingfähigkeiten, Produktivität und Lebenszufriedenheit 4. Sicherstellung der Befriedigung pflegerischer Bedürfnisse bei gefährdeten Bevölkerungsgruppen 5. Entwicklung von kosteneffizienten Pflegemodellen.

Zeitrahmen	Rechtsstellung/Behörde	Aktivitäten der Pflegeforschung
		Der Bericht des Academy of Sciences Institute of Medicine (1983) über Pflege und Pflegeausbildung empfiehlt eine bessere Integrierung der Pflegeforschung in die wissenschaftliche Gemeinschaft und die Einrichtung eines föderativen Zentrums für Pflegeforschung. Pflegeorganisationen setzen sich für ein NIH-Institut für Pflegeforschung ein.
		Das «Cabinet on Nursing Research» des ANA (1985) veröffentlicht *Directions for Nursing Research: Toward the 21st Century*» (Anleitungen zur Pflegeforschung) und gibt damit eine nationale Forschungs-Agenda für Pflege vor.
		Bis 1984 absolvieren mehr als 4000 Pflegekräfte erfolgreich das Doktorandenprogramm. Promoviertes Pflegepersonal wird in zahlreichen klinischen Bereichen sowie an Universitäten beschäftigt. Pflegefachkräfte beteiligen sich aktiver am politischen Geschehen, und einige werden in nationale Beratungsgremien für Gesundheitsfragen berufen.
	National Center for Nursing Research (1986)	1986 wird das «National Center for Nursing Research» (NCNR) innerhalb der NIH gegründet. Dieses Zentrum für Pflegeforschung nimmt die Arbeit mit der Erstellung einer nationalen Agenda für Pflegeforschung auf. Die folgenden sieben Bereiche werden als Prioritäten für die Forschung herausgestellt: 1. Pflege bei niedrigem Geburtsgewicht 2. Verhütung von und Pflege bei HIV-Infektion 3. Langzeitversorgung älterer Menschen 4. Symptommanagement: Schmerz 5. Pflegeinformationssysteme 6. Gesundheitsförderung bei älteren Kindern und Jugendlichen 7. lebenslange Abhängigkeit von der Technologie.
		Das NCNR veröffentlicht Programmankündigungen und Aufforderungen zur Umsetzung von Forschungsergebnissen in den als vorrangig festgelegten Bereichen. Von den Forschenden ausgehende Vorschläge werden finanziell unterstützt.
	International Center for Nursing Scholarship (1989)	Sigma Theta Tau International (SSTI) gründet das «Center for Nursing Scholarship» (Zentrum für Pflegewissenschaft) in Indianapolis im Bundesstaat Indiana.
1990–	Virginia Henderson International Nursing Library	Aufbau einer Online-Bibliothek am «Center for Nursing Scholarship». Bis 1993 stehen mehrere Online-Datenbanken zur Verfügung, darunter das *Directory of Nurse Researchers* und das *Online Journal of Knowledge Synthesis for Nursing*

Zeitrahmen	Rechtsstellung/Behörde	Aktivitäten der Pflegeforschung
		SSTI unterstützt das Programm zur Förderung von Projekten in kleinem Rahmen, um Pilotprojekte und Studien zur Forschungsanwendung zu fördern. Informationen zur Anwendung von Forschungsergebnissen werden den Pflegepraktikern durch regionale Konferenzen, Fachzeitschriften und Videobänder nahegebracht.
		1993 startet die von SSTI und der Mosby Company gemeinsam finanzierte monatliche Fernsehsendung «Nursing Approach». Sie hat zum Ziel, die Öffentlichkeit über aktuelle Fragen und Probleme der professionellen Pflege auf dem Laufenden zu halten.
	National Institute for Nursing Research (1993)	Das NCNR wird in das «National Institute for Nursing Research» umgewandelt.

Eine der ersten Aufgaben des NCNR bestand darin, Prioritäten für die nationale Forschungs-Agenda festzulegen. Im Jahr 1988 trafen sich auf Einladung 50 Pflegewissenschaftler zu einer zweitägigen Konferenz, um sich diesem Problem zu widmen. Auf dieser ersten Konferenz wurden folgende Forschungsschwerpunkte festgelegt: Pflege bei niedrigem Geburtsgewicht, HIV-Infektion, Langzeitversorgung älterer Menschen, Schmerzmanagement, Einsatz von EDV, Gesundheitsförderung bei älteren Kindern und Heranwachsenden sowie Technologieabhängigkeit. Im Anschluss an die Konferenz unterzogen multidisziplinäre Expertengremien die wissenschaftliche Literatur zu jedem dieser Bereiche einer kritischen Durchsicht, deckten Lücken in der Wissensgrundlage auf und sprachen Empfehlungen für die Bereitstellung finanzieller Mittel aus.

Eine zweite nationale Konferenz fand 1992 statt. Bei dieser Veranstaltung setzte sich der NCNR für den Zeitraum von 1995 bis 1999 die Erforschung von fünf Hauptgebieten zum Ziel:

1. gemeindenahe Modelle für qualitativ hochstehende Gesundheitsdienste zur Versorgung ländlicher und anderer unterversorgter Bevölkerungsgruppen
2. biomedizinische und verhaltensbezogene Pflegeinterventionen bei HIV-Infektion und AIDS
3. biomedizinische sowie verhaltens- und umgebungsbezogene Ansätze zur Handhabung von Beeinträchtigungen im Bereich kognitiver Fähigkeiten
4. Interventionen zur Stärkung der personalen Ressourcen von chronisch Kranken im Umgang mit ihrer Krankheit
5. biomedizinische und verhaltensbezogene Faktoren und Interventionen zur Stärkung der Immunabwehr. (Cowan et al., 1993; NINR, 1993)

Weitere Forschungsvorhaben in Zusammenhang mit chronischer Krankheit wurden auf folgenden Gebieten angekündigt: psychosoziale Interventionen bei Krebserkrankungen, Einschätzung der Lebensqualität, Symptommanagement, Gesundheitsfürsorge in Pflegeheimen, ambulante Gesundheitsfürsorge, Alterungsprozess und Langzeitversorgung sowie in Bezug auf Schnittstellen zwischen Pflege und Biomedizin (Cowan et al., 1993; DeChesnay, 1996; LoBiondo-Wood & Haber, 1994; NINR, 1993).

Seit Anfang der neunziger Jahre wächst das wissenschaftliche Fundament der Pflegepraxis stetig an. Viele Pflegewissenschaftler haben momentan laufende Forschungsprogramme entwickelt und sich an nationalen und internationalen interdisziplinären Anstrengungen beteiligt (Buckwalter, 1993; LoBiondo-Wood & Haber, 1994; Shaver, 1991). Die Trends in der Pflegeforschung sind weit gefächert und umfassen eine breite Palette an explorativen und deskriptiven Studien, klinischen Erprobungen von Interventionen, Studien über klientenbezogene Ergebnisse sowie Forschungen zu Pflegemodellen und zur Umsetzung der gewonnenen Erkenntnisse. Immer mehr Pflegeforscher kommen der Aufforderung des NINR oder anderer Nationaler Gesundheitsinstitute nach und reichen Vorschläge ein oder führen bereits Studien durch, die auf die im Regierungsbericht «Healthy People 2000» formulierten Ziele ausgerichtet sind. In diesem Dokument werden 22 Ziele zur Verbesserung der Gesundheit der Nation festgelegt und die Ergebnisse aufgeführt, die bis zum Jahr 2000 erreicht werden sollen (Healthy People, 1992).

Die Behörde für Gesundheitspolitik und Gesundheitsforschung (AHCPR) fördert die Beteiligung von Pflegefachkräften an den nationalen Anstrengungen zur Verbesserung der Pflegequalität (Bavier, 1995). Die Leitung bzw. stellvertretende Leitung von drei der Expertengremien, die zur Entwicklung klinischer Richtlinien eingerichtet wurden – nämlich derjenigen für Schmerzmanagement, Harninkontinenz und Dekubitusbehandlung – liegt in den Händen bekannter und anerkannter Pflegeforscher. NINR und AHCPR veranstalten und finanzieren gemeinsam nationale Konferenzen, in deren Mittelpunkt die Forschung über patientenbezogene Ergebnisse steht (NCNR, 1991; McCormick, 1992). Die laufenden Arbeiten zur Erstellung eines «Nursing Minimal Data Set» (Brandeis et al., 1995; Werley et al., 1991) bilden eine wertvolle Unterstützung in diesem Zusammenhang. Dieser Minimaldatensatz enthält Informationen, die für praktizierende Pflegefachkräfte in allen Bereichen der Pflege relevant sind, wie etwa demographische Daten des Patienten, Pflegediagnosen und Pflegeinterventionen, Behandlungsergebnisse sowie Anwendungsmuster. Der Minimaldatensatz stellt den Prototyp eines klinischen Informationssystems dar, das die Überwachung von Patientenreaktionen auf pflegerische Interventionen erleichtert und die Betreuer in die Lage versetzt, frühzeitiger als sonst Entscheidungen zu treffen.

17.1.4 Hauptgebiete der Forschung über Chronizität

Die Wissensgrundlage für die Praxis der pflegerischen Versorgung bei chronischen Krankheiten wird durch die Beschäftigung mit mehreren breitgefassten Forschungsgebieten bereichert. In den Fachzeitschriften der Gesundheitsforschung sind häufig Studien zu finden, die sich mit dem Einfluss von umgebungsbezogenen, psychosozialen und verhaltensbezogenen Faktoren auf die Entwicklung und das Fortschreiten bestimmter chronischer Krankheiten beschäftigen. So setzten Polivka und Mitarbeiter (1993) in einer Studie über Kinderlähmung epidemiologische Methoden ein, um eventuelle Risikofaktoren für zerebrale Kinderlähmung bei Kindern ausfindig zu machen. Sie stießen auf signifikante Unterschiede zwischen den Bedingungen, unter denen erkrankte Kinder und die einer gesunden Kontrollgruppe geboren worden waren. Diese Unterschiede bezogen sich auf Geburtsgewicht/Schwangerschaftswoche bei der Geburt, APGAR-Werte, Medikamenteneinnahme zur Vorbeugung einer Fehlgeburt und Harnwegsinfektionen der Mutter während der Schwangerschaft. Diese Studie lieferte nützliche Daten zur Entwicklung von Hypothesen über mögliche Ursachen von zerebraler Kinderlähmung und rückte den Pflegefachkräften die Notwendigkeit einer Einschätzung von Risikofaktoren ins Bewusstsein.

Eingehend erforscht wurde auch der Einfluss von psychosozialen Faktoren auf den Verlauf von chronischen Krankheiten. Entsprechende Studien befassten sich mit gesundheitsbezogenen Überzeugungen und der Befolgung von Behandlungsempfehlungen (Roberson, 1992), sozialen Unterstützungssysteme (Primono et al., 1990) und Coping-Variablen (Breitmeyer et al., 1993; Dodd et al., 1993; Gray et al., 1991; O'Brein, 1993; Piazza et al., 1991; Raleigh, 1992). Häufig wurden auch Arbeiten über die Auswirkungen des Gesundheitsverhaltens von Patienten auf den Ausgang der Krankheit publiziert. Ein Beispiel dafür liefern Labuhn und Kollegen (1993). In ihrer Studie verglichen sie auf dem

Lande lebende und in der Stadt wohnende Patienten mit chronisch-obstruktiver Lungenkrankheit im Hinblick auf ihre Erfahrungen mit der Raucherentwöhnung. Was die Erfolgsrate betraf, waren sich beide Patientengruppen ähnlich. Unterschiede ergaben sich jedoch bei den Methoden, die zur Entwöhnung angewandt wurden, und in den sozialen Unterstützungssystemen der Patienten. Bei den auf dem Lande wohnenden Probanden wirkte es sich maßgeblich auf den Erfolg aus, ob der Ehegatte weiter rauchte oder nicht, was bei den in der Stadt lebenden Probanden nicht der Fall war. Dieser Befund legt nahe, dass Raucherentwöhnungsprogramme für Patienten mit chronisch-obstruktiver Lungenkrankheit auf dem Lande auch Interventionen einschließen müssen, die den Ehegatten dabei helfen, sich das Rauchen abzugewöhnen.

Ein anderer wichtiger Bereich der Forschung über chronische Krankheit befasst sich mit den Folgen der Krankheit für Patienten und Familien. Studien über die Krankheitsverlaufskurve bei chronischer Krankheit (Wiener & Dodd, 1993; Woog, 1991) untersuchen schwerpunktmäßig die Folgen der Erkrankung sowie die Arbeit, die von den Patienten und anderen beteiligten Personen geleistet werden muss, um das Leiden zu steuern (siehe Kapitel 3 über Pflege- und Krankheitsverlaufskurve). Das Modell der Pflege- und Krankheitsverlaufskurve bietet nach wie vor eine nahezu unerschöpfliche Quelle bei der Entwicklung von Theorien der Pflegepraxis und führte zu Studien über Krankheitsmanagement und Coping bei einer Vielzahl von Leiden, wie etwa Krebs, Herzkrankheiten, HIV-Infektion, psychischen Störungen, Multipler Sklerose, Diabetes und Epilepsie[1].

Des Weiteren gibt es eine zunehmende Fülle an Literatur, die sich mit der Lebensqualität[2] bei chronischer Krankheit befasst. Das gilt sowohl für die Lebensqualität von Erwachsenen (Burckhardt et al., 1989; Ferrell et al., 1992; Harrison et al., 1996; McSweeny & Labhuhn, 1990) als auch für die von Kindern (Whyte, 1992). Erst kürzlich hat die amerikanische Regierung die Fördergelder für Studien zu Fragen der Lebensqualität erhöht. Dadurch ist es mehr Pflegeforschern und anderen Gesundheitswissenschaftlern möglich, auf diesem Gebiet zu arbeiten.

Auch Studien über die pflegerische Versorgung und Betreuung in den Familien liefern nützliche Informationen über spezifische pflegerische Aufgaben, Belastungen und positive Aspekte der Fürsorge sowie über die Struktur der Beziehung zwischen pflegenden Angehörigen und den von ihnen betreuten Personen (Brown & Powell-Cope, 1991; Foxall & Gaston-Johansson, 1996; Harvath et al., 1994; Hutchinson & Bahr, 1991; Lindgren, 1993; Sayles-Cross, 1993; Walker & Pomeroy, 1996; Zerwekh, 1991). Im Mittelpunkt dieser Arbeiten stehen größtenteils Ehepartner oder andere pflegende Angehörige des chronisch Kranken oder des zu pflegenden älteren Menschen (siehe Kapitel 11 über pflegende Angehörige). Doch es gibt auch Untersuchungen, die sich damit befassen, wie sich Patienten oder ältere Menschen gegenseitig beistehen. Eine davon stammt von Hutchinson und Bahr (1991). Um Informationen über Fürsorge auf der Basis der Gegenseitigkeit zu sammeln, führten sie bei Pflegeheimbewohnern explorative Interviews durch. Dabei kristallisierten sich im wesentlichen vier Verhaltensweisen heraus: Beschützen, Unterstützen, Bestätigen und Transzendieren (für andere beten). Nach den Aussagen vieler der Befragten ist die Fürsorge für andere ein wichtiges Mittel zur Aufrechterhaltung ihrer persönlichen Identität und Selbstachtung.

Über die bisher genannten Bereiche hinaus trägt auch die Forschung über gesundheitsbezogene Dienstleistungen und entsprechende

---

1 Eine zusammenfassende Darstellung der wichtigsten Ergebnisse einiger Studien über Krankheitsverlaufskurven findet sich bei Woog (1991).
2 Nützliche Informationsquellen über aktuelle Studien sind die beiden neuen international publizierten Journale *Quality of Life Newsletter* und *Quality of Life*. Das Fachbuch *Quality of Life Assessments in Clinical Trials* (Spilker, 1990) enthält ebenfalls Studien über chronische Krankheit und diskutiert methodologische Aspekte der Forschung zum Thema Lebensqualität.

Dienstleister zur Bereicherung des Kenntnisstandes über die Versorgung chronisch Kranker bei. Gegenstand solcher Studien ist die Frage, wie pflegerische Leistungen erbracht werden und unter welchen Bedingungen dies geschieht. Zum Beispiel befassen sie sich mit der Kosteneffizienz alternativer Betreuungsmodelle, mit patientenbezogenen Ergebnissen bei Einsatz neuer Pflegepraktiken, mit ethischen Aspekten der Pflege und mit Fragen der Arbeitszufriedenheit (Ingersol et al., 1990; Rettig, 1991; Weis, 1992). Einige dieser Studien beurteilen das Kosten-Nutzen-Verhältnis alternativer Pflegemodelle, so etwa das Konzept des Case Managements in der Pflege (siehe Kapitel 20 über Case Management), das sich als kostensparender Ansatz bei der pflegerischen Versorgung von chronisch kranken Patienten erwiesen hat (Ethridge & Lamb, 1989; Flynn & Kilgallen, 1993). Welche Aspekte des Case Managements jedoch zu verbesserten patientenbezogenen Ergebnissen oder Kostenersparnissen führen, ist bis jetzt nur teilweise geklärt (Lamb, 1992). Im Hinblick auf den Prozess und die Ergebnisse des Case Managements und anderer innovativer Formen der Gesundheitsfürsorge bei chronisch Kranken besteht noch erheblicher Forschungsbedarf.

17.1.5 Forschungsansätze und -methoden

Die Feststellung, ob zwischen bestimmten Ereignissen oder Variablen kausale Beziehungen bestehen, ist ein komplexer Prozess. Sind Studien auf die Erfassung von Kausalitäten ausgerichtet, müssen ihnen eine Theorie und ein sorgfältig ausgewähltes Design zugrunde liegen, damit etwaige konfundierte Faktoren kontrolliert werden können. Zur Überprüfung kausaler Hypothesen werden im Allgemeinen multivariate statistische Verfahren herangezogen[3].

Für die pflegebezogene Untersuchung chronischer Krankheiten und den damit verbundenen Phänomenen wird ein breites Spektrum an Forschungsansätzen und -methoden eingesetzt. So liefern *deskriptive Studien* Daten über Patientenmerkmale, Krankheitsverlauf, Coping-Techniken von Patienten oder andere Gesichtspunkte der Pflegepraxis. Solche Daten können dann verwendet werden, um das klinische Assessment, die Planung von Pflegeinterventionen oder die Vorausplanung des Personalbedarfs zu verbessern.

Mit Hilfe von *Korrelationsstudien* wird untersucht, ob ein Zusammenhang zwischen bestimmten Variablen besteht, und sie liefern wertvolle Hinweise über den Verlauf einer Krankheit. Die Ergebnisse solcher Studien erlauben es, Hypothesen über die Beziehung zwischen bestimmten Ereignissen zu entwickeln – etwa die Hypothese, ob zwischen Zigarettenrauchen und der Verschlimmerung einer Erkrankung ein Zusammenhang besteht. Mit Hilfe statistischer Tests wird ermittelt, ob die Befunde über die verwendete Stichprobe hinaus verallgemeinert werden können.

Erhebungen bestehen aus der Sammlung von Daten mit Hilfe von Fragebögen oder Interviews. Auf diese Weise werden zwar in erster Linie deskriptive Daten gewonnen, doch durch eine genaue Datenanalyse lassen sich Hinweise auf Zusammenhänge zwischen einzelnen Variablen gewinnen.

Interventionsstudien sind auf die Beurteilung der Effektivität von Innovationen in der Praxis ausgerichtet. Solche Studien vergleichen die Auswirkungen eines neuen pflegerischen Vorgehens mit denen bisheriger Maßnahmen oder wägen die Effektivität verschiedener Behandlungsansätze gegeneinander ab. Unabhängig davon, ob ein experimentelles oder ein quasi-experimentelles Studiendesign vorliegt, müssen die zu prüfenden Interventionen auf einer fundierten logischen Grundlage oder Theorie beruhen. Beispiel für eine solche Studie ist eine Arbeit von Gift und Mitarbeitern (1992). Das Ziel bestand darin festzustellen, ob sich auf Tonband gesprochene entspannende Botschaf-

---

[3] Für eine gründlichere Auseinandersetzung mit diesen Aspekten empfiehlt es sich, auf Lehrbücher über Forschungsmethoden zurückzugreifen, wie z. B. auf die von Burns und Grove (1987), Munro, Visintainer und Page (1986) oder Valanis (1992).

ten günstig auf Angstgefühle und Atemnot bei Patienten mit chronisch-obstruktiver Lungenerkrankung (COLE) auswirken. Als Kriterien dafür dienten erwünschte Veränderungen bei Hauttemperatur sowie Herz- und Atemfrequenz. Der Nutzen von Musiktherapie und Entspannungsbotschaften konnte bereits für mehrere Populationen nachgewiesen werden, darunter auch für Patienten auf der Intensivstation und Krebspatienten. Bei der erwähnten Studie wurden 26 Probanden mit COLE nach dem Zufallsprinzip einer Kontrollgruppe oder einer Treatmentgruppe zugeordnet. Im Laufe der vierwöchigen Studie nahmen sowohl Angstgefühle als auch Atemnot bei den Mitgliedern der Treatmentgruppe ab, in der Kontrollgruppe hingegen war diese Verbesserung nicht festzustellen. Darüber hinaus wiesen die Patienten, die den Tonbändern zuhörten, am Ende der Studie auch eine geringere Verengung der Atemwege auf.

Bei Studien, in denen nur eine kleine Gruppe von Probanden untersucht wird, wie in dem obengenannten Beispiel, muss eine Replikation durchgeführt werden, bevor die Befunde auf eine breitere Patientenpopulation generalisiert werden können. Deshalb ist für die Überprüfung von Pflegeinterventionen die Durchführung ganzer Studienreihen kennzeichnend. Am Anfang stehen Pilotstudien, um die Tauglichkeit von Interventionsprotokollen, Verfahren der Datenerhebung und Erfassungsinstrumenten zu testen. Danach folgt ein randomisierter Versuch an einer kleinen Anzahl von Patienten. Erscheint die Intervention effektiv, kommt es zur Planung einer kontrollierten Studie mit einer größeren Stichprobe, um die entwickelten Hypothesen zu bestätigen. Dabei wird mittels einer Power-Analyse die Zahl der benötigten Versuchspersonen bestimmt, damit die Resultate statistische Aussagekraft besitzen.

Qualitative und quantitative Forschungsmethoden

Sowohl qualitative als auch quantitative Methoden spielen eine wichtige Rolle in der Forschung über chronische Krankheit. **Tabelle 17-3** fasst einige Hauptmerkmale dieser Methoden zusammen und vergleicht sie miteinander.

Qualitative Forschung

Anstatt numerische Daten über quantitativ orientierte Verfahren zu erheben, werden bei qualitativen Studien Informationen narrativer Art zusammengetragen, die sich aus den Erzählungen und Erfahrungsberichten der Probanden ergeben. Typisch für die qualitative Forschung ist die direkte Beobachtung von Lebensweise, Gewohnheiten und Gesundheitspraktiken einer Personengruppe oder die Durchführung von Tiefeninterviews mit Einzelpersonen, zum Beispiel mit Patienten, pflegenden Angehörigen oder Familienmitgliedern. Auf diese Weise lassen sich die subjektiven Erfahrungen der Probanden mit gesundheitsbezogenen Phänomenen oder Ereignissen besser verstehen. Die Berichte oder Interviews werden aufgezeichnet und transkribiert. Danach werden sie einer Analyse unterzogen, um Themenbereiche oder Belange herauszufiltern, die von den Studienteilnehmern vorrangig angesprochen wurden. Qualitative Methoden werden häufig zur Erforschung von Phänomenen eingesetzt, die entweder noch nicht Forschungsgegenstand waren, oder die nicht genau genug verstanden werden, um quantitativ orientierte Verfahren konstruieren zu können. Die Erkenntnisse, die aus dieser Art der deskriptiven Forschung hervorgehen, können tiefe Einblicke in die Erlebniswelt der Probanden ermöglichen. Denn nicht selten kommt dabei eine Sichtweise der Krankheit zum Vorschein, die sich einer quantitativen Erfassung entzieht (Crabtree & Miller, 1992; Leininger, 1992; Munhall & Boyd, 1993; Strauss & Corbin, 1990; Thorne, 1991). Daten aus qualitativen Studien dienen häufig zur Entwicklung von Theorien oder zur Konstruktion standardisierter Messinstrumente.

Ein gutes Beispiel für ein qualitatives Vorgehen in der Pflegeforschung ist eine explorative Studie von Morgan und Laing (1991) über die Bedeutung der Diagnose «Morbus Alzheimer» für pflegende Ehegatten. In dieser Studie wurden die Daten mit Hilfe von strukturierten Interviews erhoben. Als wichtigste Problemfel-

Tabelle 17-3: Hauptmerkmale von qualitativen und quantitativen Forschungsansätzen

	Qualitativ	Quantitativ
Zweck	Zusammentragen von Informationen über ein relativ unbekanntes Phänomen; Konzeptualisierung und Formulierung von Theorien; Ergänzung von quantitativen Daten zur Erhöhung der Sensibilität und des Verständnisses für die Probleme von Klienten; Entwicklung von Forschungsinstrumenten	Zusammentragen von Informationen zur Beschreibung oder Erklärung von Phänomenen, sofern eine eindeutige Definition und Operationalisierung von Variablen möglich ist; Überprüfung von Theorien und Validierung von Forschungsinstrumenten; statistische Überprüfung von Hypothesen.
Arten von Studien	Beobachtungsstudien; anthropologische oder ethnographische Studien; Fallstudien; Interviews. Sammlung und Verarbeitung qualitativer Daten mit dem Ziel, den Einfluss von Interventionen einzuschätzen; die Daten können aber nicht für eine statistische Überprüfung von Hypothesen herangezogen werden.	Beobachtungsstudien; formalisierte Erhebungen, Fragebögen mit kodierten Beantwortungsoptionen wie z. B. Ratingskalen. Interventionsstudien mit experimentellem oder quasi-experimentellem Design. Messung oder Kategorisierung der Ergebnisse mit vorher standardisierten Verfahren.
Datenerhebung	Häufig durch teilnehmende Beobachtung. Mitschrift narrativer Informationen vor Ort oder Aufzeichnung ausgewählter Daten durch Tonband oder Videogerät. Informationen können auch aus der medizinischen Dokumentation, aus Pflegeberichten und anderen Dokumenten stammen.	Daten von Erhebungen werden gewonnen durch Fragebögen, die über den Postweg an die Empfänger gelangen, oder aus direkten Befragungen. Bei Interventionsstudien werden Daten mittels (teilnehmender) Beobachtung sowie aus ärztlichen Krankenunterlagen oder anderen Aufzeichnungen gewonnen. Bei Intervention und Datensammlung kommen standardisierte Prozeduren zum Einsatz.
Verarbeitete Daten	Mündliche Beschreibungen (bestehend aus Aussagen des Klienten oder den Berichten der Beobachter). Informationen werden auf ihre Kernbedeutung hin untersucht. Unter Einsatz von Inhaltsanalysen oder phänomenologischen Verfahren werden Themenbereiche und/oder Bedeutungen identifiziert; eventuell Entwicklung von Typologien.	Numerische oder kategorisierte Daten. In Abhängigkeit von der Datenebene (Nominal-, Ordinal-, Intervall-, Verhältnisniveau) und dem Zweck der Studie (deskriptiv, erklärend, Hypothesenüberprüfung) können verschiedene Verfahren der deskriptiven oder der Inferenzstatistik zum Einsatz kommen.
Stärken	Qualitative Daten liefern eingehende Informationen über subjektive Erfahrungen der Klienten oder andere beobachtbare Phänomene und sind daher von großem Nutzen für die Erstellung von Theorien. Im pflegepraktischen Bereich lassen sich Fallstudien leichter durchführen als groß angelegte Erhebungen oder randomisierte Experimente. Mittlerweile existieren Verfahren zur Absicherung der Validität und der Vollständigkeit der Daten.	Quantitative Daten sind normalerweise leichter zu interpretieren. Sie erlauben die Hypothesentestung, da eine eindeutige Definition und Messung der Ergebnisse vorliegt. Die Verfahren zur Überprüfung von Validität und Reliabilität der Messinstrumente sind hochentwickelt. Bei quasi-experimentellen Studien können validitätsgefährdende Faktoren eingeschätzt und über das Studiendesign oder die Datenanalyse kontrolliert werden.

	Qualitativ	Quantitativ
Schwachpunkte	Die Methoden der Datenerhebung können unscharf sein und werden nicht allgemein akzeptiert. Die für die Bereitstellung von Forschungsgeldern zuständigen Behörden betrachten qualitative Methoden eventuell als «schwächer» als quantitative.	Die gewonnenen Informationen liefern unter Umständen keine vollständigen Antworten auf theoretische Fragestellungen oder können die zu untersuchenden Phänomene nicht angemessen erklären. Gut kontrollierte Studien lassen sich im pflegepraktischen Bereich nur schwer durchführen. In der Regel werden große Stichproben zur Beantwortung der Fragestellung benötigt, insbesondere wenn es um die Generalisierung der Ergebnisse auf eine breitere Population geht.

der im Erleben der Probanden kristallisierten sich die beiden Themenbereiche Stress und Rollenbelastung heraus. Die Qualität der Beziehung des Paares beeinflusste die Einstellungen der pflegenden Ehepartner gegenüber ihren Fürsorgeaufgaben: war die Ehe vor der Diagnose von Vertrautheit und Stabilität geprägt, betrauerten sie zwar den Verlust dieser Beziehung, erlebten aber weniger Stress und Belastung in der Rolle des Pflegenden (Morgan & Laing, 1991). Eine andere von LeMone (1993) vorgelegte qualitative Studie erforschte die Sexualität bei Erwachsenen mit Diabetes mellitus. Anhand von Tiefeninterviews mit elf Männern und acht Frauen konnten die krankheitsbedingten Veränderungen in der Sexualität dokumentiert und Vorgehensweisen beschrieben werden, die von den Befragten eingesetzt wurden, um damit zurechtzukommen. Mit Hilfe der Ergebnisse dieser Studie wurden Einschätzungsinstrumente entwickelt, die von Pflegepraktikern eingesetzt werden können, um bei Patienten emotionale Reaktionen auf Veränderungen in der Sexualität zu erfassen. Auch Price (1993) bediente sich qualitativer Methoden zur Untersuchung der Erfahrungen von Diabetespatienten. Die Studienteilnehmer wurden über die von ihnen in Verbindung mit der Krankheit erlebten Unsicherheiten befragt, zum Beispiel bezüglich Diagnose, Behandlung, Prognose und Veränderungen in körperlicher oder sozialer Hinsicht. Weitere Fragen bezogen sich auf Praktiken der Selbstbehandlung. Die Ergebnisse wurden genutzt, um ein theoretisches Modell zu erstellen, das Erklärungen für die aufeinanderfolgenden Schritte liefert, die Patienten beim Erlernen von Selbstbehandlungspraktiken durchlaufen.

Quantitative Forschung
Quantitative Forschungsmethoden kommen dann zur Anwendung, wenn die Variablen der Studie klar definiert und die entsprechenden Messinstrumente konstruiert werden können. Diese Methoden, zu denen deskriptive, korrelative und Interventionsstudien gehören, sind in der Forschung zu chronischer Krankheit weit verbreitet. Die dabei verwendeten Erfassungsinstrumente müssen einer strengen Überprüfung auf Validität und Reliabilität standhalten, bevor sie zur Datenerhebung eingesetzt werden können.

Die quantitative Pflegeforschung konzentriert sich häufig auf die Untersuchung des Zusammenhangs zwischen biomedizinisch-psychosozialen und verhaltensbezogenen Faktoren im Bereich von Gesundheit und Krankheit. So untersuchte O'Brein (1993) die Reaktionen von Patienten mit Multipler Sklerose auf ihre Krankheit. Zur Erforschung des Zusammenhangs zwischen Selbstwertgefühl, sozialer Unterstützung und Coping-Techniken erhielten 101 Patienten quantitative Instrumente vorgelegt. Um den relativen Beitrag von Selbstwertgefühl und sozialer Unterstützung für die Vorhersage der Coping-Reaktion zu bestimmen, kam eine multiple Regressionsanalyse zur Anwendung. Es zeigte sich, dass Patienten mit hohem Selbstwertgefühl viele verschiedene problemorientierte Coping-Techniken einsetzten, wohingegen diejenigen mit niedrigem Selbstwertgefühl dazu neigten auf emotionsorientierte zurückzugreifen. Außerdem berichteten die Studienteilnehmer mit den stärksten funktionellen Einschränkungen über die geringste soziale Unterstützung. Diese Studie lieferte nützliches empirisches Material über das breite Spektrum an Techniken, auf die MS-Patienten zur Bewältigung ihrer Krankheit zurückgreifen. Aus den Ergebnissen lässt sich außerdem ableiten, dass die Patienten mit dem Fortschreiten der Behinderung immer mehr Hilfe benötigen, um soziale Unterstützungssysteme für die Bewältigung der Krankheit zu mobilisieren.

Kombination von qualitativen und quantitativen Methoden

Immer mehr Pflegeforscher erkennen, dass sich quantitative und qualitative Forschungsmethoden ergänzen und verwenden deshalb beide Ansätze (Beck, 1992; Breitmeyer et al., 1993; Drummond-Young et al., 1996; Knafl & Breitmeyer, 1991; Knafl et al., 1996; Morse, 1991). In diesem Zusammenhang bezeichnet der Begriff *Triangulation* den Umstand, dass mehr als nur ein Forschungsansatz oder eine Forschungsmethode im Rahmen einer einzigen Studie verwendet wird. Banik (1993) beschrieb mehrere Arten von Triangulation: Zurückgreifen auf mehrere Theorien zur Erklärung pflegerischer Phänomene, Datensammlung unter Einbeziehung verschiedener Quellen, Erhebung oder Analyse der Daten durch mehrere Personen sowie Einsatz von mehreren Untersuchungsmethoden. Anhand einer Studie von Knafl und Mitarbeitern (1996) lässt sich die Triangulation mit Hilfe mehrerer Datenquellen verdeutlichen. Über Interviews mit 63 chronisch kranken Kindern sowie deren Eltern und gesunden Geschwistern wurden Längsschnittdaten zur innerfamiliären Handhabung der Situation erhoben. Es ergaben sich fünf grundlegende Stile: Voranschreiten, Anpassen, Ertragen, Kämpfen und planlos Umhertappen.

In einer Studie von Drummond-Young und Kollegen (1996) wurde die Triangulation eingesetzt, um bei chronisch Kranken die Beziehungen zwischen ihren Interaktionsstilen, ihrer Anpassung an die Krankheit und ihrem Vertrauen in Gesundheitsdienste zu untersuchen. Zunächst erhielten die Probanden einen quantitativ orientierten Fragebogen zur Krankheitsanpassung. Danach wurden denjenigen, die dabei eine geringe Punktzahl erreicht hatten, von pflegerischen Beratern Interventionen zur Problemlösung angeboten. Ihre sozialen Interaktionsstile wurden beobachtet und mittels qualitativer Methoden aufgezeichnet. Aus den Daten gingen drei hauptsächliche Interaktionsstile hervor: resigniert, aufs Überleben gerichtet und einfallsreich. Bei den einfallsreich interagierenden Probanden war die pflegerische Intervention am effektivsten. Obwohl auch die Patienten mit den beiden anderen Interaktionsstilen anfänglich positiv reagierten, waren die Wirkungen der Intervention nicht von Dauer, und sie nahmen auch keine Nachbetreuung in Anspruch.

Noch immer gibt der kombinierte Einsatz qualitativer und quantitativer Methoden in der Pflegeforschung Anlass zu heftigen Kontroversen. Denn die beiden Ansätze weisen Unterschiede in den Zielsetzungen sowie bei den Anforderungen an das Studiendesign auf, und die unbedachte Kombination verschiedener Methoden kann die Aussagekraft der Forschungsergebnisse in Frage stellen (Leininger, 1992). Morse (1991) hat ein systematisches Verfahren ausgearbeitet, das hinzugezogen werden kann, um schwerwiegende methodologische Fehler bei der Kombination quantitativer und qualitativer Ansätze zu vermeiden. Für die Analyse der qualitativen Daten stehen mittlerweile auch schon mehrere benutzerfreundliche Computerprogramme zur Verfügung (Tesch, 1991). Daher sollte sich die Handhabung von Triangulationsstudien in Zukunft problemloser gestalten.

17.2 Forschungshindernisse

17.2.1 Mangelnde Beteiligung an Forschungsprojekten

Trotz der Bedeutung der Pflegeforschung für die Versorgung chronisch Kranker, und trotz der wachsenden Fülle an Forschungsergebnissen, die den Nutzen vieler innovativer Behandlungsansätze bei chronischer Krankheit belegen, mangelt es an der aktiven Beteiligung von Pflegefachkräften an Forschungsprojekten. Ideal wäre es, wenn Krankenpflegepersonal aller Ausbildungsgrade an der stetigen Weiterentwicklung relevanten Wissens für die Pflegepraxis mitwirken würde (Parker et al., 1992). Andererseits kann es aber auch sehr beschwerlich sein, Forschungsvorhaben in der Pflegepraxis ins Leben zu rufen oder auch nur mit Pflegeforschern zusammen an Forschungsprojekten zu arbeiten.

Die Fallstudie über den therapeutischen Einsatz von Haustieren macht deutlich, auf welche Schwierigkeiten Pflegefachkräfte stoßen, wenn sie versuchen, in der Praxis Forschungsaktivitäten in Gang zu bringen. Möglicherweise halten die Kolleginnen und Kollegen nichts von Forschung oder erkennen deren Wert nicht an und sind deshalb abgeneigt, entsprechende Aktivitäten zu unterstützen (Champion & Leach, 1989). In der Tat können pflegerische Fachkräfte mit einer Ausbildung, die keinen Wert auf Methodenkenntnis legte, von der forschungsspezifischen Terminologie und den in der Forschung üblichen Prozeduren derart eingeschüchtert sein, dass sie mit Ablehnung reagieren, wenn sie um Beteiligung gebeten werden. In den USA sind sich noch immer nicht alle Pflegefachkräfte über die Erwartungen im Klaren, die ihr Berufstand in Bezug auf Forschung an sie stellt – und das trotz der von der ANA publizierten Richtlinien und Standards, wie sie in Tabelle 17-1 aufgelistet sind. Darüber hinaus fehlt es in vielen Einrichtungen des Gesundheitswesens an formellen Strukturen, die dem Pflegepersonal die Beteiligung an Forschungsvorhaben erleichtern würden (Funk et al. 1991, 1995). Um solche Hemmnisse aus dem Weg zu räumen, erscheint es notwendig, moderne Forschungsansätze in das konventionelle pflegerische Wertesystem zu integrieren (Parker et al., 1992).

Begrenzte Ressourcen

Ressourcenmangel in der Praxis kann zu einem Haupthindernis für die Beteiligung von pflegerischem Fachpersonal an Forschungsvorhaben werden. Während Universitätskliniken oder große Gesundheitszentren in der Regel über Bibliotheken und andere Ressourcen verfügen, um Forschungsaktivitäten zu ermöglichen, sind viele Einrichtungen der Langzeitversorgung schon alleine deshalb von Forschungsaktivitäten abgeschnitten, weil sie zu weit entfernt von solchen Einrichtungen liegen. Das dort tätige Pflegepersonal ist darauf angewiesen, die Verbindung mit forscherisch tätigen Kollegen und Pflegeorganisationen zu suchen und aufrechtzuerhalten, um Hilfestellung und Unterstützung bei ihren Forschungsbemühungen zu bekommen. Ohne diese Unterstützung kann es sehr schwierig sein, sich in der Forschung zu engagieren.

Konflikte zwischen der Rolle als Forscher und der Rolle als Pflegefachkraft

Einige pflegerische Fachkräfte wollen sich vielleicht deshalb nicht an Forschungsvorhaben beteiligen, weil sie befürchten, in einen Konflikt zwischen der Rolle als Forscher und der als Pflegekraft zu geraten. Die unterschiedlichen Rollenerwartungen, die einerseits an die Forschungstätigkeit und andererseits an die Versorgung von Patienten geknüpft sind, können zu einem Rollenkonflikt führen (Martin, 1990). Die vorherrschenden Bedenken in den Einrichtungen des Gesundheitswesens beziehen sich darauf, dass pflegerische Tätigkeit und Forschungstätigkeit zeitlich nicht zu vereinbaren sei. Da der Versorgung von Patienten in der pflegerischen Praxis gewöhnlich höchste Priorität einzuräumen ist, kann es sich ergeben, dass die betreffenden Pflegekräfte ihren Forschungsaktivitäten in der Freizeit nachgehen müssen. Nur selten ste-

> **Fallstudie**
> ## Schwierigkeiten beim Anregen praxisbezogener Forschung
>
> Sally W., eine Krankenschwester mit Magisterabschluss, trat kürzlich in einem neuen Rehabilitationszentrum ihre Stelle an. Es fiel ihr auf, dass sich viele der Klienten zurückgezogen hatten und nur schwer für die Behandlung zu motivieren waren. Sally kamen Berichte vom erfolgreichen therapeutischen Einsatz von Haustieren bei älteren Menschen in den Sinn, und sie unterbreitete dem Personal ihre Idee, eine diesbezügliche Studie durchzuführen. Sie erklärte, dass die bisherigen Forschungsergebnisse zwar die Annahme nahe legten, dass Haustiere einen positiven Einfluss auf die Orientierung und Stimmungslage älterer Patienten hätten, aber zusätzliche Studien erforderlich seien, um festzustellen, ob Patienten in der Rehabilitation ähnliche Reaktionen zeigten.
>
> Einige der Mitglieder des Personals bekundeten zwar Interesse an der Therapie mit Haustieren, sahen aber keinen Bedarf für eine Forschungsstudie. Eine der Krankenschwestern meinte, dass Forschung etwas für Ärzte sei, aber nicht für Pflegekräfte. Eine andere machte Sally auf die Schwierigkeiten aufmerksam, eine Genehmigung für ein solches Vorhaben zu erhalten. Die Pflegedienstleitung konnte Sally zwar nicht gestatten, während ihrer Arbeitszeit Forschungsaktivitäten zu entfalten, zeigte aber Interesse für das Projekt und erklärte sich bereit, sich beim Personal dafür einzusetzen und für den Anfang für etwas finanzielle Unterstützung zu sorgen.
>
> Während der nächsten Monate nahm Sally eine Durchsicht der einschlägigen Literatur vor und konnte die Unterstützung eines Mitglieds der Pflegefakultät an der örtlichen Universität gewinnen, um einen Antrag auf finanzielle Förderung eines interdisziplinären Forschungsprojektes über den therapeutischen Einsatz von Haustieren auszuarbeiten. Außerdem nahm Sally an einer regionalen Konferenz über Rehabilitation teil und lernte, über das Internet mit Pflegefachleuten in Kontakt zu treten, die an Forschungsvorhaben zur Lebensqualität interessiert waren.

hen finanzielle Mittel zur Verfügung, die eine Befreiung vom normalen Dienst ermöglichen und es ihnen gestatten, sich während der Arbeitszeit mit Forschungsvorhaben zu befassen. Um aktiv an solchen Projekten mitwirken zu können, ist meistens großes Geschick nötig, um die einzelnen Prioritäten miteinander in Einklang zu bringen, und außerdem bedarf es der nachdrücklichen Unterstützung aus dem Kollegenkreis und durch die Pflegedienstleitung (Rempusheski, 1991).

17.2.2 Hemmnisse bei der Umsetzung von Forschungsergebnissen

Im Jahr 1991 legte die zentrale Zulassungsbehörde für Krankenhäuser in den Vereinigten Staaten («Joint Commission for Accreditation of Hospitals», JCAHO) Zulassungskriterien für Krankenhäuser fest. Eines dieser Kriterien besteht im Nachweis von Maßnahmen zur Einführung neuer empirischer Erkenntnisse in die Pflegepraxis. Verschiedene Erhebungen haben allerdings gezeigt, dass viele Pflegekräfte gar nicht über aktuelle Forschungsergebnisse informiert sind und sich auch nicht daran beteiligen, sie umzusetzen (Brett, 1989; Coyle & Sokop, 1990; Funk et al., 1991). Dieses Problem betrifft zwar nicht nur die Krankenpflege, denn bei den meisten wissenschaftlichen Disziplinen besteht eine erhebliche zeitliche Lücke zwischen der Veröffentlichung und der Anwendung neuer Erkenntnisse; doch angesichts der Dringlichkeit, mit der die professionelle Pflegepraxis einer besseren wissenschaftlichen Fundierung bedarf, ist eine zögerliche oder widerstrebende Umsetzung aktueller Forschungsergebnisse besonders bedauerlich.

Eine ganze Reihe von Pflegeforschern hat die Hemmnisse bei der Umsetzung von Forschungsergebnissen systematisch untersucht (Bircumshaw, 1990; Champion & Leach, 1989; Funkt et al., 1991; Hunt, 1996; Tornquist et al., 1993). Anhand einer Durchsicht der einschlägigen Literatur machten Champion und Leach (1989) drei Hauptvariablen ausfindig, die in dieser Hinsicht von Bedeutung sind, nämlich die Einstellungsmuster des Pflegepersonals, die Verfügbarkeit von Forschungsergebnissen und die Unterstützung seitens des Umfelds. Funk und Kollegen (1991) führten eine Faktorenanalyse von Daten aus Fragebögen durch, die an eine nationale Stichprobe von Mitgliedern des US-amerikanischen Berufsverbandes für Pflegekräfte verteilt worden waren. Es ergaben sich vier hauptsächliche Problembereiche: forschungsbezogene Werthaltungen der pflegerischen Fachkräfte in Verbindung mit ihren methodologischen Kenntnissen, Qualität und Anwendbarkeit der Forschungsergebnisse, Zugang zu Forschungsbefunden und schließlich organisationsbedingte Einschränkungen und abschreckende Aspekte. Diese Problembereiche stimmen weitgehend mit denen überein, die in der von Rogers (1983) entwickelten Theorie über die Verbreitung von Innovationen zu finden sind. Gemäß dieser Theorie ist der Zeitraum, bis eine neue Idee (oder Innovation) Akzeptanz findet, von folgenden Faktoren abhängig: den Merkmalen der Innovation (z. B. ob sie als nützlich empfunden wird), der Bereitschaft des einzelnen zur Übernahme der neuen Idee, der Form der Übermittlung an die potentiellen Anwender und dem sozialen System, in dem die Verbreitung vorgenommen wird.

Begrenzter Zugang zu Ressourcen

Der fehlende Zugang zu Literatur und anderen Ressourcen kann das Krankenpflegepersonal entscheidend daran hindern, Forschungsergebnisse umzusetzen. In vielen Einrichtungen ist die Bibliothek nur zu bestimmten Zeiten oder nicht lange genug besetzt, so dass das Personal, das ebenfalls an bestimmte Zeiten gebunden ist, nicht die Möglichkeit hat, selbst nach Literatur zu suchen. Eine erfreuliche Entwicklung besteht darin, dass in immer mehr Kliniken der Zugang zu Online-Datenbanken ermöglicht wird. Dies stellt eine enorme Erleichterung dar, um schnell und ohne Komplikationen an aktuelle Informationen zu kommen. Und während Pflegefachleute zunehmend mit der Nutzung dieser Datenbanken vertraut werden, entwickeln sie ihrerseits Vorgehensweisen zur Verbreitung von Forschungsergebnissen im klinischen Bereich. Einige davon werden weiter unten im Abschnitt über die Förderung der praktischen Umsetzung diskutiert.

Sonstige Hemmnisse

Auch wenn dem Pflegepersonal der Zugang zu Fachzeitschriften und sonstigen geeigneten Materialien erleichtert wird, reicht dies alleine nicht aus um sicherzustellen, dass Forschungsergebnisse in angemessenem Maße in der Praxis umgesetzt werden. Viele Pflegefachkräfte befassen sich selbst dann nicht mit wissenschaftlicher Literatur, wenn sie leicht zugänglich ist (Bircumshaw, 1990; Champion & Leach, 1989); Funk et al., 1991). Das mag am fehlendem Interesse liegen, an Schwierigkeiten beim Verstehen und kritischen Bewerten der Artikel, oder einfach nur an Zeitmangel. Der Grund dafür kann aber auch ein schwer zu durchschauender Aufbau und eine mangelhafte Darlegungstechnik sein. Häufig sind die Artikel zu sehr in der Fachsprache gehalten, so dass die Bedeutung der Ergebnisse für die Praxis nicht klar zum Ausdruck kommt (Goode et al., 1991; Tornquist et al., 1993). Erfreulicherweise gibt es aber auch Publikationen über empirische Forschung, die speziell an praktisch tätige Pflegefachkräfte gerichtet sind (Barnsteiner, 1993)[5].

Die Beantwortung der Frage, wann Studienergebnisse für die Anwendung in der Praxis geeignet sind, stellt eine zusätzliche Schwierigkeit dar. Denn bevor sie umgesetzt werden

---

5 Dazu gehören: *Applied Nursing Research, Annual Review of Nursing Research* und die von «Sigma Theta Tau International» herausgegebene Online-Zeitschrift *Journal of Knowledge Synthesis for Nursing*.

können, müssen sie normalerweise erfolgreich repliziert worden sein. Außerdem müssen Innovationen, die auf Forschungsergebnissen beruhen, systematisch implementiert und evaluiert werden, damit ihr Nutzen gewährleistet ist (Goode et al., 1991).

17.3 Interventionen

17.3.1 Vorteile der Beteiligung an Forschungsvorhaben

Die Mitwirkung an pflegepraktischen Forschungsprojekten ist mit vielen Vorteilen verbunden. Denn es ergibt sich die Gelegenheit, neue praxisrelevante Erkenntnisse zu gewinnen und auf diese Weise die eigene berufliche Kompetenz zu erhöhen und an Selbstvertrauen zu gewinnen. Das ausgeprägte Gefühl von beruflicher Identität, das sich durch die Beteiligung an Forschungsvorhaben einstellt, stärkt möglicherweise auch das Gefühl, autonom zu sein und hilft, den alltäglichen, mit der Pflegetätigkeit verknüpften Stress besser zu verarbeiten. Die Teilnahme an Forschungskonferenzen oder anderen Formen forschungsbezogener Fortbildung ermöglicht es außerdem, Kontakte zu Kolleginnen und Kollegen zu knüpfen, die die eigenen Interessen teilen. Daraus kann sich eine fruchtbare Zusammenarbeit ergeben. Ein weiterer Aspekt, der zu erhöhter beruflicher Zufriedenheit beiträgt, ist das Bewusstsein, selbst einen Beitrag zur Weiterentwicklung der Wissensgrundlage in der Krankenpflege zu leisten (Green & Houston, 1993). Innovationen, die sich auf Forschungstätigkeit gründen und auch für Patientenpopulationen außerhalb des eigenen Tätigkeitsbereiches von Bedeutung sind, können das berufliche Praxisverständnis maßgeblich beeinflussen.

Anreize zur Forschung im klinischen Bereich

Praktisch tätige Pflegefachkräfte, insbesondere solche, die im klinischen Bereich arbeiten, können zu wichtigen Mitgliedern eines Forschungsteams werden. Denn sie helfen nicht nur beim Aufspüren geeigneter Fragestellungen, sondern bestimmen auch den Studienverlauf mit. Dies ist deshalb der Fall, weil sie den Forschenden die praktische Bedeutung der zu untersuchenden Probleme vor Augen führen und die einzuschätzenden klinischen Variablen herausfiltern können. Außerdem sind sie in der Lage zu beurteilen, inwieweit studientechnische Prozeduren in der Praxis durchführbar sind (Nail, 1990). Solche Fachkräfte sind oft an der Überwachung des Studienprotokolls beteiligt und kümmern sich auch um eine Vielzahl anderer studientechnischer Belange, zum Beispiel um das Rekrutieren von Probanden, die Durchführung von Interventionen, die Datenerhebung oder die Qualitätssicherung. Auch bei der Datenanalyse ist vielleicht gerade ihr fachlicher Rat gefragt, wenn es darum geht, nicht erfasste Variablen zu erkennen, die zu unerwarteten Resultaten führen können. Schließlich ist die Sicht des Stationspersonals unerlässlich für die Interpretation der Studienergebnisse im Hinblick auf ihre klinische Bedeutung und die Festlegung geeigneter Anwendungsbereiche (Nail, 1990).

Allgemein gesehen lässt sich bei Pflegefachleuten ein positiver Trend hin zur Beteiligung an Forschungsvorhaben ausmachen. Eine Erhebung in acht westamerikanischen Bundesstaaten zeigte, dass von 515 befragten Pflegekräften gut 21 % innerhalb der vergangenen zwei Jahre an Forschungsaktivitäten mitgewirkt und 35 % an Forschungskonferenzen teilgenommen hatten (Miller et al., 1993). Die Tätigkeit promovierter Pflegeforscher im klinischen Bereich hat die Pflegeforschung auf diesem Gebiet vorangebracht. Aber auch klinische Pflegeexperten mit Magisterabschluss leiten immer mehr praxisbezogene Forschungsvorhaben (Gaits et al., 1989; Green & Houston, 1993; Hicky, 1990; Kilpack et al., 1991; Martin, 1990; Parker et al., 1992; Rempusheski, 1991).

17.3.2 Förderung der Umsetzung von Ergebnissen

Um die Beteiligung des pflegerischen Personals bei der Umsetzung von Forschungsergebnissen zu fördern und die risikofreie Einführung wissenschaftlich fundierter Innovationen zu gewährleisten, müssen im pflegepraktischen Bereich entsprechende organisatorische Strukturen entwickelt werden. Diese ähneln den Strukturen, die erforderlich sind, um die Durchführung klinischer Studien zu unterstützen.

Fragen zu Organisationsstrukturen, die Einfluss auf die Umsetzung von Forschungsresultaten in der Pflege ausüben, wurden bereits ausführlich diskutiert (Beckett, 1990; Brett, 1989; Champion & Leach, 1989; Crane, 1995; Funk, Tornquist & Champagne, 1995; Goode & Bulechek, 1992; Green & Houston, 1993; Martin, 1993). In den letzten beiden Jahrzehnten konnten in dieser Hinsicht beträchtliche Fortschritte erzielt werden.

Frühe Projekte zur Umsetzung von Forschungsergebnissen

Bereits mehrere Gruppen von Pflegeforschern haben den Umsetzungsprozess von Forschungsergebnissen untersucht und auf dieser Grundlage Strategien zu dessen Förderung entwickelt. Das erste von der US-Bundesregierung finanzierte, 1971 ins Leben gerufene Projekt über Forschungsanwendung war ein regionales Programm zur Entwicklung der Pflegeforschung, das von der «Western Interstate Commission for Higher Education» (WICHE) initiiert wurde. Im Rahmen eines dreitägigen Workshops kamen Gruppen von Pflegefachkräften aus verschiedenen Praxisfeldern zusammen, um sich über die Umsetzung von Forschungsergebnissen und Theorien des Veränderungsprozesses zu informieren. Nach dem Workshop wurden Paare aus Dozenten für Pflegewissenschaft und praktisch tätigen Pflegekräften gebildet, um pflegerische Probleme bei den Patienten aufzuspüren, einschlägige Literatur zu sichten und kritisch zu bewerten, forschungsgestützte Pflegepläne zu erarbeiten und zu implementieren und die Auswirkungen geplanter Veränderungen zu evaluieren. Im Rahmen dieser dyadischen Zusammenarbeit wurden forschungsgestützte Neuerungen für den Umgang mit Obstipation, für die Patientenedukation vor und nach Operationen sowie für die Hinterbliebenenberatung entwickelt. Zwar konnte mit diesem Projekt die Effektivität der Zusammenarbeit von Forschenden und Klinikern im Hinblick auf die Umsetzung von Forschungsergebnissen nachgewiesen werden, doch hatte das Projekt nur in begrenztem Maße Auswirkungen auf das allgemeine forschungsbezogene Engagement der Einrichtungen (Krueger et al., 1978).

Ein weiteres einflussreiches Projekt, die «Conduct and Utilization of Research in Nursing Study» (CURN), eine Studie über die Durchführung und Anwendung von Forschungsprojekten und -ergebnissen in der Pflege, wurde Mitte der siebziger Jahre unter der Schirmherrschaft der «Michigan Nurses Association» durchgeführt (CURN Project, 1983). Die wichtigsten Ziele dieses Projekts bestanden darin, für den Umgang mit verschiedenen zentralen Problemen der klinischen Pflegepraxis jeweils ein wissenschaftlich fundiertes Procedere auszuarbeiten und organisatorische Strukturen zu entwickeln, die dessen risikofreie Umsetzung erleichtern. Zehn dieser Anleitungen wurden publiziert, und jede davon enthielt die Beschreibung des untersuchten Problems, die empfohlene Innovation, stützende Forschungsdaten für die anstehende Neuerung sowie Verfahren zur Evaluation nach erfolgter Einführung. Eine Reihe davon tragen weitverbreiteten Problemen bei der Versorgung chronisch Kranker Rechnung, nämlich diejenigen, die sich mit Katheterisierungsmethoden, Stressabbau, Dekubitusbehandlung, Schmerzlinderung und der gemeinsamen Festlegung von Zielen befassen. Darüber hinaus wurde ein Leitfaden zum Prozess der Umsetzung von Forschungsresultaten veröffentlicht. Dieser Leitfaden erwies sich als nützlich und findet bei vielen Pflegefachkräften im klinischen Bereich Verwendung[6].

Eine Gruppe von Krankenschwestern und -pflegern entwickelte am Horn Memorial Hospital in Ida Grove im Bundesstaat Iowa ein exemplarisches Projekt zur Anwendung von Forschungsergebnissen nach den CURN-Richtlinien. Ein Ausschuss, bestehend aus Krankenschwestern mit dreijähriger Ausbildung, dem Ausbildungsleiter und der Pflegedienstleitung

---

6 Auch in der CURN-Veröffentlichung *Using Research to Improve Nursing Practice: A Guide* (CURN, 1983) sind Anleitungen zu finden, nach denen sich Pflegefachkräfte bei der Durchführung von Projekten zur Anwendung von Forschungsergebnissen richten können.

wurde eingerichtet, um den Prozess als organisatorischer Change Agent zu lenken. Zu den Aufgaben des Ausschusses gehörten folgende acht Punkte: Ausfindigmachen pflegerischer Probleme, Zusammentragen von Informationen aus Forschungsstudien, Sicherstellen, dass die Pflegefachkräfte über ein ausreichendes Wissen verfügen, um die Literatur verstehen und kritisch bewerten zu können, Bestimmen, ob die Forschungsergebnisse für die Patienten relevant sind, Entwickeln von Möglichkeiten des Wissenstransfers für die Anwendung in der klinischen Praxis, Festlegen der erwarteten patientenbezogenen Ergebnisse, bedarfsabhängige Schulung verbunden mit praktischen Übungen sowie Evaluation der neu eingeführten Vorgehensweisen.

Im Zuge des Projekts wurden eine Reihe organisatorischer Richtlinien und Prozeduren, die bislang bei vielen pflegerischen Routineaufgaben obligatorisch waren, abgeändert. Dies betraf unter anderem die Temperaturmessung, die prä- und postoperative Patientenedukation und die Anleitung zum Stillen. Die am Projekt Beteiligten haben einen Leitfaden zur Nutzung von Forschungsergebnissen (Goode et al., 1991), einen Bericht über den organisatorischen Veränderungsprozess bei der Umsetzung von Forschungsresultaten (Goode & Bulechek, 1992) sowie Videobänder zur Umsetzung von Forschungsergebnissen und zur kritischen Bewertung von Forschungsstudien veröffentlicht (Goode & Cipperley, 1989; Goode, 1991)[7].

Sonstige Projekte

Ein weiteres Projekt zur Anwendung von Forschungsergebnissen ist das «Nursing Child Assessment Satellite Training» (NCAST), das an der Krankenpflegefakultät der Universität von Washington seit Anfang der 80er Jahre durchgeführt wird (King et al., 1983). Der Akzent dieses Projekts liegt auf der Übersetzung der Forschungsresultate von Studien über das gesundheitsbezogene Assessment bei Kindern in eine pflegerisch relevante Sprache und auf der Verbreitung der Arbeitsergebnisse unter Pflegefachleuten via Satellitenkommunikationssystemen und anderen Kommunikationsmitteln wie Videobändern, Telefongesprächen und Druckmaterialien. Anfangs richtete sich das Projekt an einzelne Pflegefachkräfte in der häuslichen Krankenpflege, doch mittlerweile hat sich die Zielgruppe auf Pflegepersonal in vielen anderen Bereichen der gemeindenahen Versorgung und auch auf klinisch tätige Pflegefachkräfte ausgeweitet.

In den späten achtziger Jahren wurde an der University of North Carolina ein Projekt ins Leben gerufen, das die Untersuchung innovativer Vorgehensweisen bei der Verbreitung von Erkenntnissen der Forschung unter dem Pflegepersonal zum Ziel hatte (Funk et al., 1989). Zu den untersuchten Vorgehensweisen gehörten themenzentrierte Konferenzen, das Abfassen von Monographien über Konferenzinhalte und die Einrichtung einer Telefon-Hotline zur Beantwortung auftretender Fragen. Jeweils mehrere Konferenzen und Monographien beschäftigten sich mit einem breiter gefassten Forschungsbereich, und es wurden ausführliche Zusammenfassungen von Forschungsergebnissen erstellt, die eine Beschreibung der wichtigsten Befunde und eine Darstellung der Implikationen für die Praxis enthielten. Im Rahmen der Konferenzen konnten Forschende und praktisch tätige Pflegefachleute über die Frage in Dialog treten, wie Forschungsergebnisse in der Praxis genutzt werden können, und es wurden Maßnahmen zur Evaluation forschungsgestützter Innovationen besprochen. Die Monographien wurden an die Einrichtungen der teilnehmenden Pflegekräfte weitergeleitet, um zur Auseinandersetzung damit anzuregen und die gewonnenen Erkenntnisse auch für andere Fachkräfte fruchtbar zu machen.

Bei dem «Orange County Research and Utilization Project» (OGRUN) handelt es sich um ein Drei-Jahres-Projekt, das Anfang der neunziger Jahre von einem Konsortium aus 20 mit Pflege befassten Organisationen und sechs akademischen Institutionen in Kalifornien ins

---

7 Die Videobänder können bei den Horn Video Productions, Ida Grove, Iowa, käuflich erworben werden.

Leben gerufen wurde (Rutledge & Donaldson, 1995). Ziele dieses Projektes waren Entwicklung und Evaluation eines dreistufigen, nach Tätigkeitsbereichen und aufgabenspezifischen Anforderungen aufgeschlüsselten fortlaufenden Schulungsprogramms über Forschungsanwendung. Der Schwerpunkt eines achtstündigen Kurses für leitendes Pflegepersonal und Personal mit Verwaltungsfunktionen lag auf organisatorischen Maßnahmen zur Erleichterung der Umsetzung von Forschungsergebnissen und des Programms insgesamt. Lehrkräfte für Pflege und Mentoren von Forschungsprojekten erhielten einen 16-stündigen Kurs, der sich auf die Durchführung von Projekten zur Anwendung von Forschungsergebnissen und auf die Vermittlung von Kenntnissen über die Nutzung solcher Resultate konzentrierte. Auf Station tätige Pflegefachkräfte nahmen an einem ebenfalls 16-stündigen Kurs teil, der sich mit folgenden Inhalten befasste: detaillierte Information über die Erkennung und Beschreibung von praktischen Pflegeproblemen, Vorgehen bei der Durchsicht von Literatur, kritische Bewertung von Forschungsberichten sowie Ausfindigmachen von Maßnahmen zur Überwindung von Forschungshemmnissen auf Stationsebene.

Das OGRUN-Projekt hat das Engagement für Forschung angeregt. Bis 1995 hatten 374 pflegerische Fachkräfte den an sie adressierten Kurs absolviert, und in den am Projekt beteiligten Krankenhäusern wurden viele Vorhaben zur Anwendung von Forschungsresultaten verwirklicht (Rutledge & Donaldson, 1995). In Kalifornien werden derzeit unter Verwendung des OGRUN-Modells landesweite organisatorische Strukturen zur Unterstützung der Anwendung von Forschungsergebnissen aufgebaut. Dadurch entstehen Verknüpfungen zwischen den regional tätigen pflegerischen Organisationen über Distriktgrenzen hinweg, und es bildet sich ein Netzwerk zur Verbreitung forschungsgestützter Praxisinnovationen.

17.3.3 Anwendung von Forschungsergebnissen in der Pflegepraxis

Die oben beschriebenen Studien haben gezeigt, wie Forschungsergebnisse auf zeitlich angemessene und verlässliche Weise in die Praxis integriert werden können. Eine Reihe von Publikationen lässt darauf schließen, dass praktisch tätige Pflegefachkräfte allmählich damit beginnen, in ihrem Arbeitsfeld Aktivitäten im Hinblick auf die Umsetzung von Forschungsresultaten zu entfalten. Kilpack und Mitarbeiter (1991) beschreiben eine Einrichtung der tertiären Gesundheitsversorgung, in der klinische Pflegeexperten dem Pflegepersonal dabei behilflich waren, Interventionen zur Sturzprävention einzuführen, wie sie in der einschlägigen Literatur vorgeschlagen wurden. Die Sturzrate auf den betreffenden Stationen nahm im Lauf der Studie ab, für das Krankenhaus insgesamt jedoch war ein Anstieg der Sturzrate zu verzeichnen. Eine jüngere, von Rutledge & Donaldson (1995) durchgeführte Umfrage über pflegerische Innovationen zeigte, dass Onkologiefachschwestern und -pfleger sehr gut über acht auf Forschung basierende Neuerungen Bescheid wussten. 90 % davon hatten sieben der acht neuen Praktiken bereits angewandt. Dies sind lediglich zwei von vielen Beispielen für die erfolgreiche Umsetzung von Forschungsresultaten durch das Pflegepersonal.

Gesundheitseinrichtungen und Gesundheitssysteme entwickeln zunehmend Strukturen, die darauf abzielen, Forschungsergebnisse in die Versorgungsstandards zu integrieren und diesbezügliche Aktivitäten auf pflegerischer Seite zu unterstützen (Beckett, 1990; Green & Houston, 1993; Martin, 1993; Ohio Nurses Association, 1990). Einige davon sind in **Tabelle 17-4** auf S. 606 zusammengefasst. Einer der Trends besteht darin, die Qualitätssicherung mit Maßnahmen zur Umsetzung von Forschungsresultaten zu verknüpfen. Dieses Vorgehen hat Vorteile, aber auch Nachteile (Lanza, 1990). Dennoch handelt es sich um eine vielversprechende Vorgehensweise, wenn die Qualitätssi-

Tabelle 17-4: Maßnahmen zur Umsetzung von Forschungsergebnissen im pflegepraktischen Bereich

Pflegestation/Klinischer Bereich
Einrichten von Arbeitsgruppen, um den Wert von Forschung zu verdeutlichen
Abonnieren relevanter Zeitschriften
Aufbau einer Bibliothek mit Lehrbüchern, Videos, Konferenzberichten etc.
Anbringen von Informationen über forschungsspezifische Ereignisse am Schwarzen Brett
Initiieren von Forschungsforen unter Einbeziehung der gesamten Station oder Abteilung
Organisieren von Zeitschriftenklubs zur Auseinandersetzung mit Forschungsberichten
Anleiten von neuen Pflegefachkräften im Hinblick auf den Prozess der Forschungsanwendung
Verknüpfen von Qualitätssicherung und Aktivitäten der Pflegeforschung
Einladen von Pflegeforschern zu Stationskonferenzen
Inanspruchnahme von Beratung über den Forschungsprozess

Organisatorische Ebene
Aufnahme forschungsbezogener Gesichtspunkte in den Aufgabenkatalog, die Philosophie und die Praxisstandards der Institution
Formulieren von Erwartungen in Bezug auf Forschung in Stellenbeschreibungen und Wertschätzung diesbezüglicher Erfahrungen
Einbeziehen von forschungsrelevanten Informationen bei Einführungsseminaren
Anbieten von Kursen über Forschungsmethoden und Forschungsanwendung
Sorge tragen für die Startfinanzierung von Forschungsprojekten
Befreiung von klinischen Aufgaben für die Teilnahme an Forschungsaktivitäten
Organisieren eines formellen Forschungsausschusses
Sorge tragen für die Beteiligung von Vertretern der Pflege bei institutionellen Aufsichtskommissionen
Sicherstellen einer gebotenen Anzahl an Fachschwestern und -pflegern
Fördern von Verbindungen zwischen Forschenden im universitären Bereich und anderen Bereichen des Gesundheitswesens
Erweitern der Bibliothek und Verbesserung des Zugangs
Entwickeln einer Online-Datenbank für Studien über patientenbezogene Ergebnisse
Aufbauen von Strukturen zur Verbreitung von Forschungsinformationen
Sorge tragen für die finanzielle Absicherung der Teilnahme von Pflegefachkräften an ausgewählten nationalen Forschungskonferenzen
Information der Öffentlichkeit über eine forschungsgestützte Pflegepraxis
Einstellen eines promovierten Pflegeforschers

cherung als Ausgangspunkt dient, um praxisrelevante Probleme ausfindig zu machen, und anschließend der Prozess der Umsetzung von Forschungsergebnissen in Gang gesetzt wird, um wissenschaftlich fundierte Innovationsverfahren zu entwickeln und zu evaluieren, mit deren Hilfe das Problem in den Griff bekommen werden kann.

Zusammenarbeit zwischen Pflegepraktikern und Gesundheitseinrichtungen

Um erfolgreich zu sein, müssen sich Pflegefachpersonal und die jeweiligen Einrichtungen gemeinsam um Forschungsanwendung bemühen. Pflegerische Fachkräfte müssen den Stellenwert einer auf Forschung beruhenden Praxis richtig verstehen und zu sachkundigen Anwendern wissenschaftlicher Erkenntnisse werden. Ein wesentlicher Teil ihres Beitrags zur forschungsgestützten Praxis besteht in der systematischen Evaluation der momentanen Praktiken vor dem Hintergrund der verfügbaren Forschungsergebnisse, sowie in der Entwicklung und Erprobung von Neuerungen, die sich auf Forschung gründen. Die Fallstudie weiter unten veranschaulicht, wie ein Krankenpfleger eine Arbeitsgruppe ins Leben ruft, um Ergebnisse aus der Forschung in die praktische Arbeit einzubringen.

Leitende im Pflegedienst und in der Verwaltung von Einrichtungen des Gesundheitswesens können ihre Unterstützung unter Beweis stellen, indem sie Ausführungen über die praktische Anwendung von Forschungsergebnissen in den Aufgabenkatalog ihrer Einrichtung, in betriebsinterne Richtlinien oder in Stellenbeschreibungen aufnehmen. Darüber hinaus können sie betriebliche Strukturen und Finanzierungsmechanismen schaffen, die sich förderlich auf Forschungsaktivitäten des Pflegepersonals auswirken. Berufsverbände und Regierungsbehörden können diese Aktivitäten dadurch unterstützen, dass sie entsprechende Ressourcen zur Verfügung stellen, forschungsbezogene Fortbildungen anbieten und Edukationsprogramme für die Öffentlichkeit auflegen, um über die wissenschaftlichen Fundamente der professionellen Pflegepraxis zu informieren.

17.3.4 Überwinden persönlicher Hemmnisse

Pflegefachkräfte können auf verschiedene Weise vorgehen, um den inneren Widerstand gegenüber einem Engagement in der Forschung zu überwinden. Die Teilnahme an wissenschaftlichen Fortbildungen sowie sonstige Erfahrungen im Rahmen einer forschungsspezifischen Schulung erhöhen die eigene Kompetenz und stärken das Selbstvertrauen im Bemühen um Forschungsaktivitäten. Es bedarf keines Hochschulabschlusses, um ausreichende Kenntnisse und Fertigkeiten auf dem Gebiet der Pflegeforschung zu erwerben. Sie lassen sich auch durch Selbststudium aneignen oder durch den kontinuierlichem Besuch von Schulungskursen und Forschungsseminaren, die von Universitäten, Krankenhäusern und Berufsorganisationen angeboten werden. Die Mitgliedschaft in einem Pflegeverband oder in klinischen Fachorganisationen kann den Zugang zu Informationen über forschungsbezogene Schulungsmöglichkeiten erleichtern. Auch Interessengruppen für Pflegeforschung nehmen gerne neue Mitglieder auf.

Dem praktisch tätigen Pflegepersonal stehen in zunehmendem Maße Informationen über aktuelle Forschungsvorhaben zur Verfügung. Mittlerweile erscheinen regelmäßig Artikel über laufende oder kürzlich abgeschlossene Studien in den pflegerischen Fachzeitschriften, und über das Internet können die wissenschaftlichen Bibliotheken der Hochschulen und Fachhochschulen genutzt werden.

Für das Selbststudium stehen viele Ressourcen zur Verfügung. Es gibt eine ganze Reihe von Lehrbüchern über Forschungsmethoden und Statistik[8] sowie genügend Publikationen über sachkundige Rezeption und kritische Bewertung von Forschungsberichten[9]. Des Weiteren hat «Sigma Theta Tau International» eine Videoreihe erstellt, in der national anerkannte Forschungsprogramme von Pflegeforschern und deren Implikationen für die Pflegepraxis dargestellt werden. Einige Zeitschriften informieren auch über die Termine forschungsspezifischer Vortragsreihen und Konferenzen[10].

17.3.5 Entwicklung forschungsspezifischer Schulungsprogramme

Eine weitere Möglichkeit für diplomierte Pflegekräfte, sich in der Forschung zu engagieren, besteht darin, die Entwicklung entsprechender Schulungsprogramme in ihrem Praxisfeld voranzutreiben und zu unterstützen. Dabei kann es sich um formelle Forschungskurse, Forschungsseminare und -konferenzen, aber auch um Zeitschriftenklubs auf den einzelnen Statio-

---

8 Lehrbücher über Forschung sind: Burns and Grove (1992), Leiniger (1986) und Valanis (1992); Munro, Visintainer und Page (1986) ist eine gute Quelle für Statistik.
9 Zum Beispiel Goode (1991) oder Tornquist et al. (1993).
10 Die Zeitschrift von Sigma Theta Tau International, *Image: The Journal of Nursing Scholarship*, informiert über forschungsspezifische Vortragsreihen und Konferenzen. Auch das *Western Journal of Nursing Research* veröffentlicht Termine von Forschungskonferenzen.

> **Fallstudie**
> ## Einbringen von Forschungsergebnissen in die Praxis
>
> Joel S., ein 35-jähriger diplomierter Krankenpfleger war seit Jahren in einem psychiatrischen Gesundheitszentrum beschäftigt. Er war sehr um die Weiterentwicklung seiner therapeutischen Kompetenzen bemüht und stolz darauf, offen für neue Behandlungsansätze bei chronischen psychischen Störungen zu sein. Nach dem Besuch eines Seminars über die Anwendung von Forschungsresultaten war Joel ganz begeistert und wollte unbedingt Forschungsergebnisse in seine praktische Arbeit einbringen. Während einer Personalzusammenkunft berichtete er über das Seminar und schlug vor, dass sich auch das Personal zum Nutzen der Patienten bemühen solle, die Ergebnisse der Pflegeforschung für die Praxis fruchtbar zu machen. Während manche von Joels Kollegen und Kolleginnen dem Vorhaben recht pessimistisch gegenüberstanden, erkannten andere die Notwendigkeit einer breiteren wissenschaftlichen Grundlage, um fundierte klinische Entscheidungen treffen zu können.
>
> Für Pflegekräfte, die ihr Interesse bekundet hatten, organisierte Joel ein ständiges Forum, das in der Mittagspause stattfand. Zwar waren die meisten nicht in der Lage, regelmäßig daran teilzunehmen, weil sie sich auch während der Mittagsstunden um dringende Fälle kümmern mussten, doch allmählich bildete sich eine Kerngruppe heraus, die sich daran machte, pflegepraktische Probleme aufzuspüren und über Computer nach einschlägigen Artikeln zu recherchieren. Sie sahen sich auch Videoaufzeichnungen über Innovationen sowie eine CD-ROM über die kritische Bewertung von Forschungsberichten an und diskutierten darüber. Eine Pflegeforscherin aus dem an das psychiatrische Zentrum angegliederten Krankenhaus wurde eingeladen, um der Gruppe zusätzlich bei der Auswahl von Forschungsberichten behilflich zu sein und sie auch sonst bei ihrem Vorhaben zu unterstützen.

nen oder Forschungszirkel innerhalb einer Abteilung handeln. Der größte Effekt wird erzielt, wenn derartige Maßnahmen fortlaufend durchgeführt werden. Alle pflegerischen Mitarbeiter sollten die Gelegenheit zur Teilnahme an Einführungsseminaren und strukturierten Programmen zur Durchführung und Nutzung von Forschungsvorhaben erhalten. Pflegefachkräfte mit stärkerem Interesse an Forschungsaktivitäten können sich dann mit Kollegen aus ihrem Arbeitsbereich zusammenfinden, um sich bestimmten Themen zu widmen, praktische Probleme ausfindig zu machen und Anwendungsmöglichkeiten von Forschungsergebnissen zu diskutieren [11].

Forschungsausschüsse in den Kliniken können die praktische Umsetzung von Forschungsergebnissen maßgeblich unterstützen (Vessey & Campos, 1992). Solche Ausschüsse führen zielgerichtete Projekte zur Forschungsanwendung durch, arbeiten langfristige Pläne zur Programmentwicklung aus und fördern den Aufbau von organisatorischen Strukturen zur Unterstützung von Forschungsaktivitäten. Einige große Organisationen der Gesundheitsversorgung verfügen über gut entwickelte Strukturen für die Pflegeforschung. So besitzt beispielsweise die «Northwest Region of Kaiser Permanente,» eine große Health Maintenance Organization (HMO) im Nordwesten der USA, einen ständigen Pflegeforschungsausschuss, der aus Vertretern des Pflegepersonals aller angeschlossenen Pflegedienste und klinischen Einrichtungen besteht. Dieses Gremium gliedert sich in eine Reihe von Unterausschüssen, die für Langzeitplanung, Überprüfung von Vorschlägen, Erleichterung von Forschungstätigkeiten in der Pflegepraxis etc. zuständig sind.

---

11 Einige der in diesem Absatz unterbreiteten Vorschläge und auch das Fallbeispiel von Joel S. mögen der deutschen Leserschaft etwas befremdlich erscheinen. Es gilt jedoch zu bedenken, dass die freiwillige Mitgliedschaft in Debattierclubs und Diskussionszirkeln innerhalb der US-amerikanischen College-Ausbildung Tradition besitzt und nahezu eine Selbstverständlichkeit darstellt. (Anm. des Bearbeiters)

17.3.6 Finanzierung der Pflegeforschung

Die Fördermittel für die Pflegeforschung stammen von Regierungsbehörden und in zunehmendem Maße von privaten Stiftungen. Unter den Regierungsbehörden stellen in erster Linie die Nationalen Institute für Gesundheit Gelder bereit. Jedes einzelne davon legt eigene Forschungsprioritäten fest und fördert eigene Programme. Die Hauptforschungsgebiete des Nationalen Instituts für Pflegeforschung wurden bereits in einem vorangegangenen Abschnitt dieses Kapitels aufgeführt. Auch die Zentren für Krankheitskontrolle und -prävention («Centers for Disease Control and Prevention», CDC) und die Behörde für Gesundheitspolitik und Gesundheitsforschung (AHCPR) stellen einen wesentlichen Teil der Fördergelder für pflegerelevante Forschungsbereiche bereit. Das Interesse der CDC liegt in Studien, deren Ergebnisse umfassende Implikationen für das öffentliche Gesundheitswesen besitzen und/oder in deren Rahmen innovative Modelle für Krankheitsprävention und -kontrolle bei Hoch-Risiko-Populationen und besonders gefährdeten sozialen Gruppierungen getestet werden; die AHCPR unterstützt interdisziplinäre Studien über Versorgungsmodelle (z. B. Case Management) sowie die Verbreitung pflegepraktischer Richtlinien in Organisationen der Gesundheitsversorgung und den Gesundheitsdiensten auf Gemeindeebene.

Viele Pflegeforscher haben erfolgreich bundesstaatliche Fördermittel beantragt, und einige davon kommen auch der Anwendung von Forschungsergebnissen im unmittelbaren Praxisfeld der Pflege zugute. Bewerber um solche Finanzierungsbeihilfen nehmen in der Regel schon in der Planungsphase ihres Forschungsvorschlags Kontakt zu Mitarbeitern oder Beratern einer in Frage kommenden Behörde auf, um Hilfestellung bei der Festlegung von Forschungsprioritäten und bei der Antragstellung zu bekommen.

Neulinge in der Forschung haben gewöhnlich mehr Erfolg bei der Zuweisung von Fördermitteln, wenn sie ihren Vorschlag zusammen mit einem erfahrenen Forscher erarbeiten und einreichen – zum Beispiel einer Person, die bereits Fördergelder erhalten hat. Die zuständigen Stellen überprüfen die Kompetenz des Studienleiters und des gesamten Forschungsteams genau, um festzustellen, ob das nötige Fachwissen für eine erfolgreiche Durchführung des vorgeschlagenen Forschungsvorhabens vorhanden ist.

Mancher an Forschung interessierten Pflegefachkraft mag es widerstreben, umfangreichere Fördermittel zu beantragen, weil sie hart umkämpft sind und ihrer Meinung nach wenig Aussicht auf Erfolg besteht. Aber selbst wenn ein Vorschlag abgelehnt wird, kann der Antragsteller von den kritischen Anmerkungen der Prüfer profitieren. Der Vorschlag kann dann überarbeitet und erneut eingereicht werden.

Nichtstaatliche Finanzierungsquellen

Private Stiftungen, Unternehmen und sonstige Organisationen kommen immer mehr als Finanzierungsquellen für die Pflegeforschung in Frage. So haben etwa die Kellogg-Stiftung und die Robert Wood Johnson-Stiftung viele Projekte in der Gesundheitsforschung finanziell gefördert, einschließlich einer ganzen Reihe von Modellstudien über Langzeitpflege. In den neunziger Jahren hat die Robert Wood Johnson-Stiftung mehr als fünf Millionen Dollar für die Tuberkuloseforschung bereitgestellt und weitere acht Millionen für Forschungsprojekte über Gesundheitspolitik und pflegerisch-medizinische Versorgung.

Sigma Theta Tau International hat ein Förderprogramm für kleinere Vorhaben in der Pflegeforschung eingerichtet, wozu auch Fördermittel für die Verbreitung von Forschungsergebnissen im pflegerisch-medizinischen Bereich gehören (Buckwalter, 1993). Andere Förderprogramme dieser Art werden von Pflegefachorganisationen, wie etwa der Gesellschaft und der Stiftung für Fachpersonal in der Onkologie, der amerikanischen Gesellschaft für Intensivpflegepersonal und dem nationalen Verband von Orthopädieschwestern und -pflegern aufgelegt. Das Springer-Verlagshaus vergibt eine jährliche

Auszeichnung für gerontologische Pflegeforschung, und Mead Johnson stellt ein Stipendium für perinatale Pflegeforschung bereit.[12]

Die finanzielle Unterstützung der Pflegeforschung im klinischen Bereich ist sicherlich begrenzt, insbesondere wenn es sich um kleine Pilotstudien handelt. Doch für viele deskriptiven und explorativen Studien, aber auch kleine Interventionsstudien, sind lediglich geringfügige Fördermittel nötig – etwa für Literaturrecherche, notwendige Bedarfsmittel, Computerkosten oder Sekretariatsarbeit. Viele Einrichtungen der Gesundheitsversorgung verfügen inzwischen über eigene Mittel für kleine Pilotstudien und Projekte zur Forschungsanwendung. Ob es sich dabei um Gelder aus Fonds zur Forschungsentwicklung oder um karitative Zuwendungen handelt, ist unerheblich. In jedem Fall können damit viele pflegerische Forschungsaktivitäten unterstützt werden. Pflegekräfte, die an leistungsfähigen Forschungsprogrammen in ihren Praxisfeldern interessiert sind, sind aufgefordert, die dafür erforderlichen finanziellen Aufwendungen mit der Abteilung für Planung und Entwicklung in ihren Institutionen zu erörtern. Der hartnäckige Einsatz für Fördermittel wird oft belohnt.

---

12 Die Newsletter von Sigma Theta Tau International mit dem Titel *Reflections* ist gut geeignet für aktuelle Informationen über kleinere Förderprogramme in der Pflegeforschung.

17.4 Zusammenfassung und Schlussfolgerungen

Die Teilnahme an Forschungsvorhaben ist eine wichtige Komponente im Berufsbild der professionellen Pflegekraft. Forschung trägt dazu bei, Verständnis für die Gesundheitsprobleme der Patienten zu entwickeln, unterstützt das pflegerische Personal beim Ausfindigmachen von wirksamen Interventionen und dokumentiert die Kosteneffizienz der pflegerischen Versorgung. In der Praxis tätige Pflegefachleute profitieren von der Beteiligung an Forschungsaktivitäten und leisten wichtige Beiträge zur Durchführung von Forschungsstudien.

In der Geschichte der Krankenpflege nahmen Pflegekräfte bei Forschungsaktivitäten zunächst eine Randposition ein, auch wenn diese ihr Praxisfeld betrafen. Im Laufe der Zeit nahm die Beteiligung von Pflegefachkräften an Forschungsprojekten jedoch stetig zu. Es existieren mehrere Bereiche, in denen geforscht wird, um den wissenschaftlichen Kenntnisstand der pflegerischen Praxis bei der Versorgung chronisch Kranker zu erweitern. Dies geschieht in Form von Studien über umfeldbedingte, psychosoziale und verhaltensbezogene Faktoren, über die Auswirkung chronischer Krankheiten auf Patienten und Familien sowie über die Effizienz von Pflegeinterventionen und Pflegemodellen. Die aktuellen Schwerpunkte des Nationalen Instituts für Pflegeforschung (NINR) liegen auf Untersuchungen zu chronischer Krankheit und Lebensqualität, wobei für eine breite Palette von Studien in Zusammenhang mit der pflegerischen Versorgung bei chronischer Krankheit Förderungsmittel zur Verfügung stehen.

Für die Durchführung von Studien auf dem Gebiet der Pflegeforschung sind sowohl quantitative als auch qualitative Methoden erforderlich. Häufig werden diese Methoden innerhalb einer Studie kombiniert, was eine methodenübergreifende Validierung der Befunde ermöglicht und den Gehalt der Ergebnisse bereichert.

Die Beteiligung an Forschungsstudien im pflegepraktischen Umfeld kann für vieles entschädigen, aber auch eine Herausforderung darstellen. Pflegerische Fachkräfte können einige ihrer persönlichen Hemmnisse in Bezug auf Forschung überwinden, indem sie initiativ werden und sich einschlägige Informationen verschaffen, oder indem sie einfach an geeigneten Forschungsaktivitäten teilnehmen. Auch die Mitgliedschaft in Berufsverbänden und klinischen Fachorganisationen bestärkt solche Bemühungen.

Das wissenschaftliche Fundament der Pflegepraxis ist seit jeher lückenhaft. In den achtziger Jahren wurden jedoch mehrere Studien zum Umgang von Pflegefachkräften mit Forschungsergebnissen durchgeführt, und es zeigte sich, dass im Hinblick auf die Entwicklung von Vorgehensweisen, die eine verlässliche und zeitlich angemessene Umsetzung von Forschungsresultaten in der Praxis erleichtern, grundlegende Fortschritte zu verzeichnen sind. Gesundheitsorganisationen und Pflegedienstleitungen haben die Verpflichtung, die Forschungsaktivitäten des pflegerischen Personals zu unterstützen, indem sie sowohl entsprechende organisatorische Strukturen und Richtlinien entwickeln als auch eine ausreichende Startfinanzierung beschaffen.

Mehr denn je steht die Pflegeforschung heute im Licht der Öffentlichkeit, und sie gewinnt zusehends an nationaler Bedeutung. Ihre Vertreter sind mittlerweile anerkannt und nehmen wichtige Funktionen in Wissenschaft und Politik ein. Die aktive Beteiligung von Pflegefachkräften an Forschungsaktivitäten im pflegepraktischen Bereich wird der Profession insgesamt helfen, weiterhin jene politische und finanzielle Unterstützung zu erhalten, die für eine rasche Weiterentwicklung der Pflegeforschung notwendig ist.

Studienfragen

1. Welches Ausbildungsniveau ist gemäß den Richtlinien des Amerikanischen Verbands für Pflegefachkräfte (ANA) für eine Pflegefachkraft erforderlich, um an der Pflegeforschung mitwirken zu können?
2. Zeigen Sie drei Möglichkeiten auf, auf welche Weise Pflegepersonal mit normaler Ausbildung Forschungsergebnisse in der Praxis anwenden kann.
3. Wie können Mitglieder der Pflegedienstleitung ein positives Klima für Forschung im pflegepraktischen Bereich schaffen?
4. Worin bestehen die hauptsächlichen Hemmnisse bei der Umsetzung von Ergebnissen der Pflegeforschung in die Praxis?
5. Beschreiben Sie die wesentlichen Merkmale von qualitativen und quantitativen Forschungsmethoden.
6. Welche beiden Hauptzwecke verfolgt Triangulation?

Literatur

American Nurses' Association (ANA) (1989). Education for participation in research. Kansas City, MO: American Nurses' Association.

American Nurses' Association (ANA) (1992). Standards of clinical nursing practice. Kansas City, MO: American Nurses' Association.

American Nurses' Association (ANA), Cabinet on Nursing Research (1985). Directions for nursing research: Toward the twenty-first century. Kansas City, MO: American Nurses' Association.

Banik, B. J. (1993). Applying triangulation in nursing research, Applied Nursing Research, 6 (1), 47–52.

Barnsteiner, J. H. (1993). The Online Journal of Knowledge Synthesis for Nursing. Image: The Journal of Nursing Scholarship, 20 (2), 14.

Bavier, A. R. (1995). Where research & practice meet: Opportunities at the Agency for Health Care Policy and Research. Nursing Policy Forum, 1 (4), 20–25.

Beck, C. T (1992). The lived experience of postpartum depression: A phenomenological study. Nursing Research 41 (3), 166–170.

Beckett, J. E. (1990). Nursing research utilization techniques. Journal of Nursing Administration, 20 (1), 25–30.

Bircumshaw, D. (1990). The utilization of research findings in clinical nursing practice. Journal of Advanced Nursing, 15. 1272–1280.

Branch, L. G., Walker, L. A., Wetle, T. T., DeBeau, C. E., Resnick, N. M. (1994). Urinary incontinence knowledge among community dwelling people 65 years of age and older. Journal of American Geriatric Society, 42, 257–262.

Brandeis, G. H., Berlowitz, D. R., Hossain, M., & Morris, J. N. (1995). Pressure ulcers: The Minimum Data Set and the Resident Assessment Protocol. Advances in Wound Care: The Journal for Prevention and Healing, 8 (6), 18–25.

Breitmeyer, B. J., Ayres, L., Knafl, K. A. (1993). Triangulation in qualitative research: Evaluation of completeness and confirmation purposes. Image: The Journal of Nursing Scholarship, 25 (3), 237–244.

Breitmeyer, B. J., Gallo, A. M., Knafl, K, A., Zoeller, L. H. (1992). Social competence of school-aged children with chronic illnesses. Journal of Pediatric Nursing; 7 (3), 181–188.

Brett, J. L. (1989). Organizational integrative mechanisms and adoption of innovations by nurses. Nursing Research, 38 (2), 105–110.

Brown, M., Powell-Cope, G. (1991). AIDS family caregiving: Transitions through uncertainty. Nursing Research, 40 (6), 338–345.

Buckwalter, K. G. (1993). Sigma Theta Tau International supports nursing research dissemination. Reflections, 19 (3), 9.

Burckhardt, C. S., Woods, S. L., Schultz, A. A., Ziebarth, D. M. (1989). Quality of life of adults with chronic illness: A psychometric study. Research in Nursing and Health, 12 (6), 347–354.

Champion V L., Leach, A. (1989). Variables related to research utilization in nursing: An empirical investigation. Journal of Advanced Nursing, 14, 705–710.

Cowan, M. J., Heinrich, J., Lucas, M., Sigmon, H., Hinshaw, A. S. (1993). Integration of biological and nursing sciences: A 10-year plan to enhance research and training. Research in Nursing & Health, 16 (1), 3–9.

Coyle, L., Sokop, A. (1990). Innovation adoption behavior among nurses. Nursing Research, 39 (3), 176–180.

Crabtree, B. E, Miller, W L. (eds). (1992). Doing qualitative research. Newbury Park, CA: Sage.

Crane, J. (1995). The future of research utilization. Nursing Clinics of North America, 30 (3), 565–577.

CURN Project (1983). Using research to improve nursing practice. New York: Grune & Stratton.

DeChesnay M. (1996). National Institute for Nursing Research update: Interview with Dr. Patricia Grady. Advanced Practice Nursing Quarterly, 2 (3), 20–22.

Department of Health, Education and Welfare (DHEW) (1979). Healthy people: The surgeon general's report on health promotion and disease prevention, 1979, DHEW Pub. No. (PHS) 79-55071, Public Health Service. Washington, DC: U. S. Government Printing Office.

Dodd, N. J., Dibble, S. L., Thomas, M. L. (1993). Predictors of concerns and coping strategies of cancer chemotherapy outpatients. Applied Nursing Research, 6 (1), 2–7.

Drummond-Young, M., LeGris, J., Browne, G., Pallister, R., Roberts, J. (1996). Interactional styles of outpatients with poor adjustment to chronic illness receiving problem-solving counselling. Health and Social Care in the Community, 4 (6), 317–329.

Ethridge, P, Lamb, G. (1989). Professional nursing case management improves quality, access and cost. Nursing Management, 20 (1), 30–37.

Ferrell, B., Grant, M., Schmidt, G. M., Rhiner, M., Whitehead, C., Fonbuena, P, Forman, S. J. (1992). The meaning of quality of life for bone marrow transplant survivors. Part 1: The impact of bone marrow transplant on quality of life. Cancer Nursing, 15 (3), 153–160.

Flynn, A. M., Kilgallen M. C. (1993). Case management, a multidisciplinary approach to the evaluation of cost and quality standards. ,journal of Nursing Care Quality, 8 (1), 58–66.

Foxall, M. J., Gaston Johansson, E (1996). Burden and health outcomes of family caregivers of hospitalized bone marrow transplant patients. Journal of Advanced Nursing, 24 (5), 915–923.

Funk, S. G., Champagne, M. T, Wiese, R. A., Tornquist, E. M. (1991). Barriers to using research findings in practice: The clinician's perspective. Applied Nursing Research, 4 (2), 90–95.

Funk, S. G., Tornquist, E. M., Champagne, M. T. (1989). A model for improving the dissemination of nursing research. Western Journal of Nursing Research, 11 (3), 361–367.

Funk, S. G., Tornquist, E. M., Champagne, M. T (1995). Barriers and facilitators of research utilization: An integrative review. Nursing Clinics of North America, 30 (3), 395–407.

Gaits, V, Ford, R. N., Kaplow, R. (1989) – Unit-based research forums: A model for the clinical nurse specialist to promote clinical research. Clinical Nurse Specialist, 3 (2), 60–65.

Gift, A., Moore, T, Soeken, K. (1992). Relaxation to reduce dyspnea and anxiety in COPD patients. Nursing Research, 41 (4), 242–246.

Goode, C. (producer) (1991). Reading and critiquing a research report (Videotape No. 391). Ida Grove, IA: Horn Video Productions.

Goode, C., Bulechek, G. M. (1992). Research utilization: An organizational process that enhances quality of care. Journal of Nursing Care Quality: Special Report, 27–35.

Goode, C. J., Butcher, L. A., Cipperley, J. A., Ekstrom, J., Gosch, B. A., Hayes, J. E., Lovett, M. K., Wellendorf, S. A. (1991). Research utilization: A study guide. Ida Grove, IA: Horn Video Productions.

Goode, C. (producer), Cipperley J. (associate producer) (1989). Research utilization: A process of organizational change (Videotape No. 289). Ida Grove, IA: Horn Video Productions.

Gray M, Cameron, M. E., Thurber, E W (1991). Coping and adaptation in children with diabetes. Nursing Research, 40 (3), 145–149.

Green, S., Houston, S. (1993). Promoting research activities: Institutional strategies. Applied Nursing Research, 6 (2), 97–102.

Hargest, T S. (1995). Comments on support surfaces in AHCPR guidelines: «Pressure ulcer treatment:» Advances in Wound Care: The journal for Prevention and Healing, 8 (5), 6.

Harrison, M. B., Juniper, E. E, Mitchell-DiCenso, A. (1996). Quality of life as an outcome measure in nursing research: «May you have a long and healthy life:» Canadian Journal of Nursing Research, 28 (3), 49–68.

Harrison, M. B., Wells, G., Fisher, A, Prince, M. (1996). Practice guidelines for the prediction and prevention of pressure ulcers: Evaluating the evidence. Applied Nursing Research, 9 (1), 9–17.

Harvath, T A., Archbold, P G., Stewart, B. J., Gadow, S., Kerschling, J. M., Miller, L., Hagan, J., Brody, K., Schook, J. (1994). Establishing partnerships with family caregivers: Local and cosmopolitan knowledge. Journal of Gerontological Nursing, 20 (2), 29–35.

Healthy People 2000: Summary Report (1992). Department of Health and Human Services. Boston: Jones & Bartlett.

Hicky, M. (1990). The role of the clinical nurse specialist in the research utilization process. Clinical Nurse Specialist, 4 (2), 93–96.

Hunt, J. M. (1996). Barriers to research utilization. Journal of Advanced Nursing 23 (3), 423–425.

Hutchinson, C., & Bahr, R. (1991). Types and meanings of caring behaviors among elderly nursing home residents. Image: Thejournal of Nursing Scholarship, 23 (2), 85–88.

Ingersol, G. L., Hoffart, N., Schultz, A. W (1990). Health services research in nursing: Current status and future directions. Nursing Economics, 8 (4), 229–238.

Janowski, M. J. (1996). Managing heart failure. R. N., 59 (2), 34–39.

Jennings, B. N. (1991). Patient outcomes research: Seizing the opportunity. Advances in Nursing Science, 14 (2), 59–72.

Kilpack, V, Boehm, J., Smith, N., Mudge, B. (1991). Using research-based interventions to decrease patient falls. Applied Nursing Research, 4 (2), 50–56.

King, D., Barnard, K. E., Hoehn, R. (1983). Disseminating the results of nursing research. Nursing Outlook, 29 (3), 164–169.

Knafl, K. A., Breitmeyer, B. (1991). Triangulation in qualitative research: Issues of conceptual clarity and purpose. InJ. Morse (ed.), Qualitative nursing research: A contemporary dialogue (rev ed.), pp. 226–239. Newbury Park, CA: Sage.

Knafl, K., Breitmayer, B., Gallo, A., Zoeller L. (1996). Family response to childhood chronic illness: Description of management styles. journal of Pediatric Nursing: Nursing Care of Children and Families, 11 (5), 315–326.

Kruger, J. C., Nelson, A. H., Wolanin, M. O. (1978). Nursing research: Development, collaboration and utilization. Germantown, MD: Aspen Systems.

Labuhn, K., Lewis, C., Koon, K., Mullooly J. (1993). Smoking cessation experiences of chronic lung disease patients living in rural and urban areas of Virginia. Journal of Rural Health, 9 (4), 305–313.

Lamb, G. S. (1992). Conceptual and methodological issues in nurse case management research. Advanced Nursing Science, 15 (2), 16–24.

Lanza, M. L. (1990). Research and quality assurance: Similarities and differences. Nursing Scan in Research, 3 (2), 1–3.

LeMone P (1993). Human sexuality in adults with insulin-dependent diabetes mellitus. Image: The Journal of Nursing Scholarship, 25 (2), 101–104.

Leininger, M. M. (1992). Current issues, problems, and trends to advance qualitative paradigmatic research methods for the future. Qualitative Health Research, 2 (4), 392–415.

Lindgren, C. L. (1993). The caregiver career. Image: The Journal of Nursing Scholarship, 25 (3), 214–219.

LoBiondo-Wood, G., Haber, J. (1994). Nursing research: Methods, critical appraisal & utilization (3rd ed.). St. Louis: C. V. Mosby.

Lusk, S. L. (1996). AHCPR clinical practice guidelines. AAOHN Journal, 44 (3), 151–152.

Martin, J. P (1990). Implementing the research role of the clinical nurse specialist-One institution's approach. Clinical Nurse Specialist, 4 (3), 137–140.

Martin, P A. (1993). Clinical settings need organizational support for research. Applied Nursing Research, 6 (2), 103–104.

McCormick, K. (1992). Areas of outcome research for nursing. Journal of Professional Nursing, 8, 71.

McSweeny, A. J., Labuhn, K. T. (1990). Chronic obstructive pulmonary disease. In B. Spilker (ed.), Quality of life assessments in clinical trials, pp. 391–418. New York: Raven Press.

Miller, B. K., Adams, D., Beck, L. (1993). The behavioral inventory for professionalism in nursing. Journal of Professional Nursing, 9 (5), 290–295.

Morse, J. M. (1991). Approaches to qualitative-quantitative methodological triangulation. Nursing Research, 40 (1), 120–123.

Morgan, D. G., Laing, G. P (1991). The diagnosis of Alzheimer's disease: Spouse's perspectives. Qualitative Health Research, 1 (3), 370–387.

Munhall, P L., Boyd, C. O. (1993). Nursing research: a qualitative perspective. New York: National League for Nursing.

Nail, L. M. (1990). Involving clinicians in nursing research. Oncology Nursing Forum, 17 (4), 621–623.

National Center for Health Statistics (NCHS) (1983). Health, United States and prevention profile, DHHS Pub. No. (PHS) 84–1232, Public Health Service. Washington, DC: U. S. Government Printing Office.

National Center for Nursing Research (NCNR) (1991).

Patient outcomes research: Examining the effectiveness of nursing practice: Recommendations for Future Directions. Conference proceedings (September 11–13, 1991). U.S. Department of Health and Human Services: NCNR.

National Institute for Nursing Research (NINR) (1993). Priorities resulting from Second Conference on Research Priorities in Nursing Practice.

O'Brein, M. T. (1993). Multiple sclerosis: The relationship among self-esteem, social support, and coping behavior. Applied Nursing Research, 6 (2), 54–63.

Ohio Nurses Association (1990). Survey of organizational support for nursing research. Columbus, OH: Ohio Nurses' Association Assembly of Nurse Researchers.

Parker, M. E., Gordon, S. C., Brannon, P T (1992). Involving nursing staff in research: A non-traditional approach. Journal of Nursing Administration, 22 (4), 58–63.

Piazza, D., Holcombe, J., Foote, A., Paul, P, Love, S., Daffin, P (1991). Hope, social support and self-esteem of patients with spinal cord injuries. Journal of Neuroscience Nursing, 23 (4), 224–230.

Polivka, B. J., Nickel, J. T, Wilkins, J. R. (1993). Cerebral palsy: Evaluation of a model of risk. Research in Nursing and Health, 16 113–122.

Price, M. J. (1993). An experiential model of learning diabetes self-management. Qualitative Health Research 3 (1), 29–54.

Primomo, J., Yates, B. C., Woods, N. E (1990). Social support for women during chronic illness: The relationship among sources and types of adjustment. Research in Nursing and Health, 13 (3), 153–156.

Raleigh, E. D. (1992). Sources of hope in chronic illness. Oncology Nursing Forum, 19 (3), 443–448.

Rempusheski, V E (1991). Incorporating research role and practice role. Applied Nursing Research, 4 (1), 46–48.

Rettig R. (1991). History, development, and importance to nursing of outcomes research. Journal of Nursing Quality Assurance, 5 (2), 13–17.

Roberson, M. (1992). The meaning of compliance: Patient perspectives. Qualitative Health Research, 2 (1), 7–26.

Rogers, E. M. (1983). Diffusion of innovations (3rd ed.). New York: The Free Press.

Rutledge, D. N., Donaldson, N. E. (1995). Building organizational capacity to engage in research utilization. Journal of Nursing Administration, 25 (10), 12–16.

Salive, M. E., Mayfield, J. A., Weissman, N. W (1990). Patient outcomes research teams and the agency for health care policy and research. HSR: Health Services Research, 25 (5), 697–708.

Sayles-Cross, S. (1993). Perceptions of familial caregivers of elder adults. Image: The Journal of Nursing Scholarship, 25 (2), 88–92.

Shaver, J. (1991). Global perspectives: The ANA and CNR international nursing research conference. Council of Nurse Researchers Newsletter, 18 (3), 1–6.

Strauss, A., Corbin, J. (1990). Basics of qualitative research: Grounded theory procedures and techniques. Newbury Park, CA: Sage.

Tesch, R. (1991). Computer programs that assist in the analysis of qualitative data: An overview. Qualitative Health Research, 1 (3), 309–325.

Thorne, S. E. (1991). Methodological orthodoxy in qualitative research: Analysis of the issues. Qualitative Health Research, 1 (2), 178–199.

Tornquist, E. M., Funk, S. G., Champagne, M. T, Wiese, R. A. (1993). Advice on reading research: Overcoming the barriers. Applied Nursing Research, 6 (4), 177–183.

Vessey J., Campos, R. (1992). The role of the nursing research committee. Nursing Research, 41, 247–249.

Walker, R. J., Pomeroy, E. C. (1996). Depression or grief? The experience of caregivers of people with dementia. Health and Social Work, 21 (4), 247–254.

Weis, K. A. (1992). Effectiveness and outcomes research-Data sources with potential for nursing research. Journal of Professional Nursing 8 (4), 201.

Werley H. H., Devine, E. C., Zorn, C. R., Ryan, P, Westra, B. L. (1991). The nursing minimum data set: Abstraction tool for standardized, comparable, essential data. American Journal of Public Health, 81 (4), 421–426.

Whyte, D. A. (1992). A family nursing approach to the care of a child with a chronic illness. journal of Advanced Nursing, 17 (3), 317–327.

Wiener C. L., Dodd, M. J. (1993). Coping amid uncertainty: An illness trajectory perspective. Scholarly Inquiry for Nursing Practice, 7 (1), 17–31.

Wineman, M. W. (1990). Adaptation to multiple sclerosis: The role of social support, functional disability, and perceived uncertainty. Nursing Research, 39 (5), 294–299.

Woog, P. (1991). The chronic illness trajectory framework: The Corbin and Strauss nursing model. New York: Springer.

Zerwekh, J. V. (1991). A family caregiving model for public health nursing. Nursing Outlook, 39, 213–217.

Weiterführende Literatur

Burns, N., Grove, S. K. (1992). The practice of nursing research: Conduct, critique and utilization. Philadelphia: W B. Saunders.

Funk, S. G., Tornquist, E. M., Champagne, M. T, Wiese, R. A. (1993). Key aspects of caring for the chronically ill: Hospital and home. New York: Springer.

Leininger, M. M. (1986). Qualitative research methods in nursing. London: Grune & Stratton, Inc.

Munro, B. H., Visintainer, M. A., Page, E. B. (1986). Statistical methods for health care research. Philadelphia: J. B. Lippincott.

Spilker, B. (ed.). (1990). Quality of life assessments in clinical trials. New York: Raven Press.

Valanis, B. G. (1992). Epidemiology in nursing and health care (2nd ed.). Norwalk, CT: Appleton & Lange.

Kapitel 18
Alternative Heilverfahren

Geri Neuberger • Cynthia Thorne Woods

18.1 Einleitung

Der Paradigmenwechsel in der Gesundheitsfürsorge bringt auch eine offenere Einstellung gegenüber alternativen Heilverfahren mit sich. Diese Behandlungsmethoden, die in der heutigen Fachliteratur eher unter Bezeichnungen wie «komplementäre» oder «integrative» Verfahren zu finden sind, gewinnen in den Vereinigten Staaten zunehmend an Popularität (Engebretson & Wardell, 1993). Mit der im April 1992 erfolgten Gründung des «Office of Alternative Medicine» innerhalb der US-amerikanischen nationalen Gesundheitsinstitute (NIH) gelang ein positiver und aufregender Schritt in Richtung objektive Auseinandersetzung mit alternativen Behandlungsformen, angefangen von der chinesischen Pflanzenmedizin bis hin zur Veränderung von Bewegungsgewohnheiten (Rock, 1993).

Es gibt eindeutige Belege dafür, dass in den Vereinigten Staaten jeder dritte Patient routinemäßig von alternativen therapeutischen Maßnahmen Gebrauch macht, dies aber von 70 % der Betreffenden vor deren Hausärzten verschwiegen wird (Eisenberg et al., 1993). Als Reaktion auf die sich abzeichnende Notwendigkeit einer spezifischen Ausbildung auf dem Gebiet der alternativen Heilverfahren für Fachleute im Gesundheitswesen übernahmen die «Harvard Medical School» und das «Beth Israel Deaconess Medical Center» die Finanzierung für ein fortlaufendes Schulungsprogramm, das im März 1996 unter dem Titel «Alternative Medizin; Implikationen für die Klinische Praxis» in Boston zum ersten Mal realisiert wurde. Zu den Referenten des Programms gehörten die Direktoren von Abteilungen für komplementäre Medizin oder die Leiter von entsprechenden Studiengängen an verschiedenen medizinischen Fakultäten, wie etwa denen der University of Maryland, der Columbia University und der Stanford University. Die feste Einrichtung von Fachabteilungen oder Programmen für komplementäre bzw. integrative Heilmethoden in den medizinischen Ausbildungszentren der USA bedeutet gleichzeitig einen radikalen Wandel in der Haltung gegenüber diesen Verfahren.

Die aus dem erwähnten Paradigmenwechsel entstandene Selbstpflege-Bewegung hat in den achtziger Jahren großen Einfluss auf Patienten und Gesundheitsexperten gewonnen und besitzt ihn nach wie vor. Ihre Anhänger rufen dazu auf, sich aktiv an der eigenen Gesundheitsversorgung zu beteiligen, Fragen zu stellen und gesundheitsgefährdende Gewohnheiten zu ändern. Für Kranke mit speziellen Gesundheitsstörungen sind Bücher zum Umgang mit krankheitsbedingten Beschwerden wie Schmerzen, Immobilität oder Depressionen im Handel. Darin werden Methoden wie Bewegungsübungen, Imagination, Entspannung oder Ablenkung empfohlen, die als Ergänzung zu medizinischen Therapiemaßnahmen dienen (Lorig & Fries, 1995).

In der Tat gehören Nachschlagewerke zur Selbstpflege in vielen US-amerikanischen Haushalten heutzutage zum Inventar und werden zur Behandlung von Frühsymptomen einer Krankheit herangezogen. Dieser Trend zu mehr Eigenverantwortung bestätigt sich beim Gang in die örtliche Apotheke, in der leicht handhabbare Geräte zur Messung von Blutdruck und Blutzucker, Schwangerschaftstests und eine breite Palette an Vitaminen und Mineralstoffen angeboten werden.

18.1.1 Holismus und Pflege

Die Befürworter einer ganzheitlichen Gesundheitsversorgung sprechen sich für eine große Anzahl alternativer Behandlungsmethoden aus, die auch bei medizinisch-pflegerischen Fachkräften immer mehr Anklang finden. Holismus oder Ganzheitlichkeit steht für die Berücksichtigung aller Aspekte der Person: Körper, Geist und Seele. Dabei wird zur Steigerung des Wohlbefindens eine Verbesserung des Gesundheitsverhaltens in Bezug auf Ernährung, Bewegung, Stressabbau, Lebensgewohnheiten und persönliche Überzeugungsmuster angestrebt. Bestandteile dieses ganzheitlichen Gesundheitsmodells sind auch Elemente fernöstlicher Philosophien und Traditionen der Heilung, wozu die Anwendung von Akupunktur ebenso gehört wie der Einsatz von Heilpflanzen oder Massage- und Entspannungstechniken (Boschma, 1994).

Nach Boschma (1994) geht der ganzheitliche Ansatz in der Krankenpflege auf führende Vertreterinnen der frühen Gesundheitsbewegung zurück, die als erste die Bedeutung des Umfelds einer Person für deren Gesundheit erkannten. Sie entwickelten die Vorstellung einer neuen Rolle der Krankenschwester als einer in der Gemeinde tätigen Expertin, die zu gesünderen Lebensgewohnheiten wie sachgemäßer Ernährung und angemessener Körperpflege anregen und anleiten sollte.

Doch in den späten dreißiger Jahren des 20. Jahrhunderts verlagerte sich der Schwerpunkt der pflegerischen Tätigkeit in die Krankenhäuser. Die zentralisierte Gesundheitsfürsorge hatte den Rückgang der pflegerischen Versorgung in den Gemeinden zur Folge. Obwohl diese Entwicklung noch bis in die sechziger und siebziger Jahre anhielt, war sich die Pflegeprofession stets des Stellenwertes einer ganzheitlichen Versorgung bewusst. Dies zeigte sich Ende der siebziger Jahre, als die Bedeutung einer umfassenden Pflege erneut betont wurde und eine Versorgung gemäß dem Pflegeprozess erfolgte. Im Laufe dieser Jahre konkretisierte sich die Interpretation von Ganzheitlichkeit, und der Schwerpunkt wurde auf Selbstaktualisierung, Selbsthilfe und Selbst-Bewusstheit gelegt, sowie auf die Überzeugung von der Eigenverantwortung des einzelnen für seine Gesundheit und sein Wohlbefinden (Boschma, 1994). Die Ganzheitsbewegung in der Krankenpflege führte in den USA zur Gründung von zwei Berufsverbänden – «Nurse Healers-Professional Association» (1979) und «American Holistic Nursing Association» (1980) (Johnson, 1990) – sowie zur Herausgabe einer neuen Pflegezeitschrift *Holistic Nursing Practice*, deren erste Ausgabe 1986 erschien (Boschma, 1994).

Im vergangenen Jahrzehnt hat sich eine drastische Verlagerung von der Gesundheitsversorgung im Krankenhaus hin zur ambulanten Versorgung in den Gemeinden vollzogen. Heute werden immer mehr Pflegefachleute dazu ausgebildet, in der Gemeinde mit einem praktischen Arzt zusammenzuarbeiten oder eine eigene Praxis zu eröffnen. Auch haben sich neue Möglichkeiten der Pflegetätigkeit in den Gemeinden herauskristallisiert, wie zum Beispiel die pflegerische Versorgung durch kirchliche Sozialstationen. Ein interessantes Beispiel dafür ist eine Sozialstation in Chicago, die mit nur sechs Krankenschwestern die Arbeit aufnahm und im Jahr 1992 mit einer Belegschaft von etwa 1500 Pflegekräften für bis zu 50 Kirchengemeinden zuständig war (King et al., 1993).

Insbesondere heute, da ein großer Teil der Gesundheitsversorgung über Managed Care-Systeme erbracht wird, ist die Unzufriedenheit damit oft ein Grund, sich nach alternativen Möglichkeiten umzusehen – eine Handlungsweise, die nicht unbedingt etwas mit fehlender Kooperationsbereitschaft zu tun hat. Denn wenn Menschen an Beschwerden wie ständigen Schmerzen oder an Krankheiten wie Krebs im Endstadium oder AIDS leiden, die auf die herkömmliche medizinische Behandlung nicht oder nicht mehr ansprechen, kann ihnen eine alternative Behandlungsmethode ein Gefühl von Kontrolle vermitteln (Montbriand & Laing, 1991) und mehr Wahlmöglichkeiten im Hinblick auf Richtung und Schwerpunkt ihrer Behandlung bieten. Wenn eine alternative Methode auch noch in Kombination mit der herkömmlichen Therapie angewendet werden kann, gewinnt sie vielleicht zusätzlich an Attraktivität.

18.1.2 Was ist unter alternativen Heilverfahren zu verstehen?

Ein alternatives Heilverfahren ist eine von der orthodoxen Medizin nicht «anerkannte» gesundheitsbezogene Intervention. Häufig wird auf solche Methoden ohne Verordnung oder Zustimmung seitens des behandelnden Arztes zurückgegriffen. Keinesfalls soll dies jedoch bedeuten, dass alternative Behandlungsansätze bei allen Ärzten grundsätzlich auf Ablehnung stoßen, sondern vielmehr, dass Ärzte allgemein die Tendenz aufweisen, solche Verfahren erst gar nicht zu verschreiben oder zu empfehlen.

In den Vereinigten Staaten ist der Einsatz alternativer Heilverfahren nichts Neues. Das Überleben der ersten amerikanischen Kolonisten ist auch auf ihre Fähigkeit zurückzuführen, Hausmittel geschickt anzuwenden. Noch mehr als 200 Jahre nach ihrer Ankunft gab es weder Krankenhäuser noch medizinische Ausbildungsstätten. Stauungen, Knochenbrüche, Blutungen, Vergiftungen, Gangräne, Schlangenbisse, Fieber, Schuss- oder Pfeilwunden – all dies musste an Ort und Stelle mit den bestmöglichen Mitteln, die man damals kannte, behandelt werden (Meyer, 1973). Im Jahr 1721 gab es in ganz Boston nur einen Arzt. Die Behandlungsmethoden waren primitiv, und auch der Aderlass gehörte dazu.

Volksmedizin

Eine ganze Reihe alternativer Heilverfahren stammt aus der Volksmedizin. Jede Kultur und jede ethnische oder religiöse Gruppierung verfügt über ein Erbe an Maßnahmen zur Linderung oder Beseitigung gesundheitlicher Beschwerden. In diesem Zusammenhang erinnert sich eine der Autorinnen des vorliegenden Kapitels, dass sie ihre Großmutter mütterlicherseits dabei beobachtete, wie sie einen Brei aus gebratenen Zwiebeln zwischen Leintüchern verteilte und so eine Art Wickel herstellte, der zur Behandlung von Infektionen der oberen Atemwege auf der Brust angebracht wurde. Solche Hausmittel wurden von Generation zu Generation weitergegeben.

Die Volksmedizin hat im Laufe ihrer Geschichte viele nützliche Heilmittel und Behandlungsmethoden hervorgebracht. So wurden bereits die alten Griechen auf die Wirkung von Lithium aufmerksam, das in natürlichen Brunnen vorkommt, und sie benutzten Wasser mit einem hohen Gehalt an Lithiumsalzen zur Behandlung von «Manie und Melancholie» (Kruger, 1974). In den siebziger Jahren wurde Lithium als wertvolle Substanz zur Therapie bipolarer Störungen wieder neu entdeckt.

Noch interessanter ist folgende Begebenheit: Im 18. Jahrhundert wurde ein Arzt zu einem Mann gerufen, der an Herzversagen und Fallsucht litt, doch er konnte ihm nicht helfen. Bei einem weiteren Besuch einige Tage später fand der Arzt den Patienten wohlauf, alle Stauungssymptome waren verschwunden. Der Mann erzählte dem Arzt von einem Kraut namens Fingerhut, das ihm eine Scheuerfrau gegeben hatte. Der Arzt analysierte die Pflanze, und die Medizin war um einen Wirkstoff reicher – Digitalis (Kruger, 1974).

18.1.3 Warum wird auf alternative Heilverfahren ausgewichen?

Es gibt eine ganz Reihe von Gründen, die Menschen mit chronischen Erkrankungen dazu veranlassen können, sich nach Therapiemöglichkeiten außerhalb der orthodoxen Medizin umzusehen. Hierzu gehören die Enttäuschung darüber, wie mit ihren Problemen in Bezug auf Gesundheit und Krankheit umgegangen wird, das Gefühl, die verordnete Behandlung sei ungeeignet zur Linderung der Beschwerden oder zur Beseitigung des Leidens (Furnham & Smith, 1988), die Vorliebe für Praktiken aus der eigenen Kultur oder Volksgruppe oder das allgemeine Streben nach Wohlbefinden.

Schmerzen, vor allem wenn sie chronisch oder therapieresistent sind, bilden oft den Anstoß, sich anderweitig Linderung zu verschaffen. Wer jemals eine lange, einsame Nacht unter Schmerzen gelitten hat, kann sich in etwa vorstellen, wie es jemanden mit ständigen oder immer wieder auftretenden Schmerzen ergeht. Besonders wenn arthritisbedingte oder bei Krebs im Endstadium auftretende Schmerzen nicht mehr ausreichend auf die medizinische Behandlung ansprechen, lässt sich ein Leidender möglicherweise auf alles ein, was in irgendeiner Form Besserung verspricht (siehe Kapitel 7 über chronische Schmerzen).

Mobilitätseinschränkungen, wie sie als Begleiterscheinung vieler chronischer Krankheiten auftreten – beispielsweise bei Multipler Sklerose, amyotrophischer Lateralsklerose oder Arthritis – werden häufig als Grund für die Inanspruchnahme alternativer Behandlungsformen angegeben. Einschränkungen der Mobilität können mit einer Beeinträchtigung des Selbstkonzepts, der Lebenstüchtigkeit und mit Rollenveränderungen einhergehen (siehe Kapitel 6 über eingeschränkte Mobilität); unter Umständen gefährden sie sogar die finanzielle Sicherheit. Für viele Menschen mag das Versagen der konventionellen Medizin bei der Wiederherstellung von Mobilität Anlass sein, sich auf die Suche nach Alternativen zu begeben, um ihren funktionellen Status zu verbessern.

Schlechte Erfahrungen mit der traditionellen Gesundheitsversorgung können ein derart starkes Misstrauen beim Klienten hervorrufen, dass es zur grundsätzlichen Ablehnung einer Behandlung durch die orthodoxe Medizin kommt. Auch die Familienmitglieder des Klienten oder andere ihm nahestehende Personen, die das Vertrauen in die Schulmedizin verloren haben, ermutigen ihn eventuell, sich anderswo Hilfe zu suchen.

Leiden Menschen wegen einer terminalen Krankheit unter Verzweiflung und Hilflosigkeit, kommt in ihnen manchmal das Gefühl auf, dass sie nichts mehr zu verlieren haben, ihnen aber alle Chancen offen stehen, wenn sie außerhalb der konventionellen Medizin nach Rettung streben. Nicht selten geben gerade die Anbieter alternativer Methoden diesen Menschen Hoffnung, was sich wiederum positiv auf ihre psychische Verfassung auswirkt. Der Glaube an die Wirksamkeit einer Therapie ist ein äußerst wichtiger Faktor bei der Genesung oder der Verbesserung des Gesundheitszustandes.

Der Wunsch der Klienten nach Autonomie und Kontrolle über das eigene Leben in einem Gesundheitssystem, das offenbar immer mehr durch Anonymität, Aufsplittung und Unüberschaubarkeit gekennzeichnet ist, hat ebenfalls zur wachsenden Beliebtheit alternativer Methoden beigetragen. Wie bereits erwähnt, hat sich die Selbstpflege in nur wenigen Jahrzehnten zu einem gesellschaftlichen Trend entwickelt. Immer stärker wird die Auffassung vertreten, dass der einzelne in Fragen der Gesundheitsförderung sowie der Prävention und Behandlung von Krankheiten selbst entscheiden kann.

Manche Menschen möchten auch die mit konventionellen medizinischen Therapien verbundenen Umständlichkeiten, Unbequemlichkeiten oder zeitlichen Beanspruchungen bei wiederholt erforderlicher Behandlung nicht in Kauf nehmen. Diese Einstellung kann eine «einfache» Therapie oder ein «simples» Heilverfahren attraktiver erscheinen lassen und akzeptabler machen. Auch wird häufig auf unorthodoxe, vereinfachte Methoden oder auf Wundermittel ausgewichen, wenn die Krankheit auf eine ungesunde Lebensweise zurückzuführen ist und die Betreffenden nicht in der Lage sind, die Notwendigkeit einer Verhaltensänderung einzusehen.

Im folgenden werden eine Reihe von Problemen und Fragen in Zusammenhang mit der Anwendung alternativer Heilverfahren näher beleuchtet und einige der derzeit beliebtesten erörtert.

18.2 Probleme und Fragen in Zusammenhang mit alternativen Heilverfahren

Wenn die Maßnahmen der Schulmedizin keine Besserung mit sich bringen oder sich aus anderen Gründen als ungeeignet erweisen, stehen Klienten, die weiterhin nach Linderung oder Heilung streben, vor zahlreichen Schwierigkeiten. Außer dass es eine große Zahl von Quacksalbern gibt, kann die orthodoxe Behandlung unvereinbar mit den soziokulturellen Werten des Klienten sein, und unter Umständen stehen die alternativen Methoden im Widerspruch zu anerkannten Verfahren oder besitzen keine wissenschaftliche Grundlage. Auch mit einer Ablehnung der Kostenübernahme durch die Krankenkassen ist zu rechnen, und häufig kann die Kompetenz der Anbieter von alternativen Behandlungsmethoden nur schwer beurteilt werden. Es folgt nunmehr eine kurze Erörterung dieser Probleme.

18.2.1 Quacksalberei

Klienten ebenso wie medizinisch-pflegerische Fachkräfte stehen oft vor dem verwirrenden Problem, unseriöse alternative Methoden von effektiven und nutzbringenden unterscheiden zu müssen. Oft sind es Menschen in Not – Menschen, die bereit sind, an alles zu glauben, was ihnen als wirksam präsentiert wird – die sich auf die Suche nach Wundermitteln begeben. Gerade wegen der Existenz unseriöser Methoden stempeln manche Menschen alternative Behandlungsformen prinzipiell als ineffektiv oder gar gefährlich ab.

Schon immer gab es Quacksalber, die ihre Behandlungsmethoden anpriesen, um möglichst gut daran zu verdienen (Martin et al., 1983). Nach Schätzungen der «Food and Drug Administration» werden jährlich mindestens zwei Milliarden Dollar für nutzlose Untersuchungen und Behandlungen ausgegeben (Holland, 1981). Was dieses Problem noch gravierender macht, ist die Tatsache, dass Quacksalberei nicht nur außerhalb, sondern auch innerhalb der orthodoxen Medizin zu finden ist.

Ein Quacksalber, so die Definition des «Pepper Committee» des US-Senats, ist eine Person, die medizinische Therapien oder Heilmittel anpreist, die entweder unangebracht sind oder deren Wirkung nicht erwiesen ist (Jarvis, 1992). Johnson (1984) hat die nachstehenden sechs Richtlinien erstellt, mit deren Hilfe sich betrügerische Heilmethoden erkennen lassen. Zwar wurden diese Richtlinien bereits 1984 veröffentlicht, sie haben aber noch heute Gültigkeit:

1. Häufige Verwendung von Wörtern wie *Wunder, Heilung* und *Durchbruch*;
2. fehlende Auflistung von Wirkstoffen;
3. Hervorhebung der Unterstützung von Experten, deren Name nicht genannt oder deren Identität nicht vollständig angegeben wird;
4. Erhebung des Anspruches auf Wirksamkeit für eine Vielzahl verschiedener Beschwerden;
5. Darstellung des Produkts als *absolut natürlich*;
6. lediglich vage Andeutungen in Bezug auf «allgemein anerkannte Forschung», manchmal verbunden mit dem Angebot, Referenzen nachzuliefern.

Bevor man sich für eine alternative Behandlungsmethode entscheidet, sollten die therapeutischen Ziele so eindeutig und realistisch wie möglich festgelegt werden, um betrügerische Praktiken zu umgehen. Man sollte sich auch folgende Fragen stellen: Welche Veränderungen oder Vorteile verspreche ich mir von der Behandlung? Wie können Behandlungsergebnisse in Bezug auf Besserung des Leidens, Anhebung der Belastungsgrenze, Schmerzintensität oder Gewichtsveränderung erfasst und überprüft werden? Wie steht es mit dem Aufwand an Zeit und Kosten? Wenn zwischen dem Klienten und der pflegerisch-medizinischen Fachkraft ein von Offenheit und Vertrauen geprägtes Verhältnis besteht, kann die Fachkraft besonders hilfreich bei der Definition von Behandlungszielen sowie der Auswahl von alternativen Behandlungsformen und Methoden der Evaluation von Behandlungsergebnissen sein.

18.2.2 Alternative statt konventionelle Behandlungsmethoden?

Es ist nicht ungewöhnlich, wenn sich Menschen im Kampf gegen ihre Krankheit nach Alternativen umsehen, weil die herkömmlichen Behandlungsformen keine Wirkung mehr zeigen oder weil die Betreffenden anerkannte Therapien in der Hoffnung auf Wunderheilung ablehnen. Gerade verzweifelte Menschen sind oft gewillt, alles Erdenkliche auszuprobieren. Glücklicherweise führen unkonventionelle Ansätze nicht immer zu negativen Ergebnissen. Orientiert sich der Wert einer Methode an den Erfolgen, die damit zu erzielen sind, so existieren viele effektive und eine Besserung herbeiführende Alternativen zur gängigen medizinischen Praxis.

Lehnt ein Klient konventionelle Behandlungsmethoden ab, kann dies bei orthodox ausgerichteten Gesundheitsexperten Frustrationsgefühle auslösen, Gefühle, die gegenüber dem Klienten möglicherweise in Form von Verärgerung zu Tage treten. Manche Ärzte gehen sogar soweit, ihre Klienten vor die Wahl zwischen der schulmedizinischen und der unkonventionellen Methode zu stellen, anstatt ihnen Mut zu machen, beide Ansätze in Erwägung zu ziehen – insbesondere, wenn sie sich problemlos miteinander vereinbaren lassen.

18.2.3 Kulturelle Konflikte

In manchen Subkulturen innerhalb der US-amerikanischen Gesellschaft existieren Vorbehalte gegenüber den Methoden und Behandlungsformen der orthodoxen Medizin. Auch gibt es unterschiedliche Auffassungen darüber, welche Symptome das Vorhandensein einer Krankheit ausmachen und welcher Beeinträchtigungsgrad vorliegen muss, um eine Person als krank anzusehen (Leininger, 1990). Deshalb überrascht es nicht, dass sich Angehörige dieser Gruppierungen in vielen Fällen zunächst für vertraute und häufig auch effektive Maßnahmen entscheiden, bevor sie sich westlichen Behandlungsformen zuwenden.

18.2.4 Finanzieller Aufwand

In der heutigen Zeit wird die Gesundheitsversorgung weitgehend vom technischen Fortschritt in der Diagnostik und bei den Behandlungsmöglichkeiten bestimmt. Die damit verbundene Anonymität bewirkt, dass manche Klienten den persönlichen und direkten Kontakt früherer Jahre vermissen und nach Alternativen suchen. Solche Klienten sind oft der Ansicht, dass die Anbieter von alternativen Verfahren sich ihnen intensiver persönlich zuwenden und wählen aus diesem Grunde die alternative und nicht die herkömmliche Therapie.

Zudem haben der vermehrte Einsatz der Technik und andere Faktoren die Kosten der Gesundheitsversorgung drastisch in die Höhe getrieben (Woolf, 1990), was die Regierung veranlasste, Mittel und Wege zur Kostendämpfung und zur Überwachung der Qualität der Gesundheitsdienste zu finden. Hinzu kommt, dass viele Erkrankungen, an denen unsere verstädterte und alternde Bevölkerung leidet (z. B. Gefäßerkrankungen, Krebs, Atemwegserkrankungen und psychische Störungen) nicht nur kostenintensiv sind, sondern auch nicht besonders gut auf konventionelle medizinische Therapien ansprechen.

Die steigenden Kosten für Gesundheit sind ein wesentlicher Grund dafür, dass mehr US-Amerikaner außerhalb des traditionellen medizinischen Systems nach Hilfe zu suchen. So erweisen sich Entspannungsmethoden oder Biofeedback bei Störungen wie Migräne im Vergleich zu den laufenden Kosten und potenziellen Gefahren der ständigen Einnahme eines verschreibungspflichtigen Medikamentes als weniger kostenaufwendig und doch effektiv. Die finanziellen Aufwendungen für eine transkutane elektrische Nervenstimulation (TENS) im Lendenwirbelbereich sind unter Umständen geringer als die Gesamtkosten für verschreibungspflichtige Medikamente, ein Rückenkorsett und regelmäßige Krankenhausaufenthalte zum Zweck einer Beckenextensionsbehandlung.

Andererseits sind nicht alle alternativen Behandlungsmethoden effektiv und wirklich preiswerter als herkömmliche Verfahren. Beispielsweise kostet das Präparat «Mexico Cure» zur Behandlung von Arthritis rund 300 Dollar; nimmt man es jedoch genauer unter die Lupe, zeigt sich, dass es lediglich aus einem Gemisch aus Kortison und Phenylbutanson im Gesamtwert von nur wenigen Dollar besteht. Die Therapie damit wirkt nur für einen begrenzten Zeitraum, und der längere Gebrauch kann extrem teuer werden und schwere Nebenwirkungen verursachen.

Wenn die schulmedizinische Behandlung als die bestmögliche Therapie gilt, sollte eine Pflegefachkraft, ungeachtet des Kostenfaktors, den Klienten über diesen Umstand informieren. Dies bedeutet natürlich, dass sie mit den alternativen Methoden, die eventuell in Frage kommen, vertraut sein muss. Im Idealfall sollte die Wahl der Therapie auf einer sachlich fundierten Entscheidung des Klienten beruhen. Selbst wenn die Pflegefachkraft dieser Entscheidung nicht zustimmt, sollte sie weiterhin unterstützend tätig sein und mit dem Klienten und dem Anbieter der alternativen Methode zusammenarbeiten.

18.2.5 Kostendeckung

Neben den entstehenden finanziellen Belastungen gewinnt die Frage nach der Übernahme der Kosten für alternative Heilverfahren an Bedeutung. Nach Angabe der Fachzeitschrift *The New England Journal of Medicine* beliefen sich die Ausgaben der US-amerikanischen Bevölkerung für alternativmedizinische Behandlungen im Jahr 1990 auf 13,7 Milliarden Dollar, wovon die Patienten 10,3 Milliarden aus eigener Tasche bezahlten (Rock, 1993). Mit der Erweiterung der gesetzlichen Regelungen von Medicare und Medicaid und den wachsenden Beschränkungen für erstattungsfähige medizinische Ausgaben seitens der Drittzahler müssen die Kosten für alternative Behandlungsmethoden wahrscheinlich zunehmend von den Klienten selbst getragen werden.

Die Krankenkassen verweigern die Kostenerstattung bei vielen alternativen Heilverfahren mit der Begründung, dass diese von der medizinischen Wissenschaft nicht anerkannt seien. Dies zwingt viele Klienten dazu, sich auf herkömmliche Methoden zu beschränken, obwohl sie der Ansicht sind, dass eine alternative Therapie besser helfen würde. So kann es vorkommen, dass eine Krankenkasse bei einer adipösen Klientin zwar die Kosten für einen verschreibungspflichtigen Appetitzügler übernimmt, aber nicht bereit ist, einen Kurs in Entspannungstechniken zum Abbau von Stress zu bezahlen – obwohl vielleicht gerade der Stress die Ursache für die übermäßige Nahrungsaufnahme ist. Und das auch noch ungeachtet der Tatsache, dass die Klientin Gefahr läuft, Begleitkrankheiten von Adipositas wie Diabetes mellitus und Bluthochdruck zu entwickeln.

Es kommt aber auch vor, dass eine Rückerstattung von der Versicherung nicht von vornherein abgelehnt wird. Das ist insbesondere dann der Fall, wenn ein Hausarzt den Klienten an einen anerkannten Therapeuten überweist oder Daten vorlegt, die den stichhaltigen Nachweis über den Nutzen der jeweiligen alternativen Methode liefern. Doch selbst dann ist in der Regel ein Gremium, das häufig aus Ärzten besteht, für die Prüfung und Billigung der Methode zuständig.

18.2.6 Unterscheidung zwischen seriösen und unseriösen Verfahren

Sowohl Gesundheitsexperten als auch Laien sehen sich bei alternativen Behandlungsformen der Schwierigkeit gegenüber, den Unterschied zwischen Seriosität und Täuschung zu erkennen. Die Lektüre von Büchern, Zeitschriften und Tageszeitungen ist jedoch nicht gerade der beste Weg, um erwiesene Fakten von bloßen Hypothesen oder Mutmaßungen trennen zu können. Manche Menschen sind davon überzeugt, dass der Wahrheitsgehalt des gedruckten Wortes unerschütterlich sei, was daran liegt, dass es ihnen an Wissen oder Ressourcen fehlt, um das Gelesene kritisch beurteilen zu können. Hat eine konventionelle Behandlung bei ihnen nicht «angeschlagen», neigen sie außerdem dazu, uneingeschränkt allem Glauben zu schenken, was Besserung verspricht. Es ist gerade dieses dringende Bedürfnis nach Hilfe, was solche Menschen gutgläubig macht.

Die Berufsbezeichnungen der Anbieter von alternativen Heilmethoden üben ebenfalls Einfluss auf potenzielle Klienten aus. Viele Bücher auf diesem Gebiet wurden von einem Autor namens «Dr. Soundso» verfasst, was fachliche Autorität und Sachkenntnis vermuten lässt. Doch oft wird weder die Art des Doktortitels angeführt noch darüber informiert, wo und wie der Verfasser sein spezielles Fachwissen erworben hat. Wird ein alternatives Verfahren jedoch blindlings ausprobiert, weil der Autor der betreffenden Publikation ein «Doktor» ist, und bleibt sie erfolglos, entstehen Nachteile für alle legitimierten Gesundheitsexperten – und zwar auch und gerade für solche, die alternativen Behandlungsformen offen gegenüber stehen. Denn die Unzufriedenheit mit der Behandlung lässt leicht den Verdacht aufkommen, alternative Heilverfahren seien ausnahmslos Quacksalberei.

18.2.7 Wissenschaftliche Fundierung

Üblicherweise greift die Wissenschaft zur Überprüfung der Wirksamkeit neuer Therapieformen auf experimentelle Verfahrensweisen zurück, wobei die Doppelblind-Technik zu den zuverlässigsten gehört. In diesem Fall sind weder Klient noch behandelnder Arzt darüber informiert, bei welchen Probanden die zur Debatte stehende Intervention durchgeführt wurde; die Treatmentgruppe wird dann mit einer Kontrollgruppe verglichen. Ein hervorragendes Beispiel für diese Methode ist die Studie der «Veterans Administration Cooperative Study Group», die überzeugende Nachweise für die Vorteile eines abgestuften Ansatzes bei der Bluthochdruckbehandlung erbrachte (VACSG, 1967; 1970). Gute Studien sind auch daran zu erkennen, dass eventuelle Störvariablen kontrolliert werden, zum Beispiel Alter, Geschlecht und Berufstätigkeit.

Eine Verfälschung von Studienergebnissen kann durch den Hawthorne-Effekt und den Placebo-Effekt zustande kommen, wobei sich beide Effekte geradezu dramatisch auswirken können.

Vom *Hawthorne-Effekt* spricht man, wenn die Probanden der Treatmentgruppe einfach deswegen besser ansprechen oder reagieren, weil sie sich darüber bewusst sind, an einem Experiment teilzunehmen. Dieser Effekt wird durch die erhöhte Aufmerksamkeit und die Erwartungen der Versuchspersonen verursacht und stellt keine Auswirkung der Treatment-Variable dar.

Mit *Placebo-Effekt* wird der Umstand bezeichnet, dass eine Versuchsperson sich lediglich deswegen besser fühlt, weil eine Intervention bei ihr durchgeführt wurde und nicht deswegen, weil damit pharmakologische oder physiologische Auswirkungen verbunden sind (Brody, 1982). Der Glaube an die Wirksamkeit der Behandlung führt zu einem Gefühl der Besserung, was wiederum körperinterne neurochemische Veränderungen mit erheblicher physiologischer Auswirkung nach sich zieht (Levine et al., 1978). Die Existenz des Placebo-Effekts ist in der Medizin eine weithin anerkannte Tatsache; so konnte beispielsweise nachgewiesen werden, dass der soziale Kontext, in dem ein Medikament verabreicht wird, dessen Wirkung verstärken oder hemmen kann (Berblinger, 1963).

Wie erwähnt, wird der Placebo-Effekt durch eine positive Einstellung gegenüber der Wirksamkeit des Placebos ausgelöst, ein Phänomen, das durch Geist- oder Glaubensheiler gut demonstriert wurde. Erwartungen in Bezug auf die Wirkungen der therapeutischen Maßnahme, das Ausmaß von Furcht oder Schmerzen, die Zuversicht und das Vertrauen in den Therapeuten sowie der Grund für die Wahl der Behandlung – all das sind Faktoren, die einen starken Einfluss auf die Reaktion des Klienten auf jede Art von Therapie ausüben. Positive Placebo-Effekte sind erheblich wahrscheinlicher bei chronischen Erkrankungen in Remission oder bei Behandlungen, die am zentralen Nervensystem ansetzen (LaPatra, 1978).

Doch auch manche herkömmlichen Behandlungsmethoden entbehren einer wissenschaftlichen Grundlage, genauso wie nicht alle alternativen Methoden allein auf mündlicher Überlieferung beruhen. Ein großer Teil medizinischer Vorgehensweisen stützt sich auf bloße Erfahrungswerte; das bedeutet, dass ein Verfahren ausprobiert, für wirksam befunden und danach ohne jegliche experimentelle Überprüfung weiterpraktiziert wird. Tatsache bleibt jedoch, dass die meisten validen wissenschaftlichen Studien von Forschern aus dem Bereich der Schulmedizin durchgeführt werden, und nur wenige von Vertretern alternativer Behandlungsmethoden. In erster Linie ist dies allerdings auf die Vergabepolitik der US-amerikanischen Bundesregierung bei der Bereitstellung von Fördermitteln zurückzuführen.

Ein Beispiel für die zunehmende Forschungstätigkeit auf dem Gebiet alternativer Heilverfahren sind Studien zur Psychoneuroimmunologie, die den Einfluss der psychischen Befindlichkeit auf das Immunsystem zum Gegenstand haben (Weinberg, 1994). Die Ergebnisse dieser Bemühungen haben der Annahme von der Existenz eines Zusammenwirkens zwischen Körper und Geist – der Grundlage einer holistisch verstandenen Gesundheitsversorgung – größere Glaubwürdigkeit verliehen. Deshalb werden Behandlungsmethoden wie Entspannung, Imagination oder Massage, die auf die psychische Befindlichkeit einwirken, stressabbauend sind und die negativen Auswirkungen von Stress auf die Immunfunktion reduzieren, von manchen, die der Alternativmedizin früher skeptisch gegenüberstanden, mittlerweile als nützlich betrachtet.

18.2.8 Die Suche nach kompetenten Therapeuten

Wenn sich eine kranke Person für eine alternative Behandlungsmethode entscheidet, stellt sich zunächst die Frage, auf welche Weise ein kompetenter Therapeut ausfindig gemacht werden kann. Für eine ganze Reihe alternativer Methoden sind zwar Lizenzen notwendig, doch für viele gelten noch keine Zulassungsverfahren. Diese inkonsistenten und lückenhaften Standards bei der Lizenzierung und Zertifizierung erschweren die Einschätzung der Kompetenz eines Therapeuten. Das trifft zum Beispiel auf Akupunktur zu. Dieses Verfahren wird als akzeptabel (und sogar erstattungsfähig) angesehen, sofern es von einem Arzt durchgeführt wird. Allerdings sind nur wenige Ärzte hinreichend ausgebildet. Doch in vielen Bundesstaaten der USA gibt es keine Genehmigungsverfahren für die Zulassung von Spezialisten, die aus Asien stammen und eine gediegene Ausbildung und anerkannte Referenzen vorweisen können.

Ähnliche Schwierigkeiten bestehen bei anderen Fachdisziplinen der Gesundheitsversorgung. Entspannungstechniken und Biofeedback werden von vielen medizinischen oder pflegerischen Fachkräften angeboten, wobei nicht alle gut ausgebildet sind. Doch bei Verordnung der Behandlung durch einen Allgemeinarzt erstattet die Krankenversicherung gewöhnlich die Kosten, ohne eine Überprüfung der Qualifikation des Therapeuten vorzunehmen. Angesichts dieser Sachlage erhebt sich die Frage, ob es nicht sinnvoll wäre, ein Regulierungssystem für die Kontrolle von Zulassungen und Berufskompetenzen einzurichten. In diesem Fall müsste natürlich auch geklärt werden, wer dieses System etablieren und kontrollieren soll. Und wie will man die vielen inkompetenten Therapeuten oder Betrüger überwachen, die bislang Gesetzeslücken ausgenutzt haben?

Die Einführung einer engmaschigen Kontrolle erscheint derzeit unwahrscheinlich. Aus diesem Grunde muss sich jeder, der eine alternative Methode in Erwägung zieht, so viel Wissen wie möglich über die Behandlung aneignen, um eine sachlich fundierte Entscheidung treffen zu können. Allerdings ist es für Klienten und Gesundheitsfachleute gleichermaßen schwierig, an verlässliche Informationen über Kompetenzen und Qualifikationen von Therapeuten zu gelangen.

18.3. Weitverbreitete oder populäre alternative Heilverfahren

Zu den Aufgaben einer pflegerisch-medizinischen Fachkraft gehört es, ihren Klienten dazu zu verhelfen, sich «sachlich fundiert» für Behandlungsmaßnahmen entscheiden zu können, die ihnen den größten therapeutischen Nutzen bringen oder die am sinnvollsten für sie sind. Das aber erfordert ein Klima der kommunikativen Offenheit, so dass alle in Frage kommenden Alternativen ohne Hemmungen angesprochen werden können. Ist die Fachkraft nicht mit den zur Debatte stehenden alternativen Heilmitteln oder Behandlungsformen vertraut, sollten Anstrengungen unternommen werden, vorurteilsfrei und neutral gehaltene Informationen darüber einzuholen.

Viele Klienten benötigen ein stützendes Umfeld und das Gefühl, in der pflegerischen Fachkraft einen Fürsprecher zur Seite zu haben, der ihnen hilft, trotz der chronischen Krankheit ein erfülltes Leben zu führen. Das Streben nach Erfüllung aber bringt es möglicherweise mit sich, dass Klienten lernen müssen, mit gewissen Schmerzen, bestimmten Mobilitätseinschränkungen oder der eigenen Sterblichkeit vor Augen zu leben. Es kann auch notwendig werden, sich neue Methoden der Symptomkontrolle anzueignen oder eine Neuanpassung in Bezug auf Medikation und Lebensgewohnheiten vorzunehmen. Vor allem jedoch brauchen Klienten das Gefühl, als Mensch von Wert und Würde akzeptiert zu werden, und dieses Gefühl stellt sich in erster Linie dann ein, wenn sie Kontrolle über sich selbst und ihre Umgebung ausüben können (Prescott & Flexer, 1982; Feldman, 1990).

Im folgenden Abschnitt werden einige der gegenwärtig in den Vereinigten Staaten eingesetzten alternativen Behandlungsmethoden beschrieben. Die Auflistung ist weder erschöpfend, noch werden die einzelnen Verfahren detailliert vorgestellt. Auch wenn Vor- und Nachteile genannt werden, ist damit nicht beabsichtigt, ihre grundsätzliche Tauglichkeit als Behandlungsmaßnahme zu beurteilen.

18.3.1 Diäten und Änderungen im Ernährungsverhalten

In den letzen zwei Jahrzehnten kam es geradezu zu einer Explosion an neuen Erkenntnissen und an Forschungstätigkeit über die gesundheitlichen Auswirkungen von Nährstoffen. Als Konsequenz wurde das System der vier Gruppen von Grundnahrungsmitteln, das lange Zeit als Basis für Ernährungsempfehlungen diente, durch das Modell der Nahrungsmittelpyramide ersetzt. Dieses Modell sieht eine Reduktion der Zufuhr an tierischem Eiweiß vor und legt mehr Gewicht auf Obst, Gemüse, Hülsenfrüchte und Getreide. Im Jahr 1990 verabschiedete der amerikanische Kongress den «Nutritional Labeling and Education Act», ein Gesetz, das einen Großteil der gesundheitsgefährdenden Empfehlungen und falschen Behauptungen der Nahrungsmittelindustrie und der Produzenten diätetischer Ergänzungsprodukte unterbindet (Jarvis, 1992).

Diäten[1]

Die Empfehlung einer speziellen Diät als Bestandteil der Therapie – wie etwa kochsalzarmer Diät bei Herzproblemen oder kalorienkontrollierter Diät bei Diabetes – ist unter Gesundheitsexperten weit verbreitet. Häufig finden Diäten auch Anwendung als Mittel der Gewichtskontrolle, als präventive Behandlungsmaßnahme, als Möglichkeit zur Kontrolle von Schmerzen oder um die Beschwerden bei Arthritis oder Krebs rückgängig zu machen. Da die geregelte Zufuhr von Nährstoffen jedoch sehr wichtig ist, kann der Missbrauch von Diätempfehlungen auch Gesundheitsprobleme hervorrufen.

---

[1] Die Informationen über Arthritis-Diäten und die Dr. Ornish-Diät wurden freundlicherweise von Ilene Lubkin zur Verfügung gestellt.

Die Akzeptanz von Diäten ist außerordentlich kulturabhängig. Das kann sich auf die empfohlenen Nahrungsmittel, die einzuhaltende Frequenz der Nahrungsaufnahme, aber auch auf die vorgeschriebenen Zubereitungsformen beziehen. Kulturelle Einflüsse können so stark sein, dass die Empfänger von Lebensmittelpaketen sich sogar bei Hungersnöten weigern, verbotene Nahrung zu sich zu nehmen und stattdessen verhungern. Auch der Glaube an die magische Kraft gewisser Nahrungsmittel ist weit verbreitet. So wird manchen eine Verlängerung des Lebens, eine Stärkung der Vitalität oder die Erlösung von Krankheiten zugeschrieben (Miller, 1981).

Eine Diät kann unter Anleitung eines Arztes oder in Eigeninitiative durchgeführt werden. Der Schwerpunkt kann auf der Meidung bestimmter, als schädlich betrachteter Nahrungsmittel liegen, auf der Kombination ganz bestimmter Nahrungsmittel zur Erzielung eines bestimmten Effekts, oder auf der Vermeidung von Zusatzstoffen. Jede Diät erhebt für sich den Anspruch, etwas zu bewirken, was mit anderen Diäten nicht zu erreichen ist, geht von anderen Voraussetzungen aus und ist für unterschiedliche Zielgruppen geeignet. Weil es eine so große Vielfalt von Diäten gibt und sie aus so völlig verschiedenen Gründen empfohlen werden, sollen hier nur einige wenige beschrieben werden. Dabei liegt es nicht in der Absicht der Autorinnen, irgendeine davon besonders anzupreisen oder eine andere als völlig unnütz abzutun.

Arthritis-Diäten
Eine ganze Reihe von Diäten für Arthritiskranke sind vom ernährungswissenschaftlichem Standpunkt aus gesehen grundsätzlich gesund. Allerdings schränken sie die Zufuhr von Nahrungsmitteln ein, die eine Intensivierung der Symptome hervorzurufen scheinen. Erzielen Klienten mit Hilfe solcher Diäten eine Besserung, sollte ihnen nicht davon abgeraten werden, sie weiter einzuhalten. Vielmehr empfiehlt es sich, ihnen zu gestatten, persönliche Vorlieben für Nahrungsmittel in die medizinischen Empfehlungen zu integrieren.

Eine der Diäten für Arthritiskranke wurde von Dr. C. Dong entwickelt, der in jungen Jahren selbst an gelenkdeformierender Arthritis litt (Dong & Banks, 1975). Ausgehend von der Annahme, dass rheumatische Erkrankungen zum Teil auf Nahrungsmittelallergien zurückzuführen sind, eifert Dr. Dongs Diät der traditionellen chinesischen Ernährungsweise nach. An erlaubten Nahrungsmitteln werden genannt: Reis, alle Arten von Fisch und Schalentieren, alle Gemüsesorten, pflanzliche Öle (insbesondere Distel- und Maiskeimöl), Eiweiß, Honig, Nüsse (nicht industriell verarbeitet), Samen, Tee oder Kaffee sowie Kräuter und Gewürze. Zu den nicht erlaubten Nahrungsmitteln gehören alle Fleischsorten (außer gelegentlich weißes Geflügelfleisch), Früchte, Milchprodukte, Voll-Ei, Alkohol und alle Zusatzstoffe wie Konservierungsmittel und chemische Inhaltsstoffe. Dong fand heraus, dass bei Menschen, die sich nach dieser Diät ernähren, weniger Krankheitssymptome auftraten und die Laborwerte dauerhaft im Normbereich blieben.

Auch wenn die Ärzteschaft als Ganzes nicht hinter der Einhaltung einer Diät als Grundlage für die Behandlung von Arthritis steht, geht aus einem Positionspapier des «American College of Rheumatology» zustimmend hervor, dass Lebensmittelallergien bei einer geringen Anzahl von Patienten zur Arthritiserkrankung beitragen können. In dieser Stellungnahme heißt es außerdem, dass der Nährstoffgehalt der Nahrung den Verlauf von Entzündungen (Immunreaktion) beeinflussen könne und es weiterer Studien bedürfe, um herauszufinden, welche Patientengruppen, wenn es überhaupt welche gibt, von der Zufuhr spezieller Nährstoffe durch Diäten profitieren könnten (Panush, 1991; Delafuente, 1991).

Pritikin-Diät
Die 1974 entwickelte Pritikin-Diät setzt auf einen hohen Anteil von Kohlenhydraten und Ballaststoffen, einen äußerst niedrigen Anteil von Fett (weniger als 10 % der Gesamtkalorien), einen geringen Anteil von Cholesterin (weniger als 100 Milligramm pro Tag) sowie auf den absoluten Verzicht auf Süßigkeiten oder indust-

riell verarbeitete Lebensmittel (Kuske, 1983). Eine Person, die sich an diese Diät hält und etwa 1400 Kalorien pro Tag zu sich nimmt, deckt außer der medizinisch empfohlenen Menge an Eisen den Tagesbedarf an lebenswichtigen Nährstoffen ab (Taylor & Anthony, 1983). Obwohl die Pritikin-Diät eine ausgewogene Ernährung ermöglicht, wird sie von den US-Amerikanern, die daran gewöhnt sind, größere Mengen an geschmackstragenden Fetten zu konsumieren, als nicht besonders attraktiv angesehen. Wer sich an diese Diät hält, ist der Ansicht, dass dadurch atherosklerotische Veränderungen rückgängig gemacht werden.

McDougall-Diät

Diese in den siebziger Jahren von Dr. John McDougall konzipierte Diät weist Ähnlichkeiten mit der Pritikin-Diät auf, lässt aber noch weniger Nahrungsmittel zu. McDougall entwickelte sie als Reaktion auf die Frustrationen, die viele seiner Patienten bei ihm auslösten, weil mit den gängigen Therapien keine Besserung zu erzielen war. In diesem Zusammenhang fiel ihm der gute Gesundheitszustand und die Langlebigkeit von japanischen, philippinischen und chinesischen Patienten auf, die in Hawaii zu seinem Klientel gehörten. Nach Ansicht von McDougall stellt seine Diät eine Behandlungsalternative für eine Anzahl chronischer Krankheiten dar, darunter Krebs, Osteoporose, Arthritis, Atherosklerose, Diabetes und Hypertonie (McDougall, 1985).

Die McDougall-Diät beruht auf der verstärkten Zufuhr von komplexen Kohlenhydraten und empfiehlt eine fettarme, ballaststoffreiche und cholesterinarme Kost. Sie konzentriert sich auf eine Vielzahl stärkehaltiger Nahrungsmittel (Reis, Kartoffeln, Süßkartoffeln, Getreidekörner, verschiedene Brot- und Nudelsorten), auf frische oder gefrorene grüne und gelbe Gemüsearten sowie auf Früchte. Nicht erlaubt sind Milch oder Milchprodukte, Eier, Fleisch, Geflügel, Fisch, pflanzliche Öle oder andere Fette sowie Auszugsmehl und raffinierter Zucker (McDougall, 1991).

Ornish-Diät

Der Arzt Dr. Dean Ornish führte eine vielbeachtete Forschungsstudie durch, aus der sich ergab, dass selbst schwere Herzleiden allein durch Umstellung der Ernährung und Lebensweise und ohne jeglichen Einsatz von Medikamenten oder operativen Maßnahmen reversibel sind. Seine Diät wird in Kombination mit körperlichen Übungen und stressabbauenden Maßnahmen durchgeführt, und ihr liegt das Prinzip zugrunde, dass die *Art* der aufgenommenen Nahrungsmittel und weniger deren *Menge* das Entscheidende ist.

Wie die Pritikin- und die McDougall-Diät setzt die Ornish Life Choice-Diät auf eine niedrige Fettzufuhr (10%) sowie auf hohe Mengen komplexer Kohlenhydrate und viele Ballaststoffe. Tierische Nahrungsmittel werden abgelehnt, da sie einen hohen Fett- und Cholesteringehalt aufweisen und wenig komplexe Kohlenhydrate oder Ballaststoffe enthalten. Erlaubt sind alle pflanzlichen Nahrungsmittel, außer solche mit hohem Fettgehalt wie Avocados, Oliven, Nüsse und Samen. An Milchprodukten sind nur fettarme Zubereitungen erlaubt (Ornish, 1991).

Vitamintherapie

Das Einnehmen extrem hoher Vitamindosen stellt zwar keine Diät im gängigen Sinn dar, hat aber dennoch zum Ziel, Ernährungsweise und Gesundheit zu verbessern. Eine ganze Anzahl von Vitaminen sind als «essentielle Nährstoffe» bekannt – das bedeutet, sie können nicht vom Körper synthetisiert werden, bedürfen der Zufuhr über die Nahrung und sind für eine normale Funktionsfähigkeit des Körpers oder das Wachstum unentbehrlich. Zweifellos sind viele Gesundheitsstörungen auf Vitaminmangel zurückzuführen, wie etwa Rachitis (Vitamin D), Pellagra (Vitamin B12), Beriberi (Vitamin B1) und Cheilosis (Vitamin B2).

In der Überzeugung, ihre Gesundheit zu stärken, nehmen viele US-Amerikaner regelmäßig hohe Mengen an Vitamin A, C und E zu sich. Die Empfehlung von Linus Pauling, als Vorbeugung gegen Erkältungen regelmäßig hohe

Dosen von Ascorbinsäure einzunehmen, ist weithin bekannt. Außerdem wurden von Kruger (1974) 28 Gesundheitsstörungen aufgelistet, die mit der Einnahme von Vitamin E gelindert oder sogar geheilt werden können.

Vorschläge zum Gebrauch von Höchstdosen an Vitaminen sollten nur nach besonders sorgfältiger Prüfung der Bedarfssituation unterbreitet werden; einige Vitamine können in übermäßigen Mengen wie Medikamente wirken und somit auch Nebenwirkungen verursachen. So herrscht in der Fachwelt weitgehend die Überzeugung, dass hohe Dosen an Ascorbinsäure (Vitamin C) durchaus zur Bildung von Oxalatsteinen führen können. Darüber hinaus kann Ascorbinsäure das in einer Mahlzeit enthaltene Vitamin B12 zum großen Teil zerstören.

Antioxidantien

Die gegenwärtigen Empfehlungen zur gesunden Ernährung stehen zusehends unter dem Einfluss einer wachsenden Fülle an Erkenntnissen über sauerstofffreie Radikale und deren Funktion bei der Entstehung von Krankheiten. Freie Radikale – Streuatome mit einem ungepaarten Elektron – entstehen innerhalb des normalen Stoffwechselprozesses der Nahrungsfette, bei anstrengender körperlicher Betätigung, durch Kontakt mit Umweltgiften oder bei Strahlenexposition. Sind diese Atome erst einmal entstanden, durchwandern sie den Körper, reagieren mit Körpergewebe und verursachen durch einen als «Oxidation» bezeichneten Prozess Zellschädigungen (Fridovich, 1987). Als natürliche Antioxidantien gelten die Vitamine C und E sowie das Beta-Karotin; diese Substanzen schützen die Körperzellen, indem sie freie Radikale aufspüren und ihre Reaktionsbereitschaft zum Erliegen bringen, bevor diese den schädigenden Kreislauf in Gang setzen. Neuere Forschungsergebnisse über die Wirkmechanismen von Antioxidantien haben der Behauptung, Vitamine hätten protektive Wirkungen, mehr Glaubwürdigkeit verliehen (Packer, 1993).

18.3.2 Nicht zugelassene Arzneimittel

In den Vereinigten Staaten wurde 1906 das erste Gesetz zur Reinheit von Nahrungsmitteln und Arzneistoffen, der «Pure Food and Drug Act», verabschiedet. Seit dieser Zeit überwacht die nationale Lebens- und Arzneimittelbehörde («Food and Drug Administration», FDA) rigoros die Herstellung und den Vertrieb von Lebensmitteln, Arzneistoffen und Kosmetika, um die Bevölkerung vor nicht vollständig getesteten Substanzen zu schützen. In Europa kamen als Folge der Einnahme des Wirkstoffes Thalidomid während der Schwangerschaft Tausende von Kindern mit Missbildungen auf die Welt. Es ist unbestritten, dass vielen US-Amerikanerinnen diese Tragödie deshalb erspart blieb, weil es in den USA außerordentlich strenge gesetzliche Regelungen für die Arzneimittelzulassung gibt (Miller, 1981).

Andererseits sind zahlreiche Arzneimittel zur Behandlung chronischer Krankheiten in den USA illegal, in Europa und anderswo hingegen wegen der weitaus weniger straffen Gesetzgebung offiziell erhältlich. Wäre in den Vereinigten Staaten das Austesten solcher Mittel zugelassen, könnten eventuell neue wirksame Medikamente gefunden werden. In China beispielsweise wird zur Therapie von Arthritis eine Pflanzenzubereitung aus der «Donnergott-Rebe» eingesetzt, die im Laborversuch an Tieren überzeugende Ergebnisse brachte. Erst kürzlich hat die amerikanische Überwachungsbehörde eine kleine Studie am Menschen mit diesem Präparat genehmigt (Rock, 1993).

18.3.3 Alternative Medizinsysteme

Es gibt eine Vielzahl medizinischer Fachkräfte, die alternative oder komplementäre Therapieformen anbieten. Viele von ihnen absolvieren umfangreiche Spezialausbildungen, um die erforderlichen Kompetenzen zu erwerben und die nationalen und einzelstaatlichen Prüfungen vor den Zulassungsgremien zu bestehen. Die

Zahl der Klienten, die auf solche Verfahren schwören, ist keineswegs gering. Im folgenden sollen lediglich einige wenige davon angesprochen werden.

Chiropraktik [2]

Die Chiropraktik wird von vielen bereits als Teil der orthodoxen Medizin betrachtet, für andere ist sie jedoch noch immer eine alternative Therapieform. Schon seit gut zweieinhalb Jahrtausenden wird die Manipulation der Wirbelsäule, auf der die Chiropraktik beruht, vor allem zur Behandlung von Störungen des Stütz- und Bewegungsapparates, aber auch von Erkrankungen der Eingeweide eingesetzt. Schon Hippokrates benutzte einen Strecktisch zur Behandlung von Wirbelverrenkungen (Anderson, 1992). Für viele Klienten stellt die chiropraktische Therapie eine wichtige Möglichkeit dar, chronische Schmerzen oder eine andauernde Medikamenteneinnahme zu vermeiden sowie Behinderungen oder Operationen zu umgehen, die in Zusammenhang mit Störungen des Bewegungsapparates oder arthritischen Beschwerden notwendig werden können.

Die heutige Praxis der chiropraktischen Manipulation wurde in den späten achtziger Jahren des 19. Jahrhunderts von Daniel D. Palmer eingeführt; er gilt auch als Begründer der modernen Chiropraktik. Seine umfassende Kenntnis der medizinisch-chirurgischen Literatur brachte ihn zu der Schlussfolgerung, dass das, was er als «Verrenkung» bezeichnete, genau dann auftritt, wenn ein Wirbelsegment nicht mehr im normalen anatomischen Verhältnis zu den benachbarten Segmenten steht. Seiner Ansicht nach wird dadurch ein Ausfall der normalen Nervenfunktion verursacht, es kommt zur Nervenirritation und schließlich zu permanenten Muskelspasmen, Muskelschmerzen oder Muskelschwäche (Waagen & Strang, 1992). Palmers erster Klient, ein gehörloser Angestellter, erlangte innerhalb von 24 Stunden nach der Einrenkung einen erstaunlichen Teil seines Hörvermögens wieder. Der Name *Chiropraktik* stammt von Samuel Weed, ebenfalls ein Klient von Palmer, der den Begriff vom griechischen Wort für «etwas mit der Hand tun» ableitete.

Die Chiropraktik hat sich auch als geeignet zur Vorbeugung gegen starre Narbenkontrakturen erwiesen. Bei der Wundheilung bilden die neu aufgebauten Gewebefasern zunächst ein zufälliges und ungeordnetes Muster, was zu Verklebungen und einer Herabsetzung der biomechanischen Funktionsfähigkeit des Granulationsgewebes führen kann. Befindet sich eine solche Narbe im Bereich der Gelenke oder der Nervenwurzeln der Wirbelsäule, hat dies eine Versteifung des betroffenen Bereiches zur Folge, die Beweglichkeitseinschränkungen und somit Schmerzen hervorrufen kann. Bewegung und Dehnung machen das neu entstandene Narbengewebe formbarer, wodurch die ungeordneten Fasern in gemäß den normalen biomechanischen Bewegungsabläufen ausgerichtet werden. Eine Wirbelstimulation mit anschließenden Bewegungsübungen bewirkt eine Umgestaltung des neugebildeten Kollagengerüsts, bevor es sich in starres Narbengewebe verwandelt (Cohen et al., 1992).

Obwohl die meisten Ärzte der Meinung sind, dass die Chiropraktik eine wichtige Rolle bei der Therapie von Erkrankungen des Stütz- und Bewegungsapparates einnimmt, gibt es auch Kritikpunkte. So wird bemängelt, dass sie, wenn erst einmal damit begonnen wurde, wie es scheint von regulären therapeutischen Maßnahmen begleitet werden muss, damit der bestmögliche Gesundheitszustand erhalten werden kann. In diesem Zusammenhang sei jedoch angemerkt, dass viele Menschen an gravierenden chronischen Krankheiten leiden, die bestenfalls daraufhin therapiert werden können, symptombedingte Beschwerden oder Schmerzen zu lindern. Durch die chiropraktische Behandlung kommt es häufig zu einer Besserung oder Beseitigung der Schmerzen und der durch Störungen des Bewegungsapparates hervorgerufenen Symptome, und die Klienten kön-

---

[2] Die Autorinnen möchten Hugh J. Lubkin, D.C., ihren Dank für die Informationen über Chiropraktik aussprechen.

nen auf ansonsten notwendige Medikamente verzichten. Zwar ist eine chiropraktische Behandlung nicht unbedingt kurativ, doch kann sie die bestmögliche Form des Krankheitsmanagements darstellen und sich so günstig auswirken, dass gelegentliche Sitzungen nach Bedarf genügen.

Vom «Department of Health and Human Services» (DHHS), einer Abteilung der US-amerikanischen Behörde für Gesundheitspolitik und Forschung, wurden 1994 Richtlinien zur Behandlung akuter Rückenschmerzen veröffentlicht. Das mit der Erarbeitung befasste multidisziplinäre Gremium gab die Empfehlung heraus, nach einer sorgfältig erhobenen Anamnese und einer genauen körperlichen Untersuchung auf schwerwiegende Ausschlussgründe wie etwa Frakturen die chiropraktische Manipulation und Medikation (beispielsweise Paracetamol, NSARs und Muskelrelaxantien) als vorrangige therapeutische Methode heranzuziehen. Diese Empfehlungen signalisieren eine Wende in der Denkweise, nämlich weg von der Konzentration auf den eigentlichen Schmerz und hin zur Unterstützung der Patienten bei der Anhebung ihrer Toleranzgrenze für Aktivität (DHHS, 1994).

Die modernen Chiropraktiker von heute sind zugelassene Allgemeinmediziner mit einem breiten Angebot an praktischen Maßnahmen, die bei vielerlei Störungen des vegetativen, peripheren, somatischen und zentralen Nervensystems wirksam eingesetzt werden können (Anderson, 1992). Weitere Schwerpunkte der Chiropraktik liegen auf der präventiven Gesundheitsversorgung sowie auf der Korrektur von Unfall- oder Sportverletzungen oder wiederholten Belastungsdeformitäten. Darüber hinaus beschäftigt sich die derzeitige Forschung auf dem Gebiet der Chiropraktik mit den Auswirkungen einer verbesserten Enervierung durch chiropraktische Behandlung auf verschiedene Beschwerden, wozu auch Funktionsstörungen der inneren Organe, degenerative Gelenkserkrankungen und postoperative Komplikationen gehören.

Homöopathie

Die Homöopathie ist ein Medizinsystem, das auf den Anfang des 19. Jahrhunderts zurückgeht und von Samuel Hahnemann begründet wurde. Eine homöopathische Behandlung erweist sich in vielen Fällen als erfolgreich, und es konnten eine Reihe von unspezifischen, nutzbringenden Reaktionen auf die in der Homöopathie üblichen niedrigen Dosen nicht-toxischer Substanzen nachgewiesen werden (Buxenbaum et al., 1988). Eine kennzeichnende Zielsetzung der Homöopathie besteht darin, das Selbstheilungspotenzial des Patienten wieder herzustellen. In der Pflegeliteratur findet die Homöopathie als alternative Therapieform Befürwortung bei der pflegerischen Versorgung während der Wehenphase und des Wochenbetts (Swinnerton, 1991 a; 1991 b) sowie bei der Krebsbehandlung mit Mistel oder Iscador® (Mellor, 1989).

Das Grundprinzip der Homöopathie wird von Coulter (1978) wie folgt formuliert:

> Das Heilmittel für jede Erkrankung oder Krankheit ist diejenige Substanz, welche bei systematischer Verabreichung an eine gesunde Person genau die Symptomatik des jeweiligen Leidens hervorruft ...
> Die Homöopathie hält dafür, dass eine Krankheit mit Stumpf und Stiel beseitigt wird, wenn der Patient genau die Heilsubstanz erhält, deren Symptomatik am exaktesten den Symptomen des Patienten entspricht.

Nach der Auswahl einer geeigneten Substanz wird sie in einer minimalen Dosis eingenommen, die in der Regel weit unterhalb der normalen allopathischen Dosierung liegt (Skinner, 1996). Die Befürworter der Homöopathie sehen folgende Vorteile in der geringen Dosierung: seltenes Auftreten allergischer oder toxischer Reaktionen, geringe Kosten und einen ganzheitlichen Behandlungsansatz (Baker, 1978). Es gibt Tausende von homöopathischen Heilsubstanzen, und die Auswahl derjenigen, deren Symptomatik genau mit der des Patienten übereinstimmt erfordert einen beträchtlichen Zeitaufwand und hohes Maß an individueller Zuwendung. Auch das mag die Zufriedenheit mancher Klienten erhöhen.

Phytotherapie

Die therapeutische Anwendung von Pflanzen, sei es über den Verdauungstrakt oder als lokale Applikation, ist eine der ältesten Heilkünste. Viele Arzneimittel, die in der traditionellen Medizin verwendet werden, stammen von Pflanzen oder Kräuterextrakten. Der Akzent der Phytotherapie liegt auf der Förderung der Lebensenergie und der Mobilisierung der selbstheilenden oder homöostatischen Körperkräfte. Damit Heilpflanzen von den Klienten sicher und effektiv angewendet werden können, bedarf es der Anleitung eines ausgebildeten Phytotherapeuten (Engebretson & Wardell, 1993). Die pflanzlichen Arzneimittel werden in Form von Kapseln oder Tees eingenommen. Im Verlauf der ersten therapeutischen Sitzung wird eine detaillierte Anamnese erhoben. Auf diese Weise kann der Phytotherapeut den persönlichen und sozialen Kontext der vorliegenden Krankheit erfassen.

Es gibt eine große Bandbreite an phytotherapeutischen Behandlungsmaßnahmen, und häufig kann eine einzige Heilpflanze bei vielen unterschiedlichen Störungen eingesetzt werden. Ein bekanntes Beispiel dafür ist der Knoblauch: er wirkt fungistatisch, antihistaminisch, abschwellend, entzündungshemmend, antioxidierend usw. Verschiedene Kräutertees, zum Beispiel Ginsengtee, finden Verwendung, um Stress abzubauen, Gedächtnisleistung oder Lebensenergie zu steigern oder das Immunsystem anzuregen (Balch & Balch, 1992).

Der Gebrauch von Heilpflanzen ist in den Vereinigten Staaten weit verbreitet und wird von einigen Schulmedizinern sogar empfohlen. So ist beispielsweise Dr. Andrew Weil (1995) der Überzeugung, dass der Körper bestrebt ist, die Homöostase zu bewahren und sich die Behandlung deshalb darauf konzentrieren sollte, dem Körper zu gestatten, sich selbst zu heilen. Er bevorzugt den Einsatz von Pflanzen, die den Körper bei diesem Selbstheilungsprozess besser unterstützen als herkömmliche Medikamente, die gewöhnlich auf die Eliminierung von Symptomen ausgerichtet sind. Dr. Weil hat hervorragende Erfolge bei der Behandlung vieler chronischer Gesundheitsstörungen erzielt.

Auch von Pflegefachkräften mit entsprechenden Erfahrungen in der Praxis werden Heilpflanzen empfohlen, obwohl es keine gesetzlichen Regelungen für ihre Verordnung durch pflegerische Fachkräfte gibt. In Großbritannien ist die Phytotherapie hingegen eher unüblich – außer in Form der äußeren Anwendung von ätherischen Ölen bei der Massage (bekannt als Aromatherapie) (Busy, 1996).

Naturopathie

Der Naturopathie wurde in Kanada und Europa bislang größere Aufmerksamkeit geschenkt als in den USA. Das Verfahren kam Anfang des 20. Jahrhunderts auf und verlor in den späten dreißiger Jahren allmählich an Beliebtheit. Seit Mitte der siebziger Jahre jedoch lebt das Interesse daran wieder auf, und es erfolgten verschiedene Weiterentwicklungen.

Für Naturopathen ist Krankheit «eine Reaktion auf körpereigene Toxine sowie Unausgeglichenheiten im sozialen, psychischen und spirituellen Umfeld einer Person.» Sie sind davon überzeugt, dass die Heilkraft der Natur die Gesundheit wiederherzustellen vermag. Schwerpunktmäßig setzen sie auf Prävention, Gesundheitserziehung und -bildung sowie auf die Eigenverantwortung des Klienten (Baer, 1992). In der Vergangenheit umfasste die naturopathische Behandlung überwiegend Wassertherapien, Diäten, Fasten und körperliche Ertüchtigung, doch heute gehören auch andere alternative Methoden dazu, und sie überlappt sich wahrscheinlich mit Chiropraktik, Homöopathie und anderen ganzheitlichen Ansätzen.

18.3.4 Behandlung durch Bewusstseinskontrolle

Unter diese Kategorie fallen Entspannung/Imagination, Biofeedback, Yoga und transzendentale Meditation.

Entspannung/Imagination

Hans Selye, Endokrinologe und ehemaliger Direktor des Instituts für experimentelle Medizin und Chirurgie an der Universität von Montreal, wurde wegen seiner Arbeiten über die Stressreaktion beim Menschen weithin bekannt. Nach Selye kann chronischer Stress zu einem hormonellen Ungleichgewicht, erhöhtem Blutdruck (Gefahr der Nierenschädigung) und einer Schwächung des Immunsystems (Gefahr der Krebsentstehung) führen (Selye, 1956; Simonton et al., 1978). Sowohl den Entspannungstechniken als auch der Imagination liegen Annahmen zugrunde, die sich aus Selyes Arbeit ableiten lassen und darauf ausgerichtet sind, den Abbau von Stress und die Bewältigung der damit verbundenen Probleme zu unterstützen.

Entspannung

Obwohl es eine große Anzahl unterschiedlicher Techniken zur Muskelentspannung gibt, weisen sie doch gemeinsame Merkmale auf, darunter rhythmisches Atmen und Verringerung der Muskelspannung. Bestandteil vieler Verfahren ist auch eine Veränderung des Bewusstseinszustandes (Dimotto, 1984). Bereits in den dreißiger Jahren entwickelte Dr. Edward Jakobson, der Erfinder der Elektromyographie, eine Technik zur progressiven systemischen Muskelentspannung, und in den siebziger Jahren führte der Trend zur holistischen Medizin zu einem verstärkten Interesse daran.

Mit dem Ziel, eine Entspannung der Skelettmuskulatur herbeizuführen und die Spannung in anderen Körpersystemen zu vermindern, wurde 1973 die progressive Muskelentspannung (PME) entwickelt (Bernstein & Borkovec, 1973). Im Jahr 1975 führte Benson die Technik der Relaxations-Reaktion ein, deren Schwerpunkt auf Atmung und Meditation liegt. Zur progressiven Muskelentspannung gehört die zielgerichtete Anspannung mit darauf folgender Entspannung von bestimmten Muskelgruppen (Agrar, 1983).

Die progressive Muskelentspannung beeinflusst sowohl physiologische als auch psychologische Aspekte der Stressreaktion. Mit Hilfe von Entspannungstechniken kann die Herzfrequenz verlangsamt, der Blutdruck gesenkt, die Atemfrequenz herabgesetzt und der Sauerstoffverbrauch sowie die Kohlendioxidproduktion verringert werden. Des weiteren können sie zur Herabsetzung des Muskeltonus und der Stoffwechselrate sowie zur Verstärkung der peripheren Vasodilatation und einer Veränderung der peripheren Temperaturwerte führen (Graves & Thompson, 1978). Von 14 Studien, die vor 1984 durchgeführt wurden, zeigten 13 positive Befunde bei diversen Patientenpopulationen (Snyder, 1984).

Als Pflegeintervention bei älteren Menschen hat sich die progressive Muskelentspannung lindernd auf Spannungskopfschmerzen (Arena et al., 1988), postoperative Schmerzen (Ceccio, 1984) und Angstzustände bei Einbußen im Erinnerungsvermögen ausgewirkt (Yesavage, 1984; Yesavage & Jakob, 1984). Darüber hinaus kann damit Stress abgebaut werden, der bei einer Veränderung der Lebensumstände auftritt (Earl, 1987). Auch bei älteren Menschen, die in Institutionen untergebracht sind, erweist sich diese Entspannungstechnik als nützlich und trägt dazu bei, den «locus of control» nach innen zu verlegen und das Selbstwertgefühl zu stärken (Bensink et al., 1992).

Die von Braden und Mitarbeitern (1993) durchgeführten Untersuchungen über Patienten mit systemischem Lupus erythematodes lassen vermuten, dass die progressive Entspannung sowohl zur Verringerung von Depressionen als auch zur Verbesserung der Lebenstüchtigkeit im Alltag beiträgt. Entspannungsübungen mit tiefer Ein- und Ausatmung, Muskelentspannung und Imagination haben außerdem bei einer kontrollierten Studie an 67 onkologischen Patienten einen signifikanten Rückgang der subjektiven und objektiven Schmerzintensität mit sich gebracht (Sloman et al., 1994). Immer mehr Pflegefachleute publizieren Berichte über die Wirksamkeit von Entspannungstechniken beim Abbau von Angst im Intensivpflegebereich (Mynchenberg & Dungan, 1995; Tesmond, 1995; Green, 1994; Tiernan, 1994). Progressive Entspannungstechniken sind auch integraler Bestandteil vieler anderer alternativer Methoden, wie etwa Biofeedback, autogenes Training und Imagination.

Geleitete Imagination

Die geleitete Imagination, deren Wurzeln bis in alte Kulturen und Religionen zurückreichen, und die auch im Rahmen der Freudschen Psychoanalyse Verwendung findet, wurde als therapeutisches Verfahren von einem italienischen Psychotherapeuten namens Assagioli entwickelt und weiter ausgearbeitet. Die Technik verfolgt den Zweck, das psychische und körperliche Wohlbefinden zu steigern und kann definiert werden als der willentliche Einsatz mentaler Bilder unter Einbeziehung aller fünf Wahrnehmungsmodalitäten (Witt, 1984). Manche Experten verwenden für die bewusste Generierung von Vorstellungsbildern den Begriff *Visualisierung* und behalten sich die Bezeichnung *Imaginationen* für jene vor, die spontan aus dem Unbewussten hervortreten. Die Wirkung der geleiteten Imagination kommt vermutlich unter Beteiligung eines selbstregulierenden Feedback-Mechanismus zustande – das Gehirn wird mit Hilfe des Vorstellungsprozesses trainiert (Green & Green, 1984; Vines, 1988).

Zwar wird die geleitete Imagination gewöhnlich mit einer Entspannungsübung eingeleitet, doch gibt es viele Formen der Arbeit damit. Simonton und Mitarbeiter (1978) empfehlen beispielsweise die Verwendung positiver Vorstellungsbilder über den Körper des Klienten, über Energiefluss, Zielerreichungskompetenz und Leistungsfähigkeit. Einige Pflegefachkräfte sprechen sich dafür aus, mit Hilfe dieser Technik den Klienten dabei zu unterstützen «Teile des Selbst, die der Klient als nicht mehr zu sich gehörend empfindet, zurückzugewinnen.» Erreicht wird dies, indem die Klienten dazu ermutigt werden, «die Visualisierung der Erkrankung, des betroffenen Organs oder des Symptoms in Form eines Bildes zuzulassen» (Rancour 1991, S. 31). Heath (1992), eine Krankenschwester mit großer Erfahrung im Einsatz von Imaginationstechniken bei Intensivpflegepatienten, nennt einige Bedingungen, die für eine erfolgreiche Anwendung ausschlaggebend sind. Dazu gehört, dass dem Patienten bei der Auswahl eines einzelnen, einfachen Bildes geholfen wird, die Stimme der anleitenden Pflegefachkraft in ruhigem und besänftigendem Tonfall gehalten ist und der Klient auch während der Sitzung die Kontrolle aufrecht erhalten kann. Weil es sich bei der geleiteten Imagination um ein einfaches, kosteneffizientes und auch über mehrere Sitzungen hinweg leicht anwendbares Verfahren handelt, bringt ihr Einsatz viele Vorteile mit sich. Die Anleitenden sind aber dennoch aufgefordert, sich über die Grundkenntnisse hinaus weiterzubilden, um die Situation ihrer Patienten genau einschätzen und die erzielten Ergebnisse sorgfältig evaluieren zu können.

Da die geleitete Imagination in immer weiteren Kreisen Anerkennung findet, ist die Forschung bestrebt, Faktoren ausfindig zu machen, die zum Erfolg dieser Methode beitragen (Durham & Frost-Hartzer, 1994; Pederson, 1996). Bei Patienten mit chronischer Niereninsuffizienz haben sich folgende Bedingungen als förderlich für den Erfolg von Entspannungstechniken verbunden mit geleiteter Imagination erwiesen: «intakte kognitive Fähigkeiten, überdurchschnittlich hoher Stress, Verbalisierung negativ getönter Erwartungen seitens des Patienten sowie dessen Bereitschaft, sich auf das Procedere einzulassen» (Horsburgh & Robinson 1989, S. 14).

Außerdem berichten pflegerische Fachkräfte von der Effektivität der geleiteten Imagination manchmal in Kombination mit Entspannungstechniken – bei folgenden Leiden und Beschwerden: chronische Arthritisschmerzen (Varni & Gilbert, 1982), chronische Angstgefühle vor der Hämodialyse (Alarcon et al., 1982), Krebssymptome (Lyles et al., 1982; Dixon, 1984; Caudell, 1996; Arathuzik, 1994), Stress bei Onkologieschwestern und -pflegern (Donovan, 1981), schlechte Wundheilung (Holden-Lund, 1988) und Schlaflosigkeit (Richards, 1996). Ferner kommen diese Techniken zum Einsatz bei Ängsten und Schmerzen bei Kindern (Ott, 1996; Peterson, 1995), postoperativer Depression bei älteren Erwachsenen (Leja, 1989), Trauerarbeit mit Familien (Collison & Miller, 1987), Verbesserung kognitiver Fähigkeiten bei Pflegeheimbewohnern (Abraham et al., 1992), Raucherentwöhnung (Wynd, 1992) und Angstgefühlen von Pflegepersonal in der Ausbildung (Speck, 1990).

Weinberger (1991) weist darauf hin, dass mit der Vermittlung von Techniken der Entspannung und der geleiteten Imagination bei älteren Menschen die besten Erfolge zu erzielen sind, wenn die Verfahren im Hinblick auf sensorische und andere Beeinträchtigungen modifiziert und unter günstigen Umständen eingesetzt werden. Den größten Nutzen bringen Entspannungstechniken wohl vor oder nach der Durchführung von Maßnahmen am Patienten, und weniger während diese vorgenommen werden.

Studien über geleitete Imagination müssen einer sorgfältigen Prüfung unterzogen werden. Das liegt an Inkonsistenzen bei der Konzeptualisierung und Durchführung des Verfahrens, bei der Auswahl von Probanden sowie bei Datenerhebung und -analyse. Die bisherigen Befunde stützen aber nach wie vor den Einsatz dieser Technik zur Stärkung physiologischer Prozesse, im Stress und Schmerzmanagement, zur Krankheitsprävention sowie zur Erhaltung der Gesundheit (Hahn et al., 1993).

Autogenes Training

Nach Crowder (1986, S. 65) versteht man unter autogenem Training eine «Entspannungstechnik ganz eigener Art, die sowohl als Präventivmaßnahme als auch zur Verbesserung der Lebensqualität kranker Menschen in vielen verschiedenen Bereichen der Gesundheitsversorgung eingesetzt werden kann». Der Klient erreicht einen autogenen Zustand (einen veränderten Bewusstseinszustand), während der selbstregulierende Mechanismus des Gehirns die Homöostase herstellt. Diese Technik entstand in den zwanziger Jahren in Deutschland, wurde dann in Kanada weiterentwickelt und 1980 in Großbritannien eingeführt. Dort erwerben Therapeuten nach einer zweijährigen Ausbildung die Qualifikation zum Anleiter für autogenes Training und erhalten daraufhin die amtliche Genehmigung zur Berufsausübung. Patienten, die diese Methode erlernen möchten, werden zunächst einer sorgfältigen Beurteilung und Analyse unterzogen. Danach erfolgt die Anleitung in acht wöchentlichen Sitzungen mit zwei Folgesitzungen zur Nachbetreuung, worauf die Interessenten in der Lage sind, einfache mentale Übungen ohne Anleitung des Therapeuten durchzuführen.

Autogenes Training ist für Stressabbau, beim Schmerzmanagement, zur Kontrolle von Übelkeit und Erbrechen sowie bei Panikattacken von Nutzen. Außerdem liegen Befunde vor, die den Einsatz autogener Entspannungstechniken (manchmal kombiniert mit Imagination und Biofeedback) in folgenden Zusammenhängen nahe legen: Behandlung des Weitwinkelglaukoms (Kaluza & Strempel, 1995), Rehabilitation von Hochleistungssportlern (Famer, 1995), Abbau von Stress bei Colitis ulcerosa (Bruning, 1990) und bei Patienten mit Kopfverletzungen (Lysaught & Bodenhamer, 1990).

Biofeedback

Die Definition von Biofeedback nach Green (1978) lautet:

> Beim Biofeedback werden einer Person Informationen über momentan bei ihr ablaufende biologische Prozesse präsentiert, zum Beispiel über die Herzfrequenz, wobei dies gewöhnlich mit Hilfe von Messvorrichtungen oder optischen oder akustischen Signalen geschieht, so dass die Person sich ihrer inneren Verhaltensweisen bewusst werden kann. Biofeedback-Training heißt, diese Informationen zu nutzen, um die Selbstregulation biologischer Prozesse zu erlernen.

Die gegenwärtigen Forschungsbemühungen hinsichtlich Biofeedback sind auf den Nachweis gerichtet, dass es mit dieser Methode möglich ist, die willentliche Kontrolle über das autonome Nervensystem und die Stressreaktion zu gewinnen und außerdem folgende Leiden zu lindern: Bluthochdruck, Herzrhythmusstörungen, Migräne, Asthma, Epilepsie, Rückenschmerzen und andere Schmerztypen, sowie Muskelspannungen und Störungen des Immunsystems (Robinson, 1990).

Bei Klienten, die ein Biofeedback-Training absolvieren, werden zunächst hochempfindliche Geräte wie Elektroenzephalographen, Elektromyographen und Temperaturmessgeräte angeschlossen, die eine Registrierung somatischer und vegetativer Prozesse in Form akustischer oder optischer Signale erlauben. Durch Training und praktische Übung lernen viele Klienten, ihre eigene bewusste «Feedback-Schleife» zu entwickeln, ohne weiterhin auf die elektronischen Geräte achten zu müssen, die ihnen eine direkte Wahrnehmung von «unter der Haut» ablaufenden Ereignisse und eine Anpassung daran ermöglichen (Green, 1978).

Doch sind die Effekte möglicherweise nicht allein auf Biofeedback zurückzuführen. Denn nach Meinung von Dr. R. Melzack, einer Autorität auf dem Gebiet der Schmerzsymptomatik und Schmerzbehandlung, führen Ablenkung, Suggestion, Entspannung und ein Gefühl der Kontrolle ebenfalls zur Schmerzlinderung. All das aber sind Bestandteile des Biofeedback-Prozesses (LaPatra, 1978). In diesem Zusammenhang erklärte Holroyd (1979):

> In manchen Fällen mag das Biofeedback-Training seine Wirkung dem Umstand verdanken, dass die Patienten indirekt dazu gebracht werden, ihre Interaktionen mit der Umgebung zu verändern, und nicht, weil sie befähigt werden, eine direkte Kontrolle über gestörte physiologische Reaktionen auszuüben. Deshalb ist es unbedingt nötig, therapeutische Maßnahmen zu entwickeln, die sich über die physiologischen Reaktionen hinaus auf die Veränderung von kognitiven und verhaltensbezogenen Stressreaktionen konzentrieren.

In zahlreichen Mitte der neunziger Jahre erschienenen Publikationen wird Biofeedback als eine von vielen verhaltensbezogenen Interventionen bei Harninkontinenz beschrieben. Beispielsweise berichteten 20 von 27 Patienten, die infolge einer totalen Prostatektomie an Harninkontinenz litten, von einer völligen oder zumindest deutlichen Besserung nach Abschluss eines Biofeedback-Trainings (Jackson et al., 1996). Im Rahmen einer großangelegten Studie an Patienten mit Halswirbelsäulenverletzungen konnte mittels Biofeedback ein signifikanter Anstieg der Aktionsströme im Gewebe der betroffenen Muskelgruppen erzielt werden (Brucker & Bulaeva, 1996). Bei einer anderen kontrollierten Studie an Patienten mit Mukoviszidose ergab sich nach einem Feedback-Training der Atemmuskulatur verbunden mit Atemschulung eine verbesserte Lungenfunktion (Delk et al., 1994). Häufig wird Biofeedback auch zur Behandlung von Kopfschmerzen empfohlen.

Biofeedback ist eine bewährte und wertvolle Ergänzung zu vielen Behandlungsverfahren und gesundheitserhaltenden Maßnahmen, besonders wenn es mit anderen Therapieansätzen kombiniert wird. Häufig wird Biofeedback neben anderen Verfahren auch in Schulungen zur Selbstbeeinflussung oder Selbstregulation eingesetzt. Dabei handelt es sich um therapeutische Maßnahmen pflegerischer Provenienz, die den Zweck verfolgen, die Klienten beim Abbau von Anspannung und Angst sowie der Auswirkungen von Belastungsstörungen unabhängiger zu machen (Kogan & Betrus, 1984). Es gilt allerdings zu beachten, dass Biofeedback ebenso wie einige andere Verfahren der Selbstbeeinflussung ein relativ hohes Niveau an kognitiver Funktionsfähigkeit voraussetzt und deshalb für manche in dieser Hinsicht beeinträchtigten Personen ungeeignet ist.

Yoga

Das heutige Yoga kann zurückverfolgt werden bis auf mehr als 4.000 Jahre alte religiöse Praktiken der Hindus. Yoga besteht aus einem komplexen System aus Glaubensinhalten und praktischen Übungen, die zur Integration von Körper, Geist und Seele sowie zu einem harmonischen Gleichgewicht zwischen diesen Entitäten führen sollen. So wie zu vielen Religionen und Philosophien, gehört auch zum Yoga die Meditation. Sie wird als Mittel gesehen zur Reinigung des Geistes von Gedanken, zur Auflösung von Spannungen, zur Freisetzung von Energie und zur Stärkung der Selbst-Bewusstheit (Kruger, 1974). Für manche Anhänger besteht das Ziel von Yoga darin, das Kundalini zu aktivieren, das mächtige, sich schlangengleich um die Basis der Wirbelsäule windende Energiereservoir. Dies kann geschehen durch repetitiven Gesang, kontrollierte Atmung, Übungen, die Einnahme bestimmter Körperstellungen und durch Meditation (Grisell, 1979).

Das beliebteste und bekannteste Yoga-System ist das Hatha-Yoga. Dabei werden zum Zweck der Vorbeugung gegen oder der Heilung von Krankheiten Übungen (*asanas*) und Körperstellungen (*mudras*) vorgeschrieben, die jene Muskeln und Nerven stärken, die die Beweglichkeit der Wirbelsäule und die Drüsenfunktionen aufrechterhalten. Weiterhin gehören zu dieser Form des Yoga Atemtechniken (*pranayamas*), durch die der Körper gereinigt wird und die es erlauben, universelle Energie und universelles Wissen mit dem Atem einzusaugen. Bewegung und Atmung arbeiten dabei harmonisch zusammen.

Eine andere Form der Heilung durch Yoga ist die Anwendung der ayurvedischen Medizin. Sie stützt sich vorwiegend auf eine spezielle Ernährungsweise sowie auf Kräuter und Heilmittel der indischen Volksmedizin. Das Ziel besteht darin, den eigenen Konstitutionstyp in Einklang mit der Natur zu bringen. Erreicht werden kann dies durch eine Diät, bei der auf Fleisch, Eier, Fisch und süße Speisen verzichtet wird (Kruger, 1974, Chopra, 1994).

Während einige Yoga-Anhänger die entspannende und spannungsabbauende Wirkung von Meditationen und Übungen hervorheben, sind andere eher vom therapeutischen Effekt der Ernährungsempfehlungen überzeugt. Ungeachtet dessen darf jedoch nicht übersehen werden, dass individuelle körperliche Einschränkungen vorhanden sein können und darauf zu achten ist, eine Wirbelsäulenüberdehnung zu vermeiden oder eine ausreichende Eisenzufuhr über die Ernährung sicherzustellen. Vorteilhafte Auswirkungen von Yoga wurden bei geistig Behinderten (Fields, 1991), Bewohnern und Personal von Pflegeheimen (Hamilton-Word et al., 1982), aber auch bei Patienten mit Pleuraerguss (Prakasamma & Bhaduri, 1984) beschrieben.

Meditation

Unter Meditation versteht man im Allgemeinen eine «der vedischen oder buddhistischen Tradition verpflichtete wiederholt praktizierte mentale Technik, die das Ziel verfolgt, zu einer häufig als sehr erholsam und beruhigend beschriebenen subjektiven Erfahrung zu gelangen, welche durch einen oft als glückselig bezeichneten Zustand erhöhter geistiger Wachheit gekennzeichnet ist» (Jevning et al. 1992, S. 415).

Die seriöse medizinische Forschung konnte Belege für die physiologischen Effekte einer durch Meditation verminderten Stoffwechseltätigkeit vorlegen, insbesondere bei Menschen mit längerer meditativer Erfahrung. Dazu gehören die Absenkung des Blutdrucks und der Herz- und Atemfrequenz, die Verringerung des Sauerstoffverbrauchs und der Kohlendioxidabatmung sowie die Aktivierung des Neuroendokriniums bei gleichzeitigem Anstieg des elektrischen Hautwiderstands und des vermehrten Auftretens von Alpha-Wellen im Gehirn (Jevning et al., 1992). Prospektive Längsschnittstudien über die Wirkung von Meditation ergaben eine signifikante Absenkung der systolischen und diastolischen Blutdruckwerte bei Bluthochdruckpatienten sowie eine Abnahme hoher Cholesterinwerte und eine Verbesserung der Funktion der Unterkiefer-Gesichts-Muskulatur. Auch bei Asthma, Schlaflosigkeit, Medikamentenabhängigkeit und Zigarettenkonsum konnte der vorteilhafte Einfluss der Meditation nachgewiesen werden (Jevning et al., 1992).

Studien, in denen verschiedene Entspannungstechniken zur Behandlung von Angstzuständen miteinander verglichen wurden, haben gezeigt, dass der Großteil dieser Verfahren, wie etwa progressive Entspannung, Biofeedback und verschiedene Formen der Meditation, in ihren Wirkungen ähnlich sind. Ausnahmen bildeten die transzendentale Meditation (TM), die einen signifikant stärkeren Effekt aufwies, sowie Meditationstechniken, die allein mit Konzentration arbeiten; letztere zeigten signifikant niedrigere Effekte. (Eppley et al., 1989). Orme-Johnson (1987) verglich 200 Personen, die regelmäßig TM praktizierten, mit einer parallelisierten Kontrollstichprobe von 600 Probanden. Dabei ergab sich, dass die TM-Anhänger einen geringeren Medikamentenverbrauch hatten und durchgängig weniger Krankenhausaufenthalte aufwiesen – außer zur Entbindung.

Experten für Meditation raten jedoch davon ab, derartige Techniken an Personen mit sehr fragilem Selbstkonzept zu vermitteln, wie zum Beispiel an Klienten mit Borderline-Syndrom oder einer dissoziativen Persönlichkeitsstörung (Persinger, 1992).

Tai Chi Chuan (Taijiquan)

Dieses alternative Verfahren wird auch als Bewegungsmeditation bezeichnet (Jin, 1992). Ursprünglich als Kampfkunst konzipiert, wird Tai Chi Chuan seit Jahrhunderten in China als tägliche Übung zur körperlichen und geistigen Ertüchtigung praktiziert. Das Verfahren besteht aus einer Abfolge von tanzähnlichen Bewegungen, die stetig und sanft ineinander überfließen. Die Forschung hat gezeigt, dass Tai Chi Chuan eine Verlangsamung physiologischer Vorgänge und den Abbau von Stress mit sich bringt, also ähnliche Wirkungen besitzt wie leichte körperliche Betätigung (Jin 1992, 1989). Weitere Effekte sind eine verbesserte posturale Kontrolle bei älteren Menschen (Tse & Bailey, 1992) und eine Erhöhung der Beweglichkeit bei Patienten mit rheumatoider Arthritis (Van Deusen & Harlow, 1987; Kirsteins et al., 1991). Tai Chi Chuan hat sich zudem bei gebrechlichen älteren Menschen als nützlich erwiesen (Wolf et al., 1993; Wolfson et al., 1993).

18.3.5 Körperstimulation

Eine weitere Gruppe alternativer Heilverfahren setzt auf die Stimulation bestimmter Körperbereiche oder des Körpers insgesamt. Dazu gehören die Traditionelle Chinesische Medizin, die Transkutane elektrische Nervenstimulation (TENS) sowie Massage und Therapeutische Berührung.

Traditionelle Chinesische Medizin/ Akupunktur

Die Traditionelle Chinesische Medizin wird seit über zweitausend Jahren praktiziert. Zu ihren Methoden gehören Akupunktur, Akupressur, Moxibustion und *Qigong* (eine auf Meditation basierende Behandlung). Sowohl in US-amerikanischen Kliniken als auch in ländlichen Gebieten der USA werden diese Verfahren (einschließlich Akupunktur) mittlerweile von vielen Ärzten und häufig in Verbindung mit therapeutischen Maßnahmen westlicher Provenienz eingesetzt (Kruger, 1974; Dimon, 1984; Beal 1992 a, 1992 b).

Die Traditionelle Chinesische Medizin beruht auf der Anschauung, dass alle Aspekte der Lebenswirklichkeit miteinander in Beziehung stehen, der Mensch selbst ein Mikrokosmos des Universums ist und die gegensätzlichen, aber sich ergänzenden Kräfte des Yin und Yang in Einklang miteinander stehen müssen. Das Ziel besteht darin, das Gleichgewicht dieser Kräfte zu erhalten oder wiederherzustellen und auf diese Weise Ursachen anstatt Symptome zu behandeln (Bresler et al., 1978).

Nach Ansicht der Traditionellen Chinesischen Medizin sitzt die Energie oder Lebenskraft (*qi oder ch'i*) etwa fünf Zentimeter unterhalb des Nabels und zirkuliert in 14, den Körper durchziehenden Meridianen (Kanälen oder Bahnen). Krankheit ist die Folge von Unterbrechungen oder Unausgewogenheiten in diesem Energiefluss. Entlang der Meridiane sitzen Hunderte von Vitalpunkten, wovon jeder einzelne eine spezifische Funktion oder Wirkung besitzt. Diese Vitalpunkte können durch Nadeleinstiche (Akupunktur), Druck (Akupressur bzw. Therapeutische Chinesische Massage) oder Hitzeeinwirkung (Moxibustion; langsames Abbrennen von Kräuterstäbchen über der Haut) stimuliert werden.

Bei der Akupunktur werden Nadeln verschiedener Größe aus rostfreiem Stahl, Edelmetallen, Porzellan oder anderen Materialien in die Vitalpunkte gesetzt, was dann zu einer Stärkung oder Beruhigung der mit den Punkten in Verbindung stehenden Organe führt (Kruger, 1974). Manchmal wird auch ein schwacher elektrischer Strom an die Nadeln gelegt. Durch Akupunktur werden in manchen Fällen Empfindungen ausgelöst, die von einem dumpfen bis hin zu einem kurzen stechenden Schmerz reichen. Dass mit der Behandlung eine Wirkung erzielt wird, belegt das allgemein beobachtete Auftreten von Wärme, Jucken, Taubheit, Kribbeln, Prickeln und anderen Empfindungen.

Unter Akupressur versteht man das Abtasten, Reiben und Kneten des Gewebes entlang der Meridianlinien mit den Fingern oder den Handballen. Das schon in alter Zeit praktizierte Qigong beginnt damit, dass der Klient einen meditativen Zustand erreicht, indem er Atemübungen durchführt. Danach wird, ohne dass dabei eine Berührung stattfindet, über die Fingerspitzen des Arztes Energie auf den Patienten übertragen, die dieser zum Zweck der Heilung sammelt (Sherwin, 1992).

Auf welchen Wirkmechanismen die Traditionelle Chinesische Medizin beruht, ist ein Mysterium, das die Wissenschaft in ihren Bann zieht. Es bieten sich eine ganze Reihe von Hypothesen an, darunter der Placebo-Effekt, Hypnose und die «Gate-Control»-Theorie von Melzack und Wall (1965). Nach dieser Theorie gibt es innerhalb der Wirbelsäule einen Bereich, der für elektrische Impulse von peripheren und zentralen Nerven als eine Art Tor fungiert. Während Akupunktur nach Ansicht der einen auf komplexe Weise das Immun- und Entzündungssystem des Körpers mobilisiert, vertreten andere den Standpunkt, dass sie subtile psychische Reaktionen auslöst (Kruger, 1974). Es konnte nachgewiesen werden, dass manche der schmerzlindernden Effekte der Akupunktur auf die Aktivierung körpereigener Endorphine zurückzuführen sind (Stux & Pomeranz, 1988). Am besten, so wird auch vorgeschlagen, ließe sich das Wesen der Akupunkturpunkte und der sie verbindenden Meridiane aus der Sicht der Bioelektrik verstehen.

Die Akupunktur gewinnt zunehmend an Beliebtheit bei chronisch Kranken und den Ärzten, die sie behandeln. Das Verfahren wird allgemein als wirksame Maßnahme gegen Schmerzen, insbesondere Rückenschmerzen, eingesetzt (Stevenson, 1995). Außerdem hat es sich effektiv erwiesen bei der Raucherentwöhnung (Lewith, 1995) sowie bei der Behandlung von rheumatoider Arthritis (Kenyon, 1995) und Osteoarthritis (Takeda & Wessel, 1994). Auch berichteten 11 Schlaganfallpatienten mit Lähmungen an der Hand einen Rückgang der Beschwerden (Naeser et al., 1994). In den USA sollten Klienten, die sich für eine Akupunktur-Behandlung interessieren, Therapeuten aufsuchen, die im betreffenden Bundesstaat zugelassen sind und eine Ausbildung nachweisen können, die von der nationalen Zulassungskommission für Akupunktur-Ausbildungsstätten anerkannt ist.

Transkutane Elektrische Nervenstimulation (TENS)

Die elektrische Stimulation über die Haut ist als klinische Anwendung der von Melzack und Wall vorgelegten «Gate-Control»-Theorie entstanden (Morre & Blacker, 1983). Obgleich der Mechanismus von TENS noch nicht vollständig geklärt ist, blockiert die Stimulation größerer peripherer Nerven offenbar die Weiterleitung von Schmerzimpulsen. Als weiterer Wirkmechanismus wird die Freisetzung körpereigener Endorphine diskutiert (Taylor et al., 1983).

TENS wird eingesetzt zur Schmerzbekämpfung in Zusammenhang mit Operationen, dem Gebärvorgang und chronischen Erkrankungen. Aus Anwendungsstudien geht hervor, dass bei bestimmten chronischen Schmerzen wie etwa Rückenschmerzen bessere Erfolge zu erzielen sind als bei anderen Schmerztypen. Gute Ergebnisse erbrachte gemäß der Befundlage auch ein System der elektrischen Stimulation, das unter der Bezeichnung CODETRON bekannt ist (Fargas-Babiak et al., 1992), sowie die Stimulation der Ohrmuschel (Lewis et al., 1990). Damit bestmögliche Resultate erzielt werden können, ist neben der sorgfältigen Auswahl geeigneter Klienten eine gründliche Anleitung und Vorbereitung unerlässlich. Zu den Vorteilen von TENS gehört, dass die Risiken einer Behandlung mit Analgetika vermieden werden und die Klienten die Möglichkeit haben, ihr Befinden selbst zu beeinflussen (Meyer, 1982).

In den letzten Jahren wurde die elektrische Stimulation außerdem eingesetzt, um das Knochenwachstum anzuregen, Größe und Funktion verschiedener gelähmter Muskelgruppen zu erhalten und chronische Kopfschmerzen zu behandeln. Auch in Verbindung mit anderen therapeutischen Maßnahmen wurde TENS empfohlen, beispielsweise als Ergänzung zur Analgetikagabe bei Patienten mit terminalen Krankheiten (McCaffery & Wolff, 1992). Gleiches gilt für den Einsatz als zusätzliche Maßnahme in der Geburtshilfe (Rajan, 1994) und bei der üblichen Therapie gegen Übelkeit und Erbrechen (McMillan, 1994). Wie Aubin und Marks (1995) berichten, führt TENS bei Osteoarthritis am Knie zu einer wirksameren Schmerzlinderung als eine Placebobehandlung.

Massage

Der sich in den vergangenen Jahren abzeichnende Trend zu Selbst-Bewusstheit und Selbstheilung hat zu einer vermehrten Anwendung von Massage als Behandlungsmethode geführt. Massage wird entweder als selbständige Therapie oder in Kombination mit anderen alternativen Verfahren eingesetzt. Definiert wird Massage als «das knetende Hantieren am Körper oder das methodische Drücken oder Reiben desselben» (Lawrence 1986, S. 10). Berührung und Massage werden als sensorische Integrationstechniken betrachtet, die das autonome Nervensystem beeinflussen. Es wird empfohlen, die therapeutische Massage in einer ruhigen, die Privatsphäre wahrenden Umgebung vorzunehmen. Sie eignet sich als ergänzendes Verfahren für eine Vielzahl von Patienten, besonders wenn sie isoliert sind oder sehr stark von Technologie abhängen (White, 1988).

Ähnlich wie die chinesische Massage beruht auch die japanische Massage auf der Anregung von Vitalpunkten, den sogenannten *tsubo*, und dient zur Behandlung einer Vielzahl von Erkrankungen. Es gibt jedoch mehrere Formen der japanischen Massage. Bei einer davon, sie trägt die Bezeichnung Shiatsu, wird davon ausgegangen, dass sie eine Stimulation des Parasympathikus bewirkt und durch längeren Fingerdruck und geistige Konzentration zur Entspannung führt (Masunaga, 1978). Mit dem Ziel «ein unverkennbares japanisches Massagesystem zu entwickeln, das sich von allen anderen Systemen auf der Welt unterscheidet», haben japanische Massagespezialisten die orientalische Massage (*amma*) mit anderen Techniken kombiniert (Serizawa 1978, S. 207).

Es gibt zahlreiche moderne Formen der Massage, die Ähnlichkeiten mit der Akupressur aufweisen, sich aber hinsichtlich der verwendeten Techniken und der jeweiligen «Punkte» voneinander unterscheiden. So liegt der *Zonentherapie* die Theorie zugrunde, dass jedem Organ ein Bereich an den Füßen zugeordnet ist. Eine ähnliche Auffassung vertritt die *Reflextherapie* (Reflexologie). Wie von Griffiths (1996) zusammenfassend dargestellt, geht die Reflexologie davon aus, dass es mit allen Teilen des Körpers verbundene Reflexzonen oder Bahnen gibt, die in den Fußsohlen, Handflächen, Ohren, der Zunge und im Kopf enden. Die Behandlung besteht aus Massage und der Applikation von Druck zur Lösung von Spannungen, Stauungen oder Blockaden innerhalb der Reflexzonen und soll einen Einfluss auf eine große Zahl von physischen, emotionalen und geistigen Störungen ausüben. Nach Griffiths (1996) sollte die Reflexologie nur von Therapeuten ausgeübt werden, die über eine Ausbildung in multidisziplinären Behandlungsansätzen verfügen.

In der *Polaritätstherapie* wird (verbunden mit Körperübungen, Diät und «richtigem Denken») starker Druck mittels Daumen, Fingerknöcheln und Ellenbogen auf spezielle Körperpunkte ausgeübt (Pannetier, 1978). Eine andere Form der intensiven Massage, das sogenannte *Rolfing*, verfolgt das Ziel, mittels Schwerkraft und bestimmten Hantierungen am Körper eine Umstrukturierung des gesamten Körpers zu erreichen und auf diese Weise den Funktionalitätsgrad zu erhöhen (Rolf, 1978). Weitere Formen der Massage sind die schwedische, türkische, italienische und österreichische.

Der Psychoanalytiker Wilhelm Reich verknüpfte Massage und Psychotherapie auf der Basis seiner These, dass Neurotiker als Abwehrmechanismus gegen ihre verdrängten Ängste einen «kompensatorischen Muskelpanzer» aufbauen. Bei der *Bioenergetik*, die von Alexander Lowen begründet wurde und auf Reichs Theorie beruht, wird Massage als Mittel zur Lösung von Spannungen und Wut eingesetzt (Kruger, 1974).

Den verschiedenen Formen der Massage werden vielerlei Heilungsfähigkeiten zugeschrieben. Zu diesen zählen: Linderung von Schmerzen, Abbau von Stress und Erschöpfung, Anregung der Blut- und Lymphzirkulation, Beschleunigung des Abtransports von Stoffwechselendprodukten, Reduktion von Schwellungen, Absenkung des Blutdrucks und allem voran natürlich die Muskelentspannung (LaPatra, 1978). In einer Studie über die Wirkungen einer leichten Klopfmassage am Rücken bei Hospizpatienten zeigte sich tatsächlich eine signifikante Abnahme der Herzfrequenz und des Blutdrucks sowie eine ebenfalls signifikante Erhöhung der Hauttemperatur – Effekte, die als Zeichen für Entspannung interpretiert wurden (Meek, 1993).

Therapeutische Berührung

Die der Therapeutischen Berührung (TB) zugrundeliegende Theorie besagt, dass sich die Identität von Individuen in Form von Energiefeldern über ihren Körper hinaus fortsetzt (Krieger, 1979). Einige verstehen diese Erweiterung als Mittel, auch Emotion, Denken und Intuition erfassen zu können (Macrae, 1988). Um die Beziehung zwischen TB und Psychiatriepflege zu klären, wurde Rogers' (1986) «Wissenschaft vom unitären Menschen» herangezogen (Hill & Oliver, 1993).

Nach Krieger ist die Therapeutische Berührung ein Akt der Heilung oder Hilfestellung, bei der «scheinbar eine Energieübertragung vom Heiler auf den Patienten erfolgt, so dass dieser das eigene Energieniveau so umgestalten kann, dass es mit dem des Heilers vergleichbar ist» (Krieger et al. 1979, S. 660). Die Technik der TB umfasst die Einschätzung des über der Haut vorhandenen Energiefeldes des Klienten, das Aufspüren von Störungen des energetischen Gleichgewichts und deren Korrektur. Hill und Oliver (1993) unterwiesen ihre Klienten in dieser Technik, um sie in die Lage zu versetzen, derartige Korrekturen selbst vorzunehmen. Auch wenn die Behandlung bei jedem einzelnen anders ausfällt und oft mit geleiteter Imagination und anderen Entspannungstechniken kombiniert wird, besteht der ausschlaggebende Faktor in der heilenden Beziehung zwischen dem Patienten und dem Ausübenden. In der Absicht zu heilen sammelt dieser Energie mittels «Centering» oder Meditation. Das Verfahren wird oft als «Vertrauen auf die heilenden Energien des Universums» beschrieben (Heidt 1991, S. 65; Payne, 1989).

Die Therapeutische Berührung als Pflegeintervention wurde in zahlreichen Studien erforscht (Krieger, 1990; Quinn, 1989; Wirth et al., 1994). Mulloney und Wells-Federman (1996) sowie Mackey (1995) haben sich ausführlich mit den Grundannahmen der TB, der damit verbundenen Forschung und der klinischen Anwendung auseinandergesetzt. Therapeutische Berührung wird mit wachsender physiologischer Entspannung, Angstabbau und Beruhigung (Heidt, 1991) sowie mit multidimensionalem Persönlichkeitswachstum (Samarel, 1992) in Zusammenhang gebracht. In der Literatur findet sich auch eine zunehmende Anzahl von Empfehlungen für den Einsatz von TB als komplementäre Behandlungsmethode, insbesondere bei chronischen Schmerzen im unteren Rückenbereich (Smith et al., 1990), bei AIDS (Newshan, 1989), Krebserkrankungen (Mentgen, 1989) und chronischen Hautkrankheiten (Schulte, 1991). Aber auch in der Rehabilitation (Payne, 1989) und beim Abbau von Ängsten sowohl bei psychiatrischen Patienten (Gagne & Toye, 1994; Hughes et al., 1996) als auch bei Patienten auf kardiologischen Stationen (Steckel & King, 1996) wird der Einsatz dieser alternativen Behandlungsform empfohlen.

18.4 Zusammenfassung und Schlussfolgerungen

Wenn Ärzte, Pflegefachkräfte und sonstige Gesundheitsexperten akzeptieren, dass chronisch Kranke das Recht besitzen, selbst zu bestimmen, welche Behandlungsmethode für sie am effektivsten und sinnvollsten ist, sollten sie auch hinter der Wahl des Klienten stehen. Nur wenn die Fachwelt bereit ist anzuerkennen, dass es Alternativen zur orthodoxen medizinischen Praxis gibt und dass medizinische und pflegerische Fachleute über alternative Verfahren Bescheid wissen müssen, kann den Klienten jenes Maß an Unterstützung verschafft werden, das ihnen wirklich weiterhilft.

Die meisten Menschen in den Vereinigten Staaten streben, wenn sie krank sind, nach orthodoxer, westlich orientierter medizinischer Versorgung. Diese aber erweist sich im Hinblick auf Symptomkontrolle oder Lebensverlängerung nicht immer als erfolgreich. Deshalb machen sich Menschen in Not auf die Suche nach anderen Wegen, um eine Lösung für ihre Gesundheitsprobleme zu finden, und dies führt häufig dazu, dass sie sich alternativen Formen der Gesundheitsversorgung zuwenden. Außerdem werden alternative Methoden häufig als eine Form der Präventivmedizin praktiziert. Einige davon sind nicht verschreibungsfähig oder werden von der westlich orientierten Medizin überhaupt nicht anerkannt. Nicht selten liegt der Grund dafür in der Schwierigkeit, die Funktionsprinzipien dieser Behandlungsmethoden zu verstehen. Doch bei vielen handelt es sich um echte Alternativen zu orthodoxen Praktiken und daher um legitimierte Formen der Gesundheitsversorgung. Zu den Schwierigkeiten, die bei der Auswahl eines tauglichen alternativen Verfahrens auftreten können, gehören die Existenz von Quacksalberei, hohe finanzielle Belastungen, fehlende Erstattungsfähigkeit durch die Versicherungen sowie das Ausfindigmachen des für Klient und Situation am besten geeigneten Verfahrens. Hinzu kommt das Problem, seriöse von unseriösen Methoden zu unterscheiden und die Kompetenz der behandelnden Person zu überprüfen.

Der steigende Einsatz alternativer Methoden im vergangenen Jahrzehnt ist vermutlich darauf zurückzuführen, dass diese Verfahren bei jenen Gesundheitsexperten zunehmend an Glaubwürdigkeit gewonnen haben, die sich den Prämissen der Selbstpflege und der ganzheitlichen Gesundheitsversorgung verpflichtet fühlen, und die wegen der stützenden Forschungsresultate auf dem Gebiet der Psychoneuroimmunologie bereit sind, alternative Ansätze auszuprobieren. Hinzu kommt die Popularisierung des Gedankens der Selbsthilfe und der ganzheitlichen Gesundheitsversorgung durch Bücher, Briefkastenwerbung und Medien. Wahrscheinlich hat auch dieser Umstand dazu beigetragen, das Interesse an komplementären Behandlungsmethoden zu wecken, insbesondere unter dem Gesichtspunkt wachsender Unzufriedenheit im Hinblick auf Kosten, Effektivität oder Anonymität der orthodoxen Medizin.

Studienfragen

1. Was versteht man unter einem alternativen Heilverfahren?
2. Warum sind Klienten/Familien bestrebt, alternative Behandlungsmethoden anzuwenden?
3. Welche Gefahren birgt die Quacksalberei in sich, und wie viel Geld wird in den USA jährlich dafür ausgegeben?
4. Inwiefern wirken sich die folgenden Probleme schädlich auf Klienten und Praktiker aus, sei es in Zusammenhang mit konventionellen oder alternativen Methoden: mangelnde Effektivität der Gesundheitsversorgung, kulturelle Konflikte, falsche Behauptungen und Schwierigkeiten beim Ausfindigmachen kompetenter Therapeuten?
5. Inwieweit haben die Behandlungskosten und die Bereitschaft der Versicherungen zur Kostenübernahme einen Einfluss auf die Wahl der Behandlung?
6. Warum ist es wichtig, dass Pflegefachkräfte mit alternativen Behandlungsmethoden vertraut sind?
7. Welche Merkmale weisen Diäten zur Behandlung chronischer Krankheiten auf? Welche Rolle spielen Vitamine und Antioxidantien?
8. Auf welche Weise können Klienten von Chiropraktikern, Homöopathen und Naturopathen Hilfe erwarten?
9. Wie können die folgenden Verfahren eingesetzt werden, um die Gesundheit zu stärken oder chronische Leiden zu lindern: Entspannung/Imagination, Biofeedback, Yoga, Meditation, Tai Chi Chuan, Traditionelle Chinesische Medizin/Akupunktur, TENS, Massage und Therapeutische Berührung?
10. Wie würden Sie bei der Beratung eines Klienten vorgehen, der an einem alternativen Verfahren interessiert ist?

Literatur

Abraham, I. L., Neudorfer, M. M., Currie, L. J. (1992). Effects of group interventions on cognition and depression in nursing home residents. Nursing Research, 41 (4), 196–202.

Agrar, W. S. (1983). Relaxation therapy in hypertension. Hospital Practice, 18 (50), 129–137.

Alarcon, R., Jenkens, C., Heestand, D., Scott, L., Contor, L. (1982). The effectiveness of progressive relaxation in chronic hemodialysis patients. Journal of Chronic Disease, 35, 797–802.

Anderson, R. (1992). Spinal manipulation before chiropractic. In S. Haldeman (ed.), Principles and practice of chiropractic. San Mateo, CA: Appleton & Lange.

Arathuzik, D. (1994). Effects of cognitive-behavioral strategies on pain in cancer patients. Cancer Nursing, 17 (3), 207–214.

Arena, J. G., Hightower, N. E., Chang, G. C. (1988). Relaxation therapy for tension headaches in the elderly: A prospective study. Psychology of Aging, 3 (1), 96–98.

Aubin, M., Marks, R. (1995). The efficacy of short-term treatment with transcutaneous electrical nerve stimulation for osteo-arthritic knee pain. Physiotherapy, 81 (11), 669–675.

Baer, H. A. (1992). The potential rejuvenation of American naturopathy as a consequence of the holistic health movement. Medical Anthropology, 13 (4), 369–383.

Baker, W E (1978). Homeotherapeutics. In L. J. Kasloff (ed.), Holistic dimensions in healing: Resource guide, pp. 49–50. Garden City, NY: Doubleday.

Balch, P A., Balch, J. E (1993). Rx prescription for cooking and dietary wellness. Greenfield, IN: PA. B. Publishing.

Beal, M. W. (1992 a). Acupuncture and related treatment modalities. Part I: Theoretical background. Journal of Nurse Midwifery, 37 (4), 254–259.

Beal, M. W. (1992 b). Acupuncture and related treatment modalities. Part II: Applications to antepartal and intrapartal care. Journal of Nurse Midwifery, 37 (4), 260–268.

Bensink, G. W, Godbey, K. L., Marshall, M. J., Yarandi, H. N. (1992). Institutionalized elderly, relaxation, locus of control, self-esteem. Journal of Gerontological Nursing, 18 (4), 30–38.

Benson, H. (1975). The relaxation response. New York: Avon Press.

Berblinger, K. W (1963). The physician, patient and pill. Psychosomatics, 4 (9), 265–269.

Bernstein, D. A., Borkovec, T D. (1973). Progressive relaxation training. Champaign, IL: Research Press.

Boschma, G. (1994). The meaning of holism in nursing: Historical shifts in holistic nursing ideas. Public Health Nursing, 11, 324–330.

Braden, C. J., McGlone, K., Pennington, E (1993). Specific psychosocial and behavioral outcomes from systemic lupus. Health Education, 20 (1), 29–41.

Bresler, D. E., Kroening, R. J., Volen, M. P (1978). Acupuncture in America. In L. J. Kasloff (ed.), Holistic dimensions in healing. Resource guide, pp. 132–134. Garden City, NY: Doubleday.

Brody, J. (1982). The lie that heals: The ethics of giving placebos. Annals of Internal Medicine, 97, 112–118.

Brucker, B., Bulaeva, N. (1996). Biofeedback effect on electromyography responses in patients with spinal cord injury. Archives of Physical Medicine and Rehabilitation, 77 (2), 133–137.

Bruning, D. (1990). The effects of autogenic training on subjective stress levels, subjective symptoms and coping strategies in women with ulcerative colitis. Unpublished doctoral dissertation, Rush University, Chicago.

Bushy H. (1996). Herbal medicine. In V Slater & D. Rankin Box (eds.), The nurses handbook of complementary therapies, pp. 95–101. New York: Churchill Livingstone.

Buxenbaum, H., Neafsey, P J., Fournier, D. J. (1988). Hormesis, Gompertz functions, and risk assessment. Drug Metabolism Review, 19 (2), 195–229.

Caudell, K. (1996). Psychoneuroimmunology and innovative behavioral interventions in patients with leukemia. Oncology Nursing Forum, 23 (3), 493–502.

Ceccio, C. M. (1984). Postoperative pain relief through relaxation in elderly patients with fractured hips. Orthopedic Nursing, 3 (3), 11–18.

Chopra, D. (1994). Perfect health. Lancaster, M A: Quantum Publications.

Cohen, I. K., Diegelmann, R. E, Lindbald, W J. (1992). Wound healing: Biochemical and clinical aspects. Philadelphia: W B. Saunders.

Collison, C., Miller, S. (1987). Using images of the future in grief work. Image: The journal of Nursing Scholarship, 19 (1), 9–11.

Coulter, H. J. (1978). Homeopathy. In L. J. Kasloff (ed.), Holistic dimensions in healing: Resource guide, pp. 47–48. Garden City, NY: Doubleday.

Crowder, D. (1996). Autogenic training. In V. Slater & D. Rankin-Box (eds.), The nurses handbook of complementary therapies, pp. 63–68. New York: Churchill Livingstone.

Delafuente, J. C. (May 1991). Nutrients and immune responses. Rheumatic Disease Clinics of North America, 17 (2), 203–212.

Delk, K., Gevirtz, R., Hicks, D., Cargen, E, Rucker, R. (1994). The effects of biofeedback assisted breathing retraining on lung functions in patients with cystic fibrosis. Cardiopulmonary journal (CHEST), 105(1), 23–28.

Department of Health and Human Services, Agency for Health Care Policy and Research (1994). Clinical practice guidelines: Acute low back problems in adults: Assessment and Treatment. Rockville, MD: AHCPR Publ. #95–0643.

Dimond, E. G. (1984). The breaking of a profession. The Journal of the American Medical Association, 252, 3160–3164.

Dimotto, J. W (1984). Relaxation. American journal of Nursing, 84 (6), 745–758.

Dixon, J. (1984). Effect of nursing interventions on nutritional and performance status in cancer patients. Nursing Research, 33 (6), 330–335.

Dong, C. H., Banks, J. (1975). The arthritic's cookbook. New York: Bantam.

Donovan, M. I. (1981). Study of the impact of relaxation with guided imagery on stress among cancer nurses. Cancer Nursing, 4 (2), 121–126.

Durham, E., Frost-Hartzer, P (1994). Relaxation therapy for children and families. American journal of Maternal-Child Nursing, 19 (4), 222–225.

Earl, W (1987). Relaxation groups and the aging: Suggestions for longevity. Nursing Homes, 6 (5), 16–19.

Eisenberg, D. M., Kessler, R. C., Foster, C., Norbeck, F E., Calkins, D. R., Delbanco, T L. (1993). New England journal of Medicine, 328, 246–252.

Engebretson, J., Wardell, D. (1993). A contemporary view of alternative healing modalities. Nurse Practitioner, 18, 51–55.

Eppley, K. R., Abrams, A. L, Shear, J. (1989). Differential effects of relaxation techniques on trait anxiety: A meta-analysis. Journal of Clinical Psychology, 45 (6), 957–974.

Fargas-Babiak, A. M., Pomeranz, B., Rooney, P J. (1992). Acupuncture-like stimulation with Codetron for rehabilitation of patients with chronic pain syndrome and osteoarthritis. Acupuncture Electrotherapy Research, 17 (2), 95–105.

Farmer, J. (1995). Biofeedback and visualization for peak performance. Journal of Sport Rehabilitation, 4 (1), 59–64.

Feldman, M. K. (June, 1990). Patients who seek unorthodox medical treatment. Minnesota Medicine, 73 19–25.

Fields, N. (1991). Mental handicap nursing. Promoting health: Fit for life. Nursing Times, 87 (21), 64–65.

Fridovich, I. (April 1987). The biology of oxygen radicals: General concepts. Proceedings of Upjohn Symposium, 1–39.

Furnham, A., Smith, C. (1988). Choosing alternative medicine: A comparison of the beliefs of patients visiting a general practitioner and a homeopath. Social Science and Medicine, 26 (7), 685–689.

Gagne, D., Toye, R. (1994). The effects of therapeutic touch and relaxation therapy in reducing anxiety. Archives of Psychiatric Nursing, 8 (3), 184–189.

Graves, H. H., Thompson, E. A. (1978). Anxiety: A mental health vital sign. In D. C. Long & R. A. Williams (eds.), Clinical practice in psychosocial nursing: Assessment and intervention. New York: Appleton-Century-Crofts.

Green, E. (1978). Biofeedback. In L. J. Kasloff (ed.), Holistic dimensions in healing: Resource guide, pp. 169–171. Garden City, NY: Doubleday.

Green, E., Green, A. (1984). Biofeedback and transformation. American Theosophist, 72 (5), 142–152.

Green, L. (1994). Touch and visualization to facilitate a therapeutic relationship in an intensive care unit. Intensive and Critical Care Nursing, 10 (1), 51–57.

Griffiths, P (1996). Reflexology. In V Slater & D. Rankin-Box (eds.), The nurses handbook of complementary therapies, pp. 139–146. New York: Churchill Livingstone.

Grisell, R. D. (1979). Kundalini yoga as healing agent. In H. A. Otto and J. W Knight (eds.), Dimensions in holistic healing: New frontiers in the treatment of the whole person. Chicago: Nelson-Hall.

Hahn, Y B., Ro, Y j., Song, H. H., Kim, H. C., Kim, H. S., Yoo, Y S. (1993). The effect of thermal biofeedback and progressive muscle relaxation training in reducing blood pressure of patients with essential hypertension. Image: The Journal of Nursing Scholarship, 28 (3), 204–207.

Hamilton-Word, V, Smith, E W , Jessup, E. (1982). Physical fitness on a VA nursing home unit. Geriatric Nursing, 3 (4), 60–262.

Heath, A. (1992). Imagery: Helping ICU patients control pain and anxiety. Dimensions of Critical Care Nursing, 11 (1), 57–62.

Heidt, P. R. (1990). Openness: A qualitative analysis of nurses' and patients' experiences of therapeutic touch. Image: The Journal of Nursing Scholarship, 22 (3), 180–186.

Heidt, P. R. (1991). Helping patients to rest: Clinical studies in therapeutic touch. Holistic Nursing Practice, 5 (4), 57–66.

Hill, L., Oliver, N. (1993). Technique integration: Therapeutic touch and theory-based mental health. Journal of Psychosocial Nursing, 31 (2), 19–22.

Holden-Lund, C. (1988). Effect of relaxation with guided imagery on surgical stress and wound healing. Research in Nursing and Health, 11 (4), 235–244.

Holland, J. C. (1981). Patients who seek unproven cancer remedies: A psychological perspective. Clinical Bulletin, 11 (3), 102–105.

Holroyd, K. (1979). Stress, coping, and the treatment of stress-related illness. In J. R. McNamara (ed.), Behavioral approaches to medicine: Application and analysis, pp. 191–217. New York: Plenum.

Horsburgh, M. E., Robinson, J. A. (1989). Relaxation therapy and guided imagery in ESRD. American Nephrology Nurses Association-journal, 16 (1), 11–14, 19.

Hughes, P, Meize-Growchowski, R., Harris, C. (1996). Therapeutic touch with adolescent psychiatric patients. Journal of Holistic Nursing, 14 (1), G–23.

Jackson, J., Emerson, L., Johnson, B., Wilson, J., Morales, A. (1996). Biofeedback: A noninvasive treatment for incontinence after radical prostectomy. Urologic Nursing, 16 (2), 50–54.

Jarvis, W T (1992). Quackery: A national scandal. Clinical Chemistry, 38 (8), 1574–1586.

Jevning, R., Wallace, R. K., Beidebach, M. (1992). The physiology of meditation: A review. Neuroscience Biobehavior Review, 16 (3), 415–424.

Jin, P. (1989). Changes in heart rate, noradrenaline, cortisol and mood during Tai Chi. Journal of Psychosomatic Research, 33C2)> 197–206.

Jin, P. (1992). Efficacy of Tai Chi, brisk walking, meditation, and reading in reducing mental and emotional stress. Journal of Psychosomatic Research, 360)> 361–370.

Johnson, G. T (November 29> 1984). Studies help spot fraud in medicine. Kansas City Star, p. 3B.

Johnson, M. B. (1990). Holistic paradigm in nursing: The diffusion of an innovation. Research in Nursing and Health, 13, 129–139.

Kaluza, J., 5trempel, I. (1995). Training in relaxation and visual imagery with patients who have open-angle glaucoma. InternationalfournaL ofRehabilitation and Health, 1 (4), 261–273.

Kenyon, J. (1995). Rheumatoid arthritis: The alternatives considered. Complementary Therapies in Medicine, 3 (2), 75–78.

King, J. M., Lakin, J. A., Striepe, J. (1993). Coalition building between public health nurses and parish nurses. Journal of Nursing Administration, 23C2), 27–31.

Kirsteins, A. E., Dietz, E, Hwang, S. VC! (1991). Tai-Chi Chuan, for rheumatoid arthritis patients. American Journal of Physical Medicine and Rehabilitation, 70<3)> 136–141.

Kogan, H. N., Betrus, P A. (1984). Self-management: A nursing mode of therapeutic influence. Advances in Nursing Science, 6 (4), 55–73.

Krieger, D. (1979). Therapeutic touch and contemporary applications. In H. A. Otto & J. W Knight (eds.), Dimensions in holistic healing: New frontiers in the treatment of the whole person, pp. 297–303. Chicago: Nelson-Hall.

Krieger, D. (1990). Therapeutic touch: Two decades of research, teaching and clinical practice. Imprint, 37<3), 86–88.

Krieger, D., Peper, E., Ancoli, S. (1979). The psychological indices of therapeutic touch. American Journal of Nursing, 79, 660–665.

Kruger, H. (1974). Other healers, other cures: A guide to alternative medicine. New York: Bobbs-Merrill.

Kuske, T. (1983). Quackery and fad diets. In E. Feldman (ed.), Nutrition in the middle and late years. Boston: John Wright.

LaPatra, J. (1978). Healing. St. Louis: McGraw-Hill.

Lawrence, D. B. (1986). Massage techniques. New York: Knopf.

Leininger, M. M. (1990). Transcultural nursing. In J. C. McCloskey & H. K. Grace (eds.), Current issues in nursing, pp. 534–541. St. Louis: C. V Mosby.

Leja, A. M. (1989). Using guided imagery to combat postsurgical depression. Journal of Gerontology Nursing, xS<4), 7–II.

Levine, J. D., Gordon, N. D., Fields, H. L. (1978). The mechanisms of placebo analgesia. Lancet, 2, 654–657.

Lewis, S. M., Clelland, J. A., Knowles, C. J., Jackson, J. R., Dimick, A. R. (1990). Effects of auricular acupuncture-like transcutaneous electric nerve stimulation on pain levels following wound care inpatients with burns. Journal of Burn Care Rehabilitation, 11 (4), 322–329

Lewith, G. (1995). The treatment of tobacco addiction. Complementary Therapies in Medicine, 3 (3), 142–145.

Lorig, K., Fries, J. E (1995). The arthritis helpbook. Reading, MA: Addison Wesley.

Lyles, J. N., Burish, T G., Krozely M. G., Oldham, R. K. (1982). Efficacy of relaxation training and guided imagery in reducing the aversiveness of cancer chemotherapy. Journal of Consulting and Clinical Psychology, 50 (4), 509–524.

Lysaught, R., Bodenhamer, E. (1990). The use of relaxation training to enhance functional outcomes in adults with traumatic head injuries. American Journal of Occupational Therapy, 44 (9), 797–802.

Mackey, R. (1995). Complementary modalities/part 1: Discovering the healing power of therapeutic touch. American Journal of Nursing, 95 (4), 26–33.

Macrae, J. (1988). Therapeutic touch: A practical guide. New York: Knopf.

Martin, D. S., Allen, C. N., Cohen, R. J., Lerner, I. J., Lewis, J. P, Pinksy C. M. (1983). Ineffective cancer therapy: A guide for the layperson. Journal of Clinical Oncology, 1 (2), 154–163.

Masunaga, S. (1978). Shiatsu. In L. J. Kasloff (ed.), Holistic dimensions in healing.– Resource guide, pp. 212–214. Garden City NY: Doubleday.

McCaffery, M., Wolff, M. (1992). Pain relief using cutaneous modalities, positioning, and movement. Hospital Journal, 8 (1–2), 121–153.

McDougall, J. A. (1985). McDougall medicine: A challenging second opinion. Piscataway, NJ: New Century Publishers.

McDougall, J. A. (1991). The McDougall program. New York: Plume.

McMillan, C. (1994). Transcutaneous stimulation of the Neiguan anti-emetic acupuncture point in controlling sickness following opioid analgesia in major orthopaedic surgery. Physiotherapy, 80 (1), 5–9.

Meek, S. S. (1993). Effects of slow stroke back massage on relaxation in hospice clients. Image: The Journal of Nursing Scholarship, 25 (1), 17–21.

Mellor, D. (1989). Mistletoe in homeopathic cancer treatment. Professional Nurse, 4 (12), 605–607.

Melzack, R., Wall, P D. (1965). Pain mechanisms: A new theory. Science, 150, 971.

Mentgen, J. L. (1989). Therapeutic touch: A healing art. Journal of the Association of Pediatric Oncology Nurses, 6 (2), 29–30.

Meyer, C. (1973). American folk medicine. New York: Crowell.

Meyer, T. M. (1982). TENS: Relieving pain through electricity. Nursing 82, 12 (9), 57–59.

Miller, S. A. (1981). Nutrition and behavior. Philadelphia: Franklin Institute Press.

Montbriand, M. J., Laing, G. P (1991). Alternative health care as a control strategy. Journal of Advanced Nursing, 16 325–332.

Moore, D. E., Blacker, H. M. (1983). How effective is TENS for chronic pain? American Journal of Nursing, 83, 1175–1177.

Mulloney S., Wells-Federman, C. (1996). Therapeutic touch: A healing modality Journal of Cardiovascular Nursing, 10 (3), 27–49.

Mynchenberg, T, Dungan, J. (1995). A relaxation protocol to reduce patient anxiety. Dimensions of Critical Care Nursing, 14 (2), 78–85.

Naeser, M., Alexander, M., Stiassny-Eder, D., Lannin, L., Bachman, D. (1994). Acupuncture in the treatment of hand paresis in chronic and acute stroke patients. Clinical Rehabilitation, 8 (2), 127–141.

Newshan, G. (1989). Therapeutic touch for symptom control in persons with AIDS. Holistic Nursing Practice, 3 (4), 45–51.

Orme Johnson, D. (1987). Medical care utilization and the transcendental meditation program. Psychosomatic Medicine, 49 (5), 493–507.

Ornish, D. (1991). Eat more, weigh less. New York: HarperCollins.

Ott, M. (1996). Imagine the possibilities: Guided imagery with toddlers and pre-schoolers. Pediatric Nursing, 22 (1), 34–38.

Packer, L. (1993). Health effects of nutritional antioxidants. Free Radical Biology and Medicine 12, 685–686.

Pannetier, P. (1978). Polarity therapy. In L. J. Kasloff (ed.), Holistic dimensions in healing: Resource guide, pp. 216–217. Garden City, NY: Doubleday.

Panush, R. S. (May 1991). American College of Rheumatology position statement: Diet and arthritis. Rheumatic Disease Clinics of North America, 17 (2), 443–444.

Payne, M. B. (1989). The use of therapeutic touch with rehabilitation clients. Rehabilitation Nursing, 14 (2), 69–72.

Pederson, C. (1996). Nonpharmacologic interventions to manage children's pain: Immediate and short-term effects of a continuing education program. Journal of Continuing Education in Nursing, 27 (3), 131–140.

Persinger, M. A. (1992). Enhanced incidence of the sensed presence in people who have learned to meditate: Support for the right hemispheric intrusion hypotheses. Perceptual Motor Skills, 75 (3, pt. 2), 1308–1310.

Peterson, C. (1995). Effect of imagery on children's pain and anxiety during cardiac catheterization. Journal of Pediatric Nursing, 10 (6), 365–374.

Prakasamma, M., Bhaduri, A. (1984). A study of yoga as a nursing intervention in the care of patients with pleural effusion. Journal of Advanced Nursing, 9 (2), 127–133.

Prescott, D. M., Flexer, A. S. (1982). Cancer: The misguided cell. New York: Scribner's.

Quinn, J. E. (1989). Therapeutic touch as energy exchange: Replication and extension. Nursing Science, 2 (2), 74–78.

Rajan, L. (1994). The impact of obstetric procedures and analgesia/anesthesia during labour and delivery on breast feeding. Midwifery, 10 (2), 87–103.

Rancour, E. (1991). Guided imagery: Healing when curing is out of the question. Perspectives in Psychiatric Care, 27 (4), 30–33.

Richards, K. (1996). Sleep promotion. Critical Care Nursing Clinics of North America, 8 (1), 39–52.

Robinson, L. (1990). Stress and anxiety. Nursing Clinics of North America, 25 (4), 935–943.

Rock, M. (Sept./Oct. 1993). Exploring medicine's gray area. Arthritis Today, pp. 36–40.

Rogers, M. (1986). Science of unitary human beings. In V M. Malinski (ed.), Explorations of Martha Rogers' science of unitary human beings, pp. 5–12. Norwalk, CT: Appleton-Century-Crofts.

Rolf, I. P (1978). Rolfing. In L. J. Kasloff (ed.), Holistic dimensions in healing. – Resource guide, pp. 225–227. Garden City, NY: Doubleday.

Samarel, N. (1992). The experience of receiving therapeutic touch. Journal of Advanced Nursing, 17 (6), 651–657.

Schulte, M. A. B. (1991). Self-care activating support: Therapeutic touch and chronic skin disease. Dermatology Nursing, 3 (5), 335–339.

Selye, H. (1956). The stress of life. New York: McGrawHill.

Serizawa, K. (1978). Massage. In L. J. Kasloff (ed.), Holistic dimensions in healing: Resource guide, pp. 206–208. Garden City, NY: Doubleday.

Sherwin, D. C. (1992). Traditional Chinese medicine in rehabilitation nursing practice. Rehabilitation Nursing, 17 (5), 253–255.

Simonton, O. C., Matthews-Simonton, S., Creighton, J. L. (1978). Getting well again. New York: J. D. Tarcher.

Skinner, S. (1996). The world according to homeopathy. Journal of Cardiovascular Nursing, 10, 65–77.

Sloman, R., Brown, P, Aldana, E., Chee, E. (1994). The use of relaxation for the promotion of comfort and pain relief in persons with advanced cancer. Contemporary Nurse, 3 (1), 6–12.

Smith, I. W, Airey S., Salmond, S. W (1990). CE Feature. Part 2: Nontechnologic strategies for coping with chronic low back pain. Orthopedic Nursing, 9 (4), 26–34.

Snyder, M. (1984). Progressive relaxation as a nursing intervention: An analysis. Advancer in Nursing Science, 6 (3), 47–58.

Speck, B. J. (1990). The effect of guided imagery upon first semester nursing students.. journal of Nursing Education, 29 (8), 346–350.

Steckel, C., King, R. (1996). Therapeutic touch in the coronary care unit. Journal of Cardiovascular Nursing, 10 (3), 50–54.

Stevensen, C. (1995). Non-pharmacological aspects of acute pain management. Complementary Therapies in Nursing and Midwifery, 1 (3), 77–84.

Stux, G., Pomeranz, B. (1988). Basics of acupuncture. Berlin: Springer-Verlag.
Swinnerton, T (1991a). Alternative postnatal therapies. Nursing Times, 87 (22), 64–65.
(1991b). Alternative remedies during labor. Nursing Times, 87 (9), 64–65.
Takeda, W, Wessel, J. (1994). Acupuncture for the treatment of osteoarthritic knees. Arthritis Care and Research, 7 (3), 118–122.
Taylor, A. G., West, B. A., Simon, B., Skelton, J., Rowlington, J. C. (1983). How effective is TENS for acute pain? American Journal of Nursing, 83, 1171–1174.
Taylor, K. B., Anthony; L. E. (1983). Clinical nutrition. St. Louis: McGraw-Hill.
Tesmond, M. (1995). More applications of relaxation, guided imagery? Critical Care Nurse,15 (1), 16–17.
Tiernan, E (1994). Independent nursing interventions: Relaxation and guided imagery in critical care. Critical Care Nurse, 14 (5), 47–51.
Tse, S. K., Bailey, D. M. (1992). T'ai Chi and postural control in the well elderly. American Journal of Occupational Therapy, 46 (4), 295–300.
Van Deusen, J., Harlow, D. (1987). The efficacy of the ROM dance program for adults with rheumatoid arthritis. American Journal of Occupation Therapy, 41 (2), 90–95.
Varni, J., Gilbert, A. (1982). Self-regulation of chronic arthritis pain and long-term analgesic dependence in a hemophiliac. Rheumatology and Rehabilitation, 11 (1), 121–126.
Veterans Administration Cooperative Study on Antihypertensive Agents (VACSG) (1967). Effects of treatment on morbidity in hypertension: 1. Results in patients with diastolic blood pressure averaging 115 through 129 mm Hg., journal of the American Medical Association, 202, 1028.
(1970). Effects of treatment on morbidity in hypertension: 2. Results in patients with diastolic blood pressures averaging 90 through 114 mm Hg. Journal of the American Medical Association, 213, 1143.
Vines, S. W (1988). The therapeutics of guided imagery Holistic Nursing Practices, 2 (3), 34–44.

Waagen, G., Strang, V (1992). Origin and development of traditional chiropractic philosophy. In S. Haldeman (ed.), Principles and practice of chiropractic. San Mateo, CA: Appleton & Lange.
Weil, A. (1995). Spontaneous healing. New York: Knopf
Weinberg, I. R. (1994). Psychoneuro-immunology: A new concept in holistic health care. Medicine and Law 13, 205–211.
Weinberger, R. (1991). Teaching the elderly stress reduction. Journal of Gerontology Nursing, 17 (10), 23–27.
White, J. A. (1988). Touching with intent: Therapeutic massage. Holistic Nursing Practice, 2 (3), 63–67.
Wirth, D., Barrett, M., Eidehnan, W (1994). Non-contact therapeutic touch and wound epithelialization: An extension of previous research. Complementary Therapies in Medicine, 2 (4), 187–192.
Witt, J. (1984). Relieving chronic pain. Nurse Practitioner, 9 (1), 36–38.
Wolf, S. L., Kutner, N. G., Green, R. C., McNeely, E. (1993). The Atlanta FICSIT study: Two exercise interventions to reduce fragility in elders. Journal of the American Geriatric Society, 41 (3), 329–332.
Wolfson, L., Whipple, R., Judge, J., Amerman, P, Derby C., King, M. (1993). Training balance and strength in the elderly to improve function. Journal of the American Geriatric Society, 41 (3), 341–343.
Woolf, S. H. (1990). Practice guidelines: A new reality in medicine. Archive of Internal Medicine, 150, 1811–1818.
Wynd, C. A. (1992). Relaxation imagery used for stress reduction in the prevention of smoking relapse. Journal of Advanced Nursing, 17 (3), 294–302.
Yesavage, J. A. (1984). Relaxation and memory training in 39 elderly patients. American Journal of Psychiatry, 141 (10), 778–781.
Yesavage, J. A., Jacob, R. (1984). Effects of relaxation and mnemonics memory, attention, and anxiety in the elderly. Experimental Aging Research, 10 (4), 211–214.

Kapitel 19

Pflegeethik bei chronischer Krankheit[1]

Beverly J. McElmurry • Barbara Harris
Susan Misner • Linda Olson

19.1 Einleitung

Ethische Fragen in der Gesundheitsversorgung nehmen an Zahl und Komplexität so stark zu, dass die Kapazitäten der institutionellen Kontrollorgane, die zu ihrer Klärung eingerichtet wurden, nicht mehr ausreichen. Pflegefachleute sehen sich ethischen Fragen besonderer Natur gegenüber, deren Behandlung ein Umfeld verlangt, in dem Entscheidungen im besten Interesse der Klienten als Teilhaber am therapeutischen Prozess getroffen werden können. In diesem Kapitel wird ein «Teilhaber» als eine Person definiert, die ein Interesse an den Folgen einer ethischen Entscheidung hat oder davon betroffen ist. Aus diesem Grunde sollten chronisch kranke Klienten, ihre Familien und ihre wichtigen Bezugspersonen ebenso in den ethischen Entscheidungsprozess einbezogen werden wie die beteiligten pflegerisch-medizinischen Fachkräfte.

Der Schwerpunkt dieses Kapitels liegt auf drei wichtigen Faktoren, die in hohem Maße auf das Verhältnis einwirken, in dem ethische Belange zur gesundheitlichen Betreuung chronisch Kranker stehen: individuelle, institutionelle und gesellschaftliche Einflüsse auf die Pflegepraxis. Um dieses Verhältnis verstehen zu können, müssen folgende Bereiche näher untersucht werden: das Wesen der Pflege und ihr Einfluss auf die Beziehung zwischen Pflegefachkraft und Klient, sowie institutionelle und gesellschaftliche Einflussnahmen auf die pflegerische Tätigkeit. Oft sind diese Faktoren miteinander verflochten, und manchmal sind die Zusammenhänge zwischen ihnen keineswegs klar, wenn man anfängt, über Pflegeethik nachzudenken.

Der Inhalt dieses Kapitels gründet sich auf die Reflexion praktischer Erfahrungen. Dabei geht es aber nicht um die Darlegung einer Ethik, die auf einem klassischen biomedizinischen, an rationalen Prinzipien orientierten Ansatz fußt. Auch liegt der Schwerpunkt nicht auf einer bestimmten ethischen Theorie, der sich Pflegefachleute verpflichtet fühlen sollten. Unter einer Orientierung an rationalen Prinzipien verstehen wir die Ausrichtung an folgenden Grundsätzen: Achtung der Autonomie des Klienten, Wohltätigkeit, Wohlwollen und Gerechtigkeit (vgl. **Tab. 19-1** auf S. 650). Wichtig ist, dass die Leserschaft gründlich über die in diesem Kapitel aufgeworfenen Fragen und Probleme bezüglich der pflegerischen Betreuung chronisch Kranker nachdenkt.

Die berufliche Sozialisation von Fachleuten aller Art erfolgt über ihre Erfahrungen und ihre Ausbildung innerhalb einer Vielzahl sozialer Umfelder – und das häufig, ohne dass sie es merken. Das Phänomen der beruflichen Sozialisation wird in Jay Liftons erschöpfender Studie (1986) über nationalsozialistische Ärzte im Dritten Reich sehr anschaulich beschrieben.

---

1 Danksagung: Alle Autorinnen haben zu gleichen Teilen zu diesem Kapitel beigetragen.

Tabelle 19-1: Prinzipien der biomedizinischen Ethik

Die herkömmliche biomedizinische Ethik unterscheidet vier Prinzipien, nach denen die ethische Theorie auf die Entscheidungsfindung in ethischen Fragen angewendet wird:

1. Prinzip der Achtung der Autonomie – Impliziert den Gedanken der Selbststeuerung, d. h. sein eigener Herr zu sein, ohne Zwängen durch die Handlungen anderer zu unterliegen. Das Respektieren der Autonomie anderer bringt mit sich, dass die Menschen ihren eigenen Verlauf der Dinge, der auf einem selbstgewählten Plan beruht, wählen dürfen. So haben Patienten beispielsweise das Recht auf Verweigerung der Behandlung.
2. Prinzip der Wohltätigkeit – Impliziert den Gedanken einer Pflicht, Gutes zu tun oder zu fördern, Gutes mit anderen zu teilen und zum Wohlergehen anderer, einschließlich zur Förderung ihrer Gesundheit, beizutragen
3. Prinzip des Wohlwollens – Impliziert den Gedanken, anderen «keinen Schaden zuzufügen». Die Pflicht zum Wohlwollen umfasst das Unterlassen der Verletzung anderer, aber auch die Pflicht, sie nicht dem Risiko einer Verletzung auszusetzen.
4. Prinzip der Gerechtigkeit – Impliziert den Gedanken der Fairness oder des Prinzips, dass Gleiche gleich zu behandeln sind und Nicht-Gleiche ungleich behandelt werden können. Prinzipien der Gerechtigkeit werden oft zitiert, wenn es um die angemessene Zuweisung oder Verteilung von Ressourcen im Gesundheitswesen geht.

Quelle: Beauchamp und Childress (1983). New York: Oxford University Press.

Ein bedeutender Aspekt seiner Analyse war der Begriff des «Doubling». Damit ist ein Prozess gemeint, in dessen Verlauf das Selbst des Menschen die Rollenanforderungen eines «professionellen Selbst» übernimmt und die Bereitschaft entwickelt, zu destruktiven Verhaltensweisen überzugehen. Als Alternative für eine solche negative berufliche Sozialisation nennt Lifton das Streben nach dem «inkorporierten Selbst». Darunter ist ein Selbst zu verstehen, «das einen Vergleichsmaßstab für die Einheit und gleichzeitige Bewusstheit von Körper und Person in Bezug auf sich selbst und andere entwickelt hat» (Lifton, 1986).

19.1.1 Schlüsselbegriffe der Pflegeethik

Die Pflegeethik ist ein Forschungsgebiet, das zunehmend an Bedeutung gewinnt und der ständigen Auslotung und Kultivierung bedarf. Dazu gehört auch, sich mit Fragen und Kritikpunkten zu befassen, die an sie herangetragen werden. Mit der Weiterentwicklung der Pflegeethik haben sich bestimmte Begriffe von zentraler Bedeutung herausgebildet, wovon drei im Folgenden diskutiert werden: Fürsorge, Beziehung und alltägliche Ethik.

Fürsorge

Der Begriff «Fürsorge» ist ein Kernelement in den Bemühungen der Pflegeprofession, eine eigene ethische Grundlage für die Pflegepraxis zu schaffen. Fürsorge ist auch das zentrale Element der feministischen Ethik, von der die Krankenpflege Einsichten übernommen hat, die den Grundstein zur Entwicklung einer Pflegeethik gelegt haben.

Die Erforschung des Fürsorgebegriffs in der Krankenpflege war in den siebziger Jahren von besonderem Interesse, was teilweise auf die Arbeit von Madeline Leininger zurückzuführen war. Als Krankenschwester und Anthropologin zeigte sie anhand einer kulturübergreifenden Studie die Bedeutung fürsorgerischer Verhaltensweisen für die Erhaltung von Gesundheit und Wohlbefinden auf (Leininger, 1981). Zur Popularität des Begriffes trug zudem die Erkenntnis des Pflegepersonals bei, dass der in der Gesundheitsversorgung der sechziger und siebziger Jahre vorherrschende technische Boom oft zu Situationen führte, in denen die menschlichen, spirituellen und emotionalen Bedürfnisse der Klienten hinter der imperativen Forderung zurückstehen mussten, alles an Wissenschaft und Technik zur Heilung einzusetzen, was irgendwie verfügbar war (Carper, 1970; Engel, 1980).

Seither wurde der Fürsorgebegriff als Grundlage der Pflegepraxis beschrieben (Gaut, 1983; Griffin, 1983; Leininger, 1988). Obwohl der Terminus «Fürsorge» auf vielfältige Weise definiert worden ist, gibt es noch immer keine präzise und einheitliche Begriffsbestimmung (Morse et al., 1991) (vgl. **Tab. 19-2**). Der Leitgedanke, der sich durch die verschiedenen Definitionen zieht, ist die Verpflichtung gegenüber Werthaltungen, Einstellungen und Handlungen, welche die Würde, das Menschsein und das Wohlbefinden des Patienten wieder herstellen oder erhalten. Dieser Leitgedanke kommt in folgenden Vorstellungen zum Ausdruck:

1. Fürsorge erwächst aus der Anerkennung des Menschseins einer Person und der damit verbundenen Verletzlichkeit; sie bildet die Grundlage dafür, den Anderen in seinem Menschsein zu respektieren und sich ihm in seiner Verletzlichkeit, die sich in Form körperlicher Schmerzen und Leiden, affektiver oder seelischer Leiden oder als Krise manifestieren kann, zuzuwenden.

2. Fürsorge manifestiert sich durch Worte und Handlungen, die Anteilnahme für und Reaktionen auf Bedürfnisse nach Linderung des Leidens, der Achtung der menschlichen Würde und der Suche nach Bedeutung und Sinn der jeweiligen Erfahrung zum Ausdruck bringen.

3. Fürsorge verbessert das Befinden der Patienten. Sie führt zur Bewahrung ihrer Würde und sowohl bei der Pflegefachkraft als auch beim Patienten zu dem Gefühl, die Bedeutung oder Sinnhaftigkeit der eigenen Existenz und der vom Leben auferlegten Erfahrungen besser zu verstehen.

Ein neuerer Trend geht dahin, Fürsorge als zentralen sozialen Wert zu betrachten, der der Krankenpflege als moralischem Bemühen

Tabelle 19-2: Übliche Definitionen von Fürsorge

Leininger (1980)	«jene menschlichen Handlungen und Handlungsabläufe, die einem anderen Menschen Hilfestellung bieten ... gegründet auf dem Interesse an oder der Sorge um den betreffenden Menschen; oder zur Befriedigung eines zum Ausdruck gebrachten, offensichtlich vorliegenden oder zukünftigen Bedürfnisses.» (S. 136)
Watson (1988)	«die moralische Idee der Pflege, [welche] aus transpersonalen Interaktionen zwischen Menschen besteht, um das Menschsein zu schützen, zu stärken und zu bewahren.» (S. 54)
Gadow (1982)	«Die höchste Form des Engagements für Patienten, wobei es sich um so viele verschiedene Ausdrucksformen der Sorge um das Wohlbefinden des Patienten handelt, wie wir uns nur ausdenken können.» (S. 8)
Gilligan (1982)	«Eine Aktivität der Beziehungsaufnahme, des Erkennens eines Bedürfnisses und des Reagierens darauf; eine Aktivität der Anteilnahme für die Welt durch die Erhaltung eines Verbindungsnetzes, so dass niemand allein gelassen wird.» (S. 62)
Noddings (1984)	«Jene Beziehung, im Rahmen derer [man] als jemand reagiert, der aus Liebe, naturgegebener Neigung, fürsorglich ist.» (S. 5) Noddings nennt diese Form der Fürsorge «naturgegebene Fürsorge» und unterscheidet sie von der «ethischen Fürsorge», die in professionellen Fürsorge-Beziehungen auftritt. Die ethische Fürsorge wird definiert als «dem Anderen unter moralischen Gesichtspunkten gegenübertreten» (S. 5). Die Motivation für ethische Fürsorge entstammt der professionellen Selbstsicht als fürsorglich, welche wiederum aus früheren Erfahrungen mit Fürsorge hervorgeht, die einem selbst entgegengebracht wurde und die man anderen entgegenbrachte

Bedeutung verleiht (Gadow, 1985; Kyle, 1995; Watson, 1988). Einige Pflegewissenschaftler definieren Fürsorge als eine der Pflegefachkraft eigene Tugend, die eine ethische Pflegepraxis erst möglich macht (Brody, 1988; Fry, 1988). Außerdem gehen diese Wissenschaftler momentan der Frage nach, wie sich Fürsorge – sei es als Wert oder als Tugend – in die umfassenden sozialen oder politischen Agenden der Krankenpflege integrieren lässt, zum Beispiel in die Forderung nach einer Stärkung der Position des Pflegepersonals. So wird argumentiert, der Fürsorgebegriff ließe an jene untergeordneten pflegerischen Aktivitäten denken, die in den westlichen Kulturen traditionsgemäß zum Aufgabenbereich der Frau gehörten und gehören, und seine Verwendung würde deshalb von den derzeitigen Anstrengungen ablenken, die Position der Pflegeprofession zu stärken (Barker et al., 1995; Radsma, 1994).

Als Alternative dazu kristallisiert sich zunehmend die Vorstellung eines «empowered caring» heraus. Damit ist gemeint, dass die Form der praktischen Umsetzung von Fürsorge eine weitaus wichtigere Rolle spielt als sämtliche Assoziationen, die der Begriff auslöst (Rafael, 1996). Rafael führt weiter aus, dass eine so verstandene Fürsorge in der Praxis bedeute, sich über soziale und politische Realitäten und deren Auswirkungen auf die Pflegetätigkeit im Klaren zu sein und das gesamte verfügbare Wissen einzusetzen, um diesen Realitäten Rechnung zu tragen.

Durch diese kurzgefassten Ausführungen sollte klar geworden sein, dass noch erheblicher Diskussionsbedarf besteht, bevor die Krankenpflege entscheiden kann, wie der Begriff «Fürsorge» am besten zu definieren sei und welche Rolle Fürsorge als richtungsweisendes Element in der Pflegepraxis und für die Weiterentwicklung der Pflegeprofession spielt.

Beziehung

Eng verbunden mit dem Fürsorgebegriff ist der Begriff «Beziehung». Die Pflegekraft-Patienten-Beziehung war aus historischer Sicht ein wichtiger und geschätzter Aspekt des Pflegeberufes.

Die in der US-amerikanischen Fachwelt am häufigsten zitierte Quelle in Zusammenhang mit Fürsorge und Beziehung ist Carol Gilligans Buch über eine feministische Ethik der Fürsorge. Ihre Arbeit über das moralische Urteil von Mädchen und Frauen zeigt, dass sich viele Frauen nicht in erster Linie von allgemein gültigen ethischen Prinzipien leiten lassen, wenn sie Entscheidungen treffen, sondern vielmehr beziehungsspezifische Erfahrungen zum Fundament ihres Denkens über moralische und ethische Belange machen (Gilligan, 1982). Das bedeutet aber weder, dass Beziehungsstrukturen für alle Frauen die einzige moralische Grundlage darstellen, noch dass ausschließlich Männer für sich in Anspruch nehmen können, nach allgemein gültigen moralischen Prinzipien zu handeln. Vielmehr legen Gilligans Befunde nahe, dass die Menschen unterschiedlich über moralisch-ethische Probleme denken, die ihnen im privaten und beruflichen Leben begegnen, und auch auf ihre Art damit umgehen.

Ferner hat Gilligan der Krankenpflege ein Bezugssystem zur Verfügung gestellt, mit dessen Hilfe verstanden werden kann, wie die einzelnen Pflegekräfte die ethischen Anforderungen ihrer Praxis subjektiv erleben (Cooper, 1989; Parker, 1990). Kernelement dieses Bezugssystems ist die Erkenntnis, dass Fürsorge nur im Rahmen einer Beziehung stattfinden kann (Benner & Wrubel, 1989; Gadow, 1988; Knowlden, 1988). So führt beispielsweise Gadow (1996) aus, dass sich innerhalb der Pflegekraft-Patienten-Beziehung eine Form des Engagements füreinander entwickelt, die durch dialogische Kommunikation, Selbstenthüllung und persönliche Ansprechbarkeit gekennzeichnet ist. Dabei gelangen Pflegekraft und Patient zu einem einvernehmlichen Verständnis der Erfahrungen, die mit Gesundheit oder Krankheit des Patienten und dem Verlauf der Pflege verbunden sind. Dieses Verständnis hilft der Pflegekraft wiederum, die Bedürfnisse, Wünsche und Sorgen des Patienten sowie dessen Werthaltungen und Sichtweisen zu erfassen.

Der Aufbau einer auf Gegenseitigkeit und Echtheit beruhenden fürsorglichen Beziehung zum Patienten wird als primäre ethische Verpflichtung der Krankenpflege angesehen (Watson, 1988). Wenn sowohl Fachkraft als auch Patient dabei mitwirken und sich darauf einlassen, führt dies zu einem tiefen Verständnis des komplexen und individuell strukturierten Lebens des Patienten und der Situation, in der er sich befindet (Gadow, 1988). Dieses Verständnis ist wesentliche Voraussetzung dafür, dass die Pflegekraft das Menschsein des Kranken respektieren und seine Würde achten kann, und dass sie in der Lage ist, an seinen fortwährenden Versuchen, seinen Erfahrungen Bedeutung zu verleihen, teilzuhaben.

Die Pflegekraft-Patient-Beziehung wird auch deshalb als ethisch relevant angesehen, weil sie sowohl die emotionale als auch die physische Gesundheit nachdrücklich beeinflussen kann. Die Pflegetheoretikerin Watson erforschte, in welcher Weise sich eine fürsorgliche Beziehung, die einen freien und unverstellten Austausch von Gedanken und Gefühlen zulässt, förderlich auf die körperliche oder emotionale Wiederherstellung auswirken kann. Eine solche Auffassung von pflegerischer Tätigkeit beruht auf den Gedanken östlicher Philosophien von der Ganzheitlichkeit des Menschen und ermöglicht es, dass der Klient seinen Gefühlen Ausdruck verleiht, aber auch, dass er Stärkung und Stützung erfährt, wenn er sich über die Bedeutung des Erlebten und sein Selbstverständnis äußert. Dadurch wird heilende Energie freigesetzt (Watson, 1988).

Kontextuelle Einflüsse auf die Entscheidungsfindung
Einige Ethiker aus nicht-pflegerischen Bereichen sehen im Aufbau der Betreuer-Klienten-Beziehung ein Mittel zur Vermeidung ethischer Problemsituationen oder zumindest zur effektiven Auseinandersetzung damit. Sie konnten zeigen, wie die herkömmliche medizinische Ethik (Tab. 19-1) mit ihrem Schwerpunkt auf Fakten und emotionsfreier Entscheidungsfindung genau die Informationen übersehen kann, die eigentlich für eine einfühlsame Entscheidung benötigt werden. (Reich, 1991). Zu solchen Informationen gehören die Werthaltungen und Wahrnehmungen des Patienten bezüglich dessen, was für ihn wichtig ist.

Der ambulante Pflegesektor wächst in rasantem Tempo an, ein Vorgang, der durch den Trend, die Aufenthaltszeiten der Patienten im Akutbereich über Managed Care-Systeme zu verkürzen, noch beschleunigt wird (Halamandaris, 1991; Jones, 1994). Dieser Umstand unterstreicht einmal mehr die Bedeutung von kontextuellen Einflüssen auf ethische Entscheidungen des Pflegepersonals. Im Rahmen der häuslichen Pflege sind Pflegefachkräfte inmitten des Lebensumfeldes des Patienten tätig und können unmittelbar erleben, welchen Einfluss dessen sozioökonomischer Status ausübt und wie kulturelle Werte und religiöse oder ethnische Traditionen zum Ausdruck kommen. Ambulant tätige Pflegekräfte haben oft Gelegenheit zu beobachten, wie die Beziehungswelt des Patienten gestaltet ist, und manchmal werden sie selbst zum Bestandteil des Beziehungsnetzes, das den Patienten umgibt oder stützt. Während dieser Aspekt der ambulanten Versorgung auf die Pflegepraxis bislang nur wenig Aufmerksamkeit in der Forschung fand, konnten zwei Pilotstudien zeigen, dass sich die unmittelbare Konfrontation mit dem Lebenskontext des Patienten auf die Wahrnehmungen und den Entscheidungsprozeß ambulant tätiger Pflegekräfte auswirkt (Miller & Daley, 1996; O'Neill, 1996). Nun, da die Zahl der im häuslichen Bereich praktizierenden Pflegekräfte zunimmt, ist es dringend angezeigt, dass sich die Pflegeprofession nicht nur mit den Auswirkungen der Tätigkeit in der unmittelbaren Umgebung des Patienten auf die Pflegepraxis auseinandersetzt, sondern auch damit, wie der Patient von der Anwesenheit einer Fachkraft in der häuslichen Umgebung und im häuslichen Leben am besten profitieren kann.

Die klassische medizinische Ethik legt keinen besonderen Wert auf die Beziehung zwischen Arzt, Patient und Familie als Kontext, in dem Diskurse oder Interaktionen stattfinden, um in Fragen der Gesundheitsversorgung Entscheidungen mit ethischen Implikationen treffen zu können.

Alltägliche Ethik

Die Pflege- und Beziehungsethik ist in erster Linie dadurch gekennzeichnet, dass sie die moralische Natur der Erfahrungen in der alltäglichen pflegerischen Praxis betont. In dieser Hinsicht unterscheidet sich die alltägliche Ethik von der biomedizinischen Ethik, deren Schwerpunkt zum einen auf der Bereitstellung von Richtlinien für die Lösung zutage tretender ethischer Probleme liegt und zum anderen auf der Tendenz, die gleichen Grundregeln oder Grundprinzipien auf alle ethischen Problemstellungen anzuwenden.

Der Gedanke einer alltäglichen Ethik steht auch im Gegensatz zu Standeskodizes, wie etwa dem «Kodex für Pflegefachkräfte» des US-amerikanischen Berufsverbandes (ANA, 1985). Solche Kodizes enthalten Listen von Standards für die Pflegepraxis (vgl. **Tab. 19-3**). Ähnlich wie die herkömmliche biomedizinische Ethik tendieren Standeskodizes dazu, den Schwerpunkt auf Probleme oder Verstöße im Bereich dessen zu legen, was als ethisch korrekte Praxis betrachtet wird. Der ANA-Kodex liefert allgemeine Richtlinien für die Pflegepraxis, indem er Handlungsweisen vorgibt, die dem Auftreten ethischer Probleme vorbeugen oder eine angemessene Reaktion darauf darstellen sollen. Zu diesen Problemen gehören das Nicht-Einhalten von Standards bei der pflegerischen Tätigkeit am Patienten sowie die Gefährdung oder Misshandlung von Patienten durch Pflegepersonal.

Im Gegensatz dazu steht im Mittelpunkt der Pflege- und Beziehungsethik das Bemühen, Verständnis darüber zu gewinnen, was im Alltagsleben als moralisch korrekt aufzufassen ist. Im eigenen Leben moralisch zu handeln und seinen Beruf ethisch korrekt auszuüben, bedeutet nicht, unmoralische oder unethische Handlungen einfach nur zu vermeiden, indem man sich an vorgegebene Kodizes und Richtlinien hält. Es bedeutet auch nicht, einfach nur die Theorie der Ethik und ethisch korrekte Methoden der Entscheidungsfindung auf entsprechende Problemsituationen anzuwenden. Statt dessen ist mit moralischem Handeln und ethisch korrekter Berufsausübung aus der Perspektive der Pflegeethik gemeint, aktiv daran zu arbeiten, das Beste im Wesen des Menschen zu erkennen und fruchtbar zu machen, und zwar bei anderen genauso wie bei sich selbst.

Tabelle 19-3: ANA-Kodex* für Krankenpflegepersonal

1. Die Pflegefachkraft erbringt pflegerische Leistungen mit Respekt vor der menschlichen Würde und der Einzigartigkeit des Klienten, unbeeinflusst von dessen sozialem oder ökonomischem Status, von persönlichen Attributen oder der Art des Gesundheitsproblems.
2. Die Pflegefachkraft wacht über das Recht des Klienten auf Privatsphäre, indem sie Informationen vertraulicher Art umsichtig schützt.
3. Die Pflegefachkraft wird zum Schutz des Klienten und der Öffentlichkeit aktiv, wenn dessen gesundheitliche Versorgung und Sicherheit durch die inkompetente, unethische oder unrechtmäßige Praxis eines der Beteiligten in Frage gestellt wird.
4. Die Pflegefachkraft übernimmt Verantwortung und Rechenschaftspflicht für ihre pflegerischen Beurteilungen und Handlungen.
5. Die Pflegefachkraft erhält ihr pflegerisches Kompetenzniveau aufrecht.
6. Die Pflegefachkraft führt fachlich fundierte Beurteilungen durch und nutzt ihre Kompetenzen und Qualifikationen als Kriterien für die Inanspruchnahme von Beratung, die Übernahme von Verantwortung und die Delegation pflegerischer Aktivitäten an andere.
7. Die Pflegefachkraft nimmt an Aktivitäten teil, die zur stetigen Weiterentwicklung des Kenntnisstandes der Pflegeprofession beitragen.
8. Die Pflegefachkraft beteiligt sich an den Bemühungen ihres Berufsstandes, Pflegestandards einzuführen und zu verbessern.
9. Die Pflegefachkraft beteiligt sich an den Bemühungen ihres Berufsstandes, Arbeitsbedingungen einzuführen oder aufrecht zu erhalten, die einer qualitativ hochstehenden Pflege dienlich sind.
10. Die Pflegefachkraft beteiligt sich an den Bemühungen ihres Berufsstandes, die Öffentlichkeit vor Fehlinformationen und falschen Darstellungen zu schützen und die moralische Integrität der Krankenpflege zu bewahren.
11. Die Pflegefachkraft arbeitet mit Angehörigen anderer Gesundheitsberufe und anderen Bürgern bei der Förderung von Bemühungen auf Gemeindeebene und in nationalem Rahmen zusammen, die das Ziel verfolgen, den Gesundheitsbedürfnissen der Öffentlichkeit gerecht zu werden.

*Für kommentierende Ausführungen siehe: American Nurses' Association, 1985.
Quelle: Mit freundlicher Genehmigung entnommen aus: American Nurses' Association (1985).

19.2 Pflegeethische Probleme bei chronischer Krankheit

Was bedeutet all dies nun für das pflegerische und medizinische Personal, das sich um chronisch kranke Menschen kümmert? In den letzten Jahren hat sich immer mehr die Erkenntnis durchgesetzt, dass die derzeitigen Modelle der medizinisch-pflegerischen Versorgung den Bedürfnissen von Patienten mit Langzeiterkrankungen bei weitem nicht gerecht werden. Nach dem medizinischen Krankheitsmodell und seinem Verständnis von ethisch korrekter Entscheidungsfindung ist der Klient ein selbstbestimmtes Individuum, das an einer akuten Krankheit leidet (Moros et al., 1991; Cooper, 1990; Collopy et al., 1990). Auf dieser Grundlage kann jedoch nicht angemessen auf die Bedürfnisse chronisch Kranker eingegangen werden (Cooper, 1990; Jennings et al., 1988). Die medizinische Sichtweise lässt sich wie folgt zusammenfassen: Die Patienten geben ihre Autonomie vorübergehend und willentlich an das medizinische Fachpersonal ab, damit dieses freie Hand hat, unter Anwendung eines speziellen medizinischen Fachwissens eine Behandlung zur Heilung oder Ausmerzung des Leidens durchzuführen. Geheilt von der Krankheit kehren die Patienten daraufhin wieder in ihr vorheriges selbstbestimmtes Leben zurück (Collopy et al., 1990).

Anders als eine akute Krankheit bringt ein chronisches Gesundheitsproblem oft langfristige Änderungen in der Lebensweise und im Selbstverständnis der Betroffenen mit sich. Üblicherweise kommt es zu Schmerzen und Leiden, sowie zum Verlust von Privatsphäre, Würde und Selbständigkeit. Darüber hinaus hat die Behandlung chronischer Krankheiten in vielen Fällen selbst Auswirkungen auf Lebensweise und Selbstwahrnehmung (Thorne, 1991). Die Betroffenen können dadurch daran gehindert sein, ihr Menschsein in gewohnter oder bevorzugter Weise zum Ausdruck zu bringen. Die klassischen Konzepte von Heilung und Autonomie reichen nicht aus, um den menschlichen Bedürfnissen beim Durchleben einer chronischen Krankheit Rechnung zu tragen. Im nächsten Abschnitt gehen wir näher darauf ein, wie die Konzepte einer Pflegeethik in ihrer derzeitigen Formulierung zu einer ethisch korrekten pflegerischen Praxis bei chronisch Kranken beitragen können.

19.2.1 Umgang mit chronisch Kranken unter ethischen Gesichtspunkten

Das Leben mit einer chronischen Krankheit erfordert, dass die betroffene Person die Krankheitserfahrung in ihre Identität integriert (Collopy et al., 1990; Moros et al., 1991; Thorne, 1991). Mit anderen Worten: Für chronisch Kranke ist es unerlässlich, sich darüber klar zu werden, auf welche Weise sie die Krankheit beeinträchtigt, wie sie zu diesen Beeinträchtigungen stehen und wie sie diesen Realitäten eine Bedeutung verleihen können, die es ihnen gestattet, mit sich selbst ins Reine zu kommen und sich mit ihrem Leben und ihren Möglichkeiten wohl zu fühlen. Dabei handelt es sich um einen Prozess des Sich-Abfindens mit den Realitäten des Lebens.

Weil sie die moralische Verpflichtung des Pflegepersonals betont, auf das Menschsein eines jeden Patienten angemessen zu reagieren, stellt die Pflegeethik die Anforderung an die Pflegekraft, den individuell geprägten Ausdrucksformen des Klienten offen gegenüber zu stehen. Das bedeutet, eine Pflegekraft, die mit einem chronisch Kranken arbeitet, muss:

1. eine Beziehung zum Klienten aufbauen, die so gestaltet ist, dass sich dieser wohl fühlt, wenn er Gedanken und Gefühle zum Ausdruck bringt, die erst noch verarbeitet werden müssen, damit er seine Lebenswirklichkeit mit Sinn erfüllen und sich damit abfinden kann (Watson, 1988)
2. offen sein gegenüber den vielen Wegen, die Klienten gehen, um ihre Situation zu bewälti-

gen, zu trauern oder sich die Hoffnung zu erhalten
3. sich wohl fühlen, wenn sie den Klienten in seiner Existenz bestätigt und seine Einsichten, Gedanken und Gefühle als menschlich wertvoll und wichtig akzeptiert (Watson, 1988; Dunlop, 1986)
4. sich wohl fühlen angesichts der gemeinsamen Verletzlichkeit; die Pflegefachkraft weicht nicht zurück, wenn der Patient Schmerz, Leid oder Hoffnungslosigkeit zum Ausdruck bringt, sondern akzeptiert ihre eigene Verletzlichkeit und die Grenzen, die ihr bei der Linderung von Schmerz und Leid des Patienten gesetzt sind (Benner & Wrubel, 1989; Gadow, 1988).

Dies sind lediglich grobe Richtlinien, die sich mehr auf Einstellungen, Werthaltungen oder Seinsweisen beziehen als auf spezifische Handlungen oder Vorgaben zur Handhabung von Problemsituationen. Kernpunkt der Pflegeethik ist: Wenn ethische Praxis als Tag für Tag ablaufender Prozess definiert wird, anstatt als das Befolgen bestimmter Richtlinien, die auf die Vermeidung oder Lösung von Problemen ausgerichtet sind, dann entwickelt sich schon alleine durch die Verwirklichung einer solchen Praxis eine Seinsweise oder ein Praxisverständnis.

Stigmatisierung und Etikettierung

Stigmatisierung und Etikettierung sind soziale Phänomene, die für Fachleute in der Gesundheitsversorgung grundlegende ethische Implikationen mit sich bringen. Mit Etikettierung wird der Prozess bezeichnet, bei dem eine Person mit einer Bezeichnung – in vielen Fällen einer Diagnose – belegt wird. Besitzen solche Bezeichnungen negative soziale Konnotationen, die sich nachteilig darauf auswirken, wie Klienten oder andere Personen sie wahrnehmen, werden sie zum Stigma (siehe Kapitel 5 über Stigma).

Aus ethischer Sicht müssen sich Gesundheitsexperten über Diagnosen, Fachausdrücke und Etiketten im klaren sein, die stigmatisierend wirken können. Zu den potenziell stigmatisierenden Diagnosen im Bereich chronischer Krankheiten gehören eine Vielzahl von psychischen Störungen, wie etwa Schizophrenie und Pädophilie, aber auch körperliche Krankheiten wie Krebs und AIDS. Obwohl diagnostische Kategorien zur Bestimmung der geeigneten Therapie nützlich und oft unerlässlich sind, müssen Gesundheitsexperten zwischen den Vorteilen einer Verwendung dieser Etiketten und der Möglichkeit einer Stigmatisierung genau abwägen – insbesondere bei psychischen Störungen. Zu den negativen Auswirkungen einer Stigmatisierung zählen die Integration des Etiketts in eine Identität, die von Selbstabwertung geprägt ist, sowie der Umstand, dass die Betroffenen von anderen als Person abgelehnt werden, sobald das Etikett die Wahrnehmung färbt (Goffmann, 1986).

Indem die Pflegeethik die Ganzheitlichkeit, Komplexität und Individualität des Menschen betont, bestärkt sie Pflegefachkräfte darin, hinter die Etiketten zu blicken. Eine Pflegeethik, die den Schwerpunkt auf die moralische Verpflichtung legt, ein Individuum so zu akzeptieren, wie es ist und als solches wertzuschätzen, regt pflegerische Fachleute an, über das Wesen ihrer Reaktionen nachzudenken und ihnen auf den Grund zu gehen (Watson, 1988).

Schwierig wird es allerdings, wenn ein Patient bereits ein Etikett trägt, auf das die Pflegefachkraft nur schwerlich anders als negativ reagieren kann. Betrachten Sie in diesem Zusammenhang die Fallstudie von dem suizidgefährdeten Patienten. In diesem Fall liegt keine Verletzung der ANA-Pflegestandards vor, denn dieser Patient erhält die gleiche Pflege wie alle anderen, für die die Krankenschwester zuständig ist. Aber dennoch ist ein Unterschied vorhanden. Die Krankenschwester hat als Reaktion auf das Etikett «Pädophilie» Urteile gefällt und dadurch den Patienten stigmatisiert. Obwohl sie bemüht ist, ihre Werthaltungen und Urteile nicht in ihre pflegerische Tätigkeit einfließen zu lassen, gibt es doch etwas in ihrem Benehmen – vielleicht die Art und Weise, wie sie ihre Arbeit verrichtet – was den Patienten wissen lässt, dass sie ihn in einem negativen Licht sieht. Diese Sichtweise aber entspricht genau der Sichtweise, die er von sich selbst hat.

Die Aufgabe, die sich dieser Krankenschwester nun stellt, besteht darin, festzulegen, wie sie sich diesem Patienten gegenüber verhalten soll, und zwar nicht nur hinsichtlich der Beantwortung seiner Frage, sondern für den gesamten Rest seines Krankenhausaufenthaltes. Eine Pflegeethik, die Wert auf die Achtung der unendlichen Vielfalt der menschlichen Existenz legt, ermutigt die Pflegekräfte dazu, sich eingehend damit zu befassen, wie sich ihre Gedanken, Gefühle und Werthaltungen auf ihre Fähigkeit auswirken, offen für individuelle Unterschiede bei ihren Patienten zu sein und sie zu respektieren. Eine angemessene Intervention in diesem Fall wäre, Übungen zur Klärung der vorhandenen Werthaltungen durchzuführen, in deren Verlauf Fragen beantwortet werden und Selbstreflexion betrieben wird, um näher zu untersuchen, welche Werthaltungen vorliegen und warum. Ein Gespräch mit vertrauten Kollegen kann ebenfalls dazu beitragen, Werthaltungen zu klären und bei der Bewältigung der Aufgabe zu helfen, jene Art von Selbstverständnis zu entwickeln, die nötig ist, um authentisch auf jemanden reagieren zu können, der das eigene Wertesystem in Frage stellt (Hauerwas & Burrell, 1989; Benner, 1991). Das Verstehen der eigenen Werthaltungen fördert die ethisch korrekte Entscheidungsfindung und ist ein erster Schritt, um mit ethischen Dilemmata in der Pflegepraxis umgehen zu lernen (Davis & Aroskar, 1991; Steele, 1983).

Obwohl eine Ethik der Pflege das Pflegepersonal auffordert, Möglichkeiten zu finden, sich auch solchen Klienten mit Akzeptanz zuzuwenden, die bereits mit stigmatisierenden Bezeichnungen belegt sind, verlangt sie nicht von den Betreuern, diese Menschen zu mögen. Die Auffassung, ein ethisch korrekter Umgang mit Patienten erfordere persönliche Zuneigung, wurde kritisiert (Curzer, 1993; Olsen, 1992). Auch wenn es eine unbestreitbare Tatsache ist, dass zur Fürsorge auch Zuwendung gehört – egal, ob man es nun Sorge, Zuneigung oder Liebe nennt (Dunlop, 1986; Maeroff, 1971) – ist es wichtig, sich über den Unterschied zwischen «einen anderen mögen» und «sich um jemanden kümmern» im Klaren zu sein.

In dieser Fallstudie braucht die Krankenschwester den Patienten nicht zu mögen, sie braucht auch ihr Ekelgefühl nicht abzulegen. Eine Ethik der Pflege würde sie allerdings anleiten, das Verhalten des Klienten zwar als tragisch und unglücklich, aber als sehr reale Ausdrucksform menschlicher Existenz aufzufassen. Häufig werden pflegerische Fachkräfte, die sich um lei-

Fallstudie
Der suizidgefährdete Patient

Ein 45-jähriger Mann wird nach einem Suizidversuch in eine psychiatrische Abteilung eingewiesen. Die Diagnosen lauten auf schwere Depression und Pädophilie. Vor der Aufnahme saß er wegen sexuellen Missbrauchs eines 10-jährigen Jungen zwei Monate lang im Gefängnis. Der Mann hatte die Tat zugegeben und auch, dass er in den vergangenen 20 Jahren immer wieder ähnliche Delikte begangen hatte. Danach verlor er seine Arbeitsstelle als Lehrer, und seine Frau reichte die Scheidung ein und zog mit ihren drei Kindern in einen anderen amerikanischen Bundesstaat.

Die für ihn zuständige Krankenschwester hat, wie sie selbst sagt, Schwierigkeiten im Umgang mit ihm. Sie fühlt sich von dem, was er getan hat, angeekelt, empfindet keinerlei Sympathie für ihn und ist davon überzeugt, dass er selbst an all den Schwierigkeiten schuld ist, in denen er nun steckt. Sie ist der Überzeugung, dass alle Patienten das gleiche Recht auf eine qualitativ hochstehende Versorgung haben, und so achtet sie darauf, all das für ihn zu tun, was sie auch für ihre anderen Patienten tut. Eines Tages, nachdem sie seinen Blutdruck gemessen hat, schaut der Patient sie an und sagt: «Sie mögen mich nicht besonders, nicht wahr? Ich kann es daran sehen, wie sie hier stehen und die Minuten zählen, bis sie wieder hier herauskommen... Ich mache Ihnen keine Vorwürfe – ich mag mich selbst auch nicht besonders.»

dende und verletzbare Patienten kümmern, mit ihrem eigenen Potenzial an Schmerzerleben und Verletzlichkeit konfrontiert (Gadow, 1988). Das ist auch bei dieser Krankenschwester der Fall. Wenn sie akzeptiert, dass der Patient andere verletzt hat und auf ihr Verhalten ihm gegenüber mit Schmerz reagiert, muss sie sich damit auseinandersetzen, dass sie sowohl selbst verletzt werden als auch andere verletzen kann. In dieser Konfrontation liegt der Keim für die Entwicklung der Fähigkeit, sich um den Patienten als menschliches Wesen zu kümmern. Wenn die Krankenschwester aus der Sorge um die Bedürfnisse des Patienten als Mensch heraus handeln kann, und wenn der Patient sich diesen Handlungen zugänglich zeigt, dann hat eine fürsorgliche Beziehung Wurzeln geschlagen (Gilligan, 1982; Noddings, 1984; Watson, 1988).

Fehlende Kooperationsbereitschaft

Die Pflegediagnose «Fehlende Kooperationsbereitschaft» (Noncompliance) lässt sich mit Etikettierung und Stigmatisierung deshalb in Verbindung bringen, weil sie die gleichen negativen Auswirkungen haben kann. Der Begriff Noncompliance bezeichnet das Nicht-Befolgen von Behandlungsempfehlungen sowie von Empfehlungen zur Medikamenteneinnahme oder zur Veränderung der Lebensweise (siehe Kapitel 10 über Compliance). Diese Sichtweise von Noncompliance besitzt wesentliche ethische Implikationen für Pflegefachleute, die sich um chronisch Kranke kümmern. Die Mehrzahl dieser Klienten wurde im Laufe ihrer Krankheit schon mit einer Vielzahl medizinischer Verordnungen oder Veränderungen in der Lebensweise konfrontiert.

Das vom Fachpersonal zugeschriebene Etikett «Noncompliance» ist mit negativen Konnotationen behaftet, die wiederum ethische Implikationen besitzen (Thorne, 1991). So werden die Betroffenen oft als unvernünftig oder als Leugner der Krankheit oder der Ernsthaftigkeit ihres Leidens betrachtet (Thorne, 1991; Whitley, 1991). Ältere und psychisch kranke Menschen sind besonders stark in Gefahr, mit dem Etikett «Fehlende Kooperationsbereitschaft» belegt zu werden (Collopy et al., 1990). Dieser Umstand ist für medizinisch-pflegerische Fachleute von Bedeutung, weil chronische Krankheiten gerade in der älteren Bevölkerung weit verbreitet sind, und weil psychische Störungen häufig chronisch verlaufen (Wilson & Kneisl, 1992).

Da das Etikett Fehlende Kooperationsbereitschaft solche negativen Folgen nach sich zieht, ist es eine ethische Verpflichtung, die Situation eingehend zu durchdenken, bevor diese Diagnose gestellt wird. Whitley (1991) stellte im Rahmen zweier Studien fest, dass über 30 % der an der Studie teilnehmenden Pflegekräfte diese Diagnose nicht stellen wollten. Als Grund gaben sie an, der Patient gerate dadurch in ein schlechtes Licht, was den Beitrag verdecke, den das Pflegepersonal selbst zur fehlenden Compliance leiste. Beispiele für Handlungsweisen von fachlicher Seite, die der Noncompliance Vorschub leisten, sind unzureichende Erklärungen hinsichtlich der Einnahme und der Nebenwirkungen von Medikamenten, sowie mangelnde Aufmerksamkeit für die Anliegen der Patienten in bezug auf Medikation und Behandlung. Als Ursachen solcher Verhaltensweisen nannten die Studienteilnehmer das Vorliegen von Angst, mangelnde Kenntnis der Therapie und das Fehlen einer Übereinkunft zwischen Fachkraft und Klient über den Verlauf der Behandlung (Whitley, 1991). Eine von Thorne (1991) durchgeführte Studie über Gründe auf Seiten der Patienten, Behandlungsempfehlungen zu missachten, ergab als maßgeblichen Faktor ebenfalls den Mangel an Gelegenheit zur gemeinsamen Entscheidungsfindung.

Diese Ergebnisse deuten auf eine Unterbewertung der Bedeutung der Pflegekraft-Klienten-Beziehung hin. Denn all diesen Faktoren kann Rechnung getragen werden, wenn eine Beziehung zustande kommt, in deren Rahmen Ängste abgebaut werden können, die als Informationsquelle dient, und die einen Kontext bietet, der einen Entscheidungsprozeß ermöglicht, bei dem der Wunsch des Klienten nach Selbstbestimmung respektiert wird. Hess (1996) fasst den an früherer Stelle genannten Begriff «Engagement» als genau den Beziehungskontext auf, in dem sich diese Aufgaben stellen. Er bezeichnet die gemeinsame Basis von Verständnis und Respekt für die Positionen des anderen als Endergebnis dieses Engagements. Damit werden Etiketten wie zum Beispiel Fehlende Kooperationsbereitschaft transzendiert. Aus diesem Grunde ist der Aufbau einer angemessenen Beziehung eine Verpflichtung, die aus der Anerkennung menschlicher Bedürfnisse bei chronischer Krankheit erwächst.

Patientenverfügungen

Da sich medizinisches Wissen und die damit verbundenen Technologien weiterentwickeln, folgen immer weniger chronische Krankheiten einer abwärts gerichteten Verlaufskurve mit rasch eintretender terminaler Krankheitsphase (siehe Kapitel 3 über die Pflege- und Krankheitsverlaufskurve). Allerdings besteht an einer ganzen Reihe von Punkten im Verlauf dieser Kurve die Möglichkeit, dass sie in das Endstadium übergeht. Diese Unvorhersagbarkeiten im Verlauf einiger chronischer Krankheiten können zu ethischen Problemen führen, die nahezu vollständig jenen klassischen Entscheidungskonflikten in bezug auf Leben und Tod gleichen, die sowohl für die Akutpflege wie auch die Finalpflege charakteristisch sind.

Fragen, die in diesem Zusammenhang immer häufiger auftauchen, sind solche nach der Angemessenheit des Behandlungsaufwands und nach dem Punkt, an dem diese Bemühungen eingestellt werden sollten (Moros et al., 1991). In gewisser Hinsicht kommt dieses Dilemma der Situation gleich, wie sie auch bei Patienten im Endstadium oder bei solchen mit schweren, irreparablen Gehirnschädigungen vorliegt. Doch aufgrund der langsamen und schleichenden Natur des physiologischen Abbaus bei vielen chronischen Krankheiten ist es viel schwieriger, den Zeitpunkt zu erkennen, an dem diese Fragen gestellt werden sollten.

Ein weiterer Aspekt in diesem Zusammenhang ist die geistige Vorwegnahme des Zeitpunktes, an dem der Tod oder ein einschneidender und unwiderruflicher Verlust der Gesundheit oder der Funktionsfähigkeit eintreten würde. Bei manchen chronischen Krankheiten kann es zu plötzlichen und nicht vorhersehbaren Krisen kommen, die möglicherweise zum Tod führen (Hotter & McCommon, 1992). Deswegen müssen die medizinisch-pflegerischen Fachkräfte den richtigen Zeitpunkt für ein Gespräch über eine vorsorgliche Patientenverfügung – Patiententestament und Vorsorgevollmacht – erkennen (vgl. **Tab. 19-4**). Sie müssen sich außerdem entscheiden, wie die Notwendigkeit eines solchen Gesprächs mit dem Bedürfnis des Patienten, die Hoffnung nicht zu verlieren, in Einklang gebracht werden kann. Ferner ist es angezeigt, sich als pflegerische Fachkraft Gedanken darüber zu machen, was zu tun ist, wenn ein Patient mit einer bereits formulierten vorsorglichen Verfügung seine Meinung während einer akuten Krise ändert, insbesondere dann, wenn der mentale Status infolge der Krankheit oder der Medikation nicht mehr der gleiche ist (Corley, 1992). Dieser letzte Punkt wirft eine weitere Frage auf: Können chronisch kranke Patienten eine sachlich fundierte Entscheidung über ihr Lebensende schon längere Zeit vor dessen Eintreten treffen? Auch dies übt Einfluss darauf aus, wann pflegerische oder medizinische Fachleute sich dazu entschließen, die Möglichkeit einer vorsorglichen Patientenverfügung anzusprechen.

In den USA gehen Ärzte und Pflegefachleute – vor allem bei stationärer Aufnahme – immer mehr dazu über, den Klienten routinemäßig Formblätter vorzulegen, auf denen sie ihre Wünsche bezüglich der Therapie schriftlich niederlegen können. Während es für einen Klienten im Endstadium einer Krankheit dabei eher um klar umrissene Entscheidungen geht, ist dies bei einem chronisch Kranken, der sich in einem lebenslangen Kampf mit der Krankheit einmal mehr vor die nächste Krise gestellt sieht, nicht immer der Fall.

Eine pflegerische Fachkraft, die der Pflegeethik verpflichtet ist, muss sich eine Perspektive verschaffen, indem sie sich nach Einzelheiten im Leben eines Klienten und nach seinem Lebensumfeld erkundigt, aber auch, indem sie seine Persönlichkeit beurteilt, denn daraus ergibt sich die Akzeptanz seines persönlichen Umgangs mit Leben, Tod und Krankheit. Denn der eine chro-

Tabelle 19-4: Vorsorgliche Verfügungen

Man unterscheidet zwei Arten von vorsorglichen Verfügungen. Das Patiententestament ist eine vorsorgliche Verfügung über die medizinische Behandlung. Die Vorsorgevollmacht oder Fürsorgebevollmächtigung stellt eine Betreuungsverfügung dar.	
Patiententestament	Mit dieser Erklärung erteilt oder versagt der Kranke die Einwilligung in bestimmte medizinische Behandlungsmaßnahmen für den Fall der Entscheidungsunfähigkeit oder des Eintretens in das Finalstadium einer Krankheit.
Vorsorgevollmacht	Sie beinhaltet die Bestellung eines Betreuers – in der Regel eines Angehörigen oder vertrauten Freundes – der die medizinischen Entscheidungen im Namen des Erklärenden trifft, wenn dieser entscheidungsunfähig ist. Diese Betreuungsverfügung ist umfassender als das Patiententestament und auf sämtliche Krankheiten oder Verletzungen anwendbar, die eine Entscheidungsunfähigkeit zur Folge haben.
Gesetz über das Patientenselbstbestimmungsrecht (Patient Self-Determination Act)	Ein am 1. Dezember 1991 in den USA in Kraft getretenes Bundesgesetz. Alle Gesundheitseinrichtungen, von denen die staatlich geförderte Medicare oder Medicaid-Versorgung angeboten wird, unterliegen diesem Gesetz. Danach müssen alle Personen, die medizinisch behandelt werden, schriftlich über ihre Rechte im Hinblick auf therapeutische Entscheidungen gemäß der Gesetzgebung des jeweiligen Einzelstaates aufgeklärt werden. Dazu gehört unter anderem das Recht auf Verweigerung einer medizinischen Behandlung oder eines Eingriffs. Außerdem müssen die Klienten über ihr Recht auf das Abfassen einer vorsorglichen Verfügung informiert werden.

QUELLE: Mit freundlicher Genehmigung entnommen aus: American Nurses' Association (1992).

nisch Kranke kommt möglicherweise besser mit der krankheitsbedingten Ungewissheit zurecht und kann das Leben besser genießen, wenn er die Möglichkeit einer terminalen Komplikation leugnet. Ein anderer jedoch hat vielleicht weniger Angst und mehr Spaß am Leben, weil er sich gewiss ist, dass er nicht in Siechtum verfallen oder unerträgliche Schmerzen leiden wird, sollte es zum Letzten kommen.

Umfeld der Gesundheitsversorgung

Ungeachtet dessen, wie chronische Krankheit definiert wird (siehe Kapitel 1, Tabelle 1-1), durchläuft ein chronisch kranker Klient mit Sicherheit eine Reihe von Einrichtungen des Gesundheitswesens und baut viele unterschiedliche Beziehungen zu Fachleuten aus unterschiedlichen Disziplinen der Gesundheitsversorgung auf. Aber nicht nur die Beziehungen zwischen Klienten und medizinisch-pflegerischen Fachkräften, sondern auch die Beziehungen der Fachkräfte untereinander sind von großer Bedeutung, egal ob sie im Rahmen der Akutversorgung, der Rehabilitation oder Langzeitversorgung oder der ambulanten Versorgung in der Gemeinde zustande kommen.

Das Arbeitsumfeld kann die Qualität der Patientenversorgung beeinflussen. Die Art und Weise, wie eine pflegerische Fachkraft ihr Arbeitsumfeld im Hinblick auf den Umgang mit schwierigen Fragen oder Belangen der pflegerischen Versorgung wahrnimmt, bezeichnet man als das «ethische Klima» der Arbeitsstätte. Dieser Begriff ist relativ neu (Christensen, 1988; Corley, 1992; Levine-Ariff & Groh, 1990).

Verschiedene Quellen in der Literatur über Unternehmensführung und Organisationswesen, aber neuerdings auch in der Pflege- und Gesundheitsliteratur deuten darauf hin, dass der Arbeitsplatz generell Einfluss auf Einstellungen und Verhaltensweisen von Arbeitnehmern nimmt. Um genauer zu sein: Wissenschaftler auf den Gebieten der Pflegeethik wie der Unternehmensethik haben die Behauptung aufgestellt, dass die Kultur oder die innere Ökologie eines Unternehmens auch die ethisch relevanten Praktiken und Überzeugungen der dort Beschäftigten beeinflusst (Aroskar, 1995; Ketefian, 1985; Ketefian & Ormond, 1988; Victor & Culen, 1987; 1988; Swider et al., 1985). So sind beispielsweise pflegerische Fachkräfte, die in einem stützenden Arbeitsumfeld tätig sind, der Ansicht, ihre Meinungen zu Fragen oder Problemen der Patientenversorgung frei und ohne Furcht vor Repressalien äußern zu können. Damit sich Pflegekräfte von ihrer Einrichtung unterstützt fühlen, ist es sehr wichtig, dass sie auch über die vor Ort vorhandenen Ressourcen oder Beratungsdienste Bescheid wissen, die ihnen bei schwierigen ethischen Fragen behilflich sein können. Außerdem verfügt die Mehrzahl der Institutionen über Risikomanager, die bei Problemen mit möglicherweise rechtlichen Implikationen beratend zur Seite stehen. Pflegefachkräfte benötigen zudem auch Unterstützung aus den eigenen Reihen in Form von Beratungsangeboten und Stellungnahmen ihrer Berufsverbände.

Bei der Auswahl einer Arbeitsstelle sollten Pflegefachkräfte Einrichtungen bevorzugen, deren Pflegedienstleitung kompetente Fachkräfte schätzt, die eigenverantwortlich handeln und alle relevanten Parteien am Prozess der Entscheidungsfindung beteiligen (ANA; 1988, 1992). Gerade weil die Arbeitsumgebung einen wichtigen Einfluss auf das Verhalten der Beschäftigten ausübt, empfiehlt es sich, sich etwas Zeit zu nehmen, um herauszufinden, wie die Dinge in der zur Debatte stehenden Einrichtung geregelt werden. Die innerhalb einer Institution vorherrschenden Normen und Werte werden oft als «Organisationskultur» bezeichnet. In einer Einrichtung mit ausgeprägter Organisationskultur sind die Normen und Werte bekannt und werden an die Angestellten weitergegeben.

Eine Reihe Forscherinnen und Forscher hat sich mit einem anderen Gebiet der Ethik beschäftigt und Anzahl und Art der Bedingungen untersucht, die eine ethisch korrekte Pflegepraxis behindern (Biordi, 1992; Davis & Aroskar, 1991; Levine-Ariff & Groh, 1990; Cassells et al., 1990; Sietsema & Spradley, 1987).

Dabei wird zwischen externen und internen Einschränkungen unterschieden. Externe Einschränkungen können aus den Richtlinien und Verfahrensweisen erwachsen, die innerhalb einer Institution üblich sind, sowie aus einem eventuell drohenden Rechtsstreit oder aus behördlichen oder ärztlichen Weisungen. Andere Gründe für externe Einschränkungen liegen in den Kostenerstattungssystemen, die oft die Zuweisung und Verteilung von institutionellen und pflegerischen Ressourcen kontrollieren. Interne Beschränkungen ergeben sich aus Ängsten des Personals, mangelndem Vertrauen, geringem Selbstwertgefühl sowie aus Wissensdefiziten oder der fehlenden Kenntnis vorhandener Ressourcen. Außerdem können bei einzelnen Pflegekräften persönliche und berufsbezogene Werthaltungen vorliegen, die sie bei der Prioritätensetzung und der Befriedigung der Bedürfnisse chronisch kranker Klienten beeinflussen (Davis & Aroskar, 1991; Purtilo & Cassel, 1981). Chronisch Kranke haben ihrerseits wiederum ihr eigenes persönliches Wertesystem, das sich auf den Entscheidungsprozeß auswirkt.

Daher stellt sich angesichts der wachsenden Komplexität ethischer Probleme in der Gesundheitsversorgung und eines von Einschränkungen gekennzeichneten Umfelds folgende Frage: Wie kann der Pflegeberuf in einer Weise ausgeübt werden, die zur bestmöglichen Versorgung des Klienten führt und die pflegerische Fachkraft in die Lage versetzt, hinter den getroffenen Entscheidungen und den gewählten pflegerischen Maßnahmen zu stehen?

Und mittendrin: die Pflegekraft

Wenn pflegerische Fachkräfte vor schwierigen Entscheidungen in Bezug auf ihre Klienten stehen, werden sie häufig mit einer Vielzahl von Forderungen konfrontiert, die von Arbeitgebern, Ärzten, Patienten und Angehörigen an sie herangetragen werden. Dieser Umstand wird oft als «Problem der Zentralposition der Pflegekraft»[2] bezeichnet (Jameton, 1977). Die ethi-

---

2 Im amerikanischen Original ist vom «nurse in the middle problem» die Rede. [Anm. des Bearbeiters]

schen Probleme, denen sich das Pflegepersonal gegenüber sieht, sind nur der Pflegeprofession eigen, es handelt sich dabei nicht um einen bloßen Teilbereich der biomedizinischen Ethik. Das ist auch auf die Einzigartigkeit der Beziehung zurückzuführen, in der pflegerische Fachkräfte zu Klienten, anderen Gesundheitsexperten, der Pflegedienstleitung und der sie beschäftigenden Einrichtung selbst stehen. Da sie bei ihrer Arbeit ständig mit anderen Menschen interagieren, verrichten Pflegekräfte eine Tätigkeit, die auch als «Gefühlsarbeit» bezeichnet wird. Der Umgang mit Gefühlen gehört in gewisser Hinsicht zur Berufsausübung (Albrecht, 1990); Kerfoot, 1992).

Pflegefachleute haben oft Schwierigkeiten, ethische Probleme zu erkennen, die in ihrer klinischen Praxis auftreten. Es hat sich gezeigt, dass sie in ethischer Hinsicht unterschiedliche Bewusstheitsebenen besitzen, und in Abhängigkeit von ihrer jeweiligen Perspektive nehmen die verschiedenen Berufsgruppen im Gesundheitswesen in vielen Fällen ethische Probleme völlig unterschiedlich wahr (Grundstein-Amado, 1992). Ethische Fragen umfassen mehr als Entscheidungen über Leben oder Tod, für oder gegen den weiteren Einsatz von lebenserhaltenden oder lebensverlängernden Maßnahmen – ein Diskurs, der in die Schlagzeilen der Medien geraten ist. Vielmehr bestimmen ethische Fragen unseren täglichen Umgang mit Menschen, die Art und Weise, wie Entscheidungen über Patienten zustande kommen und wie Angehörige verschiedener Gesundheitsberufe untereinander und mit Patienten und Familien in Interaktion treten.

Kostenfaktoren

Die ökonomischen und sozialen Kosten der gesundheitlichen Versorgung chronisch Kranker sind ein Thema, das in der Ethikdebatte einen immer größeren Stellenwert einnimmt. Denn die Zahl chronisch Kranker, die dem technologischen Wandel zuzurechnen ist, steigt in allen Bevölkerungsgruppen an (Jennings et al., 1988). Nach Jennings und Mitarbeitern (1988) existieren in diesem Zusammenhang drei Problembereiche, die eine moralisch angemessene Reaktion des Gesundheitssystems auf chronische Krankheit erschweren: erstens die Konzentration auf das «medizinische Modell» der funktionellen Wiederherstellung, zweitens die Überbetonung des Gedankens der individualistischen Selbstbestimmung und drittens der vertragliche Charakter der Beziehung zwischen Fachkräften und Patienten. Die gleichen Autoren haben erklärt, dass es sich bei einem «gerecht verteilten Zugang zur Gesundheitsversorgung keinesfalls um einen unbegrenzten Zugang handelt, weder bei akuter noch bei langfristiger Versorgung». Wenn Richtlinien zur Rationierung der gesundheitlichen Versorgung erstellt werden, dann sollten sie wenigstens nicht zur Diskriminierung von chronisch Kranken beitragen.

Manche ethischen Probleme führen zu Entscheidungskonflikten, die nur die Wahl zwischen gleichermaßen unbefriedigenden Alternativen lassen (Curtin & Flaherty, 1982; Davis & Aroskar, 1991; White, 1992). Solche Dilemmata geben Anlass zu Fragen wie «Was soll ich tun?» Wenn eine Entscheidung zwischen zwei gleich ungünstigen Handlungsweisen getroffen werden muss, kann es sein, dass es gar keine richtige oder falsche Entscheidung mehr gibt. Ein ethisches Dilemma kann jedoch durch kritische Reflexion und Diskussion mit allen beteiligten Parteien aufgelöst werden.

So besteht unsere Aufgabe darin, Leben zu verlängern; gleichzeitig aber sollen wir Leiden lindern. Um diese beiden widersprüchlichen moralischen Ansprüche miteinander vereinbaren zu können, muss man sich systematisch mit den Vor- und Nachteilen befassen, die aus bestimmten Entscheidungen oder Handlungen erwachsen können. Bei der gesundheitlichen Versorgung chronisch Kranker muss man vielleicht auf eine Therapie drängen, die unter Umständen mit schweren Nebenwirkungen oder Schmerzen verbunden ist, aber Hoffnung auf eine Verlängerung des Leben bietet. Auch Fragen der Lebensqualität müssen in diesem Fall abgewogen werden. Bei der pflegerischen Versorgung chronisch Kranker, insbesondere wenn es sich um sturzgefährdete handelt oder um solche, die sich selbst verletzen könnten, stellt sich dem pflegerischen Fachpersonal häufig die Frage nach dem Einsatz von physischen oder medikamentösen freiheitsbeschränkenden Maßnahmen. In solchen Situationen gilt es, das Gleichgewicht zwischen der Sorge um die Sicherheit (und möglicherweise auch die Furcht vor rechtlichen Konsequenzen) des Patienten einerseits und der Bemühung um die Wahrung der Würde des Patienten andererseits herzustellen.

19.2.2 Sozialethik und Krankenpflege

Pflegefachkräfte sind Mitglieder der Gesellschaft, Angehörige der Pflegeprofession und Angestellte von privaten oder staatlichen Einrichtungen des Gesundheitswesens – Rollen, die für ethische Fragen bei chronischer Krankheit von Bedeutung sein können. Die Zugehörigkeit zu mehreren Gruppen führt unter Umständen zu konkurrierenden Interessen und Verpflichtungen und folglich zu ethischen Dilemmata. So mag eine Pflegekraft in Zusammenhang mit sozialer Verantwortung für eine angemessene Zuweisung von Ressourcen eintreten, damit maximale Leistungen bei der Versorgung chronisch Kranker erbracht werden können. Doch kann dies im Widerspruch zu beruflichen Wertvorstellungen von Billigkeit im Hinblick auf ihr Einkommen stehen (Mills, 1989).

Wie Angehörige anderer Disziplinen auch sind Pflegefachkräfte als Mitglieder der Pflegeprofession ein Teil der Gesellschaft und haben daher soziale Verpflichtungen ihr gegenüber. Wie es in dem richtungsweisenden Dokument «*Nursing: A Social Policy Statement*» (1980) heißt – einer vom amerikanischen Berufsverband für Pflegekräfte erarbeiteten Erklärung zur sozialpolitischen Verantwortung in der Krankenpflege – beruht die Befugnis einer jeden Pflegefachkraft zur Ausübung des Pflegeberufes auf einem sozialen Vertrag zwischen der Gesellschaft und der Profession. Als Gegenleistung für diese Befugnis erwartet die Gesellschaft, dass die Ausübenden dieses Berufes verantwortungsvoll handeln und sich dabei stets des ihnen von der Öffentlichkeit entgegengebrachten Vertrauens bewusst sind (ANA, 1980). 1995 nahm der Pflegekongress des amerikanischen Berufsverbands für Pflegekräfte die überarbeitete Erklärung «Beruf, Gesundheitsversorgung und Gesellschaft unterliegen einer ständigen Weiterentwicklung» in die Stellungnahme zur sozialpolitischen Verantwortung auf, um damit anzuerkennen, dass der Kompetenzbereich der Krankenpflege flexibel ist und sich mit den Kompetenzen anderer Gesundheitsberufe überschneidet. Angesichts der Tatsache, dass sich derzeit die Gesundheitsversorgung vom Akutkrankenhaus immer mehr in die Gemeinde verlagert, ist der Zusammenarbeit mit anderen Gesundheitsberufen ein zentraler Stellenwert beizumessen. Nur dadurch ist es möglich, den Gesundheitsbedürfnissen der Patienten gerecht zu werden und ihre komplexen pflegerischen Probleme in einer Atmosphäre zu lösen, die von gegenseitigem Respekt vor der Vielfalt der Sichtweisen geprägt ist, die jeder einzelne in den Entscheidungsprozess einbringt.

Wahrung der Geistesfreiheit

Nicht immer wird mit dem Eingehen von Kompromissen die personale Integrität bewahrt. Wie bei anderen Mitgliedern der Gesellschaft auch gilt es, die Geistesfreiheit pflegerischer Fachkräfte zu wahren. In den Vereinigten Staaten genießen Krankenschwestern und -pfleger als Bürger gesetzlichen Schutz durch bestimmte Bürgerrechte, wie zum Beispiel durch das im ersten Verfassungszusatz geregelte Recht auf freie Meinungsäußerung. Über die entsprechenden Gesetze der US-amerikanischen Einzelstaaten wird auch sichergestellt, dass der Moralkodex der einzelnen Pflegekraft, wie er etwa in religiösen Überzeugungen zum Ausdruck kommt, ungeachtet der beruflichen Rolle und der damit verbundenen Pflichten geschützt wird. So werden beispielsweise Pflegefachkräfte, die es aufgrund ihrer religiösen Überzeugung ablehnen, an einem Schwangerschaftsabbruch beteiligt zu sein, nicht zur Verantwortung gezogen, wenn sie einer diesbezüglichen beruflichen Verpflichtung nicht nachkommen (Levine-Ariff, 1990).

Neben den Rechten als Mitglieder der Gesellschaft haben pflegerische Fachkräfte auch Pflichten, die dem Wohl der Öffentlichkeit dienen, wozu auch die Sorge für Menschen gehört, die an chronischen Krankheiten leiden. Sowohl als Konsumenten von Versorgungsleistungen wie auch als Familienmitglieder von Patienten sind Pflegefachkräfte Teilhaber an den öffentlichen Debatten über Gesundheitsversorgung, einschließlich der über das «Recht» auf Zugang zu Gesundheitsleistungen. In Anbetracht des oben genannten und aufgrund ihrer spezifischen beruflichen Erfahrungen und Kenntnisse besitzen pflegerische Fachkräfte eine wichtige Funktion beim Erkennen und Angehen von ethischen Problemen in gesundheitsbezogenen Fragen, die das öffentliche Wohlergehen betreffen.

Soziale Gerechtigkeit

Als Menschen, die sich um die gesundheitliche Versorgung chronisch Kranker kümmern, haben pflegerische Fachkräfte die Verpflichtung, ihren Beitrag zur öffentlichen Gesundheitsdebatte zu leisten, wenn es um Fragen der sozialen Gerechtigkeit geht, wie etwa um die Rationierung der Gesundheitsversorgung oder um gleiche Beschäftigungschancen. Sollte die Chronizität einer Krankheit zur Entscheidungsgrundlage dafür werden, wer Gesundheitsressourcen erhält und wie gesundheitsbezogene Dienstleistungen aufgeteilt werden, gerät die gesamte Gesellschaft in Gefahr (Moros et al., 1991). Wenn zudem chronisch Kranke wie zum Beispiel Epileptiker in Bezug auf Beschäftigungsmöglichkeiten diskriminiert werden, wird der Bestand an qualifizierten Arbeitskräften künstlich begrenzt, was wiederum den möglichen Nutzen für die Gesellschaft mindert. Fest steht: Wenn Pflegefachleute davon überzeugt sind, dass der Gedanke von der Würde des Lebens für alle Menschen gleichermaßen gilt, und zwar auch und gerade für chronisch Kranke, dann müssen sie sich auch aktiv daran beteiligen, soziale Ungerechtigkeiten wie Diskriminierung aus der Welt zu schaffen.

Soziale Vorurteile in der Gesundheitsversorgung

Um förderlich auf die Moral sozialer Institutionen einwirken zu können, muss das Pflegepersonal erkennen, wann soziale Vorurteile die Qualität der Versorgung beeinträchtigen. Steele (1983) macht geltend, dass eine Reihe von Ärzten manche chronischen Gesundheitsprobleme bei Frauen, «trotz einer organischen Ätiologie weiterhin eher als frauentypische psychische Störungen behandeln und weniger nach biologischen Ursachen für die Beschwerden forschen.» Diese Art der unterschwelligen gesellschaftlichen Diskriminierung von Frauen zeigt sich am Mangel an Forschungsarbeiten über das Auftreten psychiatrischer Syndrome nach der Geburt.

Die Fortschritte auf dem Gebiet der Genforschung haben zwangsläufig einen neuen sozialen Diskurs über die Bedeutung von «Normalität» und «Behinderung» in Gang gebracht. Der Einsatz der Gentechnologie in Bezug auf Risikoeinschätzung und pränatale Intervention verspricht präventive Anwendungsmöglichkeiten. Doch wissenschaftliche Fortschritte im Bereich des genetischen Screenings und der Fetaldiagnose/-therapie lösen ethische Bedenken aus. Diese beziehen sich speziell auf die Zuverlässigkeit medizinischer Informationen und die Kriterien für die Durchführung einer medizinischen Intervention (z. B. Erkrankung des Fötus versus Geschlecht des Fötus) sowie auf die Möglichkeit einer Diskriminierung am Arbeitsplatz und durch die Versicherungen.

Zu den Anstrengungen, gegen soziale Diskriminierung bei Behinderung und chronischer Krankheit anzugehen, gehört das US-amerikanische Behindertengesetz von 1990 (Americans with Disabilities Act, ADA). Allerdings hat selbst dieses Gesetz Kontroversen ausgelöst (Smolowe, 1995). Kritiker haben dem Gesetz zwar zugute gehalten, dass sich dadurch die Beschäftigungschancen für Millionen von behinderten Amerikanern verbessert und die Integration in die Gemeinschaft erhöht haben, doch weisen sie auch auf die Mehrdeutigkeit des Gesetzes und die fehlende Vorgabe von Prioritäten hin, mit deren Hilfe eine Gleichbehandlung behinderter Menschen herbeigeführt werden könne. So ist zum Beispiel der angebliche Einfluss des Gesetzes auf die Anzahl der Bewerber für erleichterte College-Aufnahmeprüfungen ein Bereich der Kontroverse. Für die Zulassung zum College oder zu höheren Berufsschulen können sich Studenten, die als lernbehindert eingestuft wurden, einer speziellen und nicht standardgemäßen Prüfung unterziehen. Manche Lehrkräfte sehen einen direkten Zusammenhang zwischen den Regelungen des ADA und dem Verhalten von Eltern, die sie dazu drängen, ihre Kinder als lernbehindert einzustufen (Machan & Kroll, 1996). Noch immer stellt sich die Frage «Wie können wir der Verpflichtung gegenüber den Rechten und dem Wohlergehen Schwerstbehinderter gerecht werden und gleichzeitig ihren Forderungen auf faire Weise Grenzen setzen?» (Kopelman, 1996). Die Diskussion um das Behindertengesetz in den USA macht einmal mehr deutlich, dass die Begriffe Krankheit und Behinderung in Wirklichkeit weniger genetisch als vielmehr sozial definiert sind.

Gesundheitsversorgung und Armut

Da chronische Krankheit tiefgreifende ökonomische Folgen für die Betroffenen und ihre Familien haben kann, muss sozialen Fragen wie der Armut höchste Priorität eingeräumt werden. Im Rahmen der von der Weltgesundheitsorganisation (WHO)durchgeführten Kampagne «Health for All by the Year 2000» wurde eine Stellungnahme zur medizinischen Grundversorgung veröffentlicht, die den Zusammenhang zwischen Gesundheitszustand und Armut verdeutlichte (Green, 1991). In diesem Modell der medizinischen Grundversorgung wird die Unabhängigkeit verschiedener sozialer Institutionen – einschließlich des Gesundheitssystems, des Bildungswesens und der Industrie – anerkannt. Dieses Modell nimmt die Entwicklung des Gemeinschaftsgedankens als eine notwendige Komponente der Gesundheitsversorgung auf und integriert auf diese Weise die Verpflichtung des medizinisch-pflegerischen Personals, im Rahmen seiner beruflichen Funktionen Probleme der ökonomischen Gerechtigkeit anzusprechen (Morgan & Mutalik, 1992).

19.3 Interventionen zur Schaffung eines ethischen Klimas

Es gibt eine ganze Reihe von Möglichkeiten, um in Einrichtungen des Gesundheitswesens ein ethisches Klima zu schaffen. Wie weiter unten genauer dargestellt, gehört dazu der Aufbau einer an moralischen Werten orientierten Gemeinschaft von Beschäftigten. Das kann beispielsweise geschehen, indem die Form der Zusammenarbeit oder der Praxisausübung geregelt wird. Außerdem besteht die Möglichkeit, institutionseigene Gremien einzurichten, wie etwa Ethikausschüsse oder Ethikzirkel, in denen ethische Bedenken risikofrei und unbedenklich vorgebracht werden können. Zur Schaffung eines ethischen Klimas trägt auch ein Führungsstil bei, der die Bewusstheit für ethische Belange und deren Reflexion fördert und sowohl Angestellte wie auch Patienten in die Lage versetzt, an wichtigen Entscheidungen teilzuhaben.

Chronisch Kranke müssen die Verantwortung für ihre Gesundheit selbst übernehmen und die Fähigkeit entwickeln, ihre gesundheitliche Versorgung eigenständig zu steuern. Dazu ist es notwendig, die Abhängigkeit von Gesundheitsexperten und vom Gesundheitssystem im Hinblick auf die Kontrolle des Krankheitsverlaufes zu verringern. Pflegerische Fachkräfte sollten in diesem Zusammenhang mehr tun, als nur die Funktion des Fürsprechers zu übernehmen. Ihnen obliegt es vielmehr, die Position ihrer Klienten zu stärken, indem sie sie durch edukative Maßnahmen in die Lage versetzen, in gesundheitlichen Belangen für sich selbst Sorge zu tragen sowie Zugang zum Gesundheitssystem zu finden und dessen Möglichkeiten für sich zu nutzen (Styles, 1993). Zentrales Element dieser Verpflichtung ist der Aufbau einer Atmosphäre des Vertrauens und der gegenseitigen Achtung, die den Menschen das Gefühl vermittelt, frei und ungezwungen heikle Themen und schwierige Entscheidungen ansprechen und diskutieren zu können.

19.3.1 Der Begriff der moralischen Gemeinschaft

Die Vorstellung einer moralischen Gemeinschaft lässt sich bis auf Aristoteles zurückverfolgen. Im Kontext der heutigen Gesundheitsversorgung ist unter einer moralischen oder «fürsorglichen» Gemeinschaft ein soziales System zu verstehen, in dem die Gesundheitsexperten in Beziehung zueinander, zu Patienten, zu Familien und zu externen Organisationen stehen und gemeinsam auf der Basis gegenseitiger Achtung und Zuwendungsbereitschaft interagieren. Das beste Umfeld für Patientenversorgung und Personalmotivation ist dort zu finden, «wo ein Gefühl von Gemeinschaft herrscht; das bedeutet, dort, wo ein Gefühl von gemeinsamem Interesse, persönlicher Bindung und kooperativem Bemühen vorhanden ist…» (Styles, 1993). Eine Institution, die eine solche Gemeinschaft aufbaut, spiegelt die Werte wieder, die in ihrem Auftrag verankert sind und vom Leitungskreis vertreten werden, wodurch sich ein Bezugsrahmen für eine ethisch orientierte Entscheidungsfindung herausbildet. Die Menschen in einer solchen Institution interagieren auf eine Weise miteinander, die die Institution befähigt, ihren Auftrag besser auszuführen.

In einer Institution, in der sich eine moralische Gemeinschaft herausgebildet hat, sind die Leitwerte der höchsten Führungsebene gut bekannt und werden auf allen Ebenen an das Personal weitergegeben. Außerdem sind sich die Mitglieder der Verwaltung ihrer ethischen Verpflichtung gegenüber dem Pflegepersonal ebenso bewusst wie der gegenüber den Patienten (Christensen, 1988; Davis & Aroskar, 1991). Auch das Gefühl, auf Unterstützung durch den Kollegenkreis vertrauen zu können, ist wichtig (Aroskar, 1995). Zur gegenseitigen Unterstützung bei der Bewältigung alltäglicher ethischer Probleme in der klinischen Praxis können das pflegerische Fachpersonal und die Pflegedienstleitungen eine ganze Reihe von Maßnahmen einleiten. Dazu gehören die Einrichtung von Ethikzirkeln, Pflegeethik-Ausschüssen, institutionellen Ethikkomitees und fortlaufenden Weiterbildungsmöglichkeiten im Bereich der Ethik, die Anschaffung von Literatur zu diesem Thema sowie die Umsetzung von Modellen der beruflichen Zusammenarbeit wie etwa dem der gemeinsamen Ausübung von Leitungsfunktionen.

Inwiefern könnten pflegerische Fachkräfte mit Interesse an der Versorgung chronisch Kranker an der Entwicklung von Institutionen mitwirken, die sich ihrer moralischen Verantwortung stellen? Zur wirklich umfassenden Pflege und Fürsorge von chronisch Kranken sind gesundheitliche Versorgungssysteme nötig, die in andere soziale Dienstleistungssysteme integriert sind (Hollingsworth & Hollingsworth, 1992). Bestimmte sozialpolitische Bedingungen, wie etwa der arbeitsplatzgebundene Zugang zu pflegerischen Dienstleistungen, können chronisch Kranke daran hindern, ein Höchstmaß an Selbstbestimmung bezüglich ihrer Lebensweise und an sozialer Produktivität zu erreichen, weil sie dann wahrscheinlich nicht ausreichend für die Versorgung durch pflegerisch-medizinische Fachleute «qualifiziert» wären.

Wie Pike (1991) berichtet, kam es am Beth Israel Hospital in Boston zu einem besonders markanten Beispiel für die unvorhergesehene Bildung einer moralischen Gemeinschaft, als dort ein Modell zur Förderung der Zusammenarbeit in der Praxis eingeführt wurde. Dieses Modell brachte Werte wie gegenseitiges Vertrauen und Respekt zwischen Pflegefachpersonal und Ärzten zum Ausdruck, was sich in gemeinsamer Entscheidungsfindung, gemeinsamer Verantwortung für die Versorgung der Patienten und gemeinsamer Rechenschaftspflicht ausdrückte. In besagtem Hospital wurde eigens eine chirurgische Station mit 15 Betten eingerichtet, um zu erforschen, wie sich die Umsetzung des Modells auswirkt. Ein Ergebnis bestand in der Abnahme von wutbegleiteter Hilflosigkeit in moralischen Belangen. Dieser Zustand wurde definiert als die «emotionale Reaktion auf die Unfähigkeit, zwischen moralisch relevanten Optionen zu wählen oder moralisch relevante Entscheidungen zu treffen» (Pike, 1991). Das Pflegepersonal der Station hatte das Gefühl, seine Meinungen frei äußern zu können, und pflegerische Fachkräfte und Ärzte arbeiteten sowohl bei der Planung der Klientenversorgung als auch bei der patientenbezogenen Entscheidungsfindung zusammen. In dieser Atmosphäre der gegenseitigen Achtung und des offenen Dialogs fühlten sich die Pflegekräfte in der Lage, ihre Ansichten geltend zu machen und sich mit problematischen Themen auseinander zu setzen. So trafen das Pflegepersonal und die Ärzte beispielsweise im Fall eines Krebspatienten im Endstadium, bei dem eine Erklärung über den Verzicht auf Wiederbelebung vorlag, gemeinsam die schwierige Entscheidung bezüglich des Einsatzes von lebensverlängernden Maßnahmen. Pike (1991) kam zu folgendem Schluss: «Bei der Auseinandersetzung mit moralischen Gesichtspunkten, die in diesem Fall zustande kam, fand auch die Krankheitsverlaufskurve des Patienten Berücksichtigung; und obwohl es sich um ein moralisches Dilemma handelte, kam es nicht zu Hilflosigkeit. Vielmehr waren alle beteiligten Fachleute der Meinung, dass sie in der Lage waren, für diesen Patienten das Richtige zu tun.» Auch wenn dieses Beispiel aus der Akutversorgung stammt, kann diese Form der Zusammenarbeit auch im Bereich der Langzeitversorgung und der gemeindenahen Versorgung etabliert werden.

19.3.2 Institutionelle Mechanismen zur Erleichterung einer ethisch orientierten Entscheidungsfindung

Die US-amerikanische zentrale Zulassungsbehörde für Einrichtungen im Gesundheitswesen hat mittlerweile einen Standard festgelegt, der von den betreffenden Institutionen verlangt, dem Pflegepersonal Gelegenheit zu verschaffen, seine ethischen Bedenken zu artikulieren. Das kann durch die Einrichtung formeller Gremien wie etwa institutionseigener Ethikausschüsse geschehen oder durch informelle Mittel. So stehen in einigen Einrichtungen Ethiker oder Seelsorger zur Verfügung, die bei ethisch relevanten Entscheidungen unterstützend mitwirken; in anderen fungieren klinische Pflegeexperten als

Ethikfachleute und können bei ethischen Fragen oder Bedenken hinzugezogen werden. Obwohl institutionseigene Ethikausschüsse zunächst nur in Akutkrankenhäusern gegründet wurden, werden sie mittlerweile auch in anderen Institutionen des Gesundheitswesens immer mehr zur festen Einrichtung, zum Beispiel bei ambulanten Pflegediensten oder Einrichtungen der gemeindegestützten Betreuung und der Langzeitversorgung. Auf diese Weise wird dem Fachpersonal sowie den Patienten und ihren Angehörigen ein Diskussionsforum für ethische Belange zur Verfügung gestellt (Abel, 1990; Burger et al., 1992).

Was muss eine Pflegefachkraft tun, um in einem Ethikausschuss mitarbeiten zu können, und welche Erwartungen können an einen solchen Ausschuss gestellt werden? Erstens gilt es zu bedenken, dass diese Ausschüsse keineswegs fertige Lösungen für ethische Dilemmata anbieten. Vielmehr fördern sie den sensiblen und offenen Dialog über ethische Fragen, bieten emotionale Unterstützung für diejenigen, die sich durch ethische Entscheidungskonflikte belastet fühlen und fungieren als Ressource für Beratung und innerbetriebliche Aus- und Weiterbildung (Oddi & Cassidy, 1990). In der Mehrzahl unterbreiten diese Ausschüsse eher Vorschläge, als dass sie Richtlinien und Vorgehensweisen erarbeiten.

Ein institutionseigener Ethikausschuss sollte multidisziplinär zusammengesetzt sein und somit die Meinungsvielfalt der therapeutischen Gemeinschaft reflektieren. Pflegekräfte, die auf Station tätig sind und deshalb die Wünsche der Klienten kennen, bringen eine wertvolle und eigenständige Perspektive in die Überlegungen des Ausschusses ein, weil gerade sie die meiste Zeit mit Klienten verbringen und in einer hervorragenden Position sind, um ethische Dilemmata zu erkennen. Pflegekräfte sollten zusammen mit anderen Fachleuten wie Ärzten, Pflegedienstleitungen, Vertretern der Verwaltung, Geistlichen, Ethikern und Sozialarbeitern in die Ausschüsse berufen werden (Davis & Aroskar, 1991). Da die meisten ethischen Entscheidungskonflikte das pflegerische Personal betreffen, haben einige Institutionen Ethikausschüsse eigens für Pflegefachkräfte eingerichtet. Ein solcher Ausschuss steht dem pflegerischen Personal bei Bedarf in ethischen Belangen und bei der Klärung von Pflichten zur Seite, bietet Schulung und Unterstützung an und hilft bei der Entscheidungsfindung und beim Umgang mit Fragen der Klienten. Er dient als Forum, das es Pflegekräften gestattet, Bedenken zu äußern und ethische Probleme in Zusammenhang mit ihrer Tätigkeit zu erkennen (Edwards & Haddard, 1988).

Jede Person, die mit einem ethischen Dilemma befasst ist, sollte direkten Zugang zu den Beratungsangeboten des institutionseigenen Ethikausschusses haben. Nach den Standards des US-amerikanischen Berufsverbandes besitzen Pflegekräfte in solchen Fällen die moralisch begründete Befugnis, ohne Zustimmung des behandelnden Arztes Kontakt mit einem Ethikausschuss aufzunehmen (vgl. ANA, 1985). Dem pflegerischen Fachpersonal fällt die Aufgabe zu, bei der Lösung ethischer Probleme eine maßgebliche Rolle zu spielen und wesentliche Beiträge zur Problemlösung zu leisten – eine Verpflichtung, die auch aus dem sozialen Vertrag zwischen Pflegefachkraft und Pflegeprofession und der Öffentlichkeit erwächst, wie es in der ANA-Erklärung zur sozialpolitischen Verantwortung der Pflegeberufe zum Ausdruck gebracht wird (ANA, 1980; Murphy, 1985).

Förderliche Bedingungen für die Reflexion ethischer Fragen

Um Bedingungen herzustellen, die eine Reflexion ethischer Fragen fördern, ist es zunächst nötig, sich damit zu befassen, wie die moralische Gemeinschaft der jeweiligen Institution beschaffen ist. Denn die pflegerischen und medizinischen Fachkräfte brauchen Kontakt mit Menschen, die als Rollenmodelle dienen und dadurch die Entscheidungsfindung in ethischen Belangen erleichtern können. Darüber hinaus können Rollenmodelle das Pflegepersonal anleiten, über seine eigenen Werthaltungen nachzudenken, alternative Handlungsabläufe in Erwägung zu ziehen und die Sichtweise anderer zu respektieren.

Eine Reflexion ethischer Fragen kommt leichter in Gang, wenn die folgenden fünf Bedingungen gegeben sind: Als erstes müssen die Institutionsmitglieder Macht besitzen. Sie drückt sich aus im Recht auf relevante Informationen, sowie im Recht auf Beteiligung an ethischen Diskussionen und auf freie Äußerung dessen, was in ihren Augen gesagt werden muss. Die zweite Bedingung ist die Existenz von Vertrauen, wodurch es den Mitgliedern der Institution ermöglicht wird, die eigenen Werthaltungen und die von anderen zu klären. Drittens gestattet die Einbeziehung der Teilhaber (Patienten, Familienmitglieder, Pflegefachkräfte, Ärzte und Fachleute anderer Gesundheitsberufe) die Mitwirkung dieser Personen an Diskussionen und Debatten im Rahmen des Entscheidungsprozesses. Als vierte Bedingung umfasst Rollenflexibilität die Fähigkeit, eine ethische Frage unter verschiedenen Blickwinkeln betrachten zu können, sich also in die Rollen anderer Beteiligter hineinversetzen und die Situation aus deren Perspektive beleuchten zu können. Als letzte Bedingung für die Reflexion ethischer Fragen gilt die Möglichkeit zur Befragung, in deren Rahmen das Stellen von Fragen möglich ist, die es den Teilhabern erlauben, zu einer zufriedenstellenden Entscheidung zu gelangen (Brown, 1990).

19.3.3 Ethische Führung

Arbeitsbezogene ethische Fragen und Entscheidungskonflikte, die als Ursachen für Stress, Burn-out-Syndrom, Personalfluktuation und für die Tendenz zum beruflichen Ausstieg erkannt worden sind, können vom pflegerischen Fachpersonal am ehesten in der Funktion des Fürsprechers gemeistert werden (White, 1992). Um wirksam für Patienten eintreten zu können, muss die Pflegefachkraft eine Führungsrolle im Entscheidungsprozeß übernehmen. Dazu stehen ihr mehrere Quellen zur Verfügung, in denen diesbezügliche Leitlinien zu finden sind, zum Beispiel der ANA-Kodex für Pflegefachkräfte (1995), die ANA-Erklärung zur sozialpolitischen Verantwortung von Pflegefachkräften (1995), der vom «International Council of Nurses» (INC) entworfene Kodex für Pflegekräfte (1973) sowie die Positionspapiere (ANA, 1988, 1992) und Standards (1991) der ANA. So veröffentlichte die ANA für jede pflegerische Fachrichtung Standards zur klinischen Praxis.

Verschiedene Positionspapiere der ANA, die für pflegeethische Fragen bei der Betreuung chronisch Kranker eine Rolle spielen, beinhalten Stellungnahmen zu folgenden Bereichen: pflegerische Versorgung und Verzicht auf Wiederbelebungsmaßnahmen (1995), aktive Euthanasie (1996), Fortsetzung von künstlicher Ernährung und Flüssigkeitszufuhr (1995) sowie Hilfe zur Selbsttötung (1994). Alle diese Stellungnahmen können bei der ANA angefordert werden. Jede Pflegekraft sollte mit dem kommentierten ANA-Kodex (ANA, 1985) vertraut sein, denn er biete einen Bezugsrahmen für ethische Entscheidungen in der Pflege. Dieser Kodex ist ein Dokument, das im Laufe der Jahre mehrfach revidiert wurde, um seine Relevanz für die Pflegepraxis zu erhalten und aktuelle Entwicklungen in der gesundheitlichen Versorgung widerzuspiegeln (Scanlon & Glover, 1995).

Am häufigsten wird der transformationale Führungsstil mit ethischer Führung in Verbindung gebracht. Eine Leitungsperson, die gemäß diesem Führungsstil handelt, befähigt andere, gemeinsame Ziele anzustreben, Risiken zu übernehmen und ihre Ansichten und Werthaltungen in sicherer Umgebung zu hinterfragen (Barker, 1990; Porter-O'Grady, 1993). Die Stärkung der Position der Empfänger von Gesundheitsleistungen und des Pflegepersonals gewinnt ebenfalls zunehmend an Bedeutung, wenn es darum geht, ein Milieu zu schaffen, in dem eine qualitativ hochwertige Pflege erfolgt und das Personal an der Entscheidungsfindung mitwirkt.

Der Pflegeethik kommt in Bezug auf die Pflege chronisch Kranker insofern eine wichtige Funktion zu, als sie nicht nur die Aufmerksamkeit auf ethische Belange lenkt, die dabei von Wichtigkeit sind, sondern auch Schlussfolgerungen daraus ermöglicht. Viele Pflegeethiker haben sich die Ethik der Pflege mit ihren Unterschieden zum klassischen biomedizinischen

Ansatz zu eigen gemacht. Die Pflegeethik erkennt die Erfahrungen chronisch Kranker an und misst der Pflegekraft-Klienten-Beziehung in ihrer Wechselseitigkeit einen hohen Stellenwert bei (Cooper, 1990).

19.3.4 Moralisches Umfeld in Institutionen

Um den Bedürfnissen chronisch Kranker gerecht zu werden, müssen soziale Institutionen bestrebt sein, ein Umfeld zu schaffen, das den Mitgliedern der Institution ein moralisch orientiertes Verhalten erlaubt. In diesem Sinne können Institutionen, und damit auch Einrichtungen des Gesundheitswesen, als mit einem eigenen moralischen Charakter ausgestattet betrachtet werden.

Der moralische Charakter einer Einrichtung des Gesundheitswesens kann sich auf die Fähigkeit des Pflegepersonals auswirken, seiner Tätigkeit effektiv nachzugehen, aber auch auf dessen Gesundheit (Cox & Leiter, 1992). «Ein Mangel an Unterstützung bei der Erfüllung primärer Aufgaben zur Verwirklichung von Werten, denen sich eine Organisation verschrieben hat, weist unter Umständen auf ungelöste Konflikte hin, die die gesamte Organisationsstruktur durchziehen» (Cox & Leiter, 1992). Ein solcher, bereitwillig vom Pflegepersonal übernommener institutionsspezifischer Wert kann beispielsweise darin bestehen, einem Klienten mit chronischen Schmerzen ein Höchstmaß an Wohlbefinden zu erhalten. Bestehen allerdings gleichzeitig widersprüchliche Ansichten über den Einsatz von Opioiden, ist es durchaus möglich, dass es zu einer Unterversorgung des Patienten mit Schmerzmitteln kommt (siehe Kapitel 7 über chronische Schmerzen).

Über ethische Dilemmata hinaus, die möglicherweise in Zusammenhang mit Fragen des Schmerzmanagements auftreten, können Konflikte mit institutionsspezifischen Überzeugungen und Werten das Pflegepersonal unter moralischen Stress setzen (Greipp, 1992). Diese Belastung kann abgeschwächt werden, wenn die Möglichkeit besteht, alternative pflegerische Maßnahmen zur Schmerzbekämpfung zu ergreifen oder die Einsicht vorhanden ist, dass die Wissenschaft bisher kein Mittel kennt, um Patienten dauerhaft und vollständig schmerzfrei zu halten. Selbst das Schmerz-Assessment besitzt ethische Implikationen, etwa wenn Placebos eingesetzt werden, um die «Echtheit» der Schmerzen zu überprüfen, was nicht selten einer Täuschungshandlung gleichkommt (Elander, 1991). Eine Täuschung dieser Art ist jedem therapeutischen Einsatz von Placebos eigen, verwehrt dem Patienten das Recht auf Selbstbestimmung und unterschreitet die erwünschten ethischen Standards, auch wenn oft vorgegeben wird, diese Praxis liege im besten Interesse des Patienten. Der Einsatz von Placebos in randomisierten klinischen Studien, etwa zur Untersuchung des Behandlungserfolges bei chronischer Schizophrenie, bringt sicher ethische Konsequenzen mit sich, wie sie derzeit in der Gemeinschaft der Gesundheitsexperten diskutiert werden (Addington, 1995; DeDayne & D'Hooge, 1996; Gifford, 1995).

Aus dieser Art von ethischen Konflikten können Folgen von großer Tragweite hervorgehen, was sich in den USA an der Debatte über den Gebrauch starker Schmerzmedikamente gezeigt hat. Sollte eine Pflegekraft einem Patienten versehentlich eine letale Dosis davon verabreichen, so kann ein «zivilrechtliches, strafrechtliches und administratives Gerichtsverfahren» gegen sie eingeleitet werden (Pohlman, 1990).

Ein weiterer Aspekt, der immer mehr an Bedeutung gewinnt, ist die Verpflichtung der in Forschung und Praxis tätigen medizinisch-pflegerischen Fachkräfte, Probanden von Forschungsstudien vor Missbrauch zu schützen. Besonders chronisch Kranke laufen Gefahr, bei Experimenten im Humanbereich ausgebeutet zu werden. Das von den Patienten erlebte Machtgefälle zwischen den Forschern und ihnen kann es sogar fraglich machen, ob die freiwillige Zustimmung zur Teilnahme an Forschungsstudien eine geeignete Maßnahme darstellt, um Missbrauch zu verhindern. (DeCastro, 1995; Hewlett, 1996). In dem Maße, wie sich bestimmte medizinische Technologien weiterentwickeln, nimmt die Komplexität ethischer

Anforderungen zu und zwingt zu tiefgründigen Überlegungen. So wirft beispielsweise die Transplantation von fötalem Gewebe, etwa bei Morbus Parkinson oder zukünftig auch bei Morbus Alzheimer, schwierige Fragen hinsichtlich der personalen Identität auf (Gillon, 1996; Northoff, 1996).

Moralisch sensible Institutionen

Gesundheitsexperten, die am Aufbau von moralisch sensiblen Institutionen interessiert sind, übernehmen eine wichtige Rolle bei der «Erhaltung eines reflexiven Raumes (im wörtlichen und übertragenen Sinne) innerhalb einer Institution insgesamt, innerhalb ihrer Kultur und innerhalb ihres Alltagslebens» (Walker, 1993). Es besteht ein Bedarf an kreativen Ansätzen zur Auflösung und kommunikativen Handhabung von ethischen Konflikten des Pflegepersonals, in deren Rahmen die Vielfalt von Überzeugungen und Werthaltungen Anerkennung findet, die sich in Bezug auf eine bestimmte Situation einstellen kann. Durch das Engagement für eine offene Reflexion wird der ethische Diskurs bereichert und die Möglichkeit geschaffen, moralische Traditionen gründlicher zu hinterfragen (Walker, 1993).

19.3.5. Sozialpolitische Ansätze

Ethische Konflikte machen eine Lösung in vielerlei unterschiedlichen sozialen Kontexten erforderlich. Als Mitglieder von sozialen Institutionen und von solchen der Gesundheitsversorgung müssen Pflegefachkräfte ein waches Auge für Konflikte zwischen ihren eigenen Werthaltungen und den von der Institutionskultur sanktionierten und befürworteten Werten haben. Auf diese Weise können sie einen Beitrag zur moralischen Entwicklung der jeweiligen Institution leisten. Sie haben die Verpflichtung, sich in zweierlei Hinsicht für die Umsetzung ethischer Standards einzusetzen, nämlich einerseits im Hinblick auf die Einflüsse der Institution auf die Pflegefachkräfte selbst und zum anderen im Hinblick auf die Einwirkung der Pflegefachkräfte auf die Strukturen der Institution. Diese Effekte stehen in Wechselbeziehung zueinander.

Gesundheitsreform

In den Vereinigten Staaten ist die Notwendigkeit einer Gesundheitsreform im landesweiten Aufbegehren gegen den schwierigen Zugang zur Gesundheitsversorgung und die damit verbundenen Kosten zum Ausdruck gekommen. Gleichzeitig besteht die Forderung, in einfallsreicher Weise politisch aktiv zu werden und politische Entwicklungen zu nutzen, um der Notwendigkeit einer sozialen Veränderung zum Wohle chronisch Kranker gerecht zu werden. Häufig sind gerade Pflegefachkräfte in der Position, Werte wie Gesundheit, Wissen, Informationsfreiheit und Gerechtigkeit bei der Verteilung von Gesundheitsleistungen zu befürworten oder kritisch zu würdigen. Gerade sie sind in der Lage, sich als Fürsprecher einzusetzen, damit diese Werte zur Grundlage einer ethisch orientierten Gestaltung der Langzeitversorgung gemacht werden (Roth & Harrison, 1991). Zwar kann sich jede Pflegekraft für sich allein in dieser Hinsicht engagieren, doch bietet das kollektive Handeln des Pflegepersonals als Gruppe mehr Aussichten, umfassende soziale Veränderungen zu erreichen.

Rechenschaftspflicht gegenüber der Öffentlichkeit

Medizinisch-pflegerische Professionen besitzen folgende kennzeichnende Merkmale: spezielle Ausbildung und Fachkompetenz, Existenz eines Selektionsprozesses als Qualifikationsgarantie, Sozialbindung, sowie Selbstkontrolle und Selbstüberwachung auf hohem ethischen Niveau (Behrman, 1988). Die Krankenpflege als Profession steht hinter diesen Qualitätsansprüchen, woraus sich eine kollektive Verpflichtung gegenüber der Öffentlichkeit ergibt.

Das Interesse der Krankenpflege an ethischer Autonomie wurde mitunter als bloßes Eigeninteresse des Berufsstandes interpretiert. Die historischen Wurzeln einer ethischen Tradition der Krankenpflege werden jedoch deutlich in Gritters «Florence Nightingale's Pledge» (zitiert in Roberts & DeWitt, 1929). In ihrem «Gelöbnis» fordert Florence Nightingale «die Aufrechterhaltung und Verbesserung des Standards meines Berufes». In jüngerer Zeit wurde die Pflegeprofession aufgerufen, «den Zielsetzungen der Langzeitversorgung und der Gesundheitspolitik eine neue moralische Perspektive» zu eröffnen (Roth & Harrison, 1991). Zu diesem Zweck wird die intensive Beschäftigung mit folgenden Themenbereichen empfohlen: Methoden zur Einschätzung der Lebensqualität bei chronischer Krankheit, Formen der sozialen Unterstützung pflegender Angehöriger und ethische Probleme beim Abbruch einer Behandlung.

19.3.6 Pflegeethik und Pflegeausbildung

Als Profession obliegt der Krankenpflege nicht nur die Verpflichtung, die Ausübenden dieser Profession mit technischem Fachwissen im klinischen Bereich auszustatten, sondern sie muss ihnen auch die Fähigkeit vermitteln, gesundheitsbezogene ethische Überlegungen im Interesse der Öffentlichkeit anzustellen. Darüber hinaus muss die Krankenpflege als Berufsstand Ausbildungsprogramme anbieten, die Kenntnisse und Fertigkeiten vermitteln, mit deren Hilfe die Entscheidungen der Öffentlichkeit in bezug auf Gesundheitsethik und Gesundheitsversorgung beeinflusst werden können (Martin et al., 1989).

Diese Bemühungen müssen auf einem wohldefinierten Satz standesspezifischer Werte beruhen, an dem sich die Pflegeprofession bei kollektiven politischen Aktionen und bei der Entwicklung von Richtlinien orientieren kann (Davis, 1988). Zu den Werten der Pflegeprofession, die für die Pflege chronisch Kranker von Bedeutung sind, gehören:

- das individuelle Recht auf Gesundheitsversorgung
- das Recht auf humanistisch orientierte Gesundheitsversorgung
- die Erhaltung eines Höchstmaßes an Kontrolle über den eigenen Gesundheitszustand
- die Erbringung einer ganzheitlichen Gesundheitsversorgung
- die Erbringung von Gesundheitsleistungen durch qualifiziertes Personal (Davis, 1988).

19.3.7 Pflegekräfte als Arbeitnehmer

Der Umstand, dass widerstreitende Interessen auftreten können, wirkt sich auf Selbstkontrolle und Selbstüberwachung der Pflegeprofession aus. Bei der pflegerischen Betreuung chronisch Kranker kann die Pflegekraft in einen Konflikt zwischen ihrer beruflichen Rolle als Fürsprecher des Klienten und ihrer Rolle als Arbeitnehmer in einer Einrichtung des Gesundheitswesens geraten. Ihre persönlichen Überzeugungen und Werte stimmen unter Umständen nicht mit den Vorgaben und Entscheidungen des Arbeitgebers überein, zum Beispiel wenn es um die Fortsetzung künstlicher Ernährung geht (Winslow & Winslow, 1991; Wurzbach, 1990).

Pflegefachkräfte werden häufig als Arbeitnehmer angesehen, die nach Belieben auf dem Arbeitsmarkt zur Verfügung stehen, was soviel bedeutet, dass ihnen jederzeit gekündigt werden kann, wenn sie ihrer Arbeit vorsätzlich nicht nachkommen oder in irgendeiner Weise nicht im Interesse des Arbeitgebers handeln. Ein Arbeitnehmer kann jedoch nicht entlassen werden, wenn er eine illegale Handlung verweigert, die der Arbeitgeber von ihm fordert (Davis, 1986).

Institutionelle Einschränkungen, darunter auch der Arbeitnehmerstatus des Pflegepersonals, wirken sich nachteilig auf dessen Möglichkeiten aus, Lösungen für ethische Konflikte zu finden (Yarling & McElmurry, 1986). Es sind Fälle bekannt geworden, in denen Pflegekräfte suspendiert und gekündigt wurden, weil sie sich aus ethischen Überzeugungen heraus weigerten, bestimmten Weisungen Folge zu leisten (Blum, 1984; Witt, 1983). So wird von einer Psychiatriefachschwester berichtet, die ethische Bedenken in Bezug auf ein orthomolekulares Behandlungsprogramm bei psychiatrischen Patienten hatte. Nachdem sie einer staatlichen Behörde Bericht erstattet hatte, wurde ihr gekündigt. Mehr als zwei Jahre später hob der Oberste Gerichtshof des betreffenden Staates das Urteil der unteren Instanzen auf und sprach ihr eine vollständige Entschädigung für entgangenes Einkommen und andere Nachteile zu (Witt, 1993). Was allerdings nicht berichtet wurde, ist die Tatsache, dass weitere juristische Querelen die gerichtlich angeordnete Wiedereinstellung der Krankenschwester scheitern ließen und der Schadensersatz in Wirklichkeit nie geleistet wurde. Die berufliche Laufbahn der Krankenschwester war zerstört.[3]

Es wurde vorgeschlagen, in den Arbeitsvertrag für diplomierte Pflegekräfte als unabhängige Vertragspartei Optionen zugunsten einer stärkeren beruflichen Autonomie aufzunehmen (Borel, 1992). Eine andere Möglichkeit wäre, dass kollektiv ausgehandelte Verträge zwischen Gruppen von Pflegefachkräften und Arbeitgebern bereits Regelungen enthalten, die den ethischen Belangen des Personals gerecht werden. Ferner sind einige Pflegefachleute davon überzeugt, dass angestellte Pflegekräfte auf jeden Fall bei der Erarbeitung von Richtlinien einbezogen werden sollten, indem ihnen ein Mitspracherecht in Ethikausschüssen eingeräumt wird. Doch Ethikausschüsse können nur begrenzt Einfluss nehmen, da ihr Aufgabenbereich im Wesentlichen in der Überprüfung bereits eingetretener Vorfälle liegt. Die Arbeit dieser Ausschüsse wäre weitaus effektiver, wenn es gelänge, ethische Konflikte schon an der Entwicklung zu hindern, was dem von Levine-Ariff (1990) befürworteten Ansatz einer «präventiven Ethik» entspricht. Gemäß diesem Ansatz werden Bereiche herausgefiltert, in denen differierende ethische Auffassungen vorhanden sind und Verfahren installiert, die zur Begrenzung oder Vermeidung ethischer Konflikte dienen.

---

3 Persönliche Mitteilung

19.4 Schlussfolgerungen

Die in diesem Kapitel dargelegten Gedankengänge stellen einige herkömmliche Betrachtungsweisen ethischer Belange in der Pflegepraxis in Frage. Pflegerische Fachkräfte werden ermutigt, sich um eine eingehende ethische Reflexion zu bemühen, die das Gewahrwerden des eigenen persönlichen Normensystems sowie die Anerkennung der institutionellen und sozialen Einflüsse darauf beinhaltet. Das Resultat einer solchen Reflexion bleibt nicht wirkungslos.

In einer aufschlussreichen Studie über Pflegefachkräfte mit Magisterabschluss hat Davis (1991) festgestellt, dass keiner der Befragten mit dem Kodex des US-amerikanischen Berufsverbandes für Pflegefachkräfte vertraut war. Allerdings konnten die Studienteilnehmer auf die Frage, in welcher Weise bei ihnen eine Sensibilisierung für ethische Belange erfolgt sei, sensibilisierende Ereignisse nennen, die sich auf ihre berufliche Praxis, ihr Selbstverständnis hinsichtlich persönlicher Werte und Überzeugungen, ihre Beteiligung an Forschungsvorhaben und ihre berufliche Sozialisation als Pflegestudenten bezogen. Zwar hatten sie gelernt, in ihrer Praxis mit ethischer Unsicherheit zu leben, doch gaben sie auch an, auf Desensibilisierung als Bewältigungstechnik zurückzugreifen, um mit den Frustrationen der Praxis zurechtzukommen. Sowohl die Studie von Davis als auch eine historisch orientierte Studie von Steppe (1992) über die Krankenpflege in Deutschland zur Zeit des Nationalsozialismus veranschaulichen wichtige Problembereiche pflegerischer Ethik. Wie Steppe hervorhebt, steht die Krankenpflege stets unter dem Einfluss des sozialen und politischen Umfelds, in dem sie stattfindet. Pflegekräfte müssen die ethischen Konsequenzen dieses Umfelds und ihre Rolle bei seiner Aufrechterhaltung oder Veränderung begreifen. Anhand des Konzepts der Chronizität wird deutlich, wie schwierig es ist, Einflüsse auf die Praxis genau zu erfassen.

Wenn die Pflegekraft-Klienten-Beziehung das Fundament einer pflegerischen Ethik darstellt (Yarling & McElmurry, 1986), wonach bestimmen sich dann die Beziehungen der Pflegekraft zu anderen Personen, die mit Chronizität zu tun haben? Einigen häufig vorkommenden chronischen Leiden, wie etwa Arthritis bei Frauen, wird schon seit jeher in Pflegeforschung, Pflegeausbildung und Pflegepraxis wenig Beachtung geschenkt. Wie ist dieser Umstand zu erklären? Kennen wir die personalen, sozialen und institutionellen Einflüsse auf die pflegerische Versorgung von Frauen mit Arthritis? Aber auch wenn wir uns der Prozesse gewahr werden, die bei Entscheidungen über pflegerische Prioritäten von Bedeutung sind, bleibt die Frage bestehen, wie eine moralische Gemeinschaft von Pflegefachleuten geschaffen werden soll, die bereit sind, in sozialer Verantwortung zu handeln.

Studienfragen

1. Erörtern Sie die Einflüsse auf die Pflegepraxis, die es im Rahmen einer ethischen Reflexion über die pflegerische Versorgung chronisch Kranker zu berücksichtigen gilt.
2. Welche Schlüsselbegriffe sollten in der Pflegeethik näher betrachtet werden? In welcher Beziehung stehen sie zueinander?
3. Zeigen Sie die Unterschiede zwischen Pflegeethik und medizinischer Ethik auf. Wie können Pflegefachkräfte beide in ihre Arbeit integrieren?
4. Erläutern Sie den Unterschied zwischen den ANA-Standards für die soziale, emotionale und informationsbezogene Fürsorge von Klienten und einer ethischen Praxis der Krankenpflege. Kann man beidem gleichzeitig gerecht werden? Auf welche Weise?
5. Erörtern Sie Pflegeethik aus der Sicht von Compliance, Patientenverfügungen, Umfeld und Kosten der Gesundheitsversorgung.
6. Was bedeutet «Zentralposition der Pflegefachkraft?»
7. Inwiefern beeinflusst Sozialethik die Pflege im Zusammenhang mit der Wahrung der Geistesfreiheit, sozialer Gerechtigkeit, sozialen Vorurteilen im Gesundheitswesen und Armut?
8. Rufen Sie sich eine Situation aus ihrer Praxis ins Gedächtnis, die ethisch relevant ist. Wie können Sie unter Einsatz der in diesem Kapitel diskutierten Maßnahmen ein ethisches Klima schaffen, das der Situation gerecht wird?
9. Wie können Sie als pflegerische Fachkraft bei der Einrichtung eines Ethikausschusses in ihrer Institution mitwirken? Wer sollte einem solchen Ausschuss angehören? Aus welchen Gründen?
10. Erläutern Sie, auf welche Weise sozialpolitische Ansätze genutzt werden können, um ein ethisch sensibles Umfeld zu schaffen. Welche Ausbildungsinhalte sind in diesem Zusammenhang wichtig?

Literatur

Abel, P. E. (1990). Ethics committees in home health agencies. Public Health Nursing, 7 (4), 256–259.

Addington, D. (1995). The use of placebos in clinical trials for acute schizophrenia. Canadian Journal of Psychiatry, 40 (4), 171–176.

Albrecht, K. (1990). Service within: Solving the middle management leadership crisis. Homewood, IL: Dow Jones-Irwin.

American Nurses' Association (1995). Nursing's social policy statement. Washington, DC: American Nurses' Publishing.

American Nurses' Association (1980). Nursing: A social policy statement. Kansas City, MO: American Nurses' Association.

American Nurses' Association (1995). Position statement on foregoing medically provided nutrition and hydration. Washington, DC: American Nurses Publishing.

American Nurses' Association (1994). Position statement on active euthanasia. Washington, DC: American Nurses Publishing.

American Nurses' Association (1994). Position statement on assisted suicide. Washington, DC: American Nurses' Publishing.

American Nurses' Association (1991). Standards of clinical nursing practice. Washington, DC: American Nurses' Association.

American Nurses' Association (1992). Position statement on nursing and the Self-Determination Act. Compendium of position statements on the nurse's role in end-of-life decisions. Washington, DC: American Nurses' Association.

American Nurses' Association (1985). Code for nurses with interpretive statements. Kansas City, MO: American Nurses' Association.

American Nurses' Association (1988). Ethics in nursing: Position statements and guidelines. Washington, DC: American Nurses' Association.

Aroskar, M. A. (1995). Envisioning nursing as a moral community. Nursing Outlook, 43 (3)> 134–138.

Baker, P J., Reynolds, W, Ward, T (1995). The proper focus of nursing: A critique of the «caring» ideology. International Journal of Nursing Studies, 32 (4), 386–397.

Barker, A. M. (1990). Transformational nursing leadership: A vision for the future. Baltimore: Williams & Wilkins.

Beauchamp, T. L., Childress, J. E (1983). Principles of biomedical ethics. New York: Oxford University Press.

Behrman, J. N. (1988). Essays on ethics in business and the professions. Englewood Cliffs, N J: Prentice-Hall.

Benner, P (1991). The role of experience, narrative, and community in skilled ethical comportment. Advances in Nursing Science 14 (2), 1–21.

Benner, P, Wrubel, J. (1989). The primacy of caring: Stress and coping in health and illness. Menlo Park, CA: Addison-Wesley

Biordi, D. (1992). Ethical leadership. In A. Marriner Tomey (ed.), Transformational leadership, pp. 51–68. St. Louis: C. V. Mosby

Blum, J. D. (1984). The code of nurses and wrongful discharge. Nursing Forum, 21, 149–152.

Borel, H. (1992). Powerquake: The registered nurse as independent contractor. Revolution, 2 (4), 25–26, 84–89.

Brody, J. (1988). Virtue ethics, caring and nursing. Scholarly Inquiry for Nursing Practice, 2, 87–101.

Brown, M. T (1990). Working ethics. Strategies for decision making and organizational responsibility. San Francisco: Jossey-Bass.

Burger, A. M., Erlen, J. A., Tesone, L. (1992). Factors influencing ethical decision making in the home setting. Home Healthcare Nurse, 10 (2), 16–20.

Carper, B. A. (1979). The ethics of caring. Advances in Nursing Science, 1 (3), 11–19.

Cassells, J., Silva, M., Chop, R. (1990). Administrative strategies to support staff nurses as moral agents in clinical practice. Nursing Connections, 3 (4), 31–37.

Christensen, P J. (1988). An ethical framework for nursing service administration. Advances in Nursing Science, 10 (3), 46– 55.

Cohen, C. B. (1989). Who will guard the guardian? Hastings Center Report, 19 (1), 19.

Collopy, B., Dubler, N., Zuckerman, C. (1990). The ethics of home care: Autonomy and accommodation. Hastings Center Report, 20 (2), 1–16 (Special Suppl.).

Cooper, M. C. (1989). Gilligan's different voice: A perspective for nursing. Journal of Professional Nursing, 5 (1), 10–16.

Cooper, M. C. (1990). Chronic illness and nursing's ethical challenge. Holistic Nursing Practice, 5 (1), 10–16.

Corley, M. C. (1992). The ethical case analysis: Heroic measures for patients with chronic problems. Part II: Ethical analysis. Dimensions of Critical Care Nursing, 11 (1), 35–40.

Corley, M. C., Raines, D. (1993). An ethical practice environment as a caring environment. Nursing Administration Quarterly, 17 (2), 68–74.

Cox, T, Leiter, M. (1992). The health of health care organizations. Work and Stress, 6 (3), 219–227.

Curtin, L., Flaherty, M. J. (1982). Nursing ethics: Theories and pragmatics. Bowie, MD: Brady.

Curzer, H. (1993). Is care a virtue for health care professionals? Journal of Medicine and Philosophy, 18, 51–69.

Davis, A. J. (1991). The sources of a practice code of ethics for nurses. Journal of Advanced Nursing, 16 1358–1362.

Davis, A. J., Aroskar, M. A. (1991). Ethical dilemmas and nursing practice (3rd ed.). Norwalk, CT: Appleton & Lange.

Davis, B. G. (Fall 1986). Defining the employment rights of medical personnel within the parameters of personal conscience. Detroit College of Law Review.

Davis, G. C. (1988). Nursing values and health care policy. Nursing Outlook, 36 (6), 289–292.

DeCastro, L. D. (1995). Exploitation in the use of human subjects for medical experimentation: A re-examination of basic issues. Bioethics, 9 (3/4), 257–268.

DeDayn, P P, D'Hooge, R. (1996). Placebos in clinical practice and research. Journal of Medical Ethics, 22 (3), 140–146.

Dunlop, M. (1986). Is a science of caring possible? Journal of Advanced Nursing; 11, 670–671.

Edwards, B. J., Haddad, A. M. (1988). Establishing a nursing bioethics committee. Journal of Nursing Administration, 18 (3), 30–33.

Elander, G. (1991). Ethical conflicts in placebo treatment. Journal of Advanced Nursing, 16 947-951.

Engel, N. (1980). Confirmation and validation: The caring that is professional nursing. Image: The Journal of Nursing Scholarship, 12 (3), 53–56.

Fry, S. T. (1988). The role of caring in a theory of nursing ethics. Hypatia, 4 (2), 88–103.

Gadow, S. (1996). Aging as death rehearsal: The oppressiveness of reason. The Journal of Clinical Ethics, 7 (1), 35–40.

Gadow, S. (1985). Nurse and patient: The caring relationship. In A. Bishop & J. Scudder (eds.), Caring, curing, coping: Nurse-physician-patient relationships, pp. 31–43. Birmingham, A L: University of Alabama Press.

Gadow, S. (October 1988). Covenant without cure: Letting go and holding on in chronic illness. AIN Publication (15–2237), 5–14.

Gaut, D. (1983). Development of a theoretically adequate description of caring. Western Journal of Nursing Research, 5 (4), 313–324.

Gifford, E (1995). Community-equipoise and the ethics of randomized clinical trials. Bioethics, 9 (2), 127–132.

Gilligan, C. (1982)- In a different voice. Cambridge, MA: Harvard University Press.

Gillon, R. (1996). Brain transplantation, personal identity, and medical ethics. Journal of Medical Ethics, 22 (3), 131–132.

Gillon, R. (1992). Caring, men and women, nurses and doctors, and health care ethics., journal of Medical Ethics, 18, 171–172.

Goffman, E. (1986). Stigma: Notes on the management of spoiled identity. New York: Simon & Schuster.

Green, R. H. (1991). Politics, power, and poverty: Health for all in 2000 in the third world? Social Science and Medicine, 32 (7), 745–755.

Greipp, M. E. (1992). Under medication for pain: An ethical model. Advances in Nursing Science, 15 (1), 44–53.

Griffin, A. (1983). A philosophical analysis of caring in nursing. Journal of Advanced Nursing, 8, 289–295.

Grundstein-Amado, R. (1992). Differences in ethical decision-making processes among nurses and doctors. Journal of Advanced Nursing, 17, 129–137.

Halamandaris, V J. (1991). Basic statistics about homecare. Washington, D C: National Association for Homecare.

Hauerwas, S., Burrell, D. (1989). From system to story: An alternative pattern for rationality in ethics. In S. Hauerwas (ed.), Why narrative? Readings in narrative theology, pp. 158–190. Grand Rapids, MI: Win. B. Eerdsman.

Hess, J. D. (1996). The ethics of compliance: A dialectic. Advances in Nursing Science, 19 (1), 18–27.

Hewlett, S. (1996). Consent to clinical research adequately voluntary or substantially influenced. Journal of Medical Ethics, 22 (93), 232–237.

Hollingsworth, J. R., Hollingsworth, E. J. (1992). Challenges in the provision of care for the chronically ill.journal of Health Politics, Policy and Law, 17 (4), 869–878.

Hotter, A., McCommon, T (1992). The ethical care analysis: Heroic measures for patients with chronic problems. Part I: The ethical case. Dimensions of Critical Care Nursing, 11 (1), 35–36.

International Council of Nurses (1973) – Code for nurses: Ethical concepts applied to nursing. Geneva: International Council of Nurses.

Jameton, A. (August 1977). The nurse: When roles and rules conflict. Hastings Center Report, 7, 22–25.

Jennings, B., Callahan, D., Caplan, A. L. (1988). Ethical challenges of chronic illness. Hastings Center Report, 18 (1), 1–16.

Jones, K. C. (1994). Managed care: The coming revolution in home health care. Journal ofHome Health Care Practice, G (2), 1–11.

Kerfoot, K. (1992). Preventing moral distress: Our ethical obligation. Aspen's Advisor for Nurse Executives, 7 (5), 1, 3–5.

Ketefian, S. (1985). Professional and bureaucratic role conceptions and moral behavior among nurses. Nursing Research, 34 (4), 248–253.

Ketefian, S., Ormond, I. (1988). Moral reasoning and ethical practice in nursing: An integrative review. New York: National League for Nursing.

Knowiden, V (1988). Nursing caring as constructed knowledge. In Caring and nursing explorations in the feministperspective, pp. 318–339. Denver: Center for Human Caring, University of Colorado Health Sciences Center.

Kopelman, L. M. (1996). Ethical assumptions and ambiguities in the Americans with Disabilities Act. Journal of Medicine and Philosophy, 21 (2), 187–208.

Kyle, T V (1995). The concept of caring: A review of the literature. Journal of Advanced Nursing, 21 (3), 506–514.

Leininger, M. (1980). Caring. A central focus of nursing and health care services. Nursing and Health Care, 1 (3), 135–143.

Leininger, M. (1981). The phenomenon of caring: Importance, research questions, and theoretical considerations. In M. Leininger (ed.), Caring: An essential human need (pp. 3–16). Thorofare, NJ: Charles B. Slack.

Leininger, M. (1988). Introduction. In M. Leininger (ed.), Care: the essence of nursing and health. Detroit: Wayne State University Press.

Levine-Ariff, J. (1990). Preventive ethics: The development of policies to guide decision-making. AACN 1 (1), 169–177.

Levine-Ariff, J., Groh, D. H. (1990). Creating an ethical environment. Baltimore: Williams & Wilkins.

Lifton, R. J. (1986). The Nazi doctors: Medical killing and the psychology of genocide. New York: Basic Books.

Machan, D., Kroll, L. (1996). An agreeable affliction. Forbes, 158 (4), 148–151.

Martin, E. J., White, J. E., Hansen, M. M. (1989). Preparing students to shape health policy. Nursing Outlook, 37 (2), 89–93.

Mayeroff, M. (1971). On caring. New York: Harper & Row.

Miller, M. M., Daley, B. J. (1996). Home health care nursing: There is a difference. Home Health Care Management and Practice, 8 (4), 64–70.

Mills, M. E. (1989). Nursing compensation: The realities of seeking equity. Nursing Economics, 7 (5), 270–272.

Morgan, R. E., Mutalik, G. (1992). Bringing international health back home. Washington, D C: National Council for International Health.

Moros, D. A., Rhodes, R., Baumrin, B., Strain, J. (1991). Chronic illness and the physician-patient relationship: A response to the Hastings Center's «Ethical challenges of chronic illness.» Journal of Medicine and Philosophy, 16 161–181.

Morse, J. M., Bottorff, J., Neander, W, Solberg, S. (1991). Comparative analysis of conceptualizations and theories of caring. Image: The Journal of Nursing Scholarship, 23 (2), 119–126.

Murphy, C. (1985). Nurses' views important on ethical decision team. In A. J. Davis & M. A. Aroskar (eds.), Ethical dilemmas confronting nurses. Washington, DC: American Nurses' Association.

Murphy, J., Gilligan, C. (1980). Moral development in late adolescence and adulthood: A critique and reconstruction of Kohlberg's theory. Human Development, 23, 77–104.

Noddings, N. (1984). Caring A feminine approach to ethics and moral education. Berkeley, CA: University of California Press.

Northoff, G. (1996). Do brain tissue transplants alter personal identity? In adequacies of some «standard» arguments. Journal of Medical Ethics, 22 (3), 174–180.

Oddi, L. F., Cassidy, V R. (1990). Participation and perception of nurse members in the hospital ethics committee. Western, journal of Nursing Research, 12 (3), 307–317.

Olsen, D. (1992). Controversies in nursing ethics: A historical review. Journal of Advanced Nursing, 17, 1020–1027.

O'Neill, E. (1996). An exploratory study of clinical decision making in home health care nursing. Home Healthcare Nurse, 14 (5), 362–368.

Parker, R. S. (1990). Nurses' stories: The search for a relational ethic of care. Advances in Nursing Science, 13 (1), 31–40.

Pike, A. (1991). Moral outrage and moral discourse in nurse-physician collaboration. Journal of Professional Nursing 7 (6), 351–363.

Pohlinan, K. J. (1990). Pain control: Euthanasia or criminal act? AACN, 17 (3), 260–261.

Porter-O'Grady, P (1993). Of mythspinners and mapmakers: 21st century managers. Nursing Management, 24 (4), 52–55.

Purtilo, R. B., Cassel, C. K. (1981). Ethical dimensions in the health professions. Philadelphia: W B. Saunders.

Radsma, J. (1994). Caring and nursing: A dilemma. Journal of Advanced Nursing, 20 (3), 444–449.

Rafael, A. R. E (1996). Power and caring: A dialectic in nursing. Advances in Nursing Science, 19 (1), 3–17.

Reich, W (1991). Commentary: Caring as extraordinary means. Second Opinion, 17 (1), 41–56.

Roberts, M. M., DeWitt, K. (eds.) (May 1929). American Journal of Nursing, frontispiece.

Roth, P A., Harrison, J. K. (1991). Orchestrating social change: An imperative in care of the chronically ill. Journal of Medicine and Philosophy, 16 (3), 343–359.

Scanlon, C., Glover, J. (1995). A professional code for ethics: Providing a moral compass for turbulent times. Oncology Nursing Forum, 22 (10), 1515–1521.

Sietsema, M. R., Spradley, B. (1987). Ethics and administrative decision making. Journal of Nursing Administration, 17 (4), 28–32.

Smolowe, J. (1995). Noble aims, mixed results. Time, 146, 54–55.

Steele, S. (1983). Values clarification in nursing. Norwalk, CT: Appleton-Century-Crofts.

Steppe, H. (1992). Nursing in Nazi Germany. Western Journal of Nursing Research, 14 (8), 744–753.

Styles, M. M. (1993). Macrotrends in nursing practice: What's in the pipeline. Journal of Continuing Education in Nursing, 24 (1), 7–12.

Swider, S., McElmurry, B., Yarling, R. (1985). Ethical decision making in a bureaucratic context by senior nursing students. Nursing Research, 34 (2), 108–112.

Thorne, S. E. (1991). Constructive noncompliance in chronic illness. Holistic Nursing Practice, 5 (l), 62–69.

Victor, B., Cullen, J. (1987). A theory and measure of ethical climate in organizations. Research in Corporate Social Performance and Policy, 9, 51–71.

Victor, B., Cullen, J. (1988). The organizational bases of ethical work climates. Administrative Science Quarterly, 33, 101–125.

Walker, M. U. (1993). Keeping moral space open: New images of ethics consulting. Hastings Center Report, 23 (2), 33–40.

Watson, J. (1988). Human science and human care: A theory for nursing. New York: National League for Nursing.

White, G. B. (ed.) (1992). Ethical dilemmas in contemporary nursing practice. Washington, D C: American Nurses' Publishing.

Whitley, G. G. (1991). Noncompliance: An update. Issues in Mental Health Nursing, 12, 229–238.

Wilson, H. S., Kneisl, C. R. (1992). Psychiatric nursing (4th ed.). Menlo Park, C A: Addison-Wesley.

Winslow, B. J., Winslow, G. R. (1991). Integrity and compromise in nursing ethics. Journal of Medicine and Philosophy, 16 (3), 307–323.

Witt, P (1983). Notes of a whistleblower. American Journal of Nursing, 83 (12), 1649–1651.

Wurzbach, M. E. (1990). The dilemma of withholding or withdrawing nutrition. Image: Journal of Nursing Scholarship, 22 (4), 226–230.

Yarling, R. R., McElmurry, B. J. (1986). The moral foundation of nursing. Advances in Nursing Science, 8 (2), 63–73

Kapitel 20

Case Management in der Pflege

Judith Papenhausen •
Socorro Escandon-Domiguez • Cathy Michaels

20.1 Einleitung

Eine der größten Herausforderungen, die sich dem Pflegepersonal im heutigen repressiven ökonomischen Klima stellt, ist die Entwicklung und Förderung proaktiver, innovativer und erfolgreicher pflegerischer Interventionen, die auf wissenschaftlich fundierten Theorien beruhen und sich gleichzeitig als kosteneffektiv und ergebniswirksam erweisen. Die derzeit maßgebliche treibende Kraft im Gesundheitswesen ist die Kostendämpfung, was zu immer mehr Einschränkungen in der Kostenerstattung von privater und staatlicher Seite führt.

Die Auswirkungen der gegenwärtigen, auf Kosteneffizienz ausgerichteten Gesundheitspolitik, wie zum Beispiel die Reduktion der stationären Verweildauer und Kürzungen im Bereich der Kostenerstattung für Gesundheitsdienste, sind Gegenstand heftiger Diskussionen. Die Maßnahmen zur Kostendämpfung wurden ohne Berücksichtigung vorliegender Forschungsergebnisse durchgeführt und haben eine Umstrukturierung der Verteilung von Gesundheitsleistungen zum Nachteil von Menschen mit sich gebracht, die sich deren Bezahlung aus eigener Tasche am wenigsten leisten können (Pegels, 1988; Strumpf & Knibbe, 1990). Bei der Umsetzung dieser Maßnahmen wurde auch wenig Verständnis für ihre Auswirkungen auf ältere Menschen und chronisch Kranke an den Tag gelegt (Ware et al., 1996). Nicht selten werden gerade sie noch während der Erholungs- und Wiederherstellungsphase aus Einrichtungen der Akutversorgung entlassen. Doch ist es gerade der labile Gesundheitszustand dieser gefährdeten Klientengruppen, der regelmäßige Überwachung und häufige Interventionen erforderlich macht, um die ansonsten nötigen wiederholten Krankenhauseinweisungen weitgehend vermeiden zu können.

Zu den Maßnahmen zur Kostensenkung gehören zunehmend auch die frühzeitige Überweisung des Klienten an erweiterte Pflegeeinrichtungen oder die Entlassung nach Hause ohne Berücksichtigung der Frage, ob eine häusliche Versorgung durch pflegende Angehörige oder ambulante Pflegedienste gewährleistet ist. Überdies werden solche Maßnahmen häufig in die Wege geleitet, noch bevor ein umfassender Betreuungsplan erstellt worden ist, auf dessen Grundlage ein Netzwerk aus Gesundheitsfachleuten und -diensten organisiert werden kann, das die gesundheitlichen Bedürfnisse der Klienten abdeckt (Ellis & Hartley, 1988; Graham, 1989; Olivas et al., 1989 a, 1989 b; Zander, 1990 a).

Die Trends zur Kostendämpfung haben die Entwicklung von Managed Care- und Case Management-Systemen in der Gesundheitsversorgung vorangetrieben. Chronisch kranke Klienten benötigen wegen der Vielfalt ihrer Bedürfnisse und der Komplexität der bestehenden Versorgungssysteme in ganz besonderem Maße professioneller Anleitung bei Koordination, Durchführung und Evaluierung ihrer

Betreuungspläne. Diese Situation führte zur Herausbildung der Funktion des pflegerischen Case Managers oder Fallmanagers und zur Entwicklung von Case Management-Modellen in der Pflege, um bestimmte Klientengruppen versorgen zu können (Bower, 1992; Ethridge & Lamb, 1989; Olivas et al., 1989a; Shipp & Jay, 1988; Zander, 1988a).

20.1.1 Managed Care und Case Management

«Managed Care» und «Case Management» (Fallmanagement) sind die neuen «Modewörter» in der Akutversorgung (Faherty, 1990; Knollmueller, 1989). In der Literatur werden diese Begriffe häufig synonym verwendet, da beide Verfahren auf ähnliche Weise zur Kostenbegrenzung führen und an klientenbezogenen Ergebnissen ausgerichtet sind. Hinsichtlich ihrer operationalen Merkmale allerdings unterscheiden sie sich deutlich.

«Managed Care»

Der Begriff «Managed Care» bezieht sich im weiteren Sinn auf ein System der Gesundheitsversorgung, bei dem Drittzahler ihre Zustimmung erklären, einen vorab festgelegten Geldbetrag an die Leistungserbringer zu bezahlen. Diese erklären sich ihrerseits einverstanden, die notwendige und angezeigte Gesundheitsversorgung für eine Gruppe von Einzelpersonen und/oder Einrichtungen zu erbringen. Etheredge (1989, S. 3) gibt aus der Sicht der Akutversorgung folgende Definition von «Managed Care»:

> Das Kernelement von Managed Care ist die Organisation einer auf Patientengruppen ausgerichteten Versorgung, so dass innerhalb eines finanzpolitisch vertretbaren zeitlichen Rahmens (Aufenthaltsdauer) bestimmte patientenbezogene Ergebnisse erreicht werden können und die Ressourcen (in Aufwand und Abfolge) entsprechend dem jeweiligen Falltyp und Patienten zum Einsatz kommen.

Mit anderen Worten: Bei Managed Care handelt es sich um ein Verfahren, das sich auf eine Vielzahl von Situationen anwenden lässt und in der Regel auf interdisziplinärer Zusammenarbeit beruht. Dadurch ergibt sich, ungeachtet des jeweiligen Erbringers der Gesundheitsleistungen, eine auf Patientengruppen ausgerichtete, kosteneffektive und qualitätsorientierte Versorgung (Cohen & Cesta, 1993; Etheredge, 1989). Im Rahmen eines Managed Care-Systems werden die durchschnittlichen Kostenstrukturen und Versorgungsergebnisse für einen spezifischen Falltyp (z. B. akuter Myokardinfarkt oder koronarer Bypass) während einer zu erwartenden Aufenthaltsdauer bestimmt. Diese Informationen bilden die Grundlage für die Extrapolation von Daten über interdisziplinäre Kosten und klinische Parameter, welche dann zur Überwachung des Fortschritts beliebiger Patienten genutzt werden können.

Ein Managed Care-System, das seiner sozialen Verantwortung gerecht wird, sollte folgende acht Eigenschaften aufweisen (Showstack et al., 1996):

1. Aufnahme eines repräsentativen Anteils der Gesamtbevölkerung, die innerhalb des geographischen Einzugsgebiets des Systems wohnt.
2. Erkennen und Nutzen von Möglichkeiten zur Verbesserung der Gesundheit in der Gemeinde.
3. Beteiligung an der Datenvernetzung und am Datenaustausch innerhalb der Gemeinde.
4. Veröffentlichung von Informationen über die finanzielle Leistungsfähigkeit und die Beiträge zum Gemeinschaftswohl.
5. Umfassende Beteiligung von Gemeindemitgliedern an der Kontroll- und Hierarchiestruktur des Systems.
6. aktive Mitwirkung an der gesundheitsbezogenen Infrastruktur.
7. zweckdienliche Zusammenarbeit mit akademischen Gesundheitszentren, Gesundheitsämtern und anderen Bestandteilen des öffentlichen Gesundheitswesens.

8. Engagement für die Förderung der Gesundheit in der Gemeinde und für Maßnahmen zur Prävention von Krankheiten.

Managed Care wird entweder von einem Leistungserbringer des Systems selbst oder von einem externen, vertraglich verpflichteten Leistungsanbieter zu einem vereinbarten, in der Regel vergünstigten Satz erbracht, der für jeden Nutzungsberechtigten festgelegt wird (Cline, 1990; Grinnell, 1989; Halamandaris, 1990; Hereford, 1990; Olivas et al., 1989a). Durch dieses Verfahren, die Abrechnung über sogenannte Einzelfallpauschalen, geht das finanzielle Risiko der Gesundheitsversorgung von den Krankenversicherungen auf die jeweiligen Leistungsanbieter über, was maßgeblich zur Umwandlung einer aufgesplitterten, wenn auch umfassenden Versorgung in Systeme beiträgt, die sich an Versorgungskontinua orientierten.

Bei einem Versorgungskontinuum kann es sich um die zu Hause praktizierte Gesundheitsförderung und Krankheitsprävention handeln, aber auch um die Versorgung in wohnortnahen Gesundheitszentren der Gemeinde, oder um die medizinische Grund-, Akut- oder Langzeitversorgung. Um finanziell machbar zu sein, zwingt die Einzelfallerstattung zur frühzeitigen Feststellung der Gesundheitsbedürfnisse und zum Management des Gesundheitsrisikos. Wenn das System der Versorgungskontinua erfolgreich sein soll, müssen sich alle am Versorgungsnetzwerk beteiligten pflegerischen und medizinischen Leistungserbringer über das gemeinsame Vorgehen einig sein, was insbesondere für die Entwicklung und Unterstützung von Selbstversorgungstechniken gilt, die für das Wohlbefinden des Klienten und die Früherkennung von Krankheiten wichtig sind.

Auswirkungen von Managed Care
Das Prinzip der Managed Care hat in den USA auf breiter Basis Anklang gefunden, und jährlich steigt die Zahl der Mitglieder von Managed Care-Systemen. Dies stellt das Fachpersonal vor die Herausforderung, Ergebnisse von zumindest gleicher Qualität zu erzielen und dennoch die Kosten in Grenzen zu halten. Viele Dienste der Akutversorgung, die ihre Leistungen früher stationär erbrachten, haben sich mittlerweile auf ambulante Versorgung umgestellt. So berichtet Robinson (1996), dass in einem kalifornischen Krankenhaus besonders in Bereichen mit einem hohen Managed Care-Anteil die stationären akuten Versorgungsleistungen abnahmen, die ambulante und subakute Versorgung jedoch zunahm. Robinson ist überzeugt, dass «konzeptuell sorgfältig unterschieden werden sollte zwischen der Funktion des Krankenhauses als Einrichtung für stationäre Dienstleistungen und der Funktion des Krankenhauses als soziale und wirtschaftliche Institution.» Krankenhäuser verfolgen laut Robinson Strategien der «vertikalen Integration mit dem Ziel, das gesamte Versorgungskontinuum der Gemeinde in sich zu vereinigen und zu kontrollieren» (Robinson, 1996, S. 1063).

Die Grundlage von Managed Care bilden die Gesetzmäßigkeiten der Ökonomie. Damit ein solches System finanziell bestehen kann, ist es nötig, dass die Patienten ihre Erwartungen, Ansprüche und Bedürfnisse zurücknehmen. Gleichzeitig muss gesellschaftliches Bewusstsein für die Grenzen der Gesundheitsversorgung geschaffen werden. Nach Riggs (1996) würde ein solcher Wandel zur wirtschaftlichen Stabilität beitragen. Genau diese Dichotomie aber zwischen den gesundheitlichen Belangen des einzelnen und den Belangen der Nationalökonomie stellt die größte Herausforderung für die heutigen Leistungserbringer dar – die medizinischen und pflegerischen Fachkräfte.

Anforderung an die Konsumenten
Managed Care stellt auch große Anforderungen an die Konsumenten, denn dadurch wird die Art und Weise verändert, wie man sich um sie kümmert. Die Klienten waren seit jeher an ein Gesundheitssystem gewöhnt, das auf die Bedürfnisse des einzelnen einging. Managed Care und die Abrechnung über Einzelfallpauschalen erfordern jedoch eine Verlagerung des Blickpunktes, nämlich weg von Einzelpersonen und hin zu bestimmten Patientenpopulationen. Dadurch aber werden aus Gründen des Kostenmanagements die Wahlmöglichkei-

ten des einzelnen Klienten hinsichtlich seiner Versorgung eingeschränkt, und zwar durch die Notwendigkeit der Kostendeckung, den Standort der Klinik und Zuzahlungen aus eigener Tasche. Außerdem finden Gesichtspunkte wie Zugang zu Leistungen, Qualität der Versorgung oder die Bevorzugung bestimmter Fachleute durch den Klienten keine Berücksichtigung (Christianson et al., 1995).

Die Ansätze zur Versorgung von Patientenpopulationen konzentrieren sich auf Programme und Leistungen zur Prävention von Krankheiten oder zur Vermeidung ihres Fortschreitens, zum Beispiel auf Maßnahmen zur Verbesserung der Gesundheit und des Wohlbefindens. Deswegen werden Systeme der Risikoerkennung aufgebaut, um jede Einzelperson entsprechend ihrer Erkrankung und ihres Funktionsstatus bestimmten Populationen zuordnen zu können. Showstack und Mitarbeiter (1996) machten geltend, dass ein solches System in der Lage sein sollte, nicht nur die individuelle Versorgung seiner Mitglieder zu sichern, sondern auch Programme und Aktivitäten in Erwägung zu ziehen, die breitere Patientenpopulationen ansprechen. Anders ausgedrückt bedeutet dies: Obwohl die Konsumenten weiterhin Termine mit einem bestimmten Anbieter der medizinischen Grundversorgung vereinbaren, werden sie voraussichtlich häufiger Notfalldienste in Anspruch nehmen und wesentlich mehr Leistungen benötigen, die auf Prävention, Früherkennung und Risikominderung ausgerichtet sind (Marwick, 1996).

Durch moderne Managed Care-Systeme ist es möglich, das Ungleichgewicht zwischen Einzelpersonen und Patientenpopulationen in unserem Gesundheitssystem zu korrigieren. In vielen Gemeinden unterhalten Managed Care-Systeme wichtige Beziehungen zu maßgeblichen Kreisen wie Beamten des öffentlichen Gesundheitswesens, Ärzten, Krankenhäusern, Arbeitgebern und Konsumentenvereinigungen, was sie in die Lage versetzt, als Katalysator oder Change Agent in der Gemeinde zu fungieren (Showstack et al., 1996).

«Case Management» (Fallmanagement)

Case Management ist eine Form des Versorgungsmanagements. Beide sind für eine leicht zugängliche, hochwertige und kostengünstige Gesundheitsversorgung unverzichtbar. Beim Fallmanagement übernimmt eine einzelne Fachkraft die Versorgung einer Einzelperson oder einer bestimmten Patientenpopulation über alle Bereiche der Gesundheitsversorgung hinweg. Sie arbeitet zum Zweck der Festlegung von Zielen mit anderen Mitgliedern des Gesundheitsteams zusammen, verschafft Zugang zu Ressourcen und überwacht deren Nutzung. Der Fallmanager stellt gemeinsam mit dem Klienten dessen spezifische Bedürfnisse fest und übernimmt die Koordination aller pflegerischen, medizinischen und paramedizinischen Leistungen im Gesamtbereich des Versorgungskontinuums. Damit soll eine qualitativ hochstehende und kosteneffiziente Gesundheitsversorgung erreicht werden (Etheredge, 1989; Zander, 1990; Weydt, 1997; Zerull, 1997). Mit anderen Worten: Das Case Management ist für eine Einzelperson genau das, was das Versorgungsmanagement für eine bestimmte Patientenpopulation darstellt.

Etheredge (1989, S. 2) bietet folgende Definition von Case Management an:

> Case Management ist ein System der Patientenversorgung, das darauf ausgerichtet ist, Ergebnisse innerhalb eines vertretbaren Zeitraums und unter gebührendem Einsatz von Ressourcen zu erzielen. Case Management umfasst den Gesamtverlauf der Krankheit und zieht sich durch alle Bereiche, in denen der Patient gesundheitlich versorgt wird.

Case Management bietet Kontinuität in der Klientenversorgung, und zwar durch die Verknüpfung der Aufgaben einzelner Fachleute und Abteilungen sowie durch die Koordination ärztlicher Anweisungen (z. B. Medikamentengabe, Verbandwechsel, Labortests usw.). Bei chronischen Krankheiten erstreckt sich das Fallmanagement auch auf Interventionen zur Verbesserung der Selbstversorgungskompetenz oder der familiären Pflegeressourcen, um akute Verschlimmerungen oder kostenaufwendigere Krankenhauseinweisungen zu vermeiden (Zander, 1990 b). Dienstleistungsmanagement

(«Service Management»), Leistungskoordination («Care Coordination») und Versorgungsmanagement («Care Management») sind Begriffe, die alternativ für «Case Management» benutzt werden können (ANA, 1988; Bower, 1992).

Case Management in der Pflege

Die Mehrzahl der Definitionen des pflegerischen Case Management umfassen folgende fünf Punkte:

1. Einsatz eines pflegerischen Fallmanagers zur Erkennung von Hochrisiko- bzw. kostenintensiven Patienten
2. Durchführung eines Gesundheits-Assessments
3. Planung der Gesundheitsversorgung zugunsten einer Qualitätsverbesserung und Steigerung der Effektivität
4. Beschaffung, Erbringung und Koordination von Dienstleistungen
5. Überwachung der Gesamtversorgung zu Sicherstellung optimaler Ergebnisse (ANA, 1988; Bower, 1992; Desimone, 1988; Ethridge & Lamb, 1989; Knollmueller, 1989; McKenzie et al., 1989; Olivas et al., 1989a, 1989b; Shipp & Jay, 1988; Zander, 1988a, 1988b).

Kernelement der pflegerischen Fallmanagement-Modelle ist die Prämisse der Vermittlung von Dienstleistungen.

Das Case Management in der Pflege ist bislang als «ein System, eine Funktion, eine Technologie, ein Prozess und eine Dienstleistung» definiert worden (Bower, 1992, S. 4). Faherty (1990) führt an, dass das «Fallmanagement einen erweiterten Pflegeprozess darstellt, der operationalisiert worden ist» (S. 20). Diese Ansicht wird auch von Zander (1990a) vertreten, der den formellen Pflegeprozess als «direkt analog zum Prozess des Fallmanagements» beschreibt (S. 201). Nach Zander (1988b) ist «pflegerisches Case Management sowohl Modell als auch Technik zur Neugestaltung des klinischen Produktionsprozesses mit der Funktion, das Kosten-Qualitäts-Verhältnis zu verbessern. Es baut auf dem Konzept der Managed Care und der in der Bezugspflege vorhandenen Verantwortungsbereitschaft auf» (S. 503).

Ziele des Case Management in der Pflege

In zahlreichen pflegerischen Case Management-Modellen steht die Pflegefachkraft dem Klienten in Akuteinrichtungen und/oder zu Hause zur Seite und leistet Überleitungs- oder Langzeitpflege. Hauptziele aller Case Management-Modelle in der Pflege sind:

- Optimierung der allgemeinen Selbstpflegekompetenz des Klienten und Verbesserung der einzelnen Fähigkeiten zur Selbstversorgung
- Verbesserung der Lebensqualität des Klienten, Stärkung des Gefühls von Autonomie und Selbstbestimmung
- Unterstützung des Klienten bei der Anpassung an den veränderten Gesundheitszustand und dessen Handhabung, sowie Hilfestellung im Umgang mit den jeweiligen Krankheitssymptomen
- Befähigung des Klienten und seiner Familie zur praktischen Umsetzung eines komplexen Versorgungsplans mit Hilfe einer interaktiven Beziehung zum pflegerischen Fallmanager, der eine anleitende und unterstützende Funktion innehat
- Krankenhauseinweisungen und Begrenzung der Kosten der Gesundheitsversorgung
- Erbringung einer qualitativ hochstehenden Gesundheitsversorgung entlang eines Versorgungskontinuums mit gering gehaltener Aufsplitterung der Dienstleistungen.[1]

Das Erreichen dieser Ziele ist besonders wichtig, um die nachteiligen psychosozialen Auswirkungen chronischer Krankheit auf die Fähigkeit des Klienten abzuschwächen, sich an den veränderten Gesundheitszustand anzupassen. Chronisch Kranke müssen in vielen Fällen ihre Lebensmuster nach der Krankheit ausrichten, damit ihnen eine wirksame Selbstversorgung möglich ist und

---

[1] Diese Liste wurde zusammengestellt aus: Amerikanischen Berufsverband für Pflegefachkräfte (ANA, 1988), Bower (1992), und Shipp & Jay (1988).

sie die unweigerlich und häufig auftretende Verschlimmerung der Beschwerden unter Kontrolle bringen können.

Case Management in der Pflege und chronische Krankheit

Von der Fachwelt wird allgemein anerkannt, dass es bei akuten, episodisch auftretenden Gesundheitsproblemen im Vergleich zu chronischen Krankheiten wesentliche Unterschiede in den Krankheitsmustern, kennzeichnenden Merkmalen und Behandlungszielen gibt, (Lubkin, 1995). Um bei chronisch kranken Klienten ein Höchstmaß an Funktionsfähigkeit zu erreichen und die Selbstversorgungsaktivitäten zu fördern, ist verstärkte professionelle Überwachung und unterstützende Pflege erforderlich (Cluff, 1981).

In unserem derzeitigen Gesundheitssystem dominiert das akute oder biomedizinische Krankheitsmodell, das als Endergebnis medizinischer Bemühungen eine Heilung im Sinne einer vollständigen Wiederherstellung der Gesundheit anstrebt. Das medizinisch-pflegerische Fachpersonal übernimmt dabei die Verantwortung für die Durchführung der Versorgung und ist in erster Linie in Institutionen der Akutversorgung tätig. Doch dieses Krankheitsmodell ist für Klienten mit chronischer Krankheit zu kostenintensiv und erweist sich in diesen Fällen letztlich als ineffektiver Ansatz. Schon alleine das Wesen der chronischen Krankheit erfordert ein hohes Maß an Eigenverantwortung des Patienten für die alltägliche erfolgreiche Handhabung seines Leidens (Mazzuca, 1982).

Für ein wirksames Management chronischer Krankheiten ist die Koordination einer ganzen Reihe verschiedener Gesundheitsfachleute und -dienste notwendig, die auf gemeinsame Ziele hinarbeiten (ANA, 1988; Bower, 1992). Immer mehr Pflegefachkräfte nehmen bei ausgewählten Patientenpopulationen die Funktion des Fallmanagers ein. Die Zielpopulationen für das Fallmanagement in der Pflege sind Personengruppen wie chronisch Kranke oder Behinderte, bei denen erhebliche Gefahr besteht, dass sie komplexe, anhaltende Gesundheitsprobleme entwickeln, die wiederum breit gestreute und sehr aufwendige Behandlungen erfordern (ANA, 1988; Bower, 1992).

Geschichtliche Entwicklung der Case Management Modelle

Die Fachwelt ist geteilter Meinung hinsichtlich der Frage, ob das Konzept des Case Management ursprünglich im Bereich der Psychiatrie oder der Sozialarbeit entstanden ist (Applebaum & Wilson, 1988). Folgt man Grau (1984), liegt das Verdienst bei der Psychiatrie. Nach dem zweiten Weltkrieg wurde zur Beschreibung des Prozesses der gemeindenahen Betreuung entlassener Psychiatriepatienten der Begriff der Kontinuität der Versorgung geprägt (Harris & Bergman, 1988). In den sechziger Jahren wurde auf diesen Ansatz zurückgegriffen, um geistig behinderten Klienten den Zugang zu den Gesundheitsdiensten zu ermöglichen und die Leistungserbringung zu beschleunigen (Simpson, 1982).

Andererseits behauptet Kemp (1981), dass sich das Case Management aus der Praxis von Sozialarbeitern heraus entwickelt habe, die in der Rehabilitation tätig waren und erkannt hatten, wie wichtig es ist, dass eine umfassend zuständige Person sich um die vielfältigen Bedürfnisse Behinderter kümmert. Anfang der fünfziger Jahre, so Kemp, hatte sich die Funktion des Rehabilitationsberaters in der beruflichen Rehabilitation als eigenständiger, von der Sozialarbeit getrennter Tätigkeitsbereich herausgebildet. Er führt weiter aus, dass es sich dabei um den einzigen Beruf im Sozialwesen handle, dessen Praxisfeld im Case Management verankert sei. Nach Applebaum und Wilson (1988) hat das Case Management seine Wurzeln in der Sozialarbeit sowie in der gemeindegestützten Gesundheitsversorgung und den dazugehörigen Gesundheitsdiensten.

Die von der US-amerikanischen Bundesregierung verfügte Kostenbegrenzung hat in den letzten beiden Jahrzehnten zur Entstehung von Case Management-Modellen im Bereich der gemeindlichen und der Akutversorgung geführt (Simpson, 1982). Mit der Einführung des prospektiven Medicare-Kostenerstattungssystems in den achtziger Jahren, das aus einem Patientenklassifikationssystem nach Diagnosegruppen («Diagnostic Related Groups») besteht, wurde die Dauer des Krankenhausaufenthaltes begrenzt und der Anreiz für das Wachstum auf dem Markt der ambulanten Gesundheitsversorgung geschaffen. Seit der Einführung dieses Abrechnungssystems sind die ambulant versorgten Patienten nach Beendigung einer Akutversorgung kränker und haben komplexere pflegerische Bedürfnisse (Graham, 1989), so dass der Schwerpunkt des Fallmanagements auf Leistungen mit hoher wirtschaftlicher Effizienz liegt (Giuliano & Poirier, 1991).

Im gleichen Zeitraum stellte die amerikanische Finanzbehörde für das Gesundheitswesen («Health Care Financing Administration») zusammen mit einzelstaatlichen Behörden finanzielle Mittel für Modellprojekte im Bereich gemeindenaher Case Management-Dienste für ältere Menschen bereit (Capitman et al., 1986; Grau, 1984). Gegen Ende der neunziger Jahre wurden Fördermittel für eine multiplexe nationale Studie über Langzeitversorgung («National Long-Term Care Channeling Project Study») zur Verfügung gestellt. Aufgabe der Studie war es, zu überprüfen, inwieweit Case Management-Modelle in der gemeindenahen Versorgung in der Lage sind, älteren Menschen kosteneffiziente häusliche Dienstleistungen zur Verfügung zu stellen und dadurch der Institutionalisierung vorzubeugen (Cacagano & Kemper, 1988).

Ebenfalls während der achtziger Jahre wurde die Finanzierung der psychiatrischen Gesundheitsversorgung in ein Einzelfallerstattungssystem umgewandelt, was zur Entlassung tausender Patienten mit chronischen psychischen Störungen führte (Harris & Bergman, 1989; Lamb, 1980; Schwartz et al., 1982). Diese Veränderung trieb die Entwicklung gemeindegestützter Programme für die gesundheitliche Versorgung dieser Patientenpopulation voran, wobei die Betroffenen ohne die Unterstützungsdienste des Case Management in den Gemeinden vermutlich nicht überlebt hätten (Deitchman, 1980). Die Fallmanager, die sich um diese Patienten bemühten, stammten aus vielen Disziplinen, einschließlich Sozialarbeit, beruflicher Rehabilitation, Psychologie und Krankenpflege (Bachrach, 1989; Bond et al., 1989; Fareillo & Scheidt, 1989; Kanter, 1989; Lamb, 1980; Schwartz et al., 1982).

Diese frühen Projekte sind Beispiele für den erstmaligen Einsatz von Pflegekräften in der spezifischen Funktion des Fallmanagers (Grau, 1984; Shipp & Jay, 1988). Knollmueller (1989) und andere (ANA, 1988) führen jedoch das Argument an, dass das Fallmanagement von seinem Grundsatz her schon Jahre zuvor von Gesundheitsschwestern praktiziert worden sei.

Die Entwicklung und der Einsatz von pflegerischen Case Management-Modellen fand in den späten achtziger Jahren weite Verbreitung, und einige verfolgten den Zweck, die Versorgungspraxis für eine Vielzahl verschiedener Klientenpopulationen mit unterschiedlichstem Versorgungsbedarf zu organisieren und zu überwachen (Del Bueno & Leblanc, 1989; Knollmueller, 1989; Stillwaggon, 1989). Bei manchen davon handelt es sich um Modelle, die sich auf die Gesundheitsversorgung in der Gemeinde konzentrieren. Dazu gehören beispielsweise das Pflegezentrums-Modell für Langzeitpflege und -betreuung älterer Menschen (ANA, 1988; Bower, 1992; Dolson & Richards, 1990; DuBois, 1990; Igou et al., 1989; Miller, 1990) und die Modelle der ambulanten Gesundheitsversorgung (Jones et al., 1990), die auf bereits bestehenden häuslichen Pflegediensten und dem Vorhandensein von Gemeindeschwestern aufbauen, um die Kontinuität der Versorgung gemäß der Entlassungsplanung sicherzustellen. Andere, wie etwa Modelle der «Health Maintenance Organizations» (HMOs) (Abrahams, 1990; ANA, 1988; Bower, 1992) und der Versicherungen (Bower, 1992; Henderson & Collard, 1988; Henderson et al., 1987; Henderson & Wallack, 1987; Knollmueller, 1989) nutzen das Case Management bei kostenintensiven Klienten mit schwerwiegenden Krankheiten oder Verletzungen sowie bei Klienten mit Bedarf an Dauerpflege oder ambulanter Überleitungspflege. Institutionelle Case Management-Modelle der Langzeitversorgung kommen bei älteren Personen in Pflegeheimen (Putney et al., 1990) sowie in der Rehabilitation und bei Bedarf an erweiterter Versorgung zur Anwendung (Blake, 1991; Loveridge et al., 1988).

Einige Akutpflegemodelle wurden für spezielle Klientenpopulationen entwickelt, wie beispielsweise für Säuglinge mit niedrigem Geburtsgewicht (Brooten et al., 1988; Mazoway, 1987), Teenager mit Hochrisiko-Schwangerschaft (Combs & Rusch, 1990; Korenbrot et al., 1989) und AIDS-Kranke (ANA, 1988; Bower, 1992; Littman & Siemsen, 1989). Andere Akutpflegemodelle können auf eine größere Bandbreite von Klienten angewandt werden (Bower, 1992; Ethridge & Lamb, 1989; Del Togno-Armansco et al., 1989; Zander, 1988 a, 1988 b).

Sämtliche Modelle des Case Management in der Pflege halten das, was sie versprechen, nämlich Kostenreduktion bei gleichzeitig hoher Pflegequalität. Dank der vermittelnden und kontrollierenden Funktion des pflegerischen Fallmanagers wurden die Aufsplitterung der Dienste über mehrere Behandlungsbereiche reduziert, die Koordination von Behandlungsplänen verschiedener Gesundheitsexperten verbessert und unangebrachte Krankenhausaufenthalte vermieden (ANA, 1988; Bower, 1992; Ethridge, 1991; Ethridge & Lamb, 1989; McKenzie et al., 1989; Rogers et al., 1991; Zander, 1988 b).

20.1.2 Qualifikationsmerkmale des pflegerischen Fallmanagers

Die Funktion des pflegerischen Fallmanagers wird durch die Befundlage in hohem Maße legitimiert. In der sozialpolitischen Erklärung des amerikanischen Berufsverbandes für Pflegefachkräfte, dem «Nursing Social Policy Statement» (ANA, 1980) heißt es, dass ein angestrebtes Ergebnis pflegerischer Intervention darin liege, in physiologischer, psychologischer und soziokultureller Hinsicht ein Umfeld zu schaffen, das es den Klienten ermöglicht, ihre Gesundheit wiederzuerlangen oder zu erhalten. Zander (1990 a) schließt aus der Gleichartigkeit von Fallmanagement-Prozess und Pflegeprozess, dass Pflegekräfte ideal für die Position des Fallmanagers geeignet sind. Ferner können sie,

so Zander, auch wegen der über lange Zeiträume hinweg aufgebauten engen Beziehung zu Klienten und deren Familien ein effektives Case Management leisten.

Viele Autoritäten auf dem Gebiet des Gesundheitswesens sind der Ansicht, dass Pflegekräfte hervorragend als Fallmanager für Klienten mit akuten und chronischen physiologischen Gesundheitsproblemen geeignet sind, da gerade sie ein breitgefächertes Allgemeinwissen über die physiologischen und psychosozialen Facetten bestimmter Krankheiten mitbringen. In der Praxis tätige Pflegekräfte verfügen über Erfahrungen im Assessment, in der Diagnosestellung und im Umgang mit Patientenreaktionen auf Krankheit und Behinderung. Zudem waren sie im Laufe ihrer beruflichen Tätigkeit an der Durchführung und Überwachung ärztlicher Anweisungen im Rahmen der Akutversorgung und der Versorgung auf Gemeindeebene beteiligt (Bower, 1992; Cronin & Maklebust, 1989; Ethridge & Lamb, 1989; Grau, 1984; Leclair, 1991; Mundinger, 1984; Zander, 1990 b). Nach der Analyse von Ähnlichkeiten und Unterschieden bei Fallmanagern in Programmen der gemeindenahen Langzeitversorgung in New York kam Grau (1984, S. 374) zu dem Schluss, dass «es ausschließlich die pflegerischen Fallmanager waren, die Entscheidungen bezüglich des Fallmanagements trafen und gleichzeitig sowohl die gesundheitsbezogenen als auch die sozialen Dienstleistungen erbrachten oder koordinierten.»

Ausbildung pflegerischer Case Manager (Fallmanager)

Fallmanager benötigen Kenntnisse und Fertigkeiten in drei allgemeinen Bereichen: klinisches Fachwissen in bezug auf die Gesundheitsbedürfnisse des Klienten, Feststellung der Klientenressourcen und Verhandlungsführung mit Gesundheitsdiensten sowie Umsetzung der einzelnen Schritte des Case Management-Prozesses. Es besteht allgemeiner Konsens darüber, dass zu diesem Prozess das Assessment sowie die Planung und Überwachung der pflegerischen Versorgung gehören (Applebaum & Wilson,

1988; Le Clair, 1991; Parker & Secord, 1988; Weil, 1985). Pflegerische Fallmanager sollten eine akademische Ausbildung und Erfahrungen in der klinischen Praxis aufweisen (Ethridge & Lamb, 1989; Fondiller, 1991; Graham, 1989; Henderson & Wallack, 1987; Rogers et al., 1991).

Die Schwerpunktverlagerung von der Akutversorgung auf die gemeindegestützte Versorgung ist «weitaus mehr als nur ein Wechsel des Ortes ... sie verlangt neue Wege des Denkens, eine andere Ausbildung der Fachkraft, verbesserte, auf Zusammenarbeit ausgerichtete Strukturen und eine umfassendere Konzentration auf das Zusammenwirken aller Teile des Systems» (Lamb, 1995). Einige Universitäten haben ständige Ausbildungsprogramme mit Schwerpunkt auf dem gemeindegestützten Case Management bei älteren Personen eingerichtet (Walstedt & Blaser, 1986). Darüber hinaus steigt die Zahl der Ausbildungsgänge mit graduiertem Abschluss, deren Lehrpläne unter anderem folgende Inhalte anbieten: Konzeptionen der Gesundheitsversorgung auf Gemeindeebene, Fallmanagement, medizinisch-chirurgische Krankenpflege, Klienten-Familien-Assessment, gesundheitsbezogene Edukation und Koordination von Gesundheitsdiensten.

20.2 Pflegerische Case Management-Modelle

Die Entwicklung und Anwendung von pflegerischen Case Management-Modellen lässt sich in der US-amerikanischen Pflegefachliteratur seit den späten achtziger Jahren nachvollziehen. Neben der Erörterung von Qualifikationsmerkmalen pflegerischer Fallmanager, allgemeinen Zielen verschiedener Modelle und Richtlinien zu deren Umsetzung finden sich Ausführungen über den Prozess des pflegerischen Fallmanagements in verschiedenen Bereichen der Pflege, weitgefasste Zielsetzungen und klientenbezogene Pflegeergebnisse. Viele dieser Modelle fanden bereits in der Praxis Anwendung, noch bevor sie systematisch erforscht waren, um ihre jeweiligen finanztechnischen und klientenbezogenen Effekte zu überprüfen. Ende der achtziger Jahre jedoch zog die Forschung allmählich nach und begann, die Auswirkungen von Case Management-Modellen in der Pflege zu dokumentieren.

Auch wenn die verschiedenen Modelle, die sich bislang herausgebildet haben, die gleichen allgemeinen Ziele verfolgen, gibt es doch Unterschiede hinsichtlich ihres Schwerpunkts und der genauen Funktion des pflegerischen Fallmanagers, was auf verschiedenartige Klientenpopulationen sowie Unterschiede institutioneller und organisatorischer Art zurückzuführen ist.

20.2.1 Gemeindegestütztes Case Management

Von allen Case Management-Programmen wurden die gemeindegestützten Modelle für Langzeitklienten am frühesten und gleichzeitig am strengsten überprüft. Diese Modelle wurden für verschiedene Gruppen von Hochrisiko-Patienten entwickelt; der Schwerpunkt lag im Wesentlichen auf der Vermittlung und Überwachung von Versorgungsleistungen in der häuslichen Umgebung oder im Rahmen einer Langzeitversorgung. Im allgemeinen sind Klienten, die ein gemeindegestütztes Case Management benötigen, älter oder chronisch krank, oder es handelt sich um Patienten im Endstadium einer Krankheit.

Bei einigen gemeindegestützten Modellen, wie etwa dem sozial-pflegerischen HMO-Modell[2], liegt der Schwerpunkt ausschließlich auf der Langzeitversorgung älterer Menschen. Medicare-Versicherte über 65 sind freiwillig versichert und erhalten alle von Medicare abgedeckten Leistungen, wozu auch ein erweitertes Langzeitversorgungspaket gehört, das eine qualifizierte Pflegeheimversorgung und ambulante Betreuung umfasst. Fallmanager in Programmen dieser Art sind entweder diplomierte Pflegefachkräfte oder Sozialarbeiter (Abrahams, 1990).

Andere gemeindegestützte Modelle bieten ein Case Management an, das auf der privaten Kostenübernahme der Dienstleistungen beruht (Miller, 1990; Bower, 1992).[3] Das Case Management für Selbstzahler umfasst ein multidimensionales Assessment, Klienten- und Familienberatung, Vermittlung und Koordination von Gemeinderessourcen sowie Leistungen im Zusammenhang mit der Pflegeplanung. Pflegerische Fallmanager, die im Rahmen dieser Modelle tätig sind, verfügen meist über einen Magisterabschluss und haben Fortbildungen im Bereich der Gerontologie absolviert (Bower, 1992). Der Nutzungsberechtigte dieser Leistungen kann entweder der Klient selbst sein, oder, was eher die Regel ist, ein pflegender Angehöriger oder die Hauptbetreuungsperson. Die Gebühren werden auf Stundenbasis berechnet (Miller, 1990).

---

2 Das «sozial-pflegerische HMO Nurse Case Management-Modell» wurde aus einem nationalen Modellprojekt entwickelt und soll medizinische und soziale Dienste für ältere, auf langfristige Versorgung angewiesene Klienten koordinieren und integrieren.

3 Das unabhängige «Geriatric Case Management»-Modell, der «Visiting Nurse Service» (VNS) in Seattle und die «Community Care Consultants» (CCC) in Southfield, Michigan, sind Beispiele für private Case Management-Modelle für Selbstzahler.

Daneben gibt es noch gemeindegestützte Modelle, die Case Management-Leistungen für bestimmte Klientenpopulationen anbieten.[4] Dazu gehören auf technische Apparaturen angewiesene Klienten, die unterstützende Pflege zu Hause benötigen, zu Hause lebende Rentner, die auf direkte personelle Pflege angewiesen sind sowie pflegende Angehörige, die Entlastung brauchen (Bower, 1992). Des weiteren gibt es spezielle gemeindegestützte Modelle ausschließlich für Kinder mit besonderen Gesundheitsbedürfnissen und möglicherweise auftretenden chronischen Gesundheitsproblemen.[5] Bei solchen Modellen wird die Funktion des Fallmanagers von einer im öffentlichen Gesundheitswesen tätigen Pflegefachkraft mit klinischer Erfahrung auf dem Gebiet der Pädiatrie wahrgenommen (Bower, 1992).

Forschung über gemeindegestützte Modelle

Erste Studien, wie etwa die richtungsweisende multiplexe Studie über Langzeitversorgung (Kane, 1988; Kane & Kane, 1987; Kemper, 1988; Henderson & Wallack, 1987) stellten einen Vergleich zwischen den gemeindegestützten Case Management-Modellen und den bereits vorhandenen Dienstleistungsmodellen an. Auch wenn keine bedeutsamen Verschiedenheiten in bezug auf Kosteneinsparungen festgestellt werden konnten, gab es doch einige signifikante Unterschiede zwischen den Versuchs- und Kontrollgruppen bezüglich der Ergebnisse im Bereich der Lebensqualität (Kemper, 1988).

Spätere Forschungsstudien bestätigten die finanziellen Vorteile des Case Management für die Langzeitversorgung älterer Klienten, wobei sich zeigte, dass die Kosten um 25 % geringer waren als die durchschnittlichen Kosten der örtlichen institutionellen Versorgung (Shipp & Jay, 1988). Einige Studien befassten sich mit dem Vergleich zwischen den Kosten der Versorgung durch ein ambulantes, vor Ort arbeitendes Case Management-Team (bestehend aus Sozialarbeiter, Gemeindekrankenschwester und Assistentin des Fallmanagers) und den Kosten der Versorgung mittels eines zentralisierten Modells (aufbauend auf der Entlassungsplanung durch die Klinik und vorhandenen ambulanten Diensten) (Eggert et al., 1991). Aus den Ergebnissen wurde ersichtlich, dass die Versorgungskosten in der Gruppe der vor Ort angesiedelten Case Management-Modelle um 13,6 % geringer waren als in der Gruppe der zentralisierten Modelle.

Das gemeindegestützte Case Management hat bei Klienten mit chronischen psychischen Störungen sowohl zu deutlichen Kosteneinsparungen geführt, als auch zur Abnahme der Zahl der Wiedereinweisungen. Über Case Management-Programme erhielten die Klienten Unterkunft und Betreuung sowie sonstige erforderliche personale und klinische Leistungen, wobei sich die Kosten auf durchschnittlich 15 000 Dollar jährlich beliefen (Harris & Bergman, 1989). Im Vergleich zu den Kosten der institutionellen Versorgung von 45 000 Dollar erwies sich dies als enorm kostengünstig. Bond et al. (1989) berichteten von ähnlichen Kosteneinsparungen und geringeren (32 %) Rückfallquoten.

20.2.2 Versicherungsgestütztes Case Management

In den Vereinigten Staaten haben die meisten großen Privatversicherer irgendeine Form des Case Management eingeführt, in erster Linie als Maßnahme im Zuge der Kostendämpfung. Genutzt wurden diese Programme anfänglich für das medizinische Management bei Fällen, in denen Arbeiter Krankengeld bezogen. Als allge-

---

[4] Das von Trimark Health Service Inc., Atlanta, entwickelte «Nursing Center Model» richtet sich an Patientenpopulationen mit einem Bedarf an Langzeitversorgung und versteht sich als Alternative zu verlängerten Krankenhausaufenthalten oder Einweisung in Einrichtungen der Langzeitversorgung.

[5] Das «Public Health Model», das vom «Gloucester County Health Department», New Jersey, entwickelt wurde, verfolgt das Ziel, Kinder mit speziellen Gesundheitsbedürfnissen zu erkennen und entsprechend auf sie einzugehen.

meine Krankenversicherungen die Inanspruchnahme ihrer Leistungen durch die Versicherten überprüften, stellten sie fest, dass annähernd 80 % der Gesamtkosten auf 20 % der Versicherungsnehmer entfielen (Bower, 1992). Weitere Analysen erbrachten die folgenden zwölf Gruppen von chronischen oder folgenschweren Diagnosen und Leiden, die eine kostenintensive und langwierige Versorgung mit sich bringen:

1. hohes Gesundheitsrisiko bei Neugeborenen
2. schwere Kopfverletzungen
3. Rückenmarksverletzungen
4. Abhängigkeit von Atemhilfe
5. Koma
6. Mehrfachfrakturen
7. AIDS
8. schwere Brandverletzungen
9. Schlaganfälle
10. Amputationen
11. terminale Krankheiten
12. Drogenmissbrauch (Bower, 1992).

Beim privaten versicherungsgestützten Case Management spielt die Koordinationsfunktion des Fallmanagers eine besonders entscheidende Rolle für die Kostenkontrolle sowie die Vermeidung von Mehrfachleistungen und einer Aufsplitterung der Leistungen auf mehrere Anbieter. Bei diesem Modell setzt sich der Fallmanager zunächst eingehend mit dem Fall auseinander und führt die Überweisung, die oft von der Krankenversicherung in die Wege geleitet wird, durch. Für Klienten mit einem Hochrisiko-Profil richtet der Fallmanager ein Kommunikationsnetzwerk zwischen den einzelnen medizinischen, paramedizinischen und pflegerischen Fachkräften und den Klienten ein, so dass alternative Behandlungsmöglichkeiten gründlich geprüft werden können und ein Versorgungs- und Pflegeplan erstellt werden kann. Die Aufgabe des Fallmanagers besteht dann in der regelmäßigen Überwachung der Durchführung des Planes, wobei er solange Kontakt zu den beteiligten Parteien hält, bis die Ziele erreicht sind, der Klient verstirbt oder die Deckung durch die Versicherung erschöpft ist. Obwohl einige Versicherungen auch Rehabilitationsberater oder Sozialarbeiter als Fallmanager einsetzen, sind es bei diesem Modell doch in der Mehrzahl diplomierte Pflegekräfte mit fünf oder mehr Jahren klinischer Erfahrung, die diese Funktion wahrnehmen (Bower, 1992).

Forschung über versicherungsgestützte Case Management-Modelle von Privatversicherungen

Auf der Basis wöchentlicher Berichte über die Anzahl von Hochrisiko-Klienten mit hohem Ressourcenverbrauch sparte jede von 65 Privatversicherungen, die den Organisationen «Blue Cross» und «Blue Shield»[6] angeschlossen waren und Case Management-Systeme einsetzten, im Jahr 1988 im Durchschnitt zwei Millionen Dollar (Smith, 1990). Das bedeutete eine Einsparung von elf Dollar für jeden Dollar, der für Case Management ausgegeben wurde.

Zusätzlich zur direkten Kosteneinsparung ermöglicht das versicherungsgestützte Case Management auch, die Zeitdauer auszudehnen, in der ein Versicherungsnehmer Leistungen in Anspruch nehmen kann, denn die Gesamtaufwendungen im Leben eines Patienten sind in der Regel auf Summen zwischen 500 000 und einer Million Dollar begrenzt. Die effiziente Koordination von Kosten und Leistungen kann Quantität und Qualität der Versorgungsleistungen pro ausgegebenem Dollar erheblich steigern (Smith, 1990). Das ist besonders für Klienten mit folgenschweren und chronischen Leiden wichtig, denn unter Umständen benötigen sie ein Leben lang medizinisch-pflegerische Betreuung.

---

6 «Blue Cross» und «Blue Shield» sind Dachorganisationen US-amerikanischer Privatversicherer. Die angeschlossenen Versicherungen bieten in erster Linie Policen an, die die medizinische Grundversorgung abdecken. [Anm. des Bearbeiters]

20.2.3 Krankenhausinternes (krankenhausgestütztes) pflegerisches Case Management

Die Entwicklung des krankenhausgestützten pflegerischen Fallmanagements wird für gewöhnlich den Kliniken des «New England Medical Center» (NEMC) zugeschrieben, wo es sich als Resultat einer 13-jährigen Geschichte der Bezugspflege und einer eingehenden Erforschung der berufspraktischen Verhaltensmuster von Pflegepersonal und Ärzten herausgebildet hat. Das Modell sieht die Zusammenarbeit von Ärzten und Pflegepersonal vor, die einen Case Management-Plan entwickeln und einen «kritischen Pfad» festlegen, bei dessen Durchschreiten bestimmte Behandlungsergebnisse zu bestimmten vorher festgelegten Zeitpunkten des Klinikaufenthaltes erreicht werden sollen (Etheredge, 1989; Zander, 1988 a, 1988 b, 1990 a). Da die Beziehung zwischen dem pflegerischen Fallmanager und dem Klienten in der Regel mit der Entlassung des Klienten endet, wird dieses Modell oft als das «Within-the-walls Nurse Case Management Model» (Krankenhausinternes pflegerisches Case Management-Modell) bezeichnet (Cohen & Cesta, 1993).

Dieses Modell hat seit seiner Einführung zahlreiche Weiterentwicklungen erfahren; heute werden Case Management-Pläne und «kritische Pfade» miteinander verknüpft, um die Qualität der Pflege zu verbessern und fixe Versorgungspläne für bestimmte Klientengruppen oder Falltypen zu entwickeln. Diese Versorgungspläne dienen der Überwachung von Ressourcenzuteilungen, Kostenerstattungen, differierenden Pflegeleistungen und klientenbezogenen Pflegeergebnissen (Cohen & Cesta, 1993). Mehrere Akuteinrichtungen setzen derzeit verschiedene Versionen7 dieses Case Management-Modells ein, um Kosten zu senken, Ressourcen effektiver zu nutzen und die Pflegequalität aufrechtzuerhalten (Olivas et al. 1989a, 1989b; Sinnenn & Schifalacqua, 1991; Cohen & Cesta, 1993; Etheredge, 1989; Fondiller, 1991; Zander 1988 a, 1990 a).

Die Funktionen und die erforderlichen Qualifikationen der pflegerischen Fallmanager in der Klinik sind recht unterschiedlich. Einige sind als Bezugspflegekräfte tätig und beteiligen sich an der Koordination und Überwachung der Leistungen über den gesamten Krankenhausaufenthalt hinweg, wobei es keine Rolle spielt, auf welcher Station der Klient untergebracht ist (Cohen & Cesta, 1993). Andere krankenhausgestützte Modelle verlangen eine differenziertere Qualifikation auf der Basis von Weiterbildungen oder Aufstiegsfortbildungen. Bei diesen Modellen wird die unmittelbare Klientenversorgung von Mitgliedern des Stationspflegeteams geleistet, und der pflegerische Fallmanager trägt die Verantwortung für die Koordination, Überwachung und Evaluation der zu leistenden bzw. erbrachten Pflege (Cohen & Cesta, 1993). Die Qualifikationen des pflegerischen Fallmanagers orientieren sich dabei gewöhnlich an der praktischen Kompetenz und den Führungsqualitäten; eventuell wird ein Hochschulabschluss in Pflege vorausgesetzt.

Forschung über krankenhausinterne pflegerische Case Management-Modelle

In der Regel umfassen die finanzpolitischen Ziele dieser Fallmanagementmodelle Verkürzungen in der Dauer des Krankenhausaufenthaltes und Senkung der Gesamtkosten. Nach der Einführung des NEMC-Modells wurde bei mehreren Diagnosegruppen über beträchtliche Einsparungen berichtet. So zeigte sich beispielsweise bei Schlaganfallpatienten eine Verkürzung des Aufenthaltes um 29 % und eine Abnahme der Anzahl der erforderlichen Tage auf der Intensivstation um 47 %. Ferner erfolgte die Überweisung an rehabilitative Dienste sieben bis zehn Tage früher, als es vor der Einführung des Case Managements der Fall war (Etheredge, 1989; Zander, 1988a).

Bei Einsatz des «Coordinated Care Case Management»-Modells, das auf die Koordination der Versorgung abzielt, war innerhalb bestimmter Falltypen eine um 22 % kürzere Verweildauer und eine Verringerung der durchschnittlichen Krankenhauskosten um 6 % innerhalb des ersten Jahres nach Einführung des Modells festzustellen (Sinnen & Schifalacqua, 1991). Weitere Vorteile des krankenhausgestützten Modells bestehen in höherer Patientenzufriedenheit (Fondiller, 1991) und in größerer Zufriedenheit beim Pflegepersonal (Stillwaggon, 1989; Zander, 1988a).

20.2.4 Kontinuumorientiertes pflegerisches Case Management für chronisch kranke Hochrisiko-Patienten

Ursprünglich trug das kontinuumorientierte Modell die Bezeichnung «Beyond-the-walls Nurse Case Management» (krankenhausexternes pflegerisches Fallmanagement). Die Namensänderung erfolgte, um deutlich zu machen, dass ein Wandel stattgefunden hatte. Denn der Schwerpunkt lag nicht mehr auf einer Versorgung, die von Abteilungen geleistet wird, sondern auf einer kontinuumorientierten Pflege. Während krankenhausgestützte Modelle weiterhin für Klienten im Bereich der Akutversorgung von Vorteil sind, richten sich die gemeindegestützten Case Management-Modelle an Klienten zu Hause sowie an solche in Einrichtungen der Gemeinde oder der subakuten Versorgung. Da gerade chronisch kranke Klienten häufig Leistungen aus mehreren dieser Bereiche in Anspruch nehmen, geben die pflegerischen Fachkräfte die Verantwortung für die Pflegekoordination entsprechend dem Punkt, an dem sich der Klient auf dem Versorgungskontinuum befindet, häufig untereinander weiter oder übertragen sie auf Entlassungsschwestern/-pfleger und klinische Pflegeexperten – eine Vorgehensweise, die nicht nur zur Doppelspurigkeit und Aufsplitterung der Leistungen führt, sondern auch Mehrkosten in der Versorgung verursacht. Außerdem erfordert dieser häufige Wechsel des Fallmanagers ein kompliziertes Muster an multiplen Fachkraft-Klienten-Beziehungen.

Das Kontinuum-Modell wird von diplomierten Pflegefachkräften, die sich in einer Art Gemeinschaftspraxis zusammengeschlossen haben, umgesetzt. In den USA findet dieses Modell unter der Bezeichnung «Professional Nurse Case Management»-Modell (PNCM) Anwendung. Vor allen anderen Modellen zeichnet sich dieses Modell dadurch aus, dass es ein kontinuierliches Fallmanagement von der Akutversorgung bis in die häusliche Betreuung hinein gewährleistet (Bower, 1992; Ethridge, 1991; Ethridge & Lamb, 1989; Michaels, 1992). Demzufolge ist es besser als andere Modelle geeignet, die qualitative Kontinuität in der Versorgung chronisch Kranker aufrechtzuerhalten. Die Zielsetzungen des Modells bestehen in der Verbesserung des Zugangs zu einer qualitativ hochstehenden Versorgung, dem Erkennen von Risiken sowie in der Ausstattung der Klienten mit Kenntnissen und Fertigkeiten, die notwendig sind, um langfristig mit der Erkrankung zurechtzukommen.

20.2.5 Leitgedanken des PNCM-Modells

Der kontinuumorientierte Ansatz beruht auf der Überzeugung, dass chronisch kranke Hochrisiko-Klienten schon bei der Aufnahme in Versicherungen oder im Rahmen der medizinischen Grundversorgung herausgefiltert werden können. Der kontinuumorientierte pflegerische Fallmanager kann daher eine kontinuierliche therapeutische Beziehung zu den Klienten und ihren Familien auf der Grundlage eines Versorgungskontinuums aufbauen und eventuell über einen längeren Zeitraum hinweg das gesamte Spektrum der Versorgung koordinieren. Zu den weiteren Zielsetzungen des Modells gehören geringere Kosten und qualitativ gute Ergebnisse (wie z. B. weniger Rückfälle), einen angemesseneren Einsatz der Dienstleistungen, verbessertes Management der chronischen Krankheit und höhere Klientenzufriedenheit.

Das PNCM-Modell vereint die Elemente der krankenhausgestützten und der gemeindegestützten Modelle und gestattet einem einzigen pflegerischen Fallmanager, einen multidisziplinären Pflegeplan zu erstellen, mit dessen

Umsetzung noch während des Krankenhausaufenthaltes des Klienten begonnen wird. Der Fallmanager folgt dann dem Klienten in seine häusliche Umgebung und fährt fort, den Pflegeplan durchzuführen und zu überwachen (Bower, 1992; Ethridge, 1991; Ethridge & Lamb, 1989; Michaels, 1992; Rusch, 1986).

Entstehung des PNCM-Modells

Die Entwicklung des PNCM-Modells nahm 1985 am «Carondelet St. Mary's Hospital» in Tucson, Arizona, ihren Anfang, und zwar als Ergebnis der Einrichtung eines zentralisierten ambulanten Pflegedienstes im Jahre 1983. Die Pflegekräfte der Akutstationen wollten einen zentralisierten Ansatz verwenden, um Entlassungen zu planen, mussten aber feststellen, dass ihre Verantwortung für die Klienten und die Beziehung zu ihnen mit der Entlassung endeten. Sie stellten fest, dass in Fällen, bei denen eine Betreuung durch ambulante Gesundheitsdienste angezeigt war, zusätzliche Klienteneinschätzungen und Versorgungsplanungen von einer ganz anderen Pflegekraft durchgeführt werden mussten, wozu erst einmal der Aufbau einer Beziehung zum Klienten erforderlich war. Dadurch kam es unter Umständen zu Lücken im Versorgungskontinuum während der sowieso belastenden Übergangszeit vom Akutkrankenhaus in die häusliche Umgebung – Lücken, die mit hohen Rückfallquoten verbunden waren, wie sich bei manchen chronisch kranken Klienten in höherem Alter herausstellte (Ethridge & Lamb, 1989).

Um dieses Problem in den Griff zu bekommen, beteiligten sich nach und nach Pflegefachleute mit Hochschulabschluss und Erfahrungen in der Gemeindeversorgung am Prozess der Entlassungsplanung, der eingeleitet wurde, noch während sich der Klient in der Klinik befand. Sie machten Klienten ausfindig, die nach der Entlassung offensichtlich eine ambulante Betreuung benötigten und folgten ihnen in ihre häusliche Umgebung. Aus dieser Praxis ging die kontinuumorientierte Versorgung hervor, woraus sich später das PNCM-Modell entwickelte (Reisch, 1986).

20.2.6 Organisationsstruktur des PNCM-Modells

Wie erwähnt werden die Klienten im Rahmen dieses Modells von pflegerischen Fallmanagern über die verschiedenen Versorgungsbereiche hinweg betreut. Heutzutage sind die am PNCM-Modell orientierten Fallmanager Dienstanbieter, die an multiple Verträge mit Ärzten und anderen Fachkräften gebunden sind. Sie übernehmen die Betreuung von Medicare- und Medicaid-Versicherten in entsprechenden HMO-Einrichtungen, Versicherten in kommerziellen Managed Care-Programmen, Medicare-Versicherten und von Klienten, die anderswo versichert sind. Die Klienten für dieses Modell werden in erster Linie von einer Ärzteorganisation des Carondelet-Krankenhauses («Carondelet Health Network Physician Hospital Organization») ausgesucht, doch werden sie auch mittels krankenhausspezifischer Verträge und auch über Empfehlungen von Klienten, die bereits Gesundheitsdienste des Carondelet-Krankenhauses beanspruchen, ermittelt. Die Funktion des pflegerischen Fallmanagers innerhalb dieses Modells umfasst folgende Aufgaben:

- Erkennen von Hochrisiko-Klienten wie chronisch Kranken und Klienten mit begrenzter sozialer und finanzieller Unterstützung.
- Einschätzen des Klienten und dessen Familie sowie Entwickeln eines umfassenden Versorgungsplans.
- Koordinieren und Vermitteln von gemeindeeigenen und behördlichen Ressourcen.
- Zusammenarbeit mit den Mitgliedern des interdisziplinären Gesundheitsteams und Tätigkeit als Klientenfürsprecher.
- Hausbesuche zum Zweck direkter pflegerischer Interventionen wie zum Beispiel emotionale Unterstützung, Beratung oder Edukation – Interventionen, die der Erhöhung der Selbstversorgungskompetenzen und der Verbesserung der Fähigkeiten zum Symptom-Management dienen.
- Überwachen und Bewerten klientenbezogener Ergebnisse.
- Fungieren als Überleitungsschwester/-pfleger

im Falle einer erneuten Krankenhauseinweisung (Cohen & Cesta, 1993; Ethridge & Lamb, 1989).

Als sich der Erfolg dieses Ansatzes abzeichnete, wurde am «Carondelet St. Mary's Hospital» eine «HMO für Krankenpflege» («nurse HMO») gegründet, um älteren Menschen, die über verschiedene Versicherungen für Senioren abgesichert waren, erweiterte Dienstleistungen wie etwa Gesundheits-Assessment, Edukation und Beratung durch Pflegefachkräfte und andere Gesundheitsexperten in wohnortnahen Betreuungszentren zu bieten. Diese Zentren wurden für die in einer Praxis zusammengeschlossenen pflegerischen Fallmanager zu einer zusätzlichen Ressource, an die sie Klienten überweisen konnten, und außerdem wurden ausgewählten Senioren mit Hochrisiko-Potenzial die Dienste eines pflegerischen Fallmanagers geboten (Cohen & Cesta, 1993; Michaels, 1992).

20.2.7 Forschung über das PNCM-Modell

Das pflegerische Case Management-Modell hat in der Gesundheitsversorgung von älteren chronisch kranken Klienten auf eindrucksvolle Weise zur Kostensenkung geführt. Ethridge und Lamb (1989) stellten die Kostendaten über die Verweildauer und die Dringlichkeitsstufen der stationären Behandlung der von einem Fallmanager betreuten Klienten den Daten von Klienten, die diese Betreuung nicht hatten, gegenüber. Ihren Angaben zufolge zeigten sich bei den Klienten mit Atemwegs- und Lungenerkrankungen unter Case Management-Betreuung eine Verkürzung der Verweildauer (um 3,5 Tage) sowie geringere durchschnittliche Dringlichkeitsstufen (4,4) im Vergleich zu den anderen, nicht von einem Fallmanager betreuten Klienten (6,0). In der Tat lagen 1986 – dem Jahr der Einführung des pflegerischen Case Managements – die Kosten bei Klienten mit chronisch obstruktiver Lungenerkrankung pro Fall bei 6855 Dollar, 1988 betrugen sie aber nur noch 2040 Dollar (Ethridge & Lamb, 1989). Diese Differenz wurde den frühzeitigen Interventionen des pflegerischen Fallmanagers bei akuter Verschlechterung der Erkrankung zugeschrieben. Die Untersuchungen ergaben, dass das Case Management in der Pflege die Kosten der Krankenhausbehandlung aus finanzieller Sicht günstig beeinflusste und sowohl zu Beginn des Aufenthaltes (durch die frühere Einweisung des Klienten bei einer niedrigeren Dringlichkeitsstufe) als auch am Ende (aufgrund der geringeren durchschnittlichen Verweildauer) Kosteneinsparungen erreicht worden waren (Ethridge & Lamb, 1989).

Ethridge (1991) führte Studien über die Kosteneinsparungen in der Versorgung von gesunden und medizinisch beeinträchtigten, von Fallmanagern betreuten Senioren durch, die über einen Einzelfallversorgungsvertrag für Senioren bei der HMO für Pflege am «Carondelet St. Mary's Hospital and Medical Center» versichert waren. Senioren mit Hochrisiko-Kriterien, die schätzungsweise zwischen 5 und 6 % der insgesamt Versicherten ausmachten, wurden zu den PNCM-Dienstleistungen der HMO zugelassen. Die Aufnahmequoten pro 1000 Mitglieder, die Tage der stationären Behandlung pro Jahr und die Dauer des Aufenthaltes wurden mit den nationalen durchschnittlichen Zahlen der staatlichen Versicherung Medicare verglichen. Es wurde deutlich, dass die HMO für Pflege in allen Kategorien die finanziell günstigeren Ergebnisse erzielte: niedrigere Aufnahmezahlen (242 gegenüber 319), weniger stationäre Behandlungstage (1311 gegenüber 2206) und kürzere Verweildauer (5,8 gegenüber 7,5). Ethridge kam zu dem Schluss, dass die Leistungen im Rahmen des pflegerischen Case Managements für diese Veränderungen verantwortlich waren und erklärte, dass «jeder eingesparte Behandlungstag für eine Kosteneinsparung von annähernd 900 Dollar steht.» (Ethridge, 1991, S. 26).

Diese erste Studie von Ethridge wurde weitergeführt, und im darauffolgenden Jahr konnten zusätzliche Daten von Probanden, die in das PNCM-Programm aufgenommen worden waren, gewonnen werden (Weyant, 1991). Aus dieser späteren Studie ging hervor, dass nach der

Einführung des PNCM die Zahl der Aufnahmen pro Klient von 3,05 auf 0,88 oder, in Prozent ausgedrückt, um 71%, gesunken war. Die durchschnittliche Verweildauer ging von 9,2 Tagen auf 6,3 Tage zurück, was einer Verkürzung von 31 % entsprach. Die Gesamtkosten für die Gesundheitsversorgung für alle Probanden fielen innerhalb des gleichen Zeitraumes von 1 232 776 Dollar (pro Klient durchschnittlich 9483 Dollar) auf 209 884 Dollar (also durchschnittlich 845 Dollar pro Klient), wobei die Kosten für die PNCM-Dienstleistungen allerdings nicht berücksichtigt waren. Diese beliefen sich pro Klient auf 1555 Dollar jährlich. Diese Zahlen bedeuten eine Gesamtabnahme der Kosten für die Akutversorgung um 91% bei allen Klienten beider Studien. Zwar wurde bei keiner dieser Studien die Qualität der Ergebnisse erfasst, doch Rogers und Mitarbeiter (1991) vertreten hierzu die Ansicht, dass der Rückgang der Aufnahmezahlen auf weniger Komplikationen und geringere Entkräftung der Patienten zurückzuführen sei. «Es kann eine noch so effiziente stationäre Versorgung und eine hervorragende Entlassungsplanung vorhanden sein, wenn es aber niemanden gibt, der für die Ausführung, Einschätzung und Modifizierung und für das sonstige Funktionieren des Planes sorgt, werden solche Hochrisiko-Patienten immer wieder ins Krankenhaus eingewiesen» (Rogers et al. 1991, S. 31).

PNCM aus der Sicht der Klienten

Auch die Erfahrungen der Klienten bei der Zusammenarbeit mit pflegerischen Fallmanagern wurde näher untersucht (Lamb, 1992; Lamb & Stempel, 1991, 1992). Zur Erforschung des sozialen Entwicklungsprozesses in der Beziehung zwischen einem pflegerischen Fallmanager und seinen Klienten wurden auf der Grundlage eines «Grounded theory»-Ansatzes Interviews mit Klienten durchgeführt und die Antworten kodiert und analysiert. Die Befragten grenzten drei Stadien oder Phasen des Prozesses voneinander ab: Bindung, Zusammenarbeit und Veränderung.

Während der *Bindungsphase* kommt es zum Aufbau der Beziehung zwischen Fallmanager und Klient (Lamb & Stempel 1991, 1992). Am Anfang dieser Phase wird der Fallmanager als Experte betrachtet, der bei der Einschätzung und Stabilisierung der physiologischen, durch die gesundheitliche Verschlechterung bedingten Probleme zur Seite steht und den Zugang zu den benötigten Leistungen erleichtern kann. Sobald sich die körperliche Verfassung des Klienten stabilisiert hat, gewinnt die Beziehung eher ganzheitlichen Charakter, und schwerpunktmäßig werden emotionale und seelische Anliegen behandelt. Der Fallmanager wird nach und nach von einem externen Experten zu einem «Insider-Experten», ein von Lamb und Stempel (1991, 1992) geprägter Begriff. Von den Befragten wurde die Tätigkeit des Fallmanagers als «wohltuend», «unterstützend», «fürsorglich» und «über die Pflichten hinausgehend» beschrieben (Lamb & Stempel, 1992, S. 3).

In Phasen der *Zusammenarbeit* und *Veränderung* werden Einstellungen, Reaktionen und Verhaltensweisen der Klienten identifiziert, die zur Verschlimmerung ihrer Krankheit beigetragen oder sie davon abgehalten haben, das Gesundheitssystem wirksam in Anspruch zu nehmen (Lamb & Stempel, 1992). Ferner werden fallspezifische Formen des Krankheitsmanagements einer näheren Betrachtung unterzogen und gemeinsam ausgearbeitet. Aus einem «Gefühl der Konsistenz und emotionalen Unterstützung» heraus ergibt sich eine Modifikation der Einstellungsmuster des Klienten, und der Fallmanager stärkt dessen «Kompetenz und Selbstwertgefühl» (Lamb & Stempel 1992, S. 4). Die Klienten spüren, dass ihnen der Fallmanager das Gefühl vermittelt, nützlich zu sein, ihre Zukunftsperspektive verbessert und Unterstützung gibt (Lamb & Stempel, 1992). Veränderungen im Klientenverhalten vollziehen sich im wesentlichen in zwei Bereichen: Erlernen verbesserter Selbstversorgungsaktivitäten und Befähigung zu einer angemesseneren Inanspruchnahme von Gesundheitsleistungen.

Klienten berichteten, dass sie die Vorboten einer Verschlechterung besser erkennen und darauf reagieren konnten, weil sie frühzeitig professionelle Unterstützung suchten, und dass sie die Empfehlungen zur Medikamenteneinnahme und andere therapeutische Anordnungen konsequenter befolgten. Bei Beendigung von Leistungen im Rahmen des pflegerischen Case Managements «hatten viele einen Grad an Selbständigkeit erreicht, der es ihnen gestattete, als ihre eigenen Insider-Experten tätig zu werden und somit die Anzeichen eines Krankheitsschubes zu erkennen und die Dienste des Gesundheitswesens in zeitlich angemessener und geeigneter Weise in Anspruch zu nehmen (Lamb & Stempel, 1992, S. 5)».

In jüngerer Zeit untersuchte Papenhausen (1995) an einer selektierten Stichprobe den Zusammenhang zwischen Interventionen und patientenbezogenen Ergebnissen im Hinblick auf Schwere der Erkrankung, körperliche Behinderungen und symptomatische Beschwerden. Huggins (1996) führte eine Sekundäranalyse der Daten aus Papenhausens Studie durch, um die Kosten für die pflegerischen Case Management-Leistungen pro Klient und pro Besuch festzustellen, einschließlich der Kosten für direkte (Einschätzen, Überwachen, direkte Versorgung usw.) und indirekte Pflegeleistungen (Anfahrt und Dokumentation). Es ergaben sich für sämtliche patientenbezogenen Ergebnisse signifikant günstigere Werte im Hinblick auf die Kosten.

Eine weitere, von Lehman (1997) durchgeführte Sekundäranalyse der Daten aus der Papenhausen-Studie hatte die Inanspruchnahme von Dienstleistungen seitens stationärer, ambulanter und Notfall-Patienten innerhalb des Carondelet-Systems zum Gegenstand. Verarbeitet wurden Daten von PNCM-Patienten sechs Monate vor und sechs Monate nach der Aufnahme in das Programm. Die mittlere stationäre Verweildauer ging von 10,62 auf 3,43 Tage zurück, und die Kosten, einschließlich der Leistungen des pflegerischen Case Managements, sanken während der sechs Monate nach dem Eintritt in das Programm im Durchschnitt um 61,7 % pro Klient pro Tag.

Weitere Studien zu den finanziellen Vorteilen des PNCM-Modells

Am «St. Joseph Medical Center» in Wichita, Kansas, wurde das PNCM-Modell zunächst mit dem Ziel eingeführt, ältere chronisch Kranke zu betreuen (Rogers et al., 1991). Bei gebrechlichen, chronisch kranken Medicare-Versicherten (mit einem Durchschnittsalter von 75 Jahren und einer Anamnese häufiger Wiedereinweisungen, längerer stationärer Verweildauer, zahlreicher Komplikationen und Multimorbidität) ergab sich eine Abnahme der durchschnittlichen Anzahl der Einweisungen pro Klient von jährlich 2,2 auf 0,79. Die durchschnittliche Verweildauer verkürzte sich von 10,7 auf 5,3 Tage. Ohne Einbeziehung der Kosten für die PNCM-Leistungen reduzierten sich die Gesamtkosten für die Akutversorgung für alle Probanden von 261 638 Dollar (bei durchschnittlich 6885 Dollar pro Klient) auf 35 549 Dollar für alle (bei durchschnittlich 962 Dollar). Die Gesamtkosten der PNCM-Dienstleistungen beliefen sich für alle an der Studie beteiligten Klienten auf 31 536 Dollar, ein Betrag, der nach einem Stundenlohn von 36 Dollar errechnet wurde. Rogers und Mitarbeiter (1991) erklären: «Diese Patientengruppe verursachte unter Anwendung des Case Management um 226 089 Dollar weniger Kosten [die Kosten für die Leistungen des pflegerischen Fallmanagers inbegriffen] als in den gleichen Zeiträumen zuvor.» (S. 34)

Diese Studie wurde im Jahr darauf mit anderen Patienten, die in das PNCM-Programm einstiegen, fortgesetzt (Weyant, 1991). Dabei ergab sich, dass die Zahl der Krankenhauseinweisungen von 3,05 pro Klient auf 0,88 (um 71 %) sank, nachdem das PNCM eingeführt worden war; die durchschnittliche stationäre Verweildauer verkürzte sich von 9,2 auf 6,3 Tage (also um 31 %). In beiden Studien konnte eine erhebliche Reduktion der Kosten festgestellt werden, nämlich um jeweils 91 %. Nach Rogers und Mitarbeitern (1991) ist die Abnahme der Aufnahmen ins Krankenhaus auf die verringerte Zahl an Komplikationen und die geringere Entkräftung der Patienten zurückzuführen.

«Community Nursing Organization»-Modell

Die Erfahrungen aus dem pflegerischen Fallmanagement, der ambulanten Krankenpflege, der Pflege bei Infusionstherapie sowie der Entlastungspflege, die im Rahmen der Health Maintenance Organisation für Krankenpflege («nurse HMO») gemacht wurden, legten den Grundstein für das Modellprojekt eines Pflegeorganisationsmodells für die Gemeinde («Community Nursing Organization»-Modell, CNO) – ein Modell im Rahmen des Einzelfallerstattungsprogramms, das von der amerikanischen Behörde «Health Care Financing Administration» (HFCA) finanziert wird. Das CNO-Modell bietet Medicare-Versicherten direkten und wohnortnahen Zugang zu professioneller pflegerischer Versorgung, und zwar ohne Einschränkungen durch rigide Auswahlkriterien. Diplomiertes Pflegepersonal unterstützt die Patienten bei der Handhabung ihrer pflegerischen Bedürfnisse und der zeitgerechten und effektiven Koordination der Gesundheitsdienste (Lamb, 1995).

20.3 Interventionen: Der Carondelet-Ansatz

Selbstverständlich ist es auch wichtig darzustellen, wie ein pflegerisches Case Management-Modell funktioniert. Weil wir der Überzeugung sind, dass das PNCM-Modell bei chronischer Krankheit am geeignetsten ist, soll im Folgenden das Carondelet-Programm vorgestellt werden.

Im Rahmen dieses Programms bauen die Fallmanager Partnerschaften zu Hochrisiko-Klienten auf. Das Fallmanagement besitzt eine längere Laufzeit und erstreckt sich über die verschiedenen Formen der Versorgung. Anders als bei der gewöhnlichen stationären und ambulanten Versorgung sind die PNCM-Leistungen nicht nur dann verfügbar, wenn Beschwerden auftreten, sondern jederzeit. Dadurch werden im Falle einer chronischen Erkrankung akute Episoden vermieden oder so weit wie möglich begrenzt.

Das PNCM-Modell ermöglicht eine direkte pflegerische Versorgung mit dem Schwerpunkt auf der Verbesserung der Selbstversorgungsfähigkeiten des Klienten. Ferner vermittelt es den Zugang zu Gesundheitsdiensten und unterstützenden Diensten. Jeder Fallmanager betreut durchschnittlich 30 Klienten mit unterschiedlichem Betreuungsbedarf, die er in wöchentlichem bis monatlichem Abstand besucht. Überweisungen an andere Leistungserbringer werden auf der Grundlage von Verträgen im Rahmen des «Carondelet Health Network» innerhalb eines festgelegten geographischen Gebietes durchgeführt.

Allgemeine Ergebnisse

Klienten, die mit pflegerischen Fallmanagern Partnerschaften eingehen, nehmen tendenziell weniger Krankenhausleistungen in Anspruch, was ihre Lebensqualität erhöht und gleichzeitig die Kosten der Versorgung reduziert. Außerdem lernen die Klienten, die Anzeichen und Symptome ihrer Krankheit früher zu erkennen und vermehrt Maßnahmen zur Vermeidung oder Minimalisierung von Beschwerden zu ergreifen. Darüber hinaus erkennen sie, dass die Beziehung zum Fallmanager ein zentraler Faktor bei diesem Lernprozess ist.

Überweisung an den pflegerischen Fallmanager

Klienten können von der Gemeinde, dem Krankenhaus, von Arztpraxen, Pflegefacheinrichtungen oder zuständigen Stellen des Netzwerkes an den pflegerischen Fallmanager überwiesen werden. Zwar nehmen in der Regel Pflegefachkräfte, Ärzte oder Sozialarbeiter die Überweisung von Klienten mit Hochrisiko-Profil vor, doch können sich auch die Kranken selbst oder Freunde, Nachbarn und Familienangehörige direkt an den Fallmanager wenden.

Die Fallstudie von Jane bietet ein Beispiel dafür, wie sich kognitive Beeinträchtigungen auf die Anpassung an eine Veränderung in der Medikation auswirken können. Jane weist das klassische Profil einer Seniorin auf, das den Einsatz des pflegerischen Case Management notwendig macht.

Patientenauswahl: Hochrisiko-Profil

In den meisten Fällen sind die Menschen, die ein pflegerisches Case Management benötigen, Senioren mit einem auffallenden Hochrisiko-Profil. Kennzeichen eines solchen Profils sind:

- das Vorliegen einer schwerwiegenden chronischen, eventuell lebensbedrohlichen Krankheit
- kognitive Beeinträchtigung
- emotionale Belastung
- unzureichende Betreuung.

Die kognitive Beeinträchtigung äußert sich in der Regel als Schwäche des Kurzzeitgedächtnisses, wohingegen die emotionale Belastung oftmals mit Depressionen und Angstzuständen einhergeht. Häufig leben diese Klienten alleine, oder die Betreuungsperson besitzt nicht die erforderlichen Kenntnisse und Fertigkeiten. In beiden Fällen liegt eine unzureichende Betreuung vor.

> **Fallstudie**
> ## Jane
>
> Jane lebt allein. Nachdem sie zur Behandlung von Hämorrhoidenproblemen mit dem Krankenwagen in die Notaufnahme einer Klinik gebracht worden war, wurde sie von einer dort beschäftigten Pflegekraft an das PNCM-Programm überwiesen. Aus dem Assessment wurde ersichtlich, dass sie schon lange an einem Lungenemphysem litt und sowohl Störungen des Urteilsvermögens als auch Beeinträchtigungen des Kurzzeitgedächtnisses bei ihr vorlagen. Leider kann eine Störung des Urteilsvermögens die Auswirkungen der Merkschwäche noch verstärken. Als Jane beispielsweise eine größere Rechnung zu bezahlen hatte, wollte sie den Betrag auf einen Schlag begleichen und bedachte dabei nicht, dass sie sich dann für den Rest des Monats nichts mehr hätte zu essen kaufen können. Deshalb musste ein Plan entwickelt werden, gemäß dem sie ihre Rechnungen nach und nach bezahlen konnte. Weil sie jedoch oft vergaß, sich daran zu halten, ging der pflegerische Fallmanager dazu über, sich zwischen seinen Besuchen telefonisch bei ihr zu erkundigen, welche Rechnungen zur Bezahlung anstanden.
>
> Wie bei anderen Senioren auch, schlug sich die emotionale Belastung, unter der Jane stand, in Depressionen und Angstgefühlen nieder. Ihre Kurzatmigkeit machte ihr Angst, und wenn tatsächlich Atemnot auftrat, steigerte sich die Angst noch. Die Depressionen in Verbindung mit der Angst verstärkten ihre Gedächtnisschwäche und die Störungen im Urteilsvermögen. Vor der Zusammenarbeit mit dem Fallmanager waren ihre engsten Vertrauten die Mitarbeiter des Krankentransportdienstes gewesen, die sie rund um die Uhr anrufen konnte.
>
> Um einer Ödembildung vorzubeugen, ergab sich für Jane die Notwendigkeit, zusätzlich zu ihren sonstigen Medikamenten einmal in der Woche zwei Tage hintereinander Diuretika einzunehmen. Damit dies auch geschah, besuchte sie der Fallmanager zweimal pro Woche an aufeinanderfolgenden Tagen, anstatt wie sonst üblich nur einmal. Auf diese Weise konnte er Janes Gedächtnisschwäche ausgleichen und gleichzeitig die Wirkung der Medikamente überprüfen. Denn er befürchtete, dass Jane vergessen würde, die Lasixtabletten einzunehmen und sich deswegen unnötigerweise eine Stauungsinsuffizienz entwickeln könnte. In dieser Hinsicht hatte der zusätzliche Besuch eine präventive Funktion.

Zu den häufigsten medizinischen Diagnosen in Verbindung mit diesem Hochrisiko-Profil zählen Rechtsherzinsuffizienz, chronisch obstruktive Lungenerkrankung, Krebserkrankungen im Finalstadium und Diabetes. Im Allgemeinen erweist sich die Last der Versorgung als so groß, dass der Klient, aber auch eine nicht-professionelle Betreuungsperson, nicht in der Lage ist, mit der Erkrankung angemessen umzugehen und die tägliche Routine zu bewältigen. Die Gesundheitsbedürfnisse dieser Population sind umfangreicher als die der Durchschnittsbevölkerung.

20.3.1 Leistungen im Rahmen des PNCM-Modells

«Care Coordination Council»

In den Vereinigten Staaten hat sich im Laufe der Zeit ein «Pflegekoordinationsrat» («Care Coordination Council», CCC) herausgebildet, der es sich zur Aufgabe macht, Pflegemanagement, Ressourcenmanagement, Qualitätsmanagement und klinisches Informationsmanagement in die gesundheitliche Versorgung zu integrieren. Damit soll für alle Personen, die in das jeweilige Versorgungskontinuum involviert sind, eine Koordinationsstelle geschaffen werden, die Richtlinien und Instruktionen zur Verfügung stellt. Bei den Involvierten handelt es sich um Klienten, Ärzte, Pflegefachkräfte, Personal der Hausarztpraxis, pflegerische Fallmanager, krankenhausinterne Fallmanager, klinische Pflegeexperten und Entlassungsschwestern/-pfleger oder Sozialarbeiter. Diese Koordinationsstelle gibt vor, in welche Richtung sich der Bezugsrahmen eines Fallmanagements entwickelt, das jenen Patientengruppen dient, die bei der Erhaltung ihrer Gesundheit und Funktionalität am stärksten gefordert sind.

Partnerschaft

Damit eine sinnvolle Pflegeplanung erarbeitet werden kann, ist der Aufbau einer Partnerschaft zwischen Klient und Fallmanager unerlässlich. Die Pflegefachkraft muss die Gesundheitsprobleme des Klienten kennen und wissen, wie er die krankheitsbedingten körperlichen Veränderungen wahrnimmt und empfindet. Weiter muss sie sich darüber im klaren sein, inwieweit der Klient über Voraussetzungen verfügt, die es ihm erlauben, Selbstpflegetechniken (wie z.B. Entspannungstechniken) zu erlernen und einzusetzen oder andere Maßnahmen durchzuführen, die vom Arzt oder sonstigen Gesundheitsexperten empfohlen werden. Zudem benötigt die Pflegefachkraft Kenntnisse darüber, wie der Klient in der Vergangenheit mit seiner Krankheit umgegangen ist und ob er die chronische Krankheit akzeptiert oder solange ignoriert, bis eine Krise eintritt. Ebenfalls wichtig ist es, festzustellen, ob sich der Klient auch noch anderen Aspekten des Lebens zuwenden kann, oder ob er allein auf die Krankheit fixiert ist. Dabei muss er zu jeder Zeit das Gefühl haben, dass man ihm in seinem Lernprozess mit Respekt begegnet.

Aber auch der Klient muss etwas über den Fallmanager erfahren, soll eine Partnerschaft zustande kommen. Folgende Fragen stellen sich in diesem Zusammenhang: Steht der Fallmanager aufrichtig hinter dem Gedanken der Fürsorge oder sieht er seine Tätigkeit nur als Arbeit, die eben zu erledigen ist? Kann er aktiv zuhören? Ist er wirklich bereit zu helfen, wenn er gebraucht wird, oder will er nur ein paar Informa-

---

Fallstudie
Eric

Eric, 85 Jahre alt, kam wegen einer akuten Pneumonie mit Emphysem ins Krankenhaus. Zudem ist er Diabetiker. Während des Krankenhausaufenthaltes wurde ihm Insulin verabreicht, doch im Zuge der Entlassung konnte er wieder auf ein orales Antidiabetikum eingestellt werden. Drei Monate später setzte er das Antidiabetikum aus eigenem Ermessen ab, weil er sich gut fühlte. Er informierte seinen Fallmanager und teilte ihm mit, er habe in der Zeitung gelesen, dass Diabetes heilbar sei. Außerdem habe ihm seine Schwester von einer Frau erzählt, deren Diabetes mit Zedernbeeren geheilt werden konnte. Er war überzeugt, dass auch sein Diabetes heilbar sei und beabsichtigte, so lange in den Lebensmittelläden der Stadt nach diesen Beeren zu suchen, bis er sie gefunden hatte.

Aus diesen Gründen musste ein Verfahren entwickelt werden, mit dessen Hilfe sich Eric Kenntnisse über Diabetes als chronische Krankheit aneignen konnte und das ihn gleichzeitig zu der Einsicht bringen würde, dass er die Behandlung selbst in die Hand nehmen müsse und die Verantwortung dafür bei ihm liege. Schließlich wurde beschlossen, Eric nicht zur Einnahme der verordneten Tabletten zu drängen, sondern ihn dazu zu bringen, die Überwachung seines Blutzuckerspiegels zu erlernen. Auf diese Weise würde er feststellen können, ob dieser im Normalbereich lag oder steigende Tendenz aufwies. Eric gefiel der Vorschlag, und er beschloss zu lernen, wie er seinen Blutzuckerspiegel überwachen konnte. Bis er dazu in der Lage war, wollte er die Tabletten einstweilen wieder einnehmen.

Dann wurde ein kostengünstiges Blutzuckermessgerät gekauft, und im Laufe der folgenden Wochen lernte Eric, seinen Blutzuckerspiegel zu überwachen. Nach einigen Monaten der täglichen Kontrolle wurde zwar klar, dass seine BZ-Werte große Schwankungen aufwiesen, doch er meinte, es ginge ihm so gut, dass er nichts «überstürzen» wolle. Eric nahm das Antidiabetikum weiter und setzte die Blutzuckerüberwachung fort, doch kam er nie von der Vorstellung los, dass sein Diabetes eines Tages geheilt werden würde.

tionen weitergeben und sich dann anderen Dingen zuwenden? Finden Schwierigkeiten auf Seiten des Klienten, Neues zu lernen, Akzeptanz oder werden lediglich negative Beurteilungen und Kritik geäußert?

Bis diese Fragen beantwortet werden können, vergehen unter Umständen zwei bis drei Monate, und auch das gegenseitige Respektieren unterliegt einem Entwicklungsprozess. Wenn sich der Klient als eine Person respektiert fühlt, die gerade versucht, mit der chronischen Krankheit leben zu lernen, ist der Grundstein für eine Partnerschaft gelegt. Die Fallstudie über Eric veranschaulicht die Entstehung einer auf Vertrauen beruhenden Beziehung.

Direkte pflegerische Dienstleistungen

Wenn die Partnerschaft begründet ist, gilt es Gesundheitsstatus, Wohlbefinden und Selbstpflegekompetenzen einzuschätzen. Dieses Assessment wird fortlaufend vorgenommen und umfasst auch den Prozess, in dessen Verlauf der Fallmanager lernt, die sich mehr oder weniger gegenseitig beeinflussenden gesundheitsbezogenen Wahrnehmungen und Verhaltensweisen des Klienten zu verstehen. Die Evaluation des Wohlbefindens gibt Aufschluss darüber, inwieweit sich der Klient sicher und menschlich wertvoll fühlt, und die Überprüfung der Selbstpflegekompetenzen ermöglicht es, sich ein Bild davon zu machen, inwieweit er in der Lage ist, die tägliche Routine zu bewältigen. Anhand der Fallstudie von Carlos wird gezeigt, wie sich Vertrauen aufbaut und ein Assessment durchgeführt wird.

Fallstudie

Carlos

Carlos lebt zu Hause und wird in erster Linie von seiner Frau betreut.
Nachdem er zum ersten Mal Klient geworden war, sagte er stets, es ginge ihm gut. Mit der Zeit jedoch war es möglich, an seiner Stimme zu erkennen, wann er Schmerzen hatte. Dann war es an der Zeit, sich nach seinen Schmerzen zu erkundigen, um mehr darüber zu erfahren – ob es sich beispielsweise um Brustschmerzen oder verstärkte Atembeschwerden handelte.

Carlos leidet an verschiedenen chronischen Krankheiten, darunter Lungenkrebs, chronisch obstruktive Lungenerkrankung, Rechtsherzinsuffizienz und Diabetes. Deswegen ist eine rasche Beurteilung aller bedeutsamen Veränderungen in seinem Gesundheitsstatus erforderlich, um präventiv eingreifen zu können. Im Bedarfsfall bedeutet dies, dass sein Arzt rasch zu Hilfe gerufen wird, um die Symptome unter Kontrolle zu bringen und so eine Krankenhauseinweisung zu vermeiden. Oder Carlos wird ins Krankenhaus gebracht, bevor seine Beschwerden ein extremes Ausmaß erreichen.

Angesichts dieser Situation wird ständig eine Neueinschätzung seines Wohlbefindens vorgenommen. Als Amerikaner indianischer Abstammung glaubt er sehr stark an den «Großen Geist». Seinem Glauben nach wird der Große Geist schon entscheiden, wann die «Zeit gekommen ist, um zu gehen.» Doch bis dahin suchen er, seine Frau und sein Fallmanager nach Mitteln und Wegen, um ihm ein Höchstmaß an Wohlbefinden zu verschaffen. So konnte vor kurzem durch ein Schmerzpflaster, das zur Linderung extrem starker Schmerzen ein Morphiumkonzentrat absondert, eine wirksamere Schmerzkontrolle erreicht werden. Daraufhin fühlte sich Carlos noch besser.

Wegen der schwächenden chronischen Erkrankungen und der Analgetikawirkung wurde es erforderlich, seine Selbstversorgungskompetenzen regelmäßig einzuschätzen. Er bewegt sich nach wie vor sicher im Haus, hat seine Sauerstoffversorgung im Griff und mobilisiert Hilfe, sobald er welche benötigt. Wegen seiner Vergesslichkeit hat seine Frau die Medikamente für ihn in einer Schachtel zurechtgerichtet. Da sie erwerbstätig ist, erkundigt sie sich häufig telefonisch, ob alles in Ordnung ist und ob er die Medikamente genommen hat. Regelmäßig wird überprüft ob Carlos und seine Frau externe Unterstützung benötigen. Doch die Betreuung durch seine Frau, andere Familienmitglieder und Nachbarn genügt bisher.

Festlegung und Erreichung von Zielen

Die Klienten erhalten Hilfestellung durch das Case Management, damit sie ihre Gesundheit verbessern, ihre Selbstpflegekompetenzen ausbauen und ihr Wohlbefinden steigern können. Ziel ist, die Selbstpflegeaktivitäten so zu verbessern, dass die Versorgung durch möglichst wenige Ressourcen erfolgen kann. Dieser Prozess beginnt damit, dass der Klient feststellt, welche Probleme am gravierendsten für ihn sind. Dann wird ein Plan ausgearbeitet, um diese Schwierigkeiten zu beseitigen oder so weit wie möglich in ihrer Wirkung abzumildern.

In vielen Fällen sind die Schwierigkeiten des Klienten nicht einfach zu erkennen. Denn Klienten neigen dazu, alle Probleme «in einen Topf zu werfen». Aktives Zuhören, das Konzentrieren auf häufig angesprochene Themen sowie das Neuformulieren und Wiederholen des Gesagten vermitteln dem Klienten das Gefühl, Gehör zu finden. Im Laufe der Zeit kann so die gesamte Bandbreite an Sorgen und Nöten des Klienten erfasst werden und im Rahmen der Betreuung Berücksichtigung finden. Nur Belange der Sicherheit sind den Bedürfnissen des Klienten vorgeordnet. Die Fallstudie von Laury macht deutlich, wie Sorgen erkannt und Lösungen erarbeitet werden können.

Vermittlungsdienste
Wenn Klienten Zugang zur Gesundheitsversorgung und zu unterstützenden Diensten benötigen, wird ihnen dieser über einen Vermittlungsprozess verschafft, bei dem das Bedarfsprofil mit den zur Verfügung stehenden Leistungen abgeglichen wird. Die Vermittlung von Leistungen scheint theoretisch recht problemlos zu sein: Ein Bedürfnis wird erkannt, ein diesem Bedürfnis entsprechender Leistungsanbieter wird ausfindig gemacht, und schließlich wird evaluiert, inwieweit die geleisteten Dienste für den Klienten von Nutzen waren. Doch in der Praxis stellt sich dieser Prozess nicht so einfach dar. Denn bevor ein Dienst zur Verfügung gestellt werden kann, muss erst eruiert werden, was der Klient

Fallstudie
Laury

Laury litt an chronisch obstruktiver Lungenkrankheit im Endstadium. Weil sie nicht genug Sauerstoff aufnehmen konnte, um die täglich anfallenden Dinge zu erledigen, machte sie sich große Sorgen, wie sie zurechtkommen sollte. Sie machte sich Gedanken über das Bezahlen von Rechnungen, über Einkaufen, Kochen und Körperpflege, über die Bewältigung des Weges zum Arzt, ihre Kurzatmigkeit und das Sterben. Doch aus den Gesprächen mit ihr wurde schließlich deutlich, dass es hauptsächlich die von der Stauungsinsuffizienz verursachten Fuß- und Beinödeme waren, die ihr am meisten Schwierigkeiten bereiteten.

Bereits beim ersten Hausbesuch ließ sich eindeutig feststellen, dass Laury nicht die Energie hatte, sich um mehr als ein Problem gleichzeitig zu kümmern. Der Fallmanager ging komplexe Situationen wie die ihre langsam und unkompliziert an und gestattete Laury, dabei die Führung zu übernehmen. Trotz ihres Zustandes war sie sehr darauf bedacht, sich ihre Unabhängigkeit zu erhalten. Zwar wollte sie Hilfe, aber sie wollte nicht, dass jemand anderes ihr Leben in die Hand nahm und ihr sagte, was richtig und falsch sei und was sie zu tun habe.

Laury litt nicht nur an chronisch obstruktiver Lungenkrankheit im Endstadium; insgesamt 27 Pflegediagnosen wurden bei ihr festgestellt. Es war unglaublich schwierig, einen Pflegeplan unter Berücksichtigung aller Diagnosen zu entwickeln. Erst als die ganze Schreibarbeit erledigt war, wurde es möglich, bei den Besuchen jenes Problem ins Auge zu fassen, das ihr jeweils am meisten Schwierigkeiten bereitete. Dieses Problem wurde dann als Pflegediagnose gefasst, und es wurde gemeinsam nach einer Lösung gesucht. Nach und nach konnten alle ursprünglich 27 Pflegediagnosen in die Planung einbezogen werden, einschließlich der Diagnosen Angst, Gesundheitserhaltungsdefizit und Selbstversorgungsdefizit.

davon hält. Das bedeutet, es muss nicht nur eingeschätzt werden, ob tatsächlich eine Intervention erforderlich ist, sondern es muss auch Übereinstimmung mit dem Klienten erzielt werden, auf welche Weise dem Bedürfnis am ehesten Rechnung getragen werden kann. So gab eine Patientin zwar zu, dass sie keine Energie für Nahrungszubereitung und Körperpflege aufbringen könne, insbesondere kurz nach der monatlich verabreichten Chemotherapie, doch sie wehrte sich vehement gegen jegliche Fremdhilfe. Sie befürchtete, die betreffende Person würde sämtliche Entscheidungen für sie treffen – was sie essen, anziehen und wann sie zu Bett gehen sollte.

Zu den üblicherweise vermittelten Dienstleistungen zählen Besuche beim Arzt, ambulante Gesundheitsversorgung, Vorsorgeuntersuchungen (wie etwa Mammographie) und präventive Leistungen (z. B. Grippeimpfung oder Pflege und Wartung von ständig benötigten medizinischen Geräten). Sonstige häufig vermittelte Leistungen sind Essen auf Rädern, Hilfe im Haushalt, persönliche Unterstützung und Entlastung.

Einfluss der Kostenerstattung

In den späten Achtzigern konzentrierte sich das finanzpolitische Anliegen auf die Zahl der stationären Patienten und die Verweildauer im Krankenhaus. Die Krankenhausmanager bildeten Komitees, deren Auftrag darin bestand, das Spektrum an Diagnosegruppen zu verändern, um das Überleben der Krankenhäuser zu sichern. Daraus entwickelte sich eine Leistungsvergütungsstruktur, an der sich die gesamten, für die Akutversorgung gültigen Bezahlungsmethoden orientieren (Ethridge & Johnson, 1996). **Tabelle 20-1** auf S. 702 veranschaulicht die Entwicklung der US-amerikanischen Kostenerstattungsstrukturen innerhalb des Carondelet-Systems von den späten achtziger Jahren bis heute.

In der heutigen Zeit, in der die Erstattung meistens gemäß einer Einzelfallpauschale erfolgt, ist man sich darüber im klaren, dass zu einer Versorgung über das gesamte Kontinuum hinweg frühzeitige Interventionen gehören, die die Selbstpflegebemühungen der Klienten stärken und stützen. Auf diese Weise bekommen die Klienten ihr Leiden soweit in den Griff, dass sie zu einem optimalen Grad an Wohlbefinden gelangen. Ein Übereinkommen zwischen allen am Netzwerk beteiligten Fachleuten in Bezug auf Techniken des Krankheitsmanagements macht es beim PNCM-Modell möglich, einen vertraglich vereinbarten Betrag pro Monat für jeden Managed Care-Versicherten zu erheben.

Tabelle 20-1: Strukturen der Kostenerstattung

Erstattungsform	Schwerpunkte der Dienstleistung	Erstattungsmethode	Anspruchsberechtigung für Leistungen des pflegerischen Case Management durch	Finanzielles Risiko auf Seiten des Krankenhauses
volle Kostenerstattung	Krisenintervention, Akutversorgung, Förderung der Genesung	Rechnungserstellung – Bezahlung der Leistungen	Rechnungserstellung	gering
teilweise Kostenerstattung	Krisenintervention, Akutversorgung, Förderung der Genesung	Rechnungserstellung – Prozentsatz der Rechnung wird bezahlt	Rechnungserstellung aufgrund eines separaten, pflegespezifischen HMO-Vertrags	gering
Vertraglich festgelegte Tagespauschale	spezifische Dienstleistungen, Akutversorgung, Förderung der Genesung	Tagespauschale; unabhängig von der Art der Dienstleistungen	Rechnungserstellung aufgrund separater Vertragsvereinbarungen	mäßig (abhängig von der Klientenstruktur)
Einzelfallpauschale	spezifische Dienstleistungen	festgelegter monatlicher Betrag pro Versicherten	kein Anspruch	hoch

20.4 Zusammenfassung und Schlussfolgerungen

Die Entwicklung bezahlbarer Gesundheitssysteme, die insbesondere für chronisch Kranke mit erhöhtem Bedarf an laufender Überwachung und langfristigen Interventionen eine qualitativ hochwertige Gesundheitsversorgung ermöglichen, wird immer mehr zu einer Herausforderung. Deshalb wurden kostengünstigere Alternativen wie Managed Care und Case Management entwickelt, damit eine ganzheitliche pflegerische Versorgung gewährleistet werden kann.

Managed Care umfasst Gruppen von Einzelpersonen oder Organisationen, die mit Leistungsanbietern – Fachleuten verschiedener Gesundheitsberufe – Verträge über die Erbringung von Gesundheitsleistungen zu einem festen Kostensatz abschließen. Diese Form der Kostenerstattung bietet Kontinuität in der Versorgung durch die Vernetzung von Aufgaben und Abteilungen. Beim Case Management hingegen ist über alle Bereiche der Versorgung hinweg der gleiche Leistungserbringer in der Person des Fallmanagers vorhanden. Mit anderen Worten, Case Management verbindet die Menschen quer durch verschiedene Formen der Betreuung.

Das pflegerische Case Management hat sich weiter entwickelt. Es verfolgt den Zweck, Klienten beim Umgang mit den psychosozialen Folgen der chronischen Krankheit und bei der Anpassung an den veränderten Gesundheitszustand zu unterstützen. Der pflegerische Fallmanager besitzt Erfahrung in der pflegerischen Versorgung von akut und chronisch kranken Klienten und weiß um die physiologische und psychosoziale Vielschichtigkeit bestimmter Gesundheitsprobleme. Fallmanager besitzen ein breites Wissen in den Bereichen Assessment, Diagnostik und Therapie sowie Erfahrungen in der Durchführung und Überwachung ärztlicher Behandlungsanweisungen.

Die pflegerischen Case Management-Modelle verfolgen das Ziel, innerhalb der verschiedenen Bereiche der medizinisch-pflegerischen Versorgung als Wegweiser zu dienen und unterschiedlichen Patientenpopulationen zur Seite zu stehen. Beispiele dafür sind Modelle zur Versorgung auf Gemeindeebene, Modelle zur häuslichen Versorgung, Versorgungsmodelle der «Health Maintenance Organizations» (HMOs) oder andere krankenhausgestützte Modelle sowie versicherungsgestützte Modelle. All diese Modelle sind auf Kostendämpfung ausgerichtet und berücksichtigen sowohl die Kosten als auch die Qualität der Versorgung. Darüber hinaus führt ihre Umsetzung zur Senkung von Rückfallquoten und somit zu weniger Krankenhauseinweisungen. Allerdings besteht seit der Einführung dieser Modelle – sei es in der Gemeinde oder in Institutionen – die Gefahr der Doppelspurigkeit und Aufsplitterung von Dienstleistungen.

Lediglich das Professional Nurse Case Management (PNCM)-Modell sieht die kontinuierliche Betreuung von Klienten sowohl in der Gemeinde als auch in den Institutionen durch einen einzigen Fallmanager vor. Im Allgemeinen liegt der Schwerpunkt der Interventionen eines an diesem Modell orientierten Fallmanagers auf der Verbesserung der Selbstversorgungsfähigkeiten, etwa im Hinblick auf die Überwachung und die Kontrolle von Krankheitssymptomen. Damit werden Kompetenzgefühle und Selbstwert auf Seiten des Klienten verstärkt. Mit dem PNCM-Modell und seiner Betonung auf der Partnerschaft zwischen Pflegefachkraft und Klient konnten bei älteren chronisch Kranken unter Aufrechterhaltung hoher Qualitätsstandards in der Versorgung beeindruckende Kostensenkungen erzielt werden.

Studienfragen

1. Worin besteht der Unterschied zwischen Managed Care und Case Management?
2. Nennen Sie vier Ziele des pflegerischen Case Managements.
3. Aus welchen Gründen werden Pflegefachkräfte als die geeignetsten Fachleute für die Funktion des pflegerischen Fallmanagers angesehen?
4. Welchen Klientenpopulationen dienen in der Regel die gemeindegestützten Fallmanagementmodelle?
5. Welchen Hochrisiko-Populationen sind versicherungsgestützte Fallmanagementmodelle besonders dienlich?
6. Welche wesentlichen Unterschiede bestehen zwischen den krankenhausgestützten und den gemeindegestützten pflegerischen Case Management-Modellen? Worin liegen jeweils ihre Vorteile?
7. Erörtern Sie die finanziellen Überlegungen, die bei folgenden Fallmanagement-Modellen eine Rolle spielen: gemeindegestützt, versicherungsgestützt, krankenhausintern und krankenhausextern.
8. Wählen Sie einen Ihrer Klienten aus und arbeiten Sie anhand seines Falles die Vor- und Nachteile eines jeden der in diesem Kapitel erörterten pflegerischen Case Management-Modelle heraus.

Literatur

Abrahams, R. (1990). The Social HMO: Case management in an integrated acute and long-term care system. Caring, 9 (8), 30–39.

American Nurses' Association (1980). Nursing: A social policy statement. Kansas City, MO: American Nurses' Association.

American Nurses' Association (1988). Nursing case management, Publication No. NS-32. Kansas City, MO: American Nurses' Association.

Applebaum, R. A., Wilson, N. L. (1988). Training needs for providing case management for the long-term care client: Lessons from the national channeling demonstration. Gerontologist, 28 (2), 172–176.

Bachrach, L. L. (1989). Case management: Toward a shared definition. Hospital and Community Psychiatry, 40 (9), 883–884.

Blake, K. (1991). Rehabilitation nursing program management. Nursing Management, 22 (1), 42–44.

Bond, G. R., Witheridge, T E, Wasmer, D., McRae, S. A., Mayes, J., Ward, R. S. (1989). A comparison of two crisis housing alternatives to psychiatric hospitalization. Hospital and Community Psychiatry, 40 (2), 177–183.

Bower, K. A. (1988). Managed care: Controlling costs, guaranteeing outcomes. Definition, 3 (3), 1–3.

Bower, K. A. (1992). Case management by nurses. Kansas City, MO: American Nurses' Publishing.

Brooten, D., Brown, L., Munro, B., York, R., Cohen, S., Roncoli, M., Hollingsworth, A. (1988). Early discharge and specialist transitional care. Image: The Journal of Nursing Scholarship, 20 (2), 64–68.

Capitman, J. A., Haskins, B., Bernstein, J. (1986). Case management approaches in coordinated community-oriented long-term care demonstrations. Gerontologist, 26 (4), 398–404.

Carcagano, G. J., &, Kemper, P (1988). An overview of the channeling demonstration and its evaluation. Health Services Research, 23 (1), 1–22.

Christianson, J., Dowd, B., Dralewski, J., Haves, S., Wisner, C. (1995). Managed care in the two cities: What can we learn? Health Affairs (Summer), 115–131.

Cline, B. G. (1990). Case management: Organizational models and administrative methods. Caring, 9 (7), 14–18.

Cluff, L. (1981). Chronic disease, function and the quality of care. Journal of Chronic Disease, 34, 299–304.

Cohen, E. L., Cesta, T G. (1993). Nursing case management: From concept to evaluation. St. Louis: C. V Mosby

Combs, J. A., Rusch, S. C. (1990) Creating a healing environment. Health Progress, 71 (4), 38–41.

Cronin, C., Maklebust, J. (1989). Case-managed care: Capitalizing on the CNS. Nursing Management, 20 (3), 38–47.

Deitchman, W S. (1980). How many case managers does it take to screw in a light bulb? Hospital and Community Psychiatry, 31 (11), 788–789.

Del Bueno, D. J., Leblanc, D. (1989). Nurse managed care: One approach. Journal of Nursing Administration, 19 (11), 24–25.

Del Togno-Armansco, V, Olivas, G. S., Harter, S. (1989)- Developing an integrated nursing case management model. Nursing Management, 20 (10), 26–29.

Desimone, B. (1988). The case for case management. Continuing Care, 3 (7), 22–23.

Dolson, R., Richards, L. (1990). Area agencies on aging: The community care connection. Caring, 9 (8), 18–23.

DuBois, M. M. (1990). Community based homecare programs are not for everyone-yet. Caring, 9 (7), 24–27.

Eggert, G. M., Zimmer, J. G., Hall, W J., Friedman, B. (1991). Case Management: A randomized controlled study comparing a neighborhood team and a centralized individual model. Health Services Research, 26 (4), 471–507.

Ellis, J. R., Hartley, C. L. (1988). Nursing in today's world, challenges, issues and trends (3rd ed.). Philadelphia: J. B. Lippincott.

Etheredge, M. L. (1989). Collaborative care: Nursing case management. Chicago: American Hospital Publishing.

Ethridge, P (1991). A nursing HMO: Carondelet St. Mary's experience. Nursing Management, 22 (7), 22–27.

Ethridge, P, Johnson, S. (1996). The influences of reimbursement on nurse case management practice: Carondelet's experience. In E. L. Cohen (ed.), Nurse case management in the 21st century, pp. 245–256. St. Louis: C. V Mosby.

Ethridge, P, Lamb, G. (1989). Professional nursing case management improves quality, access and costs. Nursing Management, 20 (3), 30–35.

Faherty, B. (1990). Case management the latest buzzword: What it is, and what it isn't. Caring, 9 (7), 20–22.

Fariello, D., Scheidt, S. (1989). Clinical case management of the dually diagnosed patient. Hospital and Community Psychiatry, 40 (10), 1065–1067.

Fondiller, S. H. (1991). How case management is changing the picture. American Journal of Nursing, 91 (1), 64–80.

Giuliano, K. K., Poirier, C. E. (1991). Nursing case management: Critical pathways to desirable outcomes. Nursing Management, 22 (3), 52–55.

Graham, B. (1989). Preparing case managers. Caring, 7 (2), 22–23.

Grau, L. (1984). Case management and the nurse. Geriatric Nursing 5 (6), 372–375.

Grinnell, S. K. (1989). Post conference reflections: Autonomy and independence for health professionals? Journal of Allied Health, 18 (1), 115–121.

Halamandaris, V J. (1990). The paradox of case management. Caring, 9 (8), 4–7.

Harris, M., Bergman, H. (1988). Capitation financing for the chronic mentally ill: A case management approach. Hospital and Community Psychiatry, 39 (1), 68–72.

Henderson, M. G., Collard, A. (1988). Measuring quality in medical case management programs. Quality Review Bulletin, 14 (2), 33–39.

Henderson, M. G., Souder, B. A., Bergman, A. (1987). Measuring the efficiencies of managed care. Business and Health, 4 (12), 43–46.

Henderson, M. G., Wallack, S. S. (1987). Evaluating case management for catastrophic illness. Business and Health, 4 (3), 7–11.

Hereford, R. W (1990). Private-pay case management: Let the seller beware. Caring 9 (8), 8–12.

Huggins, D. B. (1996). Nurse case management impact on cost and outcomes. Unpublished thesis, University of Arizona, Tuscon, Arizona.

Igou, J. E, Hawkins, J. W, Johnson, E. E., Utley Q. E. (1989). Nurse-managed approach to care. Geriatric Nursing, 10 (1), 32–34.

Jones, K., Kopjo, R., Goodneer-Laff, L., Weber, C. (1990). Gaining control in a changing environment. Caring, 9 (7), 38–42.

Kane, R. (1988). The noblest experiment of them all: Learning from the National Channeling Evaluation. Health Services Research, 23 (1), 189–198.

Kane, R. A., Kane, R. L. (1987). Long-term care: Principles, programs and policies. New York: Springer.

Kanter, J. (1989). Clinical case management: Definition, principles, components. Hospital and Community Psychiatry, 40 (4), 361–368.

Kemp, B. J. (1981). The case management model of human services delivery. In E. L. Pan, T. E. Baker, C. L. Vash (eds.), Annual review of rehabilitation, 2, pp. 212–236. New York: Springer.

Kemper, P (1988). Overview of findings. Health Services Research, 23<l), 161–174.

Knollmueller, R. (1989). Case management: What's in a name? Nursing Management, 20 (10), 38–42.

Korenbrot, C. C., Showstack, J., Loomis, A., Brindis, C. (1989). Birth weight outcomes in a teenage pregnancy case management project. Journal of Adolescent Health Care, 70 (2), 97–104.

Lajeunesse, D. A. (1990). Case management: A primary nursing approach. Caring, 9 (8), 13–16.

Lamb, G. S. (1992). Nursing case management satisfaction survey. Unpublished raw data.
(1995). Early lessons from a capitated community-based nursing model. Nursing Administration Quarterly, 19 (3), 18–25.

Lamb, G. S., Stempel, J. E. (October 1991). Nursing case management: The patient's experience. Paper presented at the meeting of the American Nurses' Association Council of Nurse Researchers' International Nursing Research Conference, Los Angeles, CA. (1992). Working with the nurse case manager. Growing as Insider-Expert. Unpublished manuscript.

Lamb, H. R. (1980). Therapist-case managers: More than brokers of services. Hospital and Community Psychiatry, 31 (11), 762–764.

Leclair, C. L. (1991). Introducing and accounting for RN case management. Nursing Management, 22 (3), 44–49.

Lehman, K. (1997). The effect of nurse case management on health care utilization and cost. Unpublished thesis, University of Arizona, Tucson, Arizona.

Littman, E., Siemsen, J. (1989). AIDS case management: A model for smaller communities. Caring 7 (11), 26–31.

Loveridge, C. E., Cummings, S. H., O'Malley, J. (1988). Developing case management in a primary nursing system. Journal of Nursing Administration, 18 (10), 36–39.

Lubkin, I. (ed.) (1995). Chronic Illness: Impact and interventions (3rd ed.). Boston: Jones and Bartlett.

Marwick, C. (1996). Effects of managed care felt in every medical field. JAMA, 276 (10), 768–769.

Mazoway, J. M. (1987). Early intervention in high cost care. Business and Health, 4 (3), 12–16.

Mazzuca, S. (1982). Does patient education in chronic disease have a therapeutic value? Journal of Chronic Disease, 35 (9), 521–529.

McKenzie, C. B., Torkelson, N. G., &Holt, M. A. (1989). Care and cost: Nursing case management improves both. Nursing Management, 20 (10), 30–34.

Michaels, C. (1992). Carondelet St. Mary's experience. Nursing Clinics of North America, 27 (1), 77–85.

Miller, K. (1990). Fee-for-service case management. Caring, 9 (8), 46–49.

Mundinger, M. O. (1984). Community based care: Who will be the case managers. Nursing Outlook, 32 (6), 294–295.

Olivas, G. S., Del Togno-Armanasco, V, Erickson, J. R., Harter, S. (1989a). Case management: A bottom line care delivery model. Part I: The concept. Journal of Nursing Administration, 19 (11), 16–20.

Olivas, G. S., Del Togno-Armanasco, V, Erickson, J. R., Harter, S. (1989b). Case management: A bottom-Line care delivery model. Part II: Adaptation of the model. Journal of Nursing Administration, 19 (12), 2–17.

Papenhausen, J. (1995). The effects of nursing case management intervention on perceived severity of illness, enabling skill, self-help, and life quality in chronically ill older adults. Unpublished dissertation, University of Texas at Austin.

Parker, M., Secord, L. J. (1988). Private geriatric case management: Current trends and future directions. In K. Fisher & E. Wiseman (eds.), Case management Guiding patients through the health care maze, pp. 27–32. Chicago: Joint Commission on Accreditation of Healthcare Organizations.

Pegels, C. C. (1988). Health care and the older citizen, economic, demographic and financial aspects. Rockville, MD: Aspen.

Putney, K. A., Hauner, J., Hall, T., Kobb, R. (1990). Case management in long-term care: New directions for professional nursing. Journal of Gerontological Nursing, 16 (12), 30–33.

Reisch, S. (1986). Continuity of care: From hospital unit into home. Nursing Management, 17 (12), 38–41.

Riggs, J. E. (1996). Managed care and economic dynamics. Arch Neurol, (53), 856–858.

Robinson, J. C. (1996). Decline in hospital utilization and cost inflation under managed care in California. JAMA, 276 (13), 1060–1064.

Rogers, M. (1997). Unpublished interview/survey. Via Christi Regional Medical Center: Wichita, Kansas.

Rogers, M., Riordan, J., Swindle, D. (1991). Community-based nursing case management pays off. Nursing Management, 22 (3), 30–34.

Rusch, S. (1986). Continuity of Care: From hospital unit into home. Nursing Management, 17 (12), 38–41.

Schwartz, S. R., Goldman, H. H., Churgin, S. (1982). Case management for the chronic mentally ill: Models and dimensions. Hospital and Community Psychiatry, 33 (12), 1006–1009.

Shipp, M. K., Jay, T. M. (1988). Case management and long term care. Caring 7 (3), 42–44.

Showstack, J., Lurie, N., Leatherman, S., Fisher, E., Inui, T. (1996). Health of the public: The private sector challenge. JAMA, 276 (13), 1971–1974.

Simpson, D. E (1982). Case management in long-term programs. Washington, D. C.: Center for the Study of Social Policy.

Sinnenn, M. T, Schifalacqua, M. M. (1991). Coordinated care in a community hospital. Nursing Management, 22 (3), 38–42.

Smith, M. L. (1990). Blue Cross Blue Shield: Individual case management: A win-win proposition. Caring, 9 (8), 26–28.

Stillwaggon, C. A. (1989). The impact of nurse managed care on the cost of nurse practice and nurse satisfaction. Journal of Nursing Administration, 19 (11), 21–27.

Strumpf, N. E., Knibbe, K. K. (1990). Long-term care, fulfilling promises to the elderly: In J. C. McCloskey & H. K. Grace (eds.), Current issues in nursing, pp. 215–225. St. Louis: C. V Mosby.

Walstedt, P, Blaser, W (1986). Nurse case management for the frail elderly: A curriculum to prepare nurses for that role. Home Healthcare Nurse, 4 (2), 30–35.

Ware, J. E., Bayliss, M. S., Roger, W H., Kosinsik, M., Taylor A. (1996). Differences in 4 year health outcomes for elderly and poor, chronically ill patients treated in HMO and fee-for-service systems: Results from the medical outcomes study. JAMA, 276 (13), 1039–1047.

Weil, M. (1985). Professional and educational issues in case management practice. In M. Weil et al. (eds.), Case management in human service practice, pp. 357–390. San Francisco: Jossey-Bass.

Weyant, J. (February 1991). St. Joseph Medical Center in Wichita, Community-based nurse case management department report. Paper presented at a meeting of nurse case managers, Tucson, AZ.

Weydt, A. (1997). Unpublished interview/survey. Immanual-St Joseph's, Mankato, MN.

Zander, K. (1988a). Nursing case management: Strate
gic management of cost and quality outcomes. Journal of Nursing Administration, 18 (5), 23–29.

Zander, K. (1988b). Nursing case management: Resolving the DRG paradox. Nursing Clinics of North America, 23 (3), 503–520.

Zander, K. (1990a). Case management a golden opportunity for whom? In J. C. McCloskey & H. K. Grace (eds.), Current issues in nursing (3rd ed.), pp. 199–204. St. Louis: C. V Mosby.

Zander, K. (1990b). Differentiating managed care and case management. Definition, 5 (2), 1–2.

Zerull, L. (1997). Unpublished interview/survey. Winchester Medical, Winchester, VA.

Weiterführende Literatur

Bawden, E. L. (1990). Reaching out to the chronically mentally ill homeless. ‚journal of Psychosocial Nursing andMentalHealth Services, 28 (3), 6–13.

Calogero, M. A. (1990). Individual case management and the Blue Cross and Blue Shield system. The Case Manager, 1 (1), 25–27.

Capitman, J. A., Haskins, B., Bernstein, J. (1986). Case management approaches in coordinated community-oriented long-term care demonstrations. Gerontologist, 26 (4), 398–404.

Carcagano, G. J., Kemper, P (1988). An overview of the channeling demonstration and its evaluation. Health Services Research, 23 (1), 1–22.

Esposito, L. (1994). Home health case management: Rural caregiving. Home Healthcare Nurse, 12 (3), 38–43.

Evaluation of the National Long Term Care Demonstration. (1988). Health Services Review, 23 (1), 1–199.

Gamliel, S., Politzer, R., Rivo, M. L., Mullan, E (1995). Managed care on the march: Will physicians meet the challenge? Health Affairs (Summer), 131–141.

Harris, M., Bergman, H. C. (1988). Misconceptions about the use of case management services by the chronic mentally ill: A utilization analysis. Hospital and Community Psychiatry, 39 (12), 1276–1280.

Jones, K., Kopjo, R., Goodneer-Laff, L., Weber, C. (1990). Gaining control in a changing environment. Caring, 9 (7), 38–42.

Lamb, G. S. (1992). Conceptual and methodological issues in nurse case management research. Unpublished manuscript.

McCormack; Daly, G., Mitchell, R. D. (1996). Case management in the community setting. Advanced Practice Nursing, 31 (3), 527–534.

Schraeder, C., Shelton, P, Britt, T, &Bullital, K. (1996). Case management in a capitated system: The community nursing organization., journal of Case Management, 5 (2), 58–64.

Staebler, R. (1990a). Case management: What is it? Caring, 9 (7), 1.

Staebler, R. (1990b). Case management: Who's doing it? Caring, 9 (8), 1.

Teil 4

Auswirkungen des Gesundheitssystems

Kapitel 21

Behördendschungel

Deborah Burton • Golden Tradwell

21.1 Einleitung

In der Regel übersteigen die komplexen Bedürfnisse chronisch Kranker bei weitem die Ressourcen, die von Familienangehörigen und Freunden bereitgestellt werden können. Für den Klienten und seine Familie kann es sehr verwirrend sein, den Umgang mit den vernetzten Diensten im Gesundheits- und Sozialwesen lernen zu müssen, die in einer Kommune vorhanden sind. Diese Situation stellt sich ähnlich dar wie die einer Maus, die versucht, den Weg aus einem Labyrinth zu finden. Der Begriff «Behördendschungel» wurde absichtlich gewählt, da er den Gesamtkomplex kommunaler Ressourcen für chronisch Kranke sehr zutreffend beschreibt.

Der Weg durch diesen Dschungel aus unterschiedlichsten Behörden, Organisationen, Pflegediensten und sonstigen Leistungsanbietern kann auf zweierlei Weise gefunden werden: Erstens auf der Basis von Versuch und Irrtum, was sich als frustrierend und ineffektiv herausstellen und zu Ohnmachtsgefühlen führen kann, und zweitens durch das Gewinnen von Einsicht in die Struktur und Funktionsweise dieses Dschungels, verbunden mit sachgerechter Planung. Begreiflicherweise stellt letzteres die Methode der Wahl dar.

Wegen der sich rasant entwickelnden Technologie und der eindringlichen Aufforderung zur Prävention überleben viele Menschen akute Krankheiten, die früher tödlich verlaufen wären. Doch bei vielen Betroffenen bleiben chronische Gesundheitsprobleme zurück. So sind beispielsweise Krebs und Diabetes längst nicht mehr unbedingt mit dem nahen Tod verbunden. Sogar AIDS wird mittlerweile als chronische Krankheit neu konzeptualisiert (Fee & Fox, 1992; Smith, 1987). Diese Veränderungen stellen neuartige Anforderungen an das Gesundheitssystem. Die Unterstützung von Menschen mit chronischen Krankheiten bedeutet, den Schwerpunkt in der Gesundheitsversorgung von Heilung auf Anpassung und Erhaltung der Unabhängigkeit zu verlagern (Calahan, 1992; CDC, 1993).

Das vermehrte Auftreten von chronischen Leiden, eine gesteigerte Lebenserwartung und eine Bevölkerung, die immer älter wird, haben die gesundheitspolitischen Trends drastisch beeinflusst. Das politische Thema der sechziger und siebziger Jahre war der gerecht verteilte Zugang zur Gesundheitsversorgung. Das Gesundheitssystem reagierte auf diese Forderung mit einer Verbreiterung des Angebots. In den USA wurden psychiatrische Gesundheitszentren und wohnortnahe Kliniken eingerichtet sowie regionale Programme für Herz-, Krebs- und Schlaganfallpatienten aufgelegt. Eine gesunde und wachstumsträchtige Wirtschaft fing die Mehrkosten problemlos auf (Lewis, 1983).

In den achtziger Jahren kam es jedoch zu einer gesundheitspolitischen Trendwende. Die vom Staat unternommenen Anstrengungen zur Kostenreduzierung versagten, und die Kostenentwicklung im Gesundheitssektor geriet völlig außer Kontrolle. Die staatlichen Krankenversicherungen Medicare und Medicaid verzeichneten extrem hohe Ausgaben, und das zu einer Zeit, als der Finanzhaushalt des Bundes von einer Wirtschaftskrise erschüttert wurde und die steigenden Kosten nicht mehr länger gedeckt werden konnten. Daraus erwuchs in den neunziger Jahren das politisches Dilemma der Kostendämpfung im Gesundheitswesen (DHHS, 1993). Frühe Reformversuche konzentrierten sich auf die Kontrolle der Kosten und darauf, jedem US-Bürger Zugang zu einem Basispaket an Absicherungen für den Krankheitsfall zu verschaffen (Clinton & Gore, 1992).

Obwohl die Reformbemühungen das Ziel hatten, den Aufbau gemeindegestützter Dienste zu fördern und die Zusammenarbeit von privaten Organisationen und Behörden zu verbessern, blieb das Problem der Unüberschaubarkeit der zuständigen Stellen ungelöst. Kein Basispaket kann *alle* Formen gesundheitlicher, sozialer, emotionaler, spiritueller und psychischer Unterstützung abdecken, die chronisch Kranke benötigten. Auch werden Behörden und private Dienste niemals so effektiv ineinander verzahnt sein, dass die Koordination von Versorgung und Leistungsangebot vollständig und reibungslos möglich ist.

Da die Zahl der Gesundheitsorganisationen, behördlichen Stellen, Pflegedienste und sonstigen Leistungsanbieter gestiegen ist und sich ihr Aufgabengebiet vergrößert hat, haben sich auch die Tätigkeitsbereiche der Gesundheitsfachleute erweitert, damit den wachsenden Bedürfnissen Rechnung getragen werden kann. So werden Krankenhäuser beispielsweise zu Zentren für Akutpatienten mit komplexem Krankheitsbild oder zu solchen für Kurzzeit-Betreuung auf der Intensivstation nach operativen Eingriffen. Viele Krankenhausabteilungen gehen immer mehr dazu über, verschiedene Dienste gleichzeitig anzubieten, die Betonung der medizinischen Grundversorgung führt zu weniger Überweisungen an Fachärzte, und Pflegefachleute werden fachübergreifend gemeinsam mit anderen Gesundheitsexperten ausgebildet usw. (Holtz, 1995).

Eine Reihe von umfassenden, in den siebziger und achtziger Jahren eingeführten Fallmanagementprojekten waren nicht nur erfolgreich bezüglich der Versorgung von vulnerablen Klienten mit komplexem Krankheitsbild auf Gemeindeebene, sondern auch hinsichtlich der Kostensenkung. In diesem Zusammenhang sollen zwei Pilotprogramme vorgestellt werden. Dabei handelt es sich um die Projekte «On Lok» und «Assessment for Community Care Services» (ACCESS)[1]. «On Lok» ist der Name einer Pflegeagentur mit Sitz in San Francisco, die bereits seit mehr als 20 Jahren Akut- und Langzeitversorgung für gebrechliche alte Menschen anbietet (Kunz & Shannon, 1996). Als Modellprojekt bezog «On Lok» anfangs Subventionen aus dem «block grants»-Programm, einem bundesstaatlichen Förderprogramm für gemeindebezogene soziale Dienstleistungen, sowie aus dem privaten Sektor. Derzeit erhält die Agentur monatliche Einzelfallerstattungen von Medicare, Medicaid und über Versicherte, die keinen Anspruch auf Medicaid-Leistungen haben. Das «On Lok»-Programm zielt auf die Gesamtversorgung älterer Menschen ab («Program of All Inclusive Care for the Elderly», PACE[2]). Es handelt sich um ein Modell, das zunehmend auch in anderen Teilen des Landes Eingang in die Praxis findet (Eng, 1996). Die Dienste von PACE auf Gemeindeebene werden jeweils vor Ort von einem Ausschuss der Gemeinde kontrolliert, um den Konsumenten die Möglichkeit zur Mitwirkung zu geben. «On Lok» bietet ein Paket von medizinischen, rehabilitativen, erhaltenden und behütenden Versorgungsleistungen für Klienten mit funktionellen Defiziten. Ein innovativer, kostensparender Aspekt, der in das Projekt einbezogen wurde, ist der finanzielle Ausgleich für pflegende Angehörige, weil diese durch ihre Arbeit die Gefahr einer Kranken-

---

1 Die Buchstabenfolge ACCESS bildet das englische Wort für «Zugang» (*access*). [Anm. des Bearbeiters]

2 Die Buchstabenfolge PACE bildet das englische Wort für «Schritt halten» (*to pace*). [Anm. des Bearbeiters]

hauseinweisung herabsetzen. Außerdem werden den Familien dadurch Mittel an die Hand gegeben, um nahestehende Angehörige zu Hause versorgen zu können (Rucklin et al., 1992). Ein ähnliches, in der Umgebung von New York realisiertes Projekt ist ACCESS. Mit diesem Projekt wurde erreicht, die täglichen Kosten für die Pflege bei etwa 52 % der von Medicaid vorgegebenen Sätze für die institutionelle Versorgung zu halten (Eggert et al., 1980; Palmer & Vogel, 1985).

Die gemeindegestützte Gesundheitsversorgung bietet Vorteile sowohl für den Klienten als auch für die betreuende Fachkraft. Dem Klienten bleiben Angst und Frustration bei der Suche nach den richtigen Stellen im Behördendschungel erspart, und die Betreuer erhalten wirksame Hilfestellung bei Überweisungen an andere Fachleute. Umfassende Leistungspakte ermöglichen einen besseren Zugang zu nicht-medizinischen Diensten, verringern Übermedikationen und vermeiden eine unnötige oder vorzeitige institutionelle Unterbringung (Gaudet, 1996). Darüber hinaus spart die pflegerische Fachkraft Zeit bei der Suche nach Ressourcen. Die Fallstudie über innovative Ressourcen veranschaulicht, wie eine Familie von Innovationen in der Gesundheitsversorgung profitieren kann.

21.2. Probleme, offene Fragen und nachteilige Auswirkungen

Trotz der großen Zahl vielversprechender Innovationen im Bereich der wohnortnahen Gesundheitsversorgung zeichnen sich bei dem Bemühen, der Bedarfssituation der Klienten wirklich gerecht zu werden, nur wenige Fortschritte ab – ein Missstand, der sich auch nachteilig auf die beteiligten Fachleute auswirkt. Es gibt eine Reihe ungelöster Probleme, die eine Weiterentwicklung hemmen. Dazu gehören die Aufsplitterung der Dienstleistungen, unzureichende Kommunikation zwischen Pflegediensten, behördlichen Stellen und medizinischen Fachkräften, zu hohe und nicht finanzierbare Kosten für die Leistungen und schließlich auch die Gesundheitspolitik selbst. Findet sich keine Lösung für diese Probleme, ergeben sich nachteilige Auswirkungen für die Klienten, aber auch für die beteiligten Fachkräfte.

Obwohl das Angebot an Gesundheitsleistungen umfangreicher ist als vor 20 oder 30 Jahren, wird eine optimale Versorgung durch Experten immer mehr zu einem Privileg der Reichen, anstatt zu einem Recht für alle. Es bleibt abzuwarten, inwieweit dieses sich immer deutlicher abzeichnende Problem angegangen und gelöst werden kann. Immerhin nahm die Clinton-Administration explizit Stellung zu der Frage, ob eine adäquate Gesundheitsversorgung eher als Privileg oder als Grundrecht zu betrachten sei (Clinton & Gore, 1992).

21.2.1 Der Klient

In der Annahme, Kosten einsparen zu können, wurde in den sechziger Jahren damit begonnen, viele Patienten mit chronischen psychischen Störungen aus den staatlichen Psychiatrien zu entlassen (Caton, 1981). Doch aufgrund schlechter Vorausplanung blieben die Gemeinden unvorbereitet und beim Umgang mit dem Zustrom frisch entlassener Patienten sich selbst überlassen. Verwirrung und unnötiges Leiden waren die Folge, und es ist nach wie vor strittig, ob auf lange Sicht tatsächlich Kosten eingespart werden konnten. Die De-Institutionalisierungsbewegung hat sich nichtsdestoweniger durchgesetzt, und die Versorgung von Mitbürgern mit chronischen psychischen Störungen in den Gemeinden wird wahrscheinlich weiterhin Bestand haben (Stroul, 1989).

Die Entwicklungen in der medizinisch-pflegerischen Versorgung chronisch Kranker mit körperlichen Leiden scheinen einen ähnlichen Verlauf zu nehmen. Die Bemühungen zur Eindämmung von stationären Kosten und die Bildung von Diagnosegruppen (DRGs) haben zu frühzeitigen Entlassungen aus den Krankenhäusern geführt. Nun stehen Familien und Einrichtungen der Langzeitversorgung vor der Aufgabe, die Pflege und Betreuung für chronisch kranke und ältere Menschen, die in der Gemeinde ansässig sind, zu übernehmen. Als Folge dieser Entwicklung entstehen immer mehr häusliche Pflegedienste und Einrichtungen zur ambulanten Versorgung (Wasik et al., 1990; Holtz, 1995).

Bedürfnisse von chronisch Kranken

An die gemeindegestützte Versorgung wird die Forderung gestellt, Ressourcen zu organisieren und bereitzustellen, damit den Bedürfnissen des darauf angewiesenen chronisch Kranken nachgekommen werden kann. Diese Bedürfnisse lassen sich in vier Gruppen einteilen: klinische Versorgung, psychische/spirituelle Betreuung, Rehabilitation und Optimierung der funktionellen Fähigkeiten zur Bewältigung der Aktivitäten des täglichen Lebens («activities of daily living», ADLs) (vgl. **Tab. 21-1**). Die Bedürfnisse hinsichtlich der klinischen Versorgung beziehen sich auf die Erstellung einer korrekten medizinischen Diagnose und eine angemessene Therapie, sowie auf die überwachende Begleitung während dieser Prozesse. Zu den psychischen/spirituellen Bedürfnissen gehören die emotionale und intellektuelle Anpassung an die Situation und die Dauerhaftigkeit der Krankheit. Um rehabilitative Bedürfnisse zu befriedigen, ist spezialisierte Hilfe zur Wiederherstellung oder Er-

Fallstudie

Innovative Ressourcen

Bobby, der einzige Sohn von Eva und Robert F., leidet an Kinderlähmung und ist auf den Rollstuhl angewiesen. Er kann zwar aufgrund mangelnder Muskelkontrolle nicht sprechen, war bisher aber stets in der Lage, seine Wünsche durch Zeichen und Laute mitzuteilen. Als Bobby noch sehr klein war, wurde Eva von einer ambulanten Krankenschwester in der Grundpflege angelernt, und diese klärte die Familie auch über ihr Recht auf, Bobby von einem Fachmann des öffentlichen Schulsystems im Hinblick auf eine besondere Vorschulförderung begutachten zu lassen. So wurde Bobby in ein von Sonderschulpädagogen betreutes Programm aufgenommen. Seine Eltern bekamen gezeigt, wie sie mit ihm arbeiten konnten, um seine Fähigkeiten zur Bewältigung von Alltagsroutinen, seine Kontrolle über Verdauung und Blase sowie seine Selbstdisziplin zu erhöhen.

Als Bobby das Schulalter erreicht hatte, half das Personal der Vorschuleinrichtung der Familie, in ein neues, von der örtlichen Universität aufgelegtes Sonderschulprogramm aufgenommen zu werden. Im Rahmen dieses Programms wurde eine Betreuung auf sonderpädagogischer Grundlage durch fortgeschrittene Studenten der Sonderpädagogik durchgeführt, aber auch Physiotherapeuten, Sprachtherapeuten und weitere einschlägig tätige Experten waren daran beteiligt. Die Zusammensetzung des Teams war darauf ausgerichtet, das Potenzial des Kindes maximal auszuschöpfen, optimal mit den Eltern zusammenzuarbeiten und eine enge Verbindung zwischen den Eltern und dem behandelnden Personal der neurologischen und orthopädischen Kliniken aufzubauen. Die Familie war sehr froh, eine Sonderpädagogikstudentin zu haben, die über mehrere Monate mit ihr arbeitete. Sie konnte Eva und Robert vieles zeigen und lehren, was die Versorgung Bobbys erleichterte. Außerdem half sie bei der Suche nach Finanzierungshilfen für einen Patientenlift und einen speziell ausgestatteten Kleinbus.

Bobby bekam ein kleines elektronisches Kommunikationsgerät und lernte, damit Laute von vereinbarter Bedeutung zu produzieren und zur Kommunikation einzusetzen. Als er im Alter von 11 Jahren die Fähigkeit erlangt hatte, effektiv mit dem Gerät umzugehen, war dies ein Wendepunkt für die Familie. Nun da er sich mitteilen konnte, ließ die Frustration nach und seine Entwicklungsmöglichkeiten hatten sich plötzlich enorm verbessert. Eva und Robert sind äußerst dankbar für die Fürsorge und Anteilnahme, die sie von den im Rahmen des Programms tätigen Betreuern erfuhren. Eva fühlt sich verpflichtet, selbst etwas für andere Familien zu tun. Sie hat mittlerweile eine Selbsthilfegruppe für Poliobetroffene gegründet und engagiert sich überall in der Gemeinde, um finanzielle Mittel für das Programm herbeizuschaffen, so dass mehr Kindern eine neue Lebensperspektive eröffnet werden kann.

Quelle: Friedemann und Scheffer (1990)

Tabelle 21-1: Bedürfnisse von chronisch Kranken

Klinische Versorgung	
körperliche Krankheiten	begleitende Überwachung der Behandlungsanweisung Aufrechterhaltung der physischen Versorgung Verstehen von Sinn und Zweck der Behandlung fachlich qualifizierte klinische Interventionen Bezug von notwendigen Hilfs- und Bedarfsmitteln
psychische Störungen	fortwährende Überwachung der Medikation Registrierung von Verhaltensänderungen Hilfestellung bei der Einnahme von Medikamenten

Psychische/Spirituelle Bedürfnisse	
körperliche Krankheiten und psychische Störungen	emotionale Unterstützung durch Familie und Freunde
Hilfe bei der Akzeptanz der eigenen Grenzen
Hilfestellung, sich als produktives Mitglied von Familie und Gemeinde zu fühlen
Hilfe zur Erlangung eines positiven Selbstkonzepts und Körperbilds
Vermeidung von ungerechtfertigtem, einschränkendem und überprotektivem Verhalten von Eltern gegenüber den Kindern
Erreichen der höchstmöglichen Unabhängigkeit und Selbständigkeit
Ermutigung zum Ausdruck von Gefühlen
Konsistenz und Kontinuität in der Versorgung zur Schaffung eines Gefühls von Sicherheit
Möglichkeit zur Teilnahme an religiösen Aktivitäten und an Beratung
Hilfe bei der Akzeptanz der chronischen Natur der Krankheit
Rehabilitation	
körperliche Krankheiten	körperliches Training, berufliche Rehabilitation
Beaufsichtigung des verordneten Rehabilitationsprogramms
Koordination, Langzeitnachbetreuung und Evaluation des Rehabilitationsprogramms
psychische Störungen	Unterstützung bei der Bewältigung der Belastungen des Lebens
Ausfindigmachen und Lokalisieren von Unterstützungssystemen
Erlernen sozialer und beruflicher Kompetenzen
Optimale Funktionelle Fähigkeiten bei den Aktivitäten des Täglichen Lebens	
körperliche Krankheiten und psychische Störungen	Feststellen des Rückhalts innerhalb der Familie und des sozialen Netzwerks
Evaluation des kompletten Funktionsniveaus des Klienten in der häuslichen Umgebung
Hilfe bei der schrittweisen Verbesserung der Selbstversorgung
Bedarfsweise Unterstützung bei der täglichen Selbstversorgung

Quelle: Friedemann und Scheffer (1990)

haltung von Körperfunktionen und Lebensweise notwendig. ADL-Bedürfnisse erfordern kreative Problemlösungen, damit der Klient den höchstmöglichen Grad an Unabhängigkeit und Autonomie erreichen kann.

Die Basis für das Bemühen, allen vier Bedürfniskategorien gerecht zu werden, bildet eine fundierte Patientenedukation (siehe Kap. 10 über Compliance und Kapitel 15 über Patientenedukation). Kenntnisse über die eigene Krankheit und deren Behandlung erhöhen die Wahrscheinlichkeit, dass die Klienten die Versorgung selbst erfolgreich in die Hand nehmen. Gerade in der Gemeinde, wo bei komplexen Betreuungsbedürfnissen verschiedene behördliche Stellen, Pflegedienste und sonstige Leistungsanbieter zuständig sind, ist eine präzise und klientenadäquate Edukation und Aufklärung außerordentlich wichtig.

In diesem Zusammenhang gilt es außerdem, die Versorgungsmodelle für Klienten mit chronischen *physischen* Leiden von solchen für Klienten mit chronischen *psychischen* Leiden voneinander abzugrenzen. Auch wenn sich die Bedürfnisse beider Gruppen ähneln, unterscheiden sie sich doch in den Rehabilitationszielen erheblich, insbesondere hinsichtlich Autarkie und Produktivität. Die De-Institutionalisierungsbewegung führte im Hinblick auf die gemeindegestützte Rehabilitation und Resozialisierung zu Enttäuschungen. Ursprünglich sollten die Klienten in die Lage versetzt werden, in der Gemeinschaft zu leben, Zielstrebigkeit und Erfolgsorientierung zu entwickeln und einer Erwerbstätigkeit nachzugehen. Leider erwies sich dies für Klienten, die mehrere Jahre lang institutionalisiert gewesen waren, wegen ihrer zwischenzeitlich entstandenen starken Abhängigkeit als unrealistisch. Folglich mussten die Rehabilitationsziele mit der Zeit an die tatsächlichen Gegebenheiten angepasst werden. Mittlerweile liegt die Betonung auf der Stärkung und Stützung des vorhandenen Funktionsniveaus, wobei darauf hingearbeitet wird, dass die Klienten den körperlichen, emotionalen, intellektuellen und sozialen Anforderungen, die das Leben in der Gemeinschaft stellt, mit möglichst geringer fachlicher Unterstützung nachkommen können (Anthony & Lieberman, 1986; Stroul, 1989).

Auch sollte erwähnt werden, dass die körperliche Rehabilitation das psychische Befinden wesentlich mitbestimmt, und das sowohl bei Klienten mit körperlichen als auch mit psychischen Leiden. Ohne dass ein Klient motiviert ist, seine Gesundheit wiederherzustellen und seinen Unabhängigkeitsgrad zu erhöhen, sind Fortschritte unwahrscheinlich. Umgekehrt kann ein sichtbarer Fortschritt bei der Wiedererlangung der körperlichen Funktionsfähigkeit eine verstärkte Bereitschaft für die Fortsetzung der Behandlung nach sich ziehen.

Auswirkungen des Behördendschungels auf den Klienten

Wenn sich Klienten und Familienangehörige alleine durch den Behördendschungel kämpfen und sich darin verlieren, verlieren die Betreffenden häufig die Orientierung, oder sie entwickeln Ohnmachtsgefühle und bekommen Schwierigkeiten bei der Wahrnehmung der eigenen komplexen Bedürfnislage. Am Ende stehen Frustrationen, vor allem wenn die Betroffenen herausfinden, dass sie die Anspruchskriterien für eine bestimmte Leistung nicht erfüllen, am Wohnort kein Anbieter vorhanden ist oder sie sich die benötigten Dienste nicht leisten können. Nicht selten erhalten Klienten auch falsche oder widersprüchliche Informationen über Leistungsangebote und entdecken später, dass der betreffende Pflegedienst ihren Bedürfnissen gar nicht gerecht werden kann. Bekommen Klienten keine Unterstützung bei der Suche nach den benötigten Einrichtungen, geben sie es unter Umständen auf, den Kontakt zu einem solchen Dienst zu suchen. Ohne Informationen, die ihnen eine sachlich fundierte Entscheidung ermöglichen, verlieren sie außerdem den Überblick und werden von der riesigen Auswahl an Organisationen, behördlichen Stellen, Pflegeagenturen und -diensten, die alle ähnliche Leistungen anbieten, entmutigt (Preston, 1992).

Weiterhin kann es vorkommen, dass bestimmten Klienten der Zugang zu Ressourcen erschwert wird. Ein Beispiel dafür sind AIDS-

Kranke: Sie haben hohen Bedarf an pflegerischer Versorgung, doch fehlt es ihnen an sozialer Unterstützung. Deshalb scheint eine Unterbringung in Pflegeheimen für sie die beste Wahl zu sein. Doch Pflegeheime halten sich mit der Aufnahme von AIDS-Patienten stark zurück, was zu erheblichen Verzögerungen bei der Entlassung aus dem Krankenhaus und folglich zu Frustrationen bei allen Beteiligten führt (McCormick et al., 1994).

Auch wenn eine Entscheidung für eine bestimmte Form der Versorgung getroffen wurde, ist das keine Garantie für Zufriedenheit. So kann es vorkommen, dass ein psychisch krankes Familienmitglied ein staatliches Krankenhaus in Anspruch nehmen muss, weil kein Geld für private Betreuung vorhanden ist. Dort aber wird im Rahmen der Therapie möglicherweise stark sediert, was dazu führt, dass der Klient kaum mehr ansprechbar ist. Daraus können sich emotionale Belastungen für die Familie ergeben, weil sie weder Einfluss auf die Versorgung nehmen kann noch alternative Dienste zur Wahl stehen.

Benachteiligte Klienten machen oft die Erfahrung, dass gemeindegestützte Dienste endlos lange Wartelisten haben oder dass Ärzte und Pflegekräfte im Krankenhaus zu überarbeitet und zu beschäftigt sind, um ihnen bei der Schilderung ihrer Probleme richtig zuhören zu können.

Wegen mangelnder Abstimmung zwischen Ärzten und Gesundheitsdiensten werden Klienten in manchen Fällen entweder ohne weitere Überweisung weggeschickt oder mit einer, die sich als unnütz erweist, weil es den betreffenden Dienst nicht mehr gibt. Manche Überweisungen werden in Hektik vorgenommen, ohne der Frage nachzugehen, wie der Bedarf an Unterstützung wirklich aussieht oder was den Wünschen des Klienten entspricht.

Klienten mit Bedarf an längerfristiger Betreuung verbrauchen mit der Zeit möglicherweise ihre gesamten Ersparnisse. Zwar werden Krankenhauskosten in der Regel teilweise oder komplett von der Versicherung übernommen, doch manche Privatversicherungen und auch Medicare und Medicaid decken ambulante ärztliche und pflegerische Leistungen nicht vollständig ab (Dimond, 1991; DHHS, 1993). Wenn sich Versicherungsnehmer von Medicare oder Medicaid keine private Zusatzversicherung leisten können und die anfallenden Selbstbeteiligungskosten zu hoch sind, nehmen sie unter Umständen nur im Notfall Versorgungsleistungen in Anspruch. Leider sind die Kosten in den Notfallambulanzen die höchsten in der gesamten medizinischen Versorgung. Außerdem erfolgt die Versorgung dort nur kurzzeitig, und den Klienten werden keine Techniken zur Gesundheitsförderung oder Krankheitsprävention an die Hand gegeben. Das aber endet nicht selten damit, dass Medicaid-Versicherte stationär aufgenommen werden müssen, obwohl sich eine Verschlechterung ihres Gesundheitszustands hätte vermeiden lassen. Hinzu kommt, dass erhebliche Kosten für Medicaid entstehen, wenn die dort Versicherten mehrere Ärzte gleichzeitig in Anspruch nehmen, weil die gleichen Leistungen mehrfach abgerechnet werden (Landers, 1995).

Besonders ältere Menschen sind von Problemen dieser Art betroffen, und deswegen haben einige Gemeinden Spezialkliniken aufgebaut oder arbeiten mit teilweise ehrenamtlich tätigen Ärzten zusammen, um der medizinischen Bedarfssituation dieser Klientengruppe gerecht zu werden. Viele Bürger höheren Alters haben jedoch keinen Zugang zu einer Versorgung dieser Art, oder sie sind gar nicht darüber informiert, dass es solche Dienste gibt.

Zahlreiche chronisch Kranke laufen innerhalb des Gesundheitssystems im Kreise, und wenn sie schließlich einen Ausgang finden, gehen sie wieder, ohne Versorgungs- oder Unterstützungsleistungen erhalten zu haben. Manche Menschen haben keinen Anspruch auf Leistungen von Medicaid oder Medicare, andere besitzen keine Deckung durch private Versicherungen, weil sie selbständig oder arbeitslos sind, und viele haben keinen Versicherungsschutz, wenn sie eine langfristige Rehabilitation oder die Leistungen von Unterstützungsdiensten benötigen. So erfüllen viele Klienten, die nicht mehr auf Fachkrankenpflege angewiesen sind, auch die Anspruchskriterien für ambulante Leistungen nicht mehr, und dies bedeutet, dass sie den Großteil der Kosten für private Betreuungsdienste aus eigener Tasche bezahlen müssen.

Als letztes Problem in diesem Zusammenhang sei die Verärgerung des Klienten genannt, wenn er eine sich ständig wiederholende Datenerhebung über sich ergehen lassen muss. Klienten, die mehrere Dienste benötigen, sind gezwungen, mit jeder Organisation oder Behörde oder mit jedem Pflegedienst, zu dem sie Kontakt aufnehmen, ein ausführliches Gespräch zu führen und viele Male immer wieder die gleichen Informationen zu geben. Leider erschweren die Datenschutzbestimmungen den Austausch von Informationen zwischen den einzelnen Leistungsanbietern. So muss die schriftliche Zustimmung des Klienten eingeholt werden, bevor Informationen über die Behandlung weitergegeben werden dürfen (Knollmueller, 1988). Einige Krankenhäuser praktizieren einen relativ freizügigen Informationsaustausch mit einzelnen Anbietern von Gesundheitsleistungen, etwa mit dem Verband der Gemeindeschwestern und -pfleger, und benutzen Formblätter, aus denen die wichtigen Informationen zu entnehmen sind. Doch häufig wird lieber ein eigener Datensatz für jeden Klienten aufgebaut, über den die betreffenden Stellen allein verfügen. Folglich verschwinden viele wertvolle Informationen in den Archiven von Behörden, Organisationen, Pflegediensten und sonstigen Leistungsanbietern, und es wird viel Zeit verschwendet. Oft kennen nur die Klienten und ihre Familien alle Fakten über die Krankheitsgeschichte und die bisherigen Behandlungsmaßnahmen. Deswegen können viele Betroffenen über doppelt durchgeführte oder nutzlose Behandlungen berichten, aber auch über den Ärger und die Frustrationen, die damit verbunden sind.

21.2.2 Aufsplitterung der Leistungen

Die Forderung nach spezialisierten Gesundheitsdiensten wurde in dieser Form schnell wieder zurückgenommen. Zuweilen reagierten die Verantwortlichen übereilt, richtungslos und unorganisiert. Es handelt sich dabei um die Versuche wohlmeinender Fachleute und Konsumenten, den in der Kommune vorhandenen gesundheitlichen Bedürfnissen Rechnung zu tragen. Außerdem hat die US-amerikanische Regierung die Einrichtung von Gesundheitsdiensten auf Gemeindeebene gefördert, von denen allerdings viele sehr stark kommerziell orientiert sind. Das heutige Gesundheitssystem umfasst Tausende von bundesstaatlichen, einzelstaatlichen und kommunalen Behörden, Organisationen, Pflegediensten und sonstigen Stellen, die Leistungen anbieten und untereinander um finanzielle Mittel konkurrieren. Folglich ist ein gewisses Maß an Aufsplitterung unvermeidbar, was zu Doppelspurigkeit und zu Ungerechtigkeiten bei der Verteilung von Leistungen führen kann. Die Clinton-Administration hat zwar versucht, die Wirtschaftlichkeit zu erhöhen und jedem US-Amerikaner Zugang zu einem umfassenden Paket an Gesundheitsleistungen zu verschaffen, doch solange nicht alle Formen von Dienstleistungen abgedeckt sind, und solange Reformstrategien wettbewerbliche Anreize enthalten, wird ein bestimmtes Maß an Leistungsfragmentierung weiterbestehen. Außerdem ist damit zu rechnen, dass sich diese Problematik in ländlichen Gebieten noch gravierender darstellt (Clinton & Gore, 1992, Gore, 1993; OTA, 1990).

21.2.3 Unzureichende Abstimmung

In einem komplexen, sich verändernden und fragmentierten Leistungssystem ist eine zureichende Abstimmung zwischen medizinisch-pflegerischen Fachleuten und Betreuungsdiensten nur unter Schwierigkeiten möglich. Viele dieser Dienste arbeiten autonom und haben ein eigenes Budget. Ärzten und Pflegefachkräften sind gewöhnlich einige Dienste bekannt, die ihr eigenes Angebot ergänzen oder weiterführende Leistungen anbieten, und deshalb werden Überweisungen in der Regel nach einem festen System zugunsten weniger, aber häufig genutzter Anbieter vorgenommen. Das macht weniger

Arbeit, jedoch finden Dienste auf Gemeindeebene, die den Bedürfnissen des einzelnen Klienten besser Rechnung tragen könnten, häufig keine Berücksichtigung. Außerdem besteht nur wenig Spielraum für Kreativität.

Besonders problematisch wird es, wenn sich Krankenhäuser nicht genügend mit ambulanten Diensten oder solchen zur häuslichen Betreuung abstimmen. Manche dringend notwendige Überweisung wird nie vorgenommen oder zu spät in die Wege geleitet, selbst wenn sie sehr wichtig für den Klienten ist. Dadurch aber wird der reibungslose Übergang zu einer anderen Form der Versorgung behindert. So kann der Umstand, dass ein Klient an einem Freitag nach Hause entlassen wird, eine Gefahr für ihn darstellen. Denn die Unterstützungsdienste in den Gemeinden sind für Neuklienten häufig nicht vor Montag erreichbar, ohne dass besondere Vorkehrungen getroffen wurden. In solchen Fällen kann es durchaus vorkommen, dass dieser Klient aufs neue stationär aufgenommen werden muss, weil er von der Familie nicht ausreichend versorgt werden kann oder weil es im Vorfeld an Koordination und edukativen Maßnahmen mangelte. Eine Überforderung der Familienmitglieder ist unter diesen Bedingungen geradezu vorprogrammiert. Zu den Folgen einer unzureichenden Abstimmung zählen auch Frustrationen bei den Fachkräften, die Weitergabe verwirrender oder widersprüchlicher Informationen an die Familie, Unterbrechungen in der Versorgung, ungenügende Edukation und Aufklärung pflegender Angehöriger sowie ein allgemeines Gefühl auf Seiten des Klienten, im Stich gelassen zu werden (Haddad & Kapp, 1991).

21.2.4 Kosten der Leistungen

Aufsplitterung und Doppelspurigkeit von Dienstleistungen, technologischer Fortschritt und ausgeklügelte Modelle zur Leistungserbringung haben die Kosten der Gesundheitsversorgung in die Höhe getrieben. Durch Kürzungen der Bundeszuschüsse wurden die Leistungen der öffentlichen Hand für die Armen und Benachteiligten ausgehöhlt. So reicht die begrenzte Kostenübernahme von Medicaid nicht zur Deckung von Pflegeheimkosten aus. Private Versicherungsunternehmen haben ihre Prämien erhöht und die Deckung durch Drittzahler für pflegerische Leistungen außerhalb der Akutversorgung verringert oder komplett gestrichen.

Die Clinton-Administration strebte eine weitreichende Reform im Gesundheitswesen an, wobei in folgenden Bereichen Schwerpunkte gesetzt werden sollten: klientenzentrierte Versorgung, Koordination der Dienste über lokale Netzwerke oder sogenannte «Versorgungs-Allianzen» und Sicherstellung der Grundversorgung für alle Bürger – unabhängig von Gesundheitszustand, Einkommen, Alter oder Anzahl der in Anspruch genommenen Leistungen. Mit diesen Initiativen wäre es zwar möglich gewesen, viele der durch Ausgabensteigerung und Aufsplitterung bedingten Hindernisse für eine umfassende Versorgung auf Gemeindeebene zu umgehen, doch hätten sich die Belastungen für den Steuerzahler wahrscheinlich als zu hoch erwiesen – und auch politische Erwägungen solcher Art verhindern häufig die vollständige Verwirklichung ursprünglich vorhandener Absichten.

21.2.5 Politik und Macht

Das Kräftemessen zwischen Regierungsstellen, Gesundheitsfachleuten, Gesundheitsdiensten, Institutionen und gesetzgebenden Körperschaften setzt sich weiter fort. Eine mächtige Lobby aus Ärzteschaft und Krankenhausindustrie ist mitverantwortlich für die Bevorzugung kostenintensiver technologischer Entwicklungen – ein Trend, der den Akzent eher auf die akute institutionelle und fachspezifische Versorgung legt als auf die gemeindegestützte Betreuung und die Grundversorgung. Es bleibt allerdings abzuwarten, ob diese historisch verwurzelte politische Kräfteballung den wachsenden Forderungen des Gesetzgebers und der Konsumenten standhalten kann, die Kosten in der Gesundheitsversorgung zu kontrollieren und jedem Bürger Zugang zu einer finanzierbaren

Grundversorgung zu verschaffen (Maraldo, 1990).

Im Zuge der Kürzung öffentlicher Mittel haben sich die Institutionen privaten Finanzierungsquellen zugewandt. Es herrscht ein harter Wettbewerb, und die Entscheidungen über die Zuteilung der Mittel werden nicht immer entsprechend der Bedarfssituation getroffen. Wegen der Form der Mittelzuweisung und der Kurzlebigkeit von Modellprojekten unterliegt das System der gemeindegestützten Versorgung einer ständigen Veränderung. Pflegedienste, Betreuungsorganisationen und sonstige Leistungsanbieter müssen überleben, und das angesichts schrumpfender öffentlicher Ressourcen, einer möglicherweise von Partisanenpolitik bestimmten Gesetzgebung und der Existenz von Zuweisungskriterien, die nicht unbedingt an den Interessen der Gemeinden ausgerichtet sind – ganz zu schweigen vom zunehmenden Konkurrenzdruck. Schon wenn man sich einfach nur auf dem laufenden halten möchte, welche Dienste verfügbar sind, welche Leistungen von Drittzahlern übernommen werden und welche Anspruchskriterien für bestimmte Leistungen in der jeweiligen Gemeinde gelten, kann man sich in einem unüberschaubaren Dschungel von Angeboten und Ablehnungen verlieren.

Auch Klienten, die in den Genuss einer umfassenden Gesundheitsversorgung kommen oder mit dem, was sie haben, zufrieden sind, werden von den beschriebenen politischen und finanziellen Entwicklungen bedroht. Denn chronisch kranke Klienten benötigen Konsistenz und ein Gefühl von Sicherheit, was sich aber kaum in einem System finden lässt, das von ständigen Veränderungen in Bezug auf seine internen Regelungen und gesetzlichen Vorgaben erschüttert wird. Leistungsanbieter, die um ihr Überleben kämpfen, müssen oft Personal abbauen oder Leistungen streichen. Das aber setzt die Qualität der Versorgung herab. Die schlimmste Bedrohung für chronisch Kranke besteht in der vollständigen Schließung eines Betreuungsdienstes, von dem sie abhängig sind. Viele Klienten, die ihr Unterstützungssystem auf diese Weise verlieren, fühlen sich betrogen oder sind verärgert, niedergeschlagen und desillusioniert. Eventuell besitzen sie nicht genug Energie, um Kontakt zu anderen Diensten aufzunehmen, insbesondere dann nicht, wenn ihnen die Zukunft unter deren Betreuung ebenso ungewiss erscheint.

21.2.6 Auswirkungen des Behördendschungels auf die Pflegefachkraft

Hart arbeitende, wohlmeinende professionelle Pflegekräfte können schnell den Mut verlieren, wenn sie versuchen, für Klienten Verbindungen zu behördlichen Stellen, Organisationen, Pflegediensten oder sonstigen Gesundheitsdiensten herzustellen. Häufig gibt es keine Dienste, die in der Lage wären, auf die speziellen Bedürfnisse eines bestimmten Klienten einzugehen; in anderen Fällen sind die Wartelisten entmutigend lang. Zudem arbeiten die ausgewählten Dienste nicht immer auf dem zugesagten Qualitätsniveau. Mit der Zeit kommen bei Pflegefachleuten Frustrationen auf, sie werden desillusioniert und fühlen sich möglicherweise ausgebrannt. Die berufliche Unzufriedenheit kann akut werden, wenn sehr viel Energie in die Vorbereitung einer Überweisung investiert wurde. So kann es vorkommen, dass eine Krankenschwester oder ein Sozialarbeiter einen depressiven Klienten über einen langen Zeitraum hinweg berät, so dass er schließlich seine Vorbehalte, die Hilfe eines Therapeuten in Anspruch zu nehmen, überwinden konnte. Wenn der Klient nun nach ein oder zwei Sitzungen die Therapie verärgert abbricht, weil er den Therapeuten als unsensibel für seine Probleme wahrnimmt, fühlt sich die überweisende Fachkraft unter Umständen demoralisiert und gibt das Engagement für den Kranken auf.

Soll ein Klient überwiesen werden, erfordert dies bei den meisten Diensten das Ausfüllen von umfangreichen Formularen und das Zusammentragen von Stellungnahmen anderer Gesundheitsexperten, die den Zustand des Klienten bestätigen. Dieser Umstand wirkt sich nicht unbedingt förderlich auf die Bereitschaft pflegerischer und medizinischer Fachleute aus, Klienten zu überweisen. Zudem sind die Überweisungssysteme in städtischen Ballungszentren oft so kompliziert, dass Spezialkenntnisse notwendig sind, um eine Überweisung tätigen zu können, oder es ist ein unrealistischer Zeitaufwand damit verbunden.

Manchmal fehlt es auch an Auskünften über die Qualität der Leistungen eines bestimmten Anbieters, oder es ist nicht genügend bekannt über Ausbildung und Berufserfahrung des Personals. Die Weitergabe von Informationen über neu hinzugekommene Anbieter kann unzureichend sein, und da sich das Angebot an Gesundheitsdiensten in der Gemeinde rasch verändert, sind die zuständigen Fachkräfte eventuell gar nicht in der Lage, sich stets auf dem neuesten Stand zu halten. Für viele Ärzte und Pflegefachkräfte stellen Überweisungen nur einen kleinen Teil ihres Aufgabenbereichs dar, und sie haben nicht die Zeit und Energie, sich stets auf dem laufenden zu halten, weil sie noch viele andere Dinge zu erledigen haben. Schwierigkeiten dieser Art können nicht nur Frustrationen bei den Fachkräften verursachen, sondern sie führen möglicherweise sogar dazu, dass diese ebenso wenig Bescheid wissen wie ihre Klienten. Allerdings wird die Einrichtung von spezialisierten Überleitungs- und Fallmanagementdiensten dazu beitragen, solche Probleme in den Griff zu bekommen.

21.2.7 Verfügbarkeit von Gemeinderessourcen

Die Verfügbarkeit von Gemeinderessourcen und der Zugang dazu stehen gegenwärtig unter dem Einfluss von zwei wesentlichen Trends. Der erste Trend, nämlich die Kosten zu kontrollieren und öffentliche Mittel zu kürzen, betrifft nahezu jede einzel- oder bundesstaatliche Gesundheitsbehörde. Die finanziellen Ausschüttungen der öffentlichen Hand konnten mit dem gewachsenen Bedarf an Dienstleistungen nicht Schritt halten. Medicare bietet volle Kostendeckung für stationäre Behandlungen in bestimmten zeitlichen Abständen; die erweiterte und ambulante Versorgung älterer Menschen sowie die Betreuung bei bestimmten gesetzlich festgelegten Krankheiten wird in begrenztem Umfang übernommen. Medicaid stellt nach wie vor die hauptsächliche Finanzierungsquelle für die Versorgung der Armen und Älteren dar (Moon, 1987). Doch angesichts schwerwiegender Zuschusskürzungen und kostendämpfender Maßnahmen müssen auch diese beiden staatlichen Versicherungssysteme um ihr Überleben kämpfen. Ein Beispiel für die Auswirkungen dieses Umstandes bilden die staatlichen Psychiatrien: Nach wie vor stellen sie die einzigen Anlaufstellen dar, die temporär in Anspruch genommen werden können, wenn die für viele psychischen Störungen typischen intermittierenden akuten Phasen auftreten – und selbst diese Kliniken sehen sich ernsthaften bürokratischen und finanziellen Schwierigkeiten gegenüber. In vielen Fällen wurden die psychiatrischen Leistungen auf ein Minimum reduziert oder komplett gestrichen. Andere vom Staat abhängige Leistungsanbieter wie Gesundheitsämter oder Psychiatriezentren in den Gemeinden, aber auch Schulen und Gefängnisse wurden ebenfalls gezwungen, gesundheitsbezogene Dienstleistungen drastisch abzubauen.

Der zweite Trend, der Boom in der ambulanten Gesundheitsversorgung, hängt unmittelbar mit dem ersten zusammen. Die Kürzung staatlicher Mittel bei Medicare und Medicaid, die Verringerung der Verweildauer im Krankenhaus sowie die immer breiter werdende Konsumentenbewegung haben zur verstärkten Forderung nach Leistungen geführt, die der Versorgung von chronisch Kranken in ihrer häuslichen Umgebung dienen und es ihnen erlauben, so lange wie möglich dort zu wohnen (Stanhope & Lancaster, 1992; DHHS, 1993; Wasik et al., 1990). Trotz methodologischer Probleme und der Schwierigkeit, verschiedene Dienste miteinander zu vergleichen, gibt es eine wachsende Fülle an fundierten Hinweisen, dass mit umfassenden häuslichen Diensten für Klienten mit komplexen Gesundheitsproblemen und ihre Familien auf lange wie auch auf kurze Sicht Kosten gesenkt werden können (GAO, 1990; Palmer & Vogel, 1985).

Die Gemeinden reagieren zunehmend einfallsreich auf den erhöhten Bedarf an krankenhausexternen Unterstützungsleistungen. In **Tabelle 21-2** werden Beispiele dafür aufgeführt, und viele dieser Maßnahmen bringen zum Ausdruck, dass die Forderungen der Konsumenten immer nachdrücklicher werden. Angesichts der Mittelkürzung vertraut die Mehrheit der Gemeinden auf irgendeine Form des ehrenamtlichen Engagements. Diese Abhängigkeit von ehrenamtlichen Helfern und vor Ort zu leistender finanzieller Unterstützung erklärt die deutlichen Vorteile, die wohlhabendere städtische Gemeinden gegenüber eher ländlichen Gebieten

Tabelle 21-2: Einfallsreiche Reaktionen der Gemeinden auf die Erfordernisse bei chronischer Krankheit

Problem	Gemeinderessourcen
Knappheit an finanziellen Ressourcen	nachdrücklichere und verstärkte Bemühungen zur Mittelbeschaffung bei gemeinnützigen und philanthropischen Organisationen vermehrter Einsatz von ehrenamtlichen Helfern, z. B. bei Krisenberatung, Krankenbesuchsdiensten, Essen auf Rädern Einbeziehung der Kirchen in das Angebot der Gemeinde Verstärkung der ehrenamtlichen Tätigkeit bei Ärzten, Zahnärzten und Pflegefachkräften Stärkere Betonung von Fallmanagementleistungen zum Zweck der Verbesserung von Überschaubarkeit und Koordination der Versorgung Förderung von Selbsthilfegruppen und Gruppen zur gegenseitigen Unterstützung bei Krankheitsbewältigung und Selbstversorgung (Stoma-, Diabetes-, Raucherentwöhnungs-, Mastektomie-Gruppen usw.)
Mehrbedarf an ambulanten Diensten	Aufbau wohnortnaher privater Dienste auf unternehmerischer Grundlage zur umfassenden Gesundheitsversorgung, einschließlich häuslicher Krankenpflege, hauswirtschaftlicher Dienste, Tagespflege für Erwachsene und langfristiger Versorgung Offerieren von unterstützenden Gemeindediensten auf der Grundlage bestehender ehrenamtlicher und gemeinnütziger Organisationen, z. B. Fahrdienst, Einkaufen, Haushaltsführung und Besuchsdienst
Fehlende Ressourcen zur Deckung psychosozialer Bedürfnisse	Förderung von Selbsthilfe- und Unterstützungsgruppen Einrichtung spezieller Sommerlager und Erholungsprogramme für Kinder und Familien mit einem Angebot an Schulung und Beratung, einschließlich spezieller Angebote für Kinder mit Leukämie, Epilepsie und Diabetes Förderung der ehrenamtlichen Tätigkeit von Beratern, Therapeuten und Geistlichen

Quelle: Friedemann und Scheffer (1990)

genießen. Denn in Ballungsgebieten ist es leichter, an private Zuwendungen zu kommen, und es kann auf eine größere Zahl ehrenamtlicher Helfer zurückgegriffen werden. Das hat jedoch zur Folge, dass sich Dienstanbieter bevorzugt in diesen Regionen ansiedeln. Doch alles in allem gesehen: Trotz bester Absichten auf Seiten der Gemeinden tragen die in Tabelle 21-2 aufgelisteten Maßnahmen noch zum Auswuchern des Dschungels von Behörden, Organisationen, Pflegediensten und sonstigen Leistungsanbietern auf dem Gesundheitssektor bei.

21.3 Interventionen

In den vorangegangenen Abschnitten wurde eine kurze Einführung in die Vielzahl von Schwierigkeiten und offenen Fragen gegeben, denen sich chronisch Kranke, ihre Familienangehörigen und Gesundheitsfachleute gegenübersehen, wenn sie mit den diversen Leistungsanbietern im Gesundheitssektor umgehen müssen. Auf einigen wenigen Seiten ist es nicht möglich, Lösungsvorschläge für all die damit verbundenen administrativen, ökonomischen, politischen und kommunikativen Probleme zu diskutieren. Der Leserschaft wird daher empfohlen, ausführlichere Publikationen zu Rate zu ziehen, um einen tieferen Einblick in das Thema zu gewinnen. In den verbleibenden Abschnitten dieses Kapitels werden wir näher auf die positiven Auswirkungen eingehen, die sich durch die Existenz all dieser Dienste für Klienten und Fachkräfte ergeben. Außerdem wird ein Modell vorgestellt, das von Ärzten und Pflegefachkräften eingesetzt werden kann, um den richtigen Weg durch den Behördendschungel zu finden.

21.3.1 Positive Auswirkungen auf Klient und Pflegefachkraft

Gesundheitsdienste auf Gemeindeebene haben das Leben von Klienten und ihren Familien, aber auch das von pflegerischen, medizinischen und sonstigen Fachleuten im Gesundheitswesen auf äußerst positive Weise beeinflusst. Sie alle profitieren von Dienstleistungen, deren Schwerpunkte auf Menschlichkeit, Gesundheitsförderung, Selbstversorgung und Selbstbestimmung liegen, und die in einer vertrauten Umgebung erbracht werden können.

Erweiterte ambulante und häusliche Gesundheitsdienste sowie gemeindegestützte Versorgungsprogramme machen es den Pflegefachkräften möglich, den Bedürfnissen ihrer Klienten gerecht zu werden. Diese Netzwerke bringen zudem die Entwicklung neuer oder erweiterter Funktionsbereiche von Pflegefachleuten innerhalb der Gemeinde mit sich: Es entsteht Bedarf an Fallmanagern, Überleitungsschwestern/-pflegern, Managed Care-Fachleuten, Gesundheitsberatern und Gemeindeschwestern/-pflegern mit edukativen Aufgaben (Preston, 1992; Stanhope & Lancaster, 1992; Werley et al., 1990).

In raschem Tempo entstehen immer mehr ambulante, auf die Versorgung chronisch kranker Klienten spezialisierte Zentren, insbesondere solche ohne Angliederung an Krankenhäuser. Die Versorgung in diesen Zentren bietet für die Klienten mehr Aussichten, sich gut betreut zu fühlen, wahrscheinlich weil ihnen die Behandlung dort weniger bedrohlich vorkommt als in einem Krankenhaus. Der Erfolg ambulanter Zentren hängt unter anderem ab vom Standort und der Präsentation der Einrichtung sowie von den Einstellungen, die der chronisch Kranke hinsichtlich seiner Gesundheit und seines Wohlbefindens hegt (Reed, 1995).

Humane Pflege

Der Umstand, dass bei chronisch Kranken das Augenmerk verstärkt auf Bedürfnisse gelegt wird, die über das bloß Körperliche hinausgehen, hat sich in den Vereinigten Staaten auf das Gesundheitssystem als Ganzes positiv ausgewirkt. Deutlich wird dies beispielsweise an der Umstrukturierung der Ausbildungsgänge für Pflegefachkräfte und andere Gesundheitsfachleute zugunsten einer stärkeren Gewichtung der psychosozialen Aspekte in der Klientenversorgung (Stanhope & Lancaster, 1992). Die pflegerische Fürsorge ist auf das Einschätzen von gesundheitlichen Problemen und die Durchführung entsprechender Interventionen ausgerichtet. Dazu gehört die Beachtung aller Aspekte im Leben eines Klienten. Berücksichtigt werden müssen unter anderem sozialer Rückhalt, Bewältigungstechniken und -fähigkeiten, Sexualität, spirituelle Fragen, Ernährung und Kenntnisstand bezüglich der in der Gemeinde vorhandenen Ressourcen. Diese Tätigkeit unterscheidet sich wesentlich vom früheren Aufgabenbereich der Pflegekraft, der sich hauptsächlich auf die Durchführung ärztlicher Anordnungen beschränkte.

Oft gehört zu den pflegerischen Aufgaben auf Gemeindeebene auch das Case Management (siehe Kap. 20 über Case Management in der Pflege). Ziele des pflegerischen Fallmanagements sind die praktische Umsetzung des pflegerischen Versorgungsplans durch Koordination der verschiedenen Dienste, Fürsprachetätigkeit für den Klienten und Bewertung der erbrachten Versorgungsleistungen (American Nurses' Association, 1988).

Gesundheitserhaltung, Gesundheitsförderung und Rehabilitation

Die Veränderung des Krankheitsspektrums von akuten zu chronischen Krankheiten und die allgemein höhere Lebenserwartung haben eine Veränderung in der Struktur des Gesundheitssystems mit sich gebracht. Eine der auffälligsten strukturellen Veränderungen in den USA ist die rapide Zunahme an «Health Maintenance Organizations» (HMOs), die ungeachtet der tatsächlichen Kosten für die Versorgung pro Leistungsbezieher eine Pauschale ansetzen. Zu den Leistungen dieser Art von Versicherungen gehören stationäre, ambulante und mobile Versorgungsleistungen, psychiatrische und Langzeitversorgung sowie häusliche Pflege und Hospizpflege. Ausgehend von einem Solidarprinzip, bei dem das Risiko auf alle Leistungsberechtigten verteilt ist, haben die HMOs Anreize für Ärzte und sonstige Fachleute geschaffen, eine kostengünstigere und effizientere Versorgung anzustreben. Beim HMO-Modell liegt die Betonung auf Krankheitsprävention und Kostenkontrolle, aber auch auf der Koordination der Leistungen, was die Betreuung der Mitglieder entscheidend vereinfacht (Jacobs, 1991). Den chronisch Kranken kommt zugute, dass die für sie zuständigen Sozialarbeiter, Therapeuten, Diätassistenten und Berater alle in der gleichen Organisation tätig sind und über die Prämien der Mitglieder bezahlt werden.

Auch herkömmliche Dienstleister im Gesundheitswesen organisieren ihre Versorgungsstruktur neu, damit sie ihr Angebot erweitern können. So besitzen viele Krankenhäuser mittlerweile ambulante Gesundheits- und Hospizdienste oder haben erweiterte mobile Versorgungsdienste eingerichtet, um edukative Leistungen sowie psychosoziale und andere Unterstützungsleistungen in ihr Angebot aufnehmen zu können. Aus Gründen der Wirtschaftlichkeit und um das Zurechtfinden im Dschungel von Anbietern zu erleichtern, werden den chronisch Kranken die Dienste von Fallmanagern und Leistungen zur Koordination ihrer Versorgung angeboten (ANA, 1988). Aus all diesen Veränderungen ergeben sich folgende Vorteile für chronisch Kranke: leichterer Zugang zur Versorgung, Verbindungen zu Unterstützungssystemen für ähnlich Betroffene und eine allgemeine Erhöhung des Ausmaßes, in dem auf ihre komplexen Gesundheitsbedürfnisse eingegangen wird (Berkowitz et al., 1992).

Unterstützungsdienste und höhere Lebensqualität

Die Zahl der ambulanten und häuslichen Betreuungsdienste ist gestiegen, und sie haben ihr Angebot im Sinne eines eher umfassenden Versorgungsansatzes erweitert. Mittlerweile gibt es häusliche Pflegehilfen, die sowohl hauswirtschaftliche als auch pflegerische Tätigkeiten übernehmen können, zum Beispiel Kochen, Bettwäschewechsel, Baden und einfache pflegerische Prozeduren. Weiterhin existieren hauswirtschaftliche Dienste, die für daheim lebende chronisch Kranke die Reinerhaltung der Wohnung, das Einkaufen und die Zubereitung von Mahlzeiten übernehmen oder ihnen Transportmöglichkeiten bieten. Um Familien und pflegenden Angehörigen eine «Pause» zu verschaffen, stehen Tagespflegedienste für Erwachsene und Entlastungsprogramme zur Verfügung.

Fahrdienste, die für das Wohlbefinden chronisch Kranker von maßgeblicher Bedeutung sein können, werden in vielen Fällen von Kirchen und anderen Organisationen bereitgestellt. Die Verfügbarkeit von Fahrdiensten ermutigt zur Teilnahme an sozialen Aktivitäten, Gottesdiensten und Veranstaltungen der Gemeinde, was zu geistiger Anregung führt und ein Gefühl der Zugehörigkeit entstehen lässt. Hinzu kommt, dass gerade das Zusammensein mit anderen die soziale Isolation vermindern und das Unabhängigkeitsgefühl und den Selbstwert steigern kann. In ländlichen Gebieten jedoch, wo soziale Isolation oftmals sogar ein Problem für Menschen ohne chronische Leiden darstellt, sind Fahrdienste nicht immer zum gewünschten Zeitpunkt verfügbar. Leider verstärkt der Mangel an umfassenden Unterstützungsdiensten in ländlichen Gebieten die Unüberschaubarkeit des Behördendschungels noch, denn es ergeben sich dadurch Versorgungslücken für auf dem Lande wohnende chronische Kranke (Office of Technology Assessment, 1990).

21.3.2 Umgang mit dem Behördendschungel

Dieser Abschnitt ist dem eigentlichen Umgang mit dem Dschungel an behördlichen Stellen, Organisationen, Pflegediensten und sonstigen Gesundheitsdiensten in den Gemeinden gewidmet. Das Modell von Friedemann und Scheffer (1990) (vgl. **Abb. 21-1** auf S. 732) soll dabei helfen, Entmutigung, Verwirrung und Frustration so gering wie möglich zu halten, die sich bei Klienten und Fachkräften unweigerlich einstellen, wenn sie versuchen, die Bedürfnisse von Klienten mit den Ressourcen der Gemeinde in Einklang zu bringen und die Abstimmung mit der Vielzahl von Leistungsanbietern nicht klappt. Das **folgende Diagramm** veranschaulicht die Bedürfnis-Ressourcen-Verknüpfung zwischen Klient, Pflegekraft und Gemeinde.

Das Geschick einer pflegerischen Fachkraft, Gemeinderessourcen effektiv mit den Bedürfnissen des Klienten zu verknüpfen, kann entscheidend dafür sein, ob dieser seine Unabhängigkeit bewahren kann oder in Abhängigkeit gerät und möglicherweise institutionalisiert werden muss. Wie die an früherer Stelle erwähnte Maus kann auch eine Pflegefachkraft ohne Erfahrung oder entsprechende Kenntnisse beim Durchlaufen des Labyrinths erheblichen Frustrationen unterliegen und desillusioniert werden, obgleich sich manche mit etwas Glück schließlich doch noch den Weg zum Ausgang bahnen – allerdings sehr umständlich und aufwendig.

Obwohl das Diagramm impliziert, dass jeder Gesundheitsexperte im Krankenhaus die passenden Ressourcen für den Klienten auffinden kann, werden die Klienten in der Regel an Fachleute weitergeleitet, die Erfahrungen mit Überweisungen an Gemeinderessourcen haben. Dabei handelt es sich um Entlassungsschwestern/-pfleger im Krankenhaus, pflegerisches Überleitungspersonal, Sozialarbeiter, pflegerische Fallmanager, Koordinatoren von häuslichen Gesundheitsdiensten, Gemeindeschwestern/pfleger oder Pflegekräfte, die in Hospizen tätig sind. Kenntnisse über den Behördendschungel, aber auch über den Verknüpfungsprozess selbst ermöglichen es dem Pflegefachpersonal im Krankenhaus allerdings, die Entlassung eines Klienten besser zu planen, womit bereits am ersten Tag seines Aufenthaltes begonnen werden sollte. Unerfahrene pflegerische Fachkräfte können sich einschlägige Kenntnisse aneignen, indem sie erfahrene Personen um Hilfe und Unterstützung bitten, und manchmal gelingt dies sogar auf der Grundlage von Versuch und Irrtum. Doch sind sie vielleicht mit anderen, dringlicheren Problemen konfrontiert und haben wenig Zeit für Experimente mit dem System.

Abbildung 21-1 gibt den «Pfad» durch das Labyrinth der Ressourcenbeschaffung und -verknüpfung vor. Folgt die Fachkraft diesem Weg, ist es ihr möglich, das Labyrinth mit einem Zuwachs an Wissen und Erfahrung wieder zu verlassen. Im Folgenden wird jeder Schritt durch das Labyrinth ausführlich beschrieben.

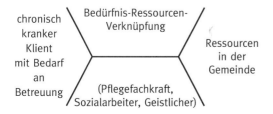

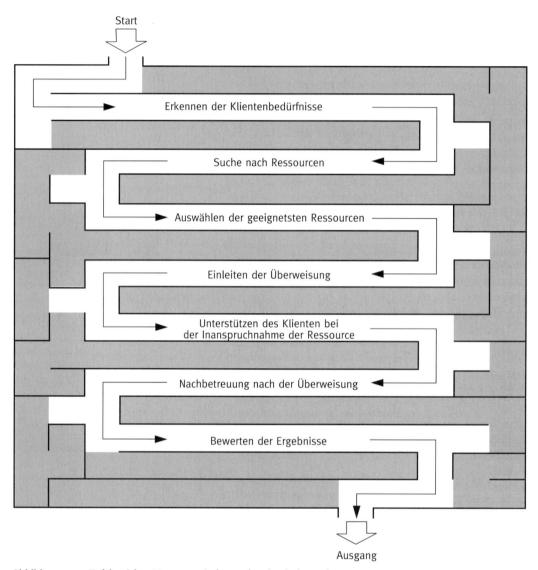

Abbildung 21-1: Erfolgreicher Umgang mit dem Behördendschungel

21.3.3 Erkennen der Klientenbedürfnisse

Das Erkennen der Klientenbedürfnisse entspricht direkt dem ersten Schritt in jedem Problemlösungsprozess, nämlich dem Assessment des Problems. Zu diesem Zweck sollte aus einer Vielzahl von Quellen ein umfassender Datensatz erstellt werden. Geeignete Quellen sind Klienten, wichtige Bezugspersonen, der Arzt, das Krankenhaus, medizinische Berichte, Dienstanbieter wie etwa der Krankenpflegedienst, Überweisungsformulare an den Dienstanbieter, sonstige Leistungserbringer wie etwa der Krankengymnast usw. Das Assessment umfasst die präzise Erhebung und Dokumentation wesentlicher Informationen. So ist die Einschätzung der finanziellen Verhältnisse des Klienten äußerst wichtig, da nach dem US-amerikanischen Versicherungssystem die Anspruchsberechtigung auf Leistungen entscheidend von der Zahlungsfähigkeit des Klienten abhängt. Leider ist nicht auszuschließen, dass Fragen zum Einkommen sowohl von der Fachkraft als auch vom Klienten als unpassende Einmischung in Privatangelegenheiten empfunden werden. Um solche Fragen rechtfertigen zu können, muss die Fachkraft akzeptieren, wie wichtig ihre Beantwortung für die Auswahl des Leistungsanbieters ist. Oft erweist es sich als hilfreich, mit einem Freund oder einer Kollegin zu üben, damit man wirklich Worte wählt, die den Klienten nicht in Verlegenheit bringen. Der Klient kann auf solche Fragen vorbereitet werden, indem man ihm den Zweck erläutert und die Notwendigkeit begründet. Dies ist zum Beispiel mit folgenden Worten möglich:

> Herr Robinson, es gibt da noch einen Bereich, über den ich Informationen benötige. Es fällt den Menschen manchmal schwer, über Geldangelegenheiten zu sprechen, doch wir brauchen solche Information für unsere Planung. Wir können dann besser feststellen, welcher Pflegedienst für sie in Frage kommt, ob wir zum Beispiel einen auswählen, der die Leistungen einzeln berechnet oder einen mit gleitender Gebührenordnung. Uns liegt viel daran, dass der Pflegedienst das Bestmögliche für sie tun kann.

Sobald das Assessment abgeschlossen ist, erstellen die pflegerische Fachkraft, der Klient und die Familienangehörigen eine Liste aller identifizierten Bedürfnisse nach folgenden vier Kategorien: klinische Versorgung, psychische/spirituelle Bedürfnisse, Rehabilitation und optimale Funktionalität bezüglich der ADLs. Diese Bedürfnisse sollten in Ziele umformuliert werden, die durch die Überweisung und die entsprechenden Dienstleistungen erreicht werden sollen. Ein schriftlich verfasster Plan lenkt dann die Auswahl an Ressourcen, den Überweisungsprozess und die Evaluation der Versorgung. Das Assessment und die Erarbeitung des Bedürfnisprofils werden anhand der Fallstudie von Frau Kim und durch die Ausführungen in **Tabelle 21-3** auf S. 734 veranschaulicht.

21.3.4 Suche nach Ressourcen

Obwohl die Kenntnis der in der Gemeinde verfügbaren Dienste und Leistungen unabdinglich ist, um effektiv als Fürsprecher von Klienten und Familien tätig werden zu können, wissen die meisten Berufsanfänger in der Krankenpflege nicht darüber Bescheid. Daher braucht die unerfahrene Fachkraft ein systematisches Verfahren, nach dem sie vorgehen kann, will sie sich schnell und effizient Informationen über die Bandbreite der vorhandenen Dienste verschaffen. Der zweite Schritt besteht deshalb im Ausfindigmachen und Lokalisieren von Anbietern, die jene Leistungen zur Verfügung stellen können, die zur Deckung der Klientenbedürfnisse erforderlich sind. Damit die Anzahl der in Frage kommenden Dienste begrenzt bleibt, sollte zuerst eine Vorauswahl stattfinden.

Vorauswahl

Welche Anbieter geeignet sind, wird im Wesentlichen durch die finanziellen Verhältnisse des Klienten und seine Fahrtmöglichkeiten festgelegt. Diese Faktoren müssen eingehend mit dem Klienten besprochen werden, da gerade solche Informationen nahezu automatisch zu einer Eingrenzung der Wahlmöglichkeiten führen. So braucht sich die Pflegefachkraft erst gar nicht nach Leistungen von Dienstanbietern zu erkundigen, die hohe Gebühren verlangen oder zu weit vom Wohnort des Klienten entfernt sind, wenn dieser die Kosten nicht tragen kann oder keine Fahrtmöglichkeiten hat.

Ausfindigmachen geeigneter Anbieter

Selbst nach dem ersten Ausschlussprozess kann sich das Ausfindigmachen von Dienstanbietern sehr schwierig gestalten, sofern nicht planmäßig vorgegangen wird. Meistens gibt es erfahrene Teammitglieder, die helfen können, oder es existiert eine Ressourcenkartei. Solche Karteien sind nützlich, auch wenn sie immer wieder aktualisiert werden müssen.

Doch angenommen, es ist keine Ressourcenkartei vorhanden. In diesem Fall empfiehlt es

Tabelle 21-3: Frau Kims Bedürfniskategorien

Daten	Bedürfniskategorie
medizinische Diagnose: Multiple Sklerose	*klinische Versorgung* Bedarf an fortwährender medizinischer Überwachung, ambulante Klinikbesuche benötigt stationäre Behandlung während der Schübe muss den Zweck der Behandlung verstehen Familie benötigt Informationen über Erkrankung, Prognose und Behandlung braucht Konsistenz beim Übergang von der stationären zur ambulanten Versorgung
nutzt die Religion als wichtiges Unterstützungssystem, ist aber aufgrund der körperlichen und finanziellen Einschränkungen nicht in der Lage, den Gottesdienst zu besuchen erklärt, dass sie einsam ist, wenn sie den ganzen Tag alleine zu Hause verbringt	*psychische/spirituelle Bedürfnisse* benötigt rollstuhlgängige Kirche mit dem Angebot eines Fahrdienstes benötigt finanzielle Unterstützung für ein behindertengerechtes Fortbewegungsmittel (mit der Familie über dieses Thema sprechen) braucht Bekanntschaften, Begleitung und geistige Anregungen während des Tages (überprüfen, ob Besuchsdienste oder soziale Unterstützungsgruppen in der Gemeinde vorhanden sind)
körperliche Einschränkungen hindern an der Durchführung verschiedener Selbstpflegeaktivitäten bezüglich Körperpflege, Anziehen und Kochen; Familie kann beim Waschen/Baden oder bei der Zubereitung des Mittagessens nicht helfen. Familie übernimmt den Großteil am Kochen sowie das gesamte Putzen, Waschen und Einkaufen	*Rehabilitation* benötigt tägliches Gehen mit Hilfestellung benötigt periodisch begleitende Beaufsichtigung bei und Ermutigung zu ihrem täglichen Übungsprogramm benötigt die Einschätzung der Lebensumgebung auf Rollstuhlgängigkeit (Zukunftsplanung) benötigt eine Einschätzung für die Ergotherapie
Krankheit hat ihre Kraft und ihr Durchhaltevermögen für ausgedehnte Aktivitäten erschöpft. Kann kurze Strecken mit Beinschienen und personaler Hilfe gehen. Größere Distanzen machen Rollstuhl erforderlich. verbringt die meiste Zeit vor dem Fernsehgerät; beklagt, nichts Nützliches tun zu können.	*Optimale funktionelle Fähigkeiten bei den ADLs* benötigt einen Betreuungsdienst zur Hilfestellung beim Waschen/Baden, Haarewaschen und Anziehen benötigt Hilfe bei der Zubereitung des Mittagessens der Familie Kenntnisse vermitteln, wie sie Frau Kim Gelegenheit zur Selbstpflege verschaffen und ihr behilflich sein kann, die Tagesroutinen im Rahmen ihrer Fähigkeiten zu bewältigen.

Quelle: Friedemann und Scheffer (1990)

> **Fallstudie**
> ## Frau Kim: Assessment und Kategorisierung der Bedürfnisse
>
> Bei Frau Kim, einer 45-jährigen ehemaligen Lehrerin, wurde vor acht Jahren Multiple Sklerose festgestellt. Sie ist verheiratet, hat zwei Kinder im Alter von 8 und 12 Jahren und lebt in einer Vorstadtgemeinde mit einer großen Auswahl an Dienstanbietern. Frau Kim muss immer wieder stationär behandelt werden, doch mit Unterstützung ihrer Familie und der Gemeinderessourcen ist sie in der Lage, zu Hause zu leben. Die Gemeindeschwester sammelte die Daten und stellte auf dieser Grundlage die Bedürfnisse fest (vgl. Tab. 21-3).

sich zunächst, die Hauptinformationsquellen auf nationaler oder örtlicher Ebene zu konsultieren und eine eigene Kartei anzulegen. Auf nationaler Ebene gibt es zwei wertvolle Informationsstellen. Die erste, das «National Health Information Clearinghouse» in Washington, D. C., hilft Konsumenten und Fachleuten bei der Lokalisierung von Ressourcen im Gesundheitswesen. Diese Stelle ist über eine gebührenfreie Telefonnummer zu erreichen. Die zweite Informationsquelle ist eine Enzyklopädie über Verbände und Organisationen *(The Encyclopedia of Associations)* die in den meisten Bibliotheken steht. Von besonderem Nutzen für Pflegefachkräfte sind hierbei die Bereiche Soziales und Gesundheit; unter beiden Stichworten gibt es Listen von Dienstanbietern speziell für Blinde, Behinderte, Alkoholabhängige usw.

Auf lokaler Ebene besteht die Möglichkeit zur Kontaktaufnahme mit Gesundheitsämtern, örtlichen sowie einzel- und bundesstaatlichen Behörden, lokalen Überleitungszentren, Handelskammern, Zentren der Nachbarschaftshilfe und Notfalltelefondiensten. Auch Sozialarbeiter oder Entlassungsschwestern/-pfleger des Krankenhauses sowie Koordinatoren von häuslichen Gesundheitsdiensten können Auskünfte erteilen. Radio und Fernsehen können sich ebenfalls als nützlich erweisen. **Tabelle 21-4** führt einige Beispiele für landesweit verfügbare Quellen bei der Suche nach geeigneten Diensten auf. Außerdem findet sich im Anhang dieses Buches eine

Tabelle 21-4: Quellen zum Auffinden lokaler Ressourcen[1]

- Telefonbuch, Gelbe Seiten (Stichworte wie «Altenpflege», «Soziale Dienste», «Sozialpsychiatrische Dienste,» «Pflegedienste,» «Gemeindeschwester,» «Krankenkassen,» usw.) Auch das Nachschlagen im Index der Gelben Seiten kann nützlich sein. Unter dem Buchstaben *I* lassen sich möglicherweise Informationen über «Ileostoma-Bedarfsmittel» finden, unter *K* «Kinder- und Säuglingspflegedienste», unter *B* «Bedarfsmittel für Behinderte»).
- Verzeichnisse bei Handelskammern
- Verzeichnisse über Sozialdienste bei Krankenkassen und Behörden
- Anzeigen in Zeitungen
- Fernseh- und Rundfunkberichte und Werbung
- Computer-Datenbanken und -Informationssysteme

Quelle: Friedemann und Scheffer (1990)

---

[1] Siehe Anhang mit einer Auswahl behördlicher Stellen, Organisationen, Verbände und sonstigen Diensten, die insbesondere bei chronischer Krankheit weiterhelfen können.

Liste ausgewählter, auf nationaler und lokaler Ebene tätiger behördlicher Stellen, Verbände, Vereinigungen, Organisationen, Stiftungen, Gesellschaften, Pflegedienste usw., deren Schwerpunkt auf der Betreuung chronisch Kranker liegt. Eine gute Idee ist auch, ein wachsames Auge für Werbeanzeigen von neuen Dienstanbietern zu haben und diese der eigenen Kartei hinzuzufügen.

Hat man erst einmal die Informationen über solche Einrichtungen zusammengetragen, sollten sie schriftlich festgehalten werden. Häufig in Anspruch genommene Dienstanbieter können auch im Gedächtnis behalten werden. Der größte Teil der Einrichtungen besitzt heute Computer zur Speicherung solcher Informationen, doch viele Fachkräfte arbeiten noch mit handgeschriebenen Karten für ihre Ressourcenkartei. Egal welche Methode eingesetzt wird, die Angaben über Dienstanbieter sollten nicht nur die Anschrift beinhalten, sondern auch Informationen über die Art der Einrichtung, die Finanzierungsquelle und den Namen der Kontaktperson. Darüber hinaus gilt es, acht Strukturkomponenten des Anbieters einem Assessment zu unterziehen und die Ergebnisse schriftlich festzuhalten. Diese Komponenten werden nachstehend als Teil des nächsten Schrittes durch den Behördendschungel näher erläutert. Die von einigen Anbietern bereitgestellten Faltblätter oder Broschüren mit einer Beschreibung der angebotenen Dienstleistungen sollten zusammen mit den anderen Angaben in der Kartei aufbewahrt werden.

Die Ressourcenlokalisierung beinhaltet den Aufbau professioneller Beziehungen mit anderen Fachleuten der Gesundheitsversorgung. Eine solche Vernetzung wird durch Kontaktaufnahme zu den Hauptansprechpartnern der jeweiligen Ressourcen erreicht (vgl. **Abbildung 21-2**). Die Fähigkeit, Netzwerke aufzubauen, ist das wertvollste Kapital von Pflegefachleuten. Die Devise: «Nicht Wissen zählt, sondern auf die Kontakte kommt es an.» verdeutlicht die Wichtigkeit von persönlichen Kontakten. Anhand der Fallstudie über Jim Mitchell, einen Krankenpfleger, der seit kurzem für den Verband der Gemeindeschwestern/-pfleger arbeitet, lässt sich nachvollziehen, wie ein Netzwerk aufgebaut wird und wie man es sich zunutze machen kann.

Diese Fallstudie macht deutlich, auf welche Weise sich berufliche Beziehungen zwischen Fachleuten zu tragenden Elementen eines Netzwerks entwickeln. Im Verlauf dieses Prozesses werden neue Kontakte geknüpft und in der Kartei vermerkt, und die Beziehungen zu vorhandenen wird gestärkt. Letzteres erfolgt durch Rückmeldungen über die Fortschritte eines Klienten, Bedanken für erhaltene Hilfe oder Unterstützung auf der Basis der Gegenseitigkeit.

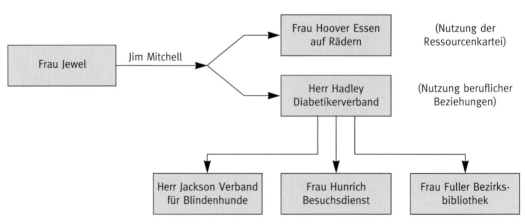

Quelle: Friedemann und Scheffer (1990)

Abbildung 21-2: Jim Mitchells Netzwerk

> **Fallstudie**
> # Jim Mitchell., R. N., B. S.: Aufbau eines Netzwerks
>
> *März 1993.* Während Jim auf den Beginn eines Workshops über die Kostenerstattung von Gesundheitsleistungen durch Drittzahler wartet, trifft er auf Frau James vom Sozialamt, Frau Kelly von einem gemeindepsychiatrischen Dienst, Frau Stabb vom Gemeindehospizprogramm und Herrn Hadley, der bei einer örtlichen Niederlassung des US-amerikanischen Diabetikerverbandes arbeitet. Jim stellt sich allen vier Vertretern dieser Dienstanbieter vor und tauscht mit ihnen Visitenkarten aus.
>
> *April 1993.* Jim bekommt eine neue Klientin zugeteilt, Frau Jewel, eine fünfzigjährige Witwe. Sie hat einen mit Diät eingestellten Diabetes, leidet unter fortschreitender Erblindung und lebt von einer Rente und Sozialhilfe. Frau Jewel klagt über Einsamkeit, weil sie das Haus nicht verlassen kann. Aus dem Assessment geht auch hervor, dass sie Hilfe bei der Zubereitung von Mahlzeiten benötigt. Die Ressourcenkartei des Verbandes der Gemeindeschwestern/-pfleger enthält die Adresse eines Dienstes, der «Essen auf Rädern» anbietet. Die Kontaktperson ist Frau Hoover. Jim ruft sie an und leitet die Überweisung von Frau Jewel in die Wege. Er erinnert sich zudem an die Personen, die er beim Workshop getroffen hat. Er ruft Herrn Hadley (Diabetikerverband) an und erinnert ihn an ihr Treffen im vorigen Monat. Danach schildert er ihm Frau Jewels Situation. Herr Hadley empfiehlt Jim, drei Stellen anzurufen: Herrn Jackson vom Verband für Blindenhunde, Frau Hunrich von der Seniorenbesuchsgruppe und Frau Fuller, die in der Bibliothek für die Hörkassetten zuständig ist. Abbildung 21-2 zeigt das Netzwerk, das sich Jim bei der Suche nach geeigneten Diensten aufbaut.
>
> *Mai 1993.* Eine weitere Neuaufnahme: Herr Crane ist blind und möchte einen Blindenhund. Jim ruft Herrn Jackson an (Verband für Blindenhunde), erinnert ihn an ihren letzten Kontakt, liefert ihm aktuelle Informationen von Frau Jewel und erklärt ihm Herrn Cranes Anliegen. Da Herr Crane, wie es scheint, ein geeigneter Kandidat für einen Blindenhund ist, wird ein erster Termin für einen direkten Kontakt zwischen Jims Klienten und diesem Dienstanbieter vereinbart. Das **nachstehende Diagramm** veranschaulicht, wie Jims Netzwerk einem weiteren Klienten zugute kommt.
>
>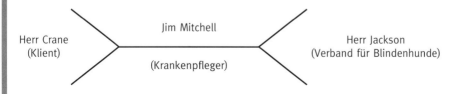
>
> Quelle: Friedemann und Scheffer (1990)

Sammeln spezifischer Informationen über Dienstanbieter

Das Lokalisieren von Ressourcen ist erst der Anfang bei der Suche nach geeigneten Diensten. Um festzustellen, ob die Bedürfnisse des Klienten durch die Ressourcen gedeckt werden können, benötigt die Pflegefachkraft ganz bestimmte Informationen über die angebotenen Dienstleistungen. Gewöhnlich sagt der Name des Dienstes etwas über dessen Funktion aus: Berufliche Rehabilitation, Gesellschaft für Herzkranke, Amt für gemeindepsychiatrische Versorgung usw. Andererseits erfordert das Abgleichen der Leistungen des Dienstanbieters mit den Bedürfnissen des Klienten ein gründliches Assessment, das sich über acht Strukturkomponenten erstreckt (vgl. **Tabelle 21-5** auf S. 738). Die ersten drei sollten in der vorgegebenen Reihenfolge eingeschätzt werden, die anderen in Abhängigkeit von der Situation. Im folgenden werden die einzelnen Strukturkomponenten kurz beschrieben.

Tabelle 21-5: Einzuschätzende Strukturkomponenten von Dienstanbietern

- Aufnahmebedingungen
- Geographische Lage und Zugänglichkeit
- Profil des Leistungsangebots
- Umfang des Leistungsangebots
- Qualifikation des Dienstanbieters und des Personals
- Weltanschauliche Orientierung
- Direkte Kosten für den Klienten
- Überweisungsablauf und Kontaktperson

Quelle: Friedemann und Scheffer (1990)

Aufnahmebedingungen

Einige Dienste wählen ihre Klienten nach medizinischer Diagnose, Art der Behinderung, Alter (Kind oder Erwachsener) oder finanziellen Verhältnissen aus. Aus Gründen der Zeitersparnis *müssen* Fragen zu den Aufnahmebedingungen gleich bei der ersten Kontaktaufnahme gestellt werden. So wird ein Medicaid-Versicherter von einem Dienstanbieter, der grundsätzlich keine Medicaid-Versicherten betreut, erst gar nicht zu einem ersten Kontaktgespräch eingeladen. Eine solche Information muss im Hinblick auf spätere Überweisungen vermerkt werden.

Geographische Lage und Zugänglichkeit

Der Standort hat einen Einfluss auf die Nutzbarkeit von Diensten. Vielleicht hat der Klient Schwierigkeiten bei der Organisation einer Fahrmöglichkeit oder ist nicht bereit, lange Anfahrtszeiten in Kauf zu nehmen. Wenn der Sitz des Dienstes in Großstädten liegt, haben manche Klienten Furcht vor dem jeweiligen Stadtviertel oder der unmittelbaren Umgebung des Dienstes. Die Überprüfung des Standorts spart somit Zeit und unnötige Arbeit.

Profil des Leistungsangebots

Dienstleistungen können im allgemeinen den Kategorien Forschung, Edukation und direkte Versorgung zugeordnet werden. Bei dem meisten chronischen Leiden ist letzteres erforderlich. Für jeden Bedarfsbereich stehen entsprechende Typen von Dienstanbietern bereit (vgl. **Tabelle 21-6**). Pflegefachkräfte müssen sich sorgfältig und eingehend über die einzelnen Dienste informieren. Dies kann durch Kontaktaufnahme mit Ansprechpartnern der jeweiligen Stelle, früheren Klienten des Dienstes oder ehemals dort beschäftigten Fachkräften geschehen.

Umfang des Leistungsangebots

Der Hilfebedarf des chronisch Kranken ist im allgemeinen nicht nur auf einen Bereich beschränkt. Für einen Klienten und seine Familie ist es einfacher und wirtschaftlicher, drei verschiedene Bedürfnisse durch eine Person oder einen Dienstanbieter abzudecken als durch verschiedene Anbieter. So kann beispielsweise eine auf Hospizpflege spezialisierte Pflegefachkraft den Bedürfnissen des Klienten bezüglich Körperpflege und psychosozialer Betreuung nachkommen und die Familie gleichzeitig beim Trauerprozess unterstützen. Doch umfassende Dienstleistungen bedeuten keineswegs auch hohe Qualität. Die pflegerische Fachkraft, die die Dienstleistungen organisiert, muss in jedem Einzelfall die Qualität einer Leistung gegenüber dem Umfang des Angebotes abwägen, bevor sie eine Entscheidung fällt.

Qualifikation des Dienstanbieters und des Personals

Da aus Qualifikationsnachweisen auf die Standards der jeweiligen Dienste geschlossen werden kann, sind diesbezügliche Informationen bei der Einschätzung eines Leistungsanbieters besonders wichtig. In den USA liefern bereits bestimmte Begriffe in der Geschäftsbezeichnung eines häuslichen Pflegedienstes Hinweise auf die Qualität (vgl. **Tabelle 21-7** auf S. 740).

Tabelle 21-6: Zuordnung von Dienstanbietern zu Bedürfniskategorien (unvollständige Auflistung)

Kategorie	Anbieter
klinische Versorgung	Krankenhaus Medizinische Poliklinik Arztpraxis Pflegeheim/Pflegefacheinrichtung Gesundheitsamt ambulante und häusliche Gesundheitsdienste
psychisch/spirituell	Beratungsstellen Anonyme Alkoholiker seelsorgerische Dienste Hotlines und Telefonseelsorge Unterstützungsgruppen/Selbsthilfegruppen Hospize
Rehabilitation	Abteilungen für berufliche Rehabilitation bei Behörden und Krankenkassen Behindertenverbände Einrichtungen für stationäre Physiotherapie oder Ergotherapie Fremdenverkehrsämter von Kurorten
optimale funktionelle Fähigkeiten bei den ADLs	Wohnungsbaubehörden Essen auf Rädern ambulante und häusliche Pflegedienste Hauspflegedienste Tagesstätten für Erwachsene Entlastungsdienste

Quelle: Friedemann und Scheffer (1990)

Nachdem die Qualifikation des Dienstes festgestellt wurde gilt es, die der Mitarbeiter zu überprüfen. In der Regel wird deren Qualifikation an der formellen beruflichen Ausbildung gemessen; allerdings sind Ausbildungsnachweise nicht immer ausschlaggebend für die Versorgungsqualität. Ein Therapeut für Alkoholkranke, der zwar nur einen Realschulabschluss hat, aber selbst abhängig war und mittlerweile 15 Jahre Erfahrung in der Alkoholiker-Beratung besitzt, kann vielleicht wirksamer Hilfe leisten als ein noch unerfahrener Berater mit Magisterdiplom in Psychologie. Wie genau die Tätigkeit eines Dienstes beurteilt werden kann und zu wessen Gunsten die Entscheidung letztlich fällt, hängt entscheidend von der Vernetzung und den persönlichen Kontakten ab.

Weltanschauliche Orientierung des Anbieters
Auch die weltanschauliche Orientierung eines in Frage kommenden Dienstes sowie die mit den Leistungen verknüpften Ziele und die Einstellungen gegenüber Klienten und Familienangehörigen müssen einem kurzen Assessment unterzogen werden. Viele Dienste werden von religiösen, kulturellen oder philanthropischen Organisationen unterhalten, deren Werte und Überzeugungen nicht unbedingt mit denen der Klienten oder mit den festgelegten Behandlungszielen vereinbar sind.

Direkte Kosten für den Klienten
Manche Leistungsanbieter stellen ihre Dienste kostenlos zur Verfügung, da sie aus Steuermitteln oder durch Spenden finanziert werden. Andere akzeptieren die vollständige oder teil-

Tabelle 21-7: Zulassungsspezifische Terminologie bei Dienstanbietern in den USA[2]

Dienstanbieter mit Versicherung («bonded agency»)	Dieser Dienst hat seine Mitarbeiter gegen Fahrlässigkeit und Fehlverhalten versichert. Dafür bezahlt er einen festen Betrag, ähnlich einer Versicherungsprämie. Die Versicherung dient lediglich als Sicherheit und tritt ein, wenn ein Klient den Anbieter verklagt und dieser den Prozess verliert. Sie stellt keine Garantie für die Qualität der Leistungen dar.
Dienstanbieter mit Zertifikat («certified agency»)	Ein zertifizierter Anbieter hat Anspruch auf Kostenerstattung für Leistungen, die über Medicaid und Medicare abgedeckt sind. Um sich dafür zu qualifizieren, muss er die grundlegenden bundes- und einzelstaatlichen Standards bezüglich Rechnungswesen und Patientenversorgung erfüllen. Die Zertifizierung impliziert ein gewisses Maß an Qualität.
Dienstanbieter mit Akkreditierung («accredited agency»)	Die Akkreditierung wird von bestimmten gemeinnützigen Organisationen erteilt, die eine hervorragende Versorgung anstreben. Der Anbieter wird ausführlich und gründlich hinsichtlich Leistungen, Firmenkultur, Dokumentation und Verwaltungsstruktur überprüft. Die Akkreditierung erfolgt freiwillig und weist am stärksten auf Qualität hin.

Quelle: Friedemann und Scheffer (1990)

weise Kostenerstattung durch Drittzahler, zum Beispiel durch Medicare, Medicaid oder Privatversicherungen. Einige haben eine gleitende Gebührenordnung, die sich nach der Zahlungsfähigkeit des Klienten richtet, und wieder andere, in der Regel private Dienste, berechnen den Klienten die gesamten Gebühren für die erbrachten Leistungen (Clark, 1984). Es zahlt sich aus, die Kosten sorgfältig gegen die Qualität der Dienstleistungen abzuwägen, selbst wenn der Klient keine finanziellen Schwierigkeiten hat und bereit ist, die gesamten Gebühren zu übernehmen.

Überweisungsablauf und Kontaktperson
Zur Vorbereitung des Klienten auf die Überweisung empfiehlt es sich, bei dem entsprechenden Dienst nachzufragen, welche Formulare und Dokumente benötigt werden, und wer die aufnehmende Kontaktperson ist. Auf diese Maßnahme wird im folgenden Abschnitt detailliert eingegangen, denn es handelt sich dabei um einen ausschlaggebenden Schritt auf dem Weg durch den Behördendschungel.

21.3.5 Auswahl der geeignetsten Ressourcen

Kommt die pflegerische Fachkraft zu dieser Stelle im Labyrinth, hat sie die Bedürfnisse des Klienten eingeschätzt und in Frage kommende Ressourcen ausfindig gemacht. Sollte es sich lediglich um eine einzige handeln, liegt es auf der Hand, dass diese Stelle zu kontaktieren ist. Doch was ist zu tun, wenn mehrere Möglichkei-

---

[2] Die meisten Akkreditierung werden von folgenden nationalen Organisationen vorgenommen: National Homecaring Council, National League for Nursing, American Public Health Association, Joint Commission on the Accreditation of Health Care Organizations.

ten bestehen? Welche Kriterien können hinzugezogen werden, um die beste Wahl zu treffen?

Für die Auswahl des geeignetsten Dienstes ist die Kooperation zwischen Pflegefachkraft und Klient unerlässlich. Wenn man viel zu tun hat, vereinfacht es die Sache ungemein, bequemerweise davon auszugehen, dass das eigene fachliche Urteil genügt und Entscheidungen daher *an Stelle* des Klienten anstatt *mit ihm zusammen* getroffen werden können. Diese Haltung kann jedoch zu vorschnellen Entschlüssen führen. Die endgültige Wahl sollte dem Klienten und seiner Familie überlassen werden. Dass die Entscheidung nicht über den Kopf des Klienten hinweg getroffen wird, ist in zweierlei Hinsicht wichtig für ihn: Es ist seine Entscheidung, und die Pflegefachkraft überlässt *ihm* die Führung.

Oft wissen Pflegefachleute aus Erfahrung über Qualitätsunterschiede bei den einzelnen Diensten Bescheid. Solche Informationen sollten an den Klienten weitergegeben werden, so dass er letzten Endes eine sachkundigere Wahl treffen kann. Als nützlich erweist sich auch, dem Klienten sofern möglich schriftliche Informationen über den Dienst zur Verfügung zu stellen, zum Beispiel die Angaben auf der Karteikarte, oder ihm eine Kopie der Broschüre des Anbieters auszuhändigen.

Wie das folgende Beispiel zeigt, gibt es angemessene und unangemessene Formen der Weitergabe von Informationen, die nicht schriftlich niedergelegt sind.

> **Unangemessen:** «Dieser Dienst ist unter aller Kanone!»
> **Angemessen:** «Ich habe mit mehreren Leuten gesprochen, die diesen Dienst in Anspruch genommen haben, und sie waren nicht zufrieden. Sie beschweren sich über die lange Wartezeit und den ständigen Personalwechsel. Das bedeutet, dass Sie wahrscheinlich nicht jede Woche von der gleichen Person betreut werden.»

Es sollte über alle in Frage kommenden Dienste und Ressourcen ausführlich informiert werden. Erst dann ist die Familie oder der Klient ausreichend vorbereitet, darüber zu entscheiden, welcher Anbieter vermutlich am besten geeignet ist.

Manchmal kann sich die Entscheidungsfindung als recht schwierig erweisen. Wenn ein Klient unentschlossen ist oder sich weigert, eine Entscheidung zu treffen, wird vielleicht die Fachkraft gebeten, die Verantwortung zu übernehmen und für den Klienten tätig zu werden. Je nach Situation kann die Fachkraft diesem Anliegen nachkommen oder davon Abstand nehmen. Besonders sorgfältig ist darauf zu achten, dass der Klient nicht zu einer Entscheidung gedrängt wird, die auf dem Wertesystem der Fachkraft beruht. Wenn es dem Klienten an Motivation mangelt – zum Beispiel wenn er nicht willens ist, eine notwendige psychotherapeutische Beratung in Anspruch zu nehmen – sollten Entscheidungen so lange verschoben werden, bis der Widerstand bearbeitet werden konnte und der Klient die angebotene Hilfe akzeptiert. Vor allem jenen Pflegefachleuten, die direkt handeln oder schnell Lösungen finden möchten, kann es schwer fallen, ihr eigenes Tempo an das des Klienten anzupassen. Es empfiehlt sich, die Behandlungsziele daraufhin zu überprüfen, ob sie auch wirklich unter Mitwirkung des Klienten festgelegt wurden.

21.3.6 Einleitung der Überweisung

Nehmen wir an, der Klient hat einen geeigneten Dienst ausgewählt und ist bereit, ihn in Anspruch zu nehmen. Der vierte Schritt auf dem Weg durch den Behördendschungel beginnt mit der Beantwortung der folgenden vier Fragen: Wer ist zu kontaktieren? Wie soll der Kontakt aufgenommen werden? Welche Fragen sollen gestellt werden? Was kann der Klient erwarten?

Wer ist zu kontaktieren?

Der Name der zuständigen Kontaktperson ergibt sich oft im Laufe der Informationssammlung über den Dienstanbieter. Doch häufig ist die erste Person, die der Klient zu Gesicht bekommt, nicht sein regulärer Ansprechpartner, sondern ein Mitarbeiter, der die Aufnahme vornimmt und erste Informationen zusammenträgt. Es kann hilfreich sein, wenn die überweisende Pflegefachkraft telefonisch einige Klientendaten übermittelt, um den Überweisungsprozess in Gang zu bringen.

Wie soll Kontakt aufgenommen werden?

Häufig finden sich in den Informationsbroschüren der jeweiligen Dienste unter dem Stichwort «Überweisungsvorgang» Angaben dazu, wie eine Kontaktaufnahme am besten zu bewerkstelligen ist. Gibt es keine Informationen darüber, genügt ein Anruf um herauszufinden, ob die Überweisung vom Klienten selbst oder der Pflegekraft in die Wege geleitet werden kann, ob man persönlich vorsprechen muss oder ob die Vorstellung des Klienten in Begleitung der Pflegefachkraft erfolgen soll. Beim Gespräch mit dem Dienstanbieter über die Bedürfnisse eines Klienten muss auf die Einhaltung der Schweigepflicht geachtet werden. Um dies sicherzustellen, sollte eine der beiden folgenden Maßnahmen ergriffen werden: Entweder erfolgt die Information des Anbieters, ohne den Namen des Klienten beziehungsweise kennzeichnende Merkmale zu erwähnen, oder es wird die schriftliche Zustimmung des Klienten zur Weitergabe persönlicher Daten eingeholt.

Welche Fragen sollen gestellt werden?

Die Fragen an den Dienstanbieter hängen von der jeweiligen Situation ab. In jeden Fall muss bestätigt werden, dass der Klient anspruchsberechtigt ist und der Anbieter in der Lage ist, die erforderlichen Leistungen zu erbringen. Außerdem gilt es festzustellen, ob das Bedarfsprofil des Klienten auch eindeutig verstanden wurde. Es empfiehlt sich auch, nach dem frühestmöglichen Termin für einen Kontakt mit dem Klienten zu fragen, da gerade Zeit ein wesentlicher Faktor ist. Entsprechende Fragen sind: Werden Hausbesuche durchgeführt? Wie läuft das Terminvergabeverfahren ab? Welche Kriterien, sofern es welche gibt, sind bei einer Terminabsage zu beachten? Gibt es eine Warteliste oder eine Wartezeit, und wenn dies der Fall ist, mit welcher Wartezeit muss gerechnet werden? Falls die Wartezeit sehr lang ist, etwa drei bis sechs Monate, wird auch ein perfekt auf das Bedürfnisprofil des Klienten passender Dienstanbieter höchstwahrscheinlich keine Hilfe für ihn sein.

Was kann der Klient erwarten?

Der Klient sollte darüber informiert sein, dass der Zweck des ersten Besuchs zumeist nur in der Datenerhebung besteht. Wird der Klient auf den Aufnahmeprozess vorbereitet, mindert das sowohl bei ihm als auch beim Dienstanbieter die Gefahr, dass Frustrationen auftreten. Im Rahmen der Aufnahme müssen vermutlich diverse Formulare ausgefüllt sowie Unterlagen vorgelegt werden, die Auskunft über den medizinischen Status und die finanziellen Verhältnisse des Klienten geben etc. Bereits im Vorfeld sollte der Klient wissen, wie lange das Aufnahmeinterview voraussichtlich dauern wird und ob während dieses ersten Kontaktes bereits Leistungen erbracht werden.

Die ersten vier Schritte des hier besprochenen Modells zur Orientierung im Behördendschungel können von den meisten pflegerischen Fachkräften problemlos durchgeführt werden. Die folgenden drei Schritte jedoch erfordern relativ ausgeklügelte Kenntnisse und Fähigkeiten, sollen die Bedürfnisse eines Klienten erfolgreich mit den vorhandenen Ressourcen verknüpft werden. Diese Schritte – Unterstützen des Klienten bei der Inanspruchnahme der Ressource, Nachbetreuung nach der Überweisung und Bewerten der Ergebnisse – werden nachstehend kurz beschrieben.

21.3.7 Unterstützung des Klienten bei der Inanspruchnahme von Ressourcen

Die maßgebliche Arbeit, die es bei diesem Schritt zu leisten gilt, ist die Vermittlung. Damit die Pflegefachkraft dem Klienten zu einer erfolgreichen ersten Kontaktaufnahme verhelfen kann, darf sie nicht davon ausgehen, dass irgendetwas reibungslos abläuft (vgl. **Tabelle 21-8**). Bei dem gesamten Informationsmaterial, das der

Tabelle 21-8: Checkliste für reibungslose Überweisungen

1. Hat der Klient schriftliche Informationen über:
  Name und Adresse des Dienstanbieters?
  Name der Kontaktperson dort?
  Datum und Uhrzeit des Termins?
  Weg zum Dienstanbieter?
2. Hat der Klient eine Fahrmöglichkeit?
3. Hat der Klient eine Betreuungsperson für die Kinder oder einen pflegebedürftigen Erwachsenen?
4. Weiß der Klient Bescheid, was bei der Absage eines Termins zu beachten ist?
5. Kann der Klient seine Bedürfnisse verbalisieren und erläutern?
6. Hat der Klient wirklich verstanden, warum die Überweisung vorgenommen wurde?
7. Möchte der Klient diesen Kontakt überhaupt aufnehmen?

Quelle: Friedemann und Scheffer (1990)

Klient erhält, sollte dessen Lesefähigkeit, Muttersprache und Sehkraft in Betracht gezogen werden. Wenn die Anfahrt zum Leistungsanbieter ein Hindernis darstellt und private oder öffentliche Verkehrsmittel nicht verfügbar sind, ist Einfallsreichtum gefragt. In solchen Fällen besteht die Möglichkeit, sich an kirchliche und ehrenamtliche Gruppen zu wenden, die Fahrdienste anbieten, oder spezielle Dienstanbieter auf diesem Gebiet in Anspruch zu nehmen.

Auch die Notwendigkeit, Kinder oder Erwachsene zu betreuen, kann den Klienten oder das Familienmitglied davon abhalten, das Haus zu verlassen. In der Regel findet sich eine Lösung, wenn dieses Problem genügend lange vor dem Termin beim Dienstanbieter gemeinsam mit dem Klienten angegangen wird. Auch hier können kirchliche Gruppen oder Organisationen, die Tagespflege für Erwachsene anbieten, Unterstützung leisten. Ist die Absage eines Termins unumgänglich, sollte der Klient im Bilde sein, wie das zu geschehen hat, um seinen Ruf beim Dienstanbieter nicht aufs Spiel zu setzen. Denn gerade der Umgang mit Terminproblemen liefert Hinweise darauf, inwieweit er bereit ist, Verpflichtungen einzuhalten. Manche Klienten sind sich des ungünstigen Eindrucks nicht bewusst, den sie erwecken, wenn sie einen Termin nicht einhalten ohne abzusagen. Daher besteht eine wichtige Aufgabe der Pflegefachkraft darin, den Klienten über die Erwartungen des Dienstes an seine Kunden aufzuklären.

Ist sich ein Klient nicht über seine Bedürfnisse im Klaren oder kann er sie nicht ausdrücken, besteht die Möglichkeit, ihm ein Rollenspiel anzubieten. Werden dabei kommunikative Defizite deutlich, können die Rollen getauscht werden. Dies erlaubt der Fachkraft, als Rollenmodell zu agieren und dem Klienten Möglichkeiten an die Hand zu geben, effektiver zu kommunizieren. Nach einem erneuten Rollentausch kann der Klient dann versuchen, gemäß der Vorgabe des Modells zu handeln. Der Wert dieses Vorgehens ergibt sich aus der Anwendung grundlegender Lernprinzipien und der Einbeziehung eigener Erfahrungen. Weiter können beim Klienten Unsicherheiten in Bezug auf die Kontaktaufnahme mit dem betreffenden Dienst vorhanden sein. Normalerweise lässt sich dem vorbeugen, indem ihn die Fachkraft ermutigt, seine Befürchtungen zum Ausdruck zu bringen und anschließend eine Lösung anbietet, zum Beispiel das gemeinsame Aufspüren von Maßnahmen, die seinem Unbehagen entgegenwirken. Dabei kann es sich um ganz einfache Dinge handeln, wie etwa ein Buch für die Zeit des Wartens mitzunehmen oder einen Freund zu bitten, sich beim Aufnahmebesuch als Begleiter zur Verfügung zu stellen.

21.3.8 Nachbetreuung nach der Überweisung

Dieser Schritt beruht auf dem Prinzip der Kontinuität der Gesundheitsversorgung. Selbst wenn alle vorhergehenden Schritte genau richtig ausgeführt wurden, kann manchmal noch etwas schief gehen. Ein Gespräch mit dem Klienten kurz nach dem ersten Kontakt mit dem neuem Dienstanbieter gestattet der Pflegefachkraft, nachzufragen, ob der Termin eingehalten wurde, was während des Besuches geschah, ob dieser zufriedenstellend verlief und was der Klient als nächstes tun möchte. Wurde der Termin nicht eingehalten, müssen die Ursachen dafür geklärt und Lösungen gefunden werden, bevor ein weiterer Termin vereinbart wird. Wenn der Klient etwas nicht verstanden hat, was während des ersten Besuches geschah, ist ebenfalls eine Klärung erforderlich. So ist einem Patienten mit rheumatoider Arthritis vielleicht unklar, warum vor der Verabreichung von Injektionen mit kolloidalem Gold eine Blutabnahme erforderlich ist. Wird er jedoch darüber aufgeklärt, wie wichtig die Blutausgangswerte sind und dass sie regelmäßig kontrolliert werden müssen, um schwerwiegende Nebenwirkungen durch das Gold zu vermeiden, kann dies dazu führen, dass er in Zukunft bereitwillig kooperiert.

Die Zufriedenheit des Klienten mit dem ersten Besuch kann aus vielerlei Gründen sehr unterschiedlich ausfallen und ist oft bestimmend für sein weiteres Verhalten. Unzufriedenheit kann das Ergebnis von zu hohen Erwartungen sein oder sich aus der Tatsache ergeben, dass der Dienstanbieter nicht auf die Bedürfnisse des Klienten eingeht. In der Realität gibt es nur wenige Dienste, die wirklich allen Bedürfnissen Rechnung tragen. Eine Zusammenarbeit mit Anbietern, die sich als ungeeignet erweisen, sollte schnell beendet werden. Gute und faire Dienste fordern ihre Klienten jedoch dazu auf, eine Bewertung abzugeben, wie gut ihren Bedürfnissen ihrer Ansicht nach Rechnung getragen wurde.

Wird eine Ressource weiterhin in Anspruch genommen, übernimmt die Pflegefachkraft die Rolle der Verbindungsperson und verbessert den Informationsaustausch zwischen dem Klienten und den Mitarbeitern des Dienstes, um den Grundstein für eine vertrauensvolle Beziehung zu legen. In dem Maße jedoch, wie der Klient zunehmend Vertrauen in den Dienst gewinnt, wird eine solche Person immer weniger gebraucht, und schließlich kann der Klient ohne sie auskommen. Die Beziehung zum Klienten wird häufig mit einem abschließenden Unterstützungsangebot beendet, wie etwa: «Hier habe ich Ihnen meinen Namen und meine Telefonnummer notiert. Wenn Sie Hilfe brauchen, können Sie mich jederzeit anrufen.»

21.3.9 Evaluation der Ergebnisse

Bei Vorliegen eines schriftlich fixierten Plans mit für beide Parteien akzeptablen Zielsetzungen kann ein Großteil der Evaluation schon im Laufe des Überweisungs- und Nachbetreuungsprozesses vorgenommen werden. Eine abschließende Bewertung gestattet die systematische Überprüfung der einzelnen Schritte des Prozesses und der dadurch bedingten Ergebnisse. Bei gescheiterten Überweisungen wird die Pflegefachkraft anhand der Evaluation in die Lage versetzt, der Ursache dafür auf den Grund zu gehen. In solchen Fällen ist es wichtig festzustellen, ob die Beschreibung der Klientenbedürfnisse präzise genug erfolgte, ob der Dienstanbieter hinreichend überprüft wurde und inwieweit eine optimale Übereinstimmung zwischen dessen Leistungsangebot und dem Bedarfsprofil des Klienten erreicht werden konnte.

Auch die Mitwirkungsmöglichkeiten des Klienten sollten einer Bewertung unterzogen werden: Hat er die nötige Unterstützung bei der Kontaktaufnahme mit dem Dienst erhalten? Konnte er sich während der Betreuung ausreichend einbringen? Wie verlief die Nachbetreuung?

Negative Rückmeldungen in einem Bereich der Evaluation helfen dem Klienten und der Pflegefachkraft, gemeinsam nach Schwachstellen zu suchen und enger zusammenzuarbeiten, um weitere Schwierigkeiten zu vermeiden.

Alle bewertenden Rückmeldungen sollten auf der entsprechenden Karteikarte schriftlich festgehalten werden, um sie bei zukünftigen Überweisungen nutzen zu können. Die Weitergabe dieser Informationen (unter Einhaltung der Verschwiegenheitspflicht) an andere Fachkräfte führt zu Zeitersparnis und einem beschleunigten Überweisungsprozess bei anderen Klienten. Die Fallstudie von Paul S. veranschaulicht die Durchführung einer Überweisung, wenn mehrere Personen am Prozess der Bedürfnis-Ressourcen-Verknüpfung beteiligt sind. Im diesem Fallbeispiel übernimmt in erster Linie die Krankenschwester einer Arztpraxis die Verantwortung für die Abwicklung des gesamten Prozesses, einschließlich der Evaluation, ob der Behandlungsplan umgesetzt und den Klientenbedürfnissen Rechnung getragen wurde.

Fallstudie
Paul S.: Umsetzung einer Überweisung

Paul S., 50 Jahre alt, ist verheiratet und hat drei Kinder. Vor einem Jahr musste sich seine Frau Edna einer radikalen Brustamputation unterziehen, weil sie an Brustkrebs erkrankt war. Gegenwärtig wird eine Chemotherapie bei ihr durchgeführt, weil Metastasen aufgetreten sind.

Infolge der damit verbundenen emotionalen Belastung hat Paul Schlafprobleme und ist während der Arbeit ziemlich gereizt. Seine Sekretärin Mary merkt, wie sehr ihren Chef die gesundheitlichen Probleme seiner Frau bedrücken. Obwohl Mary nicht genau weiß, an wen sie sich wenden soll, verschafft sie sich Pauls Erlaubnis, professionelle Hilfe für ihn zu organisieren. Daraufhin nimmt sie telefonisch Kontakt zu ihrer Hausarztpraxis auf und beschreibt Frau Reis, einer dort tätigen Krankenschwester und Fallmanagerin, die Situation.

Erkennen der Klientenbedürfnisse. Frau Reis sammelte folgende Informationen über Paul S.:

- leidet an Schlafdefizit, hat in den vergangenen zwei Wochen nur drei bis vier Stunden jede Nacht geschlafen
- ist auf der Arbeit gegenüber seinen Angestellten kurz angebunden und gereizt
- ist hinsichtlich des Zustandes seiner Frau verstört und weiß nicht, wie er ihr helfen soll
- befürchtet, dass seine Frau bald sterben wird
- ist empfänglich für professionelle Hilfe
- hat eine Krankenversicherung, die eine psychologische Gesundheitsberatung erstattet und kann sich außerdem beraterische Dienste leisten.

Frau Reis erkannte, dass Herr S. in psychischer und spiritueller Hinsicht auf eine Krise zusteuerte und eine unverzügliche Intervention erforderlich war. Sie erstellte eine Rangliste seiner Bedürfnisse und arbeitete jeweils entsprechende Ziele aus.

Suche nach Ressourcen: Zwar kannte Frau Reis einige Anbieter, die vielleicht geeignet waren, doch überprüfte sie zusätzlich die Ressourcenkartei der Arztpraxis. Dabei stieß sie auf einen Beratungsdienst, der unter der Bezeichnung «Bewältigungsberatung» firmierte und sich erst kürzlich in der Gemeinde niedergelassen hatte. Schon aus der in der Kartei befindlichen Informationsbroschüre wurde ersichtlich, dass dieser Anbieter sich vermutlich eignen würde. Auch wenn sie diesen Beratungsdienst noch nie zugezogen hatte, wusste sie, dass die Wartezeiten gerade bei neuen Einrichtungen oft nicht so lang sind.

Auswählen der geeignetsten Ressourcen: Frau Reis informierte Mary telefonisch über alle Ressourcen, die sie ausfindig gemacht hatte und besprach mit ihr, welche wohl am ehesten Pauls Bedarfsprofil entspräche. Der neue Beratungsdienst, eine Gemeinschaftspraxis aus freiberuflichen Pflegefachleuten, erschien ihnen am geeignetsten. Obwohl keine Kostenerstattung durch Drittzahler akzeptiert wurde, entschieden sie sich für ihn, denn das Angebot entsprach genau dem, was Paul brauchte, und voraussichtlich würde er schnell einen Termin bekommen. Frau Reis schlug vor, dass Mary diese Informationen an die Familie von Herrn S. weiterleiten sollte. Sie ließ ihr Fotokopien der Karteikarten aller in Frage kommenden Dienste zukommen und machte sich eine Notiz, in ein paar Tagen anzurufen und die Angelegenheit weiterzuverfolgen.

Einleiten der Überweisung: Mary informierte Paul und Edna. Dann rief sie den Beratungsdienst an und sprach direkt mit Frau Davis, die ihr nicht nur eine ausführliche Beschreibung des Leistungsprofils gab, sondern sich auch als Ansprechpartner bei Neuaufnahmen vorstellte.

Für den darauffolgenden Tag wurde vereinbart, ein Aufnahmegespräch zu führen und eine Einschätzung der Problematik vorzunehmen. Mary erhielt eine Wegbeschreibung und Informationen über Parkmöglichkeiten.

Unterstützen des Klienten bei der Inanspruchnahme der Ressource: Mary gab Name, Adresse und Telefonnummer des Beratungsdienstes an Paul weiter, sowie den Namen der Ansprechpartnerin und Angaben zu Aufnahmeverfahren und Leistungsangebot. Paul hielt den Termin ein und hatte keine Schwierigkeiten, seine Bedürfnisse zum Ausdruck zu bringen; wie es schien tat es ihm gut, professionelle Hilfe in Anspruch zu nehmen.

Nachbetreuung nach der Überweisung: Frau Reis rief Mary am Tag darauf an, um nachzufragen, ob Kontakt mit dem Beratungsdienst aufgenommen worden sei und ob Paul sich bereits vorgestellt habe. Mary berichtete ihr über den Verlauf der Dinge.

Bewerten der Ergebnisse: Eine Woche später rief Frau Reis bei Herrn S. zu Hause an und erfuhr, dass es ihm besser ging. Er könne besser schlafen und sei folglich auch besser ausgeruht. Als Paul drei Wochen später die Praxis aufsuchte, in der Frau Reis tätig war, ergriff sie die Gelegenheit, mit ihm über seine Erfahrungen mit dem Beratungsdienst zu sprechen. Er berichtete, dass er sehr damit zufrieden sei, wie man ihm dabei geholfen habe, seine Sorgen in Worte zu fassen und die zukünftigen Entwicklungen im Hinblick auf die Krankheit seiner Frau besser zu verstehen. Frau Reis fasste Pauls Ausführungen auf der Karteikarte des Beratungsdienstes zusammen und gab die Informationen an andere pflegerische und medizinische Fachkräfte weiter.

21.4. Zusammenfassung und Schlussfolgerungen

Was die pflegerische Versorgung chronisch Kranker und die ihnen zur Verfügung stehenden Ressourcen anbelangt, gibt eine ganze Reihe von offenen Fragen und Problemen. In den vergangenen zwei Jahrzehnten hat sich nicht das Gesundheitssystem grundlegend gewandelt, sondern höhere Lebenserwartung und technologischer Fortschritt haben auch zu einem dramatischen Anstieg der Inzidenz chronischer Krankheiten geführt. Während in den sechziger und siebziger Jahren die politische Unterstützung für den gerechten Zugang zur Gesundheitsversorgung hoch im Kurs stand, haben derartige Bemühungen seither aufgrund der Anstrengungen zur Kostendämpfung erheblich abgenommen. Als Folge von Haushaltskürzungen der US-amerikanischen Regierung wurden die Zuschüsse für Programme und Dienste, die chronisch Kranken zugute kommen, erheblich reduziert. Die Gesundheitspolitik der neunziger Jahre war geprägt von Anstrengungen, die Aufmerksamkeit wieder auf den Zugang zu umfassenden Gesundheitsleistungen als Grundrecht eines jeden Bürgers zu lenken; doch der Umfang, in dem der multiple Leistungsbedarf chronisch Kranker, die zu Hause leben, gedeckt werden kann, ist nicht bekannt.

In diesem Kapitel wurden die Bedürfnisse chronisch kranker Menschen beschrieben und viele Gemeinderessourcen aufgeführt, die zur Deckung dieser Bedürfnisse erforderlich sind. Ressourcen und Dienstanbieter können öffentlich oder privat, formell oder ehrenamtlich organisiert sein; diese Klassifikationen liefern Angaben über die Form der angebotenen Dienstleistung und die Finanzierungsquelle.

Die raschen Veränderungen im Gesundheitssystem haben für Klienten wie auch für Pflegefachleute insgesamt positive Auswirkungen. Die gesteigerte Bewusstheit für die Bedürfnisse des chronisch kranken Menschen hat den Anstoß zu einer verbesserten Ausbildung im Pflegesektor gegeben und eine intensivere Koordination von Gesundheitsdiensten mit sich gebracht. Überdies wurden neue Dienstleistungssysteme entwickelt, wie zum Beispiel «Health Maintenance Organizations» (HMOs) und Dienstanbieter mit kombiniertem Angebot, das sowohl psychosoziale Leistungen als auch die Grundversorgung umfasst. Die Klienten haben folglich eine größere Auswahl in Bezug auf die Art der Dienstleistung, was sich günstig auf ihre Lebensqualität und Autonomie auswirkt.

Leider haben die Veränderungen im Gesundheitssystem auch negative Auswirkungen. Ungelöste Probleme sind Aufsplittung und Doppelspurigkeit von Dienstleistungen, mangelnde Abstimmung zwischen den einzelnen Diensten sowie politische Veränderungen, die bei einigen Anbietern zur Schließung führten und andere dazu zwangen, aus finanziellen Gründen Abstriche bei der Qualität ihrer Leistungen zu machen. Jeder dieser Faktoren kann letzten Endes zur Folge haben, dass der Klient nicht die benötigte Leistung erhält und die Orientierung im Gesundheitssystem verliert. Auch bei der Fachkraft können sich angesichts dieser Situation Gefühle von Überforderung, Frustration und Verwirrung einstellen.

Um Pflegefachleuten die Orientierung zu erleichtern und ihnen Überblick zu verschaffen, wurde ein Modell zum Umgang mit dem Behördendschungel vorgestellt. Es besteht aus sieben Schritten und kann auf chronisch kranke Klienten angewendet werden, aber auch auf andere Bevölkerungsgruppen, die auf wohnortnahe Ressourcen angewiesen sind.

Weitere Forschung im Bereich chronischer Krankheit wird zukünftig helfen, das Bedarfsprofil dieser Klienten an Gesundheitsfürsorge und Unterstützungsdiensten zu dokumentieren und zu validieren. Fürspracheorganisationen werden die Öffentlichkeit zu mehr Bewusstheit führen und für politischen Druck sorgen, damit die Bedürfnisse bestimmter Bevölkerungsgruppen, wie zum Beispiel der alten Menschen, Anerkennung finden. Auch der Überweisungsprozess wird noch weitere Veränderungen durchlaufen. Erst wenn mehr Dienstanbieter vom Format solcher Organisationen wie «On Lok» und ACCESS die Arbeit aufnehmen, wird die Gesundheitsversorgung für chronisch

Kranke besser koordiniert und umfassender werden.

Darüber hinaus wird die Computertechnologie das Sammeln von Informationen und die systematische Erfassung von Ressourcen zu einem weitaus besser handhabbaren Unterfangen machen. Auf lokaler, regionaler, nationaler und internationaler Ebene werden immer mehr computergestützte Ressourcenlokalisierungssysteme eingerichtet. Doch wie ausgefeilt sich die Recherche mit dem Computer oder die Neuformierung des Gesundheitssystems auch gestalten mag, chronisch kranke Menschen und ihre Familien werden bei der Suche nach geeigneten Ressourcen nach wie vor die Unterstützung von qualifizierten pflegerischen Fachkräften benötigen. Das in diesem Kapitel vorgestellte Modell zu verstehen und Erfahrungen damit zu sammeln, stellt für jeden professionellen Betreuer ein wertvolles Kapital dar, egal in welchem Bereich der medizinisch-pflegerischen Versorgung er tätig ist.

Studienfragen

1. Erklären Sie den Zusammenhang zwischen demographischen Veränderungen innerhalb der Bevölkerung und chronischer Krankheit.
2. Zeigen Sie aus jeder der folgenden Kategorien drei Beispiele für Bedürfnisse einer chronisch kranken Person auf:
   - klinische Versorgung
   - psychisch/spirituell
   - Rehabilitation
   - optimale funktionelle Fähigkeiten (ADLs).

   Nehmen Sie als Beispiele folgende Kranke:
   - ein kleines Kind mit Epilepsie
   - eine Frau mit Leukämie
   - einen älteren Mann mit Unterschenkelulzera.
3. Diskutieren Sie, inwieweit sich Aufsplitterung, schlechte Abstimmung unter den Diensten, Kosten der Leistungen und Gesundheitspolitik nachteilig auf eine der oben aufgeführten Personen auswirken können.
4. Spüren Sie in Ihrer Gemeinde Dienstanbieter auf, die bei einem der obigen Klienten die klinischen und psychisch/spirituellen Bedürfnisse, aber auch die Rehabilitationsbedürfnisse und ADL-Bedürfnisse abdecken könnten.

Literatur

American Nurses' Association (1988). Nursing case management. Kansas City, MO: American Nurses' Association.

Anthony W., Lieberman, P (1986). The practices of psychiatric rehabilitation. Schizophrenia Bulletin, 12, 542.

Berkowitz, G., Halfon, N., Klee, L. (1992). Improving access to health care: Case management for vulnerable children. Social Work in Health Care, 17, 101.

Calahan, D. (1992). Reforming the health care system for children and the elderly to balance cure and care. Academic Medicine, 67, 219.

Caton, C. (1981). The new chronic patient and the system of community care. Hospital and Community Psychiatry, 32, 475.

Centers for Disease Control and Prevention (CDC) (1993). Health Data on Older Americans: United States, 1992. Publ. # PHS 93–1141. Hyattsville, MD: U.S. Department of Health and Human Services.

Clark, M.D. (1984). Community nursing: Health care for today and tomorrow. Reston, VA: Reston.

Clinton, W.J., Gore, A. (1992). Putting people first.- How we can all change America. New York: Times Books.

Department of Health and Human Services (DHHS) (1993). Health care financing review: Medicare and Medicaid statistical supplement. Baltimore: Health Care Financing Administration.

Dimond, M. (1991). Health care and the aging population. In B. Spradley (ed.), Readings in community health nursing. Philadelphia: J. B. Lippincott.

Eggert, G., Bowlyow, J., Nichole, C. (1980). Gaining control of the long term care system: First returns from the ACCESS Project. Gerontologist, 20, 356.

Eng, C. (1996). The On Lok/PACE model of geriatric managed care: An interdisciplinary approach to care of frail elderly: Current Concepts in Geriatric Managed Care, 2 (9), 4, 10–14, 23–-24.

Fee, E., Fox, D. (1992). AIDS: The making of a chronic disease. Berkeley, CA: University of California Press.

Friedemann, M. L., Scheffer, B. (1990). The agency maze. In I. Lubkin (ed.), Chronic Illness: Impact and intervention (^{2}nd ed.). Boston: Jones and Bartlett.

Gaudet, P (1996). CHOICE: Comprehensive home option of integrated care for the elderly. Leadership in Health Services, 5, 40–41.

General Accounting Office (GAO) (1990). Home visiting.- A promising early intervention strategy for at-risk families, Publ. GAO/HRD 90–83. Washington, D. C.: U. S. General Accounting Office.

Gore, A. (1993). The Gore report on reinventing government. New York: Times Books.

Haddad, A., Kapp, M. (1991). Ethical and legal issues in home health care. Norwalk, CT: Appleton & Lange.

Holtz, D. (1995). A focus on managed care trends. Florida Nurse: Official Bulletin of the Florida Nurse Association, 43, 1, 16.

Jacobs, P (1991). The economics of health and medical care. Gaitherburg, MD: Aspen Publishing.

Knollmueller, R. (1988). Case management: What's in a name? Nursing Management, 20, 38.

Kunz, E., Shannon, K. (1996). PACE: Managed care for the frail elderly. American journal of Managed Care, H (3), 301–304.

Landers, T. (1995). Medicaid managed care: A brief analysis. Journal of the New York State Nurses' Association, 26 7–11.

Lewis, I. (1983). Evolution of federal policy on access of health care: 1965–1980. Bulletin of the New York Academy of Medicine, 59, 9.

Maraldo, P (1990). The nineties: A decade in search of meaning. Nursing and Health Care, 11, 11–14.

McCormick, W, Inui, T, Deyo, R., Wood, R. (1994). The central role of case managers in early discharge planning for hospitalized persons with AIDS. Journal of Case Management, 3, 56–61, 87.

Moon, M. (1987). The elderly's access to health care services: The crude and subtle impacts of Medicare changes. Social Justice Research, 1, 361.

Office of Technology Assessment (OTA) (1990). Health care in rural America. Publ. #OTA-H-434. Washington, D. C.: U. S. Congress, Office of Technology Assessment.

Palmer, H., Vogel, R. (1985). Long term care: Perspectives from research and demonstrations. Rockville, MD: Aspen.

Preston, K. (1992). Access to home health care: Negotiating with the gatekeepers. Journal of the Home Health Care Practitioner, 4, 61.

Reed, R. (1995). Creating a healing environment by design. Journal of the Home Health Care Practitioner, 4, 61.

Rucklin, H. S., Norris, J. N., Eggert, G. M. (1982). Management and financing of long-term care services: A new approach to a chronic problem. New England Journal of Medicine, 306 (2), 101–105.

Smith, W (1987). Cancer. New York: Facts on File Publishers.

Stanhope, M., Lancaster, J. (1992). Community. health nursing., Process and practice for promoting health. St. Louis: C. V Mosby-Year Book.

Stroul, B. (1989). Introduction to the special issue: The community support systems concept. Psychosocial Rehabilitation, 12, 5.

Wasik, B., Bryant, D., Lyons, C. (1990). Home visiting. London: Sage Publications.

Werley N., Drago, L., Hadley, T (1990). Improving the physical health-mental health interface for the chronically mentally ill: Could nurse case managers make a difference? Archives of Psychiatric Nursing, 4, 108.

Kapitel 22

Rehabilitation

Pamala D. Larsen

22.1 Einleitung

In der Vergangenheit gingen Gesundheitsfachleute im Allgemeinen davon aus, dass eine Rehabilitation Menschen vorbehalten bleibt, die plötzlich und unerwartet gravierende Verletzungen davontragen. So konnten viele Unfallopfer mit Hilfe rehabilitativer Maßnahmen wieder zu mehr Selbständigkeit und höherer Lebensqualität finden.

In der heutigen medizinisch-pflegerischen Versorgung stehen jedoch nicht mehr die Unfallverletzungen im Vordergrund, sondern die Zunahme an chronischen Leiden wie Krebserkrankungen, Apoplexie, Herzkrankheiten, neurologischen Erkrankungen und Lungenkrankheiten. Dank der modernen Technik stehen Mittel bereit, chronisch kranke Menschen über akute Krankheitsphasen hinweg dem Leben zu erhalten. Heute stellt sich das Problem, wie eine engmaschige Langzeitversorgung gewährleistet werden kann, die den Unabhängigkeitsgrad erhöht, Komplikationen vorbeugt und nach akuten Krankheitsphasen eine höchstmögliche Lebensqualität aufrechterhält. Was kann getan werden, um in dieser Hinsicht Erfolge zu erzielen? Zweifellos bietet die Rehabilitation eine gute Möglichkeit dazu.

Als Ziel der Rehabilitation wurde oft die völlige Wiederherstellung der früheren geistigen oder körperlichen Leistungsfähigkeit bezeichnet. Allerdings erweist sich dies bei einer Reihe chronischer Leiden als unrealistisch. So treten bei einer dauerhaften Behinderung andere Ziele in den Vordergrund, nämlich dem Klienten dabei zu helfen, die vorhandenen Defizite zu akzeptieren, sich daran anzupassen und Kompensationsmöglichkeiten zu finden, damit ein möglichst hohes Funktionsniveau erreicht werden kann. In solchen Fällen ist es weitaus realistischer, durch Rehabilitation ein relatives Höchstmaß an Selbständigkeit und Unabhängigkeit anzustreben. Für einige der Betroffenen mag dies heißen, dass sie an ihren Arbeitsplatz zurückkehren und ihren Beruf wieder wie vor der Krankheit ausüben können. Für andere hingegen bedeutet ein Höchstmaß an Unabhängigkeit und Selbständigkeit vielleicht schon, ohne Hilfestellung essen zu können, in der Lage zu sein, einen normalen Rollstuhl fortzubewegen oder mit Unterstützung wieder zu Hause leben zu können. Zwar werden sich die individuellen Rehabilitationsziele von Klient zu Klient unterscheiden, doch als gemeinsames Oberziel gilt, dass der Klient in einer selbstgewählten Umgebung so selbständig und unabhängig wie nur möglich leben kann.

22.1.1 Leitgedanken der Rehabilitation

Die Rehabilitation geht von dem Grundprinzip aus, dass jedem Menschen Würde und Wert eigen sind, und zwar unabhängig davon, ob er behindert ist oder nicht. Jedes Individuum ist von Wert und besitzt bestimmte Talente, die es ins Leben einbringt. Ein weiterer Leitgedanke besteht darin, dass mit zunehmender Unabhängigkeit auch die Lebensqualität des Klienten wächst. Weil die Fähigkeit zur Selbstpflege bzw. Selbstversorgung ein integraler Bestandteil im Leben eines jeden Menschen ist, gilt es, die Kompetenzen in dieser Hinsicht und damit auch die Unabhängigkeit zu steigern, was sich wiederum unmittelbar auf die Lebensqualität auswirkt.

Ein weiterer zentraler Gesichtspunkt der Rehabilitation ist die Reintegration. Darunter ist der Prozess zu verstehen, in dessen Verlauf ein Individuum wieder in die Gesellschaft integriert wird, nachdem Ereignisse oder Bedingungen eingetreten sind, die zu einer Einschränkung bei der Ausübung bisher wahrgenommener Rollen führten. Während einer Rehabilitation stellt die Reintegration ein ständig verfolgtes Ziel dar. Die betreuenden Fachleute sind kontinuierlich bemüht, den Behinderten oder chronisch Kranken wieder in die Gesellschaft einzugliedern. Zu bestimmten Zeitpunkten kann die körperliche, soziale, psychische oder beruflicher Reintegration im Vordergrund stehen, doch der Reintegrationsprozess insgesamt muss *alle* Lebensaspekte eines Individuums umfassen.

Da der Rehabilitationsprozess alle Lebensaspekte eines Menschen einschließt, ist ein auf Teamarbeit ausgerichtetes Versorgungskonzept unerlässlich. Keine Disziplin könnte alleine all das benötigte Fachwissen einbringen; dazu bedarf es eines multidisziplinären Teams. Entscheidend für den Erfolg einer teamorientierten Rehabilitation ist die Mitwirkung des Klienten und seiner Familie. Von ihnen wird erwartet, dass sie an Teamsitzungen teilnehmen, bei der Zielsetzung mitwirken und sich aktiv an der Versorgung beteiligen.

Mit der Ablösung akuter und infektiöser Erkrankungen durch die chronische Krankheit als vorherrschendes Gesundheitsproblem hat sich das Spektrum von Leiden, bei denen rehabilitative Maßnahmen von Nutzen sein können, erheblich erweitert. Dazu gehören neuromuskuläre Erkrankungen wie Multiple Sklerose oder Morbus Parkinson, Krebs, Herz- und Lungenerkrankungen, Erkrankungen des Bewegungsapparates wie rheumatoide Arthritis oder Osteoarthritis sowie verschiedenste Arten von Verletzungen, einschließlich Wirbelsäulen-, Hirn- und Brandverletzungen. Aber auch Apoplexie, Gelenkersatz oder Frakturen lassen sich dieser Auflistung hinzufügen. Die aufgeführten Leiden unterscheiden sich zwar in vieler Hinsicht voneinander, doch weisen sie auch Gemeinsamkeiten auf, denn alle können die Funktionsfähigkeit herabsetzen, zu Behinderungen führen oder Selbständigkeit und Unabhängigkeit beeinträchtigen.

22.1.2 Rehabilitation und berufliche Rehabilitation

Die Begriffe Rehabilitation und berufliche Rehabilitation sollten voneinander abgegrenzt werden. Für einige Klienten mag der berufliche Wiedereinstieg oder eine Umschulung zwar ein bedeutsamer Aspekt des Rehabilitationsprozesses sein, für andere aber ist dies unwichtig oder betrifft ihre Situation nicht. Dennoch werden die Begriffe *Rehabilitation* und *berufliche Rehabilitation* oft synonym benutzt.

Die berufliche Rehabilitation ist nur eine Komponente des Rehabilitationsprozesses. In den USA traten gesetzliche Regelungen zur beruflichen Rehabilitation erstmals 1918 mit dem vom Kongress erlassenen «Smith-Sears Act» in Kraft, einem Gesetz, das die nationalen Rehabilitationsdienste zur Rehabilitation behinderter Kriegsveteranen aus dem Ersten Weltkrieg ermächtigte. Zwei Jahre später kam es zur Verabschiedung des «Smith-Fess Act». Dieses Gesetz sollte allen Menschen mit Behinderungen – und nicht nur Kriegsversehrten – eine berufliche Rehabilitation oder Ausbildung ermöglichen (Buchanan, 1996). Für viele Menschen bedeutet Arbeit persönliche Erfüllung; sie vermittelt ihnen das Gefühl, einen produktiven Beitrag zur Gesellschaft zu leisten und stellt einen wesentlicher Teil ihrer Identität dar. Bei der Mehrzahl von chronisch kranken älteren Menschen in unserer Gesellschaft ist eine berufliche Rehabilitation jedoch nicht angebracht.

Obwohl sich diese Personen hervorragend für rehabilitative Maßnahmen eignen, ist die Wiederaufnahme der Arbeit nicht das Rehabilitationsziel.

22.1.3 Begriffsbestimmungen

Rehabilitation

Bevor chronische Krankheit vor dem Hintergrund der Rehabilitation beleuchtet wird, sind eine Anzahl rehabilitationsspezifischer Begriffe zu klären. Eine Reihe von Autoren haben den Begriff Rehabilitation (vgl. **Tab. 22-1**) definiert, wobei sich die einzelnen Definitionen erheblich überschneiden. Alle Definitionsvorschläge berücksichtigen jedoch die Ganzheit der Person und beschränken sich nicht nur auf die körperliche Komponente.

«Impairment», «Disability», «Handicap»

Die Weltgesundheitsorganisation (WHO) legte in der *International Classification of Impairments, Disabilities and Handicaps (ICIDH)* die Bedeutung der Termini «impairment» (Schädigung), «disability» (Behinderung) und «handicap» (Benachteiligung) fest (vgl. **Tab. 22-2** auf S. 754). Diese Definitionen werden gegenwärtig wegen ihrer Eindeutigkeit von den Fachleuten im Bereich der Rehabilitation bevorzugt benutzt. Da jede Definition einen separaten Zustand beschreibt, kann eine Person als geschädigt, aber nicht behindert oder als behindert, aber nicht benachteiligt klassifiziert werden.

Impairment (Schädigung)

Der Terminus «impairment» wird definiert als jede Einbuße oder Abnormität im Hinblick auf psychische, physische oder anatomische Struk-

Tabelle 22-1: Definitionen von Rehabilitation

Quelle	Definition
National Council on Rehabilitation (1944)	Wiederherstellung einer beeinträchtigten Person mit dem Ziel, sie im Rahmen ihrer Möglichkeiten zu größtmöglicher Nützlichkeit in körperlicher, psychischer, sozialer, beruflicher und ökonomischer Hinsicht zu führen.
Rusk (1965)	Endgültige Wiederherstellung einer behinderten Person mit dem Ziel, die maximale Leistungsfähigkeit in körperlicher, emotionaler und beruflicher Hinsicht zu erreichen.
Krusen, Kottke & Ellwood (1971)	Prozess der Verringerung der Abhängigkeit einer beeinträchtigten oder behinderten Person durch höchstmögliche Entwicklung der Fähigkeiten, die für eine adäquate Funktionalität in der Situation, in der sie sich befindet, erforderlich sind.
Stryker (1977)	Ein kreativer Prozess, der bereits mit der präventiven Versorgung im ersten Stadium einer Krankheit oder direkt nach einem Unfall beginnt, sich über die gesamte wiederherstellende Phase der Versorgung erstreckt und die Adaptation des gesamten Individuums an ein neues Leben umfasst.
Emener, Patrick & Hollingsworth (1984)	Ein Prozess, in dessen Verlauf benachteiligten Individuen Hilfestellung gegeben wird, Positionen der Abhängigkeit von ihrer sozialen Umgebung zu überwinden und zu Positionen der Unabhängigkeit in einer Gemeinschaft ihrer Wahl zu gelangen.

Quelle	Definition
Dittmar (1989)	Der Prozess, mit dessen Hilfe dem Individuum die Annäherung an den Zustand der Gesundheit erleichtert wird.
Hickey (1992)	Ein dynamischer Prozess, durch den eine Person ihre optimale physische, emotionale, psychische, soziale und berufliche Leistungsfähigkeit erreicht und gleichzeitig Würde und Selbstachtung in einem Leben bewahrt bleiben, das durch größtmögliche Unabhängigkeit und Selbsterfüllung gekennzeichnet ist.
DeLisa, Martin & Currie (1993)	Die Entwicklung einer Person hin zur höchsten körperlichen, psychischen, sozialen, beruflichen, außerberuflichen und bildungsspezifischen Leistungsfähigkeit, die mit ihrer physiologischen oder anatomischen Schädigung und ihren umgebungsbedingten Einschränkungen in Einklang zu bringen ist.

Quelle: Friedemann und Scheffer (1990)

Tabelle 22-2: Definition von «Impairment», «Disability» und «Handicap»

«Impairment» (Schädigung)	Jede Einbuße oder Abnormität im Hinblick auf psychische, physische oder anatomische Strukturen oder Funktionen.
«Disability» (Behinderung)	Jede Einschränkung oder jeder Verlust einer Fähigkeit (als Folge einer Schädigung) im Hinblick auf die Durchführung einer Aktivität in einer Weise und innerhalb eines Rahmens, welche für einen Menschen als normal angesehen werden.
«Handicap» (Benachteiligung)	Benachteiligung eines Individuums aufgrund einer Schädigung oder funktionellen Einschränkung, die es dem Individuum erschwert oder es daran hindert, eine seiner üblichen Rollen wahrzunehmen.

Quelle: Entnommen mit freundlicher Genehmigung aus: Weltgesundheitsorganisation (WHO) (1980). *International Classification of Impairments, Disabilities, and Handicaps*, Genf

turen oder Funktionen (WHO, 1980). Mit Schädigung ist eine Beeinträchtigung auf organischer Ebene gemeint. Selbst schwerwiegende Schädigungen müssen sich nicht unbedingt auf die Fähigkeiten zur Bewältigung der Alltagsaktivitäten auswirken, und aus diesem Grunde hat eine Schädigung nicht immer eine Behinderung zur Folge.

Disability (Behinderung)
Wenn die Schädigung so schwerwiegend ist, dass sie eine Veränderung der Funktionsfähigkeit nach sich zieht, wird sie nach der WHO-Klassifikation als «disability» (in Form einer funktionellen Einschränkung oder Fähigkeitsstörung) bezeichnet und bringt für den Betroffenen eine Beeinträchtigung auf persönlicher Ebene mit sich. Als Behinderung gilt jede Einschränkung oder jeder Verlust einer Fähigkeit

(als Folge einer Schädigung) im Hinblick auf die Durchführung einer Aktivität in einer Weise und innerhalb eines Rahmens, welche für einen Menschen als normal angesehen werden (WHO, 1980). Die verschiedenen Rehabilitationsverfahren sollen den Einzelnen bei der Anpassung an die Behinderung und bei deren Kompensation unterstützen.

Der Behindertenbegriff des 1990 erlassenen US-amerikanischen Behindertengesetzes («Americans with Disabilities Act», ADA) weicht von den Definitionen der WHO-Klassifikation ab. Im ADA wird «disability» als eine Beeinträchtigung definiert, die eine oder mehrere wesentliche Lebensaktivitäten betrifft (Public Law No. 101-36). Damit wird einmal mehr deutlich, dass chronische Krankheit, Behinderung und Rehabilitation nicht voneinander zu trennen sind.

Handicap (Benachteiligung)

Der Begriff «handicap» bezeichnet eine Benachteiligung, die sich für ein Individuum infolge einer Schädigung oder funktionellen Einschränkung ergeben hat und diese Person bei der Ausübung einer ihrer üblichen Rollen einschränkt oder behindert (WHO, 1980). Ein Handicap wird daher auf gesellschaftlicher Ebene zu einem Problem. Die Leitgedanken der Rehabilitation berücksichtigen alle drei Ebenen – organisch, persönlich und gesellschaftlich.

Die weitgefassten ICIDH-Definitionen von Schädigung und Behinderung (funktioneller Einschränkung) beziehen sich vom Verständnis her auf die Auswirkungen chronischer Krankheit. Mit jeder chronischen Krankheit gehen unweigerlich Schädigungen und funktionelle Einschränkungen einher. Zweifellos verursachen chronische Erkrankungen eine «Einschränkung in der Durchführung einer Aktivität.» In der Regel betrifft dies mehrere Aktivitäten, und aus diesem Grund eignen sich gerade chronisch Kranke hervorragend für die Rehabilitation.

Chronische Krankheit

In einer 1956 veröffentlichten Begriffsbestimmung der «Commission on Chronic Illness» wird chronische Krankheit wie folgt definiert:

> Sämtliche Schädigungen und Abweichungen vom Normalen, welche eines oder mehrere der folgenden Merkmale besitzen: Dauerhaftigkeit, verbleibende Behinderung, irreversible pathologische Veränderungen als Ursache, Erfordernis eines speziellen Trainings des Patienten zum Zweck der Rehabilitation sowie voraussichtlicher Bedarf an langfristiger Überwachung, Beobachtung oder Betreuung (Mayo, 1956).

Dieser richtungsweisende Ansatz war wahrscheinlich der erste Versuch, Prävalenz und Auswirkungen von chronischer Krankheit zu beschreiben. Obwohl in dieser Definition die Rehabilitation interessanterweise bereits als eine Option für chronisch Kranke erwähnt wird, wurde sie doch in der Regel für diese Art von Klientel nicht in Betracht gezogen, sondern blieb wie bereits erwähnt den plötzlich und unerwartet Verletzten vorbehalten.

Das von Strauss und Mitarbeitern (1984) entwickelte Bezugssystem zum Verstehen chronischer Krankheit stützt ebenfalls die Sichtweise, dass chronisch kranke Personen durchaus für die Rehabilitation in Frage kommen. Diese Autoren haben sich mit der Vielzahl von Problemen befasst, die das Leben mit chronischer Krankheit aufwirft:

- Prävention medizinischer Krisen und deren Management, wenn sie dennoch auftreten
- Symptomkontrolle
- Umsetzung von Behandlungsvorschriften und Handhabung der damit verbundenen Probleme
- Vorbeugung von oder Leben mit sozialer Isolation infolge des verminderten Kontakts zu anderen Menschen
- Anpassung an Veränderungen im Krankheitsverlauf, und das unabhängig davon, ob die Verlaufskurve nach unten abfällt oder sich die Krankheit in Remission befindet
- Anstrengungen, sowohl die Interaktion mit anderen als auch die Lebensweise zu normalisieren
- Beschaffen der notwendigen Geldmittel zur Bezahlung der Behandlungsmaßnahmen oder zum Überleben – und dies trotz des teilweisen oder gar vollständigen Verlustes der Fähigkeit zur Erwerbstätigkeit

- Konfrontation mit krankheitsbedingten psychischen, ehelichen und familiären Problemen (S. 16).

Zusammenfassend lässt sich feststellen, dass es durchaus Stimmen gibt, die eine Ausweitung der rehabilitativen Unterstützung auf chronisch Kranke befürworten. Besonders Mayo (1956) spricht sich dafür aus, und Strauss und Kollegen (1984) haben eine Liste von Problemen erstellt, die mit chronischer Krankheit verbunden sind und denen sich Fachleute in der Rehabilitation tagtäglich gegenüber sehen.

22.1.4 Historischer Hintergrund

Die Geschichte der Rehabilitation spiegelt die Apathie und Gleichgültigkeit der Gesellschaft gegenüber den Jungen, Alten, Armen, geistig Geschädigten und körperlich Behinderten wieder – sie alle erfahren im Vergleich zur übrigen Bevölkerung Benachteiligungen. In vielen primitiven Gesellschaften galt der Grundsatz, dass nur der Stärkere überleben sollte, weshalb Behinderte oder Alte sich selbst überlassen wurden. Selbst nachdem solche Praktiken abgeschafft worden waren, dauerte es viele Jahrhunderte, bevor Menschen in gesellschaftlich benachteiligten Positionen mehr als nur Almosen erhielten. Die gegenwärtigen Versorgungsstandards für Benachteiligte enthalten noch immer eine Spur von Apathie und Gleichgültigkeit gegenüber diesen Menschen (Stryker, 1977).

Die Entwicklung der Rehabilitation für Körperbehinderte ist mit einem verstärkten sozialen Bewusstsein in der Gesellschaft verbunden. Schon 1588 wurden in England Marine-Krankenhäuser eingerichtet, in denen Behinderte pflegerische Versorgung erhalten konnten (Stryker, 1977). Mit der Verabschiedung des «Poor Relief Act» im Jahre 1601 wurden in England von staatlicher Seite erste Bemühungen unternommen, den Behinderten zu helfen. Dieses Gesetz verbot das Betteln, unterzog Menschen, die auf andere angewiesen waren, einer Klassifikation und war der erste Versuch, sowohl Armen als auch Behinderten Unterstützung zu sichern. Das heutige amerikanische Wohlfahrtssystem ist ein Vermächtnis dieses Gesetzes.

Mit der Ankunft der Pilgerväter in Amerika hielt die Praxis der Gründung von Armenhäusern Einzug. Obwohl die Versorgung in diesen Einrichtungen oft zu wünschen übrig ließ, übernahmen sie doch die Sorge für Alte, Geisteskranke, Blinde, Gehörlose, Betrunkene, Prostituierte und andere bedürftige Bürger und läuteten ein neues Zeitalter der sozialen Verantwortung ein (Dittmar, 1989).

Im 18. Jahrhundert wuchs das Interesse an der Rehabilitation. In der Erziehung und Betreuung von verkrüppelten Kindern nahm die körperliche Wiederherstellung einen zentralen Stellenwert ein – dies war die Geburtsstunde der Beschäftigungstherapie. Die erste Abteilung für sozialmedizinische Dienste wurde am Bellevue Hospital in New York City eingerichtet, und Lillian Wald baute dort die erste Organisation von Gemeindeschwestern auf (Dittmar, 1989).

Kriege hatten stets Einfluss auf die Weiterentwicklung der Rehabilitation. Die Rückkehr der verletzten Soldaten aus dem Ersten Weltkrieg gab 1918 den Impuls für die Gründung des nationalen Rehabilitationsprogrammes für Kriegsveteranen. Dieses erste Programm legte den Schwerpunkt jedoch lediglich auf die körperlichen Gesichtspunkte der Behinderung. Später hatten Kriegsversehrte aus dem Zweiten Weltkrieg Zugang zu einem umfassenderen Programm, das neben den körperlichen auch die psychosozialen Aspekte der Rehabilitation berücksichtigte. Denn bereits in den dreißiger Jahren hatte Dr. Howard Rusk der US-Armee bewiesen, dass die Rehabilitation entscheidend für eine wirkliche Gesundung ist, und nicht der bloße Genesungsvorgang (Kottke & Lehmann, 1990).

Aufgrund von Dr. Rusks Pionierarbeit kam es 1938 zur Gründung der «American Academy of Physical Medicine and Rehabilitation» sowie 1947 zur Anerkennung der Rehabilitationsmedizin als offizielles medizinisches Fachgebiet (DeLisa, Marin & Currie, 1993). Im Jahr 1974 wurde der Verband für pflegerisches Rehabilitationsfachpersonal (Association of Rehabilitation Nurses) ins Leben gerufen, und kurz darauf führte der US-amerikanische Berufsverband für Pflegefachkräfte die Rehabilitation als Pflegefachbereich ein (McCourt, 1993).

Auch durch gesellschaftliche Entwicklungen wird der Ausbau rehabilitativer Maßnahmen vorangetrieben. Arbeits- und Verkehrsunfälle sowie Verletzungen bei Freizeit- und Sportaktivitäten haben die Zahl behinderter Personen in die Höhe getrieben. Außerdem tragen Fortschritte in Medizin und Wissenschaft zur Verlängerung der Lebensspanne von Verletzten und chronisch Kranken bei und machen diese Personengruppen zu potenziellen Nutznießern von Rehabilitationsprogrammen.

22.1.5 Gesundheitspolitik und Rehabilitation

Kostenerstattung

Welche Rehabilitationsleistungen bei chronischer Krankheit von den Versicherungen erstattet werden, variiert von Gesellschaft zu Gesellschaft beträchtlich. Es kommt darauf an, ob es sich um Medicare, Medicaid, Berufsunfallversicherungen oder Privatversicherer handelt. Daher ist es in den USA besonders wichtig, dass Pflegefachkräfte und andere Gesundheitsexperten über die finanziellen Restriktionen im Bereich der rehabilitativen Dienstleistungen informiert sind.

Medicare

Medicare wurde als bundesstaatliche Versicherung zur Deckung der Gesundheitsversorgung bei Älteren ab 65 Jahren und bei einigen Arten von Behinderungen eingerichtet. Gerade weil in den USA eine große Zahl chronisch Kranker bereits über 65 Jahre alt ist, sollten Pflegefachleute und andere im Bereich der Rehabilitation tätige Fachkräfte über die Leistungen und Vergütungen von Medicare Bescheid wissen.

Die Kostenerstattung in US-amerikanischen Rehabilitationseinrichtungen unterliegt dem «Tax Equity and Fiscal Responsibility Act» (TEFRA) von 1982 (Ross, 1992). Ursprünglich sollte dieses Gesetz die Kostenerstattung lediglich als Überbrückung bis zum Einsatz des diagnosebezogenen Klassifikationssystems (Diagnostic Related Groups, DRGs) regeln, doch die TEFRA-Vorgaben sind derzeit noch immer in Kraft. Die Finanzierung der Rehabilitationseinrichtungen erfolgt über pauschalisierte Beträge für jede von Medicare autorisierte Ausgabe, ungeachtet der Diagnose, der Verweildauer oder der erforderlichen Leistungen. Die Erstattungen für jede Aufwendung werden jährlich um einen geringen Betrag aufgestockt. Diese Erhöhungen fallen unterschiedlich aus und betragen zwischen 0,5 und 5,5 Prozent (NARF, 1991). Dennoch erhält die Hälfte aller Rehabilitationseinrichtungen in den USA von Medicare nicht genug Mittel, um die Kosten vollständig decken zu können (Ross, 1992). Wie die Zukunft der von Medicare finanzierten Rehabilitation aussieht, ist noch ungewiss.

Medicaid

Medicaid ist ein vom Bund und den einzelstaatlichen Regierungen finanziertes Programm, das armen Bevölkerungsgruppen den Anspruch auf Gesundheitsversorgung sichert und der Verwaltung der einzelnen Staaten untersteht. Daher variiert die Höhe der Kostendeckung für Leistungen der rehabilitativen Akutversorgung je nach Bundesstaat. Wie bei Medicare liegt auch die Medicaid-Erstattung für die in den Rehabilitationseinrichtungen erbrachten Leistungen im Allgemeinen weit unter den tatsächlich auftretenden Kosten (Ross, 1992).

Berufsunfallversicherung

Die Berufsunfallversicherung sichert Arbeitnehmer bei Unfällen während der Arbeitszeit ab. Obwohl es zwischen den Staaten Unterschiede hinsichtlich Verfahrensweise und Kriterien der Kostendeckung gibt, ist der Abschluss einer solchen Versicherung in allen 50 Staaten vom Gesetzgeber vorgeschrieben. Nach einer festen Gebührenordnung, die ebenfalls von Staat zu Staat variiert, werden die stationären und ambulanten Leistungen der medizinischen Rehabilitation übernommen. Darüber hinaus erhalten Arbeitnehmer nach einem Betriebsunfall einen Teil ihres wöchentlichen Durchschnittslohnes weiter (Lagattuta et al., 1993).

Sobald der betroffene Arbeitnehmer als medizinisch stabil gilt, oder wenn mit ziemlicher Sicherheit keine weitere beträchtliche Besserung seines Zustandes erwartet werden kann, erfolgt eine Einstufung nach Schwere der Schädigung durch den Arzt. Ausgehend vom Grad der Behinderung werden gleichzeitig zwischen Versicherungsträger und verletztem Arbeitnehmer ein Pauschalbetrag oder Ausgleichsleistungen ausgehandelt. (Lagattuta et al., 1993).

In den Einzelstaaten der USA existieren unterschiedliche gesetzliche Vorgaben hinsichtlich der Verpflichtung der Arbeitgeber, verletzte Arbeitnehmer nach der Rehabilitation wieder zu beschäftigen. Das US-amerikanische Behindertengesetz enthält allerdings die Regelung, dass es die Pflicht des Arbeitgebers sei, für Arbeitnehmer nach einem Betriebsunfall «angemessene Anpassungen» vorzunehmen, damit diese wieder an ihren Arbeitsplatz zurückkehren können (Cuddihy, persönliche Mitteilung, 1993).

Private Versicherungen

Gegenwärtig verstärken die Privatversicherer den Kostendämpfungsdruck auf die Einrichtungen der medizinisch-pflegerischen Versorgung. Im Zuge dieser Maßnahmen erfolgt nunmehr eine strenge Überprüfung der Anspruchsberechtigung, und es kam zur Einrichtung spezieller Case Management-Programme für Schwerverletzte und gravierend Erkrankte. In vielen Fällen übernehmen Pflegefachkräfte die Funktion des Fallmanagers, denn sie sind in der Lage, zu beurteilen, ob bestimmte Leistungen für einen Klienten notwendig sind oder gekürzt werden können. Dabei muss regelmäßig mit dem Fallmanager über die Bedürfnisse und Fortschritte des Klienten sowie die voraussichtliche Dauer des Krankenhausaufenthaltes gesprochen werden. Die Kostenerstattung der Versicherungen an die Rehabilitationseinrichtungen erfolgt auf unterschiedliche Weise. Häufig handelt es sich dabei jedoch um Pauschalsätze pro Tag.

Berufliche Rehabilitation

Bei Personen mit chronischen Erkrankungen oder dauerhaften Behinderungen werden die meisten Maßnahmen zur beruflichen Rehabilitation von staatlichen Trägern durchgeführt. Die der «Federal Rehabilitation Services Administration» unterstehenden Stellen beziehen ihre Mittel hauptsächlich aus bundesstaatlichen Quellen, nur ein kleinerer Prozentsatz stammt aus den Kassen von Einzelstaaten. Zweck dieser Einrichtungen ist die Begutachtung der Arbeitsfähigkeit und die Koordination beruflicher Umschulungs- und Ausbildungsmaßnahmen.

Es besteht aber auch die Möglichkeit, Leistungen der beruflichen Rehabilitation über private kommerzielle Organisationen in Anspruch zu nehmen – ein Sektor, der in den letzten Jahren rasch an Umfang gewonnen hat. Diese Organisationen stehen häufig bei Privatversicherern unter Vertrag und begutachten Klienten, koordinieren medizinische Dienste, führen Umschulungen und Arbeitsplatzanalysen durch oder vermitteln Arbeitsplätze. Wegen der steigenden Kosten auf dem Gesundheitssektor sind die privaten Versicherungen bestrebt, die Ausgaben für Rehabilitation zu reduzieren, indem sie private Anbieter unter Vertrag nehmen oder sogar ihre eigenen Rehabilitationsdienste einrichten.

In **Tabelle 22-3** ist US-amerikanische bundesstaatliche Gesetzgebung zur Regelung der beruflichen Rehabilitation zusammengefasst.

«Americans with Disabilities Act»

Das US-amerikanische Behindertengesetz «Americans with Disabilities Act» (ADA) von 1990 garantiert behinderten Menschen den physischen und beruflichen Zugang zum privaten Sektor von Wirtschaft, Industrie und Bildungswesen. Vorausgehende legislative Bemühungen, wie etwa das Rehabilitationsgesetz von 1973 und seine Zusätze, regelten den Zugang Behinderter zu bundesstaatlich subventionierten Unternehmen, Organisationen und Institutionen; für den privaten Sektor galten dessen Bestimmungen nicht. Mit dem ADA hingegen wird der Zugang

Tabelle 22-3: Gesetzgebung zur Regelung der beruflichen Rehabilitation

Gesetz	Zweck
Smith-Sears, 1918 (PL 65-178)	ermächtigt den Bundesausschuss für berufliche Bildung (Federal Board for Vocational Education) zur Einrichtung eines nationalen beruflichen Rehabilitationsdienstes für behinderte Veteranen aus dem Ersten Weltkrieg
Smith-Fess, 1920 (PL 66-236)	verfügt die berufliche Rehabilitation auch für Menschen, die sich in der Industrie und auf sonstige Art Behinderungen zuziehen
Social Security Act (Gesetz zur Sozialversicherung), 1935 (PL 74-271)	verfügt die dauerhafte Einrichtung ziviler beruflicher Rehabilitationsprogramme
Welsh-Clark, 1943 (PL 78-16)	verfügt die berufliche Rehabilitation für behinderte Veteranen des Zweiten Weltkriegs
Hill-Burton, 1954 (PL 83-565)	verfügt eine Erhöhung der Fördermittel, intensiviert die Forschung und die Durchführung von Modellprojekten sowie den Ausbau staatlicher Dienstanbieter und setzt Mittel zur Erweiterung und zum Bau von Rehabilitationseinrichtungen frei
Vocational Rehabilitation Act (Gesetz zur beruflichen Rehabilitation), 1965 (PL 89-333)	erweitert und verbessert die berufliche Rehabilitation
Rehabilitation Act (Rehabilitationsgesetz), 1973 (PL 93-112)	erweiterte Unterstützung von Schwerbehinderten durch bevorzugte Behandlung; flankierende Maßnahmen im Erwerbsbereich und zur Beseitigung von Diskriminierung in Einrichtungen
Rehabilitation Act Amendments (Zusätze zum Rehabilitationsgesetz), 1986 (PL 99-506)	Betonung des Assessments funktioneller Fähigkeiten; neue Initiative hinsichtlich der in der Rehabilitation eingesetzten Technologie
Rehabilitation Act Amendments (Zusätze zum Rehabilitationsgesetz), 1992 (PL 102-569)	verbesserter Zugang, erhöhte Rechenschaftspflicht, prozedurale Vereinfachungen und intensivere Klientenpartizipation bei der beruflichen Rehabilitation
Rehabilitation Act Amendments (Zusätze zum Rehabilitationsgesetz), 1993 (PL 103-37)	technische Korrekturen der Zusätze von 1992

für Behinderte auch für den privaten Sektor gesetzlich vorgeschrieben (Taguiam-Hites, 1995).

Ferner bietet das Gesetz eine weniger schwerfällige Definition von Behinderung. Im Einklang mit gesundheitspolitischen Entwicklungen waren die Definitionen in der Vergangenheit vor allem krankheitsorientiert. Im ADA werden drei Kategorien von Behinderung festgelegt, wobei das Gesetz vor den damit verbundenen Diskriminierungen schützen soll:

- Mit einer körperlichen oder geistigen Schädigung behaftet zu sein, die wesentliche Einschränkungen in Bezug auf eine oder mehrere grundlegende Lebensaktivität(en) des Betroffenen mit sich bringt

- mit der Entstehungs- und Verlaufsgeschichte einer solchen Schädigung belastet zu sein
- als Träger einer solchen Schädigung betrachtet zu werden. (Public Law 101-36)

Das Behindertengesetz besteht aus vier Hauptabschnitten, in denen der Zugang zum Arbeitsplatz sowie zu Einrichtungen des öffentlichen Dienstes, allgemein zugänglichen Einrichtungen und Diensten privater Anbieter sowie Telekommunikationsdiensten geregelt wird (vgl. **Tab. 22-4**). Der Begriff «reasonable accommodation» (billigerweise zu erwartende behindertengerechte Gestaltung der Umgebung) wird sehr weit ausgelegt. Allerdings wird er durch das Gesetz selbst nicht eindeutig definiert. Die folgenden Beispiele aus dem ADA beziehen sich jedoch auf diesen Begriff und tragen zur Klärung bei: So verlangt das Gesetz, dass vorhandene Anlagen und Gebäude, die von Arbeitnehmern benutzt werden, für Behinderte bequem zugänglich und leicht nutzbar gemacht werden müssen.

Weiterhin ist «billigerweise zu erwarten»: Anbieten von Teilzeitbeschäftigung oder modifizierten Arbeitszeiten, Zuweisung geeigneter freier Stellen, Anschaffung oder Abänderung von Ausstattung oder Gerätschaften, geeignete Anpassung oder Modifizierung von Prüfungsabläufen, Ausbildungsunterlagen oder Ausbildungsrichtlinien, Bereitstellung von qualifizierten Vorlesern oder Dolmetschern usw.

Mit dem gesetzlich gesicherten Zugang zum privaten Sektor verfügt das Gesetz den bürgerrechtlichen Schutz für den einzelnen Behinderten. Für Menschen mit chronischer Krankheit besitzt es enorme Tragweite. Denn wenn Behin-

Tabelle 22-4: Inhalte des US-amerikanischen Behindertengesetzes (Americans with Disabilities Act)

Hauptabschnitt 1: Beschäftigung	Arbeitgeber dürfen einen entsprechend qualifizierten behinderten Arbeitsplatzbewerber oder Arbeitnehmer in Bezug auf Beschäftigung und betriebliche Leistungen in keiner Weise diskriminieren. Arbeitgeber müssen die vorhandenen Einrichtungen für Behinderte zugänglich und nutzbar machen. Alle Aspekte von Arbeitsleistung und -ablauf sind so anzupassen, dass Behinderte den Nichtbehinderten gleichgestellt sind.
Hauptabschnitt 2: Öffentlicher Dienst	Entsprechend qualifizierte Behinderte müssen Zugang zu allen Diensten und Programmen der staatlichen oder lokalen Behörden haben. Der öffentliche Schienenverkehr muss für Behinderte zugänglich sein und durch ein Hol-und-bring-System ergänzt werden.
Hauptabschnitt 3: Öffentlich zugängliche Einrichtungen in Privathand	Praktisch jede für die Öffentlichkeit zugängliche Einrichtung muss nun auch für Behinderte erreichbar sein. Es muss eine Studie über die Zugänglichkeit von hochflurigen Verkehrsmitteln durchgeführt werden.
Hauptabschnitt 4: Telekommunikation	Die Telefongesellschaften werden angewiesen, für Menschen mit Hör- und Sprachbehinderungen Geräte zur Verfügung zu stellen, die ihnen die Kommunikation über Telefon oder Funk ermöglichen.

Quelle: Mit freundlicher Genehmigung entnommen aus: Watson, P. (1990). The Americans with Disabilities Act: More rights for people with disabilities. *Rehabilitation Nursing*, 15 (6), 326. Veröffentlicht vom Verband für Pflegefachkräfte in der Rehabilitation, 4700 W. Lake Avenue, Glenview, IL 60025-1485. Copyright© 1990 Association of Rehabilitation Nurses.

derung nach dem ADA als eine Schädigung definiert wird, die eine wesentliche Einschränkung einer oder mehrerer grundlegender Lebensaktivitäten mit sich bringt, dann greift es bei der Mehrheit chronischer Erkrankungen, weil deren vielfältige Auswirkungen auf die Lebensaktivitäten unbestritten sein dürften.

22.2 Probleme der rehabilitativen Versorgung

Im Zusammenhang mit der rehabilitativen Versorgung treten eine Reihe von Problemen und Fragen auf. In erster Linie handelt es sich dabei um Bemühungen zur Kostendämpfung, fehlendes Interesse seitens des medizinischen und pflegerischen Fachpersonals und den unzureichenden Nachweis positiver Auswirkungen. Weitere Fragen werden aufgeworfen durch die psychischen Auswirkungen der Rehabilitation auf den Klienten und seine Familie, die Compliance von Klienten und Angehörigen, die zunehmende Inzidenz von Arzneimittelabhängigkeit bei chronisch Kranken und das Fehlen von Konsens über das Rehabilitationspotenzial eines Klienten.

22.2.1 Kostendämpfung

Die steigenden Kosten der Gesundheitsversorgung haben die Kostendämpfung in diesem Bereich zu einem aktuellen sozialen und politischen Brennpunkt in den Vereinigten Staaten gemacht. In den vergangenen zwei Jahrzehnten haben sich die Kosten im Gesundheitswesen enorm auf das US-amerikanische Brutto-Inlandsprodukt ausgewirkt. Allein die Prämien der Krankenversicherungen sind derart in die Höhe geschossen, dass nun 37 Millionen Amerikaner keinen Krankenversicherungsschutz besitzen und eine weitaus höhere Zahl unterversichert ist (Philipp, 1995).

Die Versorgung von chronisch Kranken oder Behinderten ist zu einer drängenden sozialen Frage geworden. In dem Maß, wie die Kosten für die Gesundheitsversorgung eskalieren, schrauben die Versicherungen bei chronisch Kranken Versicherungsnehmern die Kostenübernahme für eine Reihe von Leistungen immer mehr zurück. Klienten ohne Versicherungsschutz besitzen nur noch beschränkte Wahlmöglichkeiten. Unweigerlich stellt sich die Frage, wie unser Gesundheitssystem einen Klienten fortwährend und kostenbewusst versorgen soll, der vielleicht jahrzehntelang chronisch krank ist.

Welche wirtschaftlichen Belastungen bringt Abhängigkeit mit sich? Was geschieht, wenn wir uns als Gesellschaft dafür entscheiden, nichts gegen diese Abhängigkeit zu tun und die chronisch Kranken sich selbst zu überlassen? Es ist ein Leichtes, die Kosten von Leistungen der Akutversorgung für einen chronisch Kranken aufzusummieren, aber das weitaus größere Problem sind die Kosten, die für die Erhaltung von Leben und Gesundheit über Jahre hinweg entstehen. Welche Kosten entstehen den Betroffenen, ihren Familien, dem Gesundheitssystem und der Gesellschaft, wenn diese Person abhängig bleibt? Aktivitätseinschränkungen haben bedeutende Folgen für die Gesellschaft, weil die hohen wirtschaftlichen Kosten von Abhängigkeit, Unterhalt und Produktivitätsverlust zu ihren Lasten gehen. Doch die Gesundheitsfürsorge hat das Hauptaugenmerk weitgehend auf die Pathologie und die «Heilung» von Krankheiten gelegt. Abhängigkeit als Folge von Behinderung findet nach wie vor kaum Beachtung. Noch immer gilt als unterschwelliges Motto: «Heilen bedeutet Erfolg; hingegen ist Pflegen, Wiederherstellen oder die Aufrechterhaltung von Funktionen mit Versagen gleichzusetzen.»

Skeptiker sind schnell bei der Hand, wenn es darum geht, die bei der Rehabilitation anfallenden Ausgaben aufzulisten – Ausgaben, die durch die Einbeziehung verschiedener Fachleute und den vergleichbar langen stationären Aufenthalt der Klienten verursacht werden. Aber Rehabilitation darf nicht nur nach kurzfristigen finanziellen Aufwendungen beurteilt werden, sondern es muss dabei auch der langfristige Nutzen für die Klienten in Betracht gezogen werden, den ein Zuwachs an Unabhängigkeit mit sich bringt. Auch hier gilt: wirtschaftliche Überlegungen sprechen gegen Abhängigkeit! Solange die Rehabilitation ihre Berechtigung nicht besser zur Geltung bringt oder eine stärkere Position im Gesundheitssystem einnimmt, kann sie nicht fruchten, und es bleibt bei der Abhängigkeit.

In den neunziger Jahren standen Gesundheitsförderung, Krankheitsprävention und Selbstversorgung zunehmend im Blickpunkt. Jeder dieser Begriffe ist Teil der Leitgedanken, auf denen

Rehabilitation fußt. Sie sollte auch den chronisch Kranken offen stehen.

22.2.2 Fehlendes Interesse

Gesundheitsfürsorge war schon immer auf Akutversorgung, faszinierende Heilungen, Technik und Versorgung einer jüngeren Bevölkerung ausgerichtet. Leider wird das Fachgebiet der Rehabilitationsmedizin im Allgemeinen keinem dieser Kriterien gerecht. Die zunehmende Zahl an chronisch Kranken hat zur verstärkten Nachfrage an Ärzten geführt, die in Bezug auf chronische Krankheit und Rehabilitation ausgebildet sind. Es gibt jedoch noch immer zu wenig qualifizierte Physiater – Ärzte mit einer Spezialausbildung auf dem Gebiet der Rehabilitation – und auch für die Zukunft ist ein diesbezüglicher Mangel vorausgesagt (DeLisa et al., 1993). Es ist nach wie vor schwierig, Ärzte, Pflegefachkräfte und Therapeuten zu finden, die an der Arbeit mit Langzeit-Rehabilitanden interessiert sind. In den USA verfügen lediglich die Hälfte der medizinischen Ausbildungsstätten über Abteilungen für physikalische Medizin und Rehabilitation (DeLisa et al., 1993). Bei der geringen Stundenzahl, die in den Lehrplänen der medizinischen Hochschulen für das Fachgebiet Rehabilitation vorsehen sind, ist kaum die Chance gegeben, das Interesse der Studenten für dieses Gebiet zu wecken.

Ähnlich steht es mit den Ausbildungsgängen an Krankenpflegeschulen und Pflegefakultäten; dort liegt der Schwerpunkt ebenfalls auf der Akutversorgung. Angesichts der rasanten technologischen Entwicklung besteht auch dort das Hauptziel darin, soviel Wissen wie nur möglich über Akutpflege zu vermitteln. Die Versorgung von chronisch Kranken oder Rehabilitanden wird als weniger wichtig erachtet – außer natürlich, wenn der Klient wegen akuter Beschwerden ins Krankenhaus aufgenommen werden muss.

Außerdem betrachten medizinische und pflegerische Fachkräfte ältere Menschen häufig als Klientel mit wenig Rehabilitationspotenzial. Mit steigender Zahl an älteren chronisch Kranken muss dieses Vorurteil jedoch abgebaut werden, denn das Rehabilitationspotenzial hängt keineswegs vom Alter ab (Moseley, 1995). Bei einem älteren Klienten kann schon ein kleiner Fortschritt einen riesigen Unterschied ausmachen und ihm die Chance eröffnen, zu Hause leben zu können und nicht in ein Pflegeheim eingewiesen werden zu müssen.

In den Ausbildungsgängen für Medizin und Pflege fehlen rehabilitationsspezifische Inhalte, ganz im Gegensatz zu den Lehrplänen angehender Physio-, Beschäftigungs-, Sprach- und Ergotherapeuten. Diese Professionen sind in erster Linie auf die Maximierung der Stärken und die Erhöhung der Selbständigkeit eines Klienten ausgerichtet.

Inwieweit in Zukunft alle Klienten, bei denen Aussicht auf Erfolg besteht, in den Genuss rehabilitativer Maßnahmen kommen können, hängt vom Einsatz all jener Fachleute im Gesundheitswesen ab, denen der Zugang zu Rehabilitationsdiensten für chronisch kranke Klienten am Herzen liegt.

22.2.3 Unzureichender Erfolgsnachweis

In einem zunehmend von Kostendämpfung geprägten Gesundheitswesen ist es unerlässlich, dass die im Rahmen einer Rehabilitation erzielten Patientenergebnisse näher untersucht und genau erfasst werden. Keith (1995) erklärt hierzu, dass die «Fähigkeit der Rehabilitation, im derzeitigen, auf Kosteneffizienz ausgerichteten Klima als Fachgebiet zu bestehen, weitgehend von der Robustheit der Ergebniserfassung» abhängen wird (S. 73). Der nachdrückliche Hinweis auf Erfassungsprobleme ist wohlbekannt und hat die grundsätzliche Effektivität von Rehabilitation über Jahre hinweg immer wieder in Frage gestellt (Heinemann et al., 1995; Falconer et al., 1994; Ottenbacher & Jannell, 1993).

Zwar werden in der Mehrzahl der Rehabilitationseinrichtungen Patientenergebnisse erfasst, es fehlt aber an Konsens darüber, welche davon wie erfasst werden sollen und wie die Resultate zu bewerten sind (Thomas, 1994). Hat sich die funktionelle Fähigkeit des Klienten gebessert?

Hat sich die Lebensqualität erhöht? Ist der Klient selbständiger geworden? Dies scheinen grundlegende Fragen zu sein, die verantwortungsbewusst zu beantworten sind.

Unter Rehabilitationsfachleuten herrscht Einigkeit darüber, dass Rehabilitation sehr wohl etwas bewirkt und dass die Klienten im Anschluss daran über bessere funktionelle Fähigkeiten, mehr Selbständigkeit und eine höhere Lebensqualität verfügen. Doch die Forschung in Bezug auf Therapieeffizienz und positive Klientenergebnisse weist viele Lücken auf. So haben beispielsweise Ottenbacher und Janell (1993) 124 im Zeitraum von 1960 bis 1990 durchgeführte Studien überprüft, um sie im Falle der Eignung in eine Meta-Analyse über die Wirksamkeit von Schlaganfallbehandlungen aufzunehmen. Bei der Mehrzahl davon fanden sich jedoch methodologische Mängel, so dass nur 36 davon verwertet werden konnten. Allgemein gesehen wiesen die meisten Studien ein untaugliches Design auf, und es fehlte an wissenschaftlicher Stringenz. Exakte Forschung verlangt große Zufallsstichproben und Erfassungsinstrumente von hoher Reliabilität und Validität. Das Fachgebiet der Rehabilitation kann nur wenige Beispiele für Studien vorweisen, die diesen Ansprüchen genügen und anhand derer sich die Effektivität rehabilitativer Maßnahmen mit hinreichender Robustheit nachweisen ließe.

22.2.4 Sonstige Aspekte

Folgen für den Kranken und die Familienangehörigen

Es ist nicht leicht einzuschätzen, wie sich das Leiden auf den chronisch Kranken und seine Familie auswirkt. Da jede Krankheit andere Defizite hervorbringt und jeder Kranke zusammen mit seiner Familie in einem völlig anderen sozialen System lebt, sind die Folgen der Krankheit nicht vorhersagbar. Die Fallstudie von Judy Johnson macht deutlich, inwiefern die Krankheit von den Familienmitgliedern – in diesem Fall von Patientin und Ehemann – aus verschiedenen Blickwinkeln gesehen wird.

Betrachtet man die Situation der Familie Johnson, ergibt sich die Frage, auf welche Weise Judys Krankheit die Familie beeinträchtigt. Zweifellos wird Judy eine gewisse Zeit des Grams und der Trauer durchmachen müssen, um mit ihren Funktionsverlusten, den Sensibilitätsstörungen, dem veränderten Körperbild und sonstigen Defiziten zurechtzukommen. Im Rahmen

---

Fallstudie

Judy Johnson: Reaktion der Familie auf Multiple Sklerose

Judy Johnson, 35 Jahre, hatte bereits fünf Jahre lang an nicht erklärbarer Taubheit und Schwäche in den Beinen, Sehschwierigkeiten und ungewöhnlicher Müdigkeit gelitten, als kürzlich die Diagnose Multiple Sklerose gestellt wurde. Während dieser Jahre hatte Judy eine variable Teilzeitstelle als diplomierte Krankenschwester am örtlichen Krankenhaus, weil sie entweder zu krank oder zu müde war, um regelmäßig und ganztags zu arbeiten.

Judys Ehemann gehört zu den «Aufsteigern» in der Unternehmenswelt und tut sich noch immer schwer im Umgang mit Judys Krankheit. Er kann nicht verstehen, warum sie gesellschaftlichen Verpflichtungen nicht in einer Weise nachkommen kann, wie es in seiner Firma erwartet wird, und er meint, dass er viel zu beschäftigt sei, um sich mehr um ihre Erkrankung zu kümmern. Für ihn spricht, dass er mehr Verständnis zeigt, seit es eine «echte Diagnose» gibt. Sie haben zwei Kinder im Alter von fünf und zehn Jahren, und Judy ist der Ansicht, dass sie eine Haushaltshilfe benötigt, um ihren Kindern mehr Zeit und ihre Energie widmen zu können.

einer Rehabilitation ist das Arbeiten mit trauernden Klienten an der Tagesordnung. Auf ähnliche Weise wird auch die Familie der Klientin einen Trauerprozess durchleben, wenn auch nicht unbedingt im gleichen Tempo und auf die gleiche Weise.

Die eigenständige Durchführung von Selbstversorgungsaktivitäten wird im Allgemeinen von der Gesellschaft als selbstverständlich angesehen. Eigenständigkeit ist ein hochgeschätztes Gut, obgleich ihr Stellenwert erst voll und ganz erkannt wird, wenn sie bedroht ist. Abhängigkeit und die Unfähigkeit, sich selbst versorgen zu können, haben für den chronisch kranken Klienten unter Umständen verheerende Folgen. Oft kommt es zu Depressionen, Motivationsmangel und vermindertem Selbstwertgefühl, wenn ein Klient gezwungen ist, mit seiner Abhängigkeit umgehen zu lernen. In ähnlicher Weise wirkt sich die Abhängigkeit des Klienten tiefgreifend auf das Familiensystem aus. Nicht selten werden Veränderungen in der familiären Rollenstruktur notwendig, weil die Familienmitglieder neue Verpflichtungen übernehmen müssen (siehe Kap. 11 über pflegende Angehörige).

Äußerst wichtig in diesem Zusammenhang sind die finanziellen Ressourcen von Klient und Familie. Die Behandlungsmaßnahmen und die Befolgung rehabilitationsspezifischer Verordnungen sind kostenaufwendig und können eine finanzielle Belastung darstellen. Unter Umständen müssen Familienmitglieder sogar eigens deswegen etwas dazu verdienen, und selbst das reicht vielleicht nicht aus, um die Rechnungen für die medizinische Versorgung zu bezahlen, die Einkommenseinbußen der behinderten Person auszugleichen und die indirekten Kosten der Behinderung zu decken.

Im allgemeinen gehen die Menschen davon aus, dass eine chronische Krankheit oder eine gravierende Verletzung eine sichtbare Beeinträchtigung hervorruft. So äußert sich ein Emphysem vielleicht in erkennbarer Kurzatmigkeit und eingeschränkter Mobilität, eine neuromuskuläre Erkrankung im Angewiesensein auf einen Rollstuhl oder ein Gehgestell. Doch kann auch eine nicht sichtbare Behinderung für den Betroffenen und seine Familie verheerende Folgen haben (siehe Kap. 5 über Stigma). Obwohl es scheinbar günstiger für den Klienten ist, wenn eine unsichtbare Behinderung vorliegt, können in solchen Fällen durch Familie oder Gesellschaft unrealistische Erwartungen an ihn gestellt werden. Dies wiederum kann letztlich die psychosoziale Anpassung des

Fallstudie

Marion: Unsichtbarkeit der Behinderung

Bedingt durch eine rheumatoide Arthritis ist Marion seit einigen Jahren auf den Rollstuhl angewiesen. Sie hat bereits eine ausführliche medizinische Rehabilitation hinter sich, kommt aber trotzdem mit der Einschränkung ihrer körperlichen Funktionsfähigkeit nicht immer zurecht. Eines Tages konnte sie in der Nähe des Lebensmittelgeschäftes, in dem sie ihre Einkäufe erledigte, keinen Behindertenparkplatz finden. Daraufhin sah sie nach, ob in jedem Auto auf den Behindertenparkplätzen ein entsprechender Ausweis lag. Das war der Fall.

Im Geschäft angekommen schaute sie sich um, konnte aber niemanden in einem Rollstuhl oder mit Gehgestell oder Gehstock entdecken. Laut beklagte sie sich «dass die Leute einfach Behindertenparkplätze benutzen, obwohl sie gar nicht wirklich behindert sind.» Was sie allerdings nicht bemerkte war, dass eine der Kundinnen unter einem Emphysem litt. Bei dieser Frau hatte die Benutzung von Behindertenparkplätzen schon oft zu Schuldgefühlen geführt, weil sie an einer «unsichtbaren» Behinderung leidet und der Meinung ist, dass diese Parkplätze eigentlich den offensichtlich Behinderten vorbehalten sein sollten. Sie denkt so, obwohl sie in ihrer Mobilität deutlich eingeschränkt wäre, wenn sie die Behindertenparkplätze nicht benutzen könnte.

Klienten und der Familie an die chronische Krankheit beeinträchtigen. Die Unsicherheit über die Entwicklung des Gesundheitszustandes ist für alle eine schwere Last. Die Fallstudie von Marion zeigt die negative Reaktion einer bereits lange und sichtbar behinderten Person gegenüber jemanden mit einer äußerlich nicht erkennbaren Behinderung.

Ein weiteres Problem, mit dem Klienten und Familienangehörige oft konfrontiert sind, ist die soziale Isolation und die Abkoppelung von sozialen Beziehungen (siehe Kap. 8 über soziale Isolation). Das Stigma der chronischen Krankheit und/oder die krankheitsbedingte finanzielle Belastung kann dazu führen, dass sich die Betroffenen und ihre Familien bewusst oder unbewusst selbst isolieren. Ebenso ist es möglich, dass Freunde mit Gleichgültigkeit reagieren oder sich vom chronisch Kranken und seiner Familie abwenden. Für manche mag es zuviel Aufwand bedeuten, dem chronisch Kranken und seiner Familie sozialen Rückhalt zu geben, und der einfachste Weg für sie ist dann vielleicht, sich von der Situation zu lösen (Strauss et al., 1984).

Schließlich können Klient und Familie während des Rehabilitationsprozesses die Kontrolle verlieren. Sie sind zwar Mitglieder des Behandlungsteams, fühlen sich aber unter Umständen durch das Fachwissen der anderen Teammitglieder eingeschüchtert.

Compliance

Die Kooperationsbereitschaft des Klienten wird als hauptsächliche Bedingung für eine erfolgreiche Rehabilitation angesehen (siehe Kap. 10 über Compliance). Fehlende Compliance lässt sich zwar nur schwer nachweisen, doch Schätzungen zufolge stellt sie in etwa 30 bis 70 Prozent der Behandlungen bei körperlichen und psychischen Gesundheitsproblemen eine wichtige Einflussgröße dar (Rheiner, 1995).

Klient und Familie müssen sich im Verlauf der Rehabilitation ständig mit der Einhaltung ärztlicher Verordnungen auseinandersetzen. Denn sie umfassen eventuell eine Reihe von belastenden Übungen oder unangenehmen therapeutischen Maßnahmen. Wird ein deutlicher Fortschritt im Bereich der täglichen Aktivitäten erzielt, besteht die Motivation zum Weitermachen. Bei einigen Klienten stellen sich jedoch nur langsam Fortschritte ein. Manchmal, und das gilt insbesondere für Klienten mit neurologischen Befunden nach einem Schlaganfall oder nach Hirnverletzungen, können nur in begrenztem Maße Fortschritte erzielt werden – wenn überhaupt. In diesen Fällen ist es nicht ungewöhnlich, dass die Motivation des Klienten und der Angehörigen mit der Zeit abnimmt.

Für pflegerisch-medizinische Fachkräfte ist es mitunter schwer, die Gründe für die Nichteinhaltung der Verordnungen zu verstehen. Strauss und Mitarbeiter (1984) haben diesen Umstand wie folgt zusammengefasst:

> Auf den ersten Blick scheint die Befolgung von Behandlungsempfehlungen kein allzu großes Problem zu sein: sie werden entweder von gehorsamen, einsichtigen Patienten eingehalten oder auf eigene Gefahr ignoriert. Ärzte und andere Gesundheitsfachleute tendieren jedoch dazu, Patienten (oder ihre Familien) nicht als bloß närrisch zu betrachten, wenn sie die Verordnungen nicht einhalten, sondern vielmehr als unverblümt unkooperativ. Sie äußern sich anerkennend oder missbilligend über die Befolgung bzw. Nicht-Befolgung von Verordnungen (Strauss et al. 1984, S. 34).

Was jedem klar sein sollte ist, dass der Rehabilitand oft sein gesamtes Leben auf eine sehr spezifische und vielleicht komplizierte, mit eigenen Regeln verbundene Therapie ausrichten muss. Manchmal können die ärztlichen Anweisungen sogar tatsächlich mehr Probleme hervorrufen als die eigentlichen Symptome der Erkrankung oder Krankheit.

Arzneimittel- und Alkoholmissbrauch

Nachdem ein Klient mit der Diagnose einer chronischen Krankheit oder Behinderung konfrontiert wurde, kommt es immer häufiger zum Missbrauch von Arzneimitteln oder Alkohol – wenn auch die Dunkelziffer nicht bekannt ist (Falvo, 1991). Manche Menschen mögen Alkohol oder andere Substanzen benutzen, um mit ihrer Depression, Frustration oder Langeweile fertig zu werden. Auch die Befürchtung, aufgrund der Diagnose in soziale Isolation zu geraten, macht manche Personen anfällig für Missbrauch oder Abhängigkeit von Drogen oder Alkohol (Falvo, 1991). Außerdem haben gerade chronisch Kranke wegen ihrer Medikation häufig leichten Zugang zu verschreibungspflichtigen Medikamenten. Verstärkt wird das Problem des Arzneimittelmissbrauchs jedoch noch durch den Umstand, dass chronisch Kranke oft eine Vielzahl von Medikamenten einnehmen müssen, von denen einige in Kombination mit Alkohol oder anderen frei erhältlichen psychotropen Substanzen unerwünschte Nebenwirkungen entfalten können.

Bei manchen Menschen bestand schon vor dem Eintritt der chronischen Krankheit oder Behinderung eine Abhängigkeit, was zur Entstehung oder Intensivierung des chronischen Leidens beigetragen haben kann. Ein Beispiel hierfür ist ein Alkoholabhängiger, der betrunken Auto fährt, deswegen einen Unfall verursacht und eine Lähmung oder ein Gehirntrauma davonträgt. Einige Forschungsergebnisse legen nahe, dass Alkoholkranke bereits im ersten Jahr nach einer solchen Verletzung erneut in Abhängigkeit geraten (Elliott & Umlauf, 1995). Bezüglich Alkohol- und Arzneimittelmissbrauch bei chronischer Krankheit besteht zweifellos noch Forschungsbedarf, und die Fachkräfte im Bereich der Rehabilitation werden sich auch in Zukunft mit dieser Problematik auseinandersetzen müssen.

Rehabilitationspotenzial

Die Kostenträger im Gesundheitswesen sind bereit, für jene Klienten Mittel bereitzustellen, die über ein hochentwickeltes Rehabilitationspotenzial verfügen. Leider gibt es keine klar umrissenen Vorgaben, auf welche Klienten dies zutrifft. Vielleicht ist ein Standardkriterium für die Aufnahme in ein Rehabilitationsprogramm die körperliche und psychische Fähigkeit des Klienten, das gesamte Rehabilitationsprogramm zu absolvieren. In vielen Einrichtungen bedeutet dies täglich drei Stunden Therapie.

Für jede Erkrankung oder jedes Leiden finden sich Beispiele von Klienten, die im Vergleich zu anderen ein «besseres Potenzial» aufweisen. Im allgemeinen ist bei Schlaganfallklienten mit multiplen Komorbiditäten, ausgeprägter Dysphasie, Beteiligung beider Gehirnhälften, Darm- und Blasenfunktionsstörungen sowie umfangreichen Wahrnehmungsdefiziten mit schlechteren Rehabilitationsergebnissen zu rechnen (Jann et al., 1992). Wichtig ist außerdem, dass der Betreffende den verbalen oder über Gestik vermittelten Anweisungen folgen kann und nicht an gravierenden Gedächtnisstörungen leidet. Diese Kriterien dienen dem interdisziplinären Team als Richtschnur, um das Rehabilitationspotenzial eines Klienten zu beurteilen.

Bei Klienten mit Multipler Sklerose kommen andere Kriterien in Betracht. So stellten Cobble und Mitarbeiter (1993) fest, dass die Rehabilitationsergebnisse vor allem bei Klienten mit gestörter Koordinationsfähigkeit, gravierenden Kognitions- und Wahrnehmungsdefiziten sowie mit Schwierigkeiten bei Gehübungen mangelhaft ausfielen. Angesichts dieses Umstandes müsste man eigentlich davon ausgehen, dass Klienten mit derartigen Defiziten nicht in ein Rehabilitationsprogramm aufgenommen werden. Doch gerade solche nehmen teil und können durchaus erfolgreich sein.

Die Bestimmung des Rehabilitationspotenzials ist deshalb so schwierig, weil jeder Mensch ein Individuum darstellt, das einzig in seiner Art ist. Manche Klienten mit einem angeblich geringen Potenzial sind in der Lage, Fortschritte zu erzielen und tun dies auch, andere hingegen, die auf den ersten Blick ein hervorragendes Rehabilitationspotenzial aufweisen, kommen nur langsam oder gar nicht voran.

22.3 Lösungen

Die chronische Erkrankung steht heute an führender Stelle aller Gesundheitsprobleme in den Vereinigten Staaten. Sie bringt Veränderungen im körperlichen, sozialen, emotionalen, ökonomischen und beruflichen Status der Kranken und ihrer Familien mit sich. Mit der steigenden Zahl von Betroffenen müssen unterschiedliche Ansätze der Gesundheitsfürsorge realisiert werden. Was die akuten Aspekte der chronischen Erkrankung anbelangt, gelingen dem Gesundheitssystem zwar erfolgreiche Interventionen, die häufig daraus resultierenden Behinderungen jedoch stellen zusätzliche Anforderungen an die einzelnen Kranken, ihre Familien und die Gesellschaft insgesamt.

Angesichts dieser Entwicklung bleibt die Frage nicht aus, wie das Gesundheitssystem die Versorgung der chronisch Kranken bewältigen soll, und zweifelsohne sind wir alle von den langfristigen Folgen dieses Problems betroffen. Gerade weil die Abhängigkeit von anderen mit hohen wirtschaftlichen Belastungen verbunden ist, sollten um so mehr Anstrengungen unternommen werden, um chronisch kranken Menschen soviel Unabhängigkeit und Selbständigkeit wie nur möglich zu verschaffen, und zweifellos bietet die Rehabilitation Wege dazu an. Rehabilitation ist mehr als nur eine Aneinanderreihung bestimmter Behandlungstechniken; sie ist eine Perspektive der Gesundheitsversorgung, eine Weltanschauung und eine Einstellung. Im Gegensatz zur akuten Erkrankung lässt sich bei chronischer Krankheit die pathologische Ursache nicht beseitigen. Die daraus resultierende Behinderung aber kann durch Rehabilitation modifiziert werden, wodurch den Betroffenen die Möglichkeit eröffnet wird, ein höheres Maß an Unabhängigkeit zu erlangen, was wiederum eine Verbesserung der Lebensqualität mit sich bringt.

Zur Modifikation der Behinderung bei chronischer Erkrankung haben DeLisa und Mitarbeiter (1993) die folgenden sechs Behandlungsstrategien beschrieben, wobei anzumerken ist, dass sie im Rahmen eines umfassenden Rehabilitationsprogrammes sämtlich Berücksichtigung finden:

1. Prävention oder Korrektur von zusätzlicher Behinderung
2. Stärkung der Körpersysteme, die von der pathologischen Ursache nicht betroffen sind
3. Verbesserung der Funktionsfähigkeit der beeinträchtigten Systeme
4. Nutzung von adaptiven Hilfsmitteln zur Förderung der Funktionsfähigkeit
5. Modifikation der sozialen und beruflichen Umgebung
6. Anwendung psychologischer Techniken zur Förderung der Leistungsfähigkeit des Patienten und der Effektivität der Patientenedukation.

Wird eine Rehabilitation in Erwägung gezogen, springen oft nur die unmittelbar damit verbundenen Kosten ins Auge; der langfristige Nutzen tritt weniger deutlich zu Tage. Es gilt jedoch, sich zu vergegenwärtigen, welche Vorteile es für den Klienten mit sich bringt, wenn gestörte Funktionen ganz oder wenigstens teilweise wiederhergestellt werden. Dazu ist es notwendig, die Frage zu stellen, ob die langfristigen Kosten, die aus der Versorgung eines abhängigen chronisch Kranken entstehen, nicht gegenüber den kurzfristigen Kosten der Rehabilitation und denen einer langandauernden Selbständigkeit überwiegen.

Es besteht weder die Annahme, geschweige denn kann es ein Ziel sein, dass eine Rehabilitation sämtliche chronisch Kranke zur Unabhängigkeit führt. Realistischerweise geht es um die Verbesserung funktioneller Fähigkeiten. Jede Steigerung der Funktionsfähigkeit nützt dem Kranken ebenso wie der Gesellschaft, weil die Ressourcen der Gesundheitsversorgung weniger in Anspruch genommen werden. Mit der Zunahme der Zahl chronisch Kranker müssen sich Politiker und Gesellschaft insgesamt nach langfristigen Lösungen umsehen und gleichzeitig die kurzzeitig entstehenden Kosten im Auge behalten.

22.3.1 Teamansatz

Soll der Versuch unternommen werden, den körperlichen, sozialen, emotionalen, ökonomischen und beruflichen Bedürfnissen von Klienten gerecht zu werden, wäre es lächerlich anzunehmen, dass all die anstehenden Aufgaben von einer oder vielleicht zwei Disziplinen bewältigt werden könnten. Die umfassende Rehabilitation eines chronisch kranken Klienten bedarf des Fachwissen mehrerer Disziplinen. Deswegen ist es allgemein üblich, im Rahmen eines «Teamansatzes» zu arbeiten.

Dabei unterscheidet man das *multidisziplinäre* und das *interdisziplinäre* Rehabilitationsteam. Multidisziplinäre Teams setzen sich aus Vertretern verschiedener Disziplinen zusammen, die sich koordiniert oder getrennt um die Versorgung eines Klienten bemühen (Lyth, 1992). Bei einem Team dieses Typs kommt lediglich eine Ansammlung der Fachkenntnisse diverser Disziplinen zum Tragen, und die einzelnen Mitglieder bauen nicht auf den Stärken der anderen auf.

Interdisziplinären Teams hingegen liegt die regelmäßige Kommunikation zwischen den einzelnen Disziplinen und eine gemeinsame Festlegung von Zielen für die Klienten zugrunde. Ein solches Team nutzt Synergien; es arbeitet eher als Gruppe und stellt nicht nur eine Ansammlung dessen dar, was die einzelnen Disziplinen für sich leisten könnten (DeLisa et al., 1993). Üblich für solche Teams sind die Konsolidierung und Validierung des Wissens, die Kommunikation mit Klienten, Familienangehörigen und medizinisch-pflegerischem Fachpersonal sowie die Zusammenarbeit in der Klientenversorgung.

Die Zusammensetzung eines interdisziplinären Rehabilitationsteams wird von mehreren Faktoren bestimmt. Dazu zählen die spezifischen Bedürfnisse der jeweiligen Klienten, die rehabilitativen Leitgedanken der Einrichtung, finanzielle Ressourcen, Verfügbarkeit von Personal sowie bundes- und einzelstaatliche Richtlinien und Vorgaben (Lyth, 1992). Klienten und Familienangehörige sind gleichberechtigte Mitglieder des Rehabilitationsteams. Sie *müssen* bei der Erarbeitung eines Behandlungsplanes einbezogen werden, und es wird die Erwartung an sie gestellt, aktiv im Team mitzuwirken.

Im allgemeinen besteht das Team aus Physiater, Rehabilitationsfachschwester/-pfleger, Physiotherapeut, Ergotherapeut, Sprachtherapeut/Logopäde, Ernährungsberater, Psychologe und Sozialarbeiter. Weitere Mitglieder sind gegebenenfalls ein Audiologe, ein Prothetiker oder ein Seelsorger. Überschneidungen bei den Aufgaben und Kenntnissen der Teammitglieder können nur zur Stärkung der kollektiven Kompetenz des Teams beitragen, denn das gemeinsame Ziel besteht ja darin, ein optimales Ergebnis für den Klienten zu erreichen.

22.3.2 Formen der rehabilitativen Versorgung

Traditionellerweise werden rehabilitative Dienste unabhängig von Art und Form im Rahmen eines Modells erbracht, das auf die Rehabilitation einer Klientengruppe mit gemischten Diagnosen ausgerichtet ist (Babicki & Miller-McIntyre, 1992). Der interdisziplinäre Teamansatz kommt zwar häufiger zur Anwendung als der multidisziplinäre, doch die Mehrzahl der Einrichtungen arbeitet immer noch nach einem generalisierten Ansatz, der mehrere Diagnosegruppen abdeckt – im Gegensatz zu spezifischen Ansätzen, die genau auf die jeweilige Diagnosegruppe abgestimmt sind. Heutzutage richten sich jedoch einige Rehabilitationseinrichtungen nach dem «programmatischen Modell», einem «integrierten Versorgungssystem für eine bestimmte Diagnosegruppe, wobei mit einem interdisziplinären Team gearbeitet wird, das einen zentralen Programmleiter besitzt» (S. 84).

Rehabilitationen werden in eigenständigen Rehabilitationszentren, Fachabteilungen in Akutkrankenhäusern, Langzeitpflegeeinrichtungen oder in der häuslichen Umgebung durchgeführt. Dabei kann es sich um stationäre oder ambulante Leistungen handeln, doch stets wird im Rahmen eines Teamansatzes gearbeitet.

Krankenhäuser und Rehabilitationszentren

In den Vereinigten Staaten benötigen Rehabilitationszentren und krankenhausinterne Rehabilitationsabteilungen die Genehmigung von zwei behördlichen Stellen. Die zuerst gegründete Organisation ist die «Joint Commission for Accreditation of Healthcare Organizations» (JCAHO), die ursprünglich für die Qualität von Rehabilitationsprogrammen innerhalb von Krankenhäusern verantwortlich war, nun aber ihre Zuständigkeit auch auf Rehabilitationszentren ausgedehnt hat (Duchene, 1996).

Die später ins Leben gerufene «Commission of Accreditation of Rehabilitation Facilities» (CARF) übernimmt die Zulassung sowohl von stationären als auch von ambulanten Einrichtungen der medizinischen, sozialen und beruflichen Rehabilitation. Ein wesentlicher Bestandteil der Aufsichtstätigkeit der CARF ist die Bewertung der Programme unter dem Gesichtspunkt der Ergebnisse für die Klienten (Duchene, 1996).

Einige Rehabilitationszentren sind auf ein oder zwei bestimmte Bereiche spezialisiert, in erster Linie auf Rückenmarksverletzungen oder Hirntraumata. Andere bieten eine Versorgung für Klienten mit allen Arten von Diagnosen an. In Krankenhäuser integrierte Rehabilitationsabteilungen haben im Allgemeinen eine Klientel mit unterschiedlichen Diagnosen.

Einrichtungen der Langzeitversorgung

Auch Pflegefacheinrichtungen bieten rehabilitative Dienste an. Zwar wird die Aufnahme in eine Langzeitpflegeeinrichtung als unerwünschtes Ergebnis einer Rehabilitation betrachtet, doch kann es sich dabei für ältere Klienten mit Rehabilitationspotenzial durchaus um eine geeignete Alternative handeln. Doch nicht überall ist die Qualität rehabilitativer Leistungen gleich hoch. Die Leistungen in Pflegefacheinrichtungen werden oft als wiederherstellend bezeichnet, und Klienten, die eine Versorgung dieser Art in Anspruch nehmen, müssen über den Umfang der angebotenen Leistungen im Bilde sein.

Für ältere Klienten weisen Pflegefacheinrichtungen im Vergleich zu Akuteinrichtungen einige Vorteile auf. Im Allgemeinen wird den Rehabilitanden mehr Zeit eingeräumt; anstatt nur weniger Wochen oder gar Tage wird über Monate mit ihnen gearbeitet. Dabei steht das Individuum im Mittelpunkt, und es geht weniger um rasche Fortschritte (Osterweil, 1990).

Ambulante Dienste

Ein neuerer Ansatz ist die Durchführung rehabilitativer Maßnahmen in der häuslichen Umgebung des Klienten. Verglichen mit stationärer Rehabilitation sind die Kosten erheblich geringer. Rehabilitationsprogramme, bei denen das Fachpersonal zum Klienten nach Hause kommt, können dazu beitragen, Zugangsprobleme auf Seiten des Klienten zu lösen (Clark & Siebens, 1993).

Ambulante Rehabilitationsdienste können ergänzend zu ambulanten Pflegediensten in Anspruch genommen werden. Unter dem Druck von Medicare und privaten Versicherungen werden Klienten zunehmend aus dem Akutkrankenhaus entlassen, noch bevor sie in körperlicher und emotionaler Hinsicht ausreichend stabilisiert sind, um an einem stationären Rehabilitationsprogramm teilnehmen zu können. In solchen Fällen entsteht Bedarf an modifizierten rehabilitativen Maßnahmen. Bislang wird eher bei älteren Klienten mit diesem Ansatz gearbeitet.

22.3.3 Klientenbegutachtung

Bei der Begutachtung eines Klienten muss als erster Schritt die Einschätzung seines Rehabilitationspotenzials erfolgen. Hierzu sind folgende Fragen zu beantworten: Kann der Klient soweit wiederhergestellt werden, dass er in Bezug auf Mobilität einen Grad an Selbständigkeit erreicht, der es ihm erlaubt, mit Unterstützung zu Hause zu leben? Welche Gemeinderessourcen stehen zur Verfügung, damit der Klient zu Hause leben kann?

Ein zentraler Aspekt bei der Bestimmung des Rehabilitationspotenzials ist, inwieweit der Klient selbst dazu motiviert ist, unabhängig zu werden. Anfangs genügt vielleicht Fremdmotivation durch andere in Form von Ermutigung, doch diese wirkt nicht über das gesamte Programm hinweg. Ohne Eigenmotivation auf Seiten des Klienten ist es nicht möglich, ein Programm komplett zu absolvieren und die gesteckten Ziele zu erreichen. Bei allen Rehabilitanden ist die Motivation der zentrale Faktor für die Einschätzung des Rehabilitationspotenzials (Brockway & Fordyce, 1990).

Die Begutachtung des Klienten ist fortlaufender Bestandteil des Rehabilitationsprozesses. Da das Ziel der Rehabilitation darin besteht, die Funktionsfähigkeit zu verbessern und dem Klienten zu einem optimalen Funktionsniveau zu verhelfen, ist die genaue Erfassung diesbezüglicher Entwicklungen von entscheidender Bedeutung. Rehabilitationsfachleute sprechen in diesem Zusammenhang vom funktionellen Assessment. Granger (1990) definiert diesen Begriff wie folgt: «Eine Methode zur Beschreibung von Fähigkeiten und Einschränkungen, die den Zweck verfolgt festzustellen, inwieweit ein Individuum vom Spektrum der Fertigkeiten Gebrauch machen kann, die nötig sind, um den Anforderungen gerecht zu werden, die tägliches Leben, Freizeitaktivitäten, Berufsausübung, soziale Interaktionen oder andere erforderliche Verhaltensweisen mit sich bringen» (S. 270). Orientiert man sich an dieser Definition, könnte man sagen, dass ein umfassendes funktionelles Assessment aus dem Einsatz zahlreicher unterschiedlicher Instrumente besteht, mit deren Hilfe jene Menge an Variablen erfasst werden kann, die das Wesen eines Rehabilitanden ausmacht.

Die beim funktionellen Assessment verwendeten Instrumente dienen vielerlei Zwecken, zum Beispiel:

- der Erstellung einer Liste von Klientenproblemen
- der Bewertung der Fortschritte des Klienten und der klientenbezogenen Ergebnisse
- dem Vergleich von Interventionen
- der Bestimmung der Effektivität der Versorgung im Hinblick auf den Kosten-Nutzen-Aspekt
- der Unterstützung der Evaluation und der Überprüfung der Kostenstruktur des Rehabilitationsprogramms
- der Zielsetzung aufgrund der erkannten Stärken und Schwächen des Klienten
- der Durchführung von Forschungsvorhaben.

Von den nahezu 50 Instrumenten, die in den USA zur Funktionseinschätzung im Bereich der Rehabilitation bislang entwickelt wurden, sind der «Functional Independence Measure» (FIM) und der Barthel-Index am weitesten verbreitet (vgl. **Tab. 22-5** auf S. 768) (Kelly-Hayes, 1996).

Bei der Einschätzung der funktionellen Fähigkeiten älterer Klienten ist allerdings Vorsicht geboten. Denn in ihrer Mehrzahl wurden die Instrumente zur Funktionseinschätzung auf der Grundlage allgemeiner Patientenpopulationen entwickelt, weshalb sie für ältere Menschen unter Umständen nicht geeignet sind (Kane & Kane, 1981). Dies gilt insbesondere für Klienten über 75 Jahre und für institutionalisierte Personen.

22.3.4 Geriatrische Rehabilitation

Von besonderer Bedeutung für das Gesundheitssystem ist der zunehmende Anteil der über 65-jährigen Klienten an der Gesamtbevölkerung. Diese Altersgruppe weist durchweg die höchste Zahl an chronischen Krankheiten und Behinderungen sowie den größte Anteil derer auf, die Gesundheitsdienste in Anspruch nehmen (Clark & Siebens, 1993). Der ältere Klient mit einer chronischen Erkrankung ist durchaus in der Lage, ein produktives, selbständiges Leben zu führen, wenn ihm die Chance gegeben wird, an einem geriatrischen Rehabilitationsprogramm teilzunehmen.

Die geriatrische Rehabilitation ist ein recht neues Konzept auf dem Gebiet der Rehabilitation. In der Vergangenheit war die Rehabilitation jüngeren Klienten vorbehalten, da man davon ausgegangen war, dass das Endergebnis

Tabelle 22-5: Der Barthel-Index

	benötigt keine Hilfe	benötigt personelle Hilfe	ist vollständig auf Hilfe angewiesen
Subskala für Selbstversorgung			
1. Trinken aus einer Tasse	4	0	0
2. Essen	6	0	0
3. Bekleiden der oberen Körperhälfte	5	3	0
4. Bekleiden der unteren Körperhälfte	7	4	0
5. Anlegen von Prothesen oder Kunstgliedern	0	-2	0 (bei Bedarf)
6. Pflegen der äußeren Erscheinung	5	0	0
7. Waschen oder Baden/Duschen	6	0	0
8. Kontrolle der Harnausscheidung	10	5 (gelegentliches Kontrolldefizit)	0 (inkontinent)
9. Kontrolle der Stuhlausscheidung	10	5 (gelegentliches Kontrolldefizit)	0 (inkontinent)
Subskala für Mobilität			
10. auf einen Stuhl setzen und von einem Stuhl aufstehen	15	7	0
11. auf die Toilette setzen und von der Toilette aufstehen	6	3	0
12. in die Badewanne/Dusche steigen und wieder heraussteigen	1	0	0
13. auf ebener Strecke 50 m gehen	15	10	0
14. Treppe hoch und runter gehen	10	5	0
15. bei Rollstuhlabhängigkeit: Vorwärtsbewegen des Rollstuhls	5	0	0 (bei Bedarf)
Barthel-Gesamtpunktzahl: höchstmögliche Punktzahl: 100; kleinstmögliche Punktzahl: 0			

Anmerkung: Die Gesamtpunktzahl der Subskala für Selbstversorgung beträgt 53 (Aufgaben 1–9; einschließlich Kontrolle über Blasen- und Darmfunktion); die Gesamtpunktzahl der Subskala für Mobilität beträgt 47 (Aufgaben 10–14; ohne Rollstuhlabhängigkeit). Die in den beiden Skalen erreichten Punkte bilden zusammengenommen den Barthel-Index mit einer Höchstpunktzahl von 100.

Quelle: Mit freundlicher Genehmigung entnommen aus: Granger, C. & Gresham, G. (1984). *Functional assessment in rehabilitation medicine* (S. 74). Baltimore: Williams & Wilkins.

der Rehabilitation die Wiedereingliederung ins Berufsleben sei. Doch auch für ältere Klienten kann Rehabilitation von Nutzen sein, auch wenn die Erwerbstätigkeit nicht als ein Ziel in Frage kommt. In der geriatrischen Rehabilitation werden rehabilitative Konzeptionen auf altersbedingte chronische und funktionell einschränkende Gesundheitsprobleme angewandt und die besonderen biologischen, psychischen und sozialen Merkmale älterer Personen berücksichtigt (Torres-Gil & Wray, 1993).

Das Vorhandensein eines funktionell einschränkenden Gesundheitsproblems bei einem Klienten höheren Alters bedeutet keinesfalls das Ende der Unabhängigkeit. Über eine geriatrische Rehabilitation können kleine, aber ausschlaggebende Fortschritte im Hinblick auf Unabhängigkeit erzielt werden, so dass ältere Menschen - vielleicht mit Hilfe einer häuslichen Pflegehilfe - weiterhin zu Hause zu leben können und nicht in einer Langzeitpflegeeinrichtung untergebracht werden zu müssen. Für den älteren Klienten bietet die Rehabilitation eine langfristige Lösung. Führt man sich nur die kurzfristigen Kosten einer Rehabilitation bei Älteren vor Augen, mögen sie zu hoch erscheinen. Doch der langfristige Nutzen, der sich aus einer erhöhten Unabhängigkeit ergibt, überwiegt sie bei weitem.

Ältere Klienten mit einer erst kürzlich aufgetretenen Behinderung oder chronischen Erkrankung bilden den Großteil der Klientel, die für geriatrische Rehabilitationsdienste in Frage kommt. Zweifellos eigenen sich diese Dienste für eine ganze Reihe älterer Klienten, doch wo und wie die Leistungen angeboten werden, ist von Gemeinde zu Gemeinde unterschiedlich. Die Kriterien für die Aufnahmen älterer Klienten in stationäre wie auch ambulante Rehabilitationseinrichtungen unterscheiden sich möglicherweise von denen, die für jüngere Klienten gelten – denn diese werden von medizinischen Kreisen eher unter dem Aspekt betrachtet, dass sie ja noch viele «produktive» Jahre vor sich haben. Der zunehmende Anteil der Alten an der Gesamtbevölkerung und die steigende Zahl chronischer Krankheiten, die in dieser Personengruppe auftreten, können nicht einfach übersehen werden. Die Verantwortlichen für das Gesundheitssystem müssen über die gegenwärtige Situation hinausdenken und erkennen, wie wichtig es ist, älteren behinderten Klienten die Unabhängigkeit soweit wie möglich zu erhalten. Ihnen darf die Chance auf Rehabilitation nicht verwehrt werden.

22.3.5 Selbsthilfegruppen

Ein neuerer, von den Klienten ausgehender Trend in der gesundheitlichen Versorgung geht in Richtung Selbsthilfe (Hymovich & Hagopian, 1992). In zunehmendem Maße nehmen chronisch Kranke ihre Versorgung zu Hause selbst in die Hand oder nehmen eher häusliche als institutionelle Leistungen in Anspruch. Dieser Trend äußert sich auch in der verstärkten Teilnahme an Selbsthilfegruppen. Solche Gruppen finden unter anderem deswegen Anerkennung, weil sie ihre Mitglieder und deren Familien bei der Auseinandersetzung mit entwicklungsbedingten Behinderungen, chronischen Gesundheitsproblemen und sonstigen Leiden wirkungsvoll unterstützen (Borman, 1992). Nach Hymovich und Hagopian (1992) ist die zunehmende Zahl von Selbsthilfegruppen auf drei Hauptursachen zurückzuführen: Aktivität der Adressaten von Gesundheitsleistungen, vermehrte Akzeptanz von Patientenedukation auf Seiten des pflegerischen und medizinischen Fachpersonals, sowie auf Methoden der Verhaltensmodifikation, die auf eine Erhöhung der Selbstversorgungskompetenz abzielen.

In der Regel sind Selbsthilfegruppen formell organisiert, veranstalten regelmäßig Treffen, bei denen manchmal Referenten eingeladen sind oder andere Informationsangebote wahrgenommen werden können, und geben ihren Mitgliedern Zeit und Gelegenheit zu Gesprächen. Zudem bieten entsprechende Gruppen bei Bedarf präventive Interventionen für chronisch Kranke an. Die Mitgliedschaft in einer Gruppe ist gewöhnlich an ein bestimmtes Gesundheitsproblem gebunden. Für chronisch Kranke oder Behinderte bieten Selbsthilfegruppen langfristige Unterstützung und eine Ausweitung des sozialen Unterstützungssystems.

22.3.6 Deckung des Rehabilitationsbedarfs bei spezifischen Klientengruppen

Die im Bereich der Rehabilitation tätigen Pflegefachkräfte haben zwar mit einer ganzen Reihe völlig unterschiedlicher chronischer Erkrankungen zu tun, doch gehen in vielen Fällen nahezu die gleichen funktionellen Einschränkungen daraus hervor. So besteht die Möglichkeit, bei Personen mit Mobilitätseinschränkungen die gleichen rehabilitativen Maßnahmen einzuleiten, auch wenn die einzelne Behinderung aus ganz verschiedenen Schädigungen resultiert.

Rehabilitationsfachleute haben darauf hingewiesen wie wichtig es ist, Richtlinien für die Rehabilitation spezifischer Patientenpopulationen zu entwickeln, wozu auch Klienten mit Herz-, Lungen- und Krebserkrankungen gehören.

Herzkranke

Die Rehabilitation Herzkranker, die sich aus präventiven Gesichtspunkten und solchen der gesunden Lebensführung entwickelt hat, besteht in der Wiederherstellung einer herzkranken Person bis zur Erreichung desjenigen maximalen Aktivitätsniveaus, das mit der Leistungsfähigkeit des Herzens vereinbar ist (Flores & Zohman, 1993). Rehabilitationsprogramme für Herzkranke sind prinzipiell langfristig angelegt, präventiver Art und erfordern eine intensive Mitwirkung des Klienten. Sie eignen sich für eine breites Spektrum an Herzpatienten, einschließlich solcher mit koronarer Herzkrankheit, Myokardinfarkt und Bypass-Operationen oder sonstigen Eingriffen am Herzen.

Die Rehabilitation Herzkranker verläuft in vier Phasen: stationäre Phase, frühe ambulante Phase, späte ambulante Phase und Phase der Erhaltung des Funktionsniveaus (Brewer & Hoeman, 1996). Die Programme können in Einrichtungen der Gemeinde, in Krankenhäusern oder in medizinischen Zentren durchgeführt werden. Bei kaum gefährdeten, in ländlichen Gebieten lebenden Patienten erfolgt die Rehabilitation auch ambulant in der häuslichen Umgebung (Brewer & Hoeman, 1996).

Lungenkranke

Zu den Zielsetzungen eines Rehabilitationsprogramms für Patienten mit Lungenerkrankungen gehören die Verbesserung der Herz-Lungen-Funktion, Prävention und Behandlung von Komplikationen, Erkennung und Behandlung von Stress und Depression, Ausbildung von Bewältigungsfähigkeiten, vermehrte Patientenverantwortung für die eigene Versorgung, besseres Verstehen des Krankheitsprozesses und eine Rückkehr zu einem aktiveren und produktiveren Leben (Bach, 1993). Da Schädigungen im Bereich der Lunge häufig von Dauer sind und einen progressiven Verlauf nehmen, ist eine realistische Zielsetzung für den Klienten, seine Familie und das interdisziplinäre Team von größter Bedeutung.

Krebskranke

Bei Krebskranken besteht das Ziel der Rehabilitation in der Maximierung der Unabhängigkeit und der weitestgehenden Wahrung der Würde des Klienten(Watson, 1992). Wegen der gestiegenen Inzidenz von Krebs und der ebenfalls gestiegenen Überlebensraten erfährt die Rehabilitation Krebskranker seit den neunziger Jahre zunehmend Unterstützung. Rehabilitative Leistungen in diesem Bereich werden häufig nach vier Phasen unterteilt: Vorbehandlung, Behandlung, terminale Phase und Phase des Überlebens (Levinson, 1993).

22.3.7 Rehabilitationsfachpersonal

Weil die medizinisch-pflegerische Versorgung zunehmend gezwungen ist, sich an Kosten-Nutzen-Rechnungen und Maßnahmen zur Kostendämpfung zu orientieren, wird die klinische Pflegefachkraft immer öfter als hauptsächliche oder ergänzende Betreuungsperson zum Einsatz kommen. Das gilt auch für Fachpflegekräfte in der Rehabilitation. Die Inzidenz von chronischer Krankheit und der damit verbundene Bedarf an nicht-akuter, längerfristiger Versorgung schafft das perfekte Tätigkeitsfeld für die pflegerische Rehabilitationsfachkraft.

In den USA erfolgt die Ausbildung von Fachpflegekräften für Rehabilitation im Rahmen eines Pflegestudiums, das mit dem Magistergrad oder der Promotion abschließt, und die Absolventen werden von der «Association of Rehabilitation Nurses (ARN)» (Verband der Rehabilitationspflegekräfte) zertifiziert. Als Kernmitglied des interdisziplinären Teams bringen diese Spezialisten ihr Fachwissen auf den Gebieten der Prävention weiterer funktioneller Einschränkungen, der Funktionserhaltung und der Wiederherstellung verlorener funktioneller Fähigkeiten ein. Eines ihrer wichtigsten Aufgabengebiete ist die kompetente Edukation von Klienten und Familienangehörigen (McCourt, 1993).

Darüber hinaus kann die Fachpflegekraft für Rehabilitation ihr Fachwissen und ihre Kompetenzen auch privaten Rehabilitationsunternehmen und Versicherungsgesellschaften in der Funktion eines Beraters oder Fallmanagers anbieten. Die steigende Zahl der irreversiblen Verletzungen und Erkrankungen verweist auf den Bedarf an solchen Kenntnissen, und auch die mit Rehabilitation befassten Unternehmen haben deren Bedeutung erkannt.

22.3.8 Forschung

Soll die Rehabilitation als Option für den chronisch Kranken Bestand haben, bedarf es einer besser fundierten wissenschaftlichen Grundlage (DeLisa et al., 1993). Zwar behaupten die Rehabilitationsfachleute, dass «Rehabilitation oder nicht» sehr wohl einen Unterschied ausmache und dass behinderte Klienten davon profitieren und sich ihre Funktionsfähigkeit und Lebensqualität verbessert, doch stützen sich diese Aussagen nur auf einige wenige Befunde. Würden mehr belastbare Forschungsdaten vorliegen, könnte der Nachweis erbracht werden, dass der Nutzen die Kosten überwiegt.

Kane (1990) erstellte eine Übersicht über Forschungsprobleme im Bereich der Rehabilitation. Zwar stellen Rehabilitationsfachleute in ihrer Praxis unter Beweis, dass sie ein positives Ergebnis erkennen können, wenn sie es sehen, aber randomisierte Interventionsstudien über die Effektivität rehabilitativer Maßnahmen lassen sich nur schwer planen. Wie Kane (1990) ausführt, wäre es ethisch kaum zu rechtfertigen, einer Klientengruppe mit entsprechendem Bedarf bestimmte Leistungen vorzuenthalten. Ist dies aber der Fall, wie soll dann das Design einer Studie aussehen, die mit einer Kontrollgruppe und einer Treatmentgruppe arbeitet?

Ein anderes Forschungsproblem stellt die Frage dar, wann eine Rehabilitation als beendet gelten soll. Wann im Verlauf des Rehabilitationsprozesses sind die Ergebnisse zu erfassen? Nach sechs Monaten? Nach zwölf Monaten? Bei der Erfassung der Effektivität eines Programms oder einer bestimmten Intervention spielt der Zeitfaktor eine wichtige Rolle (Catanzaro, 1996). Außerdem stellt sich auch die Frage, auf welche Weise der Tatsache Rechnung getragen werden soll, dass bei einigen Leiden, wie etwa bei Schlaganfall, auch Spontanheilungen eintreten können. Verbessern sich bei einem Klienten die funktionellen Fähigkeiten, liegt dies dann an der Rehabilitation oder am Zurückgehen der Hirnschwellung?

Die Rehabilitation muss besser dafür sorgen, ihren Stellenwert eindeutig unter Beweis zu stellen, und ein Weg dahin führt über die Intensivierung der Forschung. Wenn die Rehabilitation ihre Existenz nicht rechtfertigen kann, kommt es vielleicht zur Einführung von weniger kostenintensiven Alternativen.

22.4 Zusammenfassung und Schlussfolgerungen

Auch zukünftig werden chronische Krankheiten das Krankheitsspektrum dominieren, und das Gesundheitssystem braucht unweigerlich kreative Ansätze, um ihre Folgen und die damit verbundenen Behinderungen eindämmen zu können. Es bedarf dringend neuer Wege, um die Abhängigkeit chronisch Kranker zu verringern und ihre Chancen zu verbessern. Mit Sicherheit hat das Behindertengesetz von 1990 den behinderten US-Bürgern in Bezug auf Beschäftigung und öffentliche Einrichtungen Zugang zum privaten wie auch zum öffentlichen Sektor verschafft. Dieses maßgebliche Bürgerrechtsgesetz hat weitreichende Auswirkungen, von denen einige noch nicht völlig absehbar sind.

Durch Rehabilitation ist es möglich, die mit Abhängigkeit verbundenen Belastungen der Volkswirtschaft zu senken. Betrachtet man Studien über Kosten und Nutzen rehabilitativer Maßnahmen, gilt es, die langfristigen ökonomischen Vorteile und nicht die kurzzeitig anfallenden finanziellen Aufwendungen ins Auge fassen. Doch unabhängig vom Maßstab, der angelegt wird, sind rehabilitative Leistungen stets kostenintensiv. Der soziale und ökonomische Druck wird den Rehabilitationssektor auch in Zukunft zwingen, kosteneffizientere Formen der Versorgung zu entwickeln, wie zum Beispiel leistungsfähige ambulante und häusliche Rehabilitationsdienste. Die Aufrechterhaltung der Versorgungsqualität wird zur Herausforderung werden. Um den Nutzen von Rehabilitation unter Beweis stellen zu können, bedarf es einer breiteren Forschungsgrundlage. Im Rahmen der medizinisch-pflegerischen Versorgung ist Rehabilitation ist ein wichtiger Ansatz im Hinblick auf Prävention und Wohlbefinden aufgrund gesunder Lebensführung; deswegen kann sie zur Ausgangsbasis für die zukünftige Versorgung chronisch Kranker werden.

Studienfragen

1. Beschreiben Sie die Begriffe *impairment*, *disability* und *handicap* und betrachten Sie diese vor dem Hintergrund der chronischen Krankheit.
2. Rehabilitation besteht nicht nur aus einer Ansammlung von Techniken, sondern verkörpert bestimmte Leitgedanken. Nennen Sie fünf davon und erläutern Sie sie.
3. Beschreiben Sie drei Probleme, die bei der Rehabilitation chronisch Kranker auftreten können.
4. Beschreiben Sie die verschiedenen Einrichtungen, in denen rehabilitative Dienstleistungen erbracht werden können.
5. Die geriatrische Rehabilitation ist ein relativ neues Konzept mit eigenen Fragen und Problemen. Welche Vorteile und Probleme sehen Sie in diesem Konzept?
6. Wodurch wird die Forschung auf dem Gebiet der Rehabilitation erschwert?
7. Das funktionelle Assessment dient einer ganzen Reihe von Zwecken. Erläutern Sie vier davon näher.

Literatur

Babicki, C., & Miller-McIntyre, K. (1992). A rehabilitation programmatic model: The clinical nurse specialist perspective. *Rehabilitation Nursing*, 17 (2), 145–153.

Bach, J. (1993). Rehabilitation of the patient with respiratory dysfunction. In J. DeLisa (ed.), *Rehabilitation medicine* (2nd ed.), pp. 952–972. Philadelphia: Lippincott.

Borman, L. (1992). Introduction: Self-help/mutual aid groups in strategies for health. In A. Katz, H. Hedrick, D. Isenberg, L. Thompson, T. Goodrich, & A. Kutscher (eds.), *Self-help: Concepts and application*, pp. xix-xxvii. Philadelphia: Charles Press.

Brewer, L., & Hoeman, S. (1996). Circulatory function and cardiac rehabilitation. In S. Hoeman (ed.), *Rehabilitation nursing: Process and application* (2nd ed.), pp. 401–416 St. Louis: Mosby.

Brockway, J., & Fordyce, W. (1990). Psychological assessment and management. In F. Kottke & J. Lehmann (eds.), *Krusen's handbook of physical medicine and rehabilitation* (4th ed.), pp. 153–170. Philadelphia: Saunders.

Buchanan, L. (1996). Community-based rehabilitation nursing. In S. Hoeman (ed.), *Rehabilitation nursing: Process and application* (2nd ed.), pp. 114–129. St. Louis: Mosby

Catanzaro, M. (1996). Rehabilitation nursing research. In S. Hoeman (ed.), *Rehabilitation nursing: Process and application* (2nd ed.), pp. 47–60. St. Louis: Mosby

Clark, G., & Siebens, H. (1993). Rehabilitation of the geriatric patient. In J. DeLisa (ed.), *Rehabilitation medicine* (2nd ed.), pp. 642–665. Philadelphia: Lippincott.

Cobble, N., Dietz, M., Grigsby, J., & Kennedy, P. (1993). Rehabilitation of the patient with multiple sclerosis. In J. DeLisa (ed.), *Rehabilitation medicine* (2nd ed.), pp. 861–885. Philadelphia: Lippincott.

Commission on Accreditation of Rehabilitation Facilities (1991). *Standards manual for organizations serving people with disabilities.* Tucson, AZ.

DeLisa, J., Martin, G., & Currie, D. (1993). Rehabilitation medicine: Past, present and future. In J. DeLisa (ed.), *Rehabilitation medicine* (2nd ed.), pp. 3–27. Philadelphia: Lippincott.

Dittmar, S. (ed.) (1989). *Rehabilitation nursing: Practice and application.* St. Louis: Mosby

Duchene, P (1996). Total quality management and outcome evaluation. In S. Hoeman (ed.), *Rehabilitation nursing: Process and application* (2nd ed.), pp. 87–100. St. Louis: Mosby.

Elliott, T., & Umlauf, R. (1995). Measurement of personality and psychopathology following acquired physical disability. In L. Cushman & M. Scherer (eds.), *Psychological assessment in medical rehabilitation,* pp. 325–358. Washington, DC: American Psychological Association.

Emener, W., Patrick, A., & Hollingsworth, D. (eds.) (1984). *Critical issues in rehabilitation counseling.* Springfield, IL: Charles C Thomas.

Falconer, J., Naughton, B., Strasser, D., & Sinacore, J. (1994). Stroke inpatient rehabilitation: A comparison across age groups. *Journal of the American Geriatrics Society,* 42 (1), 39–44.

Falvo, D. (1991). *Medical and psychosocial aspects of chronic illness and disability.* Gaithersburg, MD: Aspen.

Flores, A., & Zohman, L. (1993). Rehabilitation of the cardiac patient. In J. DeLisa (ed.), *Rehabilitation medicine* (2nd ed.), pp. 934–951. Philadelphia: Lippincott.

Granger, C. (1990). Health accounting – Functional assessment of the long term patient. In F. Kottke & J. Lehmann (eds.), *Krusen's handbook of physical medicine and rehabilitation* (4th ed.), pp. 270–284. Philadelphia: Saunders.

Hickey, J. (1992). *The clinical practice of neurological and neurosurgical nursing* (3rd ed.). Philadelphia: Saunders.

Hymovich, D., & Hagopian, G. (1992). *Chronic illness in children and adults.* Philadelphia: Saunders.

Jann, B., Rusin, M., & Kovan, B. (1992). Rehabilitation and the stroke patient. In G. Fletcher, J. Banja, B. Jann, & S. Wolf (eds.), *Rehabilitation medicine: Contemporary and clinical perspectives,* pp 9–61. Philadelphia: Lea & Febiger.

Kane, R. (1990). Measuring the effectiveness of rehabilitation programs. In B. Kemp, K. Brummel-Smith, & J. Ramsdell (eds.), *Geriatric rehabilitation,* pp. 429–440. Boston: College-Hill.

Kane, R., & Kane, R. (1981). *Assessing the elderly.* Lexington, MA: Lexington Books.

Keith, R. (1995). Conceptual basis of outcome measures. *American Journal of Physical Medicine and Rehabilitation,* 74, 73–80.

Kelly-Hayes, M. (1996). Functional evaluation. In S. Hoeman (ed.), *Rehabilitation nursing: Process and application* (2nd ed.), pp. 144–155. St. Louis: Mosby.

Kottke, F., & Lehmann, J. (eds.) (1990). *Krusen's handbook of physical medicine and rehabilitation* (4th ed.). Philadelphia: Saunders.

Krusen, F., Kottke, F., & Ellwood, P. (1971). *Handbook of physical medicine and rehabilitation.* Philadelphia: Saunders.

Lagattuta, F., Ellexson, M., & Bonfiglio, R. (1993). Assessment in occupational rehabilitation medicine. In J. DeLisa (ed.), *Rehabilitation medicine* (2nd ed.), pp. 151–168. Philadelphia: Lippincott.

Levinson, S. (1993). Rehabilitation of the patient with cancer or human immunodeficiency virus. In J. DeLisa (ed.), *Rehabilitation medicine* (2nd ed.), pp. 916–933. Philadelphia: Lippincott.

Lyth, J. (1992). Models of the team approach. In G. Fletcher, J. Banja, B. Jann, & S. Wolf (eds.), *Rehabilitation medicine: Contemporary clinical perspectives,* pp. 225–242. Philadelphia: Lea & Febiger.

Mayo, L. (ed.) (1956). *Guides to action on chronic illness.* Commission on Chronic Illness. New York: National Health Council.

McCourt, A. (ed.) (1993). *The speciality practice of rehabilitation nursing* (3rd ed.). Skokie, IL: Rehabilitation Nursing Foundation.

Moseley, C. (1995). Rehabilitation potential among nursing home stroke residents. *Physical & Occupational Therapy in Geriatrics,* 13 (4), 11–25.

National Council on Rehabilitation (1944). *Symposium on the Processes of Rehabilitation*. New York.

National Association of Rehabilitation Facilities. (1991). *NARF Issues Brief*. Washington, DC.

Osterweil, D. (1990). Geriatric rehabilitation in the long-term care institutional setting. In B. Kemp, K. Brummel-Smith, & J. Ramsdell (eds.), *Geriatric rehabilitation*, pp. 347–456. Boston: Little, Brown.

Ottenbacher, K., & Jannell, S. (1993). The results of clinical trials in stroke rehabilitation research. *Archives of Neurology*, 50, 37–43.

Philipp, T. (1995). Financial impact. In I. Lubkin (ed.), *Chronic illness: Impact and interventions* (3rd ed.), pp. 481–506. Boston: Jones & Bartlett.

Rheiner, N. (1995). A theoretical framework for research on client compliance with a rehabilitation program. *Rehabilitation Nursing Research*, 4 (3), 90–96.

Ross, B. (1992). The impact of reimbursement issues on rehabilitation nursing practice and patient care. *Rehabilitation Nursing*, 17 (5), 236–238.

Rusk, H. (1965). Preventive medicine, curative medicine – The rehabilitation. *New Physician*, 59 (4), 156–160.

Strauss, A., Corbin, J., Fagerhaugh, S., Glaser, B., Maines, D., Suczek, B., & Wiener, C. (1984). *Chronic illness and the quality of life* (2nd ed.). St. Louis: Mosby.

Stryker, R. (1977). *Rehabilitative aspects of acute and chronic nursing care*. Philadelphia: Saunders.

Taguiam-Hites, S. (1995). The Americans with Disabilities Act of 1990: Implementation and education in rehabilitation nursing. *Rehabilitation Nursing*, 20 (1), 43–44.

Thomas, M. (ed.) (1994). Outcomes measurement: Who is measuring what and what does it mean? *Hospital Rehabilitation*, 3 (2), 13–17.

Torres-Gil, F., & Wray, L. (1993). Funding and policies affecting geriatric rehabilitation. *Clinics in Geriatric Medicine*, 9 (4), 831–840.

Watson, P. (1990). The Americans with Disabilities Act: More Rights for People with Disabilities. *Rehabilitation Nursing* 15 (6), 325–328.

Watson, P. (1992). Cancer rehabilitation: An overview. *Seminars in Oncology Nursing*, 8 (3), 167–173.

Weber, M. (1994). Towards access, accountability, procedural regularity and participation: The Rehabilitation Act amendments of 1992 and 1993. *Journal of Rehabilitation*, 60 (3), 21–25.

World Health Organization (1980). *International classification of impairments, disabilities and handicaps*. Geneva.

Weiterführende Literatur

Berg, R., & Cassells, J. (eds.) (1990). *The second fifty years: Promoting health and preventing disability*. Washington, DC: National Academy Press.

DeLisa, J. (ed.) (1993). *Rehabilitation medicine* (2nd ed.). Philadelphia: Lippincott.

Fletcher, G., Banja, J., Jann, B., & Wolf, S. (eds.) (1992). *Rehabilitation medicine: Contemporary clinical perspectives*. Philadelphia: Lea & Febiger.

Hoeman, S. (ed.) (1996). *Rehabilitation nursing: Process and application* (2nd ed.). St. Louis: Mosby

Lorig, K., Stewart, A., Ritter, P., Gonzalez, V., Laurent, D., & Lynch, J. (1996). *Outcome measures for health education and other health care interventions*. Thousand Oaks, CA: Sage.

National Council on Rehabilitation (1944). *Symposium on the processes of rehabilitation*. New York: National Council on Rehabilitation.

Herausgeberinnenverzeichnis

Prof. Dr. Regina Lorenz-Krause

Seit 1978	Krankenschwester
1979	Studium der Sozialwissenschaften in Hamburg
1980–1984	Mitarbeit in der Medizinsoziologie an der Universität Hamburg, Uniklinikum Eppendorf
1979–1984	Sozialtherapeutische Tätigkeiten im Suchtkrankenbereich
1984–1991	Pflegeforschungsprojekte (z. B. Neue Technologien im Krankenhaus, Bildungsprojekte mit Frauen, Arbeitsbelastungen und Gefühlsarbeit von Krankenschwestern)
1993	Promotion in Soziologie an der Universität Hamburg im Bereich Neue Arbeitsmethoden und Organisationsentwicklung in der Pflege
seit 1994	Professur für Pflegewissenschaften an der Fachhochschule Münster
seit 1999	Gründung der Forschungsgruppe Pflege und Gesundheit Münster, e. V

Aktuelle Forschungs- und Arbeitsschwerpunkte:

- Pflegeforschung und -wissenschaft in den USA und Deutschland
- Forschungswerkstatt Pflege und Entwicklung von Forschungsmethoden für die Pflegewissenschaft
- Chronische Erkrankungen, Verlauf und professionelle Begleitung
- Frauengesundheitsforschung

Hanne Niemann
Krankenschwester, Dipl. Pflegewirtin

Seit 1989	Krankenschwester
1993–1998	Studium der Pflegewissenschaft an der FH in Osnabrück.
1995	Auslandssemester am «Queen Margaret College» Edinburgh, Schottland. Intensive Auseinandersetzung mit Strategien der Gesundheitsförderung im Kontext des schottischen Gesundheitssystems – Schwerpunkt: ambulante Gesundheitsversorgung
1998	Auslandsaufenthalt in Columbia, Missouri, USA als Stipendiatin der «Robert Bosch Stiftung». Intensive Auseinandersetzung mit Pflegetheorien und deren Umsetzung in Curriculum und Praxis.
1999-2000	Tätigkeit als Dipl. Pflegwirtin in einer psychiatrischen Fachklinik
seit 2000	Geschäftsführung in der Forschungsgruppe Pflege & Gesundheit Müster, e. V.
in 2000	Lehrauftrag Fachhochschule Münster, Fachbereich Pflege, Studiengang Pflegemanagement

Arbeitsschwerpunkte

- Pflegetheorien und deren Anwendung in Curriculum und Praxis
- Theorie und Praxis der Pflege älterer Menschen
- Chronische Erkrankungen

Selbsthilfegruppen

NAKOS
Die Nationale Kontakt- und Informationsstelle zur Anregung und Unterstützung von Selbsthilfegruppen informiert und unterstützt Selbsthilfegruppen und Interessenten, wirkt in der Gesellschaft und der Fachwelt auf ein für Selbsthilfegruppen freundliches Klima hin und zeigt Wege der Unterstützung und Förderung von Selbsthilfegruppen auf.

Informationen zu einzelnen Selbsthilfegruppen oder eine umfassende und aktuelle «grüne Adressen»-Liste können unter folgender Anschrift angefordert werden:

NAKOS
Albrecht-Achilles-Strasse 65
D-10709 Berlin
Tel: 030/891 40 19
Fax: 030/893 40 14
E-Mail: nakos@gmx.de
Internet: www.nakos.de

Sachwortverzeichnis

A
Altern 216
Analgetika 259
Angehörige, pflegende 399
Antidepressiva 263
Assessment/Change Agent 510
Assessment/Compliance 378
Assessment, familiäres 76
–, kulturell 76
–, psychosoziales 78
Assessment/Isolation, soziale 305
Assessment/Körperbild 449
Assessment/Patientenedukation 536
Assessment/Pflege, häusliche 421

B
Behindertenrolle 134, 156
Beratung 80
–, antizipatorische 80
– Einzelberatung 80
– Familie 81
Biographie 119

C
Case Management 681
– Ausbildung 688
– Care Coordination Council 701
– Carondelet-Ansatz 700
– Case Management/
  Management Care 682
– Community Nursing Organization-
  Modell 699
– Dienstleistungen, pflegerische 703
– gemeindegestütztes 690
– Interventionen 700
–, kontinuumorientiertes/
  Hochrisikopatienten 694
– Kostenerstattung 706
–, krankenhausinternes 693
– Literatur 708
– Modelle 690
– Modelle/Entwicklung 686
– Partnerschaft 702
– PNCM–Modell 694
– Qualifikationsmerkmale 688
– Studienfragen 708
–, versicherungsgestütztes 691
– Ziele 685, 704
– Zusammenfassung 707
Change Agent 497
– Assessment 510
– Behaviorismus 499
– Eigeninteresse 505
– Entfremdung 507
– Entscheidung, stellvertretende 509
– Ergebnisevaluation 513
– Ethik 508
– Fehldeutungen 506
– Gesundheitsmodell, klinisches 504
– Informationsweitergabe 508
– Interventionen 510
– Lewin Feldtheorie 498
– Literatur 518
– Macht 508
– Murphys Gesetz 516
– Reaktanz, psychologische 506

– Sachfragendifferenzen 506
– Spradley-Modell 501
– Studienfragen 518
– Toleranz, geringe 506
– Veränderung, geplante 501
– Veränderung nach Chin/Benne 500
– Veränderungsaspekte 504
– Veränderungsplanung 512
– Veränderungsprozess 498
– Veränderungsstabilisation 516
– Veränderungsumsetzung 513
– Werte, soziale 504
– Widerstand 505, 507
– Zusammenfassung 517
Chronizität 19
– Akzeptanz 39
– Aufgaben/Gesundheitsberufe,
  Gemeinde 41
– Computertechnik 45
– Definition 23
– Erwachsene, ältere 33
– Erwachsene, junge 31
– Gesetzgebung 47
–, gesundheitspolitisch 37
– Forschung 44
– Historie 20
– Interventionen 39
– Klienten/Edukation 41
– Klienten/Handling 40
– Lebensqualität/-dauer 28
– Literatur 51
– Modelle 44
– Pflegediagnosen 49
– Problemverknüpfung 27
– Säuglings-/Jugendalter 29
–, soziokulturell 35
–, volkswirtschaftlich 38
– Studienfragen 47
– Wahrnehmung, subjektive 22
– Zusammenfassung 48
Compliance 67, 357
– Assessment 378
– Begriffsbestimmungen 358
– Behandlungsempfehlungen 365, 381
– Common- Sense-Modell 375
– Coping–Fähigkeiten 386
– Edukation 383
– Ethik 375
– Fachkraft-Klienten-Interaktion 367
– Faktoren, kulturelle 366
– Faktoren, ökonomische 365
– Forschung 360
– Gedächtnisstützen 385
– Health-Belief-Modell 371
– Health-Promotion-Modell 374
– Interessenlage 370
– Interventionen 378
– Klientenmitwirkung 387
– Komponenten 358
– Literatur 393
– Motivation 370
– Non-Compliance 359, 362, 380
– Pflegediagnosen 377, 390
– Studienaufbau 361
– Studienfragen 393
– Tailoring 385

– Unterstützung, soziale 386
– Zusammenfassung 389

E
Entwicklung/Wachstum 55
– Assessment 76
– Beratung 80
– Entwicklungsstufen 56
– Familiendynamik 62
– Furcht 71
– Interventionen 76
– Körperbild 66
– Kultur 68
– Lebenszyklus/Krankheit 57
– Literatur 89
– Mobilitätseinschränkung 63
– Pflegediagnosen 86
– Psyche 66
– Schmerz 71
– Sexualität 66
– Sozioökonomie 71
– Studienfragen 89
– Tod 73
– Wissensvermittlung 79
– Zusammenfassung 85
Erkrankung 17
– Definition 102
Erschöpfungssyndrom 33
Ethik 649
–, alltägliche 654
– ANA-Kodex 655
– Ansätze, sozialpolitische 672
– Armut 666
– Beziehung 652
– Entscheidungsfindung, ethische 668
– Etikettierung 657
– Führung, ethische 670
– Fürsorge 650
– Geistesfreiheit 664
– Gemeinschaft, moralische 667
– Gerechtigkeit, soziale 665
– Gesundheitsreform 672
– Interventionen 667
– Kooperation, fehlende 659
– Kostenfaktoren 663
– Literatur 676
– Patientenverfügungen 660
– Pflegeausbildung/-ethik 673
– Pflegekraft 662
– Probleme 656
– Rechenschaftspflicht,
  öffentliche 672
– Schlüsselbegriffe 650
– Sensibilität, moralische 672
– Sozialethik 664
– Stigmatisierung 657
– Studienfragen 676
– Umfeld 661, 671
– Vorurteile, soziale 665
– Zusammenfassung 675

F
Fallmanagement s. Case Management
Familiendynamik 62
– Bewältigung, zielorientierte 63
– Rollenverteilung 62

Familienentlastung 84
Forschung 583
- Anreize/klinischer Bereich 602
- Ansätze/Methoden 593
- Beteiligungsvorteile 602
- Chronizität/Hauptgebiete 591
- Entwicklung 586
- Ergebnisumsetzung 599, 602
- Finanzierung 609
- Hemmnisse, persönliche 607
- Hindernisse 598
- Historie 585
- Interventionen 602
- Konflikt Forscher/ Pflegefachkraft 598
- Literatur 612
-, qualitative 594
-, quantitative 596
- Ressourcenbegrenzung 598
- Ressourcenzugang, begrenzter 600
- Schulungsprogramme 607
- Studienfragen 612
- Zusammenarbeit 606
- Zusammenfassung 611

G
Gesundheitssystem/Auswirkungen 713
- Abstimmung, unzureichende 723
- Assessment/Bedürfnisse 735
- Behördendschungel 715, 731
- Ergebnisevaluation 744
- Gemeinderessourcen 726
- Gesundheitserhaltung/
  -förderung 730
- Interventionen 729
- Klient 718
- Klientenbedürfnisse 732
- Leistungsaufsplittung 723
- Leistungskosten 724
- Literatur 748
- Macht/Politik 724
- Mitchell-Netzwerk 736
- Nachbetreuung 744
- Pflege, humane 729
- Pflegekraft 725
- Ressourcenauswahl 740
- Ressourcensuche 733
- Studienfragen 748
- Unterstützungsdienste/
  Dienstanbieter 730, 737
- Zusammenfassung 747

H
Health-Belief-Modell 371
Health-Promotion-Modell 374
Heilverfahren, alternative 617
- Akupunktur 638
- Antioxidantien 629
- Arzneimittel, nicht zugelassene 629
- Aufwand, finanzieller 622
- Autogenes Training 635
- Behandlung, alternativ/
  konservativ 622
- Bewusstseinkontrolle 632
- Biofeedback 635
- Chinesische Medizin 638
- Chiropraktik 630
- Definition 619
- Diäten 626
- Entspannung 633
- Fundierung, wissenschaftliche 624
- Gründe 619

- Holismus 618
- Homöopathie 631
- Imagination 633
- Körperstimulation 638
- Konflikte, kulturelle 622
- Kostendeckung 623
- Literatur 643
- Massage 640
- Meditation 637
- Naturopathie 632
- Phytotherapie 632
- Quacksalberei 621
- Studienfragen 643
- Tai Chi Chuan 638
- TENS 639
- Therapeutenkompetenz 625
- Therapeutische Berührung 641
- Verfahren, seriöse/unseriöse 623
- Vitamintherapie 628
- Volksmedizin 619
- Yoga 636
- Zusammenfassung 642

I
Isolation, soziale 289
- Alleinsein 292
- Assessment 305
- Auswirkungen, emotionale 291
- Berührung 314
- Beziehungen, familiäre 313
- Demographie 297
- Differenzierungen 290
- Fallstudie 307
- Familien 298
- Familienentlastung 310
- Fragen/Probleme 295
- Gemeinderessourcen 313
- Geschlechtszugehörigkeit 299
- Identität 306
- Identitätstransformation 309
- Interventionen 305
- Isolationsprozess 301
- Komponenten, soziale 296
- Krankheitsbeschaffenheit 300
- Literatur 319
- Menschen, ältere 295
- Merkmale 291
- Netzwerke, familiäre 312
- Perspektiven 302
- Pflegediagnosen 293, 317
- Religion/Gläubigkeit 312
- Rollen, soziale 295
- Selbsthilfe 311
- Soziökonomie 297
- Studienfragen 319
- Telefon 315
- Unterstützungsgruppen 311
- Vereinsamung 291
- Verhaltensmodifikation 315
- Wesen 290
- Zusammenfassung 316

K
Körperbild 65, 435
- Alter 446
- Anerkennung 448
- Anpassung, mangelhafte 445
- Assessment 449
- Berührung 451
- Bewältigungstechniken 447
- Chronizität 441

- Definitionen 436
- Einflüsse 439
- Emotionen, positive 451
- Entwicklung 437
- Erwachsene 66
- Funktionseinschränkungen 443
- Geschlecht 446
- Gesundheitsteam 445
- Historie 436
- Interventionen 448, 450
- Jugendliche 65
- Kommunikation 450
- Kultur 439, 444
- Körpergrenzen 439
- Literatur 455
- Patientenerziehung 452
- Pflegediagnosen 454
- Rekonstruktion 449
- Rückzug 448
- Säuglinge/Kinder 65
- Selbst-Einfluss 444
- Selbsthilfegruppen 451
- Selbstversorgung 451
- Schock 448
- Studienfragen 455
- Veränderungen, äußerliche 442
- Vorerfahrungen 447
- Zeitraum 444
- Zusammenfassung 453
Krankheit 102
Krankheitsverhalten 133
- Behindertenrolle 134
- Determinanten 135
- Krankenrolle 134
- Merkmale 136
Krankheitsverlaufskurve 93
- Terminologie 97
Kultur 68

L
Lebensqualität 325
- Aspekte, familiäre 335
- Aspekte, ethische 339
- Aspekte, körperliche 332
- Aspekte, kulturelle 335
- Aspekte, ökonomische 338
- Aspekte, psychische 333
- Aspekte, soziokulturelle 334
- Aspekte, spirituelle 337
- Ausbildung 346
- Begriffsbestimmungen 327
- Bezugssysteme,
  pflegetheoretische 330
- Bezugssysteme,
  soziologische 328
- Forschung 346
- Funktionsstatus 332
- Interventionen,
  ökonomische 345
- Interventionen, physische 340
- Interventionen, psychologische 341
- Interventionen, spirituelle 345
- Kontrollüberzeugungen 342
- Literatur 352
- Multidimensionalität 328
- Pflegediagnosen 348
- Rollenveränderung 331
- Selbstbestärkung 343
- Sinnsuche 334
- Studienfragen 352
- Subjektivität 328

Sachwortverzeichnis

- Symptome 332
- Unterstützung, soziale 335, 344
- Zielfestlegung 340
- Zusammenfassung 347
Lebenszyklus/Krankheit 57
-, geschlossener 60
- Übergangsperiode 57
- Zeitabschnitte 57
Lewin Feldtheorie 498

M
Management Care 682
Medikamentensucht 249
- Abhängigkeit, körperliche 249
- Arzneimitteltoleranz 250
Mobilitätseinschränkung 63, 201
- Altern 215
- Auswirkungen, psychosoziale 205
- Auswirkungen, psychische 211
- Auswirkungen, soziologische 214
- Barrieren/baulich, gesellschaftlich 216, 228
- Bettruhe 202
- Bewegungsapparat 204
-, dauerhafte 207
- Einstellungen 216
- Energieverlust 226
- Erwachsene 65
- Familie 214, 231
- Furcht 213
- Herz-Kreislauf-System 202
- Hilfe, staatliche 232
- Hörvermögen 209, 225
-, intermittierende 206
- Interventionen 221
- Interventionen, psychosoziale 230
- Isolation 212
- Jugendalter 64
- Kleinkind 64
- Kräfteabbau 209, 226
- Literatur 241
- Magen-Darm-Trakt 205
- Muster 205
- Pflegediagnosen 234
-, progressive 206
- Prophylaxe 222
- Respirationstrakt 204
- Rollenveränderungen 214
- Säuglingsalter 63
- Schmerzen 209, 225
- Schulalter 64
- Sehvermögen 208, 225
- Selbstwertgefühl 212
- Sexualität 214
- Sinnesfunktionen 208, 224
- Stoffwechsel 205
- Stress 213
- Studienfragen 241
-, Unterstützungsgruppen 232
- Urogenitaltrakt 204
- Verkehrsmittel 219
- Zusammenfassung 233
Murphys Gesetz 516

N
Nicht-Opioide 259
Noncompliance 113, 359
- Faktoren, psychische 364
- Forschung 358
- Klientenmerkmale 363
- Variablen 362

O
Opioide 260
Orem-Selbstpflegemodell 553

P
Parson-Modell 138
Patientenedukation 521
- Abhängigkeitskonflikte 531
- Andragogik/Pädagogik 522
- Assessment 536
- Assessment, unzureichendes 532
- Bereitschaft, mangelnde 524
- Einflussfaktoren/Familie 531
- Einflussfaktoren/Kinder 527
- Einflussfaktoren/Menschen, ältere 528
- Einflussfaktoren/sozioökonomische 530
- Entlassungsplanung 543
- Evaluation 536
- Finanzen 530, 533
- Fragen/Probleme 523
- Gesetzmäßigkeit 523
- Gruppenunterweisung 542
- Hemmnisse, emotionale/körperliche 525
- Interventionen 536
- Klientenüberforderung 533
- Kooperation, mangelnde 529
- Lebensweise 531
- Lehr-Lern-Prozess 521
- Lehrmethoden/-mittel 537
- Literatur 547
- Locus of control 530
- Motivation, fehlende 527
- Pflegediagnosen 546
- Problemidentifizierung 539
- Sprachbarrieren 526
- Studienfragen 547
- Überbehütung 532
- Unabhängigkeitskonflikte 531
- Unterweisungsdefizit 532
- Vereinbarung 541
- Verhaltensmodifikation 538
- Zeitaufwand 530, 534
- Zusammenfassung 545
Patientenfürsprache 551
- Advocacy-Modell 552
- Definition 553
- Entscheidungsprozess 573
- Fragen/Probleme 562
- Fürsprachemodelle 571
- Fürspracheprozess 571
- Fürsprecherrolle 558
- Gesundheitspolitik/-system 568
- Hemmnisse/Klienten 562
- Hemmnisse/Pflegeprofession 564
- Hemmnisse/soziale, politische 566
-, humanistisch 556
- Informationsvermittlung 559
- Interventionen 570
- Konsumenten-Fürsprache 555
-, konsumentenzentriert 556
- Literatur 580
- Mediator 559
- Military-Modell 552
- Notwendigkeit 557
-, paternalistisch 554
- Pflegediagnosen 577
- Rights-Legal-Modell 552
- Rollenentwicklung 551
- Selbstpflege-Modell 553
- Stigmatisierung 567

- Studienfragen 579
- Tendenzen, paternalistische 567
- Zusammenfassung 576
Pflege, häusliche 399
- Anerkennung/Koordination 423
- Angehörigenfunktionen 401
- Angst/Schuld 408
- Assessment 421
- Belastung 408
- Belastungsfolgen 409
- Beratung 422
- Besonderheiten 401
- Bürden 406
- Ehepaarrollen 411
- Entlastung 419
- Entwicklung/Wachstum 415
- Erwartungen, krankheitsbezogene 416
- Erwerbstätigkeit 413
- Familienstände 402
- Finanzierungsprogramm 414
- Fragen/Probleme 405
- Geschlechter 402
- Geschwisterrollen 412
- Gesundheitspolitik 413
- Interventionen 415
- Isolation 410
- Kinder 403, 412
- Kosten 400
- Kurzzeitpflege 419
- Literatur 429
- Pflegediagnosen 425
- Rollenprobleme 416
- Rollenveränderungen 411
- Selbsthilfegruppen 421
- Selbstverlust 418
- Stress 405
- Studienfragen 428
- Tagespflegezentrum 420
- Vorteile 400
- Wut 410
- Zusammenfassung 424
Pflegeethik s. Ethik
Pflegefachleute 495
Pflegeforschung s. Forschung
Pflegeverlaufskurve 93
PLISSIT-Modell 484
PNCM-Modell 694
Psyche 66

R
Rehabilitation 751
- Alkohol-/Arzneimittelmissbrauch 766
- Barthel-Index 772
- Bedarfsdeckung 774
- Behindertengesetz 760
- berufliche 752, 758
- Berufsunfallversicherung 757
- Compliance 766
- Definition 753
- Dienste, ambulante 770
- Disability 754
- Erfolgsnachweis, unzureichender 763
- Fachpersonal 774
- Formen 769
- Forschung 775
-, geriatrische 771
- Gesundheitspolitik 757
- Handicap 755
- Historie 756
- Impairment 753
- Interesse, fehlendes 763

- Klientenbegutachtung 770
- Kostendämpfung 762
- Kostenerstattung 757
- Krankenhäuser 770
- Krankheit, chronische 755
- Langzeitversorgung 770
- Leitgedanken 751
- Literatur 777
- Medicaid/Medicare 757
- Privatversicherer 758
- Probleme 762
- Rehabilitationspotenzial 767
- Rehabilitationszentren 770
- Selbsthilfegruppen 773
- Studienfragen 776
- Teamansatz 769
- Zusammenfassung 776

Rollen, krankheitsspezifische 131
- Abhängigkeit 154
- Behindertenrolle 134, 156
- Fachkräfte/Reaktionen 149
- Forschungsbedarf 159
- Fragen/Probleme 138
- Hilfe/Inanspruchnahme, verzögerte 142
- Interventionen 154
- Krankenrolle 134
- Krankheitsgewinn, sekundärer 146
- Krankheitsverhalten 133
- Lebenszyklus 147
- Literatur 166
- Menschen, ältere 148
- Nebenrollen 160
- Persönlichkeit 160
- Pflegediagnosen 162
- Rollenambiguität 145
- Rollenbelastung 146
- Rolleninsuffizienz 145
- Rollenkonflikte 146
- Rollennormen, fehlende 152
- Rollenstrukturierung 155
- Rollenveränderungen 145
- Studienfragen 165
- Voreingenommenheit, persönliche 159
- Zusammenfassung 161

S
Schmerzen, chronische 71, 209, 245
- Ablenkung 265
- Analgetika 259
- Antidepressiva 263
- Arzneimitteltoleranz 250
- Behandlung 247
- Behandlung, medikamentös 258
- Behandlung, nicht-invasive 263
- Depression 251
- Entspannungstechniken 268
- Erwachsene 253
- Familie 253, 275
- Imagination 270
- Interventionen 255
- Kinder 252
- Körperbild 252
- Literatur 280
- Medikamentensucht 249
- Müdigkeit/Schlaf 251
- Nicht-Opioide 262
- Opioide 260
- Pflegediagnosen 278
- Problemlösungsprozess 255
- Programme 275

- Schmerzbekämpfung, mangelnde 251
- Schmerzeinschätzung 256
- Stimulation, kutane 264
- Studienfragen 279
- Theorien 245
- Typen 246
- Unterversorgung, medikamentöse 248
- Zusammenfassung 277

Selbständigkeitsverlust 36, 66
Selbsthilfegruppen 81
Sexualität 66, 214, 459
- AIDS 481
- Alkoholkonsum 475
- Apoplexie 473
- Arzneimittelwirkung, unerwünschte 474, 476
- Auswirkungen, physiologische 468
- Auswirkungen, psychosoziale 467
- Begriffbestimmungen 459
- Depression 468
- Diabetes mellitus 469
- Entwicklungsbezug 461
- Furcht 467
- Geschlecht 460
- Gesellschaftseinflüsse 479
- Gesundheit, sexuelle 460
- Gesundheitsversorgung 482
- Intelligenzminderung 480
- Körperbild 468
- Krebserkrankungen 470
- Lebenszyklus 464
- Literatur 490
- Muskel-/Knochenerkrankungen 472
- Niereninsuffizienz 473
- Pflegediagnosen 488
- PLISSIT-Modell 484
- Reaktion, sexuelle 466
- Rückenmarksverletzungen 474
- Sexualpartner 478
- Sexualtrieb 459
- Störungen, krankheitsbedingte 462
- Studienfragen 489
- Zusammenfassung 487

Sozialethik 664
Spradley-Modell 501
Sterben/Krankenhaus 115
Sterben/zu Hause 116
Sterbeverlaufskurven 114
Stigma 70, 171
- Abwerten 181
- Aktiv-Passiv-Modell 189
- Akzeptanzverweigerung 187
- Arten 175
- Auswirkungen 177
- Beteiligungsablehnung 187
- Bezugspersonen 184
- Diskreditierung/Diskreditierbarkeit 174
- Diskrepanz 172
- Einstellung/Pflegefachkräfte 182
- Einstellungsänderungen 180
- Erkrankung, chronische 176
- Etikettierung 182
- Führungs-Kooperations-Modell 189
- Fürsorge/Heilung 188
- Fürsprache 186
- Gemeinde 191
- Identität, beschädigte 173
- Identität, soziale 172
- Interventionen 184

- Isolation 178
- Krankheitsgewinn, sekundärer 178
- Kurvieren 179
- Literatur 198
- Nichtbeachtung 177
- Partizipation, wechselseitige 189
- Pflegediagnosen 195
- Schulung, innerbetriebliche 190
- Stereotypisierung 181
- Täuschen 179
- Unterstützungsgruppe 184
- Widerstand 178
- Studienfragen 197
- Symptomkontrolle 107
- Zusammenfassung 194

T
Tod 73, 115

V
Vereinsamung 291
Verlaufskurve/Pflege, Krankheit 93
- Arbeit, explizite 109
- Arbeit, implizierte 110
- Arbeit/Klienten 110
- Arbeit/Personal 112
- Arbeitsüberlastung 111
- Aspekte/Probleme 102
- Auswirkungen/körperliche 104
- Auswirkungen, psychische 104
- Ausbalancieren 101
- Biographien 100, 119
- Form/Gestaltung 99
- Kollaboration/Koordination 111
- Kontingenzen 100
- Literatur 127
- Noncompliance 113
- Pflegediagnosen 124
- Projektion 99
- Rechenschaft 118
- Stadien 96
- Sterbeverlaufskurven 114
- Studienfragen 127
- Symptomkontrolle 107
- Technik 103
- Terminologie 96
- Ungewissheit 120
- Verantwortung 118
- Verlaufskonzept 118
- Vorhersagbarkeit 107
- Wahrnehmung 102
- Zusammenfassung 123

W
Wachstum s. Entwicklung
Wahrnehmung/Fachpersonal 102, 105
Wahrnehmung/Klienten 106
Wissensvermittlung 79